现代临床医学丛书

总主编　任成山　肖颖彬

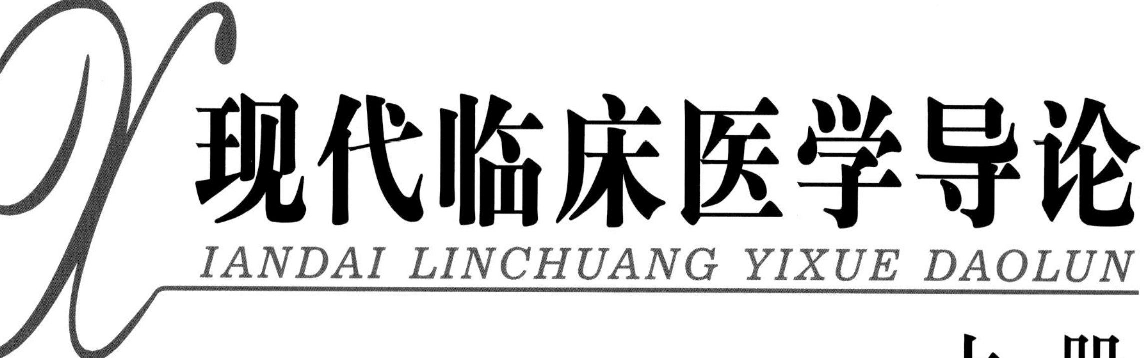

现代临床医学导论

XIANDAI LINCHUANG YIXUE DAOLUN

上册

主　编　张　曦　郭乔楠

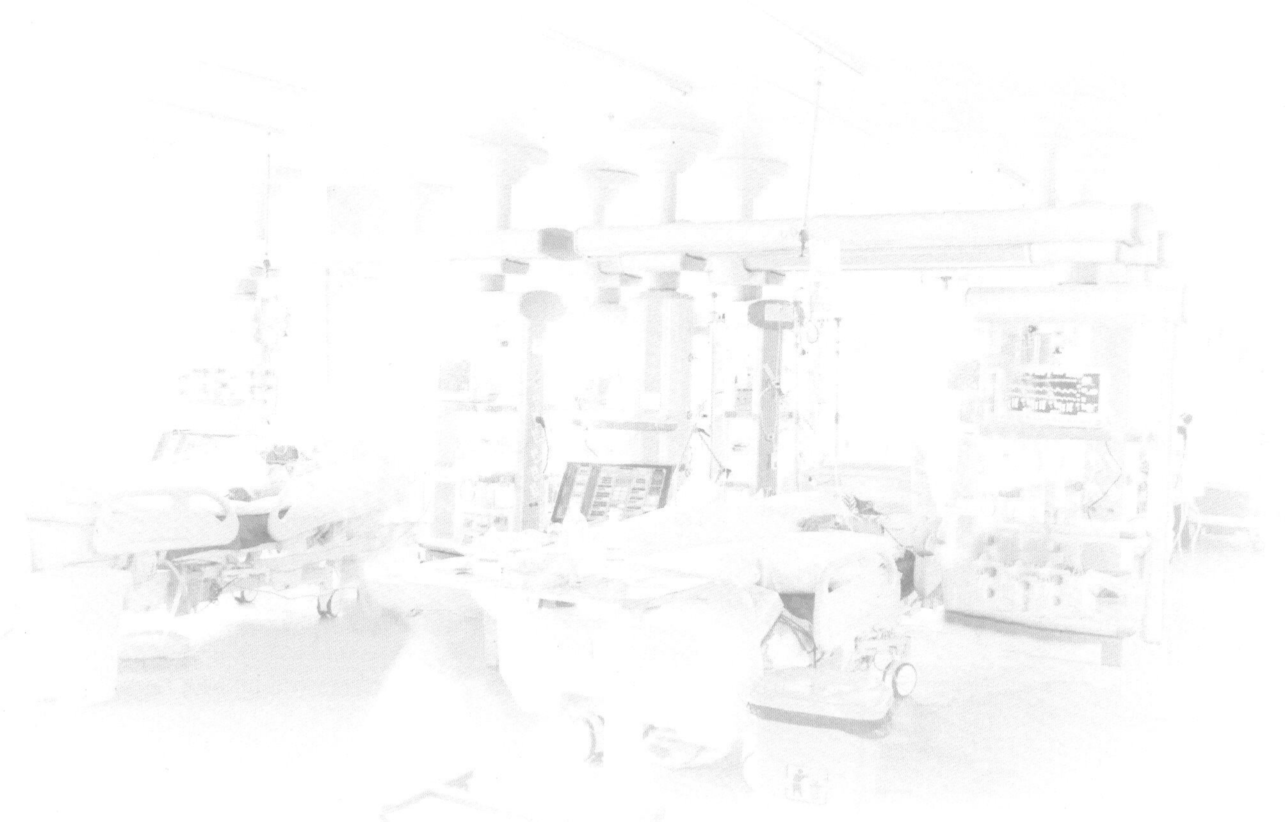

郑州大学出版社

图书在版编目(CIP)数据

现代临床医学导论. 上册 / 张曦，郭乔楠主编. — 郑州 ：郑州大学出版社，2024. 1
（现代临床医学丛书 / 任成山，肖颖彬总主编）
ISBN 978-7-5645-9928-7

Ⅰ. ①现… Ⅱ. ①张…②郭… Ⅲ. ①临床医学 Ⅳ. ①R4

中国国家版本馆 CIP 数据核字（2023）第 182935 号

现代临床医学导论. 上册
XIANDAI LINCHUANG YIXUE DAOLUN. SHANGCE

选题策划	李振川	封面设计	苏永生
责任编辑	薛 晗 李振川	版式设计	苏永生
责任校对	张彦勤 董 珊 张馨文	责任监制	李瑞卿

出版发行	郑州大学出版社	地 址	郑州市大学路 40 号(450052)
出 版 人	孙保营	网 址	http://www.zzup.cn
经 销	全国新华书店	发行电话	0371-66966070
印 刷	河南瑞之光印刷股份有限公司		
开 本	890 mm×1 240 mm 1 / 16		
总 印 张	157.25	总 字 数	5 237 千字
版 次	2024 年 1 月第 1 版	印 次	2024 年 1 月第 1 次印刷

书 号	ISBN 978-7-5645-9928-7	总 定 价	2 360.00 元(上、下册)

总主编简介

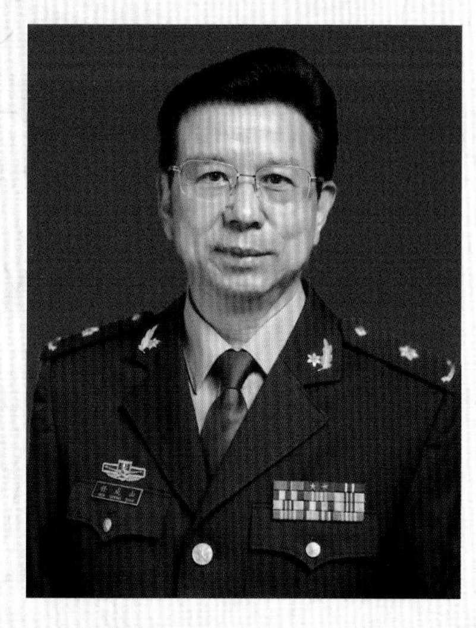

任成山，主任医师，教授，传统医学博士，硕士研究生导师。曾任中国人民解放军陆军军医大学第二附属医院（新桥医院）急诊科主任、门诊部主任，现任《中华肺部疾病杂志（电子版）》编辑部主任。

学术任职：曾任及现任中国人民解放军陆军军医大学科学技术委员会委员、重庆市生理科学会暨危重病专业委员会常委、重庆市急诊医学专业委员会副主任委员；《中华医药学杂志》编委、《中华综合临床医学杂志》副主编、《中国急救医学》常务编委、《世界危重病医学杂志》编委、《中华肺部疾病杂志（电子版）》常务副总编、重庆市高等学校学报研究会第五届理事会理事、中国高等学报自然学报研究会军队院校期刊专业委员会委员。

专业特长：从事临床医学一线工作及医学教育医学科学研究 40 多年，有系统、扎实的内科学和急诊医学基础理论知识，临床经验丰富。熟悉消化系统重症及疑难疾病的诊断与救治，对慢性乙型病毒性肝炎、慢性丙型病毒性肝炎、肝硬化、消化性溃疡、胰腺疾病基础与临床研究有较深的造诣。对医学杂志的创办和医学专著的组织编写有丰富经验，特别熟悉医学论文的编校、审稿、定稿、排版、印制和发行整个工作流程，尤为熟悉法定计量在医学中的应用，对医学杂志的编审及质量提升有较为丰富的经验。

学术成就：在医学研究和危重病救治工作中颇有建树，特别是对危重病患者和多器官功能障碍综合征（MODS）患者血清电解质与酸碱平衡紊乱诊断与防治有较深的研究。完成全军科研课题 2 项、重庆市科委课题 1 项。撰写并发表医学学术论文 155 篇，其中，中华系列杂志和国家统计源期刊 138 篇。主编医学专著 9 部，参编医学专著 12 部。获国家科学技术进步奖三等奖 1 项，军队科学技术进步奖及医疗成果奖一、二、三等奖共 5 项，重庆市科学技术进步奖二等奖 1 项。

个人荣誉：荣立集体三等功 2 次，个人三等功 2 次；中国人民解放军陆军军医大学“十五”科研先进个人。

总主编简介

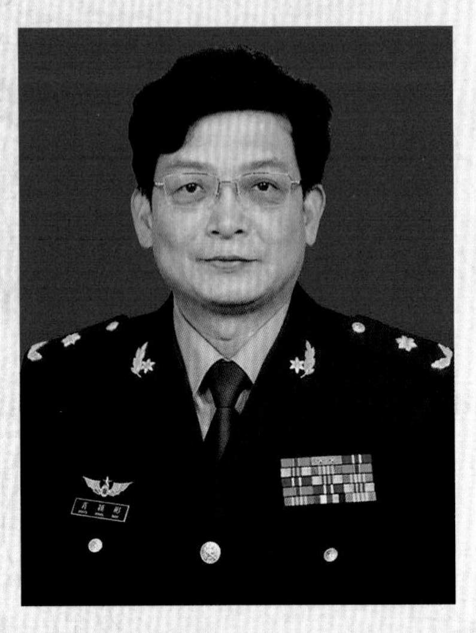

肖颖彬，主任医师，教授，博士研究生导师，专业技术少将。现任中国人民解放军陆军军医大学第二附属医院（新桥医院）全军心血管外科研究所所长，重庆市政协委员，享受国务院政府津贴。

学术任职：国务院学位委员会第八届学科评议组成员。现任中华医学会胸心血管外科分会常务委员，中国医师协会心脏外科医师分会常委，全军胸心血管外科专业委员会主任委员，重庆市胸心血管外科专业委员会名誉主任委员，重庆市医师协会心血管外科医师分会会长。担任《解放军医学杂志》《陆军军医大学学报》副主编。

专业特长：在复杂重症心脏瓣膜疾病、复杂先天性心脏病、婴幼儿先心病、冠心病和大血管疾病外科治疗有丰富经验。

学术成就：创新完善心脏不停跳心内直视手术技术，率先应用于婴幼儿、新生儿先心病手术和高原心脏手术。成功开展胸腹连体儿分离、复杂腹型异位心矫治等手术。以第一完成人获国家科学技术进步奖二等奖 1 项，重庆市科学技术进步奖一等奖 1 项，军队医疗成果奖二等奖 1 项。发表学术论文 160 余篇，参与编写专著 10 余部。

个人荣誉："新世纪百千万人才工程"国家级人选，全军学科拔尖人才，第十三届"中国十大杰出青年"、"2020 中国最美医师"、"2022 重庆市最美医师"、全军优秀共产党员、全军优秀教师、重庆英才·优秀科学家、重庆市首席医学专家等。原中国人民解放军总后勤部科技新星、科技银星。荣立个人二等功、三等功各 1 次。

主编简介

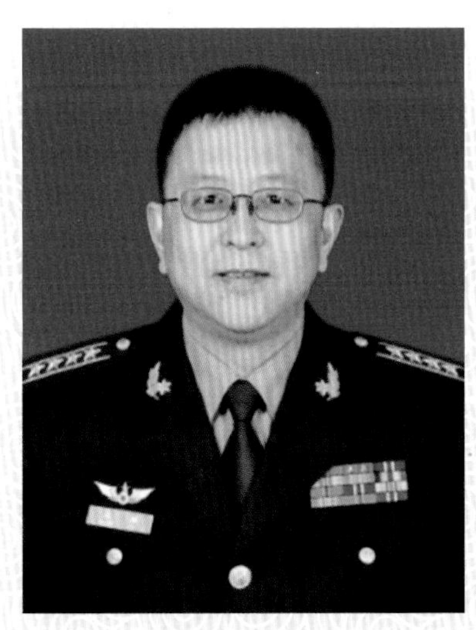

张曦，主任医师、教授、博士研究生导师，专业技术大校。现任中国人民解放军陆军军医大学第二附属医院（新桥医院）血液病医学中心（军队临床重点专科）主任，重庆市人大代表，享受军队特殊津贴。

学术任职：现任中华医学会血液学分会常务委员，造血干细胞应用学组副组长，中国抗癌协会血液肿瘤专委会副主任委员，中国医师协会血液科医师分会常务委员，中国血液病专科联盟副理事长，中国病理生理学会实验血液学专委会常务委员，第五、六届重庆市医学会血液病专委会主任委员；*Blood Genomics* 杂志主编，*The Lancet*、*JCO*、*Blood*、*JHO*、*Leukemia*、*Lancet Hematology*、*Science Bulletin*、*CMJ* 等杂志编委和审稿专家。

专业特长：对白血病、淋巴瘤等耐药难治复发性血液肿瘤的放化疗、造血干细胞移植、细胞免疫治疗等具有丰富经验。

学术成就：创新耐药难治复发性血液肿瘤的精准治疗以及造血干细胞移植后移植物抗宿主病（GVHD）的复合防控体系，牵头制定了基于"微环境重塑"的难治性白血病诊治技术，首次完成最大规模难治性白血病治疗 2 935 例，使 2 年总生存提高 21.5%，显著降低病死率。以第一完成人获国家科学技术进步奖二等奖 1 项，中华医学科技奖一等奖 1 项，重庆市科学技术进步奖一等奖、二等奖各 1 项。发表 SCI 论文 110 篇，最高影响因子 50.7；主编/副主编专著 5 部；执笔行业指南6 项，参编 29 项；获国家发明专利 44 项。

个人荣誉：中国肿瘤青年科学家奖、中国人民解放军陆军优秀科技人员标兵、重庆市首席专家工作室和重庆市创新群体领衔专家、重庆市首席医学专家、重庆市科技创新领军人才、天府学者特聘专家、全军拔尖人才、首批中国人民解放军陆军科技英才。

主编简介

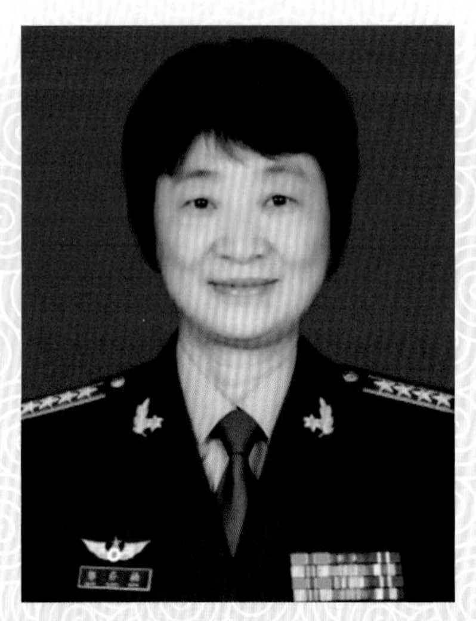

郭乔楠，主任医师、教授、博士研究生导师，专业技术大校。中国人民解放军陆军军医大学病理研究所副主任(副所长)。

学术任职：现任中国医师协会病理科医师分会常务委员，中国研究型医院协会超微与分子病理专业委员会常务委员，全军病理学专业委员会常务委员兼秘书长，重庆市医师协会病理科医师分会会长，重庆市妇幼卫生学会病理学专委会副主任委员。国家自然科学基金委项目评议人及国家学位委员会评审专家。担任《陆军军医大学学报》《局部手术学杂志》常务编委。

专业特长：从事肿瘤病理学的研究，研究方向为骨肉瘤增殖活性与预后间关系的研究；骨肉瘤多药耐药的研究及骨肉瘤发病机制的研究(骨肉瘤线粒体基因突变、*p*53 基因突变及印迹基因变化及调控机制)。在软组织与骨肿瘤、淋巴瘤、肺癌及肾脏病理等外科病理诊断方面有较丰富的经验。

学术成就：作为课题负责人完成国家自然科学基金面上项目 6 项，重庆市自然科学基金重点项目 2 项，以第一完成人获大学临床新技术二级甲等 1 项。发表学术论文 100 余篇，其中 SCI 论文 30 余篇。主编教材、专著 2 部，副主编教材 2 部，参与编写专著 8 部。培养硕士研究生 14 名、博士研究生 1 名。

个人荣誉：中国人民解放军原总后勤部优秀党务工作者、院校教学比武“教学标兵”。2004 年获全军优秀教学成果奖三等奖、全军优秀院校“育才奖”银奖。2005 年课堂教学设计方案获中国人民解放军教育技术学会二等奖、整合案例获中国教育技术学会“昊天杯”赛一等奖。重庆市“三八红旗手”、重庆市沙坪坝区人大代表、重庆市第三批学科技术带头人、中国人民解放军陆军军医大学“十三五”教学名师等。荣立个人三等功 1 次。

作者名单

总主编　任成山　肖颖彬

主　编　张　曦　郭乔楠

副主编　张　冬　刘　勇　张志宏　刘煜亮　王晓礽　樊超强　于世勇
　　　　李　芳　王赤京　温皇鼎　马　军　伍亚舟　黄　磊　黄其密

编　委　（以姓氏笔画为序）
于世勇　中国人民解放军陆军军医大学第二附属医院（新桥医院）
万翠翠　中国人民解放军陆军军医大学第二附属医院（新桥医院）
马　丹　中国人民解放军陆军军医大学第二附属医院（新桥医院）
马　军　南方医科大学南方医院
马明镜　中国人民解放军陆军军医大学第二附属医院（新桥医院）
马翔宇　中国人民解放军陆军军医大学
马温惠　中国人民解放军空军军医大学第一附属医院（西京医院）
王　宁　重庆大学附属肿瘤医院
王　刚　中国人民解放军陆军军医大学第一附属医院（西南医院）
王　江　中国人民解放军陆军军医大学第二附属医院（新桥医院）
王　丽　山东阳光融和医院
王　兵　中国人民解放军陆军军医大学第二附属医院（新桥医院）
王　浩　四川大学华西医院
王　爽　中国人民解放军陆军军医大学第二附属医院（新桥医院）
王　璇　中国人民解放军陆军军医大学第二附属医院（新桥医院）
王云东　重庆大学附属肿瘤医院
王永强　山东阳光融和医院
王光宪　中国人民解放军陆军军医大学第二附属医院（新桥医院）
王伟强　重庆理工大学附属中心医院
王关嵩　中国人民解放军陆军军医大学第二附属医院（新桥医院）
王赤京　郑州大学第五附属医院
王宋平　西南医科大学附属医院
王晓礽　中国人民解放军总医院
王晓慧　重庆医科大学附属第一医院

王海霞　重庆大学附属肿瘤医院
王筱淇　中国人民解放军陆军军医大学第二附属医院（新桥医院）
毛战斌　重庆大学附属肿瘤医院
文　利　中国人民解放军陆军军医大学第二附属医院（新桥医院）
文　钦　中国人民解放军陆军军医大学第二附属医院（新桥医院）
节梦梦　中国人民解放军陆军军医大学第二附属医院（新桥医院）
左洋萍　重庆大学附属三峡医院
石洪成　复旦大学附属中山医院
龙　舟　中国人民解放军陆军军医大学第二附属医院（新桥医院）
卢　兵　中国人民解放军陆军军医大学第二附属医院（新桥医院）
卢　岩　中国人民解放军北京卫戍区后勤门诊部
叶　飞　中国人民解放军陆军军医大学第二附属医院（新桥医院）
叶　秋　中国人民解放军陆军军医大学第二附属医院（新桥医院）
冯玉洁　重庆大学附属肿瘤医院
吕金莎　中国人民解放军陆军军医大学第二附属医院（新桥医院）
朱　虹　江西省肿瘤医院
伍亚舟　中国人民解放军陆军军医大学
任成山　中国人民解放军陆军军医大学第二附属医院（新桥医院）
任丽丽　中国人民解放军东部战区总医院
向　颖　中国人民解放军陆军军医大学
刘　云　中国人民解放军陆军军医大学第二附属医院（新桥医院）
刘　利　重庆大学附属肿瘤医院
刘　诚　中国人民解放军陆军军医大学第二附属医院（新桥医院）
刘　玲　中国人民解放军陆军军医大学
刘　恒　中国人民解放军陆军军医大学第二附属医院（新桥医院）
刘　勇　中国人民解放军陆军军医大学第二附属医院（新桥医院）
刘　莉　中国人民解放军陆军军医大学第二附属医院（新桥医院）
刘国芳　中国人民解放军陆军军医大学第二附属医院（新桥医院）
刘国兵　复旦大学附属中山医院
刘春燕　中国人民解放军陆军军医大学第二附属医院（新桥医院）
刘唯佳　中国人民解放军陆军军医大学第二附属医院（新桥医院）
刘煜亮　重庆医科大学附属第一医院
江　维　江西省妇幼保健院
江海炜　江西省赣州市人民医院
孙　玲　中国人民解放军陆军军医大学第二附属医院（新桥医院）
孙　涛　中国人民解放军空军军医大学第二附属医院（唐都医院）
孙清荣　中国人民解放军陆军军医大学第二附属医院（新桥医院）
苏　蕾　重庆医科大学附属第二医院
苏晓萍　重庆大学附属肿瘤医院
杜春丽　中国人民解放军陆军军医大学第二附属医院（新桥医院）
杜晓锋　重庆市邮政医院

李　芳　重庆大学附属肿瘤医院
李　丽　中国人民解放军陆军军医大学第二附属医院(新桥医院)
李　凌　江西省妇幼保健院
李　涛　中国人民解放军陆军军医大学第二附属医院(新桥医院)
李　珺　江西省妇幼保健院
李　雪　中国人民解放军陆军军医大学第二附属医院(新桥医院)
李　敏　重庆大学附属肿瘤医院
李　喆　中国人民解放军海军特色医学中心
李　颖　重庆大学附属肿瘤医院
李玉英　西南医科大学附属医院
李永奇　中国人民解放军空军军医大学第一附属医院(西京医院)
李建军　中国人民解放军陆军军医大学第二附属医院(新桥医院)
李春花　中国人民解放军陆军军医大学第二附属医院(新桥医院)
李恒菊　郑州大学
李振川　郑州大学
李晋涛　中国人民解放军陆军军医大学
李晓欧　四川大学华西医院
李高森　中国人民解放军陆军军医大学第二附属医院(新桥医院)
李梓倩　北京和平医院
李晶晶　重庆大学附属三峡医院
李新哲　中国人民解放军陆军军医大学第二附属医院(新桥医院)
李锡军　中国人民解放军新疆军区机关门诊部
杨　柳　中国人民解放军陆军军医大学第二附属医院(新桥医院)
杨仕明　中国人民解放军陆军军医大学第二附属医院(新桥医院)
杨毕君　重庆医科大学附属第一医院
杨柳青　中国人民解放军陆军军医大学第二附属医院(新桥医院)
肖国有　广西医科大学附属肿瘤医院
肖颖彬　中国人民解放军陆军军医大学第二附属医院(新桥医院)
吴　桐　中国人民解放军陆军军医大学第二附属医院(新桥医院)
吴　雪　中国人民解放军陆军军医大学第二附属医院(新桥医院)
吴　瑶　中国人民解放军陆军军医大学第二附属医院(新桥医院)
吴艳秋　四川大学华西医院
吴梦雪　中国人民解放军陆军军医大学第一附属医院(西南医院)
吴绮楠　重庆市大足区人民医院
吴隘红　重庆大学附属肿瘤医院
邱宗文　中国人民解放军陆军军医大学第二附属医院(新桥医院)
何　滟　重庆大学附属三峡医院
何　蔼　中国人民解放军陆军军医大学第二附属医院(新桥医院)
何　蕾　中国人民解放军陆军军医大学第二附属医院(新桥医院)
何密斯　重庆大学附属肿瘤医院
余　睿　中国人民解放军陆军军医大学第二附属医院(新桥医院)

邹　朗　中国人民解放军陆军军医大学第二附属医院（新桥医院）
邹　霞　江西省肿瘤医院
邹冬玲　重庆大学附属肿瘤医院
邹利光　中国人民解放军陆军军医大学第二附属医院（新桥医院）
宋秋月　中国人民解放军陆军军医大学
张　义　中国人民解放军陆军军医大学第二附属医院（新桥医院）
张　冬　中国人民解放军陆军军医大学第二附属医院（新桥医院）
张　佐　南昌大学第二附属医院
张　青　中国人民解放军陆军军医大学第二附属医院（新桥医院）
张　松　中国人民解放军陆军军医大学第二附属医院（新桥医院）
张　峡　中国人民解放军陆军军医大学第二附属医院（新桥医院）
张　萍　中国人民解放军陆军军医大学第二附属医院（新桥医院）
张　磊　中国人民解放军陆军军医大学第二附属医院（新桥医院）
张　耀　中国人民解放军陆军军医大学
张　曦　中国人民解放军陆军军医大学第二附属医院（新桥医院血液科）
张　曦　中国人民解放军陆军军医大学第二附属医院（新桥医院放射科）
张志宏　中国人民解放军东部战区总医院
张启川　中国人民解放军陆军军医大学第二附属医院（新桥医院）
张明周　中国人民解放军陆军军医大学第二附属医院（新桥医院）
张明琼　重庆大学附属肿瘤医院
张倩倩　山东阳光融和医院
张智高　山东阳光融和医院
张群霞　重庆医科大学附属第二医院
陈　枫　中国人民解放军陆军军医大学第二附属医院（新桥医院）
陈　佳　中国人民解放军陆军军医大学第二附属医院（新桥医院）
陈　娇　中国人民解放军陆军军医大学第二附属医院（新桥医院）
陈　琦　南昌大学第二附属医院
陈汝雪　中国人民解放军总医院
陈莉发　中国人民解放军陆军军医大学第二附属医院（新桥医院）
陈敏良　山东阳光融和医院
范　婷　中国人民解放军陆军军医大学第二附属医院（新桥医院）
林　辉　中国人民解放军陆军军医大学第二附属医院（新桥医院）
易　东　中国人民解放军陆军军医大学第二附属医院（新桥医院）
罗　丽　重庆大学附属肿瘤医院
罗梦林　中国人民解放军陆军军医大学第二附属医院（新桥医院）
和丽娇　中国人民解放军陆军军医大学第二附属医院（新桥医院）
周　航　重庆大学附属肿瘤医院
周　银　中国人民解放军陆军军医大学第二附属医院（新桥医院）
庞　华　重庆医科大学附属第一医院
郑　磊　中国人民解放军陆军军医大学第一附属医院（西南医院）
郑子雯　江西省肿瘤医院

赵　刚　中国人民解放军陆军军医大学第二附属医院（新桥医院）
赵茂宇　中国人民解放军陆军军医大学第二附属医院（新桥医院）
赵晓辉　中国人民解放军陆军军医大学第二附属医院（新桥医院）
赵海燕　中国人民解放军陆军军医大学第二附属医院（新桥医院）
胡　星　重庆大学附属肿瘤医院
胡长江　中国人民解放军陆军军医大学第二附属医院（新桥医院）
钟　林　重庆大学附属肿瘤医院
钟杭美　中国人民解放军陆军军医大学第二附属医院（新桥医院）
段　东　中国科学院大学附属医院（重庆）
饶茂华　重庆医科大学附属第二医院
洪睿霞　重庆大学附属肿瘤医院
姚元志　重庆大学附属肿瘤医院
贺　英　中国人民解放军陆军军医大学第二附属医院（新桥医院）
骆文君　中国人民解放军陆军军医大学第二附属医院（新桥医院）
秦显莉　中国人民解放军陆军军医大学第二附属医院（新桥医院）
敖　梦　重庆医科大学附属第二医院
袁卫红　昆明医科大学第二附属医院
袁耿彪　重庆医科大学附属第二医院
莫琳芳　中国人民解放军海军特色医学中心
晋献春　中国人民解放军陆军军医大学第二附属医院（新桥医院）
夏　勋　成都医学院第一附属医院
夏　雪　中国人民解放军陆军军医大学第二附属医院（新桥医院）
钱　青　中国人民解放军陆军军医大学第二附属医院（新桥医院）
徐　斌　重庆大学附属肿瘤医院
徐　瑞　中国人民解放军陆军军医大学第二附属医院（新桥医院）
徐开家　江西省妇幼保健院
徐敏娟　江西省赣州市人民医院
徐慧琳　中国人民解放军陆军军医大学第二附属医院（新桥医院）
高　力　中国人民解放军陆军军医大学第二附属医院（新桥医院）
高　军　山东阳光融和医院
高　勇　中国人民解放军陆军军医大学第二附属医院（新桥医院）
郭乔楠　中国人民解放军陆军军医大学第二附属医院（新桥医院）
唐　朋　中国人民解放军陆军军医大学第二附属医院（新桥医院）
唐　波　中国人民解放军陆军军医大学第二附属医院（新桥医院）
唐光明　重庆理工大学附属中心医院
唐咸军　中国人民解放军陆军军医大学第二附属医院（新桥医院）
唐雪峰　中国人民解放军陆军军医大学第二附属医院（新桥医院）
涂开家　中国人民解放军陆军军医大学第二附属医院（新桥医院）
陶　俊　重庆医科大学附属第三医院
陶利民　南昌大学第一附属医院
陶玥颖　中国人民解放军陆军军医大学第二附属医院（新桥医院）

陶新曹　中日友好医院
黄　磊　南方医科大学南方医院
黄占文　西南医科大学附属医院
黄其密　中国人民解放军陆军军医大学第二附属医院（新桥医院）
黄定德　中国人民解放军陆军军医大学第一附属医院
黄莉舒　重庆大学附属肿瘤医院
黄微微　中国人民解放军陆军军医大学第二附属医院（新桥医院）
龚燕锋　南昌大学第一附属医院
崔　春　中国人民解放军陆军军医大学第二附属医院（新桥医院）
彭　学　中国人民解放军陆军军医大学第二附属医院（新桥医院）
葛晓东　中国人民解放军陆军军医大学第二附属医院（新桥医院）
董　蕾　中国人民解放军陆军军医大学第二附属医院（新桥医院）
董亚萍　中国人民解放军陆军军医大学第二附属医院（新桥医院）
敬兴果　重庆医科大学附属第一医院
粟　宇　中国人民解放军陆军军医大学第二附属医院（新桥医院）
程　超　中国人民解放军海军军医大学第一附属医院（长海医院）
傅　莉　中国人民解放军陆军军医大学第二附属医院（新桥医院）
税莉莉　重庆医科大学附属第一院医院
温皇鼎　南方医科大学南方医院
谢　桃　西南医科大学附属医院
谢明汛　中国人民解放军陆军军医大学第二附属医院（新桥医院）
谢荣凯　中国人民解放军陆军军医大学第二附属医院（新桥医院）
鄢　洁　西南医科大学附属医院
蒲丹岚　重庆大学附属肿瘤医院
楚明明　中国人民解放军陆军军医大学第二附属医院（新桥医院）
雷香梅　中国人民解放军陆军军医大学第二附属医院（新桥医院）
蔡元卿　中国人民解放军陆军军医大学第二附属医院（新桥医院）
廖翠薇　中国人民解放军陆军军医大学第二附属医院（新桥医院）
谭　虎　中国人民解放军陆军军医大学第二附属医院（新桥医院）
熊廷伟　中国人民解放军陆军军医大学第二附属医院（新桥医院）
熊鸿燕　中国人民解放军陆军军医大学
樊超强　中国人民解放军陆军军医大学第二附属医院（新桥医院）
戴书华　中国人民解放军陆军军医大学第二附属医院（新桥医院）
戴光明　中国人民解放军陆军军医大学第二附属医院（新桥医院）
魏龙晓　中国人民解放军空军军医大学第二附属医院（唐都医院）

其他参编人员（以姓氏笔画为序）
叶　楠　吕红霞　吕明昊　刘克辛　李　佳　李　珺　李庆平　闫素英
绘图及插图设计　任诗雨　西南医科大学附属医院
秘　书　程　敏　黄红稷　王亚南
本书编审　李振川

序

医学从史前走到近、现代，经历了朴素思想、原始药术到医学理论、先进药械和技术规范的发展过程。古代埃及、印度、巴比伦、亚述和中国医学为人类做出了重大贡献，《黄帝内经》就是中国对人体生理和病理系统医学做出重要贡献的经验总结。

进入20世纪后，现代科学技术特别是物理学、生物学、化学等相关科技的进步，快速地促进临床医学发展和疾病诊疗技术进步。在医学教育上，从唐代编纂《广济方》《广利方》普及医药知识、促进医学发展，到光绪帝诏令颁布《大清光绪新法令》将“病理”作为医科学校必修课程，再到西方医学教学内容和学科体系在中国的传播与建立，我国的现代医学基础教育和毕业后教育(包括住院医师规范化培训)制度逐步成熟和完善。在医学研究和学科发展上，科学仪器的发明和检测技术的应用使得近代医学具有实验医学属性，以及现代医学兼具学科细化与交叉整合特性。一方面，深度解析疾病过程和机制，另一方面，创新技术快速转化和提升医疗水平。医学模式也逐步转变为生物-心理-社会的综合模式。

当今医学的发展模式和特点对医护人员提出了更高要求，需要具备更全面和更专业的知识。而目前教科书或专著大部分更关注疾病的诊断和治疗，较少涉及基础理论、实验技术和医学人文等知识的介绍，在对医护人员全方位的医学知识和内涵培养方面有所欠缺，因此迫切需要推出一套符合现代医学发展和临床诊治需求的教科书，全方位提升医护人员的医学专业水平和综合素养。

临床医师应该对现代临床医学内涵与属性、理论与实践、基础与进展各方面有较深入的学习和认识。中国人民解放军陆军军医大学任成山、肖颖彬、张曦、郭乔楠4位教授组织编写的现代临床医学丛书之《现代临床医学导论(上、下册)》内容全面，与时俱进。本书首先介绍了临床医学的概念内涵、服务模式和医德医风，其后讲解了与现代临床诊疗发展密切相关的分子生物学、遗传学、免疫学、统计学等基础知识，更是全面介绍了临床诊治所涉及的各项检查、护理学和药理学知识。本书和既往教科书相比有两大特点：一是知识全面，本书共23篇165章(约520万字)，涵盖了生物学、心理学和社会学三大方面的内容，覆盖了医学人文、临床基础医学、预防医学、临床诊疗医学和临床护理学等知识，体现了微观和宏观的医学发展。二是注重能力培养,基础医学与临床医学的联系融合,注重理论知识与临床实践的转化应用;更为难得的是,本书还就学术论文的撰写进行了专题论述,这对医护人员的能力和素养提升将会有非常大的帮助。

本书汇集了全国16所医学高等院校,35家医院的232位临床、科研和教学工作者及知名专家的辛勤汗水,相信本书的出版一定能为读者带来有益的帮助,为现代临床医学规范和进步助力。

中国科学院院士

陆军军医大学第一附属医院病理科主任

2023年8月5日

前 言

医学是一门包罗万象的科学，之所以包罗万象是因为医学涉及诸多学科。医学领域主要包括基础医学、临床医学、法医学、药理学、影像医学、检验医学、预防医学、康复医学、保健医学，以及祖国传统医学等。其中基础医学包括生理学、病理学、微生物学等30多个学科。临床医学包括临床诊断学、实验诊断学、内科学及外科学，其中又分为许多亚学科等40多个专业学科。祖国传统医学包括中医学、藏医学、蒙医学、维医学等10多个专业学科，以及新的医学学科等约100多个学科。所以说医学是一个包罗万象的大学科。

现代临床医学丛书之《现代临床医学导论（上、下册）》一书范围很宽广，共23篇165章，约520万字，在绪论中介绍了临床医学的概念与内涵、临床医学的服务模式、学医从医的目的、临床医师应具有的品德，以及循证医学、转化医学、群医学和整合医学的基本概念及意义。其后介绍了分子生物学基础与临床、医学遗传与疾病、医学免疫学基础与临床、临床微生物学基础与应用、恶性肿瘤与肿瘤免疫学、医学统计学基础及其应用、临床流行病学基础及其应用、疾病的三级预防、临床医学学术论文的写作与投稿、病史采集与医疗文书书写、临床思维与诊断疾病、常见临床症状与疾病、体征学与体格检查、电生理学检查及其临床意义、内镜检查与诊断及其临床意义、肺功能检查与诊断及其临床意义、医学影像学检查与诊断及其临床应用、病理学检查与诊断及其临床意义、临床常用诊疗操作技术、临床护理管理概论、临床药理学与常用药物应用、检验项目及其临床意义。

本书不同既往的教科书形式，而是着重从基础医学知识、与临床衔接、临床实用角度出发，力求贯彻理论紧密联系临床实际，让临床医师身临其境，从接触患者入手，询问病史、体格检查、分析实验资料，应用循证医学证据，结合临床思维，逐步进行诊断与治疗；同时结合循证医学等，判断所做出的诊断及治疗是否正确。医学学术论文的撰写是临床医师必备的素养，本书进行了专题论述。为了适应医学科学的发展，本书在放射性核素显像及其临床意义中，特别增添了正电子发射断层成像/磁共振成像。本书编写的格式统一规范，条目清晰，内容丰富，简明扼要，通俗易懂，方便阅读，突显科学性、实用性。它是有一定医学基础学者开启临床医学之门的密钥，是进入临床医学的桥梁，也是一部可供临床医师、进修医师、研究生和医学院校学生学习的重要参考书。

医学是一门近年来发展最快的学科，新观念、新技术、新药物不断涌现，虽然我们在编写中阅读了诸多国内外医学文献，但由于本书涉及学科较多，因编著者的专业所限，相关资料可能还不尽齐全，许多内容难以达到尽善尽美，不足之处在所难免。衷心希望读者提出批评指正。

本书在编写过程中，各位编者付出了辛勤的劳动，郑州大学出版社给予了大力的支持，做了认真细致的编辑审校工作，卞修武院士欣然为本书作序，在此一并表示衷心的感谢。期望本书能对读者有所帮助，这是本书全体编著者最大的心愿。

任成山　肖颖彬　张　曦　郭乔楠

2023 年 8 月 15 日

全书概览

现代临床医学导论·上册

第一篇　绪论

第二篇　分子生物学基础与临床

第三篇　医学遗传与疾病

第四篇　医学免疫学基础与临床

第五篇　临床微生物学基础与应用

第21章　病原微生物的发现与分类

第22章　感染性疾病的病原微生物检查

第23章　临床常用抗菌药物的分类与应用原则

第24章　细菌耐药机制和耐药性的变迁

第六篇　恶性肿瘤与肿瘤免疫学

第25章　恶性肿瘤细胞与分子学基础

第26章　肿瘤的筛查与早期发现

第27章　恶性肿瘤的特点与诊断

第28章　恶性肿瘤的临床并发症

第29章　原发灶不明的转移癌

第30章　肿瘤抗原宿主与肿瘤免疫反应

第31章　肿瘤标志物对癌症诊断的临床意义

第32章　恶性肿瘤治疗方式的选择

第七篇　医学统计学基础及其应用

第33章　医学统计学基本概念、步骤与应用

第34章　常用医学统计方法

第八篇　临床流行病学基础及其应用

第35章　临床流行病学的特征与应用

第36章　临床流行病学的核心内容

第37章　临床流行病学的研究方法

第九篇　疾病的三级预防

第38章　疾病的自然史与三级预防

第39章　传染病的预防与控制

第40章　慢性非传染性疾病的预防与控制

第十篇　临床医学学术论文的写作与投稿

第十一篇　病史采集与医疗文书书写

第十二篇　临床思维与诊断疾病

第十三篇　常见临床症状与疾病

第十四篇　体征学与体格检查

第十五篇　电生理学检查及其临床意义

现代临床医学导论·下册

第十六篇　内镜检查与诊断及其临床意义

第十七篇　肺功能检查与诊断及其临床意义

第二十一篇　临床护理概论

第二十二篇　临床药理学与常用药物应用

第二十三篇　检验项目及其临床意义

汉英名词对照索引

目 录

现代临床医学导论·上册

第一篇 绪论

第二篇 分子生物学基础与临床

第三篇　医学遗传与疾病

第四篇 医学免疫学基础与临床

第六篇　恶性肿瘤与肿瘤免疫学

第七篇　医学统计学基础及其应用

第八篇 临床流行病学基础及其应用

第九篇 疾病的三级预防

第十篇　临床医学学术论文的写作与投稿

第十一篇　病史采集与医疗文书书写

第十二篇　临床思维与诊断疾病

第十三篇　常见临床症状与疾病

第十五篇　电生理学检查及其临床意义

现代临床医学导论·下册

第十六篇　内镜检查与诊断及其临床意义

第十八篇　医学影像学检查与诊断及其临床应用

第十九篇　病理学检查与诊断及其临床意义

第二十篇　临床常用诊疗操作技术

第二十一篇　临床护理概论

第二十二篇　临床药理学与常用药物应用

第二十三篇　检验项目及其临床意义

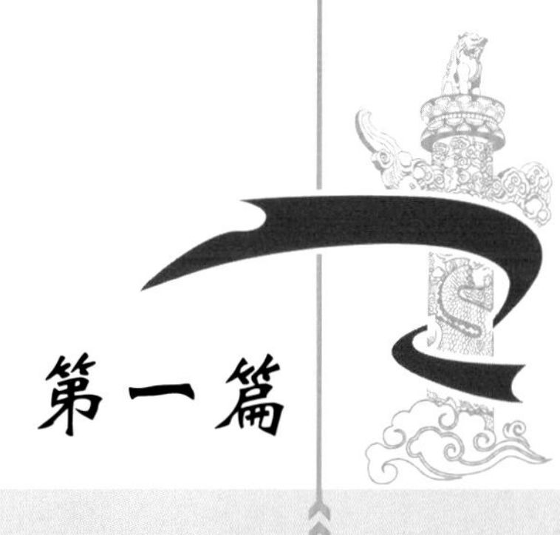

第一篇

绪　论

内容概览

第 1 章

临床医学的概念与内涵

临床医学(clinical medicine)是目前世界范围内占主导地位的医学科学体系,其发展受到多种因素驱动和影响,特别是近年来现代科学技术突飞猛进的发展及其在临床医学实践中迅速转化和临床应用,也促使临床医学呈现加速发展趋势。医学包括临床医学、预防医学和基础医学三大方面。临床医学是研究人体疾病的发病机制、诊断、治疗和预防,以科技方法和人文精神关怀照护(care)人的健康和生命的学科。广义的临床医学亦包括预防医学。

第一节　临床医学的概念

临床医学是研究疾病的流行病学、病因、病理、临床特征、诊断、治疗、预后和预防,提高临床治疗水平,促进人体健康的科学。临床医学的核心目标是识别潜在威胁生命的疾病有效治疗方法,迫切需要将确定性降至最低。临床即"亲临临床"(in person at hospital bed)之意,根据患者的临床表现,从整体出发结合研究疾病的病因、发病机制和病理过程,进而确定诊断,通过预防和治疗以最大程度减弱疾病、减轻患者痛苦、恢复患者健康、保护劳动力。临床医学是直接面对疾病、患者以及对患者直接实施治疗的科学。

临床医学旨在满足现代医学发展的需要,具有独特的社区治疗视角、全面的人生观和价值观。临床医学旨在培养了解中国传统文化的临床医师,并获得基础医学、临床医学、公共卫生和预防医学方面的知识,以及医疗技能和专业知识。

一、临床医学发展简史

自从有了人类,就有了人与自然做斗争的历史,人类就开始积累治疗疾病的经验,形成了临床医学的雏形。古代中国在漫长的历史中形成了独特的传统医学体系。以中医药理论与实践经验为主体,研究人类生命活动中,健康与疾病转化规律及其预防、诊断、治疗、康复和保健的综合性科学。中医学属于在阴阳五行理论指导下,从动态整体角度研究人体生理病理、药理及其自然环境关系、寻求防治疾病最有效方法的科学。中医学以阴阳五行作为理论基础,将人体看成是气、形、神的统一体,通过望、闻、问、切的方法,寻求病因、病性、病位、分析病机及人体五脏六腑、经络关节、气血津液的变化,判断邪正消长,从而得出病名,归纳出证型,以辨证论治原则,使用中药、艾灸、针灸、推拿、按摩、拔罐、气功、食疗等多种治疗手段,使人体达到阴阳调和而康复。

古埃及的埃伯斯纸草书文中记载了250种疾病，介绍了外科学的脓肿切开、浅表肿块切除等手术，内科学的发汗、吐、泄、利尿、灌肠等疗法。木乃伊的制作也涉及高超的外科学知识。古希腊《希波克拉底文集》中记载了外科学关于骨折、脱臼及头部损伤的治疗方法。17世纪的西登哈姆（H. Sydenham）医生提出：医生的任务首先要正确探明痛苦的本质，多观察患者的病情，然后再研究解剖、生理等知识，以认识疾病的解释和疗法。因此被称为“临床医学之父”。18世纪，临床教学兴起，荷兰的莱顿大学在医学设立了临床教学专用病床。临床医学家布尔哈夫（H. Boerhave）充分利用教学病床开展床边教学，开创了临床病理讨论会（clinico-pathological conference，CPC）的先河。19世纪，细胞学、细菌学获得长足发展。基础医学和临床医学逐渐成为两个独立学科，数学、生物学、物理学、化学等方面的巨大进步为现代临床医学的产生奠定了坚实的基础。

现代临床医学在3次科技革命的影响下，20世纪医学先后发生了3次革命，产生了现代临床医学。第一次科技革命发生在20世纪30年代到50年代，标志为磺胺类药物的发现、抗生素的发现和青霉素的大规模生产。第二次科技革命发生在20世纪70年代，标志为计算机断层扫描术（computer tomography，CT）和磁共振成像（magnetic resonance imaging，MRI）的发明与应用。第三次科技革命发生在20世纪70年代后期，标志为利用遗传工程生产生物制品，如胰岛素、生长抑素、生长激素、干扰素、乙型肝炎疫苗等先后应用于临床。随着药物学、治疗学、分子生物学、免疫学、医学遗传学、器官移植技术、感染病学、医学影像学等学科的发展，生物医学模式在20世纪70年代逐渐过渡到生物-心理-社会医学模式，从生物学、心理学和社会3个因素综合地看待健康与疾病，为临床上多个方面实施综合治疗。现代临床医学已经形成了分科专业化、发展国际化、技术现代化、临床学科相互渗透交叉等鲜明特点，与社会医学、全科医学的关系日益密切，成为人类与疾病抗争最重要的有力武器。

二、临床医学的主要特征

临床医学的研究和服务对象是人，人的生命活动受到自然因素和社会因素，包括心理因素的综合作用。因此其复杂性大大超过其他自然界科学。至今生命科学中的未知领域远比其他自然科学要多，有待于在医学实践中不断探索，例如癌症、原发性高血压等疾病的病因远远没有研究清楚。临床工作具有探索性，因为临床上面对的是患者，不可能在未知因素全部研究清楚后再去防治，临床工作中只能探索性地最大限度缓解患者的痛苦，挽救和延长患者的生命，这是与这么多应用科学显著区别特征之一。

在临床医学发展史上，对疾病的认识通常是从临床上先总结出某些疾病的发生发展及表现规律，然后再进行基础研究。无论是基础医学还是其他学科的医学研究成果，都必须在临床应用中得以检验证实，离开人体的研究成果不一定适用于整体或人体情况，动物实验的研究结果并不能完全取代人体实验结果。因此，现代临床医学必须应用分子生物学、组织病理学、基因测序技术完善临床医学，使临床医学与其他学科紧密交叉融合、临床医学与预防医学相结合，让临床医学在未来对抗疾病中发挥重要的作用。

临床医学最主要的特征是临床正确诊断，对于疾病的正确治疗，主要来源于正确的临床诊断。其基本问题是对于初来求医就诊患者的认识，如疾病是功能性或是器质性的；疾病的病因是否明确，是单个或是并发有多种疾病；疾病是急性的或是慢性的；是传染性疾病或是非传染性的；是否有危及生命的症状与体征；患者的面色特征如何？从患者的面色特征判断器官功能状况如何？疾病是良性的或是恶性的；辅助检查是否切实可行；检查结果与临床诊断是否矛盾；治疗结果是否支持临床诊断；治疗是否获得预期临床结果等。由于疾病的复杂性，关于病因诊断、病理解剖学诊断、病理生理学诊断等，有时临床上很难做出正确的诊断，可暂时进行印象性的临床诊断，临床上称为初步诊断或初步印象。

第二节　临床医学的内涵

临床医学的内涵极为广泛，分类很多，以内涵而言，涵盖了临床诊断学及临床治疗学等。以所处理的

对象、方法或机体器官系统的不同，则分成各个临床学科。在医疗机构中，临床一般分为三级学科。

一、临床一级学科

内科学、外科学、妇产科学、儿科学、神经病学、眼科学、口腔科学、耳鼻咽喉头颈外科学、皮肤与性病学、精神病与精神卫生学、麻醉学、老年医学、急诊医学、全科医学、肿瘤学、影像医学、核医学、临床检验学、临床病理学、临床药理学等。

二、临床二级学科

1. 内科学二级学科　心血管内科、呼吸与危重症医学科、消化内科、内分泌与代谢病科、肾脏病内科、血液病内科、风湿免疫病科、感染病科等。

2. 外科学二级学科　普通外科（基本外科）、骨外科、胸心外科、神经外科、泌尿外科、烧伤外科、整形外科、野战外科等。

3. 妇产科学二级学科　妇科、产科、优生优育科、妇科肿瘤科、妇女保健科、妇科内分泌科等。

4. 儿科学二级学科　小儿内科、小儿外科等。

三、临床三级学科

一些大型医疗机构或大型综合性医院中，根据临床发展需要，有些二级学科还要细分为若干亚专科，又称为临床医学三级学科，以突出其临床特色。

如普通外科又细分为胃肠外科、肝胆外科、甲（乳）腺外科、血管外科、肛肠外科等，外科的三级学科创面修复科。妇科学又细分为妇科肿瘤科、妇科内分泌科、妇女保健科。产科学又细分为围产医学科、生殖医学科、病理产科、产后康复科、高危产科。

还有一些医院或医疗机构临床中有不同的分科，如以器官、系统疾病为治疗目标分科，融合相关二级学科，以中心化的形式设置，如心脏病中心，将心脏疾病整合了心脏内科和心脏外科的学科资源；也有将胃肠、肝、胆、胰疾病，融合为消化疾病综合科。如中国人民解放军空军军医大学第一附属医院（西京医院）将消化内科、普通外科和肝胆外科整合为消化病医院。

（任成山　张　曦　肖颖彬　张志宏　郭乔楠）

第三节　临床医师的基本概念

一、临床医学与临床医师

临床医学是研究疾病的病因、诊断、治疗和预后，提高临床治疗水平，促进人体健康的科学。医疗机构中，临床学科一般分为内科学、外科学、妇产科学、儿科学、眼科学、耳鼻喉科学、口腔科学、皮肤性病学、神经病学、急诊医学、肿瘤学、精神病与精神卫生学、老年医学、麻醉学、全科医学、影像医学与核医学、临床检验学、临床病理学等一级学科。有些一级学科如内科学等还细分为二级学科，在一些大型医疗机构中，根据临床差异化发展需要，有些二级学科下面还细分为若干亚专科（三级学科），以突出临床特色。还有一些医疗机构以器官、系统疾病为治疗目标，整合相关二级学科，以中心化的形式设置，如心脏病中心,整合了心脏外科和心血管内科的学科资源。如中国人民解放军陆军军医大学第二附属医院(新桥医院),将心血管内科和心血管外科整合为心血管疾病医院。

二、临床医师的权利

(一)临床医师的法律权利

根据《中华人民共和国医师法》第二十二条规定,医师在执业活动中享有下列权利:①在注册的执业范围内,按照有关规范进行医学诊查、疾病调查、医学处置、出具相应的医学证明文件,选择合理的医疗、预防、保健方案;②获取劳动报酬,享受国家规定的福利待遇,按照规定参加社会保险并享受相应待遇;③获得符合国家规定标准的执业基本条件和职业防护装备;④从事医学教育、研究、学术交流;⑤参加专业培训,接受继续医学教育;⑥对所在医疗卫生机构和卫生健康主管部门的工作提出意见和建议,依法参与所在机构的民主管理;⑦法律、法规规定的其他权利。

(二)临床医师权利的特点

1. 权利的法律性　在临床工作中,患者的情况各有不同,如精神疾病患者、自杀者、不遵守医嘱者等。对此,医师具有特殊的权利,但医师权利的行使必须在法律法规允许范围之内,以维护患者权益为前提。

2. 权利的权威性　权威性是由医师职业的严肃性和医术的知识性、技术性和科学性决定的。在不具备医学知识的患者和公众面前,医师的专业知识和技能使其获得相对权威的地位,这就是医师权利权威性的表现。

3. 权利的自主性　医师的诊疗工作完全出于其自身所拥有的专业知识、经验和技能,在诊疗过程中行使的诊断、治疗权利,不受他人或任何组织、宗教、党派、团体或个人的干涉和指使,是完全自主的。自主地行使权利是以专业知识、经验和技能为基础和前提的。

4. 特殊干涉权　在特殊情况下限制患者的自主权利,以确保患者自身、他人和社会的权益。医师的特殊干涉权不是任意行使的,只有当患者的自主性与生命价值原则、有利原则、公正原则以及社会公益发生矛盾时,出于“维护患者利益”的原则,可以考虑行使特殊干涉权。

三、临床医师的义务

(一)临床医师的法律义务

根据《中华人民共和国医师法》第二十三条规定,医师在执业活动中履行下列义务:①树立敬业精神,恪守职业道德,履行医师职责,尽职尽责救治患者,执行疫情防控等公共卫生措施;②遵循临床诊疗指南,遵守临床技术操作规范和医学伦理规范等;③尊重、关心、爱护患者,依法保护患者隐私和个人信息;④努力钻研业务,更新知识,提高医学专业技术能力和水平,提升医疗卫生服务质量;⑤宣传推广与岗位相适应的健康科普知识,对患者及公众进行健康教育和健康指导;⑥法律、法规规定的其他义务。

需要特别指出的是,《中华人民共和国医师法》修订后,第二十七条规定,对需要紧急救治的患者,医师应当采取紧急措施进行诊治,不得拒绝急救处置。因抢救生命垂危的患者等紧急情况,不能取得患者或者其近亲属意见的,经医疗机构负责人或者授权的负责人批准,可以立即实施相应的医疗措施。国家鼓励医师积极参与公共交通工具等公共场所急救服务;医师因自愿实施急救造成受助人损害的,不承担民事责任。

(二)临床医师的道德义务

道德义务是从人们所处的社会关系中产生的,不管个人是否意识到,客观上必然会对他人、对社会负有一定的使命和职责。医师的道德义务是指医师依靠其崇高的职业信念,基于爱心、耐心、细心和责任心而产生,无条件地忠实于患者的健康利益、对患者的生命负责的良好行为,它是对医师的最高要求,是医学崇高精神的体现。

临床医师道德义务涵盖了医疗行为和非医疗行为的方方面面，如在履行医师职责时，对患者可能产生的一切不良后果有充分准备的义务；以救死扶伤为天职，无论何时何地都要向需要帮助的患者伸出援手的义务；对患者不分种族、肤色、性别、老幼、生理缺陷、阶级出身、政治地位与经济地位，平等地为其提供医疗服务的义务；只要患者一息尚存，不放弃救治的义务；告知病情及风险时，有应该注意避免对其产生不良后果的义务；精益求精，不断更新知识，提高专业技术水平的义务；宣传卫生保健知识，对患者进行健康教育的义务等。

临床医师所享有的权利与所承担的义务是相等的，医师享有权利和履行尽义务的平等；在医疗卫生法律法规面前一律平等；一般状况下，不允许任何超越医疗卫生法律法规的特权。临床医师的权利和义务是互相依存、互为前提、不可分离的辩证统一关系。医师在行使权利的同时就是在履行义务，医师享有权利和应尽义务是一致的；医师既没有无义务的权利，也没有无权利的义务；医师的某些权利和义务是彼此结合的；医师的权利和义务是互相促进、相辅相成的。临床医师权利与义务统一性反映了医师职业内涵的实质。如果只强调医师的权利，而不讲义务，忽视患者的权利和医师的道德要求，患者的权利也难以得到保证。明确医师的义务，也是为了尊重患者的生命健康权，维护患者的利益。如果只讲医师的义务，单纯追求医德义务，而不讲权利，医师的积极性就会受到压制。尊重医师的权利，重视医师正当的物质利益，也是对医师辛勤工作的尊重与肯定。

第四节　临床医师的角色定位

临床医师对自身角色的理解与实践，对临床医师开展医疗服务、处理医患关系、提高服务质量有重要意义。随着社会的发展、医学模式的转变，人民群众对临床医师的要求越来越高，特殊的职业内涵要求临床医师扮演着特殊的角色。特殊的角色使临床医师拥有特殊的权利，同时也担负着与之匹配的特殊义务。医疗活动成功与否取决于科学技术的发展水平，还与临床医师的角色担当、临床医师的权利和义务的享有及履行有着密切的联系。临床医师只有真正理解社会和患者对医学角色的期待，并主动按照角色规范从事临床工作，才能成为一名好的临床医师。

医疗服务涉及人的生命安危和健康保障，是一种特殊性质的社会服务。在医疗活动中，患者享有相应权利，承担相应义务，当患者的权利和义务出现矛盾时，要注重对患者权利的尊重。临床医师必须适应不同的角色，才能更好地贯彻“以患者为中心”的理念，适应医疗工作需求。

一、角色概念

角色最初是由拉丁语 rotula 派生出来的，是戏剧舞台中的用语，是指演员在舞台上按照剧本的规定所扮演的某一特定人物。美国社会学家米德和人类学家林顿则较早地把“角色”这个概念正式引入了社会心理学的研究，角色理论也就成为社会心理学理论中的一个组成部分。

二、角色定位

医师是神圣的、令人尊敬的职业，对于一个国家的医疗卫生事业而言，是其核心和中坚力量，是至关重要的社会角色。对于临床医师的角色定位，有3个层面的含义：一是医师的角色就是医师的行为；二是医师的角色表示医师的地位和身份；三是医师角色意指对医师的期望。在生物-心理-社会医学模式下，临床医师的角色被赋予了更多的内涵。

1. 医疗者角色　在诊疗工作中，医师运用医学知识、临床技能，采集和分析各类信息，做出临床决策，开展诊疗工作。医疗者角色的具体内容包括保持专业的职业态度，具有丰富理论知识和精湛技能，从而为患者提供优质医疗服务；能够为患者提供科学的临床评价，制定有效的治疗方案和预防措施。

2. 教学者角色　因自身医学知识的匮乏，人们总是期望能通过与医师的沟通交流来获得健康知识，促进自身疾病的康复和健康的维护。在这个互动过程中，临床医师承担起教学者也就是教师的角色，使患者和普通人群对疾病与健康的认知更加清晰，消除无知和偏见。同时，在各类教学医院中，临床医师也承担对医学生、研究生等的教学任务。

3. 科研者角色　临床医师在解决临床工作问题的同时，通过细致入微地观察疾病的发展过程及特点等，也可以发现科学问题，从而进行科学研究。相反，科学研究工作也能够塑造临床医师敏锐的观察力、缜密严谨的思维和科学工作的方法，有利于临床医师全面系统收集处理信息。

4. 团队合作者角色　在临床科室和病种进一步细化的大环境下，需要不同领域、不同专业、多个科室的临床医师以及技师、药师等共同努力和团队协作，为患者制定精细化的、个体化的诊疗策略，也就是多学科协作诊疗（multi-disciplinary team，MDT）。在团队中，临床医师要树立"以患者为中心"的理念，与团队成员建立良好的互信合作关系，相互协作、各尽其责，正确运用自身的知识技能，在团队中发挥优势，更好地服务患者。

5. 健康咨询与促进者角色　伴随疾病出现的焦虑和抑郁等负面情绪，对疾病的诊治和康复可能会产生不良影响。因此，临床医师在疾病的诊疗过程中不仅需要关注患者的躯体症状，还要关注其情绪和社会功能的恢复。为了成就临床医师健康咨询与促进者这一角色，在临床专业知识和技能的基础上，还要掌握开展健康教育和健康促进的基本理论和方法，以及拥有对健康规划的设计、执行和评价能力。

6. 管理者角色　临床医师的管理者角色主要是指管理临床诊疗工作体系，包括采用系统、科学、循证的方法积极参与、组织、协调医疗服务管理工作，控制医疗卫生治疗，合理分配医疗资源等。同时部分临床医师还肩负着行政管理的工作，包括参与机构日常行政管理、组织开展学术会议、制定医疗卫生工作政策、管理医疗人力资源和卫生技术信息服务等。

临床医师的角色周期是漫长的，医学知识体系复杂，不仅需要长时间的基础知识与技能的学习，同时还需要不断更新医学研究技术进展。临床医师角色情感是需要理智公正的，在医患关系中，无论面对怎样的患者，医师都要表现一视同仁的同情与关怀。临床医师的角色是有严格、全面、具体的规范和行为模式的，因其职业的特殊性，除了公序良俗和道德约束外，医师的行为规范越来越多地上升至法律层面，明确了临床医师在医疗行为中的责任与义务。最后，临床医师的角色行为关乎生命健康，要求医师必须医术精湛、医德高尚，与患者共同战胜病魔。如何扮演好临床医师的角色，是我们进入临床工作中的一大挑战。

第五节　临床医师的核心能力

随着人类对世界认识的不断深入，随着自然科学技术的快速进步，随着医学新理论、新理念、新概念、新技术的不断涌现，随着人类对疾病本质的不断解码，临床医师的核心能力的内涵也在不断地扩充。在医学模式的更新、精准医学的推广、人工智能的融合、互联网的应用的基础上，仅有医学知识与操作技能的临床医师已不能满足现代医学的需求，职业素养、管理能力、沟通能力等均是临床实践中不可或缺的能力。对此，我国住院医师规范化培训及美国毕业后医学教育分别在其培训体系中列举了临床医师的核心能力。

一、住院医师规范化培训中的临床医师的核心胜任力

《住院医师规范化培训内容与标准（2022年版）》指出，全面落实立德树人根本任务，培养具有良好职业素养与专业能力，思想、业务、作风三过硬，能独立、规范地承担常见病多发病诊疗工作的临床医师，是住院医师规范化培训的主要目标。其中，临床医师的核心胜任力主要体现在以下6个方面。

1. 职业素养　热爱祖国，热爱医学事业，恪守敬佑生命、救死扶伤、甘于奉献、大爱无疆的职业精神，秉承人道主义的职业原则；遵守法律与行业规范，自律自爱，诚实守信。富有同情心、责任感与利他主义

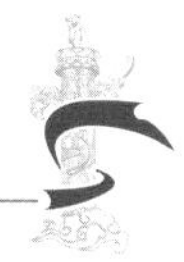

精神，履行“以患者为中心”的行医理念，尊重和维护患者权益，保护患者隐私；熟悉医疗体制及相关的政策、规范及流程，善于发现其中不完善之处，并提出改进意见。

2. 专业能力　具备基础医学、临床医学、预防医学及人文、法律等相关知识，并能运用于医疗卫生工作实践；了解国家医疗卫生服务体系、医疗保障体系和医学教育体系；了解医药卫生体制改革的基本情况和最新进展。规范、有效收集患者的病情信息，并将各类信息整合与归纳，提出综合分析依据；掌握诊断方法，提出科学临床判断；培养循证医学思维，按照专业指南，遵循最佳证据，并结合临床经验及患者需求，权衡、选择及实施合理诊疗决策；通过完成一定数量的常见病和多发病的诊治与操作训练，掌握本专业要求的临床技能，具备本专业独立行医的能力。

3. 患者管理　以保障患者医疗安全为核心，运用专业能力，细致观察患者病情变化，合理安排病情处置的优先次序，制定个体化诊疗方案，提供有效适宜的医疗保健服务。

4. 沟通合作　具备富有人文情怀的临床沟通能力，运用医患沟通的原则与方法，展示恰当的同理心，建立互信和谐的医患关系；有效获取患者的病情信息或向患者和家属传达病情信息；尊重患者或家属的个体需求，通过充分沟通实现医患共同决策。与医疗团队保持及时有效的沟通与合作；协调和利用各种可及的医疗资源，解决临床实际问题。

5. 教学能力　具有教学意识，了解常用的临床教学方法，参与指导医学生、低年资住院医师及其他医务人员，共同提升职业素养、医学知识与专业技能；围绕临床工作，逐步培养临床教学能力。具有健康促进的意识，运用科普知识和技能，对患者和公众进行健康行为指导。

6. 学习提升　具有自主学习和终身学习的理念，主动运用各类学术资源，不断自我反思与改进；持续追踪医学进展，更新医学知识和理念；结合临床问题与需求开展或参与科学研究工作；制定职业发展规划，不断自我完善，不断提高专业能力。

二、住院医师必须具备六大核心能力

美国毕业后医学教育认证委员会（The Accreditation Council for Graduate Medical Education，ACGME）提出住院医师必须具备的六大核心能力，包括医疗服务、医学知识、基于系统的实践、基于实践的学习与改进、职业素养和人际关系与沟通技巧，具体内容如下。

1. 医疗服务　医疗服务（patient care，PC）是指富有同情心的，对解决健康问题和促进健康有效的、适当的诊疗能力。

2. 医学知识　医学知识（medical knowledge，MK）是已有的和正在不断进展的生物医学、临床医学、流行病学、社会行为的科学知识，以及将其应用于医疗服务中。

3. 基于系统的实践　基于系统的实践（systems-based practise，SBP）表现为通晓医疗服务系统及其相关联系，并能做出应对，有效地利用系统资源来提供最优化医疗服务的能力。

4. 基于实践的学习与改进　基于实践的学习与改进（practise-based learning，PBL）包括对所提供的医疗服务的调查研究和评估，对现有科学发现的评价和吸收，从而改善医疗服务水平。

5. 职业素养　职业素养（professionalism，PROF）表现为履行执业职责的承诺，遵守伦理原则，对不同患者群体的敏感性。

6. 人际关系与沟通技巧　人际关系与沟通技巧（interpersonal and communication skill，ICS）可促进与患者及其家属以及其他医务人员之间的有效信息交流和团队合作。

在临床实践中，以患者为中心的多学科协作诊疗（MDT），既符合现代医学的发展需求，又体现了临床医师的整体专业水平以及知识的深度和广度，对临床医师的核心能力提出了更高的要求。同时，随着医患关系模式的变迁，临床医师不仅要有高超的医疗技术水平，更要有良好的沟通意识和沟通能力。只有全面提高临床医师的各项核心能力，才能更好地战胜疾病和服务患者，从而有利于医学的发展和健康的促进。

（刘煜亮　郭乔楠　张　曦　王亦京　肖颖彬）

参考文献

1 潘祥林,王鸿得. 实用诊断学[M]. 2 版. 北京:人民卫生出版社,2017:1172-1286.
2 和水祥,黄钢,万学红. 临床医学论[M]. 北京:人民卫生出版社,2021:2-9.
3 王绍天,孔令曼,吕小红. 新体制下军队医院神经外科医师应具备的职业素养[J]. 人民军医,2019,62(10):934-937.
4 JANKOVIC M,BIONDI A,GALLINA F,et al. A primarily clinician's responsibility[J]. Pediatr Blood Cancer,2022,69(9):e29612.
5 ERLICH M D,RUNNELS P,TALLEY R. Clinician responsibility in value-based payment systems[J]. Psychiatr Serv,2022,73(6):693.

第2章

临床医学服务的模式

临床医学主要是根据基础医学的基础，对病患的问题（有关身体或心理的问题、不适或疾病）加以诊断、治疗的学科。而医学模式（medical model）又叫医学观（medical view），是人们考虑和研究医学问题时所遵循的总的原则和总的出发点，即是人们从总体上认识健康和疾病以及相互转化的哲学观点，包括健康观、疾病观、诊断观、治疗观等，影响着某一时期整个医学工作的思维及行为方式，从而使医学带有一定的倾向性、习惯化了的风格和特征。医学模式的发展经历了神灵主义医学模式、自然哲学医学模式、近代机械论医学模式、现代生物医学模式和生物-心理-社会医学模式5个阶段。

之前的医学模式是生物医学模式，指建立在经典的西方医学基础之上尤其是细菌论基础之上的医学模式。由于其重视疾病的生物学因素，并用该理论来解释、诊断、治疗和预防疾病以及制定健康保健制度，故被称为生物医学模式。其基本特征是把人看作单纯的生物或是一种生物机器。即只注重人的生物学指标的测量，忽视患者的心理、行为和社会性，它认为任何疾病（包括精神病）都能用生物机制的紊乱来解释，都可以在器官、组织和生物大分子上找到形态、结构和生物指标的特定变化。无疑，生物医学模式对现代西方医学的发展和人类健康事业产生过巨大的推动作用，特别是在针对急慢性传染病和寄生虫病的防治方面，使其发病率、病死率大幅度下降；在临床医学方面，借助细胞病理学手段对一些器质性疾病做出定性诊断，无菌操作、麻醉剂和抗菌药物的联合应用，减轻了手术痛苦，有效地防止了伤口感染，提高了治愈率。有很大的片面性和局限性：①仅仅从生物学的角度去研究人的健康和疾病，只注重人的生物属性，忽视了人的社会属性；②在临床上只注重人的生物功能，而忽视了人的心理功能及心理社会因素的致病作用；③在科学研究中较多地着眼于躯体的生物活动过程，很少注意行为和心理过程；④思维的形式化往往是“不是、就是”（不是病，就是健康）。因而对某些功能性或心因性疾病，无法得出正确的解释，更无法得到满意的治疗效果，这样就必然不能阐明人类健康和疾病的全部本质。有鉴于此，生物-心理-社会医学模式应时代要求而生。1977年，美国罗彻斯特大学精神病和内科学教授恩格尔（Engel）首先提出，应该用生物-心理-社会医学模式取代生物医学模式。他指出：“为了理解疾病的决定因素，以及达到合理的治疗和卫生保健模式，医学模式必须考虑到患者、患者生活在其中的环境以及有社会设计来对付疾病的破坏作用的补充系统，即医师的作用和卫生保健制度。”这就是说，人们对健康和疾病的了解不仅仅包括对疾病的生理与生物医学解释，还包括了解患者的心理因素、患者所处的环境（自然和社会因素）及帮助治疗疾病的医疗保健体系与社会体系。

基于当前全方位的医学模式，对临床医学服务也提出了全方位的要求。我们怎么样服务我们的对象？基于该先进模式的医学团队如何打造和运转的？以及服务内容和医学任务有哪些？都需要我们细致地进行探讨。

第一节　临床医学服务的对象和团队

一、临床医学服务的对象

临床医学服务(clinical medicine service,或称医疗服务)的对象是患有各种疾病的人群。超过其他自然科学,尽管医学活动几乎和人类的文明史同时开始,近代医学也与近代自然科学一同起步,但由于研究对象的难度大,至今生命科学的未知领域也要比其他自然科学大得多。对于疾病的认识也是一样,现在仍在陆续发现新的未知的疾病;即使对于已知的疾病,许多方面的认识也还有待于深入研究。然而,疾病总是要治疗的,患者要得到医师的诊治,不管医师是否"认知"了疾病,临床医学的研究都要努力减少未知因素的影响,设法达到治病救人的目的,即使医学基础理论尚不清楚,也要试探或凭借临床经验去解决实践中存在的问题,这种在实践中发展起来的临床医学在其历史上和认识上都早于基础医学,这是它同许多应用科学显著的区别之一,所以临床医学的实践是研究治疗疾病的全过程。

二、临床医学服务的团队

21 世纪,什么最重要? 人才! 在临床医学领域尤其如此。临床医学是一个经验学科,经验学科就意味着,成长需要大量时间积累,所以临床是最不容易出现所谓少年天才的专业。而随着医疗科技和社会的发展,以及人民群众对医疗技术和疗效的持续追求,临床医学团队的建设在其中发挥着越来越重要的作用,涉及管理层、医护人员和未来医疗力量培养的各个层面。

首先,要想打造好临床医学服务团队,要有高层管理团队建设的重视和支持。一支优秀的团队建设离不开上级领导的支持和帮助,管理层从上到下都应非常重视各个层面上的团队建设,在建设了优秀的医疗队伍的同时,不断完善各学科建设,各级各专业力量的培养,强调团队建设在其中的重要作用,鼓励每一名医护人员投入团队建设中,为团队建设提供有力保障。

其次,要想打造好临床医学服务团队,一定要有高水平的团队带头人。团队带头人是团队的灵魂与脊梁,是团队建设的策划者、组织者与实施者。团队带头人的学术威望、人格风范、严谨治学及有效的管理协调能力直接决定着团队的兴衰。高绩效的团队需要一个出色的带头人。带头人应长期致力于本专业的研究,具备优秀的品格、较强的团队领导能力和组织协调能力,以及超强的技术服务能力。在团队建设过程中,首先要明确团队的带头人,俗话说"千军易得,一将难求",要把具有广博的知识、严谨的作风、精明的才干、清晰的思路、学术上有创新能力、熟悉本专业国内、外发展动态的人才,将作为团队带头人进行重点培养,从而提高整个团队的凝聚力和战斗力。

再次,要想打造好临床医学服务团队,要有一支梯次合理、基础扎实、技术能力稳定突出的医护人员。加强医护团队的梯队建设,在团队中拥有老中青三代,各司其职,各负其责,在目标和方向明确的前提下有的放矢,游刃有余。医护人员要制定严格的考核标准,通过定期考核不断提高整体水平。

最后,要想打造好临床医学服务团队,要注重团队精神、团队协作、团队能力的培养。团队中的每个成员都可以参与到计划与决策中,共同决定团队的目标、发展与未来。注重群策群力、通力合作,激发每个人的主观能动性,提高解决问题的能力。最重要的是,要督促大家保持积极的学习心态。成员要经常学习先进的经验和理论,只有这样,团队才能够维持长久的战斗力与激情,不至于被淘汰。当然,制度最重要,对制度的执行要赏罚分明,每个成员都有自己的任务,要对自己的任务负责。

总而言之,团队就是由两个或者两个以上的,相互作用,相互依赖的个体,为了特定目标而按照一定规则结合在一起的组织。临床医学人才的培养离不开团队建设。在临床医学人才的培养过程中,要充分发挥团队的作用,使每一名成员都能实现自我价值,最终使整个团队创造出更大的价值,最终能够促进每

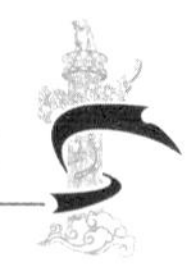

一名成员成长为一名优秀的临床医师，更成为一名优秀的团队协作者。

第二节　临床医学服务的特点、内容和任务

一、临床医学服务的特点

临床医学服务既具有所有服务的共性，又有其非常独特的一些特点。这些特点既有对临床医学服务的开展有利的一面，也有不利的一面。掌握以下临床医学服务的特性，才能更好地为人民提供健康服务，更有针对性地构建和谐医患关系。

（一）临床医学服务的无形性

临床医学服务最为显著的特征之一是无形性，人们也常以此来界定服务。医务人员对患者所做的服务，有很大一部分是看不见、摸不着、听不到、尝不着及无形无质的，发生在他们的大脑里，发生在“密室”里，发生在患者的身体里。并且即便出了差错，也不便公开。因为临床医学服务是无形的，所以患者不容易识别服务；服务品牌难以建立；难以在服务前、服务中、服务后进行监督；服务质量难以考核和控制；服务或服务人员的过失难以发现；服务的投诉和纠纷难以处理等等。医疗服务不是有形的、具体的商品，人们在接受服务之前，常常不能肯定他能得到什么样的服务，很难感知和判断其质量与效果，只有当服务发生时，被服务者才能检验其质量。因此，人们为降低其风险，通常更多的是相信亲朋好友的推荐，根据医院服务人员、设施和环境等有形线索和医院在社会上的声誉以及过去的就医经验来进行判断。医院的社会声誉和人们以往的经验会对临床医学服务的评价产生重要影响，所以，对医院的有形展示和树立医院的声誉（无形展示）是临床医学服务品牌管理的一个重要内容。

（二）临床医学服务的不可分离性

有形产品的生产过程和消费过程是分开的，而临床医学服务的生产和消费是同时进行的，而且患者直接参与这一过程。这种生产和消费的形式具有不可分离的特点，即临床医学服务的提供者向被服务者提供服务时，也正是人们消费临床医学服务的时刻，两者在时间上不可分离，同时提供者与人们在临床医学服务产生时是相互作用的，两者共同对服务结果产生影响。临床医学服务的不可分离性是临床医学服务营销管理的中心。医疗质量的好坏很大程度上受到医患双方合作意识、指导、接受能力与配合程度的影响。

1. 被服务者参与生产过程　被服务者作为参与者出现在生产过程中，这说明医护人员的生产过程是在被服务者的“监视”下进行的。

2. 被服务者参与消费过程　被服务者在接受服务时不是被动的，其在被服务者消费过程中可以发挥积极的作用。在消费过程中被服务者必须为医护人员提供必要的信息，配合医护人员工作，才能获得好的诊疗效果。

3. 被服务者的评价是质量的决定因素　有研究指出，被服务者认为的质量才是质量。一次很完美的医疗活动，对某位被服务者是成功的，但对另一位被服务者来说就可能是不理想或是失败的，很多医疗纠纷就说明了这点，由于沟通不足或被服务者的期望值过高都会引起被服务者对临床医学服务评价的低下。

4. 其他被服务者参与服务过程　医疗活动是面对面的高接触性的作业行为，并且与被服务者共同使用医院资源。因此，与被服务者之间相互影响是临床医学服务管理中不容忽视的重要方面。在服务过程中与被服务者行为相互影响，被服务者对医院服务质量的高度评价会提升其他被服务者的评价，这些评价是医院宝贵的无形资产，有助于医院树立良好的形象。

（三）临床医学服务的差异性

所谓差异性指服务的构成成分及其质量水平是经常变化的，具有高度的可变性，常依赖于谁提供服

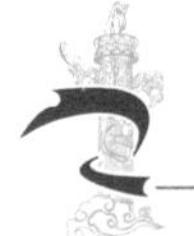

务以及何时、何地提供服务，难以统一认定的特性。医疗服务具有很大差异性，是指不同人、时间、环境等有差别，患者的知识水平、经济水平、个人体质等的差别，每个人都是独特的，个体差异性会使用同样的药、同样的治疗方案，产生不一样的效果。同时，医务人员也是有差异的，面对同样一个人，诊疗过程及临床思维也有所不同。服务无法像有形产品那样实现标准化，每次提供的服务带给被服务者的效用、被服务者感知的服务质量都可能存在差异，导致即使是同一医疗服务其质量水平也会有很大的差异。在同一所医院，每位临床医学服务提供者所代表的是整个医院的形象，不同的临床医学服务提供者所提供的服务，可能出现有的被服务者认为该医院的整体服务质量好，而别的被服务者则可能认为整个医院的服务质量都低劣。这种"医院形象"和"服务产品形象"的混淆将会对医院形象产生严重的负面影响。因此，提高医院工作人员整体素质，加强人员培训，制定医疗和护理规范，设立接受被服务者投诉和建议的部门是改善服务质量，提高医院声誉的手段，有利于消除临床医学服务差异性带给医院服务形象的不利影响。

（四）临床医学服务的不可存储性

临床医学服务的不可存储性（即易逝性）的这一特征，决定了医护人员永远都不可能重复提供以前提供过的服务，每一次医疗护理措施都是不一样的。临床医学服务的不可储存性产生了对服务生产进行更为准确的平衡的要求，不然不是浪费了医院的资源就是浪费了被服务者的费用。服务的不可存储性给服务的大规模生产和销售服务带来了限制，所以医院要获得规模经济效益就必须比制造企业付出更多的努力。医院的选址是为了方便被服务者，规模大小也应该是以被服务者需求的预测为依据，级别高的医院应是被服务者满意度高的而不是规模大的医院。

（五）临床医学服务的伦理性和公益性

临床医学服务具有伦理性和公益性的特点是临床医学服务不同于其他服务的一个特征。医疗关乎人命，医务人员不能过多地考虑成本与效益，而要把公益精神与人道主义放在首位，为有需要的人提供均质的、稳定的临床医学服务。临床医学服务行业作为社会保障体系的一个方面，目的就是要保障社会成员的基本医疗和健康水平，带有一定的公益性，医院要服务于全社会，临床医学服务提供者要发扬救死扶伤、人道主义精神，以及对医疗事业无私奉献的价值观念、高尚的医德情操。临床医学服务的伦理性和公益性决定了医院必须坚持经济效益为首位，而医院提高经济效益的根本途径在于提高临床医学服务的水平与质量，注意社会效益与经济效益的有机统一。

（六）临床医学服务的随机性与规范性

临床医学服务业是个高风险的行业，任何医疗行为都与人的生命安全、身体健康息息相关。疾病种类繁多，病情千变万化，同样的疾病、创伤，在不同医疗机构诊治，可能得出完全不同结果。同样病在不同个体症状、体征都不会完全一样，同样病用同样药在不同个体反应也不一样，有的反应常常不可预知。人什么时候生病，患者的病情什么发生变化，公共卫生事件什么时候爆发，都很难讲。医务人员必须 24 h 待命，随时提供高质量的临床医学服务，这必然导致医务人员工作累、紧张、压力大，服务供应在时间、空间上难以协调，以及个体差异等，但医学在全世界范围内几乎一致的都建立起了各种各样的规章制度，而且要求医务人员必须遵守奉行。所以医疗活动务必严格规范，严肃认真执行技术操作规程与要求，将随机性与规范性有机统一。

（七）临床医学服务的时间性和连续性

时间就是生命。在诊疗与救治患者过程中要分秒必争。医院服务没有节假日之分，必须是 24 h 服务，同时要以被服务者方便就医来安排工作时间，在时间上有一种急迫性。医疗服务不是一次性完成的，无论是诊断还是治疗，需要或长或短的时间。医师需要持续关注患者，患者也要有耐心，等待好的结果。医患之间的一个个"真实瞬间"，需要医师、医技人员、护士等密切协作，中途如果一处衔接不畅，出了差错或意外，就会影响疗效与质量。接受患者就诊、病情观察与治疗要求连续不间断，各种工作安排都体现了医疗工作连续性的要求，例如建立首诊负责制、建立病史档案、定期召开病友会、与患者保持长期联系的制度等。

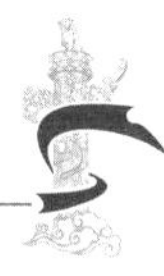

（八）临床医学服务对象的广泛性与特殊性

临床医学服务的服务对象广泛，来自四面八方、各行各业的男女老少可以选择不同的服务项目，但每个个体又有其特殊性，对于临床医学服务是不得不选择的，除非不生病。这样医院就存在着大量的有潜在需求的被服务者。医院应满足社会对于健康的需求，同时医院的工作受到社会各种条件和环境的制约，也离不开社会各方面的支持，所以医院必须做好公共关系工作。临床医学服务提供的是技术专家式服务，服务提供者与被服务者在对疾病的认识程度上是极其不对称的，临床医学服务提供者占有绝对优势。医师的“儒雅谦和”成为人们对临床医学服务提供者的评价标准和期盼，临床医学服务提供者极易成为患者的“恩人”而使其终生难忘，患者极易成为终身被服务者，这是任何其他行业服务人员所无法达到的。医院的竞争力来自与被服务者建立的具有高度信任的专业化服务。临床医学服务也会因为有了大量稳定的被服务者而大有可为。如何正确处理医患关系也是医疗活动中应予以重视的重要环节。

（九）临床医学服务中医患关系的同一性和不对称性

医患一体，只有患者在场，医护人员才能完成医疗的服务过程。疗效及服务质量（或就医体验）很大限度上受双方的合作意愿、配合程度等因素的影响。

由于医学信息的不对称性，在医患关系中，患方往往处于脆弱和依赖的不对称关系。患方在大多数情况下没有使他们自己恢复健康的知识和技能，不得不依赖医方的专门知识和技能，并且无法判断医方提供的医疗服务的质量。临床医学服务受场所制约，一对一的服务限制了就诊流量，患者等候时间会影响就医体验，患者经常抵触和不配合使服务难以贯彻，患者的参与使服务的操作变得复杂，难以保证服务过程的顺利进行等。

（十）临床医学服务的低容错性（不可挽回性）

有些事情做得不好，可以重做。但医疗就不一样，药物、治疗手段一旦用上去，就会产生相应的后果，有时往往只有一次机会，一旦发生差错则难以补救甚至无法挽回。因此医务人员有时会过于谨慎保守，不敢果断地采取措施救治危难患者。患者一般都有损失厌恶倾向，常常不愿意接受有创或不良反应大的治疗。

二、临床医学服务的内容

（一）临床医学服务内容概述

《医院管理词典》（人民卫生出版社，1987 年）中关于医疗的定义如下：“医疗是一项社会实践活动，有狭义和广义之分。狭义是指医疗技术人员运用医学科学技术与人类疾病做斗争的过程，这个定义只局限于诊疗的范围。广义的医疗是指卫生技术人员运用医学科学技术及社会科学知识为防病治病增进人类健康而斗争的过程，包括预防、康复、保健、健康医疗咨询和狭义的医疗。现代的临床医学服务，已从医院内扩大到医院外，形成了综合医疗的概念，医疗内容也日益广泛，包括增进健康、预防疾病和灾害、健康咨询、健康检查、急救处理、消灭和控制疾病、临床诊疗、康复医疗等。临床医学服务是指医院或医疗技术人员向人群提供的一种健康服务。”

从临床医学服务营销的角度看，医疗机构是为人民提供临床医学服务的场所，人们到医院就医而不是求医，医师和医务人员处于平等的地位和关系。临床医学服务是指医疗机构或医疗技术人员以实物和非实物形式满足民众健康需要的一系列行为。它是医疗和服务的有机融合，是医疗活动的重要载体和外在形式，即向民众提供的一种健康服务，所以医疗是一种特殊的服务行业。

我们认为临床医学服务的基本含义是：医疗属于服务行业，临床医学服务就是医疗机构以患者和一定社会人群为主要服务对象，以医学技术为基本服务手段，向社会提供能满足人们医疗保健需要，为人们带来实际利益的医疗产出和非物质形态的服务，医疗产出主要包括医疗及其质量，它们能满足人们对临床医学服务使用价值的需要；非物质形态的服务主要包括服务态度、承诺、医疗机构形象、公共声誉等，可以给患者带来附加利益和心理上的满足及信任感，具有象征价值，能满足人们精神上的需要。

因此,临床医学服务的含义及实质是一个整体系统的概念,它不仅为医疗消费者提供有效的医疗功能,还要为其提供满意的服务功能。

(二)临床医学服务涵盖的内容

临床医学服务的内容极为广泛,分类也有多种方法。以内涵而言,涵盖了临床诊断学、临床治疗学等。以所处理对象、方法或器官系统的不同,也可区分成各个临床学科,如内科学、外科学、妇产科学、儿科学、精神医学、神经科学、泌尿科学、皮肤科学、眼科学、耳鼻喉科学、复健科学、麻醉科学、骨科学、放射科学、急诊科学等,但以上的分类并不是统一的分类,可因各地或各医疗机构的不同而有不同的区分方式。

更广而言之,对象是病患(人)的学科,即可加上临床两字,如临床药理学、临床心理学等,均可归类于临床医学相关的学门。

如内科学、外科学、妇产科学、儿科学等属于临床医学。从医院内部分工来说,则分为临床、医技、行政、后勤等部门。临床科室是医院的主体,它直接担负着对患者的收治、诊断、治疗等任务;临床人员包括直接参与治疗、护理患者的医师和护士(师);医技科室即过去所说的"非临床"科室,它也有医师和护士(师),但是不直接参与对患者的治疗和护理,只是为临床诊断、治疗直接提供服务。

(三)临床医学服务内容分层

第一个层次是核心临床医学服务。它是临床医学服务的最基本层次,消费者到临床医学服务机构就医是为尽快解除病痛,获得康复,是医疗消费者购买临床医学服务的核心。

第二个层次是形式临床医学服务。它是指临床医学服务的形式体现,也是医疗消费者购买的临床医学服务的实体或外在质量,如临床医学服务的项目、技术水平、设备新旧、治疗效果。

第三个层次是附加临床医学服务。它是临床医学服务各种附加利益的总和,也是医疗消费者购买的临床医学服务延伸部分与更广泛、宽延的临床医学服务,如在得到第一、二层临床医学服务的同时,得到医学知识的介绍、病情咨询、服务承诺、特色环境、个性化生活及保障服务等,它能给医疗消费者带来更多的利益和更高层次的满足。

三、临床医学服务的任务

临床医学是直接面对疾病、患者,对患者直接实施治疗的科学。它通过研究疾病的病因、诊断、治疗和预后,提高临床治疗水平,促进人体的健康。具体说是根据患者的临床表现,从整体出发结合研究疾病的病因、发病机制和病理过程,进而确定诊断,通过预防和治疗以最大程度上减弱疾病、减轻患者痛苦、恢复患者健康、保护劳动力。在对患者诊疗过程中,新的医疗模式对我们临床医学服务任务提出了新的要求。具体到操作层面,面对患者及其所患疾病,我们面临的任务有以下几点。

(一)确认并处理现患问题

对所有临床医师来说,确认并处理现患问题都是非常重要的任务。不单纯追求生物学意义上的诊断,还要从社会和心理层面对患者进行全方位的关怀和照顾。比如患者的就医背景是什么、患者的主要问题是什么、患者对医师的期望是什么、患者的健康信念是什么、患者的患病体验是什么等诸多的问题。弄清楚以上问题以后,不仅仅是针对存在的生物学问题开一张处方,而是要从生物、心理、社会的三维角度,全方位地对其目前存在的问题进行关怀和照顾。首先要与患者达成共识,制定处理方案,并鼓励患者参与到对问题处理的决策中来,让患者充分了解处理方案的优点和不足,并针对这些做好思想准备,这样将有利于调动患者抗击疾病的潜在力量,提高患者的满意度和遵医嘱性。这样,在处理现患问题时,从患者和疾病两个角度着手,会真正高质量地解决"患者"的问题,体现以患者为中心的鲜明特色。

(二)管理慢性病活动性问题

在大多数慢性病的管理中,医患关系应是相互参与的模式。医师和患者处在一个类似于工作团队的关系中,具有大体相同的主动性和权力,他们相互依存、共同参与医疗保健的决策和实施。医师有责任把

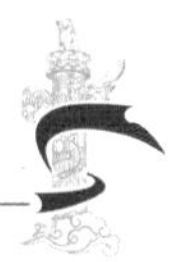

慢性病管理的有关知识教给患者，提高患者自我保健意识和自我管理能力，充分调动患者的主观能动性，帮助患者自疗。

另一方面，由于医师对患者的健康负有长期、全面的责任，还必须警惕暂时性问题对长期性问题的影响，即使患者没有提出任何要求，医师也不能忘记自己在这方面的责任，利用每次处理现患问题的时机，对其慢性病问题进行适当的检查和评价。对于不熟悉的患者，可利用健康档案记录查找有关记载。这种管理将会有效地提高患者对医师的信任与合作程度，并改善慢性病的管理状况。

（三）提供机会性预防

将临床预防知识与医疗实践相结合是医师所面临的另一个任务，医师接诊每一位患者时必须体现预防观念，利用各种与患者接触的机会提供预防服务。医师可以在处理现患问题的同时，根据三级预防的要求，适时地向患者，特别是处于某种健康危险（如特殊生物及社会环境、特定年龄段、特殊人格及心理状态或特殊历史时期）中的患者提供预防保健服务，例如，给老年慢性病患者进行流感疫苗、肺炎疫苗注射，给育龄妇女提供宫颈涂片检查，以预防宫颈癌，给 10 岁以上的所有就诊者测量血压，对绝经期妇女进行骨质疏松的评定等。

周期性的预防性就诊是广泛的预防性照顾计划的必要组成部分，但是研究发现最容易使一个人改变其不良的行为方式的时机是其患病时。当不良健康行为产生不良影响时，患者非常愿意改变。但若不良行为对健康的影响不明显时，改变患者的行为方式就困难。医师应在每次就诊而不仅仅是预防性就诊时讨论有关饮食、锻炼、戒烟、限制饮酒等问题，以减少健康危险因素。这种随时的健康照顾对原来计划的预防性就诊是很大的补充。

（四）关注患者的需求与患病感受

一个医师在面对一个患者时，一方面要考虑发生了什么样的病变、病变严重程度如何、疾病诊断是什么、如何治疗、治疗效果如何等问题；另一方面，他还要考虑患者的感受和体验如何、病变对患者有何意义、患者的反应是什么？患者的期望和需要是什么。关注患者的需求与患病感受是医疗中以患者为中心的又一个重要方面。

症状和体验仅仅是患者对疾患的主观感受，并不一定与所患的疾病有什么特异性的联系，不同的人对同一种疾患有不同的感受和体验，可以出现不同的症状。在临床实践中，一些疾患常有非常痛苦的体验，但却找不到疾病严重程度的病理证据，但患者的体验是真实的，患者的痛苦也是真实的，医师有责任去帮助这些患者摆脱痛苦。如果医生盲目地否认患者的主观感受和体验，不仅对患者是一种伤害，而且也会损害医患关系。医师否认患者的症状和体验的真实性，会使患者产生不被接纳、被否定、不受尊重、不被信任的感觉，从而产生不安全感、紧张感和不信任感，有时会引发严重的焦虑，明显增加患者的痛苦。医师应该采取的是以患者为中心的态度，通过对话与交流、了解患者的具体情况、体谅患者的难处来增加患者的遵医属性，保证疗效，达到促进健康、提高生命质量的目的。

（五）关注病患与家庭间的相互影响

家庭是人类生命、情感、伦理上互相关联的组合，也是一个人立足社会的重要支持系统，个人和家庭相互作用、相互影响，家庭可以通过遗传、社会化、环境和情感反应等途径影响家庭成员的健康，成员的健康也可影响其他家庭成员的情绪和健康，甚至影响整个家庭的结构和功能。病患是一种家庭问题，患者的角色将会渗透到所有的家庭关系之中，成为一种家庭负担，最后成为家庭日常生活的一部分。可见，病患不仅仅是个人问题，它能够影响到家庭的其他成员的生活。因此，关注病患与家庭间的相互影响已成为医师临床应诊的又一项主要任务。

（六）关注并改善患者的遵医行为

遵医行为是指患者对医疗建议遵守的程度，它包括服药、按预约复诊、执行推荐的预防措施，例如，饮食、运动、戒烟、戒酒等生活方式的改变。遵医行为在临床医学服务中是一个十分关键的指标和管理环节。有人调查发现至少有一半的患者因为根本没有服药、服用的剂量不对或者服药时间不对而使疗效得不到保证。资料显示 40%～50% 的糖尿病患者和 40% 的高血压患者没有按照医嘱用药。不遵从医嘱的原因很多,其中一个很重要的原因是医师倾向于孤立地看待患者的疾病,而忽略了患者的需要。一个患者可能带着两三个问题来看医师,但医师在用了十几秒时间听患者说了第一个问题后就急于用一系列可以用"是"或"不是"来回答的封闭式问题来打断患者的述说,然后做出诊断,开出处方,医师把处方递给患者也就相当于发出一个信号:应诊结束。可是,患者可能还没有来得及把他最严重的问题说出来,那他怎么会相信医师的处方能解决他的问题呢?因此以患者为中心的医疗模式要求医师在每一次接待患者的过程中,都要把关注并改善患者的遵医行为作为应诊必需的内容之一。

总体而言,临床医学服务的任务不是单一的治病救人,而是基于患者为中心的全方位临床医学服务,是在新的医疗模式指导下的系统工程。新型的医疗卫生服务模式将指导医患间由单一医疗型向医疗、预防、保健综合型转变,将预防疾病、促进健康放在核心位置。21 世纪是预防为主的世纪,卫生保健事业将出现重大变化。医师的任务、医院的责任、医疗的使命不仅仅是看病、治病,而更多的是为健康人类服务,促进和提高国民的健康水平。根据社会健康发展趋势,卫生服务将必然出现以下 6 个转移:从以疾病为主导转移到以健康为主导;从以单个患者为中心转移到以人群为中心;从以医疗为重点转移到以预防为重点;从以医院为基础转移到以社区为基础;从以疾病防治,心身健康为目标转移到以心身健康及其与环境和谐一致为目标;从以主要依靠医学和卫生部门转移到依靠众多学科和全社会参与。这六大转变,是时代的要求,也是医院现代化的标志,更是我们医务工作者必须努力完成的使命担当。

（张智高　夏　勋　张　曦　任成山　郭乔楠　王赤京）

参考文献

1 李飞.好医生是怎样炼成的[M].武汉:湖北教育出版社,2014:32-83.

2 STEINER-HOFBAUER V,SCHRANK B,HOLZINGER A,What is a good doctor? [J].Wien Med Wochenschr,2018,168(15-16):398-405.

3 HOFHANSL A,HORN W,KAINBERGER F,et al."To be a good doctor":how are medical students prepared for the future[J].Wien Med Wochenschr,2015,165(5-6):83-85.

4 梁仟,陈茂怀,罗益镇,等.医学生学医动机对医德素质的影响[J].中国医学伦理学,2016,29(6):937-940.

5 龚平新.提高医生信息素质,提升医院科研水平[J].医学信息学杂志,2009,30(11):85-88.

6 马朴.培养"温暖的医学生"的现状及原因[J].教育教学论坛,2019(35):227-228.

7 方建宏,刘群英.良医培育的路径:把医德教育融入课程思政建设[J].南京医科大学学报(社会科学版),2018,18(3):238-241.

8 LIU X,KEANE P A,DENNISTON A K.Time to regenerate:the doctor in the age of artificial intelligence[J].J R Soc Med,2018,111(4):113-116.

9 HUSSAIN A,OESTREICHER J,Clinical decision-making:heuristics and cognitive biases for the ophthalmologist[J].Surv Ophthalmol,2018,63(1):119-124.

10 任成山,林辉,杨仁明,等.冠状病毒及新型冠状病毒肺炎防控策略[J/CD].中华肺部疾病杂志(电子版),2020,13(1):1-5.

第3章

学医从医的目的

第一节　学习提高服务患者

学习(study,learn)是通过阅读、听讲、观察、思考、研究、实践等途径获取知识或技能的全过程。学习分广义和狭义两种。广义的学习是指人们在生活过程中,通过获得的经验而产生的行为或行为潜能的相对持久的行为方式。狭义的学习是指通过阅读、听讲、研究、观察、理解、探索、实验和实践等手段获得知识或技能的过程,是一种使个体可以得到持续变化的行为方式。例如通过医学院校教育获得知识的过程。特别是带着问题学习,理论联系实际学习,是一种非常重要的学习方法。

学习作为一种获取知识交流情感的方式,已经成为人们日常生活中不可缺少的一项重要的内容,特别是在21世纪这个知识爆炸的时代,学习已是人们不断满足自身需要、充实原有知识结构,获取有价值的信息,并最终取得成功的法宝。学习如逆水行舟,不进则退;“学而不思则罔,思而不学则殆”(论语)。而且学习知识要善于思考、思考、再思考。学而不用则废,用而不学则滞;学用必须结合,二者缺一不可。“在寻求知识的过程中,唯有学习,不断地学习,勤奋地学习,有创造性地学习,才能越重山跨峻岭”(华罗庚)。学习的方法很多,如多媒体及网络平台学习法、情景式学习法、比较式学习法、问题式学习法等,尤其是结合临床病例学习法效果最佳。总之学习方法多种多样,不管用什么学习方法,都要以饱满的热情、浓厚的学习兴趣去学习、学习、再学习。

宋代文学家范仲淹有句名言“不为良相,则为良医”,“选择医学可能是偶然的,但你一旦选择了,就必须用一生的忠诚和热情去对待它”(钟南山)。医术是一切技术中最美和最高尚的。医学是一门科学,但要成为一名医术高超的大夫却是一门艺术。博学而后成医,厚德而为医,谨慎而后行医!凡为医之道,必先正己,然后正人。医者父母心,急患者之所急。医为仁人之术,必具仁人之心。没有安全的药物,只有安全的医师(there is no safe drug but safe doctor);患者是医师最好的老师(the patients are your best teachers);成功待人处事是成为好医师的前置条件(before you become a doctor,become a man);医学治疗的宗旨不只是要治疗疾病,更要助人心安(treament is more about restoring the peace of mind than about producing a cure)。敬畏生命,是医师的第一品格。医师的服务对象是人,世界上最复杂的事物莫过于人。要做一名好医师,首先要研究人,学会做人,全心全意为人民服务,这就是医德。医德不光是愿望,更是一种行动,这个行动要贯穿医疗的全过程,贯穿医师的整个行医生涯。在医疗临床工作中应该经常有一种“如临深渊,如履薄冰”的感觉,这是一种面对患者最宝贵的生命而产生的责任感。

一个优秀的医师,首先应有高尚的情怀,以及良好的职业素养和情操。因为医师不仅是一种职业,更是一种使命。这种使命就是要呵护人民的健康，拯救患者的生命。医师追求的是良知，而不是为赚钱或牟利去执业，一定是为了救死扶伤去执业。同时一个优秀的医师要具备 3 个条件：一是优秀的业务素养，不断更新业务知识，紧跟医学的发展，为患者提供最佳的治疗；二是高尚的职业素养，让患者感受到尊重和关爱；三是做人要有爱心和同情心，能够站在患者的角度考虑问题，理解和爱护患者。

早在 2 500 年前，被西方尊为“医学之父”的古希腊著名医生希波克拉底（Hippocrates）就曾经说过：“医师有三件宝——语言、药物、手术刀。”医师的语言就如同一把锋利的刀子，可以救人，也可以伤人。俗话说：“良言一句三冬暖，恶语伤人六月寒。”可见医师一句有温暖的话语可以悄然打开患者冰封的心扉，同时一个有温暖的眼神可以让绝望的患者重燃希望的火花，一个有温暖的医师，可以温暖无数患者的心。

什么样的医师才是温暖的医师？1921 年 7 月，北京协和医学院招生，上海考场来自福建的一个女考生前来考试，最后一科考试是英文。她刚刚答了几道题，由于天气酷热难耐，考场里一个叫余琼英的考生因中暑突然晕倒，这个女考生竟然放弃了自己的考试，参与救助。等她救助完这个晕倒的考生，考试已经结束了。监考的老师看到了这一切，把这个过程写给了北京协和医学院招生部门，协和调看了她的前几科成绩，决定招她入学，因为她已经拥有了一名医师应该拥有的最重要的东西，那就是医德。这个女考生就是北京协和医院德高望重的医学大家林巧稚教授。

一个有温暖的医师应该善于与患者沟通，首先应语言美，待患者要真诚，是建立良好医患关系的一个重要环节。而且医师应该是一个博学的人，专业技术精湛，博得患者的信任。不可否认，学医和行医的道路是崎岖坎坷的，一名优秀的医师需要坚持终身学习，不断向病魔发起挑战；医学的道路也是温暖感人的，一名仁爱的医师付出的是真心真情，让患者收获的是信任与感激。

一个有温暖的医师应该有一颗柔软的心。患者在病痛的折磨之下，也极度焦虑、烦躁，也想看到医师那和蔼可亲的笑容、听到那关心和温暖的话语，因为这些可以缓解患者焦虑的情绪，减少恐惧。同时一个有温暖的医师，并且要兼备精湛的医术。健康所系、性命相托，刻苦钻研，孜孜不倦。只有拥有高超的专业技能才能解除患者的病痛，助健康之完美，救死扶伤。正如美国医师特鲁多墓碑上所镌刻的那样：“有时，是治愈；常常，是帮助；总是，去安慰。”

第二节　学习提高精益求精

虽然医学是世界上最美好的职业之一，而且担负着高于职业之上的使命，为了更好地完成和实施这一崇高的职业和使命。就必须努力学习，刻苦地学习、学习、再学习，实践、实践、再实践，才能使自己的业务熟练、精通。以临床需求为动力，去获取更多的知识，通过临床实践的验证，不断积累，方能提高。以至技术精益求精，才能更好地为人民服务，解除患者疾病的痛苦，成为一名医德高尚、技术精良、人民信赖、合格的医务工作者或学者。

学习，如何学习，怎么学习，学习的目的，为什么学习，为谁而学，学习好了干什么，在第一节中已经进行了论述。在本节的学习，指的是学习与提高，学习的目的是提高，提高业务水平，提高医疗技能，熟练业务技术，从而达到精益求精。学习的第一步是学会给自己定一个目标，这样学习才会有一个方向，然后梳理自己学习的情况，找出自己在学习中的薄弱环节、存在的问题等；第二步是学习与记忆的能力，着重提高学习的效果和效率。

在医科院校 5 年的本科正规学习是基础。一定要努力、刻苦，按照教学大纲全部完成学业，并获得学士学位。之后就是医学硕士、博士的正规层次学习，这些学习至关重要，为今后的医学之路及终身学习必定打下坚实的基础，在本节讲的学习是终身学习……其中一定要守住学医初心，争做理想学者，当我们踏入学医大门时，郑重立下誓言和承诺，献身医学，扛起一个学者的担当与责任。既然选择了医学，就选择了瘟疫、情怀和责任，选择了卓越、奉献和奋斗。

每位学者满怀激情，锻造理想，苦学本领，勤练内功，不失情怀，充满信心，尽快成为既有济世之能，又有济世之魂的医学创新之才。医学是人学，对象是直接面对人的生命。医学知识既饱含生命的逻辑性，

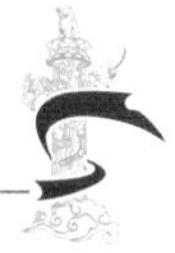

也时刻呈现生命的整体性、系统性和协同性，更凸显医学的复杂性和辩证性。学好医学，做好临床工作，需要逻辑思维、辩证思维、系统思维、问题导向思维和科学思维，也需要宏观思维和微观思维，同时结合自己的临床实践，定能收到事半功倍的效果。医学是一门特殊的科学，学医的这条道路是非常艰辛的，也意味着更多的奉献和付出，方能博学而后成医。

人类的进步，虽然与科学的发展息息相关，但是离不开“奋斗”二字。时刻牢记学医的初心，莫忘医者的使命，要变被动学习为主动学习。无师自通，是种境界，要变机械式学习为研究式结合临床实践式学习。“业精于勤，荒于嬉，行成于思，毁于随。”唯其如此，创新与担当，才能让医学薪火相传。学不贯今古，识不通无人，才不近仙，心不近佛者，宁耕田织布取衣食耳，断不可作医以误医。医学不仅属于科学，同时也属于艺术。现代临床医学之父，加拿大著名医学家、教育家威廉·奥斯勒（Willian Osler）说：“医师应当是不竞争、不喧嚷的，他们的天职就是扶伤、救穷、治病，最好的医师也是最不为人所知的医师。”他在《生活之道》中写道：“要养成良好的习惯，成功并不在于头脑，而在于把握今朝的习惯。”正可谓：“处事，不以聪明为先，而以尽心为要；待人，不以利益为急，而以欢喜为上。”

威廉·奥斯勒一生都是一流的临床医师、医学教育家，他发表的医学文章多达 1 158 篇，文学性文章 182 篇。他所著的医学教科书《医学原则与实物》（*Principles and Practice of Medicine*，1892 年），为英语世界医学教科书奠定了标准，并且翻译成多个版本，遍布世界各地。此外，威廉·奥斯勒还多次发表演讲，分享他对医学的思考和对生命的敬畏，其醇厚的人文素养，影响着一代又一代的医学学者。

威廉·奥斯勒开创了病床边（bedside）教学观念，他认为学习应该完全以患者为中心。“由患者开始，自患者引申，于患者完成。”他认为临床教育的真谛是“学习临床医学，如果没有书本作导读来学习患者的临床症状，就好像没有航海图来导引海上的航行。但是，如果没有从患者身上观察来学习医学，而只读书本，就好像学习航海，却从来没有出海航行过”。

威廉·奥斯勒认为，医师有三大敌人：傲慢、冷漠和贪婪。“医疗是一个人与人之间的互动过程，患者向医师寻求帮助，医师也从患者身上获取经验，二者本应互相关怀。”他还认为：“行医是一种艺术而非交易，是一种使命而非交易。在这个使命当中，用心要如同用脑。”威廉·奥斯勒认为医学的奇妙与特别都是可以从患者身上发现的，因此，“要从日常病房工作中接触的平凡人身上，感受他们的爱和喜悦，他们的忧伤与悲痛”。

昔日抗击“非典”、征战“新冠”的优秀白衣天使们，他们遵奉“生命重于泰山，疫情就是命令，防控就是责任”为神圣使命。千万优秀白衣天使们，一声号令，尽锐出征。在这场罕见的百年不遇的重大新型冠状病毒感染［被世界卫生组织（World Health Organization，WHO）称为 2019 年新型冠状病毒病（corona virus disease 2019，COVID-19）］疫情面前，他们不畏艰险，奋勇向前，驰奔疫场，不辞艰辛，敬佑生命，救死扶伤，甘于奉献，大爱无疆，不忘初心，牢记使命，众志成城，坚定信心，英勇顽强，共克时艰，无怨无悔，献身精神，感天动地，气吞山河，冲锋在前，从死神手中抢回生命，舍生忘死，用行动诠释大爱无疆。他们的高尚精神和优秀品德是值得全国同仁学习的。

（任成山　张　曦　晋献春　郭乔楠　肖颖彬）

参考文献

1　曾昭耆. 医德是医师的灵魂［J］. 中国医学人文，2019，3（5）：10-13.

2　方建宏，刘群英. 良医培育的路径：把医德教育融入课程思政建设［J］. 南京医科大学学报（社会科学版），2018，18（3）：238-241.

3　梁仟，陈茂怀，罗益镇，等. 医学生学医动机对医德素质的影响［J］. 中国医学伦理学，2016，29（6）：937-940.

4　任成山，林辉，杨仁明，等. 冠状病毒及新型冠状病毒肺炎防控策略［J/CD］. 中华肺部疾病杂志（电子版），2020，13（1）：1-5.

5　任成山，钱桂生. 学习实践提高做一名好医生［J/CD］. 中华肺部疾病杂志（电子版），2021，14（1）：1-4.

第4章

临床医师应具有的品德

第一节 临床医师应具有的道德品质

临床医师(clinicist)的道德品质,首先应该是热爱社会主义祖国,热爱人民,热爱中国共产党,忠于社会主义医疗卫生事业,热爱本职工作,处处关心患者的疾苦,把维护人民的生命安全,增进人民的健康,同疾病做斗争,作为自己崇高的职责。认真钻研业务技术,对技术精益求精,勇于攻克疑难病症,积极进行业务技术革新创造,不断开拓医学新领域。

对工作极端负责任,对患者极端热情,一视同仁,时刻想到患者的痛苦和安危,养成严谨细致的医疗工作作风,平等待人,不以貌取人,服务细致,谨慎周到,一丝不苟,严肃认真,严谨求实,诊断准确无误,治疗合理安全。勇敢果断,敢于负责,谦虚谨慎,保守患者病情"秘密",举止文雅,端庄大方,不利用工作之便侵害患者权利。努力做好以下几点。

一、较高的政治品德

临床医师作为我国医疗卫生事业的建设者和开拓者,首先应具备良好的政治品德。要具有为我国医疗卫生事业奋斗终身的远大理想和抱负,自觉以正确的世界观、价值观和人生观为指导,牢固树立"国家和人民的利益高于一切"的信念。人的生命是高于一切的,健康相关,性命相托,责任重大,人命至重,贵于千金,敬畏生命,是临床医师的首要政治品德。对工作要恪尽职守、认真细致、踏踏实实、鞠躬尽瘁。待患者如亲人,温文尔雅,关心患者,体贴患者,急患者之所急,想患者之所想,以崇高的医德、精湛的医疗技术和良好的服务态度为人民服务。

二、高尚的道德品质

临床医师必须具有良好的道德品质,这是塑造和要求高素质临床医师的基本要求,不仅直接决定临床医师今后的职业道德面貌,也是衡量其能否赢得被患者和社会尊重的重要标准。培养良好的道德品质,要求临床医师始终牢记健康所系、性命所托的誓言,要具有良好的医德医风,要自觉树立全心全意为患者服务的思想和患者利益高于一切的信念。要求对每位患者诊断时应当谨慎,全面、细致记录病史,体格检查和特殊检验并认真评估和分析,符合患者的正确诊断及合理的治疗。牢记已故的著名医学大家张

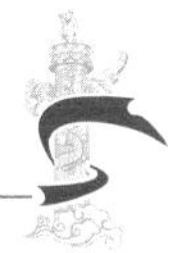

孝骞教授的一段话："临床医师在诊治每一名患者时应当谨慎严肃，时刻警惕着自己的判断或措施是否尽职、是否全面、是否有疏漏缺失，其心情就像古人所说的如临深渊、如履薄冰。"

三、扎实的专业知识

医学作为一门科学，有着系统而丰富的理论知识。临床医师所从事的工作与人民的健康和生命息息相关，系统而全面地掌握医学理论知识是临床医师从事医疗工作的必要前提和基本条件。这就要求临床医师珍惜宝贵的时间，努力业务学习和勤于临床实践甚至要付出百倍的努力，努力拓展自己的知识视野，完善业务知识结构，精通业务知识和临床专业技能。这既是对每位临床医师的基本要求，也是适应临床医学今后职业发展的需要。必须要求每位临床医师博览群书，开阔视野，刻苦钻研，广学名家之长的良好风范；做一个学而不厌、诲人不倦的学者。在临床上不断磨炼、勤于观察、勇于探索。

四、良好的心身素质

"救死扶伤、治病救人"是临床医师的职责和神圣使命，这一高尚的职责和神圣使命的实现离不开健康的身体和心理状态，这就要求临床医师必须具有良好的身体和心理素质。医师良好身心素质的塑造应当符合当前社会准则和职业的要求。对于临床医师来说，不仅要有强健的体魄和较强的耐力，更要具有平易近人的个性、坚韧不拔的意志和乐观向上的精神面貌，同时还要有良好的承受挫折能力、自我调节能力、人际沟通能力和环境适应能力，以及建立良好的医患关系，以患者为中心，做一个让患者满意的白衣天使。古人云"不为良相，必为良医"，我们则应为"未为良相，学为良医"。

五、较好的人文素养

医学是关于人的健康与疾病的科学与技术，在性质上属于自然科学的范畴。但人的健康与疾病不只是自然科学所能认识和解决的，必然涉及社会科学、人文科学等，所以医学就具有了自然科学和社会科学双重属性。同时，临床所从事的工作往往是团队工作，必须学会和善于加强协作。因此作为临床医师必须具有广博、丰富的人文知识。这就要求临床医师在努力学习业务知识和提高专业技能的同时，必须积极主动地学习和掌握更广泛的人文社科知识，以尽快提高自身的人文素质。这不仅是对提高临床医师综合素质的要求，而且也是为适应当今科学素质与人文素质相结合的人才培养模式的需要。

六、较强的创新能力

创新关系到国家和民族的进步，是国家兴旺发达的不竭动力。知识经济时代要求人们积极地发挥主观能动性、主动性和创造性。医学这门关于人的健康与疾病的古老科学，就是在不断发现问题和解决问题的过程中发展起来的。但医学发展至今，仍有许多关于生命和疾病的奥秘尚待揭晓和阐明。这就要求临床医师必须具有创新精神和创新能力，在日常工作及学习和研究过程中要勇于发现和提出问题，并善于创造性地分析问题和解决问题。还需要具有敬业精神和吃苦耐劳的精神，要不断增强自己的动手能力和组织管理能力。为了适应当前社会日益激烈的竞争形势，增强临床医师的竞争能力，其中加强学习至关重要，同时密切结合临床实践，学无止境，做到"书山有路勤为径，学海无涯苦作舟"。

第二节　临床医师医德素养的要求

人的素质是指人的基本品质结构，包括思想、知识、身体、心理品质，它是人的知识技能、行为习惯、文

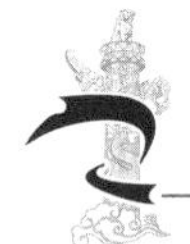

化涵养品质特点的综合。人群的素养在一定程度上反映民族的精神与特征,关系着民族的兴衰与荣辱。医学是一门生命科学,服务的直接对象是人,只有高素养的医学人才才能承担这一使命。做事不论各行各业也有比较共同的素养要求。作为一名好的临床医师,必须牢固树立全心全意为人民服务的思想,要有高度的责任心和同情心。古今中外都很重视医学道德。医学道德首先体现在对医学科学的追求和对患者的高度负责。因此,临床医师应具备以下素养。

一、高度的奉献精神

"神农尝百草,一日遇七十毒",这虽然只是一个古老的传说,但它却反映了在寻求医药的过程中,无数先民以无畏的献身精神做出过重大的牺牲。"白求恩同志毫不利己专门利人的精神,表现在他对工作的极端的负责任,对同志对人民的极端的热忱"(毛泽东)。"患者也是医师的老师,我们没有理由不全心全意为他们服务。作为一名医师,应时刻为患者着想,要有为医学献身的精神"(裘法祖)。奉献精神是一种真诚自愿的付出行为,是一种纯洁高尚的精神境界。无论时代发生怎样的变化,奉献精神永远熠熠生辉,永远光耀人间,永远是鼓舞和激励人们奋发向上的巨大力量。临床医师的责任重大,工作繁忙,时常要克服疲劳,很少娱乐。医师要肯于牺牲自己的利益,对个人家庭、生活甚至身体可能都会有所牺牲。奉献精神是临床医师都要具有的最根本的素质。

二、高度的工作责任心

临床医师要具有高度的工作责任心和事业心,忠于职守,尽职尽责,干一行,爱一行,争一流,创一流,力争在平凡的岗位上做出不平凡的业绩。常言道"人命关天",临床医师应有严肃、认真的工作态度,要满腔热情地倾听患者的诉说,详细不漏地询问病情,全面细致地检查患者,然后考虑可能的诊断,制订进一步检查计划和治疗方案。在医疗工作中,医师都必须有高度的责任心,不允许有疏漏。对患者要有负责到底的精神。一个有责任心的临床医师,会让患者感觉到安全、信赖、体贴、友善,并放心将自己的健康托付于医师;一个有责任心的临床医师才能够真正做到从患者的角度出发,认真为患者服务,医病医心。如果每一位临床医师都能将责任谨记于心,那么我们的医患关系也许会步入一个新天地。

三、高度的同情心

从某种意义上讲,患者是弱者,同情心是作为一名临床医师的必备条件,处处体现临床医师对待患者的大爱和真善美。临床医师面对的不单是疾病,而且是活生生的患者,既是生物人又是社会人。"人命关天,天覆地载,万物悉备,人命至重,有贵千金,莫贵于人。"临床医师必须设身处地为患者着想,对患者要有耐心、诚心和爱心。要痛患者之所痛,急患者之所急,想患者之所想。要懂得患者的心理,与患者建立良好的关系,互相信任。另外,还要讲究医疗艺术,讲究如何接触患者,解释各种检查的目的,恰当地说明病情和治疗计划,消除患者各方面的疑虑。遇有危重的疾病,也要考虑患者和家属接受的程度,争取患者和家庭配合检查和治疗。

在这里述说的患者,有两个基本概念。患者是一个复杂的医学社会学概念。一般来说,并非所有生病的人都成为患者。在社会人群中,有不少患有这样或那样疾病的人,他们并没有求医行为,他们也不认为自己有病,他们一样同健康人一样工作,一样担负社会责任,社会上也没有把他们当作患者。相反,有些人并没有患病,只是自己感觉不适就主动求医;有些人出于某种社会和心理方面的原因,积极求医,去获得"患者"角色,因此,患者是指具有求医行为、治疗行为或正处于求医状态、治疗状态的人,才是真正意义上的患者。

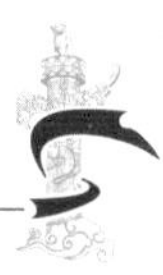

四、谦虚谨慎的素质

谦虚谨慎是临床医师应具备的重要素质,“虚心使人进步,虚心万事能成,自满十事九空;一事不谨,即贻四海之忧;一念不慎,即贻百年之患”(清代玄烨)。“一知半解的人,多不谦虚;见多识广有本领的人,一定谦虚”(谢觉哉)。“不管多么高明的临床医师,在诊断治疗中,都不可能完全避免差错……因此,一个好的临床医师,必须要有自我批评的精神。在诊断中抓住一个病不放,主观臆断,思想僵化,听不得不同意见,这是很不好的。临床医师应该有兼收并蓄的胸怀,有随时纠正错误的勇气。在对待患者的关系上,医师也不能把患者放在绝对被动的位置上。患者和医师,是战友,是同志,要善于向患者学习。要向各级医护同志们学,向学生学,在医师之间和医护之间的工作配合和协调方面,也向患者学,向自己工作对象学”(张孝骞)。

谦虚谨慎是医学科研工作中处理好各种关系的道德基础,也是科学研究能否获得成功的重要条件。因此,要尊重他人的劳动,首先要正确认识自己的科学研究成果与他人劳动的内在联系。任何科学研究成果都是人类劳动和集体智慧的结晶;每一项研究成果,都是在前人成果的基础上取得的。所以应尊重每一个科研参与者,不生轻侮傲慢之心,同龄人之间要互相尊重,比自己年轻的同样尊重,比自己年长的更要尊重。对于学识,临床经验及科研能力,比自己强的理应尊重,不如自己的也要尊重。任何时候都欢迎别人超过自己,同时要乐于助人、甘当人梯,建立起新型的人际关系。在业务上和学术上要发扬民主,贯彻“双百方针”,对不同的学术派别、不同的学术见解,在民主、平等、公开的基础上充分讨论切磋,不弃异扬己。

五、过硬的业务素质

临床医师首先应具备过硬的业务素质。业务素质是临床医师首先要学习和训练的基本内容,也是临床医师进入临床后首先要下功夫苦练的实践本领。只有把这些基本功练到炉火纯青的地步,才能得心应手,运用自如。正是“宝剑锋从磨砺出,梅花香自苦寒来”。

医师的业务素质主要包括“三基”方面的学习和训练。一是基本理论,如解剖、生理、生化、病理、药理等;二是基本知识,如医院的常规制度、各项操作规程、正确询问病史、病历及各项医疗文件的书写、西医视、触、叩、听与中医的望、闻、问、切等基本检查的步骤与方法、常规检验与常用功能检查的项目及临床意义、药物作用适应证及禁忌证;三是基本技能,危重患者的急救技术及各项诊疗技术的操作、各种常用检查器械的操作技术等。

同时坚持进行“三严”教育:一是严肃的态度;二是严格的要求;三是严谨的作风。这些基本的素质都是一个好临床医师应该具备,很多临床医师,尤其是年轻的医师容易忽视这些最基本的业务素质的学习和实践。

六、实事求是的态度

实事求是是指从实际对象出发,探求事物的内部联系及其发展的规律性,认识事物的本质。通常指按照事物的实际情况办事。“修学好古,科学的态度是实事求是。独立思考,实事求是,锲而不舍,以勤补拙”(周培源)。所谓实事求是,就是说应当同时研究问题的正反两面;然后,就可以将优点最大化,将缺点最小化,并且以建设性的方式来处理问题。医学是一门科学,对待每一个患者的诊断和治疗都要采取科学的态度。病史体格检查和化验结果都要真实,绝对不能编造,不能弄虚作假。不能掩盖错误,要重视从错误中汲取教训。对待自己也要求采取实事求是的态度。知之为知之,不知为不知,对患者的问题不能不懂装懂、无根据地臆断。

实事求是的态度要求临床医师在工作学习中严格要求自己,谨言慎行,实事求是,努力向上,不断做出新的成绩。在临床工作和科研工作中,都应该对每位患者精心检查,细心观察,详细记录,不弄虚作假、欺上瞒下、哄骗患者。凡对患者的诊治检查、病情分析,都应做到科学周全、严密准确,切忌主观性、片面性,凡发现问题,应细加分析去伪存真。对事物要采取实事求是的态度,不以想当然代替事实,不道听途说,不夸夸其谈,实实在在做好自己的本职工作。同时,要勤勉、奋发、刻苦钻研、顽强进取。临床医师要有追求掌握新技术知识的强烈愿望,并且努力学习,勤奋读书,奋发进取,积极向上,敢于竞争,不断攀登医学新的高峰。

七、努力学习,提高自我

人从一出生便开始各种学习,人们又都想着从高等学校毕业后,则离开学校便不用学习了,这种思想是错误的。从进入社会学习一刻都没有停止,仍然需要学习、学习、再学习。如果不注重、不努力学习,注定被社会淘汰,当今社会飞速发展,日新月异,只有不断加强学习,才能与时俱进,不断充实,让自己变得更加强大,在新时代社会中才有立足之地。学习作为一种获取知识交流情感的方式,已经成为人们日常生活中不可缺乏的一项重要的内容,尤其是在21世纪这个知识爆炸时代,自主学习已是人们不断满足自身需要、充实原有知识结构,获取有价值的信息,并最终取得成功的法宝。“学习知识要善于思考、思考、再思考”(爱因斯坦)。“我们一定要给自己提出这样的任务:第一是学习,第二是学习,第三还是学习”(列宁)。“读书是学习,使用也是学习,而且是更重要的学习”;“白求恩同志是个医生,他以医疗为职业,对技术精益求精”(毛泽东)。我们在医疗工作中经常会遇到疑难的问题和新的问题。我们在学校学习到的只是一些初步书本上的知识,要在实践中加以检验和补充。“医师们决不能故步自封,囿于书本上的知识,不能满足于疾病的表面现象,必须理论联系实际,探索它的本质。这就要求谦虚谨慎,勤勉学习”(张孝骞)。作为一名临床医师,只有不断地学习,丰富和扩展自身的知识领域,紧跟国际医学的前沿和动态,明确医学领域的发展趋向和难题,才能在实践中有效解决出现的临床医学问题和困难。同时还要亲身参加临床实践,在实践中寻找和摸索问题的答案,做好理论与实践相结合,书本知识与实践操作相结合。通过理论学习指导实践和实践加深对理论的理解,完成从理论到实践,再到理论的飞跃。第二是要勤于用脑,善于总结。实际上临床医师在大量的诊疗工作中都在不断地进行总结,但只有经常反复并且又是善于认真深思熟虑问题,通过分析、研究、总结成功与失败的经验和教训,将零散的、感性的经验上升为理性认识和总结,才能丰富自身的素质,使自己不断地走向成功。

八、勤于思考,勇于创新

勤于思考对于每个人来说是不可缺少的内容,从自然界到人类社会;从古代到现代,都会有很多问题引起人们去研究。第一,要博览群书,一个人的勤于思考问题与他的读书习惯相关联,只有读书多了,自然就会养成勤于思考的习惯。第二,学会去发现,既然每天都会忙碌工作和学习,必定就会养成勤于思考的习惯。第三,学会提出问题,对于一些事物比较感兴趣的时候,总会提出一些有趣味和有意思的问题,有利于更好地培养勤于思考的习惯。第四,学习去实践,实践对于解决实际问题起着积极的作用,方能使人类懂得实践的意义,就会明白对遇到的各类问题进行思考。第五,学会去交流,一个人去思考问题,总会感到有些不足,则会和他人一起去学习和交流,交流能够很好地培养勤于思考的习惯。重视科学实验,着眼社会实践;不唯上,不唯书,不唯权,只为实;独立思考,敢于创新。

勤于思考,勇于创新是一个人积极运用自己的知识和经验,对问题进行斟酌审视,敢于突破常规,提出自己独到的见解。“独立思考能力是科学研究和创造发明的一项必备才能,在历史上任何一个较重要的科学上的创造和发明,都是和创造发明者的独立地深入地看问题的方法分不开的”(华罗庚)。“世界上最艰难的工作是什么? 思想,凡是值得思想的事情,没有不是人思考过的;我们必须做的只是试图重新加以思考而已”(歌德)。

临床医师要善于发现问题,对患者身上出现的悬而未解的问题,要有穷追不舍,不得解答不罢休的执着精神。问题得到解答后,不仅解决了患者的问题,自己也增长了经验和认识。“遇到疑难问题,一定要锲而不舍,多次总结学习,务求最终得出答案。失败的教训也须珍视,多方分析,引为鉴戒”(张孝骞)。

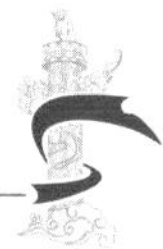

什么叫创新？比别人提前一步是创新，比别人多想个角度的是创新，比别人多干几件实事也是创新。创新是民族的进步、社会发展的动力。只有敢于创新，善于创新，勇于创新，才会发展进步。创新与发展是协调统一的，创新是一个民族的灵魂，是国家兴旺发达的不竭动力。只有不断地实践、创新，才能丰富自我，服务人民，促进人类社会的和谐发展。创新是从人的思考，即从理性认识到感性认识发展而来，因此，有学者提出临床工作和科研有关问题的5个“M”和5个“I”。

5个“M”，即：①人(man，M)；②方法(method，M)；③钱(money，M)；④资料(material，M)；⑤管理(management，M)。

5个“I”，即：①信息(information，I)；②调查研究(investigation，I)；③思想(idea，I)；④才智(intelligence，I)；⑤器材(instrument，I)。

无论是临床医疗工作，还是科研工作，5个“M”和5个“I”，中心思想是人的因素第一，人(man)，思想(idea)，去想去思考，必须把人的因素放在首位，充分发挥人的才智(intelligence)，方能收到良好的效果。所以有学者曾经这样说过：做科研，就要站着想、坐着想，吃饭睡觉都要想。临床医师必须具有创新素质，未来社会要求人要极大地发挥主观能动性和创造潜力，主动地去创造未来。医学作为一门科学，历经了古代经验医学的奠基阶段和实验医学的初期发展阶段，从20世纪以来开始进入现代医学的发展阶段。尽管如此，关于生命的许多奥秘尚待揭晓，疾病的许多问题尚待阐明。这就要求临床医师必须具有创新精神和创新能力，去开拓未来，创造未来，给自己创造更广泛的发展空间和更长的发展时间。医师的成长和发展也在于不断地创新，用新的理念、新的方法去求得工作新的突破；创新精神和创新能力的培养，是素质养成中极其重要的组成部分。作为一名临床医师要不断学习新的知识、新的理论和新的技术，适应新形势的要求，才能在实际工作中发挥出创新能力。科技的进步日新月异，人才的竞争更是瞬息万变，停留现状就是落伍。一切事物的推动必以人为主，人的新颖观念才是制胜之道，而只有接受新观念和新思潮才能促成进一步的发展。人的健康与疾病涉及自然科学、社会科学、人文科学等。因此，以人的健康与疾病为研究对象的医学，是具有自然科学和社会科学双重科学属性的科学。所以，临床医师在努力培养提高自己科学文化素质的过程中，必须注意培养提高自己的人文素质，积极参加一切有利于人文素质培养的教育活动，努力提高综合素质，增强自身创新意识。永不懈怠、不屈不挠、追求科学、创新克难、造福病患。做一名医德高尚、勇于创新的临床医师。

(张　曦　郭乔楠　夏　勋　高　力　肖颖彬)

参考文献

1　刘璇，郭玉宇.“立德树人”视域下医学生的医德教育[J]. 南京医科大学学报(社会科学版)，2019，19(2)：159-162.

2　孙福川，任宋双，任华玉. 医德榜样激励机制新论[J]. 医学与哲学，2016，37(2A)：14-19.

3　张立方. 传统医德在当代医德教育中的价值启示及实现路径[J]. 中国医学伦理学，2019，32(4)：520-524，530.

4　赵楠. 医患关系下的医师职业道德分析[J]. 黑龙江医学，2017，41(12)：1227-1228.

5　AUSTIN C L，SAYLOR R，FINLEY P J. Moral distress in physicians and nurses：impact on professional quality of life and turnover[J]. Psychol Trauma，2017，9(4)：399-406.

6　KANCHAN T，KRISHAN K，DEHAL N. Quality of medical education：is our health in safe hands？[J]. Indian J Med Ethics，2018，3(3)：259.

7　任成山，钱桂生. 学习实践提高做一名好医生[J/CD]. 中华肺部疾病杂志(电子版)，2021，14(1)：1-4.

第5章

循证医学的概念与临床应用

第一节　循证医学的概念

循证医学(evidence-based medicine,EBM)意为“遵循证据的医学”,又称实证医学,也称证据医学,如人们常讲的“有凭有据”。其核心思想是医疗决策,即对患者疾病的诊断、治疗和预后及医疗策略等决策的制定时,应在现有的最好的临床研究依据基础上做出,同时也重视结合医师个人的临床经验。EBM在我国已经推广了20多年,在医学领域产生了巨大的影响。

EBM创始人之一戴维·萨克特(David L. Sackett)于1996年在《英国医学杂志》(*British Medical Journal*,BMJ)上提出“evidence-based medicine is the conscientious,explicit,and judicious use of current best evidence in making decisions about the care of individual patients”,意即“慎重、准确和明知地应用所能获得的最好研究证据来确定患者治疗措施”;2000年,戴维·萨克特等将其更新为“EBM是整合最佳临床证据、临床经验和患者价值观的一门学科”。强调在临床实践中,任何临床的诊治决策,必须建立在当前最佳临床证据(best clinical evidence)、临床专业技能(individual clinical expertise)、患者价值观及情形(patient values and expectations)相结合。循证医学的医疗决策模式,见图5-1。

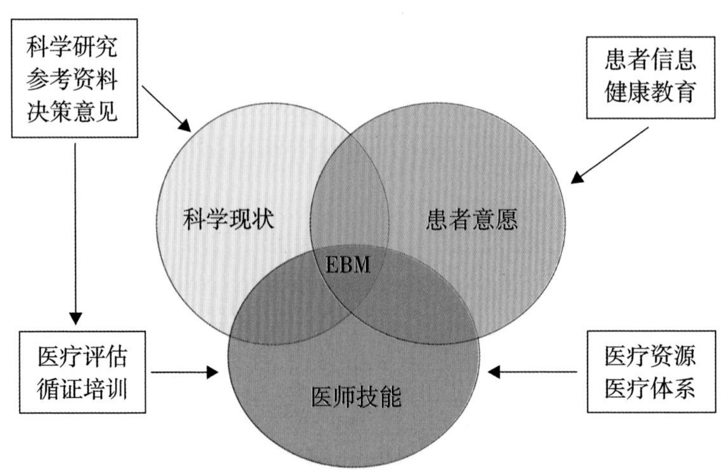

图5-1　循证医学医疗决策模式

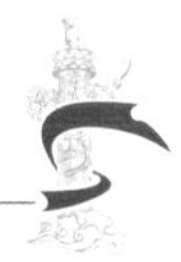

从中可以发现，EBM 的核心思想是：任何医疗决策的确定都应基于客观的、经得起评价的临床科学研究依据，医师的临床判断以及患者的价值取向，这三者缺一不可、相辅相成，共同构成循证思维的主体。其中需要强调的是，循证医学中的证据是当前所能获得的最佳证据，其证据等级“金字塔”见图 5-2，越往“金字塔”上，证据等级越高。

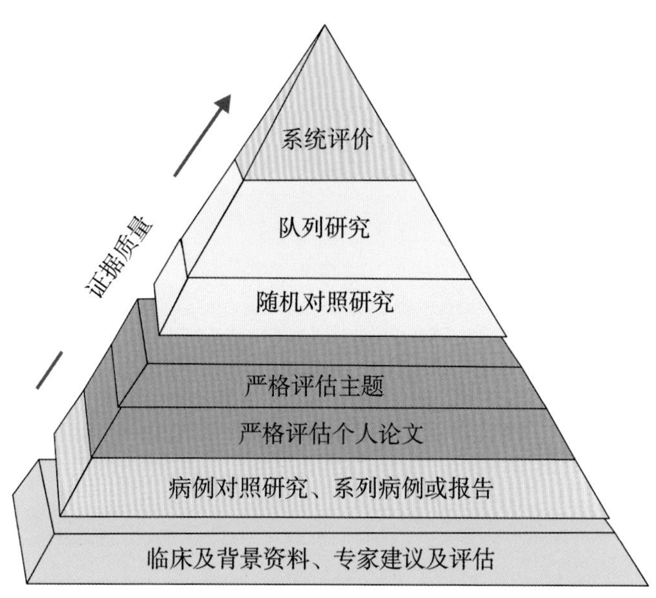

图 5-2　证据“金字塔”示意

EBM 不同于传统医学，传统医学是以临床经验医学为主，即根据非实验性的临床经验、临床实验室资料和对疾病基础知识的理解来对患者进行诊断和治疗。EBM 并非要取代临床实验室检查技能、临床经验、临床资料和医学专业知识，EBM 只是强调任何医疗决策应建立在最佳科学研究证据基础上而取得的依据。

但以上定义忽略了 EBM 重要的一点，也就是利用数学的方法。因此，Greenhalgh 和 Donald 将 EBM 定义为“evidence-based medicine is the use of mathematical estimates of the risk of benefit and harm, derived from high-quality research on population samples, to inform clinical decision-making in the diagnosis, investion or management of individual patients”，意即“EBM 是通过系统地列出可以回答的相关问题，并应用数学的方法评估其概率和疾病的危险性，进而改进临床医师在诊断、治疗、预防及相关领域中传统技能的一种方法”。EBM 应运而生。

EBM，有学者将其视为当代临床医疗诊治决策的科学方法学，可谓一语中的。除了其“以人为本”的理念和思维模式外，EBM 的另一个核心是方法学（methodology），它由临床医学（clinical medicine）、临床流行病学（clinical epidemiology）、统计学（statistics）、卫生经济学（health economy）、计算机科学（computer science）、决策学（decision science）等多学科和技术的交叉综合运用，并又由此衍生出了新的方法。

EBM 的具体内容包括：一是寻找发现有力证据，然后做出系统评价；二是利用证据，进行 EBM 的实践，两者最核心的是循证思维的运用。因此，EBM 实践可分为最佳证据的提供者和最佳证据的使用者两种类型，证据的提供者可能由临床医学、临床流行病学、统计学、卫生经济学、社会学、信息学等多学科相关专家共同组成的团队；证据使用者可以是临床医师，也可以是医疗管理者或卫生决策者；当然，证据的提供者和使用者两者可相互转换，对两者的要求不尽相同，EBM 实践的要求和类别见表 5-1。

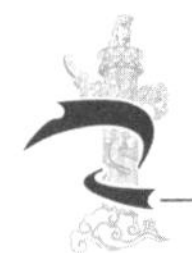

表 5-1 循证医学实践的要求和类别

具体要求		证据提供者	证据使用者
确实临床问题		+++	+++
任务及其范围		提供最佳证据	正确使用最佳证据
所需专业技能	临床实践	+++	+++
	临床流行病学	+++	+
	临床统计学	++	+
	卫生经济学	++	+
	社会学	++	+
	计算机技能	+++	+
	技术力量	团队	个人

第二节　循证医学的步骤

一、提出临床的问题

EBM 从提出临床问题开始。“循证”是根据问题去检索收集证据,并结合患者具体情况,包括病史、体征、实验室等资料,结合 EBM 当前所能获得的最佳证据,做出解决问题的最佳方案。

(一)问题的范围

临床问题的范围十分广泛和复杂,涉及疾病的病因、诊断、治疗、转归、预后和预防等问题,均可进行 EBM 实践。因此,一位有经验的临床医师或研究人员,在临床上每天均可以提出许多需要“循证”的问题;对每位患者,甚至同一位患者不同时间均会遇到诊断和治疗等需解决的临床问题。

(二)问题的种类

按疾病发生发展的自然过程,可将临床问题及其需解决关键点归纳为如下几种。

1. 发病原因　哪些是致病的原因和危险因素? 包括引起疾病发生 3 个基本条件的所有相关因素:致病因子,如病原体、理化因子、有害生物和遗传基因以及精神刺激等;环境因素,如大气污染、不利的气象或地理环境、不良的家庭或社会环境等;宿主因素,如不良生活和卫生习惯,职业、营养状况和机体免疫状态以及性格特征等。

2. 临床诊断　疾病有哪些特征性的症状、体征和实验室检查结果? 这些症状、体征和实验室指标的诊断价值,即作为临床诊断试验的真实性如何? 以及作为临床诊断依据的可行性、安全性和成本-效益比又如何? 何种临床诊断及治疗措施最佳?

3. 治疗问题　疾病有哪些治疗方法? 这些方法又源自何种研究方法[如病例报告、观察性或分析性研究或随机对照试验(randomized controlled trial,RCT)]? 最佳的治疗方法,即近期和远期疗效最佳、成本-效益比最佳,简便易行、患者痛苦少、愿意接受的方法是什么?

4. 预后问题　疾病的自然病程及其发生何种变化? 可能产生的并发症及其预防性治疗方法是什么? 好转率和治愈率是多少? 可能的后遗症和致残率是多少? 哪些措施能降低后遗症发生率或致残率及其成本-效益比?

5. 康复问题　疾病恢复期有多长? 此过程中的主要康复措施有哪些? 如何进行康复措施的评估及其成本-效益分析? 复发的主要危险因素是什么? 预防复发的主要措施有哪些? 需要多长时间才能康复?

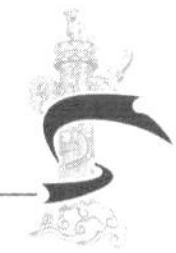

6. 预防问题　疾病一级预防为病因预防，预防的主要措施有哪些？这些措施的成本-效益分析结果如何？哪些筛查试验可以在哪些人群中早期检出患者？筛查试验的真实性又如何？

也可将临床问题分为两种类型：其一是一般性问题，也称背景性问题；其二是特殊性问题也称前景性问题。①一般性问题：关于患者及所患疾病的一般性知识问题，可涉及患者所处地的地域、流行病学史、社会环境、职业、社会背景、经济状况及与人类健康和疾病相关的生理、心理及社会因素等。如患者的性别、年龄、婚姻状况；既往病史；在什么地方、何种环境下发病；何时发病、如何发病；最初的症状、体征和临床表现是什么；发病后就诊情况，在何种等级医院就诊，进行何种治疗，临床效果如何；所患疾病与地域、环境、职业、经济状况有什么联系等。②特殊性问题：是临床医师在诊治疾病的过程中从医学专业角度提出的问题，主要涉及疾病的诊断、治疗、预后、病因和预防等各环节及与治疗有关的患者的生物、心理及社会因素等。诸如诊断与鉴别诊断，不同诊断实施的诊断价值，检查结果的解读，优质证据的选择和利用，干预措施选择时机的利弊权衡，影响疾病预后的因素进一步去研究证实，危险因素的暴露和干预，临床诊治过程中患者的心理状态、期望值、依从性、预后指标及结局的判断等。

（三）问题的性质

EBM 提出的临床问题，均是为了解决疾病诊断、治疗和预防中的实际需求和困难，同时为提高临床医学水平和临床医师的实践。但就临床问题性质而言，主要可分以下两种。

1. 实践性　实践性是指来自医师面对的患者须立即解决的问题。如临床遇到刚入院的一位乙型病毒性肝炎后肝硬化并发食管下段胃底静脉曲张的患者，必须即刻回答的两个问题：①此类患者食管静脉曲张首次破裂出血及其引起死亡的概率是多少？②最佳的预防措施是什么？

食管胃底静脉首次破裂出血及引起死亡的危险性：肝硬化食管胃底静脉首次破裂出血的发生概率为 0.044/年，出血后病死率很高，可达 25%～50%。故肝炎后肝硬化患者因食管胃底静脉首次破裂出血而死亡的概率为 0.011～0.022/年，即每 100 例肝硬化患者中，每年有 1～2 例因食管胃底静脉首次破裂出血而病亡。就全国而言肝硬化患者约 1 000 万例，此绝对数值非常大，照此数据计算，每年全国肝硬化死亡 10 万～20 万例。预防食管胃底静脉首次破裂出血的预测措施，可通过收集查找文献，采用系统评价(systematic review，SR)/Meta 分析方法是很有价值及临床指导意义的。这些问题是临床医师在工作中每时每刻均能遇到、需立即解决的，是迫在眉睫的问题，其又是临床上非常常见的问题，也是临床实践的主要内容。这些问题还是针对每个患者个体的，是个体化治疗的需要。因此，提出和回答这些 EBM 的问题，医师的个人临床经验至关重要。

2. 研究性　研究性是针对在该临床医学实践领域内常遇到，但尚未解决或未完全解决的问题。此类问题目前尚无足够的一级研究证据，需要进行 Meta 分析或系统综述，甚至需要进行规范的 RCT。这些问题不是来自某个患者的，而是来自患同类疾病同种状况的患者群体；由此，其不是由一个医师或几个医师即能解决的，而必须通过医师团队，甚至不同地区、不同国家的医师和研究人员的共同分析才能得出科学的结果。

与实践性问题不同，此类不是需立即解决床边个别患者燃眉之急的问题，而是着眼远期大批患者甚至全球同类患者的诊疗问题，如近期发生的全球性新型冠状病毒病(corona virus disease-2019，COVID-19)。此类问题需要许多临床医师长期以来处理了大量病例之后积累而成，甚至国际合作，实际上，提出此类问题不仅需要长时间的临床实践，尚需要反复思考、汇总大量病例及文献和经过严密的临床讨论和实验论证。所以，提出此类问题，不仅应具有丰富的临床经验，更要具备深厚的临床流行病学和 EBM 的理论功底及掌握高超的研究技巧。

二、临床问题的要素

1. PICO 问题要素　当构建一个具体临床问题时，可采用国际上常用的 PICO 四要素。

P：特定的患者群/临床问题(population/problem)。

I/E：干预措施/暴露因素(intervention/exposure)。

C:对照措施或另一种可用于比较的干预措施(comparison/control)。

O:结局(outcome)。

如临床问题“对老年高血压患者,血管紧张素转换酶抑制剂(angiotensin converting enzyme inhibitors,ACEI)是否比β受体阻滞剂(β-receptor antagonist,β-RA)控制血压疗效更好?”将该原始问题根据PICO要素构建为:

P:老年高血压患者。

I:血管紧张素转换酶抑制剂。

C:β受体阻滞剂。

O:血压降低。

2. 临床问题要素　近年来构建临床问题的研究中,一些学者在PICO四要素基础上,又增加了一些内容,如“问题T(type of question being asked)”“研究设计类型T(type of study design)”等,如在“老年患者,ACEI是否会比β-RA控制血压更有效?”在这一问题中,学者们可增加T-研究类型,指的是随机对照试验(RCT);T-问题类型,指的是治疗问题,这样的扩展使该模式的内容有所变化,更符合所要检索问题的目的。

三、寻找科学的证据

提出临床问题后需要查寻科学证据,应根据临床问题的相关关键词制定检索策略,进行文献检索,获得国际上有关的最新研究证据。由于时间宝贵,在检索文献时应首先查阅和获取当前科学性最强的证据,并对其可靠性进行评价。故先对研究证据的科学性和可靠性进行简述。

(一)证据科学性和可靠性

1. 科学性　按照产生证据的研究方法,目前临床上常将研究证据分为5级。科学性最强的为一级证据,来自汇总许多个临床实验性研究的系统综述或Meta分析,如定量系统综述等,但因为系统综述或Meta分析需要许多实验性研究的累积,并需历经几年甚至十几年、几十年时间,故对设计、实施和分析均很规范的单项或多项实验性研究的结果,而且其把握度很高,即假阴性率很低,主要是指统计学上第二类错误,则亦可视为一级证据。

随机对照试验性研究结果一般为二级证据。三级证据来自两个方面:①观察性研究中的分析性研究,如队列研究和病例对照研究;②有对照但非随机的试验性研究,如非随机对照或前后对照试验。四级证据为非分析性的观察性研究,如描述性研究。科学性最差的证据,五级证据为病例报告和相关临床专家经验。研究证据科学性的分级,见表5-2。

表5-2　证据科学性的分级

级别	研究证据来源
一级	按照特定病程的特定疗法收集所有资料可靠的随机对照试验后所做的系统评价或Meta分析;规范且把握度很高的实验性研究,如RCT
二级	单个样本量足够的随机对照试验结果,如规范的非随机对照或前后对照试验;队列研究;病例对照研究
三级	没有对照组但未用随机方法分级的研究,如规范的非随机对照或前后对照试验;队列研究;病例对照研究
四级	无对照的系列病理观察,其可靠性较上述两种降低,规范的其他观察性研究,如比较性和相关性描述性研究
五级	在没有这些金标准的情况下,可依此使用其他级别的证据作为参考依据,但应明确其可靠性依此降低,当以后出现更高级别的证据时就应尽快使用,病理报告和临床实例,专家评述或意见

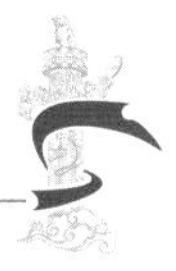

国外有些文献将研究证据分为 4 级，内容与我国有些不同：一级证据为系统综述和单项高质量的 RCT；二级证据为 RCT 或分析性观察性研究；三级证据为病例报告或系列病例报告；四级证据为临床专家意见。相比之下五级分法分级更细，涵盖内容更多，科学性要求更高。

由于临床医师往往同时兼顾医疗、教学和科研 3 个重任，而且患者因年龄、性别、环境的不同病情可能瞬息万变，时间就是生命，所以查寻科学研究证据时，也应考虑实用性，应首先查阅和利用一级证据的文献材料，然后在时间允许的情况下，再向下逐级查询文献。

2. 可靠性　研究证据的可靠性至关重要，为回答某个临床问题而获取的所有研究证据，可根据其来源的研究方法级别及其结果的一致性。获取的科学性为一级证据或许多个二、三、四级证据，而且其结果均一致，其可靠性为 A 级；B 级为来自多个科学性为二、三、四级证据，结果基本一致；C 级来源同 B 级，但其一致性差；D 级可靠性则来源于科学性为四、五级的证据。研究证据的可靠性分级，见表 5-3。

表 5-3　研究证据的可靠性分级

证据分级	证据的来源及可靠性
A 级（高）	非常确信估计疗效接近真实疗效 一级证据或许多个二、三、四级证据，结果均一致
B 级（中）	对估计疗效信心一般：估计疗效有可能接近真实疗效，但也有可能差别很大 多个二、三、四级证据，结果基本一致
C 级（低）	对疗效估计的信心有限：估计疗效可能与真实疗效有很大差别 多个二、三、四级证据，结果不一致
D 级（极低）	对疗效的估计几乎没什么信心：估计疗效与真实疗效可能性有很大差别 四、五级证据或个别三级证据

不言而喻，临床医师在医疗实践中首先应选用可靠性最高的一级研究证据。不仅如此，在查寻研究证据也应考虑应用价值，应注意检索一、二级研究证据，并考察其与实际的一致性，以便节省时间，获取证据后能尽快评价其临床应用价值。

（二）科学证据的来源

随着现代医学科技信息和网络技术的发展，有关临床医学研究的证据大量涌现，可来源于专业学术杂志、会议论文集、医学专著、网站、电子数据库、电子邮件以及政府文件等各类出版物等。但为节省时间，在 EBM 研究中，尤其是我国开展的 EBM 实践中，可集中于重要的几种来源进行寻找查证。

科学证据的来源主要是通过文献检索（document retrieval），文献检索的方式可分为手工检索和计算机检索两种；在 EBM 中，根据检索的目的可分为使用临床证据和制作临床证据检索，可以采用经典的检索方法，也可以采用新近比较流行的基于 PICOS 原则[P（population）为研究对象：需要研究的对象人群或代表与研究对象相关的问题。I（intervention）为干预措施：对研究人群采用的治疗干预措施或与观察指标。C（comparison）为比较组：代表对照组和将给予治疗措施或观察的指标。O（outcome）为结局：代表与结局指标和相关的问题。S（study design）为研究类型：即研究设计是什么，队列研究、病例对照还是横断面]的方法检索。

1. EBM 检索的目的　①临床医师使用证据，检索当前最佳证据用于指导临床工作，这主要寻找针对临床医师用户，通过检索当前诊疗最佳证据，参考使用到自己的患者身上，以达到最佳的治疗效果；②临床科研寻找证据，检查当前全部相关内容的研究概况，对当前所有某些干预措施治疗某个疾病的研究进行检索，尽量保证查全，为下一步的系统评价或 Meta 分析（荟萃分析，eta-analysis）准备全面的资料。

2. 文献检索的原理　无论哪种检索，有效进行检索的前提都需要文献存储的有序化，将大量无序的文献集中，经过整理、分类、标引等处理，形成有序的数据集合，称之为数据库（database）。为了方便查询数据库中的内容，应该按照一定规则制度检索入口，称为检索工具（search tool）、检索系统或检索平台

(search user interface)。如 MEDLINE[是美国国家医学图书馆(National Library of Medicine,NLM)编辑出版的国际综合生物医学信息书目数据库,是当今世界上最大也是最权威的生物医学文献数据库],可通过 PubMed 免费检索,也可通过收费的 ISI、DVID、EBSCO、EMBASE. com、Sciencedirect、Scopus 及光盘等平台和工具进行检索。而 Cochrane 图书馆,可通过 www. the cochrane library 免费检索,也可通过 OVID 等收费平台检索。

3. 常用检索平台

(1)英文类检索(English search):美国《医学索引》(*Index Medicus*,IM);荷兰《医学文摘》(*Excerpta Medica*,EM);Cochrane 临床对照试验注册中心/Cochrane Library;美国《生物学文摘》(*Biological Abstracts*,BA);美国《科学引文索引》(*Science Citation Index*,SCI)。

(2)中文类检索(Chinese search):《中文科技资料目录》、中国生物医学文献数据库(China Biology Medicine,CBM)是中国医学科学院医学信息研究所开发研制的综合性医学文献数据库;中文生物医学期刊文献数据库(光盘版)、中国生物医学期刊文献数据库(Chinese Medical Current Content,CMCC)是解放军医学图书馆研制开发的文摘目录型数据库,是国家认可的重要检索工具之一;维普中文科技期刊数据库(Web 版)(VIP)是由重庆维普资讯有限公司开发研制的中文期刊数据库;万方数据库由万方数据股份有限公司制作,包括中国学术会议论文库(chinese academic conference paper,CACP)和万方中国学位论文全文数据库(China Dissertation Database,CDDB);中国医学学术会议论文数据库(China Medical Academic Conference,CMAC)是解放军医学图书馆研制开发的中文医学会议论文文献书目数据库。

(3)日本语类检索(Japanese search):日本《医学中央杂志》(*Japana Centra Revuo Medicina*)由日本《医学中央杂志》刊行会编辑出版,主要收录日本本国出版的日文和英文生物医学期刊及学术会议文献,是日文资料最全面、最权威的大型检索数据库,可以使用网络版检索。

4. 检索策略和步骤

(1)分析临床问题,明确检索要求:①最能反映临床问题核心内容的概念有哪些(可参考 PICO)?②需要什么样的文献类型(S)?③需要哪个时间范围的文献?④需要查新、查全还是查准?

(2)选择数据库,确定检索途径:①哪些数据库可能包含需要查找的文献?②这些数据库提供哪些检索途径,应该怎么组合?③构建检索表达式:与自己的课题/问题直接相关的词、特征词及其同义词、近义词、别称、简称或缩写有哪些?它们之间的逻辑关系是什么[和(或)(AND/OR)]?

(3)调整检索策略,提高检索效率:①扩大检索的措施,选择更多的数据库和时间范围、选择更多的检索方式、选择更多的检索途径,比如主题词/扩展主题词/上位主题词+自由词,以及近义词/同义词、截词检索、减少 AND 组合中的非核心词、模糊检索、相关信息检索;②缩小检索措施,减少数据库数量、选择最快捷准确的检索方式、选择最准的检索途径,如 PubMed 中的主要主题词,增加 AND 组合、减少 OR 组合,使用精确检索(如双引号),使用字段限定检索,使用一些检索系统提供的过滤功能,如 PubMed 提供的 filter。

(4)整理检索结果获取原始文献:将结果导入文献管理工具,通过阅读标题摘要等信息,根据文献相关性、来源、作者背景、发表年月、参考文献、被引情况、同行评论等因素,可初步判断结果是否满足需求。如对检查结果不理想,可再次回顾检查过程,重新调整策略。如结果满足需要,则可开始获取原始文献,进入下一步分析研究。文献检索的数据库示意图,见图 5-3。

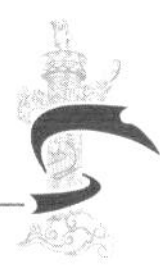

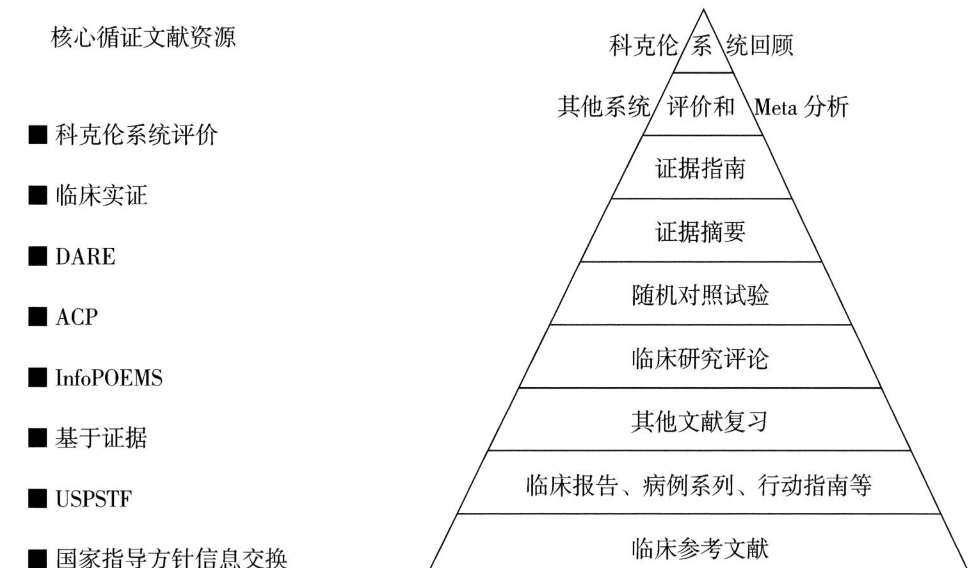

DARE:系统评论摘要数据库(Database of Abstracts of Reviews of Effects);ACP:美国医师学会(American College of Physicians);InfoPOEWS:针对患者的证据(patient-oriented evidence that matters);USPSTF:美国预防服务工作队(United States Preventative Services Task Force)。

图 5-3　**文献检索的数据库示意**

第三节　循证医学的临床实践

EBM 中的证据强调的是当前所能获得的最佳证据,这些证据有效的应用直接影响着医学的发展。EBM 的最终归着点是临床实践,所谓 EBM 临床实践是指临床医师对患者的诊断和治疗应认真、明知、审慎地应用现有的最新、最好的科学研究证据,同时结合医师个人的专业技能和临床经验,考虑患者的个体因素,对患者进行正确的诊断及合理治疗。

一、临床循证实践"五部曲"

临床实践中,任何医疗干预措施在给患者带来获益的同时也可能带来一定的危害。为了向患者提供安全的治疗措施,临床医师需要严格评价医疗干预措施可能导致的不良反应(adverse event,AE),并常常借助已有的医学研究文献,结合自己的临床技能,评判医疗干预措施用于患者是否安全。临床循证实践的具体步骤可以遵循以下"五部曲"进行:①提出问题;②检索文献;③评价证据;④应用证据;⑤后效评价。

1. 提出问题　在临床实践中,临床医师可能会遇到各种各样的问题,大体可归类为病因、病理、临床表现、诊断及鉴别诊断、治疗、预防及预后估计等问题。需要在反复的临床循证实践中,认真观察、善于思考、发现和准确提出问题。需要注意,一是提出的问题不能太多;二是最好不要以开放式提问。建议着重针对某个临床问题,基于 PICOS 模型进行考虑。

2. 检索文献　根据临床工作中常面临很多问题,如病因、诊断及鉴别诊断问题、治疗方案决策问题、预防及预后等问题时,从检索文献角度应首选 EBM 数据库,并制订合适的检索策略,采用电子检索和手工检索的方式,进行全面、系统的检索和收集文献,获得临床证据。

3. 评价证据　从循证知识库中检出的证据应经过严格筛选和评价,可以根据不同研究类型,采用不

同的评价方法进行证据评价，其中随机对照试验(randomized controlled trial，RCT)方法学明确、偏倚小、混杂因素少、论证强度高。从 EBM 角度出发，关注一项证据的有效性、安全性、适用性、经济性、可行性和有意义等，从中选择目前最佳的临床证据。

4. 应用证据　在确定系统评价结果的应用价值时，如治疗性问题，应考虑干预措施对患者的利与弊。并结合患者实际情况进行考虑，最佳证据中报告的患者情况是否与自己的患者相似？其中的干预方法、疗程、药物剂量是否在自己的临床实践中可以实行？同时还应考虑证据的时空性等；再与患者或家属进行沟通，充分考虑和尊重患者的意愿，结合医师个人实践经验，最终做出适合患者的最佳决策。

5. 后效评价　EBM 临床实践中不但要重视临床证据，在应用证据的时候要结合医师的经验和技能，充分考虑患者的特点、患者病情的变化等，同时要尊重患者的价值观。一旦最佳证据应用于临床后，对解决具体问题的效果进行评价，如果证据可行，可用于进一步指导临床实践；如果不可行，则需要具体分析原因，进一步查找问题，再针对问题进行新的循证研究和实践，不断探索向前推进，直至达到尽善尽美的目的。

二、临床循证实践模式

临床循证实践(clinical evidence-based practice，CEBP)模式主要分为：一是有证查证用证，如果目前存在最佳临床证据，如某个疾病诊治指南等，则查询证据、评价证据和使用证据；二是无证创证用证，如果目前不存在最佳临床证据，则需要创建证据，如通过某种疾病系统评价或 Meta 分析、开展临床研究等以获得最佳证据，然后进行评价和使用等。

临床循证实践及实践指南是指针对特定的临床问题，经过系统研究制定发布，着重用于帮助临床医师和患者做出恰当决策的指导性措施。其特点是制定临床实践指南需由主题相关的多学科专家组成专家组，在综合当前获得最佳证据的基础上，充分考虑患者价值观制定，将证据按公认标准分类分级，平衡不同干预措施的利弊，最终形成推荐意见；故临床实践指南具有很大的权威性和很高的参考价值。在临床实践过程中，根据国内外医学科研的最新进展，不断提出新方案，充分评价不同方案及其与传统方案间的风险和利益后选取最佳方案付诸实施，以最大限度地保障患者的权益，减少临床实践及卫生决策失误，提高疾病诊断及救治水平。

三、临床循证实践能力

关于提出循证问题能力的自我评价，首先要问自己：①是否真正提出了问题？②问题是否有针对性？③在提出问题遇到困难时，能否克服？④能否根据 PICO 原则提炼清楚的临床问题？⑤是否养成在临床实践中随时发现新问题的习惯？因此，在临床实践中要不断训练提出临床问题的能力。关于如何运用循证证据能力评价提出的问题，关键是将循证证据用于临床实践，能否找到和建立适合患者和疾病的有效概率，能否更加熟练地根据患者情况对治疗措施进行调整。

作为一位临床医师，在循证医学实践中，针对患者的具体情况，通过提出问题、检索证据、评价证据，经过评价并且将高质量的证据应用于临床实践。进行临床循证实践时，临床医师需要具备以下 5 种能力：能结合临床实践准确提出问题；能熟练运用计算机或手工进行检索文献；能合理地解释证据、分析证据，特别是对证据的研究方法学和质量进行评价，选择性地阅读和应用文献；能运用医学统计学知识进行定量推理及计算；能做出正确的临床诊断、处理、决策分析。

四、临床循证实践核心

循证医学的核心是证据，循证医学又必须慎重、准确和明智地应用现有的最好的研究证据，同时结合临床医师的个人专业技能和多年的临床经验，考虑到患者的权利、价值和愿望，将三者完美地进行结合，证据及其质量是临床循证实践的关键基础，医师的个人专业技能和临床经验是指医师在应用临床技能和

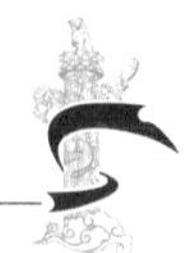

经验迅速判断患者的病情状况和建立诊断的能力，患者的愿望是指患者的关心和期望，其中需要注意的是患者的价值和偏好含义很宽泛，可涉及对健康和生命的信仰、期望与目标，包括患者面对不同诊断和治疗时对其利弊、成本和负担的权衡。在临床实践时，必须充分考虑这 3 个方面的有机结合，主要基于有证查证用证模式，或重三者结合，或偏重某一方面，或重决策方法等，为临床医师提供一种循证思维方法，更好地解决临床问题，对患者做出正确的医疗决策。

临床循证实践的核心是如何选择对患者治疗最大利益化方案，如何从临床效果和经济学角度决定采用何种治疗方案，对现有的常规治疗方案提出是否进行修正等。

病案举例：患者男性，53 岁，慢性乙型病毒性肝炎病史 30 余年，因“腹部饱胀、乏力，食欲减退半月”入院。入院初步诊断：肝炎后肝硬化失代偿期；血生化腹部 B 型彩超及胃镜检查提示：肝硬化、门静脉高压，脾大，大量腹腔积液（又称腹水）；肝功能分级为 Child-Pugh C 级；食管下段胃底静脉重度曲张。

对于肝炎后肝硬化失代偿期、门静脉高压、脾大、腹腔积液、食管下段胃底静脉重度曲张，治疗指南为：支持治疗、保肝治疗、抗病毒治疗，利尿及口服普萘洛尔（心得安），降低门脉压力药物治疗。其次是门静脉高压症的外科手术治疗（surgical treatment for portal hypertension，STPH），因 STPH 费用高，创伤大，患者的依从性差，而且疗效并不满意。经治医师要告诉患者，另有食管胃底静脉曲线内镜下血管套扎术（endoscopic vascular ligation of esophageal and gastric varices，EVEGV），以及经颈静脉肝内门腔内支架分流术（transjugular intrahepatic portosystemic stent-shunt，TIPSS），而且是治疗门静脉高压症的主要手段之一，其临床疗效得到广泛的认同。患者向经治医师及上级医师询问：①他是否也需要接受 STPH、EVEGV 或 TIPSS 其中一项治疗？②这 3 项特殊治疗方法哪一项对他的病情预后最有益处？③除了上述 3 项特殊治疗方法是否还有其他的治疗方案可以选择？

作为主治医师应如何回答这个问题？

要回答这个问题，首先可以用 PICO 模式，见图 5-4。

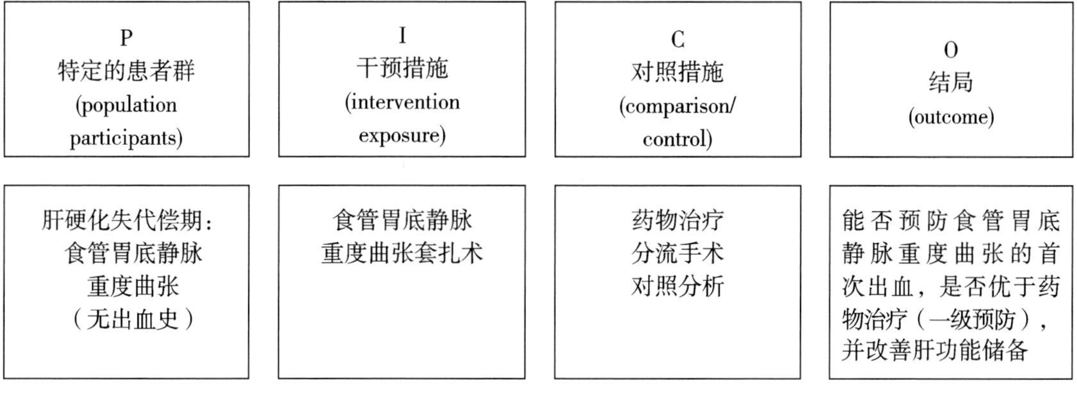

图 5-4　临床问题的组成 PICO 模式

根据患者的病情特点及指南要点，提出临床问题：①何种治疗方法可更好地预防食管胃底静脉重度曲张患者的首次出血？②何种措施对肝硬化食管胃底静脉重度曲张患者利弊如何？③该项措施是否适合该患者？

根据患者的病情，分析不同治疗措施对肝硬化食管胃底静脉重度曲张患者利弊的治疗问题，包括以下几项。

其一，对于肝硬化、门静脉高压、食管胃底静脉重度曲张预防出血的治疗方法有效性如何，有什么不良反应？

其二，STPH、EVEGV 和 TIPSS，3 种治疗措施相比，哪一种治疗措施更适合本例患者，不但更有效且医疗费用较少？

其三，3 种不同治疗措施对本例患者不但有效预防首次出血，而且对患者生存时间延长，并对生命质量有何影响？

其四，关于对肝炎后肝硬化、门静脉高压、食管胃底静脉重度曲张治疗的依从性和患者接受性如何？

作为主管医师应针对这些问题进行寻找最佳证据，并且对证据进行科学性和可靠性评价，选择最佳证据，与患者及其家属进行充分沟通，结合患者及家属意愿，选择最适合患者的治疗方案，对病情进行规律主动性的随访疗效，依据治疗效果及时调整优化治疗方案。

五、循证医学与临床经验

从经验医学到循证医学的转变，是现代医学模式出现的一个质的飞跃。在循证医学实践过程中所遵循的临床医学证据不是简单地对经验医学扩大，而是从数量到质量等方面的提高，寻求证据的过程也不是简单地凭经验或推理，是在科学研究方法的引导下，按照一定的科学研究程序有步骤地进行。循证医学通过系统的观察获得临床经验，严谨的研究和医学理论知识指导医疗实践，以科学依据、安全性、有效性和患者预后来评价疗效，正确认识和学习运用循证医学。虽然证据是循证医学的本质所在，而临床经验也非常重要，在临床工作中，一方面要克服经验模式下的不足，另一方面要不断积累临床资料和丰富临床经验。医学科学的发展是从认识→实践→再认识→再实践，才能获得真正的临床经验，应遵循经验医学和循证医学模式有机将二者相结合。

循证医学并不能完全弥补基础医学、临床实践、临床经验之中的鸿沟，疾病发生的原因、病理生理变化、疾病的诊断、疾病的分期评估、对于疾病的治疗以及疾病的预后等诸多问题，循证医学并不能解决。而临床实践及深厚的临床经验，对于常见疾病的发生发展、病理生理改变、疾病的临床表现、疾病的诊断及鉴别诊断、疾病的治疗和疾病的预后有独特的见解和认识。因为临床经验是经过多年的临床实践积累建立起来的，依靠临床医师的直觉、经验及实践决策。而从患者病理生理机制对于临床医师认识疾病的发生、发展规律，了解疾病的基础知识是必不可缺少的，也是非常重要的。所以循证医学并不能取代临床经验、临床技能，任何临床研究证据必须结合患者的具体情况、临床实践和经验，才能决定能否应用于临床，解决患者的病痛。

六、循证医学与临床意义

循证医学经过 20 多年的不断发展和完善，已经成为现代临床医学对疾病诊断、治疗和预防的一门学科。从临床存在的问题出发，将临床实践和技能与当前获得的最佳证据结合，同时考虑患者的意愿及临床具体情况做出最佳决策。通过实践聚焦疾病防治，以随机对照试验（randomized controlled trial，RCT）研究及其系统评价（systematic review，SR），即荟萃分析为最高级别研究证据。然而随着研究和实践的深入，证据分级扩展到许多临床问题，包括疾病原因、临床诊断、治疗、预防、康复和预后评估等。如何看待和使用系统评价或 Meta 分析，所有 RCT 的系统评价/Meta 分析证据在循证医学中排位最高。但是，并非所有的系统评价/Meta 分析的质量结论都是可靠的，因为系统评价/Meta 分析在没有经过相关临床流行病学、临床研究设计、统计学等基础知识培训及临床专业学习和经历的制作情况下，是非常容易导致结果和结论出现偏倚的。有研究证据显示，对于高血压患者，伊那普利（enalapril）和叶酸（folic acid）联合应用显著降低了第一次中风的风险。

近年来随着医学发展和技术的进步，促使循证医学模式也在进一步完善，对临床医疗规范化、标准化医疗实践起到巨大的推动作用，必将产生重要的临床意义。从循证医学方法学研究发现，循证医学促进了临床实践结果的应用，强调证据的重要性，证据范围不断扩大，从临床医疗干预措施，包括对疾病的治疗、预防和康复等措施及其评价，继而扩大到疾病筛查与诊断、疾病病因与危险因素、疾病预后、疾病遗传相关性，以及患病率和病死率的评价。为获得高级别的循证医学证据，将促进临床研究的规范，包括临床试验的选题、设计、注册、伦理等，从而提高临床医疗质量有实际意义。

但过度使用循证医学也存在一些问题，循证医学强调“证据体”的概念，所谓证据体是指由多种研究方法、多种来源的证据构成，而非仅仅由某一种研究所获得的证据构成。而且不同的问题要求不同的研究证据，临床应用循证医学时，实属有些困难和不便，如果不加思考地应用循证医学可能会出现误区，包括对被排除在临床试验之外的患者盲目接受数据，而且这些设计有缺陷，不适当接受意向治疗，不但不会

有好的临床效果,同样也会产生不同的临床意义。

七、临床经验重要性

临床经验是临床医师长期从医疗实践中获得的,而临床经验的核心也包括 3 个要素:丰富的临床实践、实验检测数据和尊重患者的愿望。临床经验核心的 3 个要素,不但对临床疾病做出全面的诊断和正确的治疗,已成功救治了无数的患者,驱除了患者的病痛,而且也是临床医师诊断和救治患者的法宝。就目前来说在临床上对于疾病的诊断及治疗过程中,临床经验在临床工作中仍然占主导地位。因为在临床实际工作中,不可能每诊断及治疗一例患者时都要采用循证医学。所以临床经验对于疾病的诊断、治疗、预防、预后极为重要。譬如:使用青霉素治疗肺炎球菌性肺炎(pneumococcal pneumonia),历来在改善预后是非常有效的,则不需要使用循证医学;结核病,众所周知,是由结核分枝杆菌(*Mycobacterium tuberculosis*,MTB)感染引起的传染病,特别是对结核病的初始治疗,常规采用一线抗结核病药物,如异烟肼、利福平、乙胺丁醇、吡嗪酰胺和链霉素,抗结核二线药物有克拉霉素、阿米卡星、卷曲霉素,以及喹诺酮类(莫西沙星、加替沙星、左氧氟沙星、氧氟沙星、环丙沙星)等,临床医师都可熟练应用,也不必采用循证医学。如果结核病出现耐药或耐多药时可酌情应用那是另外一回事了。慢性阻塞性肺疾病(chronic obstructive pulmonary disease,COPD)是严重危害人类健康的呼吸系统疾病,目前是全球第四大死亡原因,预计到 2030 年将成为全球第三大死亡原因。对于 COPD 的诊断及治疗,仍然可依据临床经验。临床经验的重要性在于来自医疗实践,在没有循证医学被提出之前,当今临床医师将临床经验应用于临床实践,诊断救治了千千万万患者,为他们解除了病痛,并为患者带来了福音。特别是中华民族 5 000 年来,中国医药学是一个伟大的宝库,我国众多名老中医更有丰富的临床经验,有一套行之有效的理论和实践经验,可谓是中华民族的精髓。我们应该很好地总结、挖掘、传承和发扬光大,并不断提高,让传统的中医中药为全人类服务。当我们谈到临床经验的重要性,并不是为了否认循证医学。而近年来,有学者对循证医学提出疑问,认为循证医学与少数的制药企业结为联盟,为一些不切合实际临床实践提供证据支持。因为少数大医药企业牵扯或重金资助对指南产生了巨大影响。这些指南则捆住了临床医师的手脚,乖乖按指南或证据去执行,实际上歪曲了循证医学的初衷。Meta 分析也存在有一定的不足,称之为异质性(heterogeneity),将一些本质上不同的研究,进行合并分析,这样的 Meta 分析得出的结果是不科学的,如果临床医师不去了解每项研究方法的具体过程,而是盲目地运用这些结果去指导临床医疗必然会出现偏差和错误。所以,应该正确认识和理解循证医学,同时结合一定临床经验,但是,也不能否认循证医学在临床实践中的作用。

八、循证与经验两者并重

毋庸置疑,循证医学是医学发展史上一个里程碑,不仅为临床医学提供决策手段,更重要的是提供思维模式。发展与推广循证医学对推动我国医学整体水平具有重要的意义。但是,循证医学并不能解决医学中的所有临床问题,临床上在运用循证医学时,如果证据准确无误,最好是在证据的基础上结合医师的临床经验,而不是基于直觉、猜测、医师的偏好和其他不完善的医疗决策驱动因素,即结合临床经验更好地评估证据。尽管循证医学有很多好处,但不加思索地应用循证医学有可能会造成很大的伤害。运用循证医学结合临床经验综合分析应用,片面性和局限性地去理解,或不结合实际应用,都不会收到预期的结果。最佳研究证据、临床专业知识经验和对患者的关怀,三者的结合将为患者提供最有利的临床决策。同时还需要考虑诸多其他因素,包括利弊的权衡、资源的使用、可行性、可接受性与平等性、价值观与偏好等,循证与经验两者并重,对于患者获得最适合的医疗决策是至关重要的。

(张　曦　文　钦　高　力　郭乔楠　肖颖彬　任成山)

参考文献

1 李幼平.实用循证医学[M].北京:人民卫生出版社,2018:15-85.

2 陈薇,方赛易,刘建平,等.国际循证医学证据分级体系的发展与现状[J].中国中西医结合杂志,2017,37(12):1413-1419.

3 李幼平,李静,孙鑫,等.循证医学在中国的发展:回顾与展望[J].兰州大学学报(医学版),2016,42(1):25-28.

4 刘俊.正确运用循证医学证据指导临床实践[J].医学与哲学,2019,40(23):15-18.

5 刘哲然.从经验医学、循证医学到精准医学的演变及评价[J].医学与哲学,2017,38(10B):81-84.

6 任成山,林辉,杨仕明,等.冠状病毒及新型冠状病毒肺炎防控策略[J/CD].中华肺部疾病杂志(电子版),2020,13(1):1-5.

7 任成山,林辉,杨仕明.结核病的流行特征与耐多药的窘迫及其策略[J/CD].中华肺部疾病杂志(电子版),2019,12(3):269-274.

8 任成山,王关嵩,钱桂生.慢性阻塞性肺疾病的成因及其治疗的困惑与希望[J/CD].中华肺部疾病杂志(电子版),2019,12(2):127-141.

9 许锐,陈前军.人性化医疗与循证医学[J].医学与哲学,2019,40(23):5-7,10.

10 任成山,林辉,杨仕明.循证医学应用临床经验的重要性[J/CD].中华肺部疾病杂志(电子版),2020,13(3):293-296

11 OUCHI Y,SASAKI J,ARAI H,et al. Ezetimibe lipid-lowering trial on prevention of atherosclerotic cardiovascular disease in 75 or older(EWTOPIA 75)[J]. Circulation,2019,140(12):992-1003.

12 SCOTT I A. Filling the glass of evidence-based medicine[J]. Intern Med J,2020,50(1):15-16.

13 WAN Y S,SHANG J,GRAHAM R,et al. Receptor recognition by the novel coronavirus from wuhan:an analysis based on decade-long structural studies of SARS coronavirus[J]. J Virol,2020,94(7):e00127-20.

第6章

转化医学的概念与临床应用

随着医学科学的进步，尤其是分子生物学（molecular biology）的飞速发展，循证医学（evidence-based medicine，EBM）研究的深入，为改变医学基础研究与临床应用间的脱节，医学的转化研究（translational research）备受重视，因此，转化医学（translational medicine）应运而生。转化医学强调基础与临床之间双向、开放性交流，为基础研究和临床应用搭建桥梁，其目的是将基础研究成果尽快转化为现实的医疗社会化效益，充分体现了多学科交叉合作（multidisciplinary treatment，MDT）的模式。从基础实验室到患者病床边，为了基础研究与临床相结合，又从患者病床边到基础实验室，是一项基础学科和临床应用间的双向过程，是连接基础研究与临床应用相结合的体系。转化医学尤其在恶性肿瘤（malignant tumor）、糖尿病（diabetes）、高血压（hypertension）、肝硬化（liver cirrhosis）、慢性阻塞性肺疾病（chronic obstructive pulmonary disease，COPD）、血液病和脑血管疾病等严重威胁人类健康的常见病方面，应当加大研究力度和防控措施。为了解决基础研究与临床研究间的脱节问题，国际上掀起转化医学的热潮，近几年来才被逐渐重视起来，也正是基础研究与临床应用间的鸿沟越发显著所带来的结果。基础与临床间的转化医学问题需要在双向转化过程中具体解决，这是一个复杂的过程，涉及多学科、多领域的合作与交流。

第一节　转化医学的概念

转化医学又称为转化研究（translational research），目前转化医学已被国内外学者广泛关注和认同。关于转化医学的定义很多，简单来说就是在基础医学不断发展的基础之上，将其与临床治疗进行连接，所形成的一种新的开拓性思维方式。转化医学不是专门的科学，而是医学研究的一个分支。但其确切定义尚未完全形成，对其理解也会不尽相同。转化医学理念在国际上迅速传播，受到各国科技工作者以及政府的高度关注，并从不同角度给予了大力支持。随着医学科学的进步，尤其是分子生物学的快速发展，以及循证医学（EBM）的广泛应用和深入，基础研究与临床应用存在一定程度的脱节，因而医学的转化研究受到重视。转化医学被认为是连接基础学科与临床学科的桥梁，是从实验室到病床边（bench to bedside），又从病床边到实验室（bedside to bench），是一个从基础学科到临床应用的双向进程，连接着基础与临床，是一个循环式的研究体系。转化医学不是一个随时可以应用的孤立的主意或想法，而是一个需要医学工作者关注的理念，转化医学应当成为人类“健康供给”（health provision）的现代理解的基础，而“健康供给”则是涉及诸多与人类健康有关学科的大概念。转化医学，特别是在严重威胁人类健康的慢性疾病的研究和控制中更显重要。国外已有 *Journal of Translational Medicine*（2003 年）、

Translational Research(2007 年)等杂志专注于发表转化医学领域的相关论文,并且很多知名杂志也辟出转化医学专栏。我国于 2010 年 9 月 16 日成立"协和转化医学中心",这标志着我国转化医学进入有序健康快速发展阶段。

转化医学主要涉及基础医学与临床医学间的双向转化过程,是基础医学与临床医学之间的桥梁,是一种循环式的科学体系。即将基础研究的新成果及时转化到临床应用中去,包括临床诊断、治疗、护理、预后及预防等多个方面,为疾病的临床诊断和治疗提供更为先进的措施和方法,并在临床应用中及时反馈和修正,以便进一步转化相关领域深入研究的不断转化、提高,最终目的是更好、更快地为患者服务,以期提高人民健康水平。转化医学主要是指基础研究与应用领域的双向转化过程的相关研究。转化研究应用于医学领域则产生了转化医学。对于转化医学的解释,对于不同的人或不同的专业,则有不同的认识。转化医学在新药发现、严重危害健康疾病的防治和预防疾病中的作用越来越显著。新药的研发是一个时限性很强、复杂而又高度规范化的过程。这一过程包括一系列的临床研究,分为Ⅰ期临床试验、Ⅱ期临床试验和Ⅲ期临床试验。对于转化医学和转化研究的理解,对其重视与加强必将促进基因工程(genetic engineering)、细胞信号转导(cell signaling transduction)、分子生物学(molecular biology)、蛋白质组学(proteomics)、核糖核酸干扰(ribonucleic acid interfere,RNAi)、计算机科学技术(computer science and technology)、干细胞治疗(stem cell treatment),以及新型生物医学材料(new biomedical materials)等的基础研究的发展已逐渐广泛应用临床,其目的是服务于人类健康。

第二节　转化医学的发展史

早在 1968 年《新英格兰医学杂志》刊登文章,首先提出了"bench-bedside interface"(病床与实验室相互作用)转化模式,但在之后的一段时间内由于科技水平发展的限制和人们对疾病复杂程度的了解不够深入,医学界对此研究模式并没有引起足够的重视。直到 20 世纪 90 年代初学者们才正式提出"translational research"的概念,并指明基础科研成果应及时转化到临床应用中。在这个背景下,转化医学的科研模式应运而生。不断转化、提升,最终的目的是更好地提高人民健康水平。转化医学的实现需要有综合性转化医学团队共同完成。这一团队由转化医学中心或转化型研究机构、医院、预防与保健机构、社区服务机构、医药企业等系统化的综合构成。

转化型研究主要是指基础研究与应用领域的双向转化过程的相关研究。转化型研究应用于医学领域就产生了转化医学。转化医学的英文表述有"translational research""translation science""translational medicine""translational medical research"等不同提法。这说明不同的学者对它有不同的命名与解释。其中"translational research"在文献中的应用最广泛,且绝大多数是指医学领域的转化型研究。因"translational research"和"translational science"的概念较为宽泛,在农学、工程学等领域中也有人使用,且多偏重于研究,我们认为如果特指医学领域的转化型研究,采用"转化医学"(translational medicine)更为准确、切题。如果是泛指,则转化研究、转化科学都可以使用。

对于转化医学的认识和理解,不同的学者也不尽相同,比如对于医药企业来说,我们认为转化医学就是通过对基础研究和开发,将其转化为新的药品、设备或新的治疗方案。此时就产生了这一模式:基础医学—基础研究与临床间的转化—新药或新的诊断、防治方法的诞生。另有学者认为,对于临床医师和公共卫生调查人员来说,转化医学意味着将研究成果转化为临床应用的防治方法,而转化的成功是下一阶段研究的开始。这两条模式是不能完全分割的。他们共处于同一个大的系统循环中。转化医学主要是衔接了基础与临床,并加速了这种循环。当然很大比例上需要借助医药企业的作用,将转化型研究成果工业化推广出去。同时有些转化型研究成果直接被应用于临床和社区保健、预防、治疗中,并没有医药企业的参与。但是这些还只是这个系统循环的一次循环的一半,还需要患者在医院或者社区治疗中的反馈,同时需要从临床到基础的进一步转化。

转化医学这个名词演化自 20 世纪 90 年代的转化研究(translational study or translational research)。

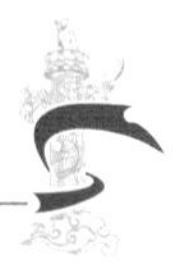

转化医学是指一类医学研究,能够很好地将基础研究与解决患者临床实际问题结合起来,将基础研究的成果“转化”为实际患者的疾病预防、临床诊断和治疗及预后评估。为实验室研究提出新的研究思路。转化医学就是倡导从实验室与临床研究的双向转化(B to B 模式)。药物研究也同样是转化医学的重要内容,转化医学研究成果成为新药研发的引擎。转化医学概念一经提出,就引起基础医学(preclinical medicine)、临床医学(clinical medicine)、预防医学(preventive medicine)和生物制药界,以及医学科技规划与管理等领域的极大关注。转化医学研究已从概念转化为一个热门研究模式。

第三节　转化医学研究的背景

一、基础研究与临床应用脱节

随着科学技术的发展,人们在解决人类健康问题上取得了很大的进步,但科研领域人力、物力的投入与问题解决之间并不对应,投入大产出少。就恶性肿瘤研究来说,分子机制研究进步很快,但恶性肿瘤患者的长期生存率并未得到明显提高,生存率的提高还主要依赖于恶性肿瘤的早发现、早诊断和早治疗。近 50 年来,全球花费了大量的财力和人力用于恶性肿瘤的研究,“收获”了与肿瘤相关的 200 多万篇医学研究论文。1986 年诺贝尔生理学或医学奖得主雷纳托·杜尔贝科(Renato Dulbecco)在 *Science*(《科学》)上撰文,认为对恶性肿瘤等重大疾病通过零打碎敲的研究是解决不了问题的,要治愈人类重大疾病必须通过破译基因组后才能实现。经过多年的论战,国际上终于在 1990 年 10 月启动人类基因组计划(human genome project,HGP),2003 年 4 月完成人类基因组测序。测序完成后人们在期望了解自身的道路上迈出了第一步,但是,很显然生物体是一个复杂体,基础医学研究与实际脱节明显存在,两者之间存有“篱笆”(fences)。如何拆除这种“篱笆”,促进基础研究与临床应用之间的结合是学者们关注的焦点。

二、疾病谱变化与治疗依从性

由于工业化以及人类生活方式的改变,疾病谱在不同的国家有很大差异。发达国家疾病谱以慢性病为主,发展中国家以传染性疾病和营养缺乏病占主导。即使像我国这样的发展中国家,随着经济的快速发展,已从急性病转向以慢性病为主,兼有发达国家和发展中国家两种疾病谱的特征。随着人类寿命的延长,慢性疾病患病率的增高,使医疗消耗不断增加,医疗负担越来越沉重。因此,疾病的预防和早期干预将是一个重要的课题。传统的单因素研究方法已无法满足这些慢性病的防治需要。慢性病的防治需要包括基础和临床等多学科的合作研究,采用多因素研究模型的思路。随着蛋白质组学(proteomics)和药物基因组学(pharmacogenomics)的兴起,分子靶向治疗(molecular targeted therapy)逐渐成为肺癌综合治疗中重要的一环。广义的分子靶向治疗是以个体基因组特异性为导向,根据患者的癌症分期、癌症的异质性、药物基因组学信息精心设计分子靶点和制定优化治疗方案,做到真正意义上的综合性、个体化治疗。目前的分子靶向药物主要为单克隆抗体如抗表皮生长因子受体(epidermal growth factor receptor,EGFR)抗体西妥昔单抗、血管内皮生长因子受体(vascular endothelid growth factor receptor,VEGFR)抗体贝伐单抗以及小分子化合物 EGFR 酪氨酸激酶抑制剂吉非替尼(gefitinib)、厄洛替尼(erlotinib)、奥希替尼(osimertinib)、阿法替尼(afatinib)等。

三、基础科学研究需要重解析

基因组学(genomics)、蛋白质组学等各种组学的发展积累了大量的数据。如不能有效利用这些数据,它们就是一堆垃圾。如何将大量的数据转化为解决医疗问题的有用信息是迫在眉睫需要解决的难

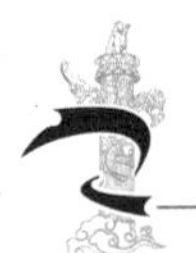

题。这个难题的破解需要生命科学(life sciences)、计算机科学(computer science)和医学领域专家的有效合作与交叉研究。科学研究从微观走向宏观,整合的系统生物学的时代即将来临,为改变医学研究模式提出了强力的需求。

由于近年来人类寿命不断延长和生活质量的提高,传统的基础研究和药物开发及医学实践三家分离的局面浪费了大量的资源,而且解决问题的效率不高。尽管医疗费用不断上涨,但医学的根本性问题有的并未有效解决。如何以患者的需求为导向(patient driven research process),开展医学科学实践,这是转化医学的根本目的。通过三者的密切结合,提高解决医学重大问题的效率,转化医学有望是解决这个医学根本性问题的有效方法和途径。

第四节　转化医学的模式

目前,转化模式主要分为Ⅰ型转化医学和Ⅱ型转化医学,分别用于解决如何进行转化研究及临床应用推广问题。其中T1是人们所常说的“从实验室到病床边”,主要是将基础研究成果应用到临床前期或者临床工作中;T2是常被科学工作者所忽视的“循证基础上的应用推广”(evidence based implementation and sustainability)。国际卫生研究院(National Institutes of Health,NIH)将生物应用性研究的整体过程分为以下5部分。

一、流行病学调查

基础科学研究工作者应明确所研究疾病的患病率及相应信息。流行病学是人们在不断地同危害人类健康严重的疾病做斗争中发展起来的。这里仅仅列举了两个传染病。早年的传染病在人群中广泛流行,如烈性传染病天花(smallpox),是由天花病毒引起的,病情重,传染性强。曾给人类带来极大的灾难,科学家针对传染病进行深入的流行病学调查研究,采取防制措施。1979年10月26日世界卫生组织(WHO)在肯尼亚首都内罗华宣布,全世界已经消灭了天花。2019年冬末2020年初春又突发了一种新型冠状病毒病,本病是由病毒引起,传染性强,很快在全球传播。随着主要传染病逐渐得到控制,流行病学又应用于研究非传染病,特别是一些慢性病,如心脑血管疾病、恶性肿瘤、慢性肝病、糖尿病及创伤、致残等;此外,流行病学也适用于促进人群的健康状态的研究。

二、病因学调查

了解疾病的致病与保护、遗传(内因)与环境(外因)因素,以便找到治疗或生物标志物。病因是能使人群发病率升高的因素,其中某个或多个因素不存在时,人群发病率就会下降。病因又分为广义的病因:凡是与疾病发生有关的所有因素,均称为病因,包括直接病因和间接病因。直接病因是指致病因子,即狭义的病因,是必需的病因,始动因素,包括生物的、物理的、化学的、心理的及遗传因素;间接病因是指辅助因素、促进因素,包括自然的因素、社会环境因素。例如:结核病的结核分枝杆菌为直接病因,而居住拥挤、营养不良、精神状态不佳、免疫功能低下等为间接病因。霍乱的病因,在发现了霍乱菌以后,水是传播媒介,而霍乱弧菌是直接病因,也称为致病因子,又进一步研究,发现霍乱肠毒素是直接病因,而弧菌只是载体。

三、干预设计

基于设计的研究中的“设计”被称为“干预设计”。基于设计的研究中的干预设计与一般意义上的研究设计不同,这是因为:研究设计在本质上是为研究服务的,体现了研究者的立场,与研究者的立场、设计者的关系属于平等的协作。研究设计倾向预成的设计,是封闭而非开放的,基于设计研究中的设计会在

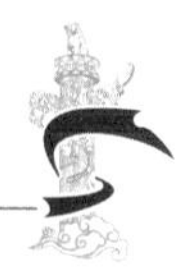

研究中根据教学情境不断修正,甚至到最后偏离原初的设计也是可能的。在研究中要注意干预设计的预期效果,尽可能使干预设计与预期的结果相一致,从而提高干预设计研究中的价值。分析干预设计中不协作的因素或发生与预期不同的结果等,最大限度地模拟实现患者状态的实验设计。

四、临床研究

临床研究是指以疾病的病因、发生机制、病理生理、诊断、治疗、预后预防为主要研究内容。以患者为主要研究对象,以医疗服务机构为主要研究基地,由多学科医务科研工作者共同参与组织实施的科学研究活动。临床研究分为多种,如临床工作者用来研究癌症的预防、筛查、诊断及治疗等。

临床试验分为Ⅰ～Ⅳ期研究。

Ⅰ期临床试验:初步的临床药理学及人体安全性评价试验。主要是观察人体对新药的耐受程度和药代动力学,为制定给药途径提供依据。

Ⅱ期临床试验:治疗作用初步评价阶段,目的是初步评价药物对目标适应患者的治疗作用和安全性,采用多种形式,包括随机盲法对照临床试验。

Ⅲ期临床试验:治疗作用确证阶段,目的是进一步验证药物的治疗作用和安全性,评价利益与风险关系,本期试验应为具有足够样本量的随机盲法对照临床试验。

Ⅳ期临床试验:新药上市后应用研究阶段,目的是了解在广泛使用条件下的药物的疗效和不良反应,评价在普通或特殊人群中使用的利益与风险关系以及改进给药剂量等。

生物等效性试验,是指药物利用度研究的方法,以药代动力学参数为指标,比较同一种药物相同或者不同剂型的制剂,在相同的试验条件下,其活性成分吸收程度和速度有无统计学差异的人体试验。

五、技术推广

技术推广是指对经过检验和科学鉴定的合理的新技术成果扩大应用范围的活动。技术的应用与推广,是把科研成果迅速转化为生产力的重要措施,是依靠科学技术促进生产发展、繁荣经济的重要环节。技术推广应具备以下条件:①技术本身必须具备能够推广应用的条件,即具体技术成熟性和技术适应性;②研究开发部门和使用单位都具有技术推广的积极性和责任心;③国家地方部门和企业制定合理的科技政策和行政法规,保障技术的推广和应用;④建立健全新技术推广的组织机构;⑤通过新技术推广和应用,尤其是药物,是特殊商品,以提高疾病的预防及治疗药物知识的应用普及。

狭义的转化医学是指Ⅰ型转化医学,仅包括前面所提到的 5 步骤中的前 4 步,而Ⅱ型转化医学则侧重于第五步,使得更多的人接触到高新科技发展带来的成果。转化医学的两种类型,见图 6-1。

就转化医学的定义而言,是指"将医学生物学基础研究成果迅速有效地转化为可在临床实际应用的药物、器械或医疗新技术、新方法"。转化医学的任务就是破除基础研究工作和临床应用的屏障,起到结合两者的桥梁作用,使得临床医师可以应用最新的科研成果为临床患者服务,也可以引导科研工作者进行有目的的基础研究。

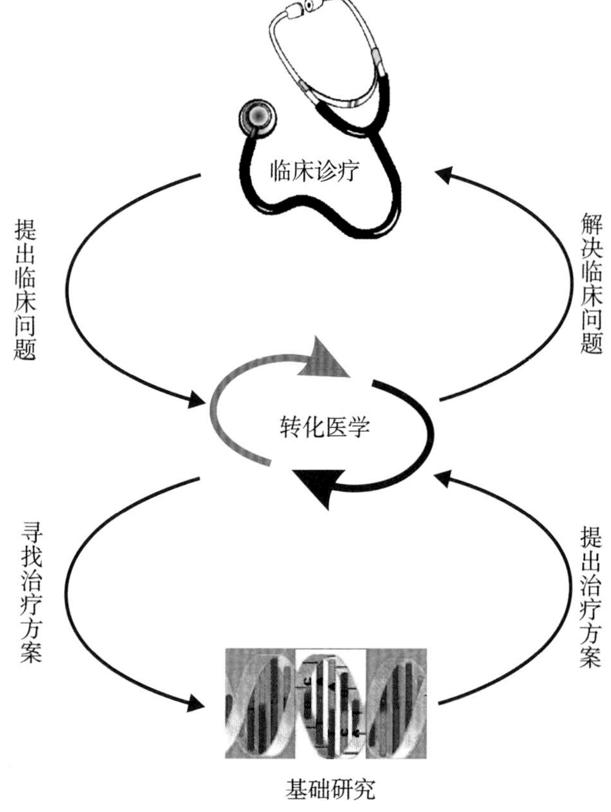

图 6-1　转化医学模式示意

第五节　转化医学研究的内容

随着生活质量和科学技术水平的提高,我国乃至世界的疾病谱及死亡顺位较20世纪有了很大的改变。目前世界范围内病死率以及伤残调整的生命年(disability adjusted of life years,DALY)最为严重的疾病主要为恶性肿瘤、心血管疾病、慢性肝病、各种传染病以及精神类疾病。由于以上疾病发生机制的复杂程度远远超过了人们的预期,使得将研究重点逐渐转移到如何提前预测疾病及使药物能更好地在患者中发挥疗效并避免药物不良反应(adverse drug reaction,ADR)。转化医学是生物医学发展特别是基因组学和蛋白质组学以及生物信息学(bioinformatics)发展的时代产物。转化医学的中心环节是生物标志物的研究。开发和利用各种组学方法以及分子生物学数据库,筛选各种生物标志物,用于疾病危险度估计、疾病诊断和分型、治疗反应和预后的评估,以及治疗方法和新药物的开发。推动21世纪3P即预测(prediction)、预防(prevention)和个体化治疗(individualized therapy,personalized therapy)医学的发展。

一、生物标志物的鉴定与应用

生物标志物(biomarker)是一类可供客观测定和评价的一个或某几个普通生理/病理或治疗过程中的某种特征性的生化指标,通常是特殊的小分子、蛋白质或核酸序列,通过对它们的测定可以获知机体当前所处的生物学状态或进程。例如,核酸标志物从传统的限制性片段长度多态性(restriction fragment length polymorphism,RFLP)、微卫星(microsatellite)到目前广泛应用的单核苷酸多态性(single nucleotide polymorphism,SNP)以及在复杂疾病崭露头角的拷贝数变异(copy number variation,CNV)。这些疾病特异性的生物标志物,将有助于疾病的鉴别、早期诊断及预防,有助于治疗过程以及不良反应监控。目前应用较为成熟的生物标志物是 *BRCA*1 和 *BRCA*2 基因检测在乳腺癌(breast carcinoma)和卵巢癌(ovarian carcinoma)中的成功预测。据WHO统计,乳腺癌和卵巢癌的患病率位居女性恶性肿瘤前列,已经成为严重威胁女性健康的疾病。*BRCA*1/2 属于抑癌基因,有研究表明具有 *BRCA*1/2 异常基因变异的女性在70岁时有高达85%的概率患有乳腺癌,具有 *BRAC*1 的突变个体比正常个体患有卵巢癌的概率增加55%,这及时排查对保护妇女健康具有重要意义。

二、药物基因组与个体化用药

药物基因组学及个体化用药(personalized medicine)是后基因组时代(postgenome era)兴起的新学科。分子医学(molecular medicine)和个体化医学(personalized medicine)都是转化医学研究产生的结果。在临床治疗期间逐渐认识到不同个体对相同剂量药物的药效反应存在差异性,可导致药物对部分个体没有疗效甚至引起药物不良反应。随着基因组测序成本的降低,在针对患者个体的疾病类型、基因分型及分子生物学进行综合分析的基础上,临床医师可以合理选择最优化的治疗方案,即"根据每位患者具体情形及病情、疾病诊断采用药物及恰当的剂量进行治疗",以达到高效率、低成本、低风险的治疗效果。应用较为成功的为巯嘌呤甲基转移酶(thiopurinemethyltransferase,TPMT),基因多态性会影响硫代嘌呤类(thiopurine)药物的代谢,这些药物可用于治疗急性白血病和器官移植排斥等,约有11%的白血病患者TPMT活性低于正常人,如果不经基因检测就贸然给这些患者使用正常剂量的巯嘌呤会使得药物在这些低酶活性患者体内积累而产生严重不良反应。

三、疾病治疗反应与预后评估

由于遗传(heredity)、营养(nutrition)、免疫(immunity)等因素的差别,同一种疾病的,对同一种治疗

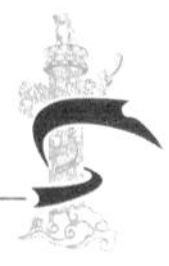

方法或应用同一种药物的效果和预后可表现出较大的差异。在分子生物学研究的基础上，利用经评估有效的生物标志物，如患者的基因分裂、生化各种表型指标等，对患者进行药物敏感性和预后的预测，选择敏感的药物和适当的剂量，以提高疗效，改善预后。通过开展危险因素，临床诊治、生存和预后等临床组学（clinomics）与实验室关联性研究（clinical-laboratory correlative studies）找出规律，阐明疾病的发生发展机制，以循证医学的原则实施医疗工作。

第六节　转化医学的任务与意义

由于临床研究的复杂性，特别是面对各种恶性肿瘤，基础研究和临床间的屏障越来越大。许多基础研究所取得的成果，不知道能解决什么样的临床问题；临床中遇到的困难，不知道如何利用现有的基础研究成果去解决或者不知道如何引导基础研究为临床服务。转化医学的任务就是减少基础研究和临床间的屏障，架起基础科研工作者和临床医师间的桥梁，使得基础科学的成果能及时为临床所用，临床中所要解决的问题，能及时反馈给基础研究者，引导其研究方向，最终使人民受益。

在医药研发领域，近年来药物研发技术已经有了很大进步，但是新药上市速度仍较缓慢，成功率仍然很低，一个新药从研发经过Ⅲ期临床试验到商品化，费用昂贵，而且费用年年上涨。转化医学在整合分子生物学和生物信息学海量数据，通过研究可诊断和监测疾病的生物标志物，为新药研发及新治疗方法研究开辟出一条革命性的途径。在以药物靶标为基础的药物研发中，转化医学能有效地降低在临床Ⅱ期中的药物靶标概念验证性研究的失败率，降低成本，缩短研发周期，尽快给患者带来福音。

转化医学的意义及价值已引起了全球范围的重视，各国开始制订实施多种计划，鼓励发展转化医学。一个主要的投入就是培养不同学科、能在基础科研和临床工作间互相协作研究的团队，包括培养面向转化研究的临床工作者。转化医学研究将推动全球的个体化药品开发，并有希望给生物医药产业带来新的生机。此外，BioMed Central 出版集团，在 2003 年推出了转化医学的专业期刊 *Journal of Translational Medicine*，该杂志的办刊宗旨是作为基础生物学家与临床医学家的桥梁，以加速科学思想作为潜在临床治疗方案与药物的研究过程，并且该杂志设立了转化医学的专业奖金——“The Excellence in Translational Medicine Award”，以鼓励为转化医学做出突出贡献的专业人员。

目前，转化医学在国内研究已经广泛开展，规模的专门转化医学中心，但很多大学、医疗科研机构和生物医药公司之间开展的合作，都可以归为转化医学。专门的转化医学中心也已经开始建立，目前国内的条件，完全有基础发展转化医学，应该利用国内丰富的临床资源，在转化医学带来的创新理念指引下，加快基础科研成果向临床转化，同时提高国内生物产业竞争力，正在发挥着巨大的作用。

第七节　转化医学的临床应用与前景

转化医学从概念的提出到现在已 20 多年，但其迅速发展已引起了世界各国的广泛关注和重视，特别是对目前恶性肿瘤研究带来了新的曙光。也正是基础研究与临床应用间鸿沟的越发显著带来的结果。在基础与临床间的转化医学问题需要在双向转化过程中具体解决。涉及复杂的过程，涉及多学科、多领域的合作与交流。即使是某个具体药物的转化型研究所涉及的，亦不仅仅是某个实验室的问题。复杂的转化型研究会使一些基础或是临床研究者望而却步。这不仅可能影响其所研究课题的进一步深入，在整体上也无形中造成转化医学领域科学家的不足。因此，作为一个新的多学科交叉的领域，要得到发展和成熟，并且要最终推动其他领域的进步，要经过很长时间的积累过程，需要整合多学科知识，并进行紧密交流和联系，相互完善和发展，才能最大限度发挥转化医学的作用。

21 世纪是生命科学的世纪，生命科学的迅速发展为临床医学的发展铺开了前进道路。而在实际医

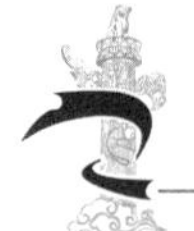

学领域中,临床医学的发展却远远滞后于基础医学,诸多危害人类健康的疾病,如恶性肿瘤、心脑血管疾病、慢性肝病等尚无法治愈,严重传染病不但治疗困难,而且难以阻断传播,临床应用与基础研究之间存在较大鸿沟。因此,转化医学的顺利实施并非一朝一夕,其研究模式提出的真正价值在于使得基础科研工作者、医药企业以及政府相关部门的思维理念发生转变,打破以往研究课题组单一学科或有限合作的模式,强调多学科共同组成课题攻关小组,通过合作,发挥各自优势。由于转化医学这一热点领域兴起时间较短,我国也具备一定基础,如果给予足够的重视,高校及科研院所、医药企业及相关政府部门抓住此次机遇,加强科技成果转化意识,搭建起临床与基础科研以及科研成果商业化的对话平台,相信在未来的几年中,我国必将在该领域中获得具有典型和独创性的重大成果。结合我国人口众多和疾病谱复杂现状,相信转化医学必将为我国人民重大疾病预防和治疗等方面做出重要贡献,从而促进我国医学事业的发展与和谐社会的构建。

目前,转化医学要充分利用依托的各种交叉学科平台,以临床应用的实际需要作为出发点,借助基础研究机构强大的科研力量,解决临床的实际问题,最终给患者带来福音。转化医学的基本特征是多学科交叉合作,不仅涉及分子生物学、细胞生物学、病理生理、药理学等领域,还涉及信息科学、统计学、物理学、化学、网络和纳米等学科。它还是一个立体的,涉及微观和宏观、人文科学与自然科学交叉的系统。同时应重视与加强基因工程(genetic engineering)、细胞信号转导(cellular signal transduction)、生物学(biology)、核糖核酸干扰(interference,RNAi)技术、干细胞(stem cell)、新型生物医学材料(new biomedical materials)等的基础研究成果尽早地为人类健康服务。发达国家对转化型研究团队的建设与巨大的投入,可能在短期内并无明显效果,但是随着转化医学的深入发展,基础研究领域的巨大进步必将为人类健康水平的提高发挥显著作用。我国亦应高度重视有中国特色的转化医学建设,增加对转化型研究领域的投入,加强转化型研究团队的建设,促进多学科交叉研究的顺利进行。从加强医学教育入手,加速培养转化型研究人才,并加强转化型研究人才的合理配置,使医学科学的进步更好地为人民健康服务。随着21世纪医学的发展,转化医学必将扮演重要的角色,在世界各国都给予高度重视的情况下,我国必须抓住机遇,加强转化医学的意识,为基础和临床研究构建交流和沟通的平台,为新世纪医学的发展和进步带来根本性改变。

(任成山　杨仕明　张　曦　郭乔楠　刘　勇)

参考文献

1 任成山,徐剑铖.转化医学的概念、研究热点及其前景[J/CD].中华肺部疾病杂志(电子版),2010,3(6):456-462.

2 中国工程院.健康中国与转化医学[M].北京:高等教育出版社,2019:56-74.

3 李继胜,王松灵,李文斌.转化医学指导下的临床诊疗与研究中心社会化效益探索[J].医学教育管理,2018,4(3):250-254.

4 张明,丁宁,张颖聪,等.健康中国战略下我国转化医学机构组织模式探讨[J].中国医院,2019,23(4):50-52.

5 LI M N,ZHANG L L. Establishment of research-oriented hospital:an important way for translational medicine development in China[J]. An Acad Bras Cienc,2015,87(2):1027-1032.

6 ELAZER R E,GARRET A F. A decade of science translational medicine[J]. Sci Transl Med,2019,11(489):eaax4327.

第7章

群医学的概念与意义

群医学(population medicine)是一门新兴的交叉学科,强调了多部门协同合作,提升人群整体健康水平,为弥合预防医学(preventive medicine)与临床医学(clinical medicine)的裂痕提供了思路。长期以来,虽然基础医学、预防医学、临床医学及康复医学发展比较平衡,但实际工作中似乎重视疾病的治疗,忽视了疾病的预防,无形中形成了一种裂痕,并且由来已久,其根源性因素在于弱化了对医学生大健康意识的培养,淡化或固化了医学生的思维。在当前我国实施大健康中国战略中,把预防为主摆在更加突出的位置,必须通过学习群医学知识及学科建设,推动"以治病为中心"向"以人民健康为中心"理念的转变,在公共卫生工作实践中灌输群医学理念。我国在进一步扩大优质资源供给的基础上,加强医疗及预防,与医政政策的有效衔接,系统集成,强化大卫生健康理念,恰与群医学非常相符,同时强化了制度保障,努力提高人民健康水平。

第一节　群医学的概念与定义

在医学实践中,虽然预防医学与临床医学一直并行发展,但其间似有不小的"裂痕"。当前我国要实施的大健康中国战略,就必须推动"以治病为中心"向"以人民健康为中心"的转变。群医学的理念和实践为弥补这一裂痕提供了思路。因为健康是人类的基本需求,然而健康不公平已经成为影响全球健康的核心问题。世界卫生组织(WHO)对"健康社会决定因素"(social determinants of health,SDH)概念的界定在目前受到广泛认同。

决定健康的社会因素是什么? WHO将健康的社会决定因素定义如下:"人们的出生、成长、工作、生活和年龄等条件,以及更有力的塑造日常生活条件。这些条件和制度包括经济政策和制度、发展议程、社会规范、社会政策和政治制度。健康的社会决定因素包括经济收入、社会支持、幼儿发展、教育、就业、住房和性别等因素,其中许多可能是由于潜在的结构力量发挥作用。"

自2010年起,群医学的理念开始倡导并进行推广。现将群医学的理念总结归纳为:①群医学重视个体卫生保健服务体验和卫生保健系统优化,这应当被所有卫生从业者贯彻;②医疗保健机构应提高卫生保健服务的可及性,以减少健康不平等,促进全人群健康效益最大化;③关注生命全过程的健康,实时追踪患者和人群健康数据,为临床决策和卫生保健系统设计提供循证支持,以应对不断变化的社区健康需求;④融合基础医学、临床医学和预防医学,基于个体和群体视角,采用多学科技术和方法,推动临床诊疗和疾病预防协同发展;⑤强调多部门合作,合理配置卫生资源,优化健康政策。

群医学是一门新的医学理念,曾有多种定义。目前国际上引用较多的定义来自国际公共卫生教育网

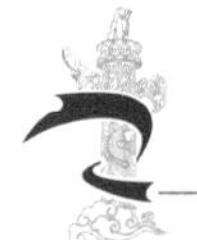

站，认为群医学是由卫生保健系统自身或者联合其他协作者，在实现个体保健及治疗的基础上，为促进人口整体健康水平而开展的一系列具体活动。群医学在发展的过程中，曾先后被等同于公共卫生、预防医学、社会学、社区保健，但 Gray 等教授在 2010 年首先指出群医学并不等同于公共卫生，公共卫生应向群医学转变，临床医师在临床诊疗的基础上，应当为全人群健康服务。

北京协和医学院研究团队综合多种定义后做出如下定义：群医学是以实现人群整体与长远健康为宗旨的学科。它融合基础医学、临床医学、公共卫生与预防医学、康复医学学科，统筹个体预防保健、医疗健康措施与人群整体健康行动，以达到人群健康效益最大化。群医学是一种价值取向，也是一种方法学。群医学体现了当代人类社会价值和社会责任担当，是当代重要的医学走向，也是现代社会治理结构中医学领域脚踏实地的实践，更是基于人文社会科学、自然科学规律的把握和实践。临床医护工作者在实施个体诊疗、康复保健过程中，应当积极开展针对性的疾病预防和干预活动，从而实现人群疾病一级、二级和三级预防，提升全人群健康水平。

第二节　群医学的诞生与发展

人类对于健康社会决定因素的认识最早可以追溯到 WHO 成立之初。1946 年 WHO 的组织宪章中将健康定义为“一种身体、心理和社会上的完好状态”，健康是一项基本人权，不因种族、政治信仰、生活工作的条件而异——这成为健康社会决定因素的思想基础。WHO 关于改善健康社会决定因素，采取的关键策略是“将健康融入所有公共政策”(health in all policies，HiAP)。“将健康融入所有公共政策”是指从国家层面到地方政府决策者必须有健康和幸福的意识。

在当时人类取得的巨大医学突破使人们坚信生物技术是解决全球健康问题的途径。同时，由于国际社会对发展中国家的环境和社会因素所造成的恶果的漠视，强调健康的社会影响因素的观点在主流公共卫生领域逐渐被边缘化。20 世纪五六十年代，WHO 和其他一些世界卫生机构忽视了这种对疾病的社会背景的关注，而转向单纯技术导向和以特殊疾病为治疗目标，强调小范围、技术引导的方式。到 20 世纪 70 年代初期，人们逐渐认识到单纯技术主导方式在发展中国家已经宣告失败。1975 年，WHO 和联合国儿童基金会(United Nations International Children's Emergency Fund，UNICEF)共同发表了《满足发展中国家基本卫生需要的经验》，报告承认了单纯技术主导方式的缺点——它过于依赖技术而忽视了社会力量，如果没有整合的卫生体系，干预措施也不可能真正有发展作用。同时强调了社会因素的重要性，如贫穷、住房、教育问题，这些都是发展中国家患病率高的根源。

从 20 世纪 90 年代至今的 30 多年来，联合国提出“千年发展目标”(Millennium Development Goals，MDGs)，引起人们重新重视健康与社会发展的思考。2003 年，WHO 成立了宏观经济与卫生委员会，提出宏观经济发展和卫生的关系，其核心思想即社会总体发展和减少贫困的中心策略之一应该是健康投资，投资健康就是投资发展。2005 年，WHO 成立了由世界一流流行病学、卫生政策专家等组成的“健康社会决定因素委员会”(Commission on Social Determinants of Health，CSDH)，专门研究世界各国的健康和健康公平性的现状、影响因素及其应对政策和措施。CSDH 经过 3 年的努力，2008 年完成了一份十分出色的报告《用一代人时间弥合差距：针对健康社会决定因素采取行动以实现健康公平》。

CSDH 报告的核心观点是：在各国之内以及国家之间，健康不公平现象普遍存在；造成健康不公平的因素除了医疗卫生服务体系不合理外，主要是个人出生、生长、生活、工作和养老的环境不公平，而决定人们日常生活环境不公平的原因是权力、金钱和资源分配的不合理，其根源是在全球、国家、地区层面上广泛存在着政治、经济、社会和文化等制度性的缺陷。因此，必须对健康和健康不公平的情况进行科学的测量，理解其严重程度并分析原因，从全球、国家和地区层面做出高度的重视，采取将健康融入各项公共政策，建立跨部门的合作机制，动员社会组织和居民广泛参与，改善人们的日常生活环境，从法律、政策和规划等各个方面采取行动，用一代人的时间弥合健康差距。群医学似乎是解决这些问题的一个方向。

有学者从 2003 年到 2016 年 5 月在《家庭医学档案年鉴》(*Annals of Family Medicine*)中发表的 985 篇

论文中，筛选了 127 篇符合临床群医学（clinical population medicine，CPM）的定义。他们将这些论文分类为适用于公共卫生的疾病控制核心功能，如健康评估、政策制定，以及公共卫生机构在临床环境中的公共卫生基本功能，包括健康保护、健康促进、人口健康评估、疾病和伤害预防以及健康监测等。并通过选择 10 篇论文来展示 CPM 实践的广度来策划这个专业性问题。这些论文可能是作为研究倡议或评论而开发和提出的，但这个专业性问题是一个在实践中将它们作为 CPM 一起考虑的理念。

第三节　群医学与群健康的实践

群医学是以群体的视角研究影响人群的相关因素，以临床诊疗实践为基本手段，对某个群体或种族甚至整个人类疾病进行的防诊防治措施，目的是使人群生命全程的健康效益最大化。我国艾滋病防治体系具备群医学理念的许多特征，是其实践运用的规范，强调跨部门协作，倡导动员全社会力量参与防治，强调社区层面人群干预，积极动员开展社区对被感染者的关怀。强调基础医学、临床医学、预防医学的融合，推动临床医疗机构与公共卫生机构紧密合作，通过基础研究为预防筛查、临床治疗提供新的技术手段，公共卫生部门协同社会组织深入医疗机构，开展自愿咨询检测，医疗机构在开展抗病毒治疗的过程中与社区组织紧密合作进行登记随访。群医学恰好具有医防实践的弥合作用。

有研究报道，在疼痛管理实践中实施群医学，采用人口管理的方法记录和提高对慢性疼痛管理的质量。对于疼痛患者建立分析登记册，将观察的所有疼痛患者都记录 12 个月。记录患者的人口学、基础疼痛和功能评估以及治疗效果，提供了日常医疗服务管理措施，登记册还包括疼痛治疗和管理的结果。在 454 例疼痛患者中，只有 154 例（34.0%）完成了 6 个月的医疗服务周期。这个质量改进项目确定了评估和医疗服务方面的不足，但也有了一定程度的改进，需要改善的疼痛情况和功能被记录了下来。

管理慢性疼痛及其潜在原因对卫生系统、临床医师、患者和卫生规划者提出了持续的挑战。像疼痛患者的诊断和治疗因患者个体与医师专业不同而不同。群医学利用疾病登记人群中的疼痛患者，然后指导医疗服务团队按时提供和记录的必要性。这种方法改变了医疗服务的重点，从一个疼痛患者到整个人群，使个体疼痛患者的医疗服务在这个更广泛的背景下被提供。一般来说，群医学被证明比传统的治疗慢性疾病的方法更有效。通过对疼痛患者医疗服务中实施了群医学的方法，以期努力改善对疼痛患者医疗服务的措施。

有趣的是有学者采用群医学的方法对结肠癌从预防到辅助化疗进行监测，在美国大约 20 个人中就有 1 人患结肠癌。倡导人们应该从 50 岁开始通过结肠镜检查来预防及早期发现结肠癌，一般每 10 年重复一次。精确的结肠癌预防意味着一种量身定制筛查方法，这就是积极地采用结肠镜检查是不可或缺的预防策略。虽然许多医学实践仍然是一刀切的方式进行的，但由于可衡量的遗传危险因素和不利的环境、饮食或职业暴露，并日益认识到癌症风险的可变性，以及努力优化筛查和预防结肠癌的重要性。认识到采用群医学从预防结肠癌的角度出发，定期筛查，有望早期发现结肠癌，以使早期治疗则至关重要。

以心血管疾病为例，2019 年《中国心血管健康与疾病报告》发布，我国心血管患病率处于持续上升阶段。推算心血管病现患人数为 3.3 亿，其中高血压 2.45 亿，脑卒中 1 300 万，冠状动脉粥样硬化性心脏病（简称冠心病）1 100 万，心力衰竭 890 万，慢性肺源性心脏病 500 万，风湿性心脏病 250 万，先天性心脏病 200 万，下肢动脉疾病 4 530 万。心血管疾病病死率仍居首位，每 5 例死亡中 2 例死于心血管病。因此，强调重点以预防为主的方针，真正实现使心血管病防治主战场由医院逐步向社区转移。倡导心血管全生命周期的健康管理，为降低日益加重的心血管病的负担，仍强调必须提高医疗水平，改善医疗质量，加强对心血管病危险因素的控制。同时必须大力开展健康知识的普及，推广群医学的理念和认识，从人口健康源头着手和社区医疗卫生保健相结合。应用群医学的方法，结合社区医疗服务实践，登记管理心血管疾病患者，有望降低心血管疾病的患病率。

第四节　群医学与人口健康的关系

人口健康(population health)起源于经济增长与健康关系的研究，在发展中超越了经济因素，开始关注健康相关因素，成为研究人群健康事件，关注健康结局、健康影响因素、政策制定和实施，从而改善人口整体健康水平。什么是群医学？群医学和人口健康是一回事吗？如果不是，有什么区别？据研究认为，群医学是一个相对较新的术语，已经开始使用，但很多普通公民都误解了它。从远程医疗会诊到庞大的新健康研究，来分析研究什么是人口医学，以及它是如何影响各个国家总人口的变化及健康状况。

群医学可定义为由一个保健系统单独或与不同部门的合作伙伴共同开展的一系列活动，以促进超出个人需要的总体人口健康。用外行人的话来说，这是医疗体系采取的一系列行动，以确保这个国家的每个人都尽可能地健康。在业内专家讨论时，这个术语一般只指医疗保健部门，但它也可以指社会服务、教育甚至企业为整个人口所采取的步骤。由于群医学是一个广泛的术语，它的定义确实包括人口健康的多部门及方法。

群医学不同于人口健康，因为群医学描述为保护人口健康而采取的行动，而人口健康描述这些行动的结果。这意味着，它们是朝着同一个目标前进的两个步骤：尽可能使一个人口或在某些情况下使一个国家的总人口达到最佳健康水平。因此，人口健康是通过群医学了解的；所采取的行动产生了人口健康分析人员和专家在报告和研究人口健康时所考虑的结果。这两个术语还有另一个不同之处；虽然人口健康可能意味着全球健康或特定的人口统计，但群医学的目标是总人口，例如一个国家的人口。

自社会和国家建立以来，人口医学就一直在使用，但人们并没有意识到这一点。由于一个国家人口的健康对该国的成功至关重要，几个世纪以来，群医学一直被用于促进良好的健康习惯和预防医学。当前的例子包括为忙碌的人提供的移动医疗随访、从手术到药物、疫苗接种政策等所有方面的医疗法规，以及使用电子医疗记录来无缝地提供医疗服务。在未来、某个疾病信息，采用医学大数据来汇总，以编制社会基本健康因素的数据库。然后，这些研究将被用于影响未来卫生政策，使各国政府能够确定影响人口健康哪些是良好的卫生习惯，哪些不是。

群医学的含义可能很难确定，尤其是在一个大多数人已经纳入了他们的数据没有隐私这一事实的世界里。事实上，在征得用户同意的情况下，使用了一组用户的数据，以便编制一项基线群医学研究。但这些人必须签署一份同意书，声明他们的数据可能被第三方使用。随着越来越多的人意识到为了保持人口健康，必须共享一些数据。事实上，群医学是医疗保健部门采取行动的一个新术语，已经存在了几百年；这个行业现在的效率比过去高了。虽然群医学有着崇高的理想，但目前还不清楚这种专业化是否会对它被用来保护的人口产生负面影响。

第五节　群医学的现状与发展趋势

群医学发展的现状是将公共卫生的核心功能纳入医疗保健、健康评估、政策和保证，通常以改善健康公平为目标。这一问题的研究表明，在整合临床医疗服务患者和人口健康方面存在着专门知识和创新。诸多研究展示了这些有希望和重要的举措如何服务于社区保健，并正在形成一种加强以患者为中心的临床医疗服务和人口健康的实践形式。有学者可能会想知道临床群医学是否对以患者为中心的临床医疗服务和独立的公共卫生机构构成威胁，或者质疑 CPM 在已经专业化的卫生专业领域是一门不受欢迎的新学科。在选定的研究中没有任何东西支持 CPM 会威胁以患者为中心的临床医疗服务或独立医疗卫生机构的良好工作的观点。

通过研究展示医疗服务以患者为中心与病死率之间的明确关联，为以患者为中心的临床医疗服务提

供了明确的支持。在这个问题上的其他研究显示了CPM实践如何增强公共卫生机构在从慢性病监测到抗生素管理等领域的核心工作。研究认为CPM不是一个新的医学专业，而是一种新的实践方式，适用于任何现有的卫生专业或学科。虽然CPM在领先的初级保健杂志上提出的想法中可能是最明显的，但它在其他领域蓬勃发展，从外科到放射学、围产期到姑息治疗。这一专业性问题的医疗服务将CPM与传统的临床实践和现有公共卫生机构的工作区分开来。CPM可以与卫生服务研究和质量改进共享，但与这些非临床实践同样不同。CPM是一种医学实践和提供医疗服务的方式，但既不是一种新的医学专业，也不是现有概念的冗余表达。

无论临床实践和人口健康是否应该更加紧密地联系在一起，无论临床机构是否应该关注人口健康，这一专业性问题中的研究表明，许多整合者(integrators)已经在工作，正在制定将临床医学和人口健康相结合的举措。CPM已经超越了实践，剩下的问题是如何支持和加强CPM，以便与社区一起为患者服务成为常规实践的一部分。在医院和卫生机构内建立CPM部门是一个额外的机会，可以在人事这一领域工作的专业人员中建立一个实践社区，并确保CPM的能力可提供服务。CPM倡导者可以指导提供基于人口的预防和人口健康促进服务，在公共卫生系统设计中倡导人口健康的方法，并为人口健康发展部门间伙伴关系。

现在是时候超越关于临床实践和群医学是否应该更紧密地结合的时机了。在CPM实践中，这个问题提供了一个非凡的机会和学习该领域的专业知识。问题不在于CPM是否应该存在，而是如何创建和支持能够提供CPM专门知识的从业者及相关机构，以及如何利用群医学为患者、公共卫生系统和社区人民服务，从而改善人口整体健康水平。必须有政府的支持和大量实践社区，CPM可以在人口健康和临床实践的领域上激发创新及解决迫在眉睫的一些问题。

第六节　学习群医学及其临床意义

群医学是一门新兴的交叉“学科”，可以说也是一个“新生事物”，那么，既然是新生事物，就应该认真研究它、学习它、发展它、建设它。群医学一诞生就得到了许多国家的学者积极响应，如美国、英国、中国、加拿大、澳大利亚等。并建立了群医学系(department of population medicine，DPM)，其远景是致力于传授医学基础知识，通过研究患者、人群及影响公共卫生系统等因素，改善个体健康状况，完善医疗保健系统，提高医学教育质量。设计完善了初级保健-群医学项目(primary care-population medicine，PC-PM)，认为临床医师应为患者医疗服务质量负有责任，这个责任涵盖个体患者、人群及社区保健。

在老龄化人口中，慢性疾病的流行要求在临床实践中学习和应用群医学原则，在社区中提供协调、跨学科、以患者为中心来管理。同时必须能够在日益多元化的环境中努力工作。有学者设想：“所有的卫生专业人员都应该接受群医学教育……这样才有能力作为当地响应和全球联系的团队的成员参与以患者和人口为中心的卫生系统。”群医学在澳大利亚悉尼大学研究生医学课程的4年中提供公共卫生学习内容。或称综合性群医学(integrated population medicine，IPM)，其目标是创造一个吸引人的、以患者为中心的学习体验，激发学生的兴趣，将群医学与临床专业和个人技能紧密结合起来，并在已经复杂的课程中对学生、患者和教职员工进行管理。鼓励学生选择多样性的患者，因为了解文化和边缘化对健康结果的影响是学习群医学的一个重要目标。

对于综合性群医学，也有学者称为整合临床医学(integrated clinical medicine，ICM)和人口健康(population health)。主要是为了控制医疗费用，并让临床医师重新重视人群的健康水平，因此提出了一个新概念，并建议将人口健康纳入临床实践，患者命名为“临床群医学”。与此同时注意到CPM声称的项目中有几个不一致之处，范围从简单地将健康的社会决定因素纳入临床实践到广泛参与社区卫生规划。社区卫生似乎与公共卫生从业人员的工作重叠，并可能发生冲突，并引用了定义CPM的活动例子，似乎对围绕决定健康因素的既定临床医师活动的一致性，这些活动将简单地作为临床医师及其他实践中进行分析、研究和评估。结果表明，CPM可能会更有价值，并鼓励临床医师将社区决定因素和背景纳入医疗

实践，但必须注意保持互补和不同于公共卫生实践。

加强群医学的学习及其建设是至关重要的，包括学科学历教育、医学继续教育、网络平台教学教育等。2018 年 7 月，北京协和医学院依托基础医学、临床医学、公共卫生与预防医学 3 个优势学科，开始建设我国第一个群医学学科。该学科以国家健康战略需求为导向，坚持人才培养、学术团队培育和科研创新三位一体协同发展，基本导向为根据不同群体健康和疾病的差异特点，应用多学科技术和方法，研究影响人群健康的相关因素，对某个群体疾病进行预防诊治活动，使群体乃至整个人类生命全程健康效益最大化，医疗卫生成本及资源分配最优化。短期可将公共卫生与预防医学、伦理学、医疗质量管理、医疗保险等内容纳入医学基础课程，培养医学生医防并重的思维及从业行为，强调人才关乎国运的高度战略决策。长远可借鉴国外经验，通过设立群医学院（系）或学位项目，培养具有群医学思维的新型医学生，促进医学教育良性发展。

群医学以人民健康为中心，符合我国卫生健康事业的要求。必须加强国际交流和协作，努力学习先进的群医学经验。群医学涵盖了很多方面，主要涉及疾病的预防和治疗，以及包括社区、卫生经济学、公共政策、职业安全、环境健康和生殖问题。尽管已经取得了一些进展，仍有无数问题有待解决，尚有许多空白亟待填补。当前我国把医学教育摆在优先发展的地位，优化人才培养结构，大力提升医学专业学历教育层次，这正是群医学建设的一个大好时机。也是国家重大卫生战略发展的需求，解决重大公共健康问题的主动担当；是应卫生事业之所需、应时代发展之所唤的重大举措；是培养公共卫生高层次融合型人才，培养卫生政策的指挥型人才。抓住此次群医学可能大发展的有利机会，精心钻研业务，不断提高专业技术和学术水平，把我国卫生健康事业推向更好的发展方向，更好地为全国人民健康提供服务。

（任成山　肖颖彬　张　曦　郭乔楠）

参考文献

1 任成山，林辉，杨仕明，等. 冠状病毒及新型冠状病毒肺炎防控策略[J/CD]. 中华肺部疾病杂志（电子版），2020，13（1）：1-5.

2 杨维中，冷志伟，单广良，等. 群医学：弥合预防医学与临床医学裂痕的新兴学科[J]. 中华医学杂志，2020，100（26）：2001-2005.

3 任成山，刘恩，林辉. 群医学的理念及发展现状[J/CD]. 中华肺部疾病杂志（电子版），2020，13（5）：581-585.

4 ALEGRÍA M，NEMOYER A，FALGÀS BAGUÉ I，et al. Social determinants of mental health：where we are and where we need to go[J]. Curr Psychiatry Rep，2018，20（11）：95.

5 ANNE ANDERMANN. Taking action on the social determinants of health in clinical practice：a framework for health professionals[J]. CMAJ，2016，188（17-18）：E474-E483.

6 BIBBINS-DOMINGO K，GROSSMAN D C，CURRY S J，et al. Screening for colorectal cancer：US preventive services task force recommendation statement[J]. JAMA，2016，315（23）：2564-2575.

7 FORCHUK C，DICKINS K，CORRING D J. Social determinants of health：housing and income[J]. Healthc Q，2016，18（Special）：27-31.

8 HALL M J，MORRIS A M，SUN W. Precision medicine versus population medicine in colon cancer：from prospects of prevention，adjuvant chemotherapy，and surveillance[J]. Am Soc Clin Oncol Educ Book，2018，38（23）：220-230.

9 KOSCHAK B，BRYCE D A，HARRINGTON J T. Implementing population medicine in a pain management practice[J]. WMJ，2017，116（2）：75-78.

10 ORKIN A M，MPH M，BBARMAL A，et al. Clinical population medicine：integrating clinical medicine and population health in practice[J]. Ann Fam Med，2017，15（5）：405-409.

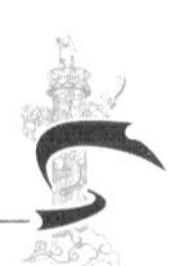

11 REX D K, BOLAND C R, DOMINITZ J A, et al. Colorectal cancer screening: recommendations for physicians and patients from the U. S. Multi-Society Task Force on colorectal cancer[J]. Gastroenterology, 2017, 112(7): 1016-1030.

12 ROUBLE A N, ZZAYED R, HARVEY B J, et al. Integrating clinical medicine and population health: where to from here[J]. Can J Public Health, 2019, 110(6): 801-804.

13 SIEGEL R L, FEDEWA S A, ANDERSON W F, et al. Colorectal cancer incidence patterns in the United States, 1974-2013[J]. J Natl Cancer Inst, 2017, 109(8): 1-2.

14 SLATER J S, PARKS M J, MALONE M E, et al. Coupling financial incentives with direct mail in population-based practice: a randomized trial of mammography promotion[J]. Health Educ Behav, 2016, 44(1): 165-174.

15 STEWART B T, TANSLEY G, GYEDU A, et al. Mapping population-level spatial access to essential surgical care in ghana using availability of bellwether procedures[J]. JAMA Surg, 2016, 151(8): e161239.

第8章

整合医学的概念与意义

第一节　医学体系与整合医学的概念

一、医学本质与三大医学体系

医学是研究与维护人的生命健康的学问，暨研究人的健康和疾病以及相互转化规律的学问，其本质是"人学"。《中国百科大辞典》(1990年)对医学的定义是："医学是认识、保持和增强人体健康，预防和治疗疾病，促进机体康复的科学知识体系和实践活动。"任何促进人类健康、疾病康复、疾病防治的活动都是医疗实践，任何与人的健康促进、疾病诊疗、疾病康复相关的具有独立理论、方法、技术的科学，都是生命医学，目前，具备这些要素的世界医学体系有西医(临床生物医学)、心理学与中医学三大医学体系。生命是一个巨大心身整体系统，目前任何生命科学与医学体系(西医、中医、心理)都像盲人摸象，无法独自诠释生命的真谛，都不全面甚至存在错误，只有整合起来形成一个心身整体医学体系，才能最大限度接近生命医学的本质。

临床生物医学(clinical biomedical science)、心理学(psychology)、中医学(traditional chinese medicine)三大医学体系从不同层面不同角度用不同概念揭示人体生命现象，具有各自独立的理论、技术与方法体系，并经过长期实践检验与证明是有效的。

1. 临床生物医学即西医是白箱系统医学　临床生物医学是研究"人的病而不是罹患疾病的人"，把人看作单纯生物或是一种生物机器，只注重人的生物学指标测量，忽视患者心理、行为和社会性，临床生物医学认为任何疾病都能用生物机制紊乱来解释，都可以在器官、组织和生物大分子上找到形态、结构和生物指标的特定变化，都可以确定出生物或物理的特定原因。临床生物医学是直接面对疾病(不是面对人)实施治疗的科学。采用的治疗方法多是"杀、伐、阻断、抑制"。临床生物医学本身是"机械的""局部而非整体的""解剖的、尸体性的"医学，因而也是"冰冷、缺乏人文的"医学，在临床上容易产生"规范而冰冷的"服务。

临床生物医学缺乏系统医学与整合医学思维，容易出现以点带面、以偏概全倾向，容易一叶障目、只见树木不见森林，容易因过于"精准"而失去生命全局观与整体观。

2. 心理学是黑箱系统医学　心理学是研究生命心理现象发生、发展规律的科学，研究的主要内容包括"知、情、意、行"与显意识、潜意识、无意识，属于生命宏观整体能量信息编构运行医学。心理与生理现

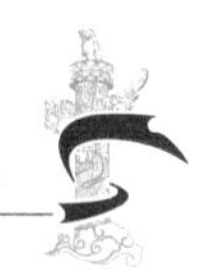

象是生命整体功能不可分割的两个不同侧面，具有镜像关系，相互影响，相互促进，心理学具有重要医学价值与医疗作用。

健康心理学是一门正能量医学，健康心理学的一切治疗手段都应该体现正能量效应。人的亚健康与疾病状态是不同程度的生命负能量状态，根据取象比类法（在研究万事万物在相互联系作用时，从作为研究对象的一组事物取出自身状态、运动变化的性质"象"，即运用带有感性、形象、直观的概念、符号表达对象世界的抽象意义，然后通过比类、象征方式将万事万物按照自身性质分别归属到原来取出的性质所在的项目，来研究它们的相互作用，又称为"意象"思维方法），就像雾霾与阴雨天气，而健康心理治疗的本质就是要通过驱雾霾与拨云见日的技术方法，实现蓝天与白云晴朗心理状态的临床效果。

心理学关注的是"有病的人而不是人的病"。"其心乱、百病丛生；其心静、百病无从以生"。心理模式影响决定生理模式，改变心理模式就可以改变生理模式，心理治疗具有极其重要的疾病防治效果。

传统心理学发展多以"消极心理思想"为导向，并存在"虚而不实"的问题，心理学未来发展方向需要以"健康与积极心理学思想"为导向，深入挖掘与激发人类心理中积极向上的内在自然力量，重点发展积极心理学治疗技术与方法，充分提升心理学临床治疗的实效性。

3. 中医学同样是一门黑箱系统医学　中医学是中国特色的心身能整体功能系统医学体系，中医诊疗的关注点是"有病的人"。中医理论将脏腑、形体官窍、生命功能、精神情志相互联系在一起，从而形成心身能整体生命观与医学观，每个脏腑功能与作用都是其心身能整体功能的综合表述，与临床生物医学中相应的可见器官具有本质不同，比如，中医之"肝"属木、藏血、主疏泄、藏魂、在志为怒、恶风；中医之"心"属火、主血脉、藏神、在志为喜、恶热；中医之"脾"属土、主运化、生血统血、藏意、在志为思、恶湿；中医之"肺"属金、主一身之气、主宣发肃降、藏魄、在志为忧、恶寒；中医之"肾"属水、藏精、主生殖发育、主水主纳气、藏志、在志为恐、恶燥。中医调阴阳、和五脏以及疏肝理气等都是心身能整体治疗之法（图 8-1）。

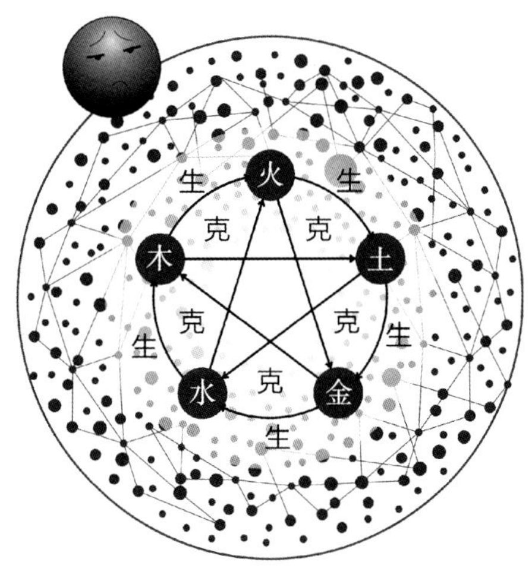

图 8-1　**中医五行模型**

人体是十二经气构成的圆运动，经气左升右降；五行生五脏，五脏主五气，具有疏泄、宣通、收敛、封藏、运化功能。

中医学强调"不是致病因子让一个人得了病，而是这个人的心身能体质状态暨对致病因子的反应模式让他得了病"，比如，强调"不是过敏因子让一个人过敏，而是这个人的过敏体质让他过敏"，中医治疗过敏的重点是治疗患者的过敏体质，而不是反复进行过敏原（anaphylactogen；又称变应原，allergen）检查，查找确认过敏原，让患者远离或隔离过敏原。

中医学是一门正能量医学，通过疏肝理气、温阳通络、升清化浊等法，可以消除体内雾霾，比如痰湿、水饮、瘀血、痰结等。中医治疗本质就是通过阴阳调理，以培补、增加人体正能量状态，实现扶正祛邪的临床疾病治疗效果。

中医经络是生命宏观能量网络构象的表观形态，对应着自主神经系统、内分泌系统以及免疫系统等，

经络治疗可以有效改善生命能量状态、平衡自主神经与内分泌系统功能，达到阴阳双补、阴阳平衡、阴平阳秘的治病效果。

每一味中药都是一个植物或动物全生命体，其本质就是不同生命分子云构象体与分子组合，不同的中药组合，组成不同构象的分子网络系统，从而可以平衡或纠正人体生命出现的分子网络构象偏颇状态，达到疾病防治效果。

根据中医学理论，慢病（即慢性非传染性疾病）发生发展多是气郁气滞引起阴阳失衡、阴阳两虚，进而导致痰湿、湿热、血瘀、痰结等中医偏颇体质状态。痰湿是气郁气滞导致阴阳两虚、偏于阳虚的一种状态；湿热是气郁气滞导致阴阳两虚、偏向阴虚的一种状态；血瘀是气郁气滞导致阴阳两虚、偏于气虚导致血滞的一种状态。中医治疗的通用 ABC 法则：A 即阴阳双补、偏补阳或补阴；B 即疏肝解郁、理气化滞配以活血化瘀；C 即健脾升清化浊兼祛痰化湿、清热、化痰散结等。

面对同一个患者，不同的中医会有各自的辨证，会开具不同的中药处方，会产生不同程度的临床疗效，都会认为各自的辨证最正确、处方最合理，比较难以达成共识、规范与标准。中医还存在“真与伪”的问题，需要认清中医哲学思想无所不能与治疗效果的有限性矛盾问题，逐步建立发展规范有度、标准有序的临床诊疗路径。

二、整合医学的概念

整合医学（holistic integrative medicine，HIM；全称整体整合医学）是从人的整体出发，将医学各领域最先进的知识理论和临床各专科最有效的实践经验分别加以有机整合，并根据生物、心理、社会、环境的现实进行修整、调整，使之成为更加符合、更加适合人体健康促进和疾病防治的新的医学体系。整合医学是实现从生物医学模式向现代医学模式、从以疾病为中心向以健康为中心、从以治病为中心向以治人为中心转化的必然路径。

整合医学是全方位、全周期保障人类健康的新思维、新模式、新的医学观，是实现健康中国战略的重大理论创新与技术支撑，是全力推进医疗供给侧改革、全方位改善医疗服务质量的重要保障。

第二节　整合医学的发展

一、整合医学的发展背景

（一）世界卫生组织健康新概念提出医学整合发展新标准

传统的健康观是“无病即健康”，现代的健康观是整体健康。世界卫生组织（Wold Health Organization，WHO）于 1948 年在其组织法中提出健康定义，即健康不仅仅是没有疾病或不虚弱，而是体格、精神与社会适应的良好状态。1990 年世界卫生组织对健康进一步阐述：在躯体健康、心理健康、社会适应良好和道德健康 4 个方面皆健全。2001 年再次对健康概念做出新解释，即健康是指一个人在生理、心理、社会功能（社会适应、社会行为、社会道德）方面的良好状态，而不仅仅是没有疾病和不虚弱。新概念下的健康包含生理、心理、社会适应和道德 4 个维度健康内涵。它们相互联系、相互依存、相互影响、相互促进。由于社会与心理本身同属于心理学范畴，健康的核心构成就是生理加心理，心理与生理本身又是生命现象互为镜像的两个侧面，任何心理都是伴随生理的心理，任何生理背后都有相应的心理状态相对应，改变心理可以改变生理，改变生理也可以改变心理，心理是健康的核心。心理健康是一种持续稳定的心理状态，具有正常的智力、正常的群体感、坚强的意志、良好的性格和融洽的人际关系。健康的三要素是运动、睡眠、营养。

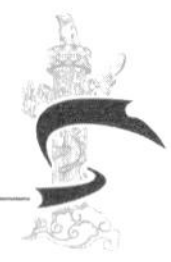

医疗服务有 3 个层次：第一个层次是核心医疗服务。它是医疗服务的最基本层次，消费者到医疗服务机构就医是为尽快解除病痛，获得康复，是医疗消费者购买医疗服务的核心。第二个层次是形式医疗服务。指医疗服务的形式体现，是医疗消费者购买的医疗服务的实体或外在质量。如医疗服务的项目、技术水平、设备新旧、治疗效果。第三个层次是附加医疗服务。它是医疗服务各种附加利益的总和，也是医疗消费者购买的医疗服务延伸部分与更广泛、宽延的医疗服务，如在得到第一、二层医疗服务的同时，得到医学知识的介绍、病情咨询、服务承诺、特色环境、个性化生活及保障服务等。它能给医疗消费者带来更多的利益和更高层次的满足。医疗服务的含义和实质是一个整体系统的概念，它不仅为医疗消费者提供有效的医疗功能，还要为其提供满意的服务功能。

樊代明院士提出了大健康标准“四个全”，即全民健康、全程健康、全身健康、全能健康。总之，健康新概念认为人有生理、心理、社会功能 3 个属性，明确了健康与疾病的 4 个维度与内涵，提出了医疗服务需要实现的 3 个层次，指出了医学整合发展的新标准(图 8-2)。

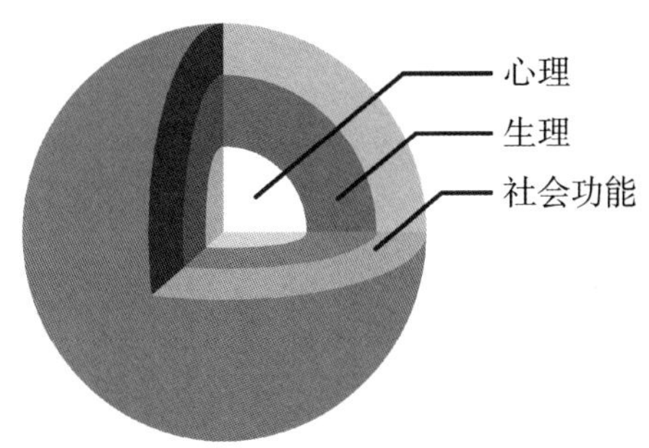

图 8-2　**健康新概念**

（二）现代医学模式提出医疗服务整合新内涵

1. 生物医学模式概念　生物医学模式(biomedical model)是指建立在经典的西方医学基础之上尤其是细菌论基础之上的医学模式。由于其重视疾病的生物学因素，并用该理论来解释、诊断、治疗和预防疾病以及制定健康保健制度，故被称为生物医学模式。其基本特征是把人看作单纯的生物或是一种生物机器，只注重人的生物学指标的测量，认为任何疾病都能用生物机制的紊乱来解释，都可以在器官、组织和生物大分子上找到形态、结构和生物指标的特定变化，都可以确定出生物或物理的特定原因。

2. 生物医学模式存在的问题

(1)生物医学模式受“机械论、还原论”的影响，具有很大的片面性和局限性。①仅仅从生物学的角度去研究人的健康和疾病，只注重人的生物属性，忽视了人的心理、社会属性以及更高维度的生命现象；②在临床上只注重人的生物功能，而忽视了人的心理功能及心理社会因素的诊疗作用；③在科学研究中较多地着眼于躯体的生物活动过程，很少注意心理过程与其他生命过程；④诊疗逻辑往往是“是”“不是”。因而对某些功能性、心因性疾病以及亚健康，无法得出正确的解释，更无法得到满意的治疗效果，不能阐明人类健康和疾病的全部本质。

(2)生物医学把心身能整体的人机械地分解成各种器官、组织、细胞与分子，导致临床科室不断细化，让患者成了器官、疾病成了症状、医疗成了检查。

(3)生物医学将完整的人机械分解、失去整体性，医疗技术不断“精准化”，医师知识不断碎片化，医疗成了“铁路警察”各管一段，“头疼医头、脚痛医脚”现象日趋严重。

(4)生物医学模式看的是局部的病而不是看的心身整体的人，治病不治人，缺乏人文精神，过度依赖检查化验等高新技术，忽视精神、心理、社会因素在疾病防治与康复中的作用，背离现代医学模式与 WHO 健康新概念精神。

(5)生物医学模式导致过度医疗现象日趋严峻，不断推高医疗成本，医疗费用越来越高，形成恶性循环，加重社会问题。

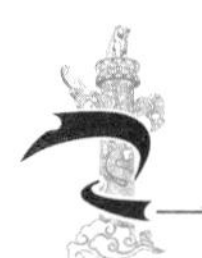

(6)生物医学模式忽视心理问题,不能正确识别心理问题引起的多系统医学难以解释的症状(medically unexplained symptom,MUS)、心身疾病等,导致误诊、漏诊现象日益严峻,加之,生物医学模式重治疗轻预防,让患者越来越多,而不是越来越少。

生物医学模式导致的医疗专业不断细分、临床专科不断细化,让患者失去了生命整体性,让诊疗失去了生命整体观,看病不看人的现象日趋严峻,已经无法应对人类日益复杂的健康与疾病问题。

3. 现代医学模式概念提出医疗服务整合新内涵　随着科学发展,人们逐渐认识到在疾病发生、发展中,除生物因素外,社会因素、心理因素也起着重大作用,根据这种新的医学观点,恩格尔(Engel)1978 年提出“社会-心理-生物”现代医学模式,又称恩格尔模式。现代医学模式就是指从生物、心理和社会等方面来观察、分析和思考,以及处理疾病和健康问题的科学观与方法论。

现代医学模式强调人的健康是由生物-心理-社会 3 方面因素共同决定的,要求临床医师把人看作一个心身整体,要求医护人员具备心身整体诊疗与心身整体护理服务能力,要求医疗服务要从“以疾病诊疗为中心”向“以人的健康为中心”转变,实现人病同治、防治结合,要求医学整合发展。

生命是多维的,医学应该也是多维医学,生命是有温度的,医学应该是有温度的人文医学,医疗需要建立多维整合医学服务体系。根据世界卫生组织健康新概念与现代医学模式的新要求,临床医学已经不再仅仅是纯生物学的医疗服务,而是生物、心理、社会 3 个层面的心身整合诊疗行为。

二、整合医学是未来医学发展的必然方向

(一)未来医学发展三大战略转移

1. 目标上移　从以疾病为主导走向以健康为主导。
2. 中心下移　从以医院为基地下移到社区、功能社区、家庭。
3. 关口转移　从单纯疾病诊断治疗前移至疾病预防与健康促进。

(二)未来医学发展趋势

进入 21 世纪,医学正在从以“疾病”为中心,向以“健康”为中心转变;从生物医学模式服务向现代医学模式服务转变;从疾病医学向健康医学转变;从生物医学向整合医学转变。医疗卫生服务内涵也从治疗服务扩大到预防(保健)服务;从单纯生物医学服务扩大到“生物、心理、社会”服务;从院内服务扩大到院外服务(医养结合);从纯技术服务扩大到社会心理服务;从为患者服务扩大到为广大健康人群服务(健康管理);从被动服务扩大到主动服务。未来医学发展包含以下医学理念:预防医学与保护医学(preventive medicine and protective medicine);参与式医学与公共医学(participatory medicine and populatized medicine);健康促进与医养结合医学(promotive medicine and prolonging medicine);风险预测与风险干预医学(predictive medicine and pre-warning medicine);个性化医学与人群为中心医学(personalized medicine and people-centered medicine);全程干预医学与程序化医学(processing intervention medicine and programed medicine)。

第三节　整合医学的实践初探与临床意义

21 世纪,人类进入了心理问题、心身疾病与慢病的时代,以心身问题为特征的慢病已经发展成为人类疾病谱的主要构成、人类健康的主要威胁,医学进入了从科学医学时代向整合医学时代发展的历史时期。

一、中国心身整合医疗模式实践

由于许多心脏疾病患者合并心理问题,仅仅给予药物治疗甚至支架手术并不能使其恢复正常生活与

工作。1995 年北京大学人民医院心脏内科与北京大学第六医院精神科联合开展“双心门诊”率先在中国创立了心脏专科疾病心身整合诊疗新模式，开启了综合医院临床科室从生物医学模式向现在医学模式转化临床实践的新纪元，取得了很好的效果。

随着心理问题、心身疾病以及慢病快速发展，单纯临床生物医学诊疗行为出现越来越多问题，2015 年华西医院开始推进“阳光医院”模式，通过对住院患者进行“心晴指数”初筛工作，率先在全院范围实施疾病心身整合医疗服务模式，取得了显著成效。2020 年广东省人民医院开始启动全院心身整合医疗服务体系建设工作。

在 WHO 健康新概念以及现代医学模式影响下，临床疾病心身整合医疗服务模式已经受到更多临床专科的认同，目前，全国综合医院已有 500 余家临床专科开始对患者实施心身整合医疗服务。

二、3D 医学概念与慢病 3D 医学诊疗实践

（一）3D 医学概念

整合医学临床实践不仅要求对各医学体系最先进研究成果、各临床专科最有效经验进行整合，还要求中医与西医的整合，最终实现生命心与身的整合。3D 医学（3 dimension medicine）是从多维生命与生命心身能整体观出发，根据 WHO 健康新概念与现代医学模式新要求，将临床生物医学、心理学、中医学最先进生命医学理论、最有效临床技术与方法进行充分整合与融合，形成一种更加符合生命健康促进、亚健康诊疗、疾病防治的全新整合健康医学与整合临床医学体系。

3D 医学中的临床生物医学与心理学结合是心身医学，临床生物医学与中医结合是中西医结合学，中医与心理结合是中医心理学，中医与心身医学结合就是中医心身医学，心理学与中西医结合就是中西医结合心理学，中西医结合与心身医学结合就是中西医结合心身医学。3D 医学本质与核心是心身整体医学，3D 医学临床实践的核心是疾病心身整体诊疗模式。

3D 医学心身整体诊疗模式形成“看病先看人”以人为本的理念，还器官为患者、还症状为疾病，让医师从检查回到临床、让医疗服务实现心身并举、中西医并重、防治并行、医养并进、人病同治。

（二）慢病 3D 医学诊疗实践

1. 生命心理自主神经反应模式　生命心理系统与自主神经系统自偶合构成生命心理自主神经系统（psycho-autonomic axis system，PAAS），产生心理自主神经反应模式（psycho-autonomic reaction model，PARM）。心理失衡与紊乱会引起自主神经失衡与紊乱，导致临床心理问题躯体化症暨 MUS 与自主神经功能紊乱（autonomic nervous disorder，AND），MUS 与 AND 对应中医体质相应变化，三者相互交织，形成稳定的心理自主神经系统紊乱状态（psycho-autonomic nervous disorders，PAND），在疾病风险因子持续作用下逐渐发展为慢病状态，这是慢病难以治愈的内在原因，慢病需要心理、自主神经、中医体质协同治疗，心理、自主神经、中医体质可以相互成为彼此的治疗路径与方法。①自主神经系统是生命健康状态的自平衡、自稳态、自修复系统，维持内环境动态平衡，如电解质平衡、代谢平衡等，代谢紊乱标志着自主神经功能出现紊乱；②自主神经系统还可通过自主神经内分泌轴与神经内分泌免疫系统轴多层面调节细胞功能；③生命内脏器官组织功能紊乱、生化指标异常、形态学变化皆标志着自主神经功能异常、紊乱或障碍；④慢病多伴有自主神经功能障碍，慢病需要临床生理医学（clinical physiological medicine，CPM）与心理自主系统医学（psycho-autonomic medicine，PAM）双重诊疗；⑤慢病难以治愈的主要原因是目前没有系统成熟有效治疗自主神经功能紊乱（AND）的技术与方法。

2. 慢病与自主神经相关性疾病　自主神经系统是直接调节所有内脏功能的神经系统，自主神经功能失衡、紊乱或障碍，会引起各个系统功能异常，产生不同临床专科病症，患者表现为不同的医学无法解释的症状（MUS）、不同的心身疾病或不同慢病形态等，对于这类临床问题可统称为自主神经相关性疾病（autonomic nervous associated disease，ANAD）。

自主神经功能紊乱（AND）在临床上也称神经官能症，与精神心理因素密切相关，大多是因长期精神紧张、心理压力过大，以及生气和心理受到刺激后所引发。表现为情绪低下、不稳、烦躁、焦虑，甚至听到

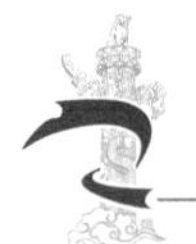

说话都浑身难受，心慌、爱生气，易紧张、恐惧、害怕以及敏感多疑，委屈易哭，悲观失望无愉快感，不愿见人，不想说话，对什么都不感兴趣，看什么都不高兴，压抑苦恼，甚至自觉活着没意思，入睡困难，睡眠表浅，早醒梦多，身疲乏力，记忆力减退，注意力不集中，反应迟钝等。自主神经系统功能失调引起的常见MUS有胸闷、憋气、心慌、濒死感等心脏神经症；胃痛、胃胀、呕吐、腹泻等胃肠神经症；其他如多汗、头痛头晕、视力下降、失眠、健忘、皮肤发麻、皮肤发痒、痛经等临床症状，这些症状与AND相一致。

自主神经相关疾病的治疗重点在自主神经功能平衡治疗，具体技术不同于临床疾病专科技术，更多是以心理学技术、中医阴阳平衡技术、生物医学自主神经功能平衡技术为主的系统医学方法。

3. 慢病3D医学诊疗实践　慢病是相对于急性疾病和传染性疾病而提出的一组疾病总名称，世界卫生组织（WHO）所确定的定义是：慢病即慢性非传染性疾病（non-communicable chronic disease，NCD），指以心血管疾病、恶性肿瘤、代谢性疾病、慢性阻塞性肺疾病（COPD）等为代表的一组疾病，具有病程长、病因复杂、健康损害和社会危害严重等特点。美国疾病控制与预防中心所下的定义是：慢病是一组发病潜伏期长，一旦发病，不能自愈的且也很难治愈的，即慢性难治性非感染性疾病（chronic difficulty-curable non-communicable disease，CDND）。

慢病是多种慢病风险因子持续作用，引起心理自主神经功能紊乱，形成慢病发生发展因果链，经过长时间累积、多阶段发展的结果。凡是能够引起不良心理与自主神经功能紊乱的因素，皆为慢病风险因子，需要强调的是，这里不包括生物致病因子如细菌与病毒等，也不包括单纯的物理性致病因子与单纯化学性致病因子，慢病风险因子多涉及自然环境因素（风、寒、暑、湿、燥等）、社会环境因素（不良生活事件、不良人际关系等）、个人内在心理因素（焦虑、抑郁）等，具体有不良心理状态、不良生活事件、不良人际关系、负性情绪（怒、忧、悲、恐、惊）、不良生活方式（饮食不节、生活不规律、纵欲无度）、睡眠不良、过度劳顿、间杂风寒暑湿燥等。潜意识心理、不良情绪、不良态度等都可以通过心理自主神经反应模式，影响脏器生理功能，导致病理结果。

根据系统论，个体生命是由不同子系统组成，不同子系统又由不同状态变量构成，形成生命系统时空构象$\sum X_i(t)$。$\sum X_i(t)=\int\{x_1(t),x_2(t),x_3(t),\cdots x_n(t)\}$，其中，$x_i(t)$的$i=1,2,3,\cdots n$，表示状态变量$x_i$在$t$时刻的值。如果用$x_1^0(t),x_2^0(t),x_3^0(t),\cdots x_n^0(t)$表示正常状态，则疾病可用$|X_i(t)-X_i^0(t)|>\varepsilon$（疾病域值）与$f[X_1^0(t),X_2^0(t),X_3^0(t),\cdots X_n^0(t)]-g[X_1(t),X_2(t),X_3(t),\cdots X_n(t)]|>\varepsilon$（疾病域值）来描述。人体心身能整体状态（健康、亚健康、疾病）是由人体初态与外界风险因子与致病因子输入共同决定的，慢病防治可以通过适当改变人体系统输入（慢病风险因子干预），或根据状态模型直接干预状态变量，或调动机体内在抗病因素（激发自组织、自修复能力），使$|X_i(t)-X_i^0(t)|<\varepsilon$（疾病域值），$i=1,2,3,\cdots n$；使$|f[X_1^0(t),X_2^0(t),X_3^0(t),\cdots X_n^0(t)]-g[X_1(t),X_2(t),X_3(t),\cdots X_n(t)]|<\varepsilon$（疾病域值）。恢复人体各个部分之间、人体与社会环境、人体与自然环境之间的动态平衡，恢复人体正常生命程序。

（1）慢病双态模型：慢病发生发展是在个体生命异常心理自主神经反应模式（abnormal psycho-autonomic reaction model，APARM）背景下从一种心理自主神经紊乱的慢病未分化状态到临床专科慢病分化状态多阶段潜隐渐进发展的过程。慢病未分化状态常常表现为一种以心理亚健康、心理问题、亚健康［医学难以解释的症状（MUS）、颈部残疾指数（neck disability index）、非营养不良性肌强直综合征（non-dystrophic myotonia，NDM）］与中医心身能体质变化为主要表现的自主神经功能失衡、紊乱或障碍状态，即尚未达到专科慢病临床诊断标准，尚不能确诊为临床慢病的一种欲病未病状态、一种亚健康状态；慢病分化状态是指已经达到慢病临床诊断标准，可以确诊为各种临床专科慢病的临床生物医学慢病分化状态。

慢病未分化状态（A态）最终会发展为不同专科系统与不同器官组织的临床慢病（C态），慢病未分化态是慢病分化态前提与基础，没有慢病未分化态发生就不会有慢病分化态的发展，临床可以只有慢病未分化态（欲病未病态或亚健康状态）而没有慢病分化态，不存在只有临床慢病分化态（C态）而没有未分化态（A态）的现象，慢病分化态背后必有慢病未分化态，所以临床慢病皆为未分化态与分化态双态叠加状态（A+C态），例如糖尿病、冠心病、脑卒中、高血压、肿瘤等，慢病未分化态（A态）具有不同于临床慢病分化态独特的共性规律、共性特点以及诊疗内涵，慢病未分化态（A态）的本质是一组可以进行中医体质分型的心理自主神经功能紊乱状态（PAND）。

（2）慢病显态与潜态的双态一体性：临床生物医学诊断技术确诊的慢病C态，如糖尿病、冠心病、高

血压、专科肿瘤等，一般指的是浮出水面显露出来的冰山部分（临床显态），而慢病水面下的冰山部分（慢病潜态）主要是指一系列心理自主神经系统功能异常状态，这个异常也可以呈现为中医体质异常。临床生物医学视野下任何慢病局部改变、局部病变（显态、C 态）都是在生命心理自主神经异常变化（潜态、A 态）背景下的局部表观表现，慢病是显态（C 态）与潜态（A 态）的双态统一体，显态是在潜态基础上慢慢生长出水面的表观异常部分，潜态主要是指以自主神经功能异常为核心，以心理异常与中医体质异常为表观呈现的生命心身能整体系统异常状态（abnormal macro systemic state，AMSS）或异常心理自主神经反应模式（APARM），显态（C 态）是慢病之标，潜态（A 态）是慢病之本，任何慢病都是 A+C 双态统一体，没有独立存在的 C 态，C 态背后必有 A 态。临床生物医学是慢病显态医学、表观医学，而非潜态医学、系统医学，临床上仅仅治疗显态往往难以治愈慢病，潜态诊疗需要 3D 医学诊疗技术。

慢病 C 态与 A 态相互叠加存在。在一个个体生命身上出现的多种慢病形式，通常是一种 A 态演化产生而来的不同专科临床 C 态类型，而不是每个 C 态背后存在各自不同的 A 态，所以，不论一个患者罹患多少种专科慢病 C 态表现、多少专科病症，我们只要确定了一种 A 态模式，主要针对这一种 A 态进行治疗，就可以同时治疗多种慢病状态、多个临床症状，做到异病同治、异症同治，实现大医至简，最终减少患者就诊环节、降低患者经济负担、提升慢病防治效果。

（3）慢病 A 态 3D 医学诊疗实践：临床医学不仅仅是疾病 C 态诊疗的科学，更应是生命 A 态诊疗的科学，慢病 A 态诊疗需要 3D 医学技术体系。临床生物医学只是 C 态医学而不是 A 态医学，常常因过度追求科学性而失去医学性；生命是多维生命，没有生物医学不行、只有生物医学也不行。生命 A 态本质是个体心理应激与自主神经反应模式。自主神经系统（autonomic nervous system，ANS）是心理的生理表达系统，形成心理自主神经轴系统，心理变化会引起自主神经功能变化，不同生命个体心理自主神经反应模式（PARM）不同，面对环境与社会应激因子，产生的自主神经反应与生理效应不同。慢病 A 态是一种异常心理自主神经反应模式（APARM）。

慢病 A 态具有西医、心理、中医 3 个医学呈现，可有 3 种医学表达与诊疗方式，从生物医学角度看 A 态是自主神经系统功能状态，从心理学视野看 A 态属于生命心理应激模式与状态、从中医看 A 态可以归类为不同中医心身能体质状态。临床生物医学（现代西方医学）的自主神经功能失衡、紊乱与障碍具有心理学内涵，并可进行中医体质分型。自主神经功能、心理应激与状态、中医体质是 A 态的 3 个医学内涵，互为补充、三位一体，三者具有内在统一性与一致性，并共同阐释生命内在运行状态暨 A 态。

慢病 A 态的核心是心理自主神经系统紊乱状态（PAND）或障碍，慢病 A 态诊疗的内涵是自主神经功能、心理状态、中医体质三位一体的整体整合诊疗（holistic integrative diagnosis and treatment，HIDT），具体分 3 个层次，并相互对应。

（4）慢病 A 态诊疗的意义与临床价值：相对于越来越多、越来越纷繁复杂的临床慢病 C 态形式，分析与治疗慢病 A 态具有重要现实意义与重大临床价值，尤其面对一个罹患多种慢病的患者，只需诊断一个 A 态，只要针对一种 A 态治疗，即可一举多得，比西医分科下需要针对不同慢病 C 态进行分科治疗要简单易行而且有效。对于不同个体，由于个体之间的心身能异体性、异质性与异现性，相同的 A 态，也可以呈现出不同的慢病 C 态，其病症表现与发展结果也不尽相同。研究慢病发生发展的 A 态共性规律是实现慢病标本兼治、防治结合的必由之路。

（5）慢病 C+A 双态诊疗规范

1）慢病 C+A 双态诊断：①慢病 C 态诊断，遵循临床生物医学疾病诊断方法与诊断标准，C 态慢病名称遵守临床疾病分类，如 2 型糖尿病、原发性高血压、冠心病、肠易激综合征（irritable bowel syndrome，IBS）、十二指肠溃疡、乳腺癌等；②慢病 A 态诊断，不同于 C 态诊断方法，需要相应的自主神经、心理学、中医学联合检测手段，并进行综合评估，形成整体整合医学诊断（holistic integrative medical diagnosis，HIMD）。

2）慢病 C+A 双态治疗：①慢病 C 态治疗，慢病 C 态临床生物医学治疗方案可遵照相应的临床生物医学治疗规范与共识；②慢病 A 态治疗，慢病 A 态治疗不同于西医治疗技术，而是自主神经治疗技术（autonomic treatment approach，ATA）、心理学治疗技术以及中医心身能整体治疗技术的综合与整合治疗（holistic integrative medical treatment，HIMT）。A 态治疗的核心目标是通过心理学、中医学与系统医学方

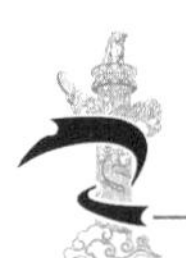

法实现自主神经功能平衡。

（李永奇）

参考文献

1 李永奇. 3D 医学[M]. 西安:第四军医大学出版社,2018:1-293.
2 李永奇. 慢病学[M]. 西安:世界图书出版社,2020:1-301.
3 樊代明. 整合医学——医学发展新时代[J]. 中华医学杂志,2016,96(22):1713-1718.
4 樊代明. 整合医学的内涵与外延[J]. 医学与哲学,2017,38(564):7-13.

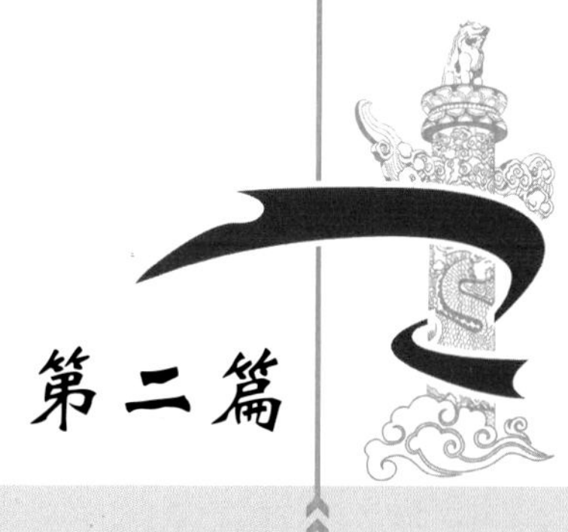

第二篇

分子生物学基础与临床

内容概览

第9章

分子生物学关键技术

第一节　脱氧核糖核酸重组技术

一、脱氧核糖核酸重组技术的概念

脱氧核糖核酸重组技术(deoxyribonucleic acid recombination technology)又称基因拼接技术(gene pasting technology),即通常所说的基因工程(genetic engineering)或分子克隆(molecular cloning)。该技术以分子遗传学为理论基础,以分子生物学和微生物学等现代生命科学方法为手段,将获取的特定外源脱氧核糖核酸(deoxyribonucleic acid,DNA)片段在体外重组后导入受体细胞内,通过深入分析基因的结构与功能,达到人为改造细胞遗传性状,从而获得新品种、生产新产品的目的。

二、脱氧核糖核酸重组技术的发展史

DNA 重组技术是自20 世纪中叶开始发展起来的一项生物工程技术:1944 年,埃弗里(O. T. Avery)等通过不同类型肺炎球菌(pneumococcus,又称肺炎双球菌)的转化实验,不仅证明了生物的遗传物质是DNA,还证明了 DNA 可从一种生物个体转移到另一种生物个体,其工作被认为是基因工程的先导;1953 年,沃森(J. D. Watson) 和克里克(F. H. C. Crick)建立了 DNA 双螺旋结构模型;1958 年,梅西尔逊(M. Meselson)和史泰尔(F. Stahl)的实验证明了 DNA 的半保留复制,不久确立中心法则,解开了 DNA 复制、转录和翻译过程之谜,阐明了遗传信息流动的方向;1963 年,尼伦伯格(M. W. Nirenberg)和马太(H. Matthaei)破译编码氨基酸的遗传密码;1966 年,柯兰拉(H. G. Khorana)进一步用实验证实了尼伦伯格(M. W. Nirenberg)等提出的遗传密码的存在,提示自然界中从微生物到人类共用一套遗传密码,这一发现是 DNA 重组技术蓬勃发展的理论基础;紧接着是一系列技术方面的进步:1965 年,英国学者弗雷德里克・桑格(Frederick Sanger)发明核酸序列分析技术;1967 年,T. F. Roth 和 D. R. Helinski 发现细菌拟核DNA 之外的质粒有自我复制能力,并可在细菌细胞间转移,这一基因转运载体工具的发现,使得基因工程的实施成为可能;1970 年,阿尔伯(W. Arber)、内森斯(D. Nathans)、史密斯(H. C. Smith)在细菌中发现了第一个限制性内切酶,自后相继发现了多种限制酶和接酶,以及逆转录酶,这些发现为 DNA 的切割、连接以及功能基因的获得创造了条件;真正标志性的事件发生在20 世纪 70 年代:1972 年,美国斯坦福大学

的伯格(P. R. Berg)研究小组完成了世界上首次 DNA 分子体外重组,该研究获得了 1980 年的诺贝尔化学奖;紧接着,1973 年,斯坦福大学的科恩(S. Cohen)等选用含 EcoRI 酶切位点的质粒与非洲爪蟾核糖体蛋白基因片段重组,转化进入大肠埃希菌(Escherichia coli;又称大肠杆菌)DNA 中,转录出相应信使核糖核酸(messenger RNA,mRNA),成功地利用 DNA 重组技术实现了不同物种间基因的交流,标志着基因工程正式问世;自后基于 DNA 重组技术的基因工程蓬勃发展:1980 年,科学家首次通过显微注射培育出世界上第一个转基因小鼠,第一例转基因动物问世;1986 年,穆利斯(K. B. Mullis)发明了聚合酶链反应(polymerase chain reaction,PCR,也称聚合酶链式反应)技术,使基因工程技术得到了进一步发展和完善,他本人也因此获得了 1993 年的诺贝尔化学奖。

三、脱氧核糖核酸重组技术(分子克隆)的基本流程

一个完整的 DNA 重组或者说一个完整的分子克隆的流程包括:目的基因的获取、克隆载体的选择、目的 DNA 片段与载体的连接、重组 DNA 导入受体细胞、含重组 DNA 的克隆的筛选及鉴定。综上,供体(目的基因)、受体、载体是 DNA 重组技术的三大基本元件。图 9-1 是显示以质粒为载体进行的 DNA 重组技术基本流程的示意图。

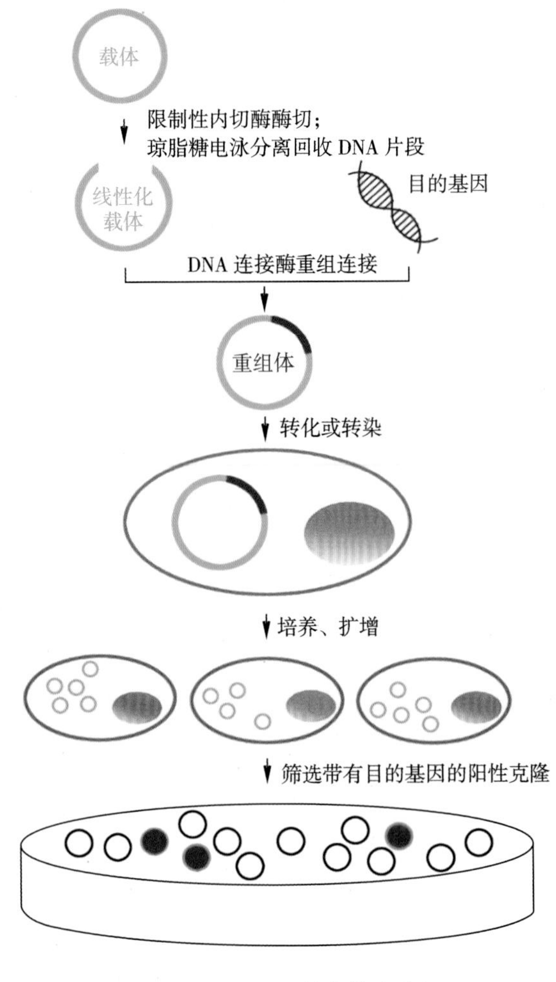

图 9-1　DNA 重组技术基本流程

(一)目的基因的获取

目的基因指待研究或待操纵的外源基因,即 DNA 重组技术中的供体,主要来自其他已知或未知生物的基因组文库。获得目的 DNA 片段是 DNA 重组技术(分子克隆)过程中最重要的步骤。

1. 目的基因获取的方法　由于自然界生物庞大复杂的基因组信息，从众多基因中获取目的基因并不容易，目前获取目的基因通常的方法是直接分离法、化学合成法、聚合酶链反应法、构建基因组文库或互补脱氧核糖核酸(complementary DNA，cDNA)文库法、逆转录酶(reverse transcriptase)合成法。

(1)直接分离法：即直接从染色体中分离、纯化并鉴定目的基因的方法，适用于从基因结构简单的原核生物中分离多拷贝基因。大致操作是：对菌体或组织直接进行机械方法破碎(如超声、研磨)、限制性核酸内切酶切割，再通过高速离心、电泳等方法进行分离。注意要选用合适的核酸内切酶，否则容易切断目的基因。

(2)化学合成法：对于一些编码蛋白分子量较小的目的基因，已知其核苷酸序列，或已知蛋白质序列通过密码子推出核苷酸序列，通常选用人工化学合成碱基的方法获取。化学合成法的优点是便于人工设计重组蛋白。

(3)聚合酶链反应法：聚合酶链反应(polymerase chain reaction，PCR)技术是一种对已知序列的DNA片段在体外进行复制，特异性扩大其拷贝数的分子生物学技术。基本原理是：针对目的片段上下游两端的区域序列设计引物，在Tag酶的催化下，以2^n指数的递增速率，将初始少量拷贝的DNA片段特异性扩增合成至原始拷贝数的数百万倍。该方法的优点是快速、简便地实现对目的基因或与其高度同源基因的有效富集。

(4)构建基因组文库或cDNA文库法

1)基因组文库：基因组文库(genomic library)是含有某种生物体全部基因片段的重组DNA克隆群体。构建基因组文库的大致流程为先对细胞染色体DNA进行提纯，以限制性核酸内切酶将细胞DNA切割，将得到大量的DNA片段，然后将这些DNA片段与载体剪接成重组DNA分子，再转至受体菌扩增、克隆。这样，每个克隆的细胞的载体上都包含有特定的基因组DNA片段，整个克隆群体就构建成某个生物体的基因组DNA文库。

按英文直译，基因组文库相当于基因组图书馆，想要在这一图书馆中“检索”到自己需要的“文献”，即目的基因，需要使用合适的筛选方法，通常有探针法(核酸杂交法)和免疫共沉淀法，可以从众多转化子菌落中筛选出含有目的基因的菌落，再进行扩增、分离和回收即可。

2)cDNA文库：cDNA文库(complementary DNA library)是以某生物某一时期的mRNA为模板，通过逆转录酶合成与模板mRNA互补DNA，再复制成双链片段，与适当载体连接后转至受体菌，扩增而形成的含有全部mRNA信息的克隆集合。与基因组文库比较，cDNA文库去除了基因中的内含子序列，特异地反映某种生物体的组织或细胞在特定发育阶段表达蛋白质的编码基因，因此cDNA文库具有时空特异性和组织细胞特异性。

(5)逆转录酶合成法：该法主要针对某些富集程度较高的特殊组织蛋白，相应的，这种蛋白的mRNA也高度富集，易于提纯。例如，可从网织红细胞中提取珠蛋白mRNA。提取、纯化得到的mRNA可通过逆转录酶直接反转录成cDNA，而后再以常规方法进行基因克隆。

2. 目的片段末端的处理　获取目的DNA片段后，需要对序列末端进行酶切或修饰处理，便于后续与载体连接，从而形成重组体。通过PCR方法获得的目的片段，本身在PCR产物的形成中就会被催化DNA聚合的Taq DNA聚合酶在3′末端加上单个腺嘌呤核苷酸(A)，PCR实验前还可以通过引物设计给产物引入酶切位点，便于对产物进行末端切割。

在使用限制性核酸内切酶处理PCR产物时需要注意：内切酶在识别切割位点时需要一定的侧翼序列，最短的侧翼序列为1个核苷酸。因此可先用激酶处理PCR产物，而后以DNA聚合酶Ⅰ大片段Klenow将PCR产物的突出末端补平，再以DNA连接酶将PCR产物进行串联连接，最后再使用内切酶对其进行切割。

(二)克隆载体的选择

1. 载体的概念　载体(vector)是指可携带外源DNA片段进入宿主细胞进行复制、整合、扩增或表达的分子克隆工具。作为克隆载体的工具必须具有以下特征：①对受体细胞必须具有可转移性，便于携带外源DNA进入。②分子量较小，易于操作，并且有足够的目的DNA片段容量。③必须足够安全，不含有

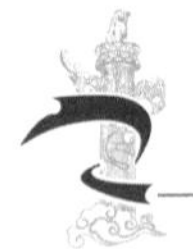

对受体细胞有害的基因，且不会随意转入除受体细胞以外的其他生物细胞，尤其是人体细胞。④能够在受体细胞中自主复制，从而实现外源基因的增殖且拷贝数足够多，便于分离提纯。⑤具有单一限制性核酸内切酶识别位点组成的多克隆位点（multiple cloning site，MCS），易于目的基因片段与载体的连接、重组。⑥与受体细胞有一个过多利于检测的筛选标记（如抗生素抗性、营养缺陷型或显色反应等），如氨苄标记，用于检测转化是否成功；遗传标记如 LacZ 等，用于检测重组是否成功。

2. 载体的分类　载体按照分子克隆过程中的具体用途可以分为克隆载体、表达载体和穿梭载体。

（1）克隆载体：克隆载体（cloning vector）指将插入了外源目的 DNA 片段的重组后载体引入宿主细胞中，并在宿主细胞中实现拷贝大量扩增的载体。常见有质粒、噬菌粒、酵母人工染色体等。

用作克隆载体的理想质粒一般具备下述特点。

1）具有松弛型复制子（如 ColE1）：复制子（replicon）是质粒自我增殖必不可少的基本条件，用于维持每个细胞含有一定数量的质粒拷贝。

2）存在数个单一的酶切位点（或多克隆位点）：如前述，便于目的 DNA 片段插入。

3）具有双重筛选标记：如前述，以氨苄西林抗性基因（Amp^r）和蓝白筛选（*LacZ*）基因为例，一方面氨苄抗性基因用于在含有氨苄西林的培养基中筛选转化成功的大肠埃希菌，另一方面用于筛选重组成功的宿主菌，原理为：异丙基硫代半乳糖苷（isopropyl β-D-thiogalactoside，IPTG）诱导 *LacZ* 基因引起大肠埃希菌的蓝斑反应，但在成功插入目的基因后则破坏 *LacZ* 基因从而导致蓝斑反应消失，可以此显色反应进行重组菌的筛选。

（2）表达载体：表达载体（expression vector）是在克隆载体基本骨架的基础上，增加表达元件（如启动子、核糖体结合位点、终止子等），可构建以实现外源基因在宿主细胞中大量表达为目的的载体。如 pKK223-3 质粒是一个具有典型表达结构的大肠埃希菌表达载体，其基本骨架为来自 pBR322 质粒和 pUC 质粒的复制起点和氨苄西林抗性基因。在此基础上含有一些表达元件，如一个杂合 tac 强启动子和终止子，在启动子下游还需要有核糖体结合位点（ribosome-binding site，RBS）的序列。

RBS 序列，即 mRNA 的起始 AUG 密码上游 8～13 核苷酸处一段由 4～9 个核苷酸组成的共有序列-AGGAGG-，可被 16S rRNA 通过碱基互补精确识别。这段序列对于表达载体的影响非常关键。外源基因在大肠埃希菌细胞中的高效表达不仅取决于转录启动的频率，而且在很大程度上还与 mRNA 的翻译起始效率密切相关。

（3）穿梭载体：穿梭载体（shuttle vector）是指能在两种不同宿主细胞中复制的载体分子。例如酵母质粒，既可以在大肠埃希菌中又可以在酵母系统中进行复制与扩增，是 DNA 重组技术中常用的穿梭载体。这类穿梭质粒分为整合载体和自我复制载体两类。这类载体不仅具有细菌质粒的复制位点和选择标记基因，还有真核生物的自主复制序列（autonomously replicating sequence，ARS）及其选择标记性状。

3. 常见的载体　对于基因工程常见的大肠埃希菌细胞来说，其常见载体包括质粒（plasmid）、噬菌体（phage）、柯斯质粒（cosmid）和噬菌粒（phagemid）四大类；对于哺乳动物细胞，还有腺病毒、慢病毒等克隆载体。

（1）质粒：质粒（plasmid）是存在于细菌染色体外衣的具有自主复制能力的小型环状双链 DNA 分子（图 9-2）。质粒分子大小差别较大，小的为 2～3 kB，大的可达数百千字节，可在宿主细胞内独立自主地复制，并在细胞分裂时恒定地传给子代细胞。质粒按照复制的拷贝数分为严谨控制型质粒和松弛控制型质粒。严谨型质粒的复制受到宿主细胞的严格控制，每个细胞中可含 1～5 个拷贝；松弛型质粒拷贝数较多，通常可达 10～200 个拷贝。一般来说，我们希望构建的质粒载体通常都是松散型的，那么这些质粒载体中应含有松散型的复制起始位点和调控复制拷贝数的基因。常用的质粒有 pBR322、pUC 等。

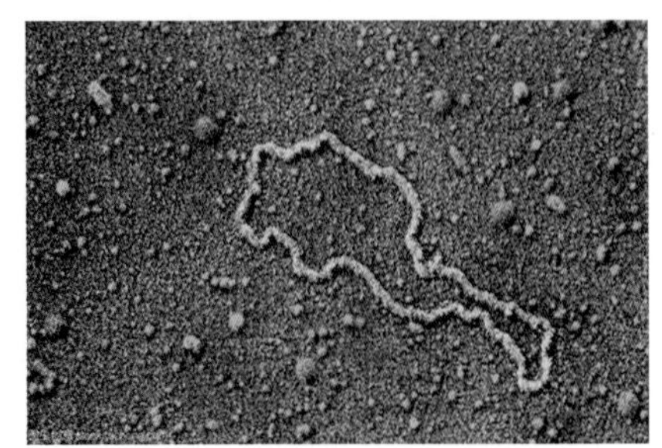
图 9-2　**细菌质粒电子显微镜示意**

pBR322 是通过 DNA 重组技术构建成的环状双链 DNA 克隆载体，分子量较小，全长 4.36 kB，含有一个复制起始点、复制子为 pMB1，属松弛型质粒，有抗氨苄西林（Amp^r）和抗四环素（Tet^r）两个抗性基因，

有多个常用的限制酶的切点。

pUC18/19 质粒是由 pBR 质粒与 M13 噬菌体改建而成的环状双链 DNA 克隆载体，具有二者的共同优点，长约 2.69 kB，有一个来自 pBR322 的复制起始位点、一个氨苄西林抗性标签（Amp^r）、一段大肠埃希菌 *β-LacZ* 基因的启动子及其编码 α-肽的 DNA 序列（称为 *LacZ′* 基因）。该质粒上的多克隆位点（MCS）虽然位于 *LacZ′* 中，但并不破坏 *LacZ′* 产生 β-半乳糖苷酶的功能，在加入 IPTG 和 X-gal 的培养基上可以长出蓝色的菌落。只有当外源 DNA 片段插入 MCS 后则不能产生蓝色菌落，从而实现该质粒克隆成功与否的鉴别。

质粒的不相容性（plasmid incompatibility）指的是两种质粒在同一宿主细胞中不能共存的现象。亲缘关系密切的不同质粒一般属于不亲和性质粒。例如，某种野生型质粒与其衍生的重组质粒属于不亲和性质粒。

（2）噬菌体：噬菌体（phage）是一类以细菌为宿主的病毒的总称，包括双链噬菌体和单链丝状噬菌体两类。前者称为 λ 噬菌体，后者分为 M13 噬菌体和 *f*1 噬菌体。

λ 噬菌体是一类大肠埃希菌病毒，其 DNA 全长约 50 kB，在宿主体外呈蛋白质包裹着双链线状 DNA 的颗粒结构。λ 噬菌体 DNA 两端各有一段长度为 12 bp 核苷酸的互补单链结构，称为粘端，也叫 COS 位点。λ 噬菌体有 61 个基因，其中有 1/3 的区域是其裂解性生长的非必需区，这一区段的缺失，或在此区段中插入外源 DNA 都并不影响噬菌体的增殖，这就是 λ 噬菌体作为克隆载体的结构基础。

M13 噬菌体是一种丝状的噬菌体，DNA 呈单链闭合环状，长约 6.4 kB，只能感染雄性大肠埃希菌（即含有 F+因子的大肠埃希菌），进入宿主菌后复制成双链的复制型噬菌体，并不断释放成熟的单链噬菌体。虽然 M13 噬菌体克隆外源 DNA 的容量很有限，只有 1.5 kB，但其释放单链噬菌体的特性在用于制备单链 DNA 模板及单链探针方面较有优势。

（3）柯斯质粒：柯斯质粒（cosmid）也称为黏粒，是由质粒和 λ 噬菌体的 COS 黏性末端构建而成的双链 DNA 载体。柯斯质粒的基因组通常在 5～7 kB，包含有质粒的复制起始位点（colE1）、一个或多个限制性内切酶位点、抗药性标签和 COS 黏性末端，因而兼具质粒和 λ 噬菌体的优势，既能像质粒一样稳定转化和增殖，又可用来克隆大片段 DNA，长度可在 31～45 kB。

（4）噬菌粒：噬菌粒（phagemid）是一类由质粒与 M13 单丝噬菌体结合而构建的双链 DNA 载体。噬菌粒基因组的分子量一般为 3 kB 左右，具有质粒的复制起始位点、标记基因、克隆位点和噬菌体的复制起始位点、包装序列基因，因而兼具 M13 丝状噬菌体与质粒载体的优点，既能像质粒载体一样稳定转化和增殖，又能用来克隆长达 10 kB 左右的单链 DNA 片段，得到相应的单链 DNA 模板，用于制备探针或测序工作。

（5）腺病毒载体：腺病毒（adenovirus，AV）是一种大分子线性双链无包膜 DNA 病毒，通过其核衣壳上受体介导的内吞作用进入细胞内，然后腺病毒基因组转移至细胞核内，保持在染色体外，并不整合进入宿主细胞基因组中。腺病毒基因组编码数十个腺病毒的结构和功能蛋白，分为 E1～E4 区。早期表达的 E1 区蛋白（甚至包括 E2 区蛋白）是腺病毒基因组复制、病毒包装和其他蛋白表达翻译所必需的，对细胞毒性也是很强；E3 蛋白对抗宿主的抗病毒防御系统，E4 蛋白调节有效的晚期基因转录。人工改造的腺病毒载体正是基于将上述特殊区段删除、去除对宿主细胞的毒性而实现的。第一代腺病毒载体删除了 E1 和 E3 区段，在体内表达周期可达 4 周，是目前科研应用最广的腺病毒载体，但未纯化时可引发机体产生较强的炎症反应和免疫反应。腺病毒载体的优势有：转导效率较高，体外实验通常接近 100%；可转导不同类型的人组织细胞，不受靶细胞是否为分裂细胞影响；在宿主细胞内仅实现瞬时表达，安全性高，因此腺病毒载体基础研究和临床试验方面有广泛的应用。

（6）慢病毒载体：慢病毒载体是指以人类免疫缺陷病毒-1（HIV-1）来源的一种病毒载体，包含了包装、转染、稳定整合所需要的遗传信息。携带外源基因的慢病毒载体通过感染细胞或活体组织，可以将外源基因或外源的短发夹 RNA（short hairpin RNA，shRNA）有效地整合到宿主染色体上，从而达到持久性表达目的序列的效果。慢病毒载体通常应用于一些较难转导的细胞，如神经元、干细胞等。

4. 载体的选用原则　用于 DNA 重组技术的载体和种类数目很多，这些载体之间既有共性又有特性，根据目的选择载体时应注意以下原则。

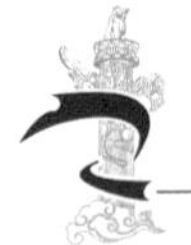

(1)明确实验目的：如果目的是对目的DNA片段进行克隆扩增，那么应选择克隆载体；如果目的是获得目的基因的表达产物，则需要选择表达载体。

(2)明确目的片段信息：包括明确目的片段的大小、来源、翻译产物等影响后续转化、表达的重要信息，特别是目的片段的大小需要考虑载体的容量，通常质粒载体容量小，病毒和噬菌体载体容量大。

(3)明确合适的克隆位点：必须考虑选择的载体上是否有合适外源DNA片段插入的酶切位点，对载体上的酶切位点和外源基因序列综合分析，避开选用能切断目的基因的酶切位点。

(4)明确载体适合的条件：为了确保载体的稳定性，需要考虑载体的最适条件，如有些载体需要在30 ℃条件下复制，那么就要控制宿主细胞的培养环境。

(三)质粒载体的准备

选择合适的载体后，通常需要对其进行适当处理，特别是质粒载体，要进行线性化，这就需要应用到限制性核酸内切酶这种工具酶。

1.限制性核酸内切酶　限制性核酸内切酶(restriction endonuclease)本是存在于细菌体内的一类酶，能够识别、切割双链DNA分子中有特定核苷酸序列，对于细菌抵御外源核酸分子、维持自身性状稳定具有重要意义。在分子克隆中，限制性内切酶的作用是将环状的质粒载体切开，将其线性化后才能实现与目的基因片段的连接。目前已发现的限制性核酸内切酶有2 000种，已成为分子克隆中重要的工具酶。根据酶的组成、所需因子以及剪切DNA的方式，限制性内切酶通常分为Ⅰ~Ⅲ型。分子克隆技术中常用的主要是Ⅱ型酶(如EcoRⅠ、Bam HⅢ)，这类酶识别的DNA序列是回文对称结构，因而切割后形成黏性末端。

2.质粒的线性化　以适当的限制性核酸内切酶在某一个位点切割载体，使其线性化，主要方式有两种。

(1)单酶切：选择一种限制性核酸内切酶切割载体DNA，这样环状的DNA分子将变成末端有互补序列的线状分子。为了避免载体两末端之间互补连接，需要对切割后的载体进行处理，如：切割后的载体置于低温环境，减少分子间的接触概率；以碱性磷酸酶消除5′末端的磷酸基团，从而使两个末端之间不能形成磷酸二酯键，降低环化概率。

(2)双酶切：同时采用两种限制性内切酶切割载体，这样线性化得到的载体并不具有互补末端，除非两种内切酶是同尾酶(如果不是特殊情况，在选择限制性核酸内切酶对的时候通常要避免)。选择的两种限制性核酸内切酶应该实现切割后的载体末端可以和外源插入片段的末端序列互补，特别是当切割后的载体和插入片段都是黏性末端时，将为单链序列的互补，这种情况的连接效率最高，而且连接方向也通常得到保证。

3.线性化质粒的纯化　质粒载体线性化后需要去掉反应的限制性核酸内切酶，这样就需要进行纯化。使用最广泛的方法是琼脂糖凝胶电泳分离后回收。电泳后，可使用专用的胶回收试剂盒进行回收。

(四)目的DNA片段与载体的连接

目的DNA片段需要借助载体才能够在合适的宿主细胞中扩增或表达。为了实现这一目的，载体首先需要以限制性核酸内切酶进行特异性剪切，而后，线性化的载体再通过DNA连接酶与目的片段连接。

1.DNA连接酶　DNA连接酶(DNA ligase)是催化两段DNA的3′-羟基末端和5′-磷酸末端形成磷酸二酯键，从而连接成一条DNA的酶类。DNA连接酶在生物体的DNA的复制和修复过程中起重要作用。应用于分子克隆时，与限制性核酸内切酶配合，将线性化的质粒与目的基因进行连接形成重组质粒。DNA连接酶分为两大类：一类是利用ATP催化核苷酸链形成磷酸二酯键的，称为依赖ATP的DNA连接酶，另一类是利用烟酰胺腺嘌呤二核苷酸(NAD^+)催化两个核苷酸链之间形成磷酸二酯键的，称为依赖NAD^+的DNA连接酶。分子克隆中应用最广泛的DNA连接酶是T4 DNA连接酶，这是一种ATP依赖的DNA连接酶，既可用于黏性末端，也可用于平头末端的连接。

2.DNA片段与载体的连接方式　外源DNA片段与线性化载体的连接主要有2种方式，黏性末端连接和平头末端连接，其中黏性末端连接的效率高，但平头末端连接适用的DNA序列范围宽。

(1)黏性末端连接：黏性末端连接是指DNA片段和线性化载体末端的突出单链可以互补配对形成氢键，并在DNA连接酶的作用下，通过磷酸二酯键将缺口封闭的连接方法。形成黏性末端的办法有：对目

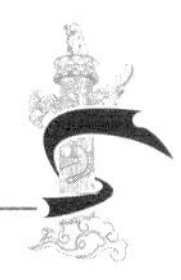

的片段和载体使用同一种限制性核酸内切酶进行单酶切，这样得到的 4 个末端都是黏性互补序列。黏性末端连接的优点是连接效率高，缺点是载体容易自身环化，以及目的基因插入方向可能颠倒。

(2) 平头末端连接：平头末端连接是指 DNA 片段和线性载体末端在不具备互补单链的情况下发生的连接。平端连接的效率虽不如黏端连接，但不受限制性核酸内切酶的限制。为了提高平端连接效率，可采用“同聚物加尾连接法”用末端转移酶在载体平端的 3′端加尾如 poly A，在目的片段的 3′端加对应的 poly T，也这种方法为平端引入了黏性末尾。

（五）重组 DNA 导入宿主细胞

体外连接的重组体必须导入受体细胞才能扩增表达，宿主细胞也称为受体细胞。

1. 宿主细胞的概念　宿主细胞（host cell）是指在 DNA 重组技术（分子克隆）中，通过转化、转导或转染等手段特异性接受外源基因的受体细胞。不同的克隆载体对应特异的宿主细胞。宿主细胞分为原核细胞和真核细胞，前者主要是大肠埃希菌、链霉菌和枯草杆菌，后者应用最广的包括酵母菌和哺乳动物细胞。

在分子克隆中，最常见的宿主细胞是各种大肠埃希菌。常见的大肠埃希菌菌株见表 9-1。

表 9-1　常见的大肠埃希菌菌株

菌株	主要特性和用途
DH5α	常用于质粒克隆。在使用 pUC 系列质粒载体转化时，可与载体编码的 β-半乳糖苷酶氨基端实现 α-互补，用于蓝白斑筛选鉴别重组质粒
BL21(DE3)	用于高效表达含有 T7 启动子的表达载体（如 pET 质粒）的基因
BL21(DE3) pLysS	细胞内有 pLysS 质粒，该质粒含有表达 T7 溶菌酶的基因，能够降低目的基因的背景表达水平，但不干扰目的蛋白的表达，因此该菌适合表达毒性蛋白和非毒性蛋白
JM109	常用于 M13 噬菌体的增殖与转染，在使用 pUC 系列质粒时可通过质粒和菌株实现 β-半乳糖苷酶的 α-互补，用于蓝白斑筛选鉴别重组质粒
Top 10	适用于高效的 DNA 克隆和质粒扩增，能保证高拷贝质粒的稳定遗传

2. 选择宿主细胞的基本原则　①便于重组 DNA 的导入；②内源水解酶活性低，或限制酶缺陷型，便于胞内的重组 DNA 分子、表达产物稳定维持；③有某种缺陷型，通过与载体互补实现重组体的筛选；④能够高效表达外源基因，且便于表达产物的积累或分泌；⑤安全性高，无致病性，无环境污染性；⑥无密码子偏倚性。

宿主细胞内的限制性内切酶、外切酶可能破坏重组质粒，因此宿主菌为限制性缺陷型，如 $recB^-$、$recC^-$、$hsdR^-$。

3. 重组 DNA 导入宿主细胞　以质粒为载体构建的重组体导入宿主细胞的过程称为转化（transformation），以噬菌体、病毒为载体构建的重组体导入宿主细胞的过程称为转染（transfection）。

外源 DNA 导入宿主细胞前，需要通过物理或化学方法，人工诱导细菌细胞成为敏感的感受态细胞（competent cell），以促进外源重组体的导入。常见的大肠埃希菌感受态制备方法是 $CaCl_2$ 法，其基本原理是：处于对数生长早中期的细菌细胞在 0 ℃，$CaCl_2$ 低渗溶液中会膨胀成球形，而转化混合物中的 DNA 形成抗 DNase（DNA 酶）的羟基-钙磷酸复合物，并黏附于细胞表面，经 42 ℃ 短时间热休克冲击处理，细胞膜迅速收缩，出现孔隙，吸收 DNA 复合物进入，完成转化导入。影响转化效率的因素很多，其中感受态细胞的状态是最主要的因素，包括细胞的生长状态和低温操作。

（六）重组 DNA 的克隆筛选及鉴定

重组 DNA 转化后的宿主细胞生长扩增，将得到大量含有目的 DNA 的克隆，需要通过以下步骤获取这些目的 DNA 片段。

1. 重组 DNA 的克隆筛选　克隆（clone）是指个体通过无性生殖方式产生具有相同遗传性状的个体或群体。在细胞水平，克隆指单一的祖先细胞分裂所形成的一个细胞群体；在分子水平，克隆指某一特定

DNA 片断通过 DNA 重组技术在宿主细胞中复制扩增,产生的大量该 DNA 片段群体。上述概念是 DNA 重组技术也称为分子克隆的原因,相应的,通过分子克隆获取含有大量目的 DNA 片段宿主菌细胞的方法也称为克隆筛选。

最常见的筛选方法包括抗性筛选和蓝白菌筛选,此外还有原位杂交筛选,而后通过挑单菌落的办法扩增培养,再从单克隆菌中扩增后得到的重组 DNA 亦即克隆化的重组 DNA。

(1)抗性筛选:抗性筛选依据的是质粒载体提供的抗生素抵抗特性标签。如将重组的 pUC18 质粒转化大肠埃希菌后,由于该质粒上的氨苄西林耐药基因,成功转化了质粒载体的大肠埃希菌将可在含有一定浓度的培养基中生存。使用这种方法要注意抗生素的浓度,达到能够杀死非转化菌的浓度即可,并且观察实验室保种的菌株是否出现耐药性,根据实际情况逐渐调整抗生素浓度。抗性筛选的目的是获取质粒载体转化成功的克隆。

(2)蓝白筛选:有些载体不仅携带抗生素耐药基因,还携带乳糖操纵子的 *LacZ* 基因,其编码的半乳糖苷酶分解培养基中的 X-gal,使菌体产生蓝色;当外源基因成功插入载体的多克隆位点后,导致 *LacZ* 基因被破获,无法产生半乳糖苷酶从而使重组成功的菌落克隆呈现白色时可挑取白色菌落进行扩增培养。蓝白筛选的目的是获取外源 DNA 成功重组的克隆。

(3)原位杂交筛选:这是从翻译水平检测的一种筛选法。以重组 DNA 表达的编码产物特异性抗体通过原位杂交方法,对转化菌进行筛选,从中选择外源蛋白表达量最高的克隆。原位杂交筛选的目的是获取外源基因在宿主菌中实现高表达的克隆。

不管是哪种筛选,具体的克隆方法为:转化反应 12 ~ 18 h 后,在到底培养基平板上用消毒牙签挑起单个菌落,放入 5 ml 含有和抗性标签一致的抗生素 LB 培养液中,常规培养方法振荡培养。

2. 重组 DNA 质粒的提取　通过上述筛选方法获得的克隆继续扩增培养后,需要从大量菌体中提取、纯化含有目的 DNA 的重组质粒。目前常用的质粒提取方法为碱裂解法,基本原理为:质粒 DNA 在 pH 值 12.6 左右的条件下,用 NaOH 和十二烷基磺酸钠(sodium dodecyl sulfate,SDS)混合裂解液使各种细菌发生溶菌,线性的染色体 DNA 在这种强碱环境下发生不可逆的变性作用,加入酸性中和液后变成白色沉淀,剩下环状的质粒 DNA 则存留在上清液中,弃去白色沉淀的上清液再以氯仿抽提,可除去蛋白质污染,最终获取纯度较高的质粒。

3. 重组质粒中插入片段的鉴定　目的片段分析鉴定主要有酶切电泳和测序两种方法。

(1)酶切电泳:即以适当的限制性核酸内切酶对重组 DNA 分子进行定点切割,通过琼脂糖凝胶电泳,分析片段的大小是否与预期相符。酶切鉴定对于只使用了抗性筛选而未进行蓝白筛选的细菌克隆非常必要,除了能判断目的 DNA 片段是否成功插入,还可判断插入的方向是否正确。

实际操作中,有一些外来因素可能对这一步骤进行干扰,如采用目的片段两端内切酶位点的内切酶对未能成功切割,可以考虑:是否目的片段在 PCR 扩增过程中酶切位点突变丢失?是否转化过程中酶切位点被宿主菌进行了甲基化修饰?

(2) DNA 测序:在酶切电泳鉴定的基础上,进一步对目的序列进行测序分析,确定是否正确,这是 DNA 重组技术对结果鉴定的金标准。测序工作需要由专业的测序技术平台完成,通常委托生物技术公司实施。

第二节　分子杂交技术

一、分子杂交技术相关概念

1. 分子杂交　分子杂交(molecular hybridization)是利用分子间特异性结合的原理对核酸或蛋白质进行定性、定量分析的一项技术,包括核酸杂交、蛋白质杂交等。

2. 核酸分子杂交　核酸分子杂交(nucleic acid hybridization)即具有一定同源序列的两条单核苷酸链按 Watson-Crick 碱基互补配对原则在退火条件下形成异质双链的分子杂交技术。这是在核酸变性及复性基础上建立起来的实验技术,该技术可在 DNA 与 DNA,核糖核酸(ribonucleic acid,RNA)与 RNA 或 DNA 与 RNA 之间进行,形成 DNA-DNA、RNA-RNA 或 RNA-DNA 等不同类型的杂交分子。

3. 蛋白质杂交　蛋白质杂交(protein hybridization)则是一种基于抗原-抗体特异性结合原理的分子杂交技术,该技术与凝胶电泳、印迹(blotting)技术相结合,形成的蛋白质印迹法(Western blot,WB;也称免疫印迹,immunoblotting)技术是当前临床医学与基础医学中蛋白质分析最常用的分子生物学技术。

二、核酸分子杂交

核酸分子杂交(nucleic acid hybridization)技术是分子生物学领域中最常用的基本技术方法之一,这一方法常用于检测目的分子的存在与否。待测核酸序列可以是克隆的基因片段,也可以是基因组 DNA 或细胞总 RNA。用于检测核酸片段可以是人工合成的寡核苷酸片段,也可以是克隆的基因组 DNA、cDNA 片段,甚至 RNA 上标记有荧光素、同位素等,可用于示踪和定量分析,因此也称为探针(probe),通常固定于固相支持物,如印迹膜、芯片、96 孔板上。基于探针标定的核酸杂交技术广泛应用于 DNA 序列分析、酶切图谱制作、基因突变位点分析、疾病筛查、遗传病谱系分析、疑难病诊断、个体化用药指导等基础研究和临床应用方面。

探针选择的正确与否直接关系到杂交结果的分析。在选择探针时,首先要考虑探针的特异性。

(一)常见的核酸探针种类

1. 基因组 DNA 探针　基于人类基因组数据库,几乎所有的基因片段都可以被克隆到质粒或噬菌体载体中,通过 DNA 重组技术得到纯化的扩增基因片段。为提高探针的特异性,应尽量选择外显子作为探针,而避免使用内含子及其他非编码序列,否则这类序列中多拷贝重复序列容易引起非特异性杂交而出现假阳性结果。

2. cDNA 探针　基于 cDNA 文库,可选用目的序列制备探针。由于 cDNA 去除了基因组中的内含子及其他高度重复序列,是一种较为理想的核酸探针来源。

3. RNA 探针　单链 RNA 分子不存在自身互补配对的竞争性结合情况,内部也少有高拷贝重复序列,因此是一种理想的探针来源。但缺点是制备过程和保存条件较 DNA 探针复杂。

4. 寡核苷酸探针　研究者可根据待测序列合成一段 15～30 个核苷酸的寡核苷酸序列作为探针。这类探针常用于由氨基酸序列反推 DNA 序列的研究。可以根据目的蛋白的氨基酸序列设计一系列不同密码子的寡核苷酸探针,从而在细胞中探测到其对应的基因序列。随着 DNA 合成技术的不断提高,成本不断降低,寡核苷酸探针的应用非常广泛。

(二)核酸探针标记

为了便于对待测序列示踪检测或定量分析,核酸探针必须通过一定方法进行标记,理想的核酸探针标记物需要具备以下特点:高灵敏性,高特异性,高化学稳定性,对人体伤害和环境污染尽可能小。探针标记可分为放射性同位素标记和非放射性标记两类。

1. 放射性同位素标记　放射性同位素(radioactive isotope,radioisotope)即与相应元素周期表元素之间仅有中子数差异,而电子和质子数完全相同的核素。放射性同位素探针标记最大的优势是灵敏度极高,最适条件下一个样品中可检出<1 000 个分子的核酸。此外,放射性同位素对各种酶促反应、碱基配对的特异性、杂交分子的稳定性均无任何影响,因此检测结果假阳性率低,可信度高。不过,放射性同位素标记的探针仍然存在少量的放射线污染,且半衰期短,不能长期存放。目前实验室常用的放射性核素有 ^{32}P、^{35}S 和 ^{3}H 等。

2. 非放射性标记　非放射性探针标记物主要有半抗原类、显色酶和荧光素 3 类。

(1)半抗原类标记:主要有生物素(biotin,B)、地高辛(digoxin)、二硝基苯(dinitrobenzene)和雌二醇(estradiol,E_2)等,前两者使用最为广泛,且有成熟的试剂盒选用。

(2)显色酶标记:将辣根过氧化物酶或碱性磷酸酶与核酸探针片段共价相连,通过增强化学发光法(enhanced chemiluminescence,ECL)酶促反应体系进行检测。这种方法对操作条件要求较高。

(3)荧光素标记:主要包括异硫氰酸荧光素(fluorescein isothiocyanate,FITC)、罗丹明(rhodamine)类。其工作原理是通过酶促合成将荧光素化的 dNTP 掺入到探针分子中,杂交后直接在荧光显微镜下观察结果。利用不同荧光色素在激发光下可发出不同颜色的荧光特征,不同颜色荧光色素标记探针的使用可进行多重原位杂交,同时检测多个基因的表达,而且荧光素标记不必像放射性探针需要即时标记,因此在高通量检测应用中有广泛的前景。基因芯片就是这项技术的典型应用:同时将大量探针固定于支持物上,可以一次性对样品大量序列进行检测和分析,解决了传统核酸印迹杂交(Southern 印迹法 和 Northern 印迹法等)技术操作繁杂、自动化程度低、操作序列数量少、检测效率低等不足问题。而且,通过设计不同的探针阵列、使用特定的分析方法可使该技术具有多种不同的应用价值,如基因表达谱测定、突变检测、多态性分析、基因组文库作图及杂交测序等。

(三)核酸杂交的种类

1. Southern 印迹杂交　核酸分子杂交依据被分析样品的性质不同可以分为液相杂交和固相杂交两种。前者是待测的核酸样品存在于液相中,后者则是指通过印迹方法把液相中的待测核酸样品转移到固相支持物上,再进行分子杂交反应。将 DNA 样本转移到固相支持物上的印迹法叫作 Southern 印迹杂交(Southern blotting)。Southern 杂交是由英国爱丁堡大学的 E. Southern 于 1975 年首先设计应用的,基本原理为:将通过凝胶电泳分离开的 DNA 片段通过电转移的方法转移到特定的固相支持膜,理论上在膜上的 DNA 分子将保持相对位置不变,然后采用标记的核酸探针与该固相支持膜进行孵育,探针将与待测片段中的同源序列形成杂交分子,该探针显示的位置及强度反映待测核酸分子中是否存在相应的基因片段,以及该片段的大小和含量。

Southern 杂交是实验室常见的分子生物学手段,方法比较成熟,大致包括以下步骤:①基因组 DNA 的制备、酶切和电泳;②Southern 印迹转移前电泳胶的处理;③DNA 印迹转移(毛细管转移法、电转仪法等);④膜上 DNA 分子的固定;⑤膜与探针分子的杂交;⑥探针的检测。

2. Northern 印迹杂交　将 RNA 样本转移到固相支持物上,再以核酸探针进行检测的印迹法叫作 Northern 印迹杂交(Northern blotting)。Northern 印迹法是 1977 年由 G. R. Stark 建立的,由于这种方法是从 DNA 的 Southern 印迹法得来的灵感,且基本步骤一致,因此在命名时也参考了 Southern 的名字特点,称为 Northern 印迹法。Northern 印迹杂交的基本步骤如下。

(1)处理和凝胶制备:杂交前,应该确保 RNA 分子具有适当的纯度和完整性。由于 RNA 是单链,长的 RNA 分子在溶液中通常发生自身配对形成局部双链,因此必须使用变性剂对 RNA 样品进行处理。变性剂种类很多,包括甲醛、乙二醛、二甲基亚砜、氢氧化甲基汞等,通常使用甲醛进行变性,与此相应的缓冲系统应为 3-N-吗啉基丙磺酸(3-morpholine propanosulfonic acid,MOPS)系统,而非常用的 Tris-HCl 系统。

(2)电泳:在加样孔中依次加入足量的 RNA 样品和分子量标记物,采用 5 V/cm 的稳定电压进行琼脂糖凝胶电泳。

(3)印迹转移:RNA 印迹转移基本同 Southern 法一样,但需要注意的是在转膜前需要用经无 RNA 酶的 DEPC 处理后纯净水淋洗数次,以除去甲醛。如果琼脂糖浓度>1%或凝胶厚度大于 0.5 cm 或待分析的 RNA>2 500 nt,需要用 0.05 mol/L 的 NaOH 溶液浸泡凝胶 20 min,目的是部分降解 RNA,以提高其转移的效率。

印迹转移完成后,RNA 的固定、探针的标记、预杂交、杂交、洗膜以及探针的检测方法等均与 Southern 印迹法一致。需要注意的是,Northern 印迹杂交由于检测的是 RNA 分子,极易降解,因此需要在整个实验中保持反应体系中无 RNA 酶,操作者也应带上一次性灭菌口罩和手套。在碱性条件下,尼龙膜可与 RNA 结合,因此转移液使用 7.5 mmol/L 的 NaOH。尼龙膜与核酸的结合属于不可逆的,因此只有尼龙膜是可以不用进行烘烤或紫外线固定这一步。

3. 斑点杂交　斑点杂交(dot blot)即将 RNA 与 DNA 变性后直接点于硝酸纤维素膜或尼龙膜上,再采

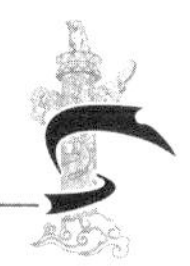

用特定的探针进行杂交;若采用狭缝点样器家养后杂交,则称为狭缝杂交(slot blotting)。二者在都是基因表达和定量分析的常见技术,区别仅仅在于点样点的形状不同。

斑点杂交的优点是简单、迅速,可在1张膜上同时进行多个样品的检测,对于核酸粗提样品的检测效果较好。RNA的斑点杂交能够从许多mRNA中快速检测基因的转录产物,对于同时鉴定多个样品做初始筛选较有意义,但这一方法不适用于基因分子量的检测,特异性也不高,有一定假阳性比率。

4. 原位杂交　核酸原位杂交(nucleic acid hybridization in situ)是以已知序列核酸作为特异性探针与菌落、细胞或组织切片中的核酸进行杂交,并对其进行检测分析的一种分子杂交技术,特点是在杂交过程中不需要改变待测核酸的位置,可以直接在分子克隆筛选的菌落、培养细胞,甚至染色体上对基因进行定位。

(1)菌落原位杂交:1975年,M. Grunstein和D. Hogness根据检测重组体DNA分子的核酸杂交技术原理,对Southern印迹技术做了一些修改,发展出一种原位菌落杂交技术;1977年,W. D. Benton和R. W. Davis提出与此类似的筛选含有克隆DNA的λ噬菌斑杂交技术。这类技术是把菌落或λ噬菌斑转移到硝酸纤维素滤膜上,使溶菌后释放出的DNA变性后同滤膜原位共价结合,带有DNA印迹的滤膜烤干后,与放射性同位素标记的特异性DNA或RNA探针杂交,漂洗除去未杂交的探针,根据放射自显影所揭示的探针同源DNA印迹位置,对照原来的平板,筛选出含有目的DNA序列的细菌菌落或λ噬菌斑。这种菌落原位杂交技术主要用于基因克隆和基因文库的筛选,特别是噬菌斑原位杂交,至今仍是从噬菌体文库中筛选重组子的一项最为通用的技术。

(2)染色体原位杂交:染色体原位杂交(chromosome in situ hybridization)是用来确定某一目的DNA在完整染色体上位置的核酸杂交技术,也是固相杂交的形式。大致步骤为:将染色体固定在载玻片上,并经过处理除去RNA和蛋白质,使染色体DNA变性,在原来的位置上与核酸探针进行杂交。这一技术首次应用在确定rDNA在核仁组织中心的位置,现主要于基因的定位。

(3)荧光原位杂交:荧光原位杂交(fluorescence in situ hybridization,FISH)于1974年,A. Evans首次将染色体显带技术和染色体原位杂交联合应用,很大程度上提高了基因在染色体上的定位准确性。20世纪80年代末,随着荧光标记探针的发展,M. E. Harper成功将单拷贝的DNA序列定位到G显带标本上,荧光原位杂交逐渐取代放射性原位杂交,成为当前应用广泛的染色体定位技术。

FISH技术作为非放射性检测体系,与放射性同位素原位杂交相比具有多项优势,如荧光素试剂和探针价格经济、操作安全、灵敏性好(可定位长度在1 kB的DNA序列)、存放稳定(一次标记后可存放2年)、实验周期短、特异性高、定位准确,既可在玻片上显示中期染色体的数量和结构变化,又可在悬液中显示间期染色体DNA的结构。但FISH技术也有缺点,就是不能实现100%的杂交,特别是在应用较短的cDNA探针时效率明显下降。

5. 液相分子杂交　核酸的液相分子杂交即核酸探针与待测的核酸样品同处于一个溶液体系中的杂交反应。反应过程中,探针与样品中的同源互补序列相互配对形成杂交分子,杂交反应完成后,以含变性剂(如尿素)的聚丙烯酰胺凝胶电泳(polyacrylamide gel electrophoresis,PAGE)将其分离并进行印迹转膜,而后进行信号检测。以下列举3种特殊的核酸液相分子杂交方法。

(1)核酸酶S1保护分析法:核酸酶S1保护分析法(nuclease S1 protection assay)是一种灵敏度高于Northern印迹法的RNA检测杂交技术,又称为S1-描图(S1-Mapping)。这种方法的基本原理是:利用M13噬菌体合成高放射活性的单链DNA探针,在液相中与待测RNA样品进行杂交反应,同源序列互补形成DNA/RNA杂交双链。而后使用核酸酶专一性降解未能形成杂交分子的DNA和RNA单链,剩下的DNA/RNA杂交双链再进一步分析。这种方法可检测基因的转录水平。

(2) RNA酶保护分析法:RNA酶保护分析法(RNA enzyme protection assay)其原理与核酸酶S1保护分析法基本一致,只是液相中的探针为RNA,杂交后形成的是RNA/RNA双链,之后以RNA酶A和RNA酶T1专一性降解单链RNA,剩下的RNA双链杂交分子再进一步分析。这种方法可应用于RNA定量、RNA末端定位,以及内含子在相应基因中的定位分析。

(3)引物延伸分析法:引物延伸分析法(primer extension analysis)可用于RNA 5′端的定位和定量,并可检测mRNA的前提和剪切加工中间体,实现方法为:待测RNA与过量的5′末端标记的单链DNA引物杂交,通过反转录酶对引物进行延伸,将合成一段与待测 RNA 链互补的 cDNA。通过变性凝胶电泳检测 cDNA 长度,即可反映引物末端标记的核苷酸与 RNA 5′端的距离。

三、蛋白分子杂交

蛋白分子杂交的理论基础是不同的蛋白质亚基间形成的非共价键的结合。蛋白分子杂交技术可用于从混杂样品中检测是否存在目的蛋白,也可用来探索目的蛋白与其他蛋白之间是否存在相互作用。

(一)Western 印迹杂交

自从 1975 年,爱丁堡大学的埃德温·迈勒·萨瑟恩(Edwin Mellor Southern)首次使用了 DNA 印迹杂交技术(Southern blotting)后,这种结合了"凝胶电泳-固相膜转印-分子杂交"三位一体的技术给许多研究者们带来了启发,继 1977 年詹姆斯·阿尔文(James Alwine)发明了 RNA 印迹杂交技术 的 Northern blotting 后,1979 年,托宾(Towbin)等首次将这种印迹杂交方法引入蛋白质检测的领域。沿袭一贯的命名习惯,蛋白质印迹杂交技术称为 Western blotting(蛋白质印迹法)。由于这种 Western blotting 的分子杂交引入了抗原抗体结合的理论,因此也称为免疫印迹(immunoblotting) 技术。

这种方法的基本步骤为:①将蛋白质混合物(如细胞裂解物)进行聚丙烯酰胺凝胶电泳;②将凝胶电泳分离的蛋白条带转移到固相支持膜(NC 膜或 PVDF 膜)上;③将待测蛋白的特异性抗体(第一抗体)与固相膜杂交反应,洗涤后再用抗与第一抗体来源种属相同的、带检测标记的第二抗体与固相膜杂交;④放射自显影或 ECL 发光系统显色(目前后者应用更为广泛),通过固相膜上蛋白条带的位置、面积和灰度值来确定蛋白的分子量大小和表达丰度。再加上一些图像分析软件,可通过计算条带的积分光密度(integrated optical density)值或灰度值(gray value)对蛋白表达进行半定量分析。

(二)免疫沉淀

如待测蛋白在样品中含量过低,或样品中的蛋白种类过于混杂,则可在 Western 印迹杂交前,利用目的蛋白的特异性抗体对目的抗原进行富集、纯化,这种方法称为免疫沉淀(immunoprecipitation)。免疫沉淀实验的基本原理为:抗体与细胞裂解液或表达上清中相应的目的蛋白结合后,再与蛋白 A/G(proteinA/G)或二抗偶联的琼脂糖珠(agarose or sepharose beads)孵育,离心后沉淀物中即含有"珠子-蛋白 A/G(或二抗)抗体-目的蛋白"复合物,洗涤沉淀并重悬于电泳上样缓冲液,在高温及还原剂的作用下,抗原与抗体解离,再次离心收集上清,即得到富集的抗体和目的蛋白。在此基础上进行 Western 印迹杂交实验,即可分析富集到的目的蛋白。

(三)免疫共沉淀

免疫共沉淀(co-immunoprecipitation)是基于抗体和抗原之间特异性结合的蛋白质相互作用的研究方法,特别是确定两种蛋白在生理状态下相互作用的有效方法,其基本原理是:当细胞在非变性条件下被裂解时,细胞内许多生理状态下存在的蛋白质-蛋白质间的相互作用被保留了下来,假设存在"蛋白质 A-蛋白质 B"这种相互作用。当使用蛋白质 A 的特异性抗体与细胞裂解液杂交反应,再与蛋白 A/G(protein A/G)或二抗偶联的琼脂糖珠(agarose or sepharose beads)孵育,理论上就会把与蛋白质 A 结合的蛋白质 B 一同捕捉到,离心后沉淀物中即含有"琼脂糖珠-抗体 A-蛋白 A-蛋白 B"复合物,再通过蛋白变性分离,即可以蛋白质 B 的特异性抗体对 B 蛋白进行检测,进而证明两者间的相互作用。

(四)酵母双杂交

酵母双杂交(yeast two-hybrid system)是以酿酒酵母为宿主细胞,将待研究的两种蛋白质分别克隆到酵母表达质粒上,形成和酵母转录激活因子(如 GAL4 等)的 DNA 结合结构域(binding domain,BD)、转录激活域(activation domain,AD)的两种融合蛋白表达载体,而后再将这两种载体共转染至宿主细胞,从表达产物分析两种蛋白质是否有相互作用的系统。其基本原理为:转录激活因子最基本的结构域即包括 BD 和 AD,单独的 BD 只能与启动子结合但不能激活转录,单独的 AD 因为不能接近启动子因此也不能启动转录。如将 BD 和 AD 分别与两种可能存在相互作用的蛋白质的 cDNA 融合克隆至载体,这两种融合

蛋白载体在同一个宿主细胞中表达，假如两种蛋白之间的相互作用关系存在，那么BD和AD则因在空间上相互靠近而重现完整的转录激活作用，恢复对下游基因的表达激活作用。此时的下游基因通常为克隆的报告基因，如编码β-半乳糖苷酶的LacZ，通过蓝白实验可以检测两种蛋白是否有相互作用。

（五）Pull-down实验

Pull-down实验与酵母双杂交实验一样也是验证蛋白质之间相互作用的经典方法，但后者的体系是在真核细胞内，而前者的反应体系发生在细胞外。Pull-down实验的基本原理：为验证两种蛋白质A和B之间是否存在相互作用，首先用其中一种蛋白质如A作为诱饵蛋白（bait），通过DNA重组技术，将其表达为带有某个标签[通常是谷胱甘肽S-转移酶（GST）或6个组氨酸（6×his）]的融合蛋白，例如GST-A或his-A；而后将这种标签融合蛋白通过特异性结合作用固定在支持物上，对于带GST标签的融合蛋白，使用还原型谷胱甘肽的树脂珠将其固定，而对于his融合蛋白则固定于镍离子或钴离子的树脂珠；而后，将纯化后的蛋白B作为捕获蛋白（prey）在体外与结合了诱饵蛋白（bait）A的树脂珠孵育、杂交、洗涤；最后将诱饵蛋白A从琼脂糖珠上洗脱。假如诱饵蛋白A与捕获蛋白B之前确实存在相互作用，那么洗脱液中理论上也含有蛋白B，使用蛋白B的特异性抗体，通过SDS-PAGE电泳分析，即可证实两种蛋白间的相互作用。

四、蛋白质与核酸分子杂交

蛋白与核酸的相互作用广泛存在于生命活动调节，如转录、翻译、基因表达调控、识别、复制、重组、修复、核酸包装、染色质重塑和等。探索蛋白质-核酸分子杂交技术有重要意义。

（一）凝胶阻滞技术

凝胶阻滞技术（gel retardation assay）又叫DNA迁移率实验（DNA mobility shift assay），是用于体外研究DNA与蛋白质相互作用的一种凝胶电泳技术。其方法通常是将标记的DNA片段与纯化蛋白，或提取物中的蛋白混合物相结合，然后在非变性凝胶中分析该产物。与游离DNA相比，蛋白-DNA复合物因迁移率相对游离DNA降低而发生条带“阻滞”，从而被检测发现。

（二）DNA Pull-down实验

DNA Pull-down实验是以感兴趣的DNA序列为探针，通过DNA探针与蛋白杂交反应，寻找与该序列结合蛋白质（通常是转录因子）的技术，大致步骤为：用脱硫生物素标记特异性DNA探针，其与偶联在磁珠上的链霉亲和素亲和结合形成“磁珠-DNA探针”复合物，将其与细胞提取物孵育，相互作用蛋白分子得以与DNA探针特异性结合，洗涤去除非特异性结合蛋白质，用蛋白质印迹法或质谱对产物进行检测分析，确定结合蛋白身份。

（三）染色质免疫共沉淀技术

染色质免疫共沉淀技术（chromatin immunoprecipitation，ChIP）是一种检测在体内自然染色质环境下蛋白和DNA相互作用的有效方法。这种技术广泛应用于鉴定特定基因调节蛋白是否结合在基因组中具体位置，或基因调节区域和蛋白修饰是否相关。因其能真实、完整地反映结合在DNA序列上的靶蛋白调控信息，是目前基于全基因组水平研究DNA-蛋白质相互作用的标准实验技术。其原理为：在活细胞状态下，通过在特定时间点用甲醛交联等方式固定蛋白质-DNA复合物，并将其用超声波破碎仪随机打断为一定长度的染色质小片段，然后通过免疫学方法将蛋白质-DNA复合物与特定DNA结合蛋白抗体孵育，将与抗体特异结合的蛋白-DNA复合物洗脱下来，最后将洗脱得到的特异DNA与蛋白解交联，得到特异性地富集目的蛋白结合的DNA片段，通过对DNA片段的纯化与检测，从而获得蛋白质与DNA相互作用的信息。当前，通常以测序方法对DNA片段进行检测，即为ChIP-seq技术。

第三节　聚合酶链反应

聚合酶链反应(polymerase chain reaction,PCR)是1983年由美国Cetus公司人类遗传研究室的穆里斯(K. Mullis)首先提出设想,并在1986年报道的一种通过体外酶促反应扩增特异DNA片段的技术。PCR技术特点是灵敏度高、特异性强、操作简便,可以在一个反应体系内将目的DNA片段于数小时内扩增至十万甚至百万倍,因此甚至可以从一根毛发、一滴血、数个细胞扩增出足量用于检测鉴定的DNA片段。这项技术带来了生命科学研究和临床检测的重大变革,1993年,发明PCR技术的穆里斯(K. Mullis)因此获得诺贝尔化学奖。

如今,这项技术已经大量应用于生物医学的各个领域,包括分子克隆、基因突变、序列分析等基础研究,同时在临床应用方面也有着越来越广阔的前景。已经PCR技术在当前已经成为遗传病、传染病等鉴定筛查方面不可或缺的手段,在肿瘤学和病毒学方面也发挥着至关重要的作用。值得一提的是,这项技术近来在流行病学领域也扮演着举足轻重的角色:2019年底在世界范围内爆发的新型冠状病毒感染,被世界卫生组织(WHO)命名为2019年冠状病毒病(corona virus disease 2019,COVID-19),为全球多个国家造成经济、社会等方面的重大打击。为对抗疫情,需要在大量人群中开展简便、灵敏、准确率高的疾病筛查,基于PCR技术的严重急性呼吸系统综合征冠状病毒2(severe acute respiratory syndrome coronavirus 2,SARS-CoV-2)核酸检测成为许多国家和地区首选的检测手段。

病毒核酸筛查检测的原理:我国科学家利基于二代测序技术的宏基因组测序于2020年1月7日从患者体内分离出SARS-CoV-2并获得其完整核酸序列,并于2020年1月12日向WHO提供,为不同国家的实验室生产检测新感染的特异性诊断PCR检测提供了便利。SARS-CoV-2的基因组为单链正RNA(+ssRNA),因此RNA基因组需先通过反转录酶合成互补的cDNA链,再以cDNA链为基础进行PCR扩增。通过收集疑似新型冠状病毒感染患者的上呼吸道(口咽和鼻咽)和下呼吸道(气管内吸痰、咳痰或支气管肺泡灌洗)的样本进行RT-PCR可最终可确定是否含有新型冠状病毒核酸,以及病毒核酸的含量。

一、聚合酶链反应的基本原理

PCR的基本原理为:在DNA聚合酶的催化下,以亲代DNA为模板,以特定引物为延伸起点,通过变性、退火、延伸3个步骤的反复循环,在体外体系中不断复制出与模板DNA序列互补的子链DNA(图9-3)。

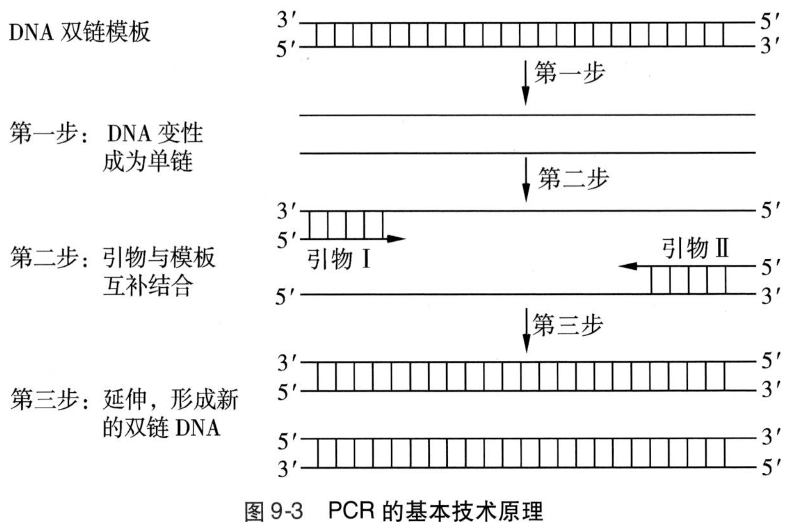

图9-3　PCR的基本技术原理

二、聚合酶链反应的体系

PCR的体系包括模板DNA、寡核苷酸引物、PCR缓冲液、DNA聚合酶(DNA polymerase,DNA pol)、脱氧核苷三磷酸(deoxyribonucleoside triphosphate,dNTP),以及反应所需的离子缓冲液。

(一)模板DNA

模板DNA也叫作靶序列,既可以是单链DNA,也可以是双链DNA;既可以是线性DNA,也可以是环状DNA,只不过环状DNA的扩增效率低于线性DNA,因此使用质粒DNA做模板时应先进行酶切使其线性化。DNA模板的含量对于PCR效率十分关键,在模板DNA处于一定浓度时,PCR的产量随着浓度的增加而增加,但当浓度过高时,又会导致PCR产物的非特异性增加。通常情况下,基因组DNA作为模板时的最适用量在1 μg左右,而质粒DNA用作模板时的最适用量在10 ng左右。模板DNA容易受到反应体系中混杂物的影响,应避免存在蛋白酶、核酸酶,以及能与DNA结合的蛋白质等。

(二)寡核苷酸引物

引物(primer)是指在核苷酸聚合反应起始时,促进DNA合成的一种具有特定核苷酸序列的大分子。对于PCR来说,引物通常是人工合成的一对寡核苷酸序列,其中一条引物与目的基因DNA双链中一端的一条模板链互补,另一条引物与目的基因另一端的另一条DNA模板链互补,其功能是作为PCR体系中DNA复制的起始点。

为保证PCR反应的特异性,PCR体系中的寡核苷酸引物至少应含有18个与模板序列完全互补的核苷酸,最适长度在20~24个核苷酸(20~24 mer);寡核苷酸引物的反应浓度非常重要,通常控制在0.1~1 μmol/L。这是相对于30个循环而言的最适浓度,浓度过高一方面容易引起引物与模板的错配,导致产生非特异性的PCR产物,一方面容易引起引物二聚体的增多。这些增加的引物二聚体和错配的非特异性PCR产物同时还与模板竞争使用DNA聚合酶和dNTP等,从而进一步导致正确PCR产物生成下降。

(三)PCR缓冲液

PCR缓冲液主要组分包括三羟甲基氨基甲烷盐酸盐(trimethyloc aminomethane hydrochloride,Tris-HCl)、氯化钾(KCl)和氯化镁($MgCl_2$),其中镁离子(Mg^{2+})的存在与浓度对PCR反应至关重要。Mg^{2+}的浓度直接影响DNA聚合酶活性和DNA双链的解链变性温度,其浓度过低会导致DNA聚合酶活性降低,进而造成PCR产物下降;其浓度过高,则影响PCR反应的特异性。因此,Mg^{2+}的最适浓度通常控制在1.5~2.0 mmol/L。但需要注意的是,PCR缓冲液体系中通常含有螯合剂乙二胺四乙酸(ethylenediamine tetra acetic acid,EDTA)、一些带负电荷的基团如dNTP上的磷酸根,可与Mg^{2+}结合导致其浓度下降,因此,Mg^{2+}的浓度不仅取决于缓冲液配方里氯化镁的含量,还需要考虑与dNTP、EDTA的比例。

(四)DNA聚合酶

PCR反应中DNA聚合酶(DNA polymerase,DNA pol)的作用是催化退火的寡核苷酸引物在DNA模板链上的延伸反应。早期的PCR方法中使用的DNA聚合酶是大肠埃希菌DNA聚合酶Ⅰ的Klenow片段。由于PCR循环包括变性(90 ℃左右)、退火(50 ℃左右)、延伸(70 ℃左右)3个不同温度阶段的循环,每一阶段对温度的要求都不一样,DNA聚合酶Klenow会在变性的温度下失活,所以在每一轮反应后都要重新补加DNA聚合酶,操作较为烦琐。而且这种方法在扩增小片段(<200 bp)产物时特异性尚可,但对于更长的产物则不够理想。因此,从温泉发现的嗜热水生菌(Thermus aquaticus,Taq)中分离出的具有热稳定性的DNA聚合酶具有里程碑式的意义,该酶可以耐受90 ℃以上的高温而不失活,不需要每个循环补加DNA聚合酶,大幅降低引物和模板的错配,PCR技术不仅变得非常简捷,同时也大大提高了产物特异性,并降低了技术成本。从此这项技术得以大量应用于生物医学,成为当今许多临床检验项目的基本技术。

如今已经发现多种耐热的DNA聚合酶,其共性都是在高温下保持活性,但在个性方面有些许差别。

1. Taq DNA聚合酶　最初,天然的Taq DNA聚合酶(Taq DNA polymerase)分离自嗜热水生菌

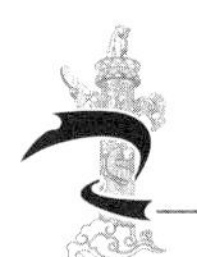

(Thermus aquaticus,Taq)的 yT-1 菌株,具有较高的热稳定性,其催化 DNA 合成的最适温度在 75 ~ 80 ℃,延伸速率为 150 ~ 300 个核苷酸/s,合成速率随着温度下降而下降,但温度超过 80 ℃时也无法促进 DNA 合成,原因可能是高维对引物-模板复合物稳定性的破坏。该酶在 95 ℃下的半衰期为 40 min,因此总体上可以满足 PCR 三个阶段反应的需要。不过,Taq DNA 聚合酶无 3′→5′外切酶活性,这就意味着该酶对反应中的碱基错配无校对功能。该酶在 PCR 反应中的错配概率为(1∶18 000)~(1∶300),也就是说,在 25 轮扩增循环后,扩增序列中每 400 bp 可能就出现一个碱基因错配而与原始序列不同。

2. 修饰 Taq DNA 聚合酶　这类酶包括重组 Taq DNA 聚合酶(recombinant Taq DNA polymerase,rTaq pol)和 Stoffel 片段。rTaq pol 是通过 DNA 重组技术在大肠埃希菌宿主中表达的改良型 Taq pol,热稳定性高于天然的 Taq pol,而且还受到 PCR 缓冲液中钾离子(K^+)浓度的影响,通过提高缓冲液中 KCl 的浓度,可使 rTaq pol 的半衰期延长;Stoffel 片段也是 Stoffel 等通过 DNA 重组技术改造过的 Taq pol,相比天然 Taq pol,该片段被去掉了氨基末端的 289 个氨基酸,因而失去了 5′→3′外切酶活性,并在 97.5 ℃下仍可保持 20 min 的半衰期,比天然 Taq pol 延长了近一倍,因而可以允许 PCR 反应使用更高的变性温度,这对于鸟嘌呤和胞嘧啶(guanine and cytosine,GC)含量丰富、有复杂二级结构的 DNA 模板较为适用。

3. Vent DNA 聚合酶　这种酶是从海底火山口 98 ℃水中生长的极端嗜热细菌(Thermococcus litoralis)菌株分离提纯到的 DNA 聚合酶,已通过 DNA 重组技术在大肠埃希菌中表达成功。该酶的热稳定性极好,在 97.5 ℃下的半衰期长达 130 min。更值得一提的是,Vent DNA 聚合酶还具有 3′→5′外切酶活性,因此在催化 DNA 合成的同时还具备校正功能,使得其碱基掺入的错配率仅有 1∶31 000,扩增的保真度比天然的 Taq pol 提高了 5 ~ 10 倍。上述两个特点决定用这种酶扩增的 PCR 产物长度可达 10 ~ 13 kB。

4. Pfu DNA 聚合酶　这种从嗜热古细菌(Pyrococus furisus)菌株中分离纯化到的酶是一种高保真的 DNA 聚合酶,具有 5′→3′DNA 聚合酶活性和 3′→5′外切酶活性,催化延伸的忠实性比天然 Taq pol 高 12 倍。Pfu DNA 聚合酶的耐热性也较好,97.5 ℃时的半衰期>3 h,最适延伸温度在 72 ~ 78 ℃。不过,在缺乏 dNTP 时,Pfu DNA 聚合酶会降解模板 DNA,因此除了保证 dNTP 的用量,还务必注意 PCR 操作时的步骤:必须先加入 dNTP 后再加入 Pfu pol。

与缓冲液成分一样,DNA 聚合酶需要注意最适浓度。用量过小会影响产量,但用量过大则会导致反应特异性下降。通常在 50 μl 的 PCR 反应体系中,Taq DNA 聚合酶的用量为 0.5 ~ 2.5 U。

(五)脱氧核苷三磷酸

PCR 反应中所用 dNTP 的浓度取决于扩增片段的长度、$MgCl_2$的浓度及引物浓度等反应条件,浓度过低影响 PCR 产物的生成,浓度过高容易引起碱基的错误掺入,因此通常浓度控制在 50 ~ 200 μmol/L。而且,4 种 dNTP 的摩尔浓度应当相等,若任何一种浓度与其他几种有显著差异时都会引起错配率的升高。

三、聚合酶链反应的基本步骤和要点

PCR 实验在体外的反应管中进行,基本步骤是:在反应管中加入反应缓冲液、dNTP、引物、DNA 模板和 DNA 聚合酶,混匀后密封顶盖防止反应液的挥发(早期通过加入石蜡油封盖液面,但目前的 PCR 仪基本都存在着封盖的功能,因此不用刻意再加入石蜡油),然后将反应管至于 PCR 仪中,开始以下 3 个阶段的循环反应。

1. 变性　变性(denature)是指模板 DNA 的氢键在 95 ℃左右的高温条件下断裂,导致双螺旋解开成为单链并游离在反应缓冲液中的过程。变性温度过高、变性时间过长容易导致 DNA 聚合酶活性的降低,从而影响 PCR 产物的产量;但变性温度过低、变性时间过短,则会导致 DNA 模板解链不充分,致使引物与模板无法充分结合,同样容易导致 PCR 产物的减少。通常情况下,变性条件应控制在 95 ℃,20 ~ 30 s。

2. 退火　退火(annealing)是指人工合成的 2 条寡核苷酸引物在适当温度下分别与模板 DNA 在扩增去的两端互相配对,并在 DNA 聚合酶的作用下合成新双链的过程。只要添加的引物数量远大于模板 DNA 的分子数,那么引物与模板 DNA 接触的概率就远大于变性的 DNA 单链自身的复性,这是保证模板

DNA 能够不断扩增的基础。

引物与模板的退火温度由 T_m决定，T_m值受到引物的长度和 G+C 含量的影响。引物越长、G+C 含量越高，T_m越高。退火温度通常在 T_m的基础上增加 3～12 ℃，可根据实际情况调整，但通常不应低于 T_m超过 5 ℃。在这一范围内，增加退火温度可减少引物与模板的非特异性结合，降低退火温度则可增加 PCR 反应的灵敏性。

引物与模板的退火时间通常维持在 20～40 s。时间过短容易导致延伸失败，时间过长则容易导致产生引物二聚体或其他非特异性配对。

3. 延伸　延伸(extension)是指在 4 种 dNTP 底物及 Mg^{2+}的存在下，DNA 聚合酶在其最适作用温度下按碱基互补配对原则，从引物的 3′端将 dNTP 掺入，使引物沿着 DNA 模板的 5′→3′方向延伸，合成新的 DNA 链。这一新链则成为下一个循环中的 DNA 模板链。

延伸温度取决于所用的 DNA 聚合酶特性，即该种聚合酶的最适反应温度。最常用的 Taq pol 最适延伸温度在 70～75 ℃。具体操作中应严格参照酶的说明书进行，不可随意更改温度。有时延伸温度相差 1 ℃即可导致 PCR 的失败。

延伸时间取决于扩增片段的长度。PCR 产物的片段<500 bp 时，延伸时间为 20 s；当目的片段在 500～1 200 bp 时，延伸时间需要 40 s；当目的片段>1 200 bp 时，可根据 500 bp/30 s 的速度计算反应时间，进行适当的延长。当目的片段<150 bp 时，甚至可以省略延伸步骤，因为在退火温度下，DNA 聚合酶的活性已经足以完成短序列的合成。

在上述 3 个不断重复的步骤下，PCR 反应得以进行，还需注意以下要点：

循环次数：PCR 反应的循环次数取决于模板 DNA 的浓度，一般需要进行 25～35 轮的循环，可使产物积累到最大值。在这个过程中，每增加一个循环，上一循环产生的引物延伸链都可以作为新循环中的模板链存在，因而整个 PCR 过程中产物呈现指数级速率的增加。成对的引物分别与一个 DNA 分子的两条链结合，第一次扩增时假设产物的长度可以沿着上游引物向另一端无限延伸，但在进入下一个循环时，该无限长的产物则会在下游引物的指引下，从与它配对的序列处开始延伸，这样就将 PCR 产物的长度限制在上下游引物之间的序列长度。

热启动：PCR 反应混合物一开始置于低于 T_m值的温度下时，极短的时间内即可产生非特异性配对，如引物二聚体。热启动 PCR 的做法是：在 PCR 开始前，先将除了 DNA 聚合酶外都混合好的 PCR 体系温度预热至 95 ℃，预变性 2～5 min，而后将仪器暂停，在这一温度下快速加入 DNA 聚合酶后继续反应。这种操作可以防止 DNA 聚合酶过早失活，同时还可以防止模板变性不够充分。

四、聚合酶链反应引物设计

为获得高特异性、高产量的 PCR 产物，设计正确的引物是关键因素。引物设计的原则是取得特异性和合成效率的平衡。目前已有成熟的软件进行引物设计，在软件操作中，需要根据不同的实验目的调整引物设计参数。例如，在医学诊断中，需要牺牲效率提高特异性，以降低鉴定的假阳性。需要注意的引物设计原则包括：

1. 引物的位置　PCR 反应所需的一对引物分别与 DNA 两条链在上下游两端发生互补，其中处于 DNA 上游的引物称为正向引物(forward primer)，一般正向引物是与 DNA 的 5′→3′方向链互补结合的；另一条位于下游的为反向引物(reverse primer)，通常与 DNA 的 3′→5′方向链互补结合。如以基因组 DNA 为模板，引物序列应选择在保守区，且与非扩增区无同源序列，以尽可能减少非特异性产物的生成；如以 cDNA 为模板，则应使引物序列位于 mRNA 的编码区域内。

2. 引物的长度　引物的长度指的是与模板链互补的序列长度，不包括为了给产物额外加的碱基数量。通常 PCR 的引物长度在 16～40 mer，最常用的是 18～24 mer。理论上每增加一个碱基，引物的特异性得以提高 4 倍，因此引物过短会降低产物的特异性；但引物过长则可能导致反应中退火不完全，与模板结合不充分，导致后续循环中的模板数下降，最终扩增产物明显减少。

3. 引物的末端　引物 3′末端与模板链的 5′端结合，对于 PCR 的起始非常关键。如引物 3′末端的第

一、第二个碱基降低 Taq pol 的延伸效率，会直接影响整个 PCR 的特异性和扩增效率。不过，引物 3′末端的不同碱基在发生错配时引发的合成效率存在较大差异。当 3′末端碱基为腺嘌呤（aderine，A）时，错配引发的合成效率降低得尤为明显，而当此处的碱基为 T 时，及时发生了错配也可能继续引发 DNA 链的延伸。因此，引物 3′末端尽量不要选择 A，而最好选择胸腺嘧啶（thymidine，T）、鸟嘌呤（G）、胞嘧啶（C）。此外，引物 3′末端还应尽量选择简并密码子少的氨基酸，如甲硫氨酸、色氨酸，并要避免三联体密码子第三个碱基的摆动位置位于引物的 3′末端。

引物的 5′末端限制没有 3′末端严格。当引物的长度足够延伸时，5′末端少量几个碱基甚至不用严格与模板链发生互补。因此，如要给 PCR 产物引入酶切位点、启动子序列等，可考虑加在引物的 5′末端。不过，5′末端添加的序列最多不要超过 10 个碱基，否则可能对产物产生影响。

4. 引物的 G+C 含量　引物的碱基中 G+C 含量应保持在 40% ~75%。G+C 含量影响 DNA 的解链温度，也称为熔解温度（melting temperature，T_m）。$T_m=4(G+C)+2(A+T)$。假设一段引物的 G+C 所占的百分比为 50%，那么其 T_m 在 56 ~62 ℃。在这一温度范围内，既可以保持有效的退火，又能维持良好的特异性。为了每一对引物在同一反应体系中维持均衡的特异性和扩增效率，各自的 T_m 应通过调节 G+C 含量而相互协调为近似的值。

5. 引物内、引物间不能互补　一个反应体系中，一对上下游引物之间不能存在互补序列，特别是 3′末端不能发生互补，否则将形成大量引物二聚体（primer dimer），造成引物的消耗，同时增加非特异性产物的增加；同一条引物内也应避免存在互补序列，特别是引物末端不能存在回文结构，否则容易形成大量自身二聚体发卡结构，影响引物与模板链的互补结合。

五、聚合酶链反应产物的鉴定

完整意义上的 PCR 过程应该分为两大步骤：一是 PCR 实现的核酸扩增，另一则是对扩增后核酸产物的检测和鉴定。常用的 PCR 产物鉴定方法包括以下几种。

（一）琼脂糖凝胶电泳

琼脂糖凝胶电泳是用琼脂糖作支持介质的一种电泳方法。这种电泳介质具有网络结构，大分子物质在泳动时受到的阻力大故泳动速度慢，小分子泳动时阻力小而泳动速度快。琼脂糖凝胶比蛋白质电泳的聚丙烯酰胺凝胶的孔径大，对大多数蛋白质来说分子筛效应微不足道，现广泛应用于核酸的研究中。通常琼脂糖凝胶分离 DNA 的范围为 0.2 ~20 kB，需要分离的 DNA 分子可根据片段大小选择琼脂糖的浓度，分子量越小应选择的琼脂糖浓度越大，对于产物在 100 bp 左右的 PCR 产物，甚至可以用 2% ~3% 的琼脂糖凝胶。

琼脂糖凝胶分离核酸分子操作相对简便，不需事先处理样本，电泳速度快，凝胶内掺入溴化乙啶（ethidium bromide，EB）或 Gold view 等核酸标记染料，便可在紫外分析仪下观察并分析结果。同蛋白质电泳、蛋白质印迹法的结果一样，对于核酸电泳的结果通过图像分析软件测量条带的积分光密度值，可进行半定量分析。

（二）高效液相层析检测系统

以高效液相层析技术分离分析 PCR 产物，具有分离效率高、分离速度快、自动化程度高、灵敏度高、可定量等优点，初始模板数和 PCR 产物峰面积之间具有良好的线性关系，在实时聚合酶链反应（real-time PCR；又称实时 PCR）技术推广前是一项重要的定量 PCR 检测技术。

（三）荧光实时定量 PCR 检测技术

实时定量 PCR（quantitative real-time PCR，qPCR）是一种近来广泛使用的定量检测 PCR 产物的技术。该技术于 1996 年由美国 Applied Biosystems（AB）公司首次推出，不仅实现了 PCR 技术从定性到定量的飞跃，还比常规 PCR 技术具有特异性更强、准确性更高的优点。

该技术的主要原理是：在 PCR 体系中引入荧光基团，利用荧光信号的积累与每个循环产物的一一对应关系实现对扩增体系的实时监测。将这一实时动态变化绘制成扩增曲线，可在 PCR 反应处于指数期

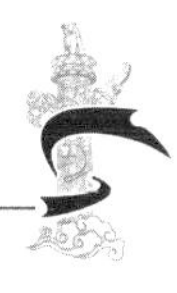

的某个时间点上检测PCR产物的量，从而推测初始模板的含量。

在整个技术中，最重要的参数和概念叫作循环阈值(cycle threshold，Ct)，其含义为每个PCR反应管内的荧光信号到达设定阈值时所发生过的循环数。每个模板的Ct值与该模板的初始拷贝数的对数存在线性关系，先利用已知初始拷贝数的标准品绘制标准曲线，其中横坐标代表初始拷贝数的对数，纵坐标代表Ct值，初始拷贝数越多，Ct值越小，意味着需要更少的循环即可达到产物的阈值。通过判读检测到的Ct值，结合标准曲线，可计算各个反应管中样本的初始拷贝数，即实现对各组样品浓度的精确定量(图9-4)。

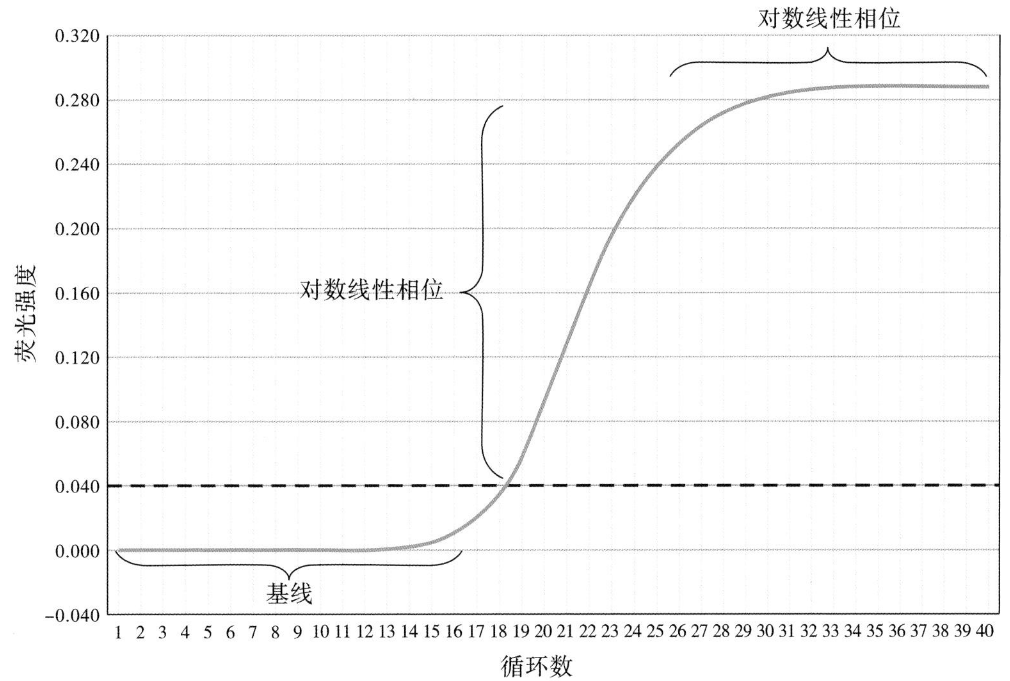

图9-4　荧光实时定量PCR的反应曲线

荧光定量PCR从操作方法上来说可以分为染料检测法和探针检测法。

1. 染料检测法　qPCR的染料检测法主要原理为：在PCR反应体系中加入过量荧光染料，如SYBRGreen Ⅰ、EvaGreen、SolisGreen等，该染料只与双链DNA小沟结合，并不与单链DNA链结合，在游离状态下不发出荧光，只有掺入DNA双链中才能检测到荧光信号。随着特异性PCR产物的指数扩增，每个循环的延伸阶段都有染料掺入双链DNA中，其荧光信号强度与PCR产物的数量呈正相关关系。

荧光染料掺入法使用简单，成本也相对较低，但该法也有一些缺点：如在游离状态下SYBRGreenI实际也可以发出微弱的荧光，此外，一个反应发出的全部荧光信号是和所有双链DNA的含量呈比例关系的，因此反应体系中一些非特异性扩增或者引物二聚体的存在会极大影响结果的准确性。目前对应的方法除了在探针设计上更加严格，此外还有使用ROX作为内部荧光参考以校正背景，但即便如此，染料法的特异性的问题依旧不能忽视。

2. 探针检测法　应用探针法的荧光qPCR在文献中也常称为“TaqMan PCR”，这是以美国PE公司出品的著名探针商标而命名的。该检测法在PCR的基础上应用了核酸分子杂交以和荧光技术，从而实现了对目的基因的准确定量检测，目前已逐渐发展成临床诊断的常规技术。

TaqMan PCR的工作原理：为了实现后续检测，在PCR扩增时即加入一对引物和一个特异性的荧光探针，该探针是一条寡核苷酸，其序列的中段是可以同DNA模板上游引物和下游引物之间序列互补配对的碱基，而序列5′末端标记一个报告荧光基团，通常是6-羧基荧光素(FAM)，荧光发射峰值在518 mm处；探3′末端则标记一个淬灭荧光基团，通常为6-羧基四甲基诺丹明(TAMRA)，其荧光发射峰值在582 nm处。当探针完整时，报告基团发射的荧光光能因为接近淬灭基团而被吸收，故无任何荧光信号被检测到。当体系中DNA模板与探针相遇时，探针与模板互补配对，致使荧光报告基团与淬灭基团分开，得以释放出荧光信号。DNA在引物指导下开始扩增时，新链沿DNA模板延伸，当移动到探针结合的位置时，Taq pol 的 5′→3′外切酶活性将探针酶切切断，致使荧光报告基团和淬灭基团分离，体系释放出荧光信号(图 9-5)。每扩增一条 DNA 链，就有一个荧光分子形成，荧光信号强度与 PCR 产物实时对应，在平台期前呈正相关关系。

这种方法准确度高，特异性好，但成本相对较高，且需要针对模板序列设计探针，操作相对繁复一些。

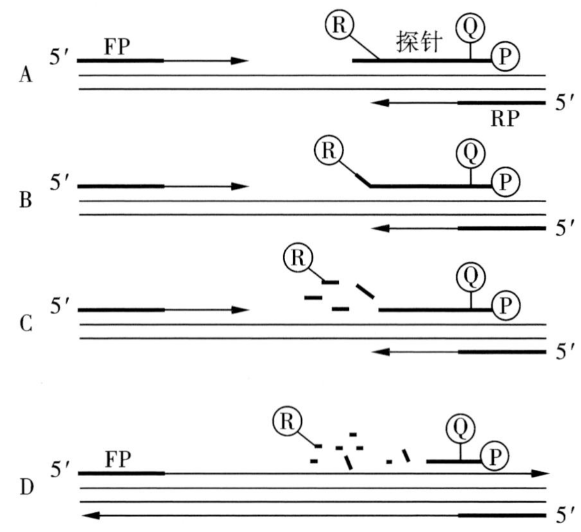

A. 聚合反应；B. 链置换；C. 裂解；D. 聚合完成。R：FAM；Q：TAMRA；FP：上游引物；RP：下游引物。

图 9-5　应用荧光探针检测法的 TaqMan PCR 基本原理示意

3. 荧光引物法　荧光引物法(light upon extension，LUX)是基于荧光探针法发展出的一种改进技术，基本原理是将荧光发色基团和能量受体直接标记在引物上，从而根据与 TaqMan 荧光探针相同的原理监测与扩增产物成比例的荧光信号达到推断初始样品浓度的目的。这种方法无须针对模板特别设计探针，操作步骤简化，成本相对节约。

其大致流程为：首先，将定量 PCR 的一对引物中的任意一条设计为带有末端回文的结构，并在 3′末端标记荧光素，这样这条引物在游离状态下就可形成茎环结构，这种构象本身就有淬灭荧光的特性，因此不需要在另一端标记荧光淬灭基团。当引物与模板发生配对，茎环结构打开，释放出荧光信号。

荧光引物法从技术上看是介于荧光掺入法和荧光探针法之间的一种技术，虽然它和 SYBR Green 掺入法都是靠引物的专一性来保证产物专一性的，但这种方法避免了引物二聚体的干扰，最终的特异性优于荧光掺入法；荧光引物法用引物替代探针，避免了荧光探针法需要专门针对模板序列设计、合成探针的烦琐操作和成本增加，并且还保留了接近探针法的灵敏度和特异性，最低可检测 10 个拷贝的基因。

第四节　高通量检测与组学分析技术

高通量检测(high throughput detection)技术是指基于分子和细胞生物学技术与理论，以集成化探针或微孔等高通量载体为工具，通过自动化操作系统在同一时间检测数百至数万样品，而后灵敏、快速地采集实验数据并使用计算机处理、分析，最终得到的相应数据库支持运转，从而通过一次实验即获得大量的信息，并能从中找到有价值信息的技术体系。HTS 具有微量、快速、灵敏和准确等特点，为临床检验、药物研发等领域带来技术上的飞跃。

随着高通量分析技术的发展，各种组学分析也开始向分子水平的各个分支领域不断进化和完善，包括基因组学、转录组学、蛋白组学、代谢组学以及脂质组学在内的各项组学技术蓬勃发展。这些组学分析离不开高通量分析技术的保障，就像最早的基因组学技术离不开高通量测序仪的支持，如今随着 Orbitrap

超高分辨质谱的出现，蛋白质组、代谢组有了长足发展。以蛋白组学为例，随着2014年人类蛋白质组草图绘制完成，蛋白质组与代谢组的分析深度和通量已经与基因组相当。如今，一次蛋白质组学的分析即可实现20%～50%的基因覆盖，一次代谢组的分析可实现1 000～2 500种内源性代谢物覆盖。蛋白质组/代谢组已经能够像基因组一样，作为常规分析手段大规模应用于临床研究与检测。多组学联合分析还为基因组提供了更接近表型的验证和解释，也为临床肿瘤诊断、遗传病分型、传染病防控、个体化医疗等提供了更精确、更可靠的信息。

一、基因芯片、高通量测序与基因组学

1990年正式启动的人类基因组计划（human genome project，HGP）是一项耗资约30亿美元的巨大探索性工程，旨在测定组成人类染色体（指单倍体）中所包含的30亿个碱基对组成的核苷酸序列，从而绘制人类基因组图谱，并且辨识其载有的基因及其序列，从而达到破译人类遗传信息的目的。HGP由美、英、法、德、日和中6国共同参与，在21世纪初基本完成。HGP带动的基因组学及其主要的高通量分析方法——基因芯片和高通量测序与传统遗传学分析方法比较都有了质的突破，但二者在原理上存在着显著的差异，却在应用方面上常常交融。

（一）基因芯片

基因芯片（gene chip）又称为DNA芯片、生物芯片或DNA微阵列等，是将一定数量的DNA片段作为探针按照一定的规则有序地排列，集成化于固相介质表面，并生成二维DNA探针阵列的检测技术。1993年，美国生物学家Fodor及其合作者借鉴其在固体介质表面光导合成多肽的光刻技术，成功研发出了第一个DNA芯片。在基因芯片上可以一次性固定上万个探针，因此可以一次性检测数万个已知序列的信息。由于其高通量、自动化和高灵敏度以及便于产业化的优点，在基础研究和临床应用方面都有较大的前景。根据不同的研究内容，基因芯片可以分为微阵列比较基因组杂交（array comparative genomic hybridization，a-CGH）基因芯片、微小RNA（micro RNA，miRNA）芯片、单核苷酸多态性（single nucleotide polymorphism，SNP）芯片、表达谱芯片、DNA甲基化芯片、和染色质免疫共沉淀（ChIP）芯片等。

基因芯片的核心技术原理也是基于碱基互补配对原则核酸杂交，可以看成反向的Southern印迹杂交、Northern印迹杂交。传统的Southern和Northern技术是将待测样品DNA固定于固相介质上再标记探针进行杂交，但基因芯片是将大量的已知探针序列按照一定的规律固化在介质上，再与染色标记后的待测样品进行杂交反应，之后通过基因芯片扫描仪对芯片荧光信号扫描得到芯片荧光图，将荧光信号转换成数据信息进行分析。因此，基因芯片在临床筛查方面有重要的应用。

微阵列比较基因组杂交（a-CGH）芯片在诊断染色体倍数异常、拷贝数变异、基因片段的缺失、重排、重复等结构变异方面有较高分辨率高，而且不需要细胞培养，可直接检测羊水和绒毛膜绒毛样品，在当前的产前筛查、肿瘤诊断中应用广泛。不过这种技术的不足之处是在染色体倍数正常的情况下，不能有效检测出基因组的易位和倒位。

（二）高通量测序

高通量测序（high throughput sequencing）的基本思路是通过生化反应把完整序列转化为多个易测序的短片段，片段之间的部分区域有交叉和重叠，通过开发相应的算法，例如序列比对方法，可将不同的片段拼接为完整的序列。依据所采用的核心方法的不同，测序技术目前分为三代。

1.第一代测序技术　Sanger等利用双脱氧核苷三磷酸（dideoxyribonucleoside triphosphate，ddNTP）作为链终止试剂发明的双脱氧末端终止测序法为第一代测序技术，也称为Sanger测序法，其基本原理为：在4种脱氧核苷三磷酸[（deoxyribonucleoside triphosphate，dNTP），包括脱氧腺苷三磷酸（deoxyadenosine triphosphate，dATP）、脱氧胸苷三磷酸（deoxythymidine triphosphate，TTP）、脱氧鸟苷三磷酸（deoxyguanosine triphosphate，dGTP）、脱氧胞苷三磷酸（deoxycytidine triphosphate，dCTP）]的参与下，利用DNA聚合酶延伸结合在待定序列模板上的引物，边合成边测序。每一次测序包括4个单独的反应，每个反应含有所有4种dNTP，但混入限量的一种不同的双脱氧核苷三磷酸（ddNTP）。由于ddNTP缺乏延伸所需要的3-OH

基团,延长的寡聚核苷酸将选择性地在某个 G、A、T、C 处终止。终止点由反应中相应的 ddNTP 而定。每一种 dNTP 和 ddNTP 的相对浓度可以调整,使反应得到一组长几百至几千碱基的终止产物,这组核酸具有共同的起始点,但终止在不同的核苷酸上,因此可通过高分辨率变性凝胶电泳分离大小不同的片段,凝胶处理后可用 X-光胶片放射自显影或非同位素标记进行检测,分析得到序列。Sanger 测序法在读长(读长即测序反应所能测得序列的长度)和准确性是第一代测序最突出的两个优点,其准确性可高达 99.999%,HGP 就是基于这种测序技术完成的。但一代测序没有实现高通量方法,测序速度慢,HGP 历时 13 年才完成。

2. 第二代测序技术　实际上第二代测序技术有几种,但 Illumina 测序技术占据了约 80% 的测序市场份额,因此一般意义上的第二代测序技术指的是 Illumina 测序。第二代测序在测序方法上和一代测序一样都是边合成边测序,但第二代测序实现了高通量,一次能够对几十万到几百万条核酸分子进行序列测定,因此在有些文献中称其为下一代测序技术(next generation sequencing,NGS),足见其在技术上的变革意义。第二代的高通量测序普及,使得对转录组和基因组进行细致全貌的分析成为常规手段。

3. 第三代测序技术　第三代测序技术为单分子荧光测序,基本原理为:当荧光标记的脱氧核苷酸被掺入 DNA 链的时候,荧光在 DNA 链上被激光扫描共聚焦显微镜检测并记录;当它与 DNA 链形成化学键的时候,该荧光基团即被 DNA 聚合酶切除致荧光消失。通过记录脱氧核苷酸动态掺入合成链过程中的荧光强度变化而得到整个序列的信息。虽然第三代测序的测序技术仍然同前两代一样都是边合成边测序,但有许多重要的技术革新。

(1)测序速度快:由于实现了 DNA 聚合酶本身的反应速度,一秒可以测 10 个碱基,测序速度是化学法测序的 2 万倍。

(2) 测序精度高:第三代测序应用了纳米孔测序技术,借助电泳驱动单个分子逐一通过仅允许单个核酸聚合物通过的纳米孔实现单分子水平的测序。单分子测序没有 PCR 扩增步骤,就没有扩增引入的碱基错误,因而精度可达 99.999 9%。

(3)测序读长长:由于实现了 DNA 聚合酶内在自身的延续性,一个反应的读长增加。相比第二代测序可测到上百个碱基,第三代测序的读长可达几千个碱基。读长增加明显减少后续的基因组拼接和注释的工作量,减少总体时间。而且长读长的测序技术对基因组的变异,特别是结构变异(structure variation,SV)识别力更强。

SV 往往涉及大片段的序列缺失、插入、易位等,对基因组的影响比单核苷酸多态性(single nucleotide polymorphism,SNP)更大,一旦发生往往会给生命体带来重大影响,如导致出生缺陷、癌症等,稀有且相同的一些结构性变异往往和疾病的发生相互关联。研究发现,基因组上的 SV 比起 SNP 而言更能代表人类群体的多样性特征。

(4)RNA 可直接测序:由于不需要 PCR 扩增,可直接以 RNA 为模板,通过逆转录酶延伸的过程中实现测序。RNA 的直接测序将大大降低体外逆转录产生的系统误差。

(5)直接测甲基化位点:DNA 聚合酶作用下,在正常碱基或者甲基化碱基上停顿的时间不同,由此可判断模板上的位点,包括 N_6-甲基腺嘌呤、5-甲基胞嘧啶和 5-羟甲基胞嘧啶是否存在甲基化修饰,为表观遗传学研究提供了有力支持。

第三代测序作为目前方兴未艾的新一代测序技术,逐渐显露其不可比拟的优势。美国前总统奥巴马精准医疗计划的顾问之一 Euan Ashley 在 2016 年 8 月的 *Nature Reviews Genetics* 杂志上发表了题为 *Towards precision medicine* 的综述文章,认为利用这种长读长测序技术对基因组复杂区域进行更精确的分析、将测序策略的性价比发挥到最大,是基因组学得以充分在临床应用的决定性因素之一。Ashley 教授呼吁人们利用三代测序技术开展更多、更深入的疾病研究,开发更多的分析方法,积累疾病数据。

(三) 高通量测序与基因芯片的应用比较

高通量测序和 a-CGH 技术有着各自不同的优势和缺陷,如 a-CGH 芯片对样品的浓度要求低,但获取的信息量有限;而高通量测序技术对样品 DNA 的含量和纯度要求较高,但能够获得全面的基因组、宏基因组信息。因此两种方法可以互相补益,综合利用能达到更佳的检测效果,这将是未来在组学分析、临床

诊断中的重要应用方向之一。

二、蛋白质组学与相关分析技术

2003年4月,历时13年的人类基因组计划正式完成,但还必须对其编码产物蛋白质组进行系统深入的研究,才能真正实现基因诊断和基因治疗。因此人类蛋白质组计划(human proteome project,HPP)研究成为继人类基因组计划之后生物科技发展的重要课题。HPP是继国际人类基因组计划之后的又一项大规模的国际性科技工程。首批行动计划包括由中国科学家牵头的"人类肝蛋白质组计划"和美国科学家牵头的"人类血浆蛋白质组计划"。蛋白质组学(proteomics)概念的提出早于HPP的启动,是指基于高通量规模和技术,研究一种细胞乃至一种生物所表达的全部蛋白质组成和变化规律的科学。蛋白质组学研究的蛋白质的特征包括蛋白质的表达水平、翻译后修饰、蛋白与蛋白相互作用等,从而获得蛋白质水平上关于疾病发生、细胞代谢等过程的整体而全面的认识。

蛋白质组学中的多肽图谱分析主要依靠二维电泳和进一步的图像分析;而基因产物图谱依靠多种高通量分析技术,如质谱、氨基酸组分分析等。

(一) 二维凝胶电泳

二维凝胶电泳(two-dimensional gel electrophoresis,2-DE)也叫双向凝胶电泳,是利用样品中的不同类型的蛋白质按照等电点和分子量差异在两个维度(方向)上进行的高分辨率分离技术。成功的2-DE可以成功分离2 000~3 000种蛋白质。电泳后对两种比较样品之间的凝胶进行高灵敏度的染色如银染和荧光染色或用不同的荧光染料标记,最后通过荧光扫描技术或凝胶图像分析系统成像技术采集图像,通过分析软件对蛋白质点进行定量分析,并且对感兴趣的蛋白质点进行定位。将蛋白质点所在的胶区域进行精确切割后可进行酶切消化,消化物经脱盐/浓缩处理后就可以通过点样系统将蛋白质点样到特定的材料的表面,在质谱系统中进行分析,从而得到蛋白质的定性数据。

2-DE技术不仅可以和质谱技术偶联,还可以与抗体芯片技术偶联,实现两种样品差异蛋白的高通量分析比较。

(二) 质谱技术

质谱(mass spectrum,MS)是化合物分子在真空条件下受电子流的轰击或强电场等其他方法的作用,电离成离子,同时发生某些化学键有规律的断裂,生成具有不同质量的带电荷的离子,这些离子按质荷比(m/z,离子的质量m与其所带电荷z的比值)的大小被收集并记录成谱的方法。生物质谱技术是蛋白质组学研究中最重要的鉴定技术,经过双向电泳分离、并用胰蛋白酶酶解成肽段的目标样品用于用质谱进行鉴定与分析。目前常用的质谱包括两种:基质辅助激光解吸电离-飞行时间质谱(matrix-assisted laser desorption/ ionization time of flight mass spectrometry, MALDI-TOF-MS)和电喷雾质谱(electrospray ionization-mass spectrometry,ESI-MS)。MALDI-TOF-MS一般用于肽质量指纹图谱,每次分析只需3~5 min,十分快速,灵敏度达到飞摩尔(fmol)水平;ESI-MS利用高电场使质谱进样端的毛细管柱流出的液滴带电,在N_2气流的作用下液滴溶剂蒸发,表面积缩小,表面电荷密度不断增加,直至产生的库仑力与液滴表面张力达到雷利极限,液滴爆裂为带电的子液滴,这一过程不断重复使最终的液滴非常细小呈喷雾状,这时液滴表面的电场非常强大,使分析物离子化并以带单电荷或多电荷的离子形式进入质量分析器。ESI-MS测得的肽段氨基酸序列更精确,但分析时间相对较长。

蛋白质组学的任务包括蛋白质的表达、结构、功能与相互作用等多个方面,因此研究方法也出现了高通量检测和常规检测多种技术并存的局面,它们各有优势和局限,难以像基因组学研究一样形成比较一致的方法。未来的发展趋势除了发展新方法外,更强调各种方法间的整合和互补,以适应不同蛋白质研究的不同需求。另外,蛋白质组学与其他学科的交叉也将日益重要。

三、代谢组学与相关分析技术

代谢组学(metabolomics)是在后基因组时代兴起的一门跨领域学科,通过对生物体内所有代谢物进行定量分析，旨在研究生命体对外界刺激、内在生理变化、基因突变等造成的体内代谢物水平的多元动态反应。目前没有一种分析工具同时具备高灵敏度、高选择性、能够检测大多数代谢物、高度可重复性且低成本几种特征，因此目前都是核磁共振波谱和质谱与气相色谱（gas chromatography，GC）、液相色谱（liquid chromatography，LC）或毛细管电泳（CE）联用。代谢组学常用的分析手段包括如下技术。

（一）核磁共振

核磁共振（nuclear magnetic resonance，NMR）技术是一种基于自旋性原子核在和外磁场作用下吸收辐射而发生能级跃迁的谱学技术。由于可在生理条件下进行检测，NMR 能够对完整组织细胞内的微量代谢组分进行分析，从而对生理状态下的代谢规律进行动态研究。NMR 技术用于代谢组学采用的是非靶向的方法，关注的是整体全局的代谢情况。非靶向代谢谱分析的目的：通常用于鉴定代谢物种类，在生物标记物的发现、疾病诊断或疾病的病理生理学机制假说产生有关。NMR 技术与色谱-质谱技术经常联用，充分发挥各自优势，从而达到更为理想的分析效果。

（二）质谱法

质谱（mass spectrum，MS）法是通过测量电离分子在磁场中低压真空下的质量电荷比（质核比：m/z）研究分子的方法。电离过程决定了可以区分的代谢物类型和数量。没有一种单一的电离过程可以涵盖所有类型的代谢物。由于可变电离和离子抑制效应影响分析物的精确定量，分析高度复杂样品时，为了部分地弥补这些局限性，通常采用不同的技术来降低质谱前分析物的复杂性。最常用的技术是色谱和电泳。

1. 色谱-质谱连用技术　色谱可有效分离混合物但无法得到其结构信息，因此液相色谱作为分离系统，质谱作为检测系统的联合应用成为理想的分离和鉴定手段，特别是液相色谱-质谱联用、气相色谱-质谱联用，已成为当前代谢组学的主要分析手段。

（1）液相色谱-质谱连用法（liquid chromatography-mass spectrum，LC-MS）：即使用液体（通常是水和有机溶剂的混合物）在高压下工作的液质联用法，因此被称为高效液相色谱（high-performance liquid chromatography，HPLC）。在 HPLC 过程中，给定的样品在高压下被液体强制通过色谱柱，柱本身包含一种固体吸附材料，根据其与吸附材料相互作用程度的不同，该材料将减慢化合物的通过，从而分离单个物质，提供不同的保留时间。通过改变色谱柱和液体可分离出不同种类的物质，然后引入质谱仪检测。

（2）气相色谱-质谱连用法（gas chromatography-mass spectrum，GC-MS）：气相色谱法主要用于分离和分析挥发性成分，其原理为：当样品被载气携带进入填充柱或毛细管色谱柱时，由于样品中各组分在色谱柱中的流动相（气相）和固定相（液相或固相）间分配或吸附系数差异，在载气的冲洗下，各组分在两相间作反复多次分配使各组分在柱中得到有效分离。

2. 毛细管电泳-质谱连用技术（CE-MS）　毛细管电泳是代谢组学中一种相对较新但功能强大的分析工具，它能快速、高分辨率地分析核酸、氨基酸、羧酸和糖磷酸酯等带电的代谢物质。使用毛细管电泳，来自给定样品的带电分析物将通过电极间电场引发的毛细管迁移。带电分析物根据其电泳迁移率进行分离，这意味着如果两个带电分析物具有相同的尺寸，则具有较大电荷的分析物将移动得更快；或者如果两个分析物具有相同的电荷，则较小的分析物将由于较少的摩擦而移动得更快。到目前为止，毛细管电泳-质谱连用（capillary electrophoresis-mass spectrum，CE-MS）技术主要用于分子研究，但在处理极性强、带电荷的代谢物时，CE 通常是首选。

（王晓礽）

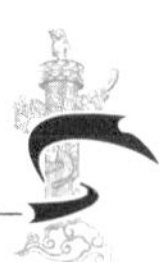

参考文献

1　ASHLEY E A. Towards precision medicine [J]. Nat Rev Genet,2016,17(9):507-522.

2　COBB M. Oswald Avery,DNA,and the transformation of biology[J]. Curr Biol,2014,24(2):R55-60.

3　COHEN S N. DNA cloning:a personal view after 40 years[J]. Proc Natl Acad Sci U S A,2013,110(39):15521-15529.

4　CORMAN V M,LANDT O,KAISER M,et al. Detection of 2019 novel coronavirus(2019-nCoV) by real-time RT-PCR[J]. Euro Surveill,2020,25(3):2000045.

5　Coronaviridae Study Group of the International Committee on Taxonomy of Viruses. The species Severe acute respiratory syndrome-related coronavirus:classifying 2019-nCoV and naming it SARS-CoV-2[J]. Nat Microbiol,2020,5(4):536-544.

6　FODOR S P,RAVA R P,HUANG X C,et al. Multiplexed biochemical assays with biological chips[J]. Nature,1993,364(6437):555-556.

7　GALL J G. DNA replication and beyond[J]. Nat Rev Mol Cell Biol,2016,17(8):464.

8　HICKSON F T,ROTH T F,HELINSKI D R. Circular DNA forms of a bacterial sex factor[J]. Proc Natl Acad Sci U S A,1967,58(4):1731-1738.

9　HUANG C,WANG Y,LI X,et al. Clinical features of patients infected with 2019 novel coronavirus in Wuhan,China[J]. Lancet,2020,395(10223):497-506.

10　JACKSON D A,SYMONS R H,BERG P. Biochemical method for inserting new genetic information into DNA of Simian Virus 40:circular SV40 DNA molecules containing lambda phage genes and the galactose operon of Escherichia coli[J]. Proc Natl Acad Sci U S A,1972,69(10):2904-2909.

11　LANDER E S,LINTON L M,BIRREN B,et al. Initial sequencing and analysis of the human genome[J]. Nature,2001,409(6822):860-921.

12　MULLIS K,FALOONA F,SCHARF S,et al. Specific enzymatic amplification of DNA in vitro:the polymerase chain reaction[J]. Cold Spring Harb Symp Quant Biol,1986,51 Pt 1(1):263-273.

13　MYELNIKOV D. Tinkering with genes and embryos:the multiple invention of transgenic mice c. 1980[J]. Hist Technol,2019,35(4):425-452.

14　NIRENBERG M W,MATTHAEI J H,JONES O W,et al. Approximation of genetic code via cell-free protein synthesis directed by template RNA[J]. Fed Proc,1963,22:55-61.

15　SANGER F,BROWNLEE G G,BARRELL B G. A two-dimensional fractionation procedure for radioactive nucleotides[J]. J Mol Biol,1965,13(2):373-398.

16　WATSON J D,CRICK F H. Molecular structure of nucleic acids;a structure for deoxyribose nucleic acid[J]. Nature,1953,171(4356):737-738.

17　HU T, CHITNIS N, MONOS D, DINH A. Next–generation sequencing technologies: an overview[J]. Hum Immunol,2021,82(11):801-811.

18　OMENN G S,LANE L,OVERALL C M,et al. Progress on identifying and characterizing the human proteome:2018 metrics from the HUPO human proteome project[J]. J Proteome Res, 2018, 17(12):4031-4041.

第10章

分子生物学技术与临床

第一节　基因工程制药

自20世纪70年代基因工程诞生以来，最先应用基因工程技术且目前最活跃的研究领域是医药科学。基因工程药物（genetically engineered drug）是当前新药研发的热点领域，自1982年美国上市了第一个基因工程产品——人胰岛素以来，迄今已有数百种基因工程药物获批上市，上千种基因工程药物正在进行临床试验。

基因工程药物是指基于DNA重组技术（包括目的基因和载体的制备、目的基因与载体的连接、重组DNA转入宿主、基因表达及产物的分离提纯等环节），将来自一种生物体的目的基因在设计后转移到另一个生物体中，以工业生产的规模表达出的用于预防和治疗疾病的蛋白质药物、核酸药物以及其他生物制品。

基因工程制药的核心技术为DNA重组技术（分子克隆），但与实验室的分子克隆有所不同，需要实现工程菌的大规模培养和产物的大规模提取、纯化，因此需要结合当今生物工程其他的重要工程技术，如发酵工程、酶工程和细胞工程等。

一、基因工程药物发展简史

（一）基因工程药物简史

1973年，Cohen等首次将带有四环素抗性基因（Tet^{r}）和链霉素抗性基因（Str^{r}）的两种大肠埃希菌质粒成功地进行了重组，获得了可以复制并只有双亲质粒遗传信息的重组质粒，拉开了基因工程药物的序幕。

1977年，美国科学家第一次用大肠埃希菌生产出有活性的人激素：生长抑素（somatostatin）能够通过抑制生长素、胰岛素和胰高血糖素的分泌，治疗肢端肥大症和急性胰腺炎等疾病。这一成果不仅为阐明高等生物基因表达奠定了理论基础，也成为DNA重组技术应用于医药的第一个重大突破，同时还预示了巨大的经济价值和社会效益。

1978年，美国科学家将重组人胰岛素（recombinant human insulin）基因载体转化至大肠埃希菌宿主细胞。通过DNA重组技术产出人胰岛素为广大糖尿病患者提供了一条可靠、大量而又稳定的药品来源。4年后，这种通过基因工程生产的人胰岛素产品开始投放市场。

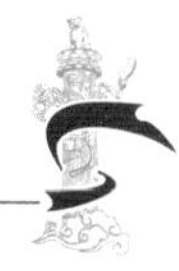

1979 年,美国科学家通过 DNA 重组技术生产出人生长激素。这种垂体前叶分泌的激素是治疗儿童矮小症的特效药,还可用于老年性骨质疏松症、出血性溃疡、烧伤、创伤、骨折等治疗。

1982 年,美国食品药品监督管理局(Food and Drug Administration,FDA)批准了第一个基因重组药物人胰岛素优泌林(humulin)上市。作为全球第一个上市的基因工程药物,标志着基因重组技术从实验室走向医药市场,揭开了生物药物商业化的序幕。

1984 年,Morrison 等创立了鼠/人嵌合抗体技术。

1986 年,人源化抗体技术建立,标志着第三代抗体技术的开启。

1986 年,第一个抗肿瘤药物 α 干扰素(interferon-α,IFN-α)获批上市。

1987 年,第一个用动物细胞——中国仓鼠卵母细胞(Chinese hamster oocytes,CHO)细胞为宿主表达的基因工程药物组织型纤溶酶原激活物(tissue-type plasminogen activator,t-PA)上市。

1994 年,第一个基因重组嵌合抗体——"抗血小板凝聚单克隆抗体",又名阿昔单抗(ReoPro)上市。

1997 年,第一个肿瘤治疗抗体——利妥昔单抗美罗华(rituxan)获 FDA 批准上市。这种 CD20 抗体开启了肿瘤靶向治疗的序幕。

2002 年,第一个治疗性人源抗体——阿达木单抗(humira)获欧洲药品管理局(European Medicines Agency,EMA)批准上市。

2006 年,第一个基因重组肿瘤疫苗——人乳头瘤病毒疫苗加德西(gardasil)获美国 FDA 批准上市。

2011 年,第一个抗体药物偶联物(antibody-drug conjugate,ADC)——用于治疗霍奇金淋巴瘤(Hodgkin lymphoma,HL;又称霍奇金病,Hodgkin disease,HD)的抗 CD30-毒素偶联物上市。

(二)基因工程制药技术发展史

基因工程药物在技术手段的发展上大致经历了大肠埃希菌原核宿主细胞、酵母真核宿主细胞、哺乳动物宿主细胞和基因修饰动植物生物反应器几个技术平台的飞跃。

20 世纪 80 年代,真核宿主细胞酵母表达系统受到基因工程制药研究者们的注意。1981 年,希兹曼(Hitzeman)首次报道应用酿酒酵母表达人干扰素基因,而后格雷格(Gregg)等在毕赤酵母中表达乙型肝炎表面抗原(HBsAg)。酵母菌这种真核单细胞表达系统的应用逐渐改变了以往以原核大肠埃希菌为宿主菌的局面,特别是利用巴氏毕赤酵母表达系统的强启动子 AOX1 已高效表达出包括肿瘤坏死因子、破伤风毒素 C 片段等蛋白药物;利用克鲁维亚酵母表达系统可实现高密度发酵,表达有稳定的附加体型载体和整合体型载体,且表达产物也有较好的分泌性,在工业生产方面上具有较强的应用价值。该系统已成功表达了牛凝乳酶、人血清白蛋白和人溶菌酶等外源基因。

20 世纪 80 年代末,以 CHO 为代表的哺乳动物细胞表达系统受到关注并日益完善。CHO 细胞具有产物胞外分泌功能,很少分泌自身的内源蛋白,便于下游产物分离纯化;更重要的是,还具有准确的转录后修饰功能,表达的蛋白在分子结构、理化特性和生物学功能方面最接近于天然蛋白分子,能够更好地实现基因工程药物的天然活性。

20 世纪 90 年代,人们开始利用转基因动植物作为生物反应器生产各种药用蛋白,可以改造的生物生成器包括动物乳腺、血液、鸡蛋、植物等。转基因动物平台具有生产成本低、产量大的优点,而且因为人类和其他哺乳动物间较近的亲缘关系,转基因哺乳动物生物反应器所生产的重组蛋白在结构上与人体内的天然蛋白更为接近,故更加安全有效。在转基因哺乳动物乳汁中表达重组蛋白被认为是基因工程制药中最可行策略之一。乳汁蛋白产量大,每升乳汁可表达的重组蛋白达到克级,此外还有成本低、周期短、易获取、纯度高等优势。在乳汁表达重组蛋白的动物模型中,传统的畜牧业物种,特别是山羊占重要地位。山羊繁殖能力强,繁育饲养成本低,奶产量较高。2006 年获得 EMA 批准在欧盟国家上市、2009 获 FDA 批准在美国上市的重组人抗凝血酶Ⅲ ATryn(由美国 rEVO 生物技术公司生产)就是从羊奶中生产的基因工程药物,也是第一个从转基因动物生产的人源生物制品;此后不久,从兔奶中表达的重组人 C1 酯酶抑制剂 Ruconest(产自 Pharming 公司)于 2012 年获得 EMA 批准上市,2014 年获得 FDA 批准上市。

转基因植物生物反应器的优势在于生产成本更低,且无哺乳动物致病菌等污染,但其表达的蛋白的翻译后修饰与哺乳动物比较在 N-末端残基和 O 糖的修饰上有。Medicago 公司将人类 DNA 移至苜蓿属植物中，并从中提取出了胰岛素、麦谷蛋白、IL-2 及其他抗体；Fujiwara 等在水稻种子中表达和纯化了鼠 IL-4 和鼠 IL-6；Zvirin 等在转基因烟草中成功表达出有活性的类风湿性关节炎和强直性脊柱炎治疗药物阿达木单抗。

近年来，随着转录激活样效应因子核酸酶（transcription activator-like effector nuclease，TALEN）和聚集的规则间隔的短回文重复序列（clustered regularly interspaced short palindromic repeats，CRISPR）/CRISPR-associated（Cas9）等核酸定点改造技术的发展，大幅提高了外源基因或 DNA 序列插入特定位点的精确性，极大地推动了基因工程制药的发展。

基因工程制药的迅猛发展使人们已能够便捷、高效地生产以往难以大量获取的生物活性物质，甚至可以通过基因设计创造出自然界中不存在的全新药物。基因工程药物有着惊人的发展速度，从诞生起至今不过短短 30 余年，已经获得了诸如人胰岛素、人生长素、α 干扰素、白细胞介素-2（interleukin-2，IL-2）、乙型肝炎疫苗（hepatitis B vaccine）等多种药品和疫苗，在很大程度上改变了人类医疗的水准。基于基因工程药物的生物制药研发标志着医药高科技发展的方向和水平，从重组人胰岛素到干扰素及单克隆抗体，这些生物制剂挽救并延长了大量患者的生命，改善大量患者的生活质量。随着生物技术水平的提高，科学家对疾病有了更深层、更多角度的认识，基因工程药物将不断走向成熟，将有更多的患者受益。

二、基因工程药物种类

基因工程药物可分为基因重组多肽及蛋白类、基因重组核酸类和重组活载体三大类。

（一）基因重组多肽及蛋白类

这类药物是将具有生物活性的多肽或蛋白编码基因克隆至载体后，转入受体细胞表达并分离纯化得到的产物，主要包括蛋白多肽类激素、细胞因子、抗体、可溶性受体、亚单位疫苗等。

1. 多肽类激素　这类激素是多个氨基酸通过肽键连接而成的多肽物质。多数肽类激素是由十几个，几十个乃至几百个氨基酸组成的，最少的仅有 3 个氨基酸，即促甲状腺激素释放激素（thyrotropin-releasing hormone，TRH）。多肽类激素的主要分泌器官是下丘脑或腺垂体。但随着近年来研究发现，身体多个器官和组织，如胃肠道、脑组织、肺及心脏均可广泛分泌肽类激素，在全身生理发育的精密调控中发挥多功能作用。目前上市的基因工程多肽类激素主要有重组人胰岛素（recombinant human insulin）、重组人生长激素（recombinant human growth hormone，rhGH）等。

（1）重组人胰岛素：胰岛素（insulin，INS）是由胰岛 B 细胞（又称胰岛 β 细胞）分泌的一种 51 个氨基酸残基组成的单链多肽分子，分子量 5 807.69。胰岛素是治疗糖尿病的有效药物之一，也是胰岛素依赖型糖尿病（1 型糖尿病）患者的首选药物。随着化学技术的进步，体外合成胰岛素获得成功，但由于其分子量相对较大，实验室合成成本较高，仍然不利于药物开发和推广。市场上的胰岛素药物根据来源和化学结构的不同，可以分为三大类或三代产品：第一代胰岛素是动物源性胰岛素，主要从猪和牛等动物胰腺提取而来，在 1923 年，美国礼来（Eli Lilly）公司就商品化生产了世界上第一支动物胰岛素产品因苏林（insulin）。此后半个多世纪以来，人类获取胰岛素都主要从猪、羊、牛等动物胰腺中提取，但一头牛或一头猪的胰腺只能生产 30 mg 胰岛素，产量远远不能满足需要，而且提取所得胰岛素常含有胰岛素聚合体、胰多肽、胰高糖素等杂质，存在一定免疫原性，目前已经逐渐淘汰，国际市场的占有率只有 2% 不到。

第二、三代胰岛素都是基于基因工程获取的药物。第二代主要还是天然人胰岛素基因在工程菌中的成功转化和表达：1978 年，美国基因泰克（Genentech）公司利用 DNA 重组技术成功地通过大肠埃希菌生产出胰岛素。利用这套胰岛素工程菌系统，仅 200 L 发酵液就可以得到 10 g 胰岛素，此外这种基因工程胰岛素还具有免疫原性显著降低、吸收速率加快、生物活性增强和注射部位脂肪萎缩发生率下降等优点。基于这一技术，很快在 1982 年，礼来公司推出全球第一个基因重组药物人胰岛素，商品名为优泌林（humulin）。不过，而后陆续上市的第二代胰岛素也有一定缺点，主要就是作用时间的限制。其中短效的胰岛素皮下注射起效时间慢，必须注射后半小时才能进食，并且注射作用时间长，持续 8 h 左右，又超过了食物的消化吸收时间；中效胰岛素用于补充基础胰岛素分泌不足的，比起短效胰岛素有明显的作用高

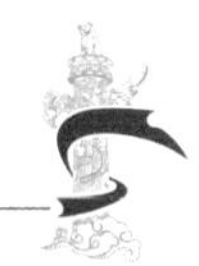

峰,易于造成夜间低血糖。

第三代胰岛素是通过对人胰岛素基因序列进行改造,优化出的人胰岛素类似物。这种重组人胰岛素作用更持久,副作用更小,控制血糖的效果与人胰岛素类似,但在模拟生理性胰岛素的分泌以及减少低血糖的方式方面更具优势。2000 年,赛诺菲安万特推出了第一个长效基础人胰岛素类似物(来得时);2004 年,诺和诺德的长效胰岛素类似物(诺和平)上市销售。

纵观胰岛素药物的发展历史,得以窥见基因工程技术在多肽类激素药物方面的巨大潜力。基于 DNA 重组技术改造的重组人胰岛素不仅实现了工业生产的高效和稳定,还优化了天然胰岛素在成药性方面通常存在的缺陷:降低了天然胰岛素的免疫原性,改善了药代动力学特性,体现出基因工程在制药方面的强劲优势。

(2)重组人生长激素:生长激素(somatotropin, growth hormone, GH;又称促生长素)是一种由垂体前叶嗜酸细胞分泌的 191 个氨基酸组成的非糖基化单链多肽分子,分子量约在 22 000,其主要生理机制为调节骨代谢、促进生长,此外还包括其他多种功能:促进蛋白质合成,纠正负氮平衡;调节脂代谢,降低机体脂肪储备,增加机体脂肪酸含量;降低机体胆固醇和低密度脂蛋白水平;降低细胞对胰岛素敏感性,减少外周组织对葡萄糖的利用,使血糖升高;引起细胞内钾离子、磷酸根离子潴留,促进肾小管钠重吸收,引起水钠潴留;刺激免疫球蛋白生成,促进巨噬细胞和淋巴细胞增殖;刺激创面成纤维细胞合成胶原,促进伤口愈合等。FDA 批准的生长激素适应证包括儿童生长激素缺乏症、慢性肾功能更不全肾移植前、人类免疫缺陷病毒(human immunodeficiency virus, HIV;又称艾滋病病毒)感染相关性衰竭综合征、特纳综合征(Turner syndrome, TS)、成人生长激素替代治疗、普拉德-威利综合征(Prader-Willi syndrome, PWS;又称低肌张力-低智力-性腺发育低下-肥胖综合征)、小于胎龄儿(small for gestational age infant, SGA)、特发性身材矮小(idiopathic short stature, ISS)、短肠综合征(short-bowel syndrome, SBS)等。

生长激素应用于临床已有六十多年历程,与胰岛素一样同样经历了天然组织提取和基因工程工艺改进等过程。根据其药物发展史,大致可分为 5 个阶段。

第一代生长激素为人垂体源性生长激素。1958 年,拉本(Raben)首次从人垂体中成功提取生长激素,Kabi 公司对其进行销售。这种生长激素来源受限、成本较高,并且天然状态下的生长激素包括 20 kd、22 kd 和 5 kd 三种不同分子量的产物,其中发挥生长调节作用的 22 kd 生长激素只占 70% ~75%,因而组织提取的生长激素因纯度较低,不断有报道因使用该产品而患上克罗伊茨费尔特-雅各布病(Creutzfeldt-Jakob disease, CJD;简称克-雅病),一种朊病毒所致的中枢神经系统病变。因此,该产品于 1985 年被美国 FDA 禁用。

第二代生长激素的核心技术为大肠埃希菌包涵体复性工艺。1985 年,瑞典的 Kabi-Vitrum 公司利用大肠埃希菌包涵体复性技术生产出含 192 个氨基酸的基因重组人生长激素(Met-recombinant human growth hormone, Met-rhgh)在英国上市,这种生长激素药物称为 Somatrem(Protropin®)。这种产品比天然的生长激素在 N-末端多了一个甲硫氨酸残基,分子结构的差异导致在体内具有较大的免疫原性,抗体产生率高达 64%,且活性低,包涵体复性工艺复杂,易污染,最终导致这种产品被市场淘汰。

第三代生长激素的核心技术为去除了 N 末端一个甲硫氨酸。这种 1987 年生产的产品由大肠埃希菌表达,经过包涵体变性、复性,通过化学修饰法去除了 N 末端的甲硫氨酸,因而与天然分子一样都含有 191 个氨基酸。不过,由于的工艺复杂,易污染,最终蛋白质的三级结构仍然未能与天然蛋白一致,未能有效解决体内免疫原性高、活性低的缺点,最终市场份额逐渐萎缩,目前在欧美市场已经淘汰。

第四代生长激素是哺乳动物宿主细胞来源的生长激素。20 世纪 90 年代,由哺乳动物细胞表达的含有 191 个氨基酸的重组人生长激素面世,其分子结构与天然的生长激素结构较为接近,但动物细胞来源的产品有一定腺病毒污染、促增殖药物污染的风险,并且在产率上无法与原核工程菌相比。目前该产品目前仅被极少数生产厂家沿用。

第五代生长激素基于大肠埃希菌分泌型基因表达技术获取。20 世纪 90 年代培育出直接将产物分泌于菌体之外的生长激素表达工程菌,其氨基酸含量、序列和蛋白质结构与人垂体生长激素一致,生物活性、效价、纯度和吸收率较高,在有效降低生产成本的同时确保了产品的安全性、有效性和稳定性。目前这类产品已占据全球 95% 以上的市场份额。中国长春金赛制药有限公司的金磊及其研发团队通过优化这种分泌型表达技术，成功地研制出纯度更高的“金磊生长素”等基因工程系列产品，特别是2005年上市亚洲第一支重组人生长激素水剂“赛增AQ”，进口产品自此退出中国市场。

2. 细胞因子　细胞因子（cytokine，CK）是指一系列由不同细胞在免疫原、丝裂原或其他化学试剂刺激下诱导分泌的有着广泛生物学活性的小分子蛋白质。细胞因子一般通过与相应受体结合后发挥调节细胞生长、分化、免疫应答等生物学效应，在调节固有免疫和适应性免疫、血细胞生成、细胞生长、组织损伤修复等生命活动中发挥重要作用。细胞因子可被分为白细胞介素、干扰素、肿瘤坏死因子超家族、集落刺激因子、趋化因子、生长因子等。目前上市的基因工程重组细胞因子主要包括以下几种。

（1）重组人干扰素：干扰素（interferon，IFN）是哺乳动物细胞在诱导下产生的一系列淋巴因子，能够加强巨噬细胞的吞噬作用，具有抗病毒、抑制细胞增殖、调节免疫及抗肿瘤的作用。它们结构近似，功能相近，由于其抗病毒、抑制细胞生长及免疫调节的功能，临床上主要用于治疗晚期毛细胞白血病、肾癌、黑色素瘤、Kaposi肉瘤、慢性粒细胞性白血病和中低度恶性非霍奇金淋巴瘤等，也适用于急、慢性丙型病毒性肝炎、慢性活动性乙型肝炎、慢性宫颈炎等。由于干扰素具有高度的种属特异性，从动物中提取的干扰素对人无效，故基因工程技术成为临床使用干扰素的主要来源。自1986年，第一个基因工程重组α干扰素（α-IFN）上市以来，如今世界上已有十几个国家批准基因重组人干扰素上市。

重组人干扰素（recombinant human interferon，rhIFN）生产的技术核心在于对干扰素分子的改造研究。通过对天然干扰素中氨基酸的突变，实现对重组干扰素分子的优化，以增加其稳定性和水溶性，从而提高疗效。如：将人β干扰素（interferon-β，IFN-β）中第17位疏水性的半胱氨酸由亲水性的丝氨酸取代，可增加干扰素的亲水性，提高大规模生产的稳定性。随着生物信息学的发展，对干扰素蛋白质同源性进行分析有助于寻找到功能性保守残基，研发保守干扰素。研究表明，α干扰素（interferon-α，IFN-α）编码基因最多，编码同功蛋白质的氨基酸同源性为77%～98%，为设计保守干扰素提供了序列基础。美国安进（Amegen）公司在20世纪80年代根据当时已知的8种IFN-α的亚型序列信息，以IFN-α21为基础，选择偏好密码子、保守性氨基酸残基，设计合成了保守的干扰素分子alfacon-1，与IFN-α21仅相差10个氨基酸，与IFN-β序列的同源性为30%。其抗病毒、抗增殖和激活NK细胞的活性比天然干扰素高10～20倍，于1997年被批准上市。

（2）重组人白细胞介素（recombinant human interleukin，rhIL）：白细胞介素（interleukin，IL；简称白介素），是指一系列由多种细胞分泌的，在细胞间相互作用，参与细胞间信息交换的淋巴因子，其与同属细胞因子的血细胞生长因子相互协调，相互作用，共同完成造血和免疫调节功能。白细胞介素是非常重要的细胞因子家族，目前发现了35种白细胞介素，分别命名为IL-1～IL-35，其功能复杂，重叠成网络，局部低浓度作用时能够介导T、B细胞活化，调节其生长、分化并募集中性粒细胞，在免疫调节和炎症反应中发挥着重要作用；在量分泌或注射后引起内分泌效应，可导致机体发热，促使肝产生应急蛋白，释放并活化骨髓细胞库中的中性粒细胞，诱导造血干细胞的分化与成熟等。目前，干扰素在临床上常用于先天或后天免疫缺陷症、各种自身免疫病如类风湿性关节炎、乙型肝炎、肺结核、白念珠菌感染、肿瘤辅助治疗等。

白介素的生产制备来源包括传统工艺和基因工程两种。传统工艺的主要流程为37℃恒温下经由鸡瘟病毒和T细胞分裂原PHA联合刺激人外周血白细胞，将诱生的白细胞培养液经由灭活病毒、盐析、透析、亲和层析、离心分离等步骤后获得；基因工程来源的白介素通常从cDNA文库中克隆出相应的基因，与质粒载体连接后转化至大肠埃希菌工程菌，经由发酵、分离和高度纯化后获得相应白介素的冻干制剂。目前临床使用的白介素药物大多为基因工程工艺制备，已有多种不同亚型的重组人白介素产品上市。

（3）重组人集落刺激因子（recombinant human colony stimulating factor，rhCSF）：集落刺激因子（colony-stimulating factor，CSF）是指在体内可刺激骨髓未成熟细胞分化成熟，在体外可刺激造血细胞集落形成的一类细胞因子。根据集落刺激因子的作用范围，可分为粒细胞集落刺激因子（granulocyte colony-stimulating factor，G-CSF）、巨噬细胞集落刺激因子（macrophage colony-stimulating factor，M-CSF）、粒细胞-巨噬细胞集落刺激因子（granulocyte-macrophage colony-stimulating factor，GM-CSF）和多能集落刺激因子（multi-CSF，又称IL-3）。它们对不同发育阶段的造血干细胞起促增殖、分化的作用，是血细胞发生必不可少的刺激因子。不过，广义上的CSF实际包括所有刺激造血的细胞因子，如刺激红细胞生成的促红细胞生成素（erythropoietin，EPO）、维持胚胎干细胞的未分化状态的白血病抑制因子（leukemia inhibitory factor，

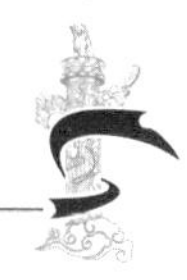

LIF)，以及刺激血小板的血小板生成素(thrombopoietin)等均有集落刺激活性。

在国内外市场上，研发投入最多的两种基因工程集落刺激因子分别是重组人粒细胞集落刺激因子(recombinant human granulocyte colony stimulating factor，rhG-CSF)和重组人促红细胞生成素(recombinant human erythropoietin，rhEPO)。

G-CSF在临床上主要用于预防和治疗肿瘤放疗或化疗后引起的白细胞减少症，治疗骨髓造血功能障碍及骨髓增生异常综合征，以及感染引起的中性粒细胞减少，上市过多种此类产品，如1991年美国安进(Amgen)公司上市的重组人粒细胞集落刺激因子Neupogen、2002年上市的对G-CSF进行聚乙二醇修饰Neupogen的长效剂型Neulasta(中文商品名：津优力)、安进和罗氏(Roche)公司联合研制的重组G-CSF Filgrastim(中文商品名：优保津)等。但2016年时，随着基因工程技术的成熟，生物类似物药物有了长足发展，2017年诺华公司的Zarxio(filgrastim-sndz)作为新一代G-CSF类似物药物取代安进公司早期的Neupogen走向市场。

EPO是一种主要由肾皮质近曲小管管周细胞分泌，作用于肾髓造血细胞，促进红系祖细胞增生分化，最终成熟的细胞因子在临床上主要用于慢性肾脏病的一体化治疗，能够有效治疗肾性贫血，减少慢性肾脏病患者左心室肥大等心血管病合并症状，改善患者脑功能，降低慢性肾病的死亡率；此外，EPO在治疗艾滋病、肿瘤引起的贫血方面也有较好的效用。EPO的天然来源十分受限，因而用于临床的EPO主要来源于基因工程。早在1985年，Lin等从人类基因组文库中分离得到EPO基因，将其序列在哺乳动物细胞中表达成功；1989年，美国安进公司首次推出重组人EPO，临床上用于治疗肾性贫血取得令人瞩目的疗效；2001年安进公司在此基础上推出了长效EPO(Aranesp)，到2006年时重组EPO的销售额达到巅峰，几乎成为全球最成功的基因工程制品。1998年，首个国内重组EPO制品——沈阳三生制药的益比奥上市，自此国产重组人EPO由于价格优势已经几乎占据了该药物的国内市场。

(4)重组人肿瘤坏死因子(recombinant human tumor necrosis factor，rhTNF)：肿瘤坏死因子(tumor necrosis factor，TNF)主要是由活化的巨噬细胞、自然杀伤细胞(natural killer cell，NK cell)及T淋巴细胞产生的一种能够杀伤和抑制肿瘤细胞作用的细胞因子。1975年Carswell等发现接种卡介苗的小鼠注射细菌脂多糖的实验，血清中出现一种能使多种肿瘤发生出血性坏死的物质，遂将其命名为肿瘤坏死因子。巨噬细胞产生的TNF被命名为肿瘤坏死因子-α(tumor necrosis factor-α，TNF-α)，而T淋巴细胞产生的淋巴毒素(lymphotoxin，LT)则被命名为肿瘤坏死因子-β(tumor necrosis factor-β，TNF-β)。TNF-α与TNF-β有约30%的同源性，但拥有共同的受体。TNF-α的生物学活性占TNF总活性的70%～95%，因此目前常说的TNF多指TNF-α。1984年，人TNF-α的cDNA从HL-60、U937等细胞中克隆得到，随后利用DNA重组技术使其在大肠埃希菌中高表达成功。TNF-α是第一个用于肿瘤生物疗法的细胞因子，但因其缺少靶向性且有严重的不良反应，目前仅用于局部治疗。

3.抗体　抗体(antibody，AB)是指免疫系统在抗原刺激下，由B淋巴细胞增殖分化为浆细胞所产生的，具有特殊氨基酸序列的，可与相应抗原发生特异性结合的免疫球蛋白(immunoglubulin，Ig)。用β-巯基乙醇处理这种γ免疫球蛋白，可分解成分子量大小不同的两条链，分别称为重链和轻链，重链和轻链折叠形成的Y形对称结构是抗体能够特异性结合抗原的结构基础。抗体分子包括重链可变区、重链恒定区、轻链可变区、轻链恒定区以及抗体内部二硫键结构，其识别特异性由可变区的差异决定。生殖细胞在发育成免疫细胞的过程中，B淋巴细胞中包含抗体基因的染色体发生重排和突变，导致抗体基因发生了重新分布现象。抗体基因通过重组和突变甚至可以编码100亿种不同的抗体，这一理论解释了抗体多样性的机制和结构基础。

抗体药物的研究经历了比较曲折的发展过程。1890年Behring和北里柴三郎发现了白喉"抗毒素"，并建立了血清疗法，作为抗体药物的初始一直应用于临床。抗体药物在20世纪前期都发展比较缓慢，直到1975年单克隆抗体技术问世才受到了相关领域学者们的高度重视。1982年，第一个单抗用于B细胞淋巴瘤的治疗获得成功，治疗性抗体的研究很快成为生物制药行业的热点。抗体技术的发展经历了小鼠源性(murine)、人-鼠嵌合性(chimeric)、人源化(humanized)和全人源(human monoclonal)4个阶段。

(1)小鼠源性抗体：初期，人们通过免疫动物后获取并纯化血清得到抗体，通过这种方法得到的抗体为多克隆抗体(polyclonal antibody，pAb)；1975年英国科学家Milstein和法国科学家Köhler通过杂交瘤细

胞技术获得了单克隆抗体(monoclonal antibody,mAb)后,极大地提高了抗体药物的特异性和均一性,为肿瘤、感染、自身免疫性疾病等治疗带来了新的希望。1986 年,美国 FDA 批准抗 CD3 的鼠源单抗 Orthoclone(OKT3)进入市场,用于器官移植时的抗排斥反应,但这种通过动物(主要是小鼠和大鼠)免疫产生的单克隆抗体仍然存在一系列缺点,主要包括 4 个方面:①抗体本身具有免疫原性,鼠源抗体输入人体后会诱发人抗鼠抗体反应(human anti-mouse antibody reaction;HAMA reaction,HAMA)反应,一方面可使鼠源抗体被清除加速,另一方面可引起超敏反应;②抗体具有丝裂原性,即 Fc 段与 B 淋巴细胞表面 Fc 受体结合,导致细胞因子释放综合征(cytokine release syndrome,CRS);③天然免疫得到的抗体本身分子量较大,约包含 1 300 个氨基酸,在体内不易入血,限制了治疗效果;④通过动物免疫方法生产的抗体周期长,操作繁复,不确定因素多,成本高,不利于大规模工业化生产。

(2)人-鼠嵌合性抗体:1988 年 Skerra 等首次运用 DNA 重组技术在基因水平上设计并改造抗体基因结构,用细菌分别表达出抗体重链可变区和轻链可变区,并在体外进行重组,成功获得了功能性重组分子。此后,随着 DNA 重组技术的飞速发展和对抗体更深入的认识,出现了基因工程抗体,成为如今抗体药物生产的主流工艺,特别是研究者开始通过 DNA 重组技术改造鼠源单克隆抗体,出现了人-鼠嵌合抗体。1984 年 Morrison 等将鼠单抗的可变区与人 IgG 恒定区在基因水平上连接在一起,成功构建了第一代人-鼠嵌合抗体,这类嵌合抗体药物随即推广上市,如用于治疗 B 淋巴瘤的罗氏(Roche)公司抗 CD20 抗体美罗华(Rituxan),包含了人 IgG1 恒定区。它的抗淋巴瘤作用主要来自补体作用、介导抗体依赖性细胞介导的细胞毒作用(antibody-dependent cell-mediated cytotoxicity,ADCC;又称依赖抗体的细胞毒性)作用。尽管如此,近年来的临床数据显示,不同的嵌合抗体仍然存在不同程度的免疫原性,如嵌合抗体的鼠源可变区依然可能会诱发 HAMA 反应,干扰疗效,因此需要通过基因工程技术结合计算机技术重新设计,进一步降低鼠源性。

(3)人源化 CDR 移植抗体:由于种系间免疫球蛋白在结构和功能上的保守,通过分子模建(molecular modeling)将鼠抗体互补决定区(complementarity-determining region,CDR)移植到人抗体框架区(framework region,FR)的技术为人源抗体药物的研发带来了转机。CDR 移植抗体是在嵌合抗体的基础上进一步用人源框架区替代鼠源框架,仅保留 3 个鼠源性 CDR,人源性可达 90% 以上。研究发现,具有支持作用的 FR 有时还参与抗体结合,降低了抗原抗体结合的亲和力。这种抗体药物的成功案例有罗氏公司推出的注射用曲妥珠单抗,又名赫赛汀(Herceptin),用于治疗人表皮生长因子受体-2(human epidermal growth factor receptor-2,HER-2)过度表达致转移性乳腺癌。

(4)全人源抗体:随着基因工程技术、生物信息学数据库的发展,抗体文库筛选技术使得全人源抗体得以实现,这种基于 DNA 重组技术改造的抗体避免了动物源性单抗的种种缺点,是用于临床治疗的理想抗体。20 世纪 80 年代中期,G. P. Smith 在前人对丝状噬菌体分子生物学研究的基础上首先提出了噬菌体表面展示技术(phage display technology)。噬菌体表面展示技术的原理是从人 B 淋巴细胞中分离得到抗体的可变区基因,扩增抗体的重链可变区(VH)和轻链可变区(VL)基因片段,随后将体外扩增的基因片段随机克隆至载体上形成抗体文库,而后将这些文库载体随机克隆至噬菌体外膜蛋白融合表达,最终大量文库蛋白将展示在噬菌体颗粒的表面。通过固相化抗原捕获技术,可直接、高效地筛选出表达特异性好、亲和力强的抗体基因序列,经体外加工形成全人源抗体。抗体库筛选技术的成熟和广泛运用标志着抗体工程技术进入了新的发展纪元。

全人源抗体的问世解决了抗体免疫原性的问题,而抗体药物的另一问题——天然抗体分子过大,难以通过原核宿主菌表达的缺陷,则通过小分子抗体药物的研发而解决。

通过对抗体分子结构与功能的分析得知,抗体分子可变区组成的 Fv 段是抗体与抗原结合的结构基础,在 Fv 段的基础上构建具有抗原结合功能的抗体分子片段是发展小分子药物的理论基础,通过这种理论与相应技术生产出的有抗原结合功能的抗体分子片段,成为小分子抗体(mini molecular antibody),包括 Fab 抗体、Fv 抗体、单链抗体、单区抗体等。这种抗体分子量小,可在大肠埃希菌等原核细胞表达,利于大规模生产;更重要的是在人体内穿透力强,因此在某些诊断技术中有着得天独厚的应用价值。

(5)Fab 片段抗体:小分子抗体中,抗原结合片段(fragment of antigen binding,Fab fragment)抗体是最先出现,且研究最为充分的一类。Fab 片段包括重链 Fd 段(可变区 VH 和第一恒定区 CH1)和完整轻链,

不含 Fc 段，重链 Fd 段和轻链间有一个二硫键，形成异二聚体结构。包含有一个抗原结合位点。Fab 片段结构稳定，具有与完整抗体相似的抗原结合活性，但亲和力较低。Fab 类抗体自身有诸多优势，如：于 Fab 分子无须糖基化，可使用原核表达系统，因而生产成本更低；没有 Fc 段故而不会产生抗体依赖性细胞介导的细胞毒或补体依赖性细胞毒性作用；分子粒径小，整个 Fab 分子仅为完整抗体分子大小的 1/3，有更强的组织穿透能力，可渗透至全抗分子不能到达的靶标组织中。

Fab 分子一直是 IgG 抗体的生产和定向改造中首选的分子形式，Fab 抗体有着良好的临床应用前景。FDA 批准及处于临床试验的 Fab 抗体类药物应用包括：肿瘤、自身免疫病、心血管疾病、眼科疾病、毒蛇等咬伤，以及肿瘤成像诊断等。目前 Fab 类抗体药物已有多种商品上市，如：人源抗潜伏膜蛋白 1（latent membrane protein1，LMP1）胞外区抗体 Fab（命名为 hleaFab）-丝裂霉素 C（mitomycin C，MMC）（hleaFab-MMC）免疫偶联物免疫偶联物在治疗晚期鼻咽癌方面具有一定的疗效；肿瘤坏死因子阻滞药赛妥珠单抗（certolizumab），一种聚乙二醇人源化的抗 TNF-α 的 Fab′片段单克隆抗体，2008 年上市用于治疗克罗恩病；肿瘤诊断药物阿西莫单抗抗 Fab′游离半胱氨酸残基中的巯基用 ^{99m}Tc 进行放射性标记，4 h 内可用于转移性大肠癌的检测；作用于血管内皮生长因子-A（vascular endothelial growth factor-A，VEGF-A）的人源化 Fab 抗体雷尼珠单抗（ranibizumab，Lucentis）在治疗视网膜黄斑变性有明显优势。

经过多年的发展，抗体药物已经在恶性肿瘤、自身免疫病、抗病毒和细菌感染等重大疾病的领域的治疗中占据了重要的位置。21 世纪的最初 20 年是抗体药物发展最快的时期，而近 5 年来抗体药物的发展尤为迅猛，大约有几十个抗体药物在美国和欧盟上市，占所有上市抗体药物的半壁江山，但比起美国和欧盟市场，国内的抗体类药物还处于发展的初期阶段，具有较大的市场潜力和空间。

（6）单链抗体：单链抗体（single-chain variable fragment，scFv）是由抗体重链的可变区与轻链的可变区在一段肽链的连接下构成的小分子，是具有抗体活性的最小功能结构单位。单链抗体可以由表达系统进行表达，也可以用噬菌体展示技术进行制备。由于其分子量小，穿透力强，半衰期短，免疫原性低等特点，在疾病临床诊断、治疗、预防等方面具有广阔的应用前景。同 Fab 抗体一样，scFv 抗体也可将药物或毒素与偶联形成免疫药物或者免疫毒素，利用抗原与抗体特异性结合的特点，对靶细胞进行特异性免疫杀伤；在影像诊断方面，scFv 同样用于肿瘤的显像定位诊断，但它的渗透性比 Fab 片段更强，对实体瘤显像明显强于传统单克隆抗体和 Fab 片段，而且半衰期缩短（比全 IgG1 缩短 10 倍），缺点是抗原亲和力降低。

4. 可溶性受体　受体（receptor）指配体分子与之特异性结合后通常启动相应信号通路的一类蛋白分子，通常通过其跨膜区段定位于细胞膜或细胞器表面。那些存在于体液中的游离可溶态受体被称为可溶性受体（soluble receptor）。可溶性受体缺少跨膜区和胞质区，大多都具有同源的膜受体，且与其关系密切，有的来源于受体基因在 mRNA 水平的不同剪接异构体，有的来源于膜受体脱落的胞外段。

可溶性受体的存在意义主要是对生命体的精细调控，作用方式包括：①作为相应膜受体的竞争性抑制剂而发挥阻断配体的信号转导作用；②作为血清结合蛋白对配体进行转运、富集和稳定；③作为负反馈信号下调膜受体数量；④作为协同因子上调配体的效应。其中作为膜受体竞争性抑制剂是目前可溶性受体在临床应用的主要机制。当前基因工程可溶性受体主要包括重组肿瘤坏死因子受体、重组免疫球蛋白 Fc 受体、重组抗原受体和重组补体受体。

5. 亚单位疫苗　疫苗是防控传染病流行的最有效手段，自 2019 年新型冠状病毒感染全球性爆发以来，各国都在加速新型冠状病毒疫苗的研发。传统疫苗指用完整病原体制备的疫苗，包括灭活疫苗（死疫苗）、减毒活疫苗（弱毒疫苗）和细菌外毒素经一定浓度甲醛处理后生产的类毒素（toxoid）疫苗。而亚单位疫苗即通过化学分解或蛋白质水解方法提取细菌、病毒抗原组分而制备的疫苗，也叫组分疫苗。亚单位疫苗不存在传统疫苗毒力逆转引发疾病的危险，且仅有几种主要病原体表面蛋白质，进入人体后可避免产生许多无关抗原诱发的抗体，从而减少疫苗的不良反应和相关疾病。亚单位疫苗包含的蛋白质分子量相对较小，便于通过基因工程大规模生产，故而在新疫苗研发、临床推广方面有较大的意义。

2020 年 1 月，智飞生物全资子公司智飞龙科马生物制药有限公司与中国科学院微生物研究所联合研发新型冠状病毒（SARS-CoV-2）的重组亚单位疫苗，通过 DNA 重组技术将病毒核衣壳表面的刺突糖蛋白（spike glycoprotein）与人血管紧张素转换酶 2（angiotensin-converting enzyme 2，ACE2）的结合区作为抗原，再辅以传统佐剂研制而成。该项目被纳入国家应急专项-重点研发计划“公共安全风险防控与应急

技术装备”重点专项项目。该项目于6月23日进入临床试验,是全球第二个进入临床试验的重组亚单位新型冠状病毒疫苗。

(二)基因重组核酸类

基因重组核酸类药物是指利用基因工程技术获得,进行疾病防治的药物,本质上是各种具有不同功能的寡核糖核苷酸(oligoribonucleotide)或寡脱氧核糖核苷酸(oligodeoxyribonucleotide),通常在基因水平发挥调节作用。目前一般意义上的核酸药物包括核酸适配体(nucleic-acid aptamer)、核酶(ribozyme)、反义核酸(antisense nucleic acid)、RNA干扰剂。这类核酸药物可特异性针对致病基因进行干预,具有靶向治疗的应用前景。

1. 核酸适配体　Aptamer来源于拉丁语,是“适合”的意思。核酸适配体(nucleic-acid aptamer)是可以与蛋白质或其他小分子物质结合的一些寡核苷酸片段(DNA或RNA),其靶标包括蛋白质、金属离子、小分子化合物、细胞膜表面受体等,结合能力可与抗体相当甚至更强,但具有抗体所不具备的低免疫原性、稳定性好等优点。基于这一特性,核酸适配体结合各种药物及载体构建多元复合靶向给药系统,在肿瘤靶向治疗领域具有较大的潜在应用价值。

目前在肿瘤靶向治疗中的核酸适配体使用策略为:通过细胞的“指数富集的配体系统进化”(systematic evolution of ligands by exponential enrichment,SELEX)的体外筛选技术得到适配体,与药物或小干扰RNA(small interfering RNA,siRNA)结合后共同递送实现协同效用。不同靶向的核酸适配体还可同时运用,构建双靶向或多靶向的递药系统,提高抗肿瘤效果。

此外,核酸适配体在临床检验方面也有技术革新的意义。当前临床检验技术多基于抗原抗体结合原理的分子探测技术,如酶联免疫反应。不过,蛋白质作为探针分子,易受pH、温度等环境因素影响而变性且合成价格昂贵,影响抗原抗体反应(antigen antibody reaction)的灵敏度和特异性。核酸适配体由脱氧核糖核酸(deoxyribonucleic acid,DNA)或核糖核酸(ribonucleic acid,RNA)构成,经SELEX筛选富集后,可以拥有与抗原抗体反应相匹敌的灵敏度,但同时合成简便、稳定性更好,有望开发基于核酸适配体的相应临床检验试剂。

2004年,首个核酸适配体药物哌加他尼钠(macugen)被FDA批准上市,用于治疗年龄相关的视网膜黄斑变性。但时至今日,关于核酸适配体药物仍有大量技术问题还处于基础研究阶段,药物市场具有广阔的开发空间。

2. 反义寡核苷酸　反义寡核苷酸(antisense oligonucleotide,AON)简称反义核酸,指能与特定靶基因DNA或mRNA精确互补,特异性阻断其转录和(或)翻译的RNA或DNA分子,包括反义RNA(antisense RNA)、反义DNA(antisense DNA)和核酶(ribozyme)。反义核酸技术即利用反义核酸特异地封闭某些基因,使之低表达或不表达的技术。这种技术在抑制一些有害基因的表达和失控基因的过度表达上发挥着重要作用。

反义RNA和反义DNA抑制靶基因表达大致发生在转录和翻译2个水平。①对转录水平的抑制:反义DNA与基因的增强子、启动子等调节区特异性结合,形成一种三链核酸(triple helix nucleic acid),终止正在转录的mRNA链延长。②对翻译水平的抑制:通过与靶mRNA结合形成空间位阻效应,阻止核糖体与mRNA结合;与mRNA结合后使得mRNA更加易被核酸酶识别而被降解,大大缩短mRNA的半衰期;抑制mRNA的加工修饰,如5′端加帽、3′端加尾(poly A),以及对某些碱基进行甲基化等,进而影响mRNA的胞核→胞质运输,从而抑制翻译。

核酶是具有催化功能的RNA分子,其活性中心包括两臂和中间的功能区。核酶两臂序列高度保守,作用是与靶RNA发生特异互补结合,本质相当于一种反义RNA;其功能区本质是RNA酶,通过裂解磷酸二酯键而特异性降解靶mRNA序列。

反义核酸技术(主要是反义寡核苷酸)目前主要应用于寄生虫学领域,包括疟原虫、锥虫和利什曼原虫等治疗。这类治疗药物与传统药物相比的优点有以下几点。①高特异性、高效性:反义核酸药物从转录和翻译水平直接作用于疾病基因的靶DNA或RNA,与其发生特异性碱基互补配结合后进行抑制,有“生物导弹”之称。②低免疫原性、低毒性:反义核酸分子从本质上是基因组存在的天然序列信息,不易

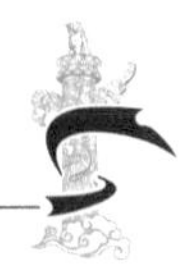

引起免疫反应;在体内最终会降解,不易整合到宿主基因组,未发现显著的致癌、毒害作用。

3.核酸疫苗　核酸疫苗(nucleic acid vaccine)指直接导入体内后通过宿主细胞的表达系统合成抗原片段,诱导宿主产生对该抗原蛋白的免疫应答,以达到预防和治疗疾病目的外源核酸(DNA 或 RNA)疫苗。1993 年,Ulmer 等证实小鼠肌内注射含有编码甲型流感病毒核蛋白的重组质粒后可有效地保护小鼠抵抗不同亚型的流感病毒攻击,随后大量动物实验证实 DNA 接种后能产生细胞免疫和体液免疫。1994 年,世界卫生组织在日内瓦召开的专题会议上正式将这种疫苗定名为核酸疫苗。核酸疫苗的出现与发展是疫苗发展史上的第三次革命。

核酸疫苗导入宿主体内后,被组织细胞、抗原提呈细胞(antigen presenting cell,APC)或其他炎症细胞摄取,并在细胞内表达病原体的蛋白质抗原,刺激机体产生相应的细胞免疫和(或)体液免疫。核酸疫苗分为 DNA 疫苗和 RNA 疫苗。

(1)DNA 疫苗:DNA 疫苗有一系列优点。①DNA 接种载体(如质粒)可通过基础的基因工程技术制备,工艺简便,生产成本相对较低;②DNA 分子稳定,可制成冻干粉保存和运输,使用时在盐溶液中可恢复原有活性;③疫苗的序列仅编码病原体基因的一部分,不具有感染性,也无毒性逆转的可能,因此不存在减毒疫苗毒力回升的危险;④质粒本身可作为佐剂,因此使用 DNA 疫苗不用加佐剂,故又称裸疫苗;⑤将多种质粒 DNA 简单混合,就可将多种不同抗原结合在一起组成多价疫苗。

不过,DNA 疫苗也引起了人们在安全性方面的担忧,如:将抗原的生产地从体外搬到了体内,在体内持续生产抗原是否对免疫系统造成负面影响,以及导入的 DNA 是否稳定整合到体细胞甚至生殖细胞基因组,从而导致基因表达失调和突变。Wolff 及其同事发现肌内注射编码荧光素酶的 DNA 载体在注射部位骨骼肌中存留超过 19 个月,但尚未发现整合至染色体。基于上述争议,综合评估下,既往临床试验中的 DNA 疫苗对细胞和体液免疫的诱导水平不足以产生显著的临床效益,目前还没有批准上市的人类 DNA 疫苗,但有多种 DNA 疫苗处于临床试验中,包括用于预防和治疗获得性免疫缺陷综合征(acquired immunodeficiency syndrome,AIDS;又称艾滋病)、乙型肝炎、肿瘤等,其研发目标集中于 DNA 疫苗从抗原本身到载体框架,到佐剂等方面的优化策略。

(2)RNA 疫苗:RNA 疫苗是指以 mRNA 和 RNA 病毒为基础研制的疫苗,导入宿主细胞后可直接利用细胞质中的核糖体翻译成抗原,因而避免了 DNA 疫苗整合入宿主基因组的风险。不过,RNA 分子易降解,稳定性较差,也限制了其作为疫苗的存储和运输条件。为了加强 RNA 疫苗的应用意义,研发人员做出以下优化策略。①提升 RNA 稳定性,单链 RNA(single-stranded RNA,ssRNA)易于降解,为提高其稳定性,常用磷脂分子、聚合物或者纳米粒子来包裹 RNA 分子,或对其进行加帽、加尾修饰——5′末端的 7-甲基鸟苷三磷酸(m7G)帽结构,以及 3′末端的 poly A 对 RNA 稳定性起到很关键的作用。②提升 RNA 的疗效,如由假尿嘧啶改造过的体外转录 mRNA 可以提高 RNA 的稳定性和翻译效率,减少 RNA 引起的免疫反应。③提升 RNA 的递送效率,为保护 RNA 免于降解,RNA 疫苗通常由脂质纳米颗粒、浓缩鱼精蛋白等包裹后递送至宿主体内。

RNA 疫苗是当前相对前沿的生物技术,其应用范围广,在肿瘤、糖尿病、心血管疾病和感染性疾病等防治方面都有巨大的潜能,并且相较于 DNA 疫苗更具潜能。尽管当前大部分 RNA 疫苗都处于临床前期研发阶段,只有小部分进入了临床试验,还没有 RNA 疫苗获得批准,但 COVID-19 在 2020 年的大流行加速了对 RNA 疫苗的需求。自疫情暴发以来,mRNA 领域三大技术公司:CureVac、Moderna、BioNTech 先后加入新型冠状病毒疫苗研发行列,也已取得了亮眼的成绩。与此同时,全球疫苗龙头企业辉瑞、赛诺菲等也都在 mRNA 领域布局了此次的 SARS-CoV-2 疫苗项目。2020 年 6 月初,Moderna 公司启动了基于 mRNA 的 SARS-CoV-2 候选疫苗 mRNA-1273 的Ⅱ期临床试验,该疫苗的Ⅰ期临床试验数据表明:接种 mRNA-1273 的患者的抗体水平与自然康复的 COVID-19 患者相似或更高;辉瑞公司及其德国合作伙伴 BioNTech 联合开发的 BNT162 在 4 月和 5 月先后在德国和美国分别进行了Ⅰ/Ⅱ期临床研究受试者的接种试验;此外 BioNTech 还与我国复星医药达成了许可协议,获得许可在中国独家开发和商业化其 mRNA 技术平台研发的针对 COVID-19 的疫苗产品。

(三)重组活载体

重组活载体(live recombinant vaccines)指通过 DNA 重组技术将编码病原体有效抗原的基因插入无

致病性的活病毒(如痘病毒疱疹病毒、腺病毒等)或细菌(沙门菌、结核分枝杆菌)基因组中,将这种重组病毒或重组细菌制成的疫苗,也称为重组活疫苗。1982 年,D. Panicali 将单纯疱疹病毒的胸苷激酶(thymidine kinase,TK)基因转染真核细胞培养物,通过同源重组的方法构建了重组痘苗病毒,此后发展了一批以痘苗病毒为载体的重组狂犬病疫苗。2020 年 7 月 20 日,《柳叶刀》期刊报道了中国工程院院士陈薇团队研发的基于腺病毒载体的重组 COVID-19 疫苗Ⅱ期临床试验结果,成为全球首个正式发表的新型冠状病毒疫苗Ⅱ期临床试验数据,结果表明,该疫苗安全性较好,受试者全部产生了体液免疫和细胞免疫反应。

第二节　分子诊断

分子诊断(molecular diagnosis)是指应用分子生物学方法,检测患者体内编码与疾病相关的各种结构蛋白、酶、抗原抗体、免疫活性分子的基因及其转录、翻译产物在结构、表达水平上的变化,从而对人体状态和疾病做出诊断的技术。分子诊断技术对疾病的预防、预测、诊断、治疗和预后都具有重要意义,当前已广泛应用于传染病的诊断、血液筛查、肿瘤和遗传病的早期诊断、流行病学调查等各个方面。

一、分子诊断的主要技术

分子诊断应用的主要分子生物学技术包括分子杂交技术、聚合酶链反应(polymerase chain reaction,PCR)技术、核酸测序技术、质谱技术和生物芯片技术五大类。

二、分子诊断技术在感染性疾病中的应用

感染(infection)指病原体在宿主个体内进行有害复制、繁殖的过程。能够引起人体感染的病原体包括细菌、真菌、病毒、支原体、衣原体、螺旋体、寄生虫等。当前临床上对感染性疾病诊断一般策略为:判断是否存在病原体感染,是哪一种病原体感染。传统鉴定的金标准是对病原体的分离培养,但操作复杂、检测时间长且受到培养条件等多种因素影响。分子诊断技术相比传统方法具有灵敏度高、检测成本低、操作简便、特异性高等优点,除了能够检出导致感染的病原生物进行基本的鉴定外,还可对其进行分型或分类、耐药基因突变分析,以及在治疗过程中进行疗效监测等。不同诊断需求匹配的分子诊断技术如下。

(一)快速鉴定和定量分析

适用的分子诊断技术:实时定量(real time)荧光 PCR。

传统的病原体检测鉴定方法包括分离培养法和免疫学检测法。分离培养法虽然是感染性疾病鉴定的金标准,但操作难度大,检验灵敏度和特异性易受培养条件影响,在标本中病原生物含量低时(如结核性脑膜炎患者脑脊液中结核分枝杆菌、血液中的丙型肝炎的数量极少)容易出现假阴性;而免疫学检测法受窗口期的限制,无法早期检出;与之比较,实时定量荧光 PCR 技术具有所需样本少、操作简便、检测时间短、准确率高、不易漏诊等优点,通过针对病原体核酸的保守区设计引物,过反应的 Ct 值数据对标本中病原体的载量进行定量分析,能够对病原体的快速、准确的鉴定,这一方法目前广泛应用于重要的感染性疾病,如结核病、病毒性肝炎、艾滋病、SARS-CoV、SARS-CoV-2 等。

(二)耐药分析

适用的分子诊断技术:ASA-PCR 技术。

病原生物在人体活疫苗接种和抗病毒治疗等压力下容易发生变异,给临床诊断和治疗带来困难,感染患者常因缺乏及时的药物敏感性检测而延误治疗。选择合适的分子诊断技术能够快速、准确地进行耐药基因突变位点的鉴定。

基于 real time-PCR 的等位基因特异性扩增法(allele specific amplification,ASA)-PCR 技术是当前耐药分析最常用的分子诊断术,基本流程为:从耐药基因数据库选取高度确信地耐药位点,根据 ASA-PCR 原理设计多对引物,这些引物拥有不同的上游引物和共同的下游引物。上游引物 3′末端的寡核苷酸探针序列中包含分别互补于野生型、耐药突变型等位基因的位点,由于 Taq DNA 聚合酶缺乏 3′→5′外切校正活性,一旦碱基形成错配则扩增链无法延伸,导致样本无法扩增而检出阳性信号,最终根据产物中的阳性信号判断检测样本是否存在耐药基因突变。这种耐药基因突变分析操作简便、准确率高,通过动态、定量地检测病原体核酸,对疗效判断和病情预后评价提供客观的依据。

(三)分型鉴定

适用的分子诊断技术:PCR 技术、测序技术、分子杂交、基因芯片。

病原微生物和病毒变异快,因基因突变而导致致病性、流行性、变异性以及耐药性出现差异,因此在流行病学研究中,其分型或株的区分十分重要。分子生物学技术已经成为当今微生物和病毒分型的主要手段,主要包括脉冲场凝胶电泳(pulsed-field gelelectrophoresis,PFGE)分型、聚合酶链反应(PCR)分型、生物芯片分型、多位点序列分型(multilocus sequence typing,MLST)、质粒 DNA 图谱分型,以及限制性片段长度多态性(restriction fragment length polymorphism,RFLP)分型等。

1. 脉冲场凝胶电泳分型技术　以其重复性好、分辨力强而被誉为细菌分子分型的“金标准”。PFGE 可用于 10 ~ 800 kB 大分子 DNA 的分离。微生物或病毒的基因组在限制性核酸内切酶的作用下,经 DNA 经脉冲场凝胶电泳后在胶上按 DNA 分子大小呈现出 5 ~ 20 条截然不同带组成的全染色体限制性图谱,通过软件包信息分析而分型。PFGE 对微生物株的区别优于其他分子分型和生化分型,但由于耗时长、成本高、电泳图谱易受操作人员技术水平等因素影响,有一些限制。

2. 多位点序列分型　多位点序列分型是一种通过直接测定多个管家基因的核苷酸序列来发现细菌变异的分型方法。这种方法最早由 Maiden 等于 1998 年首次运用于脑膜炎奈瑟菌的分型,后来由于其结果精确而广泛应用于其他致病菌、真菌以及一些非致病菌的分型。MLST 具体方法为:通常测定 6 ~ 10 个管家基因内部 400 ~ 600 bp 片段的核苷酸序列,每一组核苷酸序列称为一个位点,根据其发现的时间顺序赋予一个等位基因编号,每个菌株的等位基因编号按照指定的顺序排列而成其等位基因谱,称为该菌株的序列类型(sequence type,ST)。这种基于核苷酸序列测定的方法可以准确地记录细菌基因水平上的变异,对于研究细菌的流行病学、致病性和群体生物学有重要意义。

3. 质粒 DNA 图谱分型　细菌质粒分析是较早被使用的病原微生物分子分型方法。该方法分为两大步骤,即质粒 DNA 的提纯和琼脂糖凝胶电泳。由于不同菌株质粒 DNA 序列和大小不同,通过琼脂糖凝胶电泳分离得到的 DNA 质粒图谱也不同,从而可以对不同菌株进行分型。质粒 DNA 图谱分型的优点是操作相对简单,耗时短,成本低,但质粒图谱分型不能区分大小相同而 DNA 序列不同的质粒,而且还会因质粒的自发丢失、在同种细菌甚至是在异种菌之间转移,影响质粒图谱的稳定性。

4. 限制性片段长度多态性　限制性片段长度多态性(restriction fragment length polymorphism,RFLP)多态性分型是指基因组 DNA 经限制性核酸内切酶消化,消化后的片段再通过琼脂糖凝胶电泳进行分离。通常先以 PCR 扩增被检特异基因后再用限制性核酸内切酶消化,可以产生大量短的片段。由于不同个体的等位基因之间碱基的替换、重排、缺失等变化导致限制内切酶识别和酶切发生改变,从而造成基因型间限制性片段长度的差异。通过电泳后得到的 DNA 图谱可用于病原微生物的分型。几乎所有的病原生物分离株都可通过这种方法分型。

5. PCR 分型法　用于病原微生物分子分型的 PCR 方法主要有随机扩增多态性 DNA(random amplified polymorphic DNA,RAPD)分型和重复序列 PCR 分型两种。RAPD 是基于 PCR 技术的可对整个未知序列的基因组进行多态性分析的分子生物学方法。该方法以基因组 DNA 为模板,以随机合成的多态核苷酸序列(通常为 10 个碱基)为引物,在热稳定的 DNA 聚合酶作用下进行 PCR 扩增,扩增产物经琼脂糖或聚丙烯酰胺凝胶电泳后,对其进行多态性分析,从而对病原微生物进行分型。RAPD 分型法适用于新物种的研究,在没有任何基因组信息的情况下就可分析其 DNA 多态性。重复序列 PCR 分型是细菌基因组指纹分析方法,即 PCR 扩增细菌基因组中广泛分布的短重复序列,经电泳图谱比较分析揭示不同亚型基因组间的差异。重复序列 PCR 分型的再现性非常好。

6. 生物芯片分型　生物芯片技术是将生物大分子，如寡核苷酸、cDNA、基因组 DNA、肽、抗原以及抗体等固定在诸如硅片、玻璃片、塑料片、凝胶和尼龙膜等固相介质上形成生物分子点阵，当待测样品中的生物分子与生物芯片的探针分子发生杂交或相互作用后，对杂交信号进行检测和分析的方法。用于病原微生物分型的基本原理是将代表各个亚型的特异基因合成在一张芯片上，检测样本中病原生物的亚型进行辨别。目前，该方法在临床已应用于 HPV 的分型检测。

三、分子诊断技术在肿瘤防治中的应用

恶性肿瘤是严重危及人类生命的绝症，其治疗一直是医学界的难题。传统常规的诊断多是基于患者的病理、影像以及身体状况等数据，但从本质而言恶性肿瘤是一种基因疾病，明确患者的肿瘤细胞基因状况和遗传学特征，对于肿瘤的诊断以及预后评估都有重要的意义。现代分子生物学的诊断技术在肿瘤的诊断、分子分型以及药物使用辅助上发挥着重要的作用。

（一）肿瘤易感基因的检测

适用的分子诊断技术：基因芯片。

肿瘤的发生主要是遗传因素和环境因素共同作用的结果。从遗传学角度出发，通过检测人体内与肿瘤发生发展密切相关的易感基因，可提前预知潜在的患病风险并采取针对性预防措施，从而实现一种比一级预防更超前的"零级预防"。肿瘤易感基因检测尤其适用于家族中有癌症病例的人群，可根据个人情况给出个性化的指导方案。肿瘤易感基因筛查主要通过基因芯片技术，即通过采集待测对象的血液等标本，提取基因组 DNA，与集成了多种肿瘤易感基因寡核苷酸探针的芯片进行杂交反应，再通过激光共聚焦荧光检测、电子计算机系统分析，可迅速得出待测样本基因组是否存在易感基因。

（二）肿瘤相关病毒检测

适用的分子诊断技术：核酸杂交、实时定量荧光 PCR。

研究表明部分肿瘤的发生和病毒感染有关，因而检测相关病毒可用于评估患癌风险，还可筛查肿瘤易患人群。核酸杂交技术与 PCR 技术具有特异性强、敏感性高、操作简便、检测时间短等优点，常用于肿瘤相关病毒检测。

（三）肿瘤的基因识别

恶性肿瘤患者的染色体、基因、基因表达产物等均可出现异常，这些信息均可以利用分子诊断技术进行识别。其中，肿瘤相关基因的突变检测最为关键，其远早于肿瘤临床症状的出现，通过染色体畸变和基因突变检测能够从最根本的基因上寻找肿瘤发生的原因和趋势，第一时间做出预警，实施针对性治疗，能极大程度增加治愈的概率。

1. 染色体畸变识别　适用的分子诊断技术为荧光原位杂交（fluorescence in situ hybridization，FISH）技术、PCR 技术。

Nowell 和 Hungerford 发现慢性粒细胞白血病（chronic myelocytic leukemia，CML）与费城染色体有稳定联系时指出：在特异的肿瘤发生中，从病因学方面涉及染色体的改变。多数癌细胞都有显微镜下可见的染色体异常，其中包括特异性易位、缺失及数量的改变。传统的肿瘤染色体核型分析为 G 显带技术，即将制成染色体标本的玻片进行 Giemsa 染色，染色体可表现出深、浅相间的条带，最后通过比较染色体条带进行核型分析。是 20 世纪 70 年代发展的一项肿瘤染色体畸变技术，长时间内被认为是染色体核型分析的金标准，但存在一些检测限制，如当染色体相似性强、畸变复杂时，结果分析困难；当标本中细胞分裂指数低或者是染色体形态学表型差时，影响获得信息的准确性。随着一些分子生物学技术的发展，以及人类基因组计划的推进，分子诊断技术在肿瘤早期诊断中得到了迅速的发展和广泛应用，可准确用于确定染色体数量的异常、染色体的缺失、扩增、移位等特异性畸变。

FISH 技术作为一种非放射性核酸杂交技术，弥补了常规细胞遗传学分析方法的不足，其通过将荧光标记的寡核苷酸探针与组织和细胞中的靶基因杂交反应，通过免疫荧光系统和分析软件，能够对目的基

因进行准确的定位、定性和定量分析。FISH 技术精确度高，灵敏性好，特异性强，能够在单细胞或单条染色体水平上提供足够信息，可检测分裂中期或间期细胞核染色体的畸变信息，还可以强化其他分析方法检测出来的不确定染色体畸变位点。有研究者通过 FISH 证实了 G 显带在急性淋巴细胞白血病中发现的不确定 t(12;21)；此外，在采用比率荧光标记探针时还可以在同一实验中应用多种探针进行检测。

FISH 技术已广泛用于多种肿瘤的早期筛查和诊断，包括实体瘤和血液肿瘤。在慢性粒细胞白血病(chronic myeloid leukemia，CML)中，费城染色体(Ph)在成过程中，9 号染色体长臂 3 的区 4 带(9q34)前癌基因 c-ABL 的 3′末端与 22 号染色体长臂 1 区 1 带(22q11)断裂点簇集区(breakpoint cluster region，BCR)基因的 5′端融合，在 22 号染色体上形成 BCR-ABL 融合基因，同时在 9 号染色体上形成无致病性的 ABL-BCR 融合基因。虽然费城染色体(Ph)阳性这种典型染色体核型可通过 G 显带技术观察，但临床上有大约 1% 的 CML 患者表现出 Ph 阴性的核型但是会携带隐性的 BCR/ABL1 的融合，传统的 G 显带技术不能够准确诊断。FISH 技术不仅可以对染色体 22q11，9q34 或第 3 号染色体进行定位，还可通过分子探针对分裂核细胞进行 BCR-ABL 融合基因检测，检出下限为 0.5%(1/200)，对 CML 微小残留诊断有临床应用价值。在普通 FISH 基础上还发展出一种多色 FISH 技术(M-FISH)，应用 5 种荧光染料，通过组合标记，使用全染色体涂染探针，经过激光扫描共聚焦显微镜系统分析，能够准确分离和确认所有荧光标记的染色体，在白血病复杂核型研究方面得到了很好的应用。

FISH 技术广泛应用于各种实体瘤中的基因标志物检测。乳腺癌主要致病相关基因是定位于 17q 染色体的 *HER*-2 原癌基因，该基因拷贝数的扩增提示肿瘤恶性程度高、进展迅速、无病生存期和总生存期短。FISH 技术已成为乳腺癌 *HER*-2 基因状态检测的金标准。在非小细胞肺癌的诊断中，FISH 法可准确地检测到染色体 3p22.1 和 10q22.3 的缺失，对鉴别患者是否处于进展期的非小细胞肺癌高危期可能具有重要作用。在非小细胞肺癌所有亚型中，FISH 可检测到 9 号染色体数目异常和 $p16^{CDKN2A}$ 基因的缺失。

2. 肿瘤标志物识别　适用的分子诊断技术为各种蛋白杂交技术、FISH 技术、PCR 技术。

肿瘤细胞在发生、增殖、转移或复发过程中，肿瘤相关基因由于突变，或由于其对肿瘤发生出现的反应，导致基因本身或基因表达产物出现异常，这类异常的物质称作肿瘤标志物。肿瘤标志物分为基因型标志和基因表型标志，基因型标志物是指基因本身突变和表达异常而能被检出的核酸物质，可反映癌前启动阶段的变化；基因表型标志物是指基因表达产物异常，导致其所编码的产物合成紊乱，产生一系列胚胎性抗原、异位蛋白等。

血清学水平的肿瘤标志物通常应用各种蛋白杂交技术，包括放射免疫测定、酶联免疫分析法、荧光免疫分析法、化学发光免疫分析法、蛋白质免疫印迹法等。此外，肿瘤患者外周血中的循环血 DNA(circulating free DNA)标本则需要通过液相核酸探针杂交甚至基因芯片技术，可检测到与原发肿瘤细胞一致的分子细胞遗传学改变，如 *Ras* 基因突变、*p*53 基因突变等。活检组织和细胞水平标志物检测方法包括：免疫组化、核酸分子杂交技术(以 FISH 及其衍生技术为主)和 PCR 技术。

3. 肿瘤的预后监测　在肿瘤治疗过程中，肿瘤细胞接触抗肿瘤药物后会产生多药耐药性(multidrug resistance，MDR)，MDR 细胞中有特异 mRNA，若化疗过程中 mdr mRNA 逐渐升高，化疗反应会逐渐不敏感。使用反转录(RT)-PCR 法检测 mdr 的 mRNA 水平有助于化疗疗效判断。

4. 肿瘤转移的检测　肿瘤细胞对传统治疗药物的抗性和肿瘤转移，是肿瘤治疗中最棘手的问题之一。判断肿瘤是否转移当前主要依据常规病理切片，但这种方法时常出现假阴性，亟须发展新的检测方法。近年来随着免疫学与分子生物学的发展，通过分子诊断技术对肿瘤转移潜在性标志物检测，如通过免疫组化技术检测 E-cadherin 和 CD44 等黏附分子，以 PCR 技术检测 *p*53，为更敏感地检测到淋巴道、血道中转移的肿瘤细胞提供可能。

四、分子诊断技术在遗传病领域的应用

遗传病是指由遗传物质发生改变而引起，或是由致病基因所控制的疾病。遗传病是指完全或部分由遗传因素决定的疾病，常为先天性的，也可后天发病。分子诊断在遗传病领域的应用包括两大任务：一个是致病基因的定位、克隆及其相关功能研究，一个是致病基因的检出。前者旨在发现控制或影响遗传病

的致病基因及其突变形式,从而在遗传物质的分子水平揭示疾病的病因和发病机制;后者旨在分子水平上对核苷酸序列的突变进行检出,从而对遗传病的发病、发展和预后做出判断,故也称为基因诊断。人类基因组计划的完成和高通量基因分型技术的发展,使得在全基因组范围筛检与疾病关联的序列变异成为可能。

(一)致病基因的定位与克隆

遗传病分为单基因病(monogenic disease)和多基因病(polygenetic disease)。单基因病是由于单个基因突变所致疾病,符合孟德尔遗传规律,包括常染色体显性遗传病、常染色体隐性遗传病、性连锁遗传病和线粒体病,如血友病、色盲、白化病;多基因病是由多个微效基因与环境因素共同作用所引起的疾病,包括常染色体异常病和性染色体异常病,如高血压病、精神分裂症等。不论单基因病还是多基因复杂疾病,都存在相关基因的变异,对致病基因进行定位和克隆是了解遗传病的病因和发病机制,并对其进行诊断和治疗的前提。

遗传多态性标记和连锁分析是对致病基因进行定位克隆的基本策略。常用的遗传标记有单核苷酸多态性(single nucleotide polymorphism,SNP)、短串联重复(short tandem repeat,STR)序列等。基因与遗传标记在染色体上呈直线排列,如果一个多态性遗传标记与待定基因距离较远,那么姐妹染色体分离时容易发生自由分离而呈现“连锁平衡”;如果距离足够近则不容易发生自由分离,那么该基因与其相邻遗传标记同出现在一条染色体上的概率高于随机两个基因座位同现的频率,称为连锁不平衡。由此,可通过该遗传标记定位与其连锁的致病基因。基于上述原理,单基因遗传病致病基因定位克隆的基本流程及相应的分子生物学技术如下。

1. 基因定位　可使用全基因组连锁分析(genome-wide linkage analysis,GWLA)和全基因组关联分析(genome-wide association study,GWAS)的方法对疑似致病基因进行定位。GWLA是基于遗传病家系人群通过基因芯片技术进行全基因组扫描,对覆盖整个基因组的微卫星遗传标记或单核苷酸多态性遗传标记逐个验证其与疾病表型的连锁关系,找到与疾病表型相连锁的微卫星遗传标记,可将致病基因定位在两个或多个遗传标记所在的区域,便于后续筛选和克隆。GWAS是对疾病人群及其无关对照人群进行全基因组扫描,根据遗传标记单核苷酸多态性将遗传变异与某些性状(如疾病)联系起来。假如特定的遗传变异在疾病人群中出现的频率明显高于对照人群,则被认为与该疾病相关。GWAS更适用于多基因复杂疾病的研究,它的应用极大地简化了疾病相关基因的鉴定过程,近年来,随着研究焦点向基因常见变异(common variants)的转移,GWAS很大程度上代替了擅长分析基因罕见变异(rare variants)的连锁分析。

2. 候选基因筛选与克隆　经遗传标记定位后的功能基因定位区段往往包含多个基因,就需要进行候选基因的筛选。候选区域内的基因先排除掉同义突变的基因,针对错义突变的候选基因,主要通过生物信息学预测、表达谱差异分析等技术进行筛选,通过与已知基因或蛋白质序列的分析、比较,预测候选未知基因的序列、产物的信号转导通路、蛋白类型和细胞定位等信息。而后通过PCR技术将该基因全长或部分克隆到载体,通过DNA重组技术进行功能研究。

(二)致病基因的检出

遗传病的致病基因多是发生突变的可遗传DNA序列,其检测方法主要基于PCR技术、凝胶电泳分离技术和核酸杂交技术,通常的检测策略为:先对感兴趣的染色体区域进行扩增,获得以一定丰度的核酸片段,然后再通过核酸电泳、核酸杂交(包括芯片高通量杂交)等方法进行分型识别。

1. PCR-RFLP　限制性片段长度多态性分析(RFLP)原本是一项DNA标记技术,其基本原理是:限制性酶切位点上碱基的插入、缺失、重排或点突变引起待测样本核酸限制性酶切片段长度的差异,基于不同的电泳速率而被分离分析。这种限制酶酶切片段能以共显性的方式遗传,因而是很好的遗传标记。电泳后的凝胶还可将DNA片段转移到固相,以与待测序列同源、经过标记的DNA片段为探针进行核酸杂交,通过放射性自显影、荧光等显色方法测出待测样品的基因型。美籍华裔科学家简悦威通过这种方法于1978年首次发现了人体β-珠蛋白基因Hpa Ⅰ酶切多态性与镰状细胞贫血密切相关,建立了镰状细胞贫血的基因诊断方法。

这种方法是20世纪80年代至人类基因组计划完成前使用较为广泛的致病基因突变分析方法,随着

PCR 技术的发展，RFLP 逐渐与 PCR 技术结合而改良，形成 PCR-RFLP 技术，基本原理为：通过 PCR 扩增目的 DNA，扩增产物再行 RFLP 分析。此项技术大大提高了目的 DNA 的含量和相对特异性，弥补了 RFLP 对样本要求高的缺点。

2. PCR 单链构型多态性分析　PCR 单链构型多态性 PCR（single strand conformational polymorphism, PCR-SSCP）是一种基于电泳中单链 DNA 构象差别的基因点突变的 DNA 多态分析方法，基本原理为：在 PCR 后将产物在非变性聚丙烯酰胺凝胶中电泳，PCR 产物因发生碱基突变而发生 DNA 分子构型的改变，继而导致其电泳迁移速率的改变。通过分析不同迁移率的产物片段分析 PCR 产物序列内的基因多态性。过氧化氢酶缺乏症是一种常染色体隐性遗传病，患者过氧化氢酶活性只有正常人的 0.2% ~0.4%，杂合体血液中过氧化氢酶活性则处于中间水平。过氧化氢酶基因由 13 个外显子和 12 个内含子组成。应用 PCR 扩增第 4 个外显子和内含子附近的 203 bp 片段，应用 SSCP 法可清楚地判断患者和杂合体。

3. ASA-PCR　等位基因特异性扩增法（ASA）-PCR 的原理见前述，大致为：设计多对引物，包括不同的上游引物和共同的下游引物，最终根据 PCR 产物的阳性与否鉴定突变基因存在与否。

4. STR-PCR 分型技术　多重荧光定量的短串联重复序列（short tandem repeat，STR）-PCR 分型技术是将短串联重复序列多态性位点作为检测指标，应用 PCR 技术扩增靶片段然后进行分型的综合方法。可用于检测与微卫星多态性遗传标记连锁的遗传疾病。

5. 多重 PCR 技术　多重 PCR（multiplex PCR），又称多重引物 PCR 或复合 PCR，它是在同一 PCR 反应体系里加上两对以上引物，同时扩增出多个核酸片段的 PCR 反应。某些遗传病或癌相关基因存在多种型别，或突变存在于多个位点，这种情况下可通过多重 PCR 技术同时鉴定多个突变或提高其检出率。

6. 基因芯片　基因芯片技术（见前述）自 20 世纪 80 年代提出以来，逐渐向精密化和自动化的方向发展，极大提高了样品处理的自动化程度和检测结果的准确性。基因芯片已经成为当前基因诊断最便捷、准确的技术在临床推广，尤其在检测突变型较多的遗传疾病方面更加便捷、准确。如 β 珠蛋白生成障碍性贫血（又称 β 地中海贫血）在全球发现了 100 种以上的突变型，如果用传统的方法若对待测样品的这些突变位点一一进行检测，将耗费巨大的人力和时间，且准确率不易得到保证，但应用基因芯片技术同等的工作量可在一个工作日内完成。

五、分子诊断技术在其他临床领域的应用

（一）移植配型

在器官移植中，供者和受者良好的配型是器官移植成功与否的关键。移植配型建立在正确的人类白细胞抗原（human leukocyte antigen，HLA）分型基础上。HLA 复合体中每一个等位基因均为共显性，极大地增加了人群中的 HLA 表型多样性，数量达到 10^8 数量级，理论上除了同卵双生外，无关个体间的 HLA 分型完全相同的可能性极小。目前国际上通用的器官移植配型标准是 HLA-2A、2B、2DR 六抗原无错配标准（zero HLA-22A，2B，2DR antigen mismatch，0 Ag MM），即最佳的配型是 HLA-2A、2B、2DR 六抗原分型完全相合即可，配型成功的概率是（1∶500）~（1∶300），个别极少见的甚至可达万分之一，因此需要从受者的同胞、父母、近亲、无血缘关系的志愿者和受者进行大量、快速且准确的 HLA 分型。随着分子诊断技术的发展，基于 DNA 序列的分型方法已经取代了过去的血清学分型技术。基于 DNA 序列的分型方法包括序列特异性引物（sequence specific primer，SSP）、序列特异性寡核苷酸（sequence specific oligonucleotide，SSO）和基于测序的分型法（sequencing based typing，SBT）。NGS 也是世界卫生组织（WHO）推荐的金标准。

（二）个体化用药

药物反应存在个体差异，是临床治疗失败与不良反应发生的重要原因。各种药物相关代谢酶的基因单核苷酸多态性（SNP）是影响患者药物疗效和毒副反应的重要因素之一。现代意义的个体化医疗（personalized medicine）概念于 1999 年由兰格瑞斯（Langreth）和瓦尔德霍尔兹（Waldholz）在 *Oncologist* 杂志上首次提出，其意义是根据患者的遗传学背景，结合生物信息学和高端成像技术进行诊断，从而合理选择药

物进行治疗。目前,越来越多的药物将基因诊断纳入用药指导,FDA 已批准了约 140 个需要基因信息指导才能准确治疗的药物,CFDA 也推荐卡马西平等药物通过筛查基因避免发生诸如表皮剥脱性皮炎严重不良反应。

中国成人血脂异常总体患病率高达 40.40%,但具有良好的降脂作用的他汀类药物疗效存在个体差异。*ApoE* 基因遗传多态性被认为是影响他汀类疗效的主要遗传因素。大量研究发现 ApoE ε4 患者具有较高的血脂水平及较差的降脂疗效,根据 *ApoE* 基因型制定个体化治疗方案,将有助于提高降脂疗效,最大程度减少心血管事件的发生。

肿瘤的致病基因突变往往存在多态性,不同基因突变对不同的靶向治疗药物存在不同的敏感性。只有明确患者基因分型,才能正确选择靶向药物,实现最大获益。如用西妥腊单抗(cetuximab)治疗结直肠癌时,需要对 12 号染色体 KRAS 基因 2 号外显子的 12 密码子和 13 密码子、3 号外显子的 61 号密码子上共 7 个位点进行检测,未发生突变的野生型治疗效果较好;而治疗乳腺癌的曲妥珠单抗(herceptin)则对于基因型 Her2/neu 表达者有更好的疗效。

六、分子诊断的发展趋势

分子诊断是精准医疗的技术基础,世界各国均高度重视其发展。随着基因组学、蛋白组学、代谢组学等新兴学科的发展,分子诊断的内涵还从狭义的基于核酸的诊断,拓展到广义的核酸与 DNA 片段、蛋白与多肽、抗原与抗体、受体与配体等生物大分子的检测。目前 PCR 技术及其产品是分子诊断的主流,灵敏度高、特异性强、诊断窗口期短,可进行定性、定量检测,弥补了传统免疫检测窗口期的劣势,为早期诊断、早期治疗、提供了有效的支持。基因芯片成为新一代分子诊断试剂开发的主流,是分子诊断市场发展的主要趋势,但由于成本高、开发难度大、产品种类很少,大规模的临床应用还有待时日。当前,随着组学技术、基因编辑技术的发展,分子诊断正在向着高通量、精准化、单细胞方向发展,呈现以下新的发展趋势。

(一)基于高通量测序的分子诊断技术

高通量测序技术结合相应的生物信息学分析,能够快速、准确地获得并解读大量疾病相关基因数据和分子特征,包括基因序列、转录因子结合位点、表观修饰、转录水平等,为分子诊断学提供更加全面和精准的信息,有助于有效揭示了疾病发生发展的分子机制,在复杂疾病精准诊断方面有重要的应用价值。尽管以下一代测序(next generation sequencing,NGS)为代表的高通量测序技术已广泛应用于临床疾病诊疗的某些领域,也初步制定了临床应用标准和行业标准,但依然需要进一步完善,如测序方法优化升级、数据解读智能化、检测费用持续下降,以及人员培训、数据处理、质量控制、伦理等问题妥善解决,从而使该技术早日成为临床主要、常规的检测手段。

(二)基于基因编辑的诊断技术

CRISPR 基因编辑系统自问世以来,已经成为用来研究细胞功能的强大工具,在人类理解疾病的病理生理学方面也产生重大影响,并在不断驱动新的发现,加快疾病诊断和治疗手段的开发。基于 Cas12 和 Cas13 的 CRISPR 分子诊断系统在新冠大流行期间被用于快速灵敏的新冠病毒检测,在发现特定基因序列后可以通过切割携带荧光报告蛋白的 RNA 序列,发出荧光信号。同样的平台可用于生成高度灵敏的个体化肿瘤发现和监控系统,已被用于检测患者肿瘤活检标本中肿瘤相关基因突变。

(三)基于单细胞测序的分子诊断技术

单细胞测序(single cell sequencing,SCS)技术是指在单个细胞水平上对转录组或基因组进行扩增并测序,以检测单细胞在基因组学、转录组学、表观组学和蛋白组学等多个组学的数据。多细胞生物在细胞的分裂和分化过程中必然会带来不同细胞间的差异,形成遗传信息的异质性。传统检测方法获得的信息来自数百万甚至更多细胞的混合样本,因此得到的结果反映的是一群细胞中信号的平均值,或者只代表其中占优势数量的细胞信息,而单细胞测序在检测单个细胞异质性、识别稀有细胞、揭示细胞间差异情况方面有明显优势,为分子诊断带来新的飞跃契机。

（四）基于数字化的分子诊断技术

数字化技术可以帮助分子诊断学实现更加精准、快速和高效的诊断。数字 PCR 是新兴起来的一种核酸分子绝对定量技术。该技术可直接获得 DNA 分子的拷贝数，实现起始样品中核酸分子的绝对定量，且无须标准品或内标。当前数字 PCR 在医学、生物学领域中主要应用于拷贝数变异、突变检测、复杂来源样品中低丰度核酸分子检测、NGS 数据验证、miRNA 等微小差异表达研究、单细胞基因表达分析等方面，在已知突变的癌症分子标志物的检测、传染病病原体检测、基因组三倍体分析和基因表达分析等领域展现了强大的优势。

（王晓礽）

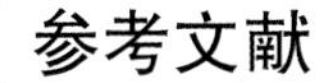

参考文献

1 COHEN S N. DNA cloning: a personal view after 40 years[J]. Proc Natl Acad Sci U S A, 2013, 110(39): 15521-15529.

2 CREA R, KRASZEWSKI A, HIROSE T, et al. Chemical synthesis of genes for human insulin[J]. Proc Natl Acad Sci U S A, 1978, 75(12): 5765-5769.

3 CREGG J M, CEREGHINO J L, SHI J, ET AL. Recombinant protein expression in Pichia pastoris[J]. Mol Biotechnol, 2000, 16(1): 23-52.

4 HITZEMAN R A, HAGIE F E, LEVINE H L, et al. Expression of a human gene for interferon in yeast[J]. Nature, 1981, 293(5835): 717-722.

5 ITAKURA K, TADAAKI H, CREA R, et al. Expression in Escherichia coli of a chemically synthesized gene for the hormone somatostatin 1977[J]. Biotechnology, 1992, 24: 84-91.

6 KÖHLER G, MILSTEIN C. Continuous cultures of fused cells secreting antibody of predefined specificity. 1975[J]. J Immunol, 2005, 174(5): 2453-2455.

7 KRAMPS T, ELBERS K. Introduction to RNA vaccines[J]. Methods Mol Biol, 2017, 1499: 1-11.

8 MARTIAL J A, HALLEWELL R A, BAXTER J D, et al. Human growth hormone: complementary DNA cloning and expression in bacteria[J]. Science, 1979, 205(4406): 602-607.

9 MORRISON S L, JOHNSON M J, HERZENBERG L A, et al. Chimeric human antibody molecules: mouse antigen-binding domains with human constant region domains [J]. Proc Natl Acad Sci U S A, 1984, 81(21): 6851-6855.

10 PANICALI D, PAOLETTI E Construction of poxviruses as cloning vectors: insertion of the thymidine kinase gene from herpes simplex virus into the DNA of infectious vaccinia virus [J]. Proc Natl Acad Sci U S A, 1982, 79(16): 4927-4931.

11 PARDI N, HOGAN M J, PORTER F W, et al. mRNA vaccines-a new era in vaccinology[J]. Nat Rev Drug Discov, 2018, 17(4): 261-279.

12 SINGH S, KUMAR N K, DWIWEDI P, et al. Monoclonal antibodies: a review [J]. Curr Clin Pharmacol, 2018, 13(2): 85-99.

13 SKERRA A, PLÜCKTHUN A. Assembly of a functional immunoglobulin Fv fragment in Escherichia coli[J]. Science, 1988, 240(4855): 1038-1041.

14 SMITH G P. Phage display: simple evolution in a petri dish(Nobel Lecture)[J]. Angew Chem Int Ed Engl, 2019, 58(41): 14428-14437.

15 ULMER J B, DONNELLY J J, PARKER S E, et al. Heterologous protection against influenza by injection of DNA encoding a viral protein[J]. Science, 1993, 259(5102): 1745-1749.

16 ZHU F C, GUAN X H, LI Y H, et al. Immunogenicity and safety of a recombinant adenovirus type-5-vectored COVID-19 vaccine in healthy adults aged 18 years or older: a randomised, double-blind, placebo-controlled, phase 2 trial[J]. Lancet, 2020, 396(10249): 479-488.

17 KATTI A, DIAZ B J, CARAGINE C M, et al. CRISPR in cancer biology and therapy[J]. Nat Rev Cancer, 2022, 22(5): 259-279.

18 SLYPER M, PORTER C B M, ASHENBERG O, et al. A single-cell and single-nucleus RNA-Seq toolbox for fresh and frozen human tumors [J]. Nat Med, 2020, 26(5): 792-802.

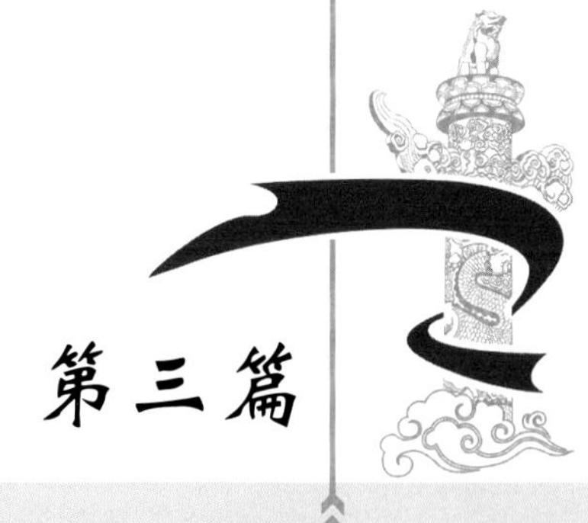

第三篇

医学遗传与疾病

内容概览

第11章

遗传性疾病及其分子基础

第一节　遗传性疾病概述

一、遗传性疾病的定义

现在,我们对医学遗传学的历史有了一定了解,那么医学遗传学到底研究什么呢?医学遗传学是遗传学与医学相结合,研究人类健康与疾病遗传变异的一门学科。重点研究遗传因素在人类疾病发生和发展中的作用及机制,对疾病进行基因诊断和基因治疗,开展遗传病筛查和预防、对患者提供遗传咨询和个体化诊治服务。那么,什么又是遗传性疾病呢?它和先天性疾病有什么区别和联系呢?

遗传性疾病,又称遗传病(genetic disease,inherited disease,hereditary disease),是指生殖细胞中的DNA突变或染色体结构数目异常导致的遗传性疾病。遗传病具有遗传性、家族性和先天性的特点。而先天性疾病是指在胎儿期获得的疾病,由于胎儿在子宫中生长发育时,受到了有害因素的影响,从而导致了胎儿正常的生长发育。如妇女孕前或怀孕早期体内叶酸缺乏,可能会导致胎儿的脊柱裂。

二、医学遗传学的发展史

(一)遗传学的起源和发展

古人常言:"有其父必有其子""虎父无犬子""桂实生桂,桐实生桐"等。可见很久以前,人们在日常的生产实践中,便观察到了生物的遗传(heredity)现象。在西方,希腊哲学家亚里士多德(Aristotle)和医生希波克拉底(Hippocrates)认为人类外表的重要特征是由精液决定的,子宫是胎儿的孵化器,而经血则是胎儿生长发育的营养膏。这些想法一直到17世纪才有所改变,当时荷兰科学家列文虎克(Antonie Philips van Leeuwenhoek)和德格拉夫(Reinier de Graaf)观察到了精子和卵子的存在,从而解释了女性为什么也能将特征传递给后代。

而现代遗传学(genetics)的开始,则要从奥地利科学家孟德尔(Gregor Johann Mendel)说起。他于1865年向波西米亚的布鲁恩自然历史学会提交了他在花园豌豆上的育种实验结果。不久之后,该协会在《社会学报》上发表了孟德尔的观察结果。但直到1900年,也就是他去世16年后,人们才第一次认识到这些观察结果的重要性。从本质上讲,孟德尔的工作可以被看作是基因的发现以及基因是如何遗传

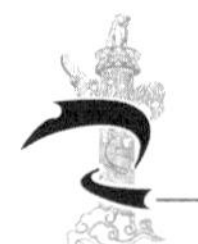

的。此后,在1909年丹麦植物学家约翰森(Wilhelm Johannsen)首次创造了“gene”一词,的词源是De Vries引入的“Pangen”的衍生词。“Pangen”本身就是“pangenesis”的一个衍生词,由Darwin在1868年提出。

人们对孟德尔遗传的兴趣与日俱增,关于它究竟是如何发生的也有很多猜测。那时人们还不知道,每个细胞都有一个细胞核,细胞核里有几个被称为染色体的线状结构,之所以叫染色体,是因为它们对某些染料有亲和力。1902年,美国医学院学生萨顿(Walter Stanborough Sutton)和德国生物学家鲍威尔(Theodor Boveri)各自独立地提出,染色体可能是遗传的载体。随后,摩尔根(Thomas Hunt Morgan)将萨顿的染色体理论转化为基因理论,Alfons Janssens观察到同源染色体在减数分裂过程中形成交叉。

1953年,詹姆斯·沃森(James Watson)和弗朗西斯·克里克(Francis Crick)发现了DNA的结构。而他们之所以对DNA感兴趣,是因为它是遗传的关键物质,这一结论是在20世纪40年代确定的。以前,许多人认为遗传特征是由蛋白质传递的,直到人们认识到蛋白质的分子结构过于复杂,不太具备遗传物质的特性。1944年,在纽约洛克菲勒研究所,奥斯瓦尔德·埃弗里(Oswald Avery),麦克林·麦卡蒂(Maclyn McCarty)和科林·麦克劳德(Colin MacLeod)在研究肺炎链球菌的时候发现了DNA才是真正的遗传物质。即便如此,科学界的许多人还是持怀疑态度,认为DNA只是一个简单的分子。沃森和克里克的天才之处在于,他们偶然发现了DNA的一种结构——双螺旋结构,这可以解释生物繁殖的本质。对他们的发现至关重要的是X射线晶体学图像,是由雷蒙德·高斯林(Raymond Gosling)在莫里斯·威尔金斯(Maurice Wilkins)和罗斯林德·富兰克林(Rosalind Franklin)的监督下,在伦敦国王学院约翰·兰德尔实验室(John Randall laboratory at King College,London)拍摄的。

(二)医学遗传学的发展史

在18和19世纪蓬勃发展的科学革命中,科学家和医生重新对遗传产生了兴趣。法国博物学家皮埃尔-路易·莫佩尔蒂(Pierre-Louis de Maupertuis)研究了多指和白化病等遗传特征,并从谱系研究证实这两种疾病以不同的方式遗传。英国医生约瑟夫·亚当斯(Joseph Adams)发表了一篇关于疾病的遗传特性的论文,目的是将其作为遗传咨询的依据。约翰·道尔顿(John Dalton)观察到,某些疾病,如色盲和血友病,与性遗传或X染色体遗传相关,因此色盲有时被称为道尔顿病。

自孟德尔通过豌豆杂交实验证实了遗传性状由成对的遗传因子决定后,便有人尝试将其应用于人类。1900年,孟德尔的论文几乎同时被3位欧洲植物学家德弗里斯(Hugo De Vries)、科伦斯(Carl. Correns)和丘谢玛克(Erik von Tschermak)引用,这标志着医学遗传学的真正开端,为遗传性疾病的研究提供了巨大动力。威廉·贝特森(William Bateson)和阿奇巴尔德·加罗德(Archibald Garrod)首次认可了单基因性状,他们共同提出,黑尿症是一种罕见的隐性疾病——由于患者无法代谢高尿酸,尿液在站立或暴露于碱下时会变黑。幼儿在餐巾(尿布)区域会出现皮肤变色,受影响的成年人可能在大关节处发展为关节炎。如今,人们逐渐清楚遗传因素与许多条件有关,并且涉及不同的遗传机制。不同基因的相互作用(多基因遗传)在疾病中很重要,并且还应包括另一类获得性体细胞遗传性疾病。

如今,遗传学对几乎每一个医学学科都是相关和重要的。最近发现遗传因素不仅见于罕见的遗传病和综合征,而且还影响许多可能由遗传变异导致的成年常见疾病,例如心血管疾病、精神病和癌症,甚至是许多生理变化。因此,遗传学的基础知识应成为任何医学课程的一部分。

三、遗传性疾病的分类

(一)单基因遗传病

单基因遗传病[single gene disease;也称单基因病(monogenic disease)],指由一对基因控制的遗传性疾病,较常见的有白化病、红绿色盲、血友病等。单基因遗传病其遗传方式符合孟德尔规律,因此又称为孟德尔病。经典的遗传方式有常染色体显性遗传病、常染色体隐性遗传病和性连锁疾病。每种类型的遗传特点将在后续章节中具体介绍。单个异常基因或基因对常在多个器官系统中产生多种多样的表型效应,在生命周期的不同时间点出现多种体征和症状。

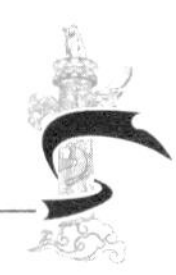

（二）多基因遗传病

多基因遗传病［polygenic inherited disease；也称多基因病（polygenetic disease）］，如阿尔茨海默病、精神分裂、原发性高血压、癌症等，被认为是一系列基因变异之间复杂的相互作用的结果，这些变异增加了机体对疾病的易感性，加上特定的环境暴露，所有这些因素共同作用可能触发、加速或保护疾病的进程。这些疾病中，有许多在家庭中的病例比在一般人群中更多更集中。

（三）染色体病

染色体病（chromosomal disease）是遗传性疾病的一个主要类别，是指由于各种原因导致的染色体数目或结构异常的疾病。染色体异常的机制可以分为 5 种不同类型，每一种都会导致临床意义上的疾病（详见第十三章）：①染色体分离异常；②周期性染色体综合征（recurrent chromosomal syndromes），包括基因组热点的缺失和拷贝；③特发性染色体异常；④不平衡的家族性染色体异常；⑤由于基因组印记（genomic imprinting）导致的异常。

由于染色体异常经常涉及众多的基因，因此染色体的临床症状表现多样且严重，累及多个器官或系统，即表现为综合征，如 21 三体综合征。严重的染色体畸变者大多都会在胚胎早期死亡并自然流产，但仍然有少数的染色体畸变者能够存活并出生。目前还缺乏有效的治疗手段治愈染色体病，因此遗传咨询和产前诊断尤为重要，可以有效地预防染色体病的发生。

（四）线粒体遗传病

在人群中，细胞质或线粒体遗传解释了在一些罕见疾病中观察到的遗传模式，这些疾病影响男性和女性，但只通过女性传播，即所谓的母系或母系遗传。

线粒体遗传病（mitochondrial genetic disorder；又称线粒体病，mitochondrial disease）指线粒体基因突变或核基因突变引起的线粒体代谢异常导致的疾病。其中，线粒体基因突变导致的疾病为母系遗传，并与细胞中突变的线粒体数目相关。常见的疾病如 Leber 遗传性视神经病（Leber hereditary optic neuropathy，LHON）、肌阵挛性癫痫伴破碎红纤维综合征（myoclonus epilepsy associated with ragged-red fibers syndrome，MERRF）等。由于线粒体的氧化磷酸化作用对细胞代谢至关重要，因此，最易受线粒体突变影响的器官是中枢神经系统、骨骼肌和心脏。

第二节　遗传性疾病的分子基础

一、遗传的物质基础

如果要理解遗传学对医学的重要性，我们首先需要理解遗传物质的性质，它如何被包装成人类基因组，以及它如何在细胞分裂过程中从一个细胞传递到另一个细胞，并在生殖过程中代代相传。

（一）人体细胞

在光镜下，你可以看到人体的每个细胞都有一个细胞质和一个染色较深的细胞核。细胞核含有染色体形式的遗传物质。质膜的磷脂双分子层保护细胞内部，但它仍然保持选择性渗透，并有整合蛋白参与细胞间识别和信号转导（signal transduction）。细胞核有一个深色的染色区域，核仁。细胞核周围有一层膜，即核膜，它将细胞核与细胞质分开，但仍然允许通过核孔进行通信。

细胞质包括胞液，是一种含有可溶性成分和细胞骨架结构成分的半流体。此外，在细胞质中有一个非常精细和复杂的排列，高度卷曲，相互连接的通道——内质网。内质网与核糖体有关，参与蛋白质和脂类的生物合成。细胞质中还有其他较小的细胞器，只能在电子显微镜下观察到，包括负责产物分泌的高尔基体，通过氧化磷酸化参与能量生产的代谢途径的线粒体，参与细胞废物和有毒分子的降解和处理的

过氧化物酶体和溶酶体。

（二）DNA 与遗传

1. 组成　核酸是由核苷酸的分子组成的聚合物。每个核苷酸由一个含氮的碱基、一个五碳糖分子和一个磷酸分子组成。含氮碱基可分为两类，嘌呤和嘧啶。嘌呤包括腺嘌呤和鸟嘌呤；嘧啶包括胞嘧啶、胸腺嘧啶和尿嘧啶。有两种不同类型的核酸，核糖核酸（ribonucleic acid，RNA），其中含有五碳糖核糖；脱氧核糖核酸（deoxyribonucleic acid，DNA），其中核糖的两个位置上的羟基被一个氢取代。DNA 和 RNA 都含有嘌呤碱基，腺嘌呤和鸟嘌呤，嘧啶胞嘧啶，但是胸腺嘧啶只存在于 DNA 中，尿嘧啶只存在于 RNA 中。RNA 存在于细胞质中，细胞核的核仁中。而 DNA 主要存在于染色体中。

2. 结构　人类基因组由大量的化学脱氧核糖核酸（DNA）组成，DNA 在其结构中包含所需的遗传信息，包括胚胎发生、发育、生长、代谢和繁殖的所有方面。每个人身体里的每个有核细胞都携带着一套自己的基因组，其中包含大约 3 万个基因。基因是遗传信息的基本功能单位，被编码在基因组的 DNA 中，DNA 又在细胞核里组装成棒状的染色体。每个物种都有一个组成其基因组的染色体核型，包括染色体的数量、大小、形态及结构。

1953 年，Watson 和 Crick 在各自和他人的 X 射线衍射研究的基础上，提出了一种 DNA 分子结构：DNA 分子是由双螺旋排列的两个核苷酸链组成的。每条链的主链由相邻糖的 3′和 5′C 之间的磷酸二酯键组成。这两条链由含氮碱基之间的氢键连接，氢键指向螺旋的中心。DNA 链的不对称末端称为 5′和 3′末端。5′端有末端磷酸基，3′端有末端羟基。在 DNA 双链中，一条链的 5 端和另一条链的 3 端相对，也就是说，它们的方向是相反的，这叫作反平行。DNA 分子中碱基的排列不是随机的。一条链上的嘌呤总是与另一条链上的嘧啶配对，碱基对也有特定的配对：一条链上的鸟嘌呤总是与另一条链上的胞嘧啶配对，而腺嘌呤总是与胸腺嘧啶配对。詹姆斯·沃森（James Watson）、弗朗西斯·克里克（Francis Crick）和莫里斯·威尔金斯（Maurice Wilkins）因他们的工作获得了 1962 年的诺贝尔生理学或医学奖。

（三）染色体与遗传

对染色体（chromosome）及其结构和遗传的研究被称为细胞遗传学。人类细胞遗传学的研究始于 1956 年，当时人们首次确定正常的人类染色体数目为 46 条。从那时起，人们对人类染色体，染色体的正常结构和组成，它们所包含的基因的身份，以及它们众多的和各种各样的异常现象有了很多了解。

除了发育成配子的细胞外，所有构成一个人身体的细胞都称为体细胞。人类体细胞核内的基因组由 46 条染色体组成，24 种不同类型的染色体排列成 23 对。在这 23 对染色体中，有 22 对在雄性和雌性中相似，它们被称为常染色体，最初按其表观大小从大到小排列。剩下的一对包括两种不同类型的性染色体：男性的一个 X 染色体和一个 Y 染色体，女性的两个 X 染色体。一对染色体（称为同源染色体）带匹配的遗传信息，即它们通常有相同顺序的相同基因。在任何特定的基因座，同源基因可能是相同的，也可能在序列上略有不同，这些不同形式的基因被称为等位基因。每对染色体中的一个成员来自父亲，另一个来自母亲。正常情况下，一对常染色体的成员在显微镜下是无法区分的。在女性中，性染色体，也就是两个 X 染色体，在很大程度上是无法区分的。然而，在雄性中，性染色体是不同的，一个是 X，与女性的 X 相同，由男性从母亲那里继承，并传给女儿；另一个是 Y 染色体，从他父亲那里遗传给他的儿子。在染色体遗传病中，我们将会看到一些例外，如一些男性是 XXY。

（四）线粒体 DNA

除了核基因组外，人类基因组中的一小部存在细胞质中的线粒体中，每个细胞的几千个线粒体都有自己的 16.6 kB 的环状双链 DNA——线粒体 DNA（mitochondrial DNA，mtDNA）。线粒体基因组非常紧凑，包含很少的重复 DNA 序列，对 37 个基因编码，包括两种类型的核糖体 RNA，22 种转运 RNA（transfer RNA，tRNA）和 13 种酶的蛋白质亚基，如参与能量生产的氧化磷酸化途径的细胞色素 b 和细胞色素氧化酶。mtDNA 的遗传密码与核 DNA 的略有不同，虽然数量少但很重要，一些遗传病便与这些基因组有关。线粒体染色体，有一些不寻常的特征，区别于人类基因组的其余部分。我们将在后续章节中介绍。

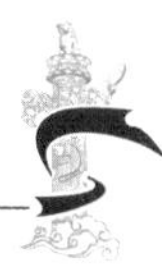

二、遗传信息的传递

染色体遗传的基础在于基因组的复制，DNA 复制的过程为基因信息如何代代相传的问题提供了答案。在核分裂过程中，DNA 双螺旋结构的两条链在 DNA 解旋酶的作用下分离，每条 DNA 链通过特定的碱基配对指导互补 DNA 链的合成，产生两个与母链相同的子 DNA 双链。这样，当细胞分裂时，遗传信息得以保存并传递给每个子细胞。DNA 复制的过程被称为半保留复制，因为每个合成的 DNA 中只有一条链是新合成的。在 DNA 聚合酶的作用下，DNA 复制有多个起点，称为复制起点，形成的分叉 Y 形结构，称为复制叉。两个互补的反平行 DNA 链的合成方向都是从在 5′端到 3′端。其中一条被称为前导链，是一个连续的合成过程。另一条链，称为后随链，是由冈崎片段合成的，然后通过 DNA 连接酶将其连接成一条连续的链。

在典型的细胞分裂过程中，基因组从一个细胞传递给它的后代，并在生殖过程中从一代传递到下一代。为了实现这些相关但不同形式的基因组遗传，有两种细胞分裂，有丝分裂和减数分裂。有丝分裂是身体生长、分化和组织再生的普通体细胞分裂。有丝分裂通常会产生两个子细胞，每个子细胞的染色体和基因都与母细胞相同。在体细胞谱系中可能有数十个甚至数百个连续的有丝分裂。相反，减数分裂只发生在生殖系的细胞中。减数分裂导致生殖细胞（配子）的形成，每个配子只有 23 条染色体，每一种常染色体都有一个 X 染色体或一个 Y 染色体。有丝分裂和减数分裂的生物学意义在于保证染色体数目的稳定性，从而保证基因组从一个细胞到它的后代和一代到下一代的完整性。

体细胞或生殖细胞系的细胞中都可能由于细胞分裂的错误而出现异常，因此，染色体数目或结构的异常在临床上是常见的。

三、遗传与突变

（一）突变的概述

遗传和基因组变异的研究是医学遗传学和更广泛的人类遗传学领域的基石。在进化过程中，新的核苷酸变异确保了高度的遗传多样性。遗传多样性可以表现为基因组序列的核苷酸变化，大片段基因组 DNA 的拷贝数变化以及在各种组织中蛋白质的结构或数量的变化。

突变定义为遗传物质的可遗传改变或变化。突变驱动进化，但也可能是致病的。突变可通过暴露于诱变剂而被诱导，但是绝大多数是由于 DNA 复制和修复错误而自发发生的。对表型没有明显影响的序列变体可以称为多态性。

体细胞突变可能会导致成年发病，例如癌症，但不能传播给后代。性腺组织或配子的突变可以传播给后代，除非它影响生育能力或胚胎的存活率。各种有害的等位基因构成了人口的遗传负担。

（二）突变的类型

1. 置换　置换（replacement）是指一个核苷酸被另一个核苷酸取代，这是最常见的突变类型。

如果替换涉及相同类型的核苷酸替换，一个嘧啶替换一个嘧啶（C 替换 T，反之亦然）或一个嘌呤替换一个嘌呤（A 替换 G，反之亦然），则被称为转换（transition）。嘧啶被嘌呤取代或嘌呤被嘧啶取代被称为颠换（transversion）。转换比颠换发生的频率更高。

2. 缺失　缺失（deletion）涉及一个或多个核苷酸的丢失。如果这发生在编码序列中，且涉及一个、两个或多个核苷酸，而不是 3 个的倍数，阅读框就会被打乱。较大的缺失可能导致部分或整个基因的缺失。

3. 插入　插入（insertion）是指在基因中加入一个或多个核苷酸。同样，如果插入发生在编码序列中，并且涉及一个、两个或多个核苷酸，而不是 3 个的倍数，它将扰乱阅读框。

（三）多态性

在任何两个不相关的人之间，核 DNA 的序列大约 99.5% 相同。但是，正是个体间 DNA 序列的一小部分差异导致了遗传的可变性，这种可变性在日常生活和临床医学中都很常见。大部分的 DNA 序列差

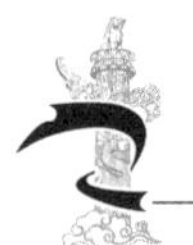

异对外观几乎没有影响,而其他差异则直接导致疾病。

对于许多基因来说,有一种普遍存在的等位基因(allele),通常存在于一个种群中一半以上的个体中,遗传学家称之为野生型或普通等位基因。然而,由于基因变异的存在,在正常个体中存在不同的等位基因也是司空见惯的。

一个变体是否被正式认为是多态性(polymorphism,pleiomorphism),完全取决于它在人群中的频率是否超过该人群中等位基因的1%,而不是取决于是什么类型的突变、该基因组有多大片段或对个人是否有明显影响。变体相对于基因的位置也不能决定该变体是否为多态性。虽然大多数序列多态性位于基因之间或内含子内,与任何基因的功能无关,但其他多态性可能位于基因本身的编码序列中,导致不同的蛋白质变体,进而导致人类群体的显著差异。还有一些位于调控区域,也可能对转录或RNA稳定性有重要影响。

四、表观遗传

表观遗传学(epigenetic inheritance)正在迅速发展,其研究的是细胞功能或基因表达的可遗传变化,这些变化可以从一个细胞传递到另一个细胞(甚至是一代又一代)。复杂的表观遗传状态可以通过多种机制建立、维持和传递:DNA的修饰,如DNA甲基化;组蛋白的修饰,其可以引起染色质构型重塑。

这些修饰,就像基因的开关,在生命的不同阶段不同组织,参与决定基因的表达。更加神奇的是,这些修饰甚至能遗传给下一代,而环境也能改变这些修饰。

(和丽娇　胡长江)

参考文献

1 COBB M. Heredity before genetics:a history[J]. Nat Rev Genet,2006,7(12):953-958.

2 CLAUSSNITZER M,CHO J H,COLLINS R,et al. A brief history of human disease genetics[J]. Nature 2020,577(7789):179-189.

3 CAMPBELL D D,LI Y M,SHAM P C. Multifactorial disease risk calculator:Risk prediction for multifactorial disease pedigrees[J]. Genetic Epidemiology,2018,42(2):130-133.

4 HUANG R L,ZHAN Q H,HU W B,et al. Association of ABCB1 and CYP450 gene polymorphisms and their DNA methylation status with steroid-induced osteonecrosis of the femoral head in the Chinese population[J]. Genet Test Mol Bioma,2020,24(12):789-797.

5 GRINAT J,HEUBERGER J,VIDAL R O,et al. The epigenetic regulator Mll1 is required for Wnt-driven intestinal tumorigenesis and cancer stemness[J]. Nat Commun,2020,11(1):6422.

6 SAMANIC C,TEER J,THOMPSON Z,et al. Mitochondrial DNA sequence variation and risk of glioma[J]. Neuro-Oncology,2020,22(Suppl 2),ii80.

第12章

遗传性疾病的分子诊断

分子诊断是指应用分子生物学方法检测患者体内遗传物质的结构或表达水平的变化而做出诊断的技术。分子诊断是技术通过对各种疾病相关的DNA序列、结构蛋白、酶、抗原抗体、免疫活性分子等生物分子检测,可快速、高效、精准地应用于多种遗传病、传染病、肿瘤等疾病的诊断及产前筛查等。

只要能获得高质量的DNA,任何合适的临床材料都可以进行基因组的分子分析,包括全基因组测序。随着染色体和基因组分析的分辨率、灵敏度和易用性的提高,不仅可以从组织和肿瘤样本中研究DNA,也可以从外周血中获取DNA。

第一节　常见的分子诊断技术及其原理

一、聚合酶链反应

聚合酶链反应(polymerase chain reaction,PCR)在分子生物学和遗传病的分子诊断中广泛应用。

1. 原理　首先,需要利用已知的DNA序列信息,设计两个与靶DNA片段两端的DNA序列互补的,长度约20 bp的寡核苷酸引物。第一步是通过加热使双链DNA变性成单链DNA。第二步退火至55 ℃左右,使引物结合到单链DNA模板的互补DNA序列上。第三步是引物的延伸,DNA模板-引物复合物在72 ℃左右,在DNA聚合酶的作用下,以脱氧核苷三磷酸(dATP、dCTP、dGTP和dTTP)为原料,靶DNA序列为模板,按照碱基互补配对原则延伸引物DNA,以合成互补的DNA序列。30~35个连续地重复循环可产生超过100万个DNA拷贝,足以在溴化乙啶(ethidium bromide,EB)染色后通过紫外荧光直接可视化,而无须使用间接检测技术。尽管长距离PCR允许扩增达20~30 kB的较大DNA片段,但PCR通常用于扩增高达1 kB的DNA片段。

2. 特点　PCR可以分析任何含有细胞核的细胞来源的DNA,除了血液外,还包括侵入性较小的样本,如唾液、口腔刮屑或病理材料。然而,PCR检测时必须非常小心,因为来自外部来源的DNA,比如来自实验室工作人员的皮肤屑,也会被放大。这可能导致假阳性结果,除非使用适当的对照研究来检测这一可能的误差来源。

二、核酸杂交相关技术

（一）DNA 印迹杂交技术

DNA 印迹杂交技术（Southern 印迹法）是以发明者 Edwin Southern 命名的，是最经典和应用最广的核酸杂交技术。涉及通过限制酶消化 DNA，然后在琼脂糖凝胶上进行电泳。这样可以按大小将 DNA 或限制性片段分开，较小的片段比较大的片段迁移得更快。然后用 pH 值大于 10 的碱或 pH 值小于 3 的酸将凝胶中的 DNA 片段变性，使其成为单链。这些单链片段的永久拷贝是通过将其转移到结合单链 DNA 的硝酸纤维素滤膜上制成的，即所谓的 Southern 印迹法。可以通过添加单链^{32}P 放射性标记的 DNA 探针来可视化滤膜上收集的特定目标 DNA 片段，该探针将与 Southern 印迹中的同源 DNA 片段杂交，然后可以通过放射自显影进行检测。已经开发出了非放射性 Southern 印迹技术，该 DNA 探针已用地高辛配基（digoxigenin）标记并通过化学发光检测。这种方法更安全，并且可以更快地产生结果。

1. 原理　通过限制酶消化 DNA，然后在琼脂糖凝胶上跑电泳，这样可以将大小不同的 DNA 片段分开，小的片段比大的片段迁移得更快。然后用碱将凝胶中的 DNA 片段变性，使其成为单链，然后在原位上将单链 DNA 片段转移到硝酸纤维素滤膜或尼龙膜上。可以通过添加单链^{32}P 放射性标记的 DNA 探针来实现滤膜上收集的特定目标 DNA 片段的可视化，该探针与 Southern 印迹中的同源 DNA 片段杂交，然后可以通过放射自显影进行检测。

2. 特点　已经开发出了非放射性 Southern 印迹技术，DNA 探针用地高辛标记并通过化学发光检测。这种方法更安全，并且可以更快地产生结果。此外，Northern 印迹原理同 Southern 印迹，主要用于检测目的基因表达的 mRNA。

（二）荧光原位杂交技术

荧光原位杂交技术（fluorescence in situ hybridization，FISH）利用了重组 DNA 克隆，这些克隆包含了来自人类整个基因组的 DNA，最初被用作于人类基因组计划。含有特定人类 DNA 序列的克隆可作为探针，用于检测染色体准备或间期细胞核中基因组的相应区域，用于各种研究和诊断目的。

1. 原理　针对单个染色体、染色体区域或基因的 DNA 探针可以用不同的荧光色标记，用于识别特定的染色体重排或快速诊断临床资料中存在的异常染色体数目。

重复 DNA 探针可检测定位于特定染色体区域的卫星 DNA 或其他重复 DNA 片段。卫星 DNA 探针，尤其是属于着丝粒重复的 α-satellite 家族的，广泛用于确定特定染色体的复制的数量。

2. 特点　尽管 FISH 技术提供了比 G-带染色体分析更高的分辨率和特异性，但它不可以对整个基因组进行有效的分析，因此它的使用受到限制，因为需要根据临床诊断或怀疑来定位特定的基因组区域。

（三）斑点杂交

斑点杂交（dot blot）技术类似于 Western blot 技术，但不同之处在于核酸样品不是电泳分离的，而是将核酸固定在硝酸纤维素膜或尼龙膜上，与探针杂交而得以显现出来。该技术方便快捷。

三、微阵列分析

虽然 G-带核型仍然是大多数临床的一线诊断测试，但它已经完全可以被全基因组方法所补充，甚至取代，以更高的分辨率检测拷贝数变异，扩展了 FISH 分析的应用范围，并且能测试整个基因组。染色体微阵列技术不是一次一个探针地原位检测细胞和染色体，而是在显微镜载玻片上同时检测整个基因组，该载玻片包含代表整个基因组的 DNA 片段。

1. 原理　在基于比较基因组杂交（comparative genomic hybridization，CGH）的方法中，通过将两个样本（一个是对照基因组，另一个是患者的基因组）杂交到这样的微阵列中，在全基因组范围内检测相对拷贝数的增加和减少。另一种方法使用单核苷酸多态性（single nucleotide polymorphism，SNP）分析，在这种方法中，基因组不同区域中等位基因的相对表达和强度表明是否存在适当的染色体数量或染色体区域。

对于可疑的染色体疾病的常规临床检查,阵列上的探针可在人类基因组所有独特的部分上提供高达 250 kB 的分辨率。更高密度的探针可用于在具有特定临床意义的区域(例如与已知的发育障碍或先天性异常相关的区域)上实现更高的分辨率。这种方法已在越来越多的临床实验室中使用,它作为传统的核型分析方法的补充,提供了更为敏感和高分辨率的基因组评估。微阵列已成功应用于识别原因不明的发育迟缓,智力残疾或先天缺陷的儿童的染色体和基因组异常,揭示了许多常规 G 带无法检测到的致病基因组改变。

2. 特点　但是,该技术有两个主要的限制。首先,基于阵列的方法只能测量 DNA 序列的相对拷贝数,而不能测量它们是否已从基因组中的正常位置转移或重排。因此,还应该通过核型分析或 FISH 确认。其次,高分辨率基因组分析可以揭示具有不确定临床意义的变异,尤其是拷贝数的细微差异。甚至在普通人群中,也有越来越多的此类变体被记录和分类,许多可能是良性拷贝数变体。它们的存在强调了每个个体基因组的独特性,并强调了诊断挑战,即评估所谓的“正常”核型和可能致病的核型。

四、全基因组检测

在极端情况下,即细胞遗传学分析和微阵列分析的结果相同时,临床如何检测染色体和基因组疾病呢? 最终解决方案是对患者基因组进行完整测序。实际上,随着全基因组测序效率的提高和成本的降低,考虑在临床中对患者样品进行测序已变得越来越实用。

这种方法的基本原理很简单,因为单个基因组任何特定片段的数量和组成都将反映在该基因组产生的 DNA 序列中。尽管使用当今技术常规获得的序列通常比染色体甚至单个基因的大小短(50 ~ 500 bp),但是一个基因组若在一个特定的染色体或染色体片段中异常低或异常高的表达这些序列,很可能该染色体的数量或结构出现了异常。检测整个染色体的数量异常,通常无须对基因组进行测序即可完成。甚至与特定目的染色体比对的有限数量的序列也应揭示这些序列是否以预期的数量发现(例如,常染色体的每个二倍体基因组有两个拷贝),或者它们是否显著过量表达或不足表达。

然而,为了检测基因组中平衡的重排,即基因组中的 DNA 不会丢失或丢失,需要更完整的基因组序列。科学家们发现了与参考人类基因组序列不完全一致的序列,这些罕见序列包含参考序列中两个不同且通常不相邻的区域。这一方法已被用于识别与某些癌症有关的特定基因,以及因易位导致的各种先天性缺陷的儿童。

第二节　分子诊断在遗传性疾病中的应用

一、分子诊断的应用范围

(一)症状诊断

分子诊断不仅能对常见遗传病进行诊断,还可以为临床上无法解释的病例提供新的诊断可能。也是因为分子诊断技术的发展,使人们对遗传病有了更多、更深入的了解。也许在未来,利用分子生物的技术手段,有望实现对遗传病的根治。

(二)症状前诊断

一些常染色体显性遗传病的杂合子在早年并不会表现出症状,若这些患者生儿育女,就有可能将致病因子继续传递给下一代。分子诊断为这些患者的确诊提供了可靠的依据,能在发病前就对患者做一些干预措施,也让患者提前做好心理准备和医学护理安排。

（三）产前诊断

产前诊断和筛查的目的是让夫妻双方了解胎儿先天缺陷或遗传性疾病的风险，并为他们提供关于如何管理这种风险的建议。一些已知有特殊先天缺陷的夫妇选择放弃生孩子，因为他们的孩子有更高的风险患遗传病。产前诊断允许他们在怀孕的时候通过测试来确认胎儿是否患有疾病的可能。由于产前诊断的推广和普及，使那些可能生育患有严重遗传性疾病孩子的夫妇，能够及时终止妊娠，并能够顺利生下健康的孩子。在一些国家，产前检查可以消除和减少焦虑，尤其是在那些高危人群中。还有一些人认为，产前诊断可以让医师为患有遗传性疾病或出生缺陷的胎儿制订产前治疗计划。如果无法进行产前治疗，妊娠期间的诊断可以提醒父母和医师在家庭心理准备、妊娠和分娩管理以及产后护理方面，为即将出生的受影响儿童安排适当的管理。

（四）植入前遗传诊断

植入前遗传诊断（preimplantation genetic diagnosis）是从体外受精第 3 日的胚胎或第 5 日的胚囊取 1 ~2 个卵裂球或部分滋养细胞，进行细胞和分子遗传学检测，检出带致病基因和异常核型的胚胎，将正常基因和核型的胚胎移植，得到健康后代。

二、常见遗传病的分子诊断

（一）单基因遗传病的诊断

利用 PCR 作为遗传性疾病的检测手段，不仅可以鉴定出有症状的有害基因的纯合子个体，还可以鉴定出带有致病基因的携带者。目前，临床上经常采用的 PCR 技术有以下几种（胥振国、蔡玉华，2018 年）：PCR 结合等位基因特异性寡核苷酸探针法；扩增特异等位基因；限制性片段长度多态性分析；单链构象多态性分析。

目前，将传统的 PCR 技术与斑点杂交、限制性片段长度多态性分析、酶解法等结合的技术，已在临床有很大的应用空间，如地中海贫血、假肥大性肌营养不良、血友病等都可以应用该技术。

分子杂交技术中的反向斑点杂交常被应用于检测地中海贫血的诊断（王蕾、贺静、朱宝生，2016 年），也是目前临床上常用的检测方法。它的优点在于可以检测包含多个基因变类型的单基因遗传病，并且能在同时检测这些突变。但只适合已知突变序列和突变基因分型的疾病，且需要的检测膜制备较复杂，难以大批量检测。

基因芯片也可以用于与单基因疾病诊断上，与 PCR 相比，该方法具有快速高效自动化的特点，但价格也更昂贵，多在科研中应用。基因芯片检测虽然快捷高效，但需要的检测设备十分昂贵，因此很难在基层医院普及，也一定程度上限制了基因芯片的应用范围。

基因测序技术不仅可以作为生命科学的基础研究工具，也可以应用于单基因遗传病的临床应用中。最经典的测序方法是 Sanger 测序法，经过几十年的发展，已出现多种第二代测序技术，能对单基因遗传病的突变位点做出更精确的分子诊断。而基于第二代测序技术的高通量测序，不仅能对靶区域的基因进行测序，还可以通过全基因测序，寻找罕见病的致病基因。

单基因遗传病不仅具有表型异质性的特点，也具有遗传异质性，即致病基因的突变涉及很多类型。因此临床医师需要熟悉单基因疾病的致病基因的突变特点，选择合适的检测方法。

（二）多基因遗传病的诊断

多基因遗传病涉及多个基因，还受环境的影响，需要结合其他检测手段共同诊断。但对多基因致病基因的研究一直都是热点，也确实发现了许多有意思的致病基因。

大部分的多基因遗传病都可以采用单基因遗传病的分子检测手段，但难免有局限性。对于致病基因明确且数目多的疾病，新兴的分子检测技术如基因芯片、基因测序等都是很好的选择，不仅能检测多个基因还能提高疾病诊断的灵敏度。

Campbell 等（Campbell，Li，Sham，2017）建立了多因素疾病模型，并将其应用于疾病谱系以进行风险

预测，除了最简单的病例外，其他所有的病例都具有重要意义。模型中包含多基因评分、发病曲线的分层年龄和环境效应等多种致病因子。通过检测和数学模型对多基因进行诊断将是未来大数据时代的发展趋势。

（三）染色体病的诊断

FISH 在涉及 13、18、21 号染色体的产前诊断中，灵敏度高特异度强，与染色体核型分析的结果一致。在临床中，FISH 还可以应用于实体瘤的辅助诊断，可以检测出染色体易位、基因扩增、基因缺失等改变。

近几年来，许多产前诊断实验室还用基因芯片技术实现了对染色体异常的全面分析，结果与 G 显带和 FISH 技术的一致性很好。此外，基因芯片还能发现一些新的染色体异常位点，在科研和临床应用中越来越广。

这几年很火的无创产前筛查技术（non-invasive prenatal testing，NIPT）也广泛应用于胎儿染色体病。通过采集孕妇的静脉血，应用新一代基因测序技术检测胎儿游离 DNA，从而判断胎儿还 13/18/21 三体综合征的风险。

（和丽娇　胡长江）

参考文献

1 CAMPBELL D D，LI Y M，SHAM P C. Multifactorial disease risk calculator：risk prediction for multifactorial disease pedigrees［J］. Genetic Epidemiology，2018，42（2）：130-133.

2 THAKKER P D，BRAVERMAN A C. Cardiogenetics：genetic testing in the diagnosis and management of patients with aortic disease［J］. Heart，2021，107（8）：619-626.

3 TOTH B，BASTON-BUSTD M，BEHRE H M，et al. Diagnosis and treatment before assisted reproductive treatments. guideline of the DGGG，OEGGG and SGGG（S2k Level，AWMF register number 015-085，February 2019）-Part 2，hemostaseology，andrology，genetics and history of malignant disease［J］. Geburtshilfe Frauenheilkd，2019，79（12）：1293-1308.

4 VENGOECHEA J，MCKELVEY K D. Cholesterol and family history：when genetics matters［J］. J Ark Med Soc，2015，11（9），184-186.

第13章

遗传性疾病的基因治疗

遗传性疾病的基因治疗是指把具有正常功能的外源性基因，通过直接机械性导入或基因载体导入患者靶细胞中，从而改变基因的表达，以纠正、修复或补偿缺陷和异常基因引起的遗传性疾病，最终达到缓解或根治遗传病的目的。基因治疗的基本要求包括：插入的基因能正确有效进入靶细胞并在靶细胞中长期稳定存留而发挥作用，且基因表达的水平适宜、可受机体调控，外源基因的导入方法及所用载体对宿主细胞安全无害。基因治疗的选择必须达到一定的标准：疾病以目前的治疗方法疗效差或者无效的，且其DNA水平致病机制及基因研究明确，靶基因的获取、克隆扩增、导入、表达产物等技术具有可控性、安全性、时效性、有效性甚至高效性。在进行基因治疗之前，首先必须明确以下问题：被检测基因结构是否明确，被检测基因已知的突变类型，被检基因是否是外源性基因，被检基因的功能及其在疾病发生发展中的作用。

第一例接受基因治疗的是美国一位患有严重联合免疫缺陷病的4岁患者，在其T淋巴细胞中利用反转录病毒插入缺失基因——腺苷酸脱氢酶基因，体外扩增后输入患者体内，达到增强患者免疫的疗效。自此，越来越多的单基因甚至多基因治疗方案被批准进入临床试验研究，而1999年美国一位18岁青年在接受基因治疗试验时不幸死亡，给基因治疗的进展带来了巨大的挑战和压力。

第一节　基因治疗的技术方法

一、基因治疗的策略

1. 基因添加　将正常基因随机整合于靶细胞的基因组中，不要求修复原基因结构异常而只弥补基因的功能异常缺陷，或使原有基因的功能得到增强。

2. 基因置换　指用正常基因通过同源重组技术原位导入靶细胞的致病基因缺陷部位并替换之，纠正致病基因中的异常碱基，使细胞内的DNA完全恢复正常状态。这种治疗策略难度较高。

3. 基因失活　利用反义技术，将反义核酸和核酶导入靶细胞特异性封闭靶基因，使缺陷基因或有害基因表达降低或不表达，以达到治疗目的。

4. 自杀基因　自杀基因指某些病毒或细菌的特定基因，将其导入靶细胞中，其表达的酶可催化原无细胞毒或低毒药物前体转化为细胞毒物质，从而导致携带该基因的靶细胞被杀死而达到治疗目的。

二、靶细胞的选择

靶细胞的选择首先要结合疾病的特点及病变的组织器官，根据治疗的功能需求及方法选择适宜的靶细胞。选择的一般原则包括：①易于从人体分离并易于回输至体内，易于存活，且能够耐受体外操作处理；②具有较强的分裂增殖能力、生命周期长，能有效长期地发挥治疗作用；③靶基因表达具有组织特异性的细胞，如造血干细胞、皮肤成纤维细胞、血管内皮细胞、骨髓干细胞、淋巴细胞、肝细胞、肌细胞、肿瘤细胞等；④易于外源靶基因的高效导入。

（一）生殖细胞

将正常的靶基因直接导入生殖细胞中纠正缺陷基因，使其发育成正常个体，不仅可治愈该个体的遗传性疾病，还能将新基因传给患者后代，使遗传病得到根治。而显微注射技术效率低，且人类排卵周期长而次数少，更为重要的是这涉及伦理学问题，生殖细胞的基因治疗途径很难适用于人类。目前更多地采用体细胞基因治疗。

（二）体细胞

体细胞基因治疗是指将正常基因转移到体细胞，使之表达基因产物，以达到治疗目的。这种方法的理想措施是将外源正常基因导入靶体细胞内染色体特定基因座位，用健康的基因确切地替换异常的基因，使其发挥治疗作用，同时还须减少随机插入引起新的基因突变的可能性。对特定座位基因转移，还有很大困难。

体细胞基因治疗采用将基因转移到基因组上非特定座位，即随机整合。只要该基因能有效地表达出其产物，便可达到治疗的目的。这不是修复基因结构异常而是补偿异常基因的功能缺陷，这种策略易于获得成功。基因治疗中作为受体细胞的体细胞，多采取离体的体细胞，先在体外接受导入的外源基因，在有效表达后，再输回到体内，这也就是间接基因治疗法。

体细胞基因治疗不必矫正所有的体细胞，因为每个体细胞都具有相同的染色体。有些基因只在一种类型的体细胞中表达，因此，治疗只需集中到这类细胞上。其次，某些疾病，只需少量基因产物即可改善症状，不需全部有关体细胞都充分表达。

第二节　基因治疗的基本步骤

一、获得目的基因

进行基因治疗必须首先获得目的基因片段。这种目的基因片段可以是染色体基因组 DNA，也可以是与 mRNA 互补的 cDNA。获取目的基因片段的方法有多种，目前多通过人工合成、基因克隆或聚合酶链反应（PCR）等方法得到。

二、选择靶细胞

基因治疗可选择的靶细胞主要有两大类：生殖细胞和体细胞。目前人类基因治疗的研究主要限于体细胞。将目的基因导入靶细胞的途径有两种：一种是体内（in vivo），即将目的基因直接转移到体内的靶细胞，要求所用载体必须对靶细胞具有特异的选择性和高效的导入率；另一种是离体（ex vivo），将患者的某种组织或细胞（如成纤维细胞、骨髓、肝、外周血干细胞甚至肿瘤细胞）取出体外，在短期培养的条件下转入目的基因，并进行筛选和富集含有外源基因的细胞，然后回输到患者体内。

三、基因转移

基因转移(gene transfer)是将目的基因安全有效地转入靶细胞中,从而实现基因治疗的关键性步骤。目前采用的基因转移方法可大致分为非病毒转移法和病毒转移法。

(一)非病毒转移法

非病毒转移法主要包括物理方法、化学方法、膜融合法和通过受体载体转移等。

1. 物理方法　①直接注射法:在体外用显微注射方法将外源基因注入靶细胞,并在靶细胞中得以表达。在体内将目的DNA溶液(或DNA的沉淀物)直接注入肌肉等组织,可引起邻近细胞摄入外源DNA和外源基因编码的产物,达到基因治疗的目的。在肌肉中这些基因表达可持续数月。②电穿孔法:借助电流击穿靶细胞膜使其对DNA通透性增加,使外源基因或含外源基因的重组载体易于进入靶细胞。③微粒子轰击法:利用亚微粒的钨合金能吸附DNA,将它包裹起来变成微粒,通过物理途径(一般应用可调电压产生的轰击波)使它获得很高的速度即基因枪技术,微粒瞬间即可进入靶细胞,可使目的基因在皮肤、肌肉、肝、膜、胃和乳腺等多种细胞中表达。

2. 化学法　应用磷酸钙沉淀法改变细胞膜透性,以加强细胞从培养液中摄取外源DNA的能力。但此法转移效率比较低。

3. 膜融合法　利用人工脂质体或红细胞影泡、微细胞、原生质球等(如人工脂质体),通过与靶细胞融合或直接注射到病灶区,令其内含的外源基因表达,可达到基因治疗的目的。

4. 通过受体载体转移　将含有目的基因的重组质粒和某些细胞表面受体能识别的特异性多肽(配体)形成复合物,可通过细胞内吞途径达到转移基因的目的,这种方法可使外源基因在活体内导向特异类型的细胞。

(二)病毒转移法

以病毒作目的基因的载体,是当今最有效的转移目的基因的方法。能够用作载体的病毒有SV40、牛乳头状瘤病毒、痘苗病毒、单纯疱疹病毒、巨细胞病毒、腺相关病毒、腺病毒等DNA病毒和反转录病毒(RNA病毒)等。

1. 反转录病毒　目前应用最多、最成功的是反转录病毒(retrovirus,RV)。因为它具有以下3个优点:①能高效感染宿主细胞,其转移率可达100%;②病毒基因和所载的外源基因都能表达,而化学法只有10^{-7}~10^{-3}细胞能稳定表达外源基因;③宿主范围广泛,可同时感染大量细胞并长期停留。

但也有不足之处,主要有:①基因容量有限,一般插入片段只能在7 kB左右,目的基因的调节序列常被排除在外;②病毒随机插入靶细胞的基因组中,因病毒具有强大的启动子和增强子,能使插入位点附近的基因过度表达或失活,插入的外源基因也可能有不适当表达;③反转录病毒有致癌作用,可能使受体细胞恶变,这也是人们最关心的问题,但这种潜在危险由于反转录病毒的人工改建和体外包装,可能性已变得很小。

2. 腺病毒　除反转录病毒载体外,近年来备受关注的就是DNA病毒中的腺病毒(adenovirus,AV),因为它具有插入DNA较长、不需要正在分裂的靶细胞可以原位感染和病毒效价高等优点,此外,由于腺病毒载体一般不会整合到宿主的基因组中,从而大大减少了插入突变的潜在危险。腺病毒载体已被应用于肺、肝、中枢神经系统,内皮细胞和唾液腺上皮细胞的基因治疗实验,对呼吸系统传性疾病和肿瘤可采用多次滴注法,方便有效。目前,这一方法也在临床上用于囊性纤维化患者的基因治疗。腺病毒载体虽然有反转录病毒载体不具备的优点。但是它不会整合到宿主细胞基因组中,因此腺病毒不能在细胞内长期存在,在基因治疗中往往需要反复"给药"。这可能会引起患者对输注的腺病毒产生免疫反应,从而降低感染效率。

3. 腺病毒相关病毒介导的基因转移　腺病毒相关病毒(adeno-associated virus,AAV)是一类无囊膜单链DNA缺陷病毒,是目前世界上动物病毒中最简单、最小的病毒。它不能独立存在,只有在辅助病毒如AV、HSV存在的条件下才能在感染的宿主细胞中复制,包装产生新的病毒颗粒。AAV中的819病毒能

70%特异性地整合到宿主19号染色体上,较稳定存在。AAV对人类无致病危害,无毒性,病毒粒子比较稳定,而且较容易感染造血细胞。AAV载体系统集中了RV和AV的某些优点,且能定点整合,很有应用前景。

4. 单纯疱疹病毒介导的基因转移　单纯疱疹病毒(herpes simplex virus,HSV)属于双链DNA有包膜的疱疹病毒。HSV载体的优点在于宿主范围广泛,可感染非分裂细胞,病毒容易制备,在目前所有的病毒载体系统中,HSV载体外源基因容量最大,可达30 kB。可以携带较大的外源基因或多个外源基因。HSV的缺陷在于HSV基因转移到细胞中,外源DNA不整合,病毒对细胞有毒性,危险性高,而且HSV系统制备有一定难度。

5. 痘苗病毒介导的基因转移　痘苗病毒(vaccinia virus,VV)是一类双链DNA有包膜病毒,在细胞质中复制。VV已广泛应用于免疫接种,因而在临床上使用很安全,而且VV载体较容易构建,重组病毒易于制备。VV病毒载体系统采用置换目的基因形式,然后转染VV感染的细胞,转移后的目的基因表达为1~4周,且表达水平较高,但易引起宿主的免疫排斥反应。

6. 慢病毒介导的基因转移　近年来,国外学者用慢病毒(lentivirus)作为基因转移的载体,这类病毒也属于反转录病毒类,其最大的优点是能感染不分裂细胞,能进行体外/体内转移,亦可整合到宿主基因组中,而且转移的目的基因在体内的表达时间比来自小鼠白血病的反转录病毒长,可超过6个月,是一个很有应用前景的反转录病毒载体。

第三节　基因治疗的临床应用

从遗传病发病的基因机制可将其分为单基因遗传病和多基因遗传病。单基因遗传病因其致病基因单一明确,使其成为基因治疗的首选对象,其主要策略是基因替代。临床上最早获得基因治疗成功的遗传病是由于腺苷脱氨酶(adenosine deaminase,ADA)缺陷导致的重症联合免疫缺陷综合征。然而,对单基因遗传病的基因治疗并非易事。要纠正这些疾病需要在细胞内有足够量的基因产物,并能连续适量地释放入血。但是,目前对基因在人体细胞内表达的调节机制还了解甚少,另外基因治疗的方法也还有待进一步改进。

β珠蛋白生成障碍性贫血(β thalassemia;又称β地中海贫血)是由于β珠蛋白基因的点突变和(或)基因缺失而造成的。可引起β链mRNA功能丧失或表达异常的血红蛋白,从而引起地中海贫血的临床表现。因此,对该病的基因治疗就要导入正常β珠蛋白的基因。骨髓干细胞是β地中海贫血基因治疗较为理想的靶细胞。采用反转录病毒载体或其他方法将正常β珠蛋白基因转入骨髓干细胞(或红细胞)中表达正常的珠蛋白链,替代患者的异常基因,从而达到治疗的目的。动物实验已显示出具有较好的效果。存在的问题是骨髓干细胞数量较少以及表达量较低,尚需要做进一步的研究。

血友病是一种性连锁的隐性遗传病。病因是凝血因子基因缺陷造成某种凝血因子的缺乏或不足。按照缺失的凝血因子种类,血友病可分为甲、乙、丙3型,其缺乏的凝血因子种类分别是Ⅷ、Ⅸ、Ⅺ。1989年,国外曾用反转录病毒载体将凝血因子中的DNA转移到小鼠皮肤或纤维细胞中,获得高水平的表达,表达量可达160 ng/(10^6细胞·d)。将这些细胞包埋于胶原后植入小鼠皮下,很快就能在小鼠血中测到。国内复旦大学遗传学研究所薛京伦等自1987年起开展血友病乙基因治疗实验研究,构建了数个带有人凝血因子Ⅸ cDNA的载体,转入皮肤成纤维细胞,取得了迄今国际上动物体内表达人凝血因子应水平最高,持续时间最长的结果。

苯丙酮酸尿症是一种常染色体隐性遗传酶缺乏症,主要是由于苯丙氨酸羟化酶缺乏而使得苯丙氨酸不能转变为酪氨酸,而经旁路代谢生成苯丙酮酸,进一步可造成该病临床上的一系列症状和体征。目前尚未证实患者体内苯丙氨酸羟化酶基因有大的缺失,推测主要与点突变有关。由于正常情况下该酶主要在肝内产生,因此该病的基因治疗主要以肝细胞作为靶细胞。目前将该酶基因导入人肝细胞的研究已经取得了成功。

囊性纤维化病(cystic fibrosis,CF)是白种人中最常见的致死性常染色体隐性遗传病之一,黄种人中较为少见。由于基因突变导致囊性纤维跨膜通道调节因子(cystic fibrosis transmembrane conductance regulator,CFTR)蛋白缺陷,影响外分泌腺导管上皮对氯离子的通透性,使得大量黏液阻塞全身外分泌腺而导致慢性阻塞性肺疾病和膜腺功能不全。目前,有人设计了利用腺相关病毒重组 *CFTR* 基因导入呼吸道上皮细胞,但是表达量比较低,以后发现在黏膜下腺中 CFTR 的表达量很高。但由于黏膜膜下腺体细胞难以用呼吸道感染途径进行基因转移,所以呼吸道黏膜仍作为重要靶细胞而被选用。研究结果表明,外源性基因转导靶细胞的比例和 CFTR 的表达产量与疗效关系密切。因此,如何提高基因转移的效率和产量是研究的重点之一。

第四节　基因治疗的现状与面临的问题

自从 1990 年美国学者采用转基因方法,成功治疗了一位因腺苷脱氨酶(adenosine deaminase,ADA)基因缺陷所导致的严重免疫缺陷病患儿以来,基因治疗的发展经历了"乐观与热情→失望与怀疑→理性与挑战"的过程。虽然还有许多问题尚未解决,但在各国科学家的不懈努力下,仍在不断发展中。

第一,人类目前所知的与疾病有关的基因还很不充分,对许多疾病的遗传背景了解不够,故基因治疗的应用受到极大的限制。第二,目前所采用的载体系统在导入效率、靶向性、载体容量及宿主反应等方面各有优缺点,缺乏各方面都较优良的载体。第三,在导入基因表达水平的调控方面还缺乏有效手段。理想的基因治疗应能根据病变的性质和严重程度不同,调控治疗基因在适当的组织器官内和以适当的水平或方式表达。但目前还达不到这一目标,其主要原因是:现有的基因导入载体容量有限,不能包容全基因或完整的调控顺序,同时人们对导入的基因在体内的转录调控机制的认识有限。第四,将治疗基因和载体导入体内必须考虑其潜在的危险性,如细胞原癌基因的激活、抗癌基因的失活、细胞 DNA 错配修复系统被干扰、野生型病毒再感染细胞而互补激活缺陷的重组病毒载体;刺激机体对基因修饰的靶细胞进行免疫反应;治疗基因产物所产生的非期望的细胞毒性反应等安全问题还有待于进一步研究。

目前全世界范围内的科学家都在不同层面上对这些问题进行深入研究。基因治疗发展方向拟以改善和优化基因导入系统的靶向性和效率、构建新的基因定点整合载体、提高原位纠错效率,以及分离克隆新的表达调控元件和构建可控性表达载体为切入点,研究和解决这些关键问题。

(节梦梦)

参考文献

1 BANK A. Human somatic cell gene therapy[J]. Bioessays,1996,18(12):999-1007.

2 HUDRY E,VANDENBERGHE L H. Therapeutic AAV gene transfer to the nervous system:a clinical reality [J]. Neuron,2019,101(5):839-862.

3 IBRAHEEM D,ELAISSARI A,FESSI H. Gene therapy and DNA delivery systems[J]. Int J Pharm,2014,459(1-2):70-83.

4 KAUFMANN K B,BÜNING H,GALY A,et al. Gene therapy on the move[J]. EMBO Mol Med,2013,5(11):1642-1661.

第 14 章

遗传类型与相关疾病

人类遗传性疾病通常分为单基因遗传病和多基因遗传病。前者指单个突变基因代间传递所导致的遗传性疾病,如亨廷顿病(又称亨廷顿舞蹈症)、遗传性结直肠癌、甲型血友病等,其遗传方式符合孟德尔遗传规律。而后者是由多基因缺陷以及生活、环境因素等多因素共同作用导致,因此称多基因遗传病,如心脏病、糖尿病、帕金森病等常见病。

第一节　单基因遗传病

由于性染色体遗传规律与性别相关,特征明显,故单基因遗传病[single gene disease;也称单基因病(monogenic disease)]按缺陷基因部位分为常染色体和性染色体遗传性疾病;按照突变基因在等位基因中影响表型的方式,分为显性和隐性遗传。故单基因遗传病可分为常染色体显性遗传病(autosomal dominant genetic diseases,AD)、常染色体隐性遗传病(autosomal recessive genetic diseases,AR)、X-连锁显性遗传病(X-linked dominant genetic diseases,XD)、X-连锁隐性遗传病(X-linked recessive genetic diseases,XR)。

一、常染色体显性遗传病

显性指突变基因较之同源等位基因对表型或性状的影响。设若 AB 为同源等位基因,若 AB 表现为 A 基因性状,则基因 A 相对 B 为显性,反之为隐性;若 AB 表型介于 AA 和 BB 相关表型之间,则基因 A 相对基因 B 为不完全显性或半显性;若 AB 相关表型同时显现 A 和 B 的性状,则二者为共显性基因,人类 ABO 血型是典型的共显性基因。AD 特征:①家系中每代均有患者;②其发病率与性别无关。AD 常为杂合子基因,仅累及一个等位基因,经减数分裂传至一半配子,因此除不全外显(如马方综合征)、表型变异、年龄依赖等,后代出现疾病概率为 50%。其表型呈垂直传递,但也受环境因素影响,部分突变基因者未完全显现表型,甚至有表型完全不显现者。AD 杂合子患者婚配可能出生纯合子,多数情况下纯合子的临床表型加重。

二、常染色体隐性遗传病

在隐性纯合子时才发病,然而部分患者为同源等位基因携带不同隐性突变致病,称为"复合杂合

子”。在家系分析中，常染色体隐性遗传表型呈现水平传递规律。AR 符合下列特征：①与性别无关；②发病者常在某一家系集中；③多发于近亲婚配。AR 患者与正常人婚配，其子代均为携带者。由于近亲者间携带相同基因的概率大，近亲婚配使子代患常染色体隐性遗传性疾病的概率提高。在连续几代人都有近亲婚配的家系中可能出现患者与携带者婚配，其子代发病率也为 50%，易与显性遗传混淆。

三、X-连锁显性遗传病

该类遗传病少见。其特征为：①男性患者的女儿均为患者，儿子全部正常；②女性患者的子女遗传概率同为 50%；③家系中女性患者明显多于男性。维生素 D 拮抗佝偻病是较常见的 X-连锁显性遗传性疾病。由于女性的一对 X 染色体中有一条被随机失活，女性为 X 染色体的嵌合体，其体内近一半的细胞可表达隐性性状，其临床表现较男性患者轻。某些 X-连锁显性遗传性疾病，如色素失禁症，对男性胚胎是致死的，因而男性患者没有或极少。XD 疾病的女性患者多为新生突变者，母系传递较少。

四、X-连锁隐性遗传病

其特征为：①多为男性患者；②女性携带者可传递给下一代男性；③无男性代间传递；④男性患者可通过女儿携带，使外孙发病（隔代传递现象）。男性患者（配偶正常）的女儿均为携带者，儿子均为正常者。分析 X-连锁隐性遗传性疾病家系时需注意，该病的女性患者由于 X 染色体随机失活，使得部分 XR 疾病获得临床表现。

此外，Y 染色体上多为精子发育有关的基因，若相关基因发生突变，将直接影响男性生殖能力，从而断绝该突变的代间传递，因此人类中尚无 Y 染色体连锁的遗传病。大部分单基因遗传病在人群中的出现频率<1%，出生后因症状严重而至早夭，或因表型异常影响择偶和生活能力，或因寿命较短、能力较低而缺乏养育后代的能力，这些有害突变多方面导致生育、繁衍、抚养能力的下降，因而在人群中这些突变以及疾病难的频率难以上升。但也存在例外，HbS 杂合子携带者（镰状细胞贫血）对疟疾有一定抗性，而这种保护作用保证了该突变在人群中的传递并维持一定的群体概率。

第二节　非孟德尔遗传

散发、新发的遗传性疾病多为单基因突变，可以用经典的孟德尔遗传法则解释，但是某些情况下经典的孟德尔遗传规律并不能对所有的遗传性疾病适用。当出现这种遗传特征特殊的疾病时，须考虑包括基因组印记、单亲二倍体、嵌合型、线粒体 DNA 突变等非孟德尔遗传情况。

一、三核苷酸动态突变

三核苷酸动态突变（trinucleotide dynamic mutation）性疾病包括脆性 X 综合征（fragile X syndrome，FraX）、脊髓延髓肌萎缩（spinal and bulbar muscular atrophy，SBMA）、肌强直性肌萎缩、亨廷顿病（Huntington disease，HD）、脊髓小脑共济失调Ⅰ型（spinocerebellar ataxia Ⅰ，SCA Ⅰ）、精神发育迟缓、齿状核红核苍白球丘脑下部核萎缩（dentatorubral-pallidoluysian atrophy，DRPLA）和马查多－约瑟夫病（Machado-Joseph disease，MJD）等多种疾病。这些疾病的代间临床表现差异极大，常有子代的发病年龄提前和临床表现加重。其发病基础是某个基因内三核苷酸重复片段高度扩增。正常个体的这类基因内有一定数目的三核苷酸重复，这些基因在代间传递时出现三核苷酸重复数目扩增。重复数目在一定范围内，个体无任何临床表现，称“前突变”；当重复数目超过“前突变”数目，造成受累基因被甲基化而不能表达，或编码蛋白内插入一连串的 γ-谷氨酰胺导致出现新功能，称“全突变”。需要注意的是，这种三核苷

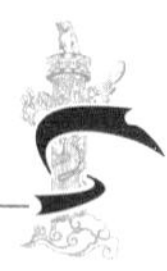

酸重复拷贝数增加，不仅可在上代的生殖细胞中发生并遗传给下一代，而且在当代的体细胞中也可发生，并同样具有表型效应。以脆性X染色体综合征为例，它是最常见的以遗传性中等程度智力障碍为表现的遗传性疾病。脆性X综合征的致病基因为 X 染色体上的 *FMR*1 基因，其前突变 CGG 重复与全突变以 200 个重复为界。检测该基因的三核苷酸重复数目和甲基化程度可用于此病的产前诊断。

二、基因组印记

孟德尔遗传规律默认同源等位基因具有相同的表达水平。但是在配子形成过程中，部分基因受到持久的表观化修饰，使其形成受精卵及此后的发育过程中，同源等位基因的表达水平不一致，这一基因修饰作用称为“基因组印记”（genomic imprinting）。基因组印记多为甲基化作用，能抑制相应基因表达。Prader-Willi 综合征（Prader-Willi syndrome，PWS）/ 快乐木偶综合征（Angelman syndrome，AS）和 贝-维综合征（Beckwith-Wiedemann syndrome，BWS）等症是经典的基因组印记疾病。PWS 是由于父系遗传的 15 号染色体上的位于 15q11.2-q13 的基因印记缺失表达，而 AS 患者为同一异常染色体，但是为母源。然而，同样的染色体异常，受父系或母系不同的基因组印记影响，出现了两种表现迥异的综合征。BWS 又称低肌张力-低智力-性腺发育低下-肥胖综合征，以子宫内张力减退、智力延迟以及促性腺激素分泌不足、性腺机能减退为特征。而 AS 患者脸上常有笑容，缺乏语言能力、过动，且智能低下。

三、单亲二倍体

正常人每对染色体均来自父母双方，当一对染色体仅来自亲代一方时，称为单亲二倍体（uniparental disomy，UPD）。其中，根据这对染色体的来源又分为等单亲双体和异单亲双体，前者来自该单亲的一条染色的两份复制（相同染色单体），后者子代直接继承了亲代的一对染色体（不同染色单体）。其差异在于二体配子的形成机制不同，等单亲双体是减数分裂Ⅰ期的同源染色体联合失败所致的二体配子形成，异单亲双体的配子则发生在减数分裂Ⅱ期异常，其发生与母亲孕龄较高有关。二体配子与正常配子形成受精卵后变成三倍体，随后的三体营救过程中，一条染色体随机失活，1/3 的机会失去正常配体来源的染色体从而形成单亲双体。由于配子发育中精子的同源染色体联合失败概率远低于卵子，母系隐性基因缺陷更容易呈现出来，故临床 PWS 患者多于 AS 患者。6、7、14、15、16 号染色体的单亲双体已有报道。

四、嵌 合 体

嵌合体（chimera）分为体细胞和生殖细胞嵌合体两大类。前者指个体全身细胞中的一部分细胞及其子代细胞携带突变基因，其余细胞正常；后者指生殖细胞中的部分细胞含有突变基因并可传递至后代。嵌合体患者本人表型与全身突变基因细胞数量有关，表型常较轻微。而生殖细胞嵌合体者仅生殖细胞部分突变，全身无任何表型，但他们生育的后代可能出现明显的表型，家系分析时容易误以为子代为新生突变。当突变的位点累及 DNA 复制或有丝分裂时容易出现嵌合体。当健康的父母有 2 个以上异常的后代时，应考虑此可能性。

五、线粒体遗传病

线粒体位于细胞质，主要为细胞提供能量，是细胞的“动力工厂”。线粒体内含有线粒体 DNA（mitochondrial DNA，mtDNA），由于受精卵中的线粒体主要来自卵细胞，所以 mtDNA 只通过卵细胞传递给后代。若 mtDNA 突变影响氧化磷酸化过程，造成细胞供能障碍，便产生相应组织表现。其相关疾病的严重程度与组织对供能需求、mtDNA 突变类型、受累线粒体分布有关。因其突变与能量代谢密切相关，线粒体遗传病（mitochondrial genetic disorder；又称线粒体病，mitochondrial disease）早期的临床表现和体征多体现在眼、脑、骨骼肌和心脏等能量需求高的组织，Leber 遗传性视神经病为其典型疾病，常以急性或亚急性眼球的神经炎起病,引发严重双侧视神经萎缩和大片中心暗点,使视力突然丧失并伴有色觉障碍。

第三节　多基因遗传病

多基因遗传病(polygenic inherited disease),顾名思义,是指由于包含基因缺陷在内的多基因相互作用后出现的疾病。此类疾病中,多种基因缺陷的累加是发病遗传基础,胚胎、胎儿至成年发育过程中的多种环境因子均可能参与疾病的发生、发展。每种致病基因缺陷是发病的必要非充分条件,疾病的表型及严重程度取决于多种因素的相互作用。其发病率很高,多呈家庭聚集现象,大部分出生时呈现的遗传缺陷和绝大多数出生后发生的疾病均可列入多因子遗传性疾病,前者有唇裂、腭裂、先天性髋关节脱位、神经管畸形等,后者有原发性哮喘、自闭综合征、帕金森病、1 型和 2 型糖尿病等。

一、确定多基因遗传病是否有遗传因素参与的方法

1. 家族聚集和种族差异　若患病者家属或亲属罹患相同疾病的概率明显高于普通人群,则应考虑该病有遗传因素参与的可能。但家族特别是家庭成员更多机会暴露在相同的生活、饮食等环境,因此要进一步分析鉴别相近环境或个人习惯因素参与致病的可能,特别要关注类似环境中的未患病者。

2. 双生子研究　双生子分为单卵双生(monozygotic,MZ)和双卵双生(dizygotic,DZ)。MZ 间的遗传背景完全一致,DZ 则为普通同胞。分析比较二者之间某一疾病或性状的发生概率,可以论证说明遗传因素与环境因素影响在其中的主从关系。然而 MZ 多性格相似,可能无意中倾向于选择相同的生活环境,这时领养子研究可以排除这一影响。

3. 领养子研究　领养子和亲生子的遗传背景不一样,但生活环境相似。领养子研究经常用于对心理性疾病的研究。领养子的家庭生活环境相似,但与领养家庭及其亲生子的遗传背景完全不同,从而能够分辨环境因素与遗传因素的不同影响。

4. 动物模型　通过分析研究与人类有相似症状体征的动物模型,检测筛查不同品系同源基因突变类型,或利用人工缺失突变某一基因等手段,仔细设立杂交实验等,可以确立遗传因素在相应疾病中的作用。物种之间的遗传背景差异明显,遗传变异类型多样,相关数据仅足以参考借鉴,难以完全进行模拟或筛查分析。

二、定位多基因遗传病致病基因的常见策略

1. 连锁分析方法　目前多为直接分析与疾病连锁的基因异常。原理即在染色体上的空间相距很近的两个基因之间发生自由重组的概率很低,那么这两个基因连锁遗传的概率也就很大。在 1、2 代人之间,每条染色体发生重组的概率不大,因此可以寻找与致病基因相邻的某一遗传标志相连锁,这种连锁关系在一个家族内比较稳定的。

2. 关联研究　关联研究是要回答某一遗传标志或致病基因的等位基因在患者中出现的频率是否高于无病人群。目前应用 DNA 微卫星标记和单核苷酸多态性等标记,结合基因芯片技术,达到了快速分析大量样本的目的。该方法的优点在于可以分析只有一例患者的家系;然而这些关联只有相关性,需要应用多种统计方法同时证实该关联为真正的因果关联。

3. 测序分析　关联研究可以极大缩小筛查范围,从而为大量测序分析的验证提供保障。筛查范围内可能有多个基因以及大量基因突变,这些变异在基因的编码器和非编码器均有可能分布,且致病基因突变可能有多个核苷酸变异。测序分析需要对变异进行鉴定,并基于已有的经验做重要性排序,方便下一步的功能验证。

4. 候选基因功能测试　通常采用基因敲进(knockin)技术将带有候选突变基因植入受试动物或细胞

的基因组，观察动物或细胞模型的表型变化。目前小鼠中相应的转基因技术较为成熟，但是某些基因变异只有特异的遗传背景中表现，物种表型差异较大。此外，非编码器突变的作用多呈现累积作用，且物种间的作用匹配难以进行，其遗传影响难以验证研究。

三、常见病的遗传基础

和孟德尔遗传病相比，常见病的遗传影响归因于每个家系多个基因的作用。人群的疾病易感性类型变化广泛，家族聚集性的研究可以确定遗传能造成这些类型的程度，但其中需要排除共有环境所造成影响。遗传性是一个特定人群的评估和测量的整合，以及在遗传和环境暴露中的变异性中它可解释患病风险的程度，不能代表最终的患病率。

此外通过定位克隆鉴别致病基因来研究孟德尔遗传方式的罕见、早发的疾病，某些以一个主要基因起重要作用的遗传性家系可由此获益，例如 BRCA1 和 BRCA2 在早发乳腺癌中的作用，以 2 型糖尿病形式出现的青年人成年糖尿病等许多疾病。这些成果为患有严重，早发的疾病的家庭提供诊断信息以及明确疾病的基本病理途径。而全基因组关联分析（genome-wide association study，GWAS）技术则已经被用来鉴别分析人类常见疾病的多基因因素。该领域已经制定出一套规范和标准，使得相关性研究变成寻找和检验与人类疾病相关的基因组位点的可靠方法。然而已发现的特异基因组区域中仅有部分案例的致病基因得到证明，目前还难以把非编码的变异和被调控的基因联系起来，新鉴定出来的基因仍需很多后续工作来研究它们的生物和生理功能。

第四节　临床医师对遗传病的认识

任何一种疾病都是由遗传和环境因素共同决定的，即使单基因遗传病也会在不同程度受到环境的影响，疾病的发生是个体遗传与环境交互作用的结果。目前可将遗传相关性疾病大体分为 3 类：高显性单基因病或染色体病、单基因型的常见疾病和复杂的多基因遗传病。

其一，高显性单基因病（monogenic disease，single gene disorder）或染色体病即通常临床上的“遗传性疾病”。此类疾病多会有较为明显的症状、体征，家族遗传规律较为明显，其中大多数成人单基因遗传病临床医师应当熟悉。但是如马方综合征等一些更加隐蔽、体征症状不明显、漏诊后果较为严重的遗传性疾病也应当熟悉、警惕，及时发现疾病、预防潜在并发症的发生。

其二，部分常见病表现为单基因性状，注意在病史采集过程中利用家族史进行筛检。对主要单基因遗传病的家族史进行直接询问，尤其是各类癌症、高胆固醇血症、高血压、下肢深静脉血栓形成、肝硬化、糖尿病等，某些常见病可能偶然识别出符合孟德尔遗传规律，对于有家族史的患者可进一步考虑进行基因检测。

其三，复杂多因素疾病的病因复杂，多个基因与环境因素的相互作用均有参与，而且各单一基因的影响度小，个体间基因因素与环境因素差异大，使得遗传因素的分析极度困难。最近许多研究通过分析比较大样本群体的单核苷酸多态性（single nucleotide polymorphism，SNP），集群分析基因在人群中的分布及与疾病的关系，希望能通过大样本进行患者和对照的特定基因遗传比较。完成人类基因组单体型图计划以后，常见病所关联的 SNP 数量大量增加。随着常见疾病的遗传危险因素逐渐被阐明，进行风险评估、疾病的进展分层并且开发新的治疗方法是很有可能的。总之，随着常见病和罕见病相关遗传因子的不断发现，未来临床医疗实践和防治策略中也会更加重视遗传学和基因组学的考量。

（刘　诚）

参考文献

1 梁德生,邬玲仟. 基因组拷贝数变异与基因组病[M]. 西安:西安交通大学出版社,2016:1-15.

2 邬玲仟,梁德生. 人类单基因遗传疾病[M]. 西安:西安交通大学出版社,2015:1-12.

3 BAUMGART A K,BEYER M. Genetic engineering as a tool for the generation of mouse models to understand disease phenotypes and gene function[J]. Curr Opin Biotechnol,2017,48:228-233.

4 BOMBA L,WALTER K,SORANZO N. The impact of rare and low-frequency genetic variants in common disease[J]. Genome Biol,2017,18(1):77.

5 ELENA GOICOECHEA DE JORGE,ALBERTO LÓPEZ LERA,RAFAEL BAYARRI-OLMOS,et al. Common and rare genetic variants of complement components in human disease[J]. Mol Immunol,2018,102(Suppl 1):42-57.

6 FOGEL B L. Genetic and genomic testing for neurologic disease in clinical practice[J]. Handb Clin Neurol, 2018,147:11-22.

7 JACKSON M,MARKS L,MAY G H W,et al. The genetic basis of disease[J]. Essays Biochem,2018,62(5):643-723.

8 LUNATI A,LESAGE S,BRICE A. The genetic landscape of Parkinson's disease[J]. Rev Neurol(Paris), 2018,174(9):628-643.

9 OSGOOD J A,KNIGHT J C. Translating GWAS in rheumatic disease:approaches to establishing mechanism and function for genetic associations with ankylosing spondylitis[J]. Brief Funct Genomics,2018,17(5): 308-318.

10 PAYER L M,BURNS K H. Transposable elements in human genetic disease[J]. Nat Rev Genet,2019,20(12):760-772.

11 RAHIT K,TARAILO-GRAOVAC M. Genetic modifiers and rare mendelian disease[J]. Genes(Basel), 2020,11(3):239.

12 ROSS J P,DION P A,ROULEAU G A. Exome sequencing in genetic disease:recent advances and considerations[J]. F1000Res,2020,9:F1000 Faculty Rev-336.

13 TIMPSON N J,GREENWOOD CMT,SORANZO N,et al. Genetic architecture:the shape of the genetic contribution to human traits and disease[J]. Nat Rev Genet,2018,19(2):110-124.

14 WANG H S,LOU D,WANG Z B. Crosstalk of genetic variants,allele-specific dna methylation,and environmental factors for complex disease risk[J]. Front Genet,2019,9:695.

15 WITKA B Z,OKTAVIANI D J,MARCELLINO M,et al. Type 2diabetes-associated genetic polymorphisms as potential disease predictors[J]. Diabetes Metab Syndr Obes,2019,12:2689-2706.

第 15 章

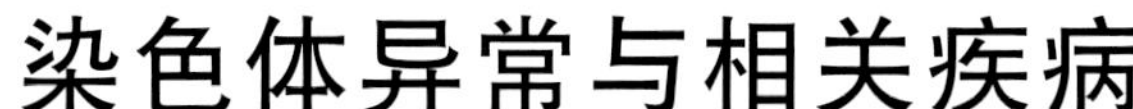

染色体异常与相关疾病

第一节　染色体异常

染色体异常(chromosome disorders),指细胞中染色体的数目或者结构发生改变,又称为染色体畸变。染色体异常可以造成基因组的增减以及基因位置的变化,使得遗传物质的传递发生紊乱,从而严重影响机体正常的发育及生理代谢,造成多种疾病。染色体异常是临床染色体疾病的基础。染色体异常可分为数目异常和结构异常。

一、数 目 异 常

正常人体细胞和成熟的生殖细胞中含有 23 对染色体,称为二倍体(diploid,2n)。染色体数目异常,是由于染色体在减数分裂或有丝分裂时不分离,而使染色体数目增多或减少。可以造成染色体组成倍增减,或某条染色体发生增减;分为整倍体和非整倍体。

(一)整倍体

整倍体(euploid)是染色体数目成倍地增加或减少。

1. 三倍体　形成原因为双雌受精和双雄受精。

2. 四倍体　形成原因为核内复制(染色体复制 2 次,细胞分裂 1 次)或核内有丝分裂(染色体复制 1 次,但细胞未分裂)。

3. 单倍体　直接由未受精的生殖细胞发育而来。

(二)非整倍体

非整倍体(aneuploid)染色体数目比正常二倍体增加或减少非整数倍数目。

1. 亚二倍体　如单体(monosomy),即丢失一条染色体。Turner 综合征(45,X)是人类最常见的染色体单体综合征。形成原因为染色体丢失。

2. 超二倍体　超二倍体是最常见的临床染色体数目异常。如三体(trisomy),指某条染色体多一个拷贝,是人类染色体数目异常中最常见类型。如 21 三体综合征[47,XX(XY),+21]。形成原因通常为不分离,包括减数分裂不分离和有丝分裂不分离。

二、结 构 异 常

染色体结构异常,是由于染色体发生断裂(breakage)后未能在原位重接(rejoin),导致染色体异常的重接,从而引起各种类型的染色体结构畸变。如果染色体断裂后原位重接,称为愈合或重接;如果非原位重接,称为重排。结构异常会引起一条或多条染色体上较大区域的变化,从而造成多个基因功能改变。临床上常见的结构异常有易位、缺失、重复、倒位等。

1. 易位　易位(translocation,t)指两对非同源染色体之间的某个节段发生转移,伴有基因位置的改变。分为染色体内易位和染色体间易位。也可分为单向易位(转位)、相互易位、罗伯逊易位。

2. 缺失　缺失(deletion)指染色体的某一节段丢失。分为末端缺失及中间缺失。

3. 重复　重复(duplication)指染色体的某一节段含有两份或以上的重复。分为染色体内重复和染色体间重复。

4. 倒位　倒位(inversion)指一条染色体上的两个断裂点之间的片段,倒转180°重新接合。分为臂内倒位和臂间倒位。

三、嵌 合 体

如果在受精后的体细胞有丝分裂期发生同源染色体不分离,可能产生同时存在两种或两种以上不同核型细胞系的个体(如同时存在二倍体和非整倍体),这种类型的个体称为嵌合体(chimera)。

第二节　染色体异常相关疾病

染色体是人类细胞的遗传物质,染色体异常会引起相关的染色体疾病。目前已知的染色体综合征有400多个,其中绝大多数临床表现为生长发育异常、先天性多发畸形及智力低下。染色体异常也是导致不孕不育和流产的重要原因。染色体疾病绝大多数散发,无家族史,少数由表型正常的双亲遗传产生,常伴有家族史。分为常染色体异常疾病和性染色体异常疾病。

染色体异常相关疾病的原因:由于环境中致癌化学物,放射线等因素作用,体细胞在胚胎期或者出生后各个时期都可以发生体细胞结构或者数目的异常。

一、常染色体异常疾病

常染色体异常疾病指第1~22号染色体数目或结构异常引起的疾病。其共同的临床特征为智力发育障碍,生长发育迟缓,伴发多发畸形(五官、四肢、皮纹及内脏)。常染色体发生非整倍体以及染色体不平衡结构重排的患儿,在新生儿期即产生严重的临床表现;常染色体发生平衡结构重排,若无家族史,一般临床症状不严重,常在成年后因不育或流产才发现。

(一)Down 综合征

Down 综合征(唐氏综合征)最常见,且最早确认的人类染色体疾病。又称先天愚型或21三体综合征。新生儿中发病率为1/800~1/600。

1. 临床表现　智力严重低下;发育迟缓并多发畸形;特殊面容。①智力发育不全是Down综合征最严重,最突出的表现。智商测试评分在25~50。较好的患儿有简单的语言和动手能力,较差的患儿难以生活自理。②头颅小而圆,枕部扁平;面部扁平;眼距明显变宽,外眼角向上斜,内眦赘皮。常见晶状体混浊;嘴小而唇厚,舌大外伸,流涎;耳小,耳郭畸形。③有1/2以上患有先天性心脏病;消化道畸形;四肢畸

形:手宽而肥大,贯通掌,指短;三叉点 t 高位,第 1、2 趾间距宽。生殖系统:男性隐睾,女性无月经;白血病的发病率明显增高。

2. 分类及机制

(1)21 三体型:核型为 47,XX(XY),+21,约占 95%。由于减数分裂时,21 号染色体没有分离。母亲年龄偏大(大于 35 岁)是该病的重要因素。

(2)嵌合型:46,XX(XY)/47,XX(XY),+21。由于受精卵早期卵裂时,21 号染色体没有分离造成;三体型比例越大症状越重,反之越轻。

(3)易位型:占 3% ~4%。由于多余的 21 号染色体易位到了另一条近端着丝粒染色体造成,患者的染色体数目仍为 46 条。可由突变而来,核型 46,XX(XY),-14,+t(14q21q),或由平衡易位携带者亲代传来,核型 45,XX(XY),-14,-21,+t(14q21q)。

(二)Edward 综合征

Edward 综合征(爱德华综合征)又称 18 三体综合征。新生儿中发病率为 1/7 000 ~1/4 000。其中女性:男性约 4:1。患儿普遍生存时间短,多于出生后 2 ~3 个月内死亡。

1. 临床表现　生长发育障碍;眼距宽,内眦赘皮;小口,唇裂或腭裂;耳郭畸形,耳位低,下颌小,特殊握拳,摇椅形足底;95% 患有先天性心脏病。

2. 分类及机制

(1)18 三体型:核型 47,XX(XY),+18,约占 80%。由于减数分裂期 18 号染色体不分离。

(2)嵌合型:46,XX(XY)/47,XX(XY),+18,约占 20%。由于卵裂过程中,18 号染色体不分离。

(3)易位型:很少。

(三)Patau 综合征

Patau 综合征(帕套综合征)又称 13 三体综合征。新生儿发病率约为 1/25 000,且女性明显多于男性。

1. 临床表现　发育迟缓,智力严重低下;中枢神经系统发育严重缺陷,前脑发育障碍,无嗅脑;小眼,眼距宽,内眦赘皮;唇裂或腭裂;特殊握拳姿势,通贯手,atd 角大;45% 在出生 1 个月内死亡,预后差,多伴有先天性心脏病。

2. 分类及机制

(1)13 三体型:核型 47,XX(XY),+13,约占 80%;由于减数分裂期 13 号染色体未分离。

(2)嵌合型:核型 46,XX(XY)/47,XX(XY),+13,约占 6%;由于卵裂过程中 13 号染色体未分离。

(3)易位型:46,XX(XY),-13,+t(13q;13q),约占 13.6%;由于双亲之一是平衡易位携带者。若双亲之一是平衡易位携带者,绝大多数胎儿流产;若双亲之一为 13q 13q 易位携带者,由于只能产生三体或单体,流产率为 100%。

(四)5p-综合征

5p-综合征又称猫叫综合征。由于 5 号染色体短臂部分缺失导致,发病率约 1/50 000。

临床表现:哭声像猫叫;特征性面容(幼时脸部圆,似满月);眼距宽,外眼角下斜,内眦赘皮;智力低下,部分患儿伴有先天性心脏病(约 20%)。核型:46,XX(XY),del(5)(p15.1)。

(五)微小缺失综合征

微小缺失综合征由于染色体上的一些小带的缺失所引起的疾病。主要包括以下几种。

1. Angelman 综合征　染色体 15q11-13 缺失。临床表现:肌张力低造成过度笑容,面孔像快乐的木偶;智力低下;缺失的染色体为父源。

2. Prader-Willi 综合征　染色体 15q11-13 缺失。临床表现:智力低下;身材矮小,手足小而肥胖;性腺发育差;缺失的染色体为母源。

3. Beckwith-Wiedemann 综合征　染色体 11p15 缺失。临床表现:身材巨大,巨舌,低血糖,常发生肾上腺肿瘤。

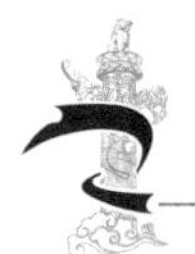

4. Prader-Willi 综合征　染色体 15q11-13 缺失。临床表现：身材矮小，肥胖；性腺发育幼稚；肌张力低；智力低下。

二、性染色体异常疾病

性染色体异常疾病指由于性染色体（X 或 Y）数目或结构异常而引起的疾病。其共同特征为性发育不全或两性畸形；多发流产与不育；智力低下。目前已知的 X 染色体相关疾病约 250 种，Y 染色体相关疾病小于 20 种。

（一）Klinefelter 综合征

Klinefelter 综合征又称先天性睾丸发育不全综合征；在男性新生儿中发病率约为 1.2‰。

1. 临床表现　男性表型，阴茎和睾丸小，胡须少，喉结小，第二性征差；约 1/4 有乳房发育。

纯合体中绝大部分患者不育，曲精小管玻璃样变性。大部分患者智力正常或轻度低下。

嵌合体临床表现轻，可以有生育力。

2. 分类及机制

（1）三体型：核型 47，XXY，约占 80%。

（2）嵌合型：核型 46，XY /47，XXY 或 46，XY/48，XXXY，约占 15%。

其由于双亲之一在减数分裂过程中发生 X 染色体不分离，导致生殖细胞多了一条 X 染色体。可以是卵子发生中 XX 染色体不分离，也可能是精子发生中 XY 染色体不分离；X 染色体越多，症状越重。

（二）Turner 综合征

Turner 综合征又称先天性卵巢发育不全综合征。新生儿女婴的发病率约 0.4‰。

1. 临床表现　女性表型，身材矮小，上眼睑下垂，肘外翻。50% 有蹼颈。子宫发育不良，外生殖器呈幼稚型。第二性征差，乳间距宽，无腋毛，阴毛稀少。性腺为纤维条索状，无滤泡。原发性闭经，无生育能力。智力正常或轻度障碍。

2. 分类及机制

（1）X 单体型：核型 45，X，约占 55%。由于双亲形成生殖细胞配子的过程中，X 染色体不分离，或精子发生过程中 XY 不分离；X 染色体丢失约 75% 发生在父方，约 25% 发生在母方。

（2）嵌合型：核型 45，X/46，XX。

（三）Sandberg 综合征

Sandberg 综合征又称 XYY 综合征。发病率在男性约 1/1 000。在男性犯罪和精神病患者中，约占 3/100；比正常人更加具有攻击倾向和反社会行为。

1. 临床表现　男性表型，身材高大，智力正常或稍低下；多数有生育能力，少数性腺发育异常无生育能力。

2. 分类及机制　核型为 47，XYY。由于精子形成过程中，第二次减数分裂时发生 YY 不分离，导致精子中含有两条 Y 染色体。

（四）多 X 综合征

发病率在女性新生儿约 1/1 000。

1. 临床表现　正常，可生育；少数卵巢功能低下，乳房发育不良。约 2/3 患者智力稍微低下，容易患精神疾病；X 染色体越多，临床异常越重。

2. 分类及机制　分为 3X 型，核型 47，XXX 及嵌合型，核型 46，XX/47，XXX。是由于卵子形成过程中 XX 不分离。

（五）脆性 X 染色综合征

脆性 X 综合征（fragile X syndrome，FraX）指在 X 染色体 q27～q28 之间出现细丝状的部位，使其连接的末端呈现随体样结构。细丝部位容易发生断裂，丢失。此类染色体称为脆性 X 染色体。在男性中约

1/1 250(外显率 80%),女性中约 1/2 000(外显率 30%);主要发生在男性,女性多为携带者。

1. 临床表现　头颅大,脸长,下颌大而向前突出,耳大,嘴大唇厚;男性睾丸大;智力中度至重度低下,语言障碍,性情孤僻。行为异常,反应过度产生攻击性行为。

2. 分类及机制　男性核型为 46,fra(X)Y;其发病机制是致癌基因 *FMR*-1 位于脆性部位,导致三联体(GGG)过度串联重复,使相邻区域产生异常甲基化,基因转录失活。

(六)两性畸形

两性畸形即性别发育畸形。患者的性腺,外生殖器,第二性征呈现不同程度的两性特征。分为真两性畸形和假两性畸形。

1. 真两性畸形　同时具有睾丸和卵巢两种性腺,可单独存在或结合。外生殖器和第二性征呈现不同程度的两性特征。

核型 46,XX 型约占 57% ;46,XY 型约占 12% 。

2. 假两性畸形　仅有一种性腺。外生殖器和第二性征呈现不同程度的两性特征。分为男性假两性畸形和女性假两性畸形。

(1)男性假两性畸形:体内为睾丸,核型 46,XY。原因包括雄激素合成障碍;促性腺激素异常。①睾丸女性化综合征(雄激素不敏感综合征),最常见的男性假两性畸形,由于雄激素受体突变,导致对雄激素不敏感。②特发性男性假两性畸形。

(2)女性假两性畸形:体内为卵巢,核型 46,XX。原因包括肾上腺皮质激素合成障碍,导致雄激素产生过多。分为:①肾上腺性征异常综合征:最常见的女性假两性畸形。患者阴蒂肥大,阴唇不同程度吻合,尿道下裂,原发性闭经。第二性征男性化。95% 是由于Ⅲ型 21-羟化酶缺陷。②特发性女性假两性畸形。

第三节　临床遗传学诊断

一、染色体检查

羊膜腔穿刺,取绒毛膜细胞或羊水细胞进行染色体检查及核型分析,可确诊 Down 综合征等染色体疾病。是产前诊断重要的方法。

二、染色体高分辨显带

从不同的细胞分裂时期,获得带纹更加丰富的染色体,有助于发现更加细微的异常,使染色体断裂的定位诊断更加精确和准确。

三、细胞分子遗传学技术

利用分子生物学方法与技术在遗传学基础上探究染色体异常导致遗传相关疾病发生。结合多种技术,如细胞遗传学(如核型分析)、分子遗传学(如 FISH)、分子生物学(如 PCR)。

1. 荧光原位杂交　荧光原位杂交(fluorescence in situ hybridization,FISH)是结合细胞遗传学和分子遗传学,使用荧光素标记探针,精确地把某 DNA 片段定位到某条染色体的特定区带。可以用于基因定位、扩增、染色体数目或结构的检测诊断。

2. DNA 纤维荧光原位杂交　DNA 纤维荧光原位杂交(DNA fiber-FISH)与 FISH 相比,DNA fiber-FISH

的分辨率更高。主要用于染色体结构分析和人类基因组物理图谱制图。

3. 染色体涂染　染色体涂染(chromosome painting)是以染色体某个片段的DNA制备为探针,使用不同的荧光染料涂染整条染色体或特异区段。可使用不同颜色标记的探针。对于分析复杂易位,肿瘤细胞核型具有重要的价值。

4. 比较基因组杂交　比较基因组杂交(comparative genomic hybridization,CGH)是在基因组水平对染色体变异部位进行准确的定量及定位分析,适用于恶性肿瘤染色体异常的研究。

四、最新产前筛查和诊断技术

1. 无创DNA产前检测技术　无创DNA产前检测技术(non invasive prenatal testing,NIPT)又称无创胎儿染色体非整倍体检测。NIPT检测技术仅需采取孕妇静脉血,将母体外周血浆进行纯化后,得到游离胎儿DNA片段,利用二代DNA测序技术,并经过后续数据处理,可以从中解读出胎儿的遗传信息,从而检测胎儿是否患染色体疾病。

2. 拷贝数变异测序　传统染色体核型技术是诊断染色体异常的“金标准”,但存在分辨率低、检测周期长、无法检出染色体微缺失(重复)等不足。拷贝数变异测序(copy number variation sequencing,CNV-seq)技术通过测序后计算每条染色体拷贝数的细微改变,精确判断嵌合体的比例,对低比例的嵌合体检测更准确,弥补了核型分析的不足,为临床医师提供更为准确的产前诊断结果。2019年4月,《中华医学遗传学》杂志刊发了《低深度全基因组测序技术在产前诊断中的应用专家共识》,指出CNV-seq可作为一线产前诊断技术应用于产前诊断。

(李新哲)

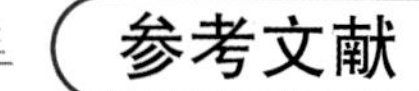

参考文献

1　ANCELIN K,MIYANARI Y,LEROY O,et al. Mapping of chromosome territories by 3d-chromosome painting during early mouse development[J]. Methods Mol Biol,2021,2214:175-187.

2　MONTGOMERY S THAYER Z M. The influence of experiential knowledge and societal perceptions on decision-making regarding non-invasive prenatal testing(nipt)[J]. BMC Pregnancy Childbirth,2020,20(1):630.

3　BESPALYUK D A,OKOROKOV P L CHUGUNOV I S. evaluation of body composition,resting metabolic rate and frequency of metabolic disorders in adolescents with klinefelter syndrome[J]. Probl Endokrinol(Mosk),2020,66(2):71-78.

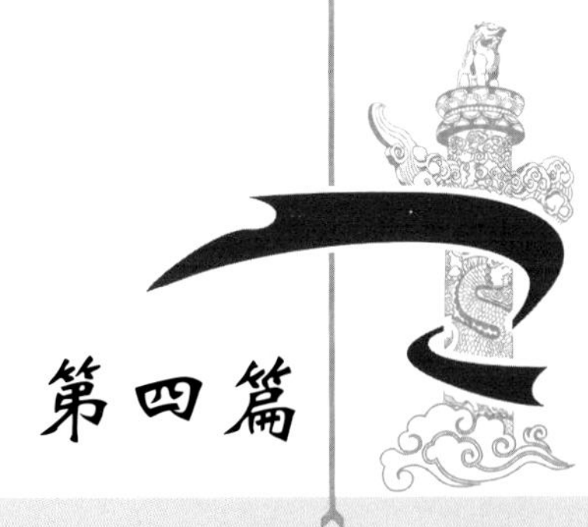

第四篇

医学免疫学基础与临床

内容概览

第16章

医学免疫学与免疫系统

第一节　医学免疫学概述

医学免疫学(medical immunology)是研究机体免疫系统结构和功能的科学,包括免疫系统的组织结构,免疫系统对“非己”产生应答及清除的效应机制和对“自己”产生免疫耐受及其维持和破坏的机制等。医学免疫学还研究免疫功能异常所致的病理损伤及其机制,以及免疫学理论、方法和技术在疫病预防、诊断和治疗中的应用等。医学免疫学是免疫学的一个重要分支学科。免疫学已经渗透到细胞生物学、分子生物学和遗传学等多个学科,成为生命科学和现代医学的前沿学科和支撑学科,极大地推动了医学和生物学的发展。医学免疫学是医学领域的重要基础课之一。

一、免疫的概念和功能

免疫(immunity)源于拉丁文“immunitas”,原意为免除劳役和赋税,在医学领域后引申为对感染性疾病具有抵抗力。在相当长的一段时期内,免疫一度被认为仅是一种抵抗病原微生物(pathogenic microorganism)或病原体感染的保护机体的功能。然而,随着医学免疫学的发展,人们发现非感染性异物也能引起免疫反应。在某些情况下,机体对病原体的防御或对异物的清除作用也能引起组织损伤和疾病。因此,现代免疫学认为,免疫是机体识别“自己”和“非己”,对“非己”产生免疫应答加以清除,对“自己”产生天然免疫耐受的一种生理功能。此种反应在正常情况下,产生免疫保护作用,以维持机体内环境的稳定;而在异常情况下,产生免疫损伤,导致疾病的发生和发展。

二、免 疫 系 统

机体的免疫系统(immune system)是执行免疫功能的组织系统,由免疫器官、免疫细胞和免疫分子3部分组成。

1. 免疫器官　分为中枢免疫器官和外周免疫器官,两者通过血液循环和淋巴循环。中枢免疫器官包括骨髓和胸腺,是免疫细胞发生和分化发育的场所;外周免疫器官包括淋巴结、脾和黏膜相关淋巴组织等,是成熟免疫细胞定居的部位,也是适应性免疫应答发生的主要场所。

2. 免疫细胞　免疫细胞(immunocyte)是免疫应答主要执行者,其中绝大多数来源于骨髓造血干细胞。免疫细胞可以分为固有免疫细胞和介导特异性应答的适应性免疫细胞。固有免疫细胞包括巨噬细胞(macrophages)、中性粒细胞(neutrophils)、树突状细胞(dendritic cell,DC)、自然杀伤细胞(natural killer cell,NK cell)、自然杀伤T细胞(Natural killer T cell,NKT细胞)、γ/δT细胞(γ/δ T cell)、肥大细胞(mast cell)、嗜酸性粒细胞(eosinophilic granulocyte,eosinophil)和嗜碱性粒细胞(basophilic granulocyte,basophil)等,履行固有免疫功能。树突状细胞和巨噬细胞又是抗原提呈细胞(antigen presenting cell,APC;又称抗原呈递细胞),也会参与适应性免疫应答。介导适应性免疫应答的细胞主要是T淋巴细胞(T lymphocyte,又称T细胞)和B淋巴细胞(B lymphocyte,又称B细胞)。T细胞表面的特异性抗原识别受体[T细胞受体(T cell receptor,TCR)]只能识别和结合经抗原提呈细胞处理和加工的抗原,即抗原肽-主要组织相容性复合体(major histocompatibility complex,MHC)分子复合物。B细胞则可通过表面B细胞受体(B cell receptor,BCR)直接识别结合相应的抗原分子,而不需抗原提呈细胞的参与。T、B细胞识别抗原后,启动特异性细胞和体液免疫应答,共同完成机体的免疫功能。此外,血小板、红细胞、上皮细胞、内皮细胞和脂肪细胞等多种细胞也具有免疫功能。

3. 免疫分子　免疫分子种类多,包括抗体(antibody,AB)、补体(complement,C)和细胞因子(cytokine,CK)等由免疫细胞分泌的可溶性分子、表达于免疫细胞表面的膜分子如TCR和BCR、分化群(cluster of differentiation,CD)分子(CD分子一般指白细胞分化抗原)、黏附分子、主要组织相容性分子和各类受体分子如补体受体和细胞因子受体等。免疫分子参与对“非己”物质的识别,介导免疫细胞之间的相互协作,具有极其广泛的应用。

免疫系统各组成部分的功能协调对维持机体内环境的相对稳定具有重要作用,否则将导致各种免疫性疾病。

三、免疫功能

机体的免疫功能由免疫系统执行,免疫系统的功能可表述为以下3方面,见表16-1。

表16-1　免疫系统的功能

免疫功能	正常情况	异常情况
免疫防御	防止病原微生物的侵害,清除病原体及其毒素等	超敏反应和免疫缺陷
免疫自稳	清除损伤或衰老的自身细胞,维持自身耐受和对非己抗原产生适度的免疫应答	自身免疫病
免疫监视	清除突变细胞/被感染细胞	细胞癌变或持续性感染

1. 免疫防御　免疫防御(immune defence)是指机体防止外界病原微生物的入侵和清除已入侵病原体如病毒、细菌、真菌和寄生虫等的免疫保护作用,即抗感染免疫。若此种反应过强或持续时间过长,则在清除病原微生物或病原体的同时,也能引起组织损伤或功能异常,发生超敏反应;若反应过低或缺失,则可发生免疫缺陷病。

2. 免疫自稳　免疫自稳(immune homeostasis)是指免疫系统具有自身精细的网络调节,通过对“自己”耐受和清除体内损伤、衰老和死亡的细胞,维持机体内环境相对稳定。免疫耐受被打破,免疫调节功能紊乱,免疫系统将“自己”视为“非己”,对自身成分产生免疫应答,会导致自身免疫病和过敏性疾病的发生。

3. 免疫监视　免疫监视(immune surveillance)是指免疫系统识别体内不断出现的畸变、基因突变、衰老、死亡的和被病原体感染的细胞,并将其清除。若此功能减弱,则会发生肿瘤和持续性感染。

免疫系统履行免疫功能时有赖于免疫系统的免疫识别、免疫应答、免疫调节和免疫记忆能力。免疫识别能力指免疫细胞通过识别“非己”物质如包括外来的病原体和体内产生的肿瘤细胞等;免疫应答能力指免疫系统对识别信号做出应答,通过多种细胞和分子的作用清除“非己”物质;免疫调节能力指免疫

应答必须受到严密的调控，若免疫调节紊乱则导致相关疾病；免疫记忆的能力指机体对再次感染的病原微生物或病原体发生快速和增强的应答，可有效预防相同病原微生物或病原体再次感染引起疾病。

四、免疫应答的类型和特点

免疫应答（immune response）指机体免疫细胞通过识别“自身”和“非己”异物而发生活化、增殖和分化，有效清除抗原性异物的一系列生理效应的过程。根据种系和个体免疫系统的发育过程及抗原性异物的识别特点和效应机制不同，机体免疫应答分为固有免疫和适应性免疫两种类型。

（一）固有免疫

固有免疫（innate immunity）又称天然免疫（natural immunity）或非特异性免疫（nonspecific immunity），是机体在长期种系发育和进化过程中逐渐形成的一种出生时就具备的可遗传的天然防御功能。

1. 固有免疫应答系统组成　包括组织屏障，如皮肤黏膜及其附属成分组成的物理和化学屏障；固有免疫细胞，如吞噬细胞、NK 细胞和 DC 等；固有免疫分子，如补体、细胞因子、蛋白酶等。

2. 固有免疫的主要特点

（1）作用范围广：固有免疫是通过模式识别一类病原体的共有组分，而不能精细区别不同的病原体，因此作用范围广。

（2）应答效应迅速：机体在接触病原微生物或病原体后首先由各种屏障和体内免疫分子发挥作用，之后固有免疫细胞介导清除病原微生物或病原体。因细胞无须克隆，对各种侵入的抗原体或其他抗原性异物均可迅速应答。

（3）无免疫记忆性：病原体的反复感染产生的非特异性免疫作用不会改变固有免疫的应答模式和强度。

（二）适应性免疫

适应性免疫（adaptive immunity）又称获得性免疫（acquired immunity）或特异性免疫（specific immunity），是机体在生活过程中接触特定抗原而产生的，非遗传性的，只针对相应抗原性异物起作用的防御功能。介导适应性免疫应答的细胞是能够特异性识别抗原的 T 细胞和 B 细胞。

1. 适应性免疫应答类型　根据参与免疫细胞种类和效应机制的不同，可将适应性免疫应答分为 T 细胞介导的细胞免疫应答和 B 细胞介导的体液免疫应答两种主要类型。两者有不同的效应机制，负责清除不同的抗原性病原微生物。T、B 细胞识别抗原后活化，并增殖分化为效应 T 细胞和浆细胞，产生各种效应分子发挥作用。

（1）T 细胞介导的适应性免疫应答：T 细胞根据其表面 CD 分子和功能特性的不同，可以分为不同亚群。其中 $CD4^+$Th1（辅助性 T 细胞，T helper cell，Th cell）细胞和 $CD8^+$ CTL（细胞毒性 T 细胞，cytotoxic T lymphocyte，CTL；又称杀伤性 T 细胞，killer T cell）细胞是执行特异性细胞免疫应答的淋巴细胞。活化后 Th1 细胞和 CTL 在细胞因子的作用下，可增殖分化为效应 T 细胞，通过释放细胞因子和细胞毒性介质产生免疫调节和细胞免疫效应；调节性 T 细胞（regulatory T cell，Treg /Tr cell）则是对不同 T 细胞亚群和某些固有免疫细胞具有免疫抑制作用的 T 细胞。

（2）B 细胞介导的适应性免疫应答：B 细胞是执行特异性体液免疫应答的淋巴细胞。B 细胞接受抗原刺激后，$CD4^+$Th 细胞及其分泌的细胞因子协助下，可增殖分化为浆细胞，通过合成分泌抗体产生体液免疫效应。

2. 适应性免疫的主要特点　适应性免疫与固有免疫应答相比有明显个体差异，其最根本的特点如下。

（1）特异性：适应性免疫的识别方式是特异性识别，特定的 T、B 细胞表面多样性的 TCR 和 BCR 仅能识别并结合与之相应的抗原表位，在应答中形成效应细胞和抗体仅能与诱导其产生的特异性抗原发生反应。

（2）应答效应较迟：适应性免疫在接触抗原后需要经历 T、B 淋巴细胞的活化、增殖、分化为效应细胞

和分泌效应分子的过程，因此适应性免疫应答发挥效应作用较迟缓。

（3）记忆性：T、B 细胞在初次免疫应答过程中可产生免疫记忆，即形成特异性记忆细胞，当机体再次接触相同抗原能产生较初次快速和强烈的应答。

此外，适应性免疫应答还具有克隆性（clonal expansion）、调节自体内环境稳定（homeostasis；又称体内稳态）、维持自身耐受性（self-tolerance）及多样性等特点。

固有免疫和适应性免疫的比较见表 16-2。

表 16-2　固有免疫和适应性免疫的比较

项目	固有免疫	适应性免疫
获得形式	固有性（或先天性）	获得性
抗原刺激性	无须抗原刺激	需要抗原刺激
发挥作用时相	早期，快速（即刻至 96 h）	4～5 d 发挥效应
免疫识别受体及特点	模式识别受体 PRR；有限多样性	TCR、BCR；高度多样性
作用特点	非特异性，无免疫记忆	特异性，有免疫记忆
举例	抑菌、杀菌物质、补体、炎症因子、吞噬细胞、NK 细胞	T 细胞（细胞免疫-效应 T 细胞） B 细胞（体液免疫-抗体）

第二节　免疫学发展简史

免疫学的发展经历了长期的过程，其发展大致分为 3 个时期，即经验免疫学时期、实验免疫学时期和科学免疫学时期。

一、经验免疫学时期

《黄帝内经》中记载：“正气存内，邪不可干”，表明 3 000 多年前的人们已认识到，疾病的发生发展与机体内在的抵抗力有密切关系，在治疗中亦非常注重调节和增强机体的抵抗力。人类在与传染病做斗争的过程中发现传染病患者在痊愈之后可以避免再次感染，我国古代科学家将这种现象称为“以毒攻毒”，由此开始尝试通过人工轻度感染某种传染病来获得对该种传染病的抵抗力。

有关狂犬病的防治方法，我国晋代葛洪所著《肘后备急方》记载了治疗狂犬病可“杀犬取脑敷之则后不发”，唐代孙思邈的《千金备急要方》亦记载有：“取犬脑敷上后不复发。”还有唐代王焘的《外台秘要》中也有记述：“取所咬犬脑以涂疮大佳”或“取大虫牙齿末或大虫脂涂之便佳”。从现代免疫学的观点来看，就是人工免疫方法的萌芽。

天花曾经是一种烈性传染病，可以通过呼吸道传播，死亡率高，严重威胁人类的安全。关于天花的预防，我国最早记载了用人痘苗预防天花的方法。我国明代的《治痘十全》和清代的《痘疹定论》均描述了宋真宗时代在民间已广泛通过将天花患者的痘痂磨成粉末吹入未患病的儿童鼻内预防天花。明朝时期，人们通过长期的实践使用，选择出了较安全的人痘苗，并一直沿用至清代。明代的《种痘心法》中记载了人痘苗有时苗（生苗）和种苗（熟苗）两种。《医宗金鉴》中的种痘要旨更详细记载：“水苗为上，旱苗次之，痘衣多不应验，痘浆太涉残忍，故古法独用水苗。”在我国流传广泛的人痘苗，还传至俄国、朝鲜、日本、土耳其和英国等国家。虽然通过接种人痘的方法预防天花具有一定的危险性，但为之后牛痘苗和减毒活疫苗的发明提供了宝贵的经验。

18 世纪，英国的医生爱德华·琴纳（Edward Jenner）发现挤奶女工因接触患有牛痘的牛后受到感染

而不会得天花，意识到人工接种"牛痘"可能预防天花。因此，他在24名志愿者身上进行了试验，并取得了成功。1978年，爱德华·琴纳发表了相关论文，为人类传染病的预防开创了人工主动免疫的先河。牛痘苗安全、可靠，接种后不会造成人与人之间的传播。牛痘苗的发明，使人类免遭天花病毒的感染，1980年世界卫生组织（World Health Organization，WHO）宣布天花在全球绝迹，显示了免疫学对人类健康的巨大贡献。

二、实验免疫学时期

19世纪后期，微生物学的发展为免疫学的形成奠定了基础。从19世纪70年代开始，科学家们先后发现并分离出多种病原菌。为控制传染性疾病的蔓延，人们应用灭活及减毒的病原体制成多种疫苗。法国科学家路易斯·巴斯德（Louis Pasteur）发现炭疽杆菌在40～43 ℃温度下培养后，毒力显著降低，制成人工减毒的活疫苗接种牲畜可预防炭疽病的发生；他还将狂犬病病毒经过兔脑连续传代获得减毒株，制备成减毒疫苗预防狂犬病，开创了人工自动免疫方法。随后越来越多的病原菌被确定，各种疫苗也相继问世。病原菌的发现和疫苗的研制推动了免疫学的发展。免疫学在此期的发展也一直与微生物学密切相关，并成为微生物学的一个重要组成部分。同时，也进入到更深一步的科学实验时期。19世纪末俄国科学家梅契尼柯夫（Metchnikoff）发现细胞吞噬作用，提出了细胞免疫的假说，并提出炎症不只是单纯的损伤作用，还是机体的一种保护机制，这一理论的提出对生物学和医学产生了深远而广泛的影响。梅契尼柯夫这一发现开创了固有免疫，并为后面细胞免疫奠定了基础。随后，人们经过长期的努力才对固有免疫有了越来越多的认识。

1890年，范贝林（Emil Adolf von Behring）和北里柴三郎（Shibasaburo Kitasato）发现了能中和外毒素的抗毒素，研制出白喉抗毒素，提出了体液免疫理论并开始了人工被动免疫方法。抗毒素发现不久，又在动物免疫血清中相继发现了溶菌素、凝集素和沉淀素等物质，并发现它们能与相应的细胞、微生物及其产物进行特异性结合。随后将血清当中多种不同的特异性反应物称为抗体，将能诱导抗体产生的物质称为抗原，建立了抗原抗体的概念。18世纪末比利时医生朱尔斯·博尔德特（Jules Bordet）还发现了一种非特异性的具有溶菌和溶细胞作用的热不稳定物质称为补体。

1910年，奥地利著名医学家卡尔·兰德斯坦纳（Karl Landsteiner）等研究了抗原抗体及其反应具有特异性的化学基础，开启了抗体与半抗原关系的研究。1938年，阿恩·提塞留斯（Arne Tiselius），埃尔文·卡巴特（EA Kabat）等研究了抗体的理化性质，使免疫化学的研究获得重要突破。

20世纪初，奥地利儿科医生克莱门斯·冯·皮奎特（Clemens von Pirquet）在免疫血清应用中发现有与免疫防御不同的现象以及其他现象如结核分歧杆菌感染后的结核菌素反应和阿塞斯（Arthus）现象等，提出了"变态反应"的概念。与此同时，有关抗体生成理论也出现了，例如埃利希（Ehrlich）的侧链学说以及豪罗威兹（Haurowitz）和鲍林（Pauling）的模板学说，这些学说从不同的侧面解读了抗体产生的机制。在此阶段人们对许多基本免疫学现象的本质有了更深一步的认识。

三、科学免疫学时期

1957年，澳大利亚学者伯内特（F. M. Burnet）提出的克隆选择学说是免疫学发展中最为重要的理论，为免疫生物学发展奠定了基础，并使免疫学超越了抗感染免疫领域，从而开启了现代免疫学新阶段。

几十年来，人们从整体、器官、细胞、分子和基因水平研究了免疫系统的结构与功能，初步阐明了免疫的本质及其机制，在免疫学基础理论和实际应用方面的研究取得了一些突破性进展。

1. 免疫化学方面　20世纪中期，英国科学家罗德尼·波特（Rodney Porter）和美国科学家杰拉尔德·埃德尔曼（Gerald Edelman）都对免疫球蛋白的化学结构进行了研究，将抗体统一命名为免疫球蛋白，并阐明免疫球蛋白单体是由一对轻链和一对重链通过二硫键连接在一起，氨基段组成了能与抗原结合的Fab段，羧基段不能结合抗原但容易发生结晶称为Fc段，发现了可变区和恒定区，为之后抗体的研究奠定了理论基础。

2. 细胞学方面　1957 年,布鲁斯·格里克(Bruce Glike)发现禽类动物腔上囊的免疫功能,将腔上囊依赖的淋巴细胞称为 B 淋巴细胞或 B 细胞。1961 年,雅克·米勒(Jacques Miller)和罗伯特·古德(Robert Good)分别在新生期小鼠切除胸腺的模型和先天性胸腺缺陷的新生儿都发现了外周血和淋巴器官中淋巴细胞减少的现象,免疫功能也有明显缺陷,将依赖于胸腺发育的细胞称为 T 淋巴细胞或 T 细胞。在 1965 年证明了淋巴细胞的免疫功能,20 世纪 60 年代阐明了淋巴细胞在周围淋巴组织的分布和定位,并证实主要的淋巴细胞均来源于骨髓造血干细胞。20 世纪 70 年代发现了不需抗原刺激和无抗体情况下即可杀伤肿瘤细胞的细胞称为肿瘤杀伤性细胞(自然杀伤细胞,natural killer cell,NK cell)。随后又发现了树突状细胞(dendritic cell,DC),并对其功能进行了深入研究。

3. 抗体多样性的遗传学基础及 TCR 的基因克隆　1942 年发现了结核菌素反应与抗体无关,是由致敏的 T 细胞引起,从而证明机体除产生体液免疫外还能形成细胞免疫。在 20 世纪 70 年代,发现 B 细胞受体(B cell receptor,BCR),并证明了 T 细胞和 B 细胞在抗体产生的作用,同时发现也是参与免疫应答的重要细胞,从而证明免疫应答涉及多种细胞的相互作用,初步揭示了 B 细胞的识别、活化、分化和效应机制。

随着 DNA 的双螺旋结构的发现,分子生物学得以迅速发展,大量的免疫分子被克隆和表达,人们对免疫应答的研究也深入到了基因水平。1978 年,日本科学家利根川进(Susumu Tonegawa)通过基因重排技术,揭示了免疫球蛋白的 C 区和 V 区基因是分离的,并发现 V 区包括了许多 *V* 基因、*D* 基因和 *J* 基因片段。还发现免疫球蛋白的类、亚类和型是由 *C* 基因片段决定的。相同的 VDJ 按一定顺序分别与不同的 *C* 基因片段的重组是免疫球蛋白类别转换的遗传学基础。

在 20 世纪 70 年代发现机体内存在辅助性 T 细胞和抑制性 T 细胞,两者对免疫应答均发挥重要的调节作用。1983 年,科学家发现了小鼠和人 T 细胞表面均表达抗原受体(T 细胞受体,T cell receptor,TCR)。随后发现 *TCR* 基因由多个基因片段组成,也有基因重排现象,阐明了 TCR 多样性和免疫应答特异性的遗传学基础。1984 年,马克·戴维斯(Mark Davis)和基恩·齐藤(Chien Saito)等成功将 *TCR* 基因克隆。这些为后续 T 细胞杂交瘤和 T 细胞克隆技术的产生奠定了基础。

4. 免疫耐受及其细胞学机制　1957 年,澳大利亚免疫学家麦克法兰·伯内特(MacFarlane Burnet)对天然免疫耐受和人工免疫耐受实验结果进行分析和思考提出了克隆选择学说。该学说认为胚胎期个体的免疫系统与自身抗原接触,自身抗原特异性的细胞克隆可被清除或处于禁闭状态,使成熟抗原特异性细胞失去对“自身”抗原的反应性,即产生自身耐受。

5. 抗体生成理论　19 世纪末至 20 世纪中叶,提出了很多抗体生成的理论,在前人研究基础上,麦克法兰·伯内特(Macfarlane Burnet)提出了抗体生成的克隆选择学说。即体内存在随机形成的多种 B 细胞克隆,一个细胞克隆表达一种特异性抗体,抗原进入体内后,与其特异结合,即选择表达特异性受体的免疫细胞与之反应,致使细胞发生克隆扩增,产生大量子代细胞,合成大量具有相同特异性的抗体。该学说被视为免疫学发展史上一个里程碑式的成就,它不仅阐明了抗体的产生机制,同时解释了抗原识别、免疫记忆、自身耐受及自身免疫应答等重要的免疫生物学现象。此理论被 1975 年发明的 B 细胞杂交瘤技术和单克隆抗体技术所证实。

6. T 细胞的特异性识别、激活和效应机制　20 世纪 80 年代发现了 T 细胞识别抗原的主要组织相容性复合体(MHC)限制性,90 年代发现了 T 细胞活化需要双信号,即 TCR 与抗原肽-MHC 分子结合产生第一信号;CD28/B7 等共刺激分子相互作用产生第二信号。其后,还逐渐发现 T/B 细胞激活和发挥效应的胞内信号转导途径。到了 90 年代证实细胞毒性 T 细胞(cytotoxic T lymphocyte,CTL)可通过 fas/fasL 途径诱导靶细胞凋亡,从而对 CTL 效应机制有了深入了解。

7. 细胞因子及其作用　从 20 世纪 80 年代以来陆续发现了一系列细胞因子,深入研究了其生物学特征,证实了参与多种疾病的发生和发展,新的细胞因子及其受体结构和功能的发现和研究,达到了前所未有的高度,并且广泛用于临床治疗。

8. 固有免疫模式识别理论　20 世纪 80 年代末,美国免疫学家詹姆斯·艾利森(James P. Allison)提出了模式识别理论,将固有免疫针对的主要靶分子信号称作病原体相关分子模式(pathogen associated molecular pattern,PAMP),相对应的识别受体称为模式识别受体(pattern recognition receptor,PRR)。布鲁斯·巴特

勒(Bruce A. Beutler)、朱尔斯·霍夫曼(Jules A. Hoffmann)揭示了固有免疫中重要的模式识别受体(toll样受体)及其功能。Steinman 发现并证实树突状细胞在启动适应性免疫中的关键作用等。

9. 免疫细胞信号转导　20 世纪 90 年代中期以来,逐渐弄清了抗原提呈细胞(antigen presenting cell,APC;也称抗原呈递细胞)摄取、加工、处理和提呈抗原主要环节及其机制,从而初步阐明了适应性免疫应答启动的本质。免疫细胞主要通过细胞表面的受体如 TCR、BCR、模式识别受体、黏附分子和死亡受体等感应来自胞内外的各种刺激,通过受体介导的信号转导,调节特定基因的表达。免疫细胞的信号转导十分复杂,不同的受体介导的信号通路各不相同,并且不同的信号通路之间还存在交互作用,形成信号网络。不同的信号通路可通过活化转录因子,调控基因的表达。21 世纪以来,受体介导的免疫细胞活化和信号转导机制一直是研究的前沿热点。

四、免疫学的应用和发展趋势

目前,免疫学正蓬勃发展。随着分子生物学理论和技术的发展,免疫学的研究也越来越广泛和深入。免疫学理论和技术已经广泛用于生命科学领域和临床疾病的预防、诊断和治疗。

(一)疫苗的发展

一直以来,疫苗都是预防和控制传染病的重要手段。多种疫苗的成功应用,使一些危害人类的巨大的传染病得以有效控制,也是免疫学对人类最大的贡献。近年来的肺炎链球菌荚膜多糖疫苗、脑膜炎奈瑟菌荚膜多糖疫苗、乙型肝炎基因工程疫苗和核酸疫苗等,为免疫学在防治疾病中开辟了广阔的前景。但一些传染病如艾滋病、丙型肝炎等仍无有效的疫苗来进行预防。一些新发传染病,也有必要研制有效的疫苗。近年来,新型疫苗如重组疫苗、亚单位疫苗、DNA 疫苗和新型佐剂等都取得了重要进展。非传染性疫苗如肿瘤疫苗的研究也得到了重视和发展。

(二)免疫学技术的发展

1. 血清学技术和免疫标记技术　自 20 世纪初建立了各种体外检测抗原抗体反应的血清学技术如沉淀反应、凝集反应和补体结合反应等,为病原菌和血清中抗体检测提供了可靠的方法,并被广泛用于传染病诊断和流行病学调查。近年来,相继建立的各种免疫标记技术,极大地促进了免疫学的基础研究和临床应用。

2. 细胞融合技术　20 世纪 70 年代建立了小鼠骨髓细胞和免疫小鼠脾细胞的融合细胞,并用于制备单一抗原表位的单克隆抗体。此项突破性的生物技术为生物医学研究和应用开辟了广阔的前景。

3. T 细胞克隆技术　19 世纪 80 年代建立了 T 细胞克隆技术,直接应用于研究 T 细胞受体(TCR)、细胞因子分泌及细胞间相互作用等,极大地促进了分子免疫学发展。

4. 分子生物学技术　近 30 年来,核算杂交、多重聚合酶链反应(multiplex PCR)、基因工程和转基因动物等技术极大地促进了分子生物学发展,也进一步推动了免疫学的发展。由此,逐步揭示了免疫球蛋白、T 细胞抗原受体、补体、细胞因子及 MHC 分子等的基因结构、功能及其表达机制。

(三)免疫治疗

近年来,在分子生物学理论和技术发展的基础上,应用免疫学得以迅速发展。目前,单克隆抗体制剂治疗肿瘤、移植排斥反应和自身免疫性疾病已经取得了突破性进展。基因工程细胞因子和其他肽类免疫分子等均已开始在临床应用。不断改善的细胞培养技术,包括造血干细胞及某些效应细胞(效应 T 淋巴细胞、树突状细胞)在内的细胞过继免疫疗法已开始用于多种血液病及肿瘤的治疗。

(李晋涛)

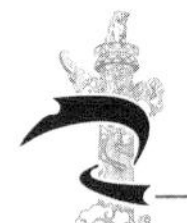

参考文献

1　曹雪涛,何维.医学免疫学[M].3版.北京:人民卫生出版社,2015:2-47.

2　陈慰峰.医学免疫学[M].4版.北京:人民卫生出版社,2006:1-10.

3　郝钰,万红娇,邝枣园.医学免疫学与病原生物学[M].4版.北京:科学出版社,2017:2-7.

4　金伯泉.医学免疫学[M].5版.北京:人民卫生出版社,2009:1-10.

5　ABOUL K A, ANDREW H L, SHIV P. Cellular and molecular immunology[M]. 9th ed. Amsterdam: ELSEVIER,2018:1-12.

第 17 章

免疫损伤与疾病

免疫损伤(immune injury)是指机体接触抗原致敏后,再次受到相同抗原刺激时发生的一种机体功能紊乱或组织细胞损伤的病理性免疫应答反应,通常称为变态反应(allergic reaction)或者超敏反应(hypersensitivity reaction)。超敏反应根据发生的机制和临床特点分为Ⅰ型超敏反应、Ⅱ型超敏反应、Ⅲ型超敏反应、Ⅳ型超敏反应4型。

第一节　Ⅰ型超敏反应

Ⅰ型超敏反应(type Ⅰ hypersensitivity)又称速发型超敏反应(immediate hypersensitivity)或过敏反应(anaphylaxis),主要由特异性IgE介导产生,可发生于局部或全身。临床上将接受某些抗原刺激后,易产生特异性IgE抗体引发过敏反应的患者,称为特应性个体,或具有过敏体质。Ⅰ型超敏反应的主要特征:发生快,消退也快;一般不会发生严重的组织细胞损伤;有明显个体差异和遗传背景。

一、发生机制

(一)Ⅰ型超敏反应的主要成分和细胞

1. 变应原　引起Ⅰ型超敏反应的抗原称为变应原(allergen;又称过敏原,anaphylactogen),是指能够选择性激活 $CD4^{+}$ Th2细胞和B细胞,诱导机体产生特异性IgE抗体,引起过敏反应的物质。临床上常见的主要变应原有以下几类。

(1)药物性变应原:如青霉素、磺胺、普鲁卡因、有机碘化合物等,其本身没有免疫原性,但进入机体后可以成为半抗原或完全抗原,与蛋白结合而获得免疫原性。

(2)吸入性变应原:如植物花粉颗粒(尤其是豚草花粉)、真菌菌丝和孢子、尘螨碎片及排泄物和动物皮毛等。

(3)食入性变应原:如牛奶、鸡蛋和鱼、虾、蟹等海产品以及坚果或者某些食物添加剂等都可引发Ⅰ型超敏反应。

2. 免疫球蛋白E抗体　介导Ⅰ型超敏反应的特异性抗体主要是免疫球蛋白E(immunoglobulin E,IgE),亦称为变应素(allergin)。IgE主要是由变应原易于侵入的部位如鼻咽、扁桃体、气管和胃肠道黏膜下固有层淋巴组织中的浆细胞产生。IgE通过其Fc段与肥大细胞和嗜碱性粒细胞表面高亲和力的IgE Fc受体(FcεRⅠ)结合,使机体处于致敏状态。正常人血清中IgE含量很低,而在过敏患者血清中IgE含量异常增高,可高于正常人1 000~10 000倍。

IgE抗体的产生受细胞因子等的调控。初始CD4⁺ T细胞受抗原刺激后,分化为Th2细胞,分泌白细胞介素(interleukin,IL)-4和IL-13等细胞因子,可诱导特异性B细胞分化为浆细胞,并发生Ig类别转换产生特异性IgE抗体。如果Th1细胞活化,分泌γ干扰素(interferon,IFN-γ),则可抑制IgE的合成,有助于过敏患者的治疗。

3. 参与Ⅰ型超敏反应的细胞

(1)肥大细胞和嗜碱性粒细胞:肥大细胞和嗜碱性粒细胞是Ⅰ型超敏反应的主要效应细胞。肥大细胞广泛分布于黏膜如呼吸道、胃肠道、泌尿生殖道的下层和结缔组织如皮肤下微血管周围。嗜碱性粒细胞数量较少,可被招募到过敏反应部位,主要分布于血液中。肥大细胞和嗜碱性粒细胞通过表面的IgE Fc受体(FcεR Ⅰ)与IgE结合,成为致敏靶细胞。致敏肥大细胞和嗜碱性粒细胞被相应变应原激活后,导致FcεR Ⅰ构型改变而聚焦,发生级联反应,引起机体超敏反应。

(2)嗜酸性粒细胞:嗜酸性粒细胞是Ⅰ型超敏反应的重要效应细胞,主要分布于呼吸道、消化道和泌尿生殖道黏膜上皮下结缔组织中,少量存在血液中。Ⅰ型超敏反应中,嗜酸性粒细胞在肥大细胞释放的趋化因子作用下可被募集到炎症部位,激活后释放大量具有细胞毒性作用的蛋白和酶类物质如嗜酸性细胞阳离子蛋白等可引起局部组织损伤,还可以合成和分泌白三烯、细胞因子等加重局部炎症反应以及直接吞噬肥大细胞所释放的颗粒,释放组胺酶、芳基硫酸酯酶等灭活组胺(histamine),发挥负调节作用。

4. 发生过程　Ⅰ型超敏反应的发生过程分为致敏阶段和发敏阶段两个阶段,参见图17-1和图17-2。

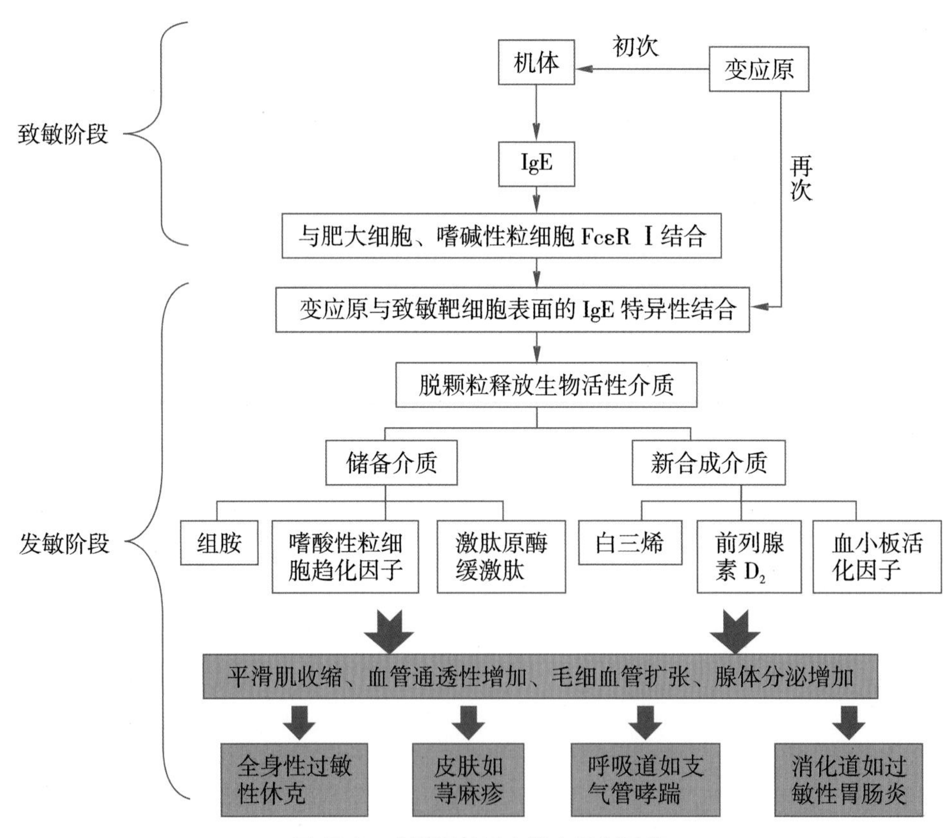

图17-1　Ⅰ型超敏反应发生机制示意

(1)机体致敏:当变应原进入机体后激活Th2细胞并诱导变应原特异性B细胞形成浆细胞产生IgE类抗体。IgE通过Fc段与肥大细胞或嗜碱性粒细胞表面的FcεR Ⅰ结合,使机体处于对该变应原的致敏状态。通常致敏状态可维持数月甚至更长。如果机体长期不接触相应变应原,致敏状态就会逐渐消失。

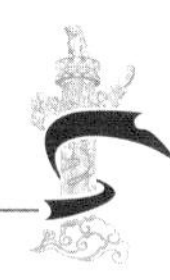

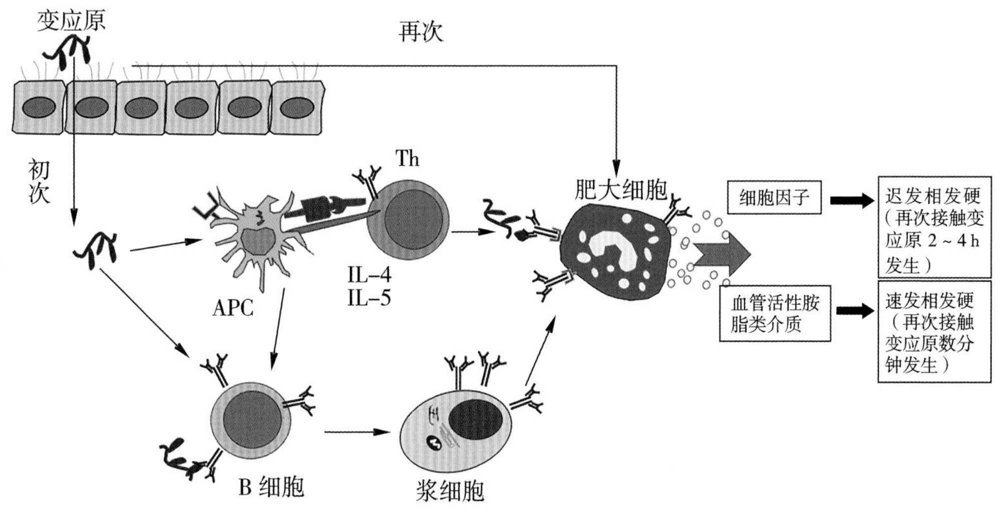

图 17-2　Ⅰ型超敏反应发生过程示意

(2)激发与效应阶段：相同变应原再次进入处于致敏状态的机体后，通过与致敏肥大细胞、嗜碱性粒细胞表面 IgE 特异性结合，使膜表面 FcεRⅠ与多价变应原广泛交联，肥大细胞、嗜碱性粒细胞活化，使之脱颗粒释放生物活性介质，并作用于效应组织和器官，引起局部或全身过敏反应的阶段。

1)IgE 受体交联启动活化信号：处于致敏状态的机体再次接触相同变应原时，变应原与致敏的肥大细胞或嗜碱性粒细胞的 2 个或以上相邻 IgE 结合，使膜表面 FcεRⅠ交联形成复合物(图 17-3)，启动活化信号。交联的 FcεRⅠ通过胞内段的免疫受体酪氨酸激活基序(immunoreceptor tyrosine-based activation motif，ITAM；又称免疫受体酪氨酸激活模体、抗原识别激活基序)传递胞内信号，诱导靶细胞脱颗粒，合成及释放生物活性介质。抗 IgE 抗体交联细胞膜上的 IgE 或抗 FcεRⅠ直接连接 FcεRⅠ可导致肥大细胞/嗜碱性粒细胞脱颗粒和新介质的合成。

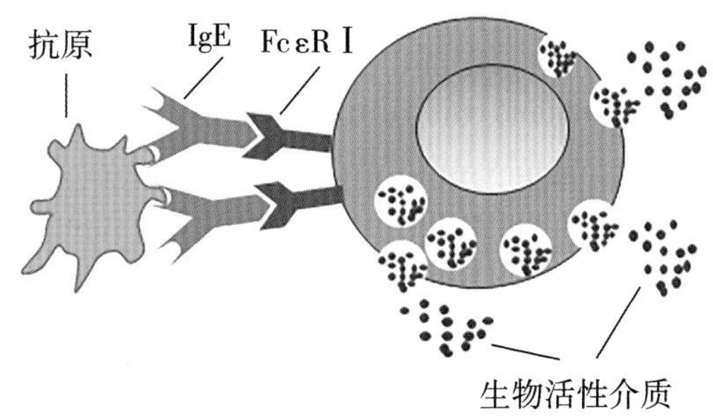

图 17-3　变应原结合 IgE 使 FcεRⅠ交联活化细胞示意

2)生物活性介质产生生物学效应：肥大细胞、嗜碱性粒细胞和嗜酸性粒细胞释放大量生物活性介质作用于效应组织和器官，在Ⅰ型超敏反应中发挥重要的生物学效应引起局部或全身过敏反应。根据效应发生的时相和持续时间的长短分为速发相和迟发相两种类型。速发相反应主要由颗粒内预先形成的储备的介质引起，通常在接触变应原后数分钟内发生，可持续数小时。以血管通透性增强、黏液分泌和平滑肌收缩为主要表现特点。迟发相反应主要由新合成的脂类介质如白三烯、血小板活化因子和某些细胞因子引起，通常在变应原刺激后 2～4 h 发生，可持续数天，表现为局部的以嗜酸性粒细胞、嗜碱性粒细胞和中性粒细胞浸润为特征的炎症反应。

ⅰ. 组胺：组胺是一种血管活性肽，与组胺受体结合后，可引起毛细血管扩张和通透性增加、黏膜腺体的分泌增多等。组胺的作用短暂，可以很快被血液中的组胺酶灭活。

ⅱ. 趋化因子：趋化因子是一种低分子多肽，可以趋化嗜酸性粒细胞。

ⅲ. 激肽原酶:激肽原酶可以将激肽原转变为激肽类物质,例如缓激肽可以促进支气管平滑肌收缩和毛细血管通透性增加。

ⅳ. 白三烯:白三烯作用比组胺要强,可引起支气管平滑肌收缩并且作用时间长。白三烯也可以促进毛细血管扩张和通透性增加以及促进腺体的分泌。

ⅴ. 血小板活化因子:血小板活化因子可活化炎症细胞,还可凝集和活化血小板进而释放活性胺类物质增强Ⅰ型超敏反应。

ⅵ. 细胞因子:细胞因子可进一步诱导淋巴细胞、粒细胞和单核巨噬细胞释放更多细胞因子和其他炎症介质。在后期产生的细胞因子如 IL-4、IL-13 等,可进一步促进 Th2 细胞的应答和 B 细胞 IgE 类型转换。IL-3、IL-5 和粒细胞-巨噬细胞集落刺激因子(granulocyte-macrophage colony-stimulating factor, GM-CSF)等可诱导嗜酸性粒细胞分化和活化。

(二)环境和遗传因素

Ⅰ型超敏反应性与个体的遗传因素和所处的环境密切相关。Ⅰ型超敏反应性疾病是多基因参与的复杂疾病,已发现多个过敏发病相关的候选易感基因。环境因素对过敏性疾病发生的影响也受到高度关注。增加超敏反应概率的环境因素主要是儿童早期接触病原体、微生物及建立肠道正常菌群不足。卫生假说(hygiene hypothesis)提出儿童早期接触相对较差的卫生环境,有助于防止变态反应性哮喘的发生。卫生条件的改善和医疗措施的应用使人们暴露于各种病原体的机会减少,容易导致免疫功能失调,如 Th1/Th2 细胞失衡,进而易引发过敏性疾病。儿童早期接触各类病原微生物或病原体,易激活 Th1 细胞应答及相关细胞因子的产生,同时诱导 Treg 的产生,抑制 Th2 细胞相关细胞因子的产生,进而阻断 IgE 抗体的产生。

二、临床常见疾病

(一)全身过敏反应

1. 药物过敏性休克　以青霉素过敏最为常见。青霉素为半抗原,本身无免疫原性,但其降解产物青霉噻唑醛酸或青霉烯酸,可与体内蛋白共价结合成为完全抗原,可刺激机体产生特异性 IgE,使肥大细胞和嗜碱性粒细胞致敏。当机体再次接触青霉素时,青霉噻唑醛酸或青霉烯酸蛋白可通过交联结合致敏细胞表面的 IgE 而激发过敏反应,重者可发生过敏性休克甚至死亡。在弱碱性溶液中青霉素制剂易形成青霉烯酸,因此在使用青霉素时应临用前配制。临床上,少数人在初次注射青霉素也可发生过敏性休克,原因可能是与其曾经使用过被青霉素污染的医疗器械或吸入空气中青霉菌孢子而使机体处于致敏状态有关。头孢菌素、链霉素、普鲁卡因等也可以引起过敏性休克。

2. 血清过敏性休克　临床应用动物免疫血清如破伤风抗毒素和白喉抗毒素进行治疗或紧急预防时,有些患者可因曾经注射过相同血清制剂已被致敏而发生过敏性休克,严重者甚至短时间内死亡。对免疫血清纯化后再使用,已大幅减少血清过敏性休克的发生。

(二)局部过敏反应

1. 呼吸道过敏反应　因吸入花粉、尘螨和真菌等变应原或呼吸道病原微生物或病原体感染引起,临床常见过敏性鼻炎和过敏性支气管哮喘。过敏性哮喘有速发相和迟发相反应两种类型,以局部出现嗜酸性粒细胞和中性粒细胞浸润的炎症反应为特征。炎症细胞通过释放的细胞因子等损伤呼吸道黏膜上皮,加重临床症状。临床上还有大约 30% 的哮喘是由运动、寒冷等非变应原引起,其机制可能是通过其他途径激活肥大细胞脱颗粒引起。

2. 消化道过敏反应　少数人进食海产品如鱼、虾、蟹,牛奶和鸡蛋等食物后可发生过敏性胃肠炎,出现恶心、呕吐、腹泻和腹痛等症状,严重时还会引发过敏性休克。患者肠道菌群失调、肠道天然免疫耐受被打破、胃肠道黏膜表面分泌型免疫球蛋白 A(secretory immunoglobulin A, sIgA)含量明显减少和蛋白水解酶缺乏与胃肠道局部过敏反应发生有关。

3. 皮肤过敏反应　主要包括荨麻疹、湿疹和血管神经性水肿,可由药物、食物、肠道寄生虫或冷热刺

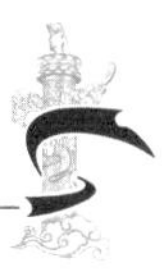

激等引起。口服青霉素可以对已被青霉素致敏的患者引发湿疹。慢性荨麻疹可能是由体内产生的一种抗 FcεR 或 IgE 的抗体刺激肥大细胞脱颗粒引起。

三、防 治 原 则

（一）避免接触变应原

通过询问过敏史和皮肤试验查出变应原，避免接触是预防Ⅰ型超敏反应最有效的方法。皮肤试验通常是将可能引起过敏反应的药物、生物制品或其他变应原经过稀释后皮内注射到受试者前臂内侧，15～20 min 后观察结果，若局部皮肤出现风团直径大于 1 cm 为皮试阳性，提示为过敏原。也可用放射变应原吸附试验（radioallergosorbent test，RAST）检测患者血清中特异性 IgE 以检出变应原。

（二）脱敏治疗

脱敏治疗是一种过敏性疾病特异性的免疫防治方法。

1. 异种免疫血清脱敏疗法　皮试阳性又必须使用免疫血清者，可采用小剂量、短间隔（一般 20～30 min）多次注射免疫血清的方法进行脱敏治疗。其机制是小剂量变应原可使体内少量致敏靶细胞释放微量生物介质不足以引起明显临床症状，短时间多次注射是使致敏细胞分批脱敏，以致最终全部解除致敏状态。再次注射大剂量免疫血清就不会发生过敏反应，但此种脱敏是暂时的，经一定时间后机体又可重新被致敏。

2. 特异性变应原脱敏疗法　对已查明但又难以避免接触的变应原如花粉、尘螨等，可采用低剂量、间隔较长时间、反复多次皮下注射的方法进行脱敏治疗。其作用机制是通过改变抗原进入途径，诱导机体产生特异性 IgG 类循环抗体，降低 IgE 抗体应答，作为封闭抗体与相应变应原结合，阻断变应原与致敏靶细胞上的 IgE 结合。

3. 药物防治

（1）抑制生物活性介质合成和释放：如阿司匹林可抑制前列腺素 D_2（prostaglandin D_2，PGD_2）等介质的合成；色甘酸钠可阻止致敏靶细胞脱颗粒释放生物活性介质；肾上腺素和前列腺素 E 可通过激活腺苷酸环化酶促进环磷酸腺苷（cyclic adenosine monophosphate，cAMP）合成；甲基黄嘌呤和氨茶碱则可通过抑制磷酸二酯酶抑制 cAMP 分解。

（2）拮抗生物活性介质的作用：苯海拉明、氯苯那敏和异丙嗪等可通过与组胺竞争结合效应细胞的细胞膜上组胺受体而发挥拮抗组胺作用；阿司匹林为缓激肽拮抗剂；多根皮甘酊磷酸盐则具有拮抗白三烯的作用。

（3）改善效应器官反应性：肾上腺素不仅可解除支气管平滑肌痉挛，还可使外周毛细血管收缩而升高血压，因此在抢救过敏性休克时具有重要作用。葡萄糖酸钠、氯化钙、维生素 C 等不仅具有解痉作用，还能降低毛细血管通透性和减轻皮肤与黏膜的炎症反应。

4. 免疫生物疗法　根据细胞因子调控 IgE 产生和 IgE 介导Ⅰ型超敏反应的机制来治疗Ⅰ型超敏反应性疾病。例如在临床上，用人源化抗 IgE 单克隆抗体抑制肥大细胞和嗜碱性粒细胞释放介质，治疗持续性哮喘；应用抗 IL-5 抗体抑制 IL-5 的活性，治疗高嗜酸性粒细胞综合征，也用于哮喘的治疗；将起佐剂作用的 IL-12 等与变应原共同免疫，可使 Th2 型免疫应答向 Th1 型转换，下调 IgE 的产生；重组 IL-4 受体与 IL-4 结合，阻断其生物学效应，也可下调 IgE 的产生。

第二节　Ⅱ型超敏反应

Ⅱ型超敏反应（type Ⅱ hypersensitivity）是由抗细胞表面和细胞外基质抗原的特异性 IgG 或免疫球蛋白 M（immunoglobulin M，IgM）类抗体与相应抗原结合后，在补体、吞噬细胞和 NK 细胞参与下，引起的以细胞溶解或组织损伤为主的发作较快的病理性反应,又称为细胞溶解型超敏反应或细胞毒型超敏反应。

一、发生机制

(一)诱导Ⅱ型超敏反应的靶抗原

正常、改变的和被抗原或抗原表位结合修饰的自身组织细胞及细胞外基质,均可成为Ⅱ型超敏反应的靶抗原。靶抗原主要包括以下几类:①正常存在于血细胞表面的同种异型抗原,如ABO血型抗原、Rh抗原和人类白细胞抗原(human leukocyte antigen,HLA);②某些外源性抗原与自身成分存在共同抗原,如链球菌的某些组分与心脏瓣膜、心肌、肾小球基膜之间的共同抗原;③由外伤、感染和药物等因素引起改变的自身组织细胞和细胞外基质抗原;④外来抗原或半抗原进入机体后,可非特异性结合细胞表面,引起免疫应答。

(二)损伤机制

抗上述自身组织抗原的抗体通过下述机制引起病理损伤,图17-4。

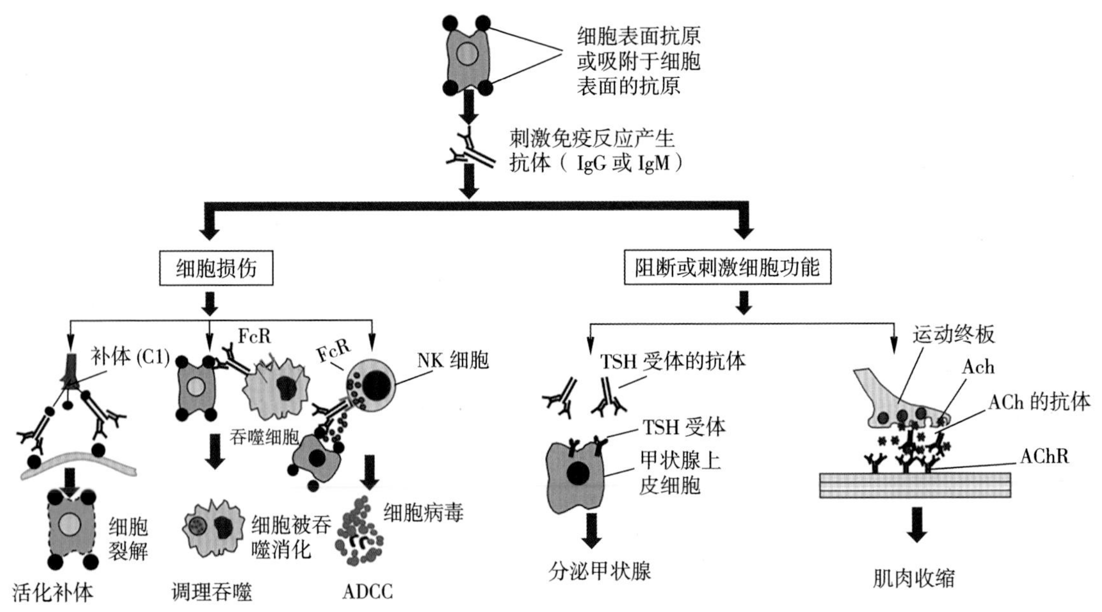

乙酰胆碱(acetylcholine,ACh),乙酰胆碱受体(acetylcholine receptor,AChR)。

图17-4 Ⅱ型超敏反应发生机制示意

1. 调理和吞噬作用杀伤靶细胞 机体产生了针对自身蛋白的免疫球蛋白G(immunoglobulin G,IgG)或IgM抗体,与靶细胞表面抗原结合后,通过经典途径激活补体溶解靶细胞,或通过补体活化产生的C3b和IgG的Fc段分别与吞噬细胞表面的相应受体结合,调理吞噬细胞,进而介导杀伤靶细胞。

2. 炎症损伤 结合靶细胞抗原的抗体在组织沉淀可募集中性粒细胞和巨噬细胞至局部,细胞表面表达的IgG的Fc受体(Fc fragment receptor,FcR)、C3a受体和C5a受体与抗体结合,导致细胞活化进而释放溶酶体酶和反应性活性氧等生物活性物质,引起组织损伤。

3. ADCC作用 IgG类抗体与靶细胞特异性结合后,其Fc段可与NK细胞、单核巨噬细胞和中性粒细胞表面的FcγR结合,介导抗体依赖性细胞介导的细胞毒作用(antibody-dependent cell-mediated cytotoxicity,ADCC;又称依赖抗体的细胞毒性)作用,杀伤靶细胞。

二、临床常见疾病

1. 输血反应　ABO 血型不符的输血会导致红细胞表面的血型抗原与受者血清中的天然抗体(IgM)结合后,激活补体溶解红细胞,引起溶血性输血反应。反复输血含有异型 HLA 和血浆蛋白抗原的血液,可诱导机体产生抗血小板、抗白细胞或抗血浆蛋白的抗体,与血液中相应成分结合导致非溶血性输血反应。

2. 新生儿溶血症　血型为 Rh^- 的妊娠妇女由于输血、流产或分娩等原因接受 Rh^+ 红细胞刺激后,可产生抗 Rh 的 IgG 类抗体。再次妊娠且胎儿血型为 Rh^+ 时,抗 Rh 抗体通过胎盘进入胎儿体内,与 Rh^+ 红细胞结合,激活补体和相关细胞,导致胎儿红细胞溶解,引起流产、死胎或新生儿溶血症。母子间 ABO 血型不符引起的新生儿溶血症的症状较轻,主要原因是母体的 IgM 类抗体不能通过胎盘;少量胎儿红细胞进入母体也能诱生 IgG 类抗体,因抗体可以与红细胞外的血型抗原结合可减少对胎儿红细胞的影响。

3. 自身免疫性溶血性贫血　服用甲基多巴类药物、吲哚美辛等药物或病毒感染如 EB 病毒感染机体后,可使红细胞膜表面成分发生改变,成为自身抗原,从而刺激机体产生相应抗体。这种抗体与改变的红细胞表面成分特异性结合,激活补体,导致红细胞溶解,引起自身免疫性溶血性贫血。

4. 药物过敏性血细胞减少症　青霉素、磺胺、奎尼丁、安替比林和非那西汀等药物能与血细胞膜蛋白或血浆蛋白结合,刺激机体产生针对药物的特异性抗体。抗体与结合药物的红细胞、粒细胞或血小板作用,或与药物结合形成抗原抗体复合物后,再与具有 FcγR 的血细胞结合,导致血细胞溶解,发生溶血性贫血、粒细胞减少症或血小板减少性紫癜等。

5. 肺出血-肾炎综合征　病毒、药物、有机溶剂等诱导产生针对肺泡和肾小球基底膜的非胶原 NC1 蛋白的 IgG 类抗体,成为自身抗原,与肺泡基底膜和肾小球基底膜结合发生反应,激活补体或通过调理吞噬破坏组织细胞,导致肺出血-肾炎综合征(pulmonary-renal syndrome;又称古德帕斯丘综合征 Goodpasture syndrome)。

6. 甲状腺功能亢进症　甲状腺功能亢进症(hyperthyroidism;毒性弥漫性甲状腺肿、Graves 病)患者体内的促甲状腺素(thyroid stimulating hormone,TSH)受体的 IgG 类自身抗体与 TSH 受体高亲和力结合,刺激甲状腺细胞持续分泌大量甲状腺素,引起甲状腺功能亢进症。

7. 其他　抗乙酰胆碱受体(AChR)的自身抗体与该受体结合,减少受体的数量,功能降低,导致重症肌无力。抗链球菌细胞壁抗体与心肌细胞有共同抗原,链球菌感染后诱生的抗体可与心肌细胞发生交叉反应,产生炎症反应和刺激巨噬细胞活化,从而引起急性风湿性心肌炎或血管炎。

三、防 治 原 则

Ⅱ型超敏反应常见于以上众多的临床疾病中,其防治的基本原则同Ⅰ型超敏反应,在此基础上,强调针对原发疾病和并发症等,进行综合防治。

第三节　Ⅲ型超敏反应

Ⅲ型超敏反应(type Ⅲ hypersensitivity)是由可溶性免疫复合物沉积于局部或全身多处毛细血管基底膜后,通过激活补体,并在中性粒细胞、嗜碱性粒细胞、血小板等效应细胞的参与作用下,引起以充血水肿和中性粒细胞浸润为主要特征的炎症反应和组织损伤,又称为免疫复合物型超敏反应或血管炎型超敏反应。

一、发 生 机 制

（一）免疫复合物的形成与沉积

内源性抗原如变性DNA、核抗原和肿瘤抗原等以及一些外源性抗原包括病原微生物或病原体抗原、异种血清等可诱导机体产生IgG、IgM或IgA类抗体，与血液循环中的可溶性抗原结合形成可溶性免疫复合物(immune complex，IC)。正常情况下IC可被单核巨噬细胞吞噬清除。若可溶性IC不能被有效清除，就会沉积于毛细血管基底膜引起炎症反应和组织损伤。

（二）免疫复合物沉积的机制

1. 免疫复合物的特殊理化性质导致不被清除

(1)免疫复合物分子的大小：抗原与抗体的比例影响IC的大小。当抗原抗体比例合适时，形成大分子的可溶性IC，易被吞噬清除；抗原（或抗体）过剩则形成小分子IC，从肾小球滤过；只有抗原抗体在一定比例形成约1 000 000的中等分子量大小的IC时，才不易被吞噬，并随血液循环沉积在不同的组织部位。IC过大、持续存在或吞噬细胞功能异常或缺陷，也不能将其有效清除。

(2)免疫复合物的理化特点：IC的形成和沉积还受结合价、亲和力和荷电性的影响，如荷正电的抗原如DNA抗原等形成的IC容易与荷负电的肾小球基底膜结合，形成持久组织损伤。

2. 机体清除免疫复合物能力降低　IC的清除主要通过调理吞噬和免疫黏附作用。补体、补体受体或FcγR缺陷使清除IC能力降低，导致血液中大量免疫复合物的存在。

3. 血管通透性等因素

(1)血管通透性增加：IC可激活补体产生过敏毒素和趋化因子等，使肥大细胞、嗜碱性粒细胞和血小板活化，释放组胺等活性介质。高浓度活性介质可使血管内皮细胞间隙增大，血管通透性增加，有助于IC的沉积。

(2)血管内高压及形成涡流：肾小球基底膜和关节滑膜等血流缓慢处，毛细血管压较高；血流较大等处易产生涡流。血管内高压与涡流均有助于IC沉积。

（三）IC沉积引起的炎症损伤

IC沉积或镶嵌于血管基膜是造成血管基膜炎症和组织损伤的始动因素（图17-5和图17-6）。

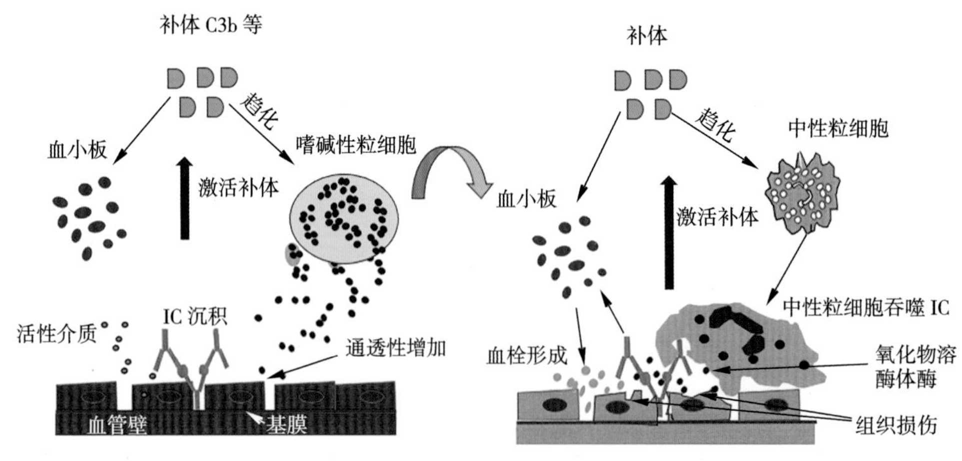

图17-5　免疫复合物导致组织损伤的机制示意

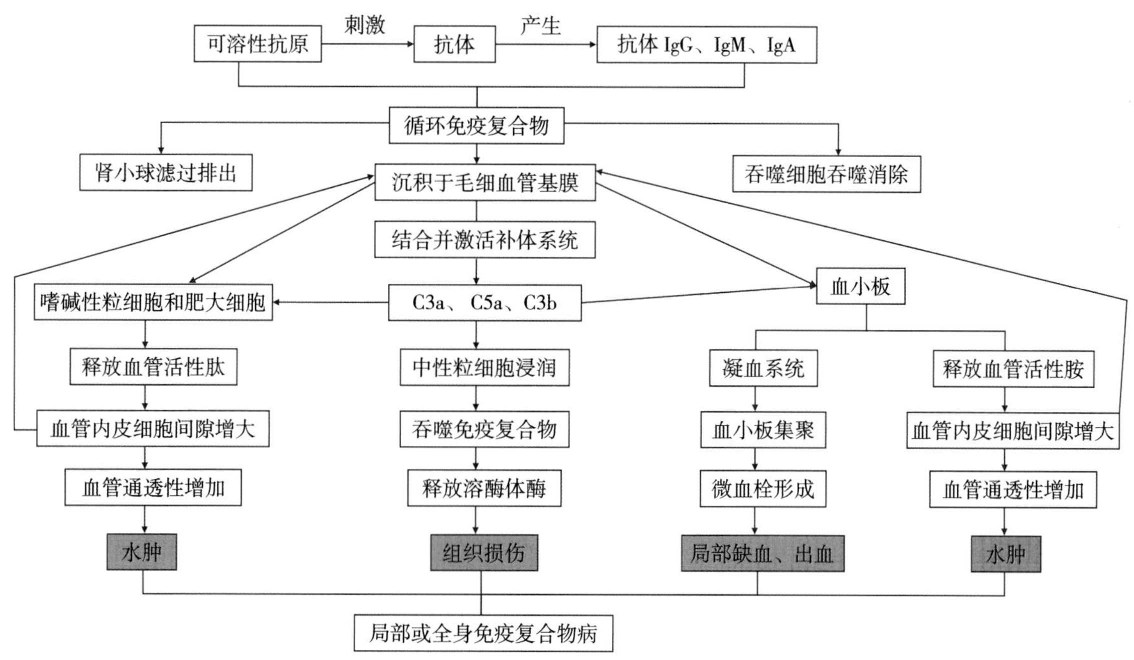

图 17-6　Ⅲ型超敏反应的发生机制示意

1. 补体的作用　IC 沉积通过经典途径激活补体产生 C3a 和 C5a。C3a 和 C5a 与肥大细胞或嗜碱性粒细胞上的 C3a 和 C5a 受体结合,释放组胺等活性介质,致局部毛细血管通透性增加,引起白细胞渗出,出现局部水肿。C3a 和 C5a 同时又可趋化中性粒细胞到沉积部位。

2. 中性粒细胞的作用　中性粒细胞趋化至 IC 沉积的部位,在吞噬 IC 的同时释放多种溶酶体酶,包括蛋白水解酶、胶原酶和弹性纤维酶等,引起局部组织损伤。

3. 血小板和嗜碱性粒细胞的作用　血小板活化后可释放血管活性胺类物质,导致血管通透性增加,进一步加重水肿。肥大细胞或嗜碱性粒细胞活化释放的血小板活化因子(platelet activating factor,PAF)可损伤组织,使局部血小板集聚、激活,形成微血栓,引起局部出血和组织坏死等。

二、临床常见疾病

(一)局部免疫复合物病

1. Arthus 反应　给家兔皮下注射马血清,数周后再次重复注射同样血清,注射局部出现红肿反应,3 ~ 6 h 达到高峰。随注射次数增加,红肿程度会加重,注射 5 ~ 6 次后,局部出现缺血性坏死,反应可自行消退或痊愈,此为 Arthus 反应,是局部Ⅲ型超敏反应。其机制是,多次给家兔注射马血清诱导其机体产生大量抗体,再次注射马血清后,机体与局部抗原在血管壁相遇,造成 IC 沉积在局部血管基膜,从而导致病理损伤。

2. 类 Arthus 反应　胰岛素依赖型糖尿病患者局部反复注射胰岛素后可刺激机体产生相应胰岛素抗体,若再次注射胰岛素,抗体与胰岛素结合形成 IC,在注射局部出现红肿、出血和坏死等类 Arthus 反应的炎症反应。长期吸入抗原性粉尘或真菌孢子,也能与其诱导的抗体在肺泡间形成 IC,导致过敏性肺泡炎或间质性肺泡炎。

(二)全身性免疫复合物病

1. 血清病　血清病(serum sickness)通常是在初次注射大量抗毒素(异种动物血清如马血清)后 1 ~ 2 周发生,其主要临床症状是发热、皮疹、淋巴结肿大和关节肿痛等。这是由于患者体内新产生的针对抗毒素的抗体与大量未排除的抗毒素结合形成大量中等分子量的 IC 随血液运行致全身多处沉积所致。血清病具有自限性,停止注射抗毒素后症状可自行消退。应用抗 TNF-α 单抗、大剂量注射青霉素或磺胺等药物也可引起血清病样反应。

2. 免疫复合物肾小球肾炎　免疫复合物肾小球肾炎(immune complex glomerulonephritis)通常发生于A族溶血性链球菌感染后2~3周。感染后体内产生抗链球菌抗体,与链球菌可溶性抗原结合形成循环IC,沉积在肾小球基底膜上,导致免疫复合物型肾炎。免疫复合物型肾小球肾炎也可由多种其他病原微生物如葡萄球菌、肺炎双球菌、乙型肝炎病毒或疟原虫感染后发生。某些药物、异种血清或者自身抗原也可引起免疫复合物型肾小球肾炎。

3. 系统性红斑狼疮　系统性红斑狼疮(systemic lupus erythematosus,SLE)患者体内出现的各种自身抗体可与自身抗原结合形成IC,沉积在不同部位的血管基膜,导致组织损伤,引起全身多器官病变。

4. 类风湿性关节炎　类风湿性关节炎(rheumatoid arthritis,RA)患者机体由于病毒或支原体等的持续性感染会产生变性的IgG类抗体,变性的IgG类抗体作为自身抗原刺激机体产生IgM类抗体。IgM类抗体与变性IgG结合形成IC,在关节滑膜处沉积,引起炎症损伤。

三、防治原则

Ⅲ型超敏反应常见于以上众多的临床疾病中,其防治的基本原则同Ⅰ型超敏反应,在此基础上,强调针对原发疾病和并发症等,进行综合防治。

第四节　Ⅳ型超敏反应

Ⅳ型超敏反应(type Ⅳ hypersensitivity)是受抗原刺激产生的效应T细胞介导的表现为单个核细胞浸润、细胞变性或坏死为特征的炎症性免疫应答。效应T细胞包括Th1、Th17、CTL和巨噬细胞。Ⅳ型超敏反应发生较慢,亦称迟发型超敏反应(delayed type hypersensitivity,DTH),通常在再次接触抗原后18~24 h后出现,48~72 h达到高峰。

一、发生机制

1. 诱导DTH反应的靶抗原　引起Ⅳ型超敏反应的抗原主要有真菌、胞内寄生菌、病毒、寄生虫、细胞抗原和化学物质等。这些抗原物质经抗原提呈细胞(APC)摄取、加工成抗原肽,形成抗原肽-MHCⅠ/Ⅱ类分子复合物,表达于APC表面,提呈给特异性T细胞识别,并使之活化和分化为效应Th1和细胞毒性T细胞(CTL),使机体形成致敏状态。

2. Th细胞介导的DTH反应　抗原激活的效应Th1细胞再次接触抗原后释放多种细胞因子如IFN-γ、肿瘤坏死因子-α(tumor necrosis factor-α,TNF-α)、肿瘤坏死因子-β(tumor necrosis factor-β,TNF-β)和趋化因子单核细胞趋化蛋白-1(monocyte chemoattractant protein-1,MCP-1)等,这些因子可直接发挥致炎作用和招募巨噬细胞、淋巴细胞等作用。例如TNF-α可使血管内皮细胞黏附分子的表达增加,MCP-1趋化单个核细胞,促进巨噬细胞和淋巴细胞至抗原部位聚集,引起组织损伤;IFN-γ和TNF-α可使巨噬细胞活化并释放炎症因子加重反应。Th1细胞还可以杀伤表达Fas的靶细胞。Th17细胞分泌的IL-17可募集单核细胞和中心粒细胞到达抗原部位参与组织损伤。

3. CTL介导的细胞毒作用　效应CTL识别并与靶细胞相互作用后活化,释放穿孔素和颗粒酶等,诱导靶细胞凋亡;或通过Fas/FasL途径作用,导致靶细胞凋亡(图17-7)。

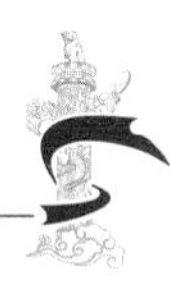

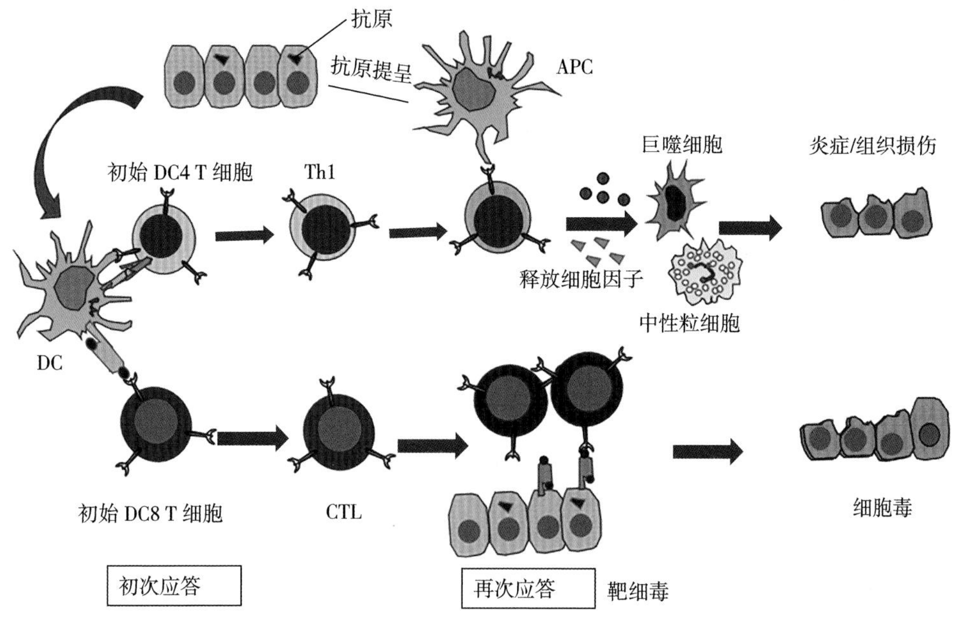

图 17-7　Ⅳ型超敏反应发生机制示意

二、临床常见疾病

1. 传染性 DTH　机体在感染胞内寄生菌、真菌、病毒或寄生虫等的病原体后可因产生 DTH 而导致组织炎症损伤，因此称为传染性超敏反应。结核病是典型的感染性迟发型超敏反应性疾病。胞内感染有结核分歧杆菌的巨噬细胞在 Th1 释放的 IFN-γ 作用下被活化后清除结核分枝杆菌。如结核分枝杆菌抵抗活化巨噬细胞的杀菌效应的慢性感染过程中导致肉芽肿（granuloma）的形成。肉芽肿在缺氧和巨噬细胞及 T 细胞的细胞毒作用下，导致干酪样坏死。结核菌素试验可用于判定机体是否对结核分枝杆菌具有细胞免疫力，为典型的实验性迟发型超敏反应。

2. 接触性皮炎　接触性皮炎为典型的接触性迟发型超敏反应。由于接触小分子半抗原物质如化妆品、油漆、染料、农药和某些药物（磺胺和青霉素）等可与皮肤角蛋白、胶原蛋白或细胞等结合形成完全抗原，经 DC 细胞摄取并提呈给 T 细胞，刺激产生致敏淋巴细胞，机体再次接触相同抗原后，使细胞释放细胞因子如 IFN-γ、IL-17 和趋化因子，介导组织炎症损伤，引起皮肤局部红肿、皮疹和水疱，严重者可发生皮肤剥脱。

3. 其他　临床疾病如同种移植排斥反应、自身免疫性脑脊髓炎、多发性硬化症、T 细胞介导的炎症性肠病和银屑病以及 CTL 介导的 1 型糖尿病等都与 DTH 相关。

临床上的超敏反应性疾病常表现为以某一型机制为主的混合型，例如肾小球肾炎与Ⅱ、Ⅲ、Ⅳ型超敏反应都有关。同一抗原也可以引发不同类型的超敏反应。4 种超敏反应的比较见表 17-1。

表 17-1 4 种超敏反应的比较

超敏反应类型	Ⅰ型超敏反应	Ⅱ型超敏反应	Ⅲ型超敏反应	Ⅳ型超敏反应
参与超敏反应的主要成分和细胞	IgE 抗体；嗜碱性粒细胞、嗜酸性粒细胞、肥大细胞	IgG、IgM、补体；吞噬细胞、NK 细胞	IgG、IgM、IgA、补体；中性粒细胞、肥大细胞	致敏 Th1/Th17 细胞、致敏 CTL 细胞、单核/巨噬细胞
发生机制	变应原与肥大细胞、嗜碱性粒细胞表面 IgE 结合并交联，释放生物活性介质，引起过敏反应	抗体与靶细胞表面或基质抗原结合，在补体、吞噬细胞和 NK 细胞的作用下破坏细胞	免疫复合物沉积在血管基膜等部位，通过活化补体，吸引中性粒细胞、诱导嗜碱性粒细胞脱颗粒、活化血小板等，引起炎症反应	致敏的 Th1/Th17 产生多种细胞因子活化巨噬细胞和 CTL 细胞，引起以单个核细胞浸润为主的炎症反应或直接杀伤靶细胞
临床上常见疾病	药物性过敏休克、食物性过敏、支气管哮喘、青霉素过敏性休克、荨麻疹等	输血反应、免疫性血细胞减少症、新生儿溶血症和 Grave 病等	血清病、肾小球肾炎、系统性红斑狼疮、类风湿性关节炎等	接触性皮炎、结核病等传染性超敏反应、多发性硬化症、1 型糖尿病等

三、防治原则

Ⅳ型超敏反应常见于以上众多的临床疾病中，其防治的基本原则同Ⅰ型超敏反应，在此基础上，强调针对原发疾病和并发症等，进行综合防治。

（李晋涛）

参考文献

1 陈慰峰. 医学免疫学[M]. 4 版. 北京：人民卫生出版社，2006：191-200.

2 金伯泉. 医学免疫学[M]. 5 版. 北京：人民卫生出版社，2009：1-10.

3 郝钰，万红娇，邝枣园. 医学免疫学与病原生物学[M]. 4 版. 北京：科学出版社，2017：96-105.

4 马兴铭，丁剑冰. 医学免疫学[M]. 北京：清华大学出版社，2013：171-183.

5 JUDITH A O，JENNI P，SHARON A，et al. Kuby immunology[M]. 7th ed. New York：W. H. Freeman and company，2013：485-508.

第 18 章

器官移植与免疫

在临床医学中，移植(transplantation)是指应用正常的细胞、组织或者器官置换替代病变的或功能缺损的对应物，以维持或重建机体生理功能的方法。提供移植物(graft)的个体称为供者(donor)，而接受移植物者称为受者(recipient)或宿主(host)。目前细胞和器官等移植已经成为最重要的医学治疗手段之一。

根据移植物的来源及其遗传背景差异，移植可分为 4 类：①自体移植(autograft)，指移植物来自受者自身；②同种同基因移植(syngraft)，指遗传基因背景完全相同或基本近似的个体间的移植，如同卵双生子之间的移植或近交系个体间的移植；③同种异体移植(allograft)，指同种类遗传基因不同的个体间的移植，临床移植多属于此类移植；④异种移植(xenograft)，指不同动物种属个体间的移植，由于异种动物间遗传背景差异大，移植后可能发生严重的排斥反应。已证明同种和异种移植中常见的移植物被(受者)排斥现象是一种适应性免疫应答反应，引发排斥反应的因素是移植物表达的抗原与受体不同。自体移植和同种异体移植因移植物的抗原与受者相同，一般不发生排斥反应；故主要是同种异基因移植和异种移植出现移植排斥反应。前者出现的排斥反应通常称为同种异型反应(allotype rejection)，其有关抗原称为同种异型抗原(alloantigen)；后者称为异种反应(xenoreaction)和异种抗原(xenoantigen)。

移植免疫学研究移植中的各种免疫学现象及其发生机制，不仅对免疫学的发展有重要的理论意义，而且会极大地促进临床移植工作。

第一节　同种异体移植排斥抗原提呈与识别机制

同种异体移植是目前临床组织器官移植的主要移植类型。在 20 世纪 40 年代，英国生物学家梅达瓦尔(Medawar)根据临床移植排斥反应的特点就提出了移植排斥的本质是一种适应性免疫应答。后来梅达瓦尔通过小鼠皮肤移植试验证明了排斥反应主要是由淋巴细胞介导。之后约瑟夫·默里(Joseph E. Murray)完成首例孪生同胞间肾移植，唐纳尔·托马斯(E. Donnall Thomas)施行首例同卵双生间骨髓移植成功治疗白血病，并由于对器官移植和细胞移植研究做出的杰出贡献分别获得诺贝尔生理学或医学奖。

引起移植排斥反应的抗原统称为移植抗原，由于移植抗原决定了组织器官移植后的相容性，故又称为组织相容性抗原或组织相容性分子。在同种异体移植中移植抗原是同种属不同个体间由等位基因差异而表达的多态性产物，即同种异型抗原。

一、引发同种异体移植排斥反应的抗原

(一)主要组织相容性抗原

主要组织相容性抗原(major histocompatibility antigen, MH antigen),即人类白细胞抗原(human leucocyte antigen, HLA)是能引起急性排斥反应的抗原。MH 抗原分子可以结合并提呈抗原肽给 T 细胞,能够引起快速和强烈的排斥反应。在随机人群中,MH 抗原分子通常是不完全相同的,MH 抗原型别的差异是发生急性排斥反应的主要原因。

(二)次要组织相容性抗原

机体组织细胞表面表达某些可引起较弱、较缓慢排斥反应的抗原,即次要组织相容性抗原(minor histocompatibility antigen, mH antigen)。mH 抗原以 MH 抗原限制性方式被 CTL 和 Th 细胞识别,不同 mH 抗原分子结构不同,其与特定 MH 抗原分子结合的亲和力亦各异,故在不同供、受者间进行移植,参与排斥反应的和占优势的 mH 抗原种类可能不同。供受者间单个 mH 抗原不相同,一般引起缓慢的排斥反应;多个 mH 抗原不相符,可引起类似于主要组织相容性复合体(MHC)不相符所致的快速排斥反应。mH 抗原主要包括性别相关的 mH 抗原和常染色体编码的 mH 抗原。

1. 性别相关的 mH 抗原　雄性供者移植物可被同系雌性受者排斥,而雌性供者移植物则可被同系雄性受者所接受。同系两性遗传背景的唯一差别是雄性携带 Y 染色体,Y 染色体基因编码产物 H-Y 抗原主要表达于精子、表皮细胞及脑细胞表面。

2. 常染色体编码的 mH 抗原　如人的 HA-1 ~ HA-5 抗原等,可表达于机体所有组织细胞或仅表达于造血细胞和白血病细胞。在 HLA 全相同的供受者间进行移植所发生的排斥反应尤其是骨髓移植后引起的移植物抗宿主反应,主要由 mH 抗原所致。

(三)人 ABO 血型抗原

ABO 血型抗原主要分布于红细胞表面,也表达于肝、肾等组织细胞和血管内皮细胞表面。若供受者 ABO 血型不同,受者血清中血型抗体可与供者移植物血管内皮细胞表面 ABO 抗原结合,通过激活补体而引起血管内皮细胞损伤和血管内凝血,导致超急性排斥反应。

(四)异型抗原

异性表达于某一器官、组织或细胞表面的抗原。同种异体间不同组织器官移植后发生排斥反应的强度各异,其原因可能是表达免疫原性不同的组织特异性抗原。

二、同种异体移植排斥反应的免疫机制

同种异体移植排斥反应是针对异体移植抗原的适应性免疫应答,包括 T 细胞介导的细胞免疫和 B 细胞介导的体液免疫。

(一)细胞识别同种异型抗原的机制

同种反应性细胞 T 细胞是参与同种异体移植物排斥的关键效应细胞。目前认为,受者 T 细胞可通过直接识别(图 18-1)和间接识别(图 18-2)同种异型抗原。

1. 直接识别　直接识别(direct recognition)指受者 T 细胞直接识别移植物上表达的完整 MHC 分子,而无须经受者 APC 处理。直接识别在早期急性排斥反应中起重要作用。由于移植物内 APC 数量有限,进入受者血循环后即分散于全身,且随时间推移而逐步消失,故直接识别在急性排斥中晚期或慢性排斥中无意义。

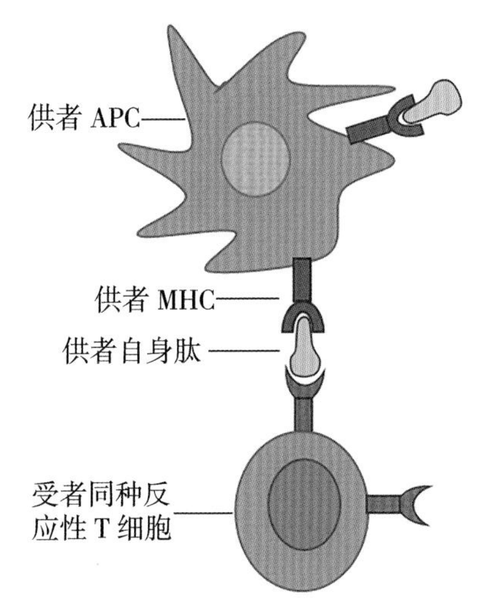

图 18-1　直接识别受者 T 细胞、直接识别供者 APC 表面的同种异型 pMH 抗原复合分子

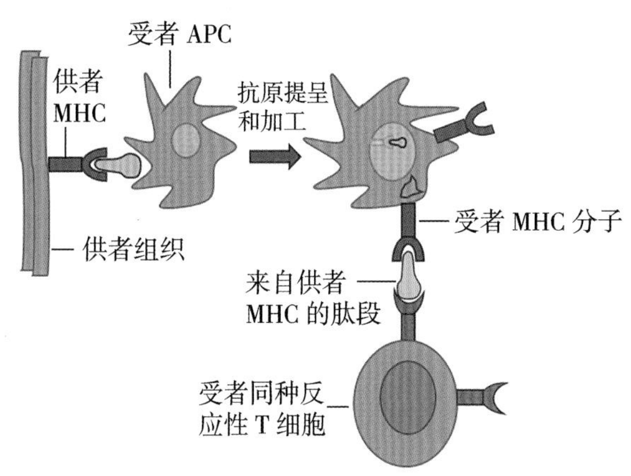

图 18-2　间接识别受者 T 细胞和自身 APC 所提呈的来自供者 pMH 抗原复合分子的抗原肽

(1)直接识别的机制:按照 MH 抗原限制性理论,若供者 APC 与受者 T 细胞间 MH 抗原型别不同,二者不能发生相互作用,即直接识别机制不能用经典理论来解释。因此,现代免疫学提出了新的观点。

1)TCR 交叉识别:TCR 识别抗原肽和 MH 抗原分子的复合结构具有简并性(degeneracy),即同一 TCR 分子可识别不同 pMH 抗原和包容性(flexibility),可通过构型改变而识别不同 pMH 抗原。供者 APC 表面可表达多种含供者 MH 抗原分子的复合结构,它们均可被受者同种反应性 T 细胞交叉识别。受者同种反应性 T 细胞 TCR 可识别 pMH 抗原包括外来抗原肽-供者 MH 抗原和供者自身肽-供者 MH 抗原,也可识别单一的供者 MH 抗原分子。同种反应性 T 细胞直接识别结合抗原肽的供者 MH 抗原分子的现象称 MH 抗原分子优势结合(MH antigen-dominant binding)。虽然供者 MH 抗原分子与受者 TCR 由于缺乏严格的构象互补性,二者结合的亲和力低,但由于其高表达于供者 APC 表面,仍可激活多个受者 T 细胞克隆。具有直接识别能力的同种反应性 T 细胞不是单一克隆,而是受者体内识别外源性抗原,同时又可交叉识别同种抗原的一群多克隆 T 细胞。

2)记忆 T 细胞是参与交叉反应的主要效应细胞:已证实参与直接识别的具有交叉反应性的受者 T 细胞克隆,包括初始 T 细胞和体内预存的某些记忆 T 细胞的克隆。后者的来源是,移植手术前受者接触多种抗原刺激(如隐性或显性微生物感染等),导致识别外源抗原肽-受者自身 MH 抗原分子复合物的 T 细胞克隆致敏,并形成记忆 T 细胞。这些记忆 T 细胞可通过交叉识别机制而识别移植物细胞表面的某种供者自身肽-供者 MH 抗原分子复合物,并被激活。个体生存环境不同,所接触的外源性抗原不同,引起体内参与直接识别的记忆 T 细胞克隆数量、亚群和功能如与同种抗原肽的亲和力等也不同,由此导致移植后不同的转归。

(2)直接识别的特点:直接识别所致排斥反应主要有两个特点:①因为无须经历抗原摄取、处理和加工过程,所以排斥反应速度快;②机体具有同种抗原反应性的 T 细胞克隆占 T 细胞库总数的 1/100 ~ 1/10,而针对一般异源性抗原的 T 细胞克隆仅占总数的 1/100 000 ~ 1/10 000,因此排斥反应强度大。

2. 间接识别　间接识别(indirect recognition)指受者 T 细胞识别自身 APC 的 MH 抗原 C 分子提呈的来自供者移植物的抗原肽而引发的效应反应。在急性排斥反应早期,间接识别与直接识别机制协同发挥作用;在急性排斥反应中晚期和慢性排斥反应中,间接识别机制的作用更为重要。

(二)B 细胞介导的体液免疫应答

受者的 MH 抗原可作为抗原激发 B 细胞介导的体液免疫应答,产生抗同种异型抗原的抗体,与 MH 抗原结合形成抗原抗体复合物,激活补体,可直接溶解移植物细胞和释放炎症介质造成移植物局部炎症反应加重。一般而言,抗体在急性排斥反应中不起作用。B 细胞介导的体液免疫应答一般在超急性排斥反应中最典型,在肾移植中最常见。

第二节　移植排斥反应的类型与损伤机制

同种异体移植排斥反应包括宿主抗移植物反应(host versus graft reaction,HVGR)和移植物抗宿主反应(graft versus host reaction,GVHR)两类,HVGR 在器官移植中普遍存在,GVHR 主要见于宿主免疫抑制情况下的骨髓移植或免疫细胞移植。

一、宿主抗移植物反应

宿主抗移植物反应为受者免疫系统对供者移植物进行攻击,导致移植物被排斥。根据移植排斥反应发生的快慢、强度和病理变化特点,可分为超急性排斥反应、急性排斥反应和慢性排斥反应 3 种类型。

1. 超急性排斥反应　超急性排斥反应(hyperacute rejection)指移植器官与受者的血管接通后数分钟至 24 h 内发生的排斥反应。其机制是受者体内预存的抗供者组织抗原的抗体介导的体液免疫反应。预存抗体包括抗供者 ABO 血型抗原、HLA 及血管内皮细胞(vascular endothelial cell,VEC)表面抗原的抗体。抗 HLA 抗原的抗体和抗 VEC 表面抗原的抗体多与以前多次接触有关,如输血、多次妊娠等。这些抗体与移植物的组织抗原结合,激活补体而破坏靶细胞,补体活性片段引起血管通透性增加,导致大量血小板聚集及激活凝血系统,出现水肿和血管内血栓等现象,使移植器官发生不可逆性缺血、变性和坏死。超急性排斥反应常见于反复输血、多次妊娠、长期血液透析或再次移植的个体,一旦启动难以控制,临床上要注意避免其发生。

2. 急性排斥反应　急性排斥反应(acute rejection)一般出现于移植后数天至 2 周,绝大多数发生于移植后 1 个月内,3 个月后反应强度逐渐减弱,伴有大量巨噬细胞和淋巴细胞浸润,是同种异体器官移植中最常见的排斥反应。急性排斥反应以细胞免疫为主,可通过直接识别和间接识别途径激活的 $CD4^+$T 细胞分化为 Th1,分泌细胞因子、诱导炎症细胞募集和活化,进而导致移植物发生免疫损伤。受者 $CD8^+$CTL 被激活后可直接杀伤表达同种异型抗原的移植物细胞。随后机体产生的针对同种异型抗原的抗体,与血管内皮细胞表面的抗原结合,通过激活补体系统,损伤移植物血管,通常不形成血栓。一般而言,急性排斥反应发生越早,其临床症状也越严重。

3. 慢性排斥反应　慢性排斥反应(chronic rejection)指发生于移植后数月,甚至数年,以血管平滑肌增生性损伤和纤维增生,伴器官组织结构破坏和功能退行性丧失为病变特征的排斥反应,是影响移植器官长期存活的主要障碍。其机制可能是 T 细胞的活化和细胞因子的分泌导致血管慢性炎症反应,血管壁增厚,管腔狭窄或堵塞。移植物细胞受损、某些并发症(如高血压、高血脂),免疫抑制剂的毒性作用,移植器官的状态和手术过程等对慢性排斥反应均有影响。

二、移植物抗宿主反应

移植物抗宿主反应是由移植物中的免疫细胞对宿主同种异型抗原而发生的一种排斥反应。当移植器官中的淋巴细胞数量很少、寿命有限,可很快被宿主清除,因此一般不会出现 GVHR。当移植物中含有较多 T 细胞,受者免疫缺陷或免疫功能被抑制情况下,HLA 错配的移植就会发生明显的 GVHR。临床上 GVHR 常见于骨髓、胸腺、脾移植,以及新生儿接受大量输血者,出现移植物抗宿主疾病(graft versus host disease,GVHD)。GVHD 包括急性 GVHD 和慢性 GVHD。急性 GVHD 发生于移植后数天或 2 个月内,表现为细胞凋亡和炎症细胞浸润,引起肠道和肝脏等多器官细胞坏死,严重者甚至死亡。其机制为移植物中的成熟 T 细胞识别宿主的同种异型抗原,增殖分化为效应 T 细胞介导的炎症反应和细胞毒作用。慢性

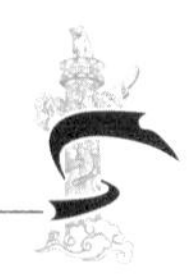

GVHD是长期影响移植后患者生存质量的最为严重的并发症，其机制尚不明确。

第三节　同种异型移植排斥反应的防治原则

器官移植成功的关键是防止排斥反应，目前排斥反应防治的主要原则是选择合适的供者、抑制受者免疫应答、移植后的免疫监测及诱导移植免疫耐受等。

一、选择适当的供者

（一）合适的组织配型

1. 红细胞血型检测　人红细胞血型抗原属重要的组织相容性抗原，供者ABO、Rh血型抗原须与受者相同或至少符合输血原则，否则将导致超急性排斥反应。

2. 受者血清中预存抗体检测　通过取供者淋巴细胞和受者血清做交叉细胞毒试验，可检出受者血清中是否含有针对供者淋巴细胞的预存细胞毒抗体，可防止超急性排斥反应发生。

3. HLA配型　HLA型别匹配程度是决定供受者间组织相容性的关键因素。不同HLA基因座位产物对排斥反应的影响各异，如在人类肾移植中，供者与受者间HLA-DR抗原的配合对移植物存活影响最大，其次为HLA-B和HLA-A，而HLA-C错配在移植排斥中的重要性不明显。不同的器官移植对HLA分型的要求严格程度也不一样，一般骨髓移植、干细胞移植和肾移植对HLA的匹配度要求较高。在无法获得HLA完全配合的供体器官时，在人白细胞抗原-DR（human leukocyte antigen-DR，HLA-DR）匹配基础上，其他HLA部分匹配的器官也常采用，但骨髓移植中，有较高的HLA匹配要求，否则会引起强烈的GVHR。

4. 次要组织相容性抗原配型　对某些器官和组织移植尤其是骨髓移植，也应该适当考虑mH的匹配，应尽可能进行同性别个体间移植。

5. 交叉配型　交叉配型在骨髓移植中尤为重要，一般将供者和受者淋巴细胞互为应答细胞，进行两组单向混合淋巴细胞培养，两组中任一组反应过强，均表示供者选择不合适。

（二）选择适当的移植部位

机体不同部位的免疫应答特性不同，有的移植不发生或者仅发生轻微的排斥反应的现象称为免疫特赦（immunological privilege），这通常与抗原免疫原性弱或特殊屏障有关，如免疫原性弱的角膜和软骨移植一般不产生排斥反应，如眼前房、脑等处免疫活性细胞无法接近或受到阻止的部位移植易于成功。已发现高表达FasL的组织区，可使激活的T细胞凋亡，这与形成免疫特赦有关。研究发现胸腺是极好的免疫特赦器官，将供体细胞如胰岛细胞移植在胸腺中，可有效避免排斥，展现了良好应用前景。

（三）移植时的预处理

实质脏器移植时，对移植物的预处理应尽可能清除移植物中过客白细胞（passenger leukocyte），有助于减轻或延缓HVGD的发生；在骨髓移植中，将骨髓移植物中的T细胞清除，可有助于预防GVHD的发生。有时因受者移植物与受者ABO血型抗原不匹配或存在抗HLA抗体，对受者进行预处理如血浆置换等，可去除或减少受者体内的预存抗体。在实验性动物骨髓移植中，为使受者完全丧失对骨髓移植物的免疫应答能力，目前常使用大剂量放射线照射或化学药物，以摧毁受者体内的造血组织。

二、免疫抑制疗法

合理利用免疫抑制疗法是临床防治移植排斥反应的常规策略，应用免疫抑制剂是防止同种异型排斥反应最有效的手段。

（一）免疫抑制药物的应用

1. 化学类免疫抑制剂　糖皮质激素（glucocorticoid）、环孢素 A（cyclosporin A，CsA）、他克莫司（Tacrolimus，FK506）、西罗莫斯（sirolimus）、环磷酰胺、硫唑嘌呤等都是目前临床上应用的免疫抑制药。糖皮质激素具有抗炎作用，可抑制活化巨噬细胞和降低 MHC 分子表达等作用。CsA 是土壤微生物产生的真菌性小环肽，可抑制 Th 细胞因子的产生，尤其是 IL-2，并可抑制活化的 T 细胞 IL-2 受体的表达。FK506 和西罗莫斯均属于大环内酯类，FK506 的作用机制与 CsA 类似，西罗莫斯可以抑制 IL-2 的胞内信号转导及淋巴细胞活化。硫唑嘌呤是抗增殖药物，可插入分化细胞的 DNA，进而阻止淋巴细胞增殖。

2. 生物抑制剂　包括抗淋巴细胞球蛋白（antilymphocyte globulin，ALG）、抗胸腺细胞球蛋白（antithymocyte globulin，ATG）、抗 CD3/CD4/CD8 抗体、抗 TCR 单抗、抗黏附分子和抗细胞因子抗体等。有些抗体通过与相应膜抗原结合，借助补体依赖的细胞毒作用，分别清除体内 T 细胞或胸腺细胞。某些细胞因子与毒素组成的融合蛋白、某些黏附分子与 Ig 组成的融合蛋白如 CTLA4-Ig 等也具有抗排斥作用。抗 CD25 单克隆抗体能拮抗 IL-2 与其受体 IL-2R 结合，选择性作用于活化 T 细胞，目前已较多的用于临床急性排斥的防治。

3. 中草药类免疫抑制剂　某些中草药有明显的免疫调节和抑制效应，已有报道雷公藤、冬虫夏草等可用于器官移植后排斥反应的治疗。某些中药组分如落新妇苷可有效抑制 T 细胞的活化，具有抗排斥反应的应用前景。

（二）其他免疫抑制方法

临床应用脾切除、放射照射移植物或受者血浆置换、血浆淋巴细胞置换等技术防治排斥反应，均有一定疗效。骨髓移植中，为使受者完全丧失对骨髓移植物的免疫应答能力，术前常使用大剂量放射线照射或化学药物，以摧毁患者的造血组织。

三、移植后的免疫监测

移植后的免疫监测不仅有助于对移植排斥反应进行早期发现和诊断，还可用于评估抗排斥治疗的效果，为合理应用免疫抑制剂和其他防治排斥反应的措施提供依据。常用的免疫学检测指标包括淋巴细胞数量和功能以及免疫分子如抗体、补体、细胞因子、可溶性 HLA 等检测。

四、诱导移植耐受

由于免疫抑制药物本身的毒性，加之对慢性移植排斥反应尚无有效的控制方法等，目前移植效果还有所欠缺。免疫耐受具有特异性，与免疫药物引起的普遍抑制作用相比，具有明显的优势，可以减少免疫抑制剂的使用、感染和药物中毒等。目前，比较有前景的诱导移植免疫耐受策略有已显示了可减少或停用免疫抑制剂的应用价值。诱导移植物特异性免疫耐受一直是移植免疫学研究热点之一。

（一）针对胸腺诱导免疫耐受

通过胸腺内注射供者抗原或进行同种胸腺移植诱导耐受。

（二）建立同种异基因嵌合体免疫耐受

研究显示，在受者体内建立含供者细胞或遗传物质的共存状态（嵌合体），可形成对供者移植物的耐受。20 世纪 90 年代初，托马斯·斯塔兹（Thomas Starzl）等利用 PCR 技术在停用免疫抑制剂的多例长期存活肝移植患者的多种器官内发现有供者来源的细胞（遗传物质），即微嵌合现象（micro-chimerism），随后的研究中发现其他器官移植长期存活患者也有同样情况。他们认为在应用免疫抑制剂情况下，供者与受者的免疫细胞（干细胞）可形成共存，并诱发免疫耐受。目前已经明确在大型动物（包括非人灵长类）大嵌合现象均伴随着对移植物的耐受，展现了潜在的临床应用前景。在临床上可通过大剂量全身放射线照射建立同种异基因造血干细胞嵌合体或者持续应用免疫抑制剂并多次给受者输注供者骨髓细胞，建立

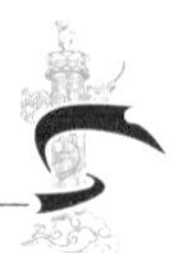

混合嵌合体。通过大剂量照射诱导嵌合可对机体造成严重损伤,目前多是采用混合造血嵌合策略即首先应用抗 CD4 和 CD8 的单抗清除受者体内成熟 T 细胞,然后小剂量胸腺照射,以清除胸腺内残存的同种反应性 T 细胞,最后输入造血干细胞。有报道称,也可输入高剂量供者造血干细胞联合低剂量免疫抑制剂,可提高致耐疗效和降低毒副作用。

(三)输注免疫细胞诱导移植耐受

1. 转输 Treg 诱导免疫耐受　同种抗原特异性 Treg 可抑制 T 细胞介导的同种移植排斥反应,诱导移植物长期耐受。因为 Treg 具有抑制同种反应性 CTL 的细胞毒作用并可直接或间接下调 DC 表达共刺激分子和黏附分子,抑制同种反应性 T 细胞激活和增殖,并诱导其失能和凋亡。转输 Treg 治疗 GVHD 已经进入临床试验,并取得一些有价值的成果。

2. 转输 DC　在体外,应用免疫抑制剂或者抑制性细胞因子可诱生耐受性 DC,转输给受者,有助于诱导移植耐受。其机制是耐受性 DC 低表达共刺激分子和 MHC Ⅱ类分子,分泌 IL-10 等具有免疫抑制作用的细胞因子、诱生 Treg 和上调共抑制分子表达等。

3. 转输凋亡细胞　近年来发现,细胞凋亡与移植耐受密切相关。给小鼠移植模型输注供者凋亡白细胞,可明显下调供者体内同种反应性 T 细胞应答,延长移植物存活时间。在机体内,未成熟 DC 在免疫耐受微环境下可加工处理供者凋亡细胞来源的同种抗原,进而诱导受者同种反应性 T 细胞耐受;输注供者凋亡细胞,可通过 T 细胞克隆清除和失能、Th1/Th2 细胞失衡或诱生 Treg 等机制诱导移植耐受。

4. 转输骨髓间充质干细胞　间充质干细胞(mesenchymal stem cell,MSC)存在于人体多种组织和器官间质中,可诱导产生 Treg,也可抑制效应 T 细胞、B 细胞、DC 细胞和 NK 细胞等的生长和功能,在预防和治疗移植排斥反应中具有良好的应用前景。

(四)阻断同种反应性 T 细胞应答诱导移植耐受

免疫系统通过各种反馈性调节机制来控制具体应答的强度和类型,可通过这些机制控制特异性排斥反应。例如,应用针对同种抗原反应 T 细胞 TCR 的单克隆抗体或供者可溶性 MHC 分子,封闭或清除同种异型抗原反应 T 细胞;应用抗 CD4 和 CD8 抗体封闭 CD4 和 CD8 分子,可抑制其辅助作用,从而降低 T 细胞对抗原刺激的敏感性;利用可溶性 CTLA-4、协同刺激信号阻断剂如抗 B7 抗体和抗 CD40L 抗体等抑制同种反应性诱导 T 细胞应答;还可以定向调控 Th 细胞亚群分化,例如阻断 Th1 细胞及其效应或增强 Th2 细胞效应和促进细胞因子分泌等,有利于建立移植耐受。

(李晋涛)

参考文献

1　郝钰,万红娇,邝枣园. 医学免疫学与病原生物学[M]. 4 版. 北京:科学出版社,2017:119-123.

2　龚非力. 医学免疫学[M]. 2 版. 北京:科学出版社,2007:169-176.

3　马兴铭,丁剑冰. 医学免疫学[M]. 北京:清华大学出版社,2013:204-212.

4　ABOUL K A, ANDREW H L, SHIV P. Cellular and molecular immunology[M]. 9th ed. Amsterdam: ELSEVIER,2018:373-395.

5　KENNETH M, CASEY W. Immunobiology[M]. 9 th ed. New York and London: Garland Science, Taylor & Francis Group,2017:536-549.

第19章

免疫功能检测与临床意义

免疫功能检测是结合免疫学、细胞生物学和分子生物学理论与技术，对免疫相关物质如抗原、抗体、补体、细胞因子和免疫细胞及其膜分子以及体液中多种微量物质如激素、酶、血浆微量蛋白、血液药物浓度、微量元素等进行定性、定位或定量检测的实验技术和方法。近年来，免疫功能检测不断发展和完善，新的方法不断出现，广泛用于生命科学的各个领域，推动生命科学的研究，阐明了许多机体生命活动的规律和疾病的发病机制，在临床疾病的诊断、预防和治疗中发挥了重要的作用。

第一节　抗原抗体的体外检测

一、抗原抗体反应的特点

1. 高特异性　抗原与抗体结合具有高特异性。一种抗原通常只能与其刺激机体产生的特异性抗体结合，实质上是抗原分子表面的抗原表位与抗体分子的抗原结合部位之间，在化学结构和空间构型上的互补结合，互补程度越高，抗原与抗体之间的结合力就越强。利用抗原抗体反应具有高特异性的特点，故可用已知的抗原（或抗体）来检测相应未知的抗体（或抗原）。

2. 可逆性　抗原与相应抗体结合成复合物后，在一定条件下又可解离为游离的抗原与抗体的特性称为抗原抗体反应的可逆性（reversibility）。抗原抗体的结合是分子表面的非共价键结合（氢键、范德瓦耳斯力和疏水键等），所以形成的抗原抗体复合物不稳定，容易受温度酸碱度和离子强度的影响。当溶液pH值降低或溶液离子强度提高，复合物可解离为游离的抗原和抗体。

3. 适宜的浓度和比例　抗原与相应抗体特异性结合，形成肉眼可见的复合物的反应需要二者合适的浓度和比例的特性，称为抗原抗体反应的比例性（proportionality）。当抗原抗体反应时，只有当二者分子比例合适时才会形成大量抗原抗体复合物而出现可见现象，此时反应体系中几乎无游离的抗原与抗体存在。抗体过剩或抗原过剩，反应不完全，形成的复合物少，就会形成带现象（zone phenomenon）。因此，在检测抗原或抗体时，要适当稀释抗原或抗体，调整反应体系中抗原与抗体的比例，以避免带现象的干扰而导致假阴性结果。

4. 阶段性　抗原抗体反应包括两个阶段：第一个阶段是抗原抗体通过互补的非共价键特异性结合阶段，此阶段反应快，可在数秒钟至几分钟内完成，一般不能为肉眼所见。第二阶段为反应可见阶段，小的抗原抗体复合物之间通过正负电荷吸引形成较大复合物，根据参加反应的抗原物理性状的不同，可出现

凝集、沉淀和细胞溶解等现象。反应可见阶段所需时间较长，从数分钟、数小时到数日不等，且易受温度、酸碱度和电解质等因素影响。

二、抗原抗体反应的影响因素

1. 反应物自身的因素　抗原和抗体是反应的主体，它们的理化性质、生物学活性以及浓度等均直接影响二者的结合反应。抗原的分子量、抗原表位的种类及数目都可影响抗原抗体反应的结果。抗体的特异性和亲和力也是影响抗原抗体反应的关键因素，特异性高和亲和力强的抗体与相应抗原发生结合时，反应结果出现得就迅速和准确。

2. 反应的环境因素　体外的抗原抗体反应需要合适的环境条件，如酸碱度、温度以及电解质等，合适的环境因素能促进抗原抗体分子的紧密接触，增强分子间的引力，促进抗原抗体的反应。常用的电解质为各种缓冲液，pH 环境在 pH 值 6 ~ 8 为宜，37 ℃是常用的反应温度。

三、抗原抗体的体外检测技术

抗原抗体反应的种类繁多，由于抗原物理性状、参加反应的成分和出现的结果的差异，可出现不同类型的反应，如凝集反应、沉淀反应、免疫比浊法、中和反应及免疫标记技术等。

（一）凝集反应

凝集反应（agglutination reaction）是颗粒性抗原（如细菌、红细胞或表面包被抗原的颗粒）与相应的抗体在电解质存在的条件下结合，出现肉眼可见的凝集物的现象称为凝集反应。可用于定性和半定量检测。凝集反应分为直接凝集反应和间接凝集反应两种。

1. 直接凝集反应　直接凝集反应（direct agglutination reaction）是颗粒性抗原本身直接与相应的抗体反应出现的凝集现象（如红细胞凝集或细菌凝集）。直接凝集反应可以分为玻片法和试管法。

（1）玻片法：玻片法是将待检红细胞或细菌悬液和含有已知抗体的诊断各加一滴在玻片上混合，数分钟后，出现凝集现象即为阳性反应。玻片法为定性试验，方法简捷、快速，常用于菌种鉴定和分型或人 ABO 血型的测定等。

（2）试管法：试管法是将受检血清用生理盐水做倍比稀释，加入等量已知抗原液，在 37 ℃环境下放置一段时间，根据凝集程度可判断血清中的抗体效价。试管法是半定量试验，常用于病原微生物或病原体感染的诊断。临床上诊断伤寒或副伤寒所用的肥达反应（Widal test）和诊断布鲁氏杆菌病所用的瑞特试验（Wright test）都属于试管法凝集反应。

2. 间接凝集反应　将可溶性抗原或抗体先吸附在某些颗粒载体上，形成致敏颗粒，然后再与相应抗体或抗原进行反应出现凝集的现象，称为间接凝集反应（indirect agglutination reaction）。颗粒载体有红细胞、乳胶颗粒和活性炭颗粒等，相应的反应分别称为间接血球凝集、间接乳胶凝集和间接炭粒凝集反应。将已知抗原吸附在载体上的称正向间接凝集试验，例如人 IgG 作为抗原吸附在乳胶颗粒上检测类风湿因子的试验等；反之将已知抗体吸附在载体上称反向间接凝集试验，例如在早期诊断，将抗体吸附在载体上检测患者血清中乙型肝炎病毒表面抗原 HBsAg。间接凝集试验具有简便、快速和灵敏性高等特点，在临床上也得到广泛应用，例如辅助诊断血吸虫病、钩端螺旋体病等。

（二）沉淀反应

沉淀反应（precipitation reaction）是可溶性抗原与相应抗体结合后，在适当电解质存在条件下，形成较大的免疫复合物沉淀的反应。沉淀反应可在液体中进行，也可在半固体琼脂凝胶中进行。在液体中进行的沉淀反应有环状沉淀反应和絮状沉淀反应，因其灵敏性差，目前已被免疫比浊法取代；凝胶内沉淀反应分为单向琼脂扩散和双向琼脂扩散试验等。沉淀反应因敏感性问题，在实际中主要用于抗体效价的初步判断和血清球蛋白测定等。

1. 单向免疫扩散　单向免疫扩散（single immunodiffusion）为定量试验。此方法是将已知一定量的抗

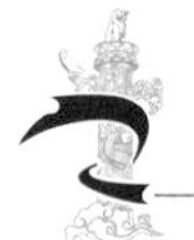

体均匀混合于已经溶化的42~50 ℃琼脂中，制成琼脂板，冷却后进行打孔，孔中加入待测的可溶性抗原，任其向四周扩散。抗原扩散过程中与琼脂中的抗体相遇，在比例适宜处形成以抗原孔为中心的白色沉淀环。由于沉淀环的直径与抗原浓度呈正相关，可从标准曲线中查出样品中抗原的含量。本法多用于血清中免疫球蛋白（IgA、IgM、IgG）、甲胎蛋白（alpha fetoprotein，AFP）、C3或其他可溶性抗原的定量检测。

2. 双向免疫扩散　双向免疫扩散（double immunodiffusion）是将琼脂制成琼脂平板并按需要打孔将抗原和抗体分别加入琼脂孔中，任两者同时在琼脂中向四周扩散，在比例适合处形成白色沉淀线。根据沉淀线的有无和形状，可鉴定两种抗原是完全相同、部分相同或完全不同。本方法可用于检测可溶性抗原或抗体的定性检测和两种抗原的相关性分析、对复杂的抗原或抗体成分进行纯度鉴定以及血清效价的半定量测定等。

3. 免疫电泳　免疫电泳（immunoelectrophoresis）是沉淀反应与电泳技术的结合，在电场作用下进行的抗原抗体双向琼脂扩散试验。一般，抗原加入近阴极端孔内，抗体加入近阳极端孔内，通电后抗原与抗体相向运动相遇形成白色沉淀线，加入抗体，对出现的沉淀线进行分析。免疫电泳敏感度较好，主要应用于抗原、抗体成分分析和异常体液蛋白的识别。

（三）免疫比浊法

免疫比浊法（immunonephelometry）是利用抗原抗体反应可以在液相中形成不同含量的免疫复合物，使反应体系呈现不同的浊度，根据浊度即可检测可溶性抗原的含量的方法。免疫比浊法包括散射比浊法、透射比浊法、免疫乳胶比浊法和自动生化分析仪检测法等。免疫比浊法具有快速、稳定和高敏感性等特点，目前在临床上已得到较为广泛的应用，对能形成抗原抗体沉淀反应的任何物质都能进行检测。此法通过自动生化分析仪可同时对样品中的多种抗原物质如各类抗体、抗原、补体、激素、转铁蛋白等进行定量分析以及微生物的鉴定等。

（四）免疫标记技术

免疫标记技术（immunolabeling technique）是将抗原抗体反应与标记技术相结合，将已知的抗原或抗体标记上示踪物质（如酶、荧光素、放射性核素、化学发光物质和胶体金等），通过标记物的检测，间接测定免疫复合物的试验方法。免疫标记技术有较高的灵敏性和特异性，既能定性和定量，也能结合光镜或电镜技术观察抗原、抗体或抗原抗体复合物在组织细胞内的分布和定位，是发展较快、应用较广的一种免疫学检测方法。

1. 免疫酶测定法　免疫酶测定法（enzyme immunoassay，EIA）是一种用酶标记的抗体检测特异性抗原或抗体的方法。此法是将抗原抗体反应的高特异性和酶对底物催化的高效性结合起来，通过酶标仪测定酶分解底物产生的有色物质（酶也可作用于荧光底物，产生荧光）的光密度值（optical density，OD），计算抗原或抗体的含量。常用于标记抗体的酶有辣根过氧化物酶（horseradish peroxidase，HRP）和碱性磷酸酶（alkaline phosphatase，ALP）。HRP最为常用，其作用的底物是过氧化氢和供氢体（四甲基联苯胺、四甲基联苯胺硫酸盐）。EIA常用的方法有酶联免疫吸附试验（enzyme linked immunosorbent assay，ELISA）和酶免疫组化技术。酶免疫检测技术可用于药物、激素等半抗原的检测，也可用于大分子蛋白质、病毒和细胞性抗原成分的检测。

（1）双抗体夹心法：先将已知抗体包被在固相上，洗去未吸附的抗体；加入待检样本，充分作用后，标本中相应的抗原与固相上抗体结合；洗去未结合的抗原成分后加入已知的酶标抗体；洗涤后加底物，酶分解底物产生呈色反应（图19-1）。ELISA检测技术具有操作简单、特异性强的优点，是酶免疫技术中应用最广泛的技术，适用于检测血清、脑脊液、胸水和腹水等各种液相中的可溶性抗原如细胞因子、微量蛋白等，此法是检测抗原最常用的方法。

（2）间接ELISA：先将已知的抗原包被于塑料板或微球上，洗涤去除未结合的抗原后加待检标本，如果标本中的特异性抗体与固相上的抗原结合，形成抗原抗体复合物，然后加酶标记的抗抗体，形成抗原抗体-酶标记抗体复合物，洗涤后加底物显色（图19-2）。本法主要用于样本中抗体的检测等。

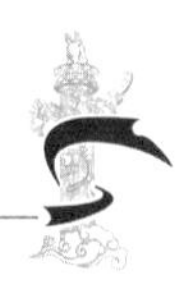

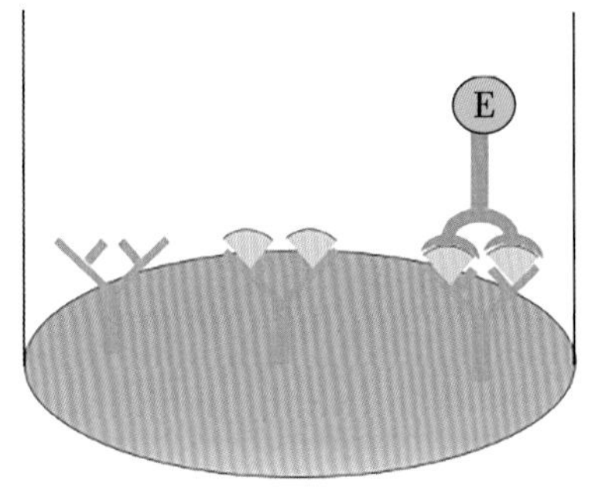

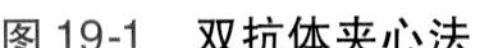
图 19-1　双抗体夹心法

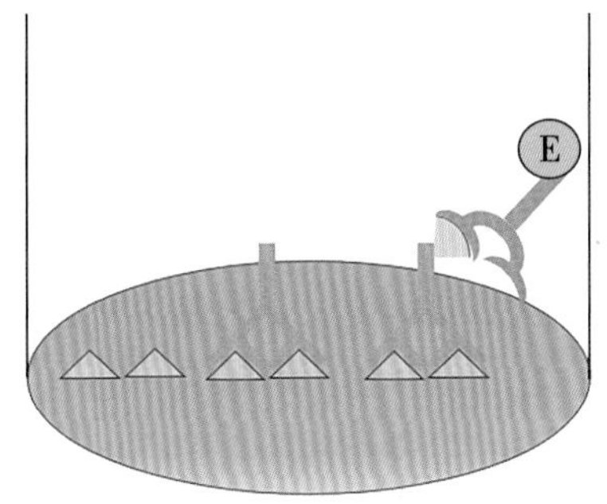

图 19-2　间接 ELISA

（3）生物素-酶标亲和素系统：生物素-酶标亲和素系统（biotin-avidin system-ELISA，BSA-ELISA）是利用生物素和亲和素之间的高亲和力，以及同抗原、抗体及酶蛋白进行标记的特点建立起来的放大 ELISA 检测方法，是一种广泛应用的放大系统。生物素（biotin，B）广泛分布于动物、植物组织中，可与生物大分子连接，从而形成生物素标记的抗原、抗体、酶及荧光素等。亲和素（avidin，A）是从卵白蛋白中提取的一种四聚体碱性糖蛋白，一个亲和素分子可以结合 4 个生物素结合位点，这种结合特性赋予生物素-亲和素系统的放大效应。生物素-亲和素结合反应有极高的亲和力，两者结合了就很难分离。在一定条件下，生物素和亲和素均能与抗体、抗原或辣根过氧化物酶偶联，而不影响其生物学活性。在生物素-亲和素系统中，利用亲和素-生物素-酶复合物追踪生物素标记的抗原或抗体，最后通过酶催化底物显色，可检出相应的抗体或抗原。

检测抗原时，可先用已知特异性抗体包被固相载体，依次加入待检样品、生物素标记的特异性抗体、生物素化酶-亲和素复合物，最后加底物显色。生物素也能结合核苷酸，因此 BAS 除用于抗原、抗体检测外，还可用于 DNA 和 RNA 的检测。

（4）酶联免疫斑点试验：酶联免疫斑点试验（enzyme-linked immunospot assay，ELISPOT assay）是用来检测淋巴细胞或某种细胞亚群在特异性抗原刺激下分泌抗体或细胞因子能力的技术。ELISPOT 试验是用已知抗原或抗体包被固相载体，加入待检的细胞样品进行孵育，诱导细胞分泌抗体或细胞因子，在分泌细胞周围同包被抗原或抗体结合，形成抗原抗体复合物，分别加入酶标记的第二抗体和底物，就可形成显色斑点（图 19-3）。通过测定斑点的数目可明确特异性分泌细胞的数量，又可通过斑点的大小和染色程度来反映细胞分泌功能的强弱。

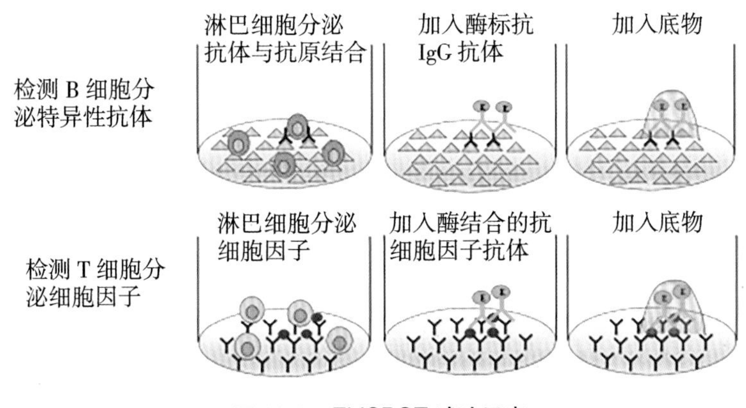

图 19-3　ELISPOT 试验示意

（5）免疫组化技术：免疫组化技术（immunohistochemistry technique）是用标记的已知抗体与组织或细胞表面相应抗原结合发生反应，对抗原做定位、定性或定量检测的技术。常用的免疫组化技术包括酶免疫组化（HRP 标记）、免疫金组化（胶体金标记）和免疫电镜技术等。

2. 免疫荧光技术　免疫荧光技术（immunofluorescence technique）又称荧光抗体技术，用荧光素［如

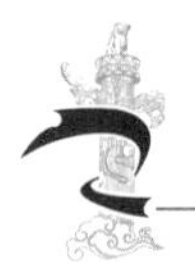

异硫氰酸荧光素(fluorescein isothiocyanate,FITC)、藻红蛋白(phycoerythrin,PE)]标记的抗体即荧光抗体,检测特异性抗原或抗体的方法。荧光素在激发光作用下可直接发出荧光,例如FITC发黄绿色荧光,PE发红色荧光。用荧光抗体浸染组织或细胞等,则抗原与荧光抗体结合后形成抗原抗体复合物,在显微镜下观察呈现荧光。免疫荧光技术可用于对相应抗原的定性和定位等。

(1)直接荧光法:将荧光素标记的已知抗体直接与细胞或组织等的抗原反应,用荧光显微镜、激光共聚焦显微镜或者流式细胞仪进行观察或者检测,可用于鉴定组织细胞中的蛋白质、病毒等抗原或者图片上的微生物等(图19-4)。直接荧光法具有简便、特异性高等优点,但是检测不同的抗原,需要不同的特异性荧光抗体。

(2)间接荧光法:间接荧光法是用未标记的特异性抗体(一抗)与标本中的抗原结合,再用荧光素标记的抗抗体(二抗)染色,然后在显微镜下观察的方法(图19-5)。此方法制备一种荧光标记的抗抗体就可用于多种不同抗原抗体的检测。间接荧光法比直接荧光法灵敏度要高,但是易发生非特异性荧光干扰。

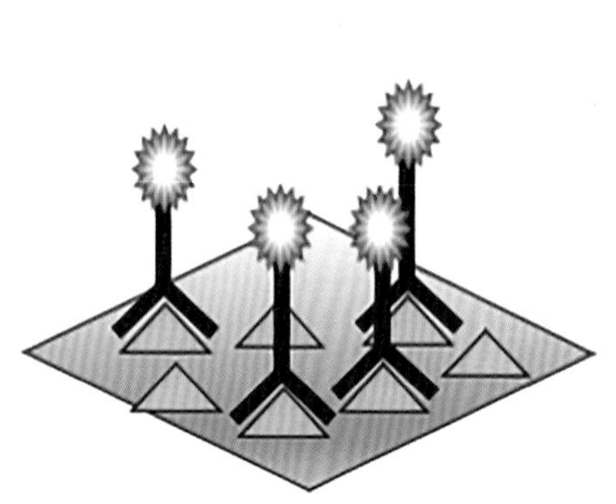

图19-4　直接荧光法

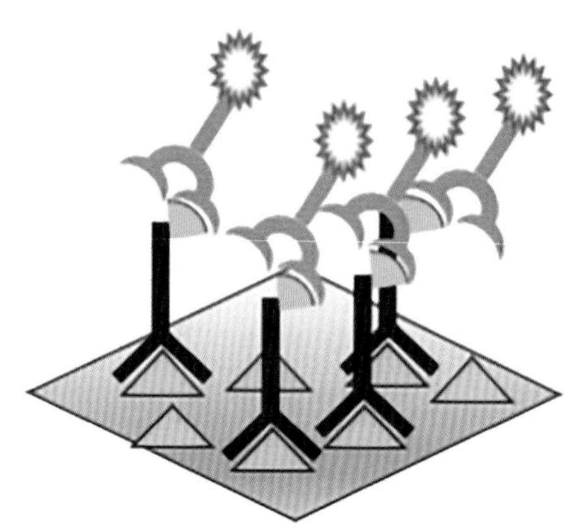

图19-5　间接荧光法

3. 放射免疫测定　放射免疫测定(radioimmunoassay,RIA)是用放射性核素标记抗原或抗体进行的免疫检测方法。将同位素的敏感性与抗原抗体的特异性结合起来,具有重复性好、准确性高等优点,敏感性可达到pg/ml水平。常用的放射性核素有^{125}I、^{131}I、^{3}H以及^{14}C等。放射免疫测定主要用于微量物质如胰岛素、生长激素、吗啡、地高辛等药物和IgE等的检测。放射性核素对机体有一定的危害性,易对环境造成污染,因此本法应用受到一定的限制。

4. 发光免疫分析　发光免疫分析(luminescence immunoassay,LIA)是用发光物质如化学发光剂、生物发光剂等标记的抗体或抗原与样本中抗原或抗体结合,以发光现象作为指示,可以定量检测抗原或抗体。LIA不仅具有发光分析的高灵敏度和抗原抗体反应的高特异性,还具有简便、无污染和实现自动化分析的特点。LIA常用于微量抗原抗体的定量检测,也可以用于吞噬细胞功能的检测等。根据发光反应、标记物和标记方法不同,发光免疫分析可分为化学发光免疫分析、生物发光免疫分析和化学发光酶免疫分析。

(1)化学发光免疫分析:化学发光免疫分析(chemiluminescence immunoassay,CLIA)是用化学发光剂如鲁米诺或吖啶盐类化合物等标记抗原或抗体与相应的抗体或抗原结合,对发光标记物进行定量或定性检测。

(2)生物发光免疫分析:生物发光免疫分析(bioluminescence immunoassay,BLIA)是利用生物发光物质(如萤火虫或发光水母)或参与生物发光反应的辅助因子[如腺苷三磷酸(adenosine triphosphate,ATP)或烟酰胺腺嘌呤二核苷酸(nicotinamide adenine dinucleotide,NAD)等]对活细胞进行多种生物学功能的检测,例如通过荧光素酶报告基因检测细胞凋亡或检测细胞增殖。

(3)化学发光酶免疫分析:化学发光酶免疫分析(chemiluminescence enzyme immunoassay,CLEIA)用酶标记抗原或抗体与相应的抗体或抗原结合,反应结束后加入底物(即发光剂)进行检测。常用的酶有

HRP 和 ALP。

(4)电化学发光免疫分析:电化学发光免疫分析(electrochemiluminescence enzyme immunoassay, ECLIA)包括电化学和化学发光两个过程。以电化学发光剂(如三联吡啶钌)标记抗原或抗体,用三丙胺(tripropyl amine, TPA)做电子供体,通过电场中电化学引发特异性反应,通过检测发光强度可对抗体或抗原进行定量或定性分析。ECLIA 可用于所有的免疫测定,也可用于 DNA/RNA 探针检测。

5. 免疫胶体金技术　用胶体金颗粒标记的抗体或抗原检测未知的抗原或抗体的方法称为免疫胶体金技术(immunological colloidal gold signature, ICS)。常用于多种液相免疫测定和固相免疫分析。

(1)胶体金在免疫组化中的应用:可以用不同大小的胶体金颗粒或结合酶标对样本进行双重或多重标记,用标记抗体对组织切片染色后在光镜下进行检测。直径 3~15 nm 的胶体金均可用于电镜样本标记,多用于单一抗原颗粒的检测,而直径 15 nm 胶体金常用于检测抗原量较多的感染细胞。

(2)胶体金在免疫层析诊断技术中的应用:免疫层析法(immunochromatography)是近年兴起的一种快速诊断技术,是将固定有特异的抗体硝酸纤维素膜一端浸入如血清、尿液等样本中,样本由于毛细管作用将沿着该膜向前移动,当移动至抗体的区域时,样品中相应的抗原即与该抗体发生特异性结合,若用免疫胶体金或免疫酶染色可使该区域显示颜色,就可以指示结果。

6. 蛋白质印迹法　蛋白质印迹法(Western blotting, immunoblotting;又称免疫印迹法),是将 SDS-PAGE 分开的蛋白质成分转移至固相载体膜后,再用标记的特异性抗体对蛋白质进行定性和半定量分析,结合了 SDS-PAGE 电泳技术的高分辨率和酶免疫技术的高灵敏性和高特异性。该法能对分子大小不同的蛋白质进行分离并确定其分子量和抗原特性,常用于病毒抗原或抗体的检测和目的蛋白的鉴定。

(五)蛋白质芯片技术

蛋白质芯片(protein chip)又称为蛋白质微阵列(protein microarray),具有快速、准确和高通量检测的优点。蛋白质芯片包括抗原芯片和抗体芯片。抗原芯片是固定有各种蛋白质抗原的芯片,用标记特定荧光物质的抗体与抗原芯片作用,与芯片上蛋白质抗原与抗体特异性结合,洗涤后测定芯片上各点的荧光强度。芯片上的荧光将指示蛋白质抗原对应的抗体和相互结合的程度。抗体芯片是指将抗体固定到芯片表面以检测相应的抗原。抗原芯片和抗体芯片在微生物感染检测和肿瘤抗原初筛中具有广泛的应用价值。

第二节　免疫细胞功能的检测

免疫细胞直接参与机体的免疫反应,通过体外或体内实验对不同细胞进行分离、鉴定及功能测定是判断和评价机体免疫功能的重要手段。免疫功能检测最常用的标本包括外周血、胸腺、脾和淋巴结等。

一、免疫细胞的分离

(一)外周血单核细胞的分离

外周血单核细胞(peripheral blood mononuclear cell, PBMC)是免疫学实验中最常用的细胞群。获取 PBMC 是进一步分离纯化 T/B 细胞的基础,是开展免疫细胞检测的前提条件。PBMC 常用的分离方法是密度梯度离心法,是将抗凝血置于相对密度为 1.077 的聚蔗糖-泛影葡胺(ficoll-hypaque)分离液液面上,离心后可使不同相对密度的外周血细胞分层。因为红细胞和粒细胞的相对密度(约 1.092)大于单个核细胞(约 1.075),所以红细胞沉淀于管底,多形核白细胞分布于红细胞层与分离液之间,单核细胞则分布于血浆层与分离液交界面(图 19-6)。这种分离方法获得的 PBMC 纯度可到达 95%。PBMC 中主要含有 80%~90% 的淋巴细胞,同时还有 10%~20% 单核细胞及少量的粒细胞、红细胞和血小板等。将 PBMC 悬液通过离心洗涤 2~3 次,可去除其中绝大部分混杂的血小板。红细胞可用 0.83% 氯化铵处理或低渗

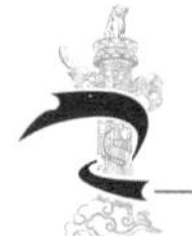

裂解法去除。单核细胞具有黏附塑料、葡聚糖凝胶和玻璃的特性，而淋巴细胞无此特性，可将收获的PBMC置于培养皿/瓶中培养，单核细胞就会黏附在培养皿/瓶表面，收获未黏附细胞即为较纯的淋巴细胞。

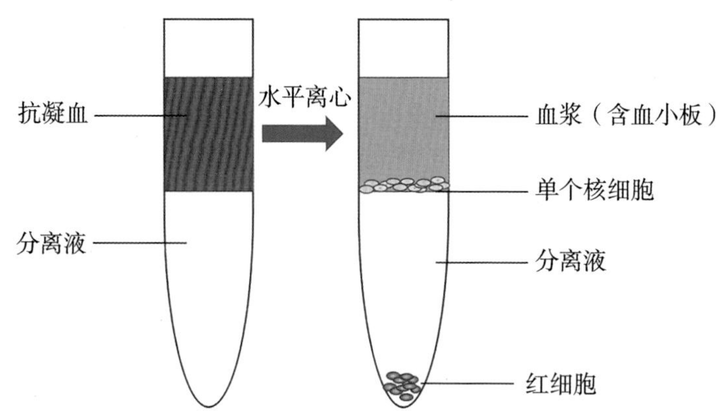

图 19-6 Ficoll 密度梯度分离单个核细胞示意

（二）淋巴细胞及其亚群的分离与纯化

1. Percoll 密度梯度离心法　Percoll 液是一种对细胞无毒性和无刺激性的硅胶颗粒混悬液。在Percoll液面上加入细胞悬液，通过密度梯度离心使密度不等的细胞分层，形成一个从管底至液面密度逐渐递减的连续密度梯度。此法是分离纯化淋巴细胞和单核细胞的一种较好的方法，淋巴细胞纯度可高达98%，单核细胞纯度可达78%。

2. E 花环分离法　在成熟的T细胞表面的绵羊红细胞（sheep red blood cell，SRBC）受体能与T细胞结合形成E花环，而B细胞则不能。经Ficoll分层液密度梯度离心，E花环形成细胞因密度增大而沉积于管底，通过低渗法裂解花环中的SRBC，即可获得纯化的T细胞。B细胞主要悬浮在分层液面的细胞群。

3. 尼龙棉柱分离法　常用于人和小鼠T细胞的分离与纯化。B细胞易黏附于尼龙棉表面，而T细胞不易黏附的特点将两者分离。

4. 补体细胞毒法　是通过相应的抗体与细胞表面的某种抗原，加入相应的补体，借助补体介导的细胞毒作用破坏抗原阳性细胞，收集未被破坏的抗原阴性细胞，从而达到免疫细胞分离的目的。

5. 免疫吸附分离法　是用已知抗淋巴细胞表面标志的抗体包被聚苯乙烯培养板，然后加入细胞悬液，使表达相应表面标志的淋巴细胞与培养板上相应的抗体结合，可与细胞悬液中其他细胞分开，通过洗脱后即可获得具有相应表面标志的淋巴细胞的方法。例如，用抗CD4抗体包被聚苯乙烯培养板，可将$CD4^{+}$T细胞分离出来。

6. 免疫磁珠分离法　免疫磁珠是将抗淋巴细胞表面标志的抗体和磁性微珠交联结合形成磁珠标记抗体。免疫磁珠可与细胞相应的表面分子结合。在磁场作用下，结合磁珠标记抗体的细胞滞留在磁场中，弃去悬液中游离的细胞，即可获得具有某种表面标志的淋巴细胞。此法具有费用低、操作简单和分离的细胞纯度高等特点，广泛用于多种细胞的分离纯化。

7. 流式细胞仪分选技术　流式细胞仪分选技术是借助荧光激活细胞分类仪（fluorescence activated cell sorter，FACS）将荧光抗体标记的细胞进行快速准确鉴定和分类的技术。其原理是将待测细胞悬液与荧光素标记的抗体反应结合后，在压力作用下细胞排成单列经喷嘴喷出后形成液滴射流，液滴射流在高速聚焦激光束相交处，液滴中细胞受激发光照射可产生散射光并激发各种荧光信号，荧光信号被光电检测器接受转化为电信号，带电液滴在分选器的作用下，预分选细胞落入收集容器中，达到分选的目的。同时电信号存储于计算机中，可以用分析软件对数据进行统计处理和图像显示，快速准确获得结果。流式细胞仪分选纯度可达95%以上，保持了细胞活性，可用于进一步的研究。流式细胞仪除了用于细胞分

选，还常用于鉴定活细胞表面特异分子，免疫细胞亚群分类和百分计数以及细胞周期和细胞凋亡检测等。

二、免疫细胞功能的检测

（一）T 细胞功能检测

1. T 细胞增殖试验　T 细胞受到有丝分裂原如 PHA 和 ConA 或特异性抗原刺激后可活化并增殖。

（1）形态计数法：体外培养时，T 细胞受到有丝分裂原或特异性抗原刺激后，可出现体积增大、细胞形态不规则、细胞质增多、胞核松散及核仁增多等形态学的变化，对这些细胞计数，可了解 T 细胞受抗原刺激后的增殖能力。

（2）^{3}H-TdR 或^{125}I-UdR 渗入法：T 细胞增殖过程中，加入氚标记的胸腺嘧啶核苷（^{3}H-Thymidine riboside，^{3}H-TdR）或^{125}I 标记的尿嘧啶核苷（^{125}I-Uridine riboside，^{125}I-UdR），这些标记物质会被掺入细胞新合成的 DNA 分子中。细胞增殖水平越高，掺入的放射性核素越多。培养结束后收集细胞，用液体闪烁仪或 γ 计数仪测定样本中放射性活性，可反映细胞的增殖水平。

（3）MTT 法：MTT 全称为 3-（4，5）-二甲基噻唑（-z-y 1）-3，5-二苯四唑溴化物［3-（4，5）-dimethylthiazol（-z-y 1）-3，5-di- phen tetrazolium romide；又称四甲基偶氮唑盐微量酶反应比色法］，是一种噻唑盐，为一种淡黄色可溶性物质。T 细胞增殖时，线粒体中的琥珀酸脱氢酶将 MTT 还原为紫褐色的甲臜颗粒，该颗粒被随后加入的二甲基亚砜所溶解，使细胞培养上清呈紫褐色用酶标仪测定 OD 值，即反映活细胞的相对数量。MTT 法灵敏度低于放射性同位素掺入法，但是操作简便，无放射性污染。

2. 迟发型超敏反应检测　迟发型超敏反应（delayed type hypersensitivity，DTH）检测是一种简便易行的皮试方法。外来抗原刺激机体产生免疫应答，再用相同的抗原做皮试可导致迟发型超敏反应。T 细胞受抗原刺激活化并释放分泌多种细胞因子，产生以单个核细胞浸润为主的炎症，局部于 24～48 h 发生充血、渗出。阳性反应表现为局部红肿和硬结，更严重的会发生水肿，甚至坏死。细胞免疫功能正常者出现阳性反应，细胞免疫功能低下者则是弱阳性或阴性反应。DTH 检测常用于病原微生物或病原体感染、免疫缺陷病和肿瘤等患者的免疫功能测定。皮试常用的抗原有结核菌素、念珠菌素、麻风菌素和腮腺炎病毒等。

（二）B 细胞功能检测

1. B 细胞增殖试验　B 细胞受相应的抗原刺激后发生增殖，可通过^{3}H-TdR 掺入法测定。不同物种中，刺激 B 细胞增殖的抗原不同，例如小鼠 B 细胞可以用细菌脂多糖刺激，人 B 细胞可以用含蛋白 A 的金黄色葡萄球菌或者是抗 IgM 抗体刺激。

2. 溶血空斑形成试验　溶血空斑形成试验（hemolytic plague assay）常用于检测动物 B 细胞抗体产生能力的方法。用绵羊红细胞（sheep red blood cell，SRBC）为抗原免疫动物，4 d 后分离脾制成细胞悬液，内含分泌抗 SRBC 的 B 细胞。将脾细胞和 SRBC 琼脂糖凝胶中混匀，倾注于平皿中培养，抗体形成细胞所产生的抗体与周围的 SRBC 结合，当凝胶表面加入补体，使结合抗体的 SRBC 激活补体而被溶解，在抗体形成细胞周围形成 SRBC 被溶解的透明区，即溶血空斑。一个空斑就代表一个抗体形成细胞，通过计算溶血空斑数目可知分泌特异性抗体的 B 细胞的数目。ELISPOT 法也可以检测特异性抗体形成细胞的数量。

（三）细胞毒活性检测

CTL 细胞或 NK 细胞对靶细胞具有杀伤作用，可以使靶细胞破坏溶解或凋亡。可以通过选用相应的靶细胞测定其杀伤活性。细胞毒活性检测主要用于肿瘤免疫、移植排斥和病毒感染等方面的研究。

1. 乳酸脱氢酶释放法　将靶细胞与效应细胞混匀孵育，靶细胞受到损伤时细胞膜通透性改变，乳酸脱氢酶（lactate dehydrogenase，LDH）从细胞内释放至培养液中。释放出来的可催化底物如硝基氯化四氮唑蓝，形成有色的甲基化合物，读取 OD 值，可计算出效应细胞的细胞毒活性。本法具有操作快速简便的优点，但是 LDH 的分子较大，只有靶细胞膜被严重破坏时才能释放，因此本法敏感性较差。

2. ^{51}Cr 释放法　将 $Na_2{}^{51}CrO_4$标记的靶细胞与待检效应细胞（CTL 或 NK 细胞）混合培养后，若效应细胞对靶细胞有杀伤作用,则^{51}Cr可从破坏的靶细胞释放,用γ计数仪测定培养上清中^{51}Cr的放射活性,即可反映待检效应细胞的杀伤活性。

3. 细胞染色法　在补体依赖性细胞毒试验中,细胞表面抗原与相应抗体结合后,通过激活补体损伤细胞膜,会导致细胞溶解受损。用台盼蓝进行细胞染色,损伤细胞因膜通透性增加,染料会进入细胞而使细胞染成蓝色,而活细胞染不上色。在显微镜计数蓝色死亡细胞数所占总细胞的比率,计算细胞死亡率。

4. 凋亡细胞检测法　细胞凋亡是一种重要的生理和病理过程,目前已有多种方法检测细胞凋亡。

(1)形态学检测:凋亡细胞形态学特征主要表现为体积变小,细胞变圆,失去微绒毛,与周围细胞脱离,胞质浓缩,内质网扩张,核仁消失,核染色质浓缩呈半月形或斑块状,有核着边现象,最后细胞膜内陷将细胞自行分割为胞膜包绕的凋亡小体。

(2)琼脂糖凝胶电泳法:当靶细胞被效应细胞杀伤后可发生细胞凋亡,DNA 被核酸内切酶切断,产生核小体(180 ~200 bp)及其倍数的片段,在琼脂糖凝胶电泳时呈现梯状 DNA 区带图谱,可反映细胞凋亡的程度。

(3)FACS:正常细胞 DNA 为二倍体,细胞发生凋亡时由于 DNA 断裂成非二倍体或亚二倍体,可以用 FACS 分析亚二倍体,根据峰值大小可判断细胞凋亡的百分率。凋亡细胞膜磷脂成分暴露可与荧光标记的磷脂结合蛋白结合,用 FACS 检测和分析凋亡细胞的频率。

(4)TUNEL 法:TUNEL 全称是末端脱氧核苷酸转移酶介导的 dUTP-生物素缺口末端标记法(terminal deoxynucleotidyl transferase-mediated dUTP-biotin nick end labeling assay;TUNEL assay)。在细胞培养液中加入末端脱氧核苷酸转移酶(terminal deoxyribonucleotidyl transferase,TdT)和生物素标记的核苷酸如 dUTP,dUTP 在 TdT 的作用下可连接至断裂的 DNA 3′末端利用亲和素-生物素-酶放大系统,在 DNA 断裂处着色,显示凋亡细胞。

(四)吞噬细胞功能检测

1. 趋化功能检测　吞噬细胞在趋化因子如微生物细胞成分及其代谢产物、补体活性片段的作用下产生趋化运动。趋化运动是吞噬过程的第一步,对吞噬功能影响很大,检测其趋化强度有助于了解吞噬细胞的趋化功能。

(1)琼脂糖平板法:在琼脂糖凝胶中在趋化因子的吸引下,细胞向趋化因子做定向移动,根据细胞移动的距离计算趋化指数来判断趋化功能。

(2)滤膜渗透法:用微孔小室趋化试验装置,微孔小室分为上下两室,中间隔以一定孔径的微孔滤膜。检测时在上室加入细胞悬液,下室加趋化因子,细胞受趋化因子的吸引,向下层小室迁移穿过微孔滤膜进入下层膜面,从滤膜穿过来的细胞经染色计数,可计算趋化指数(chemotactic index,CI),来判断和评价趋化因子的趋化活性以及细胞的趋化功能。趋化指数(CI)= 试验孔的趋化细胞数/阴性对照孔的趋化细胞数。

2. 吞噬功能检测　中性粒细胞和巨噬细胞具有吞噬功能。

(1)显微镜检测法:将细胞与白假丝酵母菌(或葡萄球菌)悬液混合温育后,进行滴片,加入亚甲蓝染液染色,在油镜下观察白细胞对该菌的吞噬情况,如已被杀死的白假丝酵母菌(或葡萄球菌)就会被染成蓝色,而活菌不会着色。计算一定数量的吞噬和未吞噬白假丝酵母菌(或葡萄球菌)的细胞及所吞噬的细菌数,计算细胞的吞噬率、吞噬指数和杀菌率即可判断细胞的吞噬功能。吞噬率(%)=(吞噬细菌的细胞数/200 个细胞)×100%;吞噬指数=(200 个细胞中所吞噬的细菌总数/200 个吞噬细菌细胞)×100%;杀菌率(%)=(胞内含着染菌体的细胞数/200 个细胞)×100%。

(2)荧光标记物试验:将荧光标记的大肠杆菌、白假丝酵母菌等与细胞悬液混合孵育,加入台盼蓝染色,然后洗涤去除未被吞噬的荧光颗粒,重选细胞后用荧光分光光度计定量分析,可判断细胞的吞噬功能。

(3)硝基蓝四氮唑试验:硝基蓝四氮唑试验主要检测中性粒细胞的杀菌能力。在抗凝血或白细胞悬液中加入硝基蓝四氮唑(nitroblue tetrazolium,NBT)溶液后,由于中性粒细胞在杀菌过程中的耗氧量与杀伤活性呈正相关,产生的超氧阴离子(O_2^-)能使被吞入细胞内的 NBT 还原成不溶解的暗蓝色的甲臜,而成

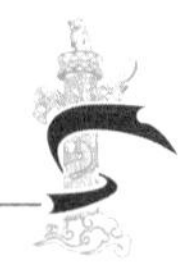

为 NBT 阳性细胞。因此,光镜下计数 NBT 阳性细胞百分率,即可反映中性粒细胞的杀伤功能。

三、细胞因子的检测

细胞因子是判断机体免疫功能的重要指标,其检测有助于了解免疫细胞对抗原刺激发生活化反应和细胞因子的产生能力等。目前,细胞因子的检测方法主要有生物活性检测法、免疫学检测法和分子生物学检测法。

(一)生物活性检测法

某些细胞因子有特定的生物学活性,因此可以根据其独特的生物学活性进行检测。主要有以下两种。

1. 细胞增殖或增殖抑制法　某些肿瘤细胞株必须依赖某种细胞因子才能在体外增殖,如 CTLL 细胞株的增殖依赖 IL-2。还一些细胞因子能抑制细胞株的增殖,如 IL-1 对黑色素瘤细胞 A352 具有抑制作用。细胞增殖或细胞抑制反应与细胞因子的含量正相关,通过^{3}H-TdR 掺入法或 MTT 法测定细胞增殖或生长抑制水平,并与标准品进行对比,可判断样品中细胞因子的含量。

2. 细胞病变抑制法　细胞病变抑制法主要用于检测干扰素的抗病毒活性。在体外培养细胞中,加入含干扰素的检测标本后加入病毒液,干扰素可抑制病毒感染细胞。检测存活细胞的相对数量,进而可计算和判断待检样本中干扰素的活性。

(二)免疫学检测法

1. 酶联免疫吸附试验　大多数细胞因子都可以用酶联免疫吸附试验(ELISA)(双抗体夹心法)进行检测见前述相关内容。

2. 胞内细胞因子检测法　胞内细胞因子检测可采用流式细胞术。细胞用特定抗原或多克隆激活剂(如离子霉素)激活的同时用分泌抑制剂如莫奈霉素等可以抑制细胞因子释放,将其阻断在胞内,对细胞进行固定和破膜后用荧光素标记的抗细胞因子抗体进行染色,再通过流式细胞仪检测,了解不同细胞亚群的状态。

3. 酶联免疫斑点试验　酶联免疫斑点试验(enzyme-linked immunospot assay,ELISPOT assay)常用于检测 B 细胞特异性抗体及 T 细胞产生的细胞因子。用已知细胞因子的抗体包被固相载体,加入待检的效应细胞,孵育后洗去细胞,相应细胞因子与包被的抗体结合,再加入酶标记抗该细胞因子抗体,最后加底物显色,在分泌相应细胞因子的细胞位置局部呈现有色斑点,一个斑点表示一个分泌相应细胞因子的细胞,通过计数可推算出某种细胞因子产生细胞的频率。此法主要用于单一效应细胞分泌的某一种细胞因子的测定。固相载体一般选择硝酸纤维素膜(nitrocellulose filter,NC)或聚偏二弗乙烯(polyvinylidene fluoride,PVDF)膜覆盖微量反应板,随着自动成像分析系统和商品化试剂的出现,该法的应用越来越广泛,如测定产生细胞因子的特异性 Th17、Th1 和 Th2 等细胞亚群。

(三)分子生物学检测法

细胞分子的表达或分泌主要取决于相应基因(DNA)的激活和 mRNA 的表达,其基因水平的测定对临床诊断具有一定参考价值。因此,可以根据细胞因子的核苷酸序列设计特异性引物,利用实时聚合酶链反应(real-time PCR,RT-PCR)检测 mRNA 的表达。还可以用免疫 PCR(immuno PCR,Im-PCR)对微量细胞因子进行检测,此法结合了 RT-PCR 体外核酸的指数扩增技术和抗原抗体反应的高特异性。抗原抗体通过一个无关的 DNA 片段间接扩增,从而把低丰度的待检基因扩增到常规方法可以检测的水平。首先在固相载体上包被捕获抗体,然后加入待检标本,再加入用 DNA 标记的抗该细胞因子的抗体,洗涤后经 PCR 扩增,可对微量细胞因子进行定性或定量检测。

(李晋涛)

参考文献

1 陈慰峰. 医学免疫学[M]. 4版. 北京:人民卫生出版社,2006:241-253.

2 曹雪涛,何维. 医学免疫学[M]. 3版. 北京:人民卫生出版社,2015:403-419.

3 金伯泉. 医学免疫学[M]. 5版. 北京:人民卫生出版社,2009:229-240.

4 马兴铭,丁剑冰. 医学免疫学[M]. 北京:清华大学出版社,2013:222-240.

5 JUDITH A O,JENNI P,SHARON A,et al. Kuby Immunology[M]. 7th ed. New York:W. H. Freeman and company,2013:485-508.

第20章

疾病免疫防治基础与临床

免疫学理论和技术在疾病的预防和临床医学中已有广泛应用,也取得了卓越成效。根据机体受病原体感染后,能产生特异性抗体和效应T细胞,提高对该病原体的免疫清除作用,根据这个原理,采用人工免疫方法使机体获得特异性免疫力,达到预防疾病的目的。随着卫生状况的改善和计划免疫的实施,人类在传染病的预防中取得了巨大成就,多种传染病的发病率大幅度下降。免疫防治是应通过免疫制剂或免疫调节剂来调节机体免疫功能从而达到预防和治疗疾病的目的。目前,新型疫苗和免疫治疗新方法的研究方兴未艾,免疫学在疾病的治疗和临床医学上的应用将进一步拓展。

第一节　免疫预防

通过免疫的方法预防传染病有着悠久的历史。用免疫预防(immunoprophylaxis)的方法消灭传染病的最好例证就是牛痘苗接种消灭了天花。

适应性免疫的获得方式有自然免疫和人工免疫两种。自然免疫主要指机体感染病原体后建立的适应性免疫,也包括胎儿或新生儿经母体获得抗体。人工免疫是人为地使机体获得适应性免疫,包括人工主动免疫和人工被动免疫。人工主动免疫(artificial active immunization)是利用疫苗接种机体,使之主动产生适应性免疫应答,从而预防和治疗疾病的措施。人工被动免疫(artificial passive immunization)是给机体注射含特异性抗体的制剂,使之被动获得适应性免疫应答,以达到治疗或紧急预防疾病的目的。

一、制备疫苗的基本要求

免疫预防主要措施是接种疫苗(vaccine),是人工主动免疫的主要目的。疫苗是接种后能使机体对相应疾病产生免疫力的生物制剂类的统称。理想的疫苗应具有安全、有效和实用的特点。

1. 安全　疫苗主要用于包括儿童的健康人群,直接关系到机体的健康和生命安全,因此疫苗的设计和制备都应首先保证安全性和注意质量管理。例如,活疫苗菌种的遗传性状要稳定,无回复突变和无致癌性;致病性强的微生物做灭活疫苗时除了要彻底灭活,还要避免无关蛋白和内毒素的污染;疫苗提倡口服接种,尽量减少注射的次数,减少疫苗接种后的副不良反应。

2. 有效　疫苗接种后能在大多数人体中引起保护性免疫,提高群体的抗感染能力。理想的疫苗接种后既能引起体液免疫,又能引起细胞免疫,且能够引起显著的免疫记忆,使保护性免疫长期维持。

口服脊髓灰质炎疫苗不仅能诱导中和抗体的产生,而且初次免疫后半年以上仍然有高水平的适应性免疫应答,具有很好的免疫记忆性。将细菌多糖连接在白喉类毒素后再免疫,免疫效果十分显著。这是因为白喉类毒素提供了T细胞识别的表位,将细菌多糖引起的非T细胞依赖性抗体应答转变为T细胞依赖性抗体应答。近年来,细胞因子等新型佐剂与疫苗共同作用,可以调节免疫应答的类型,增强免疫效果。

3. 实用　疫苗的可接受性十分重要,否则难以达到接种人群的高覆盖率。在保证免疫效果的前提下尽量简化接种程序,如多价疫苗、联合疫苗和口服疫苗等。同时疫苗还应具有价格低廉、易于保存和易于运输等优点。

二、疫苗的种类

1. 减毒活疫苗　减毒活疫苗(live-attenuated vaccine)是用减毒或基本无毒力的活病原微生物制成的活疫苗或减毒活疫苗。传统的制备方法是将病原微生物在培养基或动物细胞中反复传代,使其失去或明显降低毒力,但仍然保留免疫原性。活疫苗进入机体后还有一定的生长繁殖能力,类似隐性感染或轻症感染,在体内的留存时间较长,一般用量较小,免疫效果良好且持久,除诱导机体产生体液免疫外,还产生细胞免疫,经自然感染途径接种还形成黏膜局部免疫。其缺点是疫苗在体内存在回复突变的风险。孕妇和免疫缺陷者不宜接种活疫苗。

2. 灭活疫苗　灭活疫苗(inactivated vaccine)又称死疫苗,是选用免疫原性好的病原体,经人工大量培养后,用理化方法灭活制成。灭活的病原体没有繁殖能力,但仍保留免疫原性。死疫苗主要诱导特异抗体的产生,对机体的刺激时间较短,常需反复注射接种2~3次,才能使机体获得强而持久的免疫力。由于灭活的病原体不能进入宿主胞内增殖,不能通过内源性抗原提呈诱导CTL的产生,免疫效果具有一定的局限性。

3. 类毒素　类毒素(toxoid)是用细菌的外毒素经0.3%~0.4%甲醛处理制成的生物制剂。因其已失去外毒素的毒性,但仍保留免疫原性,接种后能诱导机体产生抗毒素,可中和外毒素的毒性。类毒素加入适量佐剂如氢氧化铝,可以增强免疫效果。

4. 亚单位疫苗　亚单位疫苗(subunit vaccine)是去除与激发保护性免疫无关的成分,同时保留病原体中有效免疫原成分而制作的疫苗。此种疫苗由于去除了与免疫保护无关的成分,因此可以减少其带来的不良反应,从而提高对机体的免疫效果。有效免疫成分可以通过理化方法裂解病原体来获得,也可以利用DNA重组技术进行制备。通过DNA重组技术将编码有效抗原成分的目的基因与载体重组后导入宿主所获得的只含有保护性抗原的亚单位疫苗又称为重组抗原疫苗(recombinant antigen vaccine)。重组抗原疫苗的特点是不含有活的病毒和病毒核酸,安全有效且成本低廉,目前获准使用的重组抗原疫苗有重组乙型肝炎病毒表面抗原疫苗、重组口蹄疫疫苗和重组莱姆病疫苗等。通过加入适当的佐剂或者与蛋白载体偶联后使用,可以提高亚单位疫苗的免疫原性。

5. 结合疫苗　结合疫苗(conjugate vaccine)是将细菌荚膜多糖水解物连接于类毒素或其他抗原组成的疫苗。细菌夹膜多糖属于胸腺非依赖抗原,不需要T细胞辅助即可直接刺激B细胞产生IgM类抗体,不产生记忆细胞,不能进行Ig类别转换,对婴幼儿的免疫效果很差。将细菌荚膜多糖与白喉类毒素载体偶联形成的结合疫苗为胸腺依赖性抗原。结合疫苗能引起T、B细胞的联合识别,B细胞可产生具有保护性的IgG类抗体,明显提高了对机体的免疫效果。

6. DNA疫苗　DNA疫苗(DNA vaccine)是用编码病原体的有效免疫原的基因与细菌质粒构建成重组体,经注射等途径直接免疫机体,使其表达有效蛋白抗原的疫苗。DNA疫苗在体内可持续表达,可诱导体液免疫和细胞免疫,维持时间长,是疫苗研制的发展方向之一。除感染性疾病外,肿瘤的DNA疫苗也在研制中。

7. 重组载体疫苗　重组载体疫苗(recombinant vector vaccine)是将编码病原体有效免疫原的基因插入载体(减毒的病毒或细菌疫苗株)基因组中制成的疫苗。该疫苗接种后,随疫苗株在体内的增殖,大量为机体提供保护性的抗原得到表达。如果将多种病原体的有关基因插入载体,则可成为表达多种保护性抗原的多价疫苗。目前,使用最广泛的载体是痘苗病毒。

8. 转基因植物疫苗　转基因植物疫苗（transgene plant vaccine）是用转基因方法，将编码有效免疫原的基因导入可食用植物细胞的基因组中，免疫原即可在植物的可食用部分稳定地表达和积累，人类和动物通过摄食达到免疫接种的目的。常用的植物有花生、大豆、玉米、马铃薯和番茄等。此类疫苗具有生产简单、容易推广和安全性好等优点，但是表达量较低，口服容易被消化。

9. 合成肽疫苗　合成肽疫苗（synthetic peptide vaccine）是根据有效免疫原的氨基酸序列，人工设计和合成的免疫原性多肽，以期用最小的免疫原性肽激发有效的适应性免疫应答。此类疫苗既包含 B 细胞表位又包括 T 细胞表位，可以对抗原表位进行合理的组合。

随着技术的进步和需求的扩大，人们还设计了多种新型疫苗，如黏膜疫苗、透皮疫苗、避孕疫苗和治疗性疫苗等。治疗性疫苗，主要用于慢性感染肿瘤、自身免疫病和移植排斥等，兼具预防和治疗的功能。机体还可以进行初次免疫-加强免疫策略，即序贯接种两种不同类型但来自同一抗原的疫苗，可刺激机体产生强烈的细胞免疫，常用的免疫方案是 DNA 疫苗联合重组载体疫苗或 DNA 疫苗（重组载体疫苗）联合蛋白类疫苗。

三、佐　剂

佐剂（adjuvant）是指可以预先或与抗原同时注入机体的非特异性免疫增强剂，可以增强机体对抗原的免疫应答或改变免疫应答类型。佐剂已经广泛用于疫苗的接种、治疗和科学实验中，特别是疫苗在免疫原性较弱或剂量较少不足以引起免疫应答时。例如，DNA 疫苗、亚单位疫苗、合成肽疫苗等新型疫苗的免疫原性较弱，需要辅以佐剂才能对机体发挥长期有效的保护作用。佐剂可以增强并延长抗原在机体内的潴留时间，可以减少抗原用量和接种次数，增强疫苗在老年人、新生儿及其他免疫功能低下人群中的免疫效果。新型疫苗的发展，不仅需要疫苗种类和设计的创新，还依赖于佐剂的发展。

佐剂主要有 4 类：①无机化合物佐剂，如氢氧化铝；②矿物油和脂质体佐剂，可使抗原缓释；③生物性佐剂，如脂多糖、细胞因子和卡介苗等；④人工合成佐剂，如模拟细菌来源的低甲基化 CpG 寡核苷酸等。弗式佐剂是动物实验中最常用的佐剂。弗式佐剂包括弗式完全佐剂和弗式不完全佐剂。人用佐剂包括铝盐、MF59^{TM}（水包油型乳剂）、病毒颗粒和霍乱肠毒素等。

四、疫苗的应用

1. 计划免疫　计划免疫（planned immunization）是根据某些特定传染病的疫情监测和人群免疫状况分析，有计划地用疫苗进行接种，预防特定传染病的发生和流行，最终达到控制乃至消灭相应传染病的目的而采取的重要措施。国家免疫规划疫苗接种程序见表 20-1。

表 20-1　国家免疫规划疫苗接种程序

疫苗名称	接种时间	接种途径	接种次数	预防传染病	备注
卡介苗	出生时	皮内注射	1	结核病	
乙型肝炎疫苗	0、1、6 月龄	肌内注射	3	乙型病毒性肝炎	出生后 24 h 内接种第 1 次，前 2 次间隔至少 28 d
脊髓灰质炎疫苗	2、3、4 月龄，4 周岁	口服	4	脊髓灰质炎	前 3 次接种间隔至少 28 d
百白破疫苗	3、4、5 月龄，18 ~ 24 月龄	肌内注射	4	百日咳、白喉、破伤风	前 3 次接种间隔至少 28 d
白破疫苗	6 周岁	肌内注射	1	白喉、破伤风	
麻风疫苗	8 月龄	皮下注射	1	麻疹、风疹	

续表 20-1

疫苗名称	接种时间	接种途径	接种次数	预防传染病	备注
麻腮风疫苗	18~24 月龄	皮下注射	1	麻疹、流行性腮腺炎、风疹	
乙型脑炎疫苗	8 月龄、2 周岁	皮下注射	2	流行性乙型脑炎	
A 群流脑疫苗	6~18 月龄	皮下注射	2	流行性脑脊髓膜炎	2 次接种间隔 3 个月
A+C 群流脑疫苗	3 周岁、6 周岁	皮下注射	2	流行性脑脊髓膜炎	2 次接种间隔至少 3 年;第 1 次接种与 A 群流脑疫苗第 2 剂次间隔至少 12 个月
甲型肝炎疫苗	18 月龄	皮下注射	1	甲型肝炎	
出血热疫苗	16~60 周岁	肌内注射	3	出血热	第 1 次接种后 14 d 接种第 2 次,第 1 次接种后 6 个月接种第 3 次
炭疽疫苗	高危人群或疫情发生时	皮上划痕	1	炭疽	病例或病畜的直接接触者不能接种
钩体疫苗	高危人群或流行地区 7~60 岁	皮下注射	2	钩体病	第一次接种后 7~10 d 接种第 2 次

除了国家免疫规划疫苗,还有儿童或成人自愿自费接种的抗感染疫苗,如 B 型流感嗜血杆菌疫苗、23 价肺炎球菌多糖疫苗、轮状病毒疫苗、流行性感冒疫苗、肠道病毒 71 型疫苗、戊型肝炎疫苗等。不少传染病仍缺乏有效疫苗,如艾滋病、埃博拉出血热、严重急性呼吸综合征(severe acute respiratory syndrome,SARS)和禽流感等,可见疫苗的研发仍任重而道远。

2. 抗肿瘤　疫苗的应用已从预防传染病扩展到许多其他领域,它已经不再是单纯的预防制剂,通过调整机体的免疫功能,疫苗已经成为有前途的治疗性制剂。

一些病原微生物的感染与肿瘤的发生密切相关,这些微生物的疫苗可被视作是肿瘤疫苗。例如,EB 病毒疫苗可预防鼻咽癌。治疗性疫苗是根据肿瘤免疫学理论,以增强机体的抗肿瘤免疫应答或直接杀伤肿瘤细胞达到治疗目的的疫苗,包括肿瘤抗原疫苗和肿瘤抗原荷载的树突状细胞疫苗等。

第二节　免疫治疗

免疫治疗(immunotherapy)是指利用免疫学原理,针对疾病的发生机制,人为地调整机体的免疫功能,达到治疗疾病的目的所采取的措施。

一、生物应答调节剂与免疫抑制剂

以药物为基础的免疫治疗已广泛用于临床多种疾病的治疗,根据能增强免疫功能以及抑制免疫功能分为生物应答调节剂和免疫抑制剂两类。

(一)生物应答调节剂

生物应答调节剂(biological response modifier,BRM)指具有促进或调节免疫功能的制剂,通常对正常个体的免疫功能无影响,而对异常免疫功能,特别是免疫功能低下者有促进或者调节作用。常用于肿瘤、感染、自身免疫性疾病、免疫缺陷病等的治疗,在免疫治疗中占据重要地位。BRM 包括微生物制剂、化学合成药物、多糖类及中草药等。

1. 微生物制剂　微生物制剂包括卡介苗、短小棒状杆菌、丙酸杆菌、链球菌低毒菌株以及某些分枝杆菌的胞壁成分等，具有佐剂作用和免疫促进作用。

2. 化学合成药物　某些化学合成药物也具有免疫促进作用，例如左旋咪唑能促进 T 细胞产生 IL-2 等细胞因子，增强吞噬细胞和 NK 细胞的活性，针对免疫功能低下的群体具有良好的免疫增强作用。西咪替丁可促进淋巴细胞转化，增强细胞免疫功能。

3. 多糖类物质　某些中药的多糖成分（如黄芪、枸杞、人参皂苷等）可明显增强机体的免疫功能。香菇和灵芝等的多糖促进淋巴细胞的分裂增殖，促进细胞因子的产生，可明显增强细胞免疫功能。从黄芪、人参和枸杞子中提取的多糖也具有明显的免疫增强作用。

4. 胸腺肽　是从小牛和猪胸腺提取的可溶性多肽混合物。对胸腺内 T 细胞的发育起辅助作用，还可以提高细胞免疫功能。胸腺肽常用于治疗免疫功能低下的个体，如病毒感染者和肿瘤患者等。

（二）免疫抑制剂

免疫抑制剂是一类能抑制机体免疫功能的生物或非生物制剂，常用于防止移植排斥反应的发生和自身免疫性疾病的治疗。常用的免疫抑制剂有微生物产物制剂和化学合成类药物。

1. 微生物抑制剂

（1）环孢素 A：环孢素 A（ciclosporin A，CsA）商品名新山地明，是从真菌代谢产物中提取的，也能通过化学合成而获得，通过阻断 T 细胞内 IL-2 基因的转录，从而抑制 IL-2 依赖的 T 细胞活化，主要用于防治移植排斥反应。

（2）KF506：属于大环内酯类抗生素，是一种真菌产物。作用机制与 CsA 类似，但是作用比 CsA 强 10～100 倍，对于抗移植物排斥反应有良好的效果，而且对肾毒性较小。

（3）麦考酚酸莫酯：麦考酚酸莫酯（mycophenolate mofetil，MMF）是新型的强效免疫抑制剂。MMF 是麦考酚酸（mycophenolic acid，MPA）的 2-乙基酯类衍生物，可抑制鸟嘌呤核苷酸的经典合成途径。MMF 对 T、B 细胞具有高度选择作用，可抑制细胞增殖，主要用于预防同种异体肾移植患者的排斥反应或者用于治疗难治性的排斥反应。

（4）雷帕霉素：雷帕霉素（rapamycin，RAPA，RPM）又名 Sirolimus，是一种新型大环内酯类免疫抑制剂。雷帕霉素通过相关细胞因子受体阻断信号转导，从而阻断 T 细胞或者其他细胞从 G1 期至 S 期的进程来发挥免疫抑制效应。在临床应用上，雷帕霉素有很好的抗排斥作用，且能与环孢素 A 和 KF506 等免疫抑制剂协同作用，是一种疗效好、低毒、无肾毒性的新型免疫抑制剂。

2. 化学合成类药物

（1）糖皮质激素：糖皮质激素具有明显的抗炎和免疫抑制作用，对中性粒细胞、单核/巨噬细胞、T 细胞和 B 细胞都有较强的抑制作用。在临床上主要用于治疗炎症、移植后发生的排斥反应和超敏反应性疾病。

（2）环磷酰胺：属烷化剂抗肿瘤药物，主要作用是抑制 DNA、蛋白质的合成，阻止细胞分裂。T、B 细胞活化后进入增殖、分化阶段，对烷化剂敏感，可抑制体液免疫和细胞免疫。环磷酰胺主要用于治疗自身免疫性疾病、移植排斥反应和肿瘤。

（3）硫唑嘌呤：是嘌呤类抗代谢药物，主要通过抑制 DNA 和蛋白质的合成来阻止细胞分裂。硫唑嘌呤对细胞免疫和体液免疫均有抑制作用，常用于防治移植排斥反应和肿瘤。

二、分子治疗

分子治疗是指给机体输入分子制剂，以激活或增强机体的特异性免疫应答，例如使用抗体、细胞因子以及微生物制剂等。

（一）分子疫苗

合成肽疫苗、重组载体疫苗和 DNA 疫苗可作为肿瘤和感染的治疗性疫苗。例如，人工合成的肿瘤相关抗原多肽能激活特异性 T 细胞，诱导特异性 CTL 细胞的抗肿瘤效应。用编码肿瘤抗原的重组质粒直

接肌内注射，诱导抗肿瘤免疫效应。

（二）抗体

1.多克隆抗体　多克隆抗体主要包括两种：一种是用抗原多次免疫动物后获得的动物血清；另一种是从人血浆或血清中提取的免疫球蛋白。临床常用的多克隆抗体主要包括抗毒素、人丙种球蛋白、抗病毒免疫血清和抗淋巴细胞丙种蛋白。

(1)抗毒素血清：有白喉抗毒素和破伤风抗毒素等，主要用于特异性免疫治疗。

(2)人丙种球蛋白：包括血浆丙种球蛋白和人胎盘丙种球蛋白，前者来自正常人的血清，后者主要从健康产妇胎盘血液提取，主要用于丙种球蛋白缺乏症。

(3)抗病毒免疫血清：是病毒感染或自然感染痊愈后的机体血液中分离获得的血清，例如麻疹免疫血清、抗狂犬病病毒免疫血清、SARS 患者恢复期血清。抗病毒免疫血清可用于特定传染病的紧急预防和治疗。

(4)抗淋巴细胞丙种球蛋白：抗淋巴细胞丙种球蛋白是用人外周血淋巴细胞作为抗原免疫动物，获得针对人淋巴细胞表面抗原的抗体。抗淋巴细胞丙种球蛋白注入人体后，可将淋巴细胞溶解，从而阻止移植排斥反应，延长移植物的存活时间。

2.单克隆抗体　单克隆抗体特异性高、无或少有交叉反应等优点，目前已有广泛应用，前景广阔。随着分子生物学技术的发展，可以对抗体进行人源化改造，单克隆抗体的制备和应用进入了新的阶段。

(1)抗细胞表面分子的单克隆抗体：这种单克隆抗体能够识别免疫细胞表面的分子，在补体的参与下，可以使细胞溶解。在临床上用抗 CD3 的单克隆抗体破坏 T 细胞，可以抑制器官移植的排斥反应。

(2)抗细胞因子的单克隆抗体：在临床上，用抗 TNF-α 的单抗阻断 TNF-α 与其受体结合，从而用于类风湿性关节炎等慢性炎症性治疗。

(3)抗单克隆抗体靶向治疗：这种靶向治疗是用高度特异性的单克隆抗体作为载体，将细胞毒性物质靶向性地携带至病灶部位，特异性杀伤肿瘤细胞，也称为抗体导向性治疗。单克隆抗体所连接的细胞毒性物质包括放射性核素、化疗药物和毒素等。

（三）细胞因子

细胞因子治疗是应用重组细胞因子作为药物来治疗疾病的方法。

1.细胞因子治疗　重组细胞因子已用于肿瘤、感染、造血障碍等疾病的治疗。例如，IFN 用于抗病毒和抗肿瘤；G-CSF 和 GM-CSF 用于治疗各种粒细胞低下等。

2.细胞因子拮抗剂疗法　细胞因子拮抗剂主要是通过抑制细胞因子的产生、阻止细胞因子与相应受体结合或阻断结合后的信号转导，从而抑制细胞因子发挥生物学效应。例如 IL-1 受体拮抗剂在炎症和自身免疫病具有良好的疗效；重组Ⅰ型可溶性 TNF 受体可减轻类风湿性关节炎的炎症损伤，也可缓解感染性休克。

三、细胞治疗

细胞治疗是指给机体输入细胞制剂，以激活或增强机体的特异性免疫应答，例如使用细胞疫苗、干细胞移植和过继免疫细胞治疗等。

（一）细胞疫苗

1.肿瘤细胞疫苗　有灭活疫苗和异构瘤苗。灭活疫苗使是将肿瘤细胞用射线或抗代谢药物等理化方法处理，抑制其生长能力，保留其免疫原性而制成的。异构瘤苗则将肿瘤细胞用过碘乙酸盐或神经氨酸酶处理，增强瘤细胞的免疫原性。

2.基因修饰的瘤苗　将肿瘤细胞通过基因修饰改变其遗传性状，降低致瘤性，增强免疫原性而制成的。例如，将编码 HLA 分子、共刺激分子（如 CD80/CD86）、细胞因子（GM-CSF、IL-2、IFN-γ）的基因转染肿瘤细胞，注入体内的疫苗将表达这些免疫分子，从而增强抗瘤效应。

3.树突状细胞疫苗　用肿瘤提取物抗原或肿瘤多肽抗原等体外刺激树突状细胞，或用携带肿瘤相关

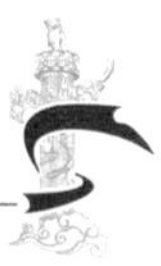

抗原基因的病毒载体转染树突状细胞而制成的。将这些细胞疫苗再回输给患者，可有效激活特异性抗肿瘤的免疫应答。大多数基于树突状细胞疫苗的应用都还处于临床前试验阶段。

（二）过继免疫细胞疗法

自体淋巴细胞经体外激活、增殖后回输患者，直接杀伤肿瘤或增强机体抗肿瘤免疫效应，达到预防或治疗的目的，称为过继免疫细胞疗法。此方法是基于适应性免疫应答理论的被动免疫疗法，近年来发展迅猛，已在临床试验中显现出可喜的效应。

1. TCR-T 细胞受体工程　TCR-T 细胞受体工程（T cell receptor-engineered）是指通过基因工程技术，用已识别特定肿瘤抗原的 TCR 修饰 T 细胞，使 T 细胞拥有预设抗原特异性，赋予 T 细胞识别并杀伤肿瘤细胞的能力。但是，由于功能性 TCR-T 过继转输体内后可能会通过各种胸腺耐受机制被清除或失能，现有策略是鉴定出功能性 T 细胞克隆，进而将其异二聚体 TCR 进行克隆，在异种来源 T 细胞表面表达，使之既可识别自身 TCR，又可识别外源转入 TCR。

2. 肿瘤浸润淋巴细胞治疗　肿瘤浸润淋巴细胞（tumor infiltrating lymphocyte，TIL）治疗是指从患者肿瘤组织中分离淋巴细胞，经体外不同细胞因子刺激，培养扩增大量抗肿瘤活性 T 细胞，再回输患者治疗肿瘤的方法。TIL 治疗必须满足以下因素：①需要足够量的肿瘤组织，常用实体瘤为治疗对象；②能获得一定数量的以效应细胞为主的 TIL；③可以进行体外高效扩增。

3. 嵌合抗原受体修饰的 T 细胞治疗　嵌合抗原受体修饰的 T 细胞（chimeric antigen receptor T cell，CAR-T）治疗是直接将可以识别的肿瘤抗原的抗体片段基因与 T 细胞活化所需信号分子胞内段如 CD3ζ 链、CD28 和 4-1BB 等共刺激分子基因结合，构建成嵌合抗原受体（CAR），通过基因转导的方式导入 T 细胞的疗法，称为 CAR-T 疗法。这种经基因修饰的 T 细胞，称为 CAR T 细胞。CAR-T 可以识别肿瘤抗原并迅速活化杀伤肿瘤细胞，同时又规避了 MHC 限制性，CAR-T 主要应用于非实体瘤的治疗。

4. 双特异性 T 细胞衔接子　双特异性 T 细胞衔接子（bispecific T cell engager，BiTE）是把针对肿瘤抗原的单链抗体（single-chain antibody fragment，ScFv）与针对 T 细胞表面分子（一般选择 CD3）的 ScFv 串联起来，表达成具有双特异性的抗体组分，可以拉近 T 细胞与肿瘤细胞之间的距离，有效激活 T 细胞，使其对肿瘤细胞产生直接杀伤作用。

（三）干细胞移植

干细胞是具有多种分化潜能和自我更新能力很强的细胞，在适当条件下可被诱导分化为多种细胞组织，可以促进患者造血和免疫功能的恢复。干细胞的研究在基础领域和临床应用中具有重要的理论和实践意义。干细胞移植已经成为肿瘤、造血系统疾病、自身免疫病等的重要治疗手段。移植所用的干细胞来自 HLA 型别相同的供者，其中脐血是较好的干细胞来源。

四、免疫基因治疗

基因治疗（gene therapy）是指将外源正常基因导入靶细胞，以治疗因基因缺陷或异常引起的疾病。免疫基因治疗已应用于肿瘤、自身免疫性疾病、器官移植排斥、感染性疾病等的治疗。免疫基因治疗应用范围较广，常用的免疫基因治疗方法如下所述。

1. 细胞因子基因治疗　该治疗是通过基因转导方法修饰免疫效应细胞或肿瘤细胞的细胞因子基因，增强或诱发机体抗肿瘤免疫功能的细胞因子，如 IFN、TNF、IL-2、IL-12 等因子，这些因子能促进淋巴细胞的发育和分化，诱导机体的免疫效应，增强机体抗肿瘤免疫的功能，以达到治疗的目的。直接注射这些细胞因子不仅效果较差，还有一定的不良反应。

2. MHC 分子与共刺激分子的基因治疗　通常情况下，肿瘤细胞 MHC Ⅰ类分子表达缺陷或低下或者细胞表面很少表达 CD80 和 CD86（B7）等共刺激分子，从而导致 $CD8^+$CTL 细胞无法识别和杀伤肿瘤细胞，无法诱导有效的抗肿瘤免疫应答。MHC 分子与共刺激分子的基因治疗就是将 MHC Ⅰ类分子、共刺激分子等基因导入肿瘤细胞，使肿瘤细胞免疫原性增强，CTL 细胞能被更多的激活，从而增强抗肿瘤免疫效果。

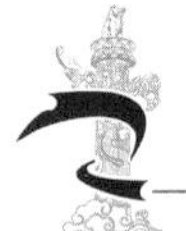

3. 以树突状细胞为基础的免疫基因治疗　在人和动物模型中已发现有树突状细胞激活的T细胞介导的特异性免疫应答在机体抗肿瘤中起着主导作用，而且这种抗肿瘤免疫应答具有记忆性。树突状细胞通过对基因的改建，可以使肿瘤抗原在树突状细胞内持续表达，与MHC分子结合并提呈给CTL细胞，增强抗肿瘤免疫应答。以树突状细胞为基础的免疫基因治疗是高效而特异的，具有良好的应用前景。

（李晋涛）

参考文献

1 曹雪涛，何维. 医学免疫学[M]. 3版. 北京：人民卫生出版社，2015：421-436.

2 陈慰峰. 医学免疫学[M]. 4版. 北京：人民卫生出版社，2006：254-264.

3 龚非力. 医学免疫学[M]. 2版. 北京：科学出版社，2007：198-202.

4 金伯泉. 医学免疫学[M]. 5版. 北京：人民卫生出版社，2009：241-251.

5 马兴铭，丁剑冰. 医学免疫学[M]. 北京：清华大学出版社，2013：241-250.

6 KENNETH M, CASEY W. Immunobiology[M]. 9th ed, New York and London: Garland Science, Taylor & Francis Group, 2017: 701-748.

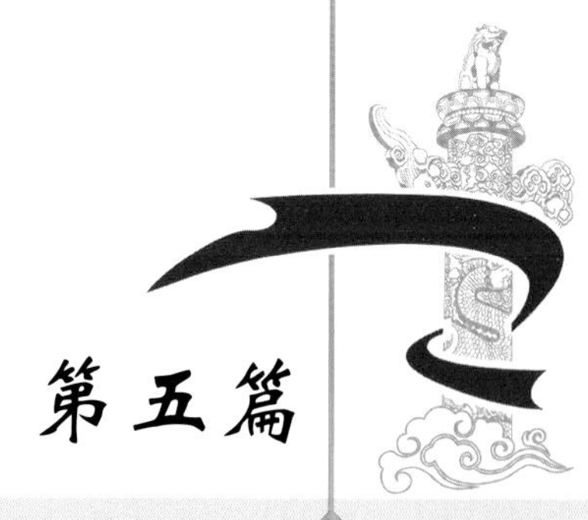

第五篇

临床微生物学基础与应用

内容概览

第21章

病原微生物的发现与分类

第一节　病原微生物的发现与变迁

一、微生物与病原微生物

1. 微生物　微生物(microorganism)是广泛存在于自然界的一大群个体微小、结构简单、肉眼直接看不见或看不清楚,必须借助光学显微镜或电子显微镜放大数百倍、数千倍,甚至数万倍才能观察到的微小生物的总称。它们是一些个体微小、构造简单的低等生物。其特征是体积小、面积大、吸收多、转化快、生长旺、繁殖快、适应强、变异频、分布广、种类多。微生物大多数为单细胞,少数为多细胞,还包括一些没有细胞结构的生物。主要有古菌[(archaea);曾称古细菌(archaebacteria)];原核生物类的细菌(bacterium)、放线菌(actinomyces)、蓝细菌(cyanobacteria)、支原体(mycoplasma)、立克次体(rickettsia);真核生物类的真菌(fungus)、原生动物(protozoa)和显微藻类(microalgae)。以上这些微生物在光学显微镜下均可看见。蘑菇和银耳等食、药用菌是个例外,尽管可用厘米表示它们的大小,但其本质是真菌,一般称其为大型真菌。属于非细胞生物类的病毒(virus)、类病毒(viroid)和朊病毒(prion virus;又称朊粒)需借助电子显微镜才能看到。微生物是生物中一群重要的分解代谢类群,缺少了它们,生物圈的物质能量循环将中断,地球上的生命将难以繁衍生息。微生物是地球上最为丰富多样的生物资源,其种类仅次于昆虫,是生命世界里的第二大类群。微生物与人类生活密切不可分。

2. 病原微生物　少数微生物具有致病性,能引起人类、动物和植物发生病害,这些微生物统称为病原微生物(pathogenic microorganism),是导致人类诸多疾病的罪魁祸首。它们可引起人类的痢疾、伤寒、结核、肝炎、艾滋病等;可引起禽类、兽类的禽流感、口蹄疫、牛结核等,以及可引起农作物的小麦赤霉病、大豆病毒病等。有些微生物在正常情况下不致病,只是在特定情况下才会导致疾病,这类微生物称为机会致病性微生物。例如一般的大肠埃希菌在肠道内不致病,但在泌尿道或腹腔中就会引发感染。此外,有些微生物的破坏性还表现在使工业产品、农副产品和生活用品发生腐蚀和霉烂等。

二、经验微生物学时期

在古代,虽然人类由于当时科技发展落后的限制并不能观察到微生物,但已有在工农业生产中运用

微生物学知识的记载。公元前2000多年的夏禹时代，我国就有仪狄酿酒的记载。北魏(386—534年)农学家贾思勰在《齐民要术》中详细记载了制醋的方法。11世纪初，北宋宋真人提出肺痨是由小虫引起的。15世纪末，意大利人(Fracastoro)提出了传染生物学说的概念，认为传染病的传播有直接传播、间接传播和通过空气传播等几种不同的传播途径。明代(1368—1644年)我国著名医学家李时珍在《本草纲目》中指出，将患者的衣服进行蒸煮后，再穿时就不会染上疾病，说明已有了关于消毒的记载。明代隆庆年间我国已有广泛应用人痘来预防天花的例子，并先后传至俄国、朝鲜、日本、土耳其等国家。清乾隆年间(1711—1799年)，师道南在《天愚集》“鼠死行篇”中生动地描述了当时鼠疫流行的凄惨情景，并正确地指出了老鼠、鼠疫与人之间的关系。

三、实验微生物学时期

1674年，荷兰人显微镜学家安东尼・列文虎克(Antony van Leeuwenhoek)制作出了史上首台显微镜，并以此观察到了各种形态的微生物，成为人类历史上微生物学研究的开拓者。1856年，法国化学家路易斯・巴斯德(Louis Pasteur)发现只要把酿好的葡萄酒放在56 ℃的环境中，保持半小时，就可以杀死酒中的乳酸杆菌，这就是著名的“巴斯德杀菌法”又称为“低温灭菌法”；1880年前后，巴斯德还首次研制成了炭疽菌和狂犬病病毒的疫苗。1865年，英国外科医生约瑟夫・李斯特(Joseph Lister)首次提出缺乏消毒是手术后发生感染的主要原因，创立了无菌手术。随后德国细菌学家罗伯特・郭霍(Robert Koch；也译为科赫)郭霍发明了两项微生物学研究的重要技术——细菌染色技术和固体培养基，同时制订出了确定病原微生物的经典方法——郭霍法则(Koch postulates)，并一直沿用至今。

郭霍法则的出现为后续多种致病性微生物的发现提供了理论指导。19世纪末，多种致病性微生物相继被发现并分离培养成功，如炭疽芽孢杆菌、伤寒沙门菌、结核分枝杆菌、霍乱弧菌、白喉棒状杆菌、葡萄球菌、破伤风梭菌、脑膜炎奈瑟菌、鼠疫耶尔森菌、肉毒梭菌、痢疾志贺菌等。1892年，俄国生物学家伊凡诺夫斯基(Dmitri Iosifovich Ivanovsky)首次发现了比细菌更为微小的烟草花叶病毒。1987年，德国细菌学家勒夫勒(Loeffler)和弗施(Frosch)发现了口蹄疫病毒。1901年，美国科学家瓦尔特・里德(Walter Reed)首次分离得到了黄热病毒。20世纪初，英国微生物学家弗雷德里克・特沃特(Frederick W. Twort)和法国医学专家费利克斯・德赫雷尔(Félix d'Herelle)分别在葡萄球菌和志贺菌中发现了噬菌体。1929年，英国微生物学家亚历山大・弗莱明(Alexander Fleming)首次发现青霉菌的代谢产物青霉素能够抑制金黄色葡萄球菌的生长，并由此开启了人类使用抗生素对抗细菌感染的新时代。

四、现代微生物学时期

从20世纪70年代以来，随着现代基础医学和生物学等学科的发展推动，微生物学也得到了迅速发展，主要表现在如下几个方面。

1. 新的病原微生物不断被发现　自1973年以来，新发现的病原微生物已达到近40种，包括各种细菌和病毒。1967—1971年，美国植物病理学家西奥多・奥托・迪纳(Theodor Otto Diener)首次发现了不含有蛋白质外壳，只含有单链RNA分子的可侵染高等植物的致病性微生物——类病毒。1982年，美国学者斯坦利・普鲁西纳(Stanley B. Prusiner)分离出一种只含有蛋白质不含有核酸成分并可导致慢性致死性中枢神经系统疾病的蛋白因子——朊粒。1983年，法国吕克・蒙塔尼耶(Luc Montagnier)和美国罗伯特・盖洛(Robert Gallo)等从获得性免疫缺陷综合征(acquired immunodeficiency syndrome，AIDS；又称艾滋病)患者分离出了人类免疫缺陷病毒(human immunodeficiency virus，HIV)。

2. 微生物全基因组的研究已取得进展　截至2009年8月，全球科学家已累计完成了近900株与人类相关的致病性微生物基因组的测序和注释工作，使人们可以通过比对这些病原微生物的全部或局部基因组序列，进一步了解这些微生物的组成和功能结构，对临床相关疾病的诊断，新型抗菌药物和疫苗的研发等都具有重要意义。2011年，我国科学家宣布将参与人类微生物组计划，并在其中承担核心部分工作，该项目旨在帮助人类在健康评估与监测、新药研发和个体化用药，以及慢性病的早期诊断与治疗等方

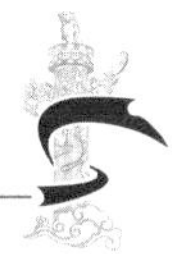

面取得突破性进展，以更好地造福人类。

3. 新型疫苗的研发进展迅速　目前已相继经历了灭活疫苗、减毒活疫苗、亚单位疫苗、基因工程疫苗和核酸疫苗等发展阶段。传统的疫苗在体内并不能诱导有效的细胞免疫，新型的核酸疫苗能够在体内诱导有效的细胞免疫和体液免疫，为许多传染性疾病的治疗及预防提供了新的对策。疫苗的种类和接种途径也日趋多样化，旨在不断提高疫苗的免疫效果和使用的安全性。经过人类的长期努力，有些传染病诸如天花等已在全球范围内被彻底消灭，随着人类免疫计划的实施，许多严重危害人类健康的致病性微生物最终都将会被征服。

4. 微生物学诊断技术的快速发展　医学实践证明，实验技术或方法的创新或建立在推动学科发展方面具有重要的作用。随着酶联免疫吸附技术、免疫荧光和放射免疫三大现代免疫学标记技术的问世，极大地推动了现代临床微生物学检验技术的发展与进步，并不断向快速、微量和自动化的方向发展。随着新的病原微生物不断被发现，我们应该不断改进和提高现有检测方法的敏感性和特异性，将传统的微生物学分析技术和现代分子生物学技术相结合，探索建立新型的微生物学检测手段，为新发病原体的检测工作做好准备。

5. 新的抗菌药物和抗病毒药物不断问世　在医学微生物学及相关学科的发展历史上，全球有近 60 位科学家因突出贡献而荣获诺贝尔生理学或医学奖。1943 年，我国病毒学家黄祯祥首创病毒的体外细胞培养技术，为现代病毒学的发展奠定了基础。1955 年，我国第一代病毒学家汤飞凡采用鸡胚卵黄囊接种和加入链霉素抑菌的技术，首次分离出沙眼衣原体，是迄今为止中国医学微生物学家被世界所承认的最高成就。我国病毒学家朱既明在世界上首次将流感病毒裂解为亚单位，提出了流感病毒结构图像，为流感病毒的理论和疫苗研究提供了原理和方法。2002 年，金奇等完成了中国流行的痢疾杆菌优势株——痢疾杆菌福氏 2a301 株全基因组序列测定和分析；2010 年，我国科学家发现了一种名为发热伴血小板减少综合征布尼亚病毒的新型病毒。

虽然目前全世界范围内针对病原微生物的研究和预防医学方面取得了重大成就，但是随着人类生存环境和行为方式的改变，新的传染病发生形势更多地表现为："新传染病不断出现，旧传染病死灰复燃。"一方面，一些过去已经被控制或消灭的病原体因基因突变或耐药等原因重新流行，导致传染病的再现；另一方面，新兴病原体的不断被发现，引发了新的传染病或疫情，某些传染病在世界局部地区的流行严重威胁着人类的生存健康，破坏了部分国家和地区经济发展的秩序。

第二节　临床主要病原微生物的分类

1983 年，WHO 出版了《实验室生物安全手册》，对不同的病原微生物按照其危害程度进行了分级，并于 2004 年进行了修订。《实验室生物安全手册》指出各国和地区在进行病原微生物危害程度分级时，不仅要考虑微生物的致病性、传播途径、稳定性、宿主范围和环境条件等因素，还要考虑当地所具备的有效预防及治疗措施及动物宿主等因素。我国依据病原微生物的传染性、感染后对个体或者群体的危害程度，在中华人民共和国第 424 号国务院令《病原微生物实验室生物安全管理条例》中将病原微生物分为 4 类，其中第一类和第二类病原微生物被统称为高致病性病原微生物。同时在 2003 年由中华人民共和国科学技术部和国家认证认可监督管理委员会提出了《实验室生物安全通用要求》，并在 2008 年进行了修订和更正，详见表 21-1。

表 21-1 病原微生物危险度分类与标准

《病原微生物实验室生物安全管理条例》国务院 424 号令—2004	《实验室生物安全通用要求》GB 19489—2008	WHO《实验室生物安全手册》第三版—2004	主要病原微生物
第一类:能引起人或者动物非常严重疾病及我国尚未发现或已经宣布消灭的微生物,目前尚无疫苗可预防	Ⅳ级(高个体危害,高群体危害)能引起人或动物非常严重疾病,一般不能治愈,容易直接、间接或偶然接触在人与人,或动物与人,或人与动物,或动物与动物间传播的病原微生物	Ⅳ级(个体和群体危险均高)病原微生物通常能引起人或动物的严重疾病,并且很容易发生个体间的直接或间接传播,对感染一般没有有效的预防和治疗措施	克里米亚-刚果出血热病毒、埃博拉病毒、马尔堡病毒、天花病毒、猴痘病毒等
第二类:能引起人或动物严重疾病,比较容易直接或间接在人与人、动物与人、动物与动物之间传播的微生物,其中部分已经有疫苗可用	Ⅲ级(高个体危害,低群体危害)能引起人或动物严重疾病,或造成严重经济损失,但通常不能因偶尔接触而在个体间传播,或能使用抗生素、抗寄生虫药物治疗的病原微生物	Ⅲ级(个体危险高,群体危险低)病原微生物通常能引起人或动物的严重疾病,但一般不会发生感染个体向其他个体的传播,并且对感染有效的预防和治疗措施	口蹄疫病毒、汉坦病毒、高致病性禽流感病毒、艾滋病病毒、乙型脑炎病毒、SARS 冠状病毒、炭疽芽孢杆菌、布鲁氏菌属、牛型分枝杆菌、结核分枝杆菌、立克次体属、鼠疫耶尔森菌、霍乱弧菌、粗球孢子菌、荚膜组织胞浆菌等
第三类:能引起人或者动物疾病,但一般情况下对人、动物或者环境不构成严重危害的微生物,其传播风险优先,实验室感染后很少引起严重疾病,人类已有了可行的治疗和预防措施	Ⅱ级(中等个体危害,有限群体危害)能引起人或动物发病,但一般情况下对健康工作者、群体、家畜或环境不会引起严重危害的病原微生物。实验室感染不导致严重疾病,具备有效治疗和预防措施,并且传播风险有限	Ⅱ级(个体危害中等,群体危险低)病原微生物能够对人或动物致病,但对实验室工作人员。社区、牲畜或环境不易导致严重危害。实验室暴露也许会引起严重感染,但对感染有效预防和治疗措施,并且疾病传播的危险有限	肠道病毒、肝炎病毒、流感病毒、疱疹病毒、腺病毒、脑膜炎奈瑟菌、金黄色葡萄球菌、志贺菌、白假丝酵母菌、新生隐球菌、马尔尼菲青霉菌等,对人类致病常见微生物主要属于该类
第四类:通常情况下不会引起人或动物疾病的微生物	Ⅰ级(低个体危害,低群体危害)不会导致健康工作者和动物致病的细菌、真菌、病毒和寄生虫等生物因子	Ⅰ级(无或极低的个体和群体危险)不太可能引起人或动物致病的微生物	普通大肠埃希菌、小鼠白血病病毒等

(李晋涛)

参考文献

1 李凡,许志凯.医学微生物学[M].9 版.北京:人民卫生出版社,2018:3-6,336-337.

2 罗恩杰.病原生物学[M].5 版.北京:科学出版社,2017:2-5.

3 徐纪茹,吕昌龙.病原与宿主防御系统[M].北京:人民卫生出版社,2016:1-3.

第22章

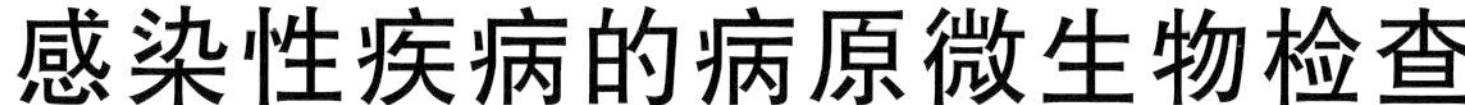

感染性疾病的病原微生物检查

第一节 细菌感染的微生物学检查

感染性疾病(infectious diseases)患者的临床症状与体征是医师选择实验室检查项目和方法的重要参考依据。根据对患者的临床初步诊断,采集适宜的标本,以此确定相应的检查方法来鉴定感染的病原菌。细菌感染的微生物学检查方法包括对细菌的形态学检查、细菌的分离培养及鉴定、病原菌成分(抗原和核酸)以及患者血清中的特异性抗体检测等几个部分。

一、标本的采集与送检

细菌感染的实验室诊断结果的准确性在很大程度上取决于临床适宜标本的采集、正确的采集方法和送检的时机。

1. 无菌采集　采集标本过程中全程应无菌操作,采集过程中所使用的容器及培养基应预先经高压灭菌处理并在采集后做好标记(图22-1)。

2. 早期采集　疑似细菌感染的患者,应在发病早期或感染的急性期时进行标本的采集,避免在服用抗菌药物后进行标本的采集,否则可能会影响检测结果的准确性。

3. 适时采集　根据不同病原菌感染后病程的不同阶段,选择合适的窗口期进行不同类型适宜标本的采集。如肠热症的患者应在病程的第1周内取血液,2~3周时取粪便或尿液送检。

4. 适宜部位的采集　应选择感染部位或病变明显的部位进行样本的采集。如感染性伤口,应从创面深部进行标本采集;对于痰、粪便等标本,应采集其中带有脓血及黏液部分,以确保检测结果的准确性,避免漏检。

5. 适宜方法的采集　根据疑似感染菌的生物学特性选择合适的采集方法。如怀疑厌氧菌感染时,应在标本的采集和接种过程中尽量避免与空气的接触;脑膜炎奈瑟菌对低温和干燥环境比较敏感,因此应在采集前对相应的培养基进行预温,并在采集后尽快接种,最好是床旁接种。

6. 安全采集　在标本采集的过程中,应注意防止致病性菌群对医护人员的感染。对具有高度传染性患者的标本,在采集、运送、接种和检测的过程中,应做好安全防护措施,防止病原体的进一步传播及对医护人员的感染。

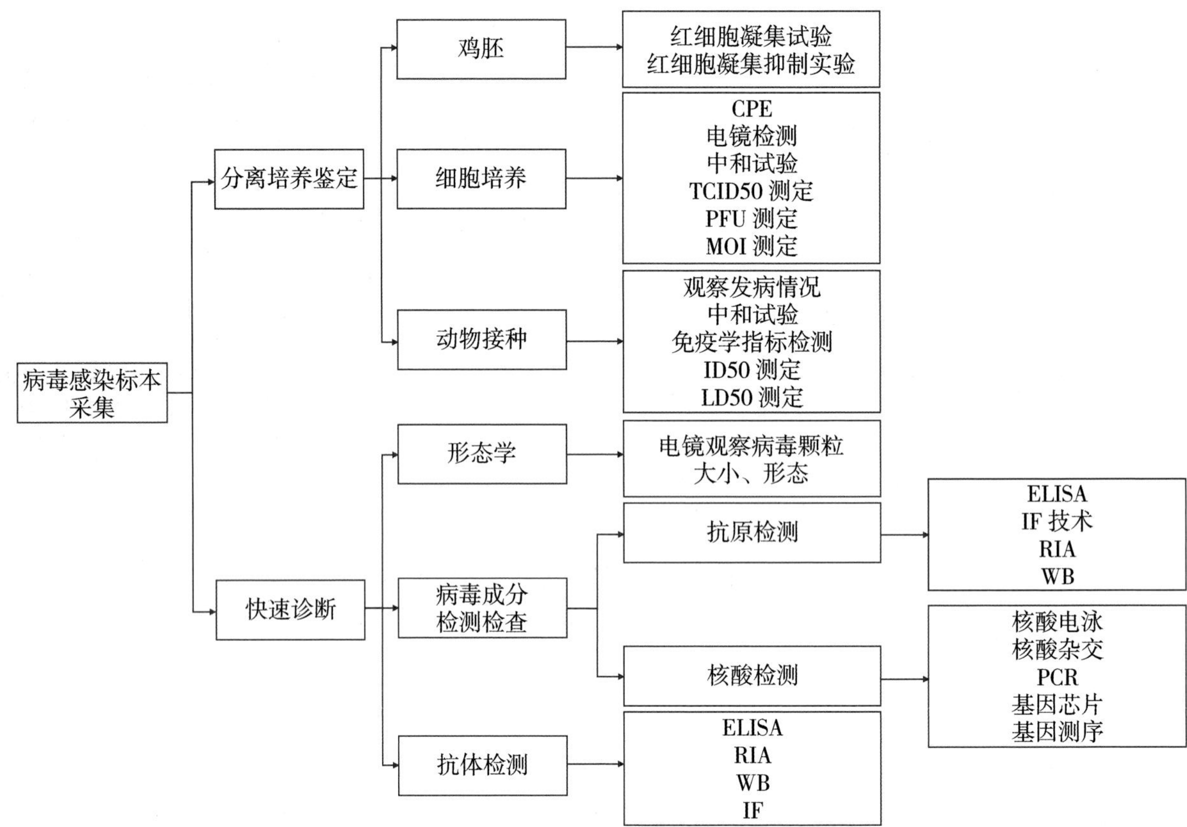

CPE：细胞病变效应（cytopathic effect）；TCID50：半数组织培养感染剂量（50% tissue culture infective dose）；PFU：空斑形成单位（plaque forming unit）；MOI：感染复数（multiplicity of infetion）；ID50：半数感染量（infectious dose 50%）；LD50：半数致死量（median lethal dose）；ELISA：酶联免疫吸附试验（enzyme linked immunosorbent assay）；IF：免疫荧光（immunofluorescence）；RIA：放射免疫测定（radioimmunoassay）；WB：蛋白质印迹法（Western blot）。

图 22-1　细菌感染的实验室检查方法

7. 血清标本采集双份　机体感染特异性病原菌后，机体的免疫系统会产生针对特异性病原菌的特异性 IgG 抗体，为确定某一特异性病原菌的感染，在标本采集时，应在患者感染的急性期和恢复期的不同时间段内，分别采集血清标本进行特异性 IgG 的检测，只有当恢复期血清的抗体效价与急性期血清抗体效价相比升高 4 倍或以上时，方有诊断价值。

8. 填写送检单　在标本采集后，立即填写送检单，送检单应尽可能全面、详细地记录患者信息、与患者病情相关的历史资料、临床医师的初步诊断及最近的治疗情况等。送检单应与所采集的样本一同送检，避免标本在运送途中出现差错，导致误诊。

9. 妥善送检　除脑膜炎奈瑟菌、淋病奈瑟球菌等需要保暖外，多数细菌标本在采集后应冷藏送检；粪便标本中含有的杂菌较多，应置于甘油缓冲盐水保存液中送检；厌氧菌对氧敏感，暴露在空气中容易死亡，采集后应该立即排除空气，并转移至特制的厌氧标本瓶中尽快送检。需进行病原微生物学检查的所有标本，因存在含有致病菌的可能性，因此在采集后应置于密闭且不易碎的容器内尽快送检，并在行微生物学检查后妥善处理检测废物。

二、细菌的形态学检查

细菌的形态学检查主要是借助显微镜对不染色标本及染色标本进行细菌形态、结构、排列方式及运动性进行镜下观察，从而对感染的致病菌进行初步判断，为下一步致病菌的确诊与药敏鉴定提供参考。

常用的细菌染色方法包括革兰氏染色、抗酸染色和荧光染色等。另外对细菌的鞭毛、荚膜、芽孢和异染颗粒等特殊结构需要采用特殊的染色方法进行染色。

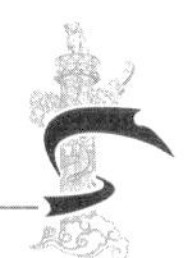

1. 革兰氏染色法　常用于对细菌进行分类鉴定。金黄色葡萄球菌等革兰氏阳性菌细胞壁较厚、肽聚糖含量高、交联性好,经染色后呈紫色,而大肠埃希菌等革兰氏阴性菌细胞壁较薄,肽聚糖含量低,交联性较差,经染色后呈红色。经革兰氏染色后,结合细菌的形态、结构和排列方式,有助于对细菌进行初步鉴定。是临床上最常使用的细菌染色方法之一。

2. 抗酸染色法　主要用于鉴别结核和麻风等分枝杆菌属细菌。由于分枝杆菌属细胞壁中富含脂类物质,经苯酚复红初染着色后,盐酸酒精难以将其脱色,故称其为抗酸染色阳性(红色)。而一般的细菌经苯酚复红初染后,经盐酸酒精处理容易脱色,再经碱性的亚甲蓝溶液复染后呈现为阴性(蓝色)。若在有肺结核症状患者的痰液中检出抗酸染色阳性的杆状细菌,则可初步诊断患者感染了结核分枝杆菌。

3. 荧光染色法　使用荧光染料对相关细菌标本进行染色,然后对某些特定类型的细菌进行观察和鉴别,主要用于结核分枝杆菌、麻风分枝杆菌等的检测。如应用金胺 O 罗丹明 B 法对结核分枝杆菌进行染色后,可明显提高结核菌的检出率。

4. 负染色法　是一种对含菌标本的背景进行染色而细菌并不着色的染色方法,常用的染液为墨汁、刚果红和苯胺黑等。实际应用中常使用墨汁染色与吕氏亚甲蓝单染相结合的方法来检查细菌的荚膜,镜下可见黑色背景中存在的蓝色菌体细胞周围包绕着一层无色透明的荚膜。

5. 特殊染色　细菌的某些特殊结构如荚膜、鞭毛和芽孢等用普通染色方法不易着色,必须使用相应的特殊燃料才能着色。特殊染色主要应用于某些具有典型特征性结构的细菌进行鉴定。

不染色标本一般只用于观察细菌的动力及运动情况,但无法观察到细菌的形态及具体的结构特征,常采用压滴法或悬滴法制备涂片,并在暗视野显微镜下进行观察。

三、细菌的分离培养与鉴定

细菌的分离培养与鉴定是细菌性感染最可靠的确诊方法。主要是采用人工接种的方法,根据不同致病菌的特点配置相应的营养条件和不同的培养基,并根据不同致病菌的特点采集不同种类的感染性样本,经人工分区画线的方式接种于固体培养基上,使相互混合在一起的微生物彼此之间分离开来,在固体培养基表面形成由单个细菌生长繁殖所形成的肉眼可见的细菌集落即菌落,然后对单个菌落鉴定,综合分析菌落的形态、生化反应及血清学诊断结果,以此判定致病菌的种类与分型。

(一)生长特性

细菌的生长繁殖应根据细菌的生长特性为细菌提供必要的生长条件:根据细菌的营养需求(蛋白胨、糖类、牛肉膏、无机盐、动物血清、维生素及特定的生长因子等)、环境需求(温度、pH 值、环境中 CO_2 含量、厌氧环境等)和菌落特征(大小形状、颜色、表面形状、透明度和溶血性等)对细菌做出初步鉴定。此外,细菌在不同培养基中的不同生长状态及表现出的动力学特性菌可为细菌的鉴定提供有效的分类信息。

(二)形态学观察

形态学观察主要是对经分离培养后获得的纯培养菌落进行镜下的初步观察,可根据菌落的形态、细菌的染色性、有无特殊的菌体结构等方面对细菌进行初步的鉴定。

(三)生化反应

不同种类的细菌含有不同的酶系统,因此对相同或不同底物的分解能力各不相同,代谢产生的底物和种类也不尽相同,因此可以通过测定不同细菌产生代谢产物之间的差异,对细菌进行分类和鉴定。目前利用生化反应对细菌进行分类和鉴定是临床上进行细菌分类鉴定的重要手段和依据。细菌常用的生化试验主要分为碳水化合物代谢试验、蛋白质和氨基酸代谢试验、碳源利用试验、呼吸酶类试验、其他生化或鉴定细菌常用的试验和复合生化实验等几类。

1. 碳水化合物代谢试验　主要包括以下几类:①糖类发酵实验,是细菌生化试验中最重要和最近本的试验,主要根据能够发酵乳糖或葡萄糖、发酵过程中是否产酸、产气等用于对肠杆菌科细菌之间的鉴定;②氧化-发酵实验,主要用于细菌种属之间的鉴别,如肠杆菌科中发酵菌与非发酵菌之间的鉴别,也可应用于葡萄球菌与微球菌之间的鉴别;③β-半乳糖苷酶实验,主要应用于迟缓发酵乳糖株的快速鉴定;

④七叶苷水解试验,主要应用于鉴别D群链球菌与其他链球菌;⑤甲基红试验,主要应用于大肠埃希菌和产气肠杆菌之间的鉴别,前者为阳性,后者为阴性;⑥V-P试验,本试验常与甲基红实验联用,甲基红实验阳性的细菌,V-P试验结果常为阴性,反之亦然。

2. 蛋白质和氨基酸代谢试验　主要包括以下几类:①吲哚试验,含有色氨酸酶的细菌可分解蛋白胨中的色氨酸,生成的吲哚与对二甲氨基苯甲醛相互作用,可生成红色的玫瑰吲哚,因此多用于肠杆菌科细菌的鉴定;②硫化氢试验,某些细菌可分辨某些培养基成分,生成硫化氢,主要用于肠杆菌科之间的鉴别;③尿素酶试验,某些细菌可产生尿素酶,分解尿素生成氨,主要应用于肠杆菌科中变形杆菌属、摩根菌属和普罗维登菌属的鉴定;④苯丙氨酸脱氨酶试验,某些细菌可产生苯丙氨酸脱氨酶,使苯丙氨酸脱氨生成苯丙酮酸和氨,主要用于肠杆菌科的鉴定;⑤氨基酸脱羧酶试验,某些细菌可产生氨基酸脱羧酶,使氨基酸脱羧基生成胺和CO_2,主要应用于沙门菌属和志贺菌属中部分细菌的鉴定。

3. 碳源利用试验　主要包括以下几类:①枸橼酸盐利用试验,某些细菌可利用铵盐作为唯一氮源,并同时利用枸橼酸盐作为唯一碳源进行生长繁殖,主要用于部分肠杆菌科细菌的鉴定;②丙二酸盐利用试验,某些细菌利用丙二酸盐作为唯一碳源时,可分解丙二酸盐生成碳酸钠,多用于肠杆菌科细菌的鉴别;③醋酸盐利用试验,某些细菌可利用铵盐作为唯一氮源,同时利用醋酸盐作为唯一碳源,主要用于肠杆菌科中部分细菌的分类与鉴定;④马尿酸盐水解试验,含有马尿酸水解酶的细菌,可将马尿酸水解为苯甲酸和甘氨酸,主要用于链球菌的鉴定,也可用于弯曲菌的鉴定;⑤乙酰胺利用试验,某些非发酵菌能够产生脱酰胺酶,使乙酰胺经脱酰胺作用释放氨基,使培养基变碱,主要应用于非发酵菌的鉴定。

4. 呼吸酶类试验　主要包括以下几类:①氧化酶试验,主要应用于肠杆菌科和非发酵菌的鉴定;②过氧化氢酶试验,主用于革兰氏阳性球菌的初步鉴定;③硝酸盐还原试验,常用于各种细菌的鉴定。

5. 其他生化或鉴定细菌常用的试验　主要包括以下几类:①凝固酶试验,主要作为鉴定葡萄球菌致病性的重要依据,金黄色葡萄球菌会产生凝固酶,使血浆凝固;②卵磷脂酶实验,主要用于厌氧菌的鉴定;③DNA酶试验,主要用于金黄色葡萄球菌、沙雷菌和变形杆菌的鉴定;④胆汁溶菌试验,主要用于肺炎链球菌和α链球菌的鉴别;⑤CAMP试验,主要应用于鉴定B群链球菌;⑥氢氧化钾拉丝试验,主要引用语革兰氏阴性菌与易脱色革兰氏阳性菌的鉴别;⑦杆菌肽试验,主要用于鉴别A群链球菌与其他链球菌;⑧奥普托欣试验,用于肺炎链球菌与其他链球菌的鉴别;⑨O/129抑菌试验,主要用于弧菌科的属间鉴别。

6. 复合生化试验　主要包括以下几类:①克氏双糖铁或三糖铁琼脂培养基试验,主要用于肠杆菌科细菌的初步鉴定;②动力-靛基质-尿素酶试验,常用于肠杆菌科细菌的鉴定。

(四)血清学鉴定

根据免疫学反应的特异性,利用含有已知抗体的免疫血清,如沙门菌属、志贺菌属、致病性大肠埃希菌、霍乱弧菌、链球菌、流感嗜血杆菌、脑膜炎奈瑟菌等单价和多价诊断血清,对其分离的待测菌进行属、种和血清型的鉴定。常用的方法是玻片凝集试验。

(五)药物敏感试验

简称药敏试验。是测定某一抗菌药物在体内外对特定病原微生物有无抑菌或杀菌作用的方法。临床标本经分离培养和鉴定,确定了患者感染的病原菌后,常进行药物敏感性试验检测细菌的耐药性,以此指导临床选择合适的抗菌药物,避免多重耐药的产生。常用的方法包括纸片扩散法、稀释法、抗生素连续梯度法(E-test法)和自动化仪器法。纸片法是WHO推荐的定性药敏试验的基本方法,是将含有一定量抗生素的纸片贴在已接种待检病原菌的琼脂平板上,在细菌培养过程中纸片上的抗生素随时间逐渐向周围琼脂中扩散,形成了逐渐降低的药物浓度梯度,由于致病菌对各种抗生素的敏感程度不同,在药物纸片周围的琼脂上便出现大小不同的抑制病原菌生长的抑菌环。根据抑菌环的有无和大小即可判定待检菌对该种抗菌药物的敏感程度。稀释法是将细菌接种于含有不同浓度抗生素的液体培养基或琼脂培养基,以能抑制细菌生长或杀死细菌的抗菌药物最大稀释比例为目标终点,该培养基内所含有的药物浓度即为待检菌的最低抑菌浓度(minimum inhibitory concentration, MIC)或最低杀菌浓度(minimum bactericidal concentration, MBC)。MIC和MBC的值越低,表示细菌对该药物越敏感。E-test法是一种定量的抗生素

药敏测定技术，其原理是将稀释法和扩散法的原理相结合，将预先制备好的含有连续指数增长稀释浓度的抗菌药物的 E 试纸条放在接种了待检菌的琼脂培养板上，培养一定时间后，在琼脂平板上形成的椭圆形抑菌圈的边缘与试纸条交点的刻度即为该抗菌药物对此种待检菌的 MIC。试验操作简便，具有较好的重复性和稳定性。

（六）动物实验

动物实验一般不作为临床标本的细菌学常规检查技术，但在必要时可选择敏感动物进行疑难致病菌的分离鉴定、测定细菌的毒力、制备免疫血清、建立感染动物模型进行相关的研究等。测定细菌毒力，一般以半数致死量或半数感染量来表示。如对多次培养结果为阴性的可疑性结核患者难以做出病原学诊断时，可将标本接种于豚鼠，豚鼠感染后，即可检出结核分枝杆菌。

（七）其他检测法

放射性核素技术、气相色谱技术和电阻抗技术等现代实验技术已开始应用于细菌的检查和研究。如应用气相色谱法鉴别厌氧菌。^{13}C、^{14}C 呼吸实验检测幽门螺杆菌产生的尿素酶等、应用噬菌体对细菌进行分型鉴定以及细菌 L 型的检测。

四、细菌的成分检测

某些细菌固有成分的检出，特别是对某种特定菌具有标志性的成分的检出，如细菌的特异性抗原、编码某种特异性抗原的一段特定的核酸序列、细菌所产生的某种毒素等，均可作为识别该细菌和判定其致病性的重要依据。

（一）细菌抗原的检测

细菌固有抗原成分检测是致病菌检测的常用技术，是临床细菌性感染疾病诊断的重要手段之一。常用的检测方法有：①凝集试验，如脑膜炎奈瑟菌乳胶凝集试验，将脑膜炎奈瑟菌某些血清型的多价抗体吸附于载体颗粒上，与患者的血清或脑脊液样本相混合，脑膜炎奈瑟菌阳性的样本汇总会出现肉眼可见的乳胶颗粒凝集现象；②免疫荧光技术，利用荧光标记的特异性抗体与待检菌中特定的抗原成分能够特异性结合并发出荧光的方法对特定的致病菌进行检测的方法，灵敏度高，易于观察；③酶联免疫吸附试验，目前临床细菌性感染疾病中应用最广泛的定性及定量抗原检测技术，根据实验目的的不同，又可具体分为间接法、双抗夹心法、捕获法、竞争法几种，具有成本低廉、快速简便、可以一次性检测大批量样本的特点。此外，对流免疫电泳、发光免疫技术和免疫印迹技术等也逐渐应用于临床致病菌的检测中。

（二）细菌核酸的检测

细菌的核酸是细菌体内的遗传物质，含有该物种的全部遗传信息，因此可以通过检测细菌的特异性基因序列来判断细菌的类型及感染性。常用的核酸检测方法有聚合酶链反应（PCR）、核酸杂交、16*SRNA* 基因序列分析和基因芯片等，细菌的核酸检测具有较高的检测精度和灵敏度，常作为临床上某些细菌感染性疾病的确诊方法。

1. 聚合酶链反应　PCR 是一种在体外选择性对某一特异性核酸片段进行复制扩增的技术，可在短时间内将较少的目的核酸片段扩增至数百万倍，从微量样品中获得足够的 DNA 以供后续的分析或直接得到检测结果。该方法简便、迅速、特异性强。PCR 方法常用于那些耗时较长或常规培养困难的致病菌的检测，在某些特殊情况下如疫情暴发或患者处于病情危险期，急需等待确诊致病菌以待后续治疗时，均可采用 PCR 方法以确定致病菌。荧光定量 PCR，在对目的核酸片段的扩增过程中，引入了荧光标记探针，使得反应的结果更为直观，且能够通过检测荧光信号强度的变化来间接反应目的片段的扩增情况，因此可用于致病菌的定量检测，目前已有多种试剂盒广泛应用于临床各种致病菌的检测当中。

2. 核酸杂交技术　来自两个不同个体的单链 DNA 分子可通过碱基互补配对原则相互结合成互补的双链 DNA 结构。这个过程就称为杂交。因此，利用这一特性，先根据某种细菌的特异性核酸序列设计合成相应的探针，并用酶、荧光物质、放射性核素等物质进行标记。当探针与待检测样本中的核酸进行杂交时,若样本中含有与探针序列完全互补的核酸片段,根据碱基互补原则,样本中相对应的核酸片段就会与被标记探针相结合,经不同方法检测标记信号即可检出标本中含有的相应病原菌的特定基因片段。核酸杂交技术包括斑点杂交、原位杂交和印迹杂交等。该技术不受标本中杂质干扰,对尚不能或难以分离培养的病原菌尤为适用。现已将此技术应用于检测结核分枝杆菌、幽门螺杆菌、空肠弯曲菌和致病性大肠埃希菌等致病菌的检测中。

3. *16SRNA* 基因序列分析　在所有细菌、衣原体、立克次体、支原体、螺旋体及放线菌等原核生物的染色体基因组均中存在着编码核糖体 RNA(rRNA)相对应的 DNA 序列,而病毒、真菌等非原核生物体内则缺乏该序列。原核生物的 rRNA 包括 5SrRNA、16SrRNA 和 23SrRNA 三种类型,其中 16*SrRNA* 的基因具有多拷贝、多信息、长度适中的特点。16*SrRNA* 基因由保守区和可变区两部分构成。保守区在所有细菌中具有高度保守性,可变区则具有属或种的特异性。因此,可根据特定细菌的 16*SrRNA* 基因片段设计相应的通用引物或特异性引物、探针并对其进行检测。再将所获得的信息与数据库中 16SrRNA 的序列进行比对,即可确定待测菌。随着微生物核糖体数据库的日益完善,该技术已成为细菌分类鉴定的一种强有力的工具。

(三)细菌毒素的检测

不同种类细菌在侵入人体后,在生长繁殖过程中,可产生内毒素与外毒素,影响体内内环境的稳态,导致各种疾病现象的发生,因此,通过对不同种类的毒素物质进行检测,可以对相应的致病菌进行鉴定。

1. 内毒素的检测　内毒素是革兰氏阴性菌细胞壁的脂多糖,通常在菌体裂解死亡后释放出来,可引起人类败血症等多种生物学效应,因此对于细菌内毒素的检测,可用于革兰氏阴性菌感染患者的快速诊断,以及检测药品和生物制品有无内毒素的污染。常用的检测方法是鲎实验,该实验采用的鲎试剂是从海洋大型节肢动物鲎的血液及淋巴液中提取的一种有核变形细胞的溶解物,内含凝固酶原、凝固蛋白原、B 因子和 C 因子等,当内毒素与鲎试剂接触时,可激活凝固酶原使可溶性的凝固蛋白变成凝胶状态的凝固蛋白,使鲎试剂变成凝胶状态。因此可利用此原理测定血液或其他样品中的微量内毒素,灵敏度可高达 0.000 5 g/ml,2 h 内即可得出结论,有利于早期诊断和治疗。

2. 外毒素的检测　外毒素是细菌生长过程中产生的可向细胞外分泌的毒性物质,主要用于区分产毒株和非产毒株。外毒素的检测主要是采用体外独立试验的方法,因为外毒素的免疫原性强,可刺激机体产生相应的特异性抗体,在体外用已知的外毒素抗体与待测外毒素(抗原)进行抗原抗体反应,从而鉴定细菌是否产生了该种毒素。

(四)质谱分析法

质谱分析是基于基质辅助激光解吸电离/飞行时间检测技术而建立起来的细菌鉴定系统。其原理是致病菌在电离后,带电样本通过电场进入飞行时间检测器,各种离子依照质荷比的不同而相互分离,最终可在飞行管的末端检测到每个离子的丰度,并形成相应的指纹图谱,通过软件对这些指纹图谱进行处理后,与各种已知的微生物标准指纹图谱进行比对,从而完成对相应致病菌的鉴定。与常规的生化鉴定方法相比,质谱分析在每株致病菌的鉴定上所需的平均时间仅为数分钟。另外,每种细菌都含有自身独特的蛋白质,因此不同细菌的蛋白质图谱均不同,经质谱仪电离后产生的峰型分布也各不相同,因此将所得的谱图与数据库中的微生物参考图谱进行比对后,可以用微生物蛋白质表达谱中的特征谱峰对细菌的属、种甚至是不同亚种进行分类与鉴定。

(五)生物芯片技术

生物芯片技术是近年来发展起来的一项高通量检测新技术,通过将大量生物识别分子(核酸片段、蛋白质或酶、抗原或抗体、细胞及组织)按照预先设置的排列固定于一种载体(如硅片、玻片及高聚合物载体等)表面,利用生物分子的特异性亲和反应,如核酸杂交反应、抗原抗体特异性反应等来分析各种生物分子的存在及其含量。反应结果可用荧光法、酶标法或放射性核素法显示,通过特定光学仪器读取与收集数据,经专门的计算机软件进行数据分析,从而判断样品中靶分子的种类和数量。一张芯片上可集成成千上万密集排列的分子微阵列,能在短时间内分析大量的生物分子,快速准确地获取样品中的生物信息,具有快速、敏感、高通量、多样性、微型化、自动化的特点。目前已广泛应用于疾病诊断和治疗、药物开

发筛选、司法鉴定、食品卫生监督、环境监测、国防等许多领域。

五、血清学诊断

病原体感染人体后可刺激机体免疫系统产生特异性抗体，且抗体的产量常随患者病程的延长而增多，因此可用抑制的微生物抗原成分检测患者血清中是否存在相应的特异性抗体，间接诊断某些特异性致病菌的感染。通常以抗体效价明显高于正常人水平或患者恢复期抗体效价高于急性期抗体效价 4 倍以上才认为有意义。由于这些特异性抗体主要存在与患者的血清中，因此这种体外进行的抗原抗体反应被称为血清学诊断。血清学诊断一般适用于免疫原性和抗原性较强的细菌所引起的病程较长的传染病，方法较多，一般需要根据病原菌种类进行选择。常用于细菌感染的血清学诊断有直接凝集试验（诊断伤寒、副伤寒的肥达试验、检测立克次体的外斐反应、诊断钩体病的显微凝集实验等）、补体结合试验（检测 Q 热柯克斯体等抗体）、中和实验（诊断链球菌风湿热的抗 O 实验）和酶联免疫吸附试验（ELSIA）等。

第二节　病毒感染的微生物学检查

病毒的分离与鉴定是病毒病原学诊断的金标准，但因病毒只能在活细胞内营寄生生活，因此病毒的分离鉴定较困难、复杂且需时较长，随着分子病毒学的发展，临床上现已不断出现新的快速诊断方法，检查程序见图 22-1。

一、标本的采集与送检

1. 早期采集　与细菌性感染的标本采集相似，病毒性感染患者的标本采集也需要在病程早期或急性期进行标本的采集，其分离出病毒的阳性率较高。

2. 无菌操作并正确处理含菌样本　在整个取样过程中，全程确保无菌操作，对于某些易于污染的样本如痰液、粪便等，可使用一定的抗生素处理以杀死标本中混杂的细菌或真菌。

3. 低温保存与尽快送检　大部分病毒在常温下很容易灭活或死亡，只有少部分病毒在室温下可持续存在较长时间，故样本采集后应尽快送往实验室进行检测，如检测实验室距离较远或需长时间运输，应将采集后的样本与冷藏环境中运送至目的地，可使用低温转运箱或小型液氮罐，盛有干冰的保温箱等进行运输。

4. 血清学诊断应采集双份样本　与细菌性感染相似，血清学诊断需在发病初期和发病后的 2 ~ 3 周内各取一份血清样本进行血清效价对照检测，血液样本在采集后应尽快分离血清，并于−20 ℃环境中进行保存。

二、病毒的分离与鉴定

由于病毒只能在活细胞内营寄生生活，因此病毒的分离培养需要使用活细胞作为病毒的宿主，提供病毒生长繁殖所需的一切条件，同时如果选择的宿主细胞表面没有能够被病毒所识别的相应特异性受体，病毒也不能感染宿主细胞。因此，我们需要根据不同的病毒选择合适的敏感细胞来进行病毒的分离和鉴定。

（一）病毒的分离培养

1. 动物接种　动物界汇总是病毒分离最早使用的方法，现在已逐渐被细胞培养所替代，但对于某些特殊的病毒，该方法仍是分离病毒的不二选择。常用的动物一般为小白鼠、大白鼠、豚鼠、家兔、猴等。

2. 鸡胚培养　鸡胚具有广泛的易感性，对多种病毒都很敏感，来源充足，操作简单。根据病毒种类的不同选择不同的接种部位：①羊膜腔接种，常用于从临床样本汇总初次分离流感病毒；②绒毛尿囊膜接种，常用于单纯疱疹病毒、天花病毒和痘病毒等的分离；③尿囊腔接种，常用于流感病毒、腮腺炎病毒和新城疫病毒的分离和传代；④卵黄囊接种，常用于某些嗜神经病毒的分离。目前除分离流感病毒还继续选用鸡胚外，其他病毒的分离基本已被细胞培养所取代。

3. 细胞培养　是目前最常用的病毒分离与培养方法，根据病毒与细胞之间的严格选择性，可选择合适的细胞，使特定种类的病毒在其内进行增殖。常用于病毒培养的细胞有原代细胞、二倍体细胞和传代细胞系。原代细胞的原有组织特性保持最好，对病毒的敏感性最高，常用于直接从标本中分离病毒；二倍体细胞不能无限增殖，多次传代后会出现细胞老化、敏感性降低的现象。传代细胞系一般是来源于肿瘤细胞或二倍体细胞株传代过程中产生的变异细胞，具有无限增殖的特性，故目前广泛应用于大部分病毒的分离培养与鉴定等。

（二）病毒的鉴定

1. 病毒在培养细胞中增殖的鉴定指标

（1）细胞病变：病毒在敏感细胞内增殖时可引起特有的细胞改变，称为细胞病变效应（cytopathic effect，CPE）。可光学显微镜在镜下可观察到明显的细胞改变，因此可作为病毒增殖的指标。常见的细胞病变有细胞圆缩、团聚、融合成多核细胞、细胞肿胀、颗粒增多、聚集成葡萄串状或形成包涵体等。不同病毒感染易感细胞后导致的细胞病变类型不同，经验丰富的检验人员可通过 CPE 的特征来判断感染病毒的种类，甚至对病毒进行初步的分型。部分有包膜的病毒是以出芽的方式释放子代病毒出宿主细胞，因此在病毒感染阶段可能无法观察到明显的 CPE 效应，此时可采用其他方法度感染病毒进行鉴定。

（2）红细胞吸附：病毒包膜上带有血凝素刺突的病毒感染宿主细胞后，可在细胞表面表达血凝素，能使加入的鸡或豚鼠的红细胞发生凝集，称为红细胞吸附现象。常用作检测病毒增殖的指标。在红细胞发生凝集后，再加入相应的血凝素抗体后，红细胞吸附现象可被抑制，称为红细胞吸附抑制实验，可作为病毒鉴定的重要依据。

（3）病毒干扰现象：某些病毒感染宿主细胞后，并不会出现 CPE，但是能够干扰在其后感染同一细胞的另一种病毒的增殖过程，从而抑制后者所特有的 CPE 现象的发生，成为病毒干扰现象。因此可用不能产生 CPE 的某种病毒干扰随后接种的某一可产生 CPE 效应的病毒，以此来检测特定病毒的存在。

（4）细胞代谢改变：病毒感染宿主细胞后，常导致培养基 pH 值发生改变，说明正常细胞代谢活性在病毒感染后发生了某些变化，因此导致培养基 pH 值发生了较大幅度的改变，因此，这种培养环境条件的改变也可间接用来鉴定某种病毒的存在。

2. 病毒感染性测定及病毒数量测定

（1）红细胞凝集试验：又称为血凝试验，含有血凝素的病毒在感染易感细胞或接种易感动物后，可在易感细胞表面表达血凝素蛋白，可使后加入的动物血细胞发生凝集现象，称为红细胞凝集，可作为病毒增殖的指标，如将病毒悬液做不同比例的稀释后，以血凝反应的最高稀释度作为血凝效价，可对病毒含量进行半定量检测病毒颗粒的含量。

（2）中和实验：用已知的抗病毒血清或某种病毒的特异性抗体与待测病毒悬液进行混合后，维持一段时间后再将混合液接种于易感细胞，经培养后观察 CPE 或红细胞凝集现象是否消失，如果抗病毒血清或特异性抗体能够中和病毒，则 CPE 现象消失或红细胞凝集现象消失，即特异性抗体能够中和相应病毒的感染性。该方法用于病毒的分型鉴定具有较好的特异性，是比较可靠的病毒诊断方法。如用不同浓度的抗血清进行中和实验，还可根据抗体的效价对待测病毒液进行半定量检测。

（3）空斑形成实验：对待测标本中的病毒数量进行定量的一种方法，将适量稀释浓度的待检病毒接种于敏感的单层细胞中，经一定时间的培养后，在细胞上方覆盖一层融化尚未凝固的琼脂后继续培养，可见单个病毒的增殖使感染的单层细胞溶解脱落，形成肉眼可见的空斑，一个空斑通常是由一个病毒增殖所致，计数培养皿中空斑数量即可推算出该样品中病毒的数量。通常以每毫升病毒液的空斑形成单位（plaque forming unit，PFU），用 PFU/ml 表示。

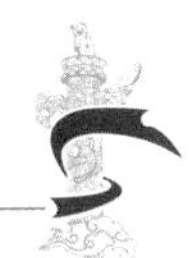

(4)50% 组织细胞感染量测定：将待测病毒液做 10 倍系列稀释，分别接种单层细胞，经培养后观察 CPE 等指标，以能感染 50% 细胞的最高稀释度的病毒量为终点，经统计学处理计算 TCID50，该方法以 CPE 作为指标，来判断病毒的感染性和毒力。

(5)感染复数测定：原指在特异性实验中感染单一细菌细胞的噬菌体平均数，现常作为病毒感染性的定量检测。

三、病毒感染的快速诊断

病毒的分离与鉴定一直是病毒诊断的金标准，但临床检验科实验室实际应用较为困难，细胞培养等需要严格的无菌环境且耗时较长。故临床检查病毒感染一般多采用快速诊断方法，快速诊断主要指通过免疫学和分子生物学检测技术，直接在电镜下观察标本中的病毒颗粒，或直接检测病毒的某些特异性成分（抗原、核酸）和 IgM 型特异性抗体等，以做出快速和早期诊断。

（一）形态学检查

1. 光学显微镜观察　病毒体积微小，一般情况下除痘病毒等大型病毒（200 ~ 300 nm）在光学显微镜下勉强可见外，大多数病毒都需要借助电子显微镜才可观察到，光镜视野下，一般仅用来观察某些病毒在宿主细胞内增殖后于细胞核内或细胞质内出现的包涵体，对病毒的诊断具有一定的价值。

2. 电镜观察　含有高浓度病毒颗粒（$>10^7$ 颗粒/ml）的样品，可直接在电镜下观察病毒颗粒的大小、形态结构以及在组织细胞内的分布位置等。目前主要的电镜检查技术分为直接电镜检查和免疫电镜两类。直接电镜检查是将含病毒样本制备成切片或超薄切片，通过染色技术对病毒颗粒进行观察。免疫电镜是基于抗原抗体之间的特异性结合作用，使标本中较弱的病毒抗原信号被放大，因此具有较高的灵敏度，比直接电镜检查敏感度高 100 倍，但是对所使用的抗体效价要求较高，相互作用的抗原抗体的比例也要合适。

（二）病毒抗原检测

一般采用免疫学技术直接检测标本中的病毒抗原进行早期诊断。目前常用的抗原检测技术有酶联免疫吸附试验、免疫荧光测定和放射免疫测定等。这些技术操作简便、特异性强、敏感度高。用被标记的高质量特异性抗体，尤其是使用标记质量高的单克隆抗体可测到 ng 至 pg 水平的抗原或半抗原。其中，由于放射性核素会引起放射性污染，故放射免疫测定的使用逐渐较少，并被非放射性标记物（如地高辛）所替代。应用蛋白质印迹法检测病毒抗原及其抗体，对病毒性感染的检测具有确诊意义。

（三）病毒核酸检测

随着分子生物学技术的不断发展和完善，目前大多数致病性病毒的基因组测序已完成，为病毒核酸应用于病毒性感染的检测打下了坚实的基础，使其成为目前病毒感染诊断领域的又一支主力军。

1. 核酸杂交　应用已知的病毒基因组序列制备单链的寡核苷酸探针，并事先用放射性核素、辣根过氧化物酶等标记物进行标记后，在一定条件下，与提取自待测样本中的靶序列相结合，通过对各种标记物信号进行检测，间接证明待测样本中某种特异性病毒核苷酸序列的存在，从而做出早期诊断。常用的核酸杂交技术如下。

(1)斑点杂交：将标本中提取的待测 DNA 或 RNA 直接点样在杂交滤过膜上，变性后与标记的探针核酸序列杂交，根据标记物的不同采用放射自显影或酶显色技术等检测放射性核素或非放射性标记物，可用于大多数病毒核酸和 PCR 产物的检测。

(2)原位杂交：在病理切片上，用细胞原位释放的 DNA 或 RNA 与标记的特异性核酸探针进行杂交。通过显色技术可直接观察待测核酸在细胞内的分布状态和与细胞染色体的关系等。

(3)DNA 印迹和 RNA 印迹：将标本中提取的 DNA 或 RNA 用限制性核酸内切酶切割后，经琼脂糖凝胶电泳形成核酸内切的条带图谱，然后再将琼脂糖凝胶中的核酸条带电转移至硝酸纤维素膜上，与标记的探针序列进行杂交，即可检测病毒的 DNA 或 RNA 中的特异序列。

2. 聚合酶链反应　根据特定病毒的全基因组序列，选择具有特异性的高保守性的病毒基因组片段作

为靶序列，设计相应的特异性引物，在 DN 聚合酶的作用下对待检标本进行靶序列的特异性扩增，以此判断待检标本中是否存在特异性的病毒感染。针对 RNA 病毒，可以选择使用逆转录 PCR 法。实时定量 PCR 法是在传统 PCR 的基础上，引入一个能够与靶序列进行非特异性结合的荧光标记探针，当 PCR 过程中 DNA 链延伸时，在核酸外切酶的作用下，荧光探针中的发光基团被外切酶从探针上切割下来，失去了淬灭基团的作用而在激光的激发下发出荧光，其强度与 PCR 的产物量成正比，因此可以通过对反应体系中荧光信号的检测来对 PCR 产物的量进行实时监测，具有准确定量、灵敏度高、污染小的特点。目前已广泛应用于各种感染性病毒的检测。

3. 基因芯片技术　应用目前已完成的病毒全基因组测序的序列信息，将各种病毒的特异性靶序列制备成相应的探针，并结合自动化技术制备成基因芯片，可一次性检测出多种病毒并能鉴定病毒的亚型。该方法灵敏、准确、在病毒检测方面常用，尤其是在病毒分型方面，应用前景十分广泛。

4. 基因测序技术　通过对感染性样本提取总 DNA 或总 RNA，进行全基因组测序。然后通过生物信息学序列比对方法，将测得的基因组序列与现有的已知病毒全基因组序列进行比对，进而对待测病毒进行分类甚至分型，已达到诊断病毒感染的目的。

（四）抗体检测

病毒的抗体检测方法与病毒的抗原检测，在原理上相类似，但是需要根据病毒种类和致病性特点的不同，选择合适的检测方法进行相应抗体的检测。

1. IgM 特异性抗体的检测　病毒感染人体后，最早出现的抗体即为 IgM 型抗体。因此可通过检测某些特异性的 IgM 抗体对某些特异性病毒进行早期诊断。但 IgM 抗体在血液中存留时间较短，在免疫系统运行一段时间后，常被后续出现的 IgG 型抗体逐渐取代，因此存在窗口期，且 IgM 型抗体在不同个体中存在明显的个体差异。

2. IgG 特异性抗体的检测　IgG 型抗体虽然与 IgM 型相比，出现较晚，但其特异性强，存在时间长，且产生 IgG 型抗体的效应 B 细胞存在记忆效应，在二次感染同型病毒时，可快速响应并分泌至血液中，对于机体对某种病毒的终生免疫或长期免疫具有重要意义。因此是病毒流行病学调查的重要指标，并有助于了解个体的既往感染史。

第三节　真菌感染的微生物学检查

真菌感染的微生物学检查对真菌病的诊断具有重要价值，传统的方法是用显微镜来观察真菌菌丝和孢子的形态学特征来进行诊断，目前已经将生化反应及血清学分析方法运用到临床真菌性感染的检查中，并逐步向分子水平深入。

一、标本的采集与送检

与细菌和病毒相比，真菌在致病性、传染性及传播途径等方面具有较大差异，因此疑似真菌感染的标本采集时要特别注意标本的正确采集：对于浅部感染可取病变部位的鳞屑、毛发或甲屑，深部感染真菌则取病变部位的分泌物或排泄物等；标本的量应充足，满足各种检测方法的需要，血、脑脊液标本不少于 5 ml，胸水则不少于 20 ml；由于真菌的孢子具有在空气中传播的特性，因此标本在采集时应注意全程无菌操作，并做好对医护工作人员的安全防护，取材后立即送检，最长不能超过 2 h。

二、病原性真菌的检查与鉴定

1. 显微镜直接镜检　就是从人或（动物）体内正确采集相应的标本制成涂片或切片，经染色或不染

色处理后，置于显微镜下直接观察真菌的菌体、孢子或菌丝的存在，从而对真菌病做出初步诊断。镜检只可做真菌感染的初步诊断，并不能确定感染真菌的种类，因此需进行进一步的实验以确诊真菌感染并对其进行分类和鉴定。

2. 分离培养　绝大多数的真菌都可以进行人工培养，常用于显微镜直接镜检时不能确定是否真菌感染的验证性检查。真菌对于营养的要求不高，在一般的细菌培养基上即可生长。主要的培养方法有：试管法、大培养法和小培养法 3 种。对于来自皮肤、毛发标本，须先经过 70% 酒精或 2% 苯酚浸泡 2 ~ 3 min 以杀死杂菌后，再接种于含抗生素和放线菌酮（抑制细菌、放线菌生长）的沙氏琼脂培养基进行培养，如标本为血液，则需先进行增菌后再进行真菌分离，如标本为脑脊液，则应离心后取沉淀物再进行分离培养。

3. 血清学检查　血清学检查可作为诊断真菌性疾病的辅助方法，检测真菌抗原或机体感染后所产生的特异性抗体。近年来对深部真菌病的血清学检查有了一定的进展。应用对流免疫电泳来检测内脏真菌病的沉淀素，ELISA 法检测血清中或脑脊液中的特异性抗体或抗原，荧光抗体染色法对标本中抗原进行鉴定和定位。

4. 核酸检测　真菌学诊断除依据真菌形态结构等表型特征外，还可应用分子生物学技术检测核酸，如核酸 G+Cmol% 测定。限制性片段长度多态性、随机扩增多态性 DNA、DNA 特殊片段测序等。针对具有高度保守性的真菌保守序列而设计的“全能引物”扩增的产物，在各种类型的真菌中普遍存在，检测到该产物即可明确体内有无真菌感染。核酸检测可以快速鉴定真菌，这些新技术的应用提高了真菌病的诊断水平、有利于真菌病的防治。

5. 显色鉴别培养　本方法是近年真菌学诊断上所应用的一种新方法，其原理是利用不同真菌具有不同的生化反应特性，能够分解培养基中的底物而使其生长菌落显示出不同的颜色。可用于分离和鉴定主要的致病性真菌，而且不会影响药敏及其他试验结果，目前在临床上主要用于假丝酵母的检测，具有快速和准确两大优点。将培养物置于 30 ~ 35 ℃培养箱中培养 24 ~ 48 h 即可得到结果，并且能够将假丝酵母鉴定到种，准确率高达到 95% 。

（李晋涛）

参考文献

1　李明远，徐志凯. 医学微生物学［M］. 3 版. 北京：人民卫生出版社，2016：83-87，293-297，448-450.

2　刘运德，楼永良. 临床微生物学检验技术［M］. 北京：人民卫生出版社，2019：5-42.

第23章

临床常用抗菌药物的分类与应用原则

第一节 临床常用抗菌药物及其分类

一、β-内酰胺类

β-内酰胺类抗生素(β-lactam antibiotics)的化学结构中均含有β-内酰胺环,是其发挥抗菌活性必不可少的结构,通过改变其侧链可形成多种衍生物,因此种类最多。主要包括青霉素类、头孢菌素类、碳青霉烯类、头霉素类、单环β-内酰胺类、β-内酰胺酶抑制剂等。β-内酰胺类抗生素的作用机制主要是青霉素结合蛋白共价结合,抑制其转肽酶、内肽酶和羧肽酶的活性,从而阻止肽聚糖之间的交叉联结,进而导致细菌细胞壁组装不完全,丧失原有的屏障作用,使细菌菌体暴露在相对低渗的环境中而失水变形、裂解死亡。

(一)青霉素类

青霉素类抗生素(penicillin antibiotics)主要包括天然青霉素、耐青霉素酶青霉素、广谱青霉素、青霉素+β-内酰胺酶抑制剂等几类。天然青霉素有青霉素G、青霉素V,主要作用于不产青霉素酶的革兰氏阳性菌、革兰氏阴性菌、厌氧菌,是历史上人类最早应用的青霉素。耐青霉素酶青霉素主要有甲氧西林、奈夫西林、苯唑西林、氯唑西林、双氯西林、氟氯西林,主要作用于那些可产生青霉素酶的葡萄球菌。广谱青霉素又分为氨基组青霉素、羧基组青霉素、脲基组青霉素3类:氨基组青霉素主要有氨苄西林、阿莫西林,主要作用于对青霉素敏感的细菌,如大部分大肠埃希菌、奇异变形杆菌、流感嗜血杆菌等革兰氏阴性杆菌;羧基组青霉素有羧苄西林、替卡西林,主要作用于产β-内酰胺酶的肠杆菌科细菌和假单胞菌;脲基组青霉素主要有美洛西林、阿洛西林和哌拉西林,主要作用于产β-内酰胺酶的肠杆菌科和假单胞菌。青霉素主要与青霉素结合蛋白相结合,通过抑制细菌细胞壁合成而发挥抗菌活性。

(二)头孢菌素类

根据发现的先后、抗菌谱的不同以及对革兰氏阴性杆菌抗菌活性的不同,可将头孢菌素(cephalosporin)按代进行分类,目前头孢菌素已分类至第五代。第一代头孢菌素有头孢噻啶、头孢噻吩、头孢氨苄、头孢唑林、头孢拉定、头孢匹林。头孢羟氨苄,主要应用于产青霉素酶的金黄色葡萄球菌和某些革兰氏阴性菌的感染;第二代头孢菌素有头孢孟多、头孢呋辛、头孢尼西、头孢雷特、头孢克洛、头孢丙

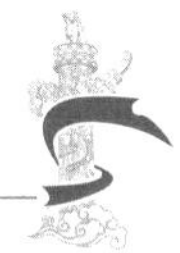

烯、氯碳头孢，其对革兰氏阴性菌的抗菌活性要强于第一代头孢菌素；第三代头孢菌素有头孢噻肟、头孢曲松。头孢他啶、头孢唑肟、头孢哌酮、头孢克肟、头孢布烯、头孢地尼、头孢泊污，其对多种 β-内酰胺酶稳定，对革兰氏阴性菌和铜绿假单胞菌具有良好的抗菌作用；第四代头孢菌素有头孢匹罗、头孢噻利、头孢吡肟、头孢比罗，其与第三代头孢菌素相比，抗菌谱更广，抗菌活性更强，对细菌产生的 β-内酰胺酶更稳定。第五代头孢菌素头孢洛林对于包括耐甲氧西林金黄色葡萄球菌（methicillin resistant Staphylococcus aureus，MRSA）在内的革兰氏阳性菌均具有强大的抗菌作用。同时保持了与最近几代头孢菌素相当的抗革兰氏阴性菌的活性。头孢菌素作用机制在于能与青霉素结合蛋白相结合，发挥抑菌和杀菌效果，不同的头孢菌素能够结合不同的青霉素结合蛋白。

（三）其他 β-内酰胺类

1. 碳青霉烯类　主要包括亚胺培南、美罗培南、必阿培南、帕尼培南、多利培南，碳青霉烯类除了嗜麦芽窄食单胞菌、耐甲氧西林葡萄球菌、屎肠球菌和某些脆弱类杆菌耐药外，对几乎所有由质粒或染色体介导的 β-内酰胺酶稳定，因而是目前抗菌谱最广的抗菌药物，具有快速杀菌的作用。其中，亚胺培南与西司他丁合用称为泰能。碳青霉烯类的作用机制在于一方面对于由质粒和染色体介导产生的 β-内酰胺酶十分稳定，另一方面其具有良好的穿细胞特性，能够与青霉素结合蛋白 1 或青霉素结合蛋白 2 相结合，从而导致细菌菌体细胞的溶解。

2. 头霉素类　主要有头孢西丁、头孢替坦、头孢美唑，头霉素类对于革兰氏阳性菌有较好的抗菌活性，对厌氧菌有高度的抗菌活性，但对发酵菌无效。氧头孢烯类具有第三代头孢菌素的特点，抗菌谱广，杀菌作用强，对产 β-内酰胺的革兰氏阴性菌有很强的抗菌作用，对产酶的金黄色葡萄球菌也具有一定的抗菌活性。

3. 单环 β-内酰胺类　单环 β-内酰胺类抗生素有氨曲南和卡芦莫南，其对革兰氏阴性菌作用强，对革兰氏阳性菌和厌氧菌无效。

4. β-内酰胺酶抑制剂　主要有克拉维酸、舒巴坦和他唑巴坦，其与 β-内酰胺类抗生素联用能增强后者的抗菌活性。

二、氨基糖苷类

氨基糖苷类抗生素（aminoglycoside antibiotics）按照其来源的不同可分为以下 3 类：第一类是由链霉菌属发酵滤液提取获得，主要有链霉素、卡那霉素、妥布霉素、核糖霉素、巴龙霉素、新霉素；第二类是由小单胞菌属发酵滤液中提取获得，主要有庆大霉素、阿司米星；第三类则是半合成的氨基糖苷类，主要有阿米卡星、奈替米星、地贝卡星等。氨基糖苷类抗生素对需氧革兰氏阴性杆菌具有较强的抗菌活性，对革兰氏阳性球菌具有一定的抗菌活性。氨基糖苷类抗生素的作用机制主要有以下两点：一是通过依靠离子之间的吸附作用而吸附在菌体细胞表面，导致细胞膜通透性增加进而造成膜的损伤，失去完整的屏障功能而使菌体细胞裂解死亡，二是通过与细菌核糖体 30S 小亚基发生不可逆结合，抑制 RNA 的转录和蛋白质的合成，进而导致菌体细胞的死亡而发挥其抗菌活性。

三、大环内酯类

以往常用的大环内酯类抗生素（macrolide antibiotics）主要有红霉素和乙酰螺旋霉素，新一代大环内酯类抗生素有克拉霉素、罗红霉素、地红霉素、氟红霉素、阿奇霉素、罗他霉素和醋酸麦迪霉素。大环内酯类抗生素对流感嗜血杆菌、军团菌、支原体、衣原体等均具有强大抗菌作用，其作用机制主要是通过与细菌核糖体 50S 大亚基之间发生可逆性结合而抑制菌体细胞蛋白质的合成和肽链的延伸，进而发挥抗菌功能，此外新一代大环内酯类抗生素具有免疫调节功能，能够增强单核巨噬细胞的吞噬功能。

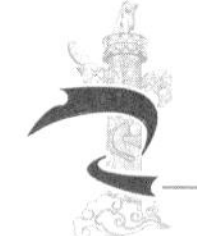

四、喹诺酮类

第一代喹诺酮类抗菌药物(quinolone antibacterial drugs)为奈啶酸,曾应用与大肠埃希菌的感染,但因用药后会迅速出现耐药而已被临床舍弃;第二代喹诺酮类抗菌药物主要有环丙沙星、氧氟沙星、罗美沙星、氟罗沙星、培氟沙星及诺氟沙星,其对革兰氏阳性菌和阴性菌均有作用;第三代喹诺酮类抗生素主要有司帕沙星、妥舒沙星、左氧氟沙星、加替沙星、格帕沙星及莫西沙星,与第二代喹诺酮类(quinolone)相比,对革兰氏阳性菌的抗菌活性高4~8倍,且对厌氧菌也有一定的作用。喹诺酮类抗生素的作用机制主要是通过外膜孔蛋白和磷脂渗透进入细菌细胞后,通过抑制细菌DNA解旋酶的活性而干扰DNA的复制过程,进而抑制细菌繁殖。

五、糖肽类和环脂肽类

1. 糖肽类抗生素　糖肽类抗生素(glycopeptide antibiotics)有万古霉素、替考拉宁,它们对革兰氏阳性球菌具有强大的抗菌活性,对耐甲氧西林葡萄球菌非常敏感。其抗菌机制为能够与一个或多个肽聚糖分子结合形成复合物,从而阻断完整聚糖骨架的合成过程,使细菌不能合成完整的细胞壁而失水裂解死亡。

2. 环脂肽类抗生素　环脂肽类抗生素(cyclic lipopeptide antibiotics)为达托霉素,它能够扰乱细胞膜对氨基酸的转运,从而阻碍细菌细胞壁肽聚糖的生物合成过程,还能够破坏细菌细胞膜的完整性,使菌体细胞的内容物外泄而起到杀菌的目的。

六、磺胺类和三甲氧氨苄嘧啶

磺胺类药物(sulfonamides)与对氨基丙甲酸的化学结构十分相似,对氨基苯甲酸是细菌叶酸合成过程中所必需的重要生物因子,磺胺类药物能够完全抑制菌体细胞内对氨基苯甲酸转变成二氢叶酸。三甲氧氨苄嘧啶(trimethoprim,TMP)是抑制二氢叶酸还原酶的一种嘧啶类似物,能竞争性抑制二氢叶酸还原酶的活性,使四氢叶酸的生成受到抑制。因为磺胺类药物和TMP均能够在不同位点阻断细菌的叶酸代谢途径,且彼此之间能够相互增强对方的抗菌活性,因此对大多数的病原菌具有协同抗菌作用。已证实,磺胺类和TMP的复合制剂复方甲基异恶唑在许多细菌性感染的治疗中显示出具有较好的疗效。

七、四环素类

四环素类抗生素(tetracyclines)分为短效、中效和长效3类,主要有土霉素、四环素、地美环素、美他环素、多西环素、米诺环素,四环素类抗生素为广谱抗生素,对许多革兰氏阳性菌和阴性菌都具有一定的抗菌作用,对立克次体、支原体、螺旋体、阿米巴等敏感。四环素类抗生素的作用机制主要是通过与细菌30S核糖体亚单位相结合,阻止肽链延伸,从而抑制细菌蛋白质的合成。临床上四环素常作为衣原体。立克次体感染的首选药物。

八、林可霉素类

林可霉素类抗生素(lincomycin antibiotics)主要包括林可霉素和克林霉素,主要作用于革兰氏染色阳性的球菌和杆菌,以及各种厌氧菌。对红霉素耐药的脆弱类杆菌对林可霉素类抗生素敏感,沙眼衣原体对本类抗生素也比较敏感,其抗菌机制主要是通过与细菌50S核糖体和蛋白质亚基相结合,从而抑制蛋白合成;还可以通过干扰肽酰基的转移而抑制肽链的延长。克林霉素是治疗肺部厌氧菌感染、衣原体性传播性疾病的首选药物。

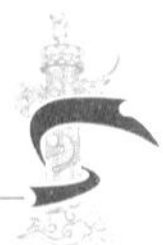

九、氯霉素类

氯霉素类抗生素(chloramphenicol antibiotics)主要包括氯霉素和甲砜霉素,其作用机制主要是通过与细菌核糖体 50S 亚单位相结合,使肽链延长受阻而抑制细菌蛋白的合成。氯霉素对许多革兰氏阳性菌和革兰氏阴性菌、支原体、衣原体和立克次体均具有抗菌活性。

第二节　临床常用抗菌药物的应用原则

目前主要采用抗菌药物来治疗细菌性感染。抗菌药物一般是指具有明显杀菌或抑菌活性的药物以及由微生物所合成的抗生素类药物,正确合理地应用抗菌药物是提高抗菌疗效、降低不良反应发生率以及减少或减缓特定致病菌耐药性发生的关键。治疗性抗菌药物应用的基本原则是:①只有诊断为细菌性感染者,才有必要应用抗菌药物进行治疗;②尽早查明感染致病菌,根据病原菌的种类及药敏试验结果选用适合的抗菌药物;③按照药物的抗菌作用特点及其在体内的代谢过程合理用药;④抗菌药物的治疗方案应综合患者病情、所感染的病原菌种类及抗菌药物的特点来进行制订。

(李晋涛)

参考文献

1　李凡,许志凯. 医学微生物学[M]. 9 版. 北京:人民卫生出版社,2018:54-55,84.

2　刘运德,楼永良. 临床微生物学检验技术[M]. 北京:人民卫生出版社,2019:44-47.

第24章

细菌耐药机制和耐药性的变迁

细菌的耐药性(drug resistance)是指细菌对抗菌药物的相对不敏感和抵抗性,耐药性的程度常用某种药物对某种细菌的最低抑菌浓度表示。当某种药物对该菌株的最低抑菌浓度(minimum inhibitory concentration,MIC)小于该药物对该菌株的治疗浓度时,表示该菌株对该药物敏感,反之则为耐药。细菌耐药性的产生有内因和外因两种,内因主要是指细菌自身的遗传因素,外因则主要是抗菌药物在临床中不合理应用所导致的对致病菌耐药性人工选择的增强,具体可分为遗传机制和生化机制两种。

第一节　细菌耐药的遗传机制

一、固有耐药性

固有耐药性是指细菌对某些抗菌药物的天然不敏感,也成为天然耐药性。固有耐药性来源于细菌本身基因组中的耐药基因或天然缺乏某种特异性药物的作用位点,能够世代相传,具有典型的种属特异性。例如:肠道革兰氏阴性杆菌对青霉素天然耐药,肠球菌对头孢菌素天然耐药,革兰氏阴性细菌具有外膜通透性屏障,导致这类细菌对多种药物固有耐药等。

二、获得耐药性

获得耐药性是指细菌 DNA 的改变而使细菌获得了新的耐药性表型。耐药性细菌的耐药基因来源于基因突变或通过接合、转导或转化及转座等方式获得的源自其他耐药菌的新的耐药基因。耐药基因的出现可发生在结构基因上,也可能发生于某些调节基因中。以前对某种药物敏感的野生型细菌群体中出现了对该抗菌药物的耐药性,这是获得耐药性与固有耐药性的重要区别。影响细菌获得耐药性因素主要有药物使用的剂量和种类、细菌耐药的自发突变率和耐药基因的转移等。

(一)基因自发突变

所有的细菌群体都会经常发生自发的随机突变,只是频率很低,为每一世代 10^{-10} ~ 10^{-6},其中控制抗菌药物敏感性的基因发生的某些自发突变可能会赋予细菌耐药性。

(二)耐药基因的转移

耐药基因能在质粒、转座子和整合子等可移动的遗传元件的介导下进行转移和传播。这种方式是细

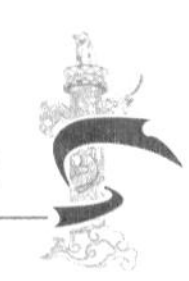

菌获得耐药性的主要原因。

1. R 质粒的转移　R 质粒广泛存在于革兰氏阳性菌和革兰氏阴性菌中，可通过接合、转导或转化作用在细菌间进行传递，并能在新的宿主菌内完成自我复制，并随宿主菌的分裂稳定地传递给后代，是耐药基因转移最常见的方式。一种质粒可携带一种或数种耐药基因群，在不同的宿主菌之间进行转移，从而导致多重耐药菌的出现，给临床细菌感染性疾病的治疗带来极大的困扰。

2. 转座子的介导　转座子又称为跳跃基因，是比质粒更小的 DNA 片段，它可以在染色体、质粒之间跳跃移动，将携带的耐药基因在细菌内基因组间或细菌间进行转移或交换，加速了耐药质粒的进化，扩大了耐药性传播的宿主范围，是造成多重耐药的重要原因。

3. 整合子的介导　整合子是染色体、转座子或质粒上的移动性 DNA 序列，它可主动捕获外源基因并使之转变为功能性基因，整合子在细菌耐药性的获得和扩散中起到了至关重要的作用。同一类整合子可携带不同的耐药基因盒，同一个耐药基因又可以出现在不同的整合子上，细菌耐药基因可以在不同的整合子中移动，介导多重耐药的形成。

第二节　细菌耐药的生化机制

一、产生药物灭活酶

细菌可诱导产生许多能引起药物灭活的酶，通过水解或修饰作用使抗生素原有结构被破坏，生成无活性的衍生物而失去抗菌活性，主要包括水解酶和修饰酶。这是细菌产生耐药性最重要的方式。

1. 水解酶　细菌产生水解酶引起药物灭活是一种重要的耐药机制，主要指由细菌染色体或质粒编码产生的 β-内酰胺酶，该酶能够特异性地裂解 β-内酰胺环，使其完全失去抗菌活性。在临床上以革兰氏阴性杆菌产生的超广谱 β-内酰胺酶最受重视。

2. 钝化修饰酶　氨基糖苷类修饰酶是细菌对氨基糖苷类抗生素产生耐药性的最重要原因。此外还有氯霉素乙酰转移酶、红霉素酯化酶等。氨基糖苷类修饰酶通常由质粒和染色体所编码，能将氨基糖苷类抗生素游离的氨基乙酰化、将游离的羟基磷酸化。核苷化，使药物不易进入菌体细胞内，也不易与菌体细胞内相应的靶核糖体 30S 亚基相结合，从而失去对蛋白质合成的抑制能力。

二、药物作用靶位的改变

β-内酰胺类抗生素必须与细菌菌体蛋白-青霉素结合蛋白结合，才能发挥杀菌作用。喹诺酮类药物作用于靶位 DNA 解旋酶和拓扑异构酶Ⅳ，一方面通过对 DNA 解旋酶作用使 DNA 断裂；另一方面形成喹诺酮类-DNA-拓扑异构酶三元复合物，它又与复制叉碰撞转化为不可逆状态，启动了菌体的死亡。如果细菌能改变抗生素作用靶位的蛋白结构和数量，使其与抗生素结合的有效部位发生改变，就会影响其与药物之间的结合，从而使细菌对特定的抗生素不再敏感，导致耐药性的出现。

三、外膜通透性的改变

细菌细胞膜是一种具有高度选择性的脂质双层结构，它控制着细胞内外的物质交流。如果细菌细胞壁的有效屏障结构或细胞膜的通透性发生改变，就会组织细胞膜对药物的吸收，使抗生素难以或无法进入菌体细胞内而发挥作用。例如：一些 β-内酰胺酶类抗生素很容易通过通道蛋白进入细菌内部而发挥作用。已知亚胺培南能够通过 OprD2 通道蛋白进入细菌内部，如 OprD2 通道蛋白丢失或减少，就会造成细菌对亚胺培南耐药。

四、主动外排机制

主动外排又称为外排泵系统。目前已在数十种细菌的外膜上发现了这种特殊的药物主动外排系统，可将不同种类的药物泵出菌体细胞，使细胞内药物的有效浓度降低至不足以杀死细菌，是细菌多重耐药性产生的重要原因。主动外排系统通常由外排转运蛋白、外膜通道蛋白和连接蛋白组成。外排转运蛋白捕获抗生素，在连接蛋白的辅助下，从外膜通道蛋白源源不断地将抗生素排至菌体细胞外。

五、形成细菌生物膜

细菌生物膜(bacterial biofilm)的形成能阻碍药物渗透，有效浓度的抗菌药物能迅速杀死浮游生长的细菌和生物膜表面的细菌，但不容易杀死生物膜内的细菌即被膜菌。其机制可能是被膜菌合成和分泌大量的胞外多糖，具有较强的屏障作用，可阻止大多数抗菌药物充分渗透到生物膜内，难以达到有效的药物浓度而杀灭或抑制细菌，而产生耐药，或被膜菌由较厚的胞外多糖包绕，难以获得充足的营养，代谢产物不能排出，生物膜内细菌生长缓慢，导致对大多数抗菌药不敏感。

细菌耐药性产生机制非常复杂，最重要的是通过产生药物灭活酶进而导致耐药。许多菌株产生的耐药性并非是一种机制所导致的，而是涉及两种以上的机制，形成对多种抗菌药的耐药。因此如何控制耐药性的产生和消除耐药菌已成为当今世界的重要研究内容。

第三节　细菌耐药性的变迁

1. 细菌的耐药性基因突变是随机发生的　由于细菌的繁殖速度很快，所以尽管基因突变发生的频率极低，但是细菌的耐药性基因突变还是会经常发生，其突变率为 $10^{-10} \sim 10^{-6}$。

2. 基因突变与选择　莱德伯格(J. Lederberg)用影印培养试验证明，细菌发生耐药性基因突变与抗菌药物的使用无关，耐药性突变株在接触药物之前已经出现，抗菌药物的使用只是将耐药的菌株选择出来，同时将敏感菌淘汰而已。

3. 耐药性基因突变具有相对稳定性　基因突变一旦发生，突变株所具有的新表型就能够稳定地进行遗传，敏感株经过基因突变成为耐药株后，即使在不含抗生素的培养基上，细菌的耐药性也可以保持许多世代而不会失去。

4. 耐药性基因突变可发生回复突变　细菌由野生型突变为突变型是正向突变，有时突变型经再次突变又可恢复为野生型的表型。这一过程称为回复突变。耐药株回复突变后重新成为对该种药物敏感的菌株。性状的恢复并不意味着恢复到原来的基因型，因为也可能会通过抑制基因的突变而导致仅是表型的回复。

(李晋涛)

参考文献

1　李凡，许志凯. 医学微生物学[M]. 9 版. 北京：人民卫生出版社，2018：56-58.

2　刘运德，楼永良. 临床微生物学检验技术[M]. 北京：人民卫生出版社，2019：51-52.

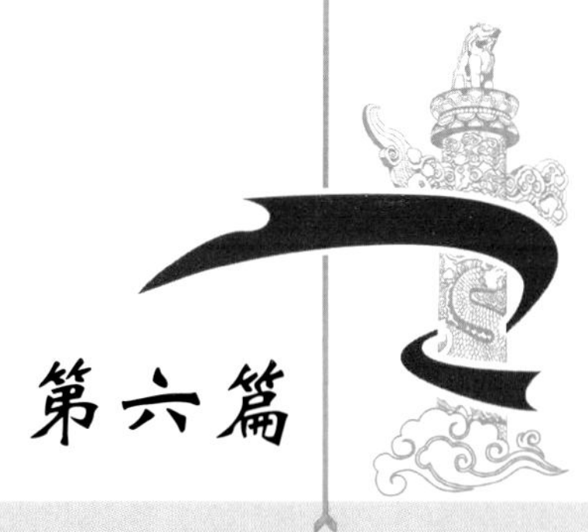

第六篇

恶性肿瘤与肿瘤免疫学

内容概览

第25章

恶性肿瘤细胞与分子学基础

在医学上,恶性肿瘤(malignant tumor)可大致分为两类,癌(cancer,carcinoma)是指起源于上皮组织的是恶性肿瘤中最常见的一类。相对应的,起源于间叶组织的恶性肿瘤统称为肉瘤(sarcoma)。有少数恶性肿瘤不按上述原则命名,如肾母细胞瘤、恶性畸胎瘤等。一般人们所说的“癌症”习惯上泛指所有恶性肿瘤。癌症具有细胞分化和增殖异常、生长失去控制、浸润性和转移性等生物学特征,其发生是一个多因子、多步骤的复杂过程,分为致癌、促癌、演进3个过程,与吸烟、感染、职业暴露、环境污染、不合理膳食、遗传因素密切相关。

本章以癌症为例,在细胞分子层面探讨其特征,这些特征为分析复杂的肿瘤性疾病提供了一个组织原则。2000年Weinberg的一篇综述当中,他最先提出了肿瘤细胞的6个主要特征:持续的增殖信号;对生长抵制基因的逃避;细胞死亡受阻;寿命无限;血管发生;激活浸润和转移。最近10年来,概念的发展又为肿瘤增加了4个新特性——基因组不稳定性和突变,简称为基因突变(gene mutation);促进肿瘤的炎症,简称促瘤炎症(tumor-promoting inflammation);细胞能量代谢异常,重构能量的代谢,简称能量代谢异常(abnormal energy);逃避免疫破坏,简称免疫逃逸(immune evasion)。除癌特征外,肿瘤还表现出另外一方面的复杂性:它们包含一系列吸引来的,看起来貌似正常的细胞,这些细胞通过营造“肿瘤微环境”从而使其获得了肿瘤特征。人类癌症治疗途径的发展将会受到这些概念的广泛应用意识的影响。

第一节　持续的增殖信号

癌细胞最基本的特点就包括它持久且长期的增殖能力简称为激活增殖。正常的组织能够精确地控制促生长信号的生成和释放,这些信号能够指导细胞的增殖-分化周期的开始和进程。从而维持了细胞数量的平衡,进而保证了正常组织的结构和功能。癌细胞干扰了这些信号,癌细胞最根本的特点就是他自控的增殖能力。

肿瘤细胞自给自足生长信号的分子机制主要归纳为3个,分别是胞外生长信号、跨膜转导受体以及胞内信号通路的异常。癌细胞可以自分泌生长因子形成正反馈的调节,此外,受体高表达也可以获得持续的增殖信号。在肿瘤细胞获得性自分泌生长的过程当中,最复杂的机制是通过受体接收信号后,胞内信号通路的改变。Weinberg认为癌细胞激活增殖的机制主要有3个,分别是体细胞突变激活下游通路,下调增殖的负反馈失灵,以及增殖信号过强引起的衰老。

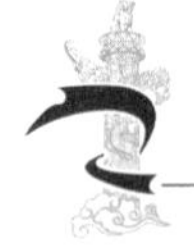

一、体细胞突变激活其他的下游通路

对于癌细胞基因组的高通量 DNA 测序揭示了某些人类肿瘤的体细胞突变，这些突变可能会激活生长因子受体导致相应信号通路的活化。例如，我们现在知道有 40% 的人类黑色素瘤包含影响 B-Raf 蛋白结构的活化突变，从而导致通过 Raf 组成性信号转导至丝裂原活化蛋白(mitogen activated protein，MAP)-激酶途径(Davies，Samuels，2010)同样，在一系列肿瘤类型中也检测到了磷酸肌醇 3-激酶(phosphatidylinositide 3-kinase，PI-3K)亚型的催化亚基中的突变，这些突变可用于过度激活 PI-3K 信号转导电路，包括其关键的 Akt/蛋白激酶 B(protein kinase B，PKB)信号转蛋白(Jiangand Liu，2009；Yuanand Cantley，2008)。不需要上游信号刺激就能够直接活化丝裂原活化蛋白激酶(mitogen-activated protein kinase，MAPK)通路。除了 MAPK 之外，PI-3K/Akt 也是一个重要的生长信号通路。在某些肿瘤组织细胞当中，能够检测到 PI-3K 催化亚基的突变，进而导致 PI-3K 的通路活化。这就是体细胞突变，激活下游通路，导致癌细胞持续增殖的典型例子。

二、下调增殖的负反馈失灵

最近的研究结果突显了负反馈回路的重要作用，在细胞内存在着一定的抵抗增殖的负反馈调节机制，正常情况下它的作用是用于弱化各种类型的信号，进而确保细胞内通路的信号流量的平衡(Wer tz，Dixit，2010；Cabrita，Christofori，2008；Amit 等，2007；Mosessonetal，2008)。这些负反馈机制的缺陷能够强化增殖信号，如果负反馈调节机制出现问题，就会促进细胞的增殖。

一个典型的例子就是原癌基因 *Ras*，Ras 蛋白具有内在的鸟苷三磷酸(guanosine triphosphate，GTP)酶活性，能够使 GTP 降解为鸟苷二磷酸(guanosine diphosphate，GDP)而呈现失活状态，这个调节过程本质上是一个负反馈机制。正常情况下活化信号的传递是暂时的，而原癌基因突变则降低了 GTP 酶的活性，使得 Ras-GTP 不能够转变为 Ras-GDP 而始终处于 GTP 结合的状态，造成 MAPK 通路过度激活，从而导致细胞的过度增殖。类似的例子还有抑癌基因 *PTEN* 的突变，作为一种脂类磷酸酶，PTEN 通过将细胞膜上的 PIP3 去磷酸化生成 PIP2，进而拮抗 PI-3K/Akt 信号通路，最终阻止肿瘤的发生发展。PTEN 功能缺失，则会放大 PI-3K 信号，并在多种癌症模型当中促进实体瘤的生成。

三、增殖信号过强引起的细胞衰老

早期对于癌基因作用的研究促成了这样的一个思路，即这些基因和信号持续不断的表达证明，其蛋白产物能够加快癌细胞的增殖速度，进而导致肿瘤的生长。但是近年来，越来越多的研究让这个思路受到质疑，由 Ras、Myc 和 Raf 等癌蛋白信号过度的增强会引起细胞的抑制，尤其是在诱导细胞衰老和(或)死亡方面更是如此(Collado，Se rrano，2010；Evan，d'Adda di Fagagna，2009；Lowe 等，2004)。例如，表达出高水平的 Ras 癌蛋白的培养细胞有可能能够进入非增殖但是可存活的衰老状态；与之相反，表达出低水平 Ras 癌蛋白的细胞有可能避免衰老而进行增殖。

第二节　逃避生长抑制

除了诱导和持续正性刺激生长信号的标志性能力外，癌细胞必定能够避开那些强烈的调节程序，即弱化细胞的增殖作用；许多这样的调节程序依赖于肿瘤抑制基因的作用。目前已经发现了众多肿瘤抑制基因，它们在各种路径上活动用以限制细胞的生长和增殖。其中最典型的两个是 Rb 和 P53，它们作为中央控制节点，调节细胞的增殖或者凋亡程序。而 Rb、P53 功能异常则会导致肿瘤细胞逃避生长抑制。此

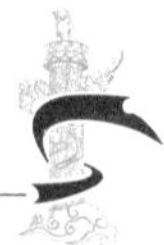

外肿瘤细胞还通过减弱接触抑制以及破坏转化生长因子-β(transforming growth factor-β,TGF-β)通路来逃避生长抑制。

一、抑癌基因的缺失

抑癌基因是在它们以各种方式在动物或人类癌症进行特异性抑制的过程中发现的,许多这样的基因已经通过小白鼠的功能激活/失活实验确定为真正的肿瘤抑制基因。两种典型的肿瘤抑制基因能够编码RB(视网膜母细胞相关)和TP53蛋白;它们在两个关键的互补细胞调节通路中起着中央控制节点的作用,调控细胞的增殖或者激活细胞的衰老和凋亡程序。RB蛋白整合来自细胞内外的不同信号,并相应地决定细胞是否继续进入细胞的生长和分裂周期(Burkhart, Sage, 2008; Deshpande 等, 2005; Sherr, McCormick,2002)。癌细胞存在功能性RB通路缺陷,因此缺乏了细胞周期进程关键性的守卫,它的缺乏能够导致的持续增殖。

二、接触性抑制机制和肿瘤逃避

研究已经证明,以二维形式的培养中密集的正常细胞群形成了细胞与细胞的接触,产生单层融合细胞,就会对进一步细胞增殖产生抑制并停止生长,这种现象被称为接触抑制。而这种“接触抑制”在各种培养的癌细胞中被消除了,这意味着接触抑制是一种体内替代的启动机制,该机制用于确保正常组织的稳定,但是在致癌过程中这项机制被破坏。

近年来的研究显示,肿瘤细胞规避接触抑制的内在机制可能与抑癌基因 *NF2* 有关。*NF2* 基因编码产生细胞膜和细胞骨架蛋白 Merlin 分子,它的一端结合骨架分子,另一端与细胞膜受体结合,进而转导细胞信号。在发生接触抑制的正常细胞当中,Merlin 能够与 E-Cadherin 和表皮生长因子受体(epidermal growth factor receptor,EGFR)偶联,阻止已经和配体结合的 EGFR 受体的作用。阻断 EGFR 信号通路的持续激活,实现接触性抑制。但是在肿瘤细胞当中会出现 *NF2* 基因突变,导致 Merlin 蛋白功能缺失,表现为接触抑制减弱,生长信号的持续激活,细胞过度增殖。

三、转化生长因子-β 信号通路的异常

转化生长因子-β(transforming growth factor-β,TGF-β)通路由一类结构和功能相关的细胞因子构成,在正常细胞内,主要发挥了抑制增殖、诱导凋亡、激活自噬、抑制血管生成等作用,进而维持正常组织细胞的稳态。在很多晚期肿瘤中,TGF-β 信号从抑制细胞增殖的地方传向其他方向,用于激活一种称之为表皮间质转换的程序,这使得肿瘤细胞具备高度恶性肿瘤的特征。

第三节　抵抗细胞死亡

在最近的功能性研究中,通过程序性细胞死亡作为癌症发展的一个自然屏障的概念已经深入人心(Adamsand Cory,2007;Lo weetal,2004;Evanand Littlewood,1998)。前面提到的肿瘤细胞的前两个特点,激活增殖和逃避抑制,都是从生长的角度去描述肿瘤的获得性特征。而肿瘤细胞的恶性生长不仅仅由增殖决定,同时也受细胞死亡的影响。

一、抑 制 凋 亡

凋亡机制是由上游调节子和下游效应子构成的(Adams and Cory,2007)。调节子按顺序分成两个主

要的回路,一个是接受和传递细胞外的死亡诱导信号(外部的凋亡程序的例子包括 Fas 配体/Fas 受体),另一个回路能够感受和整合各种源自细胞内部的信号(内在程序)。每个回路最终都能够激活一个正常的潜在蛋白酶(分别为胱天蛋白酶 8 和 9),从而能够开启一个级联蛋白消解反应,包括与凋亡实施阶段有关的效应子蛋白酶,在这个阶段中,细胞逐步分解,然后被它邻近的或者是专门的吞噬细胞作用后消失,内在凋亡程序在当前更广泛地作为癌症发病的屏障。

但是肿瘤细胞能够通过各种不同的途径来抑制凋亡,其中最普遍的是的癌基因 *p*53 功能的缺陷,这可以造成来自诱导凋亡回路重要的损害感受器的缺失。以外源性凋亡途径为例,当细胞接收死亡信号时,死亡受体 Fas 与其配体结合,将凋亡信号转导至胞内激活胱天蛋白酶,并依次启动胱天蛋白酶级联反应,进而诱导细胞凋亡。P53 可以上调促凋亡蛋白 Bax 的表达,进而诱导细胞凋亡,但肿瘤细胞通过 *p*53 的突变,使得相应的蛋白功能缺失,无法结合促凋亡蛋白 Bax,进而阻碍凋亡的途径。

二、阻碍细胞自噬

除了凋亡之外,细胞自噬在癌细胞抵抗死亡的机制当中也起到了重要的作用。自噬与凋亡类似,是一种重要的细胞生理反应,正常情况下反应性很低,在细胞中处于低水平状态,不过在某些细胞压力下,能够被强烈地诱导,最为明显的压力就是营养缺乏(Levine,Kroemer,2008;Mizushima,2007),自噬程序能够破坏如核糖体和线粒体这样的细胞器,使分解代谢产物用于循环,进而用于生物合成和能量代谢。

在控制自噬,凋亡和细胞稳态调节回路之间存在相互联系。例如生存信号刺激会包括 PI-3K、Akt 和 mTOR 激酶的信号途径,能够阻止凋亡,同样也能抑制自噬。当生存信号不足时,PI-3K 信号途径会有所减弱,同时还伴随着自噬或凋亡的减少(Levine,Kroemer,2008;Sinha,Levine,2008;Mathew 等,2007)。

有研究指出处于严重抑制下的癌细胞可以通过自噬而缩小,进入一个可逆的休眠状态(White,DiPaola,2009;Lu 等,2008)。在一些治疗晚期肿瘤的强效抗肿瘤药的使用过程中,这种生存应答或许能够使一些肿瘤继续存活并且再次生长。自噬与 TGF-β 信号比较类似,后者在肿瘤生长的早期能够起到抑制作用,而在肿瘤后期会起到促进作用,因此自噬看起来对肿瘤细胞有着拮抗和促进双重作用(Apel 等,2009;White,DiPaola,2009)。

三、坏死的促炎、促肿瘤作用

与凋亡不同,凋亡细胞将死亡的细胞收缩成几乎不可见的尸体,并很快被邻居吞噬,而坏死的细胞则变得肿胀并爆炸,将其内含物释放到局部组织的微环境中。一方面,这些细胞因子能够招募免疫细胞,进而清除细胞碎片。另一方面,免疫细胞能够促进肿瘤细胞的增殖、侵袭转移和血管生成,说明坏死细胞可能通过诱导免疫细胞促进炎症和成瘤。虽然坏死曾经被视作更像是一种生物死亡,是一种系统化的衰竭和裂解,但是现在概念的框架正在发生改变;在一些环境中,坏死导致的细胞死亡很明显是由基因控制的,而不是一个随机无序的过程(Galluzzi,Kroemer,2008;Zong,Thompson,2006)。

第四节　无限复制增殖

2000 年,人们就已经广泛认识到这一点,即癌细胞要形成肉眼可见的肿瘤需要具备无限增殖的潜能。这种能力明显不同于人体内大多数正常细胞谱系的行为,后者的细胞生长和分化周期的细胞数量受到限制。这种限制与两个明显不同的增殖屏障有关:一个是进入典型的不可逆非增殖但可见的状态,即衰老。另一个障碍是危象,包括细胞死亡。因此,当细胞在培养物中繁殖时,重复的细胞分裂循环首先导致衰老的诱导。然后,对于那些成功克服此障碍的细胞,进入危象阶段,在该阶段,种群中的大多数细胞死亡。在极少数情况下,细胞会从处于危机中的种群中出现,并展现出无限的复制增殖潜力,这种转变被称为永生化。

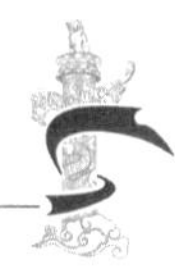

一、端粒维持机制

在肿瘤细胞的无限复制方面，端粒就像是有丝分裂的时钟，关系到细胞寿命。端粒是存在于真核细胞线状染色体末端的 DNA 蛋白质复合体，它就像是 DNA 的帽子，保护着遗传信息的完整性。在细胞周期当中，随着染色体 DNA 的复制，端粒 DNA 会不断减少，细胞每分裂一次端粒 DNA 就会丢失 50 ~ 100 bp，一旦端粒被耗尽，染色体就无法保持稳定，细胞将走向死亡。因此端粒的长短代表了细胞分裂的潜力。

端粒末端转移酶是一种特异的 DNA 多聚酶，它可以将端粒重复片段加到端粒 DNA 的末端，它在有限增殖化细胞中几乎是不可见的，而在大多数（90%）的自然无限增殖化细胞（包括人类癌细胞）中高度表达。端粒末端转移酶通过延展端粒 DNA 来计算端粒的逐步侵蚀，不过在端粒末端转移酶消失时这个仍然可以继续。在自然无限增殖化细胞或者经人工设计表达酶的环境中，端粒末端转移酶的活性表现与诱导衰老和危象/凋亡的抵抗相关。

二、端粒酶延迟激活、端粒新功能

以往我们认为端粒酶的主要作用就是延长和维持端粒，保护遗传信息的完整性。但是近年来有研究显示，除与端粒维持有关，端粒酶还有与细胞增殖有关的新技能，这个功能是通过激活 Wnt 通路来实现的。首先 Wnt 蛋白与细胞表面相应受体结合，抑制下游的 Axin/GSK/APC 复合物，使得 β-连环蛋白（β-catenin）在胞内聚积，连环蛋白入核之后能够与 Tcf/LeF 转录因子家族相互结合，促进端粒酶的表达。癌细胞无限复制的特征，主要是通过端粒维持机制、端粒酶延迟激活和端粒酶的新功能来实现的。

第五节　诱导血管新生

肿瘤与正常的组织一样，也需要营养物质和氧共同为其提供能量，还要具备排泄代谢废物和二氧化碳的能力。肿瘤的血管生成作用能够生成新的血管，就显示了这种需要。人们认为增殖的细胞具有促血管生成的本能，但事实并非如此，处于异常增殖的细胞最初缺乏生成血管的能力，这样可以限制他们进一步向外扩张。为了达到较大的体积，肿瘤细胞不得不修炼血管新生的能力，在组织细胞内存在着一正一副两种信号相互抗衡，促进或者抑制血管的生成。肿瘤血管生成过程中涉及了促血管生成因子与抗血管生成因子之间的调节失衡。

在这一过程当中，以血管内皮生长因子（vascular endothelial growth factor，VEGF）和成纤维细胞生长因子（fibroblast growth factor，FGF）为代表的促血管生成因子分泌增加，以血小板凝集素-1（thrombospondin-1，TSP-1；也称凝血酶敏感蛋白-1）为代表的抗血管生成因子相应减少。

一、内源性血管生成抑制

20 世纪 90 年代的研究表明，TSP-1 和血纤维蛋白溶酶（血管生成抑制因子）和 18 型胶原（内皮抑素）的片段可以作为内源性血管生成抑制剂（Ribatti，2009；Kazerounian 等，2008；Folkman，2006，2002；Nyberg 等，2005）。在正常小鼠和人类的循环中都能够检测到大量这样的内源性血管生成抑制物。当编码一些内源性抑制物的基因从鼠种系中剔除时，并没有产生不利的生理效应；不过结果却增强了自身的或移植肿瘤的生长（Ribatti，2009；Nyberg 等，2005）。数据显示，这样的内源性血管生成抑制物在正常情况下起到生理调节作用，在组织重构和创面修复过程中，它能够调节暂时的血管生成；它们或许作为一个内源性屏障，对付由初期肿瘤引起的诱导或持续的血管生成。

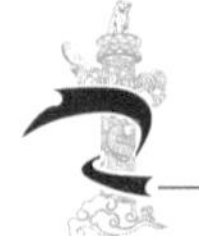

二、周细胞与血管新生

周皮细胞(pericyte)简称周细胞(perithelial cell),它是一类扁平有细胞突起、具有收缩性的细胞,在正常的脉管系统当中,它们紧密地排列在内皮细胞外,为内皮细胞提供机械和生理支持,对于促进血管的生长发育和维持内环境的稳定具有重要的作用。与正常组织细胞不同,肿瘤组织的周细胞排列疏松,但它与肿瘤的血管新生密切相关(图 25-1)。

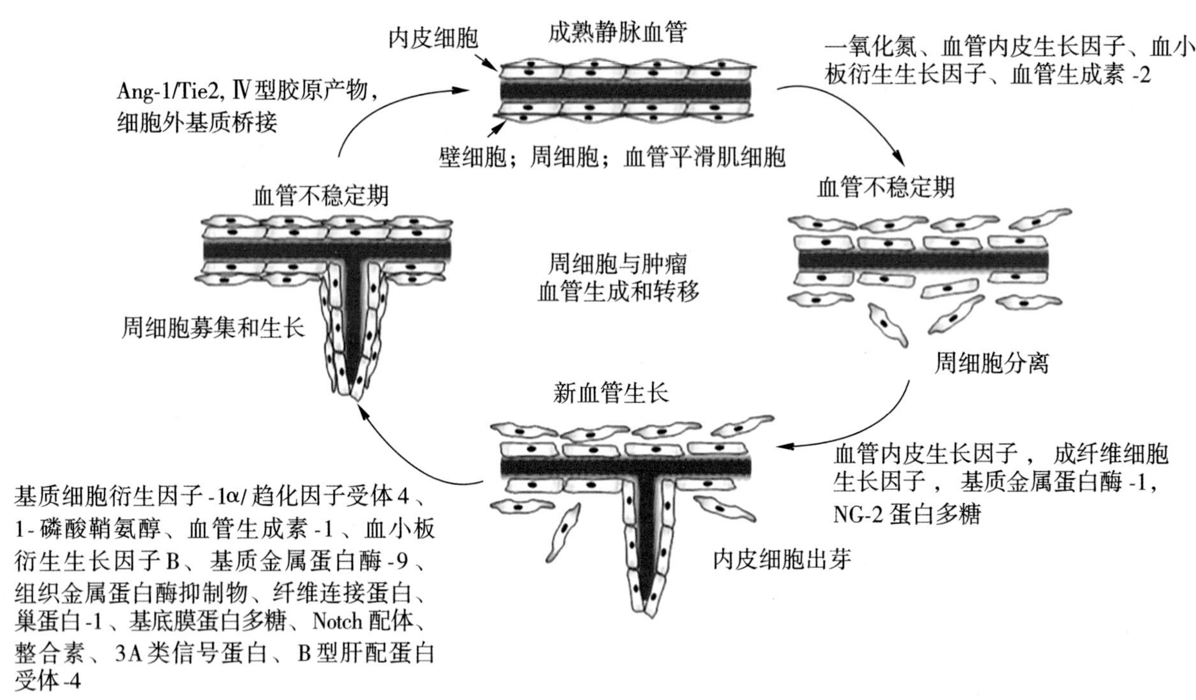

图 25-1　**周细胞与肿瘤血管生成和转移**

如图 25-1 血管的边缘紧密排列着内皮细胞和周细胞,在 VEGF 等促血管新生因子的作用下,最右边图血管稳态被破坏,周细胞解离。然后到最下面图进一步发展为出牙式的血管新生,接着在细胞因子的作用下招募周皮细胞,形成新的血管,这就是周细胞促进血管新生的机制。

三、骨髓衍生细胞促血管新生

先天性免疫系统特别是巨噬细胞、中性粒细胞、肥大细胞和骨髓祖细胞,这些源于骨髓的全部细胞类型在病理性血管生成有着重要作用(Qian, Pollard, 2010; Zumsteg, Christofori, 2009; Murdoch 等, 2008; De Palma 等, 2007)。它们能够进入恶化前的病变区促进肿瘤,并且在这些病变区的边缘聚集;这些肿瘤周围的炎症细胞除了有利于局部侵袭外,还有助于触发以前静止组织中的血管生成开关,维持与肿瘤相关的持续血管生成(图 25-2)。

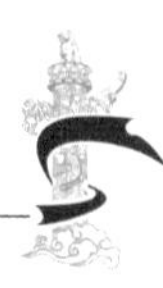

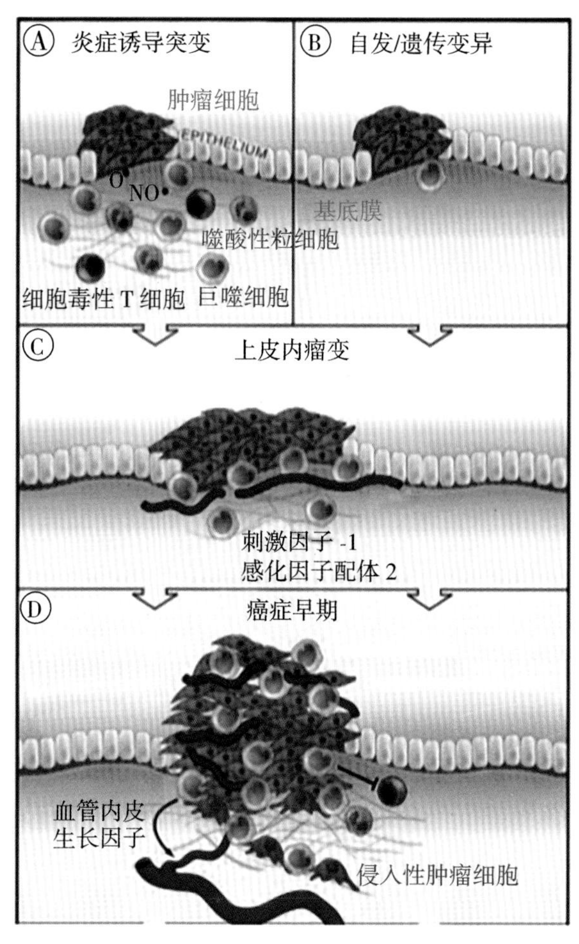

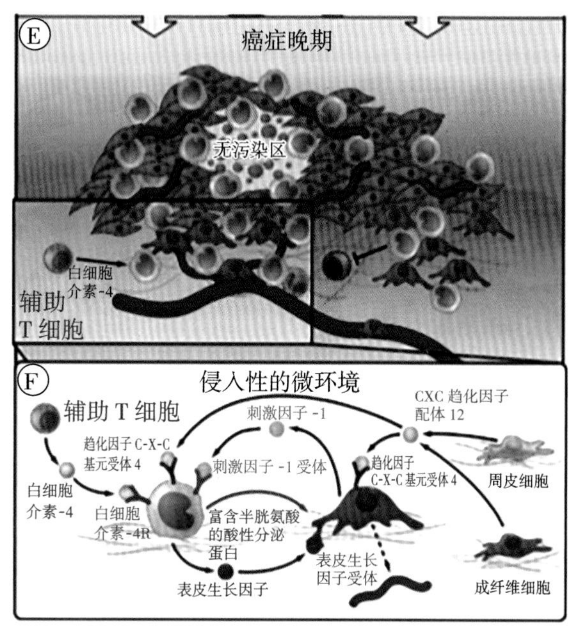

图 25-2　巨噬细胞促进肿瘤的发生、发展和恶化

第六节　侵袭转移的激活

大部分肿瘤患者死亡的原因都是远端转移。在肿瘤发生发展的过程中或早或晚原发肿瘤都会逐渐去侵犯邻近的组织，通过血道或淋巴道到达远端组织器官，形成新的转移灶。

一、细 胞 黏 附

当即恶性肿瘤发展为更严重的病理级别时，能够反映出局部浸润和远端转移，相关癌细胞典型的变化表现在形状的改变以及它们对于其他细胞和细胞外基质（extracellular matrix，ECM）的黏附。最有特征的改变包括肿瘤细胞 E-钙黏蛋白（E-cadherin）的缺失，该蛋白是一个关键的细胞间黏附分子。通过与黏附表皮细胞形成黏附连接点，E-钙黏蛋白有助于汇集表皮细胞层以及维持这些层内细胞的静止。E-钙黏蛋白的表达增强可以很好地抵制侵袭和转移，然而其表达的减弱能够强化这些表现型。在人类肿瘤中频繁观察到的下调和 E-钙黏蛋白偶然的突变型失活为其作用提供了强力的证据，即该蛋白的特性功能是作为一个关键的抑制因子（Berx，vanRoy，2009；Cavallaro，Christofori，2004）。

二、上皮间质转化调节侵袭转移

上皮间质转化(epithelial-mesenchymal transition,EMT),顾名思义它指的就是从上皮细胞到间质细胞的转分化,在这个过程中细胞间黏附缺失,移动性增强,并具有降解机制和抵抗死亡的能力。通过增加一个包括胚胎形成和伤口修复的处理过程,癌细胞随之就具备了侵袭和转移的属性。在侵袭和转移的过程中,癌细胞能够在不同程度上短暂或永久地激活多方面的 EMT 程序。因此有研究认为 EMT 是肿瘤侵袭和早期转移的重要过程。

在 EMT 的过程中,原发肿瘤的上皮细胞失去了细胞极性,变得松散,从基底膜脱落,获得了比较高的迁移与侵袭、抗凋亡和降解细胞外基质等的间质表现,细胞也由圆滚滚变成长梭形,而它所表达的标志物也发生了相应的变化。典型的 EMT biomarker 由 E-cadherin 表达降低,N-cadherin、Vimentin、Snail、Slug、Twis 升高,由此可见癌细胞能够通过激活 EMT 促进肿瘤的信息转移(图 25-3)。

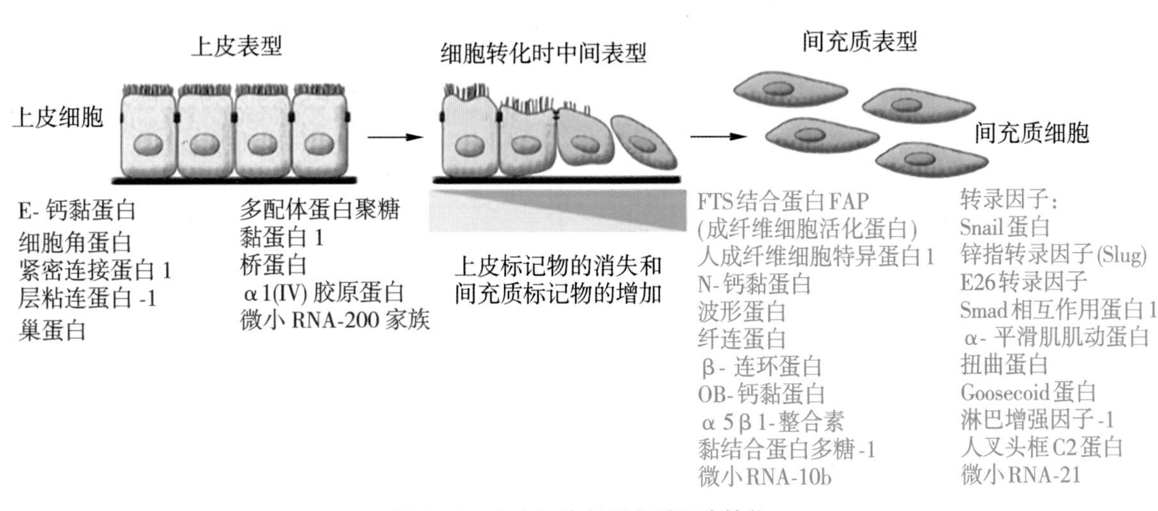

图 25-3 上皮细胞向间充质细胞转化

三、基质细胞促进转移

基质细胞与肿瘤细胞之间的交互也在侵袭转移方面起到了重要的作用。举个例子,在肿瘤细胞的刺激下,间充质干细胞能够分泌细胞因子 CCL5,CCL5 反过来又能够作用于癌细胞,促进它的侵袭转移。此外,肿瘤相关巨噬细胞(tumor-associated macrophage,TAM)能够分泌基质降解酶,促进癌细胞的局部浸润,TAM 还能够分泌表皮生长因子(epidermal growth factor,EGF),刺激癌细胞的生长增殖。同时癌细胞又能够产生类固醇生成因子-1(steroidogenic factor-1,CSF-1)激活巨噬细胞。肿瘤细胞与基质细胞之间的交互作用,能够促进癌细胞的侵袭和转移。

四、侵袭性生长程序的可塑性

环境信号在诱导侵袭性生长能力(经常通过 EMT)中的作用意味着翻转的可能性,活化的间质和侵袭/EMT-诱导的信号或许不再对那些从初始肿瘤传播到更远组织位点的癌细胞有作用,而对位于初始肿瘤部位的癌细胞仍有作用;由于缺乏这些信号的持续作用,癌细胞或许能够在新的地方恢复到非侵袭状态。因此,在初期侵袭和转移传播的过程中,那些经受 EMT 的癌细胞或许能够经历翻转作用,即所谓的间质上皮转化。这种可塑性可能导致生成新的肿瘤细胞群落,与那些在初始肿瘤并且从来没有经历 EMT 的癌细胞相比,前者能够表现出后者类似的病理学特征(Hugo 等,2007)。

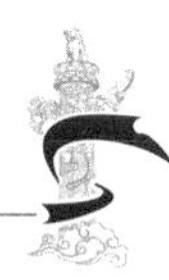

第七节　基因组的不稳定和突变

基因突变又称为促炎特征，也就是说以增殖、侵袭、转移为代表的癌细胞。经典的获得性功能是基于促炎特征发展而来的。正常情况下细胞的自然突变率保持较低的水平，机体能够通过免疫监视、DNA 修复等机制维持基因组的稳定性，但是大部分癌细胞伴随着基因组不稳定，比如染色体的缺失、重复、倒位、异位、重排等现象。在这些过程中会涉及大量基因的突变，导致癌细胞产生相应的获得性特征。

基因组维持系统的特殊能力包括侦测和修复 DNA 中的缺陷，这能够使每代细胞的自然突变率在正常条件下保持很低的水平。突变基因能够引发肿瘤，在获得突变基因的过程中，癌细胞通常能够提高突变率（Negrini 等，2010；Salk 等，2010）。

一、守护者机制

已经有文献记载，不同类型的缺陷会影响 DNA 维护机制的各种组件，该机制通常视作是基因组的"看护者"（Kinzler，Vogelstein，1997）。在这些看护者基团的所有缺陷中，包括了这样的基因，它们的产物与下列活动有关：①清除 DNA 损伤，激活修复机制；②直接修复受损的 DNA；③在对 DNA 造成损害之前，钝化或阻滞突变蛋白（Negrini 等，2010；Ciccia，Elledge，2010；Jacksona，Bartek，2009；Kastan，2008；Harper，Elledge，2007；Friedberg 等，2006）。从基因角度来看，这些看护者基因很大程度上更像是肿瘤抑制基因，在肿瘤形成的过程中，看护者基因的功能会丧失。

二、*p*53 突变和端粒 DNA 缺失

正常的组织细胞能够直接修复受损伤的 DNA 或者清除受损伤的 DNA，激活修复机制，进而达到维持基因组稳定性的目的。这种 DNA 修复机制被称为基因组守护者。抑癌基因 *p*53 是基因组守护者之一，它可以通过调节细胞周期，进而控制增殖或凋亡。在应激状态下 *p*53 高表达，可以阻断细胞周期。当某些细胞损伤无法自我修复时，*p*53 就会引发细胞衰老或者凋亡。在恶性肿瘤当中，有 50% 以上会出现 *p*53 基因突变。具有 *p*53 突变的细胞，失去了自我修复和监视的功能，最终造成细胞的恶性增殖。所以，*p*53 在维持基因组稳定性方面起到了重要的作用。

端粒在维持基因组稳定性方面也起到了关键的作用。作为这个细胞线型染色体末端的 DNA 蛋白质复合体，它保护着遗传信息的完整性。一方面端粒和端粒酶激活，赋予了癌细胞无限增殖的能力。另一方面，如果端粒 DNA 缺失，就会造成染色体的不稳定，出现染色体片段扩增或者丢失的现象。在细胞周期当中，随着染色体 DNA 的复制，端粒 DNA 会不断减少，细胞每分裂一次，端粒 DNA 就会丢失 50～100 bp。一旦端粒被耗尽，染色体就无法保持稳定，这个时候会激活 *p*53，使细胞进入衰老或者凋亡的阶段。但是如果 *p*53 缺失，随着端粒的耗尽，染色体末端会发生融合的现象，这种 DNA 损伤如果得不到有效修复，细胞继续有丝分裂的话，就会发生染色体断裂等，将最终导致肿瘤细胞的恶性增殖。

第八节　促进肿瘤的炎症

病理学家们很早以前就认识到，某些肿瘤被免疫系统的先天性和适应性的细胞密集浸润，从而反映出非肿瘤组织中产生的炎症状态（Dvorak，1986）。随着更好的标记物的出现，可以准确地识别免疫系统的不同细胞类型。每个肿瘤病变都包含免疫细胞，其密度范围从仅用细胞类型特异性抗体可检测到的细

微浸润到明显的严重炎症。

炎症能够诱导肿瘤细胞的激活增殖，逃避抑制，抵抗死亡、无限复制、血管新生以及侵袭转移。以前人们认为正常机体能够通过免疫应答和炎症反应来清除肿瘤细胞，近来随着研究的逐渐深入，我们发现炎症还能够释放一系列生物活性分子，促进肿瘤的演化进展。例如，炎症能够释放生长因子、促血管新生因子、细胞外基质降解酶等细胞因子，激活核因子-κB（uclear factor-κB，NF-κB）、STAT3 等相关的信号通路，促进癌细胞增殖、血管新生和侵袭转移。此外炎症还能够释放 EMT 信号，或产生以活性氧为代表的化学物质，它们对于周边的癌细胞有积极的诱变作用，能够加速癌细胞的基因向更强恶性肿瘤状态的转变（Grivennikov 等，2010）。进一步诱导肿瘤的侵袭转移。重要的是，在某些情况下，处于肿瘤演化早期的炎症很明显，这些炎症明确具备促进初期肿瘤发展，并使其演化为成熟癌症的能力（Qian，Pollard，2010；de Visser 等，2006）。由于炎症有助于核心标志性功能的获得，因此炎症被视作一个促因特征。

第九节　能量代谢异常

长期且频繁的细胞增殖失控是肿瘤性疾病的本质，其不仅包括细胞增殖控制的下调，还包括相应能量新陈代谢的适应，以适应细胞增殖分化的能量需要。这是一个新出现的肿瘤细胞获得性特征。细胞的能量主要来源于糖代谢，糖代谢有两种途径，氧化磷酸化和糖酵解。正常哺乳动物在有氧条件下糖酵解被抑制，主要利用的是有氧呼吸。在有氧条件下，正常细胞的糖代谢过程首先是在细胞质中通过糖酵解作用进行丙酮酸化，接着就在线粒体中释放出二氧化碳；缺氧时，糖酵解就会处于优势地位，进入耗氧的线粒体中的丙酮酸就会相应地减少。

糖酵解供能已经显示出与活化的癌基因（例如 *RAS*、*MYC*）和突变的肿瘤抑制因子（例如 TP53）有关（DeBerardinis 等，2008；Jones，Thompson，2009），它们在肿瘤细胞中的改变主要是以其获得标志性能力为基础进行选择的，这些能力包括细胞增殖，避开细胞生长抑制，凋亡的弱化。这种对于糖酵解的依赖在缺氧条件下可以被进一步地强化，这可以发生在许多肿瘤中：低氧应答系统对于葡萄糖运载体和多个与糖酵解途径有关的酶的上调起着多重效应（Semenza，2010；Jones，Thompson，2009；DeBerardinis 等，2008）。

一些肿瘤被发现含有两种癌细胞的亚群，它们在能量产生的途径上不同。其中一种亚群由葡萄糖依赖（"温伯格效应"）的细胞构成，它们能够分泌乳酸盐，然而另外一种亚群却能够优先吸收和利用邻居产生的乳酸盐作为主要的能量来源，通过利用部分的三羧酸循环来实现能量的产生（Kennedy，Dew-hirst，2010；Feron，2009；Semenza，2008）。这两种亚群都有着明显的典型共生关系：低氧癌细胞依赖于葡萄糖供能并且分泌的乳酸盐作为废物，而乳酸盐可以被它们更强氧化能力的兄弟细胞吸收并以燃料的形式加以优先利用。

第十节　免疫逃避

这是一个新出现的肿瘤细胞获得性特征。人体的正常免疫系统具有免疫防御、免疫自稳和免疫监视的功能，虽然机体通过免疫应答能够产生抗肿瘤效应，但是仍然有癌细胞在体内生长，甚至导致宿主死亡。这说明癌细胞在长期的进化过程当中，能够逃避宿主免疫系统的攻击，或者是通过某种机制使机体不能够产生有效的抗肿瘤免疫应答。免疫监视理论提出，细胞和组织由不断变化的免疫系统不断监视，这种免疫监视负责识别和消除绝大多数初发癌细胞，从而消除新生的肿瘤。根据这种逻辑，确实出现的实体瘤已经设法避免了免疫系统的检测，或者已经能够限制免疫杀伤的程度，从而避免了根除。

一、免疫编辑

在肿瘤细胞发生免疫逃逸的过程当中，免疫编辑和免疫抑制起到了重要的作用。动物实验显示与正常小鼠相比，免疫缺陷小鼠的肿瘤发生率更高，产生速度也更快，尤其是在 CD4 阳性的辅助 T 细胞、CD8 阳性的细胞毒性 T 细胞，或者是 NK 细胞发育异常或功能缺陷的小鼠体内，它的成瘤性更强，此外对于 T 细胞和 NK 细胞联合免疫缺陷的小鼠，则更容易导致肿瘤的发生。这些结果说明，在动物模型当中，先天性的和获得性的免疫应答可以显著提高机体的免疫监测功能，最终消灭肿瘤。移植瘤的实验显示，对于同系的速度来源于免疫缺陷小鼠体内的癌细胞通常很难引发二次肿瘤。然而在诱发移植瘤方面，那些来源于免疫系统正常的小鼠癌细胞，却能够表现出与原宿主癌细胞同样的成瘤活性。这主要是由于免疫编辑的出现，机体通过免疫编辑控制肿瘤生长并重塑免疫原性。

二、免疫抑制

流行病理学显示长期处于免疫抑制状态的患者各种类型的非病毒性癌的发生率并不能显著增高。在肿瘤形成和演化方面，免疫监测作为一个有效屏障的重要性，这一点也许是有争论的。但是从获得性免疫缺陷综合征(acquired immunodeficiency syndrome，AIDS；也称艾滋病)患者的例子看来和药理性免疫抑制患者的免疫缺陷主要表现在 T 和 B 细胞区域，因此他们并不能表现出多组分的免疫缺陷，而这样的缺陷却能产生在经基因设计的突变缺乏自然杀伤细胞(natural killer cell，NK cell)和细胞毒性 T 细胞(cytotoxic T lymphocyte，CTL)的小鼠身上；这就指出了一种可能性，即这样的患者仍然残留有一部分免疫防御功能，这种功能由自然杀伤细胞和其他先天性免疫细胞产生，能够对抗癌细胞。清除高度免疫原性癌细胞的免疫系统组件能被前者失活，从而使免疫原性癌细胞很好地避开免疫系统的清除作用。例如，通过释放 TGF-β 或者其他免疫抑制因子，癌细胞也许能瘫痪浸润的 CTL 和自然杀伤细胞(Yang 等，2010；Shields 等，2010)，达到免疫逃避的目的。

(陶利民　龚燕锋　李　凌　吴绮楠)

参考文献

1　林果为，王吉耀，葛均波. 实用内科学[M]. 15 版. 北京：人民卫生出版社，2017：170-182.

2　AQUILA S，SANTORO M，CAPUTO A，et al. The Tumor Suppressor PTEN as molecular switch node regulating cell metabolism and autophagy：implications in immune system and tumor microenvironment[J]. Cells，2020，9(7)：1725.

3　CACCIOTTI C，FLEMING A，RAMASWAMY V. Advances in the molecular classification of pediatric brain tumors：a guide to the galaxy[J]. J Pathol，2020，251(3)：249-261.

4　FELDMAN A Z，JENNINGS L J，WADHWANI N R，et al. The essentials of molecular testing in CNS tumors：what to order and how to integrate results[J]. Curr Neurol Neurosci Rep，2020，20(7)：23.

第 26 章

肿瘤的筛查与早期发现

2018 年国家癌症中心发布的中国最新癌症数据表明，肿瘤是中国居民的主要死亡原因；无论城市还是农村，随着年龄的增长，中国男女癌症发病率及死亡率均逐渐上升。发表在 *JAMA* 的最新全球癌症负担报告显示，全球包括中国在内的 130 个国家和地区所有癌症的年平均年龄标准化发病率（age standardized incidence rate，ASIR）均增加。统计报告显示，2018 年我国新发癌症病例数占全球新发癌症病例总数的21%，死亡人数占近 24%。在我国，平均每 8 min 就有一位居民被查出患有恶性肿瘤，而由于我国居民健康意识的缺失，80% 恶性肿瘤被确诊时即已到达中晚期的症状表现，此时不仅治疗的效果欠佳，甚至部分患者已经失去了治疗的意义。因此，肿瘤的早发现、早诊断、早治疗在癌症防治过程中的作用十分重要。癌症筛查是肿瘤二级预防的主要手段，早期发现癌症是癌症筛查的主要目的，能有效提高癌症治愈和长期生存的可能性。

第一节　不同肿瘤的风险因素与筛查策略

一、肺　癌

肺癌是我国 30 年来发病率增长最快的肿瘤，根据国家癌症中心最新报告显示，肺癌的发病率 57.26/10 万，最新发病病例 78.7 万例，居所有恶性肿瘤发病率的首位，较胃癌的 40.3 万例高出约 1 倍，死亡病例也为恶性肿瘤之首，其 5 年生存率仅为 19.7%，地区分布上，我国城市肺癌死亡率均高于农村地区，东、中部和农村肺癌死亡率明显高于西部，发病年龄>40 岁人群死亡率快速升高。

1. 肺癌的危险因素　由于我国工业化进程和烟草流行和老龄化等因素的影响，肺癌的发病率和死亡率持续增高，未来较长一段时间，肺癌都将是我国癌症防治的重中之重，其发病的危险因素包括：①吸烟和被动吸烟；②室内污染，主要包括室内燃料和烹调油烟所致污染；③室内氡暴露，氡是一种无色无味惰性气体，具有放射性，建筑材料如花岗岩、砖砂、水泥及石膏之类，特别是含放射性元素的天然石材含氡量高；④职业因素，多种特色职业接触可增加肺癌的发病危险，包括石棉，石英粉尘、镍、砷、铬、二氯乙醚、矿物油、二氯甲醚等；⑤肺癌家族史和遗传易感性；⑥其他，与肺癌发生有关的其他危险因素还包括营养及膳食、社会心理因素、免疫状态、雌激素水平、感染（HIV、HPV）、肺部慢性炎症、经济文化水平等。

美国国立综合癌症网络（National Comprehensive Cancer Network，NCCN）将肺癌的风险状态分为以下 3 组，建议高危组进行肺癌筛查，不建议中危组和低危组进行筛查：①高危组，年龄 55 ~ 74 岁，吸烟史≥

30(包·年),戒烟史<15 年;或年龄≥50 岁,吸烟史大于等于 20(包·年),另外具有被动吸烟之外的危险因素。②中危组,年龄≥50 岁,吸烟或被动吸烟接触史≥20 年(包·年),无其他危险因素。③低危组,年龄<50 岁和吸烟史(包·年)。

2. 肺癌的临床表现　①原发肿瘤本身局部生长引起的症状:包括咳嗽、咯血、呼吸困难、发热、喘鸣等。②原发肿瘤侵犯邻近器官引起的症状如胸腔积液、声音嘶哑、膈神经麻痹、吞咽困难、上腔静脉阻塞综合征、心包积液和 Pancoast 综合征等。③肿瘤远处转移引起的症状,头痛、恶心、呕吐、疼痛等症状。④肺癌的肺外表现如瘤旁综合征。

3. 筛查方法　对于高危患者每年行低剂量螺旋 CT(low-dose spiral CT,LDCT)可发现 85%,正电子发射计算机断层成像(positron emission computerized tomography,PECT)在肺癌的诊断中有较高的敏感性和特异性,同时可以作为低 LDCT 的良好补充。

二、乳 腺 癌

乳腺癌是女性常见的恶性肿瘤,其早期表现包括乳房肿块、乳房疼痛、乳头溢液、乳房皮肤破裂、酒窝征等。我国女性乳腺癌的发病高峰年龄为 45 ~ 54 岁,国内指南建议一般风险人群乳腺癌筛查的起始年龄为 40 岁,对于乳腺癌高危人群可将筛查起始年龄提前到 40 岁以前。

(一)乳腺癌高危人群

遗传性高危人群(近亲或自身携带 *BRCA*1/*BRCA*2 基因突变、2 名以上亲属患乳腺癌、男性近亲患乳腺癌),既往有乳腺导管或小叶不典型增生或小叶原位癌的患者、既往 30 岁前接受过胸部放疗。

(二)筛查策略

推荐起始年龄更早(<40 岁)开展乳腺筛查;每年 1 次乳腺 X 射线检查;每 6 ~ 12 个月 1 次乳腺超声检查;每 6 ~ 12 个月 1 次乳腺体检;必要时每年 1 次乳腺增强 MRI。

1. 一般风险女性乳腺癌筛查策略　乳腺癌一般风险女性即除了乳腺癌高危人群以外的所有女性。

2. 20 ~ 39 岁　不推荐对该年龄段人群进行乳腺筛查。

3. 40 ~ 70 岁　①适合机会性筛查和人群普查。②每 1 ~ 2 年进行 1 次乳腺 X 射线检查。③对致密型乳腺(乳腺 X 射线检查提示腺体为 c 型或 d 型)推荐与 B 超检查联合。

4. 70 岁以上　①适合机会性筛查。②每 1 ~ 2 年 1 次乳腺 X 射线检查。

目前尚无证据显示乳腺临床体检单独作为乳腺癌筛查的方法可以提高乳腺癌早期诊断率和降低死亡率。但在经济欠发达、设备条件有限及女性对疾病认知度较不充分的地区仍可以作为一种选择。

三、宫 颈 癌

宫颈癌是妇女常见的恶性肿瘤之一,严重危害妇女的生命健康。在世界范围内,宫颈癌是女性的第四大恶性肿瘤,2012 年世界卫生组织(World Health Organization,WHO)估计全球宫颈癌新发病例数为 52.8 万,死亡人数为 26.6 万,其中 85% 的病例发生在中低收入国家。根据我国癌症统计数据显示,2015 年宫颈癌新发病例数估计为 9.89 万,死亡人数约 3.05 万。

宫颈癌早期可有接触性出血,中晚期为不规则阴道流血,多数患者有阴道排液伴或不伴腰酸、腰痛等不适。高危型人乳头瘤病毒(human papilloma virus,HPV)的感染和 HPV 感染的持续存在是宫颈癌的重要原因。宫颈癌的发病率和死亡率与是否进行筛查和参与 HPV 疫苗接种有关。有效的宫颈癌筛查可以降低宫颈癌的发病率和死亡率。

目前常用的宫颈癌筛查方法包括细胞学筛查方法、醋酸染色肉眼观察法和 HPV 检查技术。筛查的起始年龄和终止年龄各国略有不同。美国推荐对 21 岁以上有性生活史的女性开始进行筛查,欧洲定为 25 岁以上。WHO 建议在 30 岁或以上的女性中筛查。鉴于我国目前宫颈癌发病年龄特点,推荐筛查起始年龄在 25 ~ 30 岁。

1. 正常女性　WHO 提供的筛查策略：对于年龄<30 岁的女性，建议单行巴氏涂片筛查，每 3 年 1 次。对于年龄≥30 岁的女性，建议通过以下任何一种方式进行筛查：单行巴氏涂片筛查，每 3 年 1 次；联合检测（巴氏涂片和 HPV 检测），且如果初始两种检测结果均为阴性，可每 5 年 1 次。中国优生科学协会阴道镜和宫颈病理学分会（Chinese Society for Colposcopy and Cervical Pathology of China Healthy Birth Science Association，CSCCP）认为：应选择尽量准确且适宜本地卫生技术条件和经济水平的筛查技术进行联合筛查。

2. 特殊人群　免疫功能受损、宫内暴露于己烯雌酚（diethylstilbestrol，DES），高级别非典型增生或更严重病变史等。①免疫功能受损的女性：美国妇产科医师学会（American College of Obstetricians and Gynecologists，ACOG）建议，在其开始性行为后 1 年开始筛查，巴氏涂片和 HPV 检测，每年一次。②妊娠期间使用过 DES 女性所生的女儿：应该增加筛查阴道癌和宫颈癌的频率。妊娠期间使用过 DES 女性的宫颈癌筛查与一般风险普通人群一致。③具有 CIN 病史：若 CIN 锥切术后，美国阴道镜和宫颈病理学会（American Society for Colposcopy and Cervical Pathology，ASSCP）推荐每 6 个月进行宫颈细胞学检查（伴或不伴 ECC）和高危型 HPV 检查。如果连续 2 年联合筛查阴性，检测间隔可延长至 12 个月。若因 CIN 史行子宫全切术，则推荐在子宫全切术前或术时诊断为 CINⅡ～Ⅲ的女性进行阴道细胞学检查以筛查阴道癌。ACOG 推荐这些在其治疗 CINⅡ～Ⅲ后持续筛查至少 20 年。④HPV 疫苗接种者：建议遵循标准的筛查推荐。⑤Peutz-Jeghers 综合征：Peutz-Jeghers 综合征女性属于宫颈癌高发人群，其罹患宫颈癌的风险约为 10%。宫颈肿瘤主要为宫颈微偏腺癌（minimal deviation adenocarcinoma of cervix，MDA），具有高度侵袭性的高分化黏液性腺癌，占宫颈腺癌的 1%，其分化程度较好，与正常宫颈腺体很难鉴别。MDA 临床症状有异常阴道出血或黏液样阴道排液。推荐在 21 岁开始筛查，筛查方法为巴氏涂片和 HPV 检测，每年 1 次。

目前子宫颈癌筛查方法有多种，由于受筛查方法本身、技术人员操作水平、操作环境等因素的影响致使每种方法都有一定的局限性，没有任何一种筛查方法可以完全避免假阳性或假阴性。所以应选择尽量准确且适宜本地卫生技术条件和经济水平的筛查技术。

四、结直肠癌

2018 年我国结直肠癌新发病例超过 52.1 万，死亡病例约 24.8 万，新发和死亡病例均接近全世界同期结直肠癌病例的 30%，疾病负担沉重，现阶段我国早期结直肠癌的诊断率低于 10%，明显落后于日本（1991 年早期诊断率已达到 20%）和韩国（2009 年已超过 20%）。因此，降低我国结直肠癌发病率和死亡率刻不容缓。

1. 结直肠癌的危险因素　主要包括：①环境因素，高脂肪食谱与食物纤维不足，肠道菌群紊乱亦参与结直肠癌的发生。②遗传因素，从遗传学上可将结直肠癌分为遗传习（家族性）和非遗传性（散发性），前者的典型例子如家族性腺瘤性息肉和家族性遗传性非息肉病结直肠癌，但即便是散发性结直肠癌，遗传亦起重要作用。③高危因素，结直肠腺瘤是结直肠息肉的一种，属于上皮内瘤变范畴，可表现为息肉状或扁平状病变，是结直肠癌的最主要的癌前疾病；炎症肠道疾病；大便隐血阳性、一级亲属有直肠癌病史、本人有癌症史、长期吸烟或肥胖（特别是年龄大于 50 岁者）、有盆腔放疗史者。另外，慢性腹泻、慢性便秘、黏液血便、慢性阑尾炎或阑尾切除史、慢性胆囊炎或胆囊切除史及长期精神压抑等也是患结直肠癌的危险因素。

2. 结直肠癌的早期临床表现　早期主要为排便习惯与粪便性状改变，多以血便为突出表现，或有痢疾样脓血便伴里急后重，有时表现为顽固性便秘，大便形状变细，也可变现为腹泻与糊状大便或腹泻和便秘交替。

3. 结直肠癌的筛查　根据风险人群不同制定不同的筛查方案，一般风险人群从 50 岁开始筛查，筛查至 75 岁，76～85 岁人群应根据个体的意愿、预期寿命、健康状况和既往筛查结果决定是否继续筛查，主要筛查手段如下。①粪便潜血试验：是应用最广泛的结直肠癌筛查方法。该方法无创，经济，便捷，可重复性较高，其中免疫法粪便潜血试验不受食物和药物影响，检测敏感性和特异性较化学法粪便潜血试验

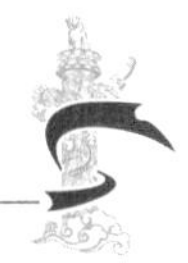

高。②结肠镜：可以发现并同时切除结直肠息肉、腺瘤，防止疾病进展，其他任何筛查结果阳性时，应行此项检查明确结直肠情况。③纤维乙状结肠镜：适用于不希望行全结肠镜检查的个体，如果发现结直肠病变，需要行全结肠镜检查明确情况。④免疫法粪便潜血试验－粪便 DNA 检测（Colo-guard）：定量检测粪便 *KRAS* 基因突变，*NDRG*4 基因缺失和 *BMP*3 基因甲基化，同时进行粪便潜血试验。

五、子宫内膜癌

子宫内膜癌在我国居女性生殖系统恶性肿瘤的第二位，90% 的子宫内膜癌患者有不规则阴道流血，最常发生在绝经后，少部分患者表现为白带增多现象，早期可呈淡血水样，晚期合并感染则可能出现脓血样排液。

目前不建议对子宫内膜癌一般风险、无症状女性进行常规筛查，建议对子宫内膜癌高危因素女性进行筛查。高危因素包含：年龄≥45 岁、糖尿病、高血压、无孕激素拮抗的性激素使用史、多囊卵巢综合征、功能性卵巢肿瘤、无排卵型异常子宫出血、初潮早、不孕不育、他莫昔芬治疗、肿瘤家族史（尤其是内膜癌或肠道肿瘤）、卵巢和乳腺癌病史。

目前建议高危人群每年筛查，筛查方式建议用子宫内膜刷进行子宫内膜取样，阴道彩超可作为初始评估和辅助子宫内膜细胞学筛查子宫内膜癌的方法。

六、卵巢癌

卵巢癌是一种恶性程度很高的妇科肿瘤，其发病率位居妇科恶性肿瘤的第三位，但死亡率却位居首位。由于绝大多数卵巢癌患者在确诊时已为晚期，所以上皮性卵巢癌的病死率较高、预后较差。卵巢癌早期多无明显症状，约 70% 患者发病时已是晚期，晚期患者的临床表现多为腹胀、腹痛、月经不调、消瘦等。如果早期发现并及时治疗，卵巢癌还是能取得很好疗效的。例如，早期卵巢癌（Ⅰ期）治疗后的 5 年生存率可达 80%～90%，晚期（Ⅲ期、Ⅳ期）只有 30%～40%，甚至更低。对于高风险人群如能做到早期筛查、早期诊断，可以明显改善患者的预后。

目前的指南及专家共识不建议对无症状的一般风险女性人群中开展卵巢癌筛查。对于高危女性人群，多数指南推荐拒绝接受预防性输卵管－卵巢切除（risk-reducing salpingo-oophorectomy，RRSO）或未达到 RRSO 推荐年龄的高危女性接受 CA12-5 与经阴道超声的联合检查。

根据美国和欧洲的两项大型前瞻性研究结论，公认卵巢癌的危险因素包含高龄、生殖和激素因素（不孕、子宫内膜异位症、未经产、激素补充治疗、早发初潮、晚发初潮、多囊卵巢综合征等）、遗传基因改变（Lynch 综合征或遗传性乳腺癌/卵巢癌综合征等家族史、*BRCA*1/*BRCA*2 突变，*BRIP*1、*RAD*51*C*、*RAD*51*D* 及错配修复基因突变等）以及环境因素（吸烟、肥胖及化学试剂的职业暴露）等。

1. 低风险女性　2018 年美国预防服务工作组的推荐声明中指出：推荐不要对无症状且无已知高危遗传性癌综合征的女性进行卵巢癌筛查。

2. 高风险女性　高危人群的筛查并不能替代预防性的手术治疗。①对于没有接受预防性双侧附件切除手术的 *BRCA* 基因突变携带者，专家建议卵巢癌筛查方法：同时应用阴道超声检查（最好在月经周期的第 1～10 天）和 CA12-5（最好在月经周期的第 5 天后检查），自 30 岁开始每 6 个月一次，或比家族中最早发现卵巢癌的年龄提前 0～5 年开始检查。②Lynch 综合征患者推荐卵巢癌筛查方法：从 30～35 岁开始，或者从家族成员首次确诊任一 Lynch 综合征相关癌症最早年龄的 5～10 年前开始，每年进行妇科检查和阴道超声检查，以及每 6～12 个月进行 CA12-5 检测。③Peutz-Jeghers 综合征患者 NCCN 指南推荐筛查方法：每年一次妇科检查（18～20 岁时），以及盆腔超声检查（25 岁时）。

虽然卵巢癌是妇科恶性肿瘤死亡的重要原因，因其在一般人群中的发病率较低，但卵巢癌在携有危险因素的人群中发病率显著升高，因此筛查的重点应放在高风险人群。

七、其 他 肿 瘤

对年龄>50 岁的男性；年龄>45 岁且有前列腺癌家族史的男性；年龄>40 岁且基线前列腺特异性抗原(prostate-specific antigen，PSA)>1 μg/L 的男性应每 2 年进行 1 次前列腺癌的 PSA 筛查。40 岁以上男性具有 HBV 和(或)HCV 感染、长期酗酒、非酒精性肝炎、肝硬化、食用被黄曲霉菌污染食物以及有肝癌家族史等的高危人群，推荐每隔 6 个月使用彩超联合甲胎蛋白(alpha fetoprotein，AFP)进行筛查。

第二节　展　望

肿瘤的早诊早治已经成为多数人的共识，随着科技发展，高通量测序技术在肿瘤诊治的研究越来越广泛，通过检测及发现肿瘤细胞的基因序列特征，未来对肿瘤的早期诊断及治疗必然产生深远影响；液体活检技术通过对人体血液、尿液、唾液等非侵入性的体液样本，检测发现循环肿瘤细胞、循环肿瘤 DNA、肿瘤相关外泌体和循环肿瘤 microRNA 等，得以发现早期肿瘤的存在，这种简便易行的方法极易被人接受，使得广泛的肿瘤早期筛查成为可能，肿瘤早期筛查检测技术方兴未艾，相信未来必然有越来越多的肿瘤患者得到早诊早治，极大地提高肿瘤患者的生存时间，甚至很多肿瘤在癌前病变得以阻断，极大地减轻家庭及社会的损失。

（李　凌　徐开家　江　维　李　珺）

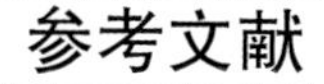

参考文献

1　马婧，王霄，宋争放，等. 肝癌 AASLD、EASL、JSH 指南及中国诊疗规范的比较[J]. 肿瘤预防与治疗，2019，32(11)：1031-1038.

2　王跃，戴波. 中国抗癌协会 2017 版《前列腺癌筛查专家共识》解读[J]. 临床外科杂志，2018，26(1)：15-18.

3　王振军，付李缘. 大肠癌筛查共识与争议[J]. 临床外科杂志，2018，26(10)：721-723.

4　郑荣寿，孙可欣，张思维，等. 2015 年中国恶性肿瘤流行情况分析[J]. 中华肿瘤杂志，2019，41(1)：19-28.

5　中国肺癌防治联盟中华医学会呼吸病学分会肺癌学组中国医师协会呼吸医师分会肺癌工作委员会. 肺癌筛查与管理中国专家共识[J]. 国际呼吸杂志，2019，39(21)：1604-1615.

6　中国抗癌协会乳腺癌专业委员会. 中国抗癌协会乳腺癌诊治指南与规范(2019 年版)[J]. 中国癌症杂志，2019，29(8)：609-680.

7　中华人民共和国国家卫生健康委员会. 原发性肺癌诊治规范(2018 年版)[J/CD]. 肿瘤综合治疗电子杂志，2019，5(3)：100-120.

8　中华医学会呼吸病学分会肺癌学组，中国肺癌防治联盟专家组. 肺结节诊治中国专家共识(2018 年版)[J]. 中华结核和呼吸杂志，2018，41(10)：763-771.

9　ALLEMANI C，MATSUDA T，DI CARLO V，et al. Global surveillance of trends in cancer survival 200014 (CONCORD3)：analysis of individual records for 37 513 025 patients diagnosed with one of 18 cancers from 322 populationbased registries in 71 countries [J]. Lancet，2018，391(10125)：10231075.

10　BRAY F，FERLAY J，SOERJOMATARAM I，et al. Global cancer statistics 2018：GLOBOCAN estimates of incidence and mortality worldwide for 36 cancers in 185 countries[J]. CA Cancer J Clin，2018，68(6)：394.

11　Global Burden of Disease Cancer Collaboration，FITZMAURICE C，AKINYEMIJU T F，et al. Global，region-

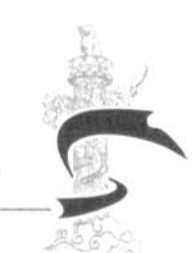

al, and national cancer inci-dence, mortality, years of life lost, years lived with disability, and disability-adjusted life-years for 29 cancer groups, 1990 to 2016: a systematic analysis for the global burden of disease study[J]. JAMA Oncol, 2018, 4(11): 1553.

12 US Preventive Services Task Force, DAVID C G, SUSAN J C, et al. Screening for ovarian cancer: US preventive services task force recommendation statement[J]. JAMA, 2018, 319(6): 588-594.

13 WOLF AMD, FONTHAM ETH, CHURCH T R, et al. Colorectal cancer screen-ing for average-risk adults: 2018 guideline update from the American Cancer Society[J]. CA Cancer J Clin, 2018, 68(4): 250-281.

14 ZENG H, CHEN W, ZHENG R, et al. Changing cancer survival in China during 2003-15: a pooled analysis of 17 populationbased cancer registries[J]. Lancet Glob Health, 2018, 6(5): e555-e567.

第27章

恶性肿瘤的特点与诊断

肿瘤(tumour)是以细胞异常增殖为特点的一大类疾病,常在机体局部形成肿块,但某些肿瘤性疾病可不表现为肿块(如血液系统疾病白血病)。多项研究表明肿瘤的形成是在各种致病因素作用下,细胞生长调控严重紊乱的结果。肿瘤的种类繁多,具有不同的生物学行为和临床表现。医学上将一些肿瘤生长迅速、侵袭性强、可以从原发部位播散到身体其他部位等特点称为恶性肿瘤(malignant tumor)。其可以发生在各个年龄段,多数好发于老年人,但某些恶性肿瘤则好发于儿童或青少年(如髓母细胞瘤、骨肉瘤);也可发生于人体各个部位。有资料显示,我国城市居民疾病死因第一位的是恶性肿瘤。农村地区,恶性肿瘤也居疾病死因的第3位,死亡率约为105.99/10万。全世界每年有约700万人死于恶性肿瘤。恶性肿瘤对人类的危害,不仅是威胁患者的生命,而且还给患者带来躯体上的痛苦、精神压力和经济负担。因此恶性肿瘤的发病特点、诊断、治疗及预防是医学科学重要组成部分。本章主要简要概述恶性肿瘤的特点及诊断,并介绍常见的几种恶性肿瘤,包括肺癌、肝癌、胃癌、食管癌、结肠癌、直肠癌、乳腺癌、子宫颈癌、膀胱癌等。

第一节　恶性肿瘤的特点

一、临床特征

由于各种恶性肿瘤发生部位不同及发展阶段不同,会产生各种各样的临床表现。但癌症早期往往症状很少,待发展到一定阶段才渐渐表现出一系列临床症状。癌细胞恶性增殖形成肿块可在体表或深部扪及且生长迅速;若癌细胞侵犯神经则引起疼痛,并逐渐加重,一般止痛药不起作用;某些恶性肿瘤因癌组织生长快,营养不足,出现组织坏死,如乳腺癌可在乳房处形成菜花样溃疡;癌组织侵犯血管或癌组织小血管破裂出现出血症状,如肺癌患者引起咯血;恶性肿瘤生长过快可造成梗阻,如食管癌可引起吞咽困难、结肠癌引起肠梗阻症状等;其他不同部位则出现不同临床表现,如颅内肿瘤压迫视神经出现视力障碍、骨肿瘤导致骨折等。因此临床上出现各种症状,需根据症状排查恶性肿瘤可能。

二、病 理 特 点

恶性肿瘤的病理特点是诊断过程中决定性的一步，主要分为大体形态学特点和组织切片的显微镜检查。

1. 肿瘤的形态观察　主要注意肿瘤的数目、大小、形状、颜色、质地与周围组织的关系等，对判断肿瘤的类型和性质有帮助。

2. 肿瘤异质性　肿瘤异质性是恶性肿瘤普遍存在的现象，可引起肿瘤生长率、浸润、迁移、药物敏感性和预后方面的差异，由于其导致的肿瘤耐药使肿瘤治疗陷入困境。恶性肿瘤的异质性主要表现细胞排列紊乱，细胞体积与形态异常，细胞核体积增大及深染并可出现巨核、双核、多核或异性核等。

三、生物学行为

恶性肿瘤的生物学行为主要分为肿瘤生长的生物学、肿瘤的生长方式及肿瘤的扩散。肿瘤生长可能与肿瘤细胞的内在特点（如肿瘤的异质性）和宿主对肿瘤细胞及其产物的反应（如血管生成不受控制）共同影响肿瘤的生长；肿瘤的生长方式主要包括浸润性、外生性、膨胀性生长；肿瘤的扩散是恶性肿瘤主要的特征，具有浸润性生长的恶性肿瘤可以在原发部位生长、蔓延，并且可以通过各种途径扩散到身体其他部位（如晚期宫颈癌、胃癌等）。

第二节　恶性肿瘤的诊断

一、病 史 采 集

病史采集是诊断的重要方法之一，也是医师接触患者的第一步，深入细致的问诊可为诊断或进一步检查提供线索。

年龄是恶性肿瘤的危险因素之一，随着年龄的增加，患病率也会增高，但某些肿瘤也会发生于儿童和青少年中，如胚胎性肿瘤。

病程进展及演变也是鉴别良恶性肿瘤的特点之一，恶性肿瘤一般病程较短；低度恶性肿瘤发展较慢，老年患者的恶性肿瘤发展相对缓慢。

注意有无家族多发史或遗传病史，如胃癌、食管癌、鼻咽癌等；有些恶性肿瘤有明显的癌前病变，如乙型肝炎与肝癌、鼻咽癌与 EB 病毒反复感染、子宫内膜不典型增生与子宫内膜癌等。

其他一些吸烟、长期饮酒、饮食习惯或职业因素有关的接触与暴露也是恶性肿瘤发病因素之一。

二、常 规 检 查

（一）全面的体格检查

详细的体格检查对诊断恶性肿瘤及肿瘤的分期有一定的帮助，例如肿块的部位，有助于分析肿块的组织来源与性质；触诊主要包括描述肿块的大小、形状、软硬度、有无包膜及活动度、有无压痛等；及区域淋巴结或转移灶的触诊，如乳腺癌需检查腋下淋巴结、咽部肿瘤需检查颈部淋巴结、阴道癌需检查腹股沟区淋巴结等。

（二）实验室检测

实验室检测也是判断恶性肿瘤一项重要指标，其中血清肿瘤标志物（tumor marker，TM）检测对恶性肿瘤的诊断及预后具有重要意义，其主要由肿瘤细胞合成、分泌，释放到血液、细胞、体液，可对肿瘤发生与发展进行反映的物质。临床上针对恶性肿瘤患者应用肿瘤标志物联合检查的方式，具有较好的敏感性，可有效提高阳性检查率，从而帮助患者更早地得到治疗方案，掌握最佳治疗时机。只要人们机体出现肿瘤，就会伴随肿瘤标志物，该检测方式具有无创、敏感、方便的优点。如血清骨桥蛋白、糖类抗原242（CA242）、糖类抗原19-9（CA19-9）可作为早期胰腺导管腺癌（pancreatic ductal adenocarcinoma，PDAC）的潜在血清标记物。

（三）影像学检查

影像学检查是当前检查恶性肿瘤的一种重要手段，对恶性肿瘤在治疗前准确分期、治疗过程中、监测疗效、发现肿瘤残余或复发等方面发挥着重要作用。目前常用的影像学诊断方法包括X射线、超声检查、CT扫描、MRI、PECT等。

1. X射线检查　对于外周性肺癌、骨肿瘤等可以在平片上出现特定的阴影，消化道造影可发现食管癌、胃癌、结肠癌等，钼靶摄影用于乳腺癌的检查。

2. 超声检查　由于价格低廉、操作简便、无创、可短期内多次重复检查等优点，广泛应用于肝、胆、脾、胰、甲状腺、乳腺及妇科等领域，因其对软组织的分辨能力良好，能发现数毫米的小病灶，且可以在彩超引导下进行肿物穿刺活检及胸腹水穿刺。

3. CT检查　分辨率高，显像清楚，能显示病灶大小及其周围组织毗邻的关系、淋巴结转移情况；也可以通过动态增强进一步鉴别病变性质，有利于明确肿瘤的分期。且CT对肿瘤复发及放化疗疗效监测也有一定的作用。

4. MRI三维成像　使病灶定位准确和显示直观，并且可以发现其他影像学检查所不能发现的多灶性病变和多中心病变，软组织分辨率高，特别对检查中枢神经系统和脊髓肿瘤是首选方法。

5. PECT　主要是根据不同肿瘤对不同元素的摄取不同，应用不同的放射性核素对肿瘤进行显像，可用于疾病的早期发现和诊断，能更全面、准确地评价肿瘤的恶性程度，提高分期的准确性；且PECT显像能够反映肿瘤细胞代谢变化，能够在早期准确地发现肿瘤的复发和转移，特别是对CT、MRI不易发现的部位或不易定性的软组织，如腹膜、腹腔、盆腔等；但费用昂贵，尚不能视为恶性肿瘤诊治的常规检查项目。

（四）病理学检查

病理学检查对恶性肿瘤的诊断具有重要意义有时甚至是决定性作用，主要表现在对恶性肿瘤的确诊、治疗方案的选择及疾病程度及预后的判断等。病理学检查方法主要包括脱落法细胞学检查、活体组织检查（biopsy）、免疫组织化学检查、电子显微镜检查、流式细胞术（flow cytometry）、图像分析技术、分子生物学技术等。

脱落法细胞学检查常见的有宫颈液基细胞学筛查宫颈癌，痰涂片对肺癌的筛查有一定帮助，胸、腹水离心后做涂片检查胸腔、腹腔的原发或转移灶。

活体组织检查主要是从患者身体的病变部位取出小块组织或手术切除标本制成病理切片，观察细胞和组织的形态和结构变化，明确病变性质。近年来因影像学诊断技术和各种内窥镜的改进，可在其指引下准确取材。如CT引导下肺部肿块、盆腔肿块的取材，胃镜下胃病变组织活检等。

免疫组织化学检查原理是利用抗原与抗体的特异性结合反应来检测组织中的未知抗原或者抗体，主要是肿瘤相关抗原（肿瘤分化抗原和肿瘤胚胎抗原），借以判断肿瘤的来源和分化程度，协助肿瘤的病理诊断和鉴别诊断。

电子显微镜检查的出现使病理形态学观察从细胞水平到达亚细胞水平，能粗略地进行定量估计，如根据肿瘤的核分裂数目，尤其是病理学检查来判断恶性肿瘤的恶性程度。

流式细胞术主要应用于肿瘤细胞DNA含量的检测，其检测异常DNA含量可作为恶性肿瘤的标志之一，且可反应恶性肿瘤的恶性程度及生物学行为；图像分析技术主要是弥补了病理形态学缺乏定量的缺点；分子生物学肿瘤研究领域在近几年引起了一场革命，重组DNA技术、核酸分子杂交技术、聚合酶链反应（polymerase chain reaction，PCR）和DNA测序等新技术在肿瘤的基因分析和基因诊断上已逐渐应用。

三、常见恶性肿瘤的特征与诊断

（一）肺癌

肺癌（lung cancer）大多数起源于支气管黏膜上皮，因此也称支气管肺癌。近 50 年来，全世界肺癌的发病率明显增高。据统计，在欧美某些国家和我国大城市中，肺癌的发病率已居男性各种肿瘤的首位。肺癌患者多数是男性，但近年来，女性肺癌的发病率也明显增加。发病年龄大多在 40 岁以上。

1. 病因　肺癌的病因至今不完全明确。大量资料表明，长期大量吸烟是肺癌的一个重要致病因素。纸烟燃烧时释放致癌物质。多年每日吸烟 40 支以上者，肺鳞癌和小细胞癌的发病率比不吸烟者高 4 ~ 10 倍。某些工业部门和矿区职工，肺癌的发病率较高，这可能与长期接触石棉、铬、镍铜、锡、砷、放射性物质等致癌物质有关。城市居民肺癌的发病率比农村高，这可能与大气污染和烟尘中致癌物质含量较高有关。因此，应该提倡不吸烟，并加强工矿和城市环境的三废处理工作。人体内在因素如免疫状态、代谢活动、遗传因素、肺部慢性感染等，也可能对肺癌的发病有影响。近来，在肺癌分子生物学方面的研究表明，*p*53 基因、*m*23-*H*1 基因等表达的变化与基因突变与肺癌的发病有密切的关系。

2. 病理　肺癌起源于支气管黏膜上皮。癌肿可向支气管腔内或（和）邻近的肺组织生长，并可通过淋巴、血行或经支气管转移扩散。癌肿的生长速度和转移扩散的情况与癌肿的组织学类型、分化程度等生物学特性有一定关系。肺癌的分布情况：右肺多于左肺，上叶多于下叶。起源于主支气管、肺叶支气管的肺癌，位置靠近肺门者称为中心型肺癌；起源于肺段支气管以下的肺癌，位置在肺的周围部分者称为周围型肺癌。

（1）临床上最常见的种类

1）鳞状细胞癌（鳞癌）：在肺癌中最为常见，约占 50%。患者年龄大多在 50 岁以上，男性占多数。大多起源于较大的支气管，常为中心型肺癌。虽然鳞癌的分化程度不一，但生长速度尚较缓慢，病程较长，对放射和化学疗法较敏感。通常先经淋巴转移，血行转移发生较晚。

2）小细胞癌（未分化小细胞癌）：发病率比鳞癌低，发病年龄较轻，多见于男性。一般起源于较大支气管，大多为中心型肺癌。细胞形态与小淋巴细胞相似，形如燕麦穗粒，因而又称为燕麦细胞癌。小细胞癌细胞质内含有神经内分泌颗粒。小细胞癌恶性程度高，生长快，较早出现淋巴和血行广泛转移。对放射和化学疗法虽较敏感，但在各型肺癌中预后较差。

3）腺癌：发病年龄较小，女性相对多见。多数起源于较小的支气管上皮，多为周围型肺癌，少数则起源于大支气管。早期一般没有明显临床症状，往往在胸部 X 射线检查时发现，表现为圆形或椭圆形分叶状肿块。一般生长较慢，但有时在早期即发生血行转移，淋巴转移则较晚发生。

4）大细胞癌：此型肺癌甚为少见，约半数起源于大支气管。细胞大，胞质丰富，胞核形态多样，排列不规则。大细胞癌分化程度低，常在发生脑转移后才被发现，预后很差。

此外，少数肺癌病例同时存在不同类型的癌肿组织，如腺癌内有鳞癌组织，鳞癌内有腺癌组织或鳞癌与小细胞癌并存。这一类癌肿称为混合型肺癌。

（2）转移肺癌的扩散和转移途径

1）直接扩散：肺癌形成后，癌肿沿支气管壁并向支气管腔内生长，可以造成支气管腔部分或全部阻塞。癌肿可直接扩散侵入邻近肺组织，并穿越肺叶间裂侵入相邻的其他肺叶。癌肿的中心部分可以坏死液化形成癌性空洞。肺癌侵犯胸膜，造成胸膜转移及胸膜腔播散也较常见。此外，随着癌肿不断地生长扩大，还可侵犯胸壁、胸内其他组织和器官。

2）淋巴转移：淋巴转移是常见的扩散途径。小细胞癌在较早阶段即可经淋巴转移鳞癌和腺癌，也常经淋巴转移扩散。癌细胞经支气管和肺血管周围的淋巴管道，先侵入邻近的肺段或肺叶支气管周围的淋巴结，然后根据肺癌所在部位，到达肺门或气管隆凸下淋巴结，或侵入纵隔和气管旁淋巴结，最后累及锁骨上前斜角肌淋巴结和颈部淋巴结。纵隔和气管旁以及颈部淋巴结转移一般发生在肺癌同侧，但也可以在对侧，即所谓交叉转移。肺癌侵入胸壁或膈肌后，可向腋下或上腹部主动脉旁淋巴结转移。

3)血行转移:血行转移是肺癌的晚期表现。小细胞癌和腺癌的血行转移较鳞癌更为常见。通常癌细胞直接侵入肺静脉,然后经左心随着大循环血流而转移到全身各处器官和组织,常见的有肝、骨骼、脑、肾上腺等。

3.临床表现　肺癌的临床表现与癌肿的部位、大小、是否压迫、侵犯邻近器官及有无转移等情况有着密切关系。早期肺癌特别是周围型肺癌往往无任何症状,大多在胸部X射线检查时发现。癌肿在较大的支气管内长大后,常出现刺激性咳嗽,极易误认为伤风感冒。当癌肿继续长大影响引流,继发肺部感染时,可以有脓性痰液,痰量也较前增多。另一常见症状是血痰,通常为痰中带血点、血丝或断续地少量咯血;大量咯血则很少见。有的肺癌患者,由于肿瘤造成较大的支气管不同程度的阻塞,可以在临床上出现胸闷、哮鸣、气促、发热和胸痛等症状。

晚期肺癌压迫侵犯邻近器官、组织或发生远处转移时,可以产生下列征象:①压迫或侵犯膈神经,引起同侧膈肌麻痹;②压迫或侵犯喉返神经,引起声带麻痹,声音嘶哑;③压迫上腔静脉,引起面部、颈部、上肢和上胸部静脉怒张,皮下组织水肿,上肢静脉压升高;④侵犯胸膜,可引起胸膜腔积液,往往为血性,大量积液,可以引起气促;有时癌肿侵犯胸膜及胸壁,可以引起持续性剧烈胸痛;⑤癌肿侵入纵隔,压迫食管,可引起吞咽困难;⑥上叶顶部肺癌,亦称Pancoast肿瘤,可以侵入纵隔和压迫位于胸廓上口的器官或组织,如第1肋骨、锁骨下动脉和静脉、臂丛神经、颈交感神经等,产生剧烈胸肩痛、上肢静脉怒张、水肿、臂痛和上肢运动障碍,同侧上眼睑下垂、瞳孔缩小、眼球内陷、面部无汗等颈交感神经综合征。肺癌血行转移后,按侵入的器官而产生不同症状。

少数肺癌病例,由于癌肿产生内分泌物质,临床上呈现非转移性的全身症状:如骨关节病综合征(杵状指、骨关节痛、骨膜增生等)、库欣(Cushing)综合征、重症肌无力、男性乳腺增大、多发性肌肉神经痛等。这些症状在切除肺癌后可能消失。

4.诊断　早期诊断具有重要意义。只有在病变早期得到诊断、早期治疗,才能获得较好的疗效。为此,应当广泛进行防癌的宣传教育,劝阻吸烟,建立和健全肺癌防治网。对40岁以上成人,定期进行胸部X射线普查。中年以上久咳不愈或出现血痰,应提高警惕,做周密的检查;如胸部X射线检查发现肺部有肿块阴影时,应首先考虑肺癌的诊断,宜进行详细的进一步检查,不能轻易放弃肺癌的诊断或拖延时间,必要时应剖胸探查。目前,80%的肺癌病例在明确诊断时已失去外科手术的治疗机会,因此,如何提高早期诊断率是一个十分迫切的问题。诊断肺癌的主要方法如下。

(1)胸部X射线摄片和CT检查:大多数肺癌可以经胸部X射线摄片和CT检查获得临床诊断。中心型肺癌早期X射线胸片可无异常征象,当癌肿阻塞支气管,排痰不畅,远端肺组织发生感染,受累的肺段或肺叶出现肺炎征象。若支气管管腔被癌肿完全阻塞,可产生相应的肺叶或一侧全肺不张。当癌肿发展到一定大小,可出现肺门阴影,由于肿块阴影常被纵隔组织影所掩盖,需做胸部CT检查才能显示清楚。肿瘤侵犯邻近的肺组织和转移到肺门及纵隔淋巴结时,可见肺门区肿块,或纵隔阴影增宽,轮廓呈波浪形,肿块形态不规则,边缘不整齐,有时呈分叶状。纵隔转移淋巴结压迫膈神经时,可见膈肌抬高,透视可见膈肌反常运动。气管隆凸下肿大的转移淋巴结,可使气管分叉角度增大,相邻的食管前壁,也可受到压迫。晚期病例还可看到胸膜腔积液或肋骨破坏。CT可显示薄层横断面结构图像,避免病变与正常组织互相重叠,密度分辨率很高,可发现一般X射线检查隐藏区(如肺尖、膈上、脊柱旁、心后、纵隔等处)的早期肺癌病变,对中心型肺癌的诊断有重要价值。CT可显示位于纵隔内的肿块阴影、支气管受侵的范围、癌肿的淋巴结转移状况以及对肺血管和纵隔内器官组织侵犯的程度,并可作为制定中心型肺癌的手术或非手术治疗方案的重要依据。由于CT检查的分辨率高,可清楚显示肺野中1 cm以上的肿块阴影,因此可以发现一般胸部X射线平片容易遗漏的较早期周围型肺癌。对于周围型肺癌肺门及纵隔淋巴结转移的情况,是否侵犯胸膜、胸壁及其他脏器,少量的胸膜腔积液,癌肿空洞内部情况等都可提供详细的信息。因此,CT检查对周围型肺癌的诊断和治疗方案的选择也具有重要价值。

(2)痰细胞学检查:肺癌表面脱落的癌细胞可随痰液咯出。痰细胞学检查,找到癌细胞,可以明确诊断,多数病例还可判别肺癌的病理类型。痰检查的准确率为80%以上。起源于较大支气管的中央型肺癌,特别是伴有血痰的病例,痰中找到癌细胞的机会更多。临床上对肺癌可能性较大者,应连续数日重复送痰液进行检查。

(3)支气管镜检查:对中心型肺癌诊断的阳性率较高,可在支气管腔内直接看到肿瘤,并可采取小块组织(或穿刺病变组织)做病理切片检查,亦可经支气管刷取肿瘤表面组织或吸取支气管内分泌物进行细胞学检查。

(4)纵隔镜检查:可直接观察气管前隆凸下及两侧支气管区淋巴结情况,并可采取组织做病理切片检查,明确肺癌是否已转移到肺门和纵隔淋巴结。中央型肺癌,纵隔镜检查的阳性率较高。检查阳性者,一般说明病变范围广,不适宜手术治疗。

(5)正电子发射断层成像:正电子发射断层成像(positron emission tomography,PET)利用^{18}F-氟代脱氧葡萄糖(^{18}F-fluorodeoxyglucose,^{18}F-FDG;FDG)作为示踪剂进行扫描显像。由于恶性肿瘤的糖酵解代谢高于正常细胞,^{18}F-FDG 在肿瘤内聚积程序大大高于正常组织,肺癌 PET 显像时表现为局部异常浓聚。可用于肺内结节和肿块的定性诊断,并能显示纵隔淋巴结有无转移。目前,PET 是肺癌定性诊断和分期的最好、最准确的无创检查。

(6)经胸壁穿刺活组织检查:这个方法对周围型肺癌阳性率较高,但可能产生气胸、胸膜腔出血或感染,以及癌细胞沿针道播散等并发症,故应严格掌握检查适应证。

(7)转移病灶活组织检查:晚期肺癌病例,已有锁骨上、颈部、腋下等处淋巴结转移或出现皮下转移结节者,可切取转移病灶组织做病理切片检查,或穿刺抽取组织做涂片检查以明确诊断。

(8)胸水检查:抽取胸水经离心处理后,取其沉淀做涂片检查,寻找癌细胞。

(9)剖胸检查:肺部肿块经多种方法检查,仍未能明确病变的性质,而肺癌的可能性又不能排除时,如患者全身情况许可,应做剖胸探查术。术时可根据病变情况或活检结果,给予相应治疗,以免延误病情。

(二)原发性肝癌

原发性肝癌(primary hepatic carcinoma,PHC)是我国常见的恶性肿瘤之一,高发于东南沿海地区。我国肝癌患者的中位年龄为 40 ~50 岁,男性比女性多见。近年来其发病率有增高趋势。据国家卫健委统计,我国肝癌年死亡率占肿瘤死亡率的第二位。

1. 病因和病理　原发性肝癌的病因和发病机制尚未确定。目前认为与肝硬化、病毒性肝炎、黄曲霉素等某些化学致癌物质和水土因素有关。

原发性肝癌的大体病理形态可分 3 型:结节型、巨块型和弥漫型。按肿瘤大小,传统分为小肝癌(直径<5 cm)和大肝癌(直径>5 cm)。现在新的分类为微小肝癌(直径≤2 cm)、小肝癌(>2 cm,≤5 cm)、大肝癌(>5 cm,≤10 cm)和巨大肝癌(>10 cm)。从病理组织上可分为 3 类:肝细胞型、胆管细胞型和二者同时出现的混合型。我国绝大多数原发性肝癌是肝细胞癌(91.5%)。

2. 临床表现　原发性肝癌早期缺乏典型症状,常见临床表现如下。

(1)肝区疼痛:有半数以上患者以此为首发症状,多为持续性钝痛、刺痛或胀痛。主要是由于肿瘤迅速生长,使肝包膜张力增加所致。位于肝右叶顶部的癌肿累及横膈,则疼痛可牵涉至右肩背部。当肝癌结节发生坏死、破裂,引起腹腔内出血时,则表现为突然引起右上腹剧痛和压痛,出现腹膜刺激征等急腹症表现。

(2)全身和消化道症状:早期常不易引起注意,主要表现为乏力、消瘦、食欲减退、腹胀等。部分患者可伴有恶心、呕吐、发热、腹泻等症状。晚期则出现贫血、黄疸、腹水、下肢水肿、皮下出血及恶病质等。

(3)肝大:为中、晚期肝癌最常见的主要体征。肝大呈进行性,质地坚硬,边缘不规则,表面凹凸不平呈大小结节或巨块。癌肿位于肝右叶顶部者可使膈肌抬高,肝浊音界上升。在不少情况下,肝大或肝区肿块是患者自己偶然扪及而成为肝癌的首发症状的。肝大显著者可充满整个右上腹或上腹,右季肋部明显隆起。

此外,如发生肺、骨、脑等处转移,可产生相应症状。少数患者还可有低血糖症、红细胞增多症、高血钙和高胆固醇血症等特殊表现。

原发性肝癌的并发症,主要有肝性昏迷、上消化道出血、癌肿破裂出血及继发感染。

3. 诊断　肝癌出现了典型症状,诊断并不困难,但往往已非早期。所以,凡是中年以上,特别是有肝

病史的患者,如有原因不明的肝区疼痛、消瘦、进行性肝大者,应及时做详细检查。采用甲胎蛋白(alpha fetoprotein,AFP)检测和B型超声等现代影像学检查,有助于早期发现,甚至可检出无症状、体征的极早期小肝癌患者。

(1)肝癌血清标志物检测

1)血清甲胎蛋白测定:本法对诊断肝细胞癌有相对的专一性。放射免疫测定法测定持续血清AFP≥400 μg/L,并能排除妊娠、活动性肝病、生殖腺胎胚源性肿瘤等,即可考虑肝癌的诊断。AFP低度升高者,应作动态观察,并结合肝功能变化或其他血液酶学等改变及影像学检查加以综合分析判断。临床上约30%的肝癌患者AFP为阴性。如同时检测AFP异质体,可使肝癌的阳性率明显提高。

2)血液酶学及其他肿瘤标志物检查:肝癌患者血清中γ-谷氨酰转肽酶及其同工酶、异常凝血酶原、碱性磷酸酶、乳酸脱氢酶同工酶等可高于正常。但由于缺乏特异性,多用于与AFP、AFP异质体等联合检测,结合AFP分析,有助于提高肝癌的确诊率。

(2)影像学检查

1)超声检查:采用分辨率高的B型超声显像仪检查,可显示肿瘤的大小、形态、所在部位以及肝静脉或门静脉内有无癌栓等,其诊断符合率可达90%左右,有经验超声科医师能发现直径1.0 cm左右的微小癌灶。是目前有较好诊断价值的非侵入性检查方法,并可用作高发人群中的普查工具。另外,用B型超声显像同时能提取超声多普勒血流频谱信号及彩色多普勒血流成像三功仪检查,可提高肝癌的确诊率,并有助于与转移性肝癌、肝血管瘤等的鉴别。

2)CT检查:CT具有较高的分辨率,对肝癌的诊断符合率可达90%以上,可检出直径1.0 cm左右的微小癌灶;应用动态增强扫描可提高分辨率,有助于鉴别血管瘤。应用CT动态扫描与动脉造影相结合的CT血管造影,可提高小肝癌的检出率。多层螺旋CT、三维CT成像更提高了分辨率和定位的精确性。

3)磁共振成像(MRI)诊断:价值与CT相仿,对良、恶性肝内占位病变,特别与血管瘤的鉴别优于CT,且可进行肝静脉、门静脉、下腔静脉和胆管重建成像,可显示这些管腔内有无癌栓。

4)选择性腹腔动脉或肝动脉造影检查:对血管丰富的癌肿,其分辨率低限约1 cm,对<2.0 cm的小肝癌其阳性率可达90%。由于属于创伤性检查,当上述检查不易确诊,必要时才考虑采用。

5)X射线检查:腹部平片可见肝阴影扩大。肝右叶的癌肿常可见右侧膈肌升高或呈局限性凸起。位于肝左叶或巨大的肝癌,X射线钡餐检查可见胃和横结肠被推压现象。

(3)其他:肝穿刺行针吸细胞学检查有确定诊断意义,目前多采用在B型超声导引下行细针穿刺,有助于提高阳性率。适用于经过各种检查仍不能确诊,但又高度怀疑或已不适应手术而需定性诊断以指导下一步治疗者。必要时还可行腹腔镜检查或做剖腹探查。

(4)继发性肝癌:继发性肝癌(secondary liver cancer)又称转移性肝癌(metastatic cancer of the liver)。肝是最常见的血行转移器官,尸检证实在各种转移性肿瘤中,转移性肝癌占41%。其中57%来自消化系统的原发肿瘤,尤以结、直肠易发生。结肠和直肠癌仅有肝转移者,根治性切除术后,有长期存活甚至治愈的可能性。其他较多发生肝转移的原发癌包括肺癌、乳腺癌、胰腺癌、胃癌、胆囊癌、肝外胆管癌、肾癌、宫颈癌、卵巢癌、前列腺癌和头颈部肿瘤等,多同时伴发肝外转移,手术作用有限。

继发性肝癌常以肝外原发肿瘤所引起的症状为主要表现,肝转移癌结节较小时,一般无症状,常在实验室或影像学检查时方才被发现。甚至少数诊断为肝转移癌患者找不到肝外的原发病变。随着转移病灶的增大,可出现上腹或肝区不适或隐痛,病情发展,则出现乏力、发热、体重下降等。体检可扪及肿大的肝或触及坚硬的癌结节。晚期患者可出现贫血、黄疸、腹水等。B超、CT、MRI和PET等影像学检查有重要诊断价值。肿瘤标志物:CEA、CA19-9、CA12-5等对胃癌、结直肠癌、胆囊癌、胰腺癌、肺癌、卵巢癌等的肝转移具有诊断价值。AFP检测则常为阴性。

(三)胃癌

我国胃癌(gastric carcinoma)在各种恶性肿瘤中居首位,好发年龄在50岁以上,男女发病率之比为2∶1。

1. 病因　胃癌的确切病因不十分明确,但以下因素与发病有关。

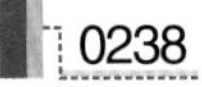

(1)地域环境及饮食生活因素:胃癌发病有明显的地域性差别,在我国的西北与东部沿海地区胃癌发病率比南方地区明显为高。长期食用熏烤、盐腌食品的人群中胃远端癌发病率高,与食品中亚硝酸盐、真菌毒素、多环芳烃化合物等致癌物或前致癌物含量高有关;食物中缺乏新鲜蔬菜、水果与发病也有一定关系。吸烟者的胃癌发病危险较不吸烟者高 50%。

(2)幽门螺杆菌感染:幽门螺杆菌(Helicobacter pylori,Hp)感染也是引发胃癌的主要因素之一。我国胃癌高发区成人 Hp 感染率在 60% 以上,比低发区 13% ~30% 的幽门螺杆菌感染率明显要高。幽门螺杆菌能促使硝酸盐转化成亚硝酸盐及亚硝胺而致癌;Hp 感染引起胃黏膜慢性炎症加上环境致病因素加速黏膜上皮细胞的过度增殖,导致畸变致癌;幽门螺杆菌的毒性产物 CagA、VacA 可能具有促癌作用,胃癌患者中抗 CagA 抗体检出率较一般人群明显为高。控制 Hp 感染在胃癌防治中的作用已受到高度重视。

(3)癌前病变:癌前病变是指一些使胃癌发病危险性增高的良性胃疾病和病理改变。易发生胃癌的胃疾病包括胃息肉、慢性萎缩性胃炎及胃部分切除后的残胃,这些病变都可能伴有不同程度的慢性炎症过程、胃黏膜肠上皮化生或非典型增生,时间长久有可能转变为癌。胃息肉可分为炎性息肉、增生性息肉和腺瘤,前两者恶变可能性很小,胃腺瘤的癌变率在 10% ~20%,直径超过 2 cm 时癌变机会加大。癌前病变系指容易发生癌变的胃黏膜病理组织学改变,本身尚不具备恶性特征,是从良性上皮组织转变成癌过程中的交界性病理变化。胃黏膜上皮的异型增生属于癌前病变,根据细胞的异型程度,可分为轻中、重 3 度,重度异型增生与分化较好的早期胃癌有时很难区分。

(4)遗传和基因遗传:分子生物学研究表明,胃癌患者有血缘关系的亲属其胃癌发病率较对照组高 4 倍。许多证据表明胃癌的发生与抑癌基因 *p53*、*APC*、*DCC* 杂合性丢失和突变有关。胃癌的癌变是一个多因素、多步骤、多阶段发展过程,涉及癌基因、抑癌基因、凋亡相关基因与转移相关基因等的改变,而基因改变的形式也是多种多样的。

2. 病理

(1)大体分型

1)早期胃癌即胃癌仅限于黏膜或黏膜下层者,不论病灶大小或有无淋巴结转移,均为早期胃癌。

2)进展期胃癌癌组织超出黏膜下层侵入胃壁肌层为中期胃癌;病变达浆膜下层或是超出浆膜向外浸润至邻近脏器或有转移为晚期胃癌。中、晚期胃癌统称进展期胃癌。胃癌好发部位以胃窦部为主,占一半,其次是胃底贲门部约占 1/3,胃体较少。

(2)组织学分型:世界卫生组织 1979 年提出的国际分类法,将胃癌组织学分为常见的普通型与少见的特殊型。

1)普通型:①乳头状腺癌;②管状腺癌;③低分化腺癌;④黏液腺癌;⑤印戒细胞癌。

2)特殊型癌:主要有腺鳞癌、鳞状细胞癌、类癌、未分化癌等。

(3)胃癌的扩散与转移

1)直接浸润:贲门胃底癌易侵及食管下端,胃窦癌可向十二指肠浸润。分化差浸润性生长的胃癌突破浆膜后,易扩散至网膜、结肠、肝、脾、胰腺等邻近器官。当胃癌组织侵及黏膜下层后,可沿组织间隙与淋巴网蔓延,扩展距离可达癌灶外 6 cm,向十二指肠浸润常在幽门下 3 cm 以内。

2)血行转移:发生在晚期,癌细胞进入门静脉或体循环向身体其他部位播散,形成转移灶。常见转移的器官有肝、肺、胰、骨骼等处,以肝转移为多。

3)腹膜种植转移:当胃癌组织浸润至浆膜外后,肿瘤细胞脱落并种植在腹膜和脏器浆膜上,形成转移结节。直肠前凹的转移癌,直肠指检可以发现。女性患者胃癌可形成卵巢转移性肿瘤,称 Krukenberg 瘤。癌细胞腹膜广泛播散时,可出现大量癌性腹水。

4)淋巴转移:是胃癌的主要转移途径,进展期胃癌的淋巴转移率高达 70% 左右,早期胃癌也可有淋巴转移。胃癌的淋巴结转移率和癌灶的浸润深度呈正相关。

3. 临床表现　早期胃癌多数患者无明显症状,少数人有恶心、呕吐或是类似溃疡病的上消化道症状,无特异性。因此,早期胃癌诊断率低。疼痛与体重减轻是进展期胃癌最常见的临床症状。患者常有较为明确的上消化道症状,如上腹不适、进食后饱胀,随着病情进展上腹疼痛加重,食欲下降、乏力、消瘦,部分患者有恶心、呕吐。另外,根据肿瘤的部位不同,也有其特殊表现。贲门胃底癌可有胸骨后疼痛和进行性

吞咽困难;幽门附近的胃癌有幽门梗阻表现;肿瘤破坏血管后可有呕血、黑便等消化道出血症状。腹部持续疼痛常提示肿瘤扩展超出胃壁。大约10%的患者有胃癌扩散的症状和体征,如锁骨上淋巴结肿大、腹水、黄疸、腹部包块、直肠前凹扪及肿块等。晚期胃癌患者常可出现贫血、消瘦、营养不良甚至恶病质等表现。

4. 诊断　通过X射线钡餐检查和纤维胃镜加活组织检查,诊断胃癌已不再困难。由于早期胃癌无特异性症状,患者的就诊率低,加上缺乏有效便利的普查筛选手段,目前国内早期胃癌占胃癌住院患者的比例还不到10%。为提高早期胃癌诊断率,对有胃癌家族史或原有胃病史的人群定期检查。对40岁以上有上消化道症状而无胆道疾病者;原因不明的消化道慢性失血者;短期内体重明显减轻,食欲缺乏者应作胃的相关检查,以防漏诊胃癌。目前临床上用于诊断胃癌的检查主要有以下4种。

(1)X射线钡餐检查:数字化X射线胃肠造影技术的应用,使得影像分辨率和清晰度大为提高,目前仍为诊断胃癌的常用方法。常采用气钡双重造影,通过黏膜相和充盈相的观察做出诊断。早期胃癌的主要改变为黏膜相异常,进展期胃癌的形态与胃癌大体分型基本一致。

(2)纤维胃镜检查:直接观察胃黏膜病变的部位和范围,并可获取病变组织作病理学检查,是诊断胃癌的最有效方法,为提高诊断率,对可疑病变组织活检不应少于4处。内镜下刚果红、亚甲蓝活体染色技术,可显著提高小胃癌和微小胃癌的检出率。采用带超声探头的纤维胃镜,对病变区域进行超声探测成像,有助于了解肿瘤浸润深度以及周围脏器和淋巴结有无侵犯和转移。

(3)腹部超声检查:在胃癌诊断中,腹部超声主要用于观察胃的邻近脏器(特别是肝、胰)受浸润及淋巴结转移的情况。

(4)螺旋CT与正电子发射断层成像检查:多排螺旋CT扫描结合三维立体重建和模拟内腔镜技术,是一种新型无创检查手段,有助于胃癌的诊断和术前临床分期。利用胃癌组织对于^{18}F-氟代脱氧葡萄糖(^{18}F-fluorodeoxyglucose,^{18}F-FDG;FDG)的亲和性,采用正电子发射断层成像(PET)可以判断淋巴结与远处转移病灶情况,准确性较高。

(四)食管癌

食管癌(esophageal carcinoma)是常见的一种消化道癌肿,全世界每年约有30万人死于食管癌。其发病率和死亡率各国差异很大。我国是世界上食管癌高发地区之一,每年平均病死约15万人。男多于女,发病年龄多在40岁以上。

1. 流行病学及病因学　我国食管癌发病率男性约为31.66/10万,女性约为15.93/10万,占各部位癌死亡的第二位,仅次于胃癌。

食管癌的人群分布与年龄、性别、职业、种族、地理、生活环境、饮食生活习惯、遗传易感性等有一定关系。食管癌的病因尚有待继续深入研究。

2. 病理　早期食管癌病变多数限于黏膜表面(原位癌),未见明显肿块。肉眼所见表现为充血、糜烂、斑块或乳头状。至中、晚期癌肿长大,逐渐累及食管全周,肿块突入腔内,还可穿透食管壁全层,侵入纵隔和心包。

按病理形态,临床上食管癌可分为4型。①髓质型:管壁明显增厚并向腔内外扩展,使癌瘤的上下端边缘呈坡状隆起。多数累及食管周径的全部或绝大部分。切面呈灰白色,为均匀致密的实体肿块。②蕈伞型:瘤体呈卵圆形扁平肿块状,向腔内呈蘑菇样突起,故名蕈伞。隆起的边缘与其周围的黏膜境界清楚,瘤体表面多有浅表溃疡,其底部凹凸不平。③溃疡型:瘤体的黏膜面呈深陷而边缘清楚的溃疡。溃疡的大小和外形不一,深入肌层,阻塞程度较轻。④缩窄型(即硬化型):瘤体形成明显的环行狭窄,累及食管全部周径,较早出现阻塞。

3. 扩散及转移　癌肿最先向黏膜下层扩散,继而向上、下及全层浸润,很易穿过疏松的外膜侵入邻近器官。癌转移主要经淋巴途径:首先进入黏膜下淋巴管,通过肌层到达与肿瘤部位相应的区域淋巴结。颈段癌可转移至喉后、颈深和锁骨上淋巴结;胸段癌转移至食管旁淋巴结后,可向上转移至胸顶纵隔淋巴结,向下累及贲门周围的膈下及胃周淋巴结,或沿着气管、支气管至气管分叉及肺门。但中、下段癌亦可向远处转移至锁骨上淋巴结、腹主动脉旁和腹腔丛淋巴结,这均属晚期。血行转移发生较晚。

4. 临床表现　早期时症状常不明显，但在吞咽粗硬食物时可能有不同程度的不适感觉，包括咽下食物哽噎感，胸骨后烧灼样、针刺样或牵拉摩擦样疼痛。食物通过缓慢，并有停滞感或异物感。哽噎停滞感常通过吞咽水后缓解消失。症状时轻时重，进展缓慢。

中晚期食管癌典型的症状为进行性咽下困难，先是难咽干的食物，继而半流质，最后水和唾液也不能咽下。常吐黏液样痰，为下咽的唾液和食管的分泌物。患者逐渐消瘦、脱水、无力。持续胸痛或背痛表示为晚期症状，癌已侵犯食管外组织。当癌肿梗阻所引起的炎症水肿暂时消退，或部分癌肿脱落后，梗阻症状可暂时减轻，常误认为病情好转。若癌肿侵犯喉返神经，可出现声音嘶哑；若压迫颈交感神经节，可产生 Horner 综合征；若侵入气管、支气管，可形成食管、气管或支气管瘘，出现吞咽水或食物时剧烈呛咳，并发生呼吸系统感染。后者有时亦可因食管梗阻致内容物反流入呼吸道而引起。最后出现恶病质状态。若有肝、脑等脏器转移，可出现黄疸、腹水、昏迷等状态。体格检查时应特别注意锁骨上有无肿大淋巴结、肝有无肿块和有无腹水、胸水等远处转移体征。

5. 诊断　对可疑病例，均应做食管吞稀钡 X 射线双重对比造影。近年来采用超声内镜检查来判断食管癌的浸润层次、向外扩展深度以及有无纵隔、淋巴结或腹内脏器转移等，对估计外科手术可能性可能有帮助。

（五）结肠癌

结肠癌（colon cancer）是胃肠道中常见的恶性肿瘤，以 41～65 岁发病率高。在我国近 20 年来尤其在大城市，发病率明显上升，且有结肠癌多于直肠癌的趋势。从病因看半数以上来自腺瘤癌变，从形态学上可见到增生、腺瘤及癌变各阶段以及相应的染色体改变。随分子生物学技术的发展，同时存在的分子事件基因表达亦渐被认识，从中明确癌的发生发展是一个多步骤、多阶段及多基因参与的细胞遗传性疾病。

大肠癌时从细胞向癌变演进，从腺瘤-癌序列经历 10～15 年，在此癌变过程中，遗传突变包括癌基因激活（*Kras*、*cmyc*、*EGFR*）、抑癌基因失活（*APC*、*DCC*、*p*53）、错配修复基因突变（*HMSH* Ⅰ、*HLH*、*PMS*1、*PMS*2、*GTBP*）及基因过度表达（*COX*2、*CD*44*v*）。*APC* 基因失活致杂合性缺失，APC/β catenin 通路启动促成腺瘤进程；错配修复基因突变致基因不稳定，可出现遗传性非息肉性结肠癌（hereditory nonpolyposis colon cancer，HNPCC）综合征。

结肠癌病因虽未明确，但其相关的高危因素渐被认识，如过多的动物脂肪及动物蛋白饮食，缺乏新鲜蔬菜及纤维素食品；缺乏适度的体力活动。遗传易感性在结肠癌的发病中也具有重要地位，如遗传性非息肉性结肠癌的错配修复基因突变携带的家族成员，应视为结肠癌的一组高危人群。有些病如家族性肠息肉病，已被公认为癌前期疾病；结肠腺瘤、溃疡性结肠炎以及结肠血吸虫病肉芽肿，与结肠癌的发生有较密切的关系。

1. 病理与分型　根据肿瘤的大体形态可区分为肿块型、浸润型、溃疡型。显微镜下组织学分类较常见的为：①腺癌，占结肠癌的大多数。②黏液癌，预后较腺癌差。③未分化癌，易侵入小血管和淋巴管，预后最差。

2. 临床表现　结肠癌早期常无特殊症状，发展后主要有下列症状。

(1) 排便习惯与粪便性状的改变：常为最早出现的症状。多表现为排便次数增加，腹泻，便秘，粪便中带血、脓或黏液。

(2) 腹痛：也是早期症状之一，常为定位不确切的持续性隐痛或仅为腹部不适或腹胀感，出现肠梗阻时则腹痛加重或为阵发性绞痛。

(3) 腹部肿块：多为瘤体本身，有时可能为梗阻近侧肠腔内的积粪。肿块大多坚硬，呈结节状。如为横结肠和乙状结肠癌可有一定活动度。如癌肿穿透并发感染时，肿块固定，且可有明显压痛。

(4) 肠梗阻症状：一般属结肠癌的中晚期症状，多表现为慢性低位不完全肠梗阻，主要表现是腹胀和便秘。腹部胀痛或阵发性绞痛。当发生完全梗阻时，症状加剧。左侧结肠癌有时可以急性完全性结肠梗阻为首先出现的症状。

(5) 全身症状：由于慢性失血、癌肿溃烂、感染、毒素吸收等，患者可出现贫血、消瘦、乏力、低热等。病情晚期可出现肝大、黄疸、水肿、腹水、直肠前凹肿块、锁骨上淋巴结肿大及恶病质等。

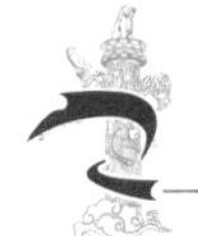

由于癌肿病理类型和部位的不同,临床表现也有区别。一般右侧结肠癌以全身症状、贫血、腹部肿块为主要表现,左侧结肠癌是以肠梗阻、便秘、腹泻、便血等症状为显著。

3.诊断　结肠癌早期症状多不明显,易被忽视。凡40岁以上有以下任一表现者应列为高危人群。①Ⅰ级亲属有结直肠癌史者;②有癌症史或肠道腺瘤或息肉史;③大便隐血试验阳性者;④以下5种表现具2项以上者:黏液血便、慢性腹泻、慢性便秘、慢性阑尾炎史及精神创伤史。对此组高危人群,行纤维结肠镜检查或X射线钡剂灌肠或气钡双重对比造影检查,不难明确诊断。B型超声和CT扫描检查对了解腹部肿块和肿大淋巴结,发现肝内有无转移等均有帮助。血清癌胚抗原(CEA)值约60%的结肠癌患者高于正常,但特异性不高。用于术后判断预后和复发,有一定帮助。

(六)直肠癌

直肠癌(carcinoma of rectum)是乙状结肠直肠交界处至齿状线之间的癌,是消化道常见的恶性肿瘤。中国人直肠癌与西方人比较,有3个流行病学特点:①直肠癌比结肠癌发生率高,约1.5∶1,最近的资料显示结直肠癌发生率逐渐靠近,有些地区已接近1∶1,主要是结肠癌发生率增高所致;②低位直肠癌所占的比例高,占直肠癌的60%~75%绝大多数癌肿可在直肠指诊时触及;③青年人(<30岁)直肠癌比例高,为10%~15%。直肠癌根治性切除术后总的5年生存率在60%左右,早期直肠癌术后的5年生存率为80%~90%。

1.病因与病理

(1)病因:直肠癌的发病原因尚不清楚。

(2)大体分型:也可区分为肿块型、浸润型、溃疡型3型。

(3)组织学分类

1)腺癌:结、直肠腺癌细胞主要是柱状细胞、黏液分泌细胞和未分化细胞,进一步分类主要为管状腺癌和乳头状腺癌,占75%~85%,其次为黏液腺癌,占10%~20%。①管状腺癌:癌细胞排列呈腺管或腺泡状排列。根据其分化程度可分为高分化腺癌、中分化腺癌和低分化腺癌。②乳头状腺癌:癌细胞排列组成粗细不等的乳头状结构,乳头中心索为少量血管间质。③黏液腺癌:由分泌黏液的癌细胞构成,癌组织内有大量黏液为其特征,恶性度较高。④印戒细胞癌:肿瘤由弥漫成片的印戒细胞构成,胞核深染,偏于胞质一侧,似戒指样,恶性程度高,预后差。

2)腺鳞癌:亦称腺棘细胞癌,肿瘤由腺癌细胞和鳞癌细胞构成。其分化多为中分化至低分化。腺鳞癌和鳞癌主要见于直肠下段和肛管,较少见。

3)未分化癌:癌细胞弥漫呈片或呈团状,不形成腺管状结构,细胞排列无规律,癌细胞较小,形态较一致,预后差。

结、直肠癌可以在一个肿瘤中出现两种或两种以上的组织类型,且分化程度并非完全致,这是结、直肠癌的组织学特征。

(4)扩散与转移

1)直接浸润:癌肿首先直接向肠管周围及向肠壁深层浸润性生长,向肠壁纵轴浸润发生较晚。估计癌肿浸润肠壁一圈需1.5~2年。直接浸润可穿透浆膜层侵入邻近脏器如子宫、膀胱等,下段直肠癌由于缺乏浆膜层的屏障作用,易向四周浸润,侵入附近脏器如前列腺、精囊腺、阴道、输尿管等。

2)淋巴转移:是主要的扩散途径。上段直肠癌向上沿直肠上动脉、肠系膜下动脉及腹主动脉周围淋巴结转移。发生逆行性转移的现象非常少见。如淋巴液正常流向的淋巴结发生转移且流出受阻时,可逆行向下转移。下段直肠癌(以腹膜返折为界)向上方和侧方转移为主。大宗病例报道(1 500例),发现肿瘤下缘平面以下的淋巴结阳性者98例(6.5%);平面以下2 cm仍有淋巴结阳性者仅30例(2%)。齿状线周围的癌肿可向上侧、下方转移。向下方转移可表现为腹股沟淋巴结肿大。淋巴转移途径是决定直肠癌手术方式的依据。

3)血行转移:癌肿侵入静脉后沿门静脉转移至肝;也可由髂静脉转移至肺、骨、和脑等。直肠癌手术时有10%~15%的病例已发生肝转移;直肠癌致肠梗阻和手术时挤压,易造成血行转移。

4)种植转移:直肠癌种植转移的机会较小,上段直肠癌偶有种植转移发生。

2. 临床表现　直肠癌早期无明显症状，癌肿破溃形成溃疡或感染时才出现以下症状。

(1)直肠刺激症状：便意频繁，排便习惯改变；便前肛门有下坠感、里急后重、排便不尽感，晚期有下腹痛。

(2)肠腔狭窄症状：癌肿侵犯致肠管狭窄，初时大便变形，变细，当造成肠管部分梗阻后，有腹痛、腹胀、肠鸣音亢进等不全性肠梗阻表现。

(3)癌肿破溃感染症状：大便表面带血及黏液，甚至有脓血便。

症状出现的频率依次为便血 80% ~90%、便频 60% ~70%、便细 40%、黏液便 35%、肛门痛 20%、里急后重 20%、便秘 10%。

癌肿侵犯前列腺、膀胱，可出现尿频、尿痛、血尿。侵犯骶前神经可出现骶尾部剧烈持续性疼痛。晚期出现肝转移时可有腹水、肝大、黄疸、贫血、消瘦、水肿、恶病质等。

3. 诊断　直肠癌根据病史、体检、影像学和内镜检查不难做出临床诊断，准确率亦可达 95% 以上。但多数病例常有不同程度的延误诊断，其中有患者对便血、大便习惯改变等症状不够重视，亦有医师警惕性不高的原因。

直肠癌的筛查应遵循由简到繁的步骤进行。常用的检查方法有以下几项。

(1)大便潜血检查：此为大规模普查或对高危人群作为结、直肠癌的初筛手段。阳性者再做进一步检查。无症状阳性者的癌肿发现率在 1% 以上。

(2)直肠指诊：是诊断直肠癌最重要的方法，由于中国人直肠癌近 75% 以上为低位直肠癌，能在直肠指诊时触及。因此凡遇患者有便血、大便习惯改变、大便变形等症状，均应行直肠指诊。指诊可查出癌肿的部位，距肛缘的距离，癌肿的大小、范围、固定程度与周围脏器的关系等。

(3)内镜检查：包括直肠镜、乙状结肠镜和纤维结肠镜检查。门诊常规检查时可用直肠镜或乙状结肠镜检查，操作方便、不需肠道准备，但在明确直肠癌诊断需手术治疗时应行纤维结肠镜检查，因为结、直肠癌有 5% ~10% 为多发癌。内镜检查不仅可在直视下肉眼做出诊断，而且可取组织进行病理检查。

(4)影像学检查

1)钡剂灌肠检查：是结肠癌的重要检查方法，对直肠癌的诊断意义不大，用以排除结、直肠多发癌和息肉病。

2)腔内 B 超检查：用腔内探头可检测癌肿浸润肠壁的深度及有无侵犯邻近脏器，内镜超声逐步在临床开展应用，可在术前对直肠癌的局部浸润程度进行评估。

3)MRI 检查：可显示肿瘤在肠壁内的浸润深度，对直肠癌的诊断及术前分期有重要价值。

4)CT 检查：可以了解直肠癌盆腔内扩散情况，有无侵犯膀胱、子宫及盆壁，是术前常用的检查方法。腹部 CT 扫描可检查有无肝转移癌及腹主动脉旁淋巴结肿大。

5)正电子发射计算机断层成像(positron emission computerized tomography，PECT)：针对病程较长、肿瘤固定的患者，为排除远处转移及评价手术价值时，有条件者可进行 PECT 检查。该检查可发现肿瘤以外的高代谢区域，从而帮助制定治疗方案。

6)腹部 B 超检查：由于结、直肠癌手术时有 10% ~15% 同时存在肝转移，所以腹部 B 超或 CT 检查应列为常规。

(5)肿瘤标志物：目前公认的在大肠癌诊断和术后监测有意义的肿瘤标志物是癌胚抗原(carcinoembryonic antigen，CEA)。但认为 CEA 作为早期结、直肠癌的诊断尚缺乏价值。大量的统计资料表明结、直肠癌患者的血清 CEA 水平与 Dukes 分期呈正相关，Dukes A、B、C、D 期患者的血清 CEA 阳性率依次分别为 25%、45%、75% 和 85% 左右。CEA 主要用于预测直肠癌的预后和监测复发。

(6)其他：检查低位直肠癌伴有腹股沟淋巴结肿大时，应行淋巴结活检。癌肿位于直肠前壁的女性患者应做阴道检查及双合诊检查。男性患者有泌尿系症状时应行膀胱镜检查。

(七)乳腺癌

乳腺癌是女性最常见的恶性肿瘤之一。在我国占全身各种恶性肿瘤的 7% ~10%，呈逐年上升趋势。部分大城市报告乳腺癌占女性恶性肿瘤的首位。

1. 病因　乳腺癌的病因尚不清楚。乳腺是多种内分泌激素的靶器官，如雌激素、孕激素及泌乳素等，其中雌酮及雌二醇对乳腺癌的发病有直接关系。20岁前本病少见，20岁以后发病率迅速上升，45～50岁较高，绝经后发病率继续上升，可能与年老者雌酮含量提高相关。月经初潮年龄早、绝经年龄晚、不孕及初次足月产的年龄与乳腺癌发病均有关。另外，营养过剩、肥胖、脂肪饮食，可加强或延长雌激素对乳腺上皮细胞的刺激，从而增加发病机会。北美、北欧地区乳腺癌发病率约为亚、非、拉美地区的4倍，而低发地区居民移居至高发地区后，第二、三代移民的乳腺癌发病率逐渐升高，提示环境因素及生活方式与乳腺癌的发病有一定关系。

2. 病理类型　乳腺癌有多种分型方法，目前国内多采用以下病理分型。

(1)非浸润性癌：包括导管内癌(癌细胞未突破导管壁基底膜)、小叶原位癌(癌细胞未突破末梢乳管或腺泡基底膜)及乳头乳晕湿疹样癌(伴发浸润性癌者，不在此列)。此型属早期，预后较好。

(2)早期浸润性癌：包括早期浸润性导管癌(癌细胞突破管壁基底膜，开始向间质浸润)、早期浸润性小叶癌(癌细胞突破末梢乳管或腺泡基底膜，开始向间质浸润，但仍局限于小叶内)。此型仍属早期，预后较好。

(3)浸润性特殊癌：包括乳头状癌、髓样癌(伴大量淋巴细胞浸润)、小管癌(高分化腺癌)、腺样囊性癌、黏液腺癌、大汗腺癌、鳞状细胞癌等。此型分化一般较高，预后尚好。

(4)浸润性非特殊癌：包括浸润性小叶癌、浸润性导管癌、硬癌、髓样癌(无大量淋巴细胞浸润)、单纯癌、腺癌等。此型一般分化低，预后较上述类型差，且是乳腺癌中最常见的类型，占80%，但判断预后尚需结合疾病分期等因素。

(5)其他罕见癌。

3. 转移途径

(1)局部扩散：癌细胞沿导管或筋膜间隙蔓延，继而侵及Cooper韧带和皮肤。

(2)淋巴转移：主要途径有以下几种。①癌细胞经胸大肌外侧缘淋巴管侵入同侧腋窝淋巴结，然后侵入锁骨下淋巴结以至锁骨上淋巴结，进而可经胸导管(左)或右淋巴管侵入静脉血流而向远处转移；②癌细胞向内侧淋巴管，沿着乳内血管的肋间穿支引流到胸骨旁淋巴结，继而达到锁骨上淋巴结，并可通过同样途径侵入血流。

(3)血运转移：以往认为血运转移多发生在晚期，这一概念已被否定。研究发现有些早期乳腺癌已有血运转移，乳腺癌是一全身性疾病已得到共识。癌细胞可经淋巴途径进入静脉，也可直接侵入血循环而致远处转移。最常见的远处转移依次为肺、骨、肝。

4. 临床表现　早期表现是患侧乳房出现无痛、单发的小肿块，常是患者无意中发现而就医的主要症状。肿块质硬，表面不光滑，与周围组织分界不很清楚，在乳房内不易被推动。随着肿瘤增大，可引起乳房局部隆起。若累及Cooper韧带，可使其缩短而致肿瘤表面皮肤凹陷，即所谓"酒窝征"。邻近乳头或乳晕的癌肿因侵入乳管使之缩短，可把乳头牵向癌肿一侧，进而可使乳头扁平、回缩、凹陷。癌块继续增大，如皮下淋巴管被癌细胞堵塞，引起淋巴回流障碍，出现真皮水肿，皮肤呈"橘皮样"改变。

乳腺癌发展至晚期，可侵入胸筋膜、胸肌，以至癌块固定于胸壁而不易推动。如癌细胞侵入大片皮肤，可出现多数小结节，甚至彼此融合。有时皮肤可溃破而形成溃疡，这种溃疡常有恶臭，容易出血。

乳腺癌淋巴转移最初多见于腋窝。肿大淋巴结质硬、无痛、可被推动；以后数目增多，并融合成团，甚至与皮肤或深部组织黏着。乳腺癌转移至肺、骨、肝时，可出现相应的症状。例如肺转移可出现胸痛、气急，骨转移可出现局部疼痛，肝转移可出现肝大、黄疸等。

5. 诊断　详细询问病史及临床检查后，大多数乳房肿块可得出诊断。但乳腺组织在不同年龄及月经周期中可出现多种变化，因而应注意体格检查方法及检查时距月经期的时间乳腺有明确的肿块时诊断一般不困难，但不能忽视一些早期乳腺癌的体征，如局部乳腺腺体增厚、乳头溢液、乳头糜烂、局部皮肤内陷等，以及对有高危因素的妇女，可应用一些辅助检查以明确诊断。

(八)子宫颈癌

子宫颈癌是最常见的妇科恶性肿瘤。高发年龄为50～55岁。由于子宫颈癌筛查的普及，得以早期

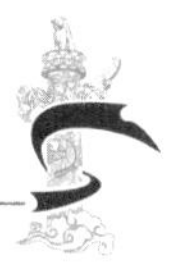

发现和治疗子宫颈癌和子宫颈癌癌前病变，其发病率和死亡率明显下降。子宫颈癌常见病理类型分为鳞状细胞癌和腺癌。其中浸润性鳞状细胞癌占子宫颈癌的 75% ~80%，腺癌占子宫颈癌的 20% ~25%。其他少见类型如腺鳞癌、腺样基底细胞癌、绒毛状管状腺癌、内膜样癌等上皮性癌，神经内分泌肿瘤，间叶性肿瘤等。

1. 临床表现　早期子宫颈癌常无明显症状和体征。子宫颈管型患者因子宫颈外观正常易漏诊或误诊。随病变发展，可出现以下表现。

(1)症状

1)阴道流血：常表现为接触性出血，即性生活或妇科检查后阴道流血。也可表现为不规则阴道流血，或经期延长、经量增多。老年患者常为绝经后不规则阴道流血。出血量根据病灶大小、侵及间质内血管情况而不同，若侵蚀大血管可引起大出血。一般外生型癌出血较早，量多；内生型癌出血较晚。

2)阴道排液：多数患者有白色或血性、稀薄如水样或米泔状、有腥臭味的阴道排液。晚期患者因癌组织坏死伴感染，可有大量米泔样或脓性恶臭白带。

3)晚期症状：根据癌灶累及范围出现不同的继发性症状。如尿频、尿急、便秘、下肢肿痛等；癌肿压迫或累及输尿管时，可引起输尿管梗阻、肾盂积水及尿毒症；晚期可有贫血、恶病质等全身衰竭症状，部分患者可出现双下肢水肿。

(2)体征：微小浸润癌可无明显病灶，子宫颈光滑或糜烂样改变。随病情发展，可出现不同体征。外生型子宫颈癌可见息肉状、菜花状赘生物，常伴感染，质脆易出血；内生型表现为子宫颈肥大、质硬、子宫颈管膨大；晚期癌组织坏死脱落，形成溃疡或空洞伴恶臭。阴道壁受累时，可见赘生物生长或阴道壁变硬；宫旁组织受累时，双合诊、三合诊检查可扪及子宫颈旁组织增厚、结节状、质硬或形成冰冻骨盆状。

2. 转移途径　主要为直接蔓延和淋巴转移，血行转移极少见。

(1)直接蔓延：最常见，癌组织向邻近器官及组织扩散。常向下累及阴道壁，极少向上累及宫腔。向两侧扩散可累及主韧带及子宫颈旁、阴道旁组织直至骨盆壁；癌灶压迫或侵及输尿管时，可引起输尿管阻塞及肾积水。晚期可向前、后蔓延侵及膀胱或直肠。

(2)淋巴转移：癌灶侵入淋巴管，形成瘤栓，随淋巴液引流进入局部淋巴结。淋巴转移一级组包括子宫旁、闭孔、髂内、髂外、髂总、骶前淋巴结；二级组包括腹股沟深浅淋巴结、腹主动脉旁淋巴结。

(3)血行转移：极少见，晚期可转移至肺、肝或骨骼等。

3. 诊断　早期病例的诊断应采用子宫颈细胞学检查和(或)HPV 检测、阴道镜检查、子宫颈活组织检查的“三阶梯”程序，确诊依据为组织学诊断。无肉眼可见病灶可在阴道镜下活检，子宫颈有明显病灶者，可直接在癌灶取材。

对子宫颈活检为 HIS，但不能除外浸润癌者或活检为可疑微小浸润癌需要测量肿瘤范围或除外进展期浸润癌者，需行子宫颈锥切术。切除组织应做连续病理切片(24 ~36 张)检查。

确诊后根据具体情况选择胸部 X 射线或 CT 平扫、静脉肾盂造影、膀胱镜检查、直肠镜检查、超声检查及盆腔或腹腔增强 CT 或磁共振、PECT 等影像学检查。

(九)膀胱癌

膀胱癌是泌尿系统中最常见的恶性肿瘤，绝大多数来自上皮组织，其中 90% 以上为移行上皮肿瘤。

1. 病因　引起膀胱肿瘤的病因很多，一般认为发病与下列危险因素相关：①长期接触某些致癌物质的职业人员；②吸烟是最常见的致癌因素，大约 1/3 膀胱癌与吸烟有关；③膀胱慢性感染与异物长期刺激会增加发生膀胱癌的危险；④其他长期大量服用镇痛药非那西丁、内源性色氨酸的代谢异常等，均可能为膀胱癌的病因或诱因。

病理常与肿瘤的组织类型、细胞分化程度、生长方式和浸润深度有关，其中细胞分化程度和浸润深度对预后的影响最大。病理组织类型 95% 以上为上皮性肿瘤，其中绝大多数为移行细胞乳头状癌、鳞癌和腺癌各占 2% ~3%。近 1/3 的膀胱癌为多发性肿瘤。非上皮性肿瘤极少见，多数为肉瘤如横纹肌肉瘤，好发于婴幼儿。

2. 临床表现　发病年龄大多数为 50 ~70 岁。男性发病率显著高于女性，约为 4∶1。

血尿是膀胱癌最常见和最早出现的症状。常表现为间歇性肉眼血尿,可自行减轻或停止,易给患者造成"好转"或"治愈"的错觉而贻误治疗。出血量多少与肿瘤大小、数目及恶性程度不成比例。非上皮性肿瘤血尿一般较轻。尿频、尿急、尿痛多为膀胱肿瘤的晚期表现,常因肿瘤坏死、溃疡或并发感染所致。少数广泛原位癌或浸润性癌起始即有膀胱刺激症状,预后不良。有时尿内混有"腐肉"样坏死组织排出;三角区及膀胱颈部肿瘤可梗阻膀胱出口,造成排尿困难,甚至尿潴留。浸润癌晚期,在下腹部耻骨上区可触及肿块,坚硬,排尿后不消退。广泛浸润盆腔或转移时,出现腰骶部疼痛;阻塞输尿管可致肾积水、肾功能不全;下肢浮肿、贫血、体重下降、衰弱等症状。鳞癌和腺癌为浸润性癌,恶性度高,病程短,预后不良,鳞癌多数为结石或感染长期刺激所致。小儿横纹肌肉瘤常在症状出现前肿瘤体积即已很大,造成排尿困难和尿潴留,有时尿中排出肿瘤组织碎屑。

3. 诊断　中老年出现无痛性肉眼血尿,应首先想到泌尿系统肿瘤的可能,其中尤以膀胱肿瘤多见。下列检查方法有助于确诊。

(1)尿液检查:在患者新鲜尿液中,易发现脱落的肿瘤细胞,简便易行,故尿细胞学检查可作为血尿的初步筛选。肿瘤细胞分化良好时,不易与正常移行上皮细胞以及因炎症或结石引起的变异细胞鉴别。近年采用尿液检查端粒酶活性、膀胱肿瘤抗原(bladder tumor antigen,BTA)、核基质蛋白(NMP2、BLCA-4)等有助于提高膀胱癌的检出率。

(2)影像学检查:经腹壁B超简便易行,能发现直径0.5 cm以上的肿瘤,可作为患者的最初筛选。能了解肿瘤部位、大小、数目及浸润深度,初步确定临床分期。静脉尿路造影(intravenous urography,IVU)可了解肾盂、输尿管有无肿瘤以及膀胱肿瘤对上尿路影响,如有患侧肾积水或肾显影不良,常提示肿瘤已侵及输尿管口。膀胱造影可见充盈缺损。CT和MRI多用于浸润性癌,可以发现肿瘤浸润膀胱壁深度以及局部转移肿大的淋巴结。

(3)膀胱镜检查:可以直接观察到肿瘤所在部位、大小、数目、形态、有蒂还是广基,初步估计基底部浸润程度等。膀胱肿瘤位于侧壁及后壁最多,其次为三角区和顶部,可单发亦可多中心发生。原位癌(T)局部黏膜呈红色点状改变,与充血的黏膜相似。表浅的乳头状癌(T、T1)浅红色,蒂细长,肿瘤有绒毛状分支,似水草在水中漂荡。浸润性乳头状癌(T2、T3)深红色或褐色,草莓状或团块状,基底部较宽,附近黏膜充血、水肿、增厚,肿物活动性小。浸润性癌(T3、T4)局部隆起呈褐色结节团块状,表面常坏死形成溃疡,附有絮状物和钙盐沉着,广基,界限不清。检查中需注意肿瘤与输尿管口及膀胱颈的关系。还应注意有无膀胱憩室及憩室内有无肿瘤。应做肿瘤活检送病理检查,必要时应随机活检。

(4)膀胱双合诊:可了解肿瘤大小、浸润的范围、深度以及与盆壁的关系。检查时患者腹肌应放松,检查者动作应轻柔,以免引起肿瘤出血和转移。由于影像学的广泛应用,此项检查现已较少应用。

四、中国恶性肿瘤流行情况及防控现状

随着社会经济发展和人民生活水平提高,饮食结构的改变及人口老龄化、城市化,疾病谱和死亡谱发生显著变化,慢性非传染性疾病已成为导致死亡的主要原因。其中,恶性肿瘤是目前全世界的主要死亡原因之一。2020年全球新发癌症病例1 930万例,其中我国新发癌症457万人(23.7%)。2020年全球癌症死亡病例996万例,其中我国癌症死亡人数300万(30.1%)。2019年发布的国家癌症中心最新报告显示:近10年来,中国癌症发病率每年保持约3.9%的增幅,2020年全球乳腺癌病例增加了226万,占到所有癌症比例的近12%,首次超过肺癌成为世界上最高发的癌症种类,同时也是女性群体中致死率最高的癌症,见图27-1 。降低发病率、病死率,提高生存率、早诊率仍是目前中国肿瘤防控的突破点。因此不仅需要提高恶性肿瘤的早期诊断及治疗,且更应注重到基本公共卫生服务上,建立行之有效的公共卫生服务体系,改善疾病监测系统,而不是一味投资在医疗体系上。控制癌症的发生发展,必须做到防治结合,如何实施系统的预防措施,有效降低癌症发病率和病死率是目前亟待解决的问题。

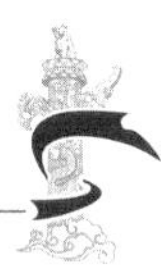

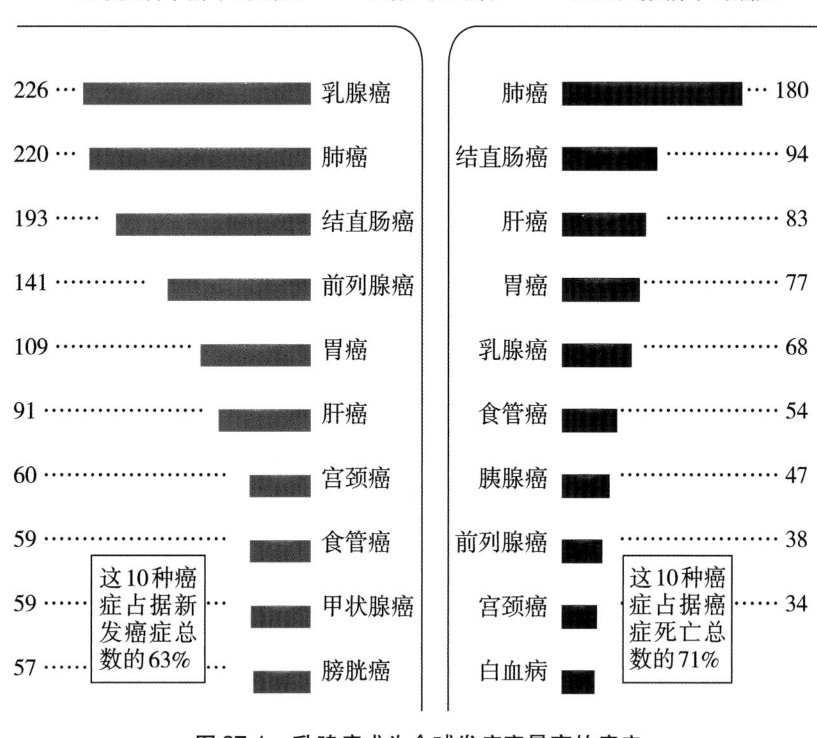

图 27-1　乳腺癌成为全球发病率最高的癌症

（数据来源：国际肿瘤研究机构）

（陈　琦　李　凌　徐敏娟　江海炜　张　佐）

参考文献

1　步宏，李一雷. 病理学［M］. 9 版. 北京：人民卫生出版社，2018：96-133.

2　刘彤华. 刘彤华诊断病理学［M］. 4 版. 北京：人民卫生出版社，2018：1-8.

3　曹毛毛，陈万青. 中国恶性肿瘤流行情况及防控现状［J］. 中国肿瘤临床，2019，46(3)：145-149.

4　黄露瑶. 乳腺癌的影像学诊断研究进展［J］. 影像研究与医学应用，2018，2(21)：3-4.

5　DONG D，JIA L，ZHANG L F，et al. Periostin and CA242 as potential diagnostic serum biomarkers complementing CA19. 9 in detecting pancreatic cancer［J］. Cancer Science，2018，109(9)：2841-2851.

第28章

恶性肿瘤的临床并发症

第一节　疼　痛

疼痛(pain)是指伴随着组织损伤或潜在的组织损伤并由这种损伤引起的一种不愉快的感觉和情绪体验。癌性疼痛(cancerous pain,简称癌痛)多为慢性疼痛(chronic pain),晚期癌痛受多方面因素影响,除肿瘤相关性因素外,还包括心理、社会、经济等非肿瘤相关因素。有效的镇痛治疗对提高癌症患者的生活质量十分重要。

一、发 病 机 制

目前认为癌性疼痛的机制有以下3个途径:①癌症发展所致的疼痛;②诊疗过程引起的疼痛;③并发感染、慢性疼痛性疾病和癌痛综合征所发生的疼痛。其中75%～80%是由于肿瘤侵入软组织、硬膜外转移、脊髓压迫、骨骼和神经系统、空腔脏器、脉管系统或癌症本身分泌致痛物质所引起,15%～20%是在癌症诊疗过程中产生,如骨穿、腰穿、各种内镜检查、活检、外科术后疼痛、放化疗后疼痛、介入治疗后疼痛等,5%～10%是由于合并了疼痛性疾病所引起,以及心理因素(不安、愤怒、抑郁等)可以加剧患者的疼痛。

二、癌痛的评估

癌痛的评估包括治疗前评估、治疗中评估和治疗后评估。

1. 癌痛评估的原则步骤　①相信患者的主诉;②询问疼痛病史及治疗史;③仔细进行体检;④估计疼痛程度;⑤评估患者精神状态;⑥收集其他相关资料;⑦首次镇痛方法因人而异;⑧治疗疼痛后的再评估。

2. 疼痛强度评估方法　目前常用的评估方法:0～10数字分级法(图28-1)、主诉疼痛的程度分级法(图28-2)、视觉模拟法(图28-3)、Wong-Baker面部表情疼痛评分法(图28-4)。

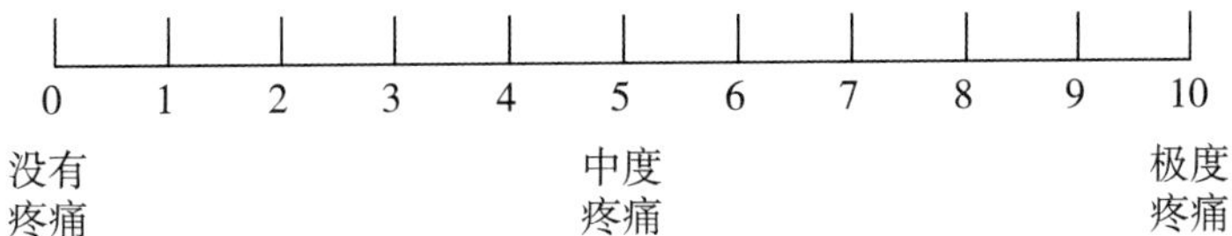

用 0 ~ 10 的数字代表不同程度的疼痛，0 代表无痛，10 代表最严重的疼痛，让患者找出一个最能代表其疼痛程度的数字。评估标准，1 ~ 4 为轻微疼痛；5 ~ 6 为中度疼痛；7 ~ 9 为严重疼痛；10 为剧烈疼痛无法控制。

图 28-1　**数字分级法**

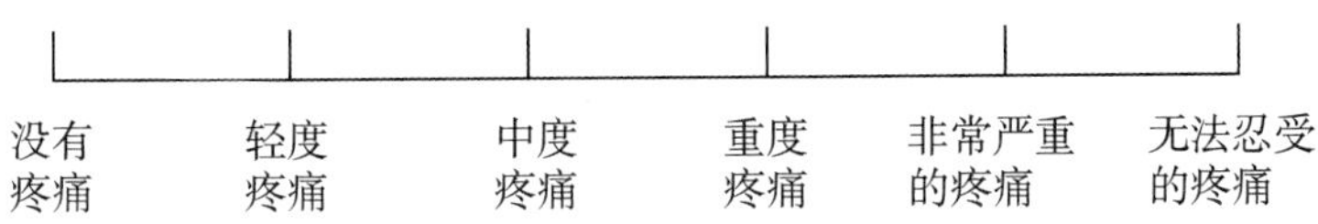

主诉疼痛的程度分级法是由一系列描述疼痛的形容词组成。

图 28-2　**主诉疼痛的程度分级法**

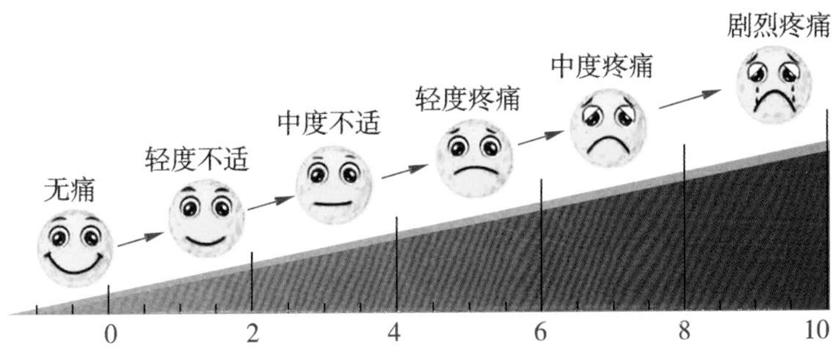

0 分为无痛；<3 分微痛；3 ~ 4 分为轻度疼痛，影响患者的情绪睡眠，但能忍受；5 ~ 9 分为疼痛加剧，影响患者情绪和睡眠，伴心率快、出汗、较难忍受；10 分为剧痛难以忍受。

图 28-3　**视觉模拟法**

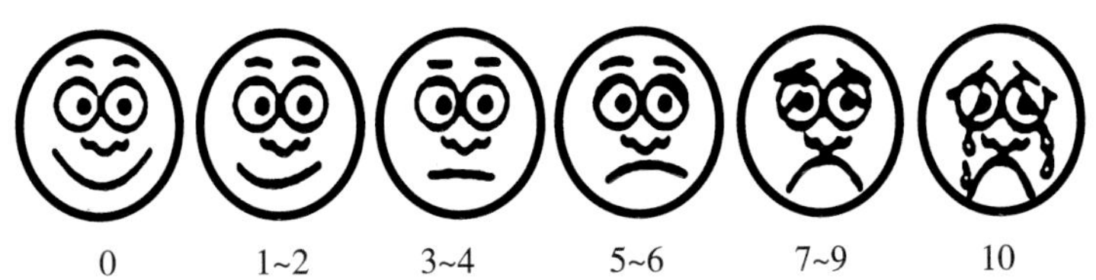

0 分：无痛；1 ~ 2 分：有点痛；3 ~ 4 分：轻微疼痛；5 ~ 6 分：疼痛明显；7 ~ 9 分：疼痛严重；10 分：疼痛剧烈。

图 28-4　**Wong-Baker 面部表情疼痛评分法**

三、治　疗

癌痛治疗的最终目标是：持续、有效缓解疼痛；限制药物不良反应；降低疼痛及治疗所致的心理负担；最大限度提高生活质量，提倡个体化治疗。治疗癌痛的方法包括病因治疗、镇痛药物治疗、神经阻滞治疗和神经外科治疗、物理和心理治疗。其中镇痛药物治疗是主要方法。

（一）癌痛药物治疗原则

1. WHO 三阶梯原则　口服给药及无创途径给药；按时给药；用药个体化；注意具体细节，合理处理突发痛、给药间期末端、无法控制的持续疼痛等（图 28-5）。

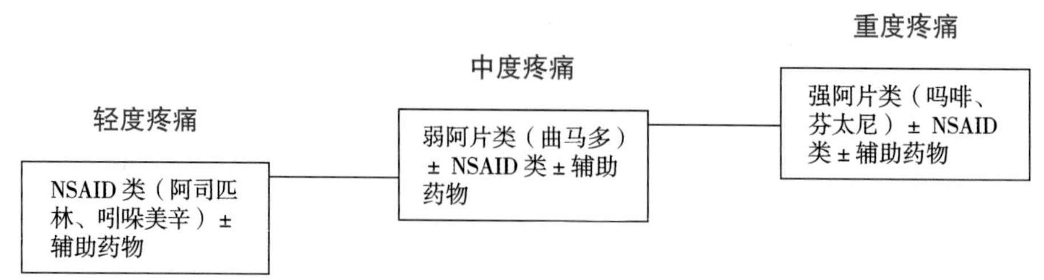
重度疼痛
中度疼痛
轻度疼痛
强阿片类（吗啡、芬太尼）± NSAID 类 ± 辅助药物
弱阿片类（曲马多）± NSAID 类 ± 辅助药物
NSAID 类（阿司匹林、吲哚美辛）± 辅助药物

NSAID：非甾体抗炎药（nonsteroidal anti-inflammatory drug）

图 28-5　不同疼痛的治疗

2. 骨转移疼痛的治疗　骨转移是癌痛的最常见原因。单用阿片类药物疗效并不理想。可采用放疗、非甾体抗炎药及双膦酸盐类骨保护药的应用。

3. 其他镇痛技术方法　多模式镇痛、超前镇痛、患者自控镇痛（patient-controlled analgesia，PCA）、神经阻滞疗法、物理疗法、心理疗法等。

4. 中医治疗　中药内服、中药外用、针灸镇痛法等。

5. 中西医结合治疗癌痛　见有关章节。

常用的治疗模式有癌痛三阶梯用药+中药内服；癌痛三阶梯用药+中药外用；癌痛三阶梯用药+针灸理疗；癌痛三阶梯用药+静脉或皮下或穴位埋管 PCA 治疗等。

（二）疗效评判标准

治疗方案开始后应及时进行再评估，以便及时调整用药剂量。一般轻度疼痛在用药后 24～72 h，中度疼痛在用药后 24～48 h、重度疼痛在用药后 24 h 再评估。内容包括疼痛是否缓解、缓解时间、缓解程度等。

第二节　发　热

癌性发热（cancerous fever）是指癌症患者出现的直接与恶性肿瘤有关的非感染性发热，是恶性肿瘤晚期常见症状之一，多反复发作，缠绵难愈。癌性发热常见于癌症进展期，常见于霍奇金病、淋巴瘤、急性白血病、骨肉瘤、肺癌、肾上腺肿瘤、肝原发性或转移性晚期肿瘤等。常以低热为主，或自觉无热，而测体温显示升高，部分中高度发热，但绝大多数体温在 38 ℃左右，一般不超过 40 ℃。

一、病因与发病机制

病因与发病机制目前没有完全明确，可能与以下原因有关：肿瘤细胞自身产生内源性致热原；肿瘤细胞分泌一些活性物质如 5-羟色胺、儿茶酚胺、甲胎蛋白、异位激素等；肿瘤迅速增长而缺血、缺氧引起自身组织坏死；肿瘤侵犯或影响体温调节中枢引起中枢性发热；治疗引起肿瘤细胞坏死释放肿瘤坏死因子；肿瘤治疗过程中放疗、化疗、应用干扰素、白介素-2、集落刺激因子等也可引起发热。

二、诊断与鉴别诊断

1. 诊断　参照《内科疾病鉴别诊断学》，经临床和组织病理学检查确诊为恶性肿瘤患者，体温至少出

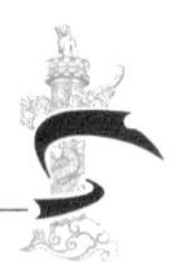

现一次超过37.2 ℃，持续时间超过2周，体检、实验室检查、放射检查缺乏感染依据，缺乏过敏机制，排除药物热等，抗生素应用1周，但发热、血常规无变化者，可诊断。按发热高低可分为：低热37.3～38.0 ℃，中等发热38.1～39.0 ℃，高热39.1～41.0 ℃，超高热41 ℃以上。发热可持续数周甚至数月，抗感染治疗无效。

2. 鉴别诊断　癌性发热须与感染性发热相鉴别。后者所致发热多以高热为主，可伴有寒战、畏寒或感染部位相应症状和体征，外周血白细胞计数升高或减少，血、尿、痰培养有致病菌，抗生素治疗有效。但同时需注意感染因素与癌性发热并存。

三、治　疗

目前还没有确切办法能完全控制癌性发热，处理原则以对症治疗为主。

（一）物理治疗

嘱患者多饮水，予以补液，辅以冰袋降温、冰帽置于头部，酒精、温水擦浴等。

（二）药物对症治疗

1. 非甾体抗炎镇痛药　使用过程中注意高热、年老体弱患者易出现大汗导致虚脱，建议小剂量开始，逐渐加量，连续给药至体温正常平稳后3～5 d再停药。常用药物如下。

（1）吲哚美辛（消炎痛）：常规用法、用量，口服，每次25 mg，每日2～3次，饭时或饭后服；塞肛，栓剂每次50～100 mg，每日1～2次。

（2）双氯芬酸钠（扶他林、诺福丁）：常规用法、用量，口服，每次75 mg，每日1次。

（3）阿司匹林：常规用法、用量，口服，每次0.3～0.6 g，每日3次。哮喘患者及有出血倾向、活动性出血患者禁用。

2. 激素类药物　使用时应注意患者消化道溃疡的发生，睡前使用易引起兴奋、失眠等。常用药物如下。

（1）泼尼松：常规用法、用量，口服，每次2.5～10.0 mg，每日3次。

（2）地塞米松：常规用法、用量，静脉注射，每次5 mg，或5～10 mg加入生理盐水250 ml中静脉滴注，每日1～2次。

（三）中医治疗

中医治疗包括中药汤剂、中成药、针灸、灌肠等疗法。有报道采用大椎穴放血等疗法治疗癌性发热有一定的效果。此外，一些中成静脉制剂如痰热清注射液、醒脑静注射液等清热解毒药亦有一定疗效。

（四）病因治疗

根据不同肿瘤或肿瘤的不同时期，给予化疗、放疗、靶向治疗或生物免疫制剂等抗肿瘤治疗。

第三节　肠梗阻

本节讨论的是指由原发性或转移性恶性肿瘤造成的肠道梗阻，也称恶性肠梗阻（malignant bowel obstruction，MBO），它是晚期癌症的常见并发症。广泛的恶性肠梗阻概念包括恶性肿瘤占位直接引起的机械性肠梗阻和肿瘤相关功能性肠梗阻两种。

一、病因与分类

（一）恶性肠梗阻病因

MBO病因分为癌性和非癌性两大类。

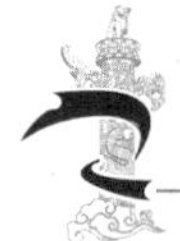

1. 癌性病因　转移性肿瘤(小肠梗阻常见)和原发肿瘤(结肠梗阻常见)是造成机械性肠梗阻的主要原因。原因为炎性水肿、便秘、肿瘤放疗所致的纤维化、恶病质或低钾、肠道动力异常、肠道分泌异常、菌群失调及药物不良反应等。

2. 非癌性病因　术后或放疗后引起的肠粘连、肠道狭窄、低钾血症、腹内疝、年老体弱等。

(二)恶性肠梗阻类型

1. 机械性肠梗阻　最常见。可分为肠腔外占位性 MBO、肠腔内占位性 MBO、肠壁内占位 MBO。

2. 功能性肠梗阻　又称动力性肠梗阻,是由于肿瘤浸润肠系膜、肠道肌肉、腹腔及肠道神经丛,导致肠运动障碍。

二、诊断与鉴别诊断

(一)临床表现

MBO 大多缓慢发病,常为不全性肠梗阻。常见症状包括恶心、呕吐、腹痛、腹胀、排便和排气消失等。初始症状为间歇出现可自发缓解的腹痛、恶心、呕吐和腹胀,症状发作时通常仍有排便或排气。症状进展则逐渐恶化呈持续性。症状与梗阻部位及程度相关。

(二)影像学检查

1. X 射线腹部平片　常用,可显示肠曲扩大、肠内液气平面。

2. 腹部 CT 扫描　推荐作为肠梗阻影像学诊断的首选方法。腹部 CT 可评估肠梗阻部位及程度,还可评估肿瘤病变范围,指导下一步治疗。

3. 胃肠造影　上段小肠梗阻或结直肠梗阻时可采用,但因钡剂不能吸收,可能加重梗阻,目前临床较少使用。

4. 磁共振成像　具有较高软组织分辨率,有助于肠梗阻病因良恶性判定。

(三)诊断要点

根据《晚期癌症患者合并肠梗阻治疗的专家共识》,包括以下诊断要点:恶性肿瘤病史;既往未行或曾行腹部手术、放疗或腹腔内灌注药物治疗;间歇性腹痛、腹胀、恶心、呕吐等症状,伴或不伴肛门排气或排便;腹部体检可见肠型、腹部压痛、肠鸣音亢进或消失;腹部 CT 或 X 射线腹部平片可见肠腔明显扩张和多个液平面。

(四)鉴别诊断

须与急性胰腺炎、消化道溃疡穿孔、胆绞痛、泌尿系结石相鉴别。

三、治　疗

(一)治疗目标

提高生活质量。

(二)治疗原则

个体化姑息治疗。根据患者疾病的阶段、预后、进一步接受抗肿瘤治疗的可能性、全身状况及患者意愿综合决策。

(三)治疗方法

手术治疗、药物治疗、其他姑息治疗。

1. 手术治疗　手术治疗的疗效存在争议,术后生活质量改善率不确切。

(1)适应证:粘连引起的机械性梗阻;局限肿瘤造成的单一部位梗阻;对进一步化疗敏感者。

(2)禁忌证

1)绝对禁忌证:近期开腹手术证实无法进一步手术;既往腹部手术显示肿瘤弥漫性转移;累及胃近端;影像学检查提示腹腔内广泛转移;弥漫性腹腔内肿物;大量腹水,引流后复发。

2)相对禁忌证:有腹腔外转移产生难以控制的症状;腹腔外疾病如胸腔积液;一般情况差;营养状态较差;高龄,既往腹腔或盆腔放疗。

(3)手术方式:粘连松解;肠段切除;肠段吻合;旁路手术等。

2. 药物治疗

(1)治疗目标:不使用减压装置或在使用胃肠减压装置的同时,控制恶心、呕吐、腹痛腹胀等症状。

(2)药物种类

1)镇痛药:阿片类药物(吗啡、芬太尼等)、抗胆碱类药(氢溴酸东莨菪碱、山莨菪碱等)。

2)止吐药:促动力药(胃复安)、中枢止吐药(氟哌啶醇、氯丙嗪、苯海拉明、昂丹司琼等)。

3)激素类药:用于镇痛或止吐治疗的辅助用药,如地塞米松,使用时需权衡利弊。

4)抗分泌药:抗胆碱类药(氢溴酸东莨菪碱、山莨菪碱等)、生长抑素类似物(奥曲肽)。

3. 其他治疗　其他治疗包括补液、全胃肠外营养(total parenteral alimentation,TPN),鼻胃管引流(nasogastric tube drainage,NGT),对于癌性病因梗阻部位可行姑息性手术如扩张性金属支架、胃造口等。

4. 中医治疗　中药保留灌肠(复方大承气汤加减)、中药敷脐、针灸疗法、推拿疗法等。

第四节　上腔静脉综合征

上腔静脉综合征(superior vena canal syndrome,SVCS)是由于各种原因引起的上腔静脉阻塞或狭窄,从而出现上腔静脉系统血液回流障碍引起的急性或亚急性呼吸困难和面颈部肿胀的一系列症候群。SVCS属于临床肿瘤学的急症。恶性肿瘤引起的SVCS约占90%,其中约50%由非小细胞肺癌引起,其次为小细胞肺癌(22%)、淋巴瘤(12%)、胸腺瘤(2%)、纵隔生殖细胞瘤(3%)、乳腺癌右侧气管旁淋巴结转移(9%)等。

一、病因与发病机制

上腔静脉位于中纵隔内,管壁薄且腔内压低,周围为相对较硬的组织,移动度较小,易受周围肿瘤组织的侵犯和压迫,引起上腔静脉狭窄或梗阻,其回流受阻后产生的症状严重程度取决于上腔静脉阻塞形成的时间和侧支循环建立的速度。

二、诊　断

(一)症状

1. 静脉回流障碍　头颈部及上肢凹陷性水肿、眶周水肿、披肩状水肿,可伴有眼球突出、结膜充血、面部充血、皮肤发绀,平卧或弯腰加重,坐位或站立位减轻。

2. 气管、食管、喉返神经受压表现　咳嗽、声嘶、喘鸣、呼吸困难、进食困难等。

3. 其他表现　不可逆静脉血栓形成、中枢神经系统损害、颅内压增高等症状。

(二)体征

阻塞部位在奇静脉入口以上者,血流方向正常,表现为颈静脉怒张和胸壁静脉怒张,颈静脉压升高,为20~40 mmHg;阻塞部位在奇静脉入口以下者,血流方向向下,胸部和上腹部浅表侧支静脉曲张;上下均阻塞者,可出现食管胃底静脉曲张。伴同侧交感神经链损伤可出现Horner综合征。

（三）辅助检查

1. 影像学检查　X 射线可见上纵隔肿块，多为右侧，部分有胸腔积液形成。CT 可详细显示上腔静脉受压部位和程度。MRI 对上腔静脉内癌栓诊断有较大意义。

2. 上腔静脉造影、放射性核素检查　适用于病变发展较慢者，可获得上腔静脉阻塞和侧支循环的可靠证据。

3. 组织学或细胞性检查　用于诊断原发疾病。如痰检或纤维支气管镜刷片、胸穿抽液、胸腔镜或纵隔镜等检查，上述有创性检查时应特别注意出血和止血。

三、治　疗

治疗的原则是应首先减轻压迫症状，再对原发肿瘤进行系统治疗。

1. 对症治疗　患者取卧位、抬高头部、给氧、限盐和使用利尿剂，减轻水肿症状；适当镇静和镇痛；激素敏感类肿瘤、严重呼吸困难、颅内压增高等可适当应用激素（一般用 3 ~ 5 d）。

2. 抗凝血治疗　适用于有癌栓形成的病例，早期（一般在 7 d 内）使用。

3. 腔静脉支架置入术　适用于临床症状重、发展快、内科非手术治疗无效的患者，术后需行抗凝治疗。

4. 外照射治疗　外照射治疗是主要和有效的治疗方法之一，适用于以往未行局部放疗的患者，尤其是淋巴瘤、肺癌患者，NCCN 指南推荐放疗用于缓解 SVC 症状的总剂量为 30 ~ 45 Gy，分割剂量 3，治疗周期 2 ~ 3 周。照射野包括原发灶、纵隔区、肺门和邻近的肺部病变。

5. 化疗及靶向治疗　适用于非霍奇金淋巴瘤或生殖细胞肿瘤、小细胞肺癌等对化疗敏感的患者。

6. 手术治疗　对于恶性肿瘤侵犯或压迫，症状严重且肿瘤无远处转移，内科治疗效果不佳，预期生存时间 6 个月以上，可考虑手术治疗。

7. 其他局部治疗　放射性粒子植入内放疗、冷冻治疗、射频消融治疗、射波刀、质子和重粒子治疗等。

第五节　浆膜腔积液

恶性浆膜腔积液（malignant serous effusion）是肿瘤常见的并发症之一，包括胸腔积液、心包积液、腹腔积液，多预示疾病进入晚期。恶性胸腔积液是由肺癌等恶性肿瘤侵犯胸膜或胸膜等原发性肿瘤所致，如不及时治疗，平均生存期为 3 ~ 12 个月。恶性心包积液以心脏压塞为首发症状，多由转移瘤引起。腹腔积液主要由于肿瘤累及腹膜引起，80% 以上患有上皮癌，以卵巢、子宫内膜、乳腺、结肠、胰腺等部位最为常见，一旦发生，中位生存期仅为数周至数月，1 年生存率低于 10%。

一、病因与发病机制

1. 胸腔积液　胸膜转移结节侵犯和阻塞毛细血管、淋巴管，肿瘤细胞内蛋白大量进入胸腔，引起胸膜炎症反应，毛细血管通透性增加，胸腔内胶体渗透压增高，产生积液，积液内含有大量蛋白质和血液有形成分。

2. 腹水　恶性腹水成因包括：毛细血管通透性增加导致来源于中立细胞的、富含蛋白质的液体渗出，细胞外液进入腹腔以恢复胶体渗透压；门静脉狭窄或肿瘤细胞阻塞造成门静脉高压，静水压的增加促使液体进入腹腔；肿瘤侵犯淋巴结和（或）肝。

3. 心包积液　恶性肿瘤直接侵犯或经淋巴和（或）血行转移，侵犯心包和（或）心肌，引起淋巴和静脉通道受阻；另一原因是纵隔淋巴结转移妨碍心肌和心包的引流淋巴通过心脏淋巴结和（或）其静脉血液

回流而产生心包积液。

二、诊断与鉴别诊断

浆膜腔积液的诊断与鉴别诊断要点如下。

1. 原发病　有原发病的病史和相应的临床表现。

2. 存在体腔积液　积液量可以是少量、中等或大量,积液的形态可以是散在或成块状。

3. 多个体腔同时积液　常见的多浆膜腔积液包括心包积液、胸腔积液、腹腔积液和关节腔积液等。

4. 积液性质的分析　通过化验积液液体,可以判断积液的性质,如浆液性、渗出液性、脓性等,从而对其他疾病进行鉴别诊断。

5. 影像学检查　通过超声、CT、MRI 等影像学检查,可以明确积液的部位、大小、形态和与周围组织的关系,辅助疾病的诊断和治疗。

三、治　疗

治疗方法包括:①对于无症状或症状轻微的恶性浆膜腔积液患者无须局部处理,应采取有效的全身治疗。②积液较多,症状较重时行浆膜腔穿刺引流术,首次引流量应适当控制。对于恶性胸腔积液,若患者无呼吸困难,无胸痛、无剧烈咳嗽时,每次可抽液 1 000 ~ 1 500 ml,速度不宜过快。恶性腹水的患者,单次穿刺放液量在 5 000 ml 都具有安全性,但腹水容易反复积聚,反复引流可导致大量蛋白质丢失和电解质紊乱,应及时补充和纠正。③对化疗敏感的肿瘤,如淋巴瘤、卵巢癌、小细胞肺癌等应以全身化疗为主。④对于有心脏压塞的患者应立即行心包穿刺术以挽救生命。后续可在 B 超引导下心包内置管间断性或持续引流。⑤必要时可行局部治疗,包括浆膜腔穿刺,腔内局部注射抗癌药物、生物制剂、硬化剂等。⑥中医中药治疗,治疗原则为扶正为主,佐以驱邪。

第六节　骨 转 移

转移性骨肿瘤是指原发于其他脏器的恶性肿瘤,血行转移或淋巴转移到骨骼的肿瘤,不包括原发骨肿瘤的全身转移。恶性肿瘤骨转移较常见,90% 以上来源于乳腺癌、肺癌、前列腺癌、肾癌、甲状腺癌,50% 的恶性肿瘤患者最终会发生骨转移。

一、病因与发病机制

恶性肿瘤骨转移按病变特征可分为 3 类:溶骨型、成骨型、混合型。溶骨型占 70% ,常见于肺癌和乳腺癌。成骨型占 10% ,常见于前列腺癌、膀胱癌。混合型约占 20% 。

二、诊　断

对于骨转移高危人群需要进行相关检查。高危人群包括:骨痛/骨折;脊髓或神经受压症状;碱性磷酸酶升高;高钙血症。放射性核素全身骨扫描是诊断骨转移的筛查方法,进一步确诊需根据情况选择 X 射线平片、MRI 扫描、CT 扫描或 PECT 扫描等方法,必要时考虑骨活检。

诊断标准需同时具备至少 1 项条件:①经组织病理学或细胞学诊断为恶性肿瘤,或骨活检或细胞学诊断为恶性肿瘤骨转移;②骨病灶经 X 射线平片、MRI 扫描、CT 扫描或 PECT 扫描等诊断为恶性肿瘤骨转移。

三、治　疗

骨转移的综合治疗主要目标是:恢复功能;提高生活质量;控制肿瘤进展;延长生存期;缓解症状及心理痛苦,预防及治疗骨相关事件。治疗原则为以全身治疗(原发肿瘤的系统治疗)为主的综合治疗方案。

1. 恶性肿瘤原发病的治疗　包括化疗、内分泌治疗、分子靶向治疗。

2. 放疗　适用于孤立骨转移灶(体外放射治疗)、多发骨转移灶(放射性核素治疗)、脊髓外压迫、外周神经肿瘤压迫或侵犯所致的疼痛或功能障碍的转移性骨肿瘤患者。

3. 手术　适用于病理性骨折及需脊髓压迫固定术的转移性肿瘤患者。需多学科协作制定治疗方案。手术治疗的主要目的是获得组织学诊断、便于进一步内科治疗、缓解疼痛、防止和固定骨折、恢复或维持肢体运动、提高生活质量等,间接延长生存期。治疗方法包括骨损伤固定术、置换术和神经松解术。

4. 镇痛药　是缓解骨转移疼痛等主要方法,治疗应遵循 WHO 癌症三阶梯镇痛指导原则;首选口服及无创途径,按阶梯给药,按时给药,个体化给药及注意细节。镇痛药物可与双膦酸盐药物或放疗、手术等方法联合,以最大限度缓解骨转移的疼痛。

5. 双膦酸盐　是骨转移的基础用药,可以和常规抗肿瘤治疗联合使用,明确有骨转移的患者应首先考虑给予双膦酸盐作为基础治疗。①推荐使用:骨转移引起的高钙血症;骨转移引起的骨痛;ECT 异常,X 射线片或 CT、MRI 证实骨转移;ECT 异常,X 射线片正常,但 CT 或 MRI 显示骨破坏;无骨痛症状,但影像学诊断为骨破坏。②推荐使用:ECT 异常,X 射线片正常,CT 或 MRI 也未显示骨破坏;存在骨转移风险(LDH 或 ALP 增高)的患者。③用药时间及停药指征:一旦确诊骨转移应即刻应用。推荐至少持续用药 9 个月以上。停药指征包括用药过程中相关严重不良反应;治疗过程中出现肿瘤恶化危及生命;继续用药不能获益。用药过程中需注意以下事项:女性患者同时给予口服钙剂和维生素 D 治疗;双膦酸盐有引起下颌骨坏死的可能性,应用之前推荐进行口腔科检查;用药前和用药中监测血钙、肌酐、磷、镁水平。

第七节　脑 转 移

恶性肿瘤脑转移是指原发于身体其他部位的恶性肿瘤转移到颅内,不包括起源于颅内各组织的原发性肿瘤。脑转移是恶性肿瘤常见的并发症,也是主要病残和致死的病因。转移性脑肿瘤是最常见的颅内肿瘤,以肺、乳腺来源多见,经血行转移,80% 发生于大脑半球,仅约 15% 和 5% 发生于小脑和脑干。

一、发 病 机 制

血脑屏障的存在和脑组织特定的微环境,使脑转移瘤的形成有特殊的机制。脑转移的关键步骤是肿瘤细胞在微血管中阻滞,能有效穿透血管壁,与血管紧密黏附,形成微转移灶。

二、诊断与鉴别诊断

恶性肿瘤脑转移可以通过临床症状、血液检查、影像学检查和活组织检查等方式进行诊断和鉴别诊断。

1. 临床症状　脑转移主要是由其他部位的恶性肿瘤通过血液系统、淋巴系统等途径转移到脑部所引起的,会引起颅内压升高,出现剧烈头痛、喷射性呕吐、眼前发黑、看事物有模糊感、吐字不清、视盘水肿等,以及精神萎靡、身体乏力等表现。

2. 血液检查　可以通过血清学肿瘤标志物检查、脑脊液检查等方式诊断脑转移。

3. 影像学检查　通过头颅 CT、MRI、脑血管造影等检查诊断脑转移。首选增强 MRI,它能提供最为清

晰的肿瘤图像，对微小病灶、水肿和脑膜瘤较 CT（包括增强 CT）更为敏感，尤其是位于脑干和后颅窝的病灶，因此为颅内肿瘤诊断的金标准。在脑转移和脑脓肿、脑外伤鉴别方面具有优势。

4. 活组织检查　必要时可通过活组织检查确诊。

三、治　疗

治疗包括针对脑转移灶的治疗、针对原发病灶的治疗和针对并发症的治疗。首先需要对患者的总体预后进行评估。常采用放射治疗肿瘤学组递归分区分析（radiation therapy oncology group recursive partitioning analysis，RTOG-RPA）分类系统进行评估（表 28-1）。

表 28-1　**脑转移患者 RTOG-RPA 分类系统及中位生存期**

RPA 分类	预后因素	中位生存期/月
RPA-Ⅰ类	KPS ≥ 70 分	7.1
	年龄<65 岁	
	原发肿瘤可控制	
	无颅外转移	
RPA-Ⅱ类	不满足Ⅰ类和Ⅱ类的患者	4.2
RPA-Ⅲ类	KPS<70 分	2.3

（一）一般药物治疗

1. 脱水剂+糖皮质激素　20% 甘露醇 125 ml+地塞米松 5 mg 快速静脉滴注，1 d 一次。

2. 抗癫痫药物　通常选择单药治疗如苯妥英钠、卡马西平等。

（二）手术治疗

手术指征包括：①可控制的原发性肿瘤。②孤立性脑转移瘤或<3 个转移病灶的患者。③转移性肿瘤病灶可切除。④KPS 评分状态好[Karnofsky（卡氏，百分法）功能状态评分标准。得分越高，健康状况越好，越能忍受治疗给身体带来的不良反应，因而也就有可能接受彻底的治疗。一般认为 KPS 评分 80 分以上为非依赖级（independent），即生活自理级。50 ~ 70 分为半依赖级（semi-independent），即生活半自理。50 分以下为依赖级（dependent），即生活需要别人帮助。>80 分者术后状态较好，存活期较长]。⑤年龄相对较小（<60 岁）。⑥多发性或复发性脑转移瘤，但病灶较大或压迫周围脑组织引起脑疝甚至危及患者生命的。

（三）立体定向放疗外科

立体定向放疗外科（stereotactic radiosurgery，SRS）是利用计算机三维程序，将直线加速器产生的高能 X 射线或伽玛刀的射线引导至病灶部位，对病灶所在区域实行定点式大剂量放射的远距离放疗技术。临床上，对单个脑转移病灶且直径小于 3 cm，肿瘤部位无法完整切除、对放疗敏感的肿瘤，SRS 是首选治疗方案。

（四）全脑放疗

全脑放疗（whole brain radiation therapy，WBRT）可改善生存期并降低局部复发率，治疗目的包括术后辅助放疗或 SRS 后辅助放疗，联合化疗以缩小肿瘤体积，缓解多发转移瘤患者的相关症状，以及预防性化疗。临床上，对多发脑转移（转移病灶≥5 个），或弥漫性脑广泛转移，或有症状的脑膜转移，WBRT 为标准治疗。

（五）全身治疗

全身治疗包括化疗和靶向药物治疗。对于大多数肿瘤而言，全身治疗仅作为上述治疗的二线治疗，

治疗药物的选择需同时考虑原发肿瘤的病理类型剂药物通过血脑屏障的能力。

第八节 恶病质

恶病质(cachexia)在临床上定义为严重的、慢性的、非主观意愿的、进行性体重丢失为特征的一类复杂综合征。对常规营养支持不敏感,并可能产生食欲缺乏、乏力和早期厌食。超过80%的晚期肿瘤患者中都存在恶病质,以胰腺癌与胃癌发生率最高。Bozzetti 和 Mariani 最近提出将癌症恶病质定义为体重丢失≥10%,伴有或不伴有下列情况之一:食欲缺乏、早期厌食和疲劳,体重丢失≤10%定义为前期恶病质。

一、病因与发病机制

恶病质大多发生在肿瘤进展期,也可见于肿瘤早期。恶病质发生机制复杂,与肿瘤负荷、疾病进程、细胞类型之间无恒定关系,一般认为与肿瘤能量消耗增加、摄入不足、中间代谢紊乱、谷氨酰胺、细胞因子等有关。

二、诊断与鉴别诊断

恶病质的诊断包括临床表现和临床检查,需与糖尿病、甲状腺功能亢进等疾病相鉴别。

(一)诊断

1. 临床表现　通过临床表现,即患者有原发的肿瘤疾病史,晚期可出现体重下降、消瘦、代谢紊乱、疲劳、面黄、严重贫血面容可做出初步诊断。

2. 临床检查　①营养状况检查3个月来渐进性消瘦,体重比原始体重(诊断时)下降≥7.5%,或体重指数(BMI)<80%。②总蛋白<55 g/l,白蛋白<35 g/l,前白蛋白<250 mg/l。③结合病史、体检、CT、PECT等检查,可初步判断肿瘤的部位,病灶大小、转移情况进一步明确恶病质的病因诊断。

(二)鉴别诊断

与糖尿病、甲状腺功能亢进等疾病由于激素分泌导致消瘦情况相鉴别。

三、治　疗

1. 药物治疗　促进食欲药(醋酸甲地孕酮、醋酸甲羟孕酮)、糖皮质激素、细胞因子拮抗药(TNF-α、IL-6、沙利度胺)、同化激素类药物(生长激素、胰岛素样生长因子-1、睾酮等)。

2. 营养治疗　肠外营养(parenteral nutrition,PN)在肿瘤患者中应用广泛,但效果不理想,并发症较多,且PN是否会促进肿瘤生长还存在争议。但当患者营养状况极差而无法耐受抗肿瘤治疗时,给予一定的PN是适当的。对于某些无法根治的癌性肠梗阻患者,PN往往是维持生命的唯一方法。据报道,其平均生存期为17 d至3.7个月。尽管有针对癌性恶病质的各种治疗方法,其总体的治疗效果不佳,随着对癌性恶病质发病机制的深入了解,在肿瘤持续存在的基础上,阻断癌性恶病质的发展是有可能实现的。

第九节 癌症相关性疲劳

癌症相关性疲劳(cancer related fatigue,CRF)是指一种肿瘤本身或肿瘤治疗引发的持久的一系列主

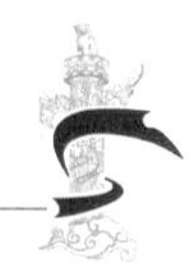

观感觉，如乏力、肢体沉重感、不能集中注意力、兴趣减少等，与近期活动不成比例，不能通过休息或睡眠缓解，常伴有功能障碍。

癌症疲劳往往长期存在，严重影响患者的心身健康和生活质量。在接受化疗的患者中为 65% ~ 100%，接受放疗的患者中为 82% ~96%，转移患者中超过 75%。

一、病因与发病机制

癌症相关性疲劳发病机制无确切定论，一般认为是多种因素共同作用的结果，包括肿瘤细胞高代谢高耗能、相关并发症、治疗不良反应、社会心理因素等。生理病理机制包括下丘脑-垂体-肾上腺轴功能失调、5-羟色胺代谢失调、迷走神经兴奋、生物节律紊乱、肌肉代谢异常、炎症因子失调等。

二、评估与诊断

癌症性疲劳是一种主观感觉，应系统结合患者自我评分表与其他症状相关的评分表综合分析诊断。美国国立综合癌症网络（National Comprehensive Cancer Network，NCCN）指南建议的自我评分表对于12 岁以上的患者，采用 0 ~ 10 级分表格，0 分代表不感觉疲劳，10 分代表患者所能想象最难以忍受的疲劳状态；7 ~ 12 岁患者采用 1 ~ 5 级分表格；5 ~ 6 岁则采用二分法。见表 28-2。

表 28-2　针对不同年龄段患者不同评分表的疲劳程度分级

年龄	轻度疲劳	中度疲劳	重度疲劳
12 岁以上（0 ~ 10 级分）	0 ~ 3	4 ~ 6	7 ~ 10
7 ~ 12 岁（1 ~ 5 级分）	1 ~ 2	3	4 ~ 5
5 ~ 6 岁（不疲劳、感觉疲劳）	（无此分级）	感觉疲劳	

第 10 次国际疾病分类修订会议将其作为一种疾病并提出诊断标准：疲劳症状反复出现，持续时间 2 周，同时伴有以下 5 个或 5 个以上的症状表现：虚弱或肢体沉重；不能集中注意力；缺乏激情、情绪低落、精力不足；失眠或嗜睡，睡眠后感到精力未能恢复；活动困难；出现悲伤、挫折感和易激惹；不能完成原先能胜任的日常活动；短期记忆力减退；活动后经过休息疲劳症状持续数小时不能缓解。

三、治　疗

对于轻度疲劳患者，主要予以宣传指导教育及一般的疲劳相关护理。中重度患者，应进行针对性的病史采集和体格检查，评估后根据相关症状给予对症治疗，以求缓解疲劳状态，药物性干预有中枢兴奋剂哌甲酯、促红细胞生成素（erythropoietin，EPO）、皮质醇类、营养剂、中药等，非药物治疗包括中等强度的有氧运动、自然光、心理干预、睡眠疗法、针刺疗法等，治疗方案应包含药物与非药物手段进行联合干预。

第十节　肿瘤相关心理问题

越来越多的临床研究发现心理因素在恶性肿瘤的发病及治疗中的作用日益显著。高强度的长期的精神压力、负性心理因素如焦虑抑郁等，会对机体免疫力造成影响，从而促进恶性下丘脑-垂体-肾上腺轴（hypothalamic-pituitary-adrenal axis，HPA）肿瘤的发生发展。因此，在恶性肿瘤的治疗中，重视对患者心理状况的干预，不仅有利于提高患者生活质量，还将增强机体免疫功能从而强化抗肿瘤效果。

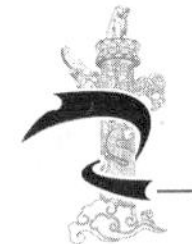

一、病因与发病机制

免疫系统功能失常是恶性肿瘤发生的内在原因之一。心理应激因素对机体免疫系统的抑制作用主要通过神经内分泌系统的调节来实现，通过去甲肾上腺素的释放促进肿瘤血管的生成、转移。

二、治　疗

肿瘤患者的心理通常会经历休克期、否定期、无奈期、平静期和焦虑期5个过程（也有分为6个阶段，即体验期、怀疑期、恐惧期、幻想期、绝望期和平静期）。最初他们会不知所措；随后到处求诊，期望医师做出的诊断是错误的；此后他们会异常无奈，听天由命；后两个时期会根据病情治疗的变化而交替出现，治疗效果好时相对平静，如果出现复发则内心焦虑不可抑制。临床上，一系列的情感教育、社会支持等能很好地帮助患者应对心理压力。

1. 提供适宜环境　一个健康和谐的家庭环境，稳定、亲密的家庭关系对恶性肿瘤患者来说十分必要，尤其是女性患者。医务人员应了解癌症患者具体心理问题，在患者经历的每一个阶段都积极给予心理帮助。关于是否告诉癌症患者真实信息方面，原一直存在争议，但目前大多数学者包括WHO都主张告诉患者真实的信息。因为患者对来自各方面的信息包括周围人的语气、表情和态度等非常敏感，一旦患者了解真相，会产生严重等被抛弃和被蒙骗感，患者的绝望、抑郁及悲伤等情绪反应会更为严重。

2. 支持心理治疗　医师与患者进行语言或非语言交流，以说服开导、适当保证等方式帮助分析问题，树立患者信心，保持情绪稳定，利于患者康复和预后。

3. 接触癌症患者的情感压抑　部分患者为避免亲人朋友为自己过分担心，强行控制自己的情绪，属于情感压抑。必须善于辨别患者是否有情感压抑，给予及时的心理疏导，帮助他们表达或发泄情感。

4. 矫正恐惧与抑郁的情绪　医务人员可通过认知疗法与患者进行公开讨论，指导患者进行放松训练、深入交谈，必要时进行心理测评及应用抗抑郁药物。

5. 癌症疼痛的处理　疼痛是一种主观体验，既与生物学损伤相关，又与心理社会因素密切相关。对于癌症晚期患者应及早用药物控制疼痛，而不必过多考虑镇痛药的不良反应。

（高　军　王筱淇　朱　虹　邹　霞）

参考文献

1　郭勇，古建中. 恶性肿瘤并发症治疗[M]. 2版. 北京：科学出版社，2017：1-10.

2　王骁，李兆星，范焕芳，等. 恶性肠梗阻的中西医治疗进展[J]. 中国老年学杂志，2020，40（5）：1101-1105.

3　王蓓. 中医药对比西药治疗癌性发热疗效及安全性的Meta分析[D]. 长沙：湖南中医药大学，2018.

4　ALEXA S T，GAINA S，MARINCA M，et al. Incidence and severity of cancer-related fatigue in gastric cancer patients[J]. Ann Oncol，2019，30（Suppl4）：iv79.

5　ARENDS J. Nutrition in cancer：effective in prevention and treatment[J]. La Ryngorhinootologie，2020，99（3）：149-154.

6　CIAMBELLA C C，TANEJA C，DIZON D S，et al. Distress：characterizing what causes the thermometer to shift in patients with newly diagnosed breast cancer attending a multidisciplinary clinic[J]. Ann Surg Oncol，2019，26（10）：3204-3209.

7　KACEL E L，PEREIRA D B，ESTORES I M. Advancing supportive oncology care via collaboration between psycho-oncology and integrative medicine[J]. Support Care Cancer，2019，27（9）：3175-3178.

8 KARAMI E, RUSCHIN M, SOLIMAN H, et al. An MR radiomics framework for predicting the outcome of stereotactic radiation therapy in brain metastasis [J]. Annu Int Conf IEEE Eng Med Biol Soc, 2019, 2019: 1022-1025.

9 PEIXOTO S S, SANTOS J M O, COSTA E, et al. Cancer cachexia and its pathophysiology: links with sarcopenia, anorexia and asthenia[J]. J Cachexia Sarcopenia Muscle, 2020, 11(3): 619-635.

10 PUIGPINÓS-RIERA R, SERRAL G, SALA M, et al. Cancer-related fatigue and its determinants in a cohort of women with breast cancer: the DAMA Cohort [J]. Support Care Cancer, 2020, 28(11): 5213-5221.

11 SOWERBUTTS A M, LAL S, SREMANAKOVA J, et al. Palliative home parenteral nutrition in patients with ovarian cancer and malignant bowel obstruction: experiences of women and family caregivers [J]. BMC Palliat Care, 2019, 18(1): 120.

12 WANG T, ZHANG L, HAN L, et al. Clinical effect of intravenous infusion of zoledronic acid combined with oral medication of cinobufagin in the treatment of metastatic bone tumors[J]. Pak J Pharm Sci, 2018, 31(4): 1609-1612.

13 WINEGARDEN J A, CARR D B, BRADSHAW Y S. topical ketamine with other adjuvants: underutilized for refractory cancer pain? a case series and suggested revision of the World Health Organization stepladder for cancer pain [J]. J Palliat Med, 2020, 23(9): 1167-1171.

14 ZIMMERMAN S, DAVIS M. Rapid fire: superior vena cava syndrome [J]. Emerg Med Clin North Am, 2018, 36(3): 577-584.

第29章

原发灶不明的转移癌

原发灶不明的转移癌(cancers of unknown primary site,CUP)是一类经详细检查后肿瘤原发部位仍不清楚的异质性肿瘤,一度被视为特殊类型的肿瘤,临床表现为快速进展和播散。随着影像学、免疫组化和分子生物学工具的技术发展一直在更新对原发灶不明的转移癌的认识。既往数十年内,影像学技术的进步使我们对CUP的诊断变得更加确定。同时,病理学技术的进步,扩散类型和肿瘤标志物可以对一些预后良好的CUP亚群进行区分;各种新的免疫组化标志物和诊断性病理检查的进步,我们可以根据肿瘤的免疫组化的类型确定其组织来源,从而对CUP进行追根溯源。另外,最新的蛋白质组学和基因组学在CUP中也得到了广泛的应用。

第一节　发病机制与临床评估

一、发病机制

随着对肿瘤生物学特异性的认识加深,我们对CUP的概念定义也有了变化。人们普遍认为,CUP的特征与其假定来源肿瘤相同,采用已知肿瘤的处理方案治疗某些CUP的亚型可获益。CUP甚至可以作为根据患者基因突变选择个性化治疗的标志。

当然,目前还不清楚有哪些生物学事件可以导致无法确定CUP的原发部位。研究发现CUP中出现的染色体异常,微血管密度,非整倍体和基因过表达都不具有特异性。还有研究通过基因测序发现CUP突变率很低,磷脂酰肌醇3-激酶、PI-3K-Akt通路、MEK途径、受体及下游效应分子突变分析也并未发现新的突变。此外,要开展临床试验证实CUP与其类似来源的转移性疾病临床表征相同也存在很大的障碍。

二、临床评估

(一)计算机断层扫描

在没有禁忌证的情况下,胸部、腹部、骨盆增强计算机断层扫描(CT)是CUP的检查标准。表现为孤立腋窝淋巴结腺癌病变的妇女如果乳房X射线和超声的检查结果均为阴性,应进行乳房磁共振成像(MRI)检查。有创检查如纤维支气管镜、胃镜、肠镜等仅适用于有临床症状且影像学和病理异常能够提

示肿瘤来源的患者，无临床症状，临床和病理学未见异常的患者不适合使用有创检查以确定肿瘤来源。

（二）正电子发射计算机断层成像检查

肾功能不全或不能摄碘的患者可使用正电子发射计算机断层成像（PECT）或 MRI 检查。目前 PECT 仅限于发生颈部鳞状细胞性淋巴结病变的不明来源的颈部肿瘤患者，PECT 有利于引导活检，确定病变范围，制订放疗计划以及监测疾病。这类患者也可以选择内镜检查（喉镜、支气管镜和胃镜）。

PECT 的作用尚不清楚，一些小型研究评价了 PET 在原发灶不明的转移癌患者中的应用。Moller 等人回顾了^{18}F-氟代脱氧葡萄糖（^{18}F-FDG，FDG）PET 作为不明来源的颈外肿瘤患者检查手段的 4 项临床研究（共 152 例患者），这些研究在入选标准，研究设计以及使用 FDG-PECT 检查之前诊断检查手段方面存在异质性。FDG-PECT 能够检测出 39% 的不明来源的颈外肿瘤患者的原发部位。检测到的最常见的肿瘤原发部位是肺（约 50% 的患者）。荟萃分析显示，FDG-PECT 在原发肿瘤原发部位检测方面的灵敏度，特异度和准确度分别为 87%、88% 和 88%。作者认为 FDG-PECT 在识别原发灶不明的颈外肿瘤的原发部位方面有一定的作用。

虽然还没有前瞻性研究，PECT 扫描可以诊断出仅有单发转移病灶的肿瘤患者，并采用局部治疗，还可以作为主要累及骨的肿瘤患者的随访手段。PET 扫描在评估小的原发肾癌方面还存在缺陷。

即使今天的影像学技术已经非常成熟，仍不能检测到一些小的原发肿瘤，将来，技术的进步可能揭示出更多原发灶不明的转移癌的原发部位。

（三）血清肿瘤标志物

人们通常认为肿瘤标志物不能作为诊断依据，且腺癌的标记物也存在相当大的差异。癌胚抗原（carcinoembryonic antigen，CEA）或肿瘤糖类抗原 12-5（carbohydrate antigen 12-5，CA12-5）、CA19-9 的升高是非特异性的，不能确定肿瘤的原发部位。临床表现为腺癌和成骨转移的男性患者，推荐进行前列腺特异性抗原（prostate-specific antigen，PSA）检查。肿瘤未分化或低分化的男性患者人绒毛膜促性腺激素（human chorionic gonadotropin，hCG）β 亚基和甲胎蛋白的水平升高提示可能存在性腺外生殖细胞肿瘤（睾丸）。甲胎蛋白对于肝癌的诊断也有一定价值。虽然肿瘤标志物对于原发肿瘤的诊断并不十分有效，但它们可以监测患者对治疗的反应。

第二节　病理特征与分子分析

一、一般情况

大多数原发灶不明的转移癌患者的病理结果比影像学检测更有价值。通过关键活检手段充分获取组织样本以及临床肿瘤科医师和病理专家之间进行良好的沟通是必不可少的。大多数Ⅱ期临床试验将原发灶不明的转移癌的定义局限于上皮癌，它们排除了表现为转移性淋巴瘤、黑色素瘤和肉瘤的患者。然而在实践中，我们做原发灶不明的转移癌的鉴别诊断时，必须把非上皮性肿瘤也考虑进去。

二、光学显微镜检查

光学显微镜显示，原发灶不明的转移癌中高分化和中分化腺癌占 60%，低分化腺癌占 30%，低分化或者未分化的恶性肿瘤占 5%，鳞状细胞癌约为 5%。在极少数的情况下，原发灶不明的转移癌表现为神经内分泌癌或混合瘤，包括肉瘤、基底细胞和腺鳞癌。

三、免疫组化检测

免疫组化检测在原发灶不明的转移癌中的应用是基于转移肿瘤与原发肿瘤的分子表型一致的前提。免疫组化检测通过氧化物酶标记的抗体与特异性肿瘤抗原发生反应，从而提示肿瘤细胞系，并且能够建立大多数肿瘤细胞系谱（癌、淋巴瘤、肉瘤、黑色素瘤等）。

大多数研究者认为采用免疫组化检测的方法假设肿瘤的来源，有帮助区分预后良好的肿瘤，并为患者制订合适的诊疗计划。虽然个别免疫组化检测的特异性和灵敏度有限（PSA 检查例外），与强烈提示特异性肿瘤的分子类型进行比较和归类能够提高它的诊断价值。例如，有回顾性报道称甲状腺转录因子 1（thyroid transcription factor 1，TTF1）阳性，细胞角蛋白 7（cytokeratin 7，CK7）阳性表型和细胞角蛋白 20 阳性，同源蛋白尾部型同源框转录因子 2（caudal type homeobox transcription factor 2，CDX-2）阳性和 CK7 阴性表型分别提示提示肺和下消化道肿瘤，虽然尚未有前瞻性试验验证它们在原发灶不明的转移癌中的提示作用。光学显微镜和免疫组化检测能够假定 25% 的原发灶不明的转移癌的来源，而其余的病例中免疫组化的结果是非特异性的（表 29-1，图 29-1）。

表 29-1　原发灶不明癌症患者活检组织的常规免疫组织学检查

项目	CK	PSA	ER PgR	CDX-2+ CK20+ CK7-	TIF1 Napsin ACK7+	TG 降钙素	NSE COA synapsin	AEP 4-OCT HCG PLAP	LCA	S100 HMB45	波形蛋白 肌间线蛋白
未分化肿瘤	+	−	±	−	−	−	−	−	−	−	±
前列腺癌	+	+	−	−	−	−	−	−	−	−	−
乳腺癌	+	−	±	−	−	−	−	−	−	−	±
结直肠癌	+	−	−	+	−	−	−	−	−	−	−
肺腺癌	+	−	−	−	±	−	−	−	−	−	−
甲状腺癌	+	−	−	−	±	+	+				−
神经内分泌癌	+	−	−	−	±	±	±	−	−	−	−
生殖细胞癌	+	−	−	−	−	−	−	+	−	−	±
淋巴癌	−	−	−	−	−	−	−	−	+	−	−
黑色素瘤	−	−	−	−	−	−	−	−	+	±	
肉瘤	−	−	−	−	−	−	−	−	±	±	

注：PSA 为前列腺特异性抗原、ER 为雌激素受体、PgR 为孕激素受体、CK 为细胞角蛋白、TTF1 为甲状腺转录因子 1、NSE 为神经元烯醇化酶、COA 为嗜铬粒素、synapsin 为突触素、AFP 为甲胎蛋白、HCG 为人绒毛膜促性腺激素、PLAP 为胎盘碱性磷酸酶、LCA 为白细胞共同抗原。

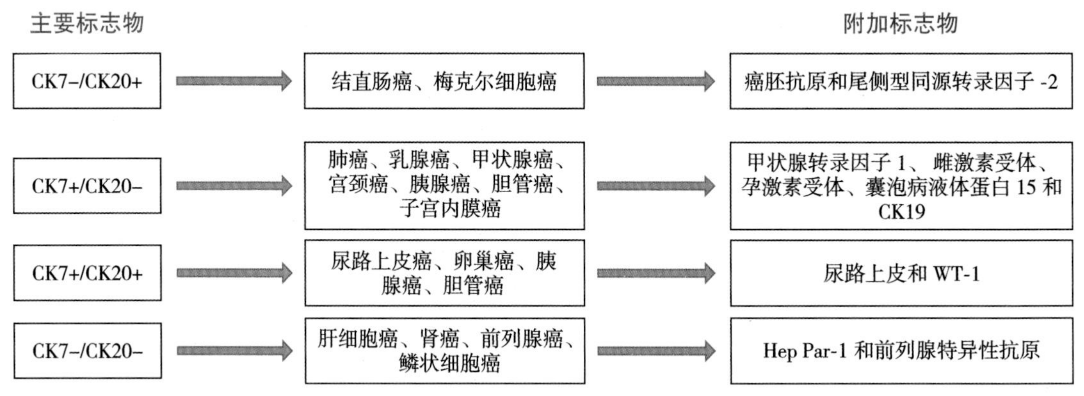

图 29-1　原发灶不明癌症患者活检组织的常规免疫组织学检查

目前，我们缺乏统一而标准的分子免疫印迹方法。免疫组化检测其他的不足包括：影响组织抗原性的因素，观察者之间理解的差异性，组织的异质性和不完整性。最重要的是，基于免疫组化检测的治疗在原发灶不明的转移癌中的临床疗效还没有得到充分证实。一个回顾性研究显示，消化道肿瘤治疗方案用于治疗 CDX-2 阳性患者生存期超过 30 个月，但未来仍须开展前瞻性临床试验验证根据免疫组化结果假定肿瘤来源制定治疗方案的临床疗效。根据免疫组化检测结果进行鉴别诊断能够促进具有潜在疗效以及探索新靶点的生物标志物的研究，有助于原发灶不明的转移癌患者入组一些早期生物标志物的检测和研究。

四、组织来源的分子谱

采用 DNA 微阵列或量化实时聚合酶链反应分析已知肿瘤的基因发现，转移肿瘤的分子特征与原发肿瘤一致。基于这样的前提，我们假设组织来源分子谱分析可以用于原发灶不明的转移癌。组织来源分子谱分析在已知肿瘤中的作用已得到证实，通过对不同类型的肿瘤样品进行独立的盲法评估，准确度高达 90%。临床上，既可以通过小型核针获取福尔马林固定的样品，也可以通过细针抽吸获取样本进行分子谱检测。

前瞻性和回顾性临床试验对原发灶不明的转移癌患者的信使 RNA 和微小 RNA 都进行了分子分析，验证该分子分析准确度的最大问题是，原发灶不明的转移癌的定义不明确。因此，目前组织来源检测的精确度估计主要根据一些间接参数，包括与免疫组化检测，临床表现和原发位点潜在疾病的表现进行比较。通过这些方法，分子谱分析能够确定这些实验中约 70% 的患者的可靠的肿瘤来源。其余的患者存在以下问题，结果与鉴别诊断明显不符合，尽管重复活检(骨样本)仍无法充分获取样本或分析结果无法确定其肿瘤来源。

目前，只有一项基于临床转归的临床试验，该实验是一项评估 92 个基因分析用于指导原发灶不明的转移癌患者的原发位点特异性治疗的前瞻性，单组研究。研究者发现，与以前试验中接受经验性治疗的患者相比，接受分子分析指导的原发位点特异性治疗的患者中位总生存期达 12.5 个月。然而考虑到该试验非随机设计，存在偏倚，后续进行的经验型治疗和原发灶不明的转移癌非均一性，并不能进一步确认其临床获益。

如果没有随机对照试验，很难对组织来源分子谱测定的临床疗效进行评估。迫切需要设计临床试验以研究原发灶不明的转移癌的亚型，并评估这些分子检测方法对患者的生存和生活质量的影响。

两项原发灶不明的转移癌的前瞻性双盲研究显示，组织来源分子谱分析的成本效益高于免疫组化。通过与已知原发癌的病理特征进行比较定义准确度。一项研究显示，分子谱分析区分肿瘤的精确度为 79%，而形态学及免疫组化检测的精确度为 69%($P=0.02$)。另一项研究结果类似，分子分析与免疫组化的准确度分别为 89% 和 83%($P=0.01$)。33 例低分化或未分化肿瘤亚型中，分子分析的准确率为 91%，免疫组化检测 71%($P=0.02$)。这些结果对于原发灶不明的转移癌的治疗有重要意义，并证实了一项评估组织来源分子分析用以补充免疫组化检测的研究结果。

第三节　诊断及分期与风险评估

一、诊　断

原发灶不明癌症的诊断需要借助病理学评估。根据病理学特征，可以讲原发灶不明癌症分类为：①高度和中度分化腺癌；②低度分化癌(包括低度分化腺癌)；③鳞状细胞癌；④未分化肿瘤；⑤神经内分泌分化性癌。

免疫组织化学主要用于确定原发灶不明癌症的起源组织、排除化疗敏感性和可治愈性肿瘤(例如淋巴瘤和生殖细胞肿瘤)。如果检查结果确诊是癌或腺癌,建议男性患者进行前列腺特异性抗原(PSA)免疫学染色或伴有腋窝淋巴结转移女性患者进行雌激素和孕激素受体免疫学染色,以排除激素敏感性肿瘤并进行特殊治疗。

角蛋白(keratins)CK7 和 CK20 染色可以明确原发性癌灶的位置,嗜铬粒蛋白 A(chromogranin A, CgA)和突触小泡蛋白(synaptophysin)染色主要用于判断神经内分泌分化。

目前,基因表达分析实验已经进入临床医疗市场,主要用于确定原发灶不明癌症的起源组织。这些实验有助于确定患者原发性肿瘤潜在的发生部位。然而,尚不得知原发性肿瘤特异性治疗方式是否对转移瘤有效,仍待进一步验证。

二、分期与风险评估

通常将原发灶不明癌症归类为转移性肿瘤,该类型癌症患者一般表现为预后不良。然而,合适的诊断学检查可以筛出部分原发灶不明癌症患者,从而使患者在直接治疗中获益。下列建议概括了常规可行的评估方案。

1. 全面身体检查　包括头部和颈部、直肠、骨盆和乳房检查、常规血液和生化检测、胸、腹部和骨盆 CT 扫描[Ⅳ,B]。

2. 内窥镜检查　应遵循症状或实验室异常原则。建议男性患者进行甲胎蛋白(AFP)、人类绒毛膜促性腺激素(hCG)、血浆嗜铬粒蛋白 A 检查和前列腺特异性抗原(PSA)的血清学检查,以明确性腺外生殖细胞肿瘤、神经内分泌肿瘤和前列腺癌,并采取内分泌治疗。

根据临床和病理学特征,可以将原发灶不明癌症患者划分为不同亚型(表 29-2)。少数患者(15% ~ 20%)属于临床病理学亚型,且伴有良好预后。这些患者一般患有化疗敏感性和可治愈肿瘤,如果借助恰当的多学科治疗可以很好地控制疾病进展。

然而,多数原发灶不明癌症患者(80% ~85%)不属于该特殊亚型。这些患者对治疗敏感性为中度,中位数总体生存期一般短于 1 年(6 ~10 个月)。在原发灶不明癌症患者中,有两个预后组:①状态良好(0 ~1)且乳酸脱氢酶(LDH)水平正常,其中位数生存期为 1 年;②状态良好(0 ~1)或乳酸脱氢酶(LDH)水平正常,其中位数生存期仅为 4 个月。

表 29-2　原发灶不明癌症的诊断和分期指南

诊断建议	目标人群
全面的病史和体格检查、常规血液和生化分析、胸腔和骨盆的 CT 扫描	所有患者
乳房 X 射线摄影术检查	女性患者
原发灶不明癌症亚型的检查项目	
乳腺 MRI	伴有腋窝腺癌的女性
血清 AFP 和 HCG	中线转移性疾病患者
血清前列腺特异性抗原	腺癌转移的男性
头颈部 PECT 扫描(可选)	颈鳞状细胞癌
内窥镜术、诊断病理学	迹象/症状/实验室检查导向
奥曲肽和血浆嗜铬粒蛋白 A	神经内分泌肿瘤患者

原发灶不明癌症患者的临床控制建议,一般包括特殊亚型的识别、非原发灶不明癌症的排除、临床实践中预后参数的使用(图 29-2)。CT/FDG-PET 可用于原发灶不明癌症患者,特别是宫颈腺病和单转移灶患者[Ⅳ,B]。

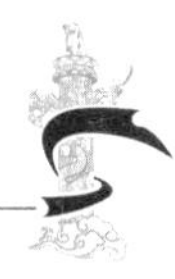

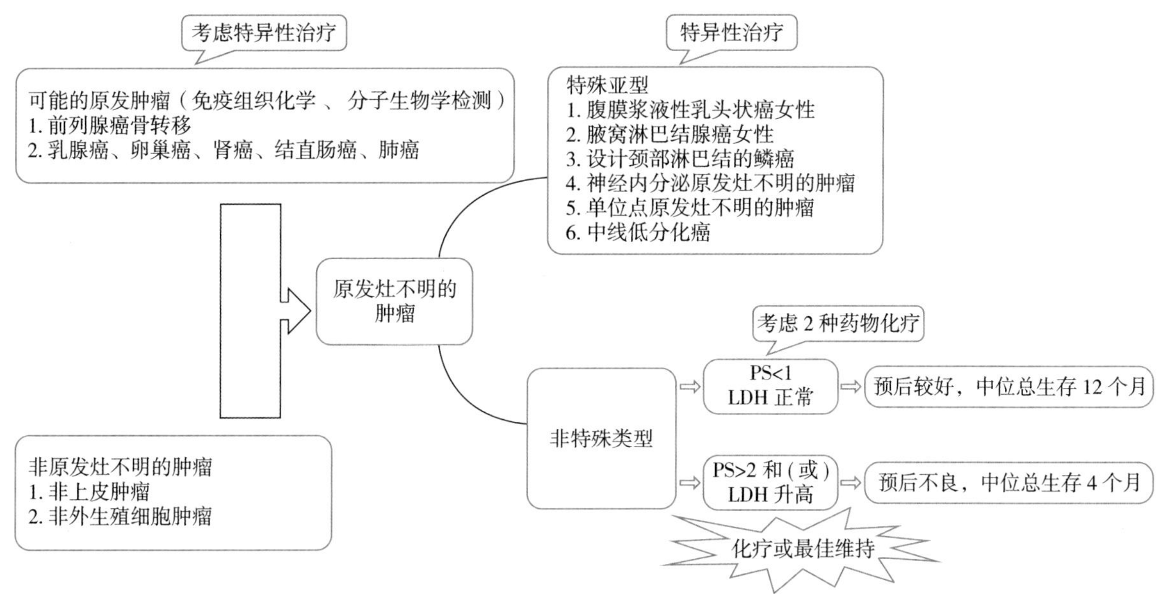

PS：体力状况评分（performance status）；LDH：乳酸脱氢酶（lactate dehydrogenase）。

图 29-2　原发灶不明癌症患者的临床控制

第四节　治　疗

一、治疗方案设计

治疗方案设计应该基于患者的临床病理学亚型和预后特征[Ⅲ,B]。10% ~15% 原发灶不明癌症患者应该选择与原发灶已知癌症患者相同的治疗方案，即转移灶切除[Ⅲ,B]。30% ~60% 的患者可以实现长期有效的控制，这是患者长期生存的关键（表 29-3）。回顾性分析显示，有利风险原发灶不明癌症患者的临床行为、生物学特征及治疗反应和结果与原发灶已知癌症患者并无明显差异。

表 29-3　有利风险原发灶不明癌症患者治疗方案

原发灶不明癌症的亚型	建议治疗方案	可能是什么肿瘤
低度分化神经内分泌癌但原发灶不明	铂+依托泊苷联合化疗	低度分化神经内分泌癌但原发灶不明
高度分化神经内分泌癌但原发灶不明	生长激素抑制素类似物、链脲菌+5-FU、舒尼替尼、依维莫司	高度分化神经内分泌癌但原发灶不明
女性腹膜浆液性乳头状表型腺癌扩散	铂+紫杉醇治疗后进行减容手术	卵巢癌
女性腋窝单个淋巴结转移	腋窝淋巴结切除、乳房切除或放疗和辅助化疗	乳腺癌
鳞状细胞癌伴有非锁骨上颈淋巴结转移	颈部解剖和（或）头颈部轴线双侧放疗；对晚期患者、建议含铂诱导化疗或放化疗	头颈部鳞癌
结直肠癌免疫组化表型（CK20+、CDX-2、CK7-）或分子表型	结直肠癌适用的系统性治疗	转移性结直肠癌
单点转移灶但原发灶不明	切除和（或）放疗±系统性治疗	单点转移
骨转移或免疫组化/血清 PSA 表达	雄激素剥夺疗法±放疗	前列腺癌

注：5-FU 为 5 氟尿嘧啶；MRI 为磁共振成像；CK 为细胞角蛋白；PSA 为前列腺特异性抗原。

临床研究发现,低风险原发灶不明癌症患者在接受多种联合化疗的情况下,其预后情况不容乐观。最新一项荟萃分析研究表明,铂盐类、紫杉烷类或新型细胞毒性化合物(吉西他滨、长春花生物碱或伊立替康)在原发灶不明癌症患者治疗时并无明显优势。

近期一项随机前瞻性Ⅲ期研究,比较了吉西他滨/伊立替康与紫杉醇/卡铂/口服依托泊苷对低风险原发灶不明癌症患者的治疗效果,结果显示两种治疗方案的毒性均很低、生存率无明显差异[Ⅰ,A]。此外,另一项随机Ⅱ期研究还发现顺铂-吉西他滨方案的功效/毒性比优于顺铂-伊立替康方案[Ⅰ,A]。

因此,目前原发灶不明癌症患者唯一的主要治疗目标是:适度延长生存期并缓解症状、提高生活质量[Ⅰ,A]。因此,低毒化疗方案应是该类型低风险患者的首选方案。

原发灶不明癌症患者是否适用靶向药物,目前尚不得知。回顾性数据显示,免疫组化或分子定性实验确诊的结直肠癌对结直肠位点特异性药物(奥沙利铂或伊立替康)有一定的治疗响应[Ⅳ,B]。这些实验数据的样本量很低,仍需更多的研究验证。

在临床试验中,通过免疫组织化学或微阵列研究确定疑似原发性肿瘤位点的患者,建议采取化疗与靶向药物或位点特异性治疗结合的治疗方案。低风险原发灶不明癌症患者常用的低毒姑息性化疗方案如表29-4所示。

表29-4 低风险原发灶不明癌症患者常用的低毒姑息性化疗方案

化疗	时间	间隔	注意事项
顺铂60~75 mg/m^2+吉西他滨1 000 mg/m^2	第1天 第1天+第8天	每3周	健康患者,无缺水症状
顺铂75 mg/m^2+依托泊苷100 mg/m^2	第1天 第1~3天	每3周	健康患者,无缺水症状且伴有神经内分泌特征
紫杉醇175 mg/m^2+卡铂AUC 5 mg/m^2	第1天	每3周	门诊治疗方案,检测神经毒性
多西他赛75 mg/m^2+卡铂AUC 5 mg/m^2	第1天	每3周	门诊治疗方案,检测神经毒性
伊立替康160 mg/m^2+奥沙利铂80 mg/m^2	第1天	每3周	门诊治疗方案,检测神经毒性和腹泻
口服卡培他滨2 000 mg/m^2+奥沙利铂85~130 mg/m^2	第1~14天 第一天	每3周	门诊治疗方案,检测神经毒性和腹泻
吉西他滨1 000 mg/m^2/伊立替康100 mg/m^2	第1天+第8天	每3周	门诊治疗方案,检测腹泻

注:AUC为曲线下面积。

二、治疗反应评估

建议在两轮或三轮化疗后,对治疗反应评估进行单独测试。特别是那些风险低但过度治疗的原发灶不明癌症患者,要特别关注他们的生存质量。尚无证据表明,有必要对无症状患者进行随访。不过,建议患者根据临床症状进行特异性检查。

三、基因组时代的治疗

尽管存在异质性,以前大部分原发灶不明的转移癌被视为单个实体瘤,主要采取以铂类为基础的联合化疗。过去二十几年来,人们评估了几种联合治疗的疗效,为原发灶不明的转移癌患者提供了治疗选择。经验性治疗方案研究显示,反应率为25%~35%,生存期为6~16个月。伴淋巴结,胸膜或腹膜浆液性疾病(14~16个月)的患者比内脏转移患者(6~9个月)生存期更长。大多数患者出现疾病扩散而无

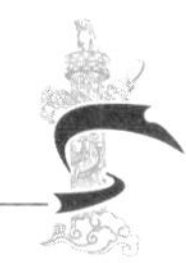

法治愈。其他影响治疗选择的预后因素包括乳酸脱氢酶和白蛋白水平，身体状态和肿瘤病灶的数目。

预后较好的原发灶不明的转移癌亚型主要是指那些能够确定肿瘤来源的类型，这类肿瘤对于基于假设肿瘤来源的治疗反应较好，患者生存期较长且有可能治愈疾病。这些亚型（可能肿瘤来源）包括女性腋下淋巴结腺癌（乳腺癌）、颈部淋巴结鳞状细胞癌（头颈癌）、女性腹腔乳头状或浆液性肿瘤（卵巢癌）和年轻患者分化较差的中线淋巴结病变（生殖细胞癌），转移性神经内分泌肿瘤以及其他慢性、单发转移。一些医师认为单个腹股沟淋巴结鳞状细胞癌也是一种良性亚型，尽管还须与肛门、泌尿生殖系统、妇科来源的肿瘤进行鉴别。

研究病例发现，定义原发灶不明的转移癌的组织来源既带来了希望也提出了挑战。免疫组化结果能够确定肿瘤来源的患者约占所有原发灶不明的转移癌患者的 25%。例如甲状腺转录因子 1（TTF1）阳性、细胞角蛋白 7（CK7）阳性提示肺癌来源，细胞角蛋白 20 阳性、同源蛋白 CDX-2 阳性和 CK7 阴性提示消化道肿瘤来源，GCDFP（多囊肿疾病流体蛋白）-15 阳性或乳腺珠蛋白阳性、CK7 阳性提示乳腺癌来源。一般来说，肿瘤的播散类型支持免疫组化的结果，有时，免疫组化的结果与影像学检查不一致。同时，许多肿瘤缺乏具体而有效的药物，尽管大多数肿瘤的治疗方案也有重叠。随着肿瘤新的治疗方法的研发，分子诊断工具可能成为原发灶不明的转移癌的重要选择。虽然原发灶不明的转移癌的治疗进展迅速，在新技术得到验证并广泛应用之前，我们不能忽视一个根本原则，那就是有针对性的临床病理检测的使用和专家的临床经验判断对于选择最佳的治疗非常关键。

四、未来的方向

遗憾的是，通过合作研究和新方法探索原发灶不明的转移癌的力度远落后于其他实体肿瘤。由于原发灶不明的转移癌的异质性，传统的前瞻性Ⅲ期随机临床设计要充分回答有关新疗法，免疫组化检测，生物学特征和组织起源分子分析等重要问题很困难。创新性试验的设计，国际合作组织的建立以及基因组学和蛋白质组学技术的应用有助于我们对于原发灶不明的转移癌的研究，增加患者的治疗选择。下一代测序的成功应用有利于新的分子靶点的发现和针对特异突变的新药的研发，如果该方法有效，那么已知来源肿瘤的治疗方式将同样适用于原发灶不明的转移癌。

（吴绮楠　何密斯　王筱淇　王海霞）

参考文献

1　ALSHAREEDA A T, AL-SOWAYAN B S, ALKHARJI R R, et al. Cancer of unknown primary site: real entity or misdiagnosed disease? [J]. J Cancer, 2020, 11(13): 3919-3931.

2　AWADALLAH S F, BOWLING M R, SHARMA N, et al. Malignant pleural effusion and cancer of unknown primary site: a review of literature[J]. Ann Transl Med, 2019, 7(15): 353.

3　VAJDIC C M, PEREZ-CONCHA O, RHEE J J, et al. Health-related predictors of cancer registry-notified cancer of unknown primary site(CUP)[J]. Cancer Epidemiol, 2019, 61: 1-7.

4　LI M, LI H, HONG G, et al. Identifying primary site of lung-limited Cancer of unknown primary based on relative gene expression orderings[J]. BMC Cancer, 2019, 19(1): 67.

5　KIM C S, HANNOUF M B, SARMA S, et al. Survival outcome differences based on treatments used and knowledge of the primary tumour site for patients with cancer of unknown and known primary in Ontario[J]. Curr Oncol, 2018, 25(5): 307-316.

第30章

肿瘤抗原宿主与肿瘤免疫反应

第一节　肿瘤抗原宿主

肿瘤抗原是指细胞恶性变过程中出现的新抗原物质的总称。目前已在动物自发性肿瘤和人类肿瘤细胞表面都发现了肿瘤抗原。为了叙述方便，一般将肿瘤抗原进行分类，下面介绍两种对抗肿瘤抗原分类方法。

一、根据肿瘤抗原特异性分类

（一）肿瘤特异抗原

肿瘤特异抗原（tumor specific antigen，TSA）是指只存在于某种肿瘤细胞表面而不存在于正常细胞的新抗原。这类抗原是通过近交系小鼠间进行肿瘤移植的方法证明的实验过程，先用化学致癌剂甲基胆蒽（methyl-cholanthrene，MCA）诱发小鼠皮肤发生内瘤，当肉瘤生长至一定大小时，予以手术切除。将此切除的肿瘤移植给正常同系小鼠后可生长出肿瘤。但是，将此肿瘤植回原来经手术切除肿瘤的小鼠，则不发生肿瘤，表明该肿瘤具有可诱导机体产生免疫排斥反应的抗原。由于本类抗原一般通过动物肿瘤移植排斥实验证实，故又称为肿瘤特异移植抗原（tumor specific transplantation antigen，TSTA）或肿瘤排斥抗原（tumor rejection antigen，TRA）。

以往曾对人肿瘤细胞是否有肿瘤特异抗原（TSA）存在争议，但最近已在人黑色素瘤等肿瘤细胞表面证实了存在这类 TSA。它是一个静止基因活化的产物，以 9 个氨基酸的短肽或与人类白细胞抗原-A1（human leukocyte antigen-A1，HLA-A1）分子共表达于某些黑色素瘤细胞表面，称为黑色素瘤抗原基因-1（melanoma antigen gene-1，MAGE-1），它是第一个证实并清楚其结构的人肿瘤特异抗原。TSA 只能被 $CD8^+$CTL 所识别，而不能被 B 细胞识别，因此是诱发 T 细胞免疫应答的主要肿瘤抗原。

（二）肿瘤相关抗原

肿瘤相关抗原（tumor-associated antigen，TAA）是指一些肿瘤细胞表面糖蛋白或糖脂成分，它们在正常细胞上有微量表达，但在肿瘤细胞表达明显增高。此类抗原一般可被 B 细胞识别并产生相应的抗体。

二、根据肿瘤发生分类

(一)化学或物理因素诱发的肿瘤抗原

实验动物的研究证明,某些化学致癌剂或物理因素可诱发肿瘤,这些肿瘤抗原的特点是特异性高而抗原性较弱,常表现出明显的个体独特性。即用同一化学致癌剂或同一物理方法如紫外线、X 射线等诱发的肿瘤,在不同的宿主体内,甚至在同一宿主不同部位诱发肿瘤都具有互不相同的抗原性。由于人类很少暴露于这种强烈化学、物理的诱发环境中,因此大多数人肿瘤抗原不是这种抗原。

(二)病毒诱发的肿瘤抗原

实验动物及人肿瘤的研究证明,肿瘤可由病毒引起,例如 EB 病毒(Epstein-Barr virus,EBV)与 B 淋巴细胞瘤和鼻咽癌的发生有关;有人乳头瘤病毒(human papilloma virus,HPV)与人宫颈癌的发生有关。EBV 和 HPV 均属于 DNA 病毒,而属于 RNA 病毒的人嗜 T 细胞病毒可导致成人 T 细胞白血病。同一种病毒诱发的不同类型肿瘤(无论其组织来源或动物种类如何不同),均可表达相同的抗原且具有较强的抗原性。动物实验研究已发现了几种病毒基因编码的抗原,例如 SV40 病毒转化细胞表达的 T 抗原和人腺病毒诱发肿瘤表达的 E1A 抗原。

(三)自发肿瘤抗原

自发性肿瘤是指一些无明确诱发因素的肿瘤。大多数人类肿瘤属于这一类。自发肿瘤的抗原有两种:一种是 TAA;另一种是 TST。TAA 被 B 细胞识别诱发体液免疫应答,TsA 被 $CD8^+$CTL 识别,诱发细胞免疫应答。目前已证明小鼠自发肿瘤和人肿瘤细胞表面具有肿瘤特异性抗原。

(四)胚胎抗原

胚胎抗原是在胚胎发育阶段由胚胎组织产生的正常成分,在胚胎后期减少,出生后逐渐消失或仅存留极微量。当细胞恶性变时,此类抗原可重新合成。胚胎抗原可分为两种,一种是分泌性抗原,由肿瘤细胞产生和释放,如肝细胞癌变时产生的甲胎蛋白(alpha fetoprotein,AFP),另一种是与肿瘤细胞膜有关的抗原,疏松地结合在细胞膜表面,容易脱落,如结肠癌细胞产生癌胚抗原(carcinoembryonic antigen,CEA)。AFP 和 CEA 是人类肿瘤中研究得最为深入的两种胚胎抗原,它们抗原性均很弱,因为曾在胚胎期出现过,宿主对之已形成免疫耐受性,因此不能引起宿主免疫系统对这种抗原的免疫应答。但作为一种肿瘤标志,通过检测肿瘤患者血清中 AFP 和 CEA 的水平,分别有助于肝癌和结肠癌的诊断。

第二节　肿瘤免疫反应

一、机体对肿瘤的免疫应答

机体的免疫功能与肿瘤的发生发展有密切关系。一般认为,当宿主免疫功能低下或受抑制时,肿瘤发病率增高,而在肿瘤进行性生长时,肿瘤患者的免疫功能受抑制,两者互为因果,双方各因素的消长对于肿瘤的发生发展与预后具有重要的影响。

当肿瘤发生后,机体可产生针对肿瘤抗原的适应性免疫应答,包括细胞免疫和体液免疫。一般认为细胞免疫是抗肿瘤免疫的主力,体液免疫通常仅在某些情况下起协同作用,在宿主体内对肿瘤的免疫应答效应是细胞免疫和体液免疫的综合结果。对于大多数免疫原性强的肿瘤,特异性免疫应答是主要的,而对于免疫原性弱的肿瘤,固有免疫应答可能具有更重要的意义。由于肿瘤细胞的组织来源和发生方式等不同,其免疫原性的强弱有较大差别,故不同类型的肿瘤诱导的机体抗肿瘤免疫应答有所差异。机体

对肿瘤免疫应答的产生及其强度不单单取决于肿瘤免疫原性，还受到宿主的免疫功能和其他因素的影响。

在控制具有免疫原性肿瘤细胞的生长中，$CD8^+$细胞毒性T淋巴细胞（CTL）介导的细胞免疫应答起最重要的作用，是抗肿瘤免疫的主要效应细胞。$CD4^+$Th 细胞通过分泌各种细胞因子如 IL-2、IFN-γ 以及辅助诱导和激活 $CD8^+$CTL，在抗肿瘤免疫应答中也起重要作用。

尽管肿瘤抗原可以诱导机体产生特异性抗体，并可通过激活补体系统、抗体依赖性细胞介导的细胞毒作用等方式发挥抗肿瘤作用，但总体来说，在肿瘤患者体内自然产生的抗体并不是抗肿瘤免疫的重要效应因素。相反，在某些情况下，肿瘤特异性抗体非但不能杀伤肿瘤细胞，反而会干扰特异性细胞免疫应答对肿瘤细胞的杀伤作用，这种具有促进肿瘤生长作用的抗体被称为增强抗体（enhancing antibodies），目前对于该现象的机制尚不清楚。

此外，固有免疫应答细胞包括 NK 细胞、巨噬细胞和T细胞等也参与了机体的抗肿瘤作用。

二、肿瘤的免疫逃逸机制

虽然免疫监视学说推动了肿瘤免疫学理论的发展，但目前看来免疫监视学说有一定的局限性，因为它只强调了细胞免疫作用，而忽视了其他免疫因素和影响免疫的因素在肿瘤发生发展中的作用。目前多趋向于承认机体存在免疫监视作用，其对于某些肿瘤如病毒诱导的肿瘤有一定的控制作用，但其作用有一定的限度。

现已明确，机体免疫系统能产生抗肿瘤免疫应答，但是，许多肿瘤仍能在机体内进行性生长，甚至导致宿主死亡，表明肿瘤细胞能够逃避宿主免疫系统的攻击，或是通过某种机制使机体不能产生有效的抗肿瘤免疫应答。肿瘤的免疫逃逸机制相当复杂，涉及肿瘤细胞本身、肿瘤微环境和宿主免疫系统的多个方面，虽有多种学说，但尚无完全令人满意的解释。

1. 肿瘤细胞抗原缺失和抗原调变抗原缺失　肿瘤细胞表达的抗原与正常蛋白差别很小，或抗原性弱，无法诱导机体产生足够的抗肿瘤免疫应答。抗原调变（antigenic modulation）：肿瘤细胞表面抗原表位减少或丢失，从而使肿瘤细胞可逃避宿主免疫系统的杀伤作用。

2. 肿瘤细胞 MHC Ⅰ类分子表达低下　肿瘤细胞内抗原需经胞内加工处理并与主要组织相容性复合体（major histocompatibility complex，MHC）Ⅰ类分子结合，才能被呈递到肿瘤细胞表面而被 $CD8^+$CTL 识别。一些情况下，肿瘤细胞 MHC Ⅰ类分子表达缺陷或低下，致使其内抗原无法呈递，导致 $CD8^+$CTL 无法识别和杀伤肿瘤细胞。

3. 肿瘤细胞缺乏共刺激信号　尽管肿瘤细胞可表达肿瘤抗原，具有一定的免疫原性，但其很少表达 CD80 和 CD86 等共刺激分子，不能为T细胞活化提供足够的第二信号，也就无法有效诱导抗肿瘤免疫应答。

4. 肿瘤细胞导致的免疫抑制　肿瘤细胞可分泌 TGF-α、IL-10 等抑制性细胞因子或其他免疫抑制物质抑制机体抗原呈递细胞（包括树突状细胞）、T细胞和固有免疫细胞（包括 NK 细胞）的功能，导致宿主处于免疫功能低下或免疫抑制状态，从而在免疫应答的诱导和效应多个环节上抑制机体抗肿瘤免疫应答。某些肿瘤细胞表面可表达 FasL 和抑制性分子，诱导肿瘤特异性T细胞凋亡和抑制T细胞的活化与增殖。还可通过主动诱导荷瘤机体产生 $CD4^+CD25^+$调节性T细胞（Treg）和 Gr-1+CD11b+髓系来源的抑制性细胞（myeloid-derived suppressor cells，MDSC），抑制免疫应答。

5. 肿瘤细胞的漏逸　漏逸（sneaking through）是由于肿瘤细胞迅速生长超越了抗肿瘤免疫效应的限度，致使宿主不能有效清除生长的肿瘤细胞。

6. 肿瘤细胞的凋亡抵抗作用　肿瘤细胞可高表达多种抗凋亡分子（如 Bcl-2），不表达或弱表达 Fas 等凋亡诱导分子，从而抵抗肿瘤细胞凋亡的诱导，逃避 CTL 的杀伤效应。

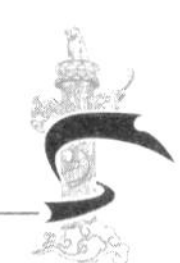

三、肿瘤免疫诊断和免疫治疗及预防

（一）肿瘤的免疫诊断

肿瘤抗原、抗肿瘤抗体或其他肿瘤标志物的检测有助于诊断及其免疫功能状态的评估。检测肿瘤抗原是目前最常用的肿瘤免疫诊断方法，如 AFP 的检测有助于原发性肝癌的诊断、CEA 的检测有助于诊断结直肠癌、PSA 的检测有助于前列腺癌的诊断。除这些肿瘤标志物外，对于细胞表面肿瘤标志物的检测也越来越受到重视，所用技术手段常为免疫组化或流式细胞仪等，例如对淋巴瘤和白血病细胞表面 CD 分子的检测，有助于淋巴瘤和白血病的诊断和组织分型。此外，将放射性核素如^{131}I 与特异性抗肿瘤单抗结合后，从静脉或腔内注入体内，可将标记好的放射性核素导向肿瘤所在部位，显示清晰的肿瘤影像，是一种有较好应用前景的肿瘤诊断技术。对肿瘤抗原、抗肿瘤抗体或其他肿瘤标志物水平的动态监测和评估还有助于对肿瘤患者预后的判断。

（二）肿瘤的免疫治疗

肿瘤的免疫治疗是通过调控人体的免疫功能，以达到控制和杀灭肿瘤细胞的目的。免疫疗法只能清除少量的或者播散的肿瘤细胞，对于晚期负荷较大的实体肿瘤的疗效有限。故常将其作为一种辅助疗法与手术、化疗、放疗等常规疗法联合应用。先用常规疗法消灭大量的肿瘤细胞后，再用免疫疗法清除残存的肿瘤细胞，有助于防止肿瘤复发和转移。

根据免疫效应机制，肿瘤免疫治疗主要分为主动免疫治疗和被动免疫治疗。有些免疫治疗既可激发宿主的抗肿瘤免疫应答，又可作为外源性免疫效应物质直接作用于肿瘤细胞，故不能将其简单的归类。此外，一些免疫调节剂如卡介苗、短小棒状杆菌、酵母多糖、香菇多糖等，可以通过非特异性增强宿主免疫功能、激活宿主抗肿瘤免疫应答，也有一定辅助抗肿瘤作用。值得注意的是，虽然多种免疫治疗方法在动物实验中取得了良好疗效，但应用到临床上时其效果和安全性还需进一步研究。

1. 肿瘤的主动免疫治疗　主动免疫治疗主要是利用肿瘤抗原的免疫原性，采用多种免疫手段使宿主的免疫系统主动产生针对肿瘤抗原的免疫应答。具体是给宿主注射具有免疫原性的肿瘤疫苗，目前，比较受到关注的是采用化学合成或基因重组的方法制备的肿瘤抗原多肽或者多肽与佐剂效应分子的融合蛋白等蛋白多肽肿瘤疫苗，以及将某些细胞因子基因、共刺激分子基因、MHC Ⅰ类抗原分子基因等转入细胞后所制成的免疫原性增强的基因修饰型肿瘤疫苗。目前，以 CT 抗原 NY-ESO-1 抗原多肽为基础所制备的肿瘤疫苗以及肿瘤来源的 HSPs 复合体肿瘤疫苗，已启动临床试验。考虑到树突状细胞具有很强的抗原处理与提呈能力，所以，用已知的肿瘤抗原或者肿瘤细胞甚至肿瘤组织的裂解物（含有已知和未知的肿瘤抗原）预先在体外处理树突状细胞，然后将携带肿瘤抗原信息的树突状细胞肿瘤疫苗进行免疫，目前此类肿瘤疫苗已在动物实验和某些临床试验中取得了一定的疗效。鉴于肿瘤细胞可以主动抑制宿主免疫功能，所以，人们正在尝试通过清除抑制性细胞如 Treg 或者阻断免疫抑制性途径如应用抗 CTLA-4 抗体，以增强抗肿瘤效果。

该疗法前提是要综合考虑肿瘤的免疫原性和宿主的免疫功能状态，以保证肿瘤疫苗免疫后能激发宿主产生抗肿瘤免疫应答。该类方法对于清除手术后残留的微小转移瘤灶和隐匿瘤、预防肿瘤复发与转移有较好的效果。

2. 肿瘤的被动免疫治疗　肿瘤的被动免疫治疗是给机体输注外源性的免疫效应物质包括抗体、细胞因子、免疫效应细胞等，由这些外源性的免疫效应物质在宿主体内发挥抗肿瘤作用。该疗法不依赖于宿主本身的免疫功能状态，即使宿主免疫功能低下，仍能比较快速地发挥治疗作用。

基因工程抗体的发展是近年来肿瘤免疫治疗最大的进展之一，多种基因工程抗体已开始应用于临床并取得一定的疗效，例如用于乳腺癌治疗的人类表皮生长因子受体-2（human epidermal growth factor receptor-2，HER-2）的基因工程抗体，用于 B 细胞淋巴瘤治疗 CD20 的基因工程抗体、用于转移性结直肠癌治疗的表皮生长因子受体的基因工程抗体等。抗体与某些能够直接杀伤肿瘤细胞的物质如毒素、化疗药物、放射性核素的偶联物可望取得更佳的疗效。体内应用细胞因子一方面能增强机体的抗肿瘤免疫功

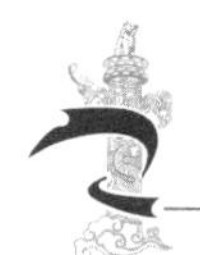

能,另外也可直接作用于肿瘤细胞发挥抗肿瘤作用,目前临床常用的基因工程细胞因子包括 IL-2、IFN-α 以及与骨髓移植联合应用的粒细胞集落刺激因子(granulocyte colony-stimulating factor,G-CSF)、粒细胞-巨噬细胞集落刺激因子(granulocyte-macrophage colony-stimulating factor,GM-CSF)。此外,体外扩增和激活的免疫效应细胞包括细胞因子诱导的杀伤细胞、肿瘤浸润性淋巴细胞、肿瘤抗原特异的细胞毒性 T 细胞(CTL)、活化的单核巨噬细胞等,已被证明具有一定的抗肿瘤效果,但其临床应用的疗效和安全性上还需进一步研究。

(三)对病原体所致肿瘤的预防

已知多种肿瘤与病原体感染有关,如 HBV 与原发性肝癌、HPV 与宫颈癌、EBV 与鼻咽癌等,通过制备相关的病原体疫苗有可能降低这些肿瘤的发生。目前成功的范例是 HPV 疫苗应用于宫颈癌的预防。同时也有资料证明,我国于 20 世纪 80 年代初期在江苏启东开展的 HBV 疫苗的免疫接种确实有助于肝癌的预防。

肿瘤抗原的寻找、鉴定及其性质分析是肿瘤免疫的重要内容,目前已在多种动物和人类肿瘤细胞中发现了肿瘤特异性抗原。细胞免疫尤其是特异性 $CD8^+$ CTL 是机体抗肿瘤免疫效应的主要机制。肿瘤细胞可以通过抗原缺失、MHC Ⅰ类分子表达减少、共刺激信号缺乏以及分泌免疫抑制性物质和诱导机体产生免疫抑制性细胞等方式,利用宿主免疫系统缺陷,逃避免疫攻击。肿瘤抗原的检测及动态分析有助于肿瘤的诊断和预后判断。以肿瘤疫苗和基因工程抗体为代表的肿瘤免疫治疗具有良好的应用前景。

(王海霞　何密斯　吴绮楠)

参考文献

1 BRANDMAIER A,FORMENTI S C. The impact of radiation therapy on innate and adaptive tumor immunity[J]. Semin Radiat Oncol,2020,30(2):139-144.

2 FRIDMAN W H,ZITVOGEL L,SAUTÈS-FRIDMAN C,et al. The immune contexture in cancer prognosis and treatment[J]. Nat Rev Clin Oncol,2017,14(12):717-734.

3 GOPALAKRISHNAN V,HELMINK B A,SPENCER C N,et al. The influence of the gut microbiome on cancer,immunity,and cancer immunotherapy[J]. Cancer Cell,2018,33(4):570-580.

4 YEE C,LIZEE G A. Personalized therapy:tumor antigen discovery for adoptive cellular therapy[J]. Cancer J,2017,23(2):144-148.

第31章

肿瘤标志物对癌症诊断的临床意义

肿瘤标志物(tumor marker,TM)又称肿瘤标记物,是指在恶性肿瘤的发生和增殖过程中,由肿瘤细胞的基因表达而合成分泌,或是由机体对肿瘤反应而异常产生和(或)升高的、反映肿瘤存在和生长的一类物质,包括蛋白质、激素、酶(同工酶)、多胺及癌基因产物等,存在于患者的血液、体液、细胞或组织中,可用生物化学、免疫学及分子生物学等方法进行测定。它们或不存在于正常成人组织而仅见于胚胎组织,或在肿瘤组织中的含量大大超过在正常组织里的含量,它们的存在或量变可以提示肿瘤的性质,借以了解肿瘤的组织发生、细胞分化、细胞功能,以帮助肿瘤的诊断、分类、预后判断以及治疗指导。理想的肿瘤标记应该是肿瘤组织所特有而不存在于正常组织中。

临床上检验肿瘤标志物有以下7种用途:①肿瘤的早期发现;②肿瘤普查、筛查;③肿瘤的诊断/鉴别诊断与分期;④肿瘤患者手术、化疗、放疗效果监测;⑤肿瘤复发的诊断;⑥肿瘤的预后判断;⑦寻找不知来源的转移肿瘤的原发灶。

肿瘤标志物大致分为5类。①胚胎类抗原类:癌胚抗原、甲胎蛋白等。②糖类糖蛋白抗原类:糖类抗原19-9(CA19-9)、CA12-5、CA15-3、CA72-4、CA50、CA242、SCC、细胞角蛋白19片段抗原(CYFRA21-1)等。③酶及蛋白类:组织多肽抗原、前列腺特异性抗原、神经元特异性烯醇化酶、端粒酶、本周氏蛋白、铁蛋白、人附睾蛋白4、血清间皮瘤相关蛋白等。④激素类:人绒毛膜促性腺激素、促肾上腺皮质激素等。⑤循环核酸类:循环肿瘤细胞、循环肿瘤DNA、微小RNA、长链非编码RNA等。

第一节　胚胎类抗原类与糖类糖蛋白抗原类

一、胚胎类抗原类

1.癌胚抗原　癌胚抗原(carcinoembryonic antigen,CEA)是一种广谱的肿瘤标志物,主要存在于直肠、结肠癌组织和胚胎肠黏膜上,正常组织中含量极低,恶性肿瘤患者血清中其浓度大幅度增加,且浓度与患者预后密切相关。CEA在恶性肿瘤中的阳性率依次为结肠癌(70%)、胃癌(60%)、胰腺癌(55%)、肺癌(50%)、乳腺癌(40%)、尿道癌(40%)、卵巢癌(30%)、子宫癌(30%)。部分良性疾病如直肠息肉、结肠炎、肝硬化、肝炎、肺气肿、直肠息肉等也有不同程度的CEA水平升高,但程度较低。血清及胸腔灌洗液中CEA的水平可用于非小细胞肺癌(non-small cell lung carcinoma,NSCLC)患者的预后评价,血清及胸腔灌洗液中CEA高水平患者的5年生存率明显低于正常水平患者,同时也可用于晚期NSCLC患者疗效及疾病复发检测的。CEA是判断预后的独立危险因素。研究表明，肺癌患者血清CEA水平明显高于肺良性组织病变者和正常对照组，非小细胞肺癌患者血清CEA水平高于小细胞肺癌患者。但CEA对肺癌患者的PFS无预测作用。Molina等研究发现，血清CEA和CA15-3对评价乳腺癌患者的预后具有重要的意义，CEA>7.5 μg/L时提示患者可能存在远处转移。两者中至少有一种升高时，乳腺癌的复发率为56.3%；而两者均正常时，复发率仅为9.4%。

2. 甲胎蛋白　甲胎蛋白（alpha fetoprotein，AFP）是一种血清单链糖蛋白，主要由正常胚胎肝合成，其次为卵黄囊，胃肠道黏膜、肾合成少量，妊娠6周开始合成，13（12～14）周AFP达最高水平。产后1年血清中AFP降至正常。正常情况下主要在胚胎组织中存在，出生后即迅速消失。如果重现于成人血清中则提示肝细胞癌或生殖腺胚胎癌。此外，妊娠、肝病活动期、继发性肝癌和消化道癌少数也能测得AFP。AFP为肝细胞癌和生殖细胞肿瘤的标志物，与hCG和TPS联合应用有助于生殖细胞肿瘤和肝癌的鉴别诊断。如原发性肝细胞癌患者血清中AFP浓度明显升高，也有部分患者AFP不升高，病毒性肝炎、肝硬化患者AFP浓度也有不同程度的升高，其升高的原因主要是由于受损失的肝细胞再生而幼稚化时，肝细胞便重新具有产生AFP的能力，随着受损的肝细胞修复，AFP可慢慢恢复正常。生殖腺胚胎性肿瘤患者血清中AFP浓度也可升高，如畸胎瘤、睾丸癌等，妇女妊娠3个月后血清AFP浓度开始升高，7～8个月时达高峰。当孕妇血清中AFP也异常升高时应考虑胎儿有神经血管缺损畸形。

AFP是诊断原发性肝癌的重要指标，据报道其敏感性为40%～65%，特异性为76%～96%。根据AFP与小扁豆凝集素（lens culinaris agglutinin，LCA）的亲和力将AFP分为AFP-L1、AFP-L2和AFP-L3。AFP-L1常见于肝良性疾病，AFP-L2常见于孕妇，AFP-L3主要来源于肝癌细胞，也被称为甲胎蛋白异质体。有研究表明，AFP-L3是肝癌高度特异性指标，可用于早期肝癌的特异性诊断，其灵敏度和特异性均高于AFP，而且AFP-L3不仅可以提示肿瘤的大小还可以预测肝癌细胞的恶性程度，其占总AFP比率越高提示肿瘤的恶性程度越高。

二、糖类糖蛋白抗原类

1. 糖类抗原12-5　糖类抗原12-5（carbohydrate antigen 12-5，CA12-5）属于卵巢癌相关抗原，对上皮性卵巢癌，特别是浆液性腺癌的敏感性较高，约80%的患者CA12-5升高，但对黏液性卵巢癌敏感性较低。CA12-5可以在症状出现前几个月升高，在卵巢癌的筛查、早期诊断以及监测肿瘤复发方面有重要作用。CA12-5可用于预测卵巢癌预后，Sturgeon CM等在NACB指南指出，CA12-5水平高于65 kU/L的卵巢癌患者5年生存率低于CA12-5低于65 kU/ml患者，且死亡风险为后者的6.37倍。还有研究显示，在心包、胸膜、腹膜和苗勒氏上皮的间皮细胞在机械应激状态下可快速产生CA12-5，CA12-5可独立预测晚期心力衰竭患者右心房压力和右心室功能，是评估左心室辅助装置植入患者风险分层的一个有希望的标志物。

2. 糖类抗原15-3　糖类抗原15-3（carbohydrate antigen 15-3，CA15-3）是人乳腺癌患者的组织碎片及细胞质中提取的糖类抗原物质，属于乳腺癌相关抗原，对乳腺癌患者的诊断、治疗和随访有一定价值。有研究表明，较高水平的CA15-3可作为乳腺癌可靠的预后标记，与晚期和复发直接相关。此外，在乳腺癌患者中，CA15-3的持续升高与HER2阳性相关。CA15-3也可用于转移性乳腺癌的辅助诊断，乳腺癌术后CA15-3阳性率可达80%，肝、骨处转移可引起血清CA15-3显著升高。CA15-3对早期乳腺癌的敏感性及特异性较差，可潜在地用于检测高危人群乳腺癌的发生。

3. 糖类抗原19-9　糖类抗原19-9（carbohydrate antigen 19-9，CA19-9）是一种黏蛋白型的糖类蛋白，属于胃肠道肿瘤相关的肿瘤标志物，常用于结直肠癌、胃癌、胰腺癌和胆囊癌的辅助诊断，是迄今报道过的对胰腺癌敏感性最高的标志物，对胰腺癌的筛查、判断肿瘤复发及预后均具有重要的作用。在胰腺癌患者中，术前CA19-9水平与患者术后总生存率相关，术前CA19-9≤120 U/ml患者的1年、3年及5年总生存率均明显优于CA19-9>120 U/ml患者。Sisik等研究显示CA19-9水平与肿瘤大小、浸润深度及淋巴结转移均相关，直接影响肿瘤患者的术前分期。同时消化系统良性病变，如肝炎、肝硬化、急性胰腺炎、胆囊炎、胆石症、上消化道出血时CA19-9也会轻度升高。

4. 糖类抗原 72-4　糖类抗原 72-4(carbohydrate antigen 72-4,CA72-4)是乳腺癌、胃肠道癌和卵巢癌的肿瘤标志物。①胃癌敏感性 48%,特异性近 100%,浓度与肿瘤扩散相关,与 CA19-9、CEA 联合,可提高胃癌阳性检出率。②卵巢癌阳性率 44.8%,黏液性卵巢癌增高明显。其他相关肿瘤:对其他胃肠道癌、乳腺癌、肺癌、卵巢癌等也有不同检出率。其他影响因素:良性疾病对 CA72-4 影响较小。

CA72-4 是目前诊断胃癌的最佳肿瘤标志物之一,对胃癌具有较高的特异性,若与 CA19-9 及 CEA 联合检测可以监测 70% 以上的胃癌。

5. 鳞状细胞癌相关抗原　鳞状细胞癌相关抗原(squmaous cell carcinoma antigen,SCCA)是糖蛋白的一种,主要表达于子宫、肺以及头颈等鳞状上皮细胞胞质内,当这些细胞出现癌变后,SCCA 将被释放至血液内。SCCA 是一种具有较高特异性的鳞状细胞癌诊断指标,在宫颈鳞癌组织中合成亢进,升高血清浓度,已成为宫颈鳞癌的肿瘤标志物。其在宫颈鳞癌中的诊断效能显著高于其他肿瘤指标。研究显示宫颈癌患者血清 SCCA 的升高与宫颈深肌层浸润、淋巴结转移显著相关。宫颈上皮内瘤变(cervical intraepithelial neoplasia,CIN)患者存在广泛的癌前病理改变,其鳞状细胞也存在恶变。研究显示,CIN 组血清 SCC 表达水平明显高于正常宫颈组,并且 CINⅢ级患者血清 SCC 水平明显高于 CINⅠ级和 CINⅡ级,而 CINⅡ级患者高于 CINⅠ级患者,表明 SCC 在宫颈癌前病变期即开始异常表达,并且与患者 CIN 分期密切相关,临床或可通过检测 SCC 来辅助进行 CIN 患者的分期。

第二节　酶及蛋白类与激素类

一、酶及蛋白类

1. 神经元特异性烯醇化酶　神经元特异性烯醇化酶(neuron specific enolase,NSE)是主要分布于大脑神经元及神经内分泌细胞内参与糖酵解的特异性酶。一般情况下血清中 NSE 含量微乎其微,很难检测出来。脑出血时,由于细胞损伤,胞质内容物部分溢出,尤其神经元特异性烯醇化酶更容易漏出,因其游离状态没有与细胞内蛋白结合。漏出细胞后通过脑脊液、血液透过血脑屏障进入外周循环。体内血清中 NSE 是一种由神经元和神经内分泌细胞特有的酸性蛋白酶,因其特殊性,可以作为几种肿瘤的独特标志,例如甲状腺髓质癌、神经母细胞瘤和小细胞肺癌等,通过检测血清中 NSE 浓度可以明确诊断,评估病情的严重程度和评价治疗效果。小细胞肺癌患者 NSE 浓度较其他类型肺癌升高更明显,具有统计学意义。因此,NSE 对小细胞肺癌诊断具有重要价值。NSE 浓度与疾病进展、临床分期等相关,可用于监测小细胞肺癌患者的疗效与预后,由于肿瘤细胞发生溶解,一般在第一周期化疗的 1～3 d,NSE 浓度会出现暂时性升高,在疾病缓解期,80% 以上的患者 NSE 水平恢复正常,当疾病复发时该指标又会明显增高。同时 NSE 也用于神经内分泌系统肿瘤、黑色素瘤、甲状腺样癌的诊断。NSE 在正常人脑组织中含量较高,缺血性脑血管病以及脑外伤时会出现 NSE 浓度增高。此酶也存在于正常红细胞中,因此检测标本发生溶血时会出现测定结果偏高。NSE 像绝大多数肿瘤标志物一样,单一检测时其敏感性及特异性均较差,需要与其他肿瘤标志物联合检测,从而提高恶性肿瘤诊断的阳性率及对无症状患者的检出率。

2. 前列腺特异性抗原　前列腺特异性抗原(prostate-specific antigen,PSA)是一种肿瘤相关性抗原,是诊断前列腺癌最有价值的肿瘤标志物,在正常人血清中含量极低,而前列腺癌患者血清含量会明显升高。PSA 水平确实与疾病进展相关,主要用于前列腺癌的早期诊断、病情监测及治疗后随访。据文献报道,前列腺增生、炎症反应、泌尿系统感染及部分物理因的影响均可导致血清 PSA 水平异常升高,但升高幅度较低。其浓度还受前列腺创伤的影响,常规的直肠指检、前列腺活检、膀胱镜检查、留置导尿等均可导致 PSA 明显升高。

目前临床公认血清 PSA≥10 ng/ml 可作为前列腺穿刺活检的重要指征,研究显示,与血清 PSA 水平 < 10 ng/ml 的患者相比,血清 PSA 水平≥10 ng/ml 患者行超声活检的前列腺癌检出率及诊断灵敏度均较高。

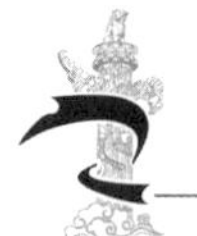

3. 人附睾蛋白4　人附睾蛋白4(human epididymal protein 4, HE4)属于新兴卵巢肿瘤标志物,由5个外显子和4个内含子共同构成,其基因剪切方式有多种,可对乳清酸型关键蛋白质进行编码,在卵巢癌相关疾病中表达水平明显升高。HE4过度表达对癌细胞的增殖和浸润以及转移具有促进作用,临床可参考该指标辅助疾病的诊断及预后评估,但由于HE4亦可在正常女性输精管上皮、附睾及生殖道呈现较低的表达,因此单独应用价值有限。

在各种恶性肿瘤组织中,HE4在卵巢浆液性癌中表达最高,在子宫内膜癌、肺腺癌、乳腺癌、膀胱移行细胞癌、胰腺癌中中度或高水平表达,在胃癌、肝癌、结肠癌、肺鳞癌及前列腺癌中多为低水平表达。HE4是一种潜在的卵巢癌标志物,可用于卵巢癌的诊断、鉴别诊断、疗效评估与监测复发。HE4升高是降低无病生存率和总生存率的独立危险因素,其在诊断卵巢癌方面具有较高的敏感性和特异性,HE4与CA12-5联合检测能提高卵巢癌诊断的敏感度。HE4亦可用于子宫内膜癌的诊断。HE4在区分良恶性肿瘤方面比CA12-5更有优势,与子宫内膜癌相关性很高,且HE4对子宫内膜浆液性乳头状腺癌的敏感度高于子宫内膜样腺癌。HE4作为新型肿瘤标志物,其在妇科恶性肿瘤的诊断、治疗、预后及复发监测方面均有重要的临床意义,具有广阔的临床应用价值。

二、激素类

人绒毛膜促性腺激素(human chorionic gonadotropin, hCG)是由胎盘滋养层细胞所分泌的一类糖蛋白类激素。它由α及β亚基组成,其中β亚基为特异性链,β-hCG不仅存在于妊娠妇女正常滋养层细胞中,卵巢囊肿、甲状腺功能亢进等疾病中亦可能出现表达水平的升高,而卵巢肿瘤患者体内也可大量存在。β-hCG有血管内皮生长因子类似的作用,可促使癌组织生成新生血管,进而促进肿瘤的转移。统计学研究表明,约有40%的肿瘤患者血清内可检测出大量游离β-hCG,卵巢癌患者检测灵敏度为38%左右。另外,也用于乳腺癌的诊断,乳腺癌患者hCG升高提示预后较差。睾丸肿瘤,尤其是非精原细胞瘤患者hCG也会不同程度增高。同时正常妊娠早期也出现hCG升高。hCG常用于胎盘滋养细胞和生殖细胞肿瘤的诊断或辅助诊断。

第三节　循环核酸类

循环核酸类是指存在于外周血循环中的游离DNA和RNA。与传统肿瘤标志物检测相比,循环核酸类作为基因水平的检测,具有敏感性高、特异性强的特点。同时其标本来源方便、无创,可进行动态检测,在肿瘤易感性预测、早期诊断、监测疗效、预测复发转移等方面具有重要的临床价值,为肿瘤基因诊断开辟了新的途径。

1948年,有学者在人血液中检测出纯循环游离DNA(circulating free DNA, cfDNA)。1977年,学者发现肿瘤患者体内的cfDNA水平明显高于健康人群。而后,科学家们再次发现了多种不同的cfDNA,涵盖正常或是突变状态的游离核酸、病毒及甲基化游离核酸等。含肿瘤突变成分的cfDNA,统称ctDNA。从ctDNA的来源来看,理论上只要有肿瘤细胞进入血液循环,ctDNA就可以被检测到。ctDNA的半衰期为16 min至数个小时,通过检测ctDNA可以判定是否存在肿瘤,短期内能够对癌症程度做出评估。Zhou等通过Meta分析表明,根据血液ctDNA来对卵巢癌进行诊断,其特异度为90%,敏感度为70%,可与传统卵巢癌标志物相结合,作为卵巢癌早期诊断方法。Gong分析了乳腺癌良、恶性疾病患者,以及健康患者ctDNA水平,受试者工作特征曲线(ROC曲线)分析结果提示,ctDNA用于诊断上述3组人群的特异度均大于90%,说明ctDNA检测适用于乳腺癌患者的初期诊断。吕坤等搜集了拟行肺癌根治切除、病理学结构确诊早期肺癌的标本50例并纳入研究组,另将肿瘤组织间隔大于5 cm、确诊为正常癌旁组织50例纳入对照组,依次测定研究组、对照组内部ctDNA、mRNA等2项指标的表达率和阳性检出率。发现研究组中ctDNA、mRNA的表达量和阳性率均高于对照组,差异均有统计学意义($P<0.05$),表明ctDNA的过表

达和早期肺癌的演变、转移有关联，提示检测 ctDNA 对早期肺癌的诊断和预测有指导意义。许多研究显示，ctDNA 监测在癌症的病情监测中比肿瘤标志物和影像学检查更具优势。Lee 等连续收集了 25 例携带有 *p*53 基因突变的卵巢癌患者血液标本，发现在化疗期间及化疗后，有 10 例(40%)血液中检测携带有 *p*53 基因突变的 ctDNA 水平升高。其与 CA12-5 进行比对分析，发现这 10 例患者的 CA12-5 水平仍保持在正常范围(低于 35 U/mL)，其中 3 例的 ctDNA 先于影像学数个月出现异常，提示肿瘤复发。ctDNA 能够实时反映肿瘤负荷，所以在癌症的疗效评估预后方面也有明显优势。有研究对 836 例黑色素瘤患者进行了 4 个血浆收集的临床试验，732 例(88%)患者接受了 ctDNA 检测。结果表明，*braf* 基因突变呈阴性，且无复发存活。总生存率相对较长。目前，影像学及血清肿瘤标志物监测作为癌症复发的主要手段，对癌症微小病灶不易检测出，而可以通过检测 ctDNA 来判定癌症微小病灶，及时发现癌症的复发、转移。有研究表明，对手术切除后血浆 DNA 中肿瘤特异性突变的评估可以识别具有残留病变的个体，并监测疾病复发。

目前，ctDNA 检测可以帮助癌症患者更好地管理和治疗癌症，ctDNA 作为一种微创、实时监测肿瘤动态变化的生物标志物，在癌症的早期诊断、病情监测、疗效评估、预后判断、耐药监测及用药指导方面都明显优于传统的检测指标，可使癌症的诊断更加及时，治疗方案更加精确。但是，ctDNA 尚未找到定量标准，也缺乏合理的检测方法且检测费用高，在短时间内难以在临床诊治中推广。相信在未来，会有更多研究者在 ctDNA 检测技术上做出努力，ctDNA 或将成为癌症治疗中不可或缺的一部分，在临床中得到广泛推广。

微小 RNA(micro RNA，miRNA)是一类内源性单链非编码小分子 RNA，由 21～23 个核苷酸组成，存在于大多数真核生物中，可作为原癌基因或肿瘤抑制因子参与调控肿瘤细胞分化、增殖及凋亡在内的多个细胞生物学过程，并在血液中表达十分稳定。miRNA 可作为多种肿瘤检测或潜在诊断的标志物，目前已发现在肝癌中表达水平上调的 miRNA 有 miRNA-21、miRNA-34a、miRNA-221/z22、miRNA-101 及 miRNA-224 等；表达显著下调的 miRNA 有 miRNA-12-2、miRNA-45 和 miRNA-99a 等。miRNA 在肝细胞癌和肝胆管细胞癌中的表达谱存在明显差异，因此可用于肝癌临床表型的检测或作为潜在的分子诊断标志物。miRNA21、miRNA24、miRNA27a 和 miRNA205 常见于宫颈癌或宫颈上皮内癌变的细胞，因此 miRNA 可用于宫颈癌的诊断。同时 miRNA 表达水平还可以用于肿瘤患者的预后判断，在 NSCLC 中，let-7 表达水平与患者生存时间呈正相关，let-7 表达水平高的患者生存时间更长，而 miRNA-17a 表达水平与生存时间呈负相关，miRNA-17a 高表达的患者预后生存较差。miRNA 表达水平检测还可以指导患者选择较敏感的治疗方案，比如 miRNA-15-5 表达水平高的乳腺癌患者对激素治疗敏感，miRNA-34、miRNA-17 和 let-7a 低表达的患者分别对 5-氟尿嘧啶、多柔比星和环磷酰胺更加敏感。综上所述，miRNA 在人类血液中稳定性高、样本易获得且能够较准确地反映肿瘤的疾病状态，肿瘤细胞异常 miRNA 表达水平检测将成为肿瘤临床诊断、选择治疗方案和判断预后的一种新手段。

环状 RNA(circular RNA，circRNA)是一类新近发现的调节 RNA，具有结构稳定、高度保守及组织特异表达等性质，其长度大小不一，常见数十到数千碱基对。研究显示，circRNA 可作为肿瘤基因表达的主要调节因子，常见的作用方式是充当分子海绵吸附 miRNA 来调节基因的表达，还可以通过直接调节转录和干扰剪接机制来发挥作用，因而与肿瘤的发生发展关系十分密切。

尽管 circRNA 研究才刚刚起步，但是 circRNA 的一些特征表明它们可能是癌症和其他疾病的潜在有价值的生物标志物。首先，缺乏 5′或 3′末端使得 circRNA 对 RNase 活性具有高度抗性；其次，它们通常以组织和发育阶段的特定方式表达。另外，它们在各种组织和体液中表达丰富，包括血液、血浆、血清，甚至在外泌体中，使其成为液体活检生物标记物的理想候选者。

circRNA 作为诊断生物标志物已被广泛研究，但迄今为止还没有关于 circRNA 作为预测性生物标志物的报道。大多数 circRNA 生物标志物研究都是在活检组织中进行的，只有少数研究着眼于它们在液体活检中的潜力(血浆、血清或纯化的外泌体)。研究最多的 circRNA 生物标志物是 ciRS-7，当在结直肠癌、食管癌和肝细胞癌中高表达时，其与疾病诊断和不良预后有关。相反，低水平 circ-ITCH 与肺癌和肝细胞癌的诊断有关。同样，在肺癌和乳腺癌中 circ-FOXO3 呈低水平。在胃癌中，circ-PVT1 在肿瘤组织中表达上调，通过分子海绵吸附 miR-125，导致细胞增殖能力的增加。相比之下，在胃癌肿瘤组织和血浆中，

circ-0000190 表达水平是下调的。circ-100269 在患者组织中的表达也下调,通过体外实验验证通过吸附 miR-630 抑制细胞增殖。已有研究表明 circ-0013958 在肺癌患者的肿瘤组织和血浆中均有上调,circ-100876 在肺癌组织中上调,并且与预后不良有关。此外,circ-404833 和 circ-406483 在早期肺癌患者组织中的表达也高于正常组织。

与肿瘤相关 circRNA 研究还在不断增加,这些研究表明这种新型 RNA 具有巨大的潜力,不仅仅是它们作为肿瘤生物标志物的用途,也包括它们被忽视的编码潜力及对肿瘤疗效应答的示能力。然而,现实中也很少有已确定的 circRNA 运用于临床实践。其重大的局限性在于很难找到一个只调节 circRNA 表达,却对其对应的线性 RNA 没有影响的调控方式。另外用于识别和验证 circRNA 的实验技术和方法仍未标准化。

肿瘤是单一变异细胞多次克隆的结果,多步骤发生,多基因瘤变,在一个肿瘤中存在着不同特性的细胞,生长速率、表面受体、免疫特性、浸润性、转移性、对药物毒性方面可能不同,因此同一种肿瘤可含一种或多种肿瘤标志物,为了提高肿瘤标志物的检测准确率,选用一些特异性较高的肿瘤标志物进行联合检测,可提高肿瘤标志物的应用价值。体检是早期发现癌症和癌前病变的重要途径,血液检查是发现早期癌症的重要手段。早期发现肿瘤,及时采取有效的预防或治疗措施,阻止正常细胞的癌变和阻止良性肿瘤细胞的恶变,从而预防肿瘤特别是恶性肿瘤的扩散,提高恶性肿瘤的治愈率。因此,将肿瘤标志物检测作为检查项目是必要的,对临床诊断具有重要意义。

(吴绮楠　邹冬玲)

参考文献

1 陈大卫,陈清标,胡建明.超声引导下穿刺活检联合血清前列腺特异性抗原检测对前列腺癌的诊断价值[J].癌症进展,2020,18(2):192-194.

2 代婉清,周英欣,李金金,等.肺癌患者血清癌胚抗原和 Ki-67 对预测预后的作用[J].中华实用诊断与治疗杂志,2020,34(2):177-180.

3 邓岳红,钱沁佳.血清 miR-375、TSGF、SCC 联合检测对宫颈癌的诊断价值[J].山东医药,2018,58(38):72-74.

4 惠玉洁,尉艳芹,李卫民,等.宫颈上皮内瘤变患者血清鳞状细胞癌抗原、巨噬细胞集落刺激因子、趋化素水平变化及意义[J].实用预防医学,2020,27(1):119-121.

5 吕坤,洪琼川,邓友君.循环肿瘤 DNA(ctDNA)在早期肺癌的相关性研究[J].泰山医学报,2018,39(6):611-613.

6 王晓娟,散琴,王月明,等.CEA、CA12-5、SCC-Ag、CA199 及 CY-FRA21-1 等肿瘤标志物在宫颈癌中诊断的价值和意义[J].海南医学院学报,2017,23(18):2573-2576.

7 ABBINK K,ZUSTERZEEL P M,GEURTS-MOESPOT A J,et al. HE4 is superior to CA125 in the detection of recurrent disease in high—risk endometrial cancer patients[J]. Tumour Biol,2018,40(2):1010428318757103.

8 LEI X F,JIA S Z,YE J,et a1. Application values of deteclion of serum CA199,CA242 and CA50 in the diagnosis of pancreatic cancerl[J]. J Biol Regul Homeost Agents,2017,31(2):383-388.

9 LIN M H,WU F S,HWU Y M,et al. Dual trigger with gonadotropin releasing hormone agonist and human chorionic gonadotropin significantly improves live birth rate for women with diminished ovarian reserve [J]. Reprod Biol Endocrinol,2019,17(1):7.

10 PELED Y E,RAM I,MAZIN,et al. CA12-5 independently predicts right atrial pressure in advanced heart failure patients [J]. The Journal of Heart and Lung Transplantation,2020,39(4):S34-S34.

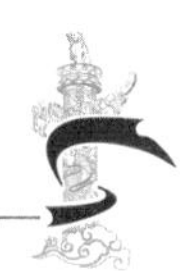

11　SANG M, MENG L, SANG Y, et al. Circular RNA ciRS-7 accelerates ESCC progression through acting as a miR-876-5p sponge to enhance MAGE-A family expression[J]. Cancer Letters, 2018, 426:37-46.

12　ZHANG Y N, ZHAO H, ZHANG L C. Identification of the tumorsuppressive function of circular RNA FOXO3 in non small cell lung cancer through sponging miR155[J]. Mol Med Rep, 2018, 17(6): 7692-7770.

第32章

恶性肿瘤治疗方式的选择

恶性肿瘤是严重威胁人类健康和生命，危害家庭和社会的主要疾病之一，其发病率的逐年增高使现代医学面临着严峻的挑战。随着肿瘤学的进步与发展，以及逐渐转变的现代医学模式，对恶性肿瘤及相关多学科综合治疗的理念已经得到肿瘤学家广泛的认可，这既是肿瘤治疗未来的一种趋势同时也是肿瘤治疗的一种必然。临床实践证明，多学科综合治疗更符合肿瘤个体化治疗的原则，是临床肿瘤治疗学发展的必然趋势。肿瘤综合治疗的概念是根据患者的机体情况、肿瘤的病理类型、侵犯范围（病期）和发展趋势，有计划地、合理地应用现有的治疗手段，以期较大幅度地提高肿瘤治愈率、延长生存期、提高患者生活质量。它不是手术、化疗、放疗、内分泌治疗、生物治疗和中医药治疗等多种治疗方法的简单组合，而是一个有计划、有步骤、有顺序的个体化治疗集合体，是一个系统的治疗过程，需要手术、放疗和化疗等多学科有效地协作才能顺利完成。肿瘤的临床治疗模式已从单一治疗发展到多种治疗手段的联合治疗，在具备各种治疗手段的肿瘤专科，医师会以肿瘤的综合治疗为原则，从患者的最大利益出发，根据患者的具体情况和医师的临床经验，采用最合理有效的一种或几种治疗手段来进行综合治疗，以达到最理想的治疗效果。虽然在进行恶性肿瘤治疗时运用多学科综合治疗的理念已经得到了相关工作者的广泛认同，但是相比于医学发达的国家来说，我们的综合治疗依然处于较低水平，多数依旧没有落实到实际中，并且由于我国没有大规模临床数据，只能照搬照抄欧美的实践结论。

第一节　肿瘤综合治疗的概念

近50多年来肿瘤的治疗已进入综合治疗（multimodality therapy）的时代，迄今，国际肿瘤学界多数人同意综合治疗的结果在多数肿瘤中优于单一治疗，如Abeloff等的专著《临床肿瘤学》中已有介绍综合治疗的一章，在日本将综合治疗称为多学科治疗或集学治疗，都是指各学科互相学习、补充，共同配合争取把患者治疗得更好的意思。因此，充分利用中医辨证论治、扶正祛邪的指导思想，发挥我国在这一方面的传统优势，提高综合治疗的水平，从而对世界医学做出贡献是大有可为的。

临床实践证明现阶段采用任何单一学科的治疗方法常常都难以取得最佳效果。因为单一学科的治疗脱离了肿瘤发生发展的机制，并将肿瘤这一系统化疾病简单化，使其治疗尚停留在对单一疾病认识上。因此，单一治疗手段仅针对一些早期肿瘤和个别特殊类型的肿瘤患者，但即便有效也仍难以获得满意疗效，绝大多数肿瘤的治疗原则是综合治疗，在多学科综合治疗上，人们已认识到了必然性，为此也取得较好结果，例如术前、术后放疗，术前新辅助化疗，放疗联合序贯化疗等疗法应运而生，纵观临床肿瘤学的研究进展，综合治疗在其中发挥着重要作用。肿瘤的临床治疗模式也已从单一治疗发展到多种治疗手段的

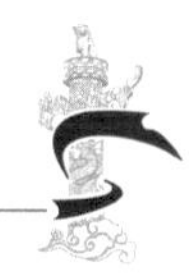

联合治疗，使临床常见恶性肿瘤的治愈率不断提高。

肿瘤综合治疗的概念是根据患者的机体情况、肿瘤的病理类型、侵犯范围（病期）和发展趋势，有计划地、合理地应用现有的治疗手段，以期较大幅度地提高肿瘤治愈率、延长生存期、提高患者生活质量。综合治疗并不是各种治疗手段的简单叠加，综合治疗方案的制定要根据患者的机体状况、肿瘤的病理类型、侵犯范围与分期等。经过多学科医师的全面综合分析和充分讨论协商，共同制订出一个周密的、科学的安排计划，特别是各种治疗手段的先后顺序，要使得患者的整个治疗过程有机地联系在一起，不能脱节、停顿，更不能半途而废。同时，要求各个学科对其相关学科的成果和特长有所了解，要善于应用这些成果和特长来对本学科的治疗加以补充、完善和提高，通过学科间密切协作，来共同完成对肿瘤患者的综合治疗。

肿瘤综合治疗需要多学科的参与，需要不同学科对肿瘤学专业的共同认识，更需要学科之间的团结协作。其基本组成包括肿瘤外科医师、肿瘤内科医师、肿瘤放射治疗医师、病理科医师、放射诊断医师、肿瘤基础研究人员（肿瘤生物学和分子生物学的研究）、普通内科医师、护理人员、营养学家以及社会工作者等，在治疗过程中所做的决策还应该包括患者及家属的参与。Lichter 在《临床肿瘤学》中提出更多学科的参与，诸如心理学家、物理治疗师、语言治疗师等。

第二节　综合治疗的主要模式

一、概　述

手术、放疗和化疗依然是当前恶性肿瘤的主要治疗方法，除此之外，内分泌治疗、生物治疗、基因治疗、靶向治疗、中医中药治疗等，在肿瘤治疗中的作用也是不容忽视的。综合治疗已是目前肿瘤治疗的发展趋势，各种治疗手段的合理结合可以给大部分恶性肿瘤患者带来比较理想的治疗结果，相当一部分肿瘤可以达到良好的治愈效果。

肿瘤的综合治疗不是手术、化疗、放疗、内分泌治疗、生物治疗和中医药治疗等多种治疗方法的简单组合，而是一个有计划、有步骤、有顺序的个体化治疗集合体，是一个系统的治疗过程，需要手术、放疗和化疗等多学科有效地协作才能顺利完成。虽然综合治疗方案制定后不是一个机械不变的固定治疗模式，在具体诊治过程中可能会随着诊断的逐步完善和疗效的差异等予以适当调整，如术前制定的综合治疗方案可能会根据手术情况和术后病理检查结果予以适当调整，但每次治疗方案的调整都应有科学依据。肿瘤的综合治疗模式有多种，临床应用时应根据患者的全身情况和患者所患肿瘤的具体情况，合理选用适当的综合治疗模式，以期取得最佳的治疗效果。

从历史来看，手术是第一种根治肿瘤的方法，是肿瘤治疗的主要手段之一，对早期的患者，它的治疗效果良好，对于某些局限性肿瘤，单用手术切除有时即可治愈。但很多患者单靠手术治疗不能防止肿瘤复发和远处转移，有些患者即使做了“超根治术”，也不能取得根治性疗效。所以对于一些晚期患者并不适合，即使可以手术的患者，手术后也一定要采取全身性的治疗措施。如果手术合并放射治疗或化学治疗，则能使很多肿瘤，即使是姑息性手术也能取得较好的效果。

放疗就是放射治疗，指用射线消除病灶。其作为治疗恶性肿瘤的一个重要手段，目前虽已能根治多种肿瘤，但是还有一定的局限性，也会产生放射性皮炎、食欲下降、恶心、呕吐、腹痛、腹泻或便秘等诸多不良反应，如配合其他治疗方法，使用具有增效减毒作用的药物，则疗效可有相当大的提高。

化学治疗发展历史相对较短，能抑制全身转移的肿瘤生长，它对于消灭某些肿瘤的远处转移或防止复发，有其独到之处。目前单独应用在多数肿瘤中处于姑息性治疗的水平，但对于某些肿瘤已取得了相当高的治愈率。因此多数学者认为，化疗正在从姑息性治疗向根治水平过渡。但是化疗也有很大的缺点，它对肿瘤细胞的选择性抑制作用不强，全身用药毒副作用较大，还使免疫系统处于抑制状态，体质下降。

内分泌治疗又称激素治疗，是指改变体内内分泌环境以导致某些肿瘤消退，因为有些肿瘤如乳腺癌、前列腺癌、子宫内膜癌、肾癌、恶性黑色素瘤、甲状腺癌等对内分泌激素有依赖性，运用相对抗的激素治疗后肿瘤细胞会消退，如前列腺癌用雌激素或睾丸切除，绝经前乳腺癌行卵巢切除或用雄激素等。近年对绝经后乳腺癌患者的内分泌治疗发展很快，取得了较好的疗效。其最大优点是不良反应小，患者耐受性好，特别是无一般化疗药物抑制骨髓的严重不良反应，且应用方便，不需住院治疗，但内分泌治疗常需与其他治疗手段综合使用，否则不能达到根治的目的。

介入治疗能使各种化疗药物迅速到达肿瘤局部发挥作用，如配合栓塞治疗，则属于局部治疗，不配合栓塞，仍属于全身治疗，但药物在局部的浓度大，对全身正常组织损伤相对小，这种治疗不适合全身转移的患者，作用局限，同时也有毒副反应。其他热疗、聚焦超声刀、伽玛刀等治疗手段都属于局部治疗，不能解决全身转移和复发问题。

中医治疗肿瘤强调"扶正祛邪"，在调动机体的抗病能力、减轻其他治疗的不良反应方面，有着独特的长处，但对肿瘤的局部控制作用一般较差。随着肿瘤免疫学的发展，多种生物反应调节剂（biological response modifiers，BRM）正进入临床试用，其作用属于 0 级动力学，即一定的免疫活性细胞或抗体可以杀灭一定数量的细胞。而常用化疗药物多属于一级动力学，即仅能够杀灭一定比例的肿瘤细胞。人们寄希望于通过调节免疫功能消灭残存的为数不多的，也正是手术、放疗或化疗难以解决的那些肿瘤细胞，从而在一定程度上提高治愈率。肿瘤疫苗是近年来国内外研究的热点之一，其原理是通过激活患者自身免疫系统，以达到清除或控制肿瘤的目的。随着分子生物学和基因工程的发展，目前已有许多各种高纯度的细胞因子，特别是干扰素、白细胞介素和集落刺激因子，为肿瘤治疗开拓了新途径。特别令人鼓舞的是新的靶向治疗药物的出现使得生物治疗领域发生了根本性的变化，某些靶向治疗药物的疗效已经不逊色于传统的化疗，而且毒性相对较低。传统的观念受到挑战，靶向治疗药物可以在综合治疗的早期就得到应用，或者与化疗同时使用，使患者可以更早、更多地从中获益。分子靶向治疗已不再是常规治疗手段失败后的补救手段，而应与各种常规手段有机配合，各自发挥其作用而完成综合治疗的总体任务。目前，有多种分子靶向类新药正进行临床研究，相信今后还会有大量的靶向药物出现，疗效还会进一步提高。此外，肿瘤化学预防甚至基因预防也已进入临床。

基因治疗（gene therapy）是利用分子生物学方法将目的基因导入患者体内，使之表达目的基因产物，从而使疾病得到治疗，为现代医学和分子生物学相结合而诞生的新技术。基因治疗作为疾病治疗的新手段，已有一些成功的应用。人类细胞基因治疗的临床试验已经开始，目前已对若干人类单基因遗传病和肿瘤开展了临床的基因治疗。1991 年美国批准了人类第一个对遗传病进行体细胞基因治疗的方案，即将腺苷脱氨酶导入一个 4 岁患有严重复合免疫缺陷综合征的女孩。对肿瘤进行基因治疗是人们早已期望的事，在进行了多方面探索的基础上，发现了肿瘤浸润淋巴细胞（tumor infiltrating lymphocyte，TIL，即能在肿瘤部位持续存在而无不良反应的一种淋巴细胞）在肿瘤治疗中的作用。基因治疗发展相当迅速，前景十分看好，虽然肿瘤的基因治疗尚处于实验阶段，但人们再也不怀疑基因治疗不仅可能办到，而且指日可待。

免疫疗法是一种新兴的肿瘤治疗方法，由于其在恶性肿瘤治疗中的有效性，越来越受到临床医师和科学家的关注。2013 年免疫抗癌疗法被评为年度"十大科技突破"之首。免疫治疗是一种激活自身抗肿瘤免疫反应，直接攻击肿瘤细胞而不损伤正常细胞的肿瘤治疗方法。目前肿瘤免疫治疗主要包括：免疫检查点阻断、肿瘤过继免疫治疗、肿瘤特异性疫苗、非特异性的免疫刺激剂。肿瘤的有效免疫反应需要 3 个步骤：①抗原提呈细胞（DC）捕获抗原，通过一个"成熟信号"激活对抗原的免疫；②DC 将抗原呈递给淋巴结组织中的 T 细胞使其活化；③被激活的 T 细胞在肿瘤组织中浸润，保持活性并杀死癌细胞。免疫治疗可以在这个复杂的免疫系统的任何环节发挥作用。然而在免疫治疗取得良好的临床效果的同时，患者的反应率仍较低（<20%），免疫疗法引起的全身免疫激活常导致严重的毒性。此外，肿瘤细胞具有免疫逃逸的特性，能通过调节免疫细胞、"免疫检查点"通路等多种机制逃避免疫系统的识别，下调机体的免疫功能。

二、手术+辅助治疗

近年来肿瘤治疗取得的最大进展是手术切除范围越来越小，而更注重器官的功能保存和生存质量的提高。术后根据手术情况和病理检查结果等合理选用化疗、放疗、生物学治疗和中医药治疗等进行综合治疗，以消灭体内可能存在的亚临床转移灶，巩固手术治疗效果，以最终达到治愈目的。该模式适用于大多数早期和中期实体瘤的综合治疗，一般来说，临床确诊为早期和中期的乳腺癌、胃癌、食管癌、大肠癌、非小细胞肺癌、宫颈癌等都常使用这种综合治疗模式。乳腺癌是这种综合治疗模式一个成功的范例，临床确诊为早期和中期乳腺癌后，首先选用改良根治性手术等手术方式切除乳腺癌的原发灶和腋窝淋巴结等，术后根据手术情况、月经状态、激素受体测定结果和病理检查结果等合理选用内分泌治疗、化疗、放疗、分子靶向治疗和中医药治疗等进行综合治疗，以消灭体内可能存在的亚临床转移灶，最终达到治愈效果。目前的一些研究表明乳腺癌术后如果具有腋窝淋巴结转移、肿瘤直径大于 1 cm、低分化癌、血管癌栓和淋巴管癌栓等其中一项或多项时，就应考虑在术后使用内分泌治疗、化疗、放疗或分子靶向治疗等进行综合治疗。正是由于有了综合治疗，Ⅱ、Ⅲ期乳腺癌的治愈率不但有了提高，而且术后患者的生活质量也得到改善。

（一）乳腺癌手术治疗进展

目前乳腺癌的治疗已进入到了一个以生物学特性为指导的多学科综合治疗时代，包括手术治疗、化疗、放疗、内分泌治疗和分子靶向治疗。手术治疗一直是综合治疗中不可或缺的重要部分。从堪称经典的乳腺癌根治术到今天的保乳保腋窝手术，乳腺癌的术式大概经历了 5 个阶段：19 世纪末的根治性乳房切除术；20 世纪 50 年代的扩大根治术；60 年代的改良根治术；80 年代的保乳手术；近些年兴起的前哨淋巴结活检术和乳腺癌腔镜手术。纵观乳腺癌的手术历程，其手术治疗的发展趋势是保证疗效的前提下，切除范围的不断缩小，同时，针对不同生物学类型和不同分期的乳腺癌患者采取个体化、规范化的治疗，体现了人们对乳腺癌生物学特性上更深层次认识和随之变化的治疗理念。乳腺癌手术方式的变迁体现了人类对乳腺癌本质认识的进步，没有一种术式适合所有不同分期及病理类型的乳腺癌患者，手术方式应因人而异。针对不同生物学类型和分期的患者，采取及时的、规范化、个体化的治疗，才能提高生存率和提高生活质量。

（二）卵巢癌手术治疗进展

由于卵巢在女性盆腔的较深位置，早期卵巢癌缺乏特异性临床表现，超过 70% 的卵巢癌确诊时已属晚期。国内外关于卵巢癌的诊治规范和诊疗指南，均将开腹肿瘤细胞减灭术作为晚期卵巢癌手术治疗的首选和推荐方法。一项对 6 885 例Ⅲ期或Ⅳ期患者生存预后因素的荟萃研究显示，最大程度的肿瘤细胞减灭术与中位生存期呈正相关，即满意的肿瘤细胞减灭率每上升 10%，患者的中位生存时间延长 5.5%。满意的肿瘤细胞减灭术可使肿瘤负荷降至最小，还可以增加对放化疗的敏感性、改善免疫应答机制及减轻症状等。对于初治患者，满意的肿瘤细胞减灭术，尤其是无肉眼残留，已成为手术治疗的最大目标。

但晚期卵巢癌往往因包块巨大、肿瘤广泛转移、累及重要脏器以及多器官功能衰竭、全身情况差等原因，无法完成满意的初次肿瘤细胞减灭术（primary debulking surgery，PDS）。因此有学者提出了新辅助化疗后再行中间性肿瘤细胞减灭术（neoadjuvant chemotherapy-interval debulking surgery，NACT-IDS），以期术前缩小肿瘤负荷，提高肿瘤细胞减灭术满意率。但 NACT-IDS 对晚期卵巢癌患者的利弊一直存在争议。2010 年，Vergote 等在《新英格兰医学杂志》发表了晚期卵巢癌/输卵管癌/腹膜癌的 NACT-IDS 与 PDS 预后的多中心前瞻性随机对照研究（EORTC 研究），结论显示：与 PDS 相比，NACT-IDS 明显提高满意缩瘤（residual disease，RD）率、缩小手术范围、提高晚期卵巢癌患者的生活质量，且两组患者的生存结局无差异。2012 年 Rauh-Hain 等回顾性研究分析了 242 例Ⅳ期卵巢上皮性癌患者：NACT-IDS 组比 PDS 组 R0 成功率有明显提高（27% 与 7.5%），而中位 OS 分别为 33 个月和 29 个月，无统计学差异。2015 年 S. Kehoe 等在《柳叶刀》发表了 CHORUS 试验的结果：Ⅲ期或Ⅳ期卵巢癌患者采用新辅助化疗患者的生存期不低于 PDS，但是 NACT-IDS 的 RD 率提高并没有带来生存期的提高。两组达到 RD 的患者中，PDS 组的中位生存时间更长(36.8 个月与 23.2 个月)。2016 年 ASCO 和 SGO 共同发表声明,对于晚期卵巢癌(Ⅲ~Ⅳ期),如果通过评估认为患者的肿瘤负荷较大,PDS 无法达到 R0,可以行 NACT+IDS,或者患者的一般情况比较差,难以耐受 PDS 时,也可以行 NACT+IDS。2017 年 Rauh-Hain 等通过对美国国家癌症数据库报告中 2003—2011 年间诊断为ⅢC 和Ⅳ期上皮性卵巢癌的妇女进行回顾性队列研究,将 2 935 例患者分别匹配至 NACT 组和 PDS 组,随访数据显示两组中位总生存时间有差别:PDS 组为 37.3(95% *CI*:35.2~38.7)个月,NACT 组为 32.1(95% *CI*:30.8~34.1)个月(P<0.01)。2018 年以前,多项回顾性分析提示淋巴结切除可以使患者获得生存获益,对于满意减瘤手术的患者,应该系统切除淋巴结;对于不满意减瘤和中间性减灭的患者,应该切除肿大的淋巴结。2019 年《新英格兰医学杂志》发表了 LION 研究,得出以下结论:完全减瘤而术前术中无淋巴结肿大的患者,行盆腔和腹主动脉旁淋巴结切除术无生存获益,并增加术后并发症。2019 NCCN 指南采纳了 LION 研究的结果,即 PDS 最大程度减瘤后,尽可能切除肿大或可疑的淋巴结,而临床阴性淋巴结不必切除。最近的研究发现,在拟行初次肿瘤细胞减灭术但患者采用腹腔镜评估可以显著减少无效的原发性满意肿瘤细胞减灭术。Rutten 等联合荷兰的 8 个妇科癌症中心进行了多中心、随机对照试验。对疑似符合 PDS 条件的晚期卵巢癌患者,根据意向治疗原则进行初步分析。共纳入 201 例患者,其中 102 例被分配到诊断性腹腔镜检查,99 例被分配到初级手术。在腹腔镜组中,102 例患者中有 63 例(62%)接受了 PDS,而初级外科组的 99 例患者中有 93 例(94%)接受了 PDS 治疗。腹腔镜组 102 例患者中 10 例(10%)发生无效剖腹探查,而初级手术组 99 例患者中 39 例(39%)发生(P<0.01)。提示诊断性腹腔镜检查减少了疑似晚期卵巢癌患者的无效剖腹探查次数。

卵巢癌的手术治疗从经验性治疗时代进入了循证医学指导下治疗的时代。早期卵巢癌进行标准分期手术可以更好评估患者肿瘤状态,指导后续治疗;晚期卵巢癌行 PDS 应尽量达到满意减瘤;对无法满意减瘤的患者可考虑 NACT+IDS 的治疗方式;完善的评估是治疗方案选择的重要手段。对于复发性卵巢癌患者,决定手术减瘤要严格掌握适应证,否则反而增加并发症且无益于患者的生存;同样,对于微创手术治疗各期别卵巢癌的效果还需要进一步的临床试验加以验证。

(三)胃癌手术治疗进展

胃癌在我国属于临床最为常见的恶性肿瘤,发病率与病死率在恶性肿瘤中高居首位。胃癌外科手术治疗已有 100 多年的历史,并且被证实为根治胃癌最为主要与有效的治疗方式。近几十年,对于胃癌外科手术治疗有了更加深入的研究,并且 D2 根治术已经得到认可,而微创手术在不断发展与进步中,也获取了一席之地,从而为胃癌外科手术带来了新的契机与发展。

早期胃癌采取外科手术治疗效果比较明显,其 5 年生存率基本能达到 90% 左右。包括以下几种。

1. 缩小根治术　根据清扫淋巴结的范围可分成两种。①缩小 A 级:该术式主要适用于Ⅰa 期的患者,其清扫淋巴结的范围主要有 D1+7、8a 组等。②缩小 B 级:该术式主要适用于肿瘤直径小于 2 cm 者,其清扫淋巴结的范围主要有 D1+7、8a 组及 9 组等。

2. 胃镜下胃黏膜切除术　该术式一般在病灶低于 2 cm 的 M 型胃癌,同时无淋巴结转移的患者中适用。当前,该术式包括剥脱活检法、高频激光黏膜切除法、内镜双圈套息肉切除术及盐酸肾上腺素局部切除法等,可以灵活应用在不同的早期胃癌中。但是,部分黏膜胃癌患者可存有淋巴结转移等问题,使得近几年该术式的发展受到了阻碍。

3. 腹腔镜胃癌根治术　微创手术的不断发展与进步,使得腹腔镜手术在胃癌外科手术中的应用逐渐广泛,而且相较于传统胃癌根治术显示出了强大的优势,如今在世界各国皆取得了比较良好的效果。该术式主要包括腹腔镜胃腔内黏膜切除术、腹腔镜胃癌根治术、腹腔镜胃楔形切除术等,其适应证主要包括:①肿瘤直径低于 2.5 cm 的隆起型患者;②肿瘤直径低于 1.5 cm 的且无溃疡的凹陷型患者;③术前诊断为胃黏膜癌而无法采取胃黏膜切除术的患者。从大量的临床实践、研究及报道中可以看出,该术式治疗早期胃癌有着这样一些优势:手术疼痛小、住院时间短、患者康复快,以及可选择性清除胃的游离与胃周围淋巴结等,其不仅可以准确清除周围淋巴结,同时可完全将原发病灶切除,已逐渐成为早期胃癌外科手术治疗的主流方式。

进展期胃癌指的是中期与晚期胃癌,就我国相关统计报告来看,大部分胃癌患者在确诊时已有近

90% 患者为进展期，而该阶段的胃癌患者采取根治术属于最为有效的方式。①标准根治术：胃癌标准根治术通常指的是胃癌无远处转移下，切除近端或者远端胃 2/3 或全胃并扫除肿瘤生长部位相应区域淋巴结的 D2 根治术。就当前来看，胃癌标准根治术主要适用于 T_1 癌肿直径超过 1.2 cm、淋巴结转移为 N_0 ~ N_2(+) 及原发癌为 T_2 ~ T_3，同时术前与术中检查显示无肝转移与腹膜转移的患者。D2 根治术可分为绝对根治术（A 级）与相对根治术（B 级）两种，普遍认为采取 D2 根治术治疗进展期胃癌可以取得更好的效果，成为进展期胃癌外科根治术的标准术式。②扩大根治术：主要包括联合胰头十二指肠切除术、联合胰/脾区切除术、左上腹内脏全切除术、腹主动脉旁淋巴结清除术等。其基本的适应证则主要包括癌或者转移灶对胃周围脏器产生侵袭，或者患者的淋巴结转移达到 N2 以外等。其中对于联合脾切除胃癌根治术存有一定的争议，尤其是对于脾是否术中切除一直困扰着不同时期的学者：若保留脾可能对脾门淋巴结清扫产生影响而导致残留；若切除脾则可能提高术后并发症发生率及病死率。③姑息性切除术：部分晚期患者由于淋巴结广泛转移、直接浸润等，使得处理难度较大，故而往往失去手术根治机会。姑息性切除术以往并不被重视，原因在于手术操作不成熟、风险大、并发症多、病死率高等。而随着外科技术的发展与进步，尤其是腹腔化疗使得患者生存率与术后复发率皆得到改善，近几年姑息性切除术的应用逐渐得到重视。当前，该术式能减轻肿瘤负荷，提供了机体发挥免疫与抑制肿瘤生长的可能，若能辅助以术前、术中化疗与免疫等综合疗法，则能延长晚期胃癌患者的远期生存率，同时能改善他们的生存质量。

（四）肺癌手术治疗进展

肺癌是临床上常见的恶性肿瘤之一，虽有各种类型的治疗药物不断研制出来，但总体效果欠佳，外科手术仍是治疗早期肺癌的首选方式，肺叶切除是最常用的治疗术式。

1. 肺叶切除　仅限于病变位点在一个肺叶内，在切除病灶肺叶的同时，可一并切除肺叶中肿瘤细胞相关淋巴结，在彻底切除肿瘤，避免出现复发事件的同时，对其他肺叶生理功能未造成影响，且有正常肺部组织保留，是常用的治疗肺癌的术式。

2. 楔形或肺段切除术　适用于临床心肺功能较差、肿瘤病灶小，且在某一肺段局限发生的患者，可通过完全切除此段病灶，发挥有效的治疗作用。同时肺功能差不具备行肺叶切除条件的肺癌患者，也可采用此种手术。相较肺段清除术，楔形切除术在手术方式及病例选择上受到一定限制，但若对病例严格选择，针对性手术，仍可获得理想的疗效。

3. 袖式肺叶切除术　此术式是指将病变肺叶同与之相连的肺动脉或主支气管一并切除，再重新接好血管或支气管，进而对有用的肺组织保留，降低全肺切除手术风险。因此术式可对肺功能及肺组织最大程度保留，故患者耐受性较好，可明显提高术后生存质量和延长术后生存时间。此术式适用于上叶中央型肺癌患者，尤其是心肺功能存在代偿者。

4. 扩大切除术　扩大切除术是指在实施常规肺癌外科手术的同时，将原发肿瘤肺灶及与其相连的器官，如心房、膈肌、食管、一些较大血管等切除，同时，对此部位重建或修复。此种术式可将肿瘤最大程度切除，尤其是已有侵袭现象发生的癌症细胞，使复发率显著降低，在对病死率及并发症发生率控制的基础上，最大程度提高患者生存期。

5. 全肺切除术　此术式是一项重要的治疗肺癌的手段，但术后有较高的呼吸系统障碍等并发症发生率。其在中央型有其他组织病变累及的非小细胞肺癌中较适用，如转移性结节累及机体主支气管病变，或巨块型肿瘤在肺实质内跨叶裂生长，在可选择肺段切除或肺叶切除情况下，可不行全肺切除手术。此项手术缺点在于使患者死亡率及手术并发症率增加，有报道指出，非小细胞肺癌采用全肺切除手术治疗，死亡率可达 10%。以往认为实施全肺切除，利于根治癌症病变，避免出现复发事件，但随着医疗科技的发展，发现是否行全肺切除需据病变组织环境及肿瘤的侵袭情况区别对待。若患者基本器官正常，身体条件好，对手术可耐受，全肺切除可能是最好的根治办法。

6. 微创术式　较传统开胸手术，其术中出血少、创伤小，术后患者恢复快，并发症少，对心肺功能造成的影响较小。其缺点在于无法清扫肿瘤病灶附近组织，如清扫淋巴结存在较大难度，在降低复发率方面，较开胸后的全切手术或局部手术差。

7. 电视胸腔镜外科手术　胸腔镜手术的历史最早可追溯到 1910 年，瑞典医生 Jacobareus 首先提出了

直视下胸腔镜手术的概念，并应用于肺结核患者的临床治疗，开创了胸腔镜手术的先河。直到1992年Lewis提出了电视胸腔镜外科手术（video-assisted thoracic surgery，VATS）治疗肺癌，这是胸外科治疗肺癌的一次伟大的技术改革，让肺癌肺叶切除治疗被更多的胸外科医师所接受。到2006年，大约32%的早期非小细胞肺癌肺叶切除术在VATS下完成，随着胸腔镜技术的发展以及术者对胸腔镜操作熟练度的加深，胸腔镜手术在切除范围方面有了明显变化，包括胸腔镜下肺段切除术、肺叶切除术以及胸腔镜下支气管袖式成形术。在术式方面，从原本的4孔胸腔镜手术发展到后来的3孔胸腔镜手术和两孔胸腔镜手术，以及现在的单孔胸腔镜手术（single port video-assisted thoracoscopic surgery，SP-VATS）、3D胸腔镜手术和达·芬奇机器人手术。

三、先化疗/放疗+手术

这种模式的基本治疗策略是临床确诊为肿瘤后，先进行一定时间的阶段性化疗和（或）放疗后再进行手术。适用于各期骨肉瘤、乳腺癌（Ⅲ期）、肺癌（ⅢA期）及以期保留器官的头颈部肿瘤等。对于局部肿瘤较大或是已有区域性转移的患者，可先做化疗或放疗，以后再行手术。对有些肿瘤局部较晚但尚无远处转移的患者，一个较小的手术与放疗综合常可取得良好疗效和较佳生活质量。晚期的乳腺癌患者近年有人尝试先行化疗，待肿瘤局限后再手术，术后根据情况进行放疗和（或）化疗，这样在相当程度上可以提高治愈率。这方面的工作多年来已不断有人开展，尤其是骨肉瘤、睾丸肿瘤和卵巢癌几乎已成为常规方法。骨肉瘤尽管可通过截肢局部切除，但多数学者均主张先做术前化疗，以后再手术，这样可以明显提高治愈率。不能手术，甚至已发生转移的睾丸肿瘤和卵巢肿瘤，先化疗和（或）放疗后再手术，业已证明可以提高治愈率。美国学者通过术前化疗治疗非小细胞肺癌，5年治愈率可达44%，引起广泛兴趣。但先期化疗是1980年由意大利的学者Bonadonna提出的。随后欧美国家对乳腺癌、食管癌、胃癌、大肠癌和非小细胞肺癌开展了随机对照研究，使之成为热门课题，也在一定程度上代表了一种新的趋势。

此外，有的肺鳞癌患者可能伴有肺不张及感染，甚或伴有肺门和（或）纵隔淋巴结肿大，这些患者也可先放疗使支气管通畅，引流好转，炎症消散后再做手术。这类患者纵隔淋巴结肿大并不一定意味着转移，因为炎症同样可以引起淋巴结炎而肿大。对少数患者开展这样的治疗，在手术后再根据情况进行纵隔淋巴区域照射及化疗，同样可以治愈。还有小细胞肺癌，国内外众多的经验都说明在化疗后手术能够提高治愈率。这可能是由于：切除了那些耐药的肿瘤细胞，减少复发；切除混合癌可能存在的其他成分，降低复发机会；减少放疗后放射性肺纤维变。我们相信，随着其他治疗手段疗效的提高，肿瘤外科的基本原则（即对于能彻底切除的患者尽量作根治性切除，其他患者不要贸然手术）将会被不断打破，但会使手术的适应证扩大，手术范围缩小，治愈率提高。有时为解除患者放化疗后引起的并发症，如放疗后的肠狭窄、梗阻，瘢痕挛缩导致的肢体运动障碍，化疗引起的肠麻痹等，必要时亦可施行手术。内分泌治疗在乳腺癌的综合治疗中占有一定地位，特别是绝经后ER/PR阳性的患者，目前已有作为术前治疗的研究，对于局部晚期或已有转移的患者，在综合治疗中可取得较好疗效。

四、放疗和化疗综合治疗

不能手术的患者，在放疗和化疗的安排上，多数学者主张最好先做化疗，或者化疗与放疗同时进行。因为放疗后的纤维化会引起血管闭塞，使化疗药物很难进入。但在有些情况下，如上腔静脉压迫、颅内转移和骨转移等，为了尽快缓解病情也可先做放疗。美国国立综合癌症网络（national comprehensive cancer network，NCCN）指南小组在2007年已达成共识，将同步放化疗作为ⅡB期以上子宫颈癌患者的最佳选择。对于局限期小细胞肺癌，有专家称其规范治疗是化疗、放疗“夹心”疗法，即几个周期化疗后给予局部放疗，然后再进行几个周期化疗。对于仅有孤立癌瘤而无局部扩散、转移的局部期小细胞肺癌患者，可先进行化疗，之后再全面检查，若癌瘤缩小且仍未出现扩散、转移，可手术切除，然后再进行化疗，并对头颅进行预防性放疗，以避免小细胞肺癌最易出现的颅脑转移。

五、化疗/放疗+内分泌治疗

乳腺癌的内分泌治疗始于 1896 年 Beatson 用卵巢切除治疗晚期乳腺癌，至今已有上百年的历史。乳腺癌的内分泌治疗在肿瘤的内分泌治疗中最为成熟和卓有成效。研究表明，大约 2/3 的乳腺癌细胞含有一定量的雌激素受体（estrogen receptor，ER），这类乳腺癌称为 ER 雌激素受体阳性乳腺癌；40% ~50% 的乳腺癌含有孕激素受体（progesterone receptor，PR），这类乳腺癌称为 PR 孕激素受体阳性乳腺癌。ER 雌激素受体或 PR 孕激素受体阳性乳腺癌对激素治疗敏感。目前认为，内分泌治疗的适应对象为 ER 或 PR 孕激素受体阳性，肿瘤生长缓慢，术后无病生存期较长，伴或不伴骨和软组织转移，无症状的内脏转移以及既往内分泌治疗有效的乳腺癌患者。对于受体阳性的乳腺癌患者目前主张大多数患者需要化疗联合内分泌治疗。然而以往在两种治疗的使用时间上争议较大，近年来一项大规模的临床试验结果表明，内分泌治疗应当在化疗和放疗结束后即开始，一方面可以提高乳腺癌患者的生存期，另一方面可以增加化疗效果。不同的内分泌治疗方案持续时间也不同，对于常用的三苯氧胺（他莫昔芬）进行术后辅助治疗的持续时间应当是 5 年。临床试验表明服用 5 年三苯氧胺较 2 年效果好，2 年好于 1 年，但是延长至 10 年，却与服用 5 年的疗效无差别，静脉血栓以及子宫内膜癌的发病率却有上升。因此，目前推荐三苯氧胺应该连续服用 5 年。另外，局部晚期的前列腺癌患者，常联合应用放疗与内分泌治疗，多采用新辅助内分泌治疗或辅助内分泌治疗。部分患者在根治性放疗前需要内分泌治疗，我们称之为新辅助内分泌治疗。外放疗联合内分泌治疗能明显提高肿瘤控制率和生存率。

六、靶向治疗与免疫治疗

与传统化疗相比，分子靶向药物可选择性杀伤肿瘤细胞且药物不良反应较小，而免疫治疗具有持久应答和长期生存的优点，均已成为近年来的研究热点。

随着分子生物学技术的提高，和从细胞受体与增殖调控的分子水平对肿瘤发病机制认识的进一步深入，以针对细胞受体、关键基因和调控分子为靶点的治疗开始进入临床，人们称之为分子靶向治疗（molecular targeted therapy）。今天，分子靶向治疗已凭其特异性、针对性和有效性较强，患者耐受性较好，而毒副反应相对于细胞毒性药物较低等特点，在肿瘤治疗中取得很大成功，逐步成为目前国内外肿瘤治疗领域的热点。这些领域包括具有靶向性的表皮生长因子受体（EGFR）阻断剂、针对某些特定细胞标志物的单克隆抗体、针对某些癌基因和癌细胞遗传学标志的药物、抗肿瘤血管生成药物等，这些药物的单独应用或配合化疗，近年被认为是一大突破。

根据药物的作用靶点和性质，主要的分子靶向治疗药物可分为以下几类：①单抗类药物，如西妥昔单抗、帕尼单抗、曲妥珠单抗、贝伐单抗、利妥昔单抗等；②小分子酪氨酸激酶抑制剂，如伊马替尼、吉非替尼、厄洛替尼等；③多靶点小分子靶向药物，如索拉非尼、拉帕替尼、凡德他尼、舒尼替尼、阿帕替尼、AG-013736 等；④抗血管生成类药物，如血管内皮抑素、沙利度胺、PTK787 等；⑤其他小分子靶向药物，如硼替佐米，CCI-779 等。1998 年 10 月，美国 FDA 批准曲妥珠单抗用于治疗 HER-2 过表达的转移性乳腺癌，作为第一种获准应用于临床治疗实体瘤的单克隆抗体，曲妥珠单抗可使约 1/4 的难治性乳腺癌患者得到有效治疗，并延长其生存期。2005 年，新英格兰医学杂志发表了 2 篇论文，说明 HER-2 阳性的早期乳腺癌妇女，术后应用 Herceptin 联合紫杉类使乳腺癌复发风险下降 46% ~52%，死亡风险下降 1/3，成为靶向治疗作为术后辅助治疗的突破。由于其他腺癌中也发现有 HER-2 的过表达，人们对 Herceptin 寄予了很大希望。靶向治疗最成功的范例当属甲磺酸伊马替尼，该药是第一个特异定位于分子改变的抗癌药物，对慢性髓性白血病有卓越疗效，在美国 FDA 的审批时间不足 3 个月，就创下历史纪录，被 Nature 及 Science 杂志选入 2002 年十大科技新闻。血管内皮生长因子（VEGF）人源化单克隆抗体贝伐单抗用于治疗晚期结直肠癌的疗效显著，被认为是自伊马替尼以来靶向治疗的又一重要成果，使肿瘤学研究进入了一个崭新的阶段。西妥昔单抗是第一个获准上市的特异性 EGFR 单抗，在 EGFR 阳性肿瘤中发挥出色的抗癌活性，成为第一个获准用于头颈部肿瘤治疗的药物。厄洛替尼是第一个被证实可延长患者生存期的

EGFR 抑制剂,2004 年报告的Ⅲ期临床试验中,厄洛替尼治疗局部进展或转移性非小细胞肺癌,可延长患者生存期,提高生活质量,很多专家将该研究誉为里程碑式的研究。2007 年 ASCO 年会上,SHARP 研究显示索拉非尼可改善晚期肝癌患者生存质量,这被誉为晚期肝癌治疗上的一个突破性进展和里程碑,真正开创了肝癌靶向治疗的新时代。这些都是肿瘤治疗中划时代的伟大进步。另一值得重视的是从人参中提取的有效成分 Rg3,也有提高化疗疗效的作用。此外,还有很多中药都具有对抗肿瘤新生血管的作用,包括姜黄素、青蒿琥酯、熊果酸、苦参碱、茶多酚、灵芝多糖、红素、云芝多糖等,值得进一步研究。现有的靶向药物不断在新的肿瘤中应用,新的分子靶向药物不断涌现,并不断取得令人瞩目的成果,分子靶向治疗在肿瘤治疗中扮演着越来越重要的角色。肿瘤的治疗正在进入一个崭新的时期,我们在欣喜的同时还必须注意到,生物和靶向治疗领域还有更多的问题没有解决,更多的现象有待解释,更多的基础理论需要阐明,各种新药的近、远期不良反应也需要长期密切观察。我们面临的是一个更具挑战性的领域。

免疫治疗是利用免疫效应细胞识别具有免疫原性的抗原,激活或增强机体免疫系统。正常机体具有"免疫监视"功能,即免疫系统能识别肿瘤细胞并产生杀伤作用。当肿瘤细胞改变其特征,如肿瘤抗原和主要组织相容性抗原表达降低、抑制性细胞因子表达增加、调节性 T 淋巴细胞和骨髓抑制细胞数量增加,并传递到子细胞时,可逃避免疫抑制并促使免疫细胞凋亡,即发生"免疫监视逃避"。程序性死亡受体-1(programmed cell death protein-1,PD-1)在免疫细胞或髓细胞上表达,为免疫活性的终止提供信号。PD-1 有 PD-L1 和 PD-L2 两种天然配体,可以在肿瘤细胞中表达,这是发生"免疫监视逃避"的潜在机制。

Le 等纳入了从 2013 年 9 月至 2016 年 9 月共 86 例一线治疗后进展的 12 种不同肿瘤类型的 MMR 缺陷患者,进行帕博利珠单抗(Pembrolizumab)治疗,结果显示客观影像学缓解率为 53%,完全缓解率(complete response,CR)为 21%。为了研究派姆单抗对二线治疗后进展的晚期胃癌患者的疗效,KEYNOT-059 单臂试验纳入了 16 个国家共 259 例患者,进行帕博利珠单抗(200 mg,1 次/3 周)治疗,结果显示客观有效率(objective response rate,ORR)为 11.6%(95% *CI*:8.0% ~16.1%;259 例中占 30 例),CR 率为 2.3%(95% *CI*:0.9% ~5.0%;259 例中占 6 例),中位缓解时间(median response duration,MRD)为 8.4 个月。且 PD-L1 阳性的患者的 ORR 和 MRD 都高于 PD-L1 阴性的患者,分别为 15.5%(23/148,95% *CI*:0.10 ~0.22)和 16.3 个月,6.4%(7/109,95% *CI*:0.03 ~0.13)和 6.9 个月。以上研究结果提示,帕博利珠单抗对于 MMR 缺陷尤其是 PD-L1 阳性的晚期胃癌患者的治疗有明确疗效。尽管 PD-1/PD-L1 抑制剂单药治疗取得了较好的抗肿瘤反应并且毒性较低,但是联合治疗的临床疗效是最好的,可能与化疗后产生的免疫抑制有关。

在精准治疗时代,靶向治疗与免疫治疗成为除传统放化疗之外的有力武器,免疫联合靶向治疗具有增强细胞毒性,抑制肿瘤抗性形成,解除细胞凋亡抑制,改善肿瘤微环境的协同作用。因此,在靶向治疗、免疫治疗及个体化治疗之间寻求获益最大的平衡,或将成为肿瘤治疗最有前景的治疗方法。

七、以循证医学为依据指导治疗

近年来,医学模式已由单纯生物医学模式转变为生物-心理-社会医学模式,由经验医学(experience medicine)转变为以证据为基础的循证医学(evidence-based medicine,EBM)。2000 年著名的流行病学家 David Sackett 教授将 EBM 定义为"谨慎、准确和明智地应用当前所能获得的最好研究证据,结合临床医师的个人专业技能和多年临床经验,考虑患者的经济承受能力和意愿,将这三者完美结合,做出治疗决策"。在肿瘤的临床诊疗过程中,由于每一个肿瘤患者除有各自特异的病情特点外,也有很多或更多的与同类肿瘤患者相似的共性,处理这种共性也是个体化治疗中非常重要的一面,因此需要将证据、临床经验及患者的价值观结合起来综合考虑后再做出临床决策。

目前,国际医学界公认的医学发展趋势是循证医学、治疗的规范化和个体化。所谓的循证医学,指的是"谨慎、准确和明智地应用所能获得的最好的研究依据来确定患者的治疗措施",其核心思想是"任何的医疗决策都应基于临床科研所取得的科学的最佳证据"。尽管目前肿瘤防治的各种新理念、新方法、新技术层出不穷,但如何在临床实践中证明它们的有效性至关重要。在这种情况下为肿瘤治疗提供证据非常重要,其意义不仅在于证实某种疗法、某种新药、某种方案的有效性,还有助于发现肿瘤治疗方面的创

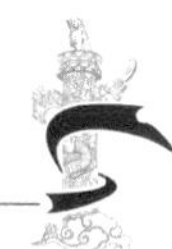

新或突破。而循证医学则是实现这一目标的最重要手段。循证医学认为，采用大样本随机对照研究和所有相关随机研究的系统评估所得出的结论，是证明某种药物、某种疗法有效性和安全性的最可靠证据，是所谓的金标准；只有通过循证医学的最佳证据，才能作为临床决策的依据。随着循证医学的迅速发展，肿瘤的综合治疗在向着规范化、合理化的道路发展的同时，也得到了极大的创新。在肿瘤专科医师的培养过程中，必须时刻强调循证医学的地位，强调根据循证医学证据制定治疗方案的必要性和重要性，并指导他们在临床工作中如何确实地遵循循证医学的原则，以确保治疗的规范与合理。

此外，规范化治疗也是目前医学的一个必然发展趋势，实现肿瘤规范化治疗不仅可以大大提高治疗的有效率、患者的长期生存率，降低治疗成本和患者的经济负担，还可以提高专科治疗水平。美国的综合肿瘤中心联盟每年都会根据最新的临床试验数据而做出肿瘤规范化治疗指引的更新，我国也参照美国和欧洲比较成熟的肿瘤治疗的临床指南，结合我国的实际情况制定了自己的肿瘤临床治疗指南。目前卫健委、中华医学会及中国抗癌协会临床肿瘤学协作专业委员会三方已联手组织专家为九大常见肿瘤病种制定了规范化的治疗方案。一般来说，这些治疗指南是通过国内外大量的临床研究结果而得出的结论，遵循这些原则，能使肿瘤患者从目前的治疗手段中最大限度地获益。肿瘤专科医师应在全面了解患者情况、评估病情后，按照上述治疗指南制定治疗方案，力争做到肿瘤治疗的规范化。

八、肿瘤的个体化治疗模式

肿瘤个体化治疗对于我们来说其实并不陌生。我国传统医学在对疾病的诊断和治疗当中，“辨证论治”的理念贯穿始终，这里的“辨证论治”其实就是我们所讲的个体化医学诊疗模式。

我们现代所提倡的肿瘤的个体化诊疗，是指对于肿瘤患者的诊断和治疗要采取个体化的方案。以往的肿瘤治疗中存在一种错误的观念，即总是把肿瘤当成一种单一病因的一般疾病来治疗，治疗效果往往不好。近年来，医学界根据患者的机体状况、病理类型、分子分型、病理分期、医疗条件等因素将不同患者、不同肿瘤的治疗原则和方案区别开来，这与中医的同病异治和辨证论治的观点是基本一致的。肿瘤患者之间具有个体差异即异质性，因此在临床医疗实践中对每个患者进行个体化治疗是获得最佳治疗效果的关键。肿瘤的异质性包括肿瘤的空间异质性、时间异质性、解剖异质性、结构异质性、基因异质性和功能异质性等，这些个体化特性决定了我们在对肿瘤的诊疗过程中应该采取“具体问题具体分析”的原则。开展肿瘤的个体化治疗，一直是肿瘤学家努力的方向。实施个体化治疗，要求根据患者具体情况、不同病期、不同年龄、不同耐受、不同个体等，给予不同方案的治疗以期达到最理想的治疗效果。个体化治疗是未来肿瘤治疗的主要方式。

总之，肿瘤的综合治疗是一项复杂的、系统的临床医学工程，是在对肿瘤生物学特性、药代学、药动学、放射生物学等学科充分认识的基础上合理配置多种方法的治疗组合。要做到临床治疗目的明确，各种方法的应用顺序要符合肿瘤细胞生物学规律；治疗安排合理，且需要多学科医师充分讨论与协商。肿瘤综合治疗需要遵循：循证医学与肿瘤个体化原则，治疗成本与疗效原则，中西医并重原则，临床质控原则，我们的科学抗癌之路就会风雨无阻！

（吴绮楠　邹冬玲）

参考文献

1　耿培亮，姚杰. 胃癌腹腔镜根治术的现状及其临床研究进展[J]. 中华临床医师杂志，2014，8(2)：301-304.

2　於正福，杨彦龙，马陈声. VATS 技术治疗非小细胞肺癌手术安全性和根治性的争议和进展[J]. 国际医药卫生导报，2015，21(12)：1641-1643.

3　赵伍忠，贺跃. 肺癌外科手术治疗进展[J]. 湖北民族学院学报(医学版)，2016，33(3)：78-79.

4 BRISTOW R E, TOMACRUZ R S, ARMSTRONG D K, et al. Survival effect of maximal cytoreductive surgery for advanced ovarian carcinoma during the Platinum era: a meta-analysis [J]. J Clin Oncol, 2002, 20(5): 1248-1259.

5 FANG W, YANG Y, MA Y, et al. Camrelizumab (SHR-1210) alone or in combination with gemcitabine plus cisplatin for nasopharyngeal carcinoma: results from two singlearm, phase 1 trials[J]. Lancet Oncol, 2018, 19(10): 1338-1350.

6 FRIEDMAN C F, PROVERBS-SINGH T A, POSTOW M A. Treatment of the immune-related adverse effects of immune checkpoint inhibitors: a review [J]. JAMA Oncol, 2016, 2(10): 1346-1353.

7 FUCHS C S, DOI T, JANG R W, et al. Safety and efficacy of pembrolizumab monotherapy in patients with previously treated advanced gastric and gastroesophageal junction cancer: phase 2 clinical KEYNOTE-059 Trial[J]. JAMA Oncol, 2018, 4(5): e180013.

8 GU Z, WANG Q, SHI Y, et al. Nanotechnology-mediated immunochemotherapy combined with docetaxel and PD-L1 antibody increase therapeutic effects and decrease systemic toxicity[J]. J Control Release, 2018, 286(28): 369-380.

9 HARTER P, SEHOULI J, LORUSSO D, et al. A randomized trial of lymphadenectomy in patients with advanced ovarian neoplasms[J]. N Engl J Med, 2019, 380(9): 822-832.

10 LE D T, DURHAM J N, SMITH K N, et al. Mismatch repair deficiency predicts response of solid tumors to PD-1 blockade [J]. Science, 2017, 357(6349): 409-413.

11 RAUH-HAIN J A, MELAMED A, WRIGHT A A, et al. Overall survival following neoadjuvant chemotherapy vs primary cytoreductive surgery in women with epithelial ovarian cancer analysis of the National cancer database [J]. JAMA Oncology, 2017, 3(1): 76-82.

12 RUTTEN M J, VAN MEURS HS, VAN DE VRIE R, et al. Laparoscopy to predict the result of primary cytoreductive surgery in patients with advanced ovarian cancer: a randomized controlled trial[J]. J Clin Oncol, 2017, 35(6): 613-621.

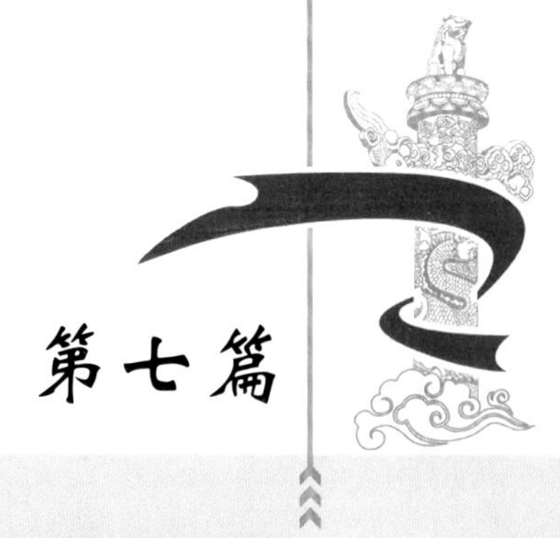

第七篇

医学统计学基础及其应用

内容概览

第33章

医学统计学基本概念、步骤与应用

第一节　医学统计学基本概念

医学统计学(medical statistics)是临床医学、基础医学、公共卫生学和医疗卫生服务研究中的一门基础学科,它是一门运用概率论与数理统计的原理及方法,结合医学实际,研究数据资料收集、整理、分析与推断的应用科学。其目的在于通过对数据的观察、描述、分析,发现医学问题的规律,即通过偶然现象来探索其规律性,从而揭示生命蕴藏的奥秘,指导医学实践,使医学研究结论具有科学性。

一、总体与样本

总体(population)是根据研究目的确定的同质的研究对象的全体,是性质相同的所有观察单位某种变量值的集合。

样本(sample)是从总体中随机抽取的部分观察单位,其实测值构成样本。样本性质的研究是对总体性质研究的基础。

例如研究某地某年正常成人的血压值,则研究对象是该年的正常成人,观察单位是每个人,变量是血压,变量值是测得的血压值,该地该年全部正常成人的血压值就构成一个总体。同样,在从该地某年的正常成人中,随机抽取200人,分别测定其血压值就组成一个样本,并计算样本均数,用来估计该地该年正常成人血压的总体均数,这种方法称为抽样研究。

参数(parameter)是指描述总体特征的指标,统计量(statistic)是指描述样本特征的指标。为了保证总体的同质性和样本的可靠性与代表性,应当严格确定总体范围,用随机化的方法选择有代表性的样本,进行正确而有效的研究设计。

二、同质与变异

同质(homogeneity)是指事物的性质、影响条件或背景相同或非常相近,变异(variation)是指相同条件下的同类个体之间某一方面发展的不平衡性。

例如研究小学生生长发育状况,同性别、同年龄的小学生,在统计上称为同质观察单位;但是同性别、同年龄的小学生,在相同条件下测得他们的身高、体重、胸围等却各不相同,互有差异,这就是变异。

统计学的基本任务，就是通过对个体变异的研究，反映同一总体的同质性，揭示不同总体的异质性。

三、误　差

误差(error)是指观察值与真值之差。误差主要可分为过失误差、系统误差、随机误差。

1. 过失误差　过失误差(gross error)又称粗差，由观察者的失误造成的误差。如记录误差、计算误差或错用分析方法等。为了保证结果的准确性，这类误差应认真核查予以消除。

2. 系统误差　系统误差(systematic error)是由于受试对象、研究者、仪器设备、研究方法、非实验因素影响等原因造成的，有一定倾向性或规律性的误差。如抽样不匀、仪器未校正、操作技术不当、计算方法不完善等。这类误差应通过严格的设计和严密的技术措施尽力消除或减到最小。

3. 随机误差　随机误差(random error)或称偶然误差，是排除了上述误差后，由于众多无法控制的因素引起的，大小及方向不一的随机变化。随机误差是不可避免的，它服从一定的分布规律，可以用概率统计方法处理。

四、数据类型

临床医学常通过测量患者的生理、生化等指标进行疾病的基本判断，对这些指标进行观察或测量可以发现其存在变异性，这些指标则称为变量(variable)。本书将变量类型主要分为计量资料、计数资料、等级资料。

1. 计量资料　计量资料(measurement data)又称定量资料(quantitative data)，指测定每个观察单位某项指标量的大小，经整理后而获得的资料。其变量值是定量的，表现为数值大小，一般有度量衡单位，如身高、体重、血压、血糖等。

2. 计数资料　计数资料(enumeration data)又称定性资料(qualitative data)或无序分类的分类变量(unordered categorical variable)，是将观察单位按某种属性或类别分组计数，分组汇总各组观察单位数后得到的资料。计数资料变量值是定性的，表现为互不相容的属性，主要包括二分类资料和多分类资料，如性别(男、女)、血型(A、B、AB、O)。

3. 等级资料　等级资料(ranked data)又称有序分类的分类资料(ordinal categorical data)，为将观察单位按某个指标量的大小分成等级或按某种属性的不同程度分成等级后分组计数，分类汇总各组观察单位数后而得到的资料，如药物疗效(治愈、显效、好转、无效)。

在医学研究实践中，为了方便分析，可根据研究目的与专业知识，将数据类型由“高级”向“低级”进行转变：计量→有序→多分类→二分类，通常不可反向转变，如以人为观察单位观察某人群血压值(mmHg)，属计量资料；医学专业理论定义血压值(收缩压/舒张压)在90/60～140/90 mmHg为正常，<90/60 mmHg或>140/90 mmHg为异常，按“正常”与“异常”两种属性进行清点则转化为二分类计数资料；当血压值在140/90～159/99 mmHg为一级高血压，160/100～179/109 mmHg为二级高血压，>180/110 mmHg为三级高血压，对3个等级分别清点人数就转化为了等级资料。

第二节　医学统计的基本步骤

医学统计工作是解决医学问题的重要手段，主要包括统计设计、收集资料、整理资料、分析资料4个步骤。

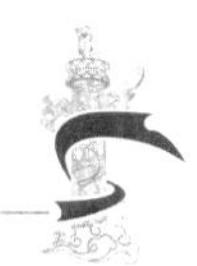

一、统 计 设 计

在医学研究设计中，涉及医学专业设计和统计设计两个方面。著名统计学家 Ronald Aylmer Fisher 曾说过“试验完成后再找统计学家，无异于请统计学家为试验进行‘尸体解剖’”，可见统计设计与医学专业设计息息相关，是影响研究结果的重要环节。

统计设计是从全局出发，考虑到研究目的，提出科学问题，确定研究对象，样本量估计、抽样方法、对照设置、研究指标、原始资料收集、整理、分析、质量控制、人力经费等方面的一系列总体设想和安排。

二、收 集 资 料

收集资料是根据统计设计的要求采集原始数据的过程。由于原始数据关系到最终统计分析的正确性，而且对原始数据中的错误很难事后补救，所以对收集资料的每一个环节必须高度重视。医学工作中的统计资料主要分为以下几个方面：①经常性资料来自于常规的数据采集系统，如国家规定的统计报告和日常医疗卫生工作登记（出生、死亡登记、疫情报告和统计报表）；②专项调查资料是为特定目的而专门收集的资料；③统计年鉴和其他统计数据。

三、整 理 资 料

整理资料是将原始记录按统计的要求进行清理、归纳的过程。通过原始数据的逻辑检查、核查等，发现并及时纠正数据错误。在此基础上对原始数据进行合理分组、归纳汇总，保证下一步统计分析的正确性。

四、分 析 资 料

分析资料即对数据进行统计分析，通过样本的信息去推断总体的情况，主要包括两个方面：①统计描述，即选用合适的统计指标对数据的特征及分布进行描述；②统计推断，在一定条件下，通过样本信息去推断总体特征，主要包括参数估计与假设检验。

分析步骤可简要归纳为统计设计、收集资料、整理资料和分析资料 4 个步骤，实际的医学统计工作中，强调这 4 个步骤的紧密联系，不可孤立单一地运行。

第三节　社会科学统计软件包的基本应用

社会科学软件包（statistical package for the social science，SPSS）是目前世界通用的统计软件之一，以菜单和对话框形式操作，方便简单，适合广大医学研究工作者使用。本节将通过 SPSS23.0 进行软件基本操作讲解。

一、SPSS 主要窗口

SPSS 常用的三大操作窗口：数据编辑、结果输出、语法编辑。

1. **数据编辑窗口**　数据管理和统计分析。数据编辑（data editor）窗口显示数据文件的内容，用于建立新的数据文件，编辑和修改已有数据文件等功能，见图 33-1。此窗口所建立的数据文件扩展名为. sav。

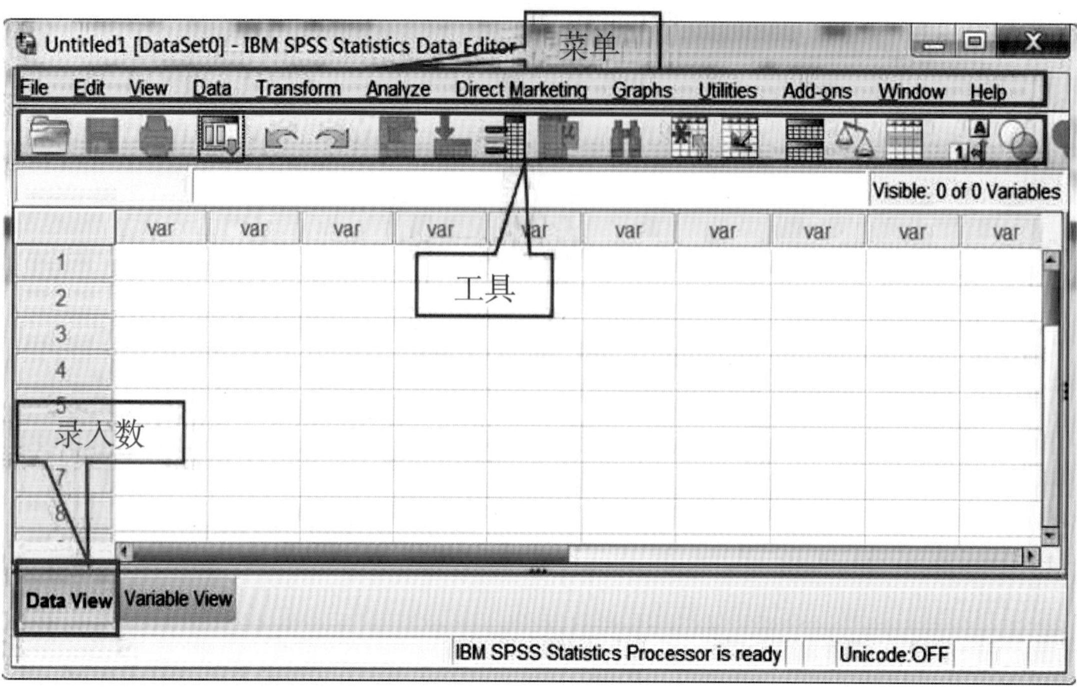

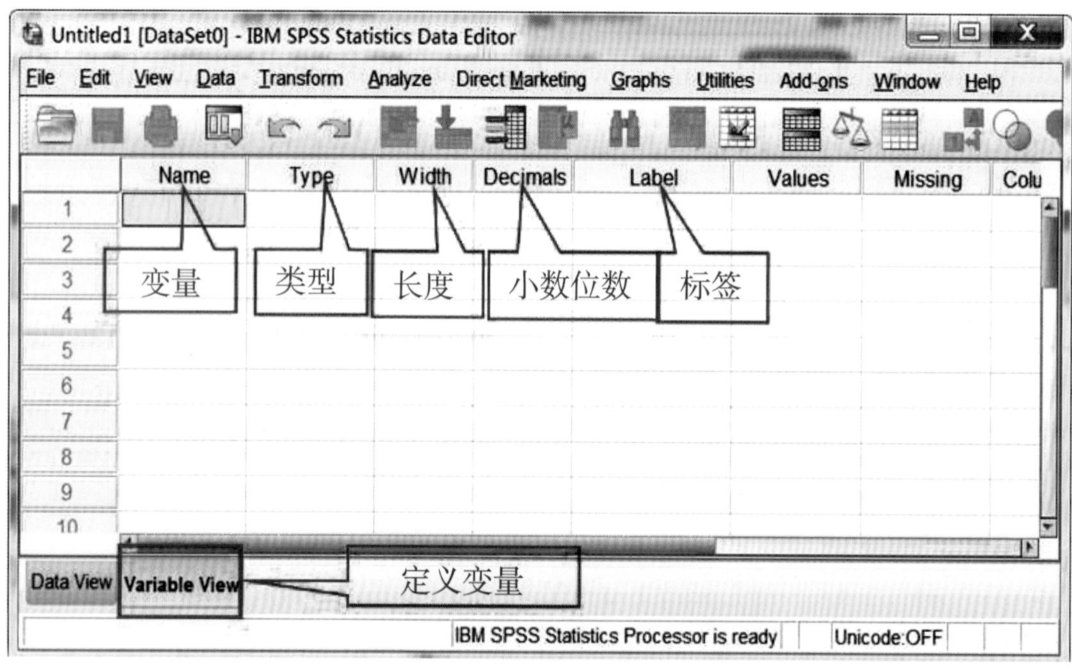

图 33-1　**数据编辑窗口**

2. 结果输出　结果输出(statistics viewer)窗口显示所有统计结果,包括文本、图形和表格形式,以及操作过程中的有关信息,见图 33-2。此窗口所建立的结果文件扩展名为. spv。

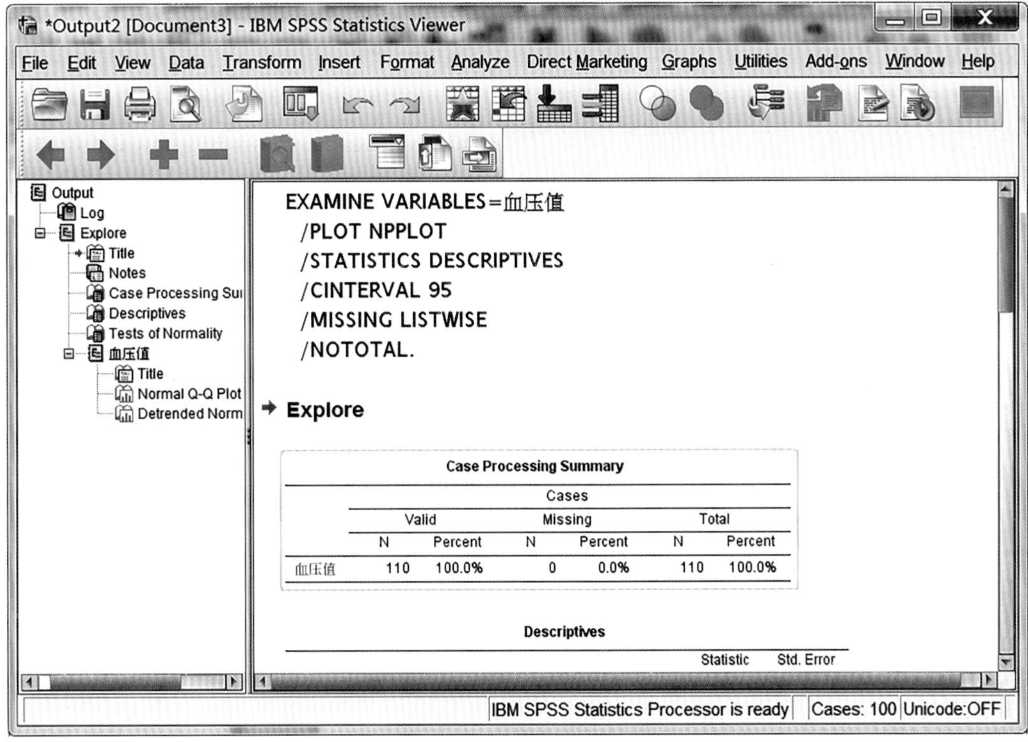

图 33-2　结果输出窗口

3. 语法编辑窗口　SPSS 过程以命令语句的形式出现在语法编辑(syntax editor)窗口中,该窗口可以编辑对话框操作不能实现的特殊过程语句,见图 33-3。此窗口所建立的程序文件扩展名为. sps。

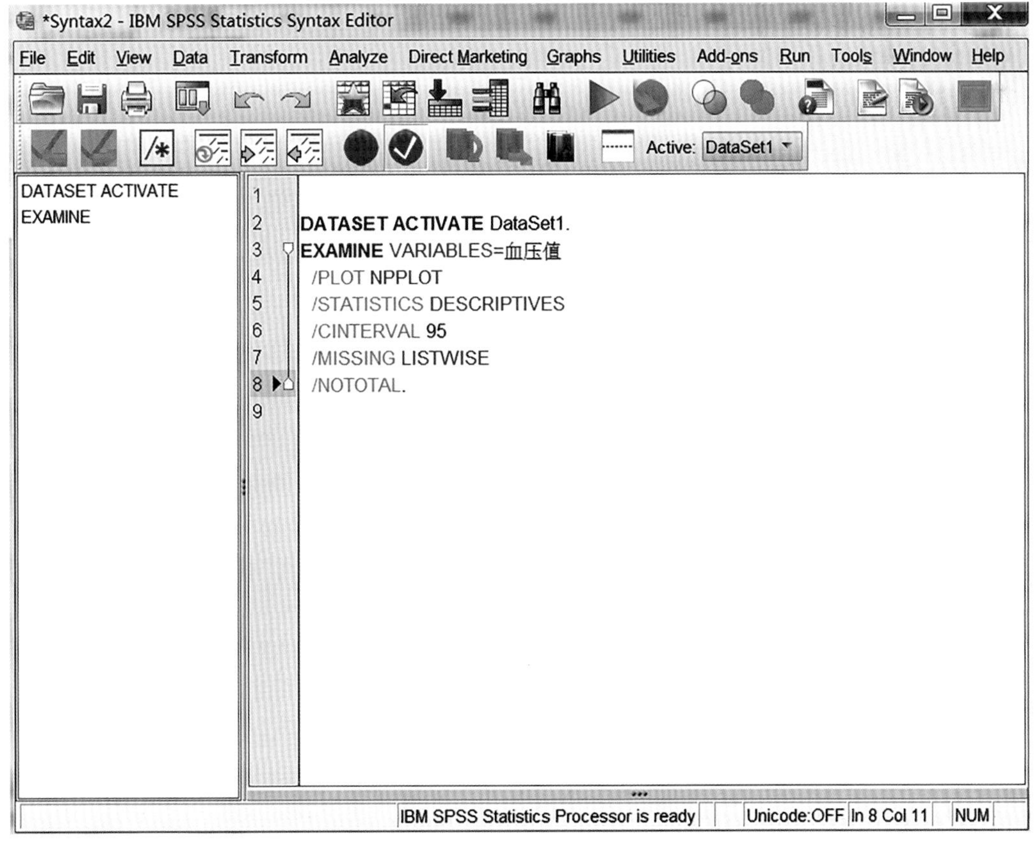

图 33-3　语法编辑窗口

二、数据文件建立

SPSS 数据文件建立主要有两种方式：一是在数据编辑窗口直接输入，并对变量属性进行设置，见图 33-4；二是导入外部数据文件，其过程见图 33-5。

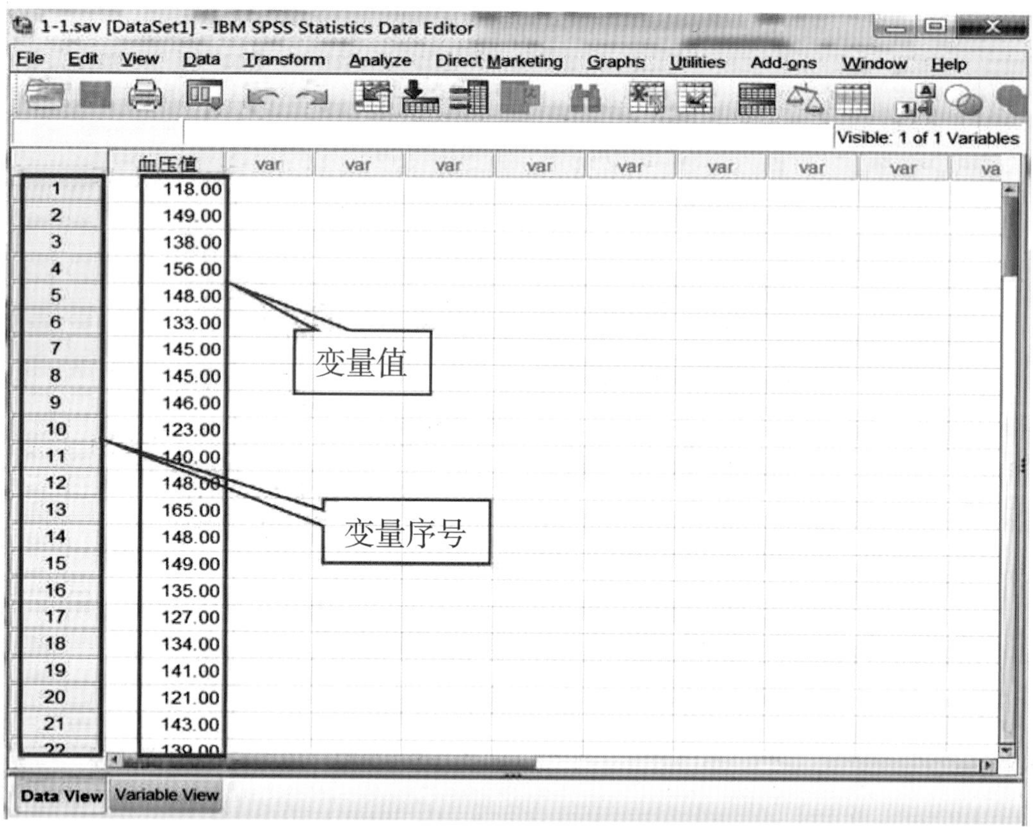

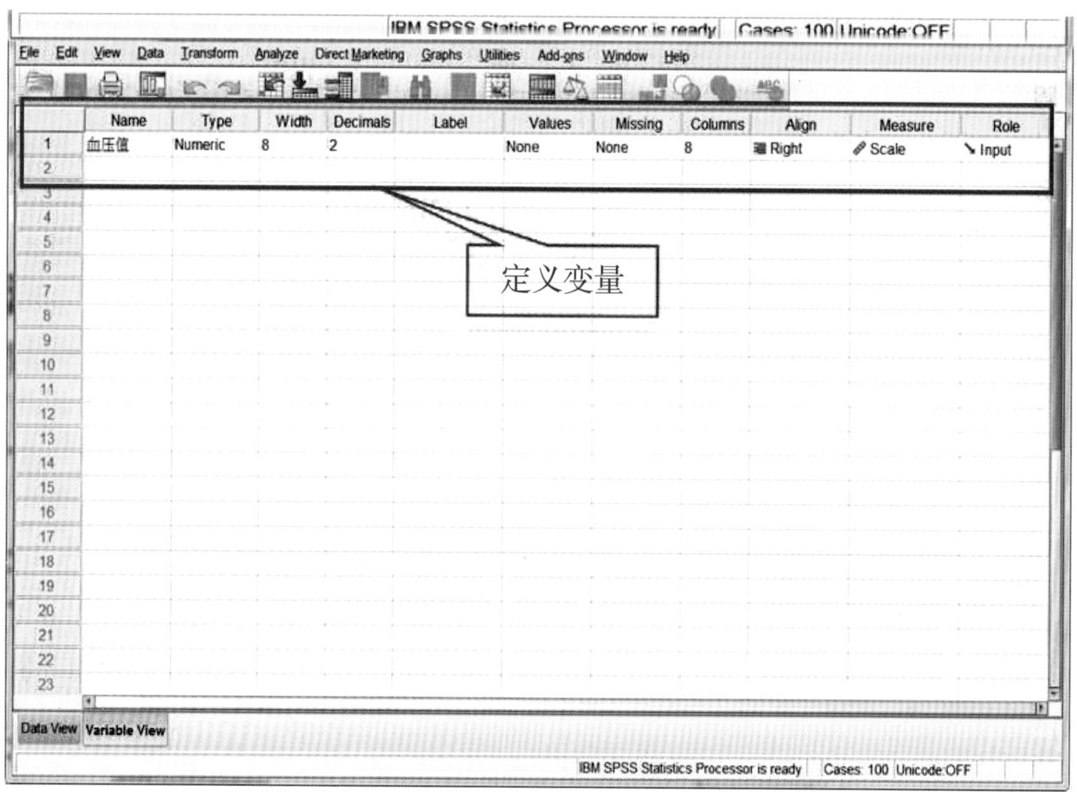

图 33-4 在数据编辑窗口直接输入

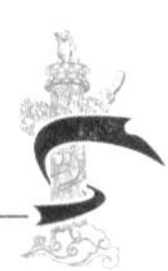

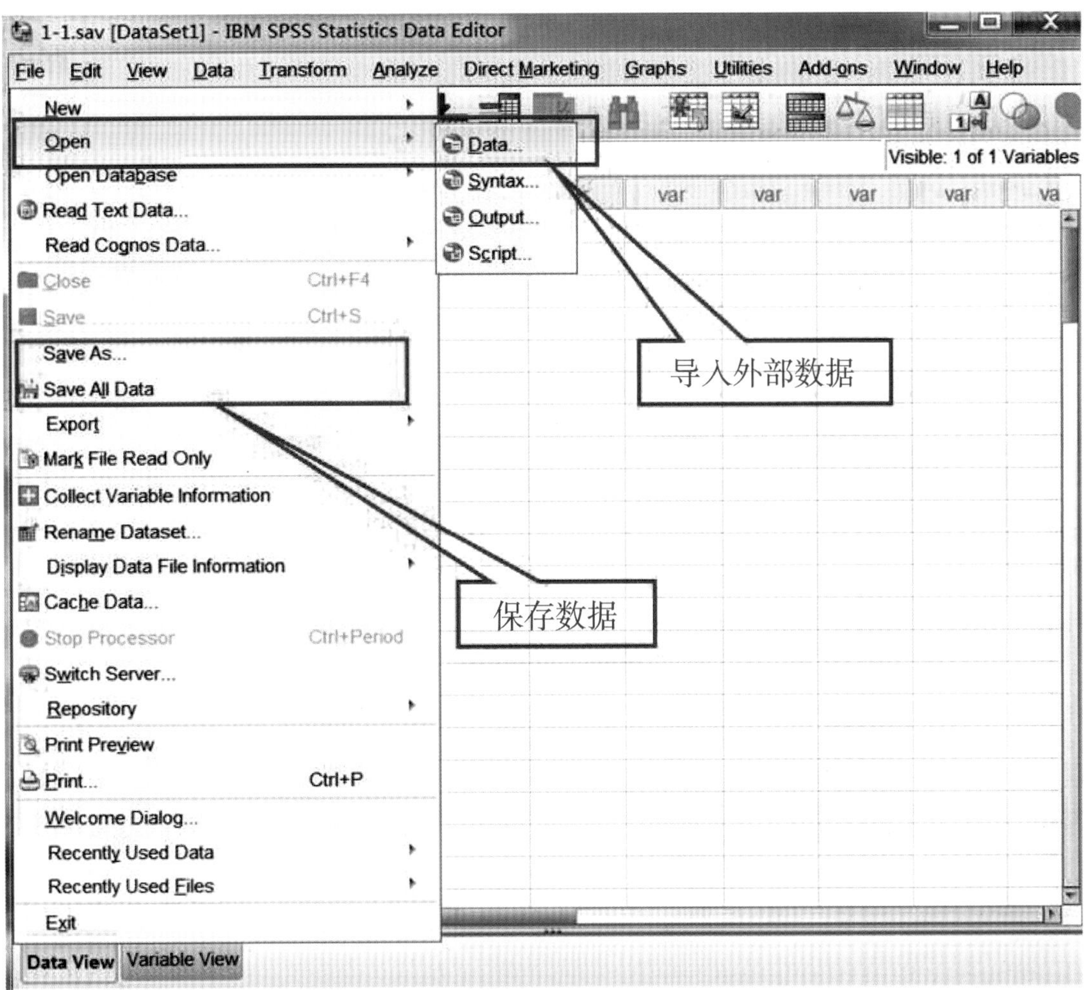

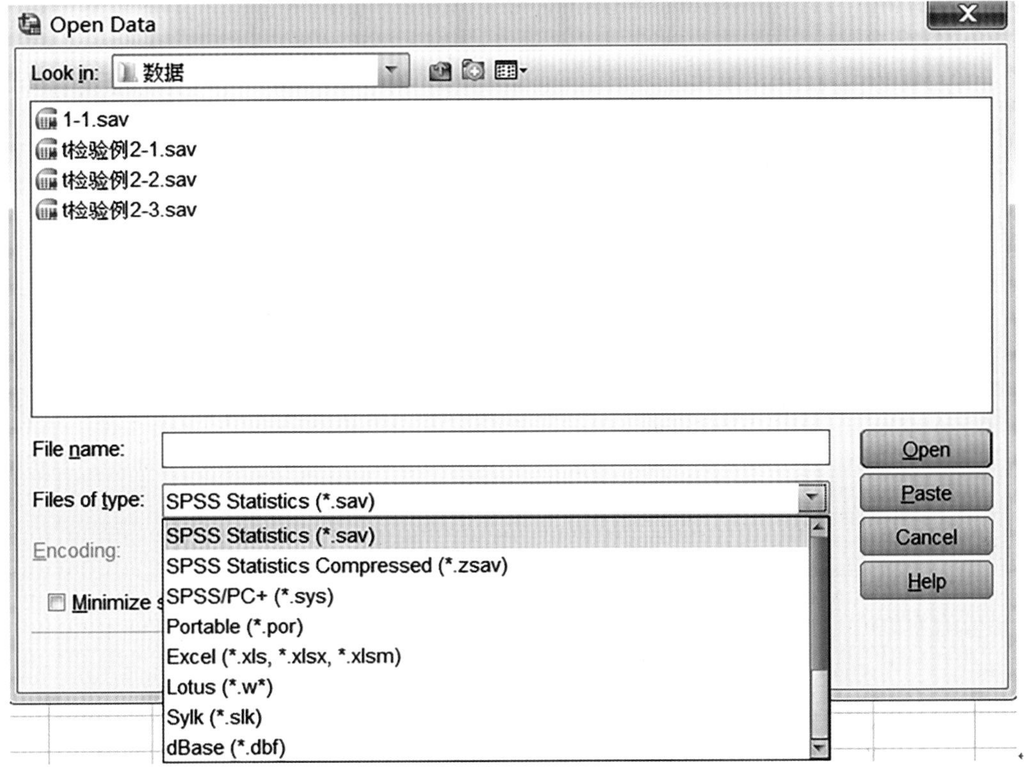

图 33-5　导入外部数据

三、数据文件管理

SPSS 可以对数据进行排序、个案选择和加权、重编码等加工管理,见图 33-6。

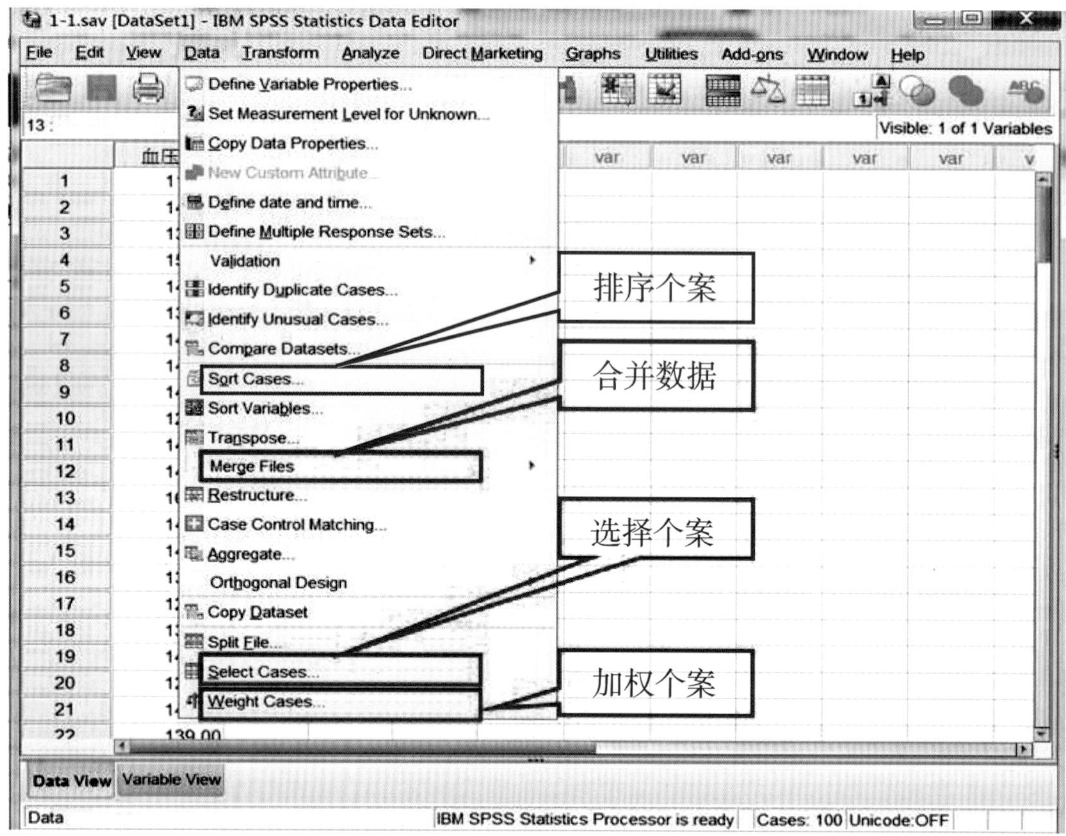

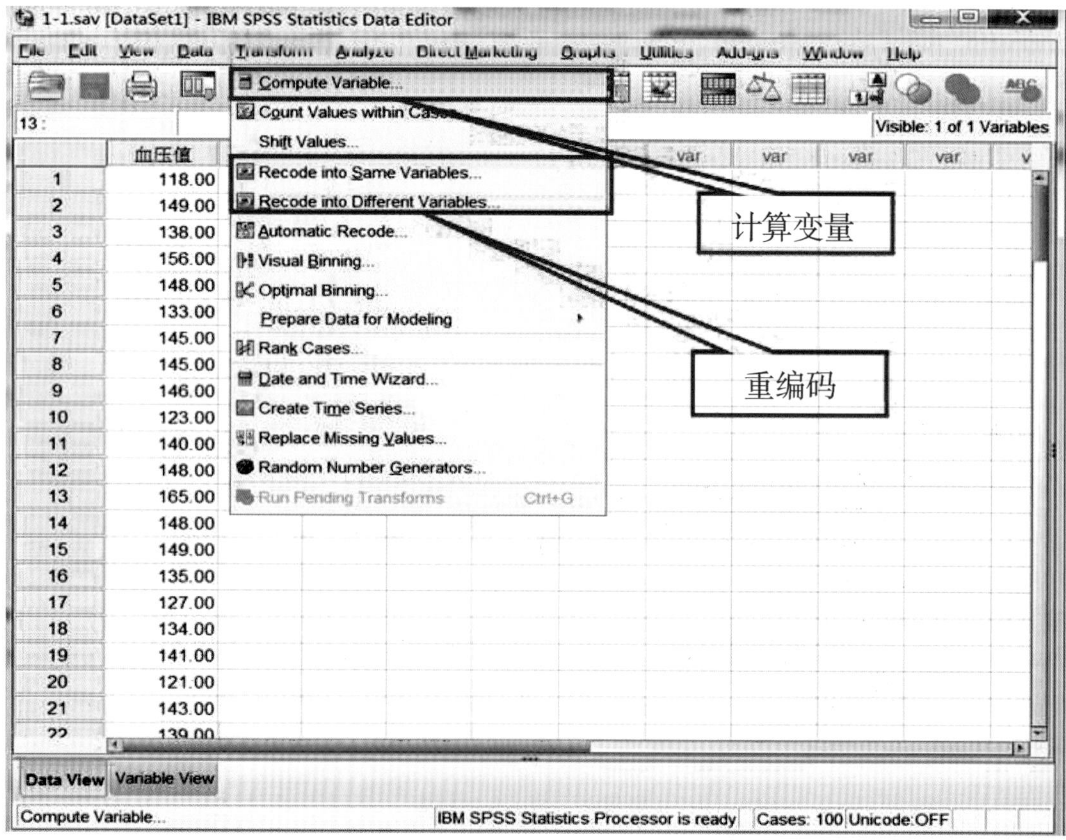

图 33-6 数据文件管理

四、数据统计分析

SPSS 软件数据统计分析功能强大。数据分析(data analyze)可以进行描述统计、样本均数比较,如 t 检验、方差分析、卡方检验、非参数检验、相关回归分析、生存分析等。本书主要列出常用的几种数据分析功能,见图 33-7。同时,SPSS 还可进行基本的作图,常用的直方图、柱状图、饼图、箱式图都可在 Graphs 里实现,见图 33-8。本节数据分析和作图菜单栏的主要功能方法详细操作步骤见后续章节。

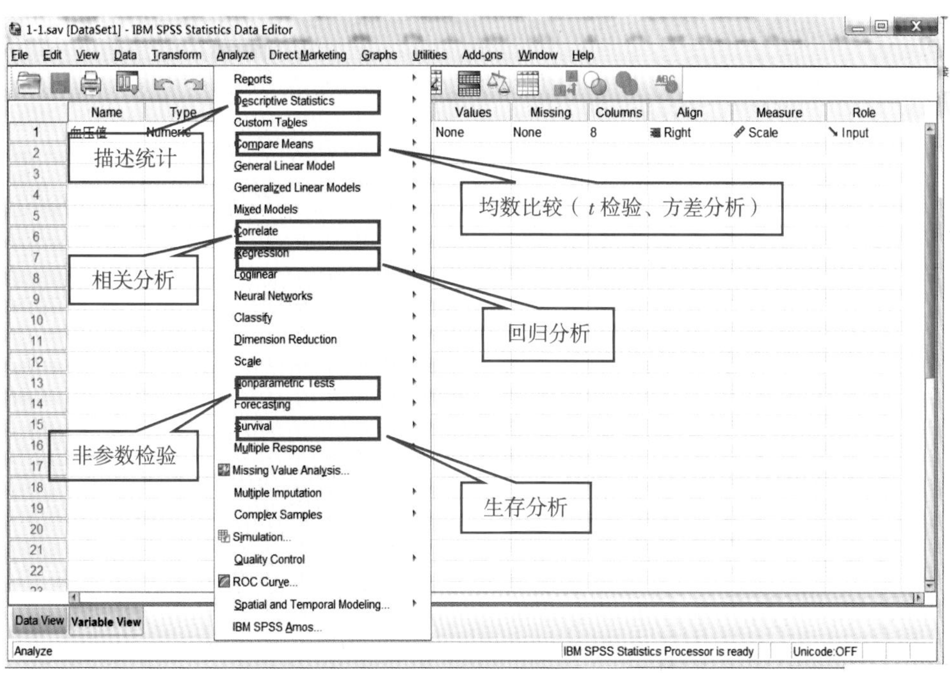

图 33-7　**数据分析功能**

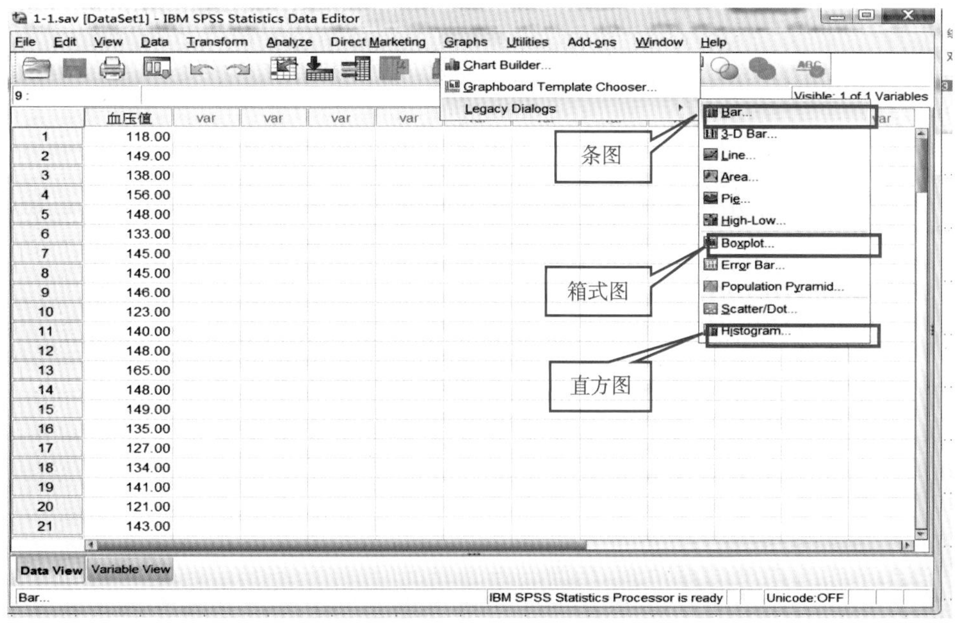

图 33-8　**作图功能**

(伍亚舟　宋秋月)

参考文献

1 易东.军事医学统计学[M].3 版.北京:军事科学出版社,2021:5-9.
2 陈平雁,安胜利.IBM SPSS 统计软件应用[M].北京:人民卫生出版社,2020:1-7.

第34章

常用医学统计方法

第一节 描述统计

描述统计(descriptive statistics)是指通过统计指标和适当的统计图表来描述数据的分布情况及其数量特征,获取医学数据基本信息,是进行后续统计推断的基础。主要包括计量资料的描述统计、正态性检验、计数资料的描述统计、统计图等。

一、频数分布表

频数分布表(frequency distribution table)是在样本量较大的资料中,对变量值进行计数的频率列表,简称频率表。频数分布表用途如下:①揭示频数的分布特征,将各变量值编制成频数表,可初步确定频数的分布类型。将表绘成直方图后,则可清楚地看出频数分布的特征。②便于发现某些特大或特小的可疑值,在一组观察值中有时出现少数过大或过小的极端值,比较可疑,这种数值称为可疑值,它在频数表上很容易发现。之后再通过判别,决定其取舍。③样本含量足够大时,以频率作为概率的估计值。④将频数表作为陈述资料的形式。既可反映被研究事物的分布特征,又便于做进一步的统计分析。

二、平均数指标

平均数(average)是描述一群同质数值变量值的集中位置,说明某种现象或事物数量的一般水平。对计量资料,常用平均数包括算术均数、几何均数、中位数、百分位数、众数等。

(一)算术均数

1.算术均数概念　算术均数(arithmetic mean)简称均数(mean),符号为 $\bar{x}$(相应的总体均数记为 μ),反映一组观察值在数量上的平均水平,是样本观察值的总和除以观察值个数。计算方法如下。

(1)直接法:将所有原始数据相加,除以总数,公式如下:

$$\bar{x} = \frac{\sum x}{n} \qquad \text{(公式 34-1)}$$

式中 $\sum x$ 表示对各观察值 x 相加求和,n 为观察值个数。

(2)频数表法:当观察值较多时,一般先编制频数。对连续型计量资料,各观察值归入组段后,用所在组段的组中值代替原始数值,然后再用近似公式计算其均数。计算公式如下:

$$\bar{x}=\frac{\sum fx}{\sum f} \qquad \text{(公式 34-2)}$$

式中 f 表示各组段频数,x 表示组中值。

2. 均数的应用　算术均数适合于分布均匀的数据量较小的小样本数据或近似正态分布的数据量较大的大样本数据。在频数表上,正态分布的特点是居中组段的频数最多,围绕均数各组段频数分布对称,并依次递减。

（二）几何均数

1. 几何均数概念　几何均数(geometric mean)对于频数分布呈偏态分布的数据,如抗体的滴度等,各观察值之间常呈倍数变化(等比关系),此时宜用几何均数描述其平均水平。计算方法如下。

(1)直接法:几何均数是 n 个变量值 x 的连乘积的 n 次方根,符号为 G,定义公式为:

$$G=\sqrt[n]{x_1\cdot x_2\cdot\cdots\cdot x_n} \qquad \text{(公式 34-3)}$$

由于以上公式涉及乘方、开方运算,不便于计算,故多采用以下计算公式:

$$G=\log^{-1}\left(\frac{\sum \log x}{n}\right) \qquad \text{(公式 34-4)}$$

式中 $\log x$ 表示对观察值 x 求对数,$\log^{-1}$ 为相应对数的反对数。几何均数实际上是变量对数值的算术均数的反对数。这里取对数和反对数所应用的底可以取 2、10 或自然对数 e,但必须一致。

(2)频数表法:频数表资料可以通过频数法计算几个均数,计算公式为:

$$G=\log^{-1}\left(\frac{\sum f\log x}{\sum f}\right) \qquad \text{(公式 34-5)}$$

2. 几何均数的应用　几何均数适合于观察值为等比级数或对数正态分布的资料。此外,平均增长速度、传染病发病的平均潜伏期等习惯上也用几何均数表示。一般情形下,同一资料的几何均数小于算术均数。

（三）中位数

1. 中位数概念　中位数(median)是将一批数据从小到大排列后位次居中的数据值,符号为 M。计算方法如下。

(1)直接法:先将观察值按从小到大顺序排列,再按以下公式计算:

$$M=\begin{cases}x_{(n+1)/2} & n\text{ 为奇数}\\ (x_{n/2}+x_{1+n/2})/2 & n\text{ 为偶数}\end{cases} \qquad \text{(公式 34-6)}$$

(2)频数表法:在频数表上计算中位数,定中位数位次为 $n/2$,即取 $n/2$ 点对应值为中位数,并且设各

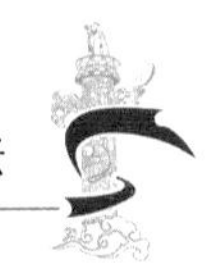

组段内的频数为均匀分布，计算公式如下：

$$M = L + \frac{i}{f_m}(n/2 - \sum f_L) \qquad \text{（公式 34-7）}$$

式中 L 为中位数所在组段的下限，i 为组距，f_m 为中位数所在组段的频数，$\sum f_L$ 为由小到大累计时小于 L 各组段的累计频数。

2. 中位数的应用　中位数适合各种类型的资料，但尤其适合于大样本偏态分布的资料。在频数表上，偏态分布的特点是频数最多的组段偏向频数表的上方或下方，围绕均数各组段频数分布不对称，有"拖尾"现象。

（四）百分位数

1. 百分位数概念　百分位数（percentile）不属于平均数范围而是一种位置指标，符号为 P_x。P_x 将总体或样本的全部观察值分为两部分，理论上有 $x\%$ 的观察值比它小，而其余的 $(100-x)\%$ 比它大。由此可知第 50 百分位数 P_{50} 与中位数（M）等价，计算公式如下：

$$P_x = L + \frac{i}{f_x}(n \times x\% - \sum f_L) \qquad \text{（公式 34-8）}$$

式中 f_x 为 $n \cdot x\%$ 所在组段频数，其余符号意义同公式 34-7。

2. 百分位数的应用　最常用的百分位数是 P_{50}，即中位数，多个百分位数结合应用时，可更全面地描述总体或样本的分布特征。百分位数常用于确定医学参考值范围，可用于任何分布类型资料，特别是总体分布未知的非特定分布，在实际工作中更为常用。

三、变异指标

变异（variation）是指同一总体中不同个体之间的离散趋势。统计上把描述各观察值之间的离散程度的指标称为变异指标。变异指标可以用来描述一组计量资料各观察值之间参差不齐的程度，观察值之间差异愈大，变异指标越大，说明平均数的代表性就越差；反之亦然。现介绍几种常用的变异指标。

（一）极差

1. 极差概念　极差（range）即全距，符号为 R。它是一批数据中最大值（x_{max}）与最小值（x_{min}）之差，反映了数据散布范围的大小，即：

$$R = x_{max} - x_{min} \qquad \text{（公式 34-9）}$$

2. 极差的应用　极差计算简单，应用颇广，如用于表达传染病或食物中毒的最短与最长潜伏期等。但应用极差反映变异程度较为粗略，因为：①只考虑了最大值与最小值，不能反映在该范围以内的其他数据的离散度；②样本含量越大，遇到较大或较小极端值的机会也加大，极差就可能随之增大，故各样本含量大小悬殊时，不宜比较其极差；③即使样本含量不变，极差的抽样误差也较大，不够稳定。因此极差仅适用于对未知分布的小样本资料做粗略的分析。

（二）四分位数间距

1. 四分位数间距概念　四分位数间距（interquartile range）将一批数据的分布范围划分为 4 个区间，每个区间的分布频率为 25%，得第一、第二和第三个四分位数，分别记作 P_{25}、P_{50} 和 P_{75}，符号为 Q，它是 P_{75} 与 P_{25} 之差，包括了全部变量值中居于中间水平的一半数据的分布范围，即：

$$Q = P_{75} - P_{25} \quad \text{（公式 34-10）}$$

2. 四分位数间距的应用　四分位数间距将两端各去掉了 25% 的数据，所以不受个别特大值或特小值的影响，比较稳定。但是它仍然只考虑了 P_{75} 与 P_{25} 这两点之差，不能反映其余数据的变异情况，没有充分利用每个变量值的信息。因此，尽管四分位数间距在理论上适用于任何分布的数据，但实际使用时，仅用来描述大样本偏态资料的变异情况。

（三）方差与标准差

1. 方差概念　方差（variance）是样本观察值的离均差平方的平均值，全面地反映了数据的变异大小，分为样本方差和总体方差。样本方差符号为 s^2，相应的总体方差符号为 σ^2。样本方差的定义公式为：

$$s^2 = \frac{\sum (x - \bar{x})^2}{n - 1} \quad \text{（公式 34-11）}$$

式中，$(x - \bar{x})$ 反映了每个样本观察值与样本均数的差异，即个体的变异性，称为离均差。

2. 标准差概念　标准差（standard deviation）就是样本方差的平方根，样本记为 s（总体标准差记为 σ），计算公式：

$$s = \sqrt{\frac{\sum x^2 - (\sum x)^2 / n}{n - 1}} \quad \text{（公式 34-12）}$$

3. 方差与标准差的应用　方差或标准差属同类变异指标，它们多用来描述均匀分布或近似正态分布的资料，大、小样本均可。在比较两组或多组同类性质的计量资料时，若标准差小，表示观察值围绕均数的波动较小，说明均数的代表性好；反之，标准差大，表示观察值围绕均数的波动大，说明均数的代表性差。在许多医学研究报告中常用 $\bar{x} \pm s$ 的形式表达资料，既能反映资料的集中趋势或中等水平，又能反映其离散程度。

必须明确：在同质条件下，当样本含量逐渐增多时，标准差将趋于相应的总体标准差，故同类事物的标准差常有一定的实际范围。

（四）变异系数

1. 变异系数概念　变异系数（coefficient of variation）亦称离散系数，符号为 CV，计算公式为：

$$\text{CV} = \frac{s}{\bar{x}} \times 100\% \quad \text{（公式 34-13）}$$

2. 变异系数的应用　极差、四分位数间距与标准差都是带有单位的，而变异系数为标准差与均数的比值。因此，变异系数可用于不同类型资料间变异程度的比较，如比较儿童的身高与体重的变异、比较同性别、同年龄的正常人的血压与血脂的变异等；也可用于均数相差悬殊时同单位资料间变异程度的比较，如不同年龄段同性别儿童的体重变异大小比较等；在评价仪器测量精度或稳定性时，也常用变异系数。

四、示例及 SPSS 实现

例 34-1　对这 110 名居民收缩压值分布特征进行描述和正态性检验，并制作直方图，见表 34-1。

表 34-1　某社区 110 名居民的收缩压值(mmHg)

118	148	158	163	138	156	134	140	152	132
149	165	160	119	174	137	152	154	140	122
138	148	139	168	160	120	151	121	146	135
156	149	135	148	138	133	150	132	153	140
148	135	146	158	137	153	142	155	114	147
133	127	132	155	134	138	139	131	142	135
145	134	143	128	147	137	142	119	139	131
145	141	150	152	125	147	144	131	162	138
146	121	143	130	141	150	128	142	150	107
123	143	140	140	147	130	141	126	151	149
140	139	140	125	147	129	149	142	154	151

（一）数据格式

n 行(本例为 110 行)1 列(频数变量,变量名为收缩压值)。

（二）操作步骤

Analyze>>Descriptive Statistics>>>Frequencies(将收缩压值选入 Variable 对话框中)>>>Statistics(勾选描述统计指标)>>>Charts(选择直方图)>>>Continue>>>OK(运行结果)。

（三）正态性检验

Analyze>>>Descriptive Statistics>>>Explore(将收缩压值选入 Dependent List 对话框中)>>>Statistics(勾选统计描述指标)>>>Plots(Normality Plots With Tests)>>>Continue>>>OK(运行结果)。

（四）结果分析

1. 描述统计表　见表 34-2。

表 34-2　血压值描述统计

个案数	有效	110
	缺失	0
平均值		141.236 4
中位数		141.000 0
众数		140.00
标准偏差		12.068 56
方差		145.650
最小值		107.00
最大值		174.00
百分位数	25	133.750 0
	50	141.000 0
	75	149.250 0

2. 直方图及正态曲线　见图 34-1。

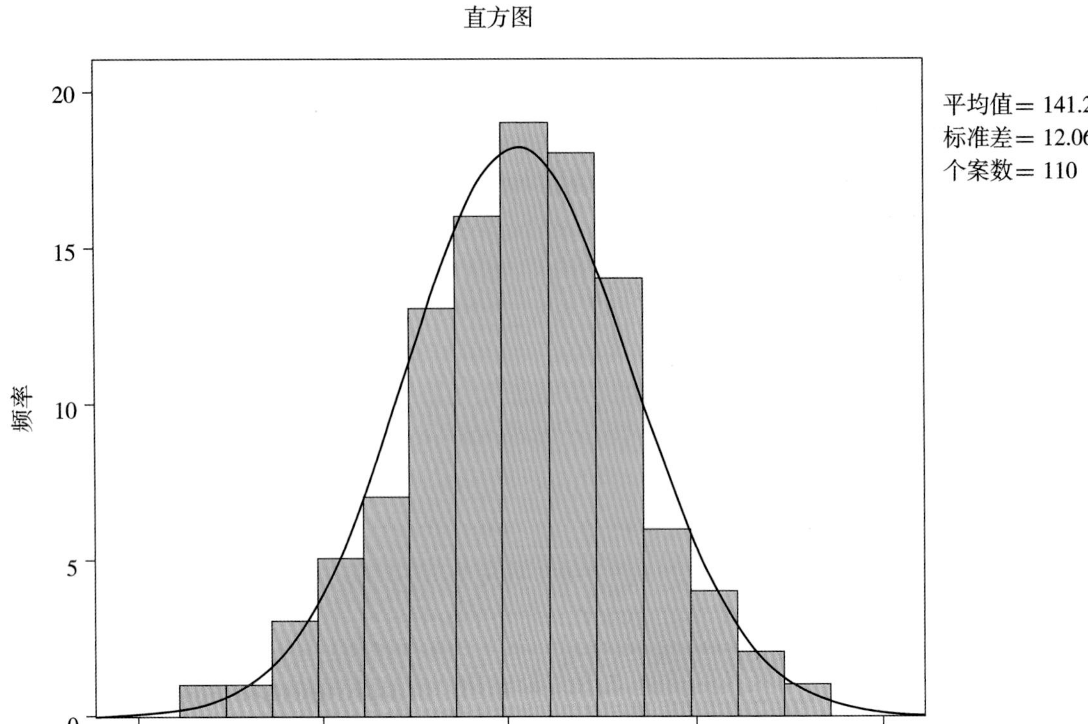

图 34-1　**直方图及正态曲线**

3. 正态性检验表　Kolmogorov-Smirnov 法适合样本量大于 100 的情形，Shapiro-Wilk 法适于样本量小于 100 的情形。本例样本量 $n>100$，正态性检验 $P=0.200$，即血红蛋白测量值服从正态分布，见表 34-3。

表 34-3　**正态性检验**

项目	柯尔莫戈洛夫-斯米诺夫			夏皮洛-威尔克		
	统计	自由度	显著性	统计	自由度	显著性
血压值	0.058	110	0.200	0.995	110	0.971

4. 正态性检验的 Q-Q 图　散点的分布接近于一条直线表示资料服从正态分布，见图 34-2。

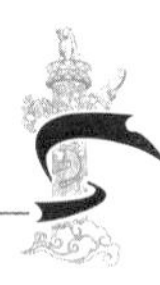

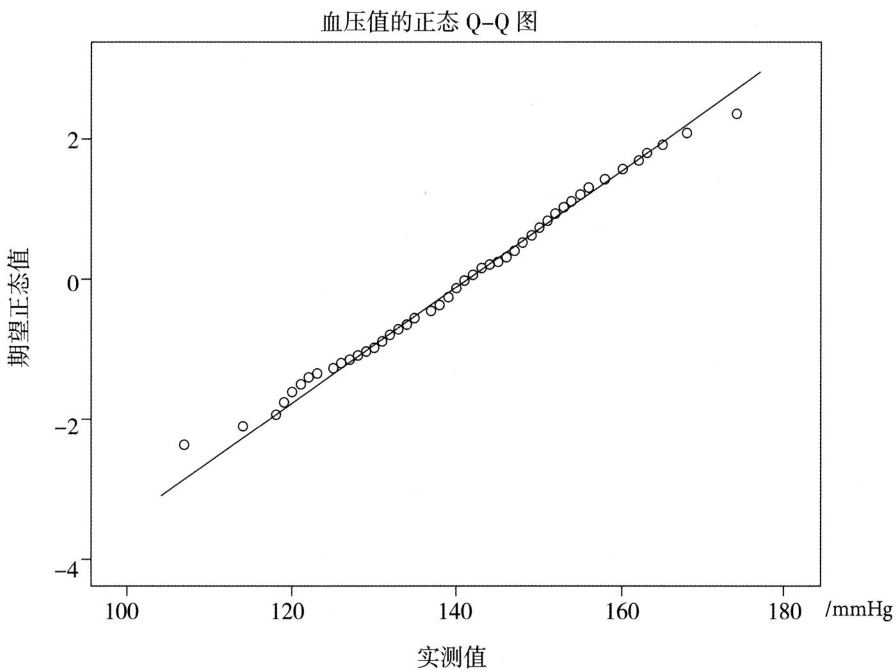

图 34-2　血压值正态性检验的 Q-Q 图

第二节　t 检 验

医学统计学应用较多的一类统计方法是 t 检验，主要用于小样本计量资料的统计推断。其应用条件有：随机样本；总体呈正态分布；均数比较时，要求两总体方差相等。

本节主要介绍单样本 t 检验、配对 t 检验和两样本 t 检验。

一、单样本 t 检验

（一）单样本 t 检验概念

单样本 t 检验（one sample/group test）是用样本均数 $\bar{x}$（代表未知总体均数 μ）与已知总体均数 μ_0（一般为理论值、标准值或经公认值）进行比较。

首先假设样本来自均数为 μ_0 的正态总体，则统计量 t 值服从自由度 $\nu = n - 1$ 的 t 分布。

$$t = \frac{\bar{x} - \mu_0}{s_{\bar{x}}} = \frac{\bar{x} - \mu_0}{s/\sqrt{n}}, \nu = n - 1 \qquad \text{（公式 34-14）}$$

式中用反映 $\bar{x}$ 抽样误差的标准误 $s_{\bar{x}}$ 度量 $\bar{x}$ 与 μ_0 间的差异，如果 $\bar{x} - \mu_0$ 超出了抽样误差能够解释的范围，则认为假设前提错了，样本不是来自均数为 μ_0 的总体；反之，认为样本来自均数为 μ_0 的总体。

（二）示例及 SPSS 实现

例 34-2　已知正常人的脉搏平均为 72 次/min，现测得 15 例某病患者的脉搏（次/min）：54、67、68、78、70、66、67、70、65、69、54、58、56、60、70，试问患者的脉搏（次/min）与正常人有无显著性差别？

1. 数据格式　n 行（本例为 15 行）1 列（变量名为“脉搏”）。

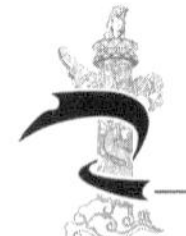

2. 操作步骤　Analyze>>>Compare Means>>>One-Sample T Test(将脉搏选入 Test Variable 对话框中)>>>Test Value (输入 72)>>>OK(运行结果)。

3. 结果分析

(1)正态性检验结果:正态性检验 $P=0.199>0.05$,15 名患者脉搏满足正态分布,见表 34-4。

表 34-4　正态性检验

项目	柯尔莫戈洛夫-斯米诺夫			夏皮洛-威尔克		
	统计	自由度	显著性	统计	自由度	显著性
脉搏次数	0.178	15	0.200	0.921	15	0.199

(2)单样本统计量表:本例均数 $\bar{x}=64.8$(次/min),标准差 $s=6.94$(次/min),标准误 $s_d=1.79$,见表 34-5。

表 34-5　单样本统计

项目	个案数	平均值	标准差	标准误差平均值
脉搏次数	15	64.800 0	6.940 56	1.792 05

(3)单样本 t 检验表:本例结论,统计量 $t=-4.018$,$P=0.001$,差异有统计学意义,故可认为此患者脉搏较正常人的脉搏偏低,见表 34-6。

表 34-6　单样本检验

项目	检验值=72					
	t	自由度	显著性(双尾)	平均值差值	差值 95% 置信区间	
					下限	上限
脉搏次数	-4.018	14	0.001	-7.200 00	-11.043 6	-3.356 4

二、配对 t 检验

(一)配对 t 检验概念

配对 t 检验(paired/matched t-test)又称成对 t 检验,实质上是检验同对数据之差的总体均数是否为 0。如果总体均数为 0,说明两种处理之间或处理前后之间没有差别;如果总体均数不为 0,说明两种处理之间或前后之间有差别。无效假设为同对数据之差的总体均数为 0($H_0:\mu_1-\mu_2=\mu=0$),无效统计量如下。

$$t=\frac{\bar{d}-\mu}{s_{\bar{d}}}=\frac{\bar{d}-\mu}{s_d/\sqrt{n}},\ \nu=n-1 \qquad \text{(公式 34-15)}$$

(二)应用范围

适用于配对设计的计量资料。配对设计是将受试对象按照某些重要的非处理因素配成对子,每对中的两个受试对象随机地接受两种不同的处理。在医学研究中,配对设计主要存在以下形式:①两个同质受试对象分别接受不同的处理;②同一受试对象分别接受不同的处理;③同一受试对象接受处理前后。

（三）示例及 SPSS 实现

例 34-3　10 名肥胖男性在 45 d 减肥集训的体重(kg)，见表 34-7，试检验减肥前后的体重相差是否显著。

表 34-7　10 名肥胖男性在集训前后的体重(kg)

编号	1	2	3	4	5	6	7	8	9	10
集训前	88	89	85	86	88	85	86	86	86	87
集训后	82	77	79	75	75	77	75	77	78	75
差数	6	12	6	11	13	8	11	9	8	12

1. 数据格式　10 行 2 列（集训前、集训后）。

2. 操作步骤　Analyze>>>Compare Means>>>Paired-Samples T Test（将集训前、集训后同时放入 Paired Variables 对话框中）>>>OK（运行结果）。

3. 结果分析

（1）差值正态性检验结果：正态性检验 $P=0.291>0.05$ 体重差值满足正态分布，见表 34-8。

表 34-8　正态性检验

项目	柯尔莫戈洛夫-斯米诺夫			夏皮洛-威尔克		
	统计	自由度	显著性	统计	自由度	显著性
差值	0.209	10	0.200	0.911	10	0.291

（2）配对样本统计量：集训前平均体重 $\bar{x}_1=86.60$，集训后平均体重 $\bar{x}_2=77.00$，见表 34-9。

表 34-9　配对样本统计

项目		平均值	个案数	标准差	标准误差平均值
配对 1	集训前	86.600 0	10	1.349 90	0.426 87
	集训后	77.000 0	10	2.260 78	0.714 92

（3）配对样本 t 检验：本例结论，集训前、集训后均数差值 $=9.60$，$t=11.918$，$P<0.001$，差异有统计学意义，故可认为集训后的体重低于集训前，见表 34-10。

表 34-10　配对样本检验

项目		配对差值					t	自由度	显著性(双尾)
		平均值	标准差	标准误差平均值	差值 95% 置信区间				
					下限	上限			
配对 1	集训前、集训后	9.600 00	2.547 33	0.805 54	7.777 75	11.422 25	11.918	9	0.000

三、两样本 t 检验

（一）两样本 t 检验概念

两样本 t 检验又称成组 t 检验，是推断两组样本所来自的总体均数是否相同的检验方法。无效假设为两总体均数相同（$H_0:\mu_1=\mu_2$），检验统计量如下。

$$t=\frac{(\bar{x}_1-\bar{x}_2)-(\mu_1-\mu_2)}{s_{\bar{x}_1-\bar{x}_2}},\ \nu=n_1+n_2-2 \qquad \text{（公式 34-16）}$$

$$s_{\bar{x}_1-\bar{x}_2}=\sqrt{s_C^2\left(\frac{1}{n_1}+\frac{1}{n_2}\right)} \qquad \text{（公式 34-17）}$$

$$s_C^2=\frac{\sum(x_1-\bar{x}_1)^2+\sum(x_2-\bar{x}_2)^2}{n_1+n_2-2} \qquad \text{（公式 34-18）}$$

式中 n_1 和 n_2 分别为两组的例数，$\bar{x}_1$ 和 $\bar{x}_2$ 分别为两组的均数，$s_{\bar{x}_1-\bar{x}_2}$ 为两样本均数差数的标准误，s_C^2 为合并方差。

（二）两样本方差齐性检验

两样本均数比较时要求两组的总体方差相同。要判断两组总体方差是否相同，应做方差齐性检验（homogeneity of variance）。方差齐性检验的检验假设为两组的总体方差相同（$H_0:\sigma_1^2=\sigma_2^2$），在检验中不妨设 $s_1^2>s_2^2$，则检验统计量 F 如下。

$$F=\frac{s_1^2}{s_2^2},\ \nu_1=n_1-1,\ \nu_2=n_2-1 \qquad \text{（公式 34-19）}$$

式中 n_1 和 n_2 分别为两组的例数，s_1^2 和 s_2^2 分别为两组的方差。

（三）应用范围

适用于完全随机设计两样本均数比较。完全随机设计是指将受试对象完全随机地分配到各个处理组中以接受不同的处理。如果方差不齐，不能直接用 t 检验比较两样本均数。方差不齐的解决办法：一是可将原始数据做数据变换，使变换后的数据方差齐性，再对变换后的数据作 t 检验；二是可选用非参数统计方法；此外还可选择 t' 检验。

四、示例及 SPSS 实现

例 34-4 严重的慢性左心室疾病有两种不同的治疗方法，患者用这两种方法治疗的存活时间（月）如表 34-11，问两组疗法治疗慢性左心室疾病的生存时间是否有差异？

表 34-11 两种疗法治疗慢性左心室疾病的生存时间（月）

标准疗法							新疗法						
4	15	24	10	1	27	31	5	20	29	15	7	32	36
14	2	16	32	7	13	36	17	15	19	35	10	16	39
29	6	12	18	14	15	18	27	14	10	16	12	13	16
6	13	21	20	8	3	24	9	18	33	30	29	31	27

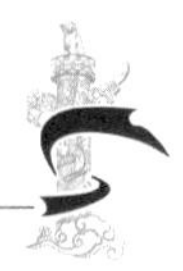

1. 数据格式　56 行 2 列(生存时间,分组 1=标准疗法,2=新疗法)。

2. 操作步骤　Analyze>>>Compare Means>>>Independent-Samples T Test(将生存时间选入 Test Variable 对话框中,分组放入 Grouping Variable 对话框中并对所要比较的组别进行赋值)>>>Continue>>>OK(运行结果)。

3. 结果分析

(1)正态性检验结果:两组数据均满足正态分布,可以采用 t 检验进行分析,见表 34-12。

表 34-12　正态性检验

分组		柯尔莫戈洛夫-斯米诺夫			夏皮洛-威尔克		
		统计	自由度	显著性	统计	自由度	显著性
生存时间	标准疗法	0.100	28	0.200	0.963	28	0.415
	新疗法	0.149	28	0.114	0.937	28	0.093

(2)分组统计量表:标准疗法平均生存时间 $\bar{x}_1=15.68$,新疗法平均生存时间 $\bar{x}_2=20.71$,见表 34-13。

表 34-13　各组的描述统计

分组		个案数	平均值	标准差	标准误差平均值
生存时间	标准疗法	28	15.68	9.630	1.820
	新疗法	28	20.71	9.809	1.854

(3)独立样本 t 检验结果表:若方差齐性假设满足,则读取第一行 t 检验的结果,否则读取第二行 t 检验的结果。本例经方差齐性检验得:$F=0.423$,$P=0.518$,可以认为方差齐同。统计检验得:$t=-1.938$,$P=0.058$,差异无统计学意义,即尚不能证明新疗法的生存时间比标准法长,见表 34-14。

表 34-14　独立样本检验

项目		莱文方差等同性检验		平均值等同性 t 检验						
		F	显著性	t	自由度	显著性(双尾)	平均值差值	标准误差差值	差值 95% 置信区间	
									下限	上限
生存时间	假定等方差	0.423	0.518	-1.938	54	0.058	-5.036	2.598	-10.244	0.173
	不假定等方差			-1.938	53.982	0.058	-5.036	2.598	-10.244	0.173

第三节　方 差 分 析

方差分析(analysis of variance, ANOVA)又称为 F 检验,比较多组均数间差异,其基本思想是将全部观测值的总变异按影响因素分解为相应的若干部分变异,计算假设检验的统计量 F 值,实现对总体均数是否有差别的推断。

一、完全随机设计的方差分析

1. 完全随机设计　完全随机设计(completely random design)指将受试单位随机地分配到各处理组中进行实验研究,或分别从互相独立的不同总体里随机地抽取样本进行比较的一种设计方法,方差分析,见

表 34-15。离均差平方和与自由度的计算公式如下：

$$总\ SS_T = \sum_{i=1}^{k}\sum_{j=1}^{n_i}(x_{ij}-\bar{\bar{x}})^2 = \sum x^2 - \frac{(\sum x)^2}{N}, \quad \nu_T = N-1 \qquad （公式 34-20）$$

$$组间\ SS_B = \sum_{i=1}^{k} n_i(\bar{x}_i-\bar{\bar{x}})^2 = \sum \frac{T_i^2}{n_i} - \frac{(\sum x)^2}{N}, \quad \nu_B = k-1 \qquad （公式 34-21）$$

$$组内\ SS_W = \sum_{i=1}^{k}[\sum_{j=1}^{n_i}(x_{ij}-\bar{x}_i)^2] = \sum x^2 - \sum \frac{T_i^2}{n_i}, \nu_W = N-k \qquad （公式 34-22）$$

表 34-15　完全随机设计资料的方差分析表

来　源	SS	ν	MS	F
组　间	$SS_B = \sum \frac{T_i^2}{n_i} - C$	$\nu_B = k-1$	SS_B/ν_B	MS_B/MS_W
组　内	$SS_W = SS_T - SS_B$	$\nu_W = \nu_T - \nu_B$	SS_W/ν_W	
合　计	$SS_T = \sum x^2\text{-}C$	$\nu_T = N-1$		

注：$C = (\sum x)^2/N$。

2. 均数间的两两比较　当方差分析多个组间相差显著时，需进行均数间的两两比较，进一步了解是哪些总体均数不相同。在多重比较中存在很多方法，如最小显著差异（least significant difference，LSD）t 检验、Dunnett-q' 检验、SNK（Student-Newman-Keuls）检验（q 值法）等。

二、随机区组设计的方差分析

随机区组设计（randomized block design）将 k 个非处理因素相同或很接近的受试对象配成一个单位组，分别随机地接受 k 个处理，或同一受试对象做 k 次不同的处理，为配对设计的推广。随机单位组设计在数据分析是由于同时考虑两个因素（处理组因素和单位组因素）的效果，当受试对象间变异较大时可以大大地提高实验效率，见表 34-16。

表 34-16　随机单位组设计资料的方差分析表

来源	SS	ν	MS	F
处理组间	$SS_{B1} = \frac{1}{n}\sum T_i^2 - C$	$\nu_{B1} = k-1$	SS_{B1}/ν_{B1}	MS_{B1}/MS_E
单位组间	$SS_{B2} = \frac{1}{k}\sum B_j^2 - C$	$\nu_{B2} = n-1$	SS_{B2}/ν_{B2}	MS_{B2}/MS_E
误差	$SS_E = SS_T - SS_{B1} - SS_{B2}$	$\nu_E = \nu_T - \nu_{B1} - \nu_{B2}$	SS_E/ν_E	
合计	$SS_T = \sum x^2 - C$	$\nu_T = kn-1$		

三、示例及 SPSS 实现

本节列举一个示例对完全随机设计方差分析进行讲解。

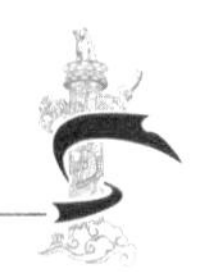

例 34-5　某研究对急性髓系白血病患者采用 3 种不同的治疗方案，患者用这 3 种方案治疗的存活时间(d)，见表 34-17，问 3 组方案治疗急性髓系白血病的生存时间是否有差异？

表 34-17　**3 种方案治疗急性髓系白血病生存时间(d)**

A 方案	B 方案	C 方案
100	155	217
125	210	214
124	189	210
112	185	216
111	170	220
117	172	213
104	186	216
114	178	209
113	179	218
136	199	214
120	185	215
110	190	229
103	196	231
136	189	227

1. 数据格式　42 行 2 列(生存时间，治疗方案分组 1＝A 方案、2＝B 方案、3＝C 方案)。

2. 操作步骤　Analyze>>>Compare Means>>>One-Way ANOVA(将生存时间选入 Dependent List 对话框中，治疗方案放入 Factor 对话框中)>>>Options(勾选 Descriptive 变量统计描述，勾选 Homogeneity of Variance 方差齐性检验)>>>Post Hoc Multiple Comparisons(勾选 LSD 或者 SNK，进行组间的两两比较)>>>Continue>>>OK(运行结果)。

3. 结果分析

(1)描述统计量表：A 方案平均生存时间 $\bar{x}_1=116.07$ d，B 方案平均生存时间 $\bar{x}_2=184.50$ d，C 方案平均生存时间 $\bar{x}_3=217.79$ d，见表 34-18。

表 34-18　**描述**

方案	个案数	平均值	标准差	标准误差	平均值的 95% 置信区间		最小值	最大值
					下限	上限		
A 方案	14	116.07	11.166	2.984	109.62	122.52	100	136
B 方案	14	184.50	13.518	3.613	176.70	192.30	155	210
C 方案	14	217.79	6.762	1.807	213.88	221.69	209	231
总计	42	172.79	44.143	6.811	159.03	186.54	100	231

(2)方差齐性检验表：$F=1.810$，$P=0.177$，认为方差齐同，见表 34-19。

表 34-19 方差齐性检验

莱文统计	自由度 1	自由度 2	显著性
1.810	2	39	0.177

(3)方差分析表：$F = 319.857$，$P = 0.000$，3 种治疗方案生存时间存在统计学差异，接下来进行均数间的两两比较，见表 34-20。

表 34-20 单因素方差分析(ANOVA)

项目	平方和	自由度	均方	F	显著性
组间	75 302.286	2	37 651.143	319.857	0.000
组内	4 590.786	39	117.712		
合计	79 893.071	41			

(4)均数的多重比较：采用 LSD 和 SNK 两种多重比较方法进行了均数组间两两比较。LSD 比较结果显示，A、B、C 三种方案之间均存在统计学差异，可以认为 C 方案的平均生存时间最长，A 方案的平均生存时间最短。SNK 的结果同 LSD 一致，不过其结果呈现的是无差别方式，将没有统计学差异的两组放在同一个框中，本例中 3 组两两比较存在差异，见表 34-21、表 34-22。

表 34-21 多重比较

(I)治疗方案			平均值差值(I-J)	标准误差	显著性	95%置信区间	
						下限	上限
LSD	A 方案	B 方案	-68.429*	4.101	0.000	-76.72	-60.13
		C 方案	-101.714*	4.101	0.000	-110.01	-93.42
	B 方案	A 方案	68.429*	4.101	0.000	60.13	76.72
		C 方案	-33.286*	4.101	0.000	-41.58	-24.99
	C 方案	A 方案	101.714*	4.101	0.000	93.42	110.01
		B 方案	33.286*	4.101	0.000	24.99	41.58

表 34-22 多重比较

治疗方案		个案数	Alpha 的子集 = 0.05		
			1	2	3
S-N-K	A 方案	14	116.07		
	B 方案	14		184.50	
	C 方案	14			217.79
	显著性		1.000	1.000	1.000

第四节 卡方检验

卡方(χ^2)检验(chi-square test)是英国统计学家 Pearson 提出的一种主要用于分析分类变量数据的

假设检验方法，该方法主要目的是推断两个或多个总体率或构成比之间有无差别。

一、四格表资料的χ^2 检验

1. 两样本率比较的χ^2 检验　检验两样本的总体频率分布是否相同。

2. 四格表又称 2×2 列联表　频数分布在 4 个格子中，其中，a、b、c、d 表示实际频数，T 表示理论频数，计算公式：$T_{ij}=\frac{c_i r_j}{N}$，包括独立样本四格表（表 34-23）和配对样本四格表，见表 34-24。

表 34-23　独立样本四格表

组别	有效例数	无效例数	合计	有效率/%
甲组	$a(T_{11})$	$b(T_{12})$	$r_1=a+b$	$a/(a+b)$
乙组	$c(T_{21})$	$d(T_{22})$	$r_2=c+d$	$c/(c+d)$
合计	$c_1=a+c$	$c_2=b+d$	$N=a+b+c+d$	$(a+c)/(b+d)$

表 34-24　配对样本四格表

甲法	乙法		合计
	有效	无效	
有效	$a(T_{11})$	$b(T_{12})$	$r_1=a+b$
无效	$c(T_{21})$	$d(T_{22})$	$r_2=c+d$
合计	$c_1=a+c$	$c_2=b+d$	$N=a+b+c+d$

3. 四格表适用条件，见表 34-25。

表 34-25　四格表适用条件

类别	公式	适用条件
独立四格表基本公式	$\chi^2=\Sigma\frac{(A-T)^2}{T}$	N 不小于 40 且 T 不小于 5
独立四格表专用公式	$\chi^2=\frac{(ad-bc)^2N}{(a+b)(c+d)(a+b)(b+d)}$	
校正基本公式	$\chi^2=\Sigma\frac{(A-T-0.5)^2}{T}$	某个格子出现 $1\leqslant T<5$
校正专用公式	$\chi^2=\frac{(ad-bc-N/2)^2N}{(a+b)(c+d)(a+b)(b+d)}$	
配对四格表公式	$\chi^2=\frac{(b-c)^2}{b+c}$	$b+c\geqslant 40$
配对四个表校正公式	$\chi^2=\frac{(\lvert b-c\rvert-1)^2}{b+c}$	$b+c<40$
Fisher 确切概率	$P=\frac{(a+b)!\ (c+d)!\ (a+c)!\ (b+d)!}{a!\ b!\ c!\ d!\ N!}$	样本量 N 小于 40 或理论频数 $T<1$ 或超过 1/5 的格子理论频数 $T<5$

二、行×列表资料的χ^2 检验

1. 行×列表资料的χ^2 检验　可用于多个样本率的比较、两组构成比的比较、多组构成比的比较以及双向无序资料关联性检验等。

2. 行×列表　行或列大于2，或者行与列都大于2的资料，统称为行×列表或$R\times C$表，A为实际频数；r_R和c_C分别为该实际频数所在行、列的合计，N为总例数，见表34-26。通用公式：

$$\chi^2 = N(\Sigma \frac{A^2}{n_R \cdot n_C} - 1) \quad \text{（公式 34-23）}$$

表34-26　$R\times C$列联表

分组	属性				合计
	Y_1	Y_2	…	Y_C	
1	$A_{11}(T_{11})$	$A_{12}(T_{12})$	…	$A_{12}(T_{1C})$	r_1
2	$A_{21}(T_{21})$	$A_{22}(T_{22})$	…	$A_{12}(T_{2C})$	r_2
…	…	…	…	…	…
R	$A_{R1}(T_{R1})$	$A_{R2}(T_{R2})$	…	$A_{RC}(T_{RC})$	r_R
合计	c_1	c_2	…	c_C	N

3. 列联表应用　$R\times C$列联表的检验方法选择，要根据列联表的属性和分析目的选择相应的统计分析方法，主要的方法选择如图所示。需注意，当出现以下情况之一：1/5以上格子的理论频数小于5，1个格子理论频数小于1，样本量N小于40，需要采用Fisher确切概率法替代行×列表资料的卡方检验，见图34-3。

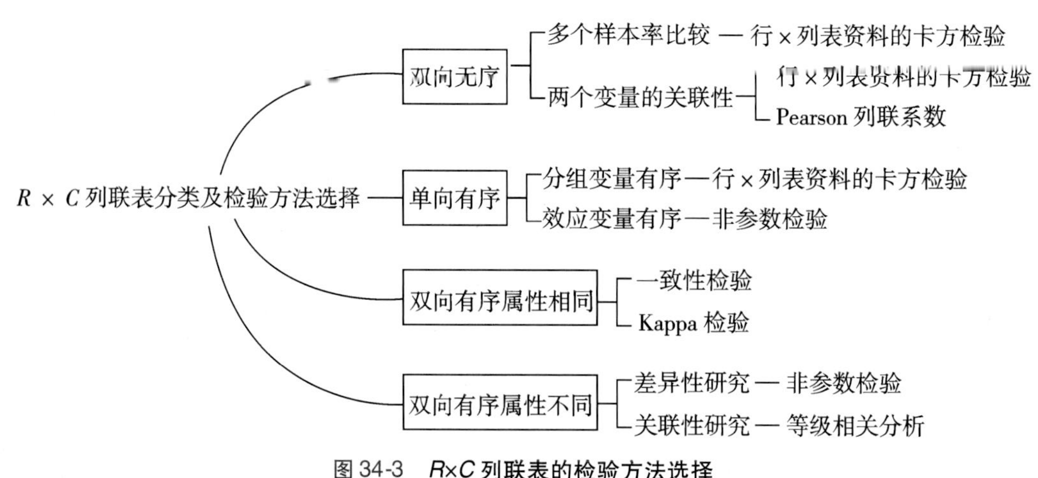

图34-3　$R\times C$列联表的检验方法选择

三、示例及SPSS实现

双向无序行×列表的操作过程与四格表卡方检验一致，需注意卡方分割进行两两比较时要对检验水准进行校正，$\alpha' = \alpha/$ 比较次数 。双向有序属性不同行×列表参考非参数检验，本节列举一个常见四格表示例进行操作讲解。

例34-6　某医院对某社区高血压患病情况进行调查分析，共调查2 300名居民，其中65岁以上1 077

人，患病情况，见表 34-27。问不同年龄居民的高血压患病率有无差别？

表 34-27 不同年龄高血压患病率比较

组别	患病例数	未患病例数	合计	患病率/%
65 岁以下居民	201	1 022	1 223	16.43
65 岁以上居民	560	517	1 077	52.20
合计	761	1 539	2 300	33.09

1. **数据格式** 4 行 3 列（患病例数，患病情况 1 = 患病、2 = 未患病，年龄分组 1 = 65 岁以下居民、2 = 65 岁以上居民）。

2. **操作步骤** DATA>>>Weight cases>>>Weight cases by（将患病例数选入 Frequency Variable 对话框选，加权个案）>>>OK（运行加权个案）。

Analyze>>>Descriptive Statistics>>>Crosstabs（将年龄分组放入 ROW 中，患病情况放入 Column 中）>>>Statistics（勾选 Chi-square，卡方统计量）>>>Cells（勾选 Count Observed、Expected，显示实际频数与理论频数；勾选 Percentages Row，计算行比例）>>>Continue>>>OK（运行结果）。

3. **结果分析**

（1）观察单位描述表：样本总例数 2 300 人，见表 34-28。

表 34-28 个案处理摘要

项目	Cases					
	有效		缺失		总计	
	N	百分比	*N*	百分比	*N*	百分比
患病情况 * 年龄分组	2 300	100.0%	0	0.0	2 300	100.0%

（2）四格表：65 岁以下患病率 16.4%，65 岁以上居民患病率 52.0%，见表 34-29。

表 34-29 患病情况 * 年龄分组交叉表

项目			年龄分组		总计
			65 岁以下居民	65 岁以上居民	
患病情况	患病	计数	201	560	761
		期望计数	404.7	356.3	761.0
		占患病情况的百分比	26.4%	73.6%	100.0%
	未患病	计数	1022	517	1539
		期望计数	818.3	720.7	1 539.0
		占患病情况的百分比	66.4%	33.6%	100.0%
总计		计数	1 223	1 077	2 300
		期望计数	1 223.0	1077.0	2 300.0
		占患病情况的百分比	53.2%	46.8%	100.0%

（3）χ^2 检验表：全部理论均大于 5，卡方检验统计量选择第一行，皮尔逊卡方值 327.116，$P = 0.000$，不同年龄段高血压患病率存在统计学差异，即 65 岁以上居民高血压患病率高于 65 岁以下居民，见表 34-30。

表 34-30　卡方检验

分组	值	自由度	渐进显著性（双侧）	精确显著性（双侧）	精确显著性（单侧）	点概率
皮尔逊卡方	327.116	1	0.000	0.000	0.000	
连续性修正	325.512	1	0.000			
似然比	335.820	1	0.000	0.000	0.000	
费希尔精确检验				0.000	0.000	
线性关联	326.974[c]	1	0.000	0.000	0.000	0.000
有效个案数	2 300					

第五节　非参数检验

非参数检验(nonparametric test)相对于参数检验方法,它是一种不需明确总体分布,不针对总体分布参数进行推断,而对总体分布进行比较的一类假设检验方法。

一、适用范围

非参数检验相对参数检验对数据要求略宽松,主要适用于以下几种情况:总体分布类型未知;数据一端或两端界值不确定;比较组间等级强度的资料;小样本数据。

当资料不满足参数检验方法时可以考虑使用非参数检验,但是非参数检验是基于数据秩次进行比较,丢失了较多原始信息,检验效能(power of test)较参数检验低,在满足参数检验条件的情况下,首选仍是参数检验方法。

二、示例及 SPSS 实现

本节将对不满足正态、方差齐性等条件的数据,以及第四节中效应变量为等级资料的列联表,采用非参数检验方法进行统计分析。

例 34-7　某医院内分泌科测得 12 名正常成年男性、12 名正常成年女性以及 9 名正常儿童尿中皮质醇含量,见表 34-31,请比较正常成年男性、女性及儿童尿中皮质醇含量有无差异?

表 34-31　正常成年男性、女性及儿童尿中皮质醇(μg/dl)

成年女性	成年男性	儿童
16.0	18.0	8.0
20.0	20.0	8.0
22.0	20.0	9.2
23.0	23.0	11.0
24.0	24.0	14.0
24.0	24.8	16.0

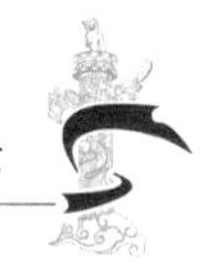

续表 34-31

成年女性	成年男性	儿童
24.0	31.0	16.0
28.0	32.0	16.0
32.0	44.0	18.0
32.0	49.6	—
33.0	58.8	—
50.0	94.0	—

1. 数据格式　33 行 2 列(皮质醇,治疗方案分组 1＝成年女性、2＝成年男性、3＝儿童)。

2. 操作步骤　Analyze>>>Nonparametric Tests>>>Legacy dialogs>>>K Independent-Samples(将生存时间选入 Test Variable List 对话框中,治疗方案放入 Grouping Variable 对话框中)>>> Options(勾选 Descriptive 变量统计描述)>>> Test Type(勾选 Kruskal-Wallis H 检验统计量)>>>OK(运行结果)。

3. 非参数检验的组间两两比较　Nonparametric Tests>>>Independent Samples >>> Fields(将生存时间放入 Test Fields,治疗方案放进 Groups)>>>RUN(运行结果)。

4. 多重比较语法编辑

```
NPTESTS
        /INDEPENDENTTEST (生存时间) GROUP (治疗方案)
        /MISSING SCOPE=ANALYSIS USERMISSING=EXCLUDE
        /CRITERIA ALPHA=0.05   CILEVEL=95.0
```

5. 结果分析

(1)正态性检验结果:本例中成年女性和成年男性皮质醇含量均不服从正态分布,故采用非参数检验进行分析,见表 34-32。

表 34-32　正态性检验

分组		柯尔莫戈洛夫-斯米诺夫			夏皮洛-威尔克		
		统计	自由度	显著性	统计	自由度	显著性
皮质醇	成年女性	0.231	12	0.077	0.860	12	0.049
	成年男性	0.249	12	0.039	0.793	12	0.008
	儿童	0.231	9	0.184	0.875	9	0.138

(2)描述统计量表:见表 34-33。

表 34-33　描述统计

分组	个案数	平均值	标准偏差	最小值	最大值
皮质醇	33	26.77	17.056 8	8	94
分组	33	1.909	0.804 8	1	3

(3)平均秩次:见表 34-34。

表 34-34　秩

变量	分组	个案数	秩平均值
皮质醇	成年女性	12	20.38
	成年男性	12	22.38
	儿童	9	5.33
	总计	33	

(4)统计检验表:H 统计服从χ^2 分布,$\chi^2 = 18.367, P = 0.000$,三组人群皮质醇有统计学差异。检验统计见表 34-35。

表 34-35　检验统计

统计量	皮质醇
克鲁斯卡尔-沃利斯 H(K)	18.367
自由度	2.000
渐近显著性	0.000

(5)多重比较:双击检验结果表格,可展示两两比较结果,成年男性与成年女性间皮质醇没有差异,其他组别有统计学差异。多重比较结果见表 34-36。

表 34-36　多重比较结果

样本 1-样本 2	检验统计	标准误差	标准检验统计	显著性
儿童-成年女性	15.042	4.253	3.537	0.000
儿童-成年男性	17.042	4.253	4.007	0.000
成年女性-成年男性	-2.000	3.937	-0.508	0.611

例 34-8　某研究者对吸氧联合干扰素法治疗器官移植术,肿瘤化疗、放疗中常见并发症口腔溃疡进行研究。其将患者随机分成 3 组,Ⅰ组用传统锡类散,Ⅱ组单纯用干扰素,Ⅲ组吸氧疗法联合应用干扰素,其疗效见表 34-37。问:三组疗效有无差异?

表 34-37　三组疗效比较

组别	例数	显效	好转	无效
Ⅰ	19	1	9	9
Ⅱ	21	5	12	4
Ⅲ	20	12	7	1
合计	60	18	28	14

1. 数据格式　9 行 3 列(频数,疗效 1=显效、2=好转、3=无效,方案分组 1=标准方案、2=新方案)。

2. 操作步骤　DATA>>>Weight cases>>>Weight cases by(将频数选入 Frequency Variable 对话框选,加权个案)>>>OK(运行加权个案)。

3. 统计分析步骤同多组比较的非参数检验一致　Analyze>>>Nonparametric Tests >>>Legacy dialogs

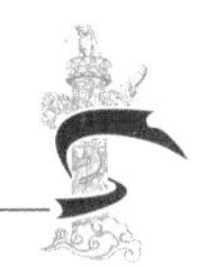

>>>K Independent-Samples(将疗效选入 Test Variable List 对话框中,治疗方案放入 Grouping Variable 对话框给分组赋值)>>>Options(勾选 Descriptive 变量统计描述)>>>Test Type(勾选 Kruskal-Wallis H 检验统计量)>>>OK(运行结果)。

4.结果分析

(1)描述统计量表:见表 34-38。

表 34-38　方案 * 疗效交叉表

方案			疗效			总计
			显效	好转	无效	
方案	方案 1	计数	1	9	9	19
		占方案的百分比	5.3%	47.4%	47.4%	100.0%
	方案 2	计数	5	12	4	21
		占方案的百分比	23.8%	57.1%	19.0%	100.0%
	方案 3	计数	12	7	1	20
		占方案的百分比	60.0%	35.0%	5.0%	100.0%
总计		计数	18	28	14	60
		占方案的百分比	30.0%	46.7%	23.3%	100.0%

(2)平均秩次:见表 34-39。

表 34-39　秩

项目	方案	个案数	秩平均值
疗效	方案Ⅰ	19	41.24
	方案Ⅱ	21	31.02
	方案Ⅲ	20	19.75
	Total	60	

(3)统计检验表:H 统计服从 χ^2 分布,$\chi^2=17.206$,$P=0.000$,3 种治疗方案有统计学差异,见表 34-40。

表 34-40　检验统计

统计量	疗效
克鲁斯卡尔-沃利斯 H(K)	17.206
自由度	2
渐近显著性	0.000

第六节　相关与回归

医学研究过程中想要探索两个变量是否存在相互关系,以及关系的方向与密切程度、变量间依存变化关系,常用方法是两变量的相关与回归分析。

一、线性相关

1. 直线相关　是指两个正态分布随机变量之间的线性趋势关系。

2. 相关系数　描述双变量线性关系方向和密切程度的指标，又称 Pearson 相关系数，常用 r 表示，计算公式如下。

$$r=\frac{\sum(X-\overline{X})(Y-\overline{Y})}{\sqrt{\sum(X-\overline{X})^{2}\sum(Y-\overline{Y})^{2}}}\qquad\text{（公式 34-24）}$$

r 没有单位，取值范围[-1,1]。$r>0$ 表示正相关，$r<0$ 表示负相关，$r=0$ 表示双变量不存在线性关系。r 绝对值越接近 1 表示两个变量密切程度越高。

3. 适用条件　双变量正态分布的定量资料。如果不满足此条件，可采用非参数方法，即秩相关（Spearman 秩相关系数）。

二、简单线性回归

1. 直线回归　又称简单线性回归，是指两个随机变量之间的线性依存变化关系。直线回归方程一般表达式为 $\hat{Y}=a+bX$，a 表示截距，b 表示回归系数。

2. 回归系数　回归直线中的斜率，描述响应变量 Y 随自变量 X 变化程度的指标，计算公式如下。

$$b=\frac{\sum(X-\overline{X})(Y-\overline{Y})}{\sum(X-\overline{X})^{2}}\qquad\text{（公式 34-25）}$$

b 有单位，b 的统计学意义是 X 每增加（减少）一个单位，Y 平均改变 b 个单位。

$b>0$，表示 Y 随 X 增大而增大，$b<0$，表示 Y 随 X 增大而减小，$b=0$，表示直线与 X 轴平行，即 X 与 Y 无直线关系。

3. 适用条件（LINE 原则）　双变量呈线性关系、每个个体相互独立、任意自变量 X 对应的响应变量 Y 服从正态分布且 Y 的方差相等。

4. 决定系数　衡量回归贡献程度的指标，反映回归的实际效果，表示自变量 X 能够解释响应变量 Y 变化情况的比例，常用 R^2 表示。在双变量直线相关情况下，计算公式可以得出 $R^2=r^2$。

三、多元线性回归

1. 多元线性回归概念　一个响应变量与多个自变量线性依存关系的模型。回归方程表示式为 $\hat{Y}=a+b_1X_1+b_2X_2+\cdots+b_mX_m$，其中参数含义同简单线性回归一致。

2. 标准化回归系数　是建立在标准化数据上的回归系数，可以用来比较各个自变量对应变量的影响强度。标准化回归系数的绝对值越大说明该自变量的作用越大。

3. 自变量筛选　SPSS 软件提供的常用自变量筛选方法有全部进入、逐步回归、向前法、向后法等。

4. 应用注意事项　①变量的类型和取值：应用多元线性回归分析的资料，通常要求应变量是属于计量资料，取值是连续型变量；自变量可以是连续型变量、分类变量或有序变量；多分类变量可采用哑变量进行赋值。②样本量要求：多元线性回归对样本含量没有特殊的要求，只要数据符合回归模型的假定，分析结果都是可以接受的。为了保证模型稳定性，一般认为样本量至少应是自变量的 5～10 倍。③多重共

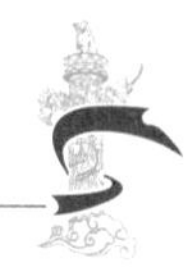

线性：自变量之间高度相关，产生多重共线性，使得有统计学意义的变量没有意义，逐步回归一定程度上避免这个问题。

四、示例及 SPSS 实现

例 34-9　某研究为了探索低密度脂蛋白胆固醇含量的影响因素，现测量了 30 名就诊患者的载脂蛋白 A1、载脂蛋白 B、载脂蛋白 E、载脂蛋白 C、低密度脂蛋白中的胆固醇含量资料，见表 34-41。对这个数据进行相关、简单线性回归、多元线性回归分析。

表 34-41　30 名患者血清指标含量

序号 i	载脂蛋白 A1 /(mg/dl) X_1	载脂蛋白 B /(mg/dl) X_2	载脂蛋白 E /(mg/dl) X_3	载脂蛋白 C /(mg/dl) X_4	低密度脂蛋白 /(mg/dl) Y_1
1	173	106	7.0	14.7	137
2	139	132	6.4	17.8	162
3	198	112	6.9	16.7	134
4	118	138	7.1	15.7	188
…	…	…	…	…	…
25	147	110	8.5	18.4	137
26	204	122	6.1	21.0	126
27	131	102	6.6	13.4	130
28	170	127	8.4	24.7	135
29	173	123	8.7	19.0	188
30	132	131	13.8	29.2	122

1. 数据格式　30 行 5 列。

2. 操作步骤

(1)双变量相关：Analyze>>>Correlate>>>Bivariate Correlation(将变量放入 Variables，勾选 Pearson 相关系数)>>> OK(运行结果)。

(2)多元线性回归：Analyze>>>Regression>>>Linear Regression(将低密度脂蛋白放入 Dependent，其余 4 个自变量放进 Independent，下拉 method 选择逐步回归)>>>OK(运行结果)。简单线性回归步骤一致。

3. 结果分析

(1)Pearson 相关系数：载脂蛋白 B 与低密度脂蛋白相关系数 $r = 0.562$，$P = 0.001$，呈正相关。其余 3 个蛋白与低密度脂蛋白无相关关系，见表 34-42。

表 34-42　相关性分析

项目		载脂蛋白 A1	载脂蛋白 B	载脂蛋白 E	载脂蛋白 C	低密度脂蛋白
载脂蛋白 A1	皮尔逊相关性	1	-0.194	-0.248	0.027	0.014
	显著性(双尾)		0.304	0.186	0.886	0.940
	个案数	30	30	30	30	30

续表 34-42

项目		载脂蛋白 A1	载脂蛋白 B	载脂蛋白 E	载脂蛋白 C	低密度脂蛋白
载脂蛋白 B	皮尔逊相关性	-0.194	1	0.488	0.235	0.562
	显著性(双尾)	0.304		0.006	0.212	0.001
	个案数	30	30	30	30	30
载脂蛋白 E	皮尔逊相关性	-0.248	0.488	1	0.527	0.039
	显著性(双尾)	0.186	0.006		0.003	0.836
	个案数	30	30	30	30	30
载脂蛋白 C	皮尔逊相关性	0.027	0.235	0.527	1	-0.326
	显著性(双尾)	0.886	0.212	0.003		0.079
	个案数	30	30	30	30	30
低密度脂蛋白	皮尔逊相关性	0.014	0.562	0.039	-0.326	1
	显著性(双尾)	0.940	0.001	0.836	0.079	
	个案数	30	30	30	30	30

(2)多元线性回归:采用逐步回归方法进行自变量筛选,可以看出模型进行了 2 步,第二步相关系数 R=0.733,决定系数 R^2=0.538。模型 2 方差分析结果显示 F = 15.702,P = 0.000,响应变量 Y 与自变量载脂蛋白 B 和 C 有直线关系。载脂蛋白 B 回归系数为 1.254,标准回归系数为 0.676;载脂蛋白 C 回归系数为-2.341,标准回归系数为-0.485;从标准回归系数可以看出载脂蛋白 B 对响应变量的影响更大,见表 34-43 ~ 表 34-45。

表 34-43　模型摘要

模型	R	R^2	调整后 R^2	标准估算的误差
1	0.562[a]	0.316	0.291	28.330 6
2	0.733[b]	0.538	0.503	23.715 0

注:a. 预测变量:(常量), 载脂蛋白 B。
b. 预测变量:(常量), 载脂蛋白 B, 载脂蛋白 C。

表 34-44　单因素方差分析(ANOVA)[a]

模型		平方和	自由度	均方	F	显著性
1	回归	10 373.178	1	10 373.178	12.924	0.001[b]
	残差	22 473.489	28	802.625		
	总计	32 846.667	29			
2	回归	17 661.794	2	8 830.897	15.702	0.000[c]
	残差	15 184.873	27	562.403		
	总计	32 846.667	29			

注:a. 因变量:低密度脂蛋白。
b. 预测变量:(常量),载脂蛋白 B。
c. 预测变量:(常量),载脂蛋白 B,载脂蛋白 C。

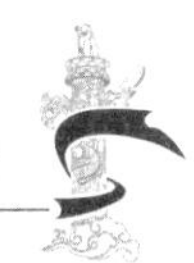

表 34-45　回归系数[a]

模型		未标准化系数		标准化系数	t	显著性	B 的 95.0% 置信区间	
		B	标准误差	Beta			下限	上限
1	（常量）	20.680	36.801		0.562	0.579	-54.703	96.064
	载脂蛋白 B	1.043	0.290	0.562	3.595	0.001	0.449	1.638
2	（常量）	41.841	31.361		1.334	0.193	-22.507	106.189
	载脂蛋白 B	1.254	0.250	0.676	5.019	0.000	0.742	1.767
	载脂蛋白 C	-2.341	0.650	-0.485	-3.600	0.001	-3.675	-1.007

注：a 为因变量：低密度脂蛋白。

第七节　Logistic 回归

医学研究中遇到应变量为二分类的资料，如发病与未发病、治疗有效与无效、存活与死亡等，可用 Logistic 回归分析。Logistic 回归模型是一种概率模型，它是以疾病死亡等结果发生的概率为应变量，且应变量为两分类变量（0/1），多项分类的资料，如病例-对照研究资料等，而将影响疾病发生的因素作为自变量建立回归模型。临床医学中多用于鉴别诊断，评价治疗措施的好坏及分析与疾病预后有关的因素等。

一、Logistic 回归模型

设有一个二值响应变量 Y 和 m 个自变量 $X_1, X_2, \cdots, X_m$，取值为：

$$Y = \begin{cases} 1 & \text{出现阳性结果（发病、有效、死亡等）} \\ 0 & \text{出现阴性结果（未发病、无效、存活等）} \end{cases}$$

在一组自变量作用下阳性结果发生的概率为 $P = P(Y = 1 \mid X_1, X_2, \cdots, X_m)$，简记为 P，则 Logistic 回归模型可表示为：

$$P = \frac{1}{1 + \exp[-(\alpha + \beta_1 X_1 + \beta_2 X_2 + \cdots + \beta_m X_m)]} \qquad \text{（公式 34-26）}$$

其中，α 为常数项，$\beta_1, \beta_2, \cdots, \beta_m$ 称为回归系数。若将公式 34-26 做适当的变换，Logistic 回归模型还有另一种线性化表达形式：

$$\ln\left(\frac{P}{1 - P}\right) = \alpha + \beta_1 X_1 + \beta_2 X_2 + \cdots + \beta_m X_m \qquad \text{（公式 34-27）}$$

$$\ln(Odds) = \text{logit}(P) = \alpha + \beta_1 X_1 + \beta_2 X_2 + \cdots + \beta_m X_m \qquad \text{（公式 34-28）}$$

二、模型参数的意义

回归系数 $\beta_j (j = 1, 2, \cdots, m)$ 表示当因素 X_j 改变一个单位时 logit(P) 的改变量，它与衡量危险因素作

用大小的比数比 OR 有一个对应的关系。若对比某一危险因素的两组不同暴露水平 $X_{j(1)}$ 与 $X_{j(0)}$ 的发病情况，并假定其他因素的取值相同，则比数比的自然对数为：

$$\begin{aligned}\ln OR &= \ln\left[\frac{P_1/(1-P_1)}{P_0/(1-P_0)}\right] \\ &= \text{logit}(P_1) - \text{logit}(P_0) \\ &= [\alpha + \beta_j X_{j(1)} + \sum_{t\neq j}\beta_t X_t] - [\alpha + \beta_j X_{j(0)} + \sum_{t\neq j}\beta_t X_t] \\ &= \beta_j[X_{j(1)} - X_{j(0)}]\end{aligned} \quad \text{（公式 34-29）}$$

$$OR = \exp\{\beta_j[X_{j(1)} - X_{j(0)}]\} = \exp(\beta_j) \quad \text{（公式 34-30）}$$

当 $\beta_j=0$ 时，$OR=1$，说明 X_j 对疾病发生不起作用；当 $\beta_j>0$ 时，$OR>1$，说明 X_j 是一个危险因子；当 $\beta_j<0$ 时，$OR<1$，说明 X_j 是一个保护因子。

三、变量的筛选

常用方法有前进法、后退法和逐步法，按照事先规定的显著性水平，利用固定的算法把统计显著的变量选入模型，而对于作用不显著的剔出在外。Logistic 逐步回归的过程与线性逐步回归过程极为相似，但其中所用的检验统计量不再是线性回归分析中的 F 统计量，而是 Logistic 回归参数检验中的似然比统计量、Wald 统计量和记分统计量之一。多数统计软件使用的是似然比统计量。

四、应 用 条 件

响应变量为二分类变量。要有足够的样本含量，样本含量越大分析结果越可靠。实际中病例和对照的人数应至少各有 20～30 例，方程中的变量个数越多需要的样本量也就越大。

五、示例及 SPSS 实现

例 34-10 为了探讨糖尿病发生的有关危险因素，对 63 名研究对象进行糖尿病筛查分组，调查记录了 7 个可能的危险因素，各因素的说明和资料见表 34-46，试做单因素 Logistic 回归分析，并用逐步回归分析方法筛选危险因素。

表 34-46 糖尿病 7 个可能的危险因素与编码说明

因素	变量名	编码说明
年龄/岁	X_1	<45=1,45～54=2,55～64=3,65～=4
是否饮酒	X_2	否=0,是=1
家族史	X_3	无=0,有=1
吸烟	X_4	否=0,是=1
患病史	X_5	无=0,有=1
体力活动	X_6	中重度=0,低度以下=1
体重指数(BMI)	X_7	<24=1,24～<26=2,26～=3
糖尿病	Y	无=0,有=1

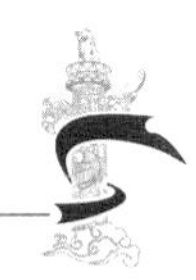

1. 数据格式　63 行 8 列，见表 34-47。

2. 操作步骤　Analyze>>>Regression>>>Binary Logistic（将 Y 放入 Dependent，其余 7 个自变量放进 Independent，下拉 Method 选择逐步回归）>>>Options［勾选 CI for exp（β），计算 *OR* 值］>>>OK（运行结果）。

3. 结果分析

（1）观察单位信息：此表给出了样本量基本信息，见表 34-48。

表 34-47　糖尿病危险因素调查资料

序号	X_1	X_2	X_3	X_4	X_5	X_6	X_7	Y
1	3	1	0	1	0	0	1	0
2	2	0	1	1	0	0	1	0
3	2	1	0	1	0	0	1	0
4	2	0	0	1	0	0	1	0
5	3	0	0	1	0	1	1	0
…	…	…	…	…	…	…	…	…
58	1	0	1	1	1	0	2	1
59	2	0	1	1	0	1	2	1
60	3	1	1	1	1	0	3	1
61	2	1	1	1	0	0	2	1
62	2	1	0	1	0	0	1	1
63	3	1	1	0	1	0	2	1

表 34-48　个案处理摘要

未加权个案数[a]		个案数	百分比
选定的个案	包括在分析中的个案数	63	100.0
	缺失个案数	0	0.0
	总计	63	100.0
未选定的个案		0	0.0
总计		63	100.0

注：a. 如果权重为生效状态，请参阅分类表以了解个案总数。

（2）模型检验：采用逐步回归得到模型显著性检验，$\chi^2=22.631$，$P=0.003$，本数据可以用 Logistics 回归进行分析，见表 34-49。

表 34-49　模型系数的 Omnibus 检验

步骤		卡方	自由度	显著性
步骤 1	步骤	8.506	1	0.004
	块	8.506	1	0.004
	模型	8.506	1	0.004

续表 34-49

步骤		卡方	自由度	显著性
步骤 2	步骤	10.274	1	0.001
	块	18.780	2	0.000
	模型	18.780	2	0.000
步骤 3	步骤	4.475	1	0.034
	块	23.255	3	0.000
	模型	23.255	3	0.000

(3)模型参数汇总:决定系数分别为0.302和0.404,见表34-50。

表 34-50　模型摘要

步骤	-2 对数似然	考克斯-斯奈尔 R^2	内戈尔科 R^2
1	78.051	0.126	0.169
2	67.777	0.258	0.345
3	63.302	0.309	0.413

(4)参数估计及检验:经过3步选择,最终饮酒、患病史和体力活动纳入模型中,均是危险因素,*OR*值分别是3.749、4.736、18.165。在其他因素保持不变的情况下饮酒的人得糖尿病的风险是不饮酒的3.749倍,见表34-51。

表 34-51　方程中的变量

步骤		B	标准误差	瓦尔德	自由度	显著性	exp(B)	exp(B)的95%置信区间	
								下限	上限
步骤 1	X_5	1.587	0.573	7.660	1	0.006	4.889	1.589	15.041
	常量	-0.383	0.335	1.308	1	0.253	0.682		
步骤 2	X_5	1.809	0.617	8.588	1	0.003	6.105	1.821	20.474
	X_6	2.800	1.120	6.252	1	0.012	16.437	1.831	147.521
	常量	-0.866	0.397	4.759	1	0.029	0.421		
步骤 3	X_2	1.322	0.636	4.314	1	0.038	3.749	1.077	13.049
	X_5	1.555	0.645	5.821	1	0.016	4.736	1.339	16.750
	X_6	2.899	1.140	6.468	1	0.011	18.165	1.945	169.682
	常量	-1.334	0.485	7.569	1	0.006	0.263		

第八节　生存分析

生存分析(survival analysis)是将观察结局和出现这一结局所经历的时间结合起来分析的一种统计分析方法。其主要特点是含有删失(censoring)数据,且生存时间的分布也和常见的统计分布有明显不同。

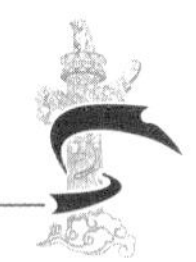

临床医学中多用于生存过程的描述，主要是生存率的估计、生存过程的比较、生存时间影响因素的分析。

一、生 存 曲 线

1. Kaplan-Meier 法　当随访的病例数较少时，不需要根据患者的随访时间对患者进行分组，此时生存率的估计采用乘积极限法（product-limited method），该法由 Kaplan 和 Meier 于 1958 年提出，故又称为 Kaplan-Meier 法，它采用条件概率及概率乘法的原理来计算生存率。我们可以生存时间为横轴，以生存率为纵轴绘制一条生存曲线，用以描述其生存过程，并根据生存曲线的高低，直观地比较不同治疗方式之间的生存过程。

2. 生存曲线的时序（Log Rank）检验　Log Rank 检验基本思想是实际死亡数与期望死亡数之间的比较。它是对各组生存率做整体的比较，故应用范围较广。它适用于两组及多组生存率之间的比较，属于生存时间比较的单因素分析方法。

二、Cox 比例风险回归模型

1. Cox 比例风险回归模型　Cox 比例风险回归模型（Cox′s proportional hazard regression model）是一种适用于生存分析中分布未知的资料和疾病预后研究的一种多因素分析方法。Cox 回归分析能在众多预后因素共存的情况下，排除混杂因素的影响，筛选危险因素，提高预后生存质量。

Cox 模型不直接考察生存函数 $S(t,X)$ 与协变量的关系，而是用风险率函数 $h(t,X)$ 作为因变量，并假定：

$$h(t,X)=h_0(t)\exp(\beta X)=h_0(t)\exp(\beta_1 X_1+\beta_2 X_2+\cdots+\beta_p X_p) \qquad (公式\ 34\text{-}31)$$

式中 $h(t,X)$ 是具有协变量 X 的个体在时刻 t 时的风险函数，又称为瞬时死亡率，可以表示为 $h(t,X)=\dfrac{f(t,X)}{S(t,X)}=-\dfrac{S'(t,X)}{S(t,X)}$。$t$ 表示生存时间，$X=(X_1,X_2,\cdots,X_p)'$ 表示与生存时间可能有关的协变量或交互项。其中的因素可能是定量的或定性的，在整个观察期间内它不随时间的变化而变化。$h_0(t)$ 是所有危险因素为 0 时的基础风险率，它是未知的，但假定它与 $h(t,X)$ 是呈比例的。

2. 模型参数意义　$\beta=(\beta_1,\beta_2,\cdots,\beta_p)$ 为 Cox 模型的回归系数，是一组未知的参数，需要根据实际的数据来估计。公式 34-31 可以转换为：

$$h(t,X)/h_0(t)=\exp(\beta_1 X_1+\beta_2 X_2+\cdots+\beta_p X_p) \qquad (公式\ 34\text{-}32)$$

β_j 与风险函数 $h(t,X)$ 之间有如下关系：①$\beta_j>0$，则 X_j 取值越大时，$h(t,X)$ 的值越大，表示患者死亡的风险越大；②若 $\beta_j=0$，则 X_j 的取值对 $h(t,X)$ 没有影响；③若 $\beta_j<0$，则 X_j 取值越大时，$h(t,X)$ 的值越小，表示患者死亡的风险越小。

两个分别具有协变量 X_i 与 X_j 的患者其风险函数之比是一个与时间无关的量，即：

$$h(t,X_i)/h(t,X_j)=\exp[\beta(X_i-X_j)] \qquad (公式\ 34\text{-}33)$$

如 X_i 是暴露组观察对象对应各因素的取值，X_j 是非暴露组观察对象对应各因素的取值，则根据公式 34-33可以求出暴露组和非暴露组的相对危险度。

当协变量取值为 0、1 时：

$$RR = h(t,X_i)/h(t,X_0) = \frac{h_0(t)\exp(\beta_i X_i)}{h_0(t)\exp(\beta_i X_0)} = \exp(\beta_i) \quad （公式 34\text{-}34）$$

当协变量取值为连续性变量时，X_i，X_i^* 分别为不同情况下的取值，对应的 RR 为：

$$RR = h(t,X_i)/h(t,X_i^*) = \frac{h_0(t)\exp(\beta_i X_i)}{h_0(t)\exp(\beta_i X_i^*)} = \exp[\beta_i(X_i - X_i^*)] \quad （公式 34\text{-}35）$$

3. 因素的筛选　当协变量较多时，在配合模型前需要对协变量进行筛选。常用的方法有χ^2检验、Log Rank 检验等，如果这些因素通过上述检验有统计学意义，再进行 Cox 模型分析。另外也可以对每个协变量进行单因素的 Cox 模型分析，将没有统计学意义的协变量剔除，然后再做多元逐步 Cox 模型分析。如果研究的协变量不多，也可以直接将各协变量纳入模型进行逐步 Cox 模型分析。

4. 应用条件　①样本含量不宜过小，一般在 40 例以上，样本的含量一般为观察协变量的 5～20 倍；②比较两组治疗的效果，要使两组的样本例数基本一致，避免相差悬殊；③尽量保证观察对象完成全部随访，过多的失访容易造成研究结果的偏倚。

三、示例及 SPSS 实现

例 34-11　某医院烧伤科计划研究影响烧伤患者生存时间的有关因素。观察了 30 名烧伤患者，记录的观测指标及观测值列在表 34-52 中，试进行 Cox 模型分析。各指标量化表列在表 34-53 中。

表 34-52　烧伤患者生存时间及有关因素观测指标

编号	X_1	X_2	X_3	X_4	X_5	X_6	Y	d
1	1	39	2	2	0	0	256	1
2	1	19	1	2	0	0	197	1
3	1	18	0	2	0	0	252	1
4	1	18	0	2	0	0	1	0
…	…	…	…	…	…	…	…	…
19	0	50	1	1	0	1	96	1
20	0	29	3	2	0	1	118	1
21	0	47	0	2	0	1	24	0
22	0	67	2	2	0	1	12	0
…	…	…	…	…	…	…	…	…
26	0	36	0	3	1	1	1	0
27	0	14	2	0	1	1	114	1
28	0	17	0	3	1	1	2	0
29	0	21	3	2	1	1	85	1
30	0	38	1	3	1	1	3	0

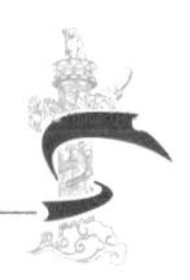

表 34-53　指标变量数量化表

指标	含义	量化值或单位
X_1	性别	0＝男;1＝女
X_2	年龄	岁
X_3	烧伤面积	0＝小于 25%;1＝25%～;2＝50%～;3＝大于 75%
X_4	烧伤程度	0＝Ⅱ度;1＝深Ⅱ度;2＝Ⅱ+Ⅲ;3＝Ⅳ度
X_5	烧伤性质	0＝热;1＝化学;2＝热+化学
X_6	面部烧伤	0＝无;1＝有
Y	烧伤到观察结束时的时间	天
d	观察结束时是否死亡	1＝死亡;0＝未死

1. 数据格式　30 行 8 列。

2. 操作步骤　Analyze>>>Survival>>>Cox regression(将时间放入 Time,状态放入 Status 并定义结局事件为 1,其余 5 个自变量放进 Covariates,下拉 Method 选择向前逐步回归)>>>Options[勾选 CI for exp(β),计算 HR 值]>>>OK(运行结果)。

3. 结果分析

(1)模型检验:模型只进行了一步,筛选出一个自变量,见表 34-54。

表 34-54　模型系数的 Omnibus 检验

步骤	-2 对数似然	总体(得分)			相对于上一步的更改			相对于上一个块的更改		
		卡方	自由度	显著性	卡方	自由度	显著性	卡方	自由度	显著性
1	58.574	5.155	1	0.023	6.488	1	0.011	6.488	1	0.011

(2)参数估计:模型筛选出面部烧伤对生存时间有影响,其 *HR* 值为 8.243,有面部烧伤的人死亡风险是没有面部烧伤的 8.243 倍,见表 34-55。

表 34-55　Variables in the Equation

项目		B	标准误差	瓦尔德	自由度	显著性	exp(B)	exp(B)的 95.0% 置信区间	
								下限	上限
步骤 1	面部烧伤	-2.109	1.070	3.883	1	0.049	0.121	0.015	0.989

4. 生存曲线　没有面部烧伤的生存曲线在上方,说明无面部烧伤生存时间更长(图 34-4)。

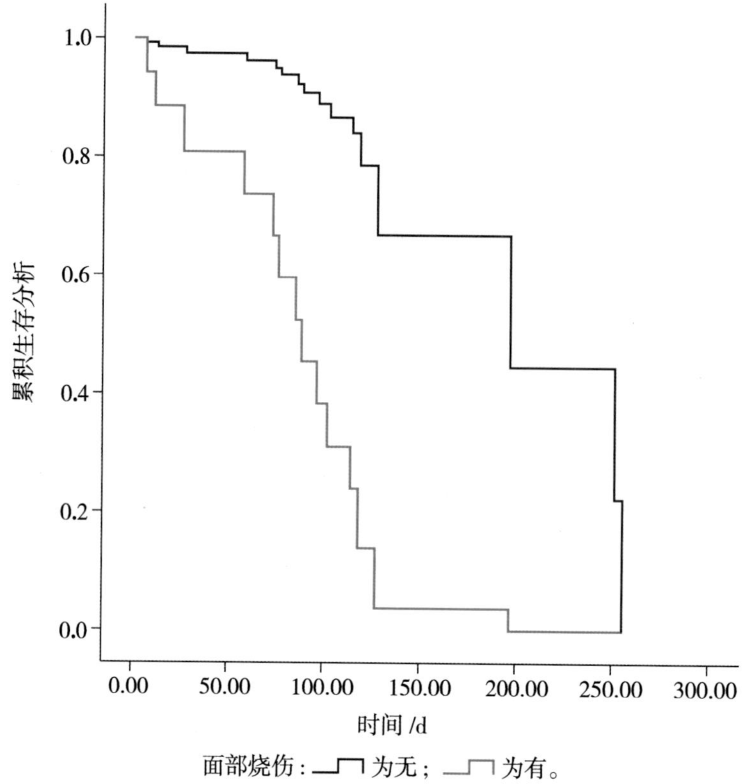

图 34-4 **有无面部烧伤生存曲线图**

（伍亚舟　宋秋月）

参考文献

1 李晓松. 卫生统计学[M]. 8 版. 北京：人民卫生出版社，2017：174-180.
2 孙振球. 医学统计学[M]. 3 版. 北京：人民卫生出版社，2010：417-419.
3 易东. 军事医学统计学[M]. 3 版. 北京：军事科学出版社，2021：42-51.

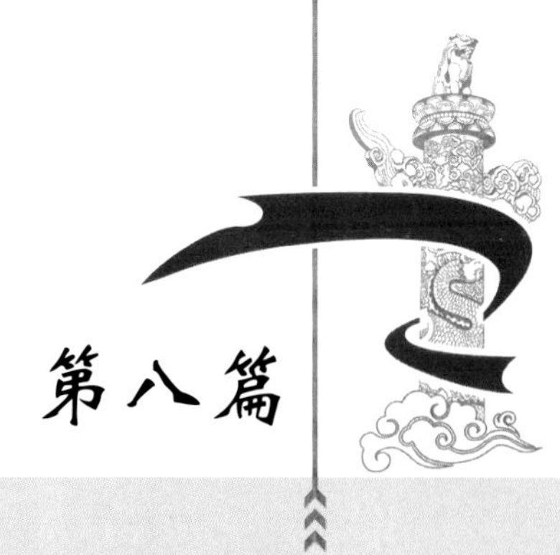

第八篇

临床流行病学基础及其应用

内容概览

第 35 章

临床流行病学的特征与应用

第一节 临床流行病学的定义

流行病学(epidemiology)方法用于临床由来已久,21 世纪以来由于临床与流行病学双方面发展和需要,形成一门独立的学科——临床流行病学(clinical epidemiology)。美国耶鲁大学内科学教授 John Paul 于 1938 年最早提出“临床流行病学”的概念,他认为公共卫生学的流行病学是社会人群的流行病学,而临床流行病学则是以临床患者为主要对象,他强调临床医师与流行病学家要紧密联系,协作共事,但当时尚未引起广泛的重视。20 世纪 70 年代后期美国耶鲁大学流行病学家 Alvan Feinstein 和加拿大 McMaster University 的临床医学家 David Sackett 等人再次提出临床流行病学的观点和概念,并广泛推广和传播。他们指出,临床流行病学是研究如何将流行病学与卫生统计学的原理和方法应用于临床,并用以指导临床日常工作与科研工作,提高临床医疗质量与科研工作的水平,其核心是临床医师要树立人群的观点。经学者们的不懈努力,临床流行病学的概念及学科范畴逐渐为学术界所接受。

临床流行病学是临床医学、流行病学、医学统计学、社会医学与卫生经济学相结合的一门交叉学科,是在临床医学领域内引入现代流行病学和统计学方法,从患病个体诊治扩大到患病群体研究,以探讨疾病的病因、预防、诊断、治疗、预后等规律的临床基础学科。临床流行病学的核心元素是临床科研设计(design)、测量(measurement)与评价(evaluation),故又简称 DME。其提倡的对照、随机、盲法和重复原则已成为医学临床研究严密设计的指导原则。不仅为临床研究提供方法指导,同时也为医疗实践提供科学依据,临床流行病学有助于临床医师加速临床经验的积累、深化与提高,是临床医师必须具备的基础知识之一。依靠临床流行病学方法学的支撑,循证医学在此基础上得以产生并逐渐壮大,进一步促进了临床流行病学的发展和临床医疗实践水平的提高。

第二节 临床流行病学的特征

临床流行病学是在患者及其群体中应用流行病学与医学统计学等学科的原理和方法科学地观察和解释临床事件,是一门宏观研究临床问题的方法学,其是在临床医学基础上建立起来的一门方法学,构成临床医学的重要基础课之一。临床流行病学具有以下 4 个特征。

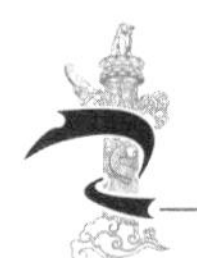

一、学科思维和方法的交叉融合

临床现场是临床流行病学研究的基地，临床实践活动提出的问题是临床流行病学研究的主要内容，为了更好地回答临床实践活动中提出的问题，需要群体、概率以及全面系统等思维方式和研究方法，在生物-心理-社会医学模式下，因此，以临床医学为基础，与流行病学生物统计学、卫生经济学及社会医学等相关学科思维和方法的相互结合、互相渗透，将促进临床医学的快速发展，近20年循证医学的发展就是这些学科的交叉融合的重要产物。需要强调的是，临床现场是临床流行病学研究的基地，临床实践活动提出的问题是临床流行病学研究的主要内容，这些决定了临床流行病学一定不能脱离临床，否则将成空中楼阁，形同虚设。

二、群体和概率的思维和方法在临床医学中逐渐被认识和接受

患者大多数是以个体为单位来医院就诊，医师接触的也就是一个个具体的患者，因此临床医师比较重视个体患者，往往通过对某一具体患者的询问和检查来确定他患的是什么病，又根据患者的具体情况对症下药进行治疗，一个高明的医师决不会千篇一律地用同一种方法治疗一群患者，这是临床工作的特点与需要。但这种仅从个体出发来考虑的方法，对有些问题就难以回答。如某一症状或体征或某种处理方法所取得的效果是偶然的还是普遍的？其出现的概率是多少？不经一定数量（群体）患者的研究，就无法回答。随学科思维方法的交叉融合，在临床医学研究和实际中，以个体病例为基础逐渐扩大到相应的患病群体，同时，在实际临床实践中，一般能够到医院就诊的患者大多为明显临床表现的或比较重的病例，临床医师一般难以接触到那些症状不明显的患者或轻患者。如果选用医院的病例进行研究，这对了解疾病的自然史、认识疾病的全貌、观察和评价治疗效果、诊断效果是有缺陷的，可能会产生选择偏倚，使研究结果发生误差。因此，为了更好地了解疾病全貌，评价临床措施效果、回答患者预后和病因等临床问题，临床医师逐渐接受群体和概率的思维和方法，在一定程度上弥补了过去只是以个体为单位的不足。尤其流行病学是研究人群中疾病的分布及其影响分布因素的学科，其以人群为研究对象，包括患者、无病的健康人与未患该种疾病的其他患者，其宏观和全面的观察特点正可以弥补临床医学的不足。

三、由医院的个体患者诊治扩展到社区人群疾病的防治

随着社会经济的发展，人民对生活质量的需求逐渐增加，早诊断、早治疗成为可能，医院不仅面对症状明显的患者的诊断与治疗，同时体检、筛查也成为医院的重要任务；同时疾病谱也发生了明显变化，大量慢性非传染性疾病成为危害人类健康的重要原因，社区预防与干预是该类疾病防治的重要措施，在我国“预防为主”卫生工作方针指导下，医院的个体患者诊治扩展到社区人群疾病的防治成为必然，临床流行病学将为开展社区人群疾病的防治提供有力的帮助。

四、临床流行病学进一步提高了临床研究结果的真实性与可靠性

临床流行病学使临床工作者从宏观的、群体的角度去观察研究个体病员，更全面系统、更准确地认识疾病的发生发展的规律，对提高临床诊断治疗水平，改善病员预后，从而保障人民生命健康将起到重要的作用。当然，临床医师与临床流行病学工作者也各有其工作重点。前者主要就其专科，进行患者的诊治工作；后者则不受专科与病种的限制，重点在研究带有共性的科研方法，使其更为科学、规范以保证研究结果的真实可靠。

（林　辉　向　颖　熊鸿燕）

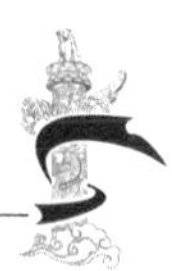

第三节　临床流行病学的发展及其应用

流行病学方法应用于临床由来已久,随临床医学与流行病学双方面发展和需要,逐渐形成一门独立的学科——临床流行病学。临床流行病学的概念于 1938 年由美国耶鲁大学内科学教授 John Paul 最早提出,他强调临床医师与流行病学家要紧密联系,协作共事,但当时尚未引起广泛的重视。20 世纪 70 年代后期美国耶鲁大学流行病学家 Alvan Feinstein 和加拿大 McMaster University 的临床医学家 David Sackett 等人再次提出临床流行病学的观点和概念,并广泛推广和传播。他们指出,临床流行病学是研究如何将流行病学与卫生统计学的原理和方法应用于临床,并用以指导临床日常工作与科研工作,提高临床医疗质量与科研工作的水平,其核心是临床医师要树立人群的观点。他们认为,由于疾病问题千变万化,同一种致病因素或同一种防治措施,作用于不同的人可能产生千差万别,甚至完全不同的效应,而临床医师所接触的只是医院中收治的一小部分病例,这些病例并不能代表整个患病人群的全貌。又由于不同的患者临床表现不同,要求的治疗措施不能千篇一律,必须因人而异,对症下药,故日常诊疗活动强调的是个体特征。这种来源于个别患者的实践经验是否具有普遍的意义必须经过人群的验证才能回答。他们将群体观念引入长期以来以个体为对象的临床实践中并强调其无比的重要性。Alvan Feinstein 和 Dr. David Sackett 为临床流行病学的建立做出了突出贡献。

临床流行病学的研究内容和指导作用得到临床医学界广泛的重视和欢迎。1982 年在洛氏基金会(Rockfeller Foundation)、世界银行、世界卫生组织和联合国国际开发总署的支持下,建立了国际临床流行病学网络(International Clinical Epidemiology Network,INCLEN)。该组织以人群为基础,面向临床医师开展科研和教育活动。其第一期项目在美国、加拿大和澳大利亚建立 5 个国际临床流行病学资源与培训中心(Clinical Epidemiology Resource and Training Center,CERTC),负责为部分国家的医学院校培训临床流行病学人才,INCLEN 在 20 世纪 90 年代即明确提出了其工作的宗旨,即:在最可靠临床依据和有效使用卫生资源的基础上,促进临床医学实践,从而改善人民健康。为此目的,本工作网络的各国临床医师、统计师及社会学家需共同奋斗,以建立和维持科学研究和医学教育最佳的和可靠水平的能力。

30 多年来,INCLEN 相继在 34 个国家和地区建立了临床流行病学单位(Clinical Epidemiology Unit,CEU),目前,INCLEN 正在执行其总体计划的二期项目,将发展良好的临床流行病学单位升级为 CERTC,同时建立了 CEU 约 90 个,许多 CERTC 可以提供硕士学位课程并授予学位。INCLEN 每年召开学术会议一次,并编辑出版《临床流行病学杂志》,以促进该学科的交流和发展,临床流行病教育和实践活动在世界各地蓬勃兴起。

我国政府和卫健委非常重视临床流行病学这一新兴学科的发展。在国际机构的促进和指导下,我国在 20 世纪 80 年代初即开始引入该学科,于 1983 年在华西医科大学(现四川大学华西医学中心)、上海医科大学(现复旦大学上海医学院)与广州中医学院(现广州中医药大学)建立了 3 个培训中心,并在有关医学院校中相继建立了有关教研室或咨询委员会,开设临床流行病学课程,培养专业人员,在国内外广泛进行了学术交流。1989 年中国临床流行病学网络(China Clinical Epidemiology Network,China CLEN)建立,1993 年成立了隶属于中华医学会的全国临床流行病学会,拓宽了交流、推广的途径,将临床流行病学理论传播与实际应用工作又向前推进了一大步。作为该网络的成员,目前我国有 5 个研究中心,其中华西医科大学和上海医科大学在 1996 年已从 CEU 升为 CERTC。临床流行病学在我国医学和临床医学领域正在发挥着重要作用。

目前,临床流行病学的定义得到了明确阐述,即临床流行病学是临床、流行病学和卫生统计三学科相结合的边缘学科。它将流行病学的群体观念引入临床,用以探讨疾病的病因、诊断、治疗、预防和预后等临床问题,属临床基础学科之一。

临床流行病学从临床科研的设计、测量与评价各个重要环节入手,力求排除各种主观或客观的因素对研究的影响,以保证所得结果与结论更科学、更准确、更切合客观实际的情况。在临床流行病学的兴起为医学和临床医学的研究和实践活动提供重要的发展条件。其不断完善和规范的科研设计和评价原则为医学科研指出了正规和理性的运行轨迹。正是随着临床流行病学的推广应用,30多年来,国内外临床医学研究的水平得到显著提高,训练和培养了无数高水平的医学人才,产生了众多高质量的科研论文。

在临床流行病学基础上,一个响应医学全面和深入发展要求、具有革命性理念的交叉学科——循证医学(evidence-based medicine,EBM)诞生了。1996年循证医学被正式介绍到中国。王吉耀教授为此专门撰文,并将"evidence-based medicine"翻译为"循证医学";1997年,中国循证医学中心落户华西医科大学。此后复旦大学、北京大学、兰州大学、武汉大学、香港中文大学、北京中医药大学等院校相继成立了循证医学研究中心。2018年,在北京市卫生主管部门的支持下,北京协和医院依托CEU成立了"北京市临床研究质量促进中心"。该中心以CEU的师资力量为主体,负责核查和督导北京市政府资助的各项临床研究,同时以多种形式积极开展方法学培训,帮助全市各医疗单位提升研究质量。2020年首都医科大学临床流行病学与临床试验学系正式成立,该学系将以公平准确、科学方法、临床导向和伦理底线为指导思想,以培养临床研究的专业化队伍、打造更多的临床科学家、营造临床研究的文化和推动临床研究的发展为任务,根据专业方向设立临床流行病学组、临床试验学组和临床药学组3个学组,拟定开设临床研究方法学概论、临床流行病学、临床试验等20门课程。各成员单位将充分借助学系平台,在学习方向、教学模式、教学追求、国际合作等方面做出有益探索和新的成就。

EBM的发展是医学和社会发展的必然,与临床流行病学、Cochrane协作网、卫生技术评价技术与组织等新兴学科的发展相互依存,紧密结合,是跨学科交叉,多学科深度融合的产物。EBM主要包括两部分的内容,第一是树立一种理念,即以实证为依据开展实践工作,从指导思想上重视系统研究的结论,批判性地接受新的研究成果,客观地看待权威意见。这部分内容是与某些传统医学理念相悖的,是一种潜在的力量,对推动医学的进步有着重大的意义,其特有的关乎医学整体和医疗卫生事业发展的魅力已引起了医学界的广泛注意。第二是提供了一种科学的实践方法,即保持强烈的好奇心,科学地提出实践中遇到的问题,有效地寻找解决问题的信息资料,科学地评价繁杂的信息资料,并选择其中最佳的技术应用于实践中。这一过程的训练是一种专业特殊能力的训练,包含着知识、实践、思考三者的自然结合,医学人才一旦自觉地掌握了这一技能,其自身的发展速度和能力将是不可估量的。

(林　辉　熊鸿燕　向　颖　刘　玲)

参考文献

1 刘续宝,孙业桓.临床流行病学与循证医学[M].5版.北京:人民卫生出版社,2018:6-18,30-50.

2 林果为,王小钦,陈世耀.现代临床流行病学[M].3版.上海:复旦大学出版社,2014:1-30.

3 王家良.临床流行病学:临床科研设计、测量与评价[M].4版.上海:上海科技出版社,2014:1-50.

4 詹思延,谭红专,孙业桓.临床流行病学[M].2版.北京:人民卫生出版社,2015:1-25.

5 刘续宝,孙业桓.临床流行病学与循证医学[M].5版.北京:人民卫生出版社,2018:6-18,30-50.

6 钱柳玉,吴俊,叶冬青.临床流行病学之父:皮埃尔·路易斯[J].中华疾病控制杂志,2018,22(1):94-96.

7 DIRK B. Digital epidemiology[J]. Bundesgesundheitsblatt Gesundheitsforschung Gesundheitsschutz,2020,63(2):166-175.

8 LIPPI G,MATTIUZZI C,CERVELLIN G. Is digital epidemiology the future of clinical epidemiology?(Letter)[J]. J Epidemiol Glob Health,2019,9(2):146.

9 SUN Y,GREGERSEN H,YUAN W. Chinese health care system and clinical epidemiology[J]. Clin Epidemiol,2017,9:167-178.

第36章

临床流行病学的核心内容

临床流行病学是在临床医学基础上，结合流行病学与医学统计学等学科的原理和方法宏观研究临床问题的一门方法学，其核心内容是临床科研设计（design）、测量（measurement）与评价（evaluation）。

第一节　临床研究设计

设计（design）即进行课题研究的科学的具体实施方案。设计是科研工作中极其重要的组成部分，它不仅是科研工作的依据，同时也是提高科研效率和质量的重要保证，没有好的科研设计就不可能有高水平的科研成果。

一、临床研究设计的基本内容

临床研究设计的基本内容包括：确定研究目的和科研假设；确定设计方案；确定研究因素；选择合适的研究对象；研究对象分组；确定资料收集；确定效应测量指标；质量控制措施；数据处理方法。

二、临床常用设计方案

（一）随机对照试验

随机对照试验（randomized controlled trial，RCT）即在一定数量的受试对象中，按设计规定的纳入和排除标准选择所需的受试对象，然后用随机的方法将其分为试验组和对照组，分别给予事先设计的处理因素，经过一定时间后观察其实验效应，分析比较实验效应结果并得出结论。随机对照试验主要用于防治效果研究、预后评估研究和病因研究等。其设计模式如图36-1。

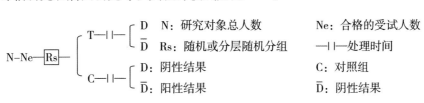

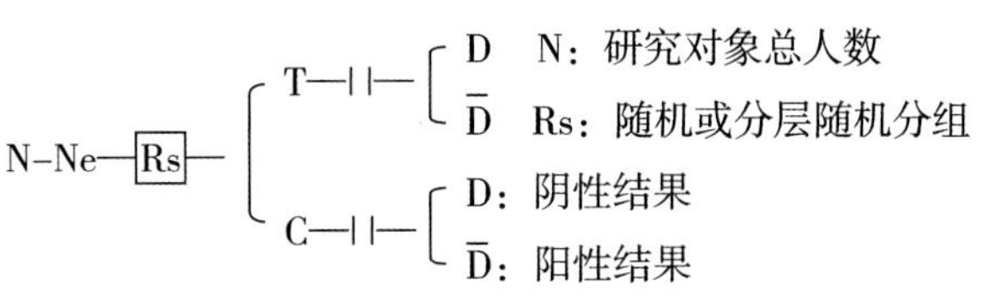

图36-1　随机对照试验设计模式

1. 主要特点　随机对照试验具有以下 3 个主要特点：①属前瞻性对比实验研究，整个研究是在研究者直接控制下进行。②采用随机化方法进行分组，两组的可比性好。③研究结果的论证强度高，如采用盲法处理，其结果的论证强度更高。

2. 主要问题　随机对照试验主要存在以下 3 个问题。

(1)医德问题：有人认为不给对照组处理因素是不人道的。但从科学的角度和多数人的利益来看，随机对照试验是完全符合医德的。因为随机对照试验研究所解决的问题，其作用和意义远远超过了不给对照组处理因素所带来的问题。从这个意义上讲，随机对照试验是完全符合医德要求的。但应严格掌握用人做试验的条件。

(2)患者的依从性问题：应该承认，参加本研究的患者是要承担一定风险的，要取得患者的同意后才能进行，以提高患者的依从性。

(3)研究周期较长：本设计方案的研究周期一般较长，故不适用于发病率较低、潜伏期较长的疾病的研究。

(二)半随机对照试验

半随机对照试验(quasi randomized controlled trial)与随机对照试验相比，唯一的不同是用半随机方法分组，即按一定次序分配研究对象，如按入院日期、病案号等。其设计模式如图 36-2。

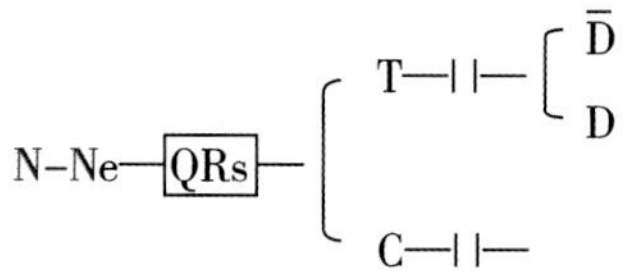

N-Ne—[QRs]— { T—||— { $\bar{D}$ / D } ; C—||— }

图 36-2　半随机对照试验设计模式

半随机对照试验的最大优点是便于实施。其主要缺点，一是分组不是用随机化的方法，在非盲法情况下很容易被识破，而失去随机性。二是试验组和对照组的均衡性较差。

(三)自身前-后对照试验

自身前-后对照试验(self before-after controlled study)与随机对照试验相似，都属于前瞻性实验研究。不同之处在于本研究的两种不同处理因素是分前后两次给予同一研究对象。其设计模式如图 36-3。

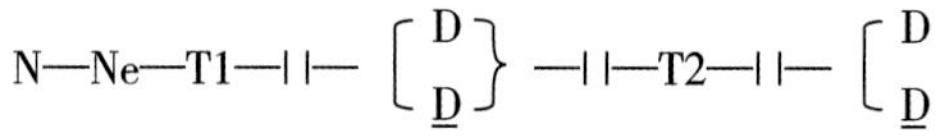

N—Ne—T1—||— { D / $\underline{D}$ } —||—T2—||— { D / $\underline{D}$ }

图 36-3　自身前-后对照试验设计模式

1. 主要优点　①可以比较好地消除个体差异对研究结果的影响。②研究对象均有接受处理因素的机会。③容易收集到足够的研究对象。

2. 主要缺点　①后一次处理必须在前一次处理的残留作用完全清除后，待症状再次出现时才能进行。②两次处理时的症状轻重不一定完全相同，因此，会影响处理结果。③此种试验只适用于慢性病的对症处理研究，如心脏病的抗心力衰竭、类风湿性关节炎的止痛、糖尿病的降血糖等。

(四)交叉试验

交叉试验(cross-over trial)与自身前-后对照试验非常相似，实际是自身前-后对照试验的延伸。交叉试验与自身前-后对照试验所不同的是在随机分组后，一组先用处理因素 1 处理后用处理因素 2 处理，而另一组则先用处理因素 2 处理后用处理因素 1 处理。统计时再将两组的处理因素 1 与处理因素 2 分别合并在一起进行计算。其设计模式如图 36-4。

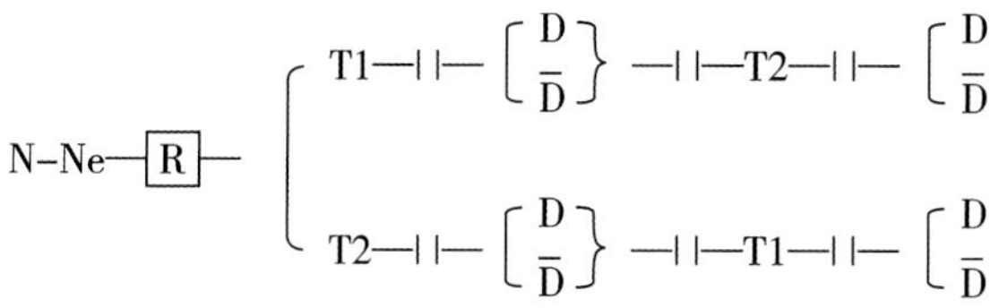

N-Ne—[R]—
- T1—||—{D / $\bar{D}$}—||—T2—||—{D / $\bar{D}$}
- T2—||—{D / $\bar{D}$}—||—T1—||—{D / $\bar{D}$}

图 36-4　交叉试验设计模式

1. 主要优点　①采用随机化方法分组，两组谁先用哪种处理因素是不得而知的，因此，便于盲法的执行。②所需样本量较少。③结果的论证强度较高。

2. 主要缺点　①具体实施比较复杂并容易搞错。②每例患者的每次症状发作程度不完全相同时，会影响试验结果的可靠性。③较难保证每例患者都能完成两种治疗。

交叉试验主要用于对症药物的疗效研究。

（五）非随机对照试验

非随机对照试验（non randomized controlled tail）与 RCT 的不同之处是：未采用随机化方法分组。因此，两组的均衡性比较差，从而也大大降低了研究结果的论证强度。但因其处理因素仍是可以人为主动控制的，所以仍列为实验研究范畴，故非随机对照试验又称为类（准）实验（quasi experiment）研究。其设计模式如图 36-5。

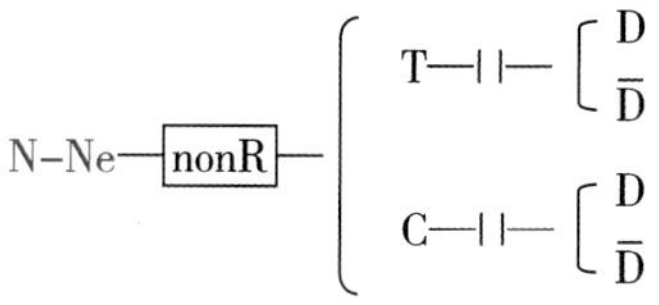

N-Ne—[nonR]—
- T—||—{D / $\bar{D}$}
- C—||—{D / $\bar{D}$}

图 36-5　非随机临床对照试验设计模式

有人认为，非随机临床对照试验的研究论文多为过去旧病例的分析总结。虽然也是由因及果的前瞻性资料，但实际上与回顾性描述相似，因此，主张将其列入描述性研究范畴。对此类研究结果的论证强度要进行具体分析，不能一概持否定态度。

（六）队列研究

常用的队列研究（cohort study）有以下几种。

1. 同群体队列研究　即研究对象来自同一群体的队列研究。关于同群体队列研究的有关内容见相关专著。

2. 其他类型的队列研究　有不同群体、非同期及历史队列研究等，其论证强度均低于同群体队列研究。

（七）病例对照研究

病例对照研究是临床进行病因研究最常用的一种分析性流行病学研究方法。关于病例对照研究参见本书相关内容。

（八）现况研究

现况研究是一种应用很广的研究方法，除了用于疾病的流行病学调查和监测之外，还可用于各种生理常数的正常范围调查和诊断试验的临床评价等。

（九）描述性研究

临床的个案或系列病案报告，无对照的治疗总结及病因探讨等均属此类研究。其共同特点是没有对照组，只是对一组结果的描述，因此，其论证强度最低。除了经过一定数量的重复，证明确实可以明显缩短自然病程或改善预后的治疗性研究可得到认可外，一般其他描述性研究的结果只能作为进一步研究的线索，需进一步深入研究才能得出肯定的结论。此外，对某些已知的致病因素或显而易见的病因，通过此种研究获得的结果也可以得到认可。

三、设计要点与注意事项

不同的课题有不同的设计要点与注意事项，要结合专业特点具体考虑。但设计的基本要点与注意事项是一致的。现仅就一些共同的要求简介如下。

1. 根据课题性质选择适当的设计方案类型　既要尽量争取采用论证强度较高的设计方案类型，又要注意到依从性与可行性。从原则上讲，防治措施研究及处理因素可受人为主动控制的预后评估研究，应以选择实验性研究设计方案为主，以 RCT 为首选。慢性病的对症治疗研究可选用自身前-后对照试验或交叉试验设计方案。病因研究因涉及医德问题，除干预试验可用 RCT 设计方案外，直接以可疑致病因素用人做实验要十分慎重。对于从未有人研究过的首创性防治措施研究，一般应先从动物实验或小范围的人群描述性研究入手，取得一定经验后再进入高层次设计方案的研究。

2. 根据课题与设计方案的要求，选择适当的研究对象　治疗研究、预后评估、疾病自然史研究应以已确诊的病例为研究对象；诊断性研究也应以确诊的病例为研究对象，同时要有健康人或与所研究疾病无关的其他患者作为对照；预防与病因研究应以未患有所研究的疾病的易感人群为研究对象，干预试验可在已患该病的患者中进行，从治疗效果来反证病因。无论选择那种研究设计方案，都要注意研究对象的代表性问题，防止发生选择性偏倚、诊断偏倚等。

3. 设立可比性好的对照组　严格地讲，除所研究的因素外，两组的其他条件与情况均应基本一致。尤其是对研究结果可能有影响的因素，两组必须相同或相似，如性别、年龄、体质与病情、病型、病程等。对两组要进行均衡性检验，只有在差异无显著意义的情况下，对比才有真正的价值。但也应防止配比过严，以免增加工作中的困难。

4. 分组与抽样力争做到随机化　样本量较大时，随机化分组可保证两组的均衡性。

5. 试验因素要明确　尽可能做到标准化、量化及简单化，以防止沾染与干扰的发生。

6. 评定指标与标准要客观、准确、稳定、可靠　一般尽可能采用不受主观因素影响的硬指标（hard endpoint）或协定标准来评定，并且要有质控标准。

7. 在不违背医德的前提下，尽量用盲法处理　以防止主观因素对结论影响。

8. 正确估计样本含量的大小　防止因样本含量过小而导致显著性检验结论的错误。

9. 其他　选择正确的收集、整理与分析数据的统计学方法，制定必要的登记及统计表格。

第二节　临床研究测量

测量（measurement）是指临床科研中对各种处理因素实验效应的测量，包括用定量的方法来衡量临床工作与科研的各种问题，主要有：①防治措施的效果测量；②致病（危险）因素与疾病的因果联系；③诊断性试验的评价与比较；④疾病发生的频数与分布特征；⑤症状、体征的分布规律与变化；⑥疾病带来的费用消耗及如何提高临床工作的效能、效果与效率等问题。

一、选择测量指标的原则

应结合专业知识，从科学性、客观性与可行性 3 个方面来确定合适的测量指标。测量指标最好选择既能反映疾病本质又不受主观因素影响，并且容易被患者接受的定量、稳定的硬指标，在无硬指标等特殊情况下，可以选择一些半定量或定性的指标。测量的方法应该被大家认可，且具有较高的敏感性和特异性，良好的敏感性才能有效检出或发现效应，而良好的特异性才能确认这种效应。

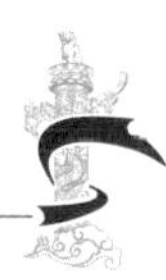

二、确定正确的统计学方法

临床研究一般多是抽样调查，可以这样说，只要是抽样调查就不可避免地会有因随机变异而产生的抽样误差。因此，必须进行统计学处理，以了解抽样误差对结果的影响。通常是用显著性检验的方法来分析其组间的差异及相关有无显著性意义。

1. 选取检验方法和计算公式　根据资料的性质、比较的组数、是否为配对资料以及要求单侧还是双侧 4 个方面，决定采用何种显著性检验的方法及应采用的计算公式。

2. 分析变量相关性的差异　在临床医学研究中，常用的疾病与某种致病（危险）因素的相关分析指标有相对危险度、归因危险度、比值比。

3. 统计学差异与临床意义的问题　统计学差异是指显著性检验结果有无显著性差异，而临床意义一般是指两组试验结果的差异有无实际价值。但关于实际价值，并没有明确的标准。如两个率的比较，差多少个百分点才有实际意义，平均数要差多少才有意义，均无一定的标准。有人主张按 *RR*（*OR*）值的大小来评估实际意义，并定 $RR \geqslant 2$ 或 $OR \geqslant 3$ 为有意义，这一标准在病因研究中是合适的，但如用于临床疗效的评估，就不完全适用。如按此要求，则对照组的有效（痊愈）率就绝不能>50%，如对照组的疗效>50%，则治疗组疗效必须>100%，*RR* 才有可能>2，这是不合理的。因此，定 $RR=1.3 \sim 1.5$ 即有临床意义，是可以接受的。显著性检验受样本大小影响，结果不稳定。从理论上讲，如果样本无限大，任何一点微小的差异都会有显著性意义，因此不能单凭有无显著性意义来确定临床实际意义，*RR* 值是一个很有价值的参考指标。

4. 注意识别与排除混杂及交互作用　混杂是指在研究疾病与暴露的相互关系时，因受某种或某些其他有关变量的混淆而引起的结果错误。交互作用则为两个或两个以上的因素作用于同一对象时，其效应大于或小于两个因素单独作用之和的现象。识别混杂和交互作用可用分层分析、多因素分析及标准化等方法。

第三节　临床研究评价

评价（evaluation）是指对临床科研所取得的成果或发表的论文，根据规范的临床研究的基本原则，对该研究的选题、设计、实施、资料整理和分析方法、结论的可靠性及可信性加以评价。随临床医学向循证医学的发展，阅读评价文献以更新临床医师知识结构，并指导临床医疗实践已经成为日常工作。因此，评价文献是临床医师必须具备的基本功。但由于临床研究涉及病因、诊断、预后、治疗以及卫生经济学等众多问题，针对每类问题采用的临床研究方案也不尽相同，需要采用不同评价标准进行评价。在总体上对一项临床研究应从以下几个方面进行评价：①临床研究的临床实用性、意义及其创新性等进行评价，是否具有临床价值；②临床研究设计的科学性和可行性评价，是否能很好地回答研究目的；③临床研究组织实施和质量控制的评价，数据收集是否真实可靠；④临床研究数据的统计分析的评价，数据呈现及其统计学方法应用是否规范、准确；⑤临床研究结果、结论的评价，结果结论是否真实可靠。

由于不同临床研究问题、不同的临床研究方案尚有不同的评价方法与要求。主要临床研究的具体评价方法将在第 37 章分别予以详细的介绍。

（林　辉　熊鸿燕　向　颖）

参考文献

1 刘续宝,孙业桓.临床流行病学与循证医学[M].5版.北京:人民卫生出版社,2018:30-95.
2 王家良.临床流行病学:临床科研设计、测量与评价[M].4版.上海:上海科学技术出版社,2014:15-126.
3 詹思延,谭红专,孙业桓.临床流行病学[M].2版.北京:人民卫生出版社,2015:3-100.

第37章

临床流行病学的研究方法

第一节 病因研究的设计与评价

疾病的正确诊断、有效的预防、治疗措施以及预后的估计都有赖于病因学基础，了解疾病是如何发生的，探讨疾病的病因是医学研究的重要任务之一。随着相关学科的发展和医学模式的转变，人们对病因的认识也在不断发展。从宏观和群体的水平，运用独特的研究方法及因果推论的理论与技术研究病因，对预防医学和临床医学实践均有重要的指导作用。本节将介绍病因研究的设计与评价。

一、病因的定义

疾病的病因(agent)是指引起人群发病概率升高的因素，包括生物、理化、社会以及人体自身的心理和遗传方面的因素。

人们对病因的认识是不断发展的。1882年Koch提出了Koch法则，确定了传染病的必要病因，其主要内容是：①从所有受检的特定患者，都发现致该病的病原体；②该病原体不仅能从受检的特定患者体内分离出来且能培养出纯种；③用此纯种接种至易感动物或人，必须能复制出这种疾病。在Koch之前人们认为许多不同的细菌引起一种特定的疾病。Koch法则的提出使人们认识到每一种疾病是由某一种特异的病原物引起的，这就是“特异病因学说”，也可称之为单一的病因论。

随着科学的发展，人们发现许多疾病都不能用Koch法则来确定病因，疾病的产生不单纯依赖于特异的病原物，还与环境和机体(或宿主)的状况有密切关系，出现了疾病的“多因性学说”。例如，仅仅感染结核分枝杆菌并不一定引起结核病，居住条件、营养状况、心理和精神因素以及免疫状况等在引起结核病中都起重要作用。20世纪80年代，美国流行病学家A. M. Lilienfeld提出了病因的概念，那些能使人们发病概率增加的因子就有病因关系存在；当它们之中一个或多个不再存在时，疾病频率就会下降。这个概念充分认识到疾病的多因性，考虑到影响疾病发生的各个环节，能帮助我们冲破传统的单一病因概念的束缚来研究病因，从而加速疾病防治的实际进程。

二、病因研究的步骤与方法

病因研究首先是依靠描述性研究探索流行因素，运用逻辑推理提出病因假说；然后选用病例对照研究或队列研究对病因假说进行检验，有时还需要试验研究进一步证实假说。提出病因假说的描述性研究方法有病例报告、病案系列研究、现况调查、生态学研究等；验证病因假说的常用方法有病例对照研究、队列研究、流行病学试验（具体方法详见流行病学书籍）。

（一）描述性研究

病因研究首先由病例报告、病案系列研究、现况调查及生态学研究等描述性研究方法提出病因假设。

1. 病例报告　病例报告涉及疾病的症状、体征、诊断、转归、治疗、病理等方面的信息，对可能的病因或暴露因素提供最早的线索，进而提出病因假说。

2. 病案系列研究　病例系列研究通过对一系列相同病例特点的描述，往往能发现一些共同特点，从而提出与该病种有关的病因假说。

3. 现况调查　现况调查也称横断面调查或现患率调查，是应用普查或抽样调查的方法收集某一人群特定时间内有关因素与疾病或健康状况的描述性资料，探索暴露因素与疾病或健康的关系，为病因研究提供线索。

4. 生态学研究　生态学研究（ecological study）是以群体为观察单位，研究人群的生活方式与生存条件对健康或疾病的影响，通过描述不同人群中某因素的暴露情况与疾病的频率，分析该因素与疾病的关系，为病因研究提供线索。

（二）分析性研究

1. 病例对照研究　病例对照研究（case-control study）是以确诊的患有所研究疾病的人群为病例组，以不患所研究疾病但具有可比性的个体为对照组，分别调查其既往暴露于某个（或某些）危险因子的情况及程度，以判断暴露危险因子与某病有无关联及关联程度大小的一种观察研究方法。属于观察性研究方法，观察方向由“果”及“因”，只能推测判断暴露与疾病是否有关联，不能确实证明暴露与疾病的因果关系。主要用于：①广泛探索疾病的可疑危险因素，在病因不明的阶段，可从广泛的机体内外环境诸因素中筛选可疑的危险因素。例如在胃癌的研究中，可从精神因素、血型、遗传、职业、饮食、微生物、生活方式等诸多因素中探索可疑的危险因素。②深入检验某个或某几个病因假说，经过描述性研究或探索性的病例对照研究，初步形成病因假说后，可利用精心设计的病例对照研究加以检验。譬如经过探索性研究发现吸烟与肺癌的发生有很强的关联，于是重点调查吸烟量、吸烟年限、吸烟方式、被动吸烟、吸烟种类等有关吸烟的详细情况，以验证吸烟与肺癌有关的假设。③为进一步进行前瞻性研究提供明确的病因线索，利用病例对照研究得到的明确线索，需进一步进行队列研究或实验流行病学的现场试验，以进一步证实该病因假设。由于需要的样本量较少，故特别适用于罕见病的病因研究。

2. 队列研究　队列研究（cohort study）是将人群按是否暴露于某危险因素分为暴露组及未暴露组，追踪其各自的发病结局，比较两者发病结局的差异，从而判定暴露因子与发病有无因果关联及关联大小的一种观察研究方法。队列研究属前瞻性研究，也设有对照，观察方向由“因”及“果”，能确实证明暴露与疾病的因果关系，其论证强度高于病例对照研究。但是队列研究不适于发病率很低的疾病的病因研究，因它需要的对象数量很大，实际难以达到；研究常常需要观察一段较长时间，对象不易保持依从性，容易产生各种各样的失访偏性；而且整个研究的组织和后勤工作很复杂，花费较大。

（三）实验研究

病因研究中的流行病学试验主要是临床试验（clinical trial）和现场试验（field trial）。试验研究的特点是研究者可以主动控制试验措施或致病因素，其论证强度比队列研究高，但应注意，在病因学研究中，应用试验性研究的前提条件是：拟研究的可能致病因素必须证明对人体确实没有危害性，但它又不能排除与疾病的发生有关。

1. 临床试验　临床试验是在医院或其他医疗照顾环境下进行的实验，以患者（住院患者和未住院患者）作为研究对象，对某种干预措施的效果进行检验，其中论证强度最强的是随机对照试验。

随机对照试验（RCT）：选定患有某种疾病的患者，随机分为试验组和对照组，试验组患者施加干预措施，随访观察一段时间，比较两组患者的发病结局，判断干预措施的效果。RCT 是有对照、有干预措施、随机抽样分组、盲法试验的前瞻性研究。

2. 现场试验　现场试验是在社区(一定区域内的人群)或现场环境下进行的实验,以尚未患所研究疾病的人群作为研究对象,包括个体试验(individual trial)和社区试验(community trail)。

(1)个体试验:接受处理或干预措施的是未患所研究疾病的个体。为提高试验的效率,通常在高危人群中进行研究。

(2)社区试验:以未患所研究疾病的人群作为整体进行试验观察,接受处理或干预措施的是整个社区,也可是某一人群的亚人群。如食盐中加碘预防低碘或碘缺乏症;饮水中加氟预防龋齿的社区试验。

三、病因研究的评价原则

1. 病因研究是否采用了论证强度高的研究设计方法　病因研究方法的论证强度直接影响研究结果的可信度。各种研究方法论证强度不一样(表 37-1),其中论证强度最高的是随机对照试验,特别是多个随机对照试验的系统评价,但是如果对健康者做病因学试验,显然不符合伦理学要求;队列研究属于前瞻性研究,是由原因追踪结果,其论证强度较高;病例对照研究属于回顾性研究,是由结果追查原因,其论证强度中等;现况调查和一般描述性研究的论证强度较低。

表 37-1　病因研究方法论证强度比较

项目	描述性研究	病例对照研究	队列研究	流行病学试验
方法	观察法	观察法	观察法	实验法
研究方向	回顾性、现况	回顾性	前瞻性	前瞻性
对照	无	有	有	有
取样	随机抽样	随机抽样	随机抽样	随机分组
干预措施	无	无	无	有
检验假设	不能	能	能	能
检验效能		低	低	高
论证强度	+	++	+++	++++

2. 实验组与对照组的暴露因素和结局的测量方法是否一致　如果试验组与对照组的暴露因素和结局的测量方法不一致时,容易产生测量偏倚,得到的病因结论不可靠。一是危险因素与疾病的关联可能是假关联,而不是真正的病因关联;二是危险因素与疾病的关联可能是真关联,由于偏倚的影响,使得病因关联不能显现出来。

3. 病因研究是否采用盲法试验　当实验观察者了解受试者是患者时,就可能仔细寻找与病因假说相关的因素,而当实验观察者知道受试者不是患者时,就可能放弃仔细寻找与病因假说相关的信息。例如在某危险因素的干预试验中,如果实验观察者知道哪组是干预组(试验组),哪组是对照组时,可能对干预组的干预措施比较关心,尤其是观察指标为主观指标时,更容易产生偏倚,影响结果的真实性。因此,为了保证研究结果的真实性,尽可能采用盲法试验。

4. 病因学效应的先后顺序是否合理　任何疾病都是在机体受到致病因素的作用之后才发病,其病因学效应的先后顺序是前因后果。回顾性研究和描述性研究很难说明病因学效应的先后顺序,只有前瞻性研究才能明确病因学效应的先后顺序。可疑因子出现在前,疾病发生在后,这是因果联系的一个必要条件。

5. 病因学研究的因果相关性如何　关联强度以相对危险度(RR)或比值比(OR)来表示。RR(或 OR)值越大时,有因果联系的可能性越大。表 37-2 列出 RR 值的大小与联系强度。也可计算归因危险度(AR)、归因危险度百分比(AR%)、人群归因危险度(PAR)、人群归因危险度百分比(PAR%)或 NNT 等指标。

表 37-2 相对危险度和比值比大小与联系强度

RR(OR)	危险因素与疾病的联系强度	RR(OR)	保护因素与疾病的联系强度
1.0～1.1		0.9～1.0	
1.2～1.4	弱	0.7～0.8	弱
1.5～2.9	中	0.4～0.6	中
3.0～9.0	强	0.1～0.3	强
>9.0	很强	<0.1	很强

6. 危险因素和疾病之间是否有剂量-效应关系　某些化学、物理等有害毒物(如铅、汞)对人体的危害，常常与接触的剂量和时间呈正相关，机体在安全范围内接触或在一定剂量范围内接触不会致病，但当接触剂量和时间达到一定的水平时，则可能导致疾病发生。当因子可定量或分等级，因子的量变影响人群的发病率，则两者之间因果联系的可能性较大。在吸烟与肺癌的研究中，平均每日吸烟支数越多的人们，死于肺癌的概率越大；在以往吸烟的人群中，戒烟年限越长，肺癌的死亡率越低。危险因素和疾病之间是否有剂量-效应关系可用 OR 或 RR、等级相关系数和积差相关系数等表示。

7. 病因学研究结果是否符合流行病学规律　对流行病学规律进行宏观的探讨，常能为病因学研究提供有力的证据，进而为疾病的控制和消灭做出有价值的决策。例如，亚非地区原发性肝癌发病率较高、乙型肝炎发病率较高、乙型肝炎病毒感染较高、乙型肝炎患者癌变率也较高；而欧美地区原发性肝癌和乙型肝炎发病率均较低。流行病学研究发现，乙型肝炎病毒与原发性肝癌有明显关系。

8. 病因致病效应的生物学依据是否充分　分子生物学研究可为病因学有因果相关的确定提供有意义的生物学依据。生物学的病因依据，可来自人体的研究，也可以来自动物试验。在临床病因学研究中，生物学的病因依据越充分，则因果关系的说服力越强。例如临床病因学研究中发现吸烟可致肺癌，生物学研究发现，香烟的烟或焦油里证实有苯并芘、砷、一氧化碳等 25 种化学致癌物，同时让犬吸入香烟的烟，曾成功地使犬发生肺癌。吸烟可致肺癌的临床病因学研究得到生物学的病因依据支持。

9. 在不同的研究中病因致病的因果关系是否一致　同一疾病与同一因子的关联研究中，如果在不同的地区和单位、不同的人群、不同时间，由不同的研究者，采用不同的或相似的研究方法，获得同样或类似的阳性结果，而且重复出现类似结果的次数越多，则该病的病因结论就比较可信。例如关于吸烟与肺癌问题的流行病学研究，世界上至少有 30 起病例对照研究和 7 次以上队列研究的结果均表明，吸烟与肺癌有很强的关联，每日吸烟 20 支以上者尤为显著。由于实验技术和条件不尽相同，有时对同一疾病的病因学研究可能得出不同的结论。在评价研究病因结论一致性的时候，一定要保持审慎的批判性态度，严格评价，切忌人云亦云。

病因评价要达到以上各项标准是很困难的，符合的项目越多，推断的病因就越可靠；此外，尚须从反面提出假设，若反面假设被否定，则推断的病因更可靠。

第二节　诊断性试验研究的设计与评价

在临床医疗实践中，临床医师常根据患者的病史、体格检查、各种实验室检查对患者所患的疾病做出诊断。为了提高临床诊断水平和效率，不仅需要不断研究高水平的诊断性试验供临床应用，还需要对现有的诊断性试验进行科学的评价，研究其特征和临床诊断价值，以指导临床医师正确地选用。临床流行病学中的诊断性试验(diagnostic test)研究，侧重于对一种新的诊断方法的研究，通过临床现场验证或与原来老的诊断方法进行比较，评价其科学性、优越性、实用性，以协助临床的诊断。诊断性试验研究是新的诊断方法从实验室过渡到临床推广前必不可少的一步，也是临床医师应该掌握的基础知识之一。

一、诊断性试验研究的设计

诊断性试验研究的设计首先必须确立标准诊断方法；其次是选择研究对象，根据标准诊断将研究对象区分为"有病"者和"无病"者；然后用待研究的诊断性试验同步、盲法测定所有研究对象，将获得的结果与标准诊断方法比较，应用某些指标来评价该诊断性试验的诊断价值。为了减少偏倚，在评价中应尽量实行盲法原则。

1. 确定金标准　金标准（gold standard）是当前临床医学界公认的标准诊断方法，是区分"有病"与"无病"的依据，包括病理学诊断、外科手术所见、特殊影像诊断、临床综合诊断标准及长期临床随访所获得的肯定诊断。如诊断冠心病的金标准是冠状动脉造影、诊断肾炎的金标准是肾活检、诊断胆结石的金标准是手术所见。但在实际应用中，不是所有疾病都能找到金标准，应注意有些疾病诊断的金标准是相对的，随医学的发展和对疾病认识的加深也在不断地完善之中，不同研究目的所采用的金标准也可能不同。如在临床研究中，铁缺乏的金标准应该是组织储存铁的缺乏，应以骨髓活检铁染色来明确有无储存铁的缺乏和消失，但如果某试验是用来进行人群缺铁的筛选，对其评价就不能在人群中以骨髓活检作为金标准，因为缺乏可行性，因此，在大规模的人群研究中，可采用铁剂治疗反应作为替代金标准。

金标准的选择及其可靠性直接影响对诊断性试验的评价，对同一组对象，用不同的金标准可能得出不同的配对四格表和不同的结论。

2. 选择研究对象　诊断性试验研究的对象包括被金标准确诊的患者（"有病"者）和由金标准证实无该病的患者（"无病"者）。为保证诊断性试验具有临床实用价值，选择的研究对象应为临床某病的疑诊病例，"有病"者应包括不同严重程度、不同病期、不同类型的各种临床病例，如早期、中期、晚期的病例，轻型、中型、重型病例，典型病例与非典型病例等；"无病"者应包括相当比例的易于与该病混淆的、需要鉴别诊断的其他病例，不宜将正常人纳入"无病"者。选择研究对象时，要注意"有病"者和"无病"者内各种临床类型的构成比例应尽可能符合目标人群的实际情况。如果"有病"者重型病例的比例较多，则灵敏度偏高；如果"无病"者中难鉴别的病例比例偏高，则误诊率会偏高。如果将正常人纳入"无病"者，会提高诊断性试验的特异度，影响研究结果的真实性。

例如，评价淀粉酶用来诊断急性胰腺炎的价值时，应选择具有腹痛症状的所有急腹症的患者，以急性胰腺炎患者作为"有病"者，其他患者作为"无病"者，结果才与临床的实际情况相符；如果"无病"者均为正常人，那么会过高估计试验的特异度。

3. 估计样本含量　诊断性试验的样本含量计算公式为：

$$n_1 = \frac{u_\alpha^2 \mathrm{Sen}(1-\mathrm{Sen})}{\delta^2} \qquad n_2 = \frac{u_\alpha^2 \mathrm{Spe}(1-\mathrm{Spe})}{\delta^2} \qquad \text{（公式 37-1）}$$

式中 n_1 为"有病"者的样本量估计值，n_2 为"无病"者的样本量估计值，Sen 为灵敏度，Spe 为特异度，δ 为允许波动的范围（允许误差），α 为第一类错误的概率，u_α 为标准正态分布的分位数，较常用的有 $u_{0.10}=1.645$、$u_{0.05}=1.96$、$u_{0.01}=2.58$。灵敏度、特异度的估计值应通过查阅文献或预试验获得，一般用于筛选试验的灵敏度要求较高，用于肯定诊断的试验都要求特异度较高。

4. 确定临界值　评价诊断性试验时，需要把疑诊患者按试验结果的阳性和阴性进行分类。但大多数诊断性试验，特别是实验室诊断多为生理性的连续指标，需要选择一个（或多个）区分正常与异常的临界值（cut off point），将定量测定的数据转换成阳性与阴性两类定性结果，将观察对象分为阳性和阴性。临界值水平的选择直接影响灵敏度和特异度等评价指标，选择临界值水平主要取决于诊断性试验的目的以及漏诊和误诊利弊的权衡。目前，采用 ROC 曲线法确定临界值是较为理想的方法。

正常参考值的计算方法包括正态分布法及百分位数法。要求资料必须来源于健康人的检测结果，同时要注意不同人种、地区、性别、年龄、不同的检测方法等对参考值的影响。正态分布法要求资料呈正态分布，且样本含量要大（至少在 100 例以上），以保证样本的代表性和结果的稳定性。资料呈偏态分布时，要求使用百分位数法。区分正常与异常的界点可根据变量的临床意义选取正常参考值范围的双侧、单侧上限或单侧下限(详见有关统计书籍)。

5. 采用同步盲法　诊断性试验是一种观察性研究,在整理资料时才按金标准对患者进行分组。如果由了解前一试验结果的人判断后一试验结果,则会发生判断倾向性,使两种方法的一致性增高。当评估试验的医师了解受试者是患者,就会潜意识地寻找可能存在的阳性结果;相反,如果知道受试者不是患者,则可能放弃仔细寻找阳性信息的机会,使可能存在的阳性信息被遗漏,从而导致灵敏度和特异度高于真实值。因此,为了避免偏倚对评价指标真实性的影响,要求采用同步盲法,让所有受试患者同时接受诊断性试验和金标准方法,由不同的观察者按照诊断标准独立、客观地对诊断性试验或金标准结果做出判断。

二、诊断性试验的评价指标

按照诊断性试验的设计方案,分别用金标准和某诊断性试验方法对研究对象进行检查,将结果列成配对四格表(表 37-3),计算各项评价指标。

表 37-3　诊断性试验配对四格表

某诊断性试验检测结果	金标准		合计
	有病 D+	无病 D-	
阳性 T+	a	b	$a+b$
阴性 T-	c	d	$c+d$
合计	$a+c$	$b+d$	N

注:a 为金标准确定有病而诊断性试验检测结果阳性(真阳性,实际患病者被诊断性试验诊断为阳性)。
b 为金标准确定无病而诊断性试验检测结果阳性(假阳性,实际未患病者被诊断性试验诊断为阳性)。
c 为金标准确定有病而诊断性试验检测结果阴性(假阴性,实际患病者被诊断性试验诊断为阴性)。
d 为金标准确定无病而诊断性试验检测结果阴性(真阴性,实际未患病者被诊断性试验诊断为阴性)。

诊断性试验的评价主要是真实性评价。所谓真实性(validity,效度),指测量值与实际值相符合的程度,故又称准确性(accuracy)。用于评价真实性的指标有灵敏度与假阴性率、特异度与假阳性率、阳性预测值与阴性预测值、阳性似然比与阴性似然比、Youden 指数、比值比等。

1. 灵敏度与假阴性率　灵敏度亦称敏感度(sensitivity,Sen 或 Se),是指采用金标准诊断为“有病”的病例中,被诊断性试验诊断为阳性例数的比例,即实际“有病”者被诊断性试验诊断为阳性的概率,又称真阳性率(true positive rate),反映检出患者的能力。灵敏度愈高,说明真阳性例数愈多,漏诊病例愈少,诊断性试验检出患者的能力愈强。灵敏度(Sen)的估计值及其标准误 SE(Sen)的计算公式为:

$$\text{Sen} = P(T_+/D_+) = \frac{a}{a+c} \times 100\% \quad \text{SE(Sen)} = \sqrt{\frac{ac}{(a+c)^3}} \qquad \text{(公式 37-2)}$$

假阴性率(false negative rate,β)是指采用金标准诊断为“有病”的病例中,被诊断性试验诊断为阴性例数的比例,即实际“有病”者被诊断性试验诊断为阴性的概率,又称漏诊率(omission diagnostic rate)。反映患者被错误诊断的可能性。计算公式为:

$$\beta = P(T_-/D_+) = \frac{c}{a+c} \times 100\% = 1 - \text{Sen} \qquad \text{(公式 37-3)}$$

2. 特异度与假阳性率　特异度(specificity,Spe 或 Sp)是指采用金标准诊断为“无病”者中,被诊断性

试验诊断为阴性例数的比例，即实际“无病”者被诊断性试验诊断为阴性的概率，又称真阴性率（true negative rate），反映鉴别非患者的能力。特异度愈高，说明真阴性例数愈多，误诊病例愈少，诊断性试验鉴别非患者的能力愈强。特异度（Spe）的估计值及其标准误 SE（Spe）的计算公式为：

$$\text{Spe}=P(T_-/D_-)=\frac{d}{b+d}\times 100\% \qquad \text{SE}(\text{Spe})=\sqrt{\frac{bd}{(b+d)^3}} \qquad \text{（公式 37-4）}$$

假阳性率（false positive rate，α）是指采用金标准诊断为“无病”者中，被诊断性试验诊断为阳性例数的比例，即实际“无病”者被诊断性试验诊断为阳性的概率，又称误诊率（mistake diagnostic rate），反映非患者被错误诊断的可能性。计算公式为：

$$\alpha=P(T_+/D_-)=\frac{b}{b+d}\times 100\%=1-\text{Spe} \qquad \text{（公式 37-5）}$$

3. 阳性预测值与阴性预测值　阳性预测值（positive predict value，+PV 或 PV_+）：是指诊断性试验检测为阳性的全部病例中，“有病”者（真阳性）所占的比例，即诊断结果阳性者确为“有病”者的概率。阳性预测值+PV 及其标准误 SE（+PV）的计算公式为：

$$+\text{PV}=P(D_+/T_+)=\frac{a}{a+b}\times 100\% \qquad \text{SE}(+\text{PV})=\sqrt{\frac{ab}{(a+b)^3}} \qquad \text{（公式 37-6）}$$

阴性预测值（negative predict value，-PV 或 PV_-）是指诊断性试验检测为阴性的全部病例中，“无病”者（真阴性）所占的比例，即诊断结果阴性者确为“无病”者的概率。阴性预测值-PV 及其标准误 SE（-PV）的计算公式为：

$$-\text{PV}=P(D_-/T-)=\frac{d}{c+d}\times 100\% \qquad \text{SE}(-\text{PV})=\sqrt{\frac{cd}{(c+d)^3}} \qquad \text{（公式 37-7）}$$

4. 阳性似然比与阴性似然比　阳性似然比（positive likelihood ratio，+LR 或 LR_+）是指诊断性试验的真阳性率与假阳性率之比，表明诊断性试验阳性时患病的可能性是不患病的可能性的多少倍。+LR 数值越大，提示能够确诊患有该病的可能性越大。阳性似然比的计算公式为：

$$+\text{LR}=\left(\frac{a}{a+c}\right)\Big/\left(\frac{b}{b+d}\right)=\frac{\text{Sen}}{1-\text{Spe}} \qquad \text{（公式 37-8）}$$

阴性似然比（negative likelihood ratio，-LR 或 LR_-）是指诊断性试验的假阴性率与真阴性率之比，表明诊断性试验阴性时患病的可能性是不患病的可能性的多少倍。-LR 数值越小，提示能够否定患有该病的可能性就越大。阴性似然比的计算公式为：

$$-\text{LR}=\left(\frac{c}{a+c}\right)\Big/\left(\frac{d}{b+d}\right)=\frac{1-\text{Sen}}{\text{Spe}} \qquad \text{（公式 37-9）}$$

5. Youden 指数　Youden 指数（Youden index，YI）也称正确指数，是反映诊断性试验真实性的综合指标，既考虑了灵敏度，也考虑了特异度。YI 的值在-1 ~ 1 之间，其值越大，说明诊断性试验的真实性越好，当 YI 小于等于 0 时诊断性试验无任何临床应用价值。YI 及其标准误 SE（YI）的计算公式如下，两个

Youden 指数比较用下式计算 u 值。

$$\mathrm{YI}=\mathrm{Sen}+\mathrm{Spe}-1 \quad \text{（公式 37-10）}$$

$$\mathrm{SE(YI)}=\sqrt{\frac{ac}{(a+c)^3}+\frac{bd}{(b+d)^3}} \quad \text{（公式 37-11）}$$

$$u=\frac{\mathrm{YI}_1-\mathrm{YI}_2}{\sqrt{\mathrm{SE}^2(\mathrm{YI}_1)+\mathrm{SE}^2(\mathrm{YI}_2)}} \quad \text{（公式 37-12）}$$

6. 比值比　比值比(odds ratio,OR),也称优势比、比数积(odd product),是“有病”者中诊断阳性数、阴性数之比与“无病”者中诊断阳性数、阴性数之比的之比,即诊断正确数与诊断不正确数之比。OR 是灵敏度与特异度的综合指标。其值越大,则诊断价值越高。当 a、b、c、d 中有数值为 0 时,各数值均加上 0.5 后再计算 OR 值。计算公式为:

$$\mathrm{OR}=\frac{a/c}{b/d}=\frac{ad}{bc} \quad \text{（公式 37-13）}$$

7. 准确度与 *Kappa* 值　准确度(accuracy,Acc 或 π)又称符合率或一致率(agreement rate,consistency rate),表示诊断性试验的检测结果与金标准的实际结果的符合程度,反映正确诊断患者与非患者的能力。正确率 Acc 及其标准误 SE(Acc)的计算公式为:

$$\mathrm{Acc}=\frac{a+d}{n}=\frac{a+c}{n}\mathrm{Sen}+\frac{b+d}{n}\mathrm{Spe} \quad \text{（公式 37-14）}$$

$$\mathrm{SE(Acc)}=\sqrt{\frac{(a+b)(b+d)}{N^3}} \quad \text{（公式 37-15）}$$

正确率是灵敏度与特异度的加权平均,在很大程度上依赖受试人群的患病率。例如受试人群的患病率为 5%,将所有样本诊断为阴性,也可有 95% 的正确率。两个正确率比较用下式计算 u 值。

$$u=\frac{Acc_1-Acc_2}{\sqrt{SE^2(Acc_1)+SE^2(Acc_2)}} \quad \text{（公式 37-16）}$$

Kappa 值常用于评价两种检验方法和同一方法两次检验结果的一致性(表 37-4)。*Kappa* 值的取值范围介于-1～+1。如果 *Kappa*=0,说明两结果完全由机遇所致;*Kappa*<0,说明由机遇所致一致性大于观察一致性;*Kappa*=-1,说明两结果完全不一致;*Kappa*>0,说明由机遇所致一致性小于观察一致性;*Kappa*=1,说明两结果完全一致。*Kappa* 的计算公式为:

$$Kappa=\frac{N(a+d)-(R_1C_1+R_2C_2)}{N^2-(R_1C_1+R_2C_2)}=\frac{2(ad-bc)}{R_1C_2+R_2C_1} \quad \text{（公式 37-17）}$$

式中 R_1、R_2、C_1、C_2 分别为配对四格表中第一行、第二行、第一列、第二列的合计,N 为总例数。

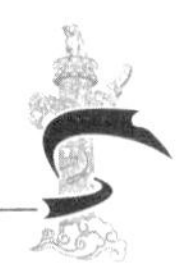

表 37-4　*Kappa* 值判断标准

Kappa 值	一致性强度
<0	弱
0～0.20	轻
0.21～0.40	尚好
0.41～0.60	中度
0.61～0.80	高度
0.81～1.00	最强

8. 患病率　患病率(prevalence rate,Prev)是指全部检测病例中,被金标准诊断为“有病”者所占的比例。计算公式为:

$$\text{Prev} = \frac{a + c}{a + b + c + d} \times 100\% \qquad (公式 37\text{-}18)$$

三、诊断性试验研究的评价原则

一种新的诊断方法在广泛应用于临床之前,一定要经过科学的评价和严格的鉴定。临床医师在阅读医学文献时,对某种诊断方法临床应用的报道也需要用一定的标准和原则进行客观分析和评价,以衡量其结论是否可靠。对诊断性试验进行客观的评价,不但可以提高临床诊断性试验研究科学性,同时有助于临床医师在阅读医学文献时对论文结论的可靠性做出客观的评价,帮助临床医师在临床工作中正确合理地选用各种诊断方法,科学地解释诊断性试验的结果,提高临床医师的临床诊断水平,撰写出高质量的诊断性试验评价论文。根据国际通用的评价原则(Can Med Assn J,1981)和 2000 年 Sackett 等《循证医学》的评价原则,诊断性试验的评价原则归纳起来大概包括以下几个方面。

1. 是否与金标准进行盲法对比研究　首先诊断性试验是否与金标准进行对比。如果所选择的金标准不是公认的权威的最可靠的诊断方法,则对待评价的诊断性试验就无法做出客观评价。例如胆结石的诊断,经静脉胆管造影和 B 超检查,B 超检查方便、安全、无创伤性,而公认的诊断标准当然是外科手术,现在用 B 超代替静脉胆管造影,就必须与手术诊断来比较,才能判断 B 超检查是否优于静脉胆管造影。其次,具体执行过程是否采用了盲法。诊断性试验与金标准的比较应是在盲法同步的情况下进行的,一般多主张将标本重新排列,另行编号,以保证测试者不知道患者分组情况,防止检查者主观因素的干扰。

2. 被检对象是否包括各型病例以及容易混淆的病例　病例组和对照组样本的代表性是决定诊断性研究结果可信度的基础。对新的诊断性试验进行评价,研究对象应包括不同的病型、病情、病程的病例,并且还要包括患有易混淆疾病的病例。病例和对照组的来源应该交代清楚。病例组和对照组的样本量是否足够。较常见的问题是病例组入选标准过于严格,研究对象构成范围过窄,对照组未包含易混淆的其他疾病患者,甚至以健康体检者作为对照组,或无对照组,使研究对象缺乏代表性,往往会导致诊断性试验灵敏度和特异度偏高。样本量不足的情况仍较常见。

3. 研究的环境及病例的来源叙述是否详细　不同医疗条件和医疗水平的医院就诊患者的疾病构成比例不同,从不同类型的医院选择的病例,诊断性试验的评价结果可能有所差别。一项好的诊断性试验研究应详细报告医院的性质、病例和对照的来源,以便读者根据本单位的条件,判断该诊断性试验研究是否适合应用。

4. 是否测定了试验的重复性及测量变异　诊断性试验研究应报告试验的重复性和测量变异,以说明该试验研究结果的可靠性。如多次测定同一标本结果接近,测定数值稳定,说明重复性良好,表明仪器性能良好,操作技术熟练,方法可靠。

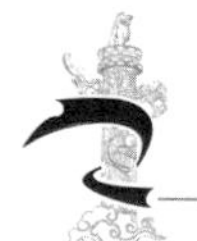

5. 临界值的确定是否合理可靠　连续变量正常与异常的临界值的确定直接影响诊断性试验的灵敏度和特异度。因此,应交代清楚临界值的含义与确定依据、正常值的定义和计算方法。正常值必须源于健康人的检测结果。一般正态分布的数据,以 $\bar{x} \pm 1.96s$ 作为95%双侧正常值,以 $\bar{x} - 1.645s$ 作为95%单侧下限正常值,以 $\bar{x} + 1.645s$ 作为95%单侧上限正常值。非正态分布的数据,可用中位数和百分位数表示。常见错误是,样本含量较小或数据非正态分布时,采用均数加减2倍标准差作为临界值,或论文中未交代临界值的确定依据。

6. 评价指标计算是否正确　评价指标有着严格的定义和明确的含义,是评价诊断性研究类论文质量和水平的科学依据。各评价指标的计算是否正确,将直接影响诊断性试验的结果。对联合试验的评价,首先要看该试验在一系列试验中是不是最正确的;其次要看联合试验总的灵敏度、特异度、准确性,同时注意单项试验的灵敏度、特异度和准确性。常见错误是计算不准确,对联合试验总的灵敏度、特异度等指标评价不当。

7. 诊断技术方法是否详述　诊断性试验研究论文,应对诊断技术方法作必要的详述,以便读者推广应用或需要时重复验证。要求作者将使用的仪器、试剂规格、被检查者检查前的注意事项、样本采集储存方法、检测方法的操作步骤与注意事项以及结果的判断叙述清楚。

8. 效用性如何　要考虑新的诊断方法是否方便、易行,有无不良反应,对患者有无危害,费用如何,医师和患者能否接受,结果的判定是否容易,对假阳性和假阴性患者的最后结局,是否能证实确实无病或有病,处理漏诊和误诊是否方便,是否会造成某些严重后果等临床实际情况。

第三节　防治研究的设计与评价

疾病防治及其临床研究尤其受临床医师关注,掌握防治研究设计基本方法,进行科学合理的设计和评价,为疾病治疗决策提供真实、可靠科学的证据;同时,循证医学作为一种新的临床思维和实践模式,临床医师掌握防治研究研究的评价基本原则,有助于其鉴别阅读文献,促进临床实践中对证据的合理应用。

一、防治研究设计的内容与方法

(一)设计方案的选择

根据研究的目的和条件,选择合适的设计方案,要兼顾科学性和可行性。应尽量选择论证强度高的设计方案类型,保证研究结果是真实可靠的。同时所选的研究方案在研究条件、对象来源、人力、财力和物力等要有所保障。

设计方案类型及其论证强度见表37-5。在临床防治研究中常用的方法是试验性研究。其中RCT以最简单的方式解决了长期困扰防治研究的混杂问题,盲法的运用协助控制选择偏倚和信息偏倚。因此,目前公认RCT是证明某种治疗措施有效性和安全性的金标准设计方案,是防治研究首选的最佳方案。Q-RCT或non-RCT,减少了随机分组的麻烦,增加了可行性。如果采用盲法,Q-RCT与RCT的论证强度相近,但如果未采用盲法,则因分组方法过于机械,易被识破而破坏随机性,则论证强度下降。non-RCT因分组为非随机化,两组之间的均衡性难以保证,盲法也无法执行,容易发生各种偏倚,论证强度则大大降低,应尽量少用。对于需要长期维持治疗的慢性病,可采用自身前后对照试验或交叉试验设计方案。为了节省样本,结合临床患者陆续就医的特点,可采用序贯试验设计方案,尤其适用于新药和老药或新药与安慰剂配对比较,适合临床陆续就医陆续分析,及时下结论,但只适于单项指标与诸指标能综合成一个指标的试验研究。实验性研究尽管是评价防治效果较有效的方法,但是其设计实施条件要求高,难度较大,研究费时间、费人力、花费高,而且存在医德问题。因此,在实际工作中,有时患者拒绝参加临床试验,或是没有条件进行实验性研究,此时,可以考虑用观察性的研究方法。但是,观察性研究存在许多难以控

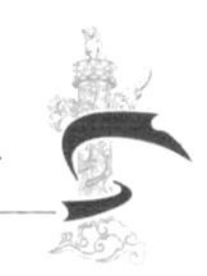

制的偏倚，影响研究结果的真实性和可靠性，所以论证强度相对较低。

在开发新药的过程中，药物临床试验设计方案的选择要参考我国的药品临床试验管理规范，根据不同的研究阶段，选择合适的研究方案。

表 37-5　**设计方案类型及其论证强度**

设计方案类型	论证强度
实验性研究	
随机对照试验	强
半随机对照试验	↓
交叉试验	↓
自身前后对照试验	↓
非随机对照试验	↓
序贯试验	↓
观察性研究	中
分析性研究	↓
队列研究	↓
病例对照研究	↓
描述性研究	↓
现况研究	↓
综述或专家评论	低
病例报告	

注：论证强度：设计的科学性和结果的可靠性。

（二）研究对象的选择

研究对象的要求应根据研究目的来确定。首先确定对象的来源；其次应明确和统一病例的诊断标准；在此基础上，根据研究要求制订出研究对象的纳入标准和排除标准。需要注意的是，参加研究的患者常经过充分的选择，是所研究疾病患者的一个有偏性的样本，所以在将研究结果推广到一般临床场合时，需要特别谨慎。

1. 研究对象的来源　研究对象的基本来源有两个：以医院为基础的研究对象，包括住院患者、门诊患者或医院的病案记录等；以社区为基础的对象，包括社区人群、社区的疾病监测资料、普查、抽查、筛检的人群等。以医院为基础的研究对象，容易获得，可节省费用，依从性较好，但容易产生选择性偏倚。多所医院协作比一所医院代表性好，能在短期内提供足够数量的研究对象。但多所医院要严密组织，周密计划，统一设计，统一诊断标准，统一疗效测量方法与疗效判定标准，才能保证结果的可靠性。应用社区为基础的人群，代表性较好，但不易得到，而且依从性相对较差。

2. 病例的诊断　研究对象确定的首要条件是，诊断一定要符合被研究疾病公认的科学的诊断标准，这是保证研究的质量和真实性的先决条件。诊断要尽可能用“金标准”。应根据国际疾病分类和全国性学术会议规定的诊断标准来选择患者。因为这些标准具有权威性，便于与同类的研究进行比较。有些疾病尚无公认的诊断标准，研究人员可自行拟订。此时应尽量采用客观的诊断指标。此外，对疾病的病情、病理类型等要有明确的规定。疾病诊断所采用的检验方法、试剂和仪器均应相应地符合统一诊断标准的规定。

3. 纳入标准与排除标准　在明确诊断的基础上需要慎重制定研究对象的纳入标准和排除标准。设立纳入标准和排除标准是为了限制研究对象的异质性（heterogeneity），排除某些非研究因素的干扰，提高研究的质量和结果的可靠性。

纳入标准主要考虑研究对象的年龄、性别、诊断、疾病的分型和严重程度以及患者知情同意等方面。

常用的排除标准有:当所选病例患有另一种影响疗效的疾病时;病例的类型、严重程度、诊断不符合诊断标准;严重的合并症、并发症;预后差(可能导致患者退出原分配的治疗组);对治疗有禁忌、过敏者;最近3个月参加过其他临床试验;不具有法律能力或法律能力受到限制;妊娠或哺乳的患者;有证据显示患者的不可信赖;研究者认为不适合参加该试验的任何其他情况等。

(三)样本含量

通常样本量估计主要依据几个基本因素:干预措施实施前后研究人群中研究事件的发生率;α 值(即Ⅰ类错误的概率);β 值(即Ⅱ类错误的概率);单侧检验或双侧检验;研究对象分组的数量。可根据相应公式、软件或查表进行样本含量的计算。

另外,治疗方案的实施情况也是影响实际样本量的一个重要因素,由于此因素并不包括在常规的样本量计算公式中,因而容易被忽视。任何一项临床研究的治疗方案的实施率都不可能达到100%,总有一部分患者因为种种原因出现退出(不合格、不依从、失访等),如果退出病例过多将使实际的样本量减少,影响研究结果。因此估计样本量时,应考虑此因素,可事先估计中途可能退出病例的数量,将样本量适当加大。

如果是开发新药的过程中,根据不同的研究阶段,确定合适的样本量。例如:"评价莫沙必利治疗功能性消化不良的疗效及不良反应"研究,根据Ⅱ类新药Ⅱ期临床试验的要求,病例数不少于200例,考虑到失访和中途可能退出试验的人数(控制在10%范围内),需要入选病例数240例,其中试验组120例,对照组120例。

样本量较小的研究,产生假阴性结果的可能性较大。因此,对那些得出阴性结论的研究,需要判断这些结果是否由机遇造成的。这时需要知道一项研究得出假阴性结果的概率是多少,即 β 值或Ⅱ类错误的概率。根据 β 值我们可以计算一项研究的统计效力(statistical power),统计效力是指当实际上存在某种差异时,某项研究发现此差异统计学上有显著意义的概率。统计效力 $=1-\beta$。例如,如果一项研究得出某项治疗措施无效,经计算统计效力为0.5,也就是说有50%的把握做出无显著差异的结论,说明此阴性结论是不可靠的,可能由机遇造成的,应提高统计效力,加大样本量。

(四)基线资料及其分析

基线资料(baseline)是指干预措施执行之前,被研究对象的基本情况。在研究中,必须收集尽可能完整的基线资料,例如一般人口学资料、病程、病型、危险因素或影响预后的因素以及并发症等。在研究中,如果提供了全部研究对象的基线资料,就有可能将其结果与其他研究结果进行比较,就可以让临床医师正确评价研究的真实性和适用性。

在设立了对照的防治研究中,两组之间的比较,不仅仅是研究结果的分析对比,而且要注意到在研究开始时,两组之间的基线资料是否有可比性,这就牵涉到临床病例的分组方法,以及分组后两组的资料数据是否均衡。因此,在实施干预措施之前,要对两组的基线资料进行分析,以便明确两组间的可比性以及对结果的影响程度。如果基线资料在两组之间差别很大,则可认为两组的基线资料缺乏可比性,其研究结果也就不宜相比,这样的结论既缺乏科学性也缺乏真实性。

对基线资料首先要进行组间的可比性分析。不论在随机对照试验或非随机对照试验中都需要做基线的可比性分析。一般来讲随机化分配可使试验组与对照组之间各种项目分布平衡,但这不是绝对的。基线状况在一定程度上反映了随机化的好坏,不能认为随机分配后,治疗组与对照组之间的资料就一定平衡。随机分配只能避免选择性偏倚,机遇引起的组间差异仍可能存在。基线资料的可比性在非随机临床对照研究中更为重要,因为其中增加了很多人为的偏倚。评价两组间的可比性,最简单的方法是比较两组间(或多组间)有关变量是否分布均匀。但必须根据专业知识,确定某项变量与结果或预后有关,不宜将比较的因素安排过多,否则分组很难做到理想的平衡一致,有时也是不现实的。

(五)疗效衡量的指标及终点的选择

临床治疗的目的是改善患者的健康状况或预后。在临床防治研究中,必须要有明确的指标来衡量其健康状况或预后。对于疗效衡量的指标的选择,首先应考虑其临床重要性,能反映治疗措施的有效性和安全性。疗效衡量指标必须在设计方案中有明确的定义和可靠的依据。

1. 主要指标　主要指标(primary outcome)又称主要终点,是与试验目的有本质联系的,能确切反映治疗措施有效性或安全性的观察指标。通常主要指标只有1~2个。主要指标应根据试验目的选择易于量化、客观性强、重复性高,并在相关研究领域已有公认的标准。主要指标必须在研究设计时就确定下来,并用于样本量的估计。

现代临床流行病学和循证医学非常强调以满意终点作为疗效衡量的主要指标,即治疗对患者预后的影响、对疾病重大事件及死亡率的影响,包括有效寿命、总死亡率、疾病重要事件、生活质量、卫生经济学指标(成本-效益比)等。例如,评价心血管事件的主要指标通常包括心血管病死亡、非致死性心肌梗死、非致死性卒中、全因死亡、心力衰竭住院、心脏性猝死等。观察这类指标的研究所需样本量大,研究耗时长,费用高,难度较大。但这些指标能直接反映患者是否得益。

2. 次要指标　次要指标(secondary outcome)是指与研究目的相关的辅助性指标。在设计时,也需明确次要指标的定义,并对这些指标在解释研究结果时的作用以及相对重要性加以说明。次要指标数目也应当是有限的,并且能回答与试验目的相关的问题。例如,临床治疗卒中的最终目标是降低病死率和残障率,改善生存质量,故目前国际上缺血性卒中治疗试验常用死亡率或功能水平指标(残障用Barthel指数或Rankin量表测定)作为主要疗效指标,而病理水平(如实验室、影像学指标)和病损水平(如各种神经功能缺损量表)可作为次要疗效指标。

3. 替代指标　替代指标(surrogate outcome)又称中间指标。替代指标是指在不可能直接测定临床效果时,用于间接反映临床效果的观察指标。替代指标能否正确反映防治措施的真实疗效(即能否替代主要指标)取决于:①替代指标与试验目的在生物学上相关性的大小;②替代指标对临床结果预后判断价值的流行病学证据;③从临床试验中获得的治疗措施对替代指标的影响程度与治疗措施对临床试验结果的影响程度相一致的证据。例如,在心血管疾病防治的临床试验中常用的替代指标有血压、血脂、左室肥厚、左室射血分数、动脉粥样硬化程度以及各种心律失常的发生率等。观察这类指标的研究需要的病例数相对较少,观察周期短,易测定,在一定程度上也可反映治疗的效果。但是,替代指标毕竟不能完全代替主要指标。替代指标不是以满意终点为评价目标,无法评价该药物或疗法对患者的远期影响及死亡率的影响如何。因此,使用替代指标,有一定风险,有时可能会导致错误的结论。

(六)研究对象的随访

在试验性研究中,给予干预措施后,需要对研究对象进行随访,收集治疗措施的疗效和安全性有关的资料。在理想的情况下,所有进入临床试验的对象都应完成规定的治疗程序,这样对临床试验各组结果的比较才能提供所考核治疗疗效的真实信息。但是,实际上却会由于各种原因,造成研究对象不能完成治疗而退出研究。

退出(withdrawal)是指随机分组后研究对象离组,只要没有完成方案所规定的观察周期的受试者,无论何时何因,均为退出病例。退出有以下几种情况。①不合格(ineligibility):入选后剔除,即不符合纳入标准的病例,或在随访中发现患者存在排除标准的问题。这部分病例不能进入疗效分析。②不依从(noncompliance):研究对象在随机分组后,不遵守研究方案所规定的要求。③失访(loss to follow-up):研究者在研究过程中与患者失去联系均可视为失访病例。原因有患者迁移或死于与研究疾病无关的其他疾病等。

退出病例过多,将对研究结果的可靠性造成一定的影响。对退出病例资料收集不能马虎。研究对象退出后,研究者应采取登门预约电话信件等方式,尽可能与受试者联系询问退出理由,记录最后一次服药时间,完成所能完成的评估项目。研究者应详细记录退出研究的主要原因。对退出病例的数据应做适当的统计分析。

(七)盲法

盲法是衡量一项研究设计是否科学的标志之一。运用盲法主要是为了避免研究者和患者主观因素影响试验结果,产生偏倚。盲法至少可分为4个层次:负责分配患者到治疗组的人不知道患者接受什么治疗;患者本身也不应该知道自己接受什么治疗;在研究中照顾患者的医护人员也不知道每个患者接受什么治疗;最后,研究者在评价结果时无法区别谁是治疗组和对照组。具体运用时有以下几种方法。

1. 非盲(开放试验)　研究者、研究对象都知道试验组和对照组的分组情况,试验公开进行。其优点是容易实行,容易判断意外原因而终止试验。缺点是容易产生偏性。有的试验只能是开放试验,如手术方式。

2. 单盲　研究者了解分组情况,研究对象不知道分组情况。优点是可以避免来自患者主观因素的干扰,在必要时可以及时恰当地处理研究对象可能发生的意外。缺点是避免不了研究者的主观偏倚。

3. 双盲　研究者和研究对象都不了解研究的分组情况,而是由研究设计者来安排和控制试验。优点是可避免研究者与研究对象主观因素造成的偏倚,使结果更真实。缺点是实施起来较复杂,一旦发生药物意外,不易发现是哪一组,所以要注意观察病情,必要时及时破盲。

双盲、双模拟法(double-blind,double-dummy)是用于 A 与 B 两种药的外观或气味均不相同又无法改变时,可制备两种安慰剂,外观或气味分别与 A 或 B 相同,分组服药时,服 A 药组加服 B 药安慰剂,服 B 药组加服 A 药安慰剂,则两组均分别服用一真一假两种药,外观与气味均无不同。

4. 三盲　不但研究者和研究对象均不了解研究的分组情况,而且负责资料收集和分析的人员也不了解分组情况。此方法能更好地控制偏倚,其缺点基本上同双盲,实施起来更加困难。

认真实施双盲法,既可以有效防止研究者的主观偏性,又可避免受试者的心理作用。和随机、对照联合使用,称为随机双盲对照试验,是国际公认的、理想的临床试验方法(广义的双盲将三盲也包含在内)。但实际操作起来有一定难度。关键在于:有关人员的认识与理解;药品模拟、编码、保管与分发;建立、健全并严格执行保密与安全制度,有许多重要的临床问题(如手术、放射性治疗、饮食或保健措施的效果)几乎不可能对患者和医师用盲法。即使有些治疗可以用盲法,也常常是言过其实,有些药物使服用的患者经常出现某些特征或症状,可让接受盲法治疗的患者与医师猜出哪些人接受哪种治疗。

(八)结果分析和解释

1. 统计学分析的步骤和内容　正确抉择统计分析方法,应充分考虑分析目的、研究的设计方法、搜集到的数据资料类型、数据资料的分布特征与所涉及的数理统计条件等。此外,统计分析方法的选择应在研究的设计阶段来完成,而不是在研究终结时面对各种资料才加以考虑,否则必影响研究的质量。数据分析所采用的统计分析方法和统计分析软件应是国内外公认的,统计分析应建立在正确、完整的数据基础上,一般可概括为以下几个方面。①描述性统计分析:描述研究对象的一般特征,包括基线资料和安全性资料,对主要指标(或替代指标)和次要指标的统计描述。②均衡性检验:比较组间影响疗效的基线资料是否相似或齐同。③统计性推断:包括参数估计、可信区间和假设检验。试验方案中,应当说明要检验的假设和待估计的处理效应、统计分析方法以及所涉及的统计模型。处理效应的估计应同时给出可信区间,并说明估计方法。假设检验应明确说明比较的类型,所采用的是单侧检验还是双侧检验,如果采用单侧检验,应说明理由。

2. 比较的类型　防治试验中比较的类型,按统计学中的假设检验可分为优效性检验、等效性检验和非劣效性检验。优效性检验的目的是显示试验药的治疗效果优于对照药,包括试验药是否优于安慰剂,试验药是否优于阳性对照药,或剂量间效应的比较;等效性检验的目的是确认两种或多种治疗的效果差别大小在临床上并无重要意义,即试验药与阳性对照药在疗效上相当;而非劣效性检验目的是显示试验药的治疗效果在临床上不劣于阳性对照药。在显示后两种目的试验设计中,阳性对照药的选择要慎重。进行等效性检验或非劣效性检验时,需预先确定一个等效界值(上限和下限)或非劣效界值(下限),这个界值应不超过临床上能接受的最大差别范围,并且应当小于阳性对照药对安慰剂的优效性试验所观察到的差异。等效界值或非劣效界值的确定需要由主要研究者从临床上认可,而不是依赖于试验统计学专业人员。试验中所选择的比较类型,应从临床角度考虑,并在制定试验方案时确定下来。通常以阳性为对照的临床试验中,如果要说明试验药物的效果不低于阳性对照药时,多倾向于进行非劣效性检验。

3. 随机对照试验中的意向处理分析原则和数据集

(1)意向处理分析:意向处理分析(intention-to-treat,ITT)是随机对照试验设计、实施和分析过程中的一种策略,即不论在试验中实际发生什么情况(如出现不合格、不依从或失访而退出试验),均按最初随机分组(治疗组或对照组)的情况进行结果分析,以保证对所有参加随机分组的患者均进行了分析。

ITT 是近年来在临床试验中提倡使用的方法,主要有两个目的:一是保证真正达到随机分组的目的,即治疗组和对照组除随机误差之外,其基线情况相同,具有可比性;二是真实地反映干预措施在临床实际中的效果。因为在临床试验中受试者(不管何种原因)出现的终止或改变治疗方案的情况在临床实际中亦可能会出现,如果试验的结果建立在排除这些受试者的基础上,干预措施在临床实际中的疗效将会被高估或低估,研究的真实性将降低。

为保证进行意向处理分析,研究过程中预防和最大限度地减少失访是关键,这要求研究者在试验设计时即应确定 ITT 的原则,在研究中当受试者随机分配后不管发生何种情况均应按计划进行相应结局变量的测定和完成随访。如果发生了失访,可采用几种方法进行处理:采用失访者最后一次测量结果;假设所有失访者都为最坏或最佳结局;假设治疗组失访者为最坏结局而对照组为最佳结局或相反。值得注意的是,以上处理方法均是对试验结果的估计而非确切的结论,具体的选用须对失访的原因进行分析后决定。在结果报告时应明确指出已是否采用 ITT 方法,报告未依从者及失访的者发生情况,并详细说明处理未依从及失访的方法,讨论失访对试验结果的潜在影响,将结论建立在意向处理分析的基础上。

(2)数据集:根据 ITT 的基本原则,应包括所有随机化的受试者,即需要完整地随访所有随机化对象的研究结果,但实际操作中往往难以达到,可采用不同的数据集进行分析。我国化学药品和生物制品临床试验的生物统计指导原则明确表明选择统计分析数据集的重要性,不同的分析、不同的设计应该选用合适的数据集进行分析。

1)数据集的分类全分析集:数据集的分类全分析集(full analysis set,FAS)是指尽可能接近符合 ITT 原则的理想的受试者人群集。该数据集是从所有随机化的受试者中,以最少的和合理的方法剔除受试者后得出的,例如,在研究中发现研究对象不合格,或者没有任何随访数据者,均应该从 FAS 人群中被剔除。

2)符合方案集:符合方案集(per protocol set,PP)有时称"有效病例""有效样本"或"可评估受试者的样本",它是全分析集中的一个子集,一般是指全分析集中符合下列 3 个条件的受试者:①主要指标的基线值完备;②不违背方案,符合入选标准和排除标准,未合并使用不许用的违用药物;③依从性好。对符合方案集的分析称"符合方案分析(per-protocol analyses)""完成治疗分析(treatment received analyses)"或"依从者分析"。

3)安全性数据集:安全性数据集(safety analysis set)应包括所有随机化后并至少接受一次治疗且至少有一次安全性评估的受试者。安全性分析应使用安全性数据集的分析人群。

4)不同数据集的作用:选择统计分析数据集在随机对照试验结果的统计分析具有重要意义,不同的分析目的、不同的设计应该选用合适的数据集进行分析。安全性分析无疑应采用安全性数据集,下面主要讨论采用 FAS 和 PP 分析。

随机对照试验的两个基本目标是获得试验的效力(efficacy)和效应(effectiveness)。试验的效力反映的是一种理想状态下的治疗效果,即通过将研究对象限定于完全依从的条件下(参加试验者真正接受并完成该治疗)。试验的效应是指在一般的临床状态下治疗的实际效果,如同日常医疗实践中所遇到的情况,参加者可能会不依从、改变治疗方式或间断治疗,采用 FAS 分析(即 ITT)的就是这种结果,即给予某种治疗方式后患者的实际结局。对于试验的效力来说,如果试验中失访、不依从的情况很少,或者各组之间的失访和不依从是均衡的,那么 FAS 分析可以得到试验效力的有效信息;但若不均衡,FAS 分析不能够完全评价试验效力,如果试验方法确实有效,FAS 分析可能会低估治疗效果,而 PP 分析将高估治疗效果。因此,在评价试验的效力时,FAS 分析和 PP 分析均存在一定的局限性,鉴于此,建议同时使用上述两种分析,以获得更全面的信息,使结果的解释更为合理。如果 FAS 分析和 PP 分析两者的结论一致时,所得分析结果更可靠、可信。如果两者不一致,应该对两者的差别进行仔细、认真的分析讨论,找出原因和解释。一般情况下,这种不一致常常是由于 PP 和 FAS 的人数差异过大而致。

4. 评价防治措施效果大小的指标　进行统计学检验,如果差异有显著性,需进一步判断治疗效果的大小及临床意义。因此,需要选择恰当的指标对治疗效果进行定量描述。防治措施效果的评价主要包括对疗效和安全性两方面的评价。一项研究结束后,我们可以知道,研究疾病的不良结局在试验组的事件发生率(experimental event rate,EER)和对照组的事件发生率(control event rate,CER),以及治疗所导致的不良结果在试验组的发生率 EERb 和对照组的发生率 CERb,以这 4 个数值为基础,我们就可以计算各种反映治疗效果大小的指标。

(1)相对危险度:相对危险度(relative risk,RR)是对两组患者进行比较,疾病不良结果事件发生的相对概率。RR<1,说明治疗能使不良结果事件的危险度降低;如果 RR>1,则反而增加不良结果事件的危险度。

(2)相对危险度减少:相对危险度减少(relative risk reduction,RRR)是与对照组相比,治疗组疾病不良结果事件减少的百分比。通常 RRR 在 25% ~50% 或以上,方有临床意义。

(3)绝对危险度减少:绝对危险度减少(absolute risk reduction,ARR)是照组与治疗组不良结果事件发生率之间绝对差值,以百分比表示。其值越大,临床效果的意义越大。

(4)需要治疗的人数:需要治疗的人数(number needed to treat,NNT)是在一定的观察时间内,用某一防治措施需要处理多少患者,以防止 1 次不利结局的发生。为 ARR 的倒数。

(5)相对危险度增加:相对危险度增加(relative risk increase,RRI)是与对照组相比,治疗组不良结果事件增加的百分比。

(6)绝对危险度增加:绝对危险度增加(absolute risk increase,ARI)是对照组与治疗组不良结果事件发生率之间绝对差值,以百分比表示。

$$ARI=(EERb-CERb)\times 100\% \qquad \text{(公式 37-19)}$$

(7)NNH:在一定的观察时间内,与对照相比,用某一防治措施处理多少患者,就可以引起 1 次不良结果发生,为 ARI 的倒数。NNH(number needed to harm)值越小,说明治疗的不良结果越大。

(8)研究结果的统计学意义与的临床上的实际意义:如果一项设计良好的研究,结果差异有统计学意义,并不一定意味着这个差异在临床上有实际意义。因为当样本含量足够大时,即使是极小的差异在统计学上就可能有很显著的意义。因此,这时的统计学意义并不表明该结果的临床实用价值。

另外,当研究结果表明差异有临床意义,经统计学检验却没有统计学意义,这时不能轻易下否定的结论,否则易犯假阴性的错误,此时应计算统计效力(把握度)。如果统计效力较低,可根据现有信息估算样本含量,扩大样本量再行研究。

二、疾病防治研究的评价

关于疾病防治研究的质量,主要从以下 3 个方面进行评价:研究结果的真实性、重要性和适用性。

(一)研究结果的真实性

1. 研究对象的分组是否随机化　首先强调是否采用随机化分配研究对象,是因为随机分配比其他任何分配方法更能保证研究开始时组间的可比性。真正的随机化应符合下列原则:医师和患者不能事先知道或决定患者将被分配到哪一组接受治疗;医师和患者都不能从上一个患者已经进入的组别推测出下一个患者将分配到哪一组。

判断一个临床试验是否真正进行了随机分组,主要评价随机分组的方法是否恰当以及是否做到了随机化隐匿(randomization concealment)。随机化隐匿即分配研究患者入组的研究者事先不知道随机表的内容,不知道下一位入选的患者将接受何种治疗,这样就避免了研究者有意或无意地破坏随机分配的方法。评价时应注意对随机化分组的具体方法是否有详细的交代。只有清楚随机分组的具体方法,读者才能判断是否做到了随机化隐匿以及真正的随机化。一个治疗性研究是否为随机分配,文章中常直接叙述,但是否做到随机化隐匿,常没有直接叙述,我们可以看其采用的具体方法来判断,如是否应用密封随机编码抽签法、中心计算机数据控制的统一随机分组法等。

2. 随访患者是否完整　患者是否按随机化分组进行分析。

(1)随访是否完整:被研究的对象是否随访完整,对评定结果的真实性十分重要,因此研究过程中预防和最大限度地减少研究对象的失访是关键。注意评价在研究中当受试者随机分配后,不管发生何种情况是否按计划进行相应结局变量的测定和完成随访;如果发生了研究对象的退出,应该交代退出的原因。另外,随访的完整性还体现在根据不同的疾病有足够的随访的时间。

(2)患者是否按随机化分组进行分析:即资料分析时是否考虑ITT原则,是否按不同的数据集分析结果。

3. 是否实施盲法　对多种偏倚的控制,最好的方法是应用盲法,盲法是判断一项研究科学性的重要标志。如果是双盲实验的结果,则可以避免测量性偏倚、沾染及干扰等的影响,因而结论较之单盲或非盲法试验的更真实可靠。在判断是否应用双盲时,应注意是否交代了具体方法和内容,以便读者确认。

4. 防治措施实施开始时,组间的可比性如何　为了相信有关研究结论的可靠性,我们希望能够得到有关治疗组和对照组基线资料可比性的信息。如果研究者在文章中列出了治疗组和对照组患者进入试验时的基线特征并进行了分析,他们就提供了这种评估所需的信息。如果已知预后因素如在两组分布均衡,则会增强研究的可靠性。随机化也并不一定能保证两组之间基线资料的均衡性。因此即使进行了随机分组,仍需对组间的可比性进行分析。如果治疗组和对照组的基线特征不相似,也并非资料全部不可信,可以用统计学方法对研究结果进行校正。因此,读者应当寻找有关基线特征相似性的证据,而如果存在较大的差别就要注意研究者有没有对这种差别进行校正分析。如果未经校正和经过校正的分析都达到了相同的结论,则研究结果的可靠性显然是增强了。

5. 除了所考核的治疗外,各组患者的其他治疗是否相同　即研究者是否采取措施尽量提高患者的依从性,从而避免沾染和干扰偏倚对研究真实性的影响。

以上5条标准,前2条是评价研究真实性的主要标准,后3条是次要标准。依次运用以上5条标准,将帮助我们评价一项临床防治研究的真实性或可靠性。如果研究真实,接下来则是评价研究的重要性。

(二)研究结果的重要性

1. 干预措施的效应如何　即判断结果是否有明确的临床意义。评价效应大小可用前述的RR、RRR、ARR、NNT等指标。

2. 效应值的精确性如何　所谓精确性(presicion),是要考察研究结果提供的效应值的可信区间。可信区间范围的大小实际上由样本量的大小决定。样本量越大,可信区间越窄,研究结果越精确,越可以相信所观察得到的疗效值接近真正的疗效。因此,可信区间可以帮助我们判断研究的样本量是否足够。什么时候样本大小足够了呢?在一项“阳性结果”的研究中,如果研究者所得到的结果是治疗有效,我们应当注意可信区间的下限。例如,一项研究RRR的95%可信区间的下限为+9%,如果认为这种程度的RRR仍有临床意义,则可认为研究的病例数已经足够。但如果从临床意义考虑,9%的RRR尚无重要性,则尽管该研究结果的RRR已达到统计学上差别的显著性水平,但病例数仍属不够。可信区间还有助于解释研究的“阴性结果”。如果研究者根据研究结果得出了“新疗法并不比对照组疗法好”的结论,此时应看的是可信区间的上限,如果RRR的上限仍具有临床意义,该研究结果仍未排除新疗法优于对照组疗法的可能。

(三)研究结果的适用性

1. 结果能用于治疗我的患者吗　研究者对治疗对象的特点是否做了仔细的描述?如果文献中列出研究对象的纳入标准、排除标准及基线特征,我们可以将之与自己的患者相比较,判断我的患者是否符合该临床试验的纳入标准,也未破坏任何排除标准,尤其是寻找有没有该研究结果不能应用于某患者的理由。

2. 治疗方法和措施是否切实可行　要注意研究者对治疗方法是否详细交代。例如对药物的给药途径、剂量、疗程、药量的增减条件,可能出现的药物不良反应及其对策,以及中止试验的标准等均应交代清楚。对某些特殊的治疗措施,应注意是否交代患者的适应证、禁忌证,手术方法、注意事项及意外事件的处理等。只有试验的治疗方法与措施交代清楚了,他人的再实践才有良好的参考依据。

将研究结果应用于自己的患者,还必须考虑此项治疗措施技术上和经济上的可行性问题。要考虑医疗的环境和条件是否允许这项治疗技术的开展,患者和我们的健康保健系统能否支付得起这一治疗以及

它的管理、监测和随访所需的费用。

3. 治疗措施对患者的利与弊　将一项新的防治措施应用于患者,应考虑其对患者利与弊的大小,只有能给患者带来重要临床益处时,才考虑给予患者该项治疗。在考察防治措施的利与弊时,NNT 和 NNH 是较好的衡量指标,利用这两个指标可以将治疗带来的效果和不良反应进行综合评价,以利于做出选择。

研究文献中给出的平均 NNT 或 NNH,不能直接用于某一具体的患者,因为患者之间的基线危险度不同,因此,在实际应用中,文献中提供的 NNT 或 NNH 必须根据自己的患者的基线危险度加以调整。

4. 治疗方案和治疗结果能否满足你的患者的价值观和喜好　在评价一项治疗措施的适用性时,还应该考虑患者对将要预防的结果和将进行的治疗的期望、治疗方案和治疗结果能否满足你的患者的价值观和喜好。

第四节　疾病预后研究的设计与评价

在临床实践中,医师随时都会遇到关于预后的问题。面对一名患者,患者本人及其亲属最关心的往往是:病情是否严重?能否痊愈或引起残疾?病程将持续多久?而作为医师则会考虑:疾病可能发生哪些结局?选择何种治疗方法(方案)才能引导疾病向最好的结局发展?发生不良结局的可能性有多大?不良结局多在什么时候发生?等问题。事实上,要准确回答这些问题难度较大,它需要有扎实的专业知识和丰富的临床经验,要准确判断患者的疾病特征和影响预后的有关因素,再结合疾病预后研究的文献证据进行综合分析、判断及估计。

一、预后与预后因素

预后(prognosis)指疾病发生后,对将来发展为不同结局(痊愈、迁延、复发、恶化、伤残、并发症及死亡等)的预测或估计。对结局的预测应该包含 3 个要素,即定性(可能发生哪些结局)、定量(发生的概率有多大)和定时(可能在什么时候发生)。

临床上不同性质的疾病,预后各异。有的疾病结局比较明确,有的疾病却非常复杂;同一种疾病,有时结局比较简单,有时非常复杂。因此,要使预后能最大限度地接近患者的实际情况,必须全面、深入、科学地开展预后研究,为临床医务人员提供有价值的科学研究证据。

在疾病发生后,从发展到结局的全过程中,一切可以影响其某种结局出现概率的因素皆为预后因素(prognostic factor)。预后因素可以与有利结局有关,也可以与不利结局有关。例如,急性阑尾炎通过手术治疗痊愈,外科手术则为导致疾病痊愈的预后因素之一;同样是急性阑尾炎,如果延误诊断则可能导致阑尾穿孔,引发不利结局。诊断延误则为不利结局的预后因素之一。

预后因素与危险因素不同。危险因素(risk factor)是指对健康人而言,那些能够增加其发病概率的因素称为危险因素。由此可见,预后因素影响结局,而危险因素影响发病。因此危险因素又称为病因因素。

二、预后的影响因素

影响预后的因素复杂多样,与患者个体因素、环境因素、社会因素都有关。概括起来可以分为以下几个方面。

1. 疾病诊断的早晚　从疾病自然史来看,在临床期以前均为疾病早期,此时组织器官损害较轻甚至是可逆的。如果能够在疾病早期发现、诊断疾病,及时消除有害因素并采取有效治疗,往往会取得良好的预后。如糖耐量减低(impaired glucose tolerance,IGT)患者,往往没有任何临床症状,检验血糖时,空腹血糖常在 6.11～7.00 mmol/L,餐后 2 h 血糖常在 7.80～11.10 mmol/L。一般来说,糖耐量减低的转归有 3 种情况:一种是转变为真正的糖尿病,一种是保持现状,还有一种是恢复正常。糖耐量减低的人如果没

有及早发现，任其自然发展，每年会有 5%～15% 的人步入糖尿病患者的行列。如果能够早期诊断，及时采取综合性的干预措施（改善饮食、减轻体重、增加体力活动等）可使糖尿病发病的危险度减少 58%。

2. 治疗是否及时得当　对于大多数疾病而言，通过正确的临床治疗可以完全治愈或得到有效控制，取得良好的结局。如肺结核，通过正规抗结核治疗可完全治愈，但如果治疗不得当或是不规则治疗，则会延误病情，导致病灶扩散、产生耐药，甚至发展为难治性结核，带来严重后果。慢性病也是如此，如 1 型糖尿病，只要坚持胰岛素治疗，有效控制血糖，可以极大程度地控制疾病发展，避免并发症的出现。在 SARS 流行初期，面对这一新发传染病突如其来的打击，人们手足无措，没有现成的治疗方案可循，因此，大量病例死亡，造成人群的极度恐慌。

另外，在疾病治疗的近期疗效中，首次治疗的药物选择、单位剂量、对不良反应的处理、并发症及院内感染的预防等对患者预后有显著影响。

3. 疾病本身的特点　疾病本身的特点（如疾病的性质、病程、临床类型、病变程度等）常是影响疾病预后的重要因素。对于感染性疾病，侵入机体病原体的数量、种类、毒力大小、繁殖能力、入侵门户、侵袭能力、定位的靶器官、靶组织等；在非感染性疾病，如癌症的癌瘤大小、肿瘤倍增时间、生长部位、生长方式、浸润深度、转移方式等，脑出血的出血部位、出血量等，心肌梗死的部位、梗死范围、有无休克以及心律情况等都是影响预后的重要因素。例如麻疹、腮腺炎等自限性疾病，即使不采取任何治疗也可自愈；但同样是病毒感染如艾滋病、狂犬病、重症肝炎等预后则很差。再如，霍奇金病的预后与病理类型密切相关，淋巴细胞为主型预后较好，5 年生存率为 94.3%，而淋巴细胞消减型预后最差，5 年生存率仅 27.4%。

4. 患者的病情　由于疾病谱存在“冰山现象”，同一种疾病在不同个体身上发病其程度差异很大，从而也带来预后的明显不同。如脊髓灰质炎病毒感染者，约 90% 表现为隐性感染，无任何临床症状，仅可经特异性的血清学检测证实；少数感染者可出现一些不典型症状，如出现上呼吸道感染或脑膜炎表现，但不经历全病程，即所谓顿挫型；只有极少数（约<1%）出现单侧肢体麻痹，个别甚至呈全身肌肉麻痹，包括四肢肌肉、吞咽肌、呼吸肌等，可致死亡。对于先天畸形类疾病，其畸形越严重，预后越差。如先天性心脏病中，法洛四联症的预后最差。

5. 患者身体素质　患者的年龄、性别、机体免疫状况、营养状况、激素水平、合并症乃至心理素质、文化素养等都会影响预后。例如年龄对乳癌的预后具有重要意义，20～45 岁的中青年患者存活率也比年龄大的妇女低；妊娠及哺乳期乳腺癌患者其病程进展多较迅速，比同年龄一般患者预后差，转移率为 50%～80%，预后极差；一般来说，绝经后的年老患者病程常可持续数年，预后较好。再如，同样是肺炎双球菌肺炎，在婴儿、老年人常引起支气管肺炎，机体免疫状况较差者可并发肺脓肿、脓胸等，病死率较高；但对于青壮年，常引起大叶性肺炎，并发症较少，容易治愈。

6. 心理因素　心理因素对疾病预后的影响越来越受到广泛关注，特别是对恶性肿瘤患者，如果能够积极面对，泰然处之，往往可以延长生命，甚至出现意想不到的效果；如果得知病情后精神被彻底摧毁，则将导致病情迅速发展、恶化，加速死亡。另外，对于需要长期治疗的慢性病，患者的文化素养常影响其对于治疗干预的依从性并直接影响预后。

7. 医疗条件　治疗的及时有效往往需要以良好的医疗条件为基础。例如 20 世纪 70 年代以前，心肌梗死的病死率高达 30%。近年来，由于介入治疗等技术的发展，通过支架撑开闭塞的冠状动脉，能够迅速使濒临坏死的心肌得到充分而有效的血液供应，使心肌梗死急性期的病死率降至 5% 以下。但急诊介入治疗对手术医师的技术水平、经验、仪器设备，以及医护人员的团队协作要求很高，因此，此项手术只有在一些大型医院才能开展。对很多疾病来说，患者对现代医疗技术的可及性与预后关系密切。

8. 家庭及社会因素　从家庭因素来看，患者亲友的支持度对预后将产生明显的正向效应。如家庭因素将影响脑卒中患者的就医及时性、急性期护理程度、康复期调养及精神支持等，从而对预后产生直接影响；同时，社会经济发展水平、医疗卫生条件、社会保障体系、医疗费用支付方式等也将对疾病预后产生间接影响。

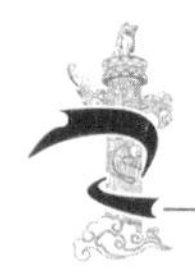

三、预后研究设计

预后研究本质上也是属于因果关系的推断与验证,与病因研究一样,常常采用从因索果或从果索因的研究方法,在研究因素的数量上,常从单因素分析入手,再进一步深入进行多因素分析。根据具体的研究内容及目的可选择不同的设计方案。以下介绍几种常用设计类型及其特点。

(一)队列研究

在预后研究中队列研究设计常用于预后影响因素、接受某防治措施后的结局及疾病自然过程或临床过程的研究,也是预后研究最佳、最常用的研究方法。

队列研究是从"因"及"果"的研究,即将研究对象根据研究因素的暴露与否分为暴露与非暴露组,然后追踪随访一段时间,比较暴露组与非暴露组中研究结局发生率的差异。例如,研究乙型肝炎病毒感染者发展为原发性肝癌概率大小,可按人群中 HBsAg 阳性与阴性分为暴露与非暴露两组,随访一段时间,观察两组肝癌的发生率。设计模式见图 37-1。

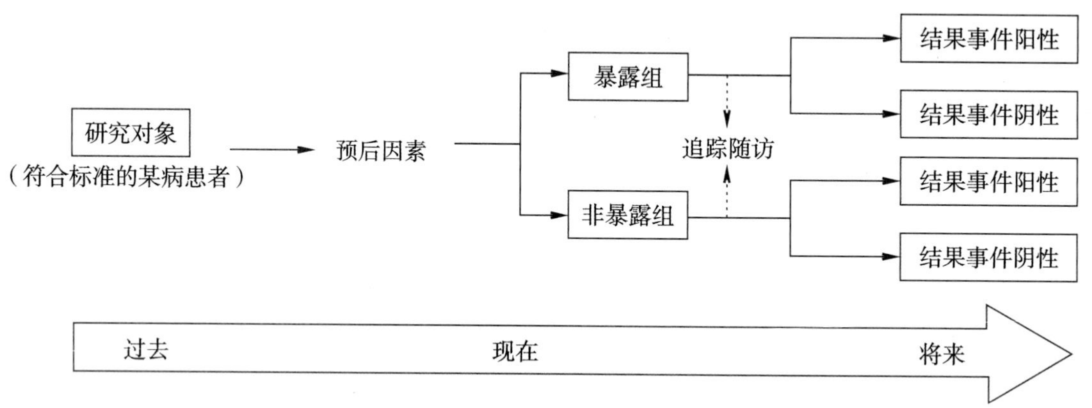

图 37-1 预后研究中队列研究设计模式

1. 研究对象的选择　在预后研究中,研究对象应该是已经患有某种疾病的患者。在选择研究对象时要求有明确的诊断标准及纳入、排除标准,对象的来源要能代表目标患者总体。同一种疾病来自不同级别的医院,其预后研究结果可以不同。如全部采用三级医院病例的结局来评价该病目标人群的预后,显然缺乏代表性。因三级医院常集中了病情较重,病程较晚的患者,故预后往往比目标人群差。另外,在选择研究对象时要注意排除已经有结局效应存在的患者。如前述研究 HBsAg 阳性者发展为肝癌的概率,在选研究对象时必须排除肝癌早期患者。

2. 确定研究结局　研究结局(outcome)即随访的终点(endpoint),又称阳性结局。在预后研究设计中,必须根据具体的研究内容、研究目的,确定结局的定义。最客观的结局是死亡,其他的结局可包括致残、脏器功能衰竭、疾病的缓解等。对于阳性结局必须有一个明确、客观的定义。如脑梗死发作后瘫痪,应规定瘫痪程度,是轻度、活动障碍或肌力几度,有无大小便困难等。如果阳性结局的判断受主观因素的影响较大,则必须采用盲法判定。

3. 组间的均衡性　在单因素研究中确定某因素是否系预后因素时,必须保证暴露组(存在某预后因素)和非暴露组(不存在该预后因素)两组的临床特点和其他非研究预后因素都要相同,即要均衡可比,但在实际工作中常不易做到。

4. 确定研究零点　从疾病自然史得知,以疾病发生发展的不同阶段为切入点研究预后,其结局可相差很大。因此,在队列研究设计中应明确规定,是在病程的哪一点开始进行观察的。对于急性病,零点时间容易确定,但对起病隐匿的慢性病,零点时间的确定较难明确。一般可以以普查检出日算起,有的按首发症状出现日算起,也有以治疗开始或结束时间为观察零点。但在同一项研究中,研究对象纳入观察的零点时间必须统一,否则难以真正评价预后。

5. 确定随访时间和随访间隔　预后研究往往需要较长的随访时间，使大部分可能会出现阳性结局的患者能够达到疾病终点，以便于观察到疾病的所有结局。另一方面，时间本身也意味着预后。如果以死亡为研究结局，1 年死亡者是阳性结局，10 年死亡者也是阳性结局，但活 1 年与活 10 年显然是不同的预后。随访间隔时间的确定也要合理，以便能够观察到各种变化的动态过程。一般病程较短的疾病，随访间隔要短，病程较长的疾病，随访间隔可以相对较长。

（二）病例对照研究

以同一疾病的不同结局（死亡与痊愈，并发症有无）作为病例对照研究的病例组和对照组，做回顾性分析，追溯产生该种结局的有关因素。设计模式见图 37-2。

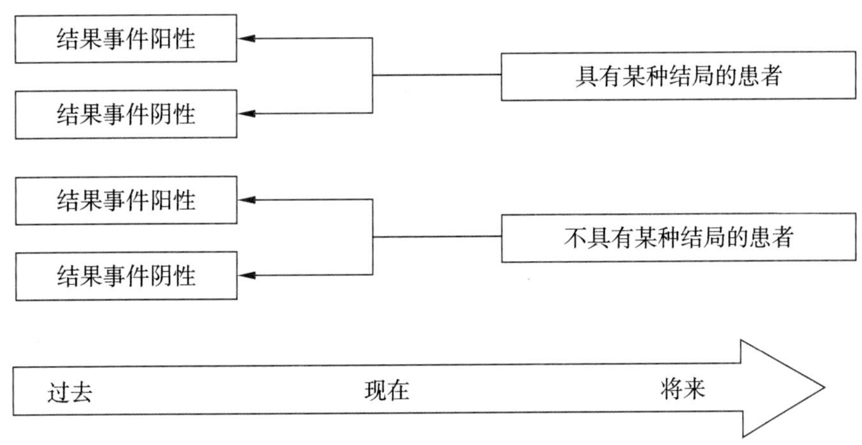

图 37-2　预后研究中病例对照研究设计模式

例如，同样研究乙型肝炎病毒感染与原发性肝癌的关系，将原发性肝癌患者作为病例组，非患者作为对照组，调查并比较两组对象发病前 HBsAg 阳性率，以探讨乙型肝炎病毒感染作为原发性肝癌病因的危险性大小。

在预后研究中，病例对照研究设计主要用于发生结局很漫长的疾病，可节省时间、人力、财力，但是出现各种偏倚的可能性较大，论证力较弱。

（三）随机对照研究

作为论证力最强的实验性研究，随机对照研究设计在预后研究中常会遇到伦理学和可行性的问题，故使用较少。其设计模式与疗效评价的随机对照研究设计类似（图 37-3）。

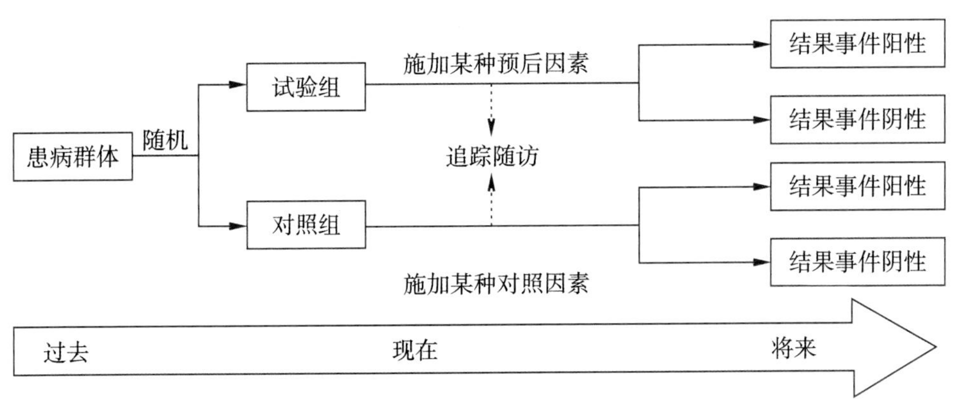

图 37-3　预后研究中随机对照研究设计模式

有时，为探讨改善预后的有效措施，在不违背伦理学观念的前提下，也可以采用随机对照设计。例如，将早期非小细胞肺癌术后患者，随机分为两组，一组采用放疗+化疗治疗方案，另一组采用安慰剂措施+化疗治疗方案，然后追踪随访两组患者的 5 年生存率，比较两种治疗方案的优劣。

（四）其他设计方案

在预后研究中，也可以采用个案报告、病例组分析、病例随访研究或横断面调查等设计方案。作为描述性设计方案，这些研究设计均存在论证力不强、影响因素难以控制等问题。但是，在疾病自然史研究中，病例随访研究被认为是最佳设计方案，其设计模式如图 37-4。

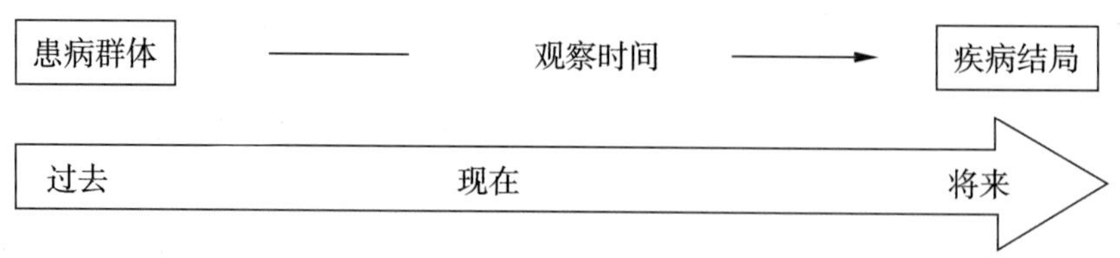

图 37-4 **病例随访研究设计模式**

四、预后研究中常见的偏倚及其控制

预后研究与其他流行病学研究一样，在设计、实施及资料分析各阶段都可能出现偏倚，从而影响研究结果的真实性，其控制策略与方法与其他研究类似。以下着重介绍几种在预后研究中较为特殊的偏倚来源及其控制方法。

1. 集合偏倚　集合偏倚（assembly bias）也称分组偏倚、集中偏倚或就诊偏倚。由于不同等级（三级、二级、一级）、不同性质（专科、普通）的医院其收治的患者在病情轻重、病程早晚、有无并发症等方面往往存在一定差异，另一方面，不同地区的医院收治的患者在地域、习俗、经济水平等方面也存在差异，如果研究病例完全按不同的医院进行分组，组间可比性将受到影响，造成分组偏倚；如果研究对象全部集中于某一类型的医院（如全部来自三甲医院），其研究结果与目标总体之间也会存在偏倚，导致研究结果的真实性受到影响。从本质上讲，集合偏倚其实是选择偏倚的一种。

对于集合偏倚主要通过扩大样本量，在不同地区、不同级别、性质的医院广泛地随机抽取研究对象，以及对研究对象的特征进行限制等方法加以控制。

2. 零点偏倚　零点偏倚也是在预后研究中可能出现的一种选择偏倚。它是指在疾病预后的随访过程中，不同的患者应用不同的随访起点，特别是在不同的观察组采用不同的随访起点，常常会影响研究结果的真实性，由此造成的偏倚称为零点偏倚。

通过明确诊断标准，制定统一的纳入、排除标准，严格筛选病例等方法可以较好地控制零点偏倚。

3. 迁移偏倚　在随访观察期间，当研究对象从原来的队列或观察组换到另一队列或观察组时，称为迁移。如果迁移的例数多，则可影响结果的真实性，由此造成的偏倚称为迁移偏倚（migration bias）。例如在探讨吸烟对脑梗死再发率影响的队列研究中，原本属于暴露队列的吸烟者可能因戒烟变为了非暴露者，即发生了迁移。迁移偏倚也是一种选择偏倚。

要防止迁移偏倚的出现，首先要保证研究设计不违背伦理学原理；其次，可以通过明确告知、签订知情同意书等方式取得患者的密切配合；同时，还要加强随访观察，对个别迁移对象及时调查原因并进行登记，待资料分析时进行处理。

4. 失访偏倚　在一些慢性病的预后研究过程中，由于观察时间较长，研究对象中有人因种种原因，如搬迁、死亡、药物效果差或药物不良反应而退出研究队列，使研究者无法继续随访他们，到研究终止时，能够分析结果的人数远远少于研究设计时确定的观察人数，影响了结果的真实性，由此产生的偏倚称为失访（loss to follow-up）偏倚。失访将带走疾病预后的信息，影响预后结果的可靠程度。一般来说，失访率 >20%（随访率 <80%）时，结果不可靠；失访率为 10% ~20%（随访率 80% ~90%）时，结果可参考；失访率 <10%（随访率 >90%）时，结果可靠。

通过制定合理的观察期限、加强随访，尽量避免失访，是控制失访偏倚最根本的方法。一旦失访率超过 20%，则应该千方百计找回失访的病例，降低失访率。若降低失访确实有困难，还可以通过对失访对

象随机抽样，对抽到的对象调查其结局及相关影响因素，以判断失访是否随机。若分析发现失访者的特征与随访完整的对象特征一致，则可以忽略失访问题。反之，则必须找回失访的对象。

5. 存活队列偏倚　预后研究的研究对象大多来自医院的患者，而这些人从疾病自然史来看基本都不是起始队列（inception cohort），且都是存活的病例，以这些人作为研究对象产生的偏倚称为存活队列偏倚（survival cohorts bias）。例如某病共有病例 150 例。采用起始队列研究，随访结果：150 例中预后好的 75 例，预后不好的 75 例，各占 50%；如果仅在医院收集病例，共收集到 50 例可供研究的病例，其中预后好的 40 例，预后不好的 10 例，预后好占 80%；而未随访到的 100 例中，预后好的 35 例（35%），预后不好的 65 例（65%）。由此可见，在该例中如果采用起始队列则 50% 病例预后良好，如果采用医院病例，则为 80% 的病例预后良好，这种不同的结论即为存活队列偏倚所致。

对于一些起病隐匿的慢性病而言，存活队列偏倚在实际工作中很难彻底避免，只有通过提高诊断试验灵敏度，在人群中筛选研究对象等方法，尽量减少存活队列偏倚带来的影响。

6. 测量偏倚　在预后研究中除一般测量偏倚外，还可能出现倾向性偏倚和期望偏倚两种测量偏倚。倾向性偏倚（popularity bias）又叫疑诊偏倚（diagnostic suspicion bias），主要发生在当医师了解疾病较常具有某种预后，则可能更频繁、仔细寻找该种预后的有关依据。期望偏倚主要指医师根据医学知识和自己经验，对某些影响疾病预后因素和疾病预后形成了固定概念，可能干扰对疾病结局的正确判断。

通过盲法随访，采用客观的结局判定指标等方法可以有效避免以上两种测量偏倚的影响。

五、预后研究评价原则

对于预后研究论文的结论是否可靠应进行科学评价。其评价的原则和标准可参考加拿大大学临床流行病学和医学统计学教研室提出的 6 条标准。

1. 被研究对象是否都处于疾病的早期或处于疾病的同一阶段　为避免集合偏倚、零点偏倚及存活队列偏倚等对研究结果的影响，在一次研究中观察队列最好都是起始队列。在实际工作中，有时是以首发症状出现时间、初次诊断时间、接受治疗时间及治疗结束时间等为研究零点，因此研究论文对零点应该有一个明确的定义并表达清楚所纳入的研究对象是否存在零点时间不等的情况。

2. 研究对象的来源是否做了详细叙述　交代清楚研究对象来源是为了展示在研究中是否可能存在因病例集中来源于三甲医院或某专科医院而带来的集中性偏倚、转诊偏倚及倾向性偏倚等。

3. 是否随访了全部纳入的病例　预后研究常常为随访研究，随访资料的完整性及其对失访者信息的处理，都将影响研究结果。所以研究论文中必须交代是否所有研究对象都随访到该研究的预后终点，失访率是多少，失访的主要原因及其对失访资料的处理方法等都应该表达清楚。

4. 是否采用了客观的预后指标　从判断结局的指标是否客观、观察终点是否明确、是否客观标准等方面可以看出研究中存在测量偏倚的可能性及大小。

5. 判断结局是否采用了盲法　盲法的应用可以有效避免信息偏倚的产生。在预后研究中，盲法应该应用在包括随访资料收集，结局指标的判定及其实验检测等多个环节。

6. 是否校正过影响预后的其他因素　在预后研究中同样存在不少混杂因素，在研究设计及资料分析过程中，是否结合专业知识及相关研究背景对可能的混杂因素采取了控制措施。如果采用多因素研究设计及统计分析方法，可以较好地消除混杂偏倚的影响，结论比较可靠。

第五节　医学决策分析

在日常生活和社会实践工作中，我们经常会遇到如何才能对各种问题做出准确的判断和决定。从大到一个医院管理者、运营商、企业决策者，小到一名医师、科研工作者在工作中都会面临许多复杂或亟待处理的问题需要做出及时、准确的判断。随着科学技术的发展，医学研究与应用的方法不断提高，预防医

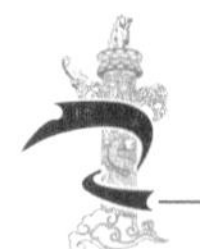

学、基础医学以及临床医学中的诊断和治疗中的许多信息已从定性指标上升到了定量指标。为了从令人眼花缭乱的数据中做出正确的判断，医学工作者已逐渐开始借助于决策分析方法。

一、决策分析的定义

为解决当前或未来可能发生的问题而做出的判断或决定称为一决策。为实现特定的目标，运用科学的方法，系统地分析各种条件，将一个复杂的问题分解成若干易处理的部分，然后按一定的逻辑方式结合起来，提出各种预选方案，从中选取最佳方案的过程称为决策分析（dicision analysis）。

（一）决策的一般结构

决策的一般结构包括以下 3 个要素。

1. 自然状态　自然状态是影响决策的潜在因素，又称客观因素或决策因素。它不为决策者的意志所决定，在一定条件下，为不可控因素。

2. 行动方案　决策者采取的行动，是人为或由决策者的选择所决定的。如对一个人群是否采取干预措施，采取何种干预措施，是否对一个患者进行手术治疗等。

3. 决策准则　进行决策分析必须有一个用来指导如何选取行动方案的决策准则。由于自然状况是一种不可控制因素，所以不论决策者采取什么方案，都可以产生不同的结果。如对一种疾病是否需手术，可产生 4 种不同的结果或损益值（图 37-5）。

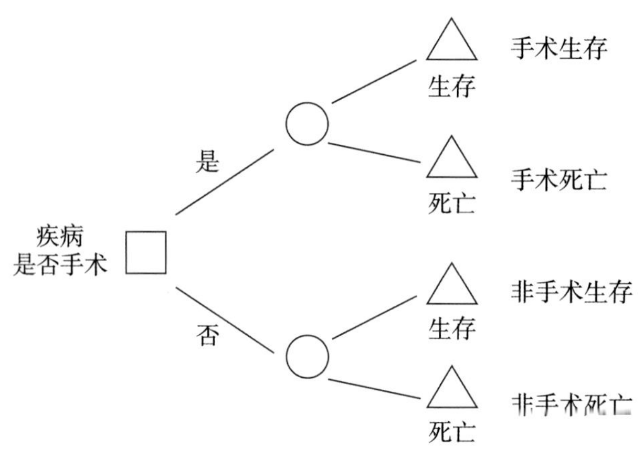

□ 表示问题；○ 表示决策点；△ 表示自然状况分支。

图 37-5　某疾病是否需进行手术的不同决策方案的结果

（二）决策问题的函数表达

对一个决策问题可用以下 3 种函数完全表达。①对样本的观察值推算总体参数。②参数的真值与决策结果不一致时，就会造成损失。损失是一种随机变量。③在自然情况下，选择一个最佳方案，此时收益最大，或者损失最小。

（三）临床决策分析的基本步骤

临床决策分析的基本步骤由以下 4 步组成：①供临床选择的治疗方法有时很多，此时要筛除一些“劣”的决策，有利于下一步的分析；②确定各决策可能的后果，并设置各种后果发生的概率；③确定决策人的偏爱，并对效用赋值；④在以上 3 步基础上去选择决策人最满意的决策，即期望效用最大的决策。

为促进医学决策的理论发展和广泛应用，成立了一个国际性的学术团体：医学决策学会（Society for Medical Decision Making）。1981 年在美国创刊发行《医学决策》（*Medical Decision Making*）杂志，专门刊登有关医学决策分析研究和方法的成果。

二、医学决策问题分类

同其他领域的决策分析一样，决策的分类很多，但最为普遍和最易接受的是按决策的条件和结果分为：①确定型问题的决策；②风险型问题的决策；③不确定型问题的决策。

就应用决策分析在医学中所解决的主要问题，Kassirer 等将医学决策问题分为十四大类：医学信息的解释、序贯检查、检验的选择、检查中前后关系的确定、治疗中具有风险检查的选择、治疗中不完全检查的选择、治疗与否的选择、治疗方案的选择、治疗排序、常规处置、疾病筛查、并发症筛查、疾病预防、并发症预防。

当然，以上分类未必全面，现在不仅在疾病的预防和治疗中应用，在卫生政策的制定等方面也有广泛的应用。

三、常用医学决策分析方法

（一）Bayes 判别法

Bayes 方法现在已广泛地应用于解释医学研究结果和临床信息。在该诊断模型中，诊断前医师已具有的经验作为先验概率，诊断后得到的结果就作为后验概率，我们就可以根据 Bayes 方法进行辅助诊断。

1. 判别原理　用独立事件的概率乘法定理得到判别对象归属某类的概率。

若有 $X_1, X_2, \cdots, X_m$ 个判别指标，有 G 类归属对象，分别记为 $Y_1, Y_2, \cdots, Y_G$。其中 m 个指标是互相独立的，G 种归属类型是互斥的（即每个判别对象只可能归属其中一类）。假定已知属于第 k 类时变量 X_j 取值 S_l 的条件概率为 $P[X_j(S_l) \mid Y_k]$，$(l=1,2,\cdots,L_j; j=1,2,\cdots,m;?\ k=1,2,\cdots,G)$。当某例的指标 $X_1, X_2, \cdots, X_m$ 取值 $S_1, S_2, \cdots, S_m$，似然函数（取值概率）为：

$$P_k = P[X_1(S_1) \mid Y_k] \cdot P[X_2(S_2) \mid Y_k] \cdots P[X_m(S_m) \mid Y_k],\quad k=1,2,\cdots,G \quad \text{（公式 37-20）}$$

若已知有 G 类记为 Y_k $(k=1,2,\cdots,G)$，m 个判别指标 X_j $(j=1,2,\cdots,p)$，其判别对象各指标 X_j 的表现分别为 S_j $(i=1,2,\cdots,m)$，则该对象属于 k 类的后验概率为

$$P(Y_k \mid S_1S_2\cdots S_p) = \frac{P(Y_k) \cdot P[X_1(S_1) \mid Y_k]P[X_2(S_2) \mid Y_k]\cdots P[X_m(S_m) \mid Y_k]}{\sum_{k=1}^{G} P(Y_k) \cdot P[X_1(S_1) \mid Y_k]P[X_2(S_2) \mid Y_k]\cdots P[X_m(S_m) \mid Y_k]}$$

（公式 37-21）

式中 $P(Y_k)$ 为第 k 类出现的概率，称为或事前概率。

2. 判别规则　将判别对象判为 $P(Y_k \mid S_1S_2\cdots S_p)$ 最大的那一类。

例：有人试用 7 个指标对 4 种类型的阑尾炎做鉴别诊断，收集了 5 668 例完整、确诊的病史资料归纳与表 37-6。现根据收集的资料，结合 Bayes 判别模型，就可以对新的病例进行诊断，如某患者出现的临床症状 7 个指标分别为：腹痛开始部位为右下腹部、呕吐（+）、排便情况为 24 h 内有正常便、腹部压痛范围为右下部、腹部性防御（+）、体温<37 ℃、白细胞>15 000 mm^3（1 mm^3 = 1.0×10^{-6}/L）。

表 37-6　5 668 例不同类型阑尾炎病例的症状发生频率(%)

项目		体征病状及化验资料	卡他性 Y_1	蜂窝织炎 Y_2	坏疽性 Y_3	服膜炎 Y_4
X_1	腹痛开始部位	右下腹部	57	34	35	21
		下腹部	15	13	12	27
		上腹部	12	35	35	34
		脐周围	12	10	9	6
		全腹	4	8	9	12
X_2	恶心、呕吐	恶心(-)、呕吐(-)	73	33	8	13
		恶心(-)、呕吐(-)	16	30	37	22
		呕吐(+)	11	37	55	65
X_3	排便	24 h 内有正常便	72	45	35	22
		24 h 内无正常便或腹泻	20	40	55	34
		腹泻有里急后重感	8	15	10	44
X_4	腹部	右下部	95	93	81	9
	压痛范围	更广泛	5	7	19	91
X_5	腹部肌性防御和反跳触痛	肌性防御(+)	8	39	79	96
		肌性防御(-)、反跳触痛(+)	70	34	12	3
		肌性防御(-)、反跳触痛(-)	22	27	9	1
X_6	体温	<37 ℃	61	32	18	10
		37～38 ℃	31	57	59	46
		>38℃	8	11	23	44
X_7	白细胞	<10 000 mm^3	70	16	6	12
		10 000～15 000 mm^3	22	56	33	31
		>15 000 mm^3	8	28	61	57

我们用 4 种类型阑尾炎患者的构成比,作为先验概率 $P(Y_k)$ 的估计。卡他型阑尾炎,20%;蜂窝织炎型阑尾炎,50%;坏疽型阑尾炎,25%;腹膜型阑尾炎,5%。

对例中给出的待判病例有:

$P(Y_1) \cdot P[X_1(S_1) \mid Y_1]P[X_2(S_2) \mid Y_1]\cdots P[X_m(S_m) \mid Y_1]$

$= 0.20 \times 0.57 \times 0.11 \times 0.72 \times 0.95 \times 0.08 \times 0.61 \times 0.08$

$= 0.000\,033$

同样的 $P(Y_2) \cdot P[X_1(S_1) \mid Y_2]P[X_2(S_2) \mid Y_2]\cdots P[X_m(S_m) \mid Y_2] = 0.000\,900$

$P(Y_3) \cdot P[X_1(S_1) \mid Y_3]P[X_2(S_2) \mid Y_3]\cdots P[X_m(S_m) \mid Y_3] = 0.001\,175$

$P(Y_3) \cdot P[X_1(S_1) \mid Y_4]P[X_2(S_2) \mid Y_4]\cdots P[X_m(S_m) \mid Y_4] = 0.000\,075$

$\therefore\ P(Y_1 \mid S_1S_2\cdots S_7) = \dfrac{0.000\,033}{0.002\,183} = 0.015$

同样的 $P(Y_2 \mid S_1S_2\cdots S_7) = 0.412$

$P(Y_3 \mid S_1S_2\cdots S_7) = 0.538$

$P(Y_4 \mid S_1S_2\cdots S_7) = 0.034$

$P(Y_3 \mid S_1S_2...S_7)$ 最大。因此,可以诊断为坏疽型阑尾炎。

实际上研究者只关心应判定为哪一类,即属于哪一类的概率最大,对概率的数值具体是多少并不关心。所以根据

$$P(Y_k) \cdot P[X_1(S_1) \mid Y_k]P[X_2(S_2) \mid Y_k]\cdots P[X_m(S_m) \mid Y_k]$$

的数值大小就可以判定其归属了。除以一个同样的数,只是改变它们数值的大小,并不会改变其大小次序。

（二）Topsis 法

Topsis 法（Topsis method）是系统工程中对有限方案进行多目标决策分析的一种常用方法,可用于效益评价、卫生决策和卫生事业管理等多个领域。本法对样本资料无特殊要求,使用灵活简便,故应用日趋广泛。

本法基本思想是:基于归一化后的原始数据矩阵,找出有限方案中的最优方案和最劣方案（分别用最优向量和最劣向量表示）,然后分别计算诸评价对象与最优方案和最劣方案间的距离,获得各评价对象与最优方案的相对接近程度,以此作为评价优劣的依据（表 37-7）。

本法基本步骤是:设有 n 个评价对象, m 个评价指标,原始数据可表示为:

表 37-7　原始数据表

评价对象	指标 1	指标 2	…	指标 m
对象 1	X_{11}	X_{12}	…	X_{1m}
对象 2	X_{21}	X_{22}	…	X_{2m}
…	…	…	…	…
对象 n	X_{n1}	X_{n2}	…	X_{nm}

其一,综合评价中,有些是高优指标（如治愈率等）,有些是低优指标（如死亡率等）,用本法进行评价时,要求所有指标变化方向一致（即所谓同趋化）,将高优指标转化为低优指标,或将低优指标转化为高优指标,通常采用后一种方式。转化方法常用倒数法,即令原始数据中低优指标 X_{ij}（$i=1,2\cdots,n$；$j=1,2,\cdots,m$）通过 $X'_{ij}=1/X_{ij}$ 变换而转化成高优指标 X'_{ij}。并建立同趋势化后的原始数据表。

其二,对同趋势化后的原始数据矩阵进行归一化处理,并建立相应矩阵:

$$Z_{ij}=\frac{X_{ij}}{\sqrt{\sum_{i=1}^{n}(X_{ij})^2}} \quad \text{（原高优指标）} \qquad \text{（公式 37-22）}$$

或

$$Z_{ij}=\frac{X'_{ij}}{\sqrt{\sum_{i=1}^{n}(X'_{ij})^2}} \quad \text{（原低优指标）} \qquad \text{（公式 37-23）}$$

式中, X_{ij} 表示第 i 个评价对象在第 j 个指标上的取值; X'_{ij} 表示经倒数转换后的第 i 个评价对象在第 j 个指标上的取值。

由此得出经归一化处理后的矩阵 Z 为:

$$Z=\begin{bmatrix} a_{11} & a_{12} & \cdots & a_{1m} \\ a_{21} & a_{22} & \cdots & a_{2m} \\ \cdots & \cdots & \cdots & \cdots \\ a_{n1} & a_{n2} & \cdots & a_{nm} \end{bmatrix}$$

其三，据 Z 矩阵得到最优值向量和最劣值向量，即有限方案中的最优方案和最劣方案为：

最优方案：

$$Z^{+}=(a_{i1\max},a_{i2\max},\cdots,a_{im\max}) \quad \text{（公式 37-24）}$$

最劣方案：

$$Z^{-}=(a_{i1\min},a_{i2\min},\cdots,a_{im\min}) \quad \text{（公式 37-25）}$$

式中，$i=1,2\cdots,n$；$j=1,2,\cdots,m$。$a_{ij\max}$ 与 $a_{ij\min}$ 分别表示现有评价对象在第 j 个评价指标上的最大值与最小值。

其四，分别计算各评价对象所有各指标值与最优方案及最劣方案的距离

$$D_i^{+} \text{ 与 } D_i^{-}: \begin{cases} D_i^{+}=\sqrt{\sum_{j=1}^{m}(a_{ij\max}-a_{ij})^2} \\ D_i^{-}=\sqrt{\sum_{j=1}^{m}(a_{ij\min}-a_{ij})^2} \end{cases} \quad \text{（公式 37-26）}$$

式中 D_i^{+} 与 D_i^{-} 分别表示第 i 个评价对象与最优方案及最劣方案的距离；a_{ij} 表示某个评价对象 i 在第 j 个指标的取值。

其五，计算诸评价对象与最优方案的接近程度 C_i：

$$C_i=\frac{D_i^{-}}{D_i^{+}+D_i^{-}} \quad \text{（公式 37-27）}$$

C_i 在 0～1 之间取值，愈接近 1，表示该评价对象越接近最优水平，反之，愈接近 0，表示该评价对象越接近最劣水平。

其六，按 C_i 大小将各评价对象排序，C_i 值越大，表示综合效益越好。

四、决策矩阵和决策树法

在实际决策过程中针对某一种具体问题进行决策分析时，有以下两种基本方法，即决策矩阵和决策树法。

（一）决策矩阵

决策矩阵（decision matrix）是将各种不同的行动在各种自然状态下分别按行列排列，行列交叉处为某一状态下的损益值（表 37-8）。

表 37-8 决策矩阵

行动方案	Y_j（自然状态）			
（X_i）	Y_1	Y_2	Y_3	Y_n
X_1	V_{11}	V_{12}	V_{13}	V_{1n}
X_2	V_{21}	V_{22}	V_{23}	V_{2n}
X_3	V_{31}	V_{32}	V_{33}	V_{3n}
	…	…	…	…
X_m	V_{m1}	V_{m2}	V_{m3}	V_{mn}

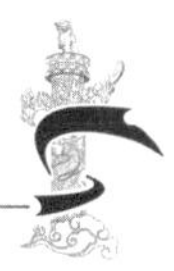

矩阵的各列 Y_j 表示可能发生的自然状态，如果某病是否给予手术后的结果列于各列中。矩阵的各行 X_i 表示决策者的行动方案，决策者是否给予患者手术。矩阵各个单元 V_{ij} 表示各种不同自然状态下采取的不同决策时所产生的结果（各种不同方案的损益值）。整个矩阵结构表示一个决策过程。即决策者为了对付不同的自然状态（ Y_j ）而应用各种行动方案（X_i），在不同的损益值中 V_{ij} 得到最佳的损益值的结果。

由于自然状态 Y_j 的发生有肯定的、可能的和不肯定的 3 种情况，所以决策方案也有确定型决策、随机型（概率型）决策及不确定型决策 3 种类型。

1. 确定型决策　确定型决策指未来情况（自然状态）的发生为已知的决策。也称为在确定的情况下进行的决策。决策者对这种自然状态的了解是充分的、完全的，将要研究的决策方案在事先已经规定的某种状态下确定的，每一个抉择活动只能产生一个确定的结果，所得结果就是所预期的最佳结果。确定型决策的一般准则为所选行动方案能使收益（或损失）函数达到最大值（或最小值）。

确定型决策问题的前提为决策的环境条件稳定且明确，决策要有明确的目标，决策存在两个或两个以上的方案。一般情况下完全满足确定型决策的条件并不多。决策者往往可在满足部分条件情况下，对确定型决策的问题进行研究。

2. 随机型决策　当一个决策问题具有明确的决策目标，两个或两个以上的自然状态（ Y_j ）具有概率变化，它可能发生，也可能不发生。若能知道发生和不发生的可能性大小，即自然状态出现的概率为已知或可以估计，决策者可提出两个或两个以上行动方案，并计算出在不同方案下和不同可能状态下的损益值，在这种情况下的决策称为随机型决策。随机型决策应用广泛，是现代决策分析的重要方法之一。随机型决策有别于其他类型决策，就是其可能状态存在某种概率分布，我们可以依赖于这种概率分布对不同方案进行比较和选择。随机型决策者可在不同的标准下进行决策，随机型决策的标准分为期望值标准、最大可能性标准和合理性标准。

在随机决策过程中，要分别对每个行动方案根据自然状态发生的概率求其损益期望值，然后比较各方案值的大小，求收益值。如决策目标是收益值最大，则采取期望值最大的行动方案；如决策目标是损失最小，则应采取期望值最小的行动方案。

随机型决策未来事件可能发生的概率为：

$$1 \geqslant P(Y_j) \geqslant 0, \sum_{j=1}^{n} P(Y_j) = 1 \qquad \text{（公式 37-28）}$$

在随机型决策过程中，要分别求出每个行动方案根据自然状态发生的概率，求其损益期望值或效用值，然后比较各方案值的大小。如 V_{ij} 是收益值，而且决策目标是收益最大，则采取期望值最大的行动方案；如 V_{ij} 是损失值，而且决策目标是使损失最小，则应选期望值最小的行动方案。

行动方案 X_i 的期望值 $E(X_i)$ 就是方案自然状态（ Y_j ）的概率 $P(Y_j)$ 与其出现时的数量（ V_{ij} ）的乘积之和（即概率为数学的加权平均值）。

$$E(X_i) = \sum_{j=1}^{n} V_{ij} P(Y_j) \qquad \text{（公式 37-29）}$$

上表中已知自然状态发生的概率，则“出门办事”的各行动方案的期望值为：

X_1 期望值 $E(X_1) = 0.4 \times 0.6 + 0.7 \times 0.4 = 0.52$

X_2 期望值 $E(X_2) = 1 \times 0.6 + 0.1 \times 0.4 = 0.64$

计算结果是采取行动方案 X_2 为最佳，因 $E(X_2) > E(X_1)$ 。

为提高决策的可靠性，怎样把随机型决策转化为确定型决策呢？贝叶斯决策就能起到这个作用。贝叶斯决策就是利用贝氏（Bayes）条件概率公式计算。

贝氏公式：设 A 、B 两事件，且 A 、B 两事件必须是互相独立，B 为事件结果，A 事件是 B 事件发生的原因,原因 A_i 有 n 个($i=1,2,\cdots,n$),事件 $A_1,A_2,\cdots,A_n$。

$$P(A_iB)=\frac{P(A_iB)}{P(B)}=\frac{P(A_iB)P(B/A_i)}{\sum_{i=1}^{n}P(A_i)P(B/A_i)} \quad \text{(公式 37-30)}$$

A_n 是样本空间 S 的一个划分。即 $A_i\cap A_j=\varnothing$,说明 A_i 各事件是互不相容的,$A_1,A_2,\cdots A_n=S$,$P(B)>0$(表 37-9)。

表 37-9 两种方案天气情况资料

X_i	Y_j	
	晴(Y_1)	雨(Y_2)
$P(Y_j)$	0.6	0.4
X_1(带伞)	0.4	0.7
X_2(不带伞)	1.0	0.1

注:表中数字 V_{ij} 为期望值或效用值(本例为假定的)。

贝氏公式用在决策中的意义是求造成 B 事件发生原因 A_i 的概率,然后根据原因概率预测经济效果进行决策。这样可以把随机型决策转换成确定型决策,提高了决策的可靠性。

贝叶斯决策用在比较复杂系统的决策中,对复杂系统进行决策,是把系统方案看作一个母系统,相互联系的诸因素看作是子系统和分系统,这样就形成了多层决策。

3. 不确定型决策分析　不确定型决策是指未来事件是否发生在有一定程度的了解,但各种自然状态可能发生的概率无法确定,与决策有关的因素难于估计和计算。在决策过程中决策者只考虑各种方案的收益或损失的后果,决策具有很大的主观随意性,很大程度取决于决策者的经验及对未来状态分析和判断的能力与精确程度,在选择方案时需要采用不同的方法和准则。常用的方法有以下几种。

(1)小中取大法:此法选出各方案的最低收益(或最大损失),从各方案的最低收益中选择最大收益方案,并以此作为最后决策。此准则又称为悲观准则,即当采取一种行动时都是收益最小的状态发生,而后比较每种行动的结果,收益最大的为最优方案。

(2)折中法:对各种影响决策的因素进行平衡,即在决策过程中,以乐观系数综合决策。此决策实际是一种指数平均法,介于最小收益和最大收益间的评选标准,乐观系数在其中起了一个天平作用。此决策方法是一种稳妥的决策方法,为从各种方案中选择各种状态中最大的一个收益值组成向量,从中选择一个收益最大值的方案。

(3)好中取大法:为决策者设想任何一种方案都是收益最大的自然状态,然后去比较各方案的结果,哪一方案收益最大,则为决策者所要采取的方案。这种决策带有一定的冒险性质,决策者对未来充满信心时所采用的一种决策方案。

(4)等概率法:是对各种状态出现的可能性不清楚,只好假定各种状态发生的概率都彼此相等,然后求各方案的收益期望值。具有最大收益期望值的方案,为等概率决策法的最优行动。

(5)后悔法:为当决策者选定一方案后,如果发现所选方案并非最佳方案,决策者为所采取的行动而感到后悔。这种后悔是一种机会损失。要求决策者在决策前,必须考虑到这种后悔,尽量使决策方案所产生的后悔感最小。

在这些方法中选择何种方法,需根据决策者的预期目标而定。如果决策者对各种状态的具体情况了解得不很深入,那么应采取较为保守的准则;相反,如果决策者的预期结果较高,对各备选自然状态成功的把握较大,则可以选择较为乐观的准则。折中准则、大中取小准则、等概率准则为较稳定准则,可在一般情况下采用。

（二）决策树

决策树(decision tree)是因其形状像树且能用于决策而得名，它是结合贝氏公式进行多层决策的一种有效的决策技术。一个决策树由一系列节点和分支组成，而节点和子节点之间形成分支，节点代表着决策过程中所考虑的属性，而不同属性值形成不同分支。决策树方法的思路就是将来可能发生的分析步骤用树枝的形状加以表达，使其形象化，起到一目了然的作用。决策树中，准备选择的行动方案按发展过程从左(或上)到右(或下)排列，利用这一事例的属性值并由树根向下搜索直至叶节点，叶节点上即包含着决策结果。在决策节点(decision nodes)上，决策者必须在几种行动方案中选取一种。相应的分支称为决策。机遇点(chance nodes，或叫状态节点)发生的结果不是在决策者控制之下。相应的分支称为机遇支。每条分支的上面可写明自然状态及其出现的概率。结果节点(outcomes，或决策终点)是决策方案予以实施产生的结果。旁边的数字是每一方案在相应自然状态下的益损值或效用值。

决策树的决策程序是从后往前或从右到左，根据期望值分层进行决策。在机遇点应计算出各段结果节点的累积期望值，并计算出每个行动方案期望值进行选优。目前，比较流行的构建决策树的算法主要有 ID3、C4.5、CART、CHAID。虽然他们在某些方面各不相同，但在基于信息论技术构造决策树上却是一致的。

（三）决策矩阵和决策树法分析的基本步骤

决策树分析用图形展示重要结局，决策者借此可进一步明确决策的思路，不同决策者借此可解决分歧。通常有以下 7 个步骤。

1. 明确决策问题，确立目标　应当首先明确所要进行决策的关键性目标，确保不会引起歧义，即应达到的目的要求。此后才能拟订出达成目标的各种可行办法和行动方案。目标一定要具体明确，应该以实际工作需要和客观条件之间的平衡为依靠，并根据目标确立标准(或准则)仔细衡量，从中选择最佳方案，做出决策。如果不确定明确的目标，拟订方案就缺乏依据，将来是否达到预期目标也无法检查，决策就成为盲目的东西。如手术治疗和保守治疗，我们的问题是：对这个具体患者来说，手术治疗是否优于保守治疗？

2. 收集与决策有关的资料信息　进行决策要心中有底，这个底就是决策所需要的各种资料信息。这个底包括“己”和“彼”两个方面，知己知彼，决策才能有效。根据决策问题的特点和目标要求，收集和分析有关数据、资料，其中包括过去和现在的实际数据，以及对将来的预测数据。在随机型决策中，要确定每个机遇支的概率。概率的准确性很重要，如果误差过大，就会给决策带来偏差，从而给医疗卫生事业带来损失。但是，为了求得一个准确的概率，可能会付出相当的人工和费用。因此对概率的要求应根据实际情况而定，不能离开现实条件而要求概率越精确越好。另一方面还要确定每个结果节点的益损值或效用值。决策分析要求对决策所有不同结果的效用用数量表示，便于定量分析和选优。

上述概率、结果的效用等资料可按以下方法预测或估计：①广泛查阅、收集与分析有关的国内外文献资料；②预试验中去收集有关资料；③用模型对同样场合进行类推；④采用特尔斐(Delphi)法，即以匿名方式，通过征求专家们的意见(如函询)，并经过几轮反馈交换信息，以求得专家们的协调意见，作为专家的最终评估结果。

3. 拟订各种可行的行动方案　在确立目标并具备相应的资料信息以后，就可据此拟订各种行动方案，没有选择就没有决策。只拟订一个方案，就无法对比，也就难于辨认优劣，也没有选择的余地。决策方案最重要的是要建立在切实可行的基础上，对重大或复杂问题的决策应从多种途径和角度制订各种方案。对一些比较简单的决策，可由决策者凭着本人的经验和知识，去研究每项目标的对策方案。对复杂决策问题，就需要依靠各部门有关专家一起制订。

4. 评价各种可行方案　要根据确定的目标来评价各个行动方案的功效和费用。评价比较方案的定量方法可以采用评分、费用-效益分析、价值分析等方法。决策问题的目标如果是比较每个行动方案的效益时，应取期望值的最大值；如果目标是费用的支出或损失，则应取期望值的最小值。在评价基础上，权衡、对比各方案的利弊得失，并将各种预选方案按优先顺序排列。

5. 选择方案和决策　选择方案要进行总体权衡，合理判断，然后才能做出决策。选择的标准是看在

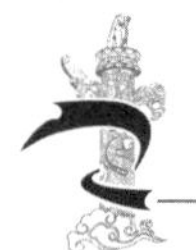

同样约束条件下,哪一个方案能够以最低的代价、最短的时间、最优的效果实现既定目标。就决策树计算而言,其方法是从“树尖”向“树根”方向进行计算,计算每一个决策节的期望效用值,选出最大期望效用值的决策作为最佳决策方案。

6. 灵敏度分析　把有关资料信息的关键数据(如自然状态概率以及益损值或效用值等)作人为的变动,通过这些变动看是否会影响最优方案的选择,这种分析称为灵敏度分析。如果有关数据稍加变动,最优方案保持不变,该方案是比较稳定、可信的。反之,该方案不稳定,值得进一步深入分析。灵敏度分析其目的是测试决策分析结论的稳定性。决策前,对有关资料信息的调查研究和预测,都是为决策提供依据。这些资料和方案的科学性、准确性决定了决策的正确与否,这是决策成功与失败的前提。在决策分析中,每个机会都会导致不同的结局,主要看各结局所占概率及其效用值,如是否手术治疗阑尾炎,即使手术病死概率存在,手术治疗的期望效用值仍然高于保守治疗,说明手术死亡概率不是影响决策的重要因素。决策者本人的素质、判断能力及对未来想象力等主观因素,加上有关资料信息预测中存在种种不能控制的变量因素,会使预测不可能没有偏差或错误。因此,灵敏度分析针对测试决策分析结论的真实性和稳定性,从而有信心实施优选的决策方案十分重要。

7. 决策的反馈　决策反馈的任务在于准确而迅速地把决策实施过程中出现的问题,即决策本身与客观环境之间的矛盾,能及时地告知决策者,以便对决策方案进行相应的调整与修正。通过优选方案的执行—反馈—修正的过程,使决策方案不断完善,始终保持其正确性。

以上是决策分析的一般步骤,但在实际工作中事物是复杂的,情况是多变的,我们不能拘泥于固有的程序,而应该根据实际情况,灵活机动地处理决策程序,使决策真正建立在科学基础上。

五、临床决策分析

随着医学科学技术的发展,新的诊治手段不断涌现,它们在带来明显技术优势的同时也不可避免地带来负面影响和潜在风险。临床医师在为患者的诊断、治疗做出具体决定,这些临床决定即临床决策(clinical decision)。一项好的临床决策对患者来说,应该是必要、有效、安全、经济的。在干预措施的效果和疾病转归等许多不确定因素的影响下,既要尽量降低成本和风险,又要提高诊断水平和治疗效果,单凭直觉和经验远远不够,在面临艰难决策时,只有借助决策论和概率论,结合具体病例进行临床决策分析,才能正确选择诊治手段。

临床决策分析(clinical decision analysis)是由临床医务人员针对疾病的诊断和防治过程中风险(risk)及获益(benefit)的不确定性(uncertainty),在充分调查已有证据(evidence),特别是最新、最佳证据的基础上,结合自己的临床经验和患者实际情况,分析比较两个或两个以上可能的备选方案,从中选择最优者予以实施,从而提高临床诊治水平的过程。作为临床医师,选择合理的临床决策是其经验与才能的集中表现,只有对各种决策的可能结局及其概率、未确诊时疾病概率有比较清晰的了解或能做出近似的估计,再结合自己的临床经验,对各种决定的利弊得失进行权衡比较,才有可能做出合理决定。为了提高临床决策的科学性,必须以各种概率数量为依据,应用策略论和概率论的理论为指导,经过一定的分析、计算,才有可能选出最佳行动方案。

临床决策分析主要用于:为疑难疾病确定最佳诊断治疗措施,为个体疑难病例确定最佳诊治方案(据报告80%以上的临床难题可通过临床决策分析解决),建立和评价临床指导原则,控制医疗费用,提高医疗服务质量。它可以对各种行动方案的利弊得失进行估量和比较。临床上各项诊断性检查,各种治疗措施,包括药物治疗、手术治疗等,既可能产生得益(benefit,B),同时也可能要付出代价(cost,C),这包括各种潜在的危险性或风险。但是就每个具体患者、具体情况而言,得益和代价又不是“等量齐观”的,总是一方面居主,一方面居次。虽然有得无失、有利无弊的情况很少,但通过决策分析,选择最有利的诊断、治疗措施,避免不必要的有时往往有害的诊断、治疗措施,做到对患者得大于失,利大于弊则是可能的。

临床决策分析的程序是:提出决策目标,收集和筛选与决策有关的信息资料,拟定各种可行的决策方案,评估和选择较满意的临床决策方案,根据拟定步骤选择方案和决策并予以实施,再通过信息反馈进行必要的调整,揭示所选方案的稳定性。其中最重要的是收集资料信息,选择最佳证据的阶段,或可称为循

证阶段，拟定决策方案的科研设计阶段以及对决策方案进行评价选择的阶段。临床决策分析是减少临床不确定性的科学决策方法，和经验决策的最大区别在于循证确定和评价备选方案。

临床决策分析必须遵循的原则如下。①真实性：接受评价的决策方案真实地反映了客观情况，据以制定及评价决策方案的依据必须真实。②信息性：即充分利用现代信息手段，在尽可能收集并严格评价国内外证据的基础上进行决策。③可行性：即决策的目标和拟采取的措施合理、可行。

进行临床决策分析时，首先应当寻找系统评价文献及决策分析的文献作为参考，因为系统评价收集了大量质量较高的临床研究报告，有严格的纳入排除标准，并按严格规范的程序进行综合，对原始研究报告的方法学质量进行了严格评价，应用统计学方法进行资料合成，从而正确评价了治疗获益或带来不良反应的危险。决策分析时，应系统审查所采用的文献证据，对每种治疗方法充分考虑公众及患者对预后价值的判断，进行质量评价，有时还应考虑成本及成本-效益因素，以便提供更多有价值的信息。

常用的临床决策分析方法如下。①模型法：如决策树分析法（decision tree analysis）、Markov 决策模型，以前者最常用。②阈值决策法：常用的有诊断阈值决策、治疗阈值决策等，卫生经济学评价也可以看成是一种特殊形式的阈值决策法。

（一）诊断决策分析

临床上对于一个业已做出初步诊断的患者，是否需要再做某项检测以进一步确诊？此时既要考虑进一步确诊对选择合理治疗、改进预后带来的得益，也要估计到由于进一步检查可能出现的假阳性、假阴性对治疗、预后造成的代价，后者包括健康、痛苦和费用等方面，因而常感左右为难。此时通过决策树分析，常能帮助做出恰当的临床决定。现举例说明如下。

关于胰腺癌的诊断：胰腺癌常因不能早期诊断、及时手术，患者多在短期内死亡。最可能患胰腺癌者是 40 岁以上、中腹部疼痛持续 1～3 周的人。假定有一种没有什么风险的早期诊断方法，对胰腺癌患者的阳性率为 80%（敏感度），但对有类似症状的非胰腺癌患者的假阳性率为 5%，一组患者用这种方法诊断，确诊的胰腺癌患者手术病死率为 10%，治愈率为 45%。根据上述疾病概率、诊断概率和死亡、治愈概率，如对 1 000 人进行诊断、治疗，其所获得的益处，是否比不进行诊断检查和手术更大？可以画出一个决策树（图 37-6）进行分析比较。

1. **明确决策问题，确定备选方案**　首先必须清楚界定要解决的问题，确保不会引起歧义。对胰腺癌的诊断，实际上有两个明确的备选方案即检查和不检查。

2. **列出所有可能的直接结局及最终结局**　不管选用何种备选方案，患者的最终结局取决于一系列的机会事件。在此决策树上，不检查只有两个直接结局，即非胰腺癌和胰腺癌；检查产生 2 个节点（即非胰腺癌和胰腺癌），每个节点顺应往下又各产生 2 个节点（检查阴性和检查阳性），检查阳性的节点又可分为胰腺癌死亡、手术死亡和治愈等。一般来说，不管有多少个结局，从每个节点引出的结局必须是互相排斥的、明确的状态，各种状态不能互相包容或彼此交叉重叠。

3. **明确各种结局可能出现的概率**　主治医师从文献资料中对类似病例查找类似事件的相关概率，并在决策树上标识出来。在为每个节点发出的直接结局发生概率时，必须注意各概率相加之和必须为 1.0。如果对某一事件不能确定其概率时，可应用其最高或最低的可能概率，并注明概率变动的范围。

4. **对最终临床结局用适宜的效用值赋值**　在进行决策分析时，应为每一个最终结局确定合理的效用值。

5. **计算备选方案期望值，选择期望值最高的备选方案为决策方案**　计算期望值的方法是从“树尖”向“树根”方向进行计算。将每一个节点所有的不同状态效用值与其发生概率分别相乘，其总和为该节点的期望效用值。在每一个决策节点中，各机会节点的期望效用值分别与其发生概率相乘，其总和为该决策方案的期望效用值。在决策树中如有次级决策结时，应选择可提供最大期望效用值的决策结，而忽略其他。

6. **应用灵敏度分析测试决策分析的结论**　灵敏度分析回答的问题：当概率及结局效用值等在可能的范围内变动时，决策分析的结论会改变吗？它是测试决策分析结论的真实性和稳定性，实施优选的保证。

从本例的决策树（图 37-6）的资料可以看出，它是对一种诊断方法是否能够用于胰腺癌的诊断的决策。不做进一步检查的死亡为12例，均为胰腺癌患者。检查、手术后死亡12.5人，其中包括5例非胰腺癌患者。新的检查且使44例非胰腺癌患者的胰腺功能因手术而可能受到损害。因此，这项检查对患者是弊大于利，不宜使用。

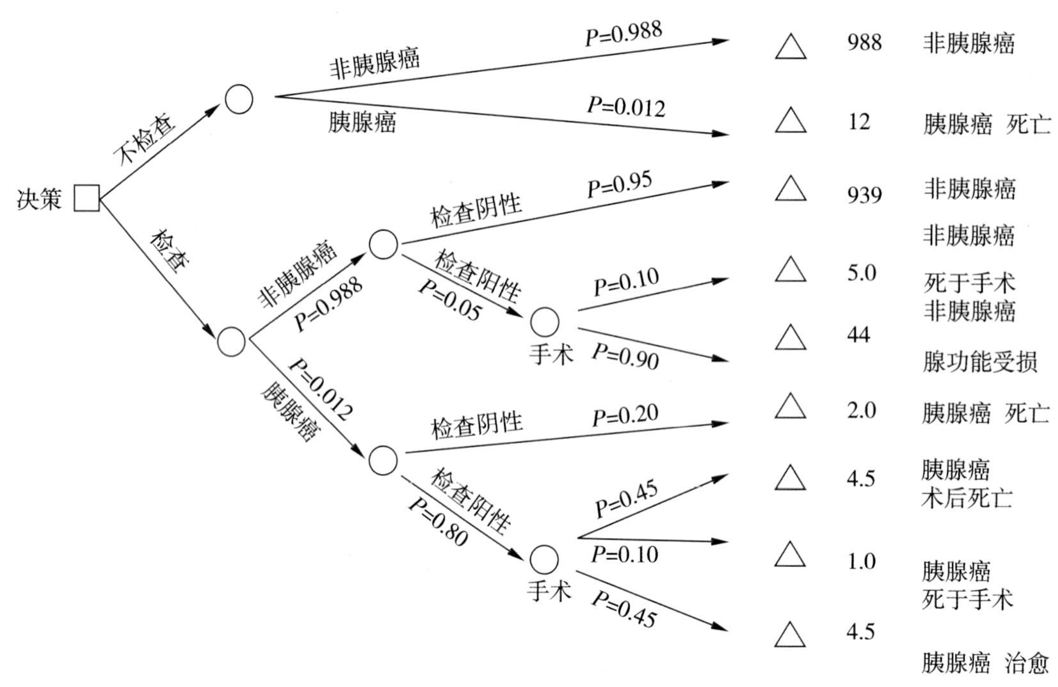

图37-6 对疑似胰腺癌患者的诊断决策树

（二）治疗决策分析（阈值分析法）

临床上有些患者虽经各种检查，仍难以确定诊断，即究竟是否患有某种疾病仍难肯定。对患者是给予治疗好，还是不给予治疗好？此时可用阈值分析法。如果患者患某种病的概率大于治疗阈值（therapeutic threshold），则应给予治疗；如果疾病概率小于治疗阈值，则可暂不治疗。

1. 方法的前提 ①患者经过各种检查，仍难确定诊断，也没有可以进一步确诊的方法，医师必须在诊断不肯定的情况下决定是否给予治疗；②只考虑一种疾病，患者或患有该病或不患该病；③有一种疗效肯定的治疗方法可供采用；④确定患该病的人如果不治疗，将失去治疗带来的好处；⑤不患该病的人如给予治疗将蒙受某类损害，例如发生并发症的危险。对患该病者给予治疗虽也有同样危险，但可从治疗中得到肯定的好处。

2. 阈值公式的建立 据以下关于给予治疗与否的4种结局，如果患者患该病的概率为 P，则不患该病的概率为 $1-P$，并可用下列决策树表示（图37-7）。

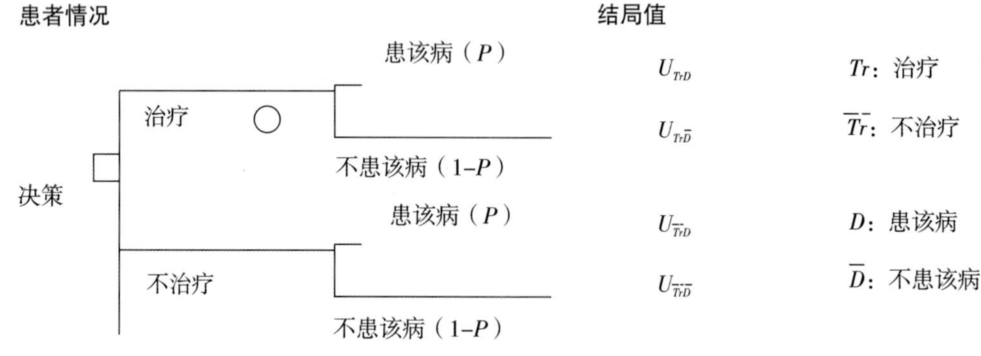

图37-7 一例诊断不肯定的患者接受治疗与否的4种结局

图 37-7 中 4 种结局值如果都用相同单位（如存活期、疼痛消失情况或治疗费用）经数量化后进行衡量，则可对各结局值进行比较。结局值与相应概率相乘，得期望值（expected value，EV），并可计算 2 种决策的期望值，即决策值（两分支期望值相加）。例如治疗的期望值 $EV_{Tr}=P(U_{TrD})+(1-P)U_{Tr\bar{D}}$。根据期望值大小，期望值大的决策能获得最好的结局。

最理想的决策当然是只治疗有病的患者，而不治疗不患某病的患者。但是由于患者是否确实患有某病有时难以确定，因而出现未给有病者治疗或给予无病者治疗的情况。治疗的得益显然只限于治疗有病者，并可以用治疗有病者与不治疗有病者的结局值之差（$U_{TrD}-U_{Tr\bar{D}}$）来表示，治疗的不良反应可出现于接受治疗的有病者和无病者。为方便起见，有病者治疗的代价并入其治疗结局值中，所谓治疗代价仅限于无病者接受治疗的代价，并用无病者未治疗与无病者治疗的结局值的差（$U_{\bar{Tr}\bar{D}}-U_{Tr\bar{D}}$）来表示。

根据上述规定，净得益（B）= $U_{TrD}-U_{\bar{Tr}D}$，净代价（C）= $U_{\bar{Tr}\bar{D}}-U_{Tr\bar{D}}$。

两种决策值或期望值计算如下：

$$EV_{Tr}=(P)U_{TrD}+(1-P)U_{Tr\bar{D}} \qquad \text{（公式 37-31）}$$

$$EV_{\bar{Tr}}=(P)U_{\bar{Tr}D}+(1-P)U_{\bar{Tr}\bar{D}} \qquad \text{（公式 37-32）}$$

当 $EV_{Tr}=EV_{\bar{Tr}}$ 时，则医师对如何做出决策应保持中立，即治疗与否结局相同或相似。代入并解出上述等式，可求得中立点时的 P 值，即此时疾病的概率。

$$EV_{Tr}=EV_{\bar{Tr}}$$

因此，$(P)U_{TrD}+(1-P)U_{Tr\bar{D}}=(P)U_{\bar{Tr}D}+(1-P)U_{\bar{Tr}\bar{D}}$

$$P=(U_{\bar{Tr}\bar{D}}-U_{Tr\bar{D}})/(U_{TrD}-U_{\bar{Tr}D}+U_{\bar{Tr}\bar{D}}-U_{Tr\bar{D}}) \qquad \text{（公式 37-33）}$$

当某患者患某病的概率大于 P 时，则应进行治疗；反之，则不应给予治疗，故此处的 P 值成为治疗阈值。为避免与患者疾病概率相混淆，用 T 代替式中的 P。当用净得益（B）、净代价（C）代入，则得：

$$T=\frac{C}{B+C}\text{，再简化得：}T=\frac{1}{\frac{B}{C}+1} \qquad \text{（公式 37-34）}$$

应用这个公式需要知道患者的患病概率，有时估计患者患病概率有困难，但估计一个大致范围是可能的。同样，治疗得益或代价的精确估计也不容易，此时只能估计一个范围，从而得到阈值的范围。

六、临床决策分析评价

从文献中寻找有关的临床决策信息已经成为可能，临床决策因此得到广泛应用。但在用于自己的临床实践之前，应当严格评价这些信息。要能回答以下 3 个问题：这个临床决策分析的结果是真实的吗？结果的重要性如何？这个结果适用于我的具体患者吗？

（一）是否选择了最佳方案，决策的方法学是否正确

1. 是否包括了所有重要的决策方案及结局　决策方案应该是符合实际行动的方案，不同方案之间有互相依赖、互为条件的关系。至少应该有两个方案互相比较，其中应该包含您感兴趣的决策方案，对方案的文字叙述应该清楚、明白无误。

在决策方案中，应该包括所有有关的结局。对威胁生命的疾病，预期寿命应该是主要的测量指标；对

非致死性疾病,可用疾病带来的不适和残疾的时间来测量。应该考虑到患者实际上可能承受的所有风险及可能获得的利益。对影响决策的重要变量,应该计算其决策阈值。

2. 在确定事件概率时,是否采用了敏感的方法鉴别、收集和整合有关的证据　进行决策分析时,应该收集大量有关的文献,请教专家,调查患者实际情况。在收集文献过程中要注意避免偏倚,严格评价文献的真实性,确定疗效差异的强度,不同研究之间是否具有同质性,其要求与做 Meta 分析前收集及评价文献的要求相同。在此基础上,直接引用有关概率或将有关信息转换为有关事件概率的量化估计值。应当报告文献来源及数据转换的方法。

3. 效用值是否从可信赖的来源取得　效用值是决策者对最终结局的量化测量值,不同的临床决策应用不同的量化指标。通常是从 0(最差的结局,如死亡)到 1(最好的健康状态)。但不管应用哪种量化指标,都应该报道量化方法的来源。对涉及个体患者的临床决策,最好的效用值量化指标可能是患者自己对最终结局的量化估计。如果是涉及卫生政策的临床决策分析,则结局的测量指标可来源于涉及同类疾病的人群研究,同类患者对生命质量价值的判断,以及正常人群的流行病学调查。

4. 是否应用敏感性分析对于临床决策方案的不确定性程度进行了检验　临床决策分析系统检查对所引用资料的不确定性,在对决策分析做出评价时,应注意在敏感性分析中包括了哪些变量?每个变量的波动范围?是否重要的变量都包括进来了?什么变量可以改变决策的选择?一般来说对所有重要事件发生的概率都应当进行敏感性分析。其变动范围取决于所引用原始文献研究质量的高低,研究质量高则概率值变动范围小,反之,变动范围较大。对效用值也应当进行敏感性试验,其值的变动范围也取决于引用文献的研究质量。

(二)决策分析结果的重要性如何

1. 在基线分析中,是否其中一个决策方案得到的结果对患者具有临床重要性　如果不是,所有的方案等效吗?在这里,基线分析的含义是应用最接近实际情况的概率值进行的决策分析。对决策方案结果差异的重要性尚无统一的认识。有人认为,在应用预期质量调整寿命年作效用值指标时,相差两个月以上就有一定临床重要性,而相差数天可认为方案等效。在应用其他效用值时,应当结合临床情况进行不同决策方案间差异重要性的评价。

2. 在决策分析中应用的证据是否有足够的论证强度　决策分析的论证强度在很大程度上取决于所引用证据的论证强度。因此应当对所引用的文献进行方法学评价。在采用方法学质量不太高的研究中的证据时,应当分析其局限性,并用敏感性分析方法予以检验。

3. 证据的不确定性能否改变分析的结果　如果决策分析的结果随着某个变量赋值的改变而变化,可以认为决策分析对此变量敏感;如果决策分析的结果不随着变量赋值的改变而变化,则决策分析结论稳定可靠。

(三)结果是否适用于具体的患者

1. 决策分析中事件概率的估计值是否符合患者的实际情况　应用决策分析结论的第一步就是看其患者的特点是否与自己的临床实际一致。还要进一步检查决策分析引用的文献中,患者情况是否与自己的临床实际一致。如果决策基线分析中患者的情况与自己患者的情况不一致,可检查其敏感分析的结果,是否部分的符合临床患者的特点。否则,应该谨慎地对待决策分析中的结论。

2. 决策分析的效用值是否与实际患者对临床结局的评价一致　因为效用值与备选方案的选择有密切关系,必须考虑实际患者对临床结局的评价是否与决策分析一致。如果出入较大,可用患者的估计值重新做敏感分析,看是否改变决策分析的结论。

(刘　玲　林　辉　向　颖)

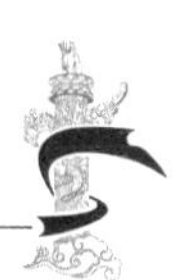

参考文献

1　刘续宝,孙业桓.临床流行病学与循证医学[M].5 版.北京:人民卫生出版社,2018:6-18,30-50.

2　王家良.临床流行病学:临床科研设计、测量与评价[M].4 版.上海:上海科技出版社,2014:6-20.

3　詹思延,谭红专,孙业桓.临床流行病学[M].2 版.北京:人民卫生出版社,2015:3-19.

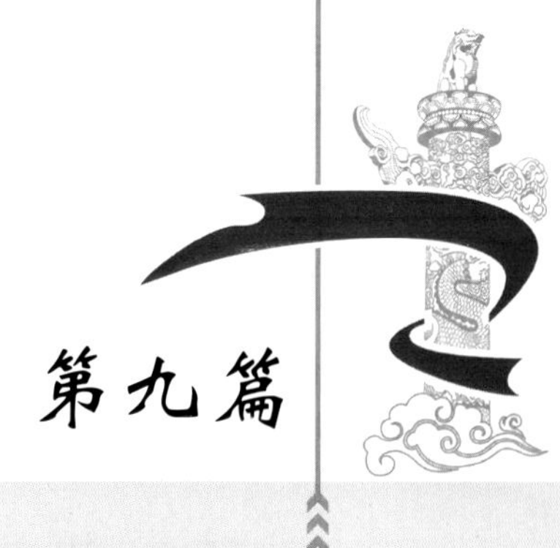

第九篇

疾病的三级预防

内容概览

第38章

疾病的自然史与三级预防

第一节　疾病的自然史与病程

一、疾病自然史

疾病自然史(nature history of disease)是指不给任何治疗或干预措施的情况下,疾病从发生、发展到结局的整个过程。不同疾病的自然史差异很大,了解疾病的自然史,对早期诊断和预防、判断治疗效果等都有重要意义。

疾病的自然进程是一个连续的过程,但为了实际应用方便,一般把它分为生物学发病期(biological onset)、临床前期(per-clinical duration of disease)或亚临床期(subclinical stage)、临床期(clinical stage)、结局(outcome),见图38-1。

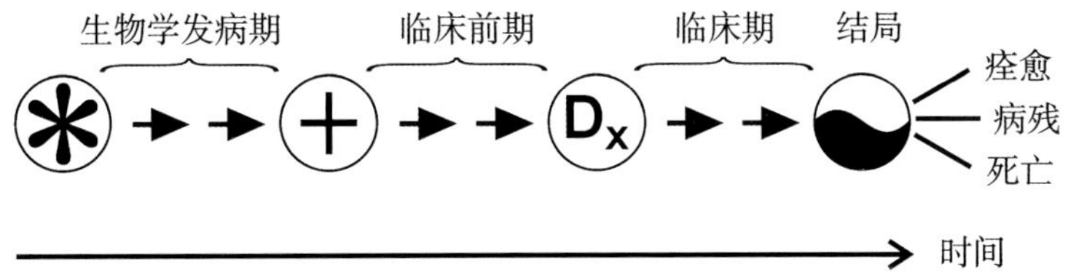

图38-1　疾病自然史示意

1. 生物学发病期　在这一时期,各种致病因素作用于机体并相互作用,引起机体有关器官、组织的生物学反应性病变。这时一般仅仅是一些微观上的变化,如分子、细胞水平的改变或组织学上的细微改变,患者无任何症状,很难被临床检查手段发现。

2. 临床前期　这一时期,机体相应系统、器官或组织的损害逐渐加重,但患者一般表现为"健康"状态,未出现病症或仅有一些轻微的症状、体征,常被忽略。但是,如采用一些灵敏度高的特异检查,则可能发现疾病引起的脏器损害而被早期诊断。例如糖尿病早期一般没有明显的"三多一少"(多饮、多尿、多食、消瘦)症状,甚至查尿糖、空腹血糖也在正常范围,但如果进一步做糖耐量试验,则可能发现患者这时已经出现糖耐量降低现象。

3. 临床期　病变的发展使患者脏器损害更加严重,呈现出显著的解剖学及器官功能障碍,患者常因出现了明显的临床症状与体征而自动到医院就诊。因此,医院的临床医师接触最多的是这一时期的患者,这也是医师较易做出明确诊断的时期。

4. 结局　疾病在经过上述过程后会走向最终的结局,患者可表现为痊愈、致残或死亡等。

不同的疾病的自然史差异很大。有些疾病自然史较短,如急性传染性疾病,往往进展较快,患者会在短期内出现明显的临床症状、体征或实验室检查异常。其中,有些疾病具有自限性,可能经过机体免疫、激素等自身调节后,很快走向痊愈,如急性细菌性胃肠炎;而有的疾病若不及时治疗,可能很快出现严重并发症,甚至死亡,如流行性出血热。而高血压、糖尿病、慢性支气管炎等慢性病自然病史一般较长,从开始发病到最终结局可长达数年,甚至数十年之久。了解疾病自然史,对于病因研究、预后研究、临床疗效研究及疾病三级预防都具有重要意义。

二、疾病病程

疾病病程(course of disease)指首次出现症状到发生最后结局所经历的整个过程。由此可见,疾病病程就是指疾病自然史中的临床期的全过程。根据是否有临床介入,可将它分为自然病程和临床病程。

1. 自然病程　自然病程指疾病在无任何干预情况下的临床过程。

2. 临床病程　临床病程指疾病在医疗干预条件下的演化过程。由于在这种情况下,患者会经历多种方法的治疗处理,而这些处理将会影响疾病的临床进程。

疾病自然史与疾病病程不同:其一,疾病病程只是疾病自然史中的一个阶段;其二,疾病病程往往会有临床的医疗干预介入。

第二节　疾病的三级预防

疾病的三级预防是指在针对疾病自然史的生物学发病期、临床前期和临床期特征,分别采取相应的措施以防止疾病的发生或恶化,分别称为一级预防、二级预防和三级预防,见表38-1。

表38-1　疾病自然史与三级预防的关系

疾病自然史					
疾病前期 →		发病期(早、中期) →		发病后期 →	
一级预防		二级预防		三级预防	
增进健康	特殊保护	早发现、早诊断	早治疗	防止病残	康复工作
健康教育	预防接种	定期体检	早期用药	防止复发转移	功能性康复
保护环境	消除病因	自我检查	合理用药	力求病而不残	调理性康复
合理营养	减少致病因子	群众自报互报	防止成为携带者	力求残而不废	尽早上班
生活方式	保护高危人群	健全疫情报告制度		爱护残疾者	
体育锻炼	提高免疫功能	早隔离与检疫		防止成为慢性者	

一、一级预防

一级预防(primary prevention)又称病因预防或初级预防,是在疾病尚未发生时,针对病因及其影响因

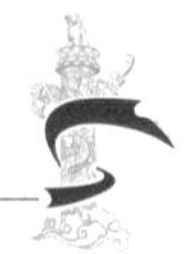

素采取的预防措施，也是预防、控制和消灭疾病（或伤害）的根本措施。其对象是健康人群，包括暴露于某些危险因素的健康人群，目的是减少危险因素暴露、保护健康人群，减少和预防疾病的发生。是对已知的、明确的致病因素避免接触，是最有效的预防措施。主要内容有以下几点。

1. 健康教育　根据健康人群的个体和群体特征，结合与疾病发生可能相关的危险和保护性因素和饮食行为生活习惯等，积极引导个体和群体坚持健康行为方式，减少危险因素暴露，提供机体免疫力，健康教育形式可采用集中宣讲、板报、传单、网络等多种形式。

2. 环境保护与监测　主要是贯彻国家环境保护法，以国家颁布的排放标准和卫生标准为依据，使人们生产与生活的区域不致受到"工业三废——废气、废水、废渣"和"生活三废——粪便、污水、垃圾"以及噪声、辐射、农药、化肥等的污染，以保护人民群众不受致病因子危害。保护环境，首先要做好环境监测，可采用物理、化学和生物等检验手段，观察、监测环境污染情况；其次，要为居民提供基本的卫生设施和环卫设备，保证安全用水等；再次，执行有关法制及各种条例法规等；最后，动员社会参与，树立大卫生观。

3. 合理营养　主要在于贯彻执行《食品卫生法》和合理膳食，即各种营养成分要合理搭配进食，防止"肥胖型"或"豆芽型"体型的出现。合理营养不仅在预防传染病中有积极作用，在预防"现代文明病"，即"生活方式病"中也将发挥重要作用。

4. 良好的生活方式　生活方式与行为导致的疾病在目前死因中榜居首位，据 WHO 1992 年宣布，四大影响健康因素中生活方式占60%，因此不良生活方式被称"自身创造危险性""人灾"或"慢性自杀"，如吸烟、酗酒、吸毒、药物依赖、淫秽和封建迷信活动均是"人灾"的表现，需要加强自身保健意识，保持良好的生活方式与行为习惯，以促进健康，降低疾病的发病率。

5. 特殊保护　预防接种是传染病防治中的重要措施，如主要依靠种痘消灭了千百年来危害人民生命与健康的天花。我国已于20 世纪内主要依靠服小儿麻痹糖丸疫苗消灭脊髓炎质炎，显示了预防接种防治疾病的巨大作用。

对一些病因明确的疾病如碘缺乏病可以用碘盐来预防，龋齿高发区可通过饮水中加氟予以预防，而斑釉齿流行区则需饮水中去氟方可防治。某些职业性癌症，则需改进工艺流程，加强个人防护措施，以预防万一。

6. 全体居民预防与高危人群预防双向策略　为人民服务的卫生方针是必须坚决执行坚定不移的卫生方向，但是根据疾病人群分布的现象，突出高危人群予以更多的关注与保护，突出工作的重点对象包括儿童、老人、残疾人、从事有毒害的职业者，以及某些有前期症状者如癌症、冠心病、高血压等高危人群，以保证有限的卫生资源得到充分的利用和合理地支配，这就是双向策略，即全体人民群众与高危人群相兼顾，突出重点的策略。

二、二级预防

二级预防（secondary prevention）是临床前预防，"三早"或"五早"预防，即早发现、早诊断、早治疗（"三早"）加早报告、早隔离，即"五早"，"三早"或"五早"均是在发病期采取的防止、减缓疾病发展与传播的重要措施。其对象是尚无临床症状，但体内已发生某些病理改变的人群。

传染病绝大多数病因明确，又具有传染性，需"五早"预防，"五早"中任何一早均很重要，就目前而言，健全疫情报告与疾病监测系统尤为重要，在其他"早"措施配合下，可达到扼制疫情于萌芽阶段，以减轻对人群的危害。传染病的早期发现和诊断，不仅可以通过早期治疗来预防发展为慢性患者或病原携带者，而且可以通过早期隔离和早期报告来防止疾病的蔓延。

慢性病多数病因不明或还不十分明确，做好一级预防困难颇大，但其发生、发展时间一般较长，努力做到"三早"是可达到的。要做好"三早"，可经普查、筛检、定期健康（体格）检查、高危人群相关项目检查、群众互查互报以及专科门诊、专家咨询等措施使之落实。为达此目的，必须对广大群众进行宣传教育，提高医务工作者诊疗水平和发展微量而灵敏的检查技术与方法。

目前已知遗传性疾病多达两三千种，占疾病总数的20%左右，且无特异有效的治疗方法，除在一级预防中进行遗传咨询和宣传教育不近亲婚配等外，在二级预防中主要进行产前染色体异常与隐性致病基因等检查,以便做出早期诊断,并使之终止妊娠避免有遗传病患儿出生。

二级预防的核心是早期诊断。早期发现是早期诊断的基础,而只有早期诊断才可实现早期治疗,改善预后。三者是相互联系在一起的。因此,要做好二级预防,应当做到:①向群众宣传疾病防治知识和有病早治的好处;②提高医务人员的业务水平;③开发适合筛检的检测技术。

三、三级预防

三级预防(tertiary prevention)又称临床期预防或疾病管理,又是在疾病的临床期(或发病期)为了减少疾病的危害而采取的措施。其对象是患病人群,包括对症治疗、防止伤残和加强康复措施,防止病情恶化,减少疾病的不良反应,防止复发转移,预防并发症和伤残;对已丧失劳动力或残废者,通过康复治疗,促进其心身方面早日康复,使其恢复劳动力,病而不残或残而不废,保存其创造精神价值和社会劳动价值的能力。

不同疾病有不同的三级预防对策与措施,在疾病的三级预防上以何级为主,要依具体的致病因子、发病机制和所处环境等诸因素而定。一般来说均以一级预防为主,尤其是急性传染病。预防医学工作者对一级预防措施,肩负更直接和更具体的责任。开展疾病的三级预防,应强调预防医学和临床医学的结合,预防医学(preventive medicine)采用宏观与微观相结合的方法,研究健康与疾病的动态变化规律及其影响因素,分析健康决定因素对人群健康和疾病的作用规律,制定疾病防控策略,并通过实施一系列预防措施,达到促进健康、预防疾病、防止伤残和早逝、提高生活质量的目的。主要是从群体(人群)角度进行疾病的预防,根据干预对象的不同,可分为个体预防、社区预防和群体预防。而临床预防(clinical prevention)是指在临床场所由临床医师等临床医务工作者对健康人和无症状患者采取疾病预防措施,主要是从个体的角度开展疾病预防,因此又称个体预防。预防医学和临床医学的结合,群体和个体结合,综合开展和实施预防措施,有利于疾病的预防,具有高成本-效益比。

(林 辉 马翔宇 李恒菊)

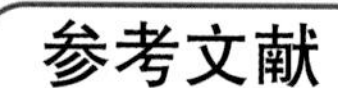

参考文献

1 胡永华.流行病学史话[M].北京:北京大学医学出版社,2017:10-25,45-56.

2 沈洪兵,齐红英.流行病学[M].9版.北京:人民卫生出版社,2019:1-10,59-125.

第 39 章

传染病的预防与控制

20 世纪中后叶，由于各种有效的疫苗、抗生素、消毒和杀虫措施等的应用，以及免疫计划的实施和推行、医疗卫生条件的改善，一些传染病作为病种已经或即将被消灭，如天花、雅司病、脊髓灰质炎、麻风、麦地那龙线虫病等，一些常见的传染病、寄生虫病的发病率和死亡率在世界各国也都有不同程度的下降，疾病谱和死亡谱亦显示慢性非传染性疾病排列在传染病之前。但当前传染病仍是全世界第二位死因（美国第三位死因）及导致暂时丧失健康的第一位原因，仍是世界上未成年人的首要死因。尤其 20 世纪 80 年代后，由于众多有利于传染病的流行因素的存在，如生态及环境变化、人口特征与行为、国际旅行和商业、食物供应全球化、输血及器官组织移植、公共卫生措施的失败等，传染病疫情的重新抬头，且全球化趋势明显，正如 WHO 总干事中岛宏博士在《1996 年世界卫生报告》中告诫所说："我们正处于一场传染性疾病全球危机的边缘，没有哪一个国家可以免受其害，也没有哪一个国家可以对此高枕无忧。"2003 年的严重急性呼吸综合征（severe acute respiratory syndrome，SARS）的暴发和 2019 年暴发的新型冠状病毒感染疫情更是为人类敲响了警钟，传染病仍是 21 世纪各国主要公共卫生问题，其防治工作的形势更为复杂、艰巨。熟悉和掌握传染病流行过程的 3 个基本环节和影响流行过程的两因素，是正确制定防疫对策与措施的理论基础，对于预防控制传染病的发生与流行有十分重要的意义。

第一节　传染病的流行过程

病原体从已受到感染的人或动物排出，在外环境经历一定历程与途径，侵入到易感者体内形成新的感染，并不断发生、发展，传染病才能在人群中传播和流行，这个过程称为传染病的流行过程。传染源、传播途径和易感人群是构成传染病流行过程的生物学基础，是流行过程的 3 个基本条件（环节），它们必须密切联系相扣成环，并在自然因素与社会因素作用下，传染病才能在人群中得以流行（图 39-1）。

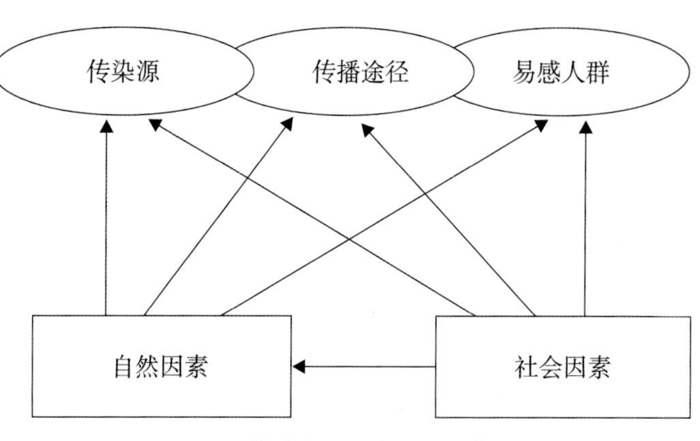

图 39-1　传染病流行的生物学基础

一、传染源

(一)传染源的概念

传染源(source of infection,resevoir)是指体内有病原体生长、繁殖,并能排出病原体的人和动物。根据该定义,作为传染源必须具备的条件是:必须是人或动物;且人或动物体内病原体能生长、繁殖;能排出病原体。据此可避免将受到病原体污染的水、食物、土壤等的传播媒介作为传染源。

(二)传染源的类型及其流行病学意义

不同类型的传染源在流行过程中的流行病学意义不一样,了解传染病的传染源种类有助于提高采取防治措施的针对性和有效性。通常传染源包括传染病患者、病原携带者和受感染的动物3种类型,判断它们的传染源流行病学意义大小主要依据:①传染源排出病原体的特征,如数量、传染力和感染力等;②传染源活动范围、卫生习惯、接触易感者的数量等;③被接触者的卫生习惯、免疫状态等。各类传染源的流行病学意义分叙如下。

1. 传染病患者　传染病患者通常是最主要的传染源,有些传染病如天花、麻疹、水痘等患者则是唯一传染源。传染病患者各期病程和不同病情作为传染源意义不一样。

(1)患者各病期的流行病学意义

1)潜伏期:自病原体侵入机体至最早出现临床症状这段时间称为潜伏期(incubation period),是传染病的重要流行病学特征。有的传染病患者潜伏期内不排出病原体,因此不具有传染性,有的传染病患者于潜伏期末可排出病原体而具传染性,如流行性感冒、麻疹、病毒性肝炎、霍乱等。通常各种传染病有较固定的潜伏期,短至数小时者(如葡萄球菌引起的食物中毒潜伏期为2~4 h),长的可达数月甚至数年(如麻风病)。同一种疾病不同病例潜伏期亦有长短,但在一定范围内变动。了解传染病的潜伏期有以下流行病学意义。

其一,潜伏期的长短能够影响疾病的流行特征:一般潜伏期较短的传染病流行趋势往往十分迅猛,很快即达高峰,常呈暴发型,表现为来势猛,平息快,如流行性感冒等;而潜伏期长的传染病的流行持续较久。

其二,根据潜伏期可判断患者受感染的时间:以此可追踪传染源并确定传播途径。

其三,根据潜伏期的长短确定接触者的留验、检疫或医学检验期限:一般期限为常见的潜伏期增加1~2 d。对危害严重的传染病的留验或检疫时间需按最长潜伏期来确定。

其四,根据潜伏期可确定免疫接种的时间:如麻疹的易感接触者,只有在潜伏期最初5 d内实施被动免疫效果才最佳。

其五,根据潜伏期评价某项预防措施的效果:如实施某项预防措施以后,经过一个潜伏期后发病数下降,则认为可能与该预防措施有关。

潜伏期计算方法:主要依据于暴发时,由于其同源性感染且暴露时间相同,可精确计算其各患者出现最早症状的时间,通过几何平均数求得其平均潜伏期,最早与最晚发病者分别距暴露时间点即为最短或最长潜伏期。此外,平均潜伏期以中位数也可表示,一般不用算术平均数,因潜伏期大多呈偏态分布,少数潜伏期长者,对计算平均潜伏期影响大。

2)临床症状期:临床症状期(clinical stage)为出现该病特异性症状和体征的时间。在该时间内病原体在体内繁殖最多,一般该病期内患者症状(如咳嗽、喷嚏、腹泻等)明显,有利于排出大量病原体而具较强的传染性,因此本期患者是重要传染源,如不及时发现,尽早隔离治疗,其传染源意义更大。部分传染病(如病毒性甲型肝炎、麻疹、水痘、百日咳等)临床症状出现不久,就中止向外排出病原体,其传染源作用就明显下降。同时,本期患者的传染源作用还取决于病情和活动范围等的特点,如轻型、不典型的患者,常因诊断不易,不能早期发现而未予隔离与治疗,可自由活动,其传播作用就大,若从事饮食、饮水和保育工作,则可造成从事的单位内的传染病暴发,其流行病学意义就很大。而重症患者,一般需卧床,隔离治疗较易做到,其传染源作用就受到了限制,但需人护理,若隔离和探视制度不严格、执行不力,仍可导

致传播。慢性患者排菌时间较长，如肺结核、慢性菌痢、慢性活动性肝炎等，由于可不断地或间歇性地排出病原体，对周围人群的危害时间较长，且行动自如，管理较难，传染源作用亦较大，应予必要的重视。

3）恢复期：在此期患者临床症状消失，机体产生免疫力，患者即进入恢复期（convalescent stage period），传染性逐渐减弱乃至消失，如天花、麻疹、甲型肝炎恢复期的患者不再是传染源。但有些传染病如细菌性痢疾、伤寒、白喉、乙型肝炎等在症状消失后仍可排出病原体，有的持续时间较长，甚至终身，而成为病后携带者，如慢性伤寒带菌者。这些恢复期患者其传染源作用不可忽视。

4）传染期：传染期（infection period）指患者能排出病原体的整个时间。传染期的长短因病而异，可通过病原学检验和流行病学调查来确定。传染期短的疾病其续发病例呈簇状出现，每簇病例之间的间隔相当于该病的潜伏期。传染期长的疾病，续发病例常陆续出现，持续时间较长。根据传染期可确定传染病的隔离、消毒的期限，并为追索接触者或传染源，判断传播途径提供科学依据。

（2）不同临床类型患者作为传染源的流行病学意义：根据患者的临床表现和病程长短，可把患者分为典型、非典型、急性、慢性和迁延型，这些临床类型的患者，作为传染源的意义是不同的，简述如下。

1）急性典型患者：其特点是排出病原体次数多、数量大、传染性强，故是重要的传染源，但是由于症状典型，易被发现而被隔离，且症状明显病情较重，常需卧床休息，活动范围有限，故在一定程度上减弱了其传染源作用。

2）急性非典型患者（主要为轻型患者）：此类患者往往数量多，症状轻而不典型，极易发生误诊与漏诊，容易疏于管理，行动如常，故往往是重要传染源。

3）暴发型患者：由于病情危重，常须抢救，活动甚少，如暴发型细菌性痢疾，故其传染源意义不大。

4）慢性患者：如结核病、慢性细菌性痢疾、慢性乙型肝炎等可长期排出病原体，活动又如常，管理较困难。常常是构架两次流行间的桥梁和病原体得以在人间保存的宿主，故需给予特别的注意，尤其是不得从事某些易于传播病原体的职业，并对其进行定期的体检，严防传播。

2. 病原携带者　病原携带者（carrier）指没有任何症状，但能排出病原体使他人感染者，故只能借助于病原学检验，才能发现与确定，病原携带者是一个统称，因其所带的病原体不同而相应地称为带菌（细菌）者、带毒（病毒）者、带虫（原虫、蠕虫）者。传染病的急、慢性与隐性感染者均可转变成病原携带者，它是病原体的致病作用与机体的抵抗力处于相对的暂时的平衡状态。病原携带者排出病原体数量比患者少，但携带者因缺乏症状而不易被发现，且能自由活动，有时可成为重要的传染源，甚至引起疾病的暴发，一般可分为潜伏期、恢复期及健康病原携带者3种。

（1）潜伏期携带者：指感染后至临床症状出现前已能排出病原体的人，有人认为是传染病的前驱期。如麻疹、水痘、百日咳、霍乱、伤寒、细菌性痢疾、甲型肝炎等多种传染病，实质上多属于传染病患者的前驱期携带。

（2）恢复期携带者：指临床症状消失后仍能排出病原体的人。例如白喉、伤寒、乙型病毒性肝炎等。多数传染病患者在恢复期病原携带状态持续时间较短，但少数传染病的患者持续时间较长，个别病例可终身携带。凡病原携带者持续3个月以内，称为暂时病原携带者（transitory carrier）。超过3个月称为慢性病原携带者（chronic carrier）。

暂时病原携带者指在临床症状消失后3个月内能排出病原体者，可视作疾病尚未痊愈。慢性病原携带者指超过病后3个月仍排出病原体者。有的可持续多年甚至终身，如"伤寒玛丽"，在玛丽帮工期间（1901—1914年）14年中，曾使46人感染伤寒发病。我国慢性携带者以细菌性痢疾和伤寒较多见，曾有引起这些病暴发或流行的报道，故应加强对慢性病原携带者的检出与管理工作，并做好健康教育。

（3）健康病原携带者：有患过某种传染病病史而能排出病原体者，多为隐性感染的结果，一般只能用实验方法证实，但隐性感染不一定均能成为健康病原携带者。其特点是：携带时间短，排病原体数量少，所以作为传染源意义不大，但有些传染病如流脑、白喉、猩红热、百日咳、霍乱、乙型肝炎、脊髓灰质炎等传染病，由于健康携带者的数量甚多，其传染源的作用就不应忽视。

病原携带者其传染源作用的大小取决于：排出病原体数量的多寡、携带时间的长短、携带者所从事的职业，个人卫生知识水平与习惯、社会活动范围与频率、环境卫生以及卫生防疫措施等诸因素。对从事饮食、饮水及托幼工作的人员要注意是否为病原携带者，尤其是慢性携带者存在与否。对病原携带者的检出和管理,不应凭一两次检验结果而判定是否处于携带状态,因携带者有间歇排病原体现象,而检验技术和方法的特异性、敏感性影响也较大,故在实际卫生防疫工作中应给予多次反复检查,便于做出准确判断与严格管理。

3. 动物传染源　人感染以动物作为传染源的疾病称为人畜共患病(zoonosis),目前已证实有200余种,对人有重要意义的约90种。

纵观人类与动物间互相感染的传染病,存在下述4种基本情况。

(1)人类特有动物可感染的传染病:疾病一般在人群中传播,病原体在人间的流行过程中实现其种族延绵,在个别情况下波及动物,使动物感染发病,但动物是传染的生物学死角或盲端,如人型肺结核、阿米巴痢疾等。

(2)动物特有,人可能感染的传染病:病原体主要在动物中保持延续,在个别情况下波及人,使人感染发病,但人是传染的生物学死角或盲端,如鼠疫、钩体病、病毒性出血热、森林脑炎等。

(3)人畜共患的传染病:病原体可寄生于人,也可寄生于动物,且均可独立实现其种族的延绵,如血吸虫病。

(4)真正人畜共患病:病原体必须以人和动物分别作为终宿主和中间宿主,病原体在人与动物间的流行过程有严格的衔接性,且相互依赖缺一不可,例如牛、猪带绦虫病等。

第二、三类中受感染动物均可起传染源作用。其传染病学意义大小,主要取决于人们与受感染动物及其排泄物、分泌物和动物产品接触机会、频度与密切程度,以及作为传染源动物的种类、密度与感染情况有关。第二类中的传染病,由于人和动物感染病原体后,其传染过程、传播方式与流行过程均不相同,因此,某些动物病以及某些人畜并重的人畜共患病,人感染后可以成为新的传染来源,如鼠疫、炭疽发展成为肺鼠疫、肺炭疽时,患者就成为传染源。

二、传播途径

病原体为维持作为一个生物种的存在需要适应在宿主机体的一定部位发育、繁殖,并且也适应在宿主机体外的自然条件下暂时存活,然后再侵入一个新宿主,循此世代绵延,这整个过程,在流行病学中称为传播机制(mechanism of transmission)。各种传染病的传播机制可概括为3个阶段:①病原体自宿主机体排出;②病原体停留在外界环境中;③病原体侵入新的易感宿主体内。病原体由传染源体内排出后,在侵入新的宿主之前在外界所经历的路径称为传播途径(route of transmission),而在外界参与病原体传播的各种物体,则称为传播因子或传播媒介,如水、食物、空气、日用品、土壤、节肢动物等。

按空间,可概括为3种类型的传播方式。①水平传播(horizontal transmission):多数传染病属此类,即传染病在人群中,个体与个体或群体间以水平方式进行传播。②垂直传播:某些传染病的病原体在产前、产中及产后通过母体传递给子代的传播方式。③"Z"形传播:即水平传播和垂直传播两种方式互相交叉出现或并存的传播。下面将传播途径按具体传播媒介划分,并将其流行特征分叙如下。

(一)空气传播

呼吸道传染病借3种类型的微粒传播即飞沫、飞沫核和尘埃。

1. 飞沫传播　当呼吸道传染病患者或病原携带者在大声说话,咳嗽、喷嚏,含大量病原体的飞沫经口、鼻,随气流喷出体外,此时,若有易感者在现场,易感者直接吸入而造成感染,称为飞沫传播,此种传播多发于1.5~2.0 m的近距离内,由于其不借助于任何媒介物参与,故可属于直接接触的传播方式。病原体抵抗力较弱的呼吸道传染病如流行性感冒,流行性腮腺炎、麻疹、流行性脑脊髓膜炎等,主要通过此种传播方式传播。

2. 飞沫核传播　若飞沫飘浮于空气中,表层水分被蒸发而形成由蛋白质所包绕的干外壳,内含有病原体称之为飞沫核,此核直径为2~10 μm,可在空气中飘浮较长时间并随空气流动飘至较远的距离,当易感者吸入此种飞沫核而导致感染时,称为飞沫核传播,病原体抵抗力较强的呼吸道传染病如白喉、猩红热、结核病等均可经此方式传播。

3. 尘埃传播　传染源排出的分泌物如痰和较大的飞沫，散落于地面或物体表面干燥后变成为尘埃，由于人们的活动（如清扫、走动等）和起风（包括机动车辆行驶引起的气流）等的作用，使尘埃被扬起，此时，易感者吸入此种带有病原体的尘埃引起的感染，称为尘埃传播，耐干燥的抵抗力较强的病原体如结核分枝杆菌、炭疽杆菌可借此方式传播。

经空气传播的呼吸道传染病流行特征有：①多数传染病表现有季节性升高，以冬季多见；②传播途径易于实现，故儿童时期常患，所以有儿童传染病之称谓，病后免疫力持久的传染病更是如此；③发病与居住条件的拥挤程度有关，一般有明显的城乡差别；④传播迅速、广泛、发病率高，若社会免疫屏障低时易形成流行、大流行、暴发等多种流行形式；⑤由于病后免疫持久或病原体变异的关系而有周期性表现，如麻疹、流感等。

（二）水媒传播

水媒传播可分成下列两种方式。

1. 饮用水传播　是肠道传染病的主要传播方式之一，饮用水源被污染原因很多，如含有病原体的粪便、垃圾、污水、生活废水直接排入水源；或因雨水（尤其是暴雨、洪水冲刷地面）、融雪水冲入水源；经破裂的自来水管渗入集中式给水系统等。影响饮用水传播的因素如下。

（1）病原体的种类及存活条件：主要与病原体在水中存活时间、水温、pH 值、所含有机物成分与数量等有关。

（2）污染的程度：水体污染程度又受众多因素的影响，如取水地点与污染地址的距离；水体面积、体积、流动与否；污染的频度等。

（3）供水范围：集中式供水如受到污染危害甚大，如 1955 年 12 月至 1956 年 10 月印度德里市集中式供水引起的水型戊型病毒性肝炎流行，病例数达 97 000 例，其中发生黄疸的患者达 29 300 例。

（4）饮用前是否消毒：如某单位自办的水塔自来水受到病原菌一次性污染，由于疏于警惕，未予消毒又值炎热的夏秋季，引起细菌性痢疾水型暴发，发病率达 13.6%，遍及其的 21 个伙食单位。

（5）洪水：如遇洪水泛滥，洪水冲击、淹没化粪池、粪缸、上下水道、垃圾堆等，可使水源受到严重污染，若防疫措施不力，易引起肠道传染病流行。

经饮用水引起传播的流行特征有以下几点。①患者年龄特征：除授乳的婴儿外，发病无年龄、性别、职业的差异。②患者地区分布特征：与供水范围一致，即患者有饮用同一水源史。③若水源系一次性受到严重污染，可呈暴发或流行的态势；若水源系经常性受到污染，病例可呈终年连绵不断，发病呈地方性或集簇性的特点。④水源经消毒净化或停止使用后，暴发或流行即可平息。

2. 疫水传播　地面水为经表皮侵袭（侵袭力较强）的传染病的病原体所污染，称为疫水，而人们在疫水中劳动、游泳、洗澡、嬉水等时，病原体经皮肤、黏膜而侵入机体造成感染则称疫水传播，血吸虫病、钩端螺旋体病（简称钩体病）等主要经疫水传播。

其流行特征有下列几点：①患者有接触疫水史；②发病有一定的地区性和季节性，患者多见于水网地区、雨季、收获季节或部队游泳和泅渡训练以及抗洪抢险等接触疫水的人群中；③患者具有一定的职业特征，如血吸虫病多见于渔民和农民；④当大量易感者进入疫区，并与疫水有接触时，可引起暴发；⑤对疫水采取洁治措施或加强个人与集体的防护措施后，可控制发病。

（三）食物媒传播

所有肠道传染病、某些寄生虫病和个别呼吸道传染病如结核、白喉可借被病原体污染的食物而传播。

1. 食物被病原体污染的原因　①食物本身带病原体，如感染绦虫的牛猪的肉，患炭疽的牛羊肉，患结核病、布鲁氏杆菌病乳牛的奶；感染沙门菌的家畜肉和家禽的蛋；被甲型肝炎病毒污染而携带病毒的毛蚶等贝类水生动物，在未充分煮熟或生食时可被感染而发病，上海市于 1988 年春发生的甲型肝炎暴发性流行，就是生吃或半生吃了携带甲型肝炎病毒的毛蚶所致。②食物在生产、加工、运输、储存和销售的每个环节中均可被污染，常见原因有：手被污染后接触食物，或在食品加工过程中砧板、切刀等生熟不分地混用致使食物受到污染；用污染的水洗涤水果、蔬菜、食具等受到污染；以含有病原体的鲜粪施肥灌溉供生吃的瓜菜；由机械性携带病原体的昆虫（如蝇、蟑螂等）与鼠及其排泄物污染食物；经空气、飞沫、尘埃等

污染食物。

2. 影响食物传播的因素　主要有以下几种。①食物的性质，以富含蛋白质的食物为最重要，其次含淀粉多食物所占比重亦较大，它们不仅可供病原体存活，且营养丰富，病原体尚可在其上繁殖；②污染的机会多寡；③污染的程度轻重；④饮食习惯，如喜爱生食或半生食者，若遇食物被病原体污染就易感染，如半生食生鱼粥易感染华支睾吸虫；⑤食品的生产、加工、运输和储存方式：在这些环节中均可遭到污染，唯受污染的概率和程度上有差异。

传播媒介的食物种类很多，以各种肉类、乳类、蛋类、瓜果、蔬菜和罐头食品较为常见。

3. 经食物传播的传染病流行特征　①患者均有进食污染食物的病史，未吃者不发病；②患者的空间分布与食物供应范围一致，作为集体生活的单位，常见患者分布于同一伙食单位而常呈食堂集中现象；③患者在年龄、性别和职业上无差异；④流行类型视食物污染的频度和程度及污染食物的供应量有关，如一次性严重性污染常呈暴发态势，如细菌性痢疾食物型暴发、细菌性食物中毒等，当食物型暴发时不仅病例多，且症状亦较重；⑤停止进食污染食物或采取相应的其他措施后，发病即告停息，如一次进食污染的食物随食物吃完，暴发也就停止。若是具有接触性传播的传染病，当暴发或流行时措施不力或不及时，可出现“拖尾”现象，如细菌性痢疾、伤寒等。

（四）接触传播

接触传播有下列 3 种类型。

1. 直接接触传播　多系指病原体从传染源经接触方式直接传递到易感者的传播方式，主要发生于性传播性疾病和狂犬病、鼠咬热、猫抓热等少数动物性传染病，也有学者将飞沫传播列于此种传播方式。

2. 间接接触传播　多指间接地接触了被病原体污染的物体所导致的传播，其中以手和日用品所起作用最大。间接接触传播可传播多种肠道传染病，如细菌性痢疾、病毒性肝炎、伤寒、霍乱等，也可传播少数呼吸道传染病如结核、白喉等以及个别的皮肤传染病如疥疮等。间接接触传播是我军肠道传染病传播的主要方式。间接接触传播的流行特征有：①病例散在性发生，与传染源接触频度高者多发，可形成聚集性（家庭内、同班组、同室、传染源周围）；②流行过程缓慢，全年各月均可发病，无明显的季节性高峰；③个人卫生习惯不良，卫生条件与设施差的地区和单位发病较多；④经严格消毒措施和加强传染源管理以及注意个人卫生，可减少本类型传播。

3. 医源性传播　多指在医疗单位内，医务人员在诊疗患者时使患者发生的感染。主要是诊疗时，未严格执行必要的规章制度，使用的器械如针头、针筒、穿刺针、导尿管、采血器等被污染，而造成传播某些传染病。医学实验室感染也属医源性传播之列。

医源性传播还包括由于药品、生物制品受到污染而使用时未被发觉所导致的传播，以及器官移植时引起的传播，唯此类传播相对少见。

（五）虫媒传播

虫媒传播亦称媒介节肢动物传播，有下列两种传播方式。

1. 机械性传播　蝇、蟑螂携带肠道传染病的病原体，在它们体表或体内均不发生发育增殖，一般仅存活 2 ~ 5 d，它们在觅食时，通过接触、反吐或随粪便排出所携带的病原体而污染食物与食具，当人们在摄食这些被污染的食物或使用这些食具时而被感染。机械性传播尚有一种形式是媒介节肢动物的口器被病原体污染，当污染的口器插入人体皮肤，病原体随之进入人体而感染发病，如厩螫蝇可传播炭疽与破伤风。

2. 生物学传播　即经吸血节肢动物传播，指病原体进入吸血节肢动物体内后，在其体腔或肠腔内经过发育、增殖后才能感染易感者。病原体进入节肢动物后两者的关系可表现为：有的经过增殖但不发育，如跳蚤与鼠疫杆菌、蚊虫与乙脑病毒；有的经过发育但不增殖，如蚊虫与微丝蚴；有的既发育又增殖，如疟原虫与按蚊，且疟原虫的有性生殖阶段就是在蚊体内完成的。无论此 3 种形式中的何种均是完成生活周期所必需的，因此，需要一定时间节肢动物才具有传染性，这段时间叫“外潜伏期”。虫媒的生物学传播的流行特征有以下几点。①有较严密的地方性，病例地区分布与吸血节肢动物的地理分布相一致；②常有明显的季节性，与吸血节肢动物季节消长相关；③一般有明显的职业特点，如森林脑炎多见于林区尤其

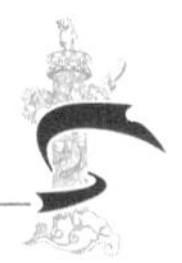

是伐木工作者；④发病年龄上有差异，老疫区由于成年人已具免疫力，故病例多见于儿童；而新迁入疫区者，常易感染发病，新涌现出或开发处女地而出现的疫区，则发病无年龄上的差异；⑤发病开始时间与高峰时间在主要传播媒介开始活动与密度高峰之后，约该病潜伏期加病原体在节肢动物发育繁殖所需的时间即外潜伏期之和；⑥控制媒介节肢动物后，发病可明显下降。

（六）土壤传播

土壤受病原体污染机会甚多，如传染源的排泄物、分泌物的排放污染，埋葬传染病死亡的人、畜尸体等，以及暴雨、洪水冲刷使储粪池、缸等溢出均可使土壤受污染。土壤受污染后，一则可保存病原体，如炭疽、破伤风、气性坏疽和肉毒杆菌等的芽孢可较长时间存在于土壤中；肠道传染病病原体也可暂时或较久地存在于土壤中。二则给某些寄生虫卵提供发育条件，如钩虫、蛔虫及鞭毛虫等。部队在训练、作战、农副业生产、国防施工中经常接触土壤，如有皮肤破损、战伤就易受到感染。

土壤传播传染病意义的大小，既取决于病原体在土壤中存活能力，也取决于易感者与土壤接触的机会和频度，以及个人的卫生习惯等，如皮肤破损者接触土壤易感染破伤风与气性坏疽，儿童玩土壤易感染蛔虫，赤脚下地劳作易感染钩虫等。

以上 6 种传播途径，因病原体是在人与人或人与宿主动物间传播，称为水平传播。是传染病的主要传播方式。

（七）垂直传播

垂直传播即病原体由上一代（母代）的传染源传递至下一代（子代）易感者的传染方式，又称围产期传播或母婴传播。垂直传播又可分为下列几种方式。

1. 胎盘传播　指感染的孕妇，病原体经胎盘的血流使胎儿受感染，多见于妊娠 1 ~4 个月的孕妇，病毒可通过胚胎时期的胎盘屏障，细菌则不能，故引起胎盘传播的多系病毒性传染病，如风疹、腮腺炎、麻疹、水痘、病毒性肝炎、流感、巨细胞病毒及某些虫媒病毒传染病，现已证实，孕妇患风疹，可使胚胎受损导致畸形。而胎儿期时，不仅病毒，而且某些细菌与原虫也可通过胎盘屏障，此时除上述病毒外还可感染结核、伤寒、副伤寒、布鲁氏菌病、钩体病及兔热病等传染病。

2. 上行性传播　指病原体经孕妇阴道经过子宫口到达绒毛膜或胎盘，导致胎儿感染，经此传播的病原体有葡萄球菌、链球菌、大肠杆菌、肺炎球菌、白念珠菌和单纯疱疹病毒、巨细胞病毒等，可使胎儿的呼吸道、胃肠道、眼结膜（或皮肤）受到感染。

3. 分娩时引起的传播　若产妇产道严重污染，于分娩时胎儿就可能被感染，如淋球菌、结膜炎包涵体、疱疹病毒等可经此方式传播。

在怀孕、产程及产后经喂乳或密切接触由母亲传给婴儿统称为母婴传播或围产期传播，孕妇如感染人类免疫缺陷病毒，可经子宫内、分娩时、产后致胎儿和新生儿感染，构成了儿童获得性免疫缺陷综合征病例的主要感染方式。

森林脑炎、恙虫病的传播媒介节肢动物和流行性出血热带病毒的鼠也可将病原体传递给子代，使子代也具有传染源作用同样属于垂直传播。

水平传播与垂直传播相互交叉交替出现的传播称为“Z”形传播，如乙型肝炎病毒、HIV 等的传播。

三、人群易感性

人群作为一个整体，对传染病容易感受的程度称为人群易感性。对某传染病病原体有感受性的人群称为易感人群，而对此病原体侵入和传播有抵抗力的人群则称免疫群体或人群免疫性，群体对某种疾病的易感性取决于组成该人群中易感人群和免疫群体所占的比例大小。易感性对流行过程有一定影响，如一个集体人群对某传染病全为易感者，一旦有该病的传染源输入，又具备传播条件时，则可引起该病的流行甚至暴发，如果该集体中有部分免疫者，则流行过程表现为另一形式，多以散发或小规模流行，一般不致造成暴发，流行强度与规模的不同是显而易见的。流行过程强度上可表现为散发、暴发、流行或大流行；流行过程在空间上可表现为地方性、外来性、自然疫源性等。

通过人工免疫途径,提高群体免疫水平,是控制乃至消灭传染病流行极重要措施,例如全球消灭天花和即将消灭的脊髓灰质炎,人工自动免疫起了重要的作用。就个体免疫而言,尚有胎传(先天)免疫、病后免疫和"分次免疫"。胎传免疫是指母亲的抗体经胎盘传给胎儿,或经母乳传给婴儿,使6个月内的婴儿对麻疹、猩红热等传染病不易感;有众多传染病,如麻疹、伤寒、流行性出血热等在病后可获得持久而稳固的免疫力,即病后免疫,通常不会出现二次患病。所谓"分次免疫"是指易感者并未患过有明显临床症状的传染病但对该传染病病原体有足够的抵抗力,是因受到该病原体小剂量多次的接触或毒力不足以引起临床症状所致,隐性感染就属此列。

由于人群易感性对某些传染性疾病的预防对策与措施甚为重要,因此需要予以监测,常借助血清学的方法检测人群中抗体水平,来确定其易感性高低。

四、影响流行过程的因素

传染病流行过程中必须具备的3个基体条件,同时还须在自然因素和社会因素的作用下,才能互相连接,协同起来才起作用,而自然因素和社会因素也只有通过3个基本条件,才能影响流行过程的全貌。

(一)自然因素对流行过程的影响

影响流行过程的自然因素很多,其中最主要是气候与地理因素,其他如地质、水文、土壤、动植物等因素。自然因素对不同传染病的流行过程影响不尽相同,多通过对3个基本环节直接作用达到影响流行过程的目的,其中对虫媒传染病、自然疫源性疾病和寄生虫病影响最大。

1. 对传染源的影响　自然因素可影响宿主(尤其动物)的分布、活动区域和繁殖周期,乃至代谢和体温,同时也影响病原体及其在宿主体内的发育和繁殖周期,因此,自然因素对以动物为主要传染源的自然疫源性疾病影响最为明显。如以黄鼠与旱獭为传染源的鼠疫,黄鼠与旱獭分布栖息于一定的地理环境中,且需冬眠,其出蛰入蛰、活动、交配、繁殖、觅食和分居做巢等均有严格的季节性,因此,鼠间鼠疫有严格时间性,也就决定了人间鼠疫的季节性和地方性。对人作为传染源的传染病,自然因素不及对动物传染病作用明显。

2. 对传播途径的影响　自然因素对虫媒传播的传染病影响最为显著,地理与气象因素决定了媒介节肢动物的分布、繁殖、栖息、季节消长、活动、吸血等诸多生态习性,又影响到病原体在其体内的发育繁殖,如传播疟疾的按蚊,夏秋季滋生繁殖快、密度高、活动与吸血能力强,而当温度在25~30 ℃,疟原虫在按蚊体内发育繁殖快,因此决定了疟疾具有地区性、季节性的分布特点。

气温和气湿可以影响病原体在外界存活时间,如高温、干燥,若再加上光照等可加速依附在各种非生物媒介上病原体的死亡。而冰中的伤寒杆菌则可越冬,钩虫的虫卵则需在温暖潮湿的土壤中完成其发育而具感染性,从而决定了地区与季节分布。

雨量对传播途径影响也很明显,如暴雨冲刷地面导致水源粪便污染,易引发肠道传染病的传播发病,洪涝则可造成钩体病的暴发。

3. 对易感人群的影响　不及影响传染源与传播途径明显。主要影响人们生活习惯与行为,从而影响受染机会,如夏季天气炎热,人们喜吃冷饮、瓜果、凉菜因而易发生经食物传播的肠道传染病。冬季天气寒冷,人们室内活动多,互相接触密切,加上气温的骤变引起上呼吸道黏膜血管收缩,使局部缺血,降低抵抗力,故在冬季易患呼吸道传染病。

(二)社会因素对流行过程的影响

社会因素包括人类生产、生活条件,医疗卫生状况,经济、文化、宗教信仰、风俗习惯、生活方式、人口密度、人口移动,职业、社会动荡和社会制度等。社会因素对传染病流行过程的影响是十分明显的,不仅直接作用于3个环节影响流行过程,而且还可作用自然因素间接影响流行过程。

1. 对传染源的影响　如卫生防疫机构和传染病院(科)建立,《中华人民共和国传染病防治法》的颁布与实施,保证了传染源及时地隔离和治疗,对有效地预防和控制传染病流行起到积极作用。又如在早春时对饮管人员等实施肠道菌检查,有利于早期发现和管理传染源,减轻了肠道传染病发病和流行的可

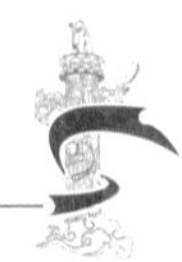

能性。对献血员筛检HBsAg、疟原虫等有助于防止受血者感染乙型肝炎和疟疾等。凡此，起到了控制和消除传染源的作用。

2. 对传播途径的影响 影响明显，如以“除四害、三管一灭、五改”为中心的爱国卫生运动在我国的蓬勃开展，对切断传播途径、控制某些传染病的传播发病与流行起了十分积极的作用。卫生设施和文化知识水平对传染病流行影响明显，尤其是经粪-口传播的肠道传染病，如饮用水质的改善，《食品卫生法》的颁布实施对预防与控制细菌性痢疾、伤寒、霍乱等均是有力措施。

某些职业的生产活动易感染一些相应的传染病。如渔、农民易感染血吸虫病、钩体病；伐木工人易感染森林脑炎；牧民易感染布鲁氏菌病。

风俗习惯可影响某些传染病的发生和流行，如生吃或半生吃某些水产品如鱼、蟹、蝲蛄、毛蚶等，可引起肺吸虫、华支睾吸虫和甲型肝炎等的感染和流行。

3. 对易感人群的影响 社会的预防措施尤其是预防接种是最活跃也是影响最明显的措施，由于全民种痘和定期种痘，消灭了天花，而脊髓灰质炎亦将在我国被消灭。

社会动荡是引起传染病流行的一个重要因素，战争与灾荒情况下，人口大量流动，日常生活与卫生制度难以维持，常可引起传染病的流行。

经济是基础，经济发展、生活水平提高、营养条件的改善、环卫设施的完备等，使人们的体质增强，对诸多疾病包括传染病有了非特异性抵抗力。然而价值观念和精神文明又是影响疾病包括传染病发病与传播的另一重要因素。工业发达国家，依靠其经济实力和良好的卫生设施，使传染病的防治达到一定的水平，传染病的发病率降至较低的标准，但由于精神文明的沦落，性道德、性解放、性伦理失衡，社会的吸毒和性乱较为普遍，致使自1981年美国确诊首例获得性免疫缺陷综合征(acquired immunodeficiency syndrome，AIDS；也称艾滋病)以来，仅仅十几年间，AIDS已经在全球流行。

第二节 传染病的防控原则与措施

传染病的预防和控制要求坚持传染病的三级预防原则，其工作分两大部分，即传染病的监测、预测与预防策略和措施及其实施，二者相辅相成。传染病监测和预测可提供疾病流行态势，为及时地采取预防和控制措施提供依据，并可判断措施的效果。传染病有效的预防和控制措施是建立在对该传染病流行特点和流行过程充分了解以及完整的疾病监测和预测的基础上的。

随生物-心理-社会生物医学模式的发展，相关法律法规的健全和实施，我国传染病防治工作由卫生行政管理步入法制管理的轨道。传染病防治应严格按照《中华人民共和国传染病防治法》《中华人民共和国国境卫生检疫法》《突发公共卫生事件应急条例》《中国人民解放军传染病防治条例》等法律法规开展相关工作。

一、传染病的防治原则

国家对传染病防治实行预防为主、防治结合、分类管理、依靠科学、依靠群众的方针。防治传染病流行的策略思想是基于传染病流行过程理论，即管理和治疗传染源、切断传播途径、保护易感人群、控制影响传染病发生和流行的因素，在采取相关措施时应遵循以下原则。

(一)预防为主，防治结合

“预防为主，防治结合”是我国卫生工作的基本方针之一，该方针政策为我国的传染病防治做出巨大贡献。当前应在传染病监测信息指导下重视预防为主的观念，积极主动开展传染病的系列预防工作。

(二)领导、群众、卫生人员三结合

传染病的发生和流行，涉及社会多方面，同时具有一定的政治影响，应引起高度重视。各级领导应重

视传染病的防治,加强领导,组织专业人员和广大群众研究和解决卫生防疫工作中的问题,是卫生防疫工作的根本保证。专业卫生人员是社会传染病防治的中坚力量,必须深入基层,掌握基层疫情动态,了解卫生防疫中的薄弱环节,及时向领导请示汇报,提出卫生防疫工作的意见,并做好对基层卫生防疫工作的技术指导。广大群众是各项防疫措施的执行者,应通过各种形式提高他们的卫生防病意识,加强卫生防疫知识水平,自觉遵守各项卫生制度,是卫生防疫工作的基础。

(三)军民结合

传染病流行时,社会人群互相影响,故基层卫生防疫工作必须与地方卫生防疫工作密切配合,互通疫情、互相利用卫生资源,共同做好地区的卫生防疫工作。

(四)综合措施与重点措施相结合

传染病的防治必须依靠管理传染源,切断传播途径,保护易感人群的综合措施,但不同传染病的流行特点和流行过程不一样,应根据传染病的特点强调重点措施,重点实施易控制传染病发生和流行的措施,如细菌性痢疾是消化道传播的疾病,其传染源不容易被发现,人群易感性高,采取管理、治疗传染源和保护易感人群的措施不容易实施,但管理好食物卫生,即切断传播途径是经济、有效、易行的措施,因此可将此作为细菌性痢疾防治的重点措施,重点措施要因病、因时、因地而异。如预防细菌性痢疾,流行季节以切断传播途径为重点措施,而在非流行季节则以管理慢性患者与带菌者为重点措施;预防疟疾在居住区以灭蚊为主,而在野外训练、施工时多以防蚊和预防服药为主。在卫生防疫工作中要使综合措施与重点措施有机地结合起来,才能使卫生防疫工作取得显著的、事半功倍的效果。

二、疾病监测与疫情预报预测

疾病监测又称疾病监察,是长期、连续、系统地收集、核对、分析疾病的动态分布和影响因素的资料,并将信息及时上报和反馈,以便及时采取干预措施并评价其效果的活动。监测的目的是预防和控制疾病,减少发病和死亡。随理论技术和方法的发展以及疾病监测发展的需要,疾病监测的范围从传染病扩展到非传染病、卫生事件,监测内容从传染病的预防控制扩展到非传染病的防治、心身疾病的影响因素探究、自然或人为卫生事件发现与应对等,因此西方国家也有将其称为“公共卫生监测”。

公共卫生监测的最后一个环节是把监测结果应用于疾病预防和促进人民健康中。因此,监测的功能被概括为收集、分析、反馈和利用,见图39-2。

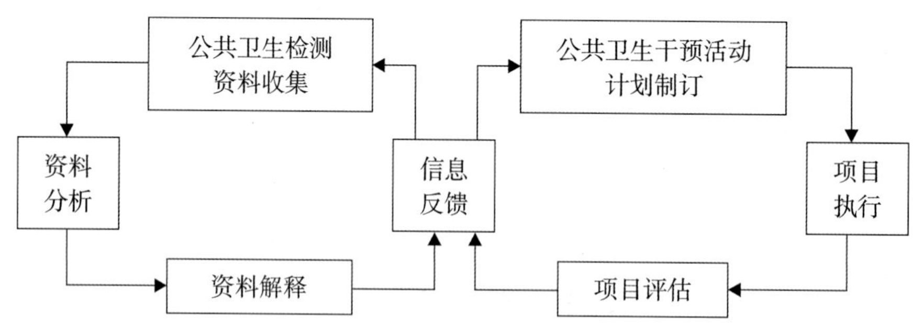

图39-2 公共卫生监测与公共卫生干预的关系示意

(一)疾病监测的种类

1. 按监测的疾病种类分

(1)传染病监测:不同国家、地区规定的监测的传染病病种有所不同。国际要求监测的传染病包括鼠疫、霍乱、黄热病等国际检疫的传染病和WHO规定的疟疾、流行性感冒、脊髓灰质炎、流行性斑疹伤寒、流行性回归热等传染病。我国根据自己的情况增加了登革热和艾滋病。我国执行的新的《中华人民共和国传染病防治法》,规定的传染病分为甲类、乙类和丙类3类共40种,实行分类分级管理。

(2)非传染病监测:随着疾病谱的变化,许多国家已将恶性肿瘤、心血管疾病、出生缺陷、药物反应、

职业病和流产以及吸烟与健康等非传染病纳入监测，监测内容因地而异。我国部分监测点已开展了对慢性病的监测，如高血压、冠心病和部分肿瘤等。

2. 按监测方式分

(1) 被动监测：是指以病例为基础，将在临床确诊的个案传染病病例及相关情况报到相应的疾病监测组织，最后汇集、分析所有病例报告信息的疾病监测。我国法定传染病疫情报告为主要内容的传染病监测系统以及 WHO 组织的全球传染病报告系统就是被动监测。

不同传染病的感染谱存在明显差异，一般症状典型、病情较重的传染病病例才就诊，因此显性感染病例多的病种（如麻疹、病毒性肝炎等）在被动监测中可能发现更多，而症状轻、隐性感染比例大的传染病，因不到医院就诊而"漏报"，因此，利用被动监测的数据应注意这种误差。

(2) 主动监测：是指根据需要，专门组织针对某些疾病进行资料收集分析，或利用现有机构在原有基础上，尽量收集分析更多的疾病相关信息。我国的疾病漏报调查就是典型的主动监测。

（二）传染病监测

传染病监测是目前开展最广泛的监测，是将人群传染病发生、分布及其影响因素等信息及时传递给相关机构和个人，以及时采取预防控制传染病的措施，同时对措施的防治效果进行评估，为改进措施提供依据。

1. 传染病监测系统　我国传染病监测体系实际上是由一个主系统和多个专项系统构成。

(1) 法定传染病报告系统：法定传染病报告系统是我国传染病疫情监测系统的主体，是最重要、最基本的传染病宏观监测系统。我国法定的传染病疫情报告及反馈系统建于 1950 年，1990 年 1 月 1 日起开始执行以传染病为主的四卡、四册登记报告制度，即出生报告卡、册，死亡报告卡、册，甲、乙、丙类传染病报告卡、册，以及计划免疫报告卡、册。目前已建立起国家的法定传染病监测系统、以医院为基础的监测系统，以实验室为基础的监测系统和以人群为基础的监测系统。2003 年的 SARS 促进了传染病监测系统的完善和加强，实现了网络疫情的直报，传染病监测个案信息通过网络直接报告至中国疾病预防控制中心的数据中心，但管理分为国家、省级、地市级、县级和乡镇级，各级疾病预防控制中心与同级的卫生行政部门进行信息的通报与反馈，大大提高了疫情传递的时效性、监测资料的完整性和准确性以及传染病暴发的早期觉察能力（图 39-3）。

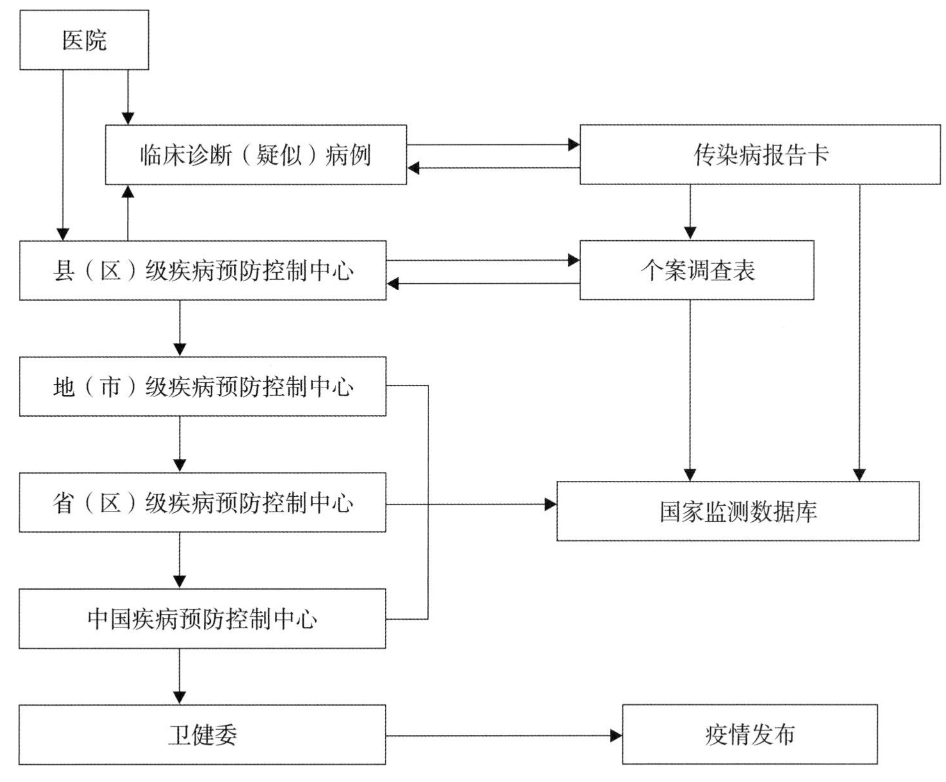

图 39-3　我国传染病疫情网络直报系统

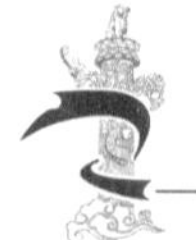

(2)专项疾病监测系统:目前我国有多项专项疾病监测系统。①自然疫源地监测系统:我国在自然疫源地地区,设立有专门的防治机构,在局部地区开展疾病监测,包括病例报告、人群血清学监测、媒介医学动物昆虫种类、密度和感染情况等的监测,根据监测信息进行预报预警,指导防疫措施的开展。②重要疾病监测系统:如艾滋病监测系统、性病监测系统、肺结核、鼠疫和流感/禽流感等监测系统,这类监测系统是在各自的重点发病地区、重点人群中进行相关监测,以早期发现病例和早期诊断治疗。

(3)哨点医院监测系统:指为了早期发现病例和疾病流行苗头,在一定地区,指定一些医院或诊所,对特定疾病或症状进行监测。

2. 监测内容　传染病主要监测内容有:①监测人群的基本情况,即了解人口、出生、死亡、生活习惯、经济状况、教育水准、居住条件和人群流动的情况;②监测传染病在人、时、地方面的动态分布,包括做传染病漏报调查和亚临床感染调查;③监测人群对传染病的易感性;④监测传染病、宿主、昆虫媒介及传染来源;⑤监测病原体的型别、毒力及耐药情况;⑥评价防疫措施的效果;⑦开展病因学和流行规律的研究;⑧传染病流行预测。

3. 监测信息的应用

(1)资料分析:相关单位综合监测信息,进行资料的整理分析,包括以下几点。疾病的自然史;疾病变化的趋势;影响疾病分布的因素;确定该病流行的薄弱环节;评价采取的对策和措施效果(包括防治效果和经济效益);修改和完善对策及措施,使疾病控制的工作质量得以提高。

(2)监测信息的流通:监测信息包括数字报告和病例报告两种。数字报告是指发病与死亡的数目;病例报告包括年龄、性别、住址、发病时间、住院时间、实验室检查结果、病原分型和预后等。

监测信息通过指定单位向外发布,包括纵向流通和横向流通。自 2003 年 SARS 疫情后,我国更加重视信息横向流通。WHO 定期将各方面资料加以整理、分析、评价、综合、编印成《疫情周报》(*Weekly Epidemiological Records*)和多种刊物向世界各地发送。国内有中国预防医学科学院编辑出版的周刊《疾病监测》,反映全国传染病的发病和死亡资料及疫情动态,交流各地疾病监测工作的经验。信息流通使应该了解信息的人能及时了解到,便于及时提出主动监测方案或对重要疫情做出迅速反应,也有利于科研人员明确工作重点和研究方向,进一步开放利用信息,使信息产生最大效益。

(3)疫情预测:它是在长期的疾病监测资料的基础上,掌握传染病的流行规律及其影响因素后,再用流行病学理论和方法进行分析,判断将要发生的传染病的流行规模、强度、趋势和可能受感染的人群等情况,从而预先采取措施控制传染病的发生和流行。

4. 评价措施及考核防治效果　根据效果和经济效益的评价,提出进一步改进措施,以便更好地预防和控制疾病。

(1)防治措施效果:评价所制定的对策是否正确,所采取的措施是否有效。一般以采取防治措施后,该病的发病率、死亡率等是否明显下降为指标。

(2)经济效益的评价:一般以成本效益比评价卫生工作。计算方法如下。

$$\text{成本-效益比}=\text{成本(费用)}:\text{效益}$$

成本(费用):指用于卫生事业的投资(支出、消耗),包括人力、物力、财力。

效益:开展某项卫生事业所得的效益,即因开展该项事业而达到节省开支的金额。

三、针对流行三个基本环节的措施

(一)针对传染源的措施

1. 防止传染源进入的措施　为防止传染源由国外传入和由国内传出,必须根据我国对外政策及《中华人民共和国国境检疫法》和《中华人民共和国检疫条例实施细则》所规定的各项办法,在一个国家国际通航的港口、机场、陆地边境和国界江河的进出口岸设立国境检疫机关,对可能传播检疫传染病的进出国境人员、动物等进行必要的医学检查和卫生处理。

为防止传染病在地区间的传播，应强化对流动人员的疾病监测工作，对来自疫区的人员应按相关规定进行必要的检疫和卫生整顿。

2. 检出和管理潜在的传染源　一定条件下潜在传染源可成为传染病流行的起因并起着流行季节间的桥梁作用。所以，必须及时予以检出并加以严格管理，同时做好健康教育工作。潜在传染源是某些传染病的慢性、迁延性患者与病原携带者，如慢性细菌性痢疾患者、慢性肺结核患者、HBsAg 携带者等。

(1)慢性患者：常见为细菌性痢疾、病毒性乙型肝炎以及肺结核的慢性患者。对某治愈归队的患者应予以登记和随访，必要时进行病原学和血清学检查。一旦发现有临床症状或培养阳性时，应及时隔离治疗。

此类慢性患者不得从事与饮食和饮水有关工作以及托幼机构工作，有乙型肝炎病史者一律不得供血。

(2)病原携带者：意义较大者主要是细菌性疾病、病毒性乙型肝炎、伤寒和疟疾的病原携带者。应及时予以检出与管理，以减少传播机会与可能。

3. 对患者的措施

(1)早期发现与管理患者：许多传染病的患者早期有传染性，如流行性感冒、流行性腮腺炎、细菌性痢疾等。有些传染病患者潜伏期末就有传染性，如甲型肝炎、麻疹、霍乱等。因此早期发现与诊断并管理好传染病患者是很重要的，可及时采取措施，以防止其传播与蔓延。

发现方法：①健康教育，发动群众自报互报；②定期体检；③门诊与巡诊；④对外出归队与来队家属进行医学观察。

(2)传染病的报告和登记：传染病报告又称疫情报告，是指对法定传染病诊断或疑似诊断后迅速向卫生防疫机构报告。它必须及时、全面、准确，以便于防疫部门及时掌握疫情并与友邻地区等交流疫情，适时采取预防措施的重要手段，不得隐瞒与谎报。

我国执行的新《中华人民共和国传染病防治法》，规定的传染病分为甲类、乙类和丙类。

甲类传染病是指：鼠疫、霍乱。

乙类传染病是指：传染性非典型肺炎、艾滋病、病毒性肝炎、脊髓灰质炎、人感染高致病性禽流感、麻疹、流行性出血热、狂犬病、流行性乙型脑炎、登革热、炭疽、细菌性和阿米巴性痢疾、肺结核、伤寒和副伤寒、流行性脑脊髓膜炎、百日咳、白喉、新生儿破伤风、猩红热、布鲁氏菌病、淋病、梅毒、钩端螺旋体病、血吸虫病、疟疾、人感染 H7N9 禽流感、新型冠状病毒感染。

丙类传染病是指：流行性感冒、流行性腮腺炎、风疹、急性出血性结膜炎、麻风病、流行性和地方性斑疹伤寒、黑热病、棘球蚴病(包虫病)、丝虫病，除霍乱、细菌性和阿米巴性痢疾、伤寒和副伤寒以外的感染性腹泻病。

上述规定以外的其他传染病，根据其暴发、流行情况和危害程度，需要列入乙类、丙类传染病的，由国务院卫生行政部门决定并予以公布。

对乙类传染病中传染性非典型肺炎、炭疽中的肺炭疽和人感染高致病性禽流感，采取本法所称甲类传染病的预防、控制措施。其他乙类传染病和突发原因不明的传染病需要采取本法所称甲类传染病的预防、控制措施的，由国务院卫生行政部门及时报经国务院批准后予以公布、实施。

省、自治区、直辖市人民政府对本行政区域内常见、多发的其他地方性传染病，可以根据情况决定按照乙类或者丙类传染病管理并予以公布，报国务院卫生行政部门备案。

执行职务的医疗保健人员、卫生防疫人员为责任疫情报告人，报告人可按当时当地具体情况，可用口头、电话、电报与书面、传真、网络直报等方式报告疫情。凡漏报、误报者均须及时补报和纠正报告。

对甲类传染病、传染性非典型肺炎和乙类传染病中艾滋病、肺炭疽的患者、病原携带者或疑似患者，城镇应于 2 h 内、农村应于 6 h 内通过传染病疫情监测信息系统进行报告。对其他乙类传染病患者、疑似患者和伤寒副伤寒、痢疾、梅毒、淋病、乙型肝炎、白喉、疟疾的病原携带者，城镇应于 6 h 内、农村应于 12 h 内通过传染病疫情监测信息系统进行报告。对丙类传染病和其他传染病，应当在 24 h 内通过传染病疫情监测信息系统进行报告。

在上报时应并同时报出传染病报告卡。出现漏报、误报等应及时补报或更正。

(3)患者的隔离与治疗

1)隔离:是指将处于传染期内的患者安置于一定的场所,使其不与健康者或其他患者接触,目的是防止患者向外界传播病原体或受其他病原体感染,并便于集中消毒和使患者得到合理治疗。故是控制传染病传播蔓延的一项重要措施。

隔离措施效果因病而异。有的传染病患者为唯一传染源,如流行性斑疹伤寒和回归热等早隔离加灭虱可有效控制传播蔓延;有些传染病由于早期有传染性,轻型患者、病原携带者所占比例大,单靠隔离难以完全控制传播,但因时因地制宜采取适当隔离措施仍然必要;一些传染病,如人畜共患病,由于人间不存在人畜间存在的传播条件,在人间进入传播的死胡同,则可不必予以隔离。

隔离方式也因病而异。甲类传染病原则上以就地隔离为主,一般情况下严禁后送或远途转送;而乙类传染病,一般送卫生队以上医院隔离,若发生大批患者时,可在单位内就地隔离;儿童呼吸道传染病则可按病情可采取家庭隔离。但无论采取何种隔离方式,都必须严格遵守隔离制度,严防向外界传播或发生交叉感染。为此,对患者就诊、入院出院、后送、探视、运送工具、患者排泄物与分泌物消毒与尸体处理等,均需有完善制度,并严格遵照执行。

2)治疗:在确诊后,患者应得到早期、合理的特效治疗,从而有利于尽早治愈,减少并发症与降低病死率,又能及早中止其传染源作用,防止成为慢性患者或慢性病原携带者。

4. 接触者的管理措施　对曾与传染病患者有过有效接触并可能受到感染的人或来自疫区者应实行检疫。检疫是指对接触者所采取的措施,其目的在于防止已处于潜伏期的接触者成为传染源向外传播病原体,同时给予适当的治疗或处理,防止发病或减轻病情,有利于早诊断、早隔离与早治疗。接触者有两种类型:一是与患者同时接触的原先的传染源,另一是患者病后曾与之有过接触的人。平时往往注意后一类,因此军医在诊疗过程中发现患者,应仔细询问患者及有关人员,仔细查明二类接触者,并予以检疫。

(1)检疫方式:按传染病的性质与流行规模,可分为下列3种。

1)医学观察:对乙、丙类传染病患者的接触者,每天必须巡诊,询问与查体温等,了解有无发病征候,如有早期症状出现,立即予以隔离。在医学观察期间,可照常参加日常活动,行动不受限制。

2)留验:对甲类传染病及乙类传染病中的肺炭疽的有效接触者予以隔离于专门场所,限制其活动,不许接触其他人员,其他人员也不得进入隔离场所,并进行医学观察。对于乙类传染病中的艾滋病患者应予同类甲类传染病实施强制性管理,但对其接触者甚至已感染 HIV 者,并不须留验,因其传播途径比较特殊,且潜伏期长。但对接触者仍应实施管理措施,如健康教育和道德教育,做到洁身自好,不得做献血员等,并对其进行监察与检验等措施。

3)集体检疫:又称集体留验。受检疫单位全体人员均不得与外单位人员接触,同时也不准向该单位补充或由该单位调出人员。在集体检疫期间,除对全体人员进行医学观察外,仍可在单位内进行日常活动。若发生甲类或当乙类、丙类传染病暴发或流行时,发病单位可实施集体检疫。

(2)检疫措施:在检疫期内,对接触者除进行医学观察与必要的病原学、免疫学检验外,尚可按传染病性质进行卫生处理与整顿。如洗澡、换衣、灭虱、消毒等,以及自动或被动免疫、预防服药和健康教育等。

(3)检疫期限:一般自最后接触之日起,相当于该病最长潜伏期。但可按具体情况缩短或延长。如接触者已接受过自动或被动免疫,应适当延长检疫期;若确实证明接触者未受传染或具有充分的免疫力,则提前终止检疫。而当集体检疫人员中又发生患者时则其余人员需从患者隔离之日起,再延长一个检疫期。

(4)国境检疫与交通检疫:国境卫生检疫指国家卫生检疫机关依照有关法规,对出入境人员、交通工具、货物、行李等实施医学卫生检查和卫生处理,防止传染病由国境传入或传出,以保护人民健康和国家安全。我国于1986年颁布了《中华人民共和国国境卫生检疫法》,1989年卫生部又发布了对该法规的《实施细则》。目前我国对外开放口岸设有100多个国境卫生检疫机构,卫生检疫机构有明确的职责,按《中华人民共和国国境卫生检疫法》与国家有关卫生法规,严格执行。

国际卫生条例是一项国际协议,其目的是最大程度上确保不发生传染病的世界性流行,并尽可能少地

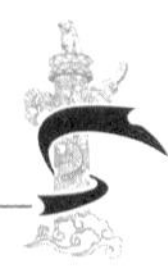

干扰国际贸易、旅游和交通，该条例规定的检疫传染病有鼠疫、霍乱、黄热病；同时还规定了国际监测的传染病有流行性感冒、脊髓灰质炎、流行性斑疹伤寒、流行性回归热、疟疾，我国还规定了登革热和艾滋病。

我国按国际卫生条例规定的国际检疫传染病及其检疫期是：鼠疫 6 d，霍乱 5 d，黄热病 6 d。

国境卫生检疫：若按口岸的性质可分海港、航空和陆地边境 3 种类型的检疫；若按检疫本身性质则又分入境检疫与出境检疫、传染病监督和卫生监督 3 种形式，各具各自的检疫内容和要求。

交通卫生检疫：又称国内卫生检疫。主要是防止甲类传染病或其他危害严重的传染病在国内的传播扩散，如 1985 年我国铁道部与卫生部联合制定的《铁路交通检疫管理办法》即为一例，其工作性质与内容类似于国境卫生检疫。

5. 对动物传染源的措施　根据疾病的性质和动物的经济价值等情况，采取不同措施。对有经济价值的家畜如牛、马、羊、猪等可采取隔离治疗措施。但对凡患炭疽、鼻疽和牛海绵状脑病（即疯牛病）等传染病的家畜，一律采取急宰并焚化或深埋（2 m 以上），严禁宰杀后食用或用其皮毛。对不属保护的野生动物，尤其鼠类则采取杀灭措施。

（二）切断传播途径的措施

目的是消除处于外环境中传播媒介上的病原体和传播病原体的媒介节肢动物，以达到阻断病原体进入人体的要求。主要内容为卫生管理和消毒、杀虫等措施。消毒、杀虫有专门章节叙述，此处仅简介卫生管理措施。

加强卫生管理是切断传染途径中具有重要意义的措施。由于各种传染病各自具有其特有的传播途径，故卫生管理也因病而异。如对肠道传染病预防，主要在于严格执行个人卫生制度，加强饮水和食品的卫生管理和及时处理各种污染物等；而呼吸道传染病预防主要是搞好营房卫生、室内常通风换气等；对虫媒传染病预防主要搞好环境卫生，消灭蝇蚊滋生地等措施。卫生管理实质上也是行政管理的一项重要内容，并要努力严格执行国家和军队的有关卫生法规，使之在预防与控制传染病中发挥作用。

（三）保护易感人群的措施

主要是两方面：一方面非特异性预防，如实施全民健身计划、坚持体育锻炼、合理营养、保护环境与规律的生活作息制度等非特异性的增强体质措施，使机体更能适应外环境和抵御疾病侵袭的能力。另一方面是特异性预防，以使机体产生特异性免疫力和其他一些特异性的防护措施，如预防服药等，现将特异性预防措施分叙如下。

1. 免疫预防　免疫预防是指利用生物免疫制品（biologic immunization products；抗原或抗体）来提高个体和人群免疫水平的一种特异性的预防措施，也是抵御敌军生物武器的重要举措。免疫预防在控制与消灭传染病中发挥着重大作用，如天花已被消灭，以及脊髓灰质炎即将消灭，麻疹、百日咳、白喉等发病率和病死率的大幅度下降，就是证明。但预防接种在不同传染病中的地位和作用是不相同的，它取决于诸多因素，如病后是否能产生稳固、持久的免疫力，病原体是否经常处于变异之中，疫苗是否容易获得（生产），疫苗的质量与传染病的特性等。因此，目前阶段，除某些呼吸道传染和个别肠道传染病可作为主导措施外，其余多数传染病仍需依靠综合措施进行预防与控制。

预防接种的实施分为两类：一类是计划免疫接种（planed immunization，PI），一类是应急预防接种（contingency vaccination，CV）。

（1）计划免疫接种：计划免疫是国家有计划、有组织、科学地使用生物制品（抗原或抗体），对儿童按照一定免疫程序实施的预防接种，以预防相应的儿童传染病，提高人群免疫能力，达到控制以至最终消灭相应传染病的目的。1974 年 WHO 吸收了已在被消灭中的天花以及麻疹、脊髓灰质炎等预防与控制的经验，提出了扩大免疫计划（expanded program on immunization，EPI），以预防和控制白喉、百日咳、破伤风、麻疹、脊髓灰质炎、结核病等，并要求各成员国坚持该计划。

自 20 世纪 80 年代初期，我国制定了《全国计划免疫工作条例》，开始实施计划免疫，卡介苗、脊髓灰质炎疫苗、百白破三联疫苗、麻疹疫苗等被列入儿童计划免疫，分别预防结核、脊髓灰质炎、百日咳、白喉、破伤风、麻疹等，即“四苗防六病”；1992 年初我国又将乙型肝炎疫苗列入计划免疫管理（“五苗防七病”）；卫生部 2007 年 12 月制订了《扩大国家免疫规划实施方案》，其规定在现行全国范围内使用的乙型

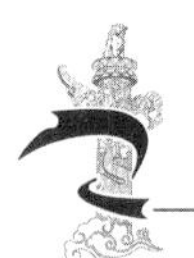

肝炎疫苗、卡介苗、脊髓灰质炎疫苗、百白破疫苗、麻疹疫苗、白破疫苗等6种国家免疫规划疫苗基础上，将甲肝疫苗、流脑疫苗、乙脑疫苗、麻腮风疫苗纳入国家免疫规划，对适龄儿童进行常规接种。在重点地区对重点人群进行出血热疫苗接种；发生炭疽、钩端螺旋体病疫情或发生洪涝灾害可能导致钩端螺旋体病暴发或流行时，对重点人群进行炭疽疫苗和钩体疫苗应急接种。通过接种上述疫苗，预防乙型肝炎、结核病、脊髓灰质炎、百日咳、白喉、破伤风、麻疹、甲型肝炎、流行性脑脊髓膜炎（简称流脑）、流行性乙型脑炎（简称乙脑）、风疹、流行性腮腺炎、流行性出血热、炭疽和钩端螺旋体病等15种传染病，见表39-1。随着科技经济的进步，计划免疫将不断扩大其内容。

表39-1　扩大国家免疫规划疫苗与预防疾病对应

序号	疫苗种类	预防传染病种类	备注
1	乙型肝炎疫苗	乙型病毒性肝炎	原免疫规划疫苗
2	卡介苗	结核病	原免疫规划疫苗
3	脊髓灰质炎减毒活疫苗	脊髓灰质炎	原免疫规划疫苗
4	百白破疫苗（基础）	百日咳	新疫苗替换
5	白破疫苗（加强）	白喉、破伤风	原免疫规划疫苗
6	麻疹疫苗	麻疹	原免疫规划疫苗
7	麻腮风联合疫苗 （风疹与流腮联合疫苗）	风疹、流行性腮腺炎	新加入疫苗
8	乙型脑炎减毒活疫苗	流行性乙型脑炎	新加入疫苗，原有16个省纳入免疫规划，现扩大至全国范围
9	A群流脑疫苗（基础）	流行性脑脊髓膜炎	新加入疫苗，原有14个省纳入免疫规划，现扩大至全国范围
10	A+C群流脑疫苗（加强）	流行性脑脊髓膜炎	新加入疫苗
11	甲型肝炎病毒减毒活疫苗	甲型肝炎	新加入疫苗
12	出血热双价纯化疫苗	出血热	新加入疫苗
13	炭疽减毒活疫苗	炭疽	新加入疫苗、疫情控制储备疫苗
14	钩体灭活疫苗	钩体病	新加入疫苗、疫情控制储备疫苗

（2）应急预防接种：是在传染病暴发或预测可能有传染病流行或大量的外来人口进入或外来传染源进入的区域时，对一定的人群采取的一种紧急预防接种措施，以在短期内提高易感人群对某病的免疫水平，达到预防、控制或终止某病传播蔓延的目的，是遏制传染病的传播蔓延的一项十分重要的应急干预措施。应急预防接种强调快速，接种对象范围较宽，常常是整个人群或在一特定人群中针对预防某种疾病进行单一疫苗一次性接种。

应急接种按接种面可分普种和重点接种，从接种方式上看还有环状接种。应急预防接种的疫苗必须是接种后产生免疫力快（即对机体起保护作用的时间应短于该病的潜伏期）。另外，应注意选择对潜伏期患者注射后没有危险的疫苗如麻疹疫苗、小儿麻痹糖丸、白喉类毒素、百日咳疫苗等。而乙脑疫苗、卡介苗一般不用于应急预防接种，疫苗使用不当可引起发病或加重病情。常用应急预防接种生物制品，见表39-2。

表 39-2　常用应急预防接种生物制品

疫苗名称	接种对象	接种时间
甲型肝炎疫苗	流行地区居民及威胁性职业人群	流行期
脊髓灰质炎疫苗	7 岁以上儿童	流行期
伤寒疫苗	流行地区居民及威胁性职业人群	流行期
痢疾疫苗	流行地区居民及威胁性职业人群	流行期
霍乱疫苗	流行地区居民及威胁性职业人群	流行期
流行性感冒疫苗	1 岁以上健康人群	流行期前
流行性脑脊髓膜炎疫苗	6 个月至 15 岁儿童	流行期前
麻疹疫苗	8 个月至 12 岁儿童	流行期
流行性腮腺炎疫苗	易感人群	流行期
水痘疫苗	1 岁以上的密切接触者	流行期
白、破二联疫苗	5 ~ 14 岁儿童	流行期
肾综合征出血热疫苗	疫区易感人群	流行期
钩端螺旋体疫苗	疫区接触疫水人群	流行期
鼠疫疫苗	疫区人群及进入疫区人员	流行期
狂犬疫苗	暴露者	暴露后
破伤风抗毒素	暴露者（有开放性伤口者）	暴露后

（3）免疫种类

1）自动免疫：指用病原微生物或其代谢产物制成生物免疫制品（抗原）经过口服、划痕或注射等方式接种于人体，使之产生特异性免疫，是免疫预防的主体部分。

自动免疫的生物制品有下列数种。①活菌（疫）苗：由免疫力强而毒力弱的活细菌（病毒）株制成。优点是能在体内繁殖，类似于机体发生一次轻型感染。接种剂量小、接种次数少，一次成功接种可产生较持久的免疫力。如鼠疫、卡介苗、麻疹、脊髓灰质炎等菌（疫）苗。②死菌（疫）苗：将免疫原性强的细菌（病毒）灭活后制成，亦有将菌株成分提取后制成。一般必须多次接种后才能产生较持久的免疫力，还须定期加强接种，以维持较长时间的免疫力。如伤寒、副伤寒、霍乱、流行性脑脊髓膜炎、乙型脑炎、狂犬病等的菌（疫）苗。③类毒素：将细菌毒素加醛去毒而成为无毒，但仍保留免疫原性的生物制剂，需多次接种和适时做加强注射才能产生较好免疫效果。如白喉、破伤风、肉毒中毒等类毒素。

2）被动免疫：以含抗体的血清或其制剂接种于人体，使其立即获得现成的抗体而受到免疫保护的方法，因免疫持续时间短，主要是在有疫情时应急使用。使用时要注意变态反应。常用有：免疫球蛋白，包括人血、胎盘血、γ-球蛋白，针对某种传染病的特异免疫球蛋白，如高效价的乙型肝炎免疫球蛋白等。

免疫血清包括抗菌、抗病毒和抗毒素血清，如白喉抗毒素、破伤风抗毒素、抗狂犬病血清等。

3）被动自动免疫：是在有疫情时用于保护婴幼儿及体弱者的一种免疫方法，兼有被动及自动免疫作用，但只有少数传染病具有此种免疫制品和方法，如白喉和破伤风毒素，使用同时接种它们的类毒素，既可使被接种者迅速获得保护，又可产生较持久的免疫力。接种乙型肝炎疫苗的同时加注乙型肝炎免疫球蛋白，也属于被动自动免疫。

（4）预防接种注意事项：预防接种应该严格按照国家规定的相应法律法规进行，如《预防接种后异常反应和事故的处理试行办法》（1980 年）、《全国计划免疫工作条例》（1982 年）、《预防接种不良反应监测管理办法》（1999 年）、《计划免疫技术管理规程》（1998 年）。

1）免疫制品保存、运输与使用中的冷链系统：免疫生物制品即菌（疫）苗生产后的保存、运输和使用各环节，为维护其免疫效果和合理效价不受损失，均需要连续地保持在冷的条件下，此保冷系统称为冷链系统(cold chain system)或简称冷链。目前,我国31个省、自治区、直辖市95%县(区)已基本完成冷链系统的装备。

为保证冷链系统各环节的保冷质量,尚设置一监测系统,以对冷链系统温度进行监测,为改进完善冷链系统提供依据,也是评价冷链系统工作状态的重要指标。其主要内容为运输与储存时间的温度监测等。冷链与其监测系统的建立,使我国绝大多数地区每年能开展4~6次接种,从而促进了我国免疫预防工作的开展并保证接种质量。

2)接种要明确对象,突出重点人群和职业人群,如畜牧人员要接种布鲁氏菌苗。接种时要注意全程足量,不然达不到免疫目的;接种时要严格时间要求,如一般在该传染病流行季节前1~2个月内完成,但要注意乙型肝炎和"脊灰"流行期间不宜接种百日咳菌苗。乙型脑炎流行期间也禁用乙型脑炎疫苗,避免激发潜在的感染而发病;要有一定的机构负责,诸如制订计划、培训人员、组织实施,并做好登记建卡工作;接种室(场所)等准备。严格消毒与无菌操作,检出禁忌证者,确保接种安全。

3)接种反应的观察与处理:生物免疫制剂对人体来说是一种异物,经接种后刺激机体产生一系列反应,称为预防接种反应。按反应性质分为下列3种反应。

其一,正常反应:亦称一般反应,由免疫制品刺激机体引起。鉴于免疫制品的性质不同,接种途径各异,引起反应的部位及强度也不同。若注射接种后24 h在局部发生红、肿、热、痛现象,偶尔有局部淋巴结肿痛、全身发热、寒战、头痛、恶心、呕吐、腹泻等症状。根据局部与全身反应的强度不一,可分二型,见表39-3。

表39-3 正常反应的程度指标

反应类型	局部反应	全身反应
弱反应	红肿硬块<2.5 cm,2 d内消失	体温37.1~37.5 ℃
中反应	红肿硬块2.5~5.0 cm	体温37.6~38.5 ℃
强反应	红肿硬块>5 cm,局部淋巴结肿大	体温38.6 ℃及以上

正常反应一般均较轻而短暂,不须做任何处理,适当休息后即可消失。若局部反应较重可热敷,并防感染。但接种卡介苗等后的局部反应严禁热敷,但须加强护理,防止破溃、感染化脓。全身反应较重者,可对症处理。

其二,异常反应:少数人接种有晕厥、过敏性休克、皮疹、血清病、变态反应性脑脊髓膜炎和神经性水肿等反应或并发症。由于反应较严重,必须及时抢救、治疗。其发生原因多由生物免疫制品质量不好,灭活、减毒不够、杂菌污染等。此多为差错或事故所致,故应认真负责生产符合要求的生物免疫制品,加强接种前体格检查,严格掌握禁忌者,认真按照说明书的规定进行接种。

其三,偶合病:与预防接种无关,只是时间上巧合而误认为接种免疫生物制品所致,如某些传染病潜伏期时接种免疫生物制品,可能出现发病时间上的偶合。遇到这种情况时,要请有经验的医师做出有依据的诊断,并做好解释教育工作。

4)效果评价:预防接种后应从免疫学和流行病学两方面进行效果评价。

ⅰ.免疫学评价:主要是测定预防接种后人群抗体的阳转率。抗体平均滴度和抗体持续时间来表示。抗体平均滴度如在接种前、后有4倍以上的增长,即可评价为有效。

ⅱ.流行病学评价:主要有两种方法。一是长期资料的流行病学分析;另一是现场实验即在现场人群中比较接种组与对照组在一定时期内传染病的发病率的差异。前者属回顾性调查方法,需长期且在较大的行政区域(如一个城市或专区)的流行病学资料,故其使用比较受限制。后者是前瞻性研究,是比较常用的方法,并可与免疫学评价结合进行。现场实验法是在工作、劳动(训练)与生活条件基本相同的人群中,按随机的原则分成接种组与对照组。除是否接种免疫制品外,凡可影响发病率的各项因素,两组均要相同或近似,并采用盲法观察。实验开始后,对两组成员进行一定时间的观察,并采取相同措施,搞好防疫工作同时,观察和登记两组发病人数,诊断标准要统一,发现患者方法和观察者诊断水平要均衡。实验结束后,以两组发病率差别来评价预防接种的效果。效果评价指标常用的为保护率(protection rate,亦称

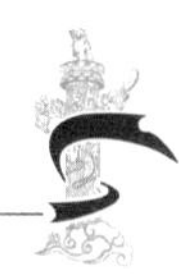

保护效价)和效果指数(efficiency index)。

$$\text{保护率(保护效价)} = \frac{\text{对照组发病率} - \text{接种组发病率}}{\text{对照组发病率}} \times 100\%$$

$$\text{效果指数} = \frac{\text{对照组发病率}}{\text{接种组发病率}}$$

当保护率小于50%或保护指数小于2时,一般认为试验的免疫制品或方法无实用价值。

2. 药物预防　对某些传染病的接触者或可能受感染人群,使用抗生素、化学药物、中草药及其他制剂(如干扰素),以预防或减少传染病的发生与蔓延。药物预防多用于传染病流行时,或在特殊环境下的一种应急措施。有时由于某些传染病无特异性预防方法而采用药物预防,如乙胺嘧啶、氯喹等药物预防疟疾;用金刚烷胺、板蓝根等预防流感;当流行性脑脊髓膜炎流行时对密切接触者予以服用磺胺嘧啶、长效磺胺;当霍乱流行时密切接触者服用强力霉素或四环素等。

尽管药物预防可取得一定的效果,但由于药物效果不持久或不确切,而病原体易产生抗药性,故对于抗生素和化学药物不可滥用于预防措施之列,尤其不能以"全民服药"进行预防。

3. 其他防护措施　如在传染病流行季节对易感者可采取一定的保护措施,以防止受到病原体侵袭,如使用蚊帐或驱避剂防蚊叮咬,保护人体不至于感染蚊媒传染病。进入可能有血吸虫的尾蚴疫水之前,在与水可能会接触的皮肤涂防尾蚴剂以预防血吸虫的感染。对一些以鼠为传染源的传染病,如流行性出血热在其疫区的住宅周围建防鼠的沟、墙、坎乃至水渠以防鼠入侵住宅区室内,也可起到减少感染的机会。

(林　辉　向　颖)

参考文献

1 胡永华. 流行病学史话[M]. 北京:北京大学医学出版社,2017:10-25,45-56.
2 沈洪兵,齐红英. 流行病学[M]. 9版. 北京:人民卫生出版社,2019:45-135.
3 程龙,王颖,刘海涛,等. 中亚地区传染病发病趋势分析[J]. 医学与社会,2019,32(1):21-25.
4 丁洋,卢秉超,李艳伟,等. 传染病复燃的临床危害[J]. 中国实用内科杂志,2020,(8):617-620.
5 李群. 我国新发传染病应对形势和任务[J]. 中华疾病控制杂志,2020,24(2):125-127,244.
6 杨维中. 中国传染病防治70年成效显著[J]. 中华流行病学杂志,2019,40(12):1493-1498.

第40章

慢性非传染性疾病的预防与控制

慢性非传染性疾病(non-communicable chronic disease,NCD)简称慢病,是一组由于不良的生活习惯、环境污染物持续暴露、长期紧张疲劳、忽视自我保健和心理平衡而逐渐积累发生的疾病。慢病一般属常见病、多发病,如恶性肿瘤、心脑血管疾病、慢性阻塞性肺疾病和糖尿病等,其具有发病较为隐匿且潜伏期长、不能自愈或很难治愈、多种因素共同致病(多因一果)、一种危险因素引起多种疾病(一因多果)及病因之间相互关联形成复杂的病因网络的特点。不良的生活方式、环境恶化、人口老龄化及遗传因素是公认的 NCD 危险因素。

目前,西方工业发达国家已经基本完成了以防治传染病为主的第一次卫生革命,NCD 构成了主要死因;我国目前正处于两次卫生革命交叉的十字路口,在对传染性疾病进行防治的同时应该看到,NCD 导致的死因顺位与发达国家相似。2014 年 7 月 10—11 日,第 68 届联大在纽约举行关于审查及评估预防和控制非传染性疾病高级别会议,非传染性疾病已经取代传染性疾病成为全球致病致残的最大病因,85%因非传染性疾病造成的过早死亡发生在发展中国家。非传染性疾病是 21 世纪发展面临的主要挑战之一。WHO 发布的《全球非传染性疾病现状报告》显示 NCD 的现状为:①发病率和死亡率居高不下。随着老龄化的加快,全球 NCD 的死亡人数持续攀升,其中尤以低、中收入国家更为显著,非传染性疾病估计占所有死亡的 89%。其中,约 80% 的 NCD 发生于低、中收入国家,主要是心血管疾病、肿瘤、慢性呼吸系统疾病以及糖尿病。②社会经济负担不堪重负;NCD 的病程长、耗资大、预后差,造成巨大的社会负担。③NCD 发生年龄有年轻化趋势。④防治前景不容乐观。西方国家通过改变不良行为和膳食结构,在某些 NCD 的防治方面取得了一定的效果,但 NCD 的防治工作受到很多因素的影响,如与文化经济的发展、卫生医疗水平、群众防病治病的意识及政府的决策等密切相关。第 68 届联大在纽约举行关于审查及评估预防和控制非传染性疾病高级别会议呼吁要加强发展中国家在防控非传染性疾病中的能力建设,开展非传染性疾病防控的南北、南南三边合作,加强向发展中国家提供援助的力度。

第一节 慢性非传染性疾病的流行特征

一、时间分布特征

从世界范围看,恶性肿瘤发病率和死亡率日趋增高。20 世纪下半叶以来,世界癌症发病与死亡率均呈上升趋势,尤其是 70 年代以后,癌症发病数以年均 3%~5% 的速度递增。1985 年,发展中国家的恶性

肿瘤新发病例和死亡病例分别为 500 万例和 300 万例，发达国家的恶性肿瘤新发病例和死亡病例分别为 400 万例和 200 万例；2000 年，发展中国家的恶性肿瘤新发病例和死亡病例分别为 538 万例和 356 万例，发达国家的恶性肿瘤新发病例和死亡病例分别为 468 万例和 265 万例。据 WHO 预测，到 2050 年，发展中国家和发达国家的恶性肿瘤新发病例将分别达 1 704 万例和 679 万例，恶性肿瘤死亡病例分别达 407 万例和 1 193 万例。

不同类型恶性肿瘤在时间分布上的变化趋势有所不同，其中以肺癌发病率和死亡率增高最显著，尤其以工业发达国家为甚，发展中国家的肺癌发病率和死亡率也呈上升趋势。2000 年全世界肺癌发病数达 123 万人。近年来，乳腺癌的发病率逐年上升，全球乳腺癌新发病例达 105 万人，但死亡率明显下降，这可能与早期筛检有关。结直肠癌的发病率在加速工业化的东欧、拉美和中国也都有增长，而宫颈癌和食管癌发病率下降明显。大多数国家胃癌的发病率也呈下降趋势，从 1930—1980 年 50 年间，美国胃癌死亡率减少至原先的 1/8。我国恶性肿瘤的调整死亡率由 20 世纪 70 年代的 84.58/10 万上升为 90 年代的 94.36/10 万，上升了 11.56%。死亡率上升的主要恶性肿瘤是肺癌、胃癌、肝癌和白血病，死亡率增幅最大的是肺癌，上升了 111.85%。2002 年我国城市恶性肿瘤死亡率为 135.4/10 万，农村为 84.3/10 万。城市居民前 5 位恶性肿瘤死因依次为肺癌、肝癌、胃癌、结直肠癌和食管癌，而农村依次为肝癌、肺癌、胃癌、食管癌和结直肠癌。20 世纪 70—90 年代，我国死亡率下降的恶性肿瘤主要是宫颈癌、鼻咽癌、食管癌和女性乳腺癌。

从 20 世纪 40 年代开始，发达国家冠心病的发病率及死亡率明显升高。美国于 20 世纪 50 年代加强了冠心病的研究和防治，使心脏病的死亡率逐年下降，1971—1978 年，平均每年下降 2.5%，至 1981 年死亡率已下降了 31.8%，但每年仍有 55 万人死于冠心病。澳大利亚、新西兰、加拿大及菲律宾等国，自 20 世纪 50 年代起，也有不同程度的下降。然而部分东欧国家，这一指标同期内却在上升，上升幅度为 49%~90%，以罗马尼亚上升最显著。我国冠心病发病和死亡与工业发达国家相比仍较低，但流行病学统计资料表明，有逐年增高的趋势。根据原卫生部公布的生命统计资料，1957 年城市居民心脑血管病死亡占总死亡的 12.07%，到 1989 年上升到 16.16%，死因顺位由第 5、6 位上升至第 2、3 位，1973 年北京居民冠心病死亡率为 21.7/10 万，1986 年增至 62.0/10 万；上海居民 1974 年为 15.7/10 万，1984 年上升到 37.4/10 万；1980—2000 年全国城市居民冠心病死亡率从 38.6/10 万升高至 71.3/10 万。农村由 18.6/10 万增加到 31.64/10 万。值得注意的是近 10 年来增长速度加快，1990—2000 年城市与农村的冠心病死亡率平均年增长率分别为 4.48% 和 4.10%。此外，冠心病发病与死亡有一定的季节性。美国对 259 891 例急性心肌梗死病例分析结果显示，冬、秋季节为高发季节而夏季为低发季节，1 月最高，而 7 月最低。澳大利亚 1979—1997 年冠心病死亡资料结果显示，温度与冠心病死亡危险呈显著负相关，冠心病平均死亡百分比比冬季升高 6.6%，夏季降低 5.3%。我国北京监测地区 1984 年资料表明，气温与冠心病猝死也呈负相关。冠心病猝死冬季占全年病例 35%，而夏季占 15%。

二、地区分布特征

从世界范围看，在美洲、地中海东岸地区、东南亚以及西太平洋地区，NCD 是最主要的致死原因。而在非洲地区，传染病所导致的死亡仍然超过 NCD。即便如此，在非洲，NCD 的发生率仍然快速升高，在 2020 年其导致的死亡人数将达到传染性、孕产妇、新生儿以及营养相关疾病所导致死亡人数的 3/4，并将在 2030 年跃居该地区死因首位。在增长速度方面，WHO 认为，在接下来的 10 年中，NCD 的发生数将会持续增加。从 2010—2020 年，全球 NCD 的死亡数增加了 15%。但不同的地区增长速度存在一定差异。其中增长最快的地区将会是非洲、东南亚以及地中海东岸地区。在这些地区，NCD 的死亡增长将会超过 20%。而在欧洲，WHO 预计 NCD 的死亡水平将会维持在现有水平。

恶性肿瘤发病具有明显地域性，高、低发区之间主要恶性肿瘤死亡率相差可达 10 倍以上。WHO 数据显示，全球肺癌发生率最高的是在西太平洋地区，其次是欧洲和美洲，而在非洲发病率最低。宫颈癌发生率最高的是非洲地区，其次是东南亚地区，而在地中海东部地区发生率最低。妇女乳腺癌发生率最高的地区为欧洲，其次是美洲。这两个地区妇女的乳腺癌发生率几乎是其他地区的 2 倍。美洲的男性有着

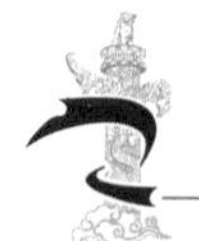

最高的前列腺癌发生率，接下来是欧洲地区，最低的地区为东南亚。肝癌发病率最高的地区为西太平洋地区。欧洲有着全球最高的结直肠癌发生率，其次为美洲，而非洲发生率最低。1990年日本男女胃癌标化发病率分别为77.9/10万和33.3/10万，而北美、南亚和非洲地区男女胃癌标化发病率分别为5.9/10万~9.0/10万和2.6/10万~5.3/10万。同一肿瘤在同一国家不同地区的发病率和死亡率也有很大差别，如我国鼻咽癌的高发区集中在以广东的四会为中心，覆盖珠江三角洲、西江流域、广西梧州地区的地带，每年新发病例超过15 000人；河南林州市是我国食管癌的高发区，平均食管癌年死亡率高达126/10万，以其为中心向河南、河北和山西三省交界的太行山区四周递减，呈一个不规则的同心圆分布；我国肝癌发病率南方高于北方，东部高于西部，沿海高于内地，尤其是江河三角洲地区和沿海岛屿人群肝癌高发，提示特定地理环境、自然环境和气候条件与恶性肿瘤的发生有关。恶性肿瘤的城乡分布差异较为明显。20年来，我国城乡恶性肿瘤总死亡率均呈上升趋势。但乡村恶性肿瘤死亡率的增长幅度大于城市。我国城市发病率排在前4位的恶性肿瘤为肺癌、肝癌、胃癌和食管癌；乡村则为胃癌、肝癌、食管癌和肺癌。城市肺癌死亡率明显高于农村，而农村的胃癌、食管癌、肝癌等消化系统癌症死亡率高于城市。

冠心病的发病率和死亡率存在明显的地区差异。美国、芬兰、荷兰等国为冠心病的高发病率国家，日本、希腊均为低发病率国家，两者间发病率相差10倍左右。1985—1990年全球29个监测点的资料显示，男性冠心病死亡率最高的为芬兰西北卡莱利(395/10万)，最低为中国北京(45/10万)；女性除英国的格拉斯哥127/10万最高外，其他多介于30/10万~60/10万，中国女性26/10万，西班牙卡塔罗尼亚最低为15/10万。Ingram等报道美国1968—1985年35~74岁白人冠心病死亡率表现出明显的地区性和城市化的区别，其中东北地区冠心病死亡率高，西部最低，两者相差215倍。美国、新西兰、加拿大等工业发达国家，通过采取了社会干预综合措施使其发病率和死亡率持续下降，但部分东欧国家和发展中国家的冠心病发病率、死亡率均呈上升趋势。我国急性冠心病事件的发病率与死亡率也有明显的地区分布差异。根据全国11省市1987—1989年对35~74岁人群平均急性冠心病事件监测结果显示，总的趋势是北方普遍高于南方，城市普遍高于农村，其中山东青岛地区男性冠心病发病率最高为108.17/10万，安徽滁州最低为3.3/10万，两地相差32.9倍；该研究表明死亡率的地区差异也很明显，男性死亡率最高为山东青岛，最低为安徽滁州，两者相差17.6倍。

三、人群分布特征

(一)年龄分布

恶性肿瘤可发生在任何年龄，但各不同年龄段对应恶性肿瘤的发病率有显著差异。儿童时期易发白血病、脑瘤、视网膜母细胞瘤；青壮年时期最常见的是恶性淋巴瘤、白血病；中老年时期则以胃癌、食管癌、肺癌、肝癌等发病为多。一般而言，随着年龄的增长，恶性肿瘤死亡率呈上升趋势，40~64岁为癌症高发年龄段。以我国天津市为例，1981—2000年间调查发现，恶性肿瘤发病率随人口平均年龄升高而上升，人口平均年龄每增加1岁，恶性肿瘤发病率上升约11.44/10万。剔除年龄结构变化对肿瘤发病率的影响后，研究人员发现1981—2000年恶性肿瘤标化发病率却没有升高。因此，本研究时段标化发病率趋势进一步支持发病率的上升由人口年龄结构的老龄化因素所致。2000年，在全球恶性肿瘤新发病例中，年龄>65岁的患者占46%，预计到2050年，该比例将上升为57%。肿瘤的种类繁多，但许多肿瘤的发生频率有随着年龄变化而变化的特征。近年来，一些消化道恶性肿瘤(如肝癌、胃癌)已成为中年人群(35~59岁)的高危害疾病。如钟文玲等的流行病学调查数据显示，1987—1998年厦门同安区中年人口恶性肿瘤的年均标化死亡率为248.49/10万，占死亡总数的48.02%，是该人群的首位死因。

心血管疾病是中老年人群的主要疾患，以冠心病为例，其在30~40岁以前发病率较低，此后随年龄增大而增加。有资料显示，40岁以后每增加10岁，患病率增加1倍。冠心病虽在中年以后发病，但冠状动脉病变是一个长期持续的过程，最早可起源于童年时代。中国医学科学院阜外心血管病医院等单位的科研人员选取327例15~39岁北京、南京、宁波渔区居民非正常死亡者的新鲜心脏标本，病理学检验结果提示动脉粥样硬化病变总检出率达68.3%。其中北京属动脉粥样硬化高发区，病变检出率达75.8%，

北京地区冠状动脉内膜增厚、管腔狭窄、血管老化等症状最早在20岁即可出现，较低发区早5～10年，这可能与饮食结构有关。对一组年龄集中在20～30岁的高危人群新鲜心脏标本的研究发现，其晚期动脉粥样硬化病变比普通同龄人高出1倍，这一发现提示：过度吸烟、酗酒等不良生活方式及忧虑、压抑等精神因素是导致年轻人过早出现动脉粥样硬化的危险因素。

（二）性别分布

除宫颈癌、子宫内膜癌等女性特有的肿瘤外，一般男性恶性肿瘤发病率高于女性。男性发病率明显高于女性的恶性肿瘤主要有肺癌、肝癌、食管癌、胃癌、膀胱癌、鼻咽癌和白血病等；女性发病率明显高于男性的恶性肿瘤有乳腺癌、甲状腺癌和胆囊癌等。肝癌的男女性别比在高发区可达621∶4，低发区为121∶2。60岁以后肿瘤发病率男女性别比值为2∶1。在冠心病的人群研究中发现，一般男性发病率高于女性，女性发病较男性晚10年左右，而在绝经期后，女性患病率明显增加，逐渐接近男性水平。女性雌激素通过扩张冠状动脉血管平滑肌、降低低密度脂蛋白和升高高密度脂蛋白对心血管系统起着保护作用。女性冠心病的发生与其不同年龄阶段体内雌激素的变化有关，绝经后冠心病的发病率较绝经前增加4倍，这和绝经后女性雌激素水平的下降有关。此外，由于社会角色、分工、工作性质、环境因素和性格等方面存在差异，精神、社会心理等因素在女性冠心病发生中的作用可能更为明显，尤其是围绝经期妇女。据1979年的统计资料，在美国多种族中，都是男性冠心病死亡率明显高于女性，35～44岁男性白人冠心病的死亡率高于女性5.2倍；在我国，男女冠心病死亡比例约为2∶1。

（三）职业分布

国际癌症研究中心1987年公布了12种可能引起人类恶性肿瘤的职业，它们分别是染料、橡胶、电缆制造业（易发职业性膀胱癌）；石棉、砷、铬、芥子气、镍以及放射性矿开采业（易发职业性肺癌、职业性皮肤癌）；石油化学工业、制鞋业和大剂量X射线照射工作（易发职业性白血病）。我国《职业病范围和职业病患者处理办法的规定》中认定的8种职业性肿瘤是石棉所致肺癌和间皮瘤、联苯胺所致膀胱癌、苯所致白血病、氯甲醚所致肺癌、砷所致肺癌和皮肤癌、氯乙烯所致肝血管肉瘤、焦炉工肺癌、醋酸盐制造工肺癌。国内刘晓明对职业接触氯乙烯的工人进行流行病学调查发现，暴露人群全死因构成中，恶性肿瘤死亡占第1位，在恶性肿瘤分类构成中肝癌居首位，提示作业工人肝癌高发具有职业特征。近年来，随着对肿瘤病因的不断认识，研究者对一些特殊职业的人群予以了关注，以期发现和认识新的职业危害，为职业肿瘤防治提供依据。脑力劳动者冠心病发病的机会较体力劳动者为高，在经常处于精神紧张及注意力高度集中的职业人群中发病更高。脑力劳动者与体力劳动者发病的比例约为2∶1。在精神紧张作用下，通过儿茶酚胺介导的血管运动张力或对其他血管运动刺激的反应下，冠状动脉血流减少，可引起心肌缺血、血脂代谢异常和冠状动脉粥样硬化等。国内刘宝英等通过对男性列车乘务人员多因素条件Logistic回归分析，结果提示职业紧张与冠心病关系密切（OR=2.18），且职业紧张程度与患冠心病的危险度相关，从而进一步证实了职业紧张是引起冠心病的一项重要危险因素。

（四）种族差异

不同种族的恶性肿瘤发病率和死亡率也有差别。如鼻咽癌在我国广东多见，尤以原住人群高发，原发性肝癌多见于非洲班图人，由于皮肤颜色深浅不同可能对紫外线敏感程度不同，使白种人易患皮肤癌，如美国白人的恶性黑色素瘤发病率比黑人高出几十倍。肿瘤发病的种族分布差异提示不同的生活方式、遗传特性和环境因素可能与恶性肿瘤发生有关。冠心病的发病也有明显的种族差异。国内王璟等研究表明，中国与澳大利亚老年冠心病患者冠状动脉病变的特征因种族差异而存在不同，澳大利亚组冠状动脉病变程度较中国组严重，可能与澳大利亚人的饮食习惯、生活方式以及血糖、血脂代谢异常等遗传差异有关，但随着中国人饮食结构的改变，高血压、血脂异常、糖尿病发病率的增加，此差距正逐渐缩小。总体上对比，中国、日本等较欧美国家低，在我国，哈萨克族、藏族、蒙古族等民族的患病率较同地区汉族高，苗族、布依族明显低于当地汉族。民族间的差异可能与饮食情况、劳动强度、生活习惯、居住地水质硬度和水中微量元素种类与浓度等有关。

（五）社会经济状况

传统的观点认为NCD主要影响高收入群体，然而实际情况却完全不是这样。近80%的NCD死亡发

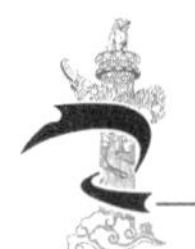

生在低、中收入国家。同时在绝大多数国家(除了非洲),NCD 都是最主要的死因。现有的发病和死亡数据显示,超过 2/3 的肿瘤、80% 的心血管疾病和糖尿病,以及几乎 90% 的慢性阻塞性呼吸系统疾病所导致的死亡均发生在低、中收入国家。在全球化、快速的无序城镇化以及更多的静坐式生活方式的共同作用下,低、中收入国家的 NCD 发生率快速增加。发展中国家人群高能量食物摄入显著增加,同时,也是快速增长的烟草、酒精、垃圾食品的目标市场。在 2008 年,总的 NCD 年龄标化死亡率在低、中收入国家分别为男性 756/10 万、女性 565/10 万,比高收入国家的男性和女性高 65% 和 85%。年龄标化的 NCD 死亡率最高的是在非洲地区,其死亡率为男性 756/10 万、女性 724/10 万。据估计,肿瘤发生率到 2030 年将会进一步显著升高,其中在低收入国家将会升高 82%,在低中等收入国家将升高 70%,在中上收入国家将升高 58%,在高收入国家将升高 40%。有研究表明,社会地位,尤其是教育因素与 NCD 的发生水平和危险因素暴露水平之间存在着显著的相关性。NCD 的发生严重影响低收入社会群体,且 NCD 和贫困形成了一个恶性循环。一方面,贫困人群更容易暴露于 NCD 的危险因素,另一方面,NCD 又进一步促使家庭走向贫困。每年,全球有超过 1 亿人因为沉重的健康、医疗支出被推入贫困。

在具体疾病类型方面,不同收入水平地区,肿瘤的发生和死亡率存在较大差异。在中上收入和高收入国家,前列腺癌和乳腺癌分别为男性和女性发生率最高的肿瘤类型。而肺癌和结直肠癌分别是两种性别排名第二的肿瘤类型。同时,在这些国家他们也是最常见的导致死亡的肿瘤类型。不考虑性别时,肺癌是最常见的致死肿瘤类型。在低收入国家,肺癌和乳腺癌是最常见的导致死亡的肿瘤类型,而其他一些肿瘤如宫颈癌、胃癌、肝癌也是主要的肿瘤类型,而这些肿瘤都与感染相关。在低中等收入国家(包括中国),男性最常见 3 种肿瘤类型为肺癌、胃癌和肝癌,女性最常见的 3 种肿瘤类型则为乳腺癌、宫颈癌和肺癌。高收入国家的肺癌发生率比低收入国家高 1 倍,而高收入国家的前列腺癌发生率则几乎是低收入国家的 10 倍。乳腺癌的发生率也随着收入的增高迅速增高。在高收入国家,该病的发生率低收入国家的 3 倍。同样,结直肠癌的发生率也随着国民收入水平的升高而升高。反过来,与低收入和中等收入国家相比,高收入国家有着较低的宫颈癌发生率,而低、中等收入国家有着最高的肝癌发生率。

第二节　慢性非传染性疾病的危险因素与预防控制措施

一、主要危险因素

NCD 的病因较为复杂,目前多倾向于宿主遗传、环境污染及不良生活方式(如膳食营养)等多因素综合作用的结果。NCD 的可疑危险因素有上百种,最主要的 4 种因素为吸烟、体力活动缺乏、酒精的滥用以及不健康的饮食习惯,这些因素进一步导致了高血压、高血糖和高血脂、高胆固醇、肥胖等继发高危因素。与此同时,其他因素如遗传因素、感染、环境化合物、电离辐射、机体的免疫状态等因素也在 NCD 的发生过程中发挥了一定的作用。2011 年 9 月,在美国纽约召开的第 66 届联大预防和控制非传染性疾病问题高级别会议通过的《关于预防和控制非传染性疾病问题高级别会议的政治宣言》中,再次强调了吸烟、酗酒、肥胖、不合理饮食和不锻炼等不健康生活方式对 NCD 的影响。

(一)营养膳食因素

营养膳食因素几乎均在不同程度上影响了绝大多数 NCD 的发生。WHO 建议,成人每天食盐摄入量应当低于 5 g,从而预防心血管疾病的发生。然而,不同国家的数据显示,许多人群食盐摄入水平远远高于 WHO 推荐的标准。据估计,目前全球人均食盐摄入量为每天 9 ~ 12 g,远高于 WHO 推荐水平,而高食盐摄入水平是高血压和心血管疾病的重要危险因素。高水平的饱和脂肪酸以及反式脂肪酸摄入与心脏病关系密切。世界范围来看,总脂肪摄入水平摄入量最低的为东南亚地区,最高的为欧洲地区。其中饱和脂肪酸摄入量最低的为非洲地区,最高的为欧洲地区和美洲地区。现有的数据表明,在低、中收入国

家，脂肪的摄入量自20世纪80年代以来增长迅速。饮食习惯对NCD的影响也在移民流行病学研究中被进一步证实，日本人移民美国夏威夷后，由于饮食结构的改变，胃癌的死亡率在第二代明显下降，与当地的白人相似，而结肠癌死亡率明显上升；动物实验也表明，营养素可影响肿瘤的发病率；细胞及分子生物学资料表明，某些营养素可抑制癌细胞的生长、诱导细胞分化、抑制癌基因的表达等。食物及其营养素成分在恶性肿瘤发生发展过程中起着重要作用。过多的能量消耗，保护因子包括微量营养素、膳食纤维、ω-3多不饱和脂肪酸（ω-3 polyunsaturated fatty acid，ω-3 PUFA）及多种植物化学物等的摄入不足均影响肿瘤的发生。此外，不良的饮食方式与人类多种癌症相关，如盐腌渍食品中常含亚硝酸盐可致食管癌、胃癌；熏烤食物中含有多环芳烃及苯并芘可致胃癌、肝癌；烟酒中含有的致癌物质可致肺癌、胃癌、肝癌；红肉、烫食及暴饮暴食可能与食管癌、大肠癌相关。对膳食模式及营养素成分与肿瘤相关性的研究，有利于指导合理饮食，从而减少恶性肿瘤的发生与死亡率。John等的研究显示，对于那些平均每天摄入红肉130 g的家庭，其患大肠癌的危险性是正常摄入家庭（65 g/d）的1.8倍，而那些红肉摄入量最少的家庭（20 g/d）患大肠癌降至全美最低水平。流行病学资料显示，不同地区人群高血压患病率与平均食盐摄入量显著相关，如50年前日本东北部地区居民食盐摄入量很高，每天15～20 g以上，84%的成年人收缩压超过140 mmHg，脑卒中也很多；而在阿拉斯加因纽特人和太平洋岛屿某些土著居民摄入食盐极少，极少有血压升高者。国内一项在13个人群中的研究报道指出，在20～60岁组男女人群调整了性别、人群平均体重指数后，人群每天经膳食摄入食盐的量每增加2 g，人群平均收缩压和舒张压分别增加2.2 mmHg和2.0 mmHg。

（二）吸烟

目前，全球有约10亿烟民，每年有600万人被与吸烟有关的疾病夺去生命，分别占到女性死亡人数的6%和男性死亡人数的12%，其原因包括直接吸烟以及吸二手烟。吸烟是肺癌最重要的危险因素，估计导致71%的肺癌。此外，42%的慢性呼吸系统疾病以及约10%的心血管疾病与吸烟有关。总体吸烟率最高的地区为欧洲（29%），最低的为非洲（8%）。就性别而言，男性吸烟率最高的为西太平洋地区（46%），女性吸烟率最高的地区为欧洲（20%）。在所有的地区，男性吸烟率均高于女性，而性别间差异最大的地区为西太平洋地区，该地区男性吸烟率为女性的15倍。差异最小的地区为美洲地区，男性吸烟率为女性的1.5倍。中国疾病预防控制中心2010年上半年对吸烟人群的调查显示，发现有52.9%的成年男性、2.4%的成年女性吸食烟草，吸烟总人数达3.01亿人，有72.4%的非吸烟者遭受二手烟的危害。吸烟引起肺鳞状细胞癌的归因危险度男女分别为65.4%和53.8%。开始吸烟的年龄越早，吸烟年数越长，吸烟量越大，患肺癌的危险性也越大。吸烟与1/3的恶性肿瘤有关，可导致口腔癌、咽癌、喉癌、胰腺癌、肾癌、胃癌、食管癌、膀胱癌、宫颈癌等。上海市居民吸烟与癌症的10年前瞻性研究结果表明，该市男、女性吸烟者全死因的相对危险度分别为1.48和1.62，癌症死亡的相对危险度分别为2.20和2.00，肺癌死亡为5.60和4.80，食管癌死亡为2.60和1.88，胃癌死亡为1.87和1.22，肝癌死亡为1.48和2.36，胰腺癌死亡为1.70和1.53，膀胱癌死亡为1.91和1.66。香烟中的尼古丁可刺激血管收缩导致血管内膜受损，进而引起冠状动脉痉挛，诱发心绞痛和心肌梗死；一氧化碳造成的缺氧，可损伤动脉内膜，促进动脉粥样硬化的形成。吸烟与冠心病的关系密切，OR值较高，约为2.0左右，且吸烟与冠心病有明显的剂量-效应关系，即吸烟量越大，发生冠心病的危险越大。Framinghiam的研究指出，吸烟可增加冠心病发病率：每天吸烟大于、等于和小于20支者，发生冠心病的危险性分别是不吸烟者的7.25、2.67和1.43倍。我国近10年的监测数据也显示，吸烟者心肌梗死死亡率是不吸烟者的1.5～2倍；每天吸烟20支、40支者发生冠状动脉闭塞的危险性分别是不吸烟者的3倍与6倍；大量吸烟而不从事体力活动者是不吸烟者的9倍。

（三）饮酒

每年，全球约230万人死于饮酒相关疾病，约占总死亡人数的3.8%，而其中过半的人死于NCD，包括肿瘤、心血管疾病以及肝硬化。酒精的摄入量与一些肿瘤、肝疾病以及心血管疾病发生危险上升有直接关系。适量饮酒对心血管疾病的发生具有一定的保护性作用，即适量饮酒者心血管疾病的危险性低于不饮酒者，但大量饮酒则明显增高心血管疾病的危险性。研究显示，大量饮酒（30 g/d）与收缩压和舒张压密切相关,长期大量饮酒是高血压的重要危险因素。Intersalt 研究表明,男性每周饮酒 300~499 ml 者,收缩压和舒张压水平比不饮酒者高 2.7 mmHg 和 1.6 mmHg;如每周饮酒多于 500 ml 时,收缩压和舒张压水平比不饮酒者高 4.6 mmHg 和 3.0 mmHg。在北京、广州两地队列研究表明,男性持续饮酒者比不饮酒者 4 年内发生高血压的危险性增高 40%。有报道显示,2%~4% 的恶性肿瘤死亡与酗酒有关。长期嗜酒与口腔癌、咽癌、喉癌、食管癌、胃癌、肝癌、直肠癌有联系,因为酒中含有亚硝胺、多环芳烃等致癌物,酒还可作为其他致癌物的溶剂。

(四)缺乏体力活动

在全世界,2008 年有 31% 的 15 岁及以上成年人缺乏体力活动(男性 28%、女性 34%)。其中体力活动缺乏发生率最高的是美洲和地中海东部地区,在这两个地区,有 50% 的女性缺乏体力活动,同时有 40% 的美洲男性和 36% 的地中海东部地区男性缺乏体力活动。而在东南亚地区这个数字最低(男性为 15%,女性为 19%)。体力活动缺乏的发生与国民的收入水平有关,收入水平越高,则体力活动缺乏的发生率越高。WHO 的数据显示,高收入国家的体力活动缺乏人口比例为低收入国家的 2 倍。在高收入国家,41% 的男性和 48% 的女性体力活动缺乏。而在低收入国家,这个数字分别是 18% 和 21%。其原因可能主要是在低收入以及低中等收入国家,不论男女都要承担更多的工作以及体力劳动。而在高收入国家,生产过程的自动化以及不同于低收入国家的生活方式是导致体力活动缺乏的重要原因。每年全球约有 320 万人的死亡和 3 210 万的伤残调整寿命年(disability adjusted life year, DALY)(占全球总 DALY 的 2.1%)与缺乏体力活动有关。缺乏体力活动的人,其全死因死亡率比每周大部分时间每天至少持续 30 min 以上的中等强度体力活动的人高 20%~30%。每周参加 150 min 的中等体力活动可以使缺血性心脏病危险降低 30%,糖尿病降低 27%,乳腺癌和结肠癌降低 21%~25%。此外,体力活动还可降低脑卒中、高血压和抑郁症的发生率。同时,体力活动在调节能量代谢、平衡以及调节体重过程中也发挥着重要的作用。

(五)遗传因素

欧美妇女乳腺癌的研究表明有 10%~30% 的病例表现出遗传倾向,家族成员患乳腺癌时的年龄越小,则预示家族其他个体潜在的危险性越大。国内外有关肝癌病因的研究结果显示,在肝癌的病因中,遗传因素是多种致病因素中的必要因素。遗传因素在儿童及青壮年癌症患者身上的作用最为明显。由于遗传了上一代的突变基因,一些恶性肿瘤通常在儿童和青壮年时期即发病,而打破了癌症的危险性随年龄增加而增长的规律。目前,遗传易患性与环境暴露交互作用的研究仍然是肿瘤流行病学的研究热点。其研究方法有多种,其中最常用的是家系研究和遗传生物标志流行病学研究。除恶性肿瘤外,心血管病、脑血管病及大多数 NCD 的发病均与遗传因素有关。如在冠心病的研究中发现,一级亲属在 60 岁以前发生冠心病的人群中,其患冠心病的危险度是对照人群的 2~10 倍,且其发病的危险度与一级亲属的发病年龄成反比。同样在卵生子的研究中也发现,在 55~65 岁之前死于冠心病,其同卵双胞胎死于该病的危险度是对照人群的 14.0~27.1 倍,其异卵双胞胎死于该病的危险度是对照人群的 2.6~2.8 倍。

(六)感染

一些慢性感染可导致 NCD 的发生。以肿瘤为例,在低收入国家以及低中等收入国家,宫颈癌、肝癌、胃癌和食管癌都有较高的发生率,除了食管癌外,其他 3 种肿瘤的发生都与慢性感染有关。保守估计,每年有 200 万的肿瘤新发病例(占全球总数的 18%)可归因于特定的慢性感染,在低收入国家达到了 26%。因此,预防和消除这些感染是防治相关肿瘤的一个重要前提。主要导致肿瘤的病原体包括:人乳头瘤病毒(human papilloma virus, HPV)(导致 100% 的宫颈癌以及 20%~60% 的口腔、咽喉肿瘤);乙型肝炎病毒(hepatitis B virus, HBV)和丙型肝炎病毒(hepatitis C virus, HCV)(在高收入国家和低收入国家分别贡献了 50% 和 85% 的原发性肝癌);幽门螺杆菌(导致了至少 80% 的胃部非贲门癌)。在不同的人群,由于生活方式等原因使相关病原体的感染水平和感染风险不一致,因此与之相关的一些肿瘤的发生率也存在显著的地区差异。根据国际肿瘤研究机构(International Agency for Research on Cancer, IARC)提供的数据,不同地区妇女宫颈 HPV 的感染率从 3%~25% 相差不等。而 HCV 的感染率在地区间差别更大。在高收入国家,HCV 的传播已经很大程度上被阻断,在过去的 10 年已经没有大的流行发生(例如意大利和日

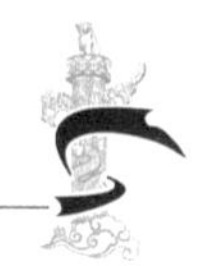

本），而在低收入国家，HCV 的传播仍然存在（例如巴基斯坦），主要的传播原因包括不安全的输液以及共同使用污染的针头。

（七）其他因素

除上述因素外，还有多种因素也参与 NCD 的发生过程。如环境、职业性污染以及辐射暴露等因素均可促进肿瘤的发生。目前，值得关注的环境致癌因素包括石棉、苯、室内和室外空气污染、砷等重金属污染。电离辐射可增加多种肿瘤发生的危险性。诊断 X 射线的应用被认为在高收入国家贡献了总肿瘤癌症负担的 0.5%～3.0%。职业条件下，氡暴露水平较高的是矿工。在欧洲，居住环境氡暴露导致了 2% 的肿瘤死亡。例如在英国，5% 的肿瘤与职业暴露有关，而在缺少严格的职业保护的国家，这个比例应该更高。在这些地方，对职业卫生以及妊娠妇女的保护往往得不到足够的重视。

二、预防控制措施

NCD 的防治策略的制定是建立在掌握其流行病学特征、疾病对人群健康和社会经济的危害程度和疾病的主要危险因素，明确有无可行的防治措施、卫生资源、必要的社会组织支持环境和条件的基础之上。2000 年，世界健康大会曾经通过了《预防和控制 NCD 全球战略》，该战略提出了主要 3 个努力方向：明确 NCD 的流行特点及其诱因，通过健康促进以及一级预防措施减少主要的危险因素，加强卫生保健。事实上大多数的 NCD 可以通过对吸烟、体力活动缺乏、酒精的滥用以及不健康的饮食习惯等危险因素的干预，早期诊断并及时治疗减轻其带来的伤害。1979 年，英国著名的流行病学家 Geoffrey Rose 首先提出预防心血管病的两种策略，即全人群策略（population strategy）和高危人群策略（high risk strategy），这两种预防策略在疾病的防治过程中是相辅相成的，也是 NCD 防治的指导方针。

我国 NCD 的防治研究经历了 3 个阶段：第一阶段是探索 NCD 的危险因素，观察降低危险因素能否降低 NCD 的发病率；第二阶段是如何在全人群中有效地降低危险因素并提出具体的预防措施；第三阶段是有针对性在不同人群中有效地降低危险因素，提出有效的预防策略。目前，我国各级卫生系统针对 NCD 设置了专门的防治机构，以便从人群角度更有针对性地采取预防控制措施。

（一）全人群策略

以恶性肿瘤为例，尽管国内外花费了大量人力、物力使癌症的诊治水平有了明显提高，但还是不能阻止恶性肿瘤发病率和死亡率逐年增高的总趋势。而从总体来看，目前的预防性控制肿瘤的措施仍然显得不力，工作收效甚微。如何大力普及社区群众的肿瘤防治教育，在全社会重视开展规范化诊疗，落实对肿瘤的三级预防措施已成为防疫工作者的重要任务。国内外的研究报道已充分显示了一些特殊职业（包括军事作业人群）的肿瘤高发现象。在高新技术相互较量的国际军事斗争中，高新武器的频繁使用使军事作业人员暴露于更为复杂的环境因素，恶性肿瘤的威胁日益加重。如海湾战争后，美国及其联军参战人员中不断发生的白血病、脑瘤等病例也提示我们应当重视军队人群恶性肿瘤的防治工作。

以全社会人群或全体社区居民为对象，通过健康教育、卫生宣传和具体指导来实施，即针对心血管疾病的危险因素或病因，改变不良的生活方式、行为因素，以及社会、经济和环境因素，以达到普遍降低或控制全民危险因素水平的目标。全民策略的制定必须与国家宏观卫生工作方针相一致，必须与当地的社会经济水平发展相一致。当前 NCD 防治工作面临的问题主要有：NCD 在不同地区对人群的危害程度和危险因素水平是什么情况尚不清楚，什么是当地有效的 NCD 防治手段尚不清楚，如何建立可持续发展的 NCD 的防治机制尚不清楚，建立一支什么样的 NCD 防治队伍以应对疾病增长带来的社会负担尚不清楚。因此，我国急需真正落实预防为主的方针，做到未病先防，已病早治，不能只在医院里坐等患者或只做查病治病，要在健康人群中去宣传预防保健，帮助群众自我保健，才能实现少发病、少死亡，保障人民健康。大力培训广大基层医疗、预防保健人员，把心血管疾病的预防保健知识和技术，通过他们将心血管疾病的预防保健知识和技术普及到全民，包括社区学校的青少年。

（二）高危人群策略

1. 一级预防　即病因预防，主要通过健康促进和特殊保护，具体措施主要有健康教育、环境保护、合

理营养、良好的生活方式及体育锻炼等。如我国在肝癌高发区的预防中，通过改水、防霉、注射乙型肝炎疫苗、适量微量元素硒摄入等方法进行预防；利用绿茶（含表儿茶素）、β-胡萝卜素和其他食物中含有的抗癌成分抑制肿瘤的发生和生长。大量研究数据表明，对比较明确的致癌因素采取针对性的预防措施，进行防癌健康教育，即积极地开展人群一级预防，将有效地控制和消除癌症的主要危险因素，降低癌症的发生。一些发达国家的实践已证实，烟草引起的肺癌及某些相关疾病是可以预防的。控制吸烟可减少80%以上的肺癌和30%的总癌死亡率。我国的烟草消费占全球总量的30%以上，且以每年5.3%的速度上升，成年男性吸烟率超过60%。合理营养膳食：防癌饮食行为是多方面的综合预防，其主要机制是通过减少致癌物或致癌前体物的摄入，增加保护性食物的摄入，供给平衡性膳食，提高机体的抵抗力，以达到饮食防癌的目的。增加水果和蔬菜的摄入可以减少心血管疾病、胃癌以及结直肠癌发生的危险。WHO曾提出5条生活饮食习惯预防癌症的建议：避免动物脂肪、增加粗纤维、减少肉食、增加新鲜水果和蔬菜、避免肥胖。中国营养学会给我国居民膳食提出的指南是：食物多样，谷类为主；多吃蔬菜、水果和薯类；常吃奶类、豆类或其制品；经常吃适量鱼、禽、蛋、瘦肉，少吃肥肉和荤油；食量与体力活动要平衡，保持适宜体重；吃清淡少盐的膳食；饮酒应限量；吃清洁卫生、不变质的食物。

“八五”期间，在上海、北京、长沙3个城市和北京房山区农村进行了心血管疾病危险因素的干预研究，通过各种形式的健康教育和健康促进活动，并重点管理和监测35岁以上的高血压患者，随访4年结果表明，干预社区冠心病平均死亡率为32.8/10万，较几年前明显降低，对照社区为44.8/10万，两组相差有统计学意义。人们从青少年开始就应该建立健康的生活方式，加强血管保护，重视健康积累，预防动脉粥样硬化，预防心脑血管病的发生。最近的膳食结构与冠心病关系的流行病学与临床研究认为，限制饮食中的胆固醇和饱和脂肪酸，增加不饱和脂肪酸，同时补充维生素C、B族维生素、维生素E等，限制食盐和糖类的摄入，可预防动脉粥样硬化。吸烟是心血管疾病主要的、独立的危险因素，戒烟可显著降低心血管疾病的发病与死亡危险性。有资料显示，高血压患者戒烟可使心血管疾病危险性降低50%。流行病学调查表明，从事一定的体力劳动和坚持体育锻炼的人，比长期坐位工作和缺乏体力活动的人的冠心病发病率低，经常运动可以控制体重、改善机体代谢异常、降低血压等，从而有益于减少心血管疾病的发病与死亡危险性。国际冠心病预防工作组建议，每周运动4或5次，每次20～30 min中等强度的体力活动，运动强度应因人而异。

2. 二级预防　即“三早”预防，主要是通过早发现、早诊断和早治疗，具体措施是定期体检、自我检查、建立健全NCD的报告制定、早期用药、合理用药等。通过各种途径对NCD患者早期检出和诊断，并采用药物和非药物的手段，预防病情发展以及并发症的发生。二级预防的有效实施涉及两个方面即提高医师的诊治水平以及改善患者的依从性，高危人群重点项目检查以及设立专科门诊。落实“三早”的主要方法和措施：一方面要加强对社区居民的卫生宣传和教育，增强群众自我检查、早期发现疾病和就诊的意识；另一方面要提高社区医务人员诊治水平，正确指导社区群众自我防病，转送有关患者至上级医院进一步诊治。二级预防措施目前已在提高宫颈癌、肝癌、鼻咽癌、胃癌、大肠癌、乳腺癌的生存率中取得进展，使小肝癌切除后5年生存率达到50%～70%，早期胃癌、食管癌5年生存率高于80%以上，早期乳腺癌和宫颈癌达到90%。目前，在临床接受治疗的肿瘤患者大多是晚期患者，使治愈率的提高受到限制。在多年的癌症防治实践中，人们逐渐认识到，二级预防也是控制癌症、降低癌症死亡率的关键环节之一。WHO估计，约有1/3癌症可因早诊而根治。只有早期诊断、及时治疗才能从根本上提高肿瘤患者的生存期及生命质量。筛检是指通过快速的筛检试验和其他检测措施在“健康人群”中筛出可疑癌症患者，然后再进行诊断性试验把癌症患者筛选出来。此过程要求医师跨出医院大门到“健康”人群中，用简单、低廉的筛检方法开展筛检活动。当患者或可疑患者筛选出来后，医师一定要给予一个明确的诊断并进行早期治疗。由于人群筛检的工作量大，总体费用高，在具体执行时应当充分考虑工作的效益问题。一般适合筛检的癌症要求是：发病率、死亡率高，危害严重；具有有效的手段发现早期病变；具有有效的手段根治病变于早期阶段，远期预后明显优于中晚期治疗；符合成本-效益原则。

3. 三级预防　即临床预防，主要是指针对发病后期患者进行合理、适当的康复治疗措施，防止病情恶化，预防严重并发症，防止伤残的发生，尽量延长健康寿命等。对已丧失劳动能力或伤残者进行康复治疗，开展功能性及心理康复指导；建立社会康复组织，开展家庭护理和社会伤残服务，使患者尽量恢复生

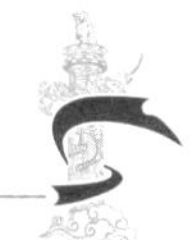

活和劳动能力；克服患者的孤立感和社会隔离感，以减少患者心身痛苦，提高生活质量。恶性肿瘤的三级预防目前在城市地区较受重视，系统、正规化综合治疗中晚期癌症患者，其生存率及生命质量得到不同程度提高。但在广大农村地区，中晚期患者不能坚持长期的规范治疗。因此，以人群为基础的恶性肿瘤患者生存寿命无明显延长。从根本上控制和消除恶性肿瘤在人群中的危害，只有依靠以三级预防为核心的综合干预措施，因为积极综合防治相对于特异治疗显得更为可行。

（张　耀　向　颖　林　辉　李恒菊）

参考文献

1　胡永华. 流行病学史话[M]. 北京：北京大学医学出版社，2017：10-25，45-56.

2　陈尧. 慢性非传染性疾病的控制情况和相关因素分析[J]. 黑龙江中医药，2019，48(3)：136-137.

3　李玲，杨渊，殷环，等. 我国慢性非传染性疾病流行态势研究[J]. 医学信息学杂志，2019，40(8)：15-19，14.

4　司向，翟屹，朱晓磊，等. 2011—2017 年中国省级慢性非传染性疾病预防控制政策能力变化趋势分析[J]. 中华流行病学杂志，2019，40(6)：726-730.

5　苏泽强，陶丽丽，高艳，等. 我国老年人慢性非传染性疾病防控研究进展[J]. 实用预防医学，2020，27(1)：124-129.

6　张珊，姜莹莹，董文兰，等. 2007—2016 年中国居民慢性非传染性疾病死亡水平与变化趋势[J]. 中国慢性病预防与控制，2018，26(11)：801-804，809.

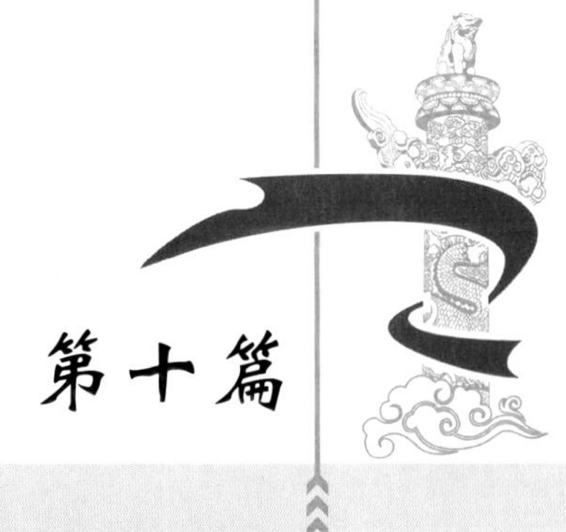

第十篇

临床医学学术论文的写作与投稿

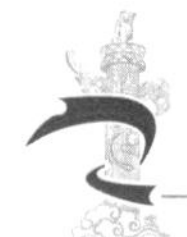

内容概览

第41章

医学学术论文写作的基本知识

第一节　医学学术论文的概述

医学学术论文是科技论文的一个分支学科，是报道自然科学、医学研究、技术创新性工作成果的研究文章，是以医学科技或理论新成果为对象，采用学术语言、科学逻辑思维方式，并按照一定的写作格式撰写，经过正规严格的审查后公开发表的论文。医学学术论文写作的目的是报告自己的医学研究成果，说明自己对某一问题的观点和看法，接受同行的评议和审查，以期在讨论和争论中渐进真理。

一、特　点

医学学术论文的特点主要有创新性、科学性、学术性、规范性、逻辑性及可读性。医学学术论文与其他科普文章或理论文章基本区别在于其创新性，例如一些科普文章、科技报告等具备科学性、学术性等特点，但可以不具备创新性的特点。创新性是写作和发表医学学术论文的必备条件，但只有创新性或新意还不够，医学学术论文还应有科学性，一方面是指医学学术论文的内容是医学科学研究的成果，另一方面是指医学学术论文表达形式的科学性、严谨和实事求是的科学精神。医学学术论文的学术性即理论性，是医学学术论文同其他科技文章的基本区别。医学学术论文学术性是指一篇医学学术论文应具备一定的学术价值，主要包括以下两个方面：①对实验、观察或用其他方式所得到的结果，要从一定的理论高度进行分析和总结，形成一定的科学见解，包括提出并解决一些有科学价值的问题；②对自己提出的科学见解或问题，要用事实和理论进行符合逻辑的论证与分析或说明，要将实践上升为理论。规范性是指医学学术论文必须按一定格式和要求进行规范写作，例如论文的参考文献格式应规范，文字表达应规范，语言和技术细节应采用国际或本国法定的名词术语、数字、符号、计量单位等。医学学术论文的逻辑性是指论题、论点、论据、论证之间的联系一环扣一环，循序撰写，首尾呼应，顺理成章，并做到资料完整，设计合理，避免牵强附会、虎头蛇尾、空洞无物。医学学术论文的目的就是进行学术交流，最终是给人看的，因此，医学学术论文必须具有可读性，即文字通顺，结构清晰，所用词汇具有专业性，而且是最易懂，使读者用较少的脑力和时间理解所表达的观点和结论，并留下深刻的印象。

二、目　的

医学学术论文写作的目的主要有以下几点。

1. 储存科研信息　医学科学研究结束后，需要对研究结果进行总结并以论文或者报告的形式阐明发现的新结果、观点或者结论。否则随着时间的推移，很多研究结果及发现会逐渐消失，致使后人可能再次重复前人的工作。因此，医学学术论文写作的一个重要目的就是储存有用的医学科研信息，利于未来医学科学技术及理论的发展，学术论文即是储存科研信息的重要载体，而医学学术论文写作则是总结科学发现的重要手段。

2. 传播医学科研成果　任何医学科学的进步，都是各位医学科学研究者以及全人类共同努力的结果，对于人类的健康及发展来说，非常有必要将极少数研究者的研究成果变成人类的共同财富，只有相互交流、传播学术成果，才能使医学科学技术不断进步发展。而且按照公认的惯例，医学成果的首创权，必须是以学术论文的形式刊登在学术期刊才被科学界和世人认可。

3. 启迪学术思想　在大量医学科研成果的基础上，形成并发展出各种学术思想，这些思想及理论通过不同的学术论文发表出来，供各位学者学习、讨论交流并相互启迪，形成新的学术思想及理论，不断推动医学科研的发展。

4. 提高科研水平　医学学术论文的写作本身就是一种创造性极强的脑力劳动，凝聚了巨大的艰辛及思维活动，写作过程中随着思维的不断深化，可不断提高科研工作中分析问题及解决问题的能力，促进科学研究水平的提升。

5. 考核科研业务水平　目前各大研究机构及单位几乎都会将发表科研论文作为一个重要评价指标来评价工作者的业务水平，发表医学科研论文的数量和质量以及论文对社会效益、经济效益的贡献都是评价科研工作者业务水平的重要标准。

三、类　型

医学学术论文一般有几种类型：综述、个案报道、病例分析、临床研究、科研课题论著、学位论文等。而医学学术论文格式由以下6部分组成：论文题目；作者署名、工作单位和邮编，摘要（目的、方法、结果、结论）；关键词；正文（资料与方法、结果、结论）；参考文献；具体的见相关写作要求及每个部分的写作要求和步骤。

医学学术论文是研究和探讨医学科学领域中的问题，表述医学科学研究成果的文章。它是提供最新的医学研究成果、科研信息的重要工具，对于推动医学事业的发展、促进社会主义物质文明和精神文明的建设都有着重要的作用。

四、要　素

医学学术论文写作需要注重三要素，即论点、论据、论证，医学学术论文属于议论文体，它应该具有议论文的特点，要有鲜明的论点和确凿的论据。医学学术论文的论点，是科研者表达自己的主张和观点，要做到正确、鲜明。其次，医学学术论文的论据，是写作者用来证明论点的根据，要做到充分、可靠。可以作为论点论据的，一般包括以下几个方面：一是典型的学术问题；二是可靠的数据结果；三是正确的理论方法；四是重要的学术意义。

1. 医学学术论文要有学术性　应该主要围绕医学问题进行科学研究，反映最新医学科研成果，对最新的科研前沿学术问题加以探讨。

2. 医学学术论文要有创造性　医学学术论文作为描述医学科学研究成果的工具，必然要以创造性为特点。主要表现为前人没有探索过的新领域；在前人成果的基础上的新发现、新观点；从新的角度把原有学术理论更新及发展创新。

3. 医学学术论文要有科学性　医学科学研究需要运用科学的研究方法对各医学学科领域中的问题进行研究和证实，论文的内容必须是客观的研究结果，并且结果要求充分、可靠，研究者的研究态度必须科学严谨。

4. 医学学术论文要有现实性　医学研究要求探求客观存在的医学科学问题，要力求结合医学实践的现实需要，以推动实际医学工作、解决医学问题为出发点，为人们认识医学问题和解决医学瓶颈问题提供重要依据。

总的来说，医学学术论文写作应做到以下要求，即言之有理、言之有物、言之有序、言之有文。言之有理主要指医学科学问题必须正确，这是对论文思想性、科学性的要求，要符合医学科学规律，能帮助人们正确认识医学问题。言之有物主要指研究内容充实，要通过观察现象、调查文献、研究设计、科学实验等得到研究结果和内容。言之有序主要指论文的结构要严密。论文的结构，实质上是作者主观思路和客观研究结果相结合的产物。作者经过严密构思，对文章内容做出创造性的组织和安排，保证论文的各部分之间有严密的逻辑联系，没有互相矛盾现象。言之有文主要指语言准确、精炼。文章是客观事物在人们头脑中能动反映的产物，语言则是思维的直接现实，是表达思想、构成文章的物质手段。语言和思想是不可分割的，语言是表现思想的形式，语言又直接受思想的制约和支配。只有思想清晰，对事物认识明确，写论文时才能语言准确、清楚。为了做到论文语言准确、精炼，一要多模仿其他研究论文的内容特点；二要多写多改，加强语言训练。

针对各种不同类型的医学学术论文的写作要求，在本章后续章节将详细介绍。

第二节　医学学术论文写作的要求

一、医学学术论文写作的整体要求

要写好一篇好的医学学术论文，论文应具备科学性、先进性、实用性，同时具备文理清晰、结构缜密、表达简明准确等可读性，这才是高质量医学学术论文的充分条件。

（一）创新性和新颖性

医学学术论文的创新性是指文章要有新意，要发展医学成就，破解医学问题。医学学术论文有无创新，选题是关键。选题创新是医学学术论文写作的灵魂，是衡量医学学术论文价值的重要标准。可体现在：①理论方面的选题应有创新见解，既要反映作者在某些理论方面的独创见解，又要提出这些见解的依据；②应用方面的选题应有创新技术等，要写出新发明、新技术、新产品、新设备的关键，或揭示原有技术移植到新的医学领域中的效果；③创新性还包括研究方法方面的改进或突破。

1. 题目新颖　是指标题醒目中肯，体现中心问题，富有诗意，能使读者见其题目，就领会文章的精神实质。医学学术论文的题目为主文精华的高度浓缩，一般文字要求高度概括，文意深远，又简明扼要，从标题上能反映整个文章的中心思想，还能决定写作形式、篇幅的长短等诸多方面的问题，故选题要具有科学性、新颖感。

2. 论文观点要求新颖　论文应该具有独特的见解或独到之处，打破常规方法、理论等特点，更进一步说明疾病的发生、发展、治疗等方面的问题，但材料要丰富、要真实、要典型、要有选择性，并且材料和观点要统一，同时观点切勿含糊不表，应突出新颖前沿性，对后续研究有指导性。

3. 格式新颖　文章格式常见的有临床总结、原创论著、临床文献综述三大类，但每类的写作特点，内容的深度均不同，随着自己水平不断提高，格式要多样化，不宜一成不变，总是固定一个老模式。要对所写材料进行细致的临床观察和分析，然后看写哪种类型为要，量体采用，以便把事物的特征，本质和规律说得准确、明白。

（二）可行性

所谓选题的可行性，是指能够充分发挥作者的综合条件和可以胜任及如期完成医学学术论文写作的把握程度。选题切忌脱离实际，但也不应过低，影响主客观的正常发挥，降低了医学学术论文的水平。影响选题的可行性因素有：①主观条件，包括作者知识素质结构、研究能力、技术水平及特长和兴趣等；②客观条件，包括经费、资料、时间、设备等。

（三）实用性

撰写医学学术论文的目的是交流及应用。要从实际出发，选择对指导科研、指导临床、造福人类有益的主题，因此，选题的实用性尤为重要。

（四）科学性

医学学术论文是临床和医学科学研究工作的客观反映，其写作的具体内容应该是取材客观真实、主题揭示本质、科研设计合理、论证科学严谨、表达逻辑性强、经过实践检验。所以，严格遵守选题的科学性原则，是医学学术论文写作的生命。

（五）前瞻性

要选择有研究价值及发展前途的主题，应积极开发研究新领域、新学科和新理论。

二、针对医学学术论文主要部分的书写要求

1. 题名字数限制标准　题名用词应有助于选定关键词和编制题录、索引等，我国的科技期刊，要求论文题目用字一般不超过20个汉字。题名应以最恰当、最简明的词语反映文章中最重要的特定内容。一般使用充分反映论文主题内容的短语，不使用具有主、谓、宾结构的完整语句，不使用标点。一般不设副题名。确有必要时，可用破折号或圆括号将副题名与主题名分开，以示区别。题名转行应保持词语的完整性，避免将一个意义完整的词拆开转行，虚词应尽可能留在行末。

2. 题名用词不可过于冗长　题名应尽量避免使用不太为同行熟悉的符号、简称、缩写以及商品名称等。题名切忌用冗长的主、谓、宾语结构的完整语句来描述论文的内容。

3. 题名用词不能过于笼统　文章标题应该包含文章的关键词。标题过于简单而缺乏检索性，无法反映出每篇文章应有的主题及内容特色。

4. 摘要与关键词简单扼要　论著类文章均应该有摘要，国内外公开发行的期刊还应有外文（一般用英文）摘要。摘要以提供内容梗概为目的，不加评论和补充解释，简明记述文献重要内容。摘要应具有独立性，即不阅读全文就能获得必要的信息。摘要一般应说明研究的目的、方法、结果和结论。摘要应着重反映新内容和作者特别强调的观点。

5. 编写摘要时应注意的问题　在撰写摘要时要排除在本学科领域已成为常识的内容；不得简单地重复文章篇名中已经表述过的信息；摘要要求结构严谨，表述简明，不发空洞的评语，不做模棱两可的结论；摘要要用第三人称，不用我们、本人、作者等作为文摘陈述的主语；摘要要采用规范化语言。

6. 正文内容与格式力求规范统一　医学文章必须按照人工语言的准确形态和汉语语法规则进行写作，使其语言规范化，让读者准确接收和利用科技信息。如果医学语言不规范，令人费解，会影响信息交流。

第三节　医学学术论文写作的步骤

医学学术论文的撰写不单是一般文章的写作技巧和语言修辞，而是探究方法和探究过程在文字上的一种科学的表述和再进步，是撰写者在实际过程中知识广度和综合能力的体现，也是医学科学自身发展的结晶。医学学术论文的撰写步骤一般分为准备资料、构思、拟定提纲、撰写草稿、修改等过程。

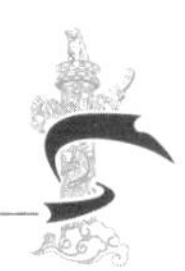

一、准备资料

首先是围绕问题收集资料和探究资料，虽然在课题探究或临床观察之前，已对有关资料和学术动态进行了搜集和分析，但是在撰写科研论文时仍要查阅大量有关文献。由此可见，查阅、搜集文献在整个科研和写作过程中的重要性及必要性。搜集资料的目的，是为撰写论文开拓思路，提供理论依据。因此在搜集资料时，应根据论文的需要，把和科研课题有密切关系并要引用的资料注明文献的出处、作者、题目、杂志名称、卷、期、页数、年代等。一般搜集资料分三步法：①根据探究课题选择检索工具；②确定检索方法；③查阅原始文献。搜集论文需要的文献资料应注重以下几方面的内容摘要：①在方法上沿用前人的或在前人的基础上加以改进的；②在理论熟悉上支持本文观点的；③前人探究的结论和自己文章所述不同，需要加以说明的；④前人对本文所探究的问题存在争议和正在探索的。

其次是提炼观点，明确结果，提出结论。在上述预备工作完成以后，要按照有关文献资料和实验观察所得的资料，重新核对试验设计中所包含的思想，分析一下设计中哪些观点在理论上成立，而在试验中得到证实；哪些观点在试验中没有得到证实或未完全证实，需要修改；哪些现象和指标超出原来设想，而且可能有新的启示，需要进行新的分析。通过对试验材料的分析，提炼出试验材料能说明的观点和能得到的结果，提出结论，使试验材料和理论熟悉充分结合起来。

二、构　思

构思是对整个文章的布局、顺序、层次、段落、内容、观点、材料、怎样开头和结尾的思维，构思是写文章不可缺少的预备过程，构思时文章的主题中心要明确，用以表现的材料要充分、典型、新奇，结构上要严谨、环环相扣，只有潜心构思，才能思路流畅，写好提纲和文章。

三、拟定提纲

撰写医学学术论文之前，应先拟定提纲作为全文的骨架，使其形成结构，能起到疏通思路的作用。拟定提纲，一方面可帮助作者从全局着眼，明确层次和重点，才能把文章写得有条理，结构严谨。另一方面，通过提纲把作者的构思、观点用文字固定下来，做到目标明确，主次分明，随思路的进一步深化，会有新的问题、新的方法和新观点的发现，使原来的构思得到修改和补充完善。提纲是论文的轮廓，应尽量写得具体一些，提纲的拟写多采用标题式和提要式两种。标题式提纲，以简明的标题形式把文章的内容概括出来，用最简明的词语标示出某部分或某段落的主要内容，这样既简明扼要，又方便记忆，是医学科研工作者常用的写作方法。例如实验探究型论文提纲通常用以下结构。①题目：课题对象；课题的提出；探究的目的。②材料和方法：实验目的、原理、条件、仪器和试剂；实验方法（分组情况、观察指标、记录方法）；操纵过程；出现问题和采取的策略。③结果和分析：结果，统计学处理，结果的可信度，再现性。④讨论（结论）。⑤参考文献。

四、撰写草稿

撰写草稿就是根据提纲，把要写的内容依次连接起来，把实验数据和资料进行分类分析。它是对论文内容和形式的再创造过程，也是论文辅导最重要的阶段。草稿的拟写方法有多种，实验探究论文的撰写多采用顺序写作法，即按照医学学术论文的规范体例或提纲顺序阐述自己的观点，分析实验数据。也可采用分段写作法，此种写作法多是作者对论文的中心论点已经明确或提纲已形成，但对某一层次的内容没有把握或没有考虑成熟而暂放一下，可先写好已经成熟的段落内容，待内容成熟或进一步实验后再写作，这样不受顺序的先后限制，采取分段写作，最后依次组合而形成初稿。论文初稿写完后，需进行前后对照检查，使全文风格一致，层次清楚，衔接紧凑。

五、修　改

修改是论文写作中不可缺少的工作。无论是初写者还是经验丰富的作者，在初稿完成后都要经过一番审读、推敲、修改才能定稿。有人以为完成初稿只是完成写作的一半工作，初稿需要反复的修改，修改是对初稿内容的进一步深化和进步，对文字进一步加工和润色，对观点进一步订正。修改过程中应注重以下几个方面的内容，即文题是否相符；论点是否鲜明；论据是否充分；论证是否严密；布局是否公道；结论是否科学客观；用词是否符合医学术语；文稿是否符合医学学术论文辅导规范或稿约要求；标点符号应用是否正确；有无错别字等。有时，由于作者自己的思路有一定的局限性，可能对文章的某些问题熟悉不足或对初稿的偏爱，一时难以对文稿恰当地补充和删减，为了保证质量，还要请内行专家修改或提出意见，这样才能使文章质量更高。

第四节　医学研究原著论文写作的方法与要求

医学论著或称原著，是报道基础医学、临床医学、预防医学等方面研究成果与实践经验的学术性文章。下面着重讨论有关论著写作的几个问题。

一、基本结构

无论是临床研究抑或是实验研究的科技论文，医学论著的写作结构已形成了相对固定的模式，即前言、材料与方法（临床资料）、结果、讨论。

1. 前言　或称引言、导言。是写在正文前面的一段短文，起纲领性作用。撰写前言应扼要地说明文章所述问题的来龙去脉，内容包括：问题是怎样提出的、有什么依据，问题的性质如何，研究的目的历史背景及本文的重要研究结论等。前言是医学学术论文为给读者预备知识，并借以引起他人阅读下去的兴趣，因此写作上要特别注意精炼、开门见山而有吸引力。

2. 材料与方法　在临床研究的论著中，常称为临床资料或治疗方法等。对实验性研究的论著来说，要交代用什么具体实验对象，用什么具体实验方法来收集数据和验证假说。具体地说，这部分应明确实验对象的特征，实验条件和观测指标；明确对象是否真正经随机抽样分组，是否有足够例数，对照比较组间非实验因素条件是否相同或相似等。这部分的内容对于文献已有报道的方法，只需简单提一下并用角码注明并在文末附上文献出处即可，不要占过多的篇幅；而作者有所改进的方法，应详细具体描述改进部分，其余从略。

对临床疗效观察研究而言，为了让读者检验本文结果的真实性及实用性，需要明确病例选择标准、一般病例资料、随机分组情况等。治疗方法要具体准确，使读者从中了解有关治疗措施有无可行性，疗效观察项目及疗效标准也应在此处说明清楚。

医学源于生物科学，因而特别重视研究中对比和随机，并进行前瞻性的探讨研究。临床研究原则上同样也要求设置观察组和对照组。为了研究一种新的诊断、治疗方法，一般应有新方法组、原有标准方法组和对照组。但是，临床研究有很大的特殊性，一方面，必须严格保护患者的利益，不能随心所欲地进行试验与观察；另一方面临床情况复杂，变动因素难以控制。因此，实际上许多临床研究是回顾性，难以做到事先严密设计，并严格执行。为了弥补这种缺陷，临床研究应使观察的病例尽可能多些，分组尽可能细，以提高可靠性和可比性。凡属保证科学性和提供重复验证的必要信息应尽量列出，而无关的资料应删除。如果是引用前人用过的、公认的方法，应一带而过，简单说明来源并列文献。

3. 结果　这是论著的核心，为文章所要报道的中心内容，由此引出推论与结论。在临床论著中，常称为治疗效果或随访结果。基础研究也好，临床研究也好。此项内容均应要求如实描述经过审核后用统计

学处理过的观察数据资料，而不要求把原始数据全部端出来。未经统计学处理的实验观察记录数字被称为原始数据。统计学处理主要就是使原始数据从难以理解变为易于理解，并从原始数据的偶然性中揭示隐藏在其中的某种必然规律。

对疾病的临床经过及预后，要特别交代是否对所有病例进行随访，随访率多高应明确；对影响预后的外加因素（如接受过其他多种治疗）进行哪些调整，结果如何；等等。临床报道一定要强调有足够的随访观察，随访结果应尽可能具体详细，评价结果的标准也必须明确。结果部分的统计图表是为了帮助表达研究结果的内容，但很占篇幅，故凡是能用少量文字能说明的，最好不用或少用图和表。

统计表的制作要注意简明扼要，表要附有表题，表的标目排列要合理，表内不应标有单位名称。统计表一律要编号，并安插在文字叙述的附近位置上。当今的期刊都采用三横线表（顶线、标目线、底线），表中一律不用竖线。每栏的数字计量单位应一致，同一表中小数的位数应统一。小数点后为“0”时不要空，以“0”补充。例数过少者不必列百分比。统计学处理结果中在表中列出。

4. 讨论　讨论是论著中的重要部分，这一部分主要是对研究结果做出实事求是的结论和理论性分析。讨论的写作可以多种多样，通常讨论的问题可归纳为：①阐述本文研究的原理与机制；②说明本项研究材料方法的特点；③分析论文结果与他人的异同及优缺点；④根据本文的结果提出新假说、新观点；⑤对研究中意外发现及相互矛盾的数据及现象进行分析和解释；⑥对各种不同学术观点进行比较和评价；⑦阐明研究结果的理论意义和实践意义；⑧提出今后探索的方向。当然，一篇论文通常只讨论其中某些方面，不可能面面俱到。重要的是，讨论必须立论严谨，紧紧扣住该文研究的结果，突出自己的新发现、新认识、新见解。千万不要做空泛的讨论，也不要将讨论写成文献综述。引用文献是为了论证自己的论点，罗列文献而不做分析是毫无意义的。如果把讨论写成是重复过去的文献，甚至是抄袭某些教科书内容，那就失去了讨论的意义。

二、基 本 要 求

一篇好的医学论著，应该符合创新性、科学性、实用性和可读性等基本要求。

1. 创新性　也称独创性、先进性。要求论文的学术内容有别于过去已交流、已发表的文献，应有所创新、有所发现。比如在基础研究方面，选题要新，方法先进，有新发现和新观点；在临床研究方面，病例更多，随访观察更具体细致，诊断治疗有创新或更好，提出新见解等。当然，有些课题是引进、消化、移植国内外已有的先进科学技术，以及应用已有的理论来解决本地区、本专业、本系统的实际问题，只要对丰富理论、促进和推动科学技术进步有作用，这类论文也应视为有一定程度的创新性。

2. 科学性　科技论文一定要有科学性，没有科学性的论文是无任何价值的。科学性就是客观真理性或真实性。每一篇论文内容的科学性，主要取决于文章必须做到取材可靠，科研设计合理。选用的方法先进和正确，设对照组，采用随机双盲对照，实验的结果或临床观察结果要忠于事实所得。分析讨论、论证有说服力，不能主观臆测。结论要医学学术论文有充分论据，不可空谈或抽象推理。

3. 实用性　医学本身是一门应用科学。除了少数纯理论研究外，绝大多数的论著性文章，都应结合临床实际进行研究才有意义。事实上，论文的实用价值越大，指导作用越强，就越受读者的欢迎。

4. 可读性　撰写科技论文是为了交流、传播、储存新的科技信息，让他人利用。因此，科技论文必须按一定格式写作，必须具有良好的可读性。如果一篇科技论文失去了规范化和可读性，那就将严重降低它的实用价值。如果文章错漏百出或者可读性很差，甚至会使人怀疑它报道的研究成果是否真实可靠。

第五节　Meta 分析写作的方法与要求

Meta 分析对多个同类独立研究的结果进行汇总分析，达到增加样本含量、提高检验效能的目的，尤其是当多个研究结果不一致时，采用 Meta 分析可得到更加接近真实情况的结果。Meta 分析简单来说，分为数据收集阶段、数据分析阶段、分析的结果解读阶段3个部分。在这个过程中,我们要注意的是,一定要注意排除数据的异质性,即尽可能保证数据的“纯”,以此来减少误差的产生,使结果更有说服力。

一、选题与立题

1. 基于需要解决的临床问题　疾病的病因学探讨:治疗方法效果评价,即某方法是否优于另一种方法;诊断方法评价,即某因子在某肿瘤方面的预测作用;生存预后分析。进行系统评价的最初阶段就应对要解决的问题进行精确描述,包括人群特征(疾病分型、分期)、治疗手段或暴露因素的种类、预期结果等,合理选择进行评价的指标。

2. 获得好的选题　结合自己的研究方向、平时阅读文献、科研讨论、参加学术会议等获得好的选题。注意有无类似分析发表;已发表结果评价,是否有再次分析的意义:①结果有无重大变化;②已发表结果有无缺陷,对已发表2周内的文献进行评价。

二、文献检索

1. 检索策略的制定　要求查全和查准。推荐自由词或医学主题词(medical subject headings,MeSH)检索。

2. 文献检索,获取全文　国内的有维普全文VIP、CNKI、万方数据库,外文的有Pubmed、OVID、Embase(Scopus可能包含,可以替代)等,获取全文途径有PubMed、Goole学术搜索、给通信作者发Email、向国外朋友求助、丁香园等文献求助版块。

3. 文献管理　推荐使用Endnote、Noteexpress和医学文献王等文献管理软件进行检索和管理文献。

三、纳入和排除标准

1. 制定标准　考虑4个方面。①研究对象:疾病类型、年龄、性别、病情严重程度等做出明确规定。②研究设计类型:明确规定哪些类型的设计可以纳入。③暴露或干预措施:暴露或处理的程度、一致性。干预措施的剂量、强度、病例依从性等。④研究结局:量化的、可比的研究结局、随访年限。

2. 筛选文献　严格按照标准筛选文献,由两名研究人员完成。

四、文献质量评价和数据收集

(一)研究的质量评价

RCT研究包括改良版Jadad量表(1~3分视为低质量,4~7分视为高质量)和Cochrane Handbook 5.0 RCT质量评价等。改良版Jadad量表评分方法如下。

1. 随机序列的产生

(1)恰当:计算机产生的随机数字或类似方法(2分)。

(2)不清楚:随机实验但未描述随机分配的方法(1分)。

(3)不恰当:采用交替分配的方法如单双号(0分)。

2. 随机化隐藏

(1)恰当:中心或药房控制分配方案,或用序列编号一致的容器,现场计算机控制,密封不透光的信封或其他使临床医师和受试者无法得知分配序列的方法(2分)。

(2)不清楚:只表明使用随机数字表或其他随机分配方案(1分)。

(3)不恰当:交替分配、病例号、星期日数、开放式随机号码表、系列编码信封以及任何不能防止分组的可预测性的措施(0分)。

(4)不使用(0分)。

3. 盲法

(1)恰当:采用了完全一致的安慰剂片或类似方法(2分)。

(2)不清楚:实验陈述为盲法,但未描述方法(1分)。

(3)不恰当:未采用双盲或盲的方法不恰当,如片剂和注射剂比较(0分)。

4. 撤出与退出

(1)描述了撤出或退出的数目和理由(1分)。

(2)未描述撤出或退出的数目或理由(0分)。

(二)数据收集

研究者应设计一个适合本研究的数据收集表格。许多电子表格制作软件如Excel和Access等,可以用于表格的制作。表格中应包括分组情况、每组样本数和研究效应的测量指标。根据研究目的不同,测量指标可以是率差、比值比(odds ratio,OR)和相对危险度(relative risk,RR)。

(三)数据分析

系统评价过程中,对上述数据进行定量统计合并的流行病学方法称为Meta分析。统计分析的指标如下。

1. 异质性检验　*P*值,如果各个文献研究间结果不存在异质性($P>0.1$),选用固定效应模式(fixed effect),这时选用随机效应模型的结果与固定效应模型相同;如果不符合同质性要求,即异质性检验有显著性意义($P<0.1$),这时固定效应模型的算法来合并效应值就是有偏倚,合并效应会偏离真实值。所以,异质性存在时要求选用随机模型(random effect),主要是矫正合并效应值的算法,使得结果更加接近无偏估计,即结果更为准确。

2. 亚组分析　从专业角度需要针对研究对象的某一特征如性别、年龄或疾病的亚型等进行的分析,以探讨这些因素对效应的影响。

3. 敏感性分析　分析结果的稳定性。包括排除异常结果的研究(过小或过大样本)后重新进行Meta分析考虑结论有无变化;每次排除一项研究考察结果的稳定性;若敏感性分析前后结果上没有本质差别,结果稳定性好。

4. 发表偏倚　①定性识别:漏斗图法。②定量识别:Begg秩相关法和Egger直线回归法。

第六节　综述文章写作的方法与要求

一、概念和特点

医学综述是查阅了医学某研究问题在一段时期内的相当数量的文献资料,经过分析研究,选取有关信息,进行归纳整理的文章,是科学文献的一种。反映当前某一医学科学领域中某分支学科或重要专题的最新进展、学术见解和建议,能反映有关问题的新动态、新趋势、新水平、新原理和新技术等。

医学综述的特点:①综合性,综述要"纵横交错",既要以某一专题的发展为纵线,反映当前课题的进展;又要从本单位、省内、国内到国外,进行横向比较。一般医学期刊登载的多为3 000～4 000字,引文15～20篇,一般不超过20篇,外文参考文献不应少于1/3。②评述性,指比较专门、全面、深入、系统地论述某一方面的问题,对所综述的内容进行综合、分析、评价,反映作者的观点和见解,并与综述的内容构成整体。一般来说,综述应有作者的观点,否则就不成为综述,而是手册或讲座了。③先进性,综述不是写学科发展的历史,而是要搜集最新资料,获取最新内容,将最新的医学信息和科研动向及时传递给读者。

综述一般都包括题名、著者、摘要、关键词、正文、参考文献几部分。其中正文部分又由前言、主体和

总结组成。写文献综述一般经过以下几个阶段，即选题、搜集阅读文献资料、拟定提纲（包括归纳、整理、分析）和成文。

二、选题和搜集阅读文献

撰写文献综述通常出于某种需要，如为某学术会议的专题、从事某项科研、为某方面积累文献资料等。所以，选题一般是明确的，不向科研课题选题那么困难。文献综述选题范围广，题目可大可小，大到一个领域、一个学科，小到一种疾病、一个方法、一个理论，可根据自己的需要而定。初次撰写文献综述，特别是同学们所选题目宜小些，这样查阅文献的数量相对较小，撰写时易于归纳整理，否则，题目选得过大，查阅文献花费的时间太多，影响实习，而且归纳整理困难，最后写出的综述文不对题。选定题目后，要围绕题目进行搜集与文题有关的文献。搜集文献的方法有看专著、年鉴法、浏览法、检索法等。搜集文献要求越全越好，因而最常用的方法是用检索法。搜集好与文题有关的参考文献后，就要对这些参考文献进行阅读、归纳、整理，如何从这些文献中选出具有代表性、科学性和可靠性大的单篇研究文献十分重要，从某种意义上讲，所阅读和选择的文献的质量高低，直接影响文献综述的水平。因此在阅读文献时，要写好“读书笔记”“读书心得”和做好“文献摘录卡片”。用自己的语言写下阅读时得到的启示、体会和想法，将文献的精髓摘录下来，不仅为撰写综述时提供有用的资料，而且对于训练自己的表达能力、阅读水平都有好处，特别是将文献整理成文献摘录卡片，对撰写综述极为有利。

三、综述格式与写法

文献综述的格式与一般研究性论文的格式有所不同。这是因为研究性的论文注重研究的方法和结果，特别是阳性结果，而文献综述要求向读者介绍与主题有关的详细资料、动态、进展、展望以及对以上方面的评述。因此文献综述的格式相对多样，但总的来说，一般都包含题名、著者、摘要、关键词、正文（前言、主体和总结）、参考文献。撰写文献综述时可按这几部分拟写提纲，再根据提纲进行撰写。

1. 前言　用200～300字的篇幅，提出问题，包括写作目的、意义和作用，综述问题的历史、资料来源、现状和发展动态，有关概念和定义，选择这一专题的目的和动机、应用价值和实践意义。如果属于争论性课题，要指明争论的焦点所在，使读者对全文要叙述的问题有一个初步的轮廓。

2. 主体　写法多样，没有固定的格式。可按年代顺序综述，也可按不同的问题进行综述，还可按不同的观点进行比较综述，不管用那一种格式综述，都要将所搜集到的文献资料归纳、整理及分析比较，阐明有关主题的历史背景、现状和发展方向，以及对这些问题的评述。主体部分应特别注意代表性强、有科学性和创造性的文献引用和评述。主要包括论据和论证。通过提出问题、分析问题和解决问题，比较各种观点的异同点及其理论根据，从而反映作者的见解。为把问题说得明白透彻，可分为若干个小标题分述。

3. 总结　主要是对主体部分所阐述的主要内容进行概括，重点评议，提出结论，最好是提出自己的见解，并提出赞成什么，反对什么。

4. 参考文献　放在文末，是文献综述的重要组成部分。它不仅表示对被引用文献作者的尊重及引用文献的依据，而且为读者深入探讨有关问题提供了文献查找线索。因此，应认真对待。参考文献的编排应条目清楚，查找方便，内容准确无误。参考文献的使用方法，录入项目及格式与研究论文相同。

四、注 意 事 项

由于文献综述的特点，使它的写作既不同于“读书笔记”“读书报告”，也不同于一般的科研论文。因此，在撰写文献综述时应注意以下几个问题。

1. 搜集文献应尽量全　掌握全面、大量的文献资料是写好综述的前提，否则，随便搜集一点资料就动手撰写是不可能写出好综述的，甚至写出的文章根本不成为综述。

2. 注意引用文献的代表性、可靠性和科学性　在搜集到的文献中可能出现观点雷同，有的文献在可

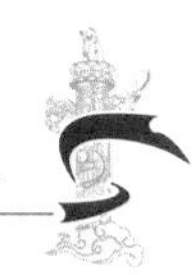

靠性及科学性方面存在着差异，因此在引用文献时应注意选用代表性、可靠性和科学性较好的文献。

3. **引用文献要忠实文献内容**　由于文献综述有作者自己的评论分析，因此在撰写时应分清作者的观点和文献的内容，不能篡改文献的内容。

4. **参考文献不能省略**　有的科研论文可以将参考文献省略，但文献综述绝对不能省略，而且应是文中引用过的，能反映主题全貌的并且是作者直接阅读过的文献资料。

（唐　波　莫琳芳）

参考文献

1　莫安胜，杨亚龙，冯志强，等. 医学论文写作教育的重要性及教育初步探索[J]. 教育教学论坛，2020(17)：381-382.

2　张华，徐影，姜晓晨，等. 医学研究生学术论文写作中存在的问题及分析[J]. 哈尔滨医科大学学报，2019，53(4)：446-447.

3　ATTARD N. WASP (Write a Scientific Paper)：writing an academic research proposal[J]. Early Hum Dev，2018，123：39-41.

4　CARTER R，SALAMONSON Y，RAMJAN L M，et al. Students use of exemplars to support academic writing in higher education：an integrative review[J]. Nurse Educ Today，2018，65：87-93.

5　饶洪生. 论医学论文的题目[J]. 黔南民族医专学报，2012，25(3)：167-170.

6　王晓锋，邹钰，张永光. 医学科技论文摘要的撰写要求[J]. 卫生软科学，2015，29(6)：380.

7　陶立元，石岩岩，赵一鸣. Meta 分析中的基本概念和写作流程简介[J]. 中华儿科杂志，2015，53(3)：219.

第 42 章

论文写作与投稿的注意事项

第一节　论文写作的注意事项

医学论文是对医学科研工作的总结，担负着传播医学信息、进行学术交流指导临床实践的重任。它概括了科研工作的全过程，充分反映了科研的水平及其价值，以及研究者的研究水平和科学态度。按照医学论文的结构特点，探讨论文写作中应该注意的问题。

一、题　目

要准确、简洁、清楚，慎重使用缩略语，不得使用不定式，避免名词堆砌。

二、摘　要

在结构上与正文内容顺序相同：提出问题，做了什么，发现了什么，答案、意义或推测，但并非等量取自正文的每一段。重要的结果和数据来自结果部分，图表；结论取自讨论部分。写作时应确保摘要的独立性和自明性；适当强调研究中的创新、重要之处；给出论文中的论证和数据。

三、引　言

要研究课题的性质和范围，相关研究情况（文献），研究方法（如有必要，指出选择方法的理由），主要的结果，有结果产生的结论。简而言之就是从已知的研究现状进展到未知的问题，再提出问题，然后提出问题的解决方案，有时还需要陈述选择某个方案的理由，最后给出研究的结果和价值。

四、材料和方法

对照问题：研究设计要求随即、对照、均衡和重复，其目的是通过随机化分配来减少误差，并通过合理对照来消除处理因素的影响，以保证组间的均衡性。研究对象不明确；样本量太小，计数指标不能小于 20 例，计量标本应大于 10 例，相应观察的分组病例应大于 30 例，尤其是在制定某些有临床意义的指标阈

值时。分组不随机；误用统计方法；样本大小描述混乱；统计描述不当，如把病死率当死亡率。

五、结　果

结果要围绕主题，分清主次，结果中不要引用参考文献。结果通常由两部分组成：对实验做全面的叙述，提出一个大的轮廓，但不要重复材料和方法部分的详细细节；提供详细的数据，但不能把实验室记录本上的所有数据简单照搬，应该提出有代表性的数据，并对数据进行解释。

六、讨　论

对引言中所提出问题的解答，即根据前面得到的结果，看是否符合期望。前面得到的最重要的结果是否与文献结果相一致；得到的结果与文献相比，有什么创新点？有什么意外发现？研究方法的局限性以及这些局限性对研究结果的影响是什么？进一步改进的方向是什么？研究结果的理论意义和实际应用价值是什么？讨论中除了对引言中所提问题用结果进行论证外，有时还对答案进行解释，即为什么该答案是合理的？与文献相比如何？指出方法的局限性和进一步改进的方向，如方法有局限性，要指出这些局限性可能对结果的影响以及进一步的研究方向。

七、参考文献

参考文献应引用最新、最契合的，避免过于陈旧，标注混乱的文章一般来说价值不大。尽量引用影响力较高的期刊论文，引用的文献必须是作者亲自阅读过的。建议在平时科研中，注意经常阅读文献，将可能与工作有关的文献进行归类整理，对文章中的重要论点进行标记，这样以后进行写作时就容易找到所要的资料。

第二节　论文投稿的注意事项

论文写作完成后，最终需要通过投稿，论文的投稿中也需要注意关键的问题。

首先是有的放矢，要根据文章的内容选择相关的期刊。如果广撒网，只会浪费时间，毕竟不同的期刊，很多时候格式要求不一样，修改和投稿录入信息都要消耗时间。选择一本合适的期刊进行投稿，看上去很简单，其实却蕴含着丰富的内涵。因为，从规范意义上来说，投稿并不是盲目地将文章投递出去而已，需要作者做一些前期的准备工作，以提高文章的发表概率。文章主题与期刊的办刊宗旨要一致：每本期刊都有其办刊宗旨，所谓办刊宗旨就是期刊在长期的办刊过程中所坚持的办刊方向。从大的方面来说，期刊定位是学术性还是科普性、文摘类还是娱乐性。期刊的定位决定了期刊刊载文章的性质。有的期刊是社科类，有的期刊是理工类，有的期刊是综合类，有的期刊是专业类。文章主题与期刊需求相一致：期刊的办刊方向决定了期刊的所需所求，即使是同一行业内的期刊，也有些许微妙的差异。隔行如隔山，走出学科专业之外就是另一片天地。只有充分了解期刊的办刊宗旨和方向才能有针对性地进行投稿，将自己的学术文章有针对性地投到与自己专业相符合的期刊上，这样，被快速退稿的概率将会降低，被录用的概率则会增加。有些作者，对期刊不熟悉、不了解，甚至只看到期刊名称与文章主题稍微沾边，而并未对期刊做进一步的了解，就盲目进行投稿，难免会被退稿，延迟宝贵的发表时间。如某体育院校学报，其体育人文社会栏目稿件数量在每期出版的稿件中占比较高，作者可从这些侧面看出该杂志刊发与录取稿件的倾向性。文章的质量与期刊的层次要一致，期刊大致分为 SCI、CSSCI、全国核心期刊及国家级、省级一般期刊等多个级别，有的高校甚至还人为地将一些期刊进行分类，分为一类、二类、三类等。一般来说，期刊的级别与其刊载的文章成正比关系。作者在初次投稿时，受个人学术水平的限制，文章质量

可能会受到一定的影响,可考虑从一般期刊或二、三类期刊开始,先不考虑核心期刊等级别较高的杂志。最方便快捷的方法是寻找本专业学科老师或同行教师的帮助,他们的投稿经验可以为初次进入科研写作道路的作者提供有效指导。准确把握投稿时机:看"准"投稿时机可以为文章的发表提供时间上的有效保障。作者要根据期刊选题撰写,看准投稿截止日期。这就需要作者近距离接触期刊,了解期刊的选题指南,然后根据自己的能力和兴趣选择某一选题,并且在规定投稿期限内进行投稿。值得注意的是,投稿必须在有效期内完成,这样期刊编辑才能按照预定计划,按照选题文章,择优按期发表。否则一旦错过了选题时间,就是错过了刊发时间,即使文章质量较高,一系列的审核通过,也只能按照普通来稿排队等候发表刊期。而期刊社的来稿量通常比较大,等待 2 ~3 个月甚至半年一载的时间,都是正常现象。

其次要辨别期刊网站的真假。当前,一些代发机构、假冒网站在网络上比比皆是。所以,如何查找到期刊真正的投稿邮箱和采编系统的地址就是摆在众多作者面前的问题。可以通过翻阅最新期刊,从纸质期刊上寻找投稿方式;通过信息平台进行网络搜索。

文章投稿切忌"一稿多投"。一稿多发不仅是学术道德问题,更存在一定的法律风险。最好的投稿方式是一家一家地投,被这家拒稿了,再投下一家。一般而言,期刊编辑部在投稿者投稿 1 ~2 个月内就会给出答复,如果 2 个月内没有消息,投稿者最好用电话或邮件询问编辑,在得到明确答复后再投下一家。

在确定所要投稿的期刊后,投稿者可参照其样刊或根据期刊的具体要求对论文进行修改整理(主要是格式规范),然后再按照拟投稿期刊投稿或系统要求,将论文投递给期刊。

(唐　波　莫琳芳)

参考文献

1 秦旭平. 医学科研论文写作与投稿的几个注意点[J]. 中南医学科学杂志,2013,41(4):320.

2 王媛,郭鲜花,廖京辉,等. 投稿规范解读及常见问题简析[J]. 中华放射医学与防护杂志,2016,36(12):951-954.

3 BALL S,KOPEL J,ALEXANDER R,et al. Solicitation for article submission by electronic journals[J]. Proc (Bayl Univ Med Cent),2018,31(4):443-446.

第43章

临床 SCI 论文撰写与投稿的注意事项

第一节　临床 SCI 论文的撰写

临床 SCI 是一类与日常工作息息相关的写作类型，我们在写作 SCI 论文的时候一样要做好选题、临床科研设计和 SCI 写作三大方面的内容。

一、选　题

1. 从文献中来选题　这是最主要的方法，也是最常用的方法，也是大家最熟悉的方法。广泛阅读，才能激发好的思路。因此，要想获得比别人更多、更有用的信息，需要大量阅读文献，要获得更有用的信息的途径是阅读高水平的临床杂志，如果你外文好，则世界范围内的四大名刊是必须要读的（*JAMA*、*NEJM*、*Lancet*、*BMJ*），学习别人的研究设计、统计方法对自己很有好处。

2. 从临床中的特殊表现、体征来选题　我们写文章，分析病例，最终都是要靠病例资料的，这就要求我们抓住临床中的特殊现象，从临床中发掘题目。

二、临床科研设计

临床研究是以患者为研究对象，比较和评价干预及对照措施疗效的前瞻性研究。临床试验常用于评价某种药物或治疗方法的效果，有时也用于评价新的诊断方法发现患者的能力。临床试验的特点主要体现在对受试对象、处理因素和试验效果评价等方面的选择。常见临床试验类型有：①随机对照试验；②非随机同期对照试验；③交叉设计试验等。

临床试验的设计要点：明确研究目的、确定研究对象、选择研究现场、估计样本量、确定实验的观察期限、随机化分组（常用的分组方法为简单随机分组、分层随机分组、整群随机分组）、设立对照（一般来说霍桑效应）。设立对照可以最大可能地避免下列因素或现象对临床试验研究结果的影响：不能预知的结局，向均数回归，安慰剂效应。设立对照的主要方式有标准对照、安慰剂对照、自身对照、交叉对照、盲法、资料分析。

三、临床 SCI 论文写作

在明确了研究设计和文章主体结构后，如何写出地道的英文及写作时应注意哪些问题是撰写 SCI 论文的一个艰巨的任务。其实，只要注意从以下两个方面，这个问题就可迎刃而解。一是在英文写作方面。因英语不是我们的母语，在撰写科技论文时都避免不了地写出中国式英语。那么，如何写出地道的英文文章呢？其实就是在写作时不要用自己造的句子而是用文献上语句。要做到这点，平时需要多看相关英文文献、时常记录常用词汇和句子。二是在写作态度方面。应该认真写作，尽量完美地提交稿件，让编辑和审稿人能够感觉到你是在做一个严谨的研究。因此，要特别注意：资料来源和观测方法要进行准确、详细地描述；凡是引用他人的观点、事实或数据，必须注明出处并引用；图片和表格要美观、布局合理，其中所有的注释及标记等一定要在文章中体现，不能遗漏；绝对避免出现拼写错误、尽可能减少语法错误；标点符号一定用英文的半角而不是中文的全角输入。

绝大多数 SCI 临床论著，均需要详尽的数据分析作为基础，进而得出可靠的科学结论。一篇优秀的临床 SCI 论著，作者最需要做的是通过各种统计学方法，从不同角度对收集的数据进行深度剖析，最终通过各种统计图表规范美观地展示出来。临床型研究生一方面要在统计学的理论和实践课学习过程中不断完善处理和分析数据的基本能力，如偏相关分析、Logistic 回归分析等。另一方面需要在解决实际问题中，进一步学习统计学常规教材中并未涉及的统计方法，如效能检验、权重分析等。目前几乎所有的 SCI 论文规范美观的图表，均是通过相关作图软件处理生成的。所以，临床型研究生还要积极地学习相关作图软件，若 GraphPad Prism、SigmaPlot 等。值得注意的是，研究生阶段的学习多以“自主学习”模式为主，统计学数据分析和处理表达能力的提高不但需要相关学科老师的谆谆教导，更需要学生自己发挥主观能动性，充分利用网络资源，开展高效率的自主学习来实现。

当通过合理的选题完成了相关领域的临床研究后，SCI 论文的撰写成功与否成为重中之重。SCI 论文的撰写，尤其是论文各部分的行文习惯、专业词汇的合理使用、中英文的表达差异均使 SCI 论文的撰写过程困难重重，所以，临床型研究生应首先认识到，熟练的 SCI 论文撰写是一个长期积累、反复打磨、耗时耗力的痛苦历程。其次，临床型研究生在撰写 SCI 论文过程中，应大量查阅与其研究课题密切相关的已发表的 SCI 论文，通过仔细研读相关论文的写作方式和用词习惯，达到使用别人的句型来表达自己研究成果的目的。

第二节　临床 SCI 论文投稿的注意事项

临床 SCI 论文投稿工作是非常重要的，必须要明确 SCI 论文期刊有什么要求？如何选择合适的期刊？投稿过程中如何修改论文？

一、投稿前资料准备

1. 投稿信　简言之，投稿信(cover letter)就是需要将文章介绍给杂志编辑。当然投稿信需要包含的内容包括以下几点：①表明以什么为题的文章拟投贵杂志，简要介绍文章的主要发现和重要意义；②表明所有作者均已经知晓拟投本期刊，且没有一稿多投；③最后附上通信作者的电话、邮箱、地址等信息。一般来说投稿信只需要这 3 部分，但是如果有些杂志的投稿信有特殊要求，比如要求表明是否已经有审稿人已经审阅过、要求表明伦理规范等，那就需要适时在第二部分进行添加和描述。

2. 正文和结果图表、附件材料的准备　正文和图表结果按照之前讲述的原则准备，一般正文的题目需要明确短标题，一般限制在 50 个字符。这样的短标题在最终出版的时候一般会放在每一页的最上方，目的是让读者一目了然这篇文章大概是讲什么。短标题应该是一个意思完整并通顺的短语，因为短标题

来源于文章题目，如果文章标题本身就很简短，那么直接用文章标题作为短标题；如果文章题目较长，那么就进行归纳，所以好的文章题目也就是短标题取得成功的一半了。

二、投稿过程

1. 完成稿件反复修改　发表在中文刊物上要上网查（或者到图书馆查第一期）投稿指南或者约稿简则，看看对格式、对内容、对字数，有些甚至对参考文献的条数也有规定，在寄出前要检查好几次，尽量不要有错误，格式符合刊物的要求，尤其是对参考文献要求比较多。

2. 寄出稿件等待审稿　登录期刊的投稿网站，进入投稿系统，注册账号密码后，按照投稿系统的要求进行网上投稿。投稿过程中需要注意的是，上传所有需要的正文、结果、补充材料、资料检查表等杂志要求的内容。大多数情况下，推荐审稿人会出现在投稿的程序中，直接按照要求输入即可，但是也有个别情况需要将推荐审稿人作为附件上传。那么推荐审稿人包括的内容便是分别罗列出审稿人的姓名、单位、国家、邮箱，最后简单描述这些审稿人对该领域有权威，没有利益冲突，并且乐意审稿。

3. 修改、改进后发表　待杂志审稿后，一般是 1 个月左右审稿意见会返回，根据审稿意见和要求修改稿件，在此送出之前要写好一份修改说明，对每处修改做详细说明。在修回截止日期之前将改好的文章、结果等通过投稿系统重新投递给编辑部。

三、投稿中需要注意的事项

1. 不要一稿多投　切忌一稿多投，确保稿件在一个杂志完全拒稿或修回之前，不能同时投递其他杂志。

2. 时间要抓紧　有些研究是热点的有一定的时间性，所以要争取时间，不要等别人发出来，你才开始投稿。还有就是进入修改阶段的时候要尽快修改，虽然时间一般都有 1 个月，但是越早越好。

3. 作者排位　根据所有研究参与者对于文章的贡献程度排名，其中确定好第一作者和通信作者的名字，因为第一作者和通信作者在修回过程中是不允许变动的，所以首先确定第一作者和通信作者，参与作者根据贡献程度和大小排名。

（唐　波）

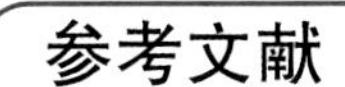

参考文献

1　南肇胜，张博爱. 临床医学科研与 SCI 论文攻略［M］. 郑州：郑州大学出版社，2018：78-80.

2　沈君. 如何准备 SCI 论文投稿文件［J］. 影像诊断与介入放射学，2018，27（2）：168-169.

3　谌谐婉，余盈，廖荣霞，等. 英文生物医学论文写作特点与学习策略探析［J］. 中华医学教育探索杂志，2020，19（12）：E005.

4　谌谐婉，谭雪焦，廖荣霞，等. 医学院校研究生学术英语写作教材编写研究［J］. 中华医学教育探索杂志，2019（1）：39-44.

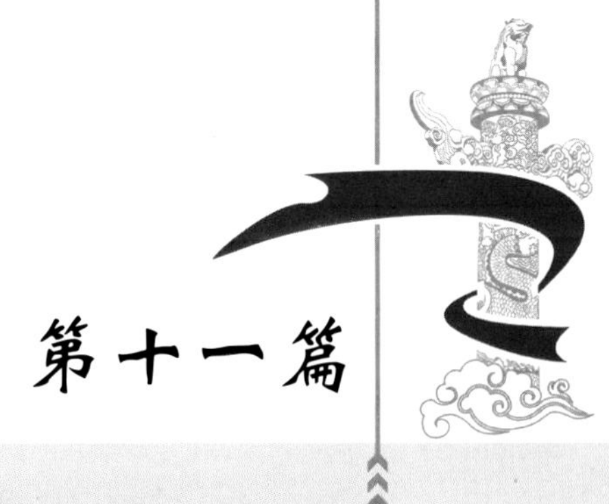

第十一篇

病史采集与医疗文书书写

内容概览

第44章

病史采集的重要性与规范要求

第一节　病史采集的重要性

病史采集(history taking),即问诊(inquiry),是通过医师与患者及其陪同人员之间进行提问回答,了解疾病发生与发展的过程。只要患者神志清楚,无论在门诊或住院,均可进行。许多疾病经过详细的病史采集,配合系统的查体,即可提出初步诊断。

病史的完整性和准确性对疾病的诊断和处理有很大的影响,因此病史采集是每个临床医师必须掌握的基本技能。

通过病史采集所获取的资料对了解患者疾病的发生、发展、诊治经过、既往健康状况和既往疾病情况,对诊断具有极其重要的意义,也为随后对患者进行体格检查和各种诊断性检查的安排提供了重要及具有导向作用的基本资料。一个具有深厚医学知识和丰富临床经验的医师,常常通过病史采集就可能对某些患者提出准确的诊断。特别在某些疾病,或是在疾病的早期,身体尚且处于功能或病理生理改变的初期阶段,还缺乏器质性或组织、器官形态学方面的改变,而患者却可以更早地陈述某些特殊的感受,如头晕、乏力、食欲改变、疼痛、失眠、焦虑等症状。在此阶段,体格检查、实验室检查甚至特殊检查均无阳性发现,问诊所得的资料却能更早地作为诊断的依据。

病史采集是医师诊治患者的第一步,其重要性还在于,病史采集是医患沟通、建立良好医患关系的最重要时机,正确的方法和良好的问诊技巧,使患者感到医师的亲切和值得信任,有信心与医师合作,这对诊治疾病也十分重要。病史采集的过程除收集患者的疾病资料用于诊断和治疗外,还有其他功能,如教育患者、向患者提供信息,有时候甚至交流本身也具有治疗作用。医学生从接触患者开始,就必须认真学习和领会如何与患者交流,掌握其内容和技巧。

美国精神病学家和内科学教授 Engel 提出的生物-心理-社会医学模式对医师提出更高的要求。它要求医师不仅具有医学的自然科学方面的知识,还要有较高的人文科学、社会科学等方面的修养,能够从生物、心理、社会等多角度了解和对待患者。这也要求医师必须具有良好的交流与沟通技能,以及教育患者的技能。

根据病史采集的临床情景和目的不同,大致可分为全面系统的病史采集和重点病史采集。前者主要针对住院的患者,后者则主要应用于急诊和门诊。学习和掌握全面系统的病史采集是重点病史采集的基础,初学者自然是从学习全面系统病史采集开始。

(吴　桐　吴艳秋　任成山)

第二节　病史采集的方法与应注意的问题

一、病史采集的方法

由于对医疗环境的生疏和对疾病的恐惧等，在病史采集开始阶段，患者常有紧张情绪，医师应主动创造一种宽松和谐的环境以解除患者的不安心情。要注意保护患者隐私。如患者要求家属在场，医师可以同意。尽可能让患者充分陈述他认为重要的情况和感受，切不可生硬地打断患者的叙述，甚至用医师自己主观的推测去取代患者的亲身感受。

追溯首发症状开始的确切时间，直至目前的演变过程。如有几个症状同时出现，必须确定其先后顺序。

在病史采集两个项目之间使用过渡语言，即向患者说明将要转变的话题及理由，利于患者理解。利用不同类型的提问方式，如开放式提问、直接提问等，先让患者叙述自己的病情，再针对病情着重追问一些重点问题。不要出现诱导性提问或暗示性提问及责难性提问等不正确的提问方式。

提问时要注意系统性和目的性，对询问的每一部分结束时都要进行归纳小结，以便患者知道医师是如何理解自己病情的，提供核实病情的机会。

为了收集到尽可能准确的病史，在病史采集过程中避免使用医学术语，尽可能转换成患者能理解的语言进行提问，有时亦需要医师对患者提供的信息进行核实。

另外，病史采集过程中，医师的仪表、礼节和友善的举止，有助于发展与患者的和谐关系，使患者感到亲切，获得患者信任，甚至能使患者讲出原想隐瞒的敏感事情。恰当地运用一些评价、赞扬、鼓励的语言，可促使患者与医师合作。

二、病史采集应注意的问题

病史采集过程中，患者针对医师提出的问题答非所问或依从性差，是因为患者没有理解医师的意思，应改为其他通俗易懂的语言帮助患者理解。当患者没有完全理解或错误理解，应予以及时纠正。

如患者问到一些问题，医师不清楚或不懂时，不能随便应付，不懂装懂，甚至乱解释，也不要简单回答“不知道”。

（吴　桐　李晓欧　任成山）

第三节　病史采集的内容与要求

病史采集需要包括患者一般情况、主诉、现病史、既往史、系统回顾、个人史、婚姻史、月经与生育史、家族史。病史采集应当在患者入院后 1 h 内完成。以下是病史采集的内容和要求。

一、一般情况

一般情况包括姓名、性别、年龄、籍贯、民族、婚姻、住址、联系电话、职业、入院日期、记录日期、病史陈述者及可靠程度等。若病史陈述者非患者本人，应写明与患者关系。记录年龄时应填写患者实际年龄，因年龄本身具有诊断参考意义。

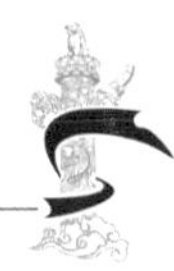

二、主　诉

主诉(chief complaint)是迫使患者就医的最明显或最主要的痛苦症状和体征,即本次就诊最主要的原因及其持续时间。

主诉应简明扼要,言简意明,用一两句话全面概括,同时记录疾病发生到就诊的时间,如“咳嗽 3 d,加重伴发热 1 d”。应使用患者描述的症状,而非使用诊断用语代替,如“发现胃溃疡 3 d”,应记录为“左上腹疼痛 3 d”。当前无症状,但诊断资料和入院目的明确的患者,也可使用以下方式记录主诉。如“超声检查发现胆囊结石 1 周”。

三、现 病 史

现病史(history of present illness)是病史的主体部分,是病史采集的重点内容。它体现患者患病后的全过程,即发生、发展、演变和诊治经过,应尽可能全面系统地将起病情况与患病的时间、主要症状的特点、病因与诱因、病情的发展与演变、伴随症状、诊治经过及病程中的一般情况进行描述。

主要包括以下几个方面:①起病情况(缓急)与患病的时间;②主要症状的特点,包括所在的部位、放射区域、性质、发作频度、持续时间、强度、缓解或加重的因素;③病因与诱因;④病情的发展与演变(需按时间顺序记录,包括主要症状的发展变化及新发症状的出现);⑤伴随症状,在主要症状的基础上同时出现其他的一系列症状,这些症状常常是鉴别诊断的重要参考资料,按一般规律在某种疾病应该出现实际却没有出现的伴随症状,也应将其记录在现病史中,这种被称为阴性表现或阴性症状;⑥诊断及治疗经过,应询问是否到医院就诊及做过的检查项目和可能的检查结果,是否经过治疗,若已进行治疗应具体询问治疗的方法和药物,以及详细名称、剂量、频次、时间和疗效;⑦患病以来的一般情况,包括精神、食欲、睡眠、大小便及体重变化等。

四、既 往 史

既往史(past history)又称过去史。包括患者既往健康情况和过去曾经患过的疾病,特别是与目前所患疾病有密切关系的情况。要注意在记录既往史时不要和现病史发生混淆。

既往史主要内容包括:①患者既往的健康情况;②曾经患过的疾病及传染病史,特别是与现患疾病有密切关系的疾病史,如冠状动脉粥样硬化性心脏病患者,应询问过去是否有过高血压病、糖尿病等,记述时应避免与现病史混淆;③外伤、手术、预防接种、输血及血液制品史;④过敏史(对药物、食物及环境因素);⑤对居住或生活地区的主要传染病和地方病,也应记录于既往史中;⑥记录顺序一般按时间先后排列。

五、系 统 回 顾

系统回顾(review of systems)主要包括对呼吸系统、循环系统、消化系统、泌尿系统、造血系统、内分泌系统及代谢与神经精神系统、肌肉骨骼系统进行概括,避免病史采集过程中患者或医师有忽略或遗漏的内容,应全面、细致、深入地进行询问,再进行系统总结。

系统回顾由医师直接提问,作为病史资料的再次搜集,避免在病史采集的过程中出现患者及医师忽略或遗漏的内容。它帮助医师在短时间简明扼要地了解患者除现患疾病以外是否有其他目前已存在或已痊愈的疾病,且与本次疾病之间是否存在关系。系统回顾涉及的临床疾病较多,每个系统可询问 2 ~ 4 个症状,如有阳性症状,再深入全面地询问该系统情况;若为阴性,则过渡至下一个系统。

1. 呼吸系统　有无咳嗽、咳痰、咯血、胸痛、与肺结核患者密切接触史等。

2. 循环系统　有无心悸、心前区疼痛、气促、水肿、头昏、头痛、晕厥、少尿等。

3. 消化系统　有无反酸、嗳气、腹痛、腹胀、恶心、呕吐、便秘、腹泻、吞咽困难等。

4. 泌尿系统　有无腰痛、尿频、尿急、尿痛、排尿困难、尿量异常、夜尿增多、尿色异常及面部水肿等。

5. 造血系统　有无头昏、乏力、皮肤瘀斑瘀点、牙龈出血、鼻衄、淋巴结肝脾大、毒物接触史等。

6. 内分泌系统及代谢　有无多饮、多尿、食欲异常、多汗、双手震颤、体重变化、性格及第二性征改变等。

7. 神经精神系统　有无头痛、意识障碍、语言障碍、肢体麻木或颤抖、记忆力减退等。

8. 肌肉骨骼系统　有无运动障碍、肢体麻木或疼痛、关节畸形等。

六、个 人 史

个人史（personal history）是指与健康和疾病有关的个人经历。包括社会经历、职业及工作条件、习惯与嗜好、有无冶游史等内容，从而初步判断此次发病是否与个人生活工作经历有关。包括以下内容。

1. 社会经历　包括出生地、居住地和居留时间（尤其是疫源地和地方病流行区）、受教育程度、经济生活和业余爱好等。

2. 职业及工作条件　包括工种、环境、工业毒物的接触情况及时间。

3. 习惯与嗜好　起居卫生习惯、饮食规律与质量。烟酒嗜好与摄入量及有无其他异嗜物等。

4. 冶游史　有无不洁性交，是否患过淋病、尖锐湿疣等。

七、婚姻及月经、生育史

1. 婚姻史　婚姻史（marital history）包括详细询问和记录患者婚姻情况、结婚年龄、配偶健康状况、性生活情况及夫妻关系是否和睦等。记录患者未婚、已婚，已婚患者记录结婚时间或年龄，配偶健康情况等。

2. 月经史　月经史（menstrual history）包括详细询问和纪录女性患者月经初潮的时间或年龄、月经周期及经期天数，经血量及颜色，有无痛经，白带情况，末次月经日期，闭经日期及绝经年龄。格式为：

$$\text{初潮年龄}\frac{\text{行经期(d)}}{\text{月经周期(d)}}\text{末次月经时间或绝经年龄}$$

3. 生育史　生育史（childbearing history）包括详细询问和记录女性患者妊娠、生育、流产次数（包括自然流产及人工流产）、有无死产或手术产、围产期感染及计划生育情况等。男性患者应记录育有子女情况及有无患过影响生育的疾病。

八、家 族 史

家族史（family history）包括询问患者双亲及兄弟姐妹子女等家族成员的健康情况，一般指三代以内直系亲属健康情况。特别是家族中有无与患者患相同疾病，有无遗传相关疾病。对已死亡的直系亲属要问明死因与年龄。有些遗传性疾病的家族史中还应包括某些非直系亲属。若家族中有多个成员或几代人患相同疾病，可绘制家族遗传病系谱图显示详细情况。

（陶玥颖　吴　桐　李恒菊）

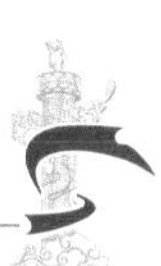

参考文献

1　费勤福. 病历书写规范[M]. 合肥:安徽科学技术出版社,2015:30-69.
2　王欣,康熙雄. 诊断学[M]. 北京:北京大学医学出版社,2018:736-748.
3　万红学,卢雪峰. 诊断学[M]. 9 版. 北京:人民卫生出版社,2018:566-567.
4　成战鹰,王肖龙. 诊断学基础[M]. 北京:人民卫生出版社,2016:485-502.
5　潘祥林,王鸿利. 实用诊断学[M]. 2 版. 北京:人民卫生出版社,2017:1159-1160.

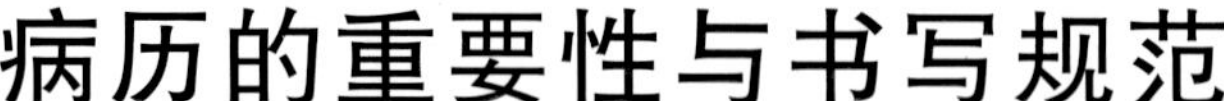

第45章

病历的重要性与书写规范

第一节　病历的重要性

病历(case history)是医务人员对患者疾病的发生、发展及转归进行检查、诊断、治疗及预后评估等医疗活动过程的记录,是医教研不可替代的宝贵资料,是帮助判定法律责任的依据,是医保支付的凭证。病历质量直接反映医院医疗质量、学术水平及管理水平,因此,病历对患者、医疗、预防、教学、科研、医院管理等都有重要的作用。

1. 患者的健康档案　病历是对患者疾病的发生到转归的全过程,是个人的健康档案,就医时医师能更加全面地了解患者疾病情况。

2. 医教研的资料　医疗方面,病历是疾病确定诊断、进行治疗、落实预防措施等医疗行为的详细资料,反映医务人员诊治疾病的水平、责任心,也是患者再次患病时诊断与治疗的重要参考资料。通过临床病历回顾,可以从中汲取经验、教训,改进工作,提高医疗质量。

教学方面,病历是教学的宝贵资料,是最生动的教材。通过病历的书写与阅读,可以使所学的医学理论和医疗实践密切结合起来,巩固所学知识,开阔视野,培养医务人员和医学生的逻辑思维能力及严谨的医疗作风。

科研方面,病历是临床研究的主要素材。通过对大量资料的研究,得出新的经验;通过临床病历总结分析,研究筛选新的医疗技术和药物,推动医学不断发展。

3. 医院管理　大量的病历资料分析可以客观地反映出医院工作状况、技术素质、医疗质量等医院管理水平,许多医疗重要指标都是从病历中来提取。因此,质控、分析病历质量能一定程度上了解医院的工作状态,为做好质控的规划、计划提供依据,持续改进医疗质量,保障医疗安全。

4. 法律证据　病历是处理医疗争议、判断法律责任、鉴定伤者受伤程度和恢复情况、决定公民民事权利、行为能力、司法鉴定、劳动力鉴定、保险公司赔付等事项的重要依据。因此,病历是有效地保护患者和医务人员合法权益的重要文件。

第二节　病历书写的基本要求

病历书写的基本要求是临床医师书写病历过程中必须遵循的一般性规定,也是评价医师病历质量的根本依据。2010年国家卫生部印发《病历书写基本规范》中明确规定，病历书写应当客观、真实、准确、及时、完整、规范。这12个字就是病历书写的根本要求。

其一，病历书写应当使用蓝黑墨水、碳素墨水，需复写的病历资料可以使用蓝或黑色油水的圆珠笔。计算机打印的病历应当符合病历保存的要求。

其二，病历书写应当使用中文，通用的外文缩写和无正式中文译名的症状、体征、疾病名称等可以使用外文。

其三，病历书写应规范使用医学术语，文字工整，字迹清晰，表述准确，语句通顺，标点正确。

其四，病历书写过程中出现错字时，应当用双线画在错字上，保留原记录清楚、可辨，并注明修改时间，修改人签名。不得采用刮、粘、涂等方法掩盖或去除原来的字迹。上级医师有审查修改下级医师书写的病历的责任。

其五，病历应当按照规定的内容书写，并由相应医师签名。实习医务人员、试用期医师书写的病历，应当经过本医疗机构注册的医师审阅、修改并签名。进修医师由医疗机构根据其胜任本专业工作实际情况认定后书写病历。

其六，病历书写一律使用阿拉伯数字书写日期和时间，采用24 h制记录。

其七，对需取得患者书面同意方可进行的医疗活动，应当由患者本人签署知情同意书。患者不具备完全民事行为能力时，应当由其法定代理人签字；患者因病无法签字时，应当由其授权的人员签字；为抢救患者，在法定代理人或被授权人无法及时签字的情况下，可由医疗机构负责人或者授权的负责人签字。因实施保护性医疗措施不宜向患者说明情况的，应当将有关情况告知患者近亲属，由患者近亲属签署知情同意书，并及时记录。患者无近亲属的或者患者近亲属无法签署同意书的，由患者的法定代理人或者关系人签署同意书。

（马明镜　夏　勋　王　浩　吴艳秋　任成山）

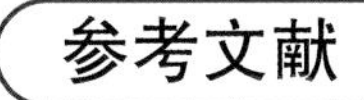

参考文献

1　潘祥林，王鸿利. 实用诊断学[M]. 2版. 北京：人民卫生出版社，2017：1161-1169.

2　王欣，康熙雄. 诊断学[M]. 北京：北京大学医学出版社，2018：749-757.

3　万学红，卢雪峰. 诊断学[M]. 9版. 北京：人民卫生出版社，2018：566-569.

第46章

病历的种类与质量控制

第一节　门(急)诊病历

门(急)诊病历内容包括门(急)诊病历首页[门(急)诊手册封面]、病历记录、化验单(检验报告)、医学影像检查资料等,应当由接诊医师在患者就诊时及时完成。门(急)诊病历首页内容应当包括患者姓名、性别、出生年月日、民族、婚姻状况、职业、工作单位、住址、药物过敏史等项目。门诊手册封面内容应当包括患者姓名、性别、年龄、工作单位或住址、药物过敏史等项目。门(急)诊病历记录分为初诊病历记录和复诊病历记录。初诊病历记录书写内容应当包括就诊时间、科别、主诉、现病史、既往史,阳性体征、必要的阴性体征和辅助检查结果,诊断及治疗意见和医师签名等。复诊病历记录书写内容应当包括就诊时间、科别、主诉、病史、必要的体格检查和辅助检查结果、诊断、治疗处理意见和医师签名等。急诊病历书写就诊时间应当具体到分钟(图46-1)。

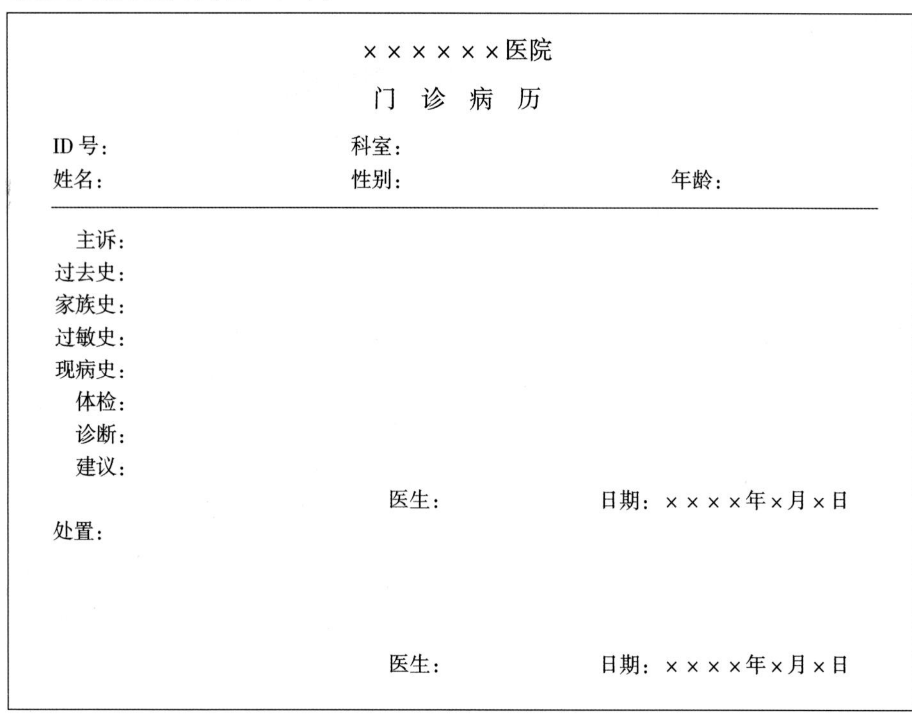
××××××医院

门　诊　病　历

ID号:　　科室:

姓名:　　性别:　　年龄:

主诉:

过去史:

家族史:

过敏史:

现病史:

体检:

诊断:

建议:

医生:　　日期:××××年×月×日

处置:

医生:　　日期:××××年×月×日

图46-1　门(急)诊病历

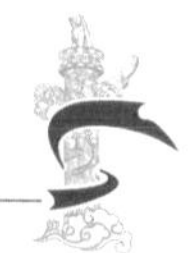

急诊留观记录是急诊患者因病情需要留院观察期间的记录，重点记录观察期间病情变化和诊疗措施，记录简明扼要，并注明患者去向。抢救危重患者时，应当书写抢救记录。门（急）诊抢救记录书写内容及要求按照住院病历抢救记录书写内容及要求执行（图 46-2）。

××××××医院

急诊抢救病历

姓名：　　床号：　　ID 号：　　病案号：

姓　名:　　性　别:　　年　龄:
籍　贯:　　身　份:　　职　业:
婚　姻:　　民　族:　　电　话:
地　址:　　单　位:
联 系 人:　　联系人关系:
联系电话:　　入科时间: ××××年×月×日　××:××
主　诉:
现病史:
既往史:
过敏史:
体　征:
辅助检查:
初步诊断:
诊疗措施:
出科诊断:
出科医嘱:
出科时间:
去　向:
首诊医师:　　经治医师:

图 46-2　**急救抢救病历**

第二节　住院期间病历

一、住 院 病 历

住院病历内容包括住院病案首页、入院记录、病程记录、手术同意书、麻醉同意书、输血治疗知情同意书、特殊检查（特殊治疗）同意书、病危（重）通知书、医嘱单、辅助检查报告单、体温单、医学影像检查资料、病理资料等。

二、入 院 记 录

入院记录是指患者入院后，由经治医师通过问诊、查体、辅助检查获得有关资料，并对这些资料归纳分析书写而成的记录。可分为入院记录、再次或多次入院记录、24 h 内入出院记录、24 h 内入院死亡记录。入院记录、再次或多次入院记录应当于患者入院后 24 h 内完成；24 h 内入出院记录应当于患者出院后 24 h 内完成，24 h 内入院死亡记录应当于患者死亡后 24 h 内完成。

三、病 程 记 录

病程记录是指继入院记录之后,对患者病情和诊疗过程所进行的连续性记录。内容包括患者的病情变化情况、重要的辅助检查结果及临床意义、上级医师查房意见、会诊意见、医师分析讨论意见、所采取的诊疗措施及效果、医嘱更改及理由、向患者及其近亲属告知的重要事项等。

四、其他医疗文书

其他医疗文书主要包括各类知情同意书、病危(重)通知书、医嘱、辅助检查报告单、体温单等。各医院可结合自身的实际情况增加其他一些文书内容,如医患谈话记录、手术风险评估表单、授权委托书等。

第三节　病历排列顺序与打印病历

一、病历排列顺序

《医疗护理技术操作常规》第四版第三章对出院病历排列顺序有相关规定,各医院可结合实际情况做适当调整,出院病历必须内容完整、项目齐全、顺序正确。其装订顺序标准如下。①病案首页;②病案质量评定标准;③住院证;④入科通知单;⑤入院记录;⑥病程记录(按时间先后顺序排列):首次病程、术前小结、术前讨论、麻醉术前访视记录单、麻醉记录、体外循环记录单、体外循环出入量记录单、手术室清点记录单、手术安全核查、手术记录、麻醉术后访视、术后病程(如有再次手术,按病程先后接续在下面)、转出记录、转入记录、交班记录、接班记录;⑦出院记录(死亡记录、死亡讨论、死亡报告);⑧会诊记录(按会诊时间先后排序);⑨患者签字同意书:谈话记录、安全告知书、授权委托书、麻醉同意书、手术同意书、输血同意书、请假条、各类介入治疗同意书、患者基本信息修改表、病重(病危)通知单、各类医疗保险签字审批表和同意书、身份证和医保卡复印件等;⑩辅助诊断检查报告单及门诊检查报告单:超声报告单、CT 报告单、MR 报告单、放射报告单、心电图报告单、脑电图报告单、肺功能报告单、肠镜(胃镜)报告单、骨穿报告单、病理报告单、检查化验单等(同种报告单按时间先后排序);⑪检验贴存单:其他空白化验单、输血申请单、血浆申请单、血气单等(用检验贴存单或 A4 纸展开,上下边缘用胶棒粘牢固);⑫特殊治疗记录单:糖尿病治疗观察表、血压观察记录单、床旁透析等;⑬各类评估(分)表单:输血疗效评价表、ICU 危重患者急性生理学和慢性健康状况评价Ⅱ(acute physiology and chronic health evaluation Ⅱ, APACHEⅡ)评分表、“三管”评估表、疼痛评估表、住院患者营养风险筛查表等;⑭护理记录单(按时间先后顺序排列):介入室护理记录单、一般护理记录单、特别护理记录单;⑮各种收费单:麻醉费用收费单、体外循环费用记录单、治疗收费单等;⑯长期、临时医嘱(按时间先后顺序排列);⑰体温单(按时间先后顺序排列);⑱新生儿病历(同前出院病历顺序);⑲急诊病历首页、续页;⑳院外的病历资料等。

二、打印病历内容及要求

打印病历是指应用字处理软件编辑生成并打印的病历(如 Word 文档、WPS 文档等)。打印病历应当按照本规定的内容录入并及时打印,由相应医务人员手写签名。医疗机构打印病历应当统一纸张、字体、字号及排版格式。打印字迹应清楚易认,符合病历保存期限和复印的要求。打印病历编辑过程中应当按照权限要求进行修改,已完成录入打印并签名的病历不得修改。

第四节　病历质量控制

一、门诊病历质量评估要点

门诊病历主要包括一般项目、主诉、现病史、既往史、查体、辅助检查、处置、诊断、医师签名等内容，其质量评估要点：病史采集准确、完整；查体具体、规范；确诊及时、正确；三次确诊情况；处理措施及时、得当；检查有针对性；患者知情权的维护。

（一）一般项目

每页病历记录必须有患者姓名、病案号，每次就诊要求有就诊日期、时间、科别。

（二）主诉

初诊患者必须写主诉。诊断明确且此次就诊为同一疾病而取药的病历，主诉可书写“病史同前……”或“×××（疾病诊断）开药”；为同一疾病而复诊的病历，主诉应与初诊主诉相连接并记录经上次诊治后又出现的其他症状、体征等。

（三）现病史

初诊要求必须与主诉相关、相符，能反映本次疾病起始、演变、诊疗过程，重点突出，有必需的鉴别诊断资料。

复诊重点记录经过治疗后的效果及病情变化情况、检验结果等。未确诊病历有必需的重要意义的鉴别诊断资料的补充。

（四）既往史和其他病史

记录重要的或与本病诊断相关的既往病史。其余与诊治有关的药物过敏史、个人史、传染病史及接触史、婚姻生育史、家族史等内容也需要进行记录，对医师疾病诊断评估也是有一定帮助的。

（五）查体

初诊需记录一般情况、血压、浅表淋巴结、心肺、腹、肝、脾情况，与主诉有关的专科常规查体应准确、具体、规范。复诊应根据病情变化记录必要的体格检查。

（六）辅助检查

将本院或外院所做的与诊断和鉴别诊断相关的各种化验及影像学检查结果抄写在记录中。

（七）处理

处理包括：①记录所开各种化验及影像学检查项目；②记录所采取的各种治疗措施；③对进行特殊检查、特殊治疗、门诊手术的患者必须有术前患者知情同意签字、术前常规检查齐备、相应的操作记录或手术记录；④处方应有药物名称、总剂量及用法；⑤出具诊断证明书等其他医疗证明书时，要将其内容记录在病历里；⑥记录与患者交代的重要注意事项。

（八）诊断

疾病诊断名称的书写要符合国际疾病分类的基本原则。明确诊断的要写出规范的诊断名称。已确定的临床病理分型要写具体；未明确诊断的应写待查并在待查下面写出临床上首先考虑的可能诊断。明确诊断的复诊、取药病历可只写与所开药物相关的诊断名称。

（九）医师签名

要求医师签字应字迹清晰，便于辨认的全名，用钢笔或圆珠笔书写，字迹要清楚、整洁，不得涂改。

二、急诊留院观察病历评估要点

急诊留院观察病历评估要点包括：①留院观察病程记录；②留院观察病历具有初诊病历记录（门、急诊就诊记录）；③留院观察病程记录每24 h不得少于两次，急、危、重症随时记录；④留院观察病历24 h内应有上级医师查房意见；⑤交接班、转科、转院均应有病程记录；⑥患者离开留院观察时，应记录去向；⑦被邀请急会诊的科室医师须有详细的会诊记录，急诊留观医师应有执行记录；⑧留观时间≥48 h出留观室时应有病情小结。

第五节　病历参考示例

一、入院记录

【入院记录示例】

入院记录的内容包括患者一般情况、主诉、现病史、既往史、个人史、婚育史、月经史、家族史、体格检查、专科情况、辅助检查、初步诊断、书写入院记录的医师签名、上级医师签名。

1. 一般情况　内容通常包括姓名、性别、年龄、婚姻状况、民族、籍贯（须写明省、市，并详细至区县）、部职别（工作单位及军兵种、职务、职业或工种）、临时地址、入院时间、病史采取时间、病历记录时间、病史叙述者及可靠程度。对病史可靠程度有怀疑时应在现病史中记录原因。

2. 主诉　主诉是指促使患者就诊的主要症状（或体征）及持续时间，一般应注明症状出现时的状态（如缓急、连续性、进行性）。无症状者，应注明入院的主要原因或目的。通常不宜用诊断或检查结果为主诉内容（确无症状者例外）。主诉内容多于一项时，应按发生时间的先后次序分别列出；存在多个疾病时，主诉应按诊断主次顺序排列。在一些特殊情况下，疾病已明确诊断，住院目的是进行某项特殊治疗（手术、化疗）者可用病名，如肺鳞癌术后××天，第×次化疗。

主诉语言应简明扼要，一般以不超过20字为宜。第一主诉通常应能导出主要诊断（或第一诊断）。

3. 现病史　是指患者本次疾病的发生、演变、诊疗等方面的详细情况，应当按时间顺序书写。内容包括发病情况、主要症状特点及其发展变化情况、伴随症状、发病后诊疗经过及结果、睡眠和饮食等一般情况的变化，以及与鉴别诊断有关的阳性或阴性资料等。

现病史是医师询问了解、调查研究病史的过程，充分发挥西医的视、触、叩、听和中医的望、闻、问、切的作用。现病史是病史主体部分，要围绕主诉进行描写，主要内容包括：

（1）起病情况：患病时间（从起病到就诊或入院时间）、发病急缓、前驱症状、可能的病因和诱因［与本次发病有关的病因（如外伤、中毒、感染）、诱因（如气候变化、环境改变、情绪、起居饮食失调等）］。

（2）主要症状的特点：包括主要症状出现的部位、性质、持续时间和程度、缓解或加剧的因素。

（3）病情的发展和演变：患病过程中主要症状的变化或新症状的出现。

（4）伴随病状：记录伴随症状、描述伴随症状与主要症状之间的相互关系。

（5）记录与鉴别诊断有关的阳性或阴性资料等。

（6）诊治经过：一般格式为何时、何地就诊、做过何检查、诊断何病、经过何种治疗、药物剂量及效果。主要记录患者发病后到入院前，在院内、外接受检查与治疗的详细经过及效果。对患者提供的药名、诊断和手术名称需加引号（“”）以示区别。如诊治经过不详需注明。

（7）一般情况：简要记录患者发病后的精神状态、睡眠、食欲、大小便、体重等情况。

（8）对于慢性疾病（如慢性支气管炎）：凡与这次发病有关的病史亦应包括在内。

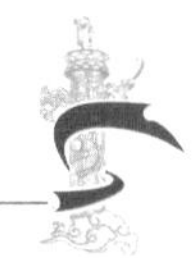

(9)对于损伤或中毒等与病情有关的经过:应力求客观,如实记载,不得加以主观评论或揣测。

4. 既往史、个人史、婚育史、月经史、家族史　均与现病史有直接关系或间接关系,非常重要,要有全局观念、整体观念。

(1)既往史:是指患者本次发病以前的健康及疾病情况,特别是与现病有密切关系的疾病,按时间先后记录。其内容主要包括:既往一般健康状况;有无患过传染病、地方病和其他疾病,发病日期及诊疗情况。对患者以前所患的疾病,诊断肯定者可用病名,但应加引号;对诊断不肯定者,简述其症状;有无预防接种、外伤、手术史,以及药物、食物和其他接触物过敏史等。

(2)个人史:出生、成长及居留的地点和时间(尤其应注意疫源地和地方病流行区),受教育程度等;起居习惯、卫生习惯、饮食规律、烟酒嗜好及其摄入量,有无其他异嗜物和麻醉毒品摄入史,有无重大精神创伤史;过去及目前职业,劳动保护情况及工作环境等。重点了解患者有无经常与有毒有害物质接触史,并应注明接触时间和程度等;有无冶游史,是否患过下疳及淋病等;对小儿患者,根据不同年龄、不同疾病有所侧重,3岁以内小儿应详细询问出生史、喂养史及生长发育史;年长儿应了解饮食习惯、学习成绩、性格、与家人和同学相处关系等。

(3)婚育史、月经史:结婚与否、结婚年龄、配偶健康情况,是否近亲结婚。若配偶死亡,应写明死亡原因及时间;女性患者的月经情况,如初潮年龄、月经周期、行经天数、末次月经日期、闭经日期或绝经年龄、经量、颜色、有无痛经、白带情况(多少及性状)等。记录格式如下:

$$\text{初潮年龄}\frac{\text{每次行经日数}}{\text{经期相隔日数}}\text{(绝经年龄或末次月经日期)}$$

已婚女性妊娠胎次、分娩次数,有无流产、早产、死产、手术产、产褥感染史,计划生育情况等。

(4)家族史:父母、兄弟、姐妹及子女的健康情况,有无与患者同样的疾病,有无与遗传有关的疾病。死亡者应注明死因及时间;对家族性遗传性疾病需问明父母双方亲属的健康和疾病情况。

5. 体格检查　体格检查是指医师运用自己的感官和借助于传统或简便的检查工具,来客观了解和评估患者身体状况的一系列最基本的检查。要对患者进行全面、有序、系统、重点、规范和正确的体格检查,既需要扎实的医学知识,还需要反复的临床实践和丰富的临床经验。必须认真、仔细,按部位和系统顺序进行,既有所侧重,又不遗漏阳性体征,对患者态度要和蔼、严肃,集中思想,手法轻柔,注意患者反应,冷天要注意保暖。对危急患者可先重点检查,及时进行抢救处理,待病情稳定后再做详细检查;不要过多搬动,以免加重病情。体格检查应避免重辅助检查轻入院查体、查体记录的体征和现病史中描述的症状相矛盾、查体中阳性体征与病变部位不符等不良倾向。专科检查要专、要全、要准。

6. 辅助检查　应分类按检查时间顺序记录检查结果,连续性、关键性检查结果绝对不能遗漏。包括与诊断有关的实验室与器械检查及检查日期,及患者入院后24 h内应完成的检查结果,如血、尿、大便常规和其他有关实验室检查。辅助检查记录应注明检查医疗机构名称及检查日期。

7. 初步诊断　指经治医师根据患者入院时情况,综合分析所做出的诊断。写在入院病历最后的右半侧。如初步诊断为多项时,按疾病的主次列出,与主诉有关或对生命有威胁的疾病排列在前(按主要诊断、并发症、伴随症顺序写出),对待查病例应列出可能性较大的诊断。

书写入院记录的医师签名应在初步诊断的下面,采用计算机打印病历的,除打印医师名字外,应有医师的手写签名。

8. 再次或多次入院记录　再次或多次入院记录是指患者因同一种疾病再次或多次住入同一医疗机构时书写的记录。要求及内容基本同入院记录。主诉是记录患者本次入院的主要症状(或体征)及持续时间;现病史中要求首先对本次住院前历次有关住院诊疗经过进行小结,然后再书写本次入院的现病史。

(1)因新患疾病而再次住院,须按照入院病历或入院记录的要求书写。

(2)再次入院记录书写时有以下要点(以癌症患者术后多次入院化疗为例)。

主诉:写作“……癌切除术后×月入院行第××次化疗”。

现病史:①简要记录……癌首次发病的过程,手术治疗的经过、患者术后的一般情况以及第一次化疗的情况;②简述第二次至最近一次化疗方案、药物反应、治疗效果以及患者一般情况;③详细记录最近一次化疗后至本次入院前的情况。

9. 患者入院不足 24 h 出院的　可以书写 24 h 时内入出院记录。内容包括姓名、性别、年龄、职业、入院时间、出院时间、主诉、入院情况、入院诊断、诊疗经过、出院情况、出院诊断、出院医嘱、医师签名等。①入院情况重点写为何入院;②诊疗经过重点写出做了何种检查及治疗;③出院情况中明确说明出院原因和理由。

10. 患者入院不足 24 h 死亡的　可以书写 24 h 内入院死亡记录。内容包括患者姓名、性别、年龄、职业、入院时间、死亡时间、主诉、入院情况、入院诊断、诊疗经过(抢救经过)、死亡原因、死亡诊断、医师签名等。

若患者死亡前已完成入院记录和首次病程记录书写的,应按正常情况书写死亡前抢救记录和死亡记录。

非手术病历 1:

【入院记录示例】

入院记录

姓名:张××　　性别:女

年龄:8 岁 7 个月　　民族:汉族

婚姻:未婚　　入院日期:20××-7-14

籍贯:××市××区　　记录日期:20××-7-01

职业:其他　　病历陈述者:患者家属(可靠)

主诉:食欲亢进、肥胖 6 年。

现病史:患者为第 2 胎第 1 产,母亲 24 岁怀孕,孕期无疾病及服药史,妊娠反应重,进食欠佳,41 周在家顺产,头先露,出生体重约 2.5 kg,身长不详,脐带绕颈 2 周,出生时面色发黄,拍打足底仍不哭,肌内注射药物后哭出声,但哭声不响亮,Apgar 评分不详。出生后至 1 岁肌张力低,吮吸乏力,喂养困难,牛乳喂养至 1 岁,7 个月开始添加辅食,8 个月会坐,1 周岁时仍不能有力抬头,1 岁 7 个月会走路,2 岁半开始发单音词,4~5 岁可说相对简单的句子,6 岁以后可较完整地表达,但语言一直欠流利,曾在××医院测 IQ 66 分。家属述其 2 岁以内生长发育与同龄人相似,2 岁半开始食欲明显增加,进食量大,经常在吃完自己的饭之后还加用其他人的饭,体重明显增加。6 岁半上小学,现为小学 2 年级学生,学习成绩欠佳,数学成绩尤其欠佳,体育成绩不佳,不爱运动。身高位于同班女生中等水平,近年无身高突增,未记录生长曲线。无乳腺发育,无阴毛及腋毛生长,无阴道分泌物。近 3 年反复出现双上肢皮肤红斑,伴瘙痒,常于夏季出现,家属述与其搔抓相关,外用药物后 1 个月左右可缓解。20××年 7 月初就诊于××医院,查血生化:ALT 360 IU/L, AST 295.0 IU/L, GGT 314.0 IU/L, TBA 25.20 μmol/L, TG 1.76 mmol/L, LDLVC 3.51 mmol/L, HDL-C 0.78 mmol/L, K^+ 4.51 mmol/L, Na^+ 139.20 mmol/L, Glu 3.97 mmol/L, ALP 214.0 IU/L, Cr 44.60 μmol/L, BUN 3.37 mmol/L。皮质醇上午 8 点 8.80 μg/dl (5~25 μg/dl),下午 4 点 6.30 μg/dl。ACTH 上午 8 点 23.0 pg/ml(0~46 pg/ml),下午 4 点 22.9 pg/ml。HbA1c,5.9%。2 h OGTT,见下表。

2 h OGTT

项目	时间		
	0 min	30 min	120 min
Glu/(mmol/L)	不详	不详	不详
Ins/(μIU/ml)	40.77	289.50	289.40
C-肽/(ng/ml)	6.15	19.08	19.02

骨龄"相当于 12 岁左右"。垂体 MRI 未见异常。腹部超声:脂肪肝(中-重度),双肾上腺区未见占

位,未见异常增大的肾上腺。20××年 7 月就诊于我院门诊,考虑 Prader-Willi 综合征,为进一步诊治入院。

发病以来,患者精神食欲好,大便 2~3 次/d,不成形,夜尿 1 次。无睡眠打鼾。平时不易感冒,无脸变圆红、皮肤宽大紫纹,皮肤碰撞后不易出现瘀斑,平时不怕冷。双眼弱视,无视野缺失,无头痛。近 1 周体重增加 1.5 kg。

既往史:否认肝炎、结核史。5 岁时在××医院行双眼斜视纠正手术。否认输血史、外伤史,否认食物及药物过触史。按计划预防接种。

个人史:生于原籍,目前住北京,否认毒物及放射性物质的接触史。否认疫区居留史。无烟酒等不良嗜好。

婚育史:未婚未育。

家族史:母亲身高 160 cm,体重 60 kg。父亲身高 184 cm,体重 103 kg。父母非近亲结婚,均体健。

体格检查

T 36 ℃,P 70 次/min,R 18 次/min,BP 100/60 mmHg,HR 70 次/min。

身高 131.3 cm,位于同年龄同性别平均身高第 25~50 百分位。

体重 50.4 kg,超过同年龄同性别平均体重第 97 百分位,BMI 29.3 kg/m^2。

发育正常,营养良好,自主体位,神清合作,对答欠流畅。体形均匀肥胖,全身皮肤、黏膜无黄染,颜面不肿,皮肤不薄,无皮肤宽大紫纹。右侧前臂伸侧可见片状水肿性红斑。颈部、双侧腋下可见明显黑棘皮征。全身浅表淋巴结未扪及。脸圆,杏仁眼,鼻梁较塌,嘴较小,手足较小,发际不低。头颅无畸形,无突眼,眼睑不肿,球结膜无充血,睑结膜无苍白,巩膜无黄染,双瞳孔等大等圆,对光反射存在,眼球各向运动灵活。粗测视力、视野正常。耳鼻无异常分泌物,听力正常,鼻窦无压痛。伸舌居中,腭弓不高,口腔无溃疡,咽无充血,双扁桃体不大。水牛背,锁骨上脂肪垫(+)。颈无抵抗,无颈静脉怒张,双侧颈动脉区未闻及血管杂音,甲状腺不大,未扪及结节。气管居中,胸廓对称,胸骨无压痛。双乳Ⅰ期,双肺呼吸音清,未闻及干湿啰音,心前区无隆起,心界无扩大,心率 70 次/min,律齐,各瓣膜区未闻及病理性杂音。腹软,无压痛、反跳痛及肌紧张,肝肋下三指,质中,无压痛。脾肋下未及,Murphy 征(-),肝肾区叩痛(-),移动性浊音(-),腹部未闻及血管杂音,肠鸣音正常。阴毛Ⅰ期,幼年女性外阴。脊柱四肢无压痛,无杵状指,双下肢不肿。肌力、肌张力正常,双侧足背动脉搏动触及、对称。生理反射存在,病理反射未引出。

辅助检查:暂缺。

初步诊断

1. Prader-Willi 综合征待排
2. 代谢综合征
3. 肥胖
4. 高脂血症
5. 肝功异常
6. 高胰岛素血症
7. 皮炎

医师签字:×××(手签)

【专家点评】

1. 亮点　主诉精练:"食欲亢进,肥胖 6 年"。8 岁 7 个月患儿怀疑遗传、代谢性疾病,现病史收集紧贴主诉展开,从母亲妊娠、生育史、孕期有无疾病和服药病史,41 周顺产,提示无孕期感染、药物等因素影响。"出生时面色发黄,拍打足底仍不哭,肌内注射药物(具体不详)后哭出声,但不响亮",疾病的表现和演变由此埋下伏笔。"出生后至 1 岁,肌张力低,吸吮乏力"逐渐引出疾病表现,顺次描述"1 周岁时仍不能有力抬头,1 岁 7 个月会走路……,4~5 岁可说相对简单句子,6 岁以后可较完整地表达,但语言一直欠流利,IQ 66 分,学习成绩尤其是数学成绩欠佳",隐喻该儿童肌力、语言表达能力、智力不佳。"2 岁开始食欲明显增加、体重明显增加",同时详细记载了院外肝功能、血脂、胰岛素水平异常,以及血糖、肾功能、皮质醇等生化和垂体、肝、肾上腺影像学检查结果,具有鉴别诊断的隐喻内涵,从而引出 Prader-Willi

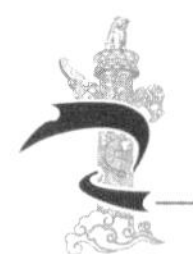

综合征的考虑。体格检查简明扼要，重点突出。整个记述层次分明，条理清晰，术语运用贴切，文笔流畅，文字洗练，充分反映出作者扎实的临床功底和清晰的临床思维能力。

2. 建议　①患者入院前已做多项辅助检查，且现病史已有记载，若将入院与此次入院相关的检查结果记录在辅助检查项目内，则更显规范；②有“腰围、臀围、腰臀比、腹围”数据更为完善；③神经系统体检宜具体明确。

非手术病历 2：

【入院记录示例】

入院记录

姓名：赵××　　出生地：××××××

性别：女性　　职业：农民

年龄：58 岁　　入院时间：××××年 7 月 13 日 10:53

民族：汉族　　记录时间：××××年 7 月 13 日 14:30

婚姻状况：已婚　　病史陈述者：本人

主诉：间断性肉眼血尿 3 年，加重 1 年。

现病史：患者于 3 年前无明显诱因出现肉眼血尿，终末加重，呈洗肉水样，无血条及血块，多饮水后血尿自行消失，不伴有尿频、尿急、尿痛等不适症状，排尿通畅，未引起重视。此后偶然剧烈活动、劳累后有肉眼血尿，排尿 2～3 次后自行缓解。1 年前无明显诱因血尿反复频繁发作，伴有血丝、小血块，偶有尿频及尿痛，严重时有排尿不畅，曾就诊当地镇卫生院给予服用“环丙沙星”（2 片，每日 2 次）等药物治疗，时好时坏，未行任何检查。2 周前持续血尿，伴血块及下腹部胀痛，就诊于××县医院，B 超检查提示膀胱占位性病变，为进一步诊治就诊我院，门诊彩超（20××-07-13）提示：膀胱多发实性肿瘤。门诊以“膀胱肿瘤”收住入院。

患者自发病以来，无腰腹部疼痛、发热、全身水肿、乏力症状，精神、食欲、睡眠尚可，体重无明显减轻，大便正常。

既往史：既往身体健康；否认肝炎、结核等传染病病史；否认手术、外伤、输血史；否认药物及食物过敏史；否认高血压、糖尿病、血液病、肾炎等病史；疫苗接种不详。

个人史：生于原籍，否认疫区旅居史，无工业毒物、粉尘、放射性物质接触史，生活规律、无明显不良嗜好。

月经史：14 岁无不规则阴道出血史。

婚育史：1962 年与一健康男子结婚，育有 2 子 1 女，配偶及子女均身体健康。

家族史：父母均已自然死亡，有 1 兄 1 姐，均身体健康，家族无遗传性疾病病史记载。

【专家点评】

亮点：现病史简明扼要勾勒病程阶段性进展：3 年前“肉眼血尿，终末加重，呈洗肉水样，无血条及血块”，“不伴有尿频、尿急、尿痛等不适症状，排尿通畅”。1 年前“血尿反复频繁发作，伴有血丝、小血块，偶有尿频及尿痛，严重时有排尿不畅”，描述出该病例疾病发生及发展过程。体现书写者对症状变化细微的认识过程。

二、首次病程记录

【首次病程记录概述】

首次病程记录是指患者入院后由经治医师或值班医师书写的第一次病程记录，应当在患者入院 8 h 内完成。首次病程记录的内容包括病例特点、拟诊讨论（诊断依据及鉴别诊断）、诊疗计划等。

首次病程记录的本质是接诊医师对患者的病史、体格检查和辅助检查进行全面分析、归纳和整理后，对患者病情提出的初步的、意向性的诊疗方案，是三级检诊的最初环节，对患者的后续诊疗影响很大，直

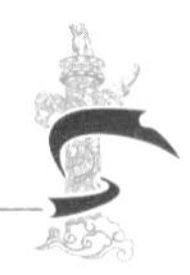

接体现接诊医师的诊疗思路。

1. 首次病程记录撰写的时间　应记录到时和分。内容包括病例特点、初步诊断、诊断依据及鉴别诊断、诊疗计划等。

2. 基本信息　记录患者姓名、性别、年龄、主诉、入院时间、入院科室。

3. 病例特点　①基本情况：年龄段、起病情况、进展情况和病程时间等；②主要症状；③阳性体征和鉴别诊断涉及的阴性体征；④个人史、既往史、家族病史等（如有特殊，或鉴别需要）；⑤辅助检查发现（阳性和鉴别诊断涉及的阴性发现）；⑥治疗经过及其效果。

4. 初步诊断　对上述资料综合分析后提出最可能的诊断；对诊断疾病为待查的应写临床首先初步考虑的疾病诊断。

5. 诊断依据及鉴别诊断　对诊断明确的分别按病史、症状、体征、辅助检查进行诊断依据书写，阐明支持疾病诊断的证据；对诊断不明确的要做拟诊讨论，应提出 3 ~ 5 个疾病进行鉴别讨论。同时，应对下一步诊治措施进行分析。

6. 诊疗计划　根据患者入院时情况所采取主要的治疗方案及为证实诊断和鉴别诊断所须进行的检查，即针对病情制订具体明确的诊治计划，体现出对患者诊治的整体思路；诊疗计划应有具体内容，便于操作执行。

【首次病程记录示例】

20××-7-14　17:00　　**首次病程记录**

1. 病例特点

(1) 学龄期女性，慢性病程 6 年。

(2) 主要表现为出生后肌张力低、喂养困难，幼年起病，食欲亢进、重度肥胖，外院检查示中-重度脂肪肝、高胰岛素血症、胰岛素释放高峰延迟，伴语言和智力发育落后。

(3) 无脸变圆红、皮肤宽大紫纹，皮肤碰撞后不易出现瘀斑。

(4) 既往史：双眼斜视纠正手术。

(5) 家族中无类似病史。

(6) 入院查体：BP 100/60 mmHg，身高 131.3 cm，位于同年龄同性别平均身高低 25 ~ 50 百分位，体重 50.4 kg，超过同年龄同性别平均体重 97 百分位，BMI 29.3 kg/m^2，对答欠流畅，体形均匀肥胖。皮肤无明显变薄，无皮肤宽大紫纹，右侧前臂可见片状水肿性红斑。颈部、双侧腋下可见明显黑棘皮征。脸圆，杏仁眼，鼻梁较塌，嘴较小，手足较小，腭弓不高，水牛背，锁骨上脂肪垫(+)。甲状腺不大。双肺呼吸音清，心律齐，腹软，肝肋下三指，质中，无压痛。双乳Ⅰ期。阴毛Ⅰ期，幼稚女性外阴。

2. 拟诊讨论　患者学龄期女性，慢性病程 6 年，主要临床表现为出生后肌张力低、喂养困难，幼年起病，食欲亢进、重度肥胖，外院检查示中-重度脂肪肝、胰岛素抵抗，伴语言和智力发育落后。查体体形均匀肥胖，脸圆，杏仁眼，鼻梁较塌，嘴较小，手足小。上述临床特点符合较为典型的 Prader-Willi 综合征(PWS)。

PWS 是一组复杂的多系统疾病，首先由 Prader、Labbart 和 Willi 于 1956 年报道，发病率约为 1/20 000。PWS 是遗传印迹(genetic imprinting)在疾病发生中的典型例子，原因是 15 号染色体 PWS 关键区域中父系来源的等位基因失活，如为母系来源的等位基因失活，则表现为 Angelman 综合征。15 号染色体长臂近端(15q11-q13)包含一组印迹基因，这些基因受到印迹调控中心的双向调控。目前已知的重要父系来源的等位基因包括：*MKRN3*、*MA-GEL2*、*NDN*、*PWWN1*、*C15orf2*、*SNURF-SNRPN* 和一些小核 RNA。父系来源的等位基因失活的原因主要包括：①父源性染色体 15q11-q13 缺失；②15 号染色体为母系二倍体；③印迹缺陷。其中最常见的是父源性染色体 15q11-q13 缺失，基因型与表型的关系：父源性染色体 15q11-q13 缺失者常具有典型的表型，15 号染色体为母系二倍体者表型相对较轻，认知功能障碍比另外两种基因型轻。本病确诊依赖于分子遗传学分析，敏感性最高的方法是通过分子遗传学方法检测 15q11-q13 的甲基化状态。

PWS 在不同年龄阶段有相应的临床表现。①胎儿阶段：可表现为胎动减少，但通过超声检查难以发

现,并且由于15号染色体长臂部分缺失并非产前检查的常规项目,通过细胞遗传学检查往往难以发现PWS胎儿;②新生儿阶段:突出的表现是肌张力低和低反射,因吞咽和吸吮反射降低导致喂养困难,许多患儿需要管饲3~4个月;③婴幼儿期:喂养困难通常在6个月以后逐渐改善,从1岁至1岁半以后开始出现难以控制的食欲亢进,并因此导致严重肥胖和心理方面的问题,多数患者表现为生长迟缓,手足小,杏仁眼,脸颊丰满、活动量小,其中肥胖是最突出的问题,从6岁开始,多数患儿因搔抓导致反复皮炎;④青少年和成年人期:最常见的问题包括情绪和认知障碍、运动功能差以及不能控制的贪食,常在青春期开始出现糖尿病。PWS患者常有性腺功能低下。

本例患者临床符合较典型的PWS,但患者无明显身材矮小,外院查骨龄超前,入院后应复查骨龄和性腺轴激素水平,必要时行达必佳试验评价性腺轴功能状态。同时须与下列疾病相鉴别。①库欣综合征(Cushing syndrome):高皮质醇血症也可导致肥胖、食欲亢进,脂肪肝,胰岛素抵抗,患者有水牛背、锁骨上脂肪垫等脂肪重新分布的表现,但无明显皮肤变薄,有皮肤宽大紫纹,外院查皮质醇节律正常,不支持库欣综合征的诊断,入院后可查皮质醇节律、24 h尿游离皮质醇(urinary free cortisol,UFC)、小剂量地塞米松抑制试验等以明确;②甲状腺功能减退:甲状腺功能减退患者也可表现为体重增加,但患者无怕冷、便秘、双下肢肿等其他甲状腺功能减退的表现,查体甲状腺不大,另外,PWS患者可合并甲状腺功能减退,入院后可查甲状腺功能2、3等相关指标。

治疗方面,因为PWS临床相关问题的复杂性,包括内分泌科、营养科、心理医学科、儿科等多学科合作团队在PWS的治疗中有非常重要的作用。入院后应请相关科室会诊,综合制定治疗方案。患者同时有肥胖、高脂血症、脂肪肝、胰岛素抵抗,代谢综合征诊断明确,这也是患者此次入院的重要原因。代谢综合征是PWS患者死亡率增加的重要原因,肥胖和胰岛素抵抗的治疗是PWS诊治中最重要的部分之一。入院后应行3 h OGTT试验评价胰岛功能,必要时行葡萄糖钳夹试验评价胰岛素抵抗程度,积极纠正糖脂代谢紊乱,请营养科会诊,加强改善生活方式,以改善其远期预后。

3. 诊疗计划　完善甲状腺功能、皮质醇节律,24 h UFC、小剂量地塞米松抑制试验等检查除外库欣综合征和甲状腺功能减退;复查骨龄和性腺轴激素水平,必要时行达必佳试验评价性腺轴功能状态。知患者经济条件允许,可行分子遗传学检查明确遗传印迹状态。对代谢综合征各组分进行全面评价,请营养科会诊,积极纠正糖脂代谢紊乱。请儿科、心理医学科、皮肤科等相关科室会诊,综合制定治疗方案。

【专家点评】

1. 病例特点　语言概括简洁。“学龄期女性,慢性病程6年”,“主要临床表现为出生后肌张力低、喂养困难,幼年起病,食欲亢进、重度肥胖”。检查提示:中重度肥胖、脸圆、杏仁眼、塌鼻梁、嘴及手足较小。抓住特征表现,概括性描述。

2. 拟诊讨论　及时运用最新文献,从分子遗传学角度出发,结合Prader-Willi综合征不同年龄阶段(胎儿、新生儿、婴幼儿、青少年和成人期)表现来分析该病例,讨论、诊断、鉴别诊断充分,条理清晰,过程中查阅引用国外文献比对临床表现,深层次探讨可能的诊断,是其突出特点,展现了医师的临床思维和诊疗技术水准,值得推崇和借鉴。

3. 诊疗计划　重点指明需进一步完善的检查,以除外鉴别诊断疾病,评价功能,明确遗传印记状态。同时计划请营养科、儿科、心理医学科、皮肤科等专科会诊,全面分析,综合制定治疗方案。

鲜明地显现了首次病程记录在本次住院诊疗活动记录中的重要作用。可以作为书写首次病程记录的范例。

三、日常病程记录

【日常病程记录概述】

日常病程记录内容要真实,记录要及时,要有分析判断。病程记录的质量可体现出诊疗水平。日常病程记录是指对患者住院期间诊疗过程的经常性、连续性记录,其重点是患者住院期间病情的变化。日常病程记录的要点为:①对原诊断进行修改、修正、补充或新增诊断,均应在病程记录中记录并充分说明

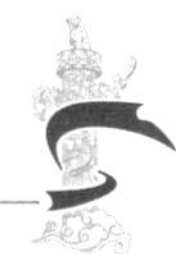

理由；②所采取的治疗措施说明其理由，并记录所取得的效果以及所出现的不良反应；③记录各种诊疗操作，如各种插管、造影检查、介入性检查和治疗、重要器官的穿刺及组织活检等；④应及时记录病情变化，记录患者症状、体征，尤其记录新出现的症状与体征以及患者的一般情况，包括情绪、意识、饮食、行动、睡眠、大小便等；⑤记录治疗情况，用药理由及反应，医嘱变更及其理由；⑥对各项实验室检查及器件检查结果需加以分析、判断和评价；⑦与患者及其近亲属告知的重要事项沟通记录；⑧手术患者在手术前 1 d 或当天必须有主刀医师查看患者的病程记录，若非主刀书写时，主刀医师应审阅、修改并签名；⑨输血或使用血液制剂当天应有病程记录，内容包括输血前相关检查检验结果、输血指征、输血前评估、输血种类及数量、有无输血反应、用血后效果评价等；⑩患者出院当天或前 1 d 应有上级医师同意出院的病程记录。

【日常病程记录示例】

2008-05-12　11:00　　日常病程记录

患者神志清楚，精神差，肛门已排气，诉呼吸费力，无心慌、胸闷、胸痛等不适。24 h 入量 2 776 ml，出量 3 330 ml，其中尿量 3 180 ml，胃液 150 ml；心率 95～113 次/min，血压(95～128)/(53～93)mmHg(肾上腺素维持)。今晨查体：体温 T 38.0 ℃，P 96 次/min，R 20 次/min，BP 124/86 mmHg[肾上腺素 0.4 μg/(kg·min)持续静脉泵入]，氧饱和度 100%。神志清楚，双肺呼吸音粗，双肺可闻及少量湿啰音，未闻及病理性杂音。心率 96 次/min，律齐，心音有力，各瓣膜听诊区均未闻及病理性杂音。全腹无压痛、反跳痛及肌紧张，肠鸣音稍弱(3～4 次/min)。今晨查血常规：WBC 18.97×10^9/L，RBC 3.28×10^{12}/L，Hb 100 g/L，PLT 67×10^9/L，N 92.3%；肾功能：BUN 17 mmol/L，Na^+ 146 mmol/L，K^+ 3.96 mmol/L，Cl^- 118.7 mmol/L，Clu 7.83 mmol/L；心肌酶谱：CK-MB 118.7 IU/L，α-HBDH 410 IU/L，LDH 643 IU/L，血气分析：$FiO_2$40%，pH 7.542，$PaCO_2$ 23.9 mmHg，PaO_2 137 mmHg，HCO_3^- 20.5 mmol/L，BE-2 mmol/L，SaO_2 99%。患者仍间断发热，全天体温最高 39 ℃，血常规提示血象高，胸片提示肺部感染，患者使用广谱抗生素时间已较长，对革兰氏阳性(G^+)菌及革兰氏阴性(G^-)菌基本覆盖，但患者仍高热。今日治疗上调整抗生素为停用氟康唑改为科赛期加强抗真菌治疗。患者复查血气分析氧合指数>300，但仍诉呼吸费力，继续予无创呼吸机辅助呼吸。

经治医师签字：×××(手签)

四、上级医师查房记录

【上级医师查房记录概述】

上级医师查房记录是指上级医师查房时对患者病情、诊断、鉴别诊断、当前治疗措施疗效的分析及下一步诊疗意见等的记录。

上级医师首次查房的本质是对患者诊疗方案的审核和修订，直接决定患者诊疗方向的正确与否，更是三级检诊和临床教学的重要环节，对患者的后续诊疗影响很大，直接体现上级医师的医疗水平；上级医师日常查房目的在于了解患者病情的变化，便于及时采取干预措施，确保患者的诊疗不发生方向性的偏差。

普通患者，主治医师首次查房记录应在入院后 48 h 内完成；急危重患者，上级医师查房应在入院后即时完成(查房记录原则上 24 h 内完成)。上级医师日常查房记录间隔时间视病情和诊疗情况确定，每周不少于 3 次。

科主任或具有副主任医师以上专业技术职务任职资格医师查房的记录，急危重症患者及时完成，一般患者在入院后 72 h 内完成，每周不少于 2 次。

上级医师查房的重点应关注遗漏的病史和体征、诊断依据、鉴别诊断的分析及诊疗计划等；上级医师查房应有分析、有讨论、具备临床指导意义。对疑难、危重患者抢救病例必须有科主任或副主任医师以上专业技术资格医师的及时查房，同时应结合教学，注意引进国内外最新进展。查房中上级医师对下级医师的病历书写要进行检查、审修，及时发现问题并给予具体指导，并将指导内容记录下来，上级医师查房记录要写明查房医师姓名、专业技术职务，同时应有查房医师手写签名。

【上级医师查房记录示例】

2008-06-12　10:00　　首次上级医师查房记录

姓名:张××,病案号:××××××

李××教授查房记录,听取病史汇报,看过患者。

李××主治医师总结本例特点,提出查房目的:患者目前出现高血压是否应泼尼松龙、环孢素A(cyclosporin A,CsA)或伊木兰减量?酸中毒原因?是否存在慢性排异?1,3-β-D葡聚糖(BG)升高如何处理?

李××教授指示:

(1)患者移植术后4个月Cr<176.8 μmol/L,无明显动态变化无尿常规改变。如蛋白尿,故不考虑慢性排异,不用太积极处理。

(2)肾小管酸中毒在肾移植术后并不少见,且在非CsA时代即有报道,加上CsA主要不良反应是作用在入球A使之收缩及肾小间质的萎缩和纤维化,故不考虑是CsA所致,可按肾小管酸中毒常规处理。

(3)CsA肾毒性与慢性排异鉴别:如排异应有肾肿胀、尿蛋白。而CsA肾毒性:肾无肿胀,无蛋白尿,常合并肝损伤,UA升高。此外应警惕某些药如达扶康、红霉素、Ca^{2+}拮抗剂可使CsA浓度升高。但目前患者CsA浓度正常,可暂不变。有糖尿病出现,可先减泼尼松龙为20 mg,每天1次,监测4次尿糖调整肾动脉阻力指数控制BG,否认继发高BG的高滤过会损伤移植肾。2周后考虑是否将伊木兰减量,最后考虑CsA减量。

(4)CMV又称免疫调节V,常伴随感染之后排异,因为一方面CMV感染致泼尼松龙应减量,另一方面HLA-ⅡAg在肾小管上皮表达。故CsA剂量减量应非常仔细。患者出现震颤消化道损害。毛发重,齿龈增生。面色红等甲状腺功能亢进症状及轻中度血压升高都不是CsA减量的指征。CsA减量指征:①肾毒性;②用药时间过长;③不可控制的高血压。

医师签字:×××(手签)

【专家点评】

主治医师首次查房病史和查体有补充,这是上级医师指导下级医师提高临床诊治水平的重要环节,主治医师结合本病例病情及检查结果进行分析,考虑全面,层次分明,逻辑性强,明确下一步诊疗计划。

五、疑难病例讨论记录

【疑难病例讨论记录概述】

疑难病例讨论记录是指由科主任或具有副主任医师以上专业技术职务任职资格医师主持、召集有关医务人员对确诊困难或疗效不确切病例讨论的记录。内容包括讨论日期、主持人、参加人员姓名及专业技术职务、具体讨论意见、主持人小结意见等。疑难病例讨论制度是科室医疗管理的核心制度,“要点”中对讨论范围做了明确定义:①入院3 d没有明确诊断或诊疗方案难以确定;②疾病在应有明确疗效的周期内未能达到预期疗效;③非计划再次住院和非计划再次手术;④出现可能危及生命或造成器官功能严重损害的并发症;⑤其他有经验教训可汲取的病例。

疑难病例讨论以诊断为主,危重病例讨论以治疗为主,应认真进行讨论分析,争取尽快明确诊断,并提出治疗方案。讨论时,本组医师、护士长以及责任护士必须参加,科内讨论其他人员由该科主任根据病情决定,全院讨论由该科主任或医疗办根据患者病情决定参加人员范围。

【疑难病例讨论示例】

××××年××月××日　15:00　疑难病例讨论

讨论时间:××××年××月××日　14:20

讨论地点:血液科医师办公室

讨论对象:8床,陈××,男,24岁。

讨论人员：张××主任医师、赵××副主任医师、刘××主治医师、李××住院总医师、赵××住院医师及轮转进修医师和实习医师、李××护士长、周××责任护士。

主持人：张××主任医师。

赵××住院医师：汇报病史(略)。

刘××主治医师：患者目前处于重度骨髓抑制期，免疫功能低下，有肠道感染病史，同时前期预处理化疗药物可能造成肠道屏障受损，病原体极易入血，在强力抗感染的治疗下患者仍出现感染性休克，建议调整抗生素方案。患者短期内出现大量胸腔积液(又称胸水)，建议行胸穿，抽取胸腔积液行相关检查。由于患者既往有结核性胸膜炎，特别要注意完善结核相关检查，同时完善淋巴瘤相关检查。

赵××副主任医师：患者目前最大的问题就是重度骨髓抑制期，免疫功能极度低下，感染极难控制，目前已经出现呼吸及心功能衰竭。查体发现患者皮肤湿冷，脉搏细速，少尿，血气提示低氧血症，代谢性酸中毒，为冷休克表现。通常冷休克的感染菌种为革兰氏阴性菌，前期在应用高级抗生素抗感染的情况下，患者休克症状未改善，考虑碳青霉烯耐药肠杆菌(CRE)可能性大，同意调整抗生素。需要警惕的是患者除胸腔积液以外，还存在心包积液，结合肌钙蛋白及肌红蛋白进行性升高考虑患者心肌受损，需要警惕心肌梗死等心源性疾病的可能性，注意心电图监测。

张××主任医师：患者诊断为×××，本次给予化疗方案预处理下行自体造血干细胞移植术。患者今日上午出现突然的呼吸困难，影像学提示大量胸腔积液，考虑为感染性休克，结合患者存在CRE的多种高危因素，病原菌考虑CRE的可能性大。由于正处于重度骨髓抑制期，感染重难控制，预后差，随时可能危及生命。已经向患者家属详细交代病情的严重性，患者家属表示理解，表示支持医师全力抢救患者。下一步需完善胸腔积液穿刺检查，明确胸腔积液性质及行胸腔积液培养积极寻找病原微生物治疗方面，治疗方面同意将抗生素调整为针对CRE的方案，注意患者出入量情况及电解质平衡，由于患者出现肌钙蛋白及肌红蛋白的升高，需注意是否存在心源性因素，请心内科会诊指导诊疗。

张××主任医师小结意见：患者诊断为×××，本次自体造血干细胞移植期间出现重度感染伴多功能脏器衰竭，病情进展迅速，考虑CRE的可能性大，将抗生素调整为针对CRE的方案。完善胸腔积液穿刺检查，明确胸腔积液性质及行胸腔积液培养积极寻找病原微生物。向患者家属详细交代病情的严重性，患者处于重度骨髓抑制期，预后差，治疗难度大，随时可能有生命危险，做好医患沟通。密切关注患者病情进展，必要时请全院会诊。

医师签字：×××(手签)

六、交(接)班记录

【交(接)班记录概述】

交(接)班记录是指患者经治医师发生变更之际，交班医师和接班医师分别对患者病情及诊疗情况进行简要总结的记录。交班记录应当在交班前由交班医师书写完成；接班记录应当由接班医师于接班后24 h内完成。交(接)班记录的内容包括入院日期、交班或接班日期、患者姓名、性别、年龄、主诉、入院情况、入院诊断、诊疗经过、目前情况、目前诊断、交班注意事项或接班诊疗计划、医师签名等。交(接)班记录的本质在于经治医师发生变更时，确保对患者诊疗的连续性，交(接)班记录的书写要点为：①交班记录应简明扼要地介绍患者病情演变、重要检查结果、目前主要病情及诊疗中的注意事项，同时也应写明上级医师或自己未完成的诊疗计划；②接班记录在参考交班记录、复习全部病历及治疗情况，并进行全面体格检查，在此基础上简要地记录前阶段情况，阐明自己对病情演变的见解并制订接班诊疗计划；③一般情况下，在本科内转病区，但不变更经治医师，可以不写接班记录。

【交(接)班记录示例】

××××-08-20　09:00　　交班记录

×××，男，55岁，因“确诊急性白血病7个月”于××××-××-××16:00入院，现已住院15 d。

入院时情况：患者因确诊急性白血病近7个月，定期治疗入院。入院查体：生命体征平稳，轻度贫血

貌，皮肤黏膜未见明显黄染、瘀斑瘀点；右侧颈部可扪及肿大淋巴结，质软，活动可；胸骨压痛(-)。双肺呼吸音稍低，未闻及明显干湿啰音，心律齐，各瓣膜听诊区未闻及病理性杂音，腹软无压痛，肝脾肋下未扪及，双下肢无水肿。

入院诊断：①×××；②×××；③×××。

诊疗经过：入院查血常规，白细胞 1.51×10^9/L、中性粒细胞绝对值 0.78×10^9/L、血红蛋白 79g/L、血小板 72×10^9/L。血生化、肝功提示：总二氧化碳 28.7 mmol/L、阴离子隙 7 mmol/L、总蛋白 51 g/L、白蛋白 32.8 g/L、球蛋白 18.2 g/L。胸部 CT 示双肺部分结节未见确切显示；右肺上叶后段、下叶背段及后基底段新增少许炎症；左肺下叶脊柱旁条片影略缩小。予患者化疗，同时予碱化尿液、水化、保肝、护心、对症治疗。患者于××月××日 0:50 出现发热，最高体温 39.7 ℃，后出现咯血、大汗、四肢冰冷、血压下降等病情变化，考虑感染性休克、呼吸衰竭。患者病情变化快，病情危重，随时有生命危险，予下病重，一级护理，予无创呼吸机辅助呼吸、注射用美罗培南+注射用替加环素+伏立康唑+大剂量静脉注射人免疫球蛋白加强抗感染治疗；予盐酸多巴胺注射液+重酒石酸间羟胺注射液静脉滴注升压治疗，血压逐渐恢复至正常；同时予 G-CSF、重组人血小板生成素注射液促进造血，输注红细胞、血小板、人血白蛋白、血浆、补充电解质、胃肠外营养对症支持等抢救治疗。××月××日予停止无创呼吸机辅助呼吸，予面罩吸氧 5 L/min 下，血氧饱和度在 97% 以上。患者仍反复发热，血培养回报为铜绿假单胞菌，予停替甲环素，改为注射用硫酸多黏菌素 B 抗感染治疗。患者仍有咯铁锈色痰，不易咯出，予祛痰、止咳、雾化等治疗。

交班时情况：患者昨日最高体温 38.4 ℃，咯铁锈色痰，不易咯出，无胸痛、胸闷、气促、呼吸困难、喘累，无腹痛、腹泻，诉睡眠差，进食差，二便通畅。查体：体温 36.9 ℃，血压 101/70 mmHg，呼吸 20 次/min，心率 96 次/min，律齐，轻度贫血貌，全身皮肤无明显出血点，浅表淋巴结未扪及肿大。口唇稍干燥，口腔黏膜无溃疡、血疱。胸骨无压痛，右肺可闻及少许湿啰音，未闻及哮鸣音。腹软，无压痛，肝、脾于肋下未扪及。双手背、足背部轻度水肿，四肢皮肤可见部分皮损。

交班时诊断：①×××；②×××；③×××；④×××；⑤×××。

交班后注意事项：①患者目前予注射用美罗培南+伏立康唑+注射用硫酸多黏菌素抗感染治疗，同时予 G-CSF、重组人血小板生成素注射液促进造血、补充电解质、祛痰、止咳、雾化、胃肠外营养对症支持等治疗；②及时复查血常规、肝肾功能、电解质等相关指标，根据结果调整治疗；③密切观察生命体征，及时处理。

医师签字：×××(手签)

××××-08-20　10:00　　接班记录

×××，男，55 岁，因“确诊急性白血病 7 个月”于××××-××-××16:00 入院，现已住院 15 d。

入院时情况：患者因确诊急性白血病近 7 个月，定期治疗入院。入院查体：生命体征平稳，轻度贫血貌，皮肤黏膜未见明显黄染、瘀斑瘀点；右侧颈部可扪及肿大淋巴结，质软，活动可；胸骨压痛(-)。双肺呼吸音稍低，未闻及明显干湿啰音，心律齐，各瓣膜听诊区未闻及病理性杂音，腹软无压痛，肝脾肋下未扪及，双下肢无水肿。

入院诊断：①×××；②×××；③×××。

诊疗经过：入院后予患者化疗，同时予碱化尿液、水化、保肝、护心、对症治疗。院内患者出现发热、咯血、大汗、四肢冰冷、血压下降等病情变化，考虑感染性休克、呼吸衰竭。予下病重，一级护理，予无创呼吸机辅助呼吸、注射用美罗培南+注射用替加环素+伏立康唑+大剂量静脉注射人免疫球蛋白加强抗感染治疗，盐酸多巴胺注射液+重酒石酸间羟胺注射液静脉滴注升压治疗，血压逐渐恢复至正常；同时予 G-CSF、重组人血小板生成素注射液促进造血，输注红细胞、血小板、人血白蛋白、血浆、补充电解质、胃肠外营养对症支持等抢救治疗。××月××日予停止无创呼吸机辅助呼吸，予面罩吸氧 5 L/min，血氧饱和度在 97% 以上。患者仍反复发热，血培养回报为铜绿假单胞菌，予停替甲环素，改为注射用硫酸多黏菌素 B 抗感染治疗。患者仍有咯铁锈色痰，不易咯出，予祛痰、止咳、雾化等治疗。

接班时情况：患者昨日最高体温 38.4 ℃，咯铁锈色痰，不易咯出，无胸痛、胸闷、气促、呼吸困难、喘累，无腹痛、腹泻，诉睡眠差，进食差，二便通畅。查体：体温 36.9 ℃，血压 101/70 mmHg，呼吸 20 次/min，

心率 96 次/min，律齐，轻度贫血貌，全身皮肤无明显出血点，浅表淋巴结未扪及肿大。口唇稍干燥，口腔黏膜无溃疡、血疱。胸骨无压痛，右肺可闻及少许湿啰音，未闻及哮鸣音。腹软，无压痛，肝、脾于肋下未扪及。双手背、足背部轻度水肿，四肢皮肤可见部分皮损。

接班时诊断：①×××；②×××；③×××；④×××；⑤×××。

接班后诊疗计划：①目前每 8 h 予注射用美罗培南 2 g 一次+伏立康唑+每 12 h 注射用硫酸多黏菌素 B 50 mg 一次抗感染治疗，同时予 G-CSF、重组人血小板生成素注射液促进造血、补充电解质、祛痰、止咳、雾化、胃肠外营养对症支持等治疗；②今日复查血常规、肝肾功能、电解质等相关指标，请根据结果调整治疗；③密切观察生命体征，及时处理，请示上级医师指导治疗。

医师签字：×××（手签）

七、转科记录

【转科记录概述】

转科记录是指患者住院期间需要转科时，经转入科室医师会诊并同意接收后，由转出科室和转入科室医师分别书写的记录。包括转出记录和转入记录。转出记录由转出科室医师在患者转出科室前书写完成（紧急情况除外）；转入记录由转入科室医师于患者转入后 24 h 内完成。转科记录内容包括入院日期、转出或转入院日期、转出、转入科室、患者姓名、性别、年龄、主诉、入院情况、入院诊断、诊疗经过、目前情况、目前诊断、转科目的及注意事项或转入诊疗计划、医师签名等。

【转科记录示例】

××××-09-04　08：30　　转出记录

×××，男，77 岁，因"咳嗽咳痰 2 年，活动后气促 2 个月"于××××-08-12 09：00 入院，现已住院 23 d。

入院时情况：患者因"咳嗽咳痰 2 年，活动后气促 2 个月"入院。患者 2 年来反复出现咳嗽、咳痰，以受凉后及秋冬季多发，诊断为"慢性阻塞性肺疾病"，未规律使用雾化喷入治疗。2 个月前患者上述症状加重，伴活动后气促、食欲减退，查腹部彩超检查提示：①脂肪肝；②双肾实质回声增强，请结合肾功能，双肾多发囊肿，左肾结石，左肾集合系统稍分离；③胆、显示部分胰、脾二维及彩色多普勒超声未见异常。CT（胸部）检查提示：右肺术后，术区见条索状高密度影；左肺上叶纤维硬结灶，左肺下叶少许炎症可能；纵隔淋巴结部分增大、钙化；双肾囊肿，左肾结石。

入院诊断：①×××；②×××；③×××。

诊疗经过：患者入院后完善相关检验检查，予以左氧氟沙星氯化钠注射液抗感染治疗，辅以雾化、祛痰、升血小板、输血、营养支持等综合治疗。患者入院后监测血常规提示白细胞持续增高，血红蛋白、血小板降低，行骨髓穿刺活检，骨髓细胞检查报告：AML-M5，建议做 MIGM 分型。细胞学检查报告：白细胞数可，原始细胞及幼粒易见，血小板少见，无核红细胞形态正常。

转出时情况：患者诉食欲减退较前明显好转，无畏寒、发热、腹胀、腹痛、呼吸困难等不适。查体：神志清楚，查体合作，桶状胸，胸壁静脉不显露，肋间隙变宽，胸骨无压痛，正常呼吸，呼吸动度两侧对称，双肺语颤两侧减弱，双肺叩诊过清音对称，双肺呼吸音减弱，无附加呼吸音。心率 75 次/min，律齐，心脏各瓣膜区未闻及明显杂音。腹平软，无明显压痛及反跳痛，双肾区无叩击痛，双下肢无水肿。

转出时诊断：①×××；②×××；③×××；④×××；⑤×××。

转科目的：患者骨髓穿刺活检，骨髓细胞检查报告：AML-M5，建议做 MIGM 分型。细胞学检查报告：白细胞数可，原始细胞及幼粒易见，血小板少见，无核红细胞形态正常。转血液科进一步治疗。

转出后注意事项：①请血液科进一步治疗；②患者有慢性阻塞性肺疾病病史，建议继续雾化治疗，加强口腔清洁；③消化科、泌尿外科、呼吸科、心内科随访。

呼吸科医师签字：×××（手签）

××××-09-04　09:00　　转入记录

×××,男,77 岁,因"咳嗽咳痰 2 年,活动后气促 2 个月"于××××-08-12 09:00 入院,现已住院 23 d。

入院时情况:患者因"咳嗽咳痰 2 年,活动后气促 2 个月"入院。患者 2 年来反复出现咳嗽、咳痰,以受凉后及秋冬季多发,诊断为"慢性阻塞性肺疾病",未规律使用雾化喷入治疗。2 个月前患者上述症状加重,伴活动后气促、食欲减退,查超声(腹部彩超)检查提示:①脂肪肝;②双肾实质回声增强,请结合肾功,双肾多发囊肿,左肾结石,左肾集合系统稍分离;③胆、显示部分胰、脾二维及彩色多普勒超声未见异常。CT(胸部)检查提示:右肺术后,术区见条索状高密度影;左肺上叶纤维硬结灶,左肺下叶少许炎症可能;纵隔淋巴结部分增大、钙化;双肾囊肿,左肾结石。

入院诊断:①×××;②×××;③×××。

诊疗经过:患者入院后完善相关检验检查,予抗感染、输血、预防出血、营养支持等对症支持治疗。完善骨髓细胞学示 AML-M5。

转入时情况:患者诉咳嗽,白黏痰,无发热,无头晕、乏力,无胸闷、心慌,食纳可,大便通畅。查体:双肺呼吸音粗,无干湿啰音,心律齐,无杂音。

转入时诊断:①×××;②×××;③×××;④×××;⑤×××。

转科原因:患者确诊急性髓系白血病,转入我科接受专科治疗。

转入后诊疗计划:复查胸部 CT,择期化疗并对症支持治疗。

血液科医师签字:×××(手签)

八、阶段小结

【阶段小结概述】

阶段小结是指患者住院时间较长,由经治医师每月所做病情及诊疗情况总结。一般指患者住院 1 个月(一般为 27 ~ 30 d)由经治医师对该月病情及诊疗情况做出总结,在应书写阶段小结期间,交(接)班记录、转科记录可代替阶段小结。

【阶段小结示例】

××××-××-××　09:04　　阶段小结

××,男,46 岁,因中上腹持续性疼痛 8 d"于××××-××-××"17:32 入院,现已住院 28 d。

入院时情况:8 d 前患者进食油腻食物后出现中上腹疼痛,呈持续性绞痛,伴有左侧腰部放射痛,屈曲躯干疼痛可略缓解,伴肛门停止排便,收入院。查体:体温 36.5 ℃;脉搏 125 次/min;呼吸 23 次/min;血压 153/97 mmHg。神志清楚,精神差。双肺呼吸音粗,左肺可闻及细湿啰音。心率 125 次/min,心律规则,心音正常,心脏各瓣膜未闻及病理性杂音,无心包摩擦音。腹部软,中上腹压痛、反跳痛,无明显肌紧张,肝脾肋缘下未扪及,Murphy 征阴性,全腹未触及包块,肝、脾、肾区无叩痛,腹部移动性浊音阴性,肠鸣音正常,5 次/min。双下肢无水肿。辅助检查:(2021-01-24)血常规+CRP,CRP 188.0 mg/L,白细胞 14.05×10^9/L,中性粒细胞百分率 88.7%,淋巴细胞百分率 4.5%,血红蛋白 179 g/L,红细胞 5.94×10^{12}/L,血小板 379×10^9/L。血糖(GLU)20.33 mmol/L,β-羟丁酸(OHB)6.92 mmol/L,脂肪酶(LPS)63 IU/L,淀粉酶(AMY)33 IU/L。胸部 CT 检查提示:左肺上叶下舌段、下叶前外侧基底段区局部感染可能;右肺中叶局部小钙化灶;左冠状动脉走行区局部钙化。腹部 CT 检查提示:胰腺弥漫性肿大,胰腺轮廓不规则,边缘模糊;周围脂肪间隙、网膜囊区模糊、密度增高、结构紊乱及积液改变;左侧肾周筋膜及周围脂肪间隙明显增厚、毛糙、密度增高。肝实质密度稍降低。提示胰腺炎改变;脂肪肝。

入院诊断:①×××;②×××;③×××。

诊疗经过:入院给予重症监护,持续吸氧,给予禁食水,持续胃肠减压,给予艾司奥美拉唑抑酸,奥曲肽+乌司他丁抑酶,左氧氟沙星抗感染,降糖、补液、营养支持,中药外敷抑制炎症反应,白蛋白减轻胰腺炎渗出等治疗。复查腹部增强 CT 提示胰腺周围渗出较前部分吸收、好转,左侧胸腔积液吸收,双肺感染吸收。

目前情况：患者于昨日进食流质饮食后无腹痛腹胀不适，无恶心、呕吐、发热，大小便无异常。查体：生命体征平稳，全腹无压痛、反跳痛及肌紧张，肝脾肋缘下未扪及，Murphy 征阴性，全腹未触及包块，肝脾肾区无叩痛，腹部移动性浊音阴性，肠鸣音正常 5 次/min。双下肢无水肿。

目前诊断：①×××；②×××；③×××；④×××；⑤×××；⑥×××。

下一步诊疗计划：①拔除空肠营养管，给予糖尿病流质饮食，监测血糖；②继续给予补液、营养支持、促进胃肠道动力等治疗；③密切观察患者生命体征及病情变化。

医师签字：×××（手签）

九、抢救记录

【抢救记录概述】

抢救记录是指患者病情危重，采取抢救措施时作的记录。因抢救急危患者，未能及时书写病历的，有关医务人员应当在抢救结束后 6 h 内据实补记，并加以注明。抢救记录书写强调时间性，必须在规定的时间内完成；但对于急危患者，其救治，尤其是抢救应优先于病历文书的记录，体现了健康权和生命权的重要性。每次抢救都应有抢救记录，抢救记录中的记录时间、抢救时间应具体到分钟。抢救记录内容包括以下几点。①抢救时间；出现病情恶化的确切时间及主要症状、体征、重点体检和急诊做的检查结果；对病情变化的初步判断；抢救措施；抢救时生命体征变化；参加抢救的医护人员姓名及职称。②记录在场的患者亲属姓名及关系，以及记录他们对抢救工作的意愿、态度和要求。在抢救过程中由于病情危重，家属放弃抢救，同时完善了相关手续（拒绝或放弃医学治疗告知书）。③抢救现场由科主任或年资较高的医师负责必要的组织安排，组织者的指示内容应详细记录在抢救记录中。

【抢救记录示例】

××××-××-××　11:00　　抢救记录

抢救日期：××××年×月××日

病情变化情况：患者突发呼吸困难，心率加快，自诉胸闷不适，全身瘙痒，双上肢及面部肌肉出现震颤。

检查情况：心率 116 次/min，呼吸 45 次/min，血压 141/87 mmHg，呈间断谵妄状，查体欠配合，双上肢及面部肌肉出现震颤。血气分析：HCO_3^- 22.70 mmol/L，FiO_2 33.00%，$PaCO_2$ 43.00 mmHg，pH 7.33，PaO_2 77.00 mmHg，SaO_2 95.50%。

抢救时间：09:35—10:40。

上级医师意见：患者目前考虑并发呼吸肌麻痹情况，立即予以面罩吸氧等有效呼吸支持，并予以地塞米松静脉注射，二羟丙茶碱静脉滴注，密切观察患者呼吸情况，必要时可予以气管插管及呼吸机辅助通气。

主要处理措施：09:40 时予以面罩吸氧，地塞米松×× mg 静脉注射，患者自觉症状无缓解；10:08 时，予以无创呼吸机辅助通气，并予以二羟丙茶碱×× g 静脉滴注，10:28 时家属到场，详细告知病情及反复沟通后，同意行气管插管术，10:40 时予以经口气管插管术，有创呼吸机辅助通气，并复查血气分析，患者呼吸困难好转。

抢救效果：成功。

参抢救的人员：郑××主任医师，苏××主治医师，汪××住院医师，刘××护士。

医师签字：×××（手签）

上级医师签字：×××（手签）

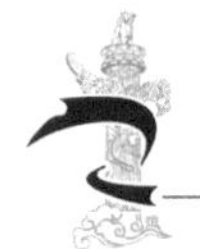

十、有创诊疗操作记录

【有创诊疗操作记录概述】

有创诊疗操作记录指临床医师（或其他医务人员）为诊断或治疗等目的对患者实施的除手术之外的侵入性检查或治疗过程的记录。如诊断或治疗性穿刺、非切取性活体组织采集、介入性检查和治疗、内窥镜检查和治疗、体腔内体液引流等过程的记录。有创诊疗操作记录的要求为：①一般情况下，有创操作均应书写操作记录（简单的小操作在病程记录中简要描述即可）、知情同意书；②重大、新开展的操作应有术前小结以及术前讨论、术后病程记录、知情同意书；③操作者书写的原始记录单或报告单应放在辅助检查报告单的前面。

【有创诊疗操作记录示例】

××××-××-××　05:43　　有创诊疗操作记录

患者05:20突发呼吸困难，心率加快，自诉胸闷不适，双上肢及面部肌肉出现震颤，呈间断谵妄状。急查血气分析提示氧和指数<300，患者使用无创呼吸机症状无缓解。需立即予以经口气管插管。已同患者家属沟通气管插管风险，患者家属同意后并签署气管插管同意书。按操作常规经口插入气管导管，7.5 F螺纹管，深度23 cm，气囊适当充气，听诊双肺呼吸音对称，并与协助医师共同核对气管导管位置，确认无误，氧气管通气，固定导管。按常规妥善护理导管，气囊勤放气，放气后适当充气，以免压伤气道，勤吸痰避免导管堵塞，注意导管移动以免过深、脱出。

医师签字：×××（手签）

十一、会诊记录（含会诊意见）

【会诊记录（含会诊意见）概述】

会诊记录（含会诊意见）是指患者在住院期间需要其他科室或者其他医疗机构协助诊疗时，分别由申请医师和会诊医师书写的记录。常规会诊意见记录应当由会诊医师在会诊申请发出后24 h内完成；受邀科室会诊医师实施会诊时申请会诊医师必须在场；急会诊时会诊医师应当在会诊申请发出后10 min内到场，并在会诊结束后即刻完成会诊记录。全院会诊记录应详细记录于病历文书中，并应按规定请上级医师审签把关。以上要求对会诊医师和主管医师提出了更高的要求，为患者提供高效、优质的诊疗服务，也进一步体现了“以患者为中心”的理念。

【会诊记录（含会诊意见）示例】

会诊记录

申请会诊记录

科室及病区：急诊医学科。

患者姓名：×××　年龄：46岁　性别：男　床号：8　ID号：×××××××

会诊类别：普通会诊　　目前病情：一般　　邀请医师：住院总医师

目前诊断：①×××；②×××；③×××；④×××；⑤×××。

申请时间：××××-09-10　9:00

邀请会诊科别：营养科

会诊目的：目前患者禁食水，持续胃肠减压，已置入胃空肠营养管，故邀贵科会诊协助拟定营养治疗方案。谢谢！

病史摘要：患者中年男性，起病急，病程短，因进食油腻食物后中上腹持续性疼痛8 h入院，根据患者病史及相关检查，诊断胰腺炎。目前患者禁食水，持续胃肠减压，已置入胃空肠营养管，故邀贵科会诊协助拟定营养治疗方案。谢谢！

经治医师签字：×××（手签）

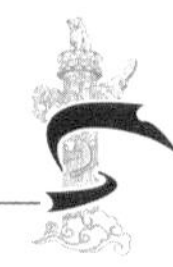

会诊意见记录

会诊时间:××××-09-10　10:00

会诊意见:敬悉病史,患者已置空肠管,实验指标:糖化血红蛋白 10.3%、白蛋白 38.0 g/L、前白蛋白 127 mg/L、总胆固醇 15.55 mmol/L、甘油三酯 2.26 mmol/L、血糖 20.33 mmol/L,BMI 24.8 kg/m^2,NRS 2002 营养风险评分为 5 分,营养评价为轻度营养不良,全天约需能量 1 600 kcal(1 kcal=4.186 kJ),蛋白质 70 g。

1. 管饲肠内营养方案如下:(略)

2. 联合中心静脉营养治疗,方案如下:(略)

注:监测血糖、肝肾功、血脂及电解质等生化指标每周 1 次。

会诊科别:营养科　　医师签字:×××(手签)

十二、术前小结

【术前小结概述】

术前小结是指在患者手术前,由经治医师对患者病情所做的总结。所有的手术必须有术前小结。重点记录术前病情、手术治疗的理由、拟行何种手术、术中术后可能出现的情况及相应对策等。术前小结一般由经治医师书写。术前应有手术者查看患者相关情况的记录。因病情变化推迟手术超过 3 d 应重写。

【术前小结示例】

××××-××-××　××:××　　术前小结

患者×××,女,37 岁,因“体检发现双肺多发磨玻璃结节 1 个月”于××××-××-××-××:××入院。

简要病情:①基本情况,中年女性,起病缓,病程长。②既往史,××××年××月患者于××医院行“剖宫产”产下 1 女婴。妊娠期间诊断为“妊娠期糖尿病”,诉目前血糖控制可。③病史特点,因体检发现“双肺多发磨玻璃结节 1 个月”入院;患者因发现肺结节入院,无明显呼吸系统症状,结节定期随访未消失,结合肺结节影像学特点,不除外肿瘤,患者要求手术治疗,遂入住我科。④查体,体温 36.7 ℃,脉搏 83 次/min,呼吸 19 次/min,血压 129/88 mmHg。神志清楚,步入病房,查体合作,对答切题。全身浅表淋巴结无肿大,气管居中,胸廓对称无畸形,双肺呼吸音清,未闻及明显干湿啰音。心率 83 次/min,律齐,心脏各瓣膜区未闻及明显杂音,腹平软,无明显压痛及反跳痛,双肾区无叩击痛,双下肢无水肿。⑤辅助检查,(××××-××-××)××医院肺部 CT 示双肺多发磨玻璃结节,性质待定,部分早期新生物不除外,建议随诊;右肺下叶前基底段细小硬结灶可能;左侧乳腺钙化灶,双侧腋窝淋巴结稍大。

术前诊断:①左上肺磨玻璃结节;②双肺多发磨玻璃结节。

手术指征:患者左上肺磨玻璃结节不除外恶性肿瘤,患者及家属要求手术,手术指征明确,其余肺结节可定期随访。

拟施手术名称和方式:胸腔镜下左肺病害切除术。

拟施麻醉方式:全身麻醉(双腔管)。

术前准备:鼓励患者增强其战胜疾病信心;指导患者学会深呼吸、咳嗽、咳痰;向患者家属讲明手术风险并签手术同意书;术前交叉合血 400 ml;术前半小时予头孢呋辛钠预防感染。

手术日期:20××-××-××。

术中注意事项:术中注意操作仔细、轻柔、止血彻底;避免损伤食管、喉返神经、支气管等邻近组织和器官。

术后注意事项:保持呼吸道、胸腔闭式引流管通畅;鼓励并协助患者咳嗽、咳痰;予抗生素预防感染;予化痰、止血、支持、对症治疗。

手术者:×××主任医师。

第一助手:×××主治医师。

手术者术前查看患者情况:×××主任医师查看患者后指示,患者一般情况良好,具有手术指征,无绝对手术禁忌证,可行手术治疗。

医师签字:×××(手签)

十三、术前讨论记录

【术前讨论记录概述】

术前讨论记录是指因患者病情较重或手术难度较大,手术前在上级医师主持下,对拟实施手术方式和术中可能出现的问题及应对措施所做的讨论。

其一,除以紧急抢救生命为目的的急诊手术外,所有住院患者手术必须实施术前讨论,术者必须参加。对重大、疑难、致残、重要器官摘除及新开展的手术,必须在术前 24 h 进行术前讨论。

其二,术前讨论时,一、二级手术可以由医疗组长主持、组内讨论,三级手术可以由负责病区的高级职称医师或科室副主任主持,病区内讨论;四级或复杂高难度或新开展手术必须由科主任主持,科内所有医师参加,手术医师、护士长和责任护士必须参加。必要时应邀请麻醉医师和其他相关专业医师参加。

其三,平诊手术至少在术前 1 d 讨论,讨论内容应包括患者术前病情评估的重点范围、手术风险评估、术前准备、临床诊断、拟施行的手术方式、手术风险与利弊、麻醉方式的选择、手术室的配合要求、术后注意事项、患者思想情况与要求,明确是否需要分次完成手术,决定参加手术的人员(含主刀、助手)。

其四,重大手术、危险性较大的手术、新开展的手术、诊断性探查手术、病情复杂、80 岁以上的老年患者、高风险麻醉或麻醉方式有特殊的患者、危重又必须施行的手术及有潜在医疗纠纷可能的手术必须坚持全科集体讨论,由科主任主持。必要时应报告医疗办,由医疗办决定是否需要邀请其他人员参加。病情复杂需相关科室配合,应提前 1 ~2 d 邀请麻醉科及有关科室人员现行会诊,并做好充分的术前准备。

其五,讨论时由经治医师报告病史(包括一切检查资料)提出诊断与鉴别诊断、手术指征及术前准备情况,然后由上级医师补充。讨论时应充分发表意见,全面分析,任何意见均应有充分的理论根据,最后尽可能达到意见统一,并做出明确结论。讨论意见及结论应及时记入病历,并由主持者签审。平诊手术书写“术前讨论记录”,急诊手术可只书写“术前小结”。

其六,术前由手术医师负责将讨论结果告知患方,并完成医患沟通、手术知情同意书等签字记录。

【术前讨论记录示例】

时间:2008-03-19 16:30 术前讨论

地点:×××科学习室。

参加者:×××主任医师、×××副主任医师、×××副主任医师、×××医师等。

主持:×××主任医师。

×××医师:汇报患者病史以及入院后检查结果。患者病史特点如下。①患者老年男性,起病缓,病程长。②以“间歇性双下肢疼痛、跛行 6 年,加重 1 年余;头昏痛 10 余年”为主要临床表现,既往有高血压病史。③查体:体温 36.2 ℃,脉搏 80 次/min,呼吸 20 次/min,血压 120/80 mmHg。胸廓无畸形,叩呈清音,双肺呼吸音降低,双肺未闻及明显干湿啰音。心界无扩大,心率 80 次/min,律齐,A2>P2,各瓣膜区未闻及杂音,无心包摩擦音。脊柱、四肢无畸形,活动自如,棘突无压痛及叩击痛,双下肢无水肿,双侧股动脉未能扪及,双侧足背动脉搏动细弱,双足皮温较低。④于 2008 年 03 月 04 日在心内科导管室行右股动脉造影术,手术结论为右股动脉慢性闭塞。术后血管 CTA 检查示双侧髂内、髂外及双侧股动脉硬化,双侧股动脉上段管腔狭窄,右侧股深动脉及左侧股动脉壁不规则。于 2008 年 03 月 11 日在心内科导管室经桡动脉行大血管造影检查示腹主动脉于肾动脉慢性闭塞、头臂干开口轻中度狭窄。2008 年 3 月 16 日 MRI 提示腹主动脉于肾动脉水平以下变窄,无明确充盈等改变。双侧髂内、外动脉断续显示,侧支丰富。左侧股动脉壁稍不规则。双侧胫前动脉显示稍差。余下肢血管未见明确异常。已向家属详细交代患者病情及术中、术后可能出现的风险、意外、并发症等,患者及家属要求手术并签字。使用全身麻醉,拟行主动脉-双股动脉搭桥术。术后加强抗炎、对症、抗凝治疗,密切观察右足背动脉,监测凝血功能变化。

拟讨论问题有如下:①患者诊断及鉴别诊断;②目前检查已基本完善,是否需要进一步其余检查;③患者拟行手术方式;④术后处理;⑤医患沟通应注意哪些方面。

×××医师:病史以及检查结果如前所述,患者既往有高血压病史,因而目前诊断明确,且有手术指征,

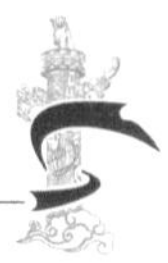

术前检查未见明显异常，现术前准备已就绪。麻醉选全身麻醉，取平卧位，手术方式可否选用介入扩张术，因超声提示有右侧股总动脉、腘动脉内中膜增厚，扩张时可以进一步去除血栓，远期效果也不明确，搭桥术不能解决血栓问题，支架亦存在再栓塞，术后抗凝是否常规治疗。

×××副主任医师：患者目前诊断如下。①腹主动脉样硬化性闭塞；②高血压病 3 级高危；③腰椎间盘突出症。需要与血栓性脉管炎鉴别，血栓性脉管炎主要以吸烟的年轻人多见，表现以下肢中末支较多，辅助检查免疫学指标异常，无高血压病史。而本病以中老年多见，合并糖尿病有 20%。患者手术适应证：①患者有静息痛和间歇性跛行症状；②查体患侧下肢苍白，足背动脉未扪及，有缺血性改变。手术方式：采用传统治疗，有介入治疗，即球囊扩张成形术，放置支架，但介入治疗亦有局限性，若栓塞段小于 3.0 cm 再闭塞发生率小，如大于 3.0 cm，放支架再栓塞概率大，本病例栓塞段为腹主动脉及双髂动脉约有 12.0 cm，因而手术方式选择腹主动脉-双股动脉搭桥术较合适，材料可以用人造血管或自体静脉。

术后监测：转 ICU 监护治疗。①远端足背动脉搏动；②选用抗凝药，监测凝血指标。医患沟通应向患者及家属重点交代：①术后再栓塞形成闭塞，远期再狭窄 5 年概率大于 60%；②常规手术风险；③术后因再灌注损伤引起多器官功能障碍等各种情况应详细向家属讲明。术中注意操作轻柔，彻底止血，避免副损伤，术后注意抗炎、抗凝、营养支持及对症处理，严密监测凝血变化情况，并根据凝血功能变化情况相应做出处理，勤换药。

×××副主任医师：①根据患者病史、体征和辅助检查，目前诊断明确，有手术指征，可以行主动脉-双股动脉搭桥术；②患者无下肢完全缺血性改变，说明其侧支循环较好，无完全闭塞营养表现，手术效果应该较理想；③术中应明确定位，以决定所取静脉或人造血管长度；④术后除常规处理外，应强调下肢短期制动，控制、监测血压，下肢皮温和足背动脉搏动；⑤术中吻合完毕开放双股动脉后血压可能会骤然下降，影响全身重要器官的灌注，要与麻醉医师密切配合控制循环，监测单位时间尿量，术后转 ICU 治疗。

×××主任医师：手术过程同意××副主任医师意见，注意以下几点：①手术可能大出血，应准备血液；②下肢用降温毯及局部冰敷降温；③术中要小心，注意针距；④吻合顺序可先吻合主动脉端然后分别吻合股动脉端，开放血管时注意防止空气栓塞；⑤开放瞬间用碳酸氢钠以纠正酸中毒；⑥肾脏缺血时间不能过长。同时注意与患者及家属沟通，强调侧支循环问题，术中血管首选自体对侧大隐静脉，人造血管应备用，并向患者家属交代，按人造血管准备经费，做到有备无患。

经治医师签字：×××（手签）

记录时间：××××年××月××日

十四、麻醉相关记录

【麻醉相关记录概述】

麻醉术前访视记录是指在麻醉实施前，由麻醉医师对患者拟施麻醉进行风险评估的记录。麻醉术前访视可另立单页，也可在病程中记录。内容包括姓名、性别、年龄、科别、病案号，患者一般情况、简要病史、与麻醉相关的辅助检查结果、拟行手术方式、拟行麻醉方式、麻醉适应证及麻醉中需注意的问题、术前麻醉医嘱、麻醉医师签字并填写日期。

麻醉记录是指麻醉医师在麻醉实施中书写的麻醉经过及处理措施的记录。麻醉记录应当另页书写，内容包括患者一般情况、术前特殊情况、麻醉前用药、术前诊断、术中诊断、手术方式及日期、麻醉方式、麻醉诱导及各项操作开始及结束时间、麻醉期间用药名称、方式及剂量、麻醉期间特殊或突发情况及处理、手术起止时间、麻醉医师签名等。

手术安全核查记录是指由手术医师、麻醉医师和巡回护士三方，在麻醉实施前、手术开始前和患者离室前，共同对患者身份、手术部位、手术方式、麻醉及手术风险、手术使用物品清点等内容进行核对的记录，输血的患者还应对血型、用血量进行核对。应有手术医师、麻醉医师和巡回护士三方核对、确认并签字。

手术清点记录是指巡回护士对手术患者术中所用血液、器械、敷料等的记录，应当在手术结束后即时完成。手术清点记录应当另页书写，内容包括患者姓名、住院病历号（或病案号）、手术日期、手术名称、术中所用各种器械和敷料数量的清点核对、巡回护士和手术器械护士签名等。

麻醉术后访视记录是指麻醉实施后，由麻醉医师对术后患者麻醉恢复情况进行访视的记录。麻醉术后访视可另立单页，也可在病程中记录。内容包括姓名、性别、年龄、科别、病案号，患者一般情况、麻醉恢复情况、清醒时间、术后医嘱、是否拔除气管插管等，如有特殊情况应详细记录，麻醉医师签字并填写日期。

【麻醉相关记录示例】

麻醉相关记录示例见图 46-3。

麻醉记录单

年　月　日　　病区：　床号　　ID 号：　　　　　手术间　　　第　页

姓名______　性别____　年龄____　体重____kg　身高____cm　血压____mmHg　脉搏____次/min 呼吸____次/min　血型____　ASA____　麻醉前用药：________　麻醉方式：________ 术前诊断：____________　拟行手术：____________ 术后诊断：____________　施行手术：____________	手术类型	急 择

项目		记录	事件
时间			
吸氧			
SpO_2%			
维持用药			
特殊监测	$PetCO_2$		℃
	CVP		38
mmHg	240		36
	220		34
	200		32
	180		30
	160		28
	140		26
	120		24
	100		22
	80		20
	60		18
	40		16
	20		14
呼吸 次/min	30		
	20		
	10		
符号			
附记			
麻醉用药			
参加手术人员	麻醉医师：　　手术医师：　　器械护士：　　巡回护士：		
容量治疗	胶体液：____ml　晶体液：____ml　冷沉淀：____U　出血量：____ml　尿量：____ml		
	血浆：____ml　血小板：____　治疗量：______　自体血回输：____ml　悬浮红细胞：____U		

记录单相关标示：手术开始为⊙；手术结束为○；气管插管为⊖；气管拔管为◎；呼吸为 o；心率为 ·；收缩压为∨；舒张压为∧；平均动脉压为∨；中心静脉压为▲；体温为●。

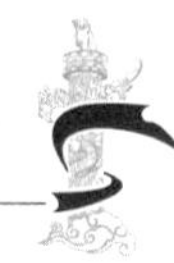

<table>
<tr><td>手术体位</td><td colspan="3">仰卧位　侧卧位(左　右)　坐位　俯卧位　侧俯卧位(左　右)　截石位</td></tr>
<tr><td rowspan="7">麻醉操作情况</td><td rowspan="2">全身麻醉</td><td colspan="2">诱导:快、慢、清醒、静脉、吸入、复合　　维持:静脉、吸入、复合</td></tr>
<tr><td colspan="2">插管:经口、经鼻、明视、盲探　单腔:普通、加强　ID:______　深度:________cm
双腔:左、右　F:______　深度:______cm　喉罩型号:儿童型、3、4、5</td></tr>
<tr><td>神经阻滞</td><td colspan="2">臂丛(肌间沟、腋路、锁骨上)　颈深(左　右)　颈浅(左　右)
其他</td></tr>
<tr><td rowspan="4">椎管内麻醉</td><td colspan="2">方法:连硬外、腰硬联合、骶管
穿刺时体位:左侧卧位、右侧卧位、坐位　间隙:
深度:__________cm　负压:(+)(-),空试:(+)(-)</td></tr>
<tr><td colspan="2">置管方向:头端　足端　未　置管长度:________cm</td></tr>
<tr><td colspan="2">阻滞范围:________~________　效果:满意、欠佳、无效</td></tr>
<tr><td colspan="2">穿刺时异感:有　无　放射方向:　置管时异感:有　无　放射方向:</td></tr>
<tr><td>麻醉小结</td><td colspan="3">签字:</td></tr>
<tr><td rowspan="6">回病房交接情况</td><td colspan="2">患者情况:</td><td rowspan="3">处理意见:
去枕平卧、侧卧、俯卧、吸氧、禁饮食、保持呼吸道通畅、注意观察病情变化</td></tr>
<tr><td colspan="2">意识:清醒、全身麻醉未醒、嗜睡、模糊、昏睡、昏迷</td></tr>
<tr><td colspan="2">血压:________mmHg　脉搏:________次/min</td></tr>
<tr><td colspan="2">呼吸:自主、辅助、控制____次/min　呼吸道:通畅、否</td><td rowspan="3">交接签字:
麻醉医师:________________
病房医师:________________</td></tr>
<tr><td colspan="2">气管导管:保留、否　置入口咽通气道:是、否</td></tr>
<tr><td colspan="2">肌力:0、Ⅰ、Ⅱ、Ⅲ、Ⅳ、Ⅴ</td></tr>
<tr><td>术后随访</td><td colspan="3">麻醉医师签字:____________</td></tr>
</table>

图 46-3　**麻醉相关记录示例**

十五、手 术 记 录

【手术记录概述】

手术记录是指手术者书写的反映手术一般情况、手术经过、术中发现及处理等情况的特殊记录,应当在术后 24 h 内完成。手术记录是手术全过程的摘要描述,因此手术记录的要点如下。

其一,手术日期、时间、术前诊断、术中诊断、手术名称、手术医师、麻醉方式、麻醉药品及用量、施麻醉者等基本项目。

其二,手术经过:①术时患者体位,皮肤消毒方法、消毒巾的铺盖、切口部位、方向、长度、解剖层次及

止血方法。②探查情况及主要病变部位、大小、与邻近脏器或组织关系;肿瘤应记录有无转移、淋巴结肿大等情况。如与临床诊断不符时,更应详细记录。③手术方式及步骤应包括离断、切除病变部位或脏器的名称及范围;修补、重建组织与器官的名称;吻合口大小及缝合方法;缝线名称及粗细号数;植入体内材料的名称、数量、来源和放置位置;吸引物的性质及数量。手术方式及步骤必要时可绘图说明。④术毕敷料器械的清点情况。⑤送检化验、培养、病理标本的名称及病理标本的肉眼所见情况。⑥术中患者耐受情况、失血量、输血量、特殊处理和抢救情况。⑦术中麻醉情况,麻醉效果是否满意。

【手术记录示例】

××××-××-××　××:××　　手术记录

×××,女,37 岁,ID 号:××××××。

手术日期:××××年××月××日

手术开始时间:××××-××-××　××:××

手术结束时间:××××-××-××　××:××

术前诊断:①左上肺磨玻璃结节;②双肺多发磨玻璃结节。

手术名称:①胸腔镜下左上肺楔形切除术;②左下肺楔形切除术;③胸膜粘连烙断术。

术中诊断:左肺腺癌。

手术者:×××　　　助手:×××

麻醉方式:全身麻醉。

麻醉者:×××　　　器械护士:×××

手术经过:全身麻醉成功后,患者取右侧 90°卧位,常规消毒,铺无菌巾、单。先于左侧腋中线第 7 肋间做长约 2.0 cm 观察孔切口,切开皮肤、皮下组织、胸壁各层肌肉、肋间肌及胸膜,置入胸腔穿刺器,行右侧单肺通气。再取左侧腋前线第 5 肋间操作孔切口,长约 3 cm,切开皮肤、皮下组织、胸壁各层肌肉及肋间肌。由观察孔置入胸腔镜探查见:胸腔稍粘连,左肺未触及明显结节,纵隔淋巴结无肿大。根据术前 CT 及三维重建结果,左肺上叶 2 枚结节、左下叶 1 枚结节,均可行楔形切除术。小心分离胸腔粘连后,于肺表面标记上叶结节 1 位置,予环钳提起上叶结节 1 周围肺组织,直线切割缝合器(××品牌,45 mm,××钉 * ×颗)沿结节周围 3 cm 将上叶结节 1 完整切除;予环钳提起上叶结节 2 周围肺组织,直线切割缝合器(××品牌,45 mm,××钉 * ×颗)沿结节周围 3 cm 将上叶结节 2 完整切除;予环钳提起下叶结节周围肺组织,直线切割缝合器(××品牌,45 mm,××钉 * ×颗)沿结节周围 3 cm 将下叶结节完整切除。共同送冰冻,病理回报:(左肺上叶结节 1、左肺下叶结节 1)微浸润性腺癌;(左肺上叶结节 2)炎性病变。采样第 7、10 组淋巴结。检查术野无出血,支气管残端无漏气。用生理盐水冲洗胸腔,肺创面试水未见漏气,彻底止血后,胸腔内放置止血材料(××品牌,××规格 * 1)。于左侧腋中线第 7 肋间观察孔置胸腔闭式引流管一根。清点器械、敷料无误后,逐层关胸。术中麻醉满意,手术操作顺利。手术历时 80 min,术后于××时××分安返病房。

术中失血量:80 ml;术中输血量:AB 型 0 ml;术中补液量:1 000 ml。

术中冰冻情况:(左肺上叶结节 1、左肺下叶结节 1)微浸润性腺癌;(左肺上叶结节 2)炎性病变。

送检标本:左上肺结节 1、2,左下肺结节,第 7、10 组淋巴结。

手术医师签字:×××(手签)

记录医师签字:×××(手签)

十六、术后首次病程记录

【术后首次病程记录概述】

术后首次病程记录是指参加手术的医师在患者术后即时完成的病程记录。术后首次病程记录应在术后即时完成,应有“术后首次病程记录”标题,内容包括:①手术时间、麻醉方式、术中诊断、手术方式、手术简要经过、引流物名称、数量及位置,手术标本及其处理;②患者术中情况,如生命体征,异常反应,出

血量估计，输血、补液量及用药情况，麻醉效果；③术后返回病房的情况、病情（特别是生命体征）的变化及处理措施，应特别注意观察的事项等。

术后病程记录一般应连记 3 d，以后按病程记录规定要求记录。具体如下：①术后病程记录应有各专科的重点，如脑外科手术后的神经定位体征、心脏手术后的循环功能、肺手术后的呼吸功能、骨科手术后的肢体血液循环等观察和处理；②与术后康复有关疾病的诊治情况（如糖尿病、冠心病、尿毒症等）；③术后并发症（早期、晚期）的发现、诊治过程及转归；④术后常规处理事项（引流物状况及各种导管和引流管的处理、切口愈合、拆线情况、饮食和康复过程等）；⑤术后并发症（早期、晚期）的发现，其中由于手术或特殊诊疗操作造成严重并发症，或因患者病情发展或出现严重术后并发症而需要再次进行手术的要在 48 h 内填写好（非计划二次手术报告单）及时报有关部门，同时根据手术级别按要求进行术前讨论，非计划再次手术应有上级医师主刀，并详细记录诊治过程及转归；⑥必须在术后 24 h 内完成主刀医师查看患者记录。

【术后首次病程记录示例】

××××-××-××　××:××　　术后首次病程记录

姓名:×××　性别:女　年龄:29 岁　ID 号:××××××　回病房时间:××:××

手术时间:××××年××月××日　××:××至××××年××月××日　××:××

术前诊断:①慢性髓系白血病加速期;②妊娠 31+3 周孕 1 产 0 待产;③中度贫血;④肝脾大;⑤臀位。

术后诊断:①慢性髓系白血病加速期;②妊娠 31+3 周孕 1 产 1 单胎剖宫产;③中度贫血;④肝脾大;⑤臀位;⑥极早早产儿;⑦极低出生体重儿;⑧新生儿轻度窒息。

手术名称:子宫下段剖宫产术。

麻醉方式:腰麻。

手术经过:麻醉显效后，通知儿科住院总医师及助产士到场准备。常规消毒铺巾，取下腹正中耻骨联合上两横指做一长约 15 cm 纵切口，逐层顺利进腹，腹腔内未见出血，沿膀胱反折返线上 2 cm 做一横形切口，臀牵引顺利娩出胎儿交予辐射台助产士处理，卵圆钳钳夹子宫切口止血，胎盘自然完整娩出，探查宫腔内无残留，予干纱清宫后，予 1 号倒刺线缝合子宫切口。子宫收缩稍差，予以宫体注射马来酸麦角新碱 0.2 mg 后好转，探查双侧附件外观未见明显异常，脾明显增大，下缘达脐下三指，表面光滑，张力稍大，无破口及出血;探查肝脏增大，下缘达脐上一指，未扪及明显结节，无渗血。生理盐水、术毕宁冲洗盆腔，创面少许渗血，予止血粉(××品牌，××规格)1 支覆盖止血，置防粘连膜(××品牌，××规格)1 张防粘连，放置腹腔引流管于盆腔最低处，关闭腹膜层，术毕冲洗腹壁肌层后检查出血点，予电凝止血处理，于肌层及前鞘间放置引流管一根，关闭前鞘及皮下层。皮肤切口行皮内缝合，引流管分别缝合固定，皮下引流管连接负压后固定。

术中情况:患者生命体征平稳，无异常反应，术中出血 330 ml，输血 400 ml，补液 1 800 ml，尿量 150 ml。

手术标本及其处理:无。

术后情况:患者安返病房;生命体征平稳，现无不适。

术后处理:见下。

一般处理:①去枕平卧头转向一侧;②生命体征 20 min 测量 1 次;③监护心率、血氧饱和度;④保持引流管通畅、观察引流液性质;⑤禁食;⑥留置尿管并计量;⑦床上活动;⑧鼻导管给氧;⑨镇痛泵镇痛;⑩头孢哌酮舒巴坦 3 g，每 12 h 1 次;⑪其他治疗用药:麦角新碱注射液 0.2 mg 宫体注射。

特殊处理:一级护理，切口处沙袋压迫止血 10 h，观察阴道出血情况，会阴擦洗。

可能出现的并发症及防治措施:产后出血、羊水栓塞、子宫切口愈合不良、子宫内膜异位症、切口憩室等。

主刀医师查看患者意见:××副主任医师查看患者后指示:患者为高危孕妇，关注出入量，依据药学科意见抗感染治疗，警惕子宫异常出血，观察腹胀、腹痛情况，围手术期管控液体量，关注原发疾病治疗，加强营养支持治疗，关注伤口愈合情况。

医师签字:×××(手签)

十七、出院记录

【出院记录概述】

出院记录是指经治医师对患者住院期间诊疗情况的总结，应当在患者出院后 24 h 内完成。书写出院记录时应注意：①出院记录应概括住院期间患者病情转归经过；②在归纳“入院时情况”时应对患者入院时情况进行病例摘要；③在归纳“住院诊治经过”时应概述入院后重要辅助检查、药物治疗和有创/手术操作等；④在记录“出院时情况”中应有入院时主要症状和体征变化程度的记录；⑤出院医嘱中主要用药应写明名称剂量、用法、途径及注意事项，必要时写明用药疗程；⑥手术患者出院记录应有手术患者的术后伤口情况、有无引流物、拆线与否以及需要向患者家属交代的内容记录等。

【出院记录示例】

出院记录

患者×××，男，60 岁，ID 号：××××××，因“自用‘敌百虫’9 d，全身乏力 2 d”于××××-××-××收入我科，于××××-××-××出院，共住院天××d。

入院时情况：因“自用‘敌百虫’9 d，全身乏力 2 d”入院。查体：体温 36.5 ℃，脉搏 84 次/min，呼吸 26 次/min，血压 115/61 mmHg，平车推入病房，神清，精神稍差，查体合作。全身多处皮肤可见散在红疹，部分已结痂，双侧瞳孔等大等圆，直径 3.5 mm，对光反射灵敏，颈软，无阻抗；双肺呼吸音粗，未闻及干湿啰音，心率 84 次/min，律齐，未闻及杂音。腹软，无压痛，无反跳痛及肌紧张，移动性浊音阴性，肠鸣音正常，约4 次/min，双下肢无水肿，双上肢肌力 5 级，双下肢肌力 5 级，双侧肌张力正常，病理征未引出。

入院诊断：①急性有机磷农药中毒重度；②左侧乳突炎。

住院诊治经过：入院后按一级护理、病重、重症监护、吸氧、持续心电监护；积极完善三大常规、降钙素原、凝血象、心电图等相关辅助检查；予以气管插管及呼吸机辅助通气改善呼吸肌麻痹症状，治疗上予以抗胆碱能药物+肟类复能剂、血液灌流清除体内相关毒素、保护脏器功能、补液、纠正低蛋白血症、维持水及电解质平衡等处理。复查：(××××-××-××)痰细菌培养：正常菌群生长。肺部 CT 复查，与××××-××-××片比较：双肺下叶感染较前有所好转，右侧胸腔积液较前增多、右侧叶间裂出现积液，余变化不大。复查(××××-××-××)炎症标志物：白细胞介素-6 6.8 pg/ml、肿瘤坏死因子-α 11.5 pg/ml；血清胆碱酯酶 3.06 kU/L；降钙素原、血常规、凝血四项、D-二聚体、电解质、肾功能、肝功能、血气分析未见明显异常。

出院时情况：患者一般情况可，能自主咳嗽、咳痰，无呼吸困难、气促、四肢不自主颤动等特殊不适。查体：体温 36.3℃，脉搏74 次/min，呼吸 18 次/min，血压 115/69 mmHg，神清，精神可，查体合作。全身皮肤干燥，颜面及腋下未见多汗，双侧瞳孔等大等圆，直径 3.0 mm，对光反射灵敏，颈软，无阻抗，双肺呼吸音粗，可闻及少许湿啰音，心率 74 次/min，律齐，未闻及杂音。腹软，无压痛，无反跳痛及肌紧张，移动性浊音阴性，肠鸣音正常，约 4 次/min，双下肢无水肿，双侧上下肢肌力正常，双侧肌张力正常，病理征未引出。

出院诊断：①急性有机磷农药中毒重度；②低蛋白血症；③左侧乳突炎；④肺部感染伴胸腔积液。

出院医嘱：①院外继续治疗，注意适当休息，避免过度劳累，定期复查肺部 CT，监测胆碱酯酶、血常规、肝肾功能等相关指标；②2 周复诊，不适随诊；③出院带药如下，××药物，口服 0.4 g/次，每天 3 次；××药物，口服 100 mg/次，每天 2 次。

医师签字：×××(手签)

××××-××-××　××:××:××

上级医师签字：×××(手签)

××××-××-××　××:××:××

十八、死亡记录

【死亡记录概述】

死亡记录是指经治医师对死亡患者住院期间诊疗和抢救经过的记录，应当在患者死亡后 24 h 内完成。死亡记录的要求为：①记录患者的死亡时间具体到年、月、日、时、分；②重点记录病情演变、抢救经过；③记录确定患者死亡的依据（心电图等电线）；④要记录与患者近亲属商谈尸检的情况，如做尸检要把病理解剖报告放入病历中；⑤死亡原因（根本死亡原因）是指直接导致死亡的最初的疾病或损伤病态事件，或者造成致命损伤的事故或暴力事件；⑥死亡记录由经治医师书写，科主任或有副主任医师以上专业技术职称资格的医师审签。

【死亡记录示例】

死亡记录

姓名：××× 性别：女 年龄：××岁 ID 号：××××××

婚姻：已婚 民族：汉 籍贯：××省 入院日期：××××-××-××

单位：无 身份：一般人员

死亡时间：××××-××-×× ××：××

入院情况：患者于 2 个月前无明显诱因下出现吞咽不适，表现为进食哽噎感，舌头麻木、运动欠灵活，饮水时出现呛咳，体位改变时明显头晕，分别于××月××日、××月××日出现晕厥，持续约数秒钟后清醒，不能跑步等剧烈活动，有脚踩棉花感，无意识障碍、四肢抽搐、二便失禁、失语、畏寒发热、胡言乱语、幻嗅、幻视、幻听。症状反复出现，××天前求治××医院，行颈椎 MRI 提示"延髓背侧占位，考虑肿瘤性病变可能，建议进一步检查；颈 3/4 椎间盘膨出，颈 4/5、5/6 椎间盘突出（中央型）；颈椎及椎间盘退行性变，颈 3/4 锥体向后约 Ⅰ 度滑脱"，为求进一步治疗入我院门诊，积极完善相关术前检查，以"延髓背侧占位病变"收住院。入院查体：生命体征平稳，神志清楚，言语流利，对答切题，查体合作。双侧额纹鼻唇沟对称，伸舌居中，嘴角不歪。双侧瞳孔等大形圆，直径约 3 mm，对光反射正常。颈软，四肢肌张力正常，肌力 Ⅴ 级，肢体浅深感觉存在，双侧病理征阴性。

入院诊断：①延髓背侧占位病变；②颈椎间盘突出。

诊疗经过：入院后完善相关检查，排除手术禁忌证后，告知家属手术风险及手术风险较大，家属及本人积极要求手术，于××××-××-××日行"脑干肿瘤切除术"，手术顺利，术中见肿瘤起源于延髓背侧，术后患者清醒，自主呼吸，能遵嘱活动，血压较低，约 89/65 mmHg，术后第一日评估患者后，给予拔除气管插管，患者自主呼吸，氧饱和度维持较好，同时给予血浆×× ml 及红细胞悬液×× ml 输注。术后第 2 天中午患者突发意识加深至昏睡状，呼吸浅慢，立即行床旁气管插管，呼吸机辅助呼吸，便携式呼吸机外出急查头颅及肺部 CT 示：术区无明显渗血渗液，双肺下叶少量炎症，而后患者持续性左侧上肢过伸，口角抽搐，意识丧失，血压降低，考虑癫痫发作及脑干功能异常，给予静脉注射安定、去甲肾上腺素持续泵入后缓解，后给予加强抗癫痫、持续升压、改善局部循环等处理，动态脑电图监测。患者夜间发作右手过伸，意识丧失，给予对症处理后缓解。次日脑电图结果可见一次疑似癫痫发作，起始部位难辨别。考虑小脑 Jackson 发作，给予加强抗癫痫治疗后未再发作，后给予头孢××治疗患者肺部感染，患者而后意识反复于嗜睡与浅昏迷之间，肌力有所波动，术后第 6 日行颈内静脉穿刺置中心静脉管，监测中心静脉压，术后第 7 天凌晨 3 时，患者意识加深至深昏迷，双侧瞳孔散大至 4 mm，对光反射消失，持续去甲肾上腺素泵入难以维持血压，添加多巴胺持续泵入维持血压，患者逐渐出现氧饱和度维持不佳，咳粉红色泡沫痰，持续无尿，瞳孔缩小至 3 mm，对光反射极迟钝，意识恢复至浅昏迷，术后第 7 天××：××患者出现双侧瞳孔散大至 6 mm，对光反射消失，氧饱和度进一步降低，自主呼吸消失，××：××患者心搏骤停，经积极抢救无效后死亡，告知家属尸检相关事项，家属拒绝尸检，患者尸体送往太平间。

死亡原因：脑干术区水肿导致神经功能紊乱，水肿刺激引起局部小动脉痉挛，进一步加重脑干神经功能紊乱。后逐渐出现全身多器官功能衰竭。其中包括：①肾功能衰竭；②急性呼吸功能衰竭；③循环衰竭。后逐渐出现血压降低至极量升压药维持不佳。考虑患者中枢性循环衰竭的可能性较大。患者逐渐加重的脑干功能恶化,导致病情恶化至心搏骤停,后抢救无效导致患者死亡。

死亡诊断:脑干生殖细胞瘤,肺部感染,多器官功能障碍综合征,脑干功能衰竭,心搏骤停。

医师签字:×××(手签)

××××-××-××　××:××

上级医师签字:×××(手签)

××××-××-××　××:××

十九、死亡病例讨论记录

【死亡病例讨论记录概述】

死亡病例讨论记录是指在患者死亡1周内,由科主任或具有副主任医师以上专业技术职务任职资格的医师主持,对死亡病例进行讨论、分析的记录。死亡讨论记录的要求为:①住院患者死亡后1周内,由科主任或副主任医师以上人员主持讨论。尸检病例如病理报告与原讨论结果相差甚远,可在出具病理报告1周内再次组织讨论,并追加入病历保存。②讨论记录应详细记录在死亡病例讨论记录本中,包括讨论日期、主持人及参加人员姓名、专业技术职务、讨论意见、主持人总结发言等记录。记录完后记录者必须签名,并由主持人审核并签字。死亡讨论综合意见记入病案存档,不能以死亡小结代替死亡病例讨论记录。③死亡病例讨论以检查工作、总结经验教训、提高医疗护理质量为目的。着重对患者入院后诊断、病程经过、死亡时情况、诊疗措施及临终时抢救的主要经过进行认真讨论。

【死亡病例讨论记录示例】

死亡病例讨论记录

姓名:×××　性别:×　年龄:×岁　ID号:××××××　住院号:××××××　科室:××××病区

床号:×××　婚否:××××　地址:×××××××××××××××××　入院时间:××××-××-××

入院诊断:①冠状动脉粥样硬化性心脏病,急性非ST段抬高心肌梗死,心源性休克,心功能Ⅳ级(Killp分级);②代谢性酸中毒;③气管插管术后。

死亡时间:××××-××-××　××:××

死亡诊断:①冠状动脉粥样硬化性心脏病,急性非ST段抬高心肌梗死,心源性休克,心功能Ⅳ级(Killp分级);②代谢性酸中毒;③气管插管术后;④急性肝功能不全;⑤急性肾衰竭;⑥低蛋白血症;⑦高甘油三酯血症;⑧中度贫血;⑨血小板减少;⑩低血糖;⑪高钠血症;⑫低钾血症;⑬高尿酸血症。

讨论日期:××××-××-××。

地点:本科办公室。

参加人员:×××主任、×××主任医师、×××副主任医师、×××主治医师及全体医师。

主持人:×××主任。

病历报告者:×××主治医师。

发言人:

×××主治医师汇报病史:患者×××,×,××岁,因"上腹痛伴头晕16 h"于×××-××-××　××:××入×××科室。患者于××天前无明显诱因出现上腹痛,呈持续性烧灼样,伴头晕、恶心,无咳嗽、咳痰、腹泻、黑便,服用"雷贝拉唑,斯达舒"后症状未缓解,此后患者症状逐渐加重,伴大汗淋漓、乏力不适,遂于当日21点许于"×××医院"就诊,行相关检查后诊断为"急性下壁心肌梗死"。转诊至我院急诊科就诊。患者昏迷,心电图示提示:"窦性心律,AVR导联ST段弓背抬高,Ⅱ、Ⅲ、AVF、$V_1 \sim V_6$导联ST段明显压低;宽QRS型心动过速",诊断为"急性心肌梗死",患者深昏迷状态,呼之不应,无自主呼吸,大动脉搏动消失,血压不能测及,心音不能闻及,双侧瞳孔直径6.0 mm,对光反射微弱。立即给予持续胸外心脏按压,气管插管等抢救措施。至14:33,患者意识、呼吸、心跳仍未恢复,大动脉搏动消失,血压不能测及,心音不能闻及,心电监护提示一等电线,双侧瞳孔散大固定,直径7.5 mm,对光反射消失;宣布临床死亡,家属对整个抢救过程无异议，并签署拒绝尸检同意书。尸体料理后送太平间。

死亡诊断：①冠状动脉粥样硬化性心脏病；急性非ST段抬高心肌梗死，心源性休克，心功能Ⅳ级（Killp分级）；②代谢性酸中毒；③气管插管术后；④急性肝功能不全；⑤急性肾衰竭；⑥低蛋白血症；⑦高甘油三酯血症；⑧中度贫血；⑨血小板减少；⑩低血糖；⑪高钠血症；⑫低钾血症；⑬高尿酸血症。

×××主治医师意见：患者诊断明确，根据患者持续性胸闷胸痛表现，心肌损伤标志物阳性，心电图未见明显ST段抬高，诊断"急性非ST段抬高心肌梗死"明确。入院时已发病近1 d，经予以积极抗凝、抗血小板聚集、调脂等治疗，患者仍反复胸闷胸痛且血压偏低、心率快，血流动力学不稳定，此类患者病情危重，死亡率高，随时有心源性休克、猝死等生命危险，诊疗过程中已充分认识到病情的危重及突发性，并反复充分进行了医患沟通，处理及时准确，但最终患者因病情过重抢救无效死亡，家属对整个治疗及抢救过程无异议。

×××主任医师意见：同意×××主治医师意见。患者诊断明确，病情危重，处理及时准确。急性心肌梗死，并发心源性休克，血流动力学异常，此类患者病情凶险，死亡率高。应加强全民健康宣教，早发现，早诊断，早治疗，正规坚持服药。有条件可早期行选择性冠状动脉造影及必要时支架植入术。

×××主任意见：同意×××主任医师及×××主治医师意见。急性心肌梗死并发心源性休克，血流动力学异常，此类患者病情凶险，病死率高。应加强全民健康宣教，做好冠心病的一、二级预防，其中二级预防主要措施有两个方面。

1. 非药物治疗　①做好冠心病的宣传教育工作；②注意改变不良生活方式；③避免冠心病发作诱因。

2. 药物治疗　药物治疗直接关系到病情是否能够得到控制、稳定、改善，生活质量状况，能否减少或者避免出现心肌梗死、猝死等危险。

（1）降脂药：他汀类降脂药目前已经成为冠心病二级预防的基础治疗，可发挥降低血脂、抑制炎症反应、稳定和逆转粥样斑块的作用。在可控制饮食的基础上，积极应用他汀类降脂药可减少冠心病的患病率，显著减少致死性或非致死性心肌梗死的发生，减少冠心病的致死率和致残率。除非合并禁忌证，所有患者因服用该类药，使LDL-C降至2.6 mmol/L（100 mg/dl）以下，对高危患者（如合并糖尿病或急性冠脉综合征患者）因强化该类药的使用。LDL-C降至2.07 mmol/L（80 mg/dl）以下。

（2）抗血小板聚集：血小板是冠状动脉内血栓形成的"元凶"，阿司匹林和氢氯吡格雷片均是有效的抗血小板聚集药，可显著降低心肌梗死和心血管性死亡的危险。

（3）β受体阻滞剂：该类药可使心脏发生猝死的危险性降低，目标心率可控制在55～65次/min。

（4）ACEI类药物：ACEI可帮助减少斑块和血栓形成，稳定斑块，延缓AS经治，在高血压、心力衰竭、心肌梗死、糖尿病等患者中降低心血管事件的疗效已经被大量临床试验所证实。

（5）钙拮抗剂：对心绞痛治疗效果显著，尤其使用冠心病合并高血压的患者。能降低冠心病患者全因死亡率、心肌梗死、顽固性心绞痛的发生率。

（6）硝酸酯类药物：该类药在防止心绞痛、改善心肌缺血方面疗效显著，但要避免"无硝酸酯效应间歇期"来避免发生耐药性。

（7）备用急救用药：如硝酸甘油片、速效救心丸等，一旦冠心病急性发作，应立即舌下含化。早发现，早诊断，早治疗，正规坚持服药。有条件可早期行选择性冠状动脉造影及必要时支架植入术。诊疗过程中已充分认识到病情的危重及突发性，并反复充分进行了医患沟通，处理及时准确。

综合意见：患者诊断"急性心肌梗死"明确，并发心源性休克，血流动力学异常，此类患者病情凶险，病死率高。诊疗过程中已充分认识到病情的危重性，并反复充分进行了医患沟通，处理及时准确，但最终患者因病情过重抢救无效死亡。应加强全民健康宣教，做好冠心病的一、二级预防。早发现，早诊断，早治疗，正规坚持服药。有条件可早期行选择性冠状动脉造影及必要时支架植入术。

医师签字：×××
××××-××-××　××：××
上级医师签字：×××
××××-××-××　××：××

二十、知情同意书

【知情同意书概述】

凡在临床诊疗过程中，需行麻醉、手术治疗、输血、特殊检查、特殊治疗、实验性临床医疗和医疗美容患者，应对其履行告知义务，并详尽填写知情同意书。

其一，经治医师或诊疗主要实施者必须亲自使用通俗语言向患者或其近亲属、法定代理人、关系人告知患者的病情、医疗措施（目的、名称）、可能出现的并发症及医疗风险等。

其二，医疗美容必须向就医者本人或其近亲属告知治疗的适应证、禁忌证、医疗风险和注意事项，并取得就医者本人或监护人的签字同意。

其三，同意书必须经患者或其近亲属、法定代理人、关系人签字，医师签全名。医疗机构应将其归入病历中保存。

其四，由患者近亲属或法定代理人、关系人签字的，应提供授权人的授权委托书、身份证明及被委托人的身份证明，并提供身份证明的复印件。

其五，新技术、实验性临床医疗等项目应按国家有关规定办理手续，并如实告者及其近亲属。

【知情同意书示例】

知情同意书示例见图46-4。

手术知情同意书

姓名:××× 性别:×× 年龄:×× ID号:×××××× 住院号:×××××× 科室:××× 床号:××

入院日期:××××-××-××

主要诊断:××××××;××××××。

疾病介绍和治疗建议:

医师已告知我患有________,需在____麻醉下行________________手术。

________(对疾病和手术的分段简要描述，包括疾病的具体描述、处理方式、手术目的、预期效果等)

治疗潜在风险和对策:

医师告知我________手术可能发生的风险，有些不常见的风险可能没有在此列出，具体的术式根据不同患者的情况有所不同，医师告诉我可与我的医师讨论有关我治疗的具体内容，如果我有特殊的问题可与我的医师讨论。

1. 我理解任何手术及麻醉都存在风险。

2. 我理解任何所用药物都可能产生不良反应，包括轻度的恶心、皮疹等症状到严重的过敏性休克，甚至危及生命。

3. 我理解此手术可能发生的风险及医师的对策。

1)________________________________

2)________________________________

3)________________________________

4)________________________________

5)________________________________

4. 我理解如果我患有高血压、心脏病、糖尿病、肝肾功能不全、静脉血栓等疾病或者有吸烟史，以上这些风险可能会加大，或者在术中或术后出现相关的病情加重或心脑血管意外，甚至死亡。

5. 我理解术后如果我的体位不当或者不遵医嘱，可能影响手术效果。

特殊风险或主要高危因素:

我理解根据我个人的病情，我可能出现以下特殊并发症或风险:________________________________

____

____

一旦发生上述风险和意外，医师会采取积极应对措施。

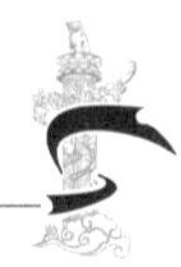

患者知情选择：

●我的医师已经告知我将要进行的治疗方式及治疗后可能发生的并发症和风险、可能存在的其他治疗方法并且解答了我关于此次治疗的相关问题。

●我同意在术中医师可以根据我的病情对预定的方式做出调整。

●我理解我的治疗可能需要多位医师共同进行。

●我并未得到治疗百分之百成功的许诺。

●医师已详细告知我替代治疗方案，如__________，我决定放弃替代治疗方案。

●我授权医师对操作切除的病变器官、组织或标本进行处置，包括病理学检查、细胞学检查和医疗废物处理等。

患者签名____　　签名日期____年____月____日

如果患者无法签署知情同意书，请其授权的亲属在此签名：

患者授权亲属签名____　与患者关系____　　签名日期____年____月____日

医师陈述：

我已经告知患者将要进行的治疗方式、术中及术后可能发生的并发症和风险、可能存在的其他治疗方法并且解答了患者关于此次手术的相关问题。

医师签名____　　　签名日期____年____月____日

图 46-4　知情同意书示例

二十一、病危(重)通知书

【病危(重)通知书概述】

病危(重)通知书是指因患者病情危、重时，由经治医师或值班医师向患者家属告知病情，并由患方签名的医疗文书。内容包括患者姓名、性别、年龄、科别，目前诊断及病情危重情况，患方签名、医师签名并填写日期。一式两份，一份交患方保存，另一份归病历中保存。

【病危(重)通知书示例】

病危(重)通知书示例见图 46-5。

病危病重通知书

患者姓名：　　　　性别：　　　　年龄：　　　　ID 号：　　　　科室：　　　　床号：

尊敬的患者家属或患者的法定监护人、授权委托人：

您好！您的家人______现在我院________科住院治疗。

目前诊断为____。

虽经医护人员积极救治，但目前患者病情危重，并且病情有可能进一步恶化，随时会出现以下一种或多种危及患者生命的并发症：

1. 肺性脑病，严重心律失常、心功能衰竭、心肌梗死、高血压危象。
2. 上消化道出血导致出血性休克、脑出血、脑梗死、脑疝。
3. 感染中毒性休克、过敏性休克、心源性休克。
4. 弥散性血管内凝血(DIC)。
5. 多器官功能障碍综合征(MODS)。
6. 糖尿病酮症、酸中毒、低血糖性昏迷、高渗性昏迷。
7. 其他。

上述情况一旦发生会严重威胁患者生命，医护人员将会全力抢救，其中包括气管切开、呼吸机辅助呼吸、电除颤、心脏按压、安装临时起搏器等措施。

根据我国法律规定，为抢救患者，医师可以在不征得您同意的情况下依据救治工作的需要对患者先采取抢救措施，并使用应急救治所必需的仪器设备和治疗手段，然后履行告知义务，请您予以理解并积极配合医院的抢救治疗。

如您还有其他问题和要求，请在接到本通知后主动找医师了解咨询。请您留下准确的联系方式，以便医护人员随时与您沟通。

此外，限于目前医学科学技术条件，尽管我院医护人员已经尽全力救治患者，仍存在因疾病原因患者不幸死亡的可能。请患者家属予以理解。

患者家属或患者的法定监护人、授权委托人意见：

关于患者目前的病情危重、可能出现的风险和后果以及医护人员对于患者病情危重时进行的救治措施，医护人员已经向我详细告知。我了解了患者病情危重，并（“同意”）医护人员进行（同意画√，可多选）：

□气管切开　　□呼吸机辅助呼吸　　□电除颤

□心脏按压　　□临时起搏器　　□其他有创救治措施。

患者授权亲属签名____　与患者关系____　　签名日期____年____月____日

关于患者目前的病情危重、可能出现的风险和后果以及医护人员对于患者病情危重时进行的救治措施，医护人员已经向我详细告知。我了解了患者病情危重，我________（“不同意”或“不同意”）医护人员进行上述有创救治措施，我_______（“同意”或“不同意”）使用药物进行救治，对所发生的一切后果我们自行承担责任。

患者授权亲属签名____　与患者关系____　　签名日期____年____月____日

医护人员陈述：

我已经将患者目前的病情危重、可能出现的风险和后果以及医护人员对于患者病情危重时进行的救治措施向患者家属或患者的法定监护人、授权委托人详细告知。

医护人员签名______　　签名日期____年____月____日

图 46-5　**病危（重）通知书示例**

二十二、医　嘱

【医嘱概述】

医嘱是指医师在医疗活动中下达的医学指令。医嘱单分为长期医嘱单和临时医嘱单。

长期医嘱单内容包括患者姓名、科别、住院病历号（或病案号）、页码、起始日期和时间、长期医嘱内容、停止日期和时间、医师签名、执行时间、执行护士签名。临时医嘱单内容包括医嘱时间、临时医嘱内容、医师签名、执行时间、执行护士签名等。

医嘱内容及起始、停止时间应当由医师书写。医嘱内容应当准确、清楚，每项医嘱应当只包含一个内容，并注明下达时间，应当具体到分钟。医嘱不得涂改。需要取消时，应当使用红色墨水标注“取消”字样并签名。

【医嘱示例】

医嘱示例见图 46-6。

二十三、报 告 单

【报告单概述】

辅助检查报告单是指患者住院期间所做各项检验、检查结果的记录。内容包括患者姓名、性别、年龄、住院病历号（或病案号）、检查项目、检查结果、报告日期、报告人员签名或者印章等。

【报告单示例】

报告单示例见图 46-7。

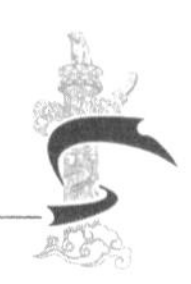

长　期　医　嘱　单

科室：×××　姓名×××　性别××　床号××　ID 号××××××　病案号：××××××

开始					停止			
日期	时间	医嘱内容	医师签字	护士签字	停止日期		医师签字	护士签字
××××-03-01	10：10	按××科室护理常规	××	××	××××-03-06	08：10	××	××
		二级护理						
		24 h 陪伴						
		普通饮食						
××××-03-01	10：30	×××分散片　80 mg　po　qd	××	××	××××-03-04	08：10	××	××

图 46-6　**医嘱示例**

×××医院检验科报告单

ID 号：　姓名：　性别：　年龄：　岁　标本条码：　标本编号

申请科室：　申请医生：　临床诊断：

标本种类：　检验目的：

NO.	项目名称	结果	单位	参考区间
报告备注：				

医嘱申请：　标本采集：　标本接受：

报告审核：

报告打印：　检验员：　审核员：

提示：此结果仅对所测标本负责。　地址：　第 1 页

图 46-7　**报告单示例**

二十四、体 温 单

【体温单概述】

体温单为表格式，以护士填写为主。内容包括患者姓名、科室、床号、入院日期、住院病历号（或病案号）、日期、手术后天数、体温、脉搏、呼吸、血压、大便次数、出入液量、体重、住院周数等。

【体温单示例】

体温单示例见图 46-8。

体　温　单

病区：　　　　姓名：　　　　床号：　　　　住院号：　　　　入院日期：

日期																																											
住院天数																																											
时间		上午			下午			上午			下午			上午			下午			上午			下午			上午			下午			上午			下午			上午			下午		
		2	6	10	14	18	22	2	6	10	14	18	22	2	6	10	14	18	22	2	6	10	14	18	22	2	6	10	14	18	22	2	6	10	14	18	22	2	6	10	14	18	22
脉搏/(次/min)	体温/℃																																										
180	41																																										
160	40																																										
120	39																																										
100	38																																										
80	37																																										
60	36																																										
40	35																																										
疼痛	10																																										
	8																																										
	6																																										
	4																																										
	2																																										
	1																																										
呼吸/(次/min)																																											
血压/mmHg																																											
大便次数																																											
尿量/ml																																											
入量/ml																																											
体重/kg																																											

图 46-8　体温单示例

（马明镜　张　曦　肖颖彬）

参考文献

1　潘志刚,楚恒群. 以病历书写为切入点提高医疗质量[J]. 中国病案,2008(8):23-24.

2　潘凌亚. 临床科室如何做好病案质量监控[J]. 中国病案,2007(1):17-18.

3　谭冬玲. 依法依规抓好病历书写质量[J]. 中国病案,2003(12):21-22.

4　王宇红,陈维荣,冯家琳. 病历书写与医疗纠纷的相关性研究[J]. 中国病案,2003(11):6-8.

5　吴龙仁,崔鹤松. 病历书写及医疗纠纷中的若干注意事项初探[J]. 延边大学医学学报,2009,32(4):309-311.

6　SIMON C R,JILL C S,RACHAEL B,et al. Practice guidelines for the moleculear analysis of Prader-Willi and Angelnlan syndromes[J]. BMC Medical Genetics,2010,11:70.

7　URS E,BARBARA Y W. A comprehendsive team approach to the management of patients with Prader-Willi syndrome[J]. J Pediatr Endocrinol Metab,2004,17(9):1153-1175.

8　中国医院协会医疗质量管理委员会病历质量监控学组. 全国三级综合医院病历案例评析[M]. 北京:中国协和医科大学出版社,2012:203.

第47章

电子病历与电子病历系统

第一节　电子病历

电子病历是指医务人员在医疗活动过程中，使用信息系统生成的文字、符号、图表、图形、数字、影像等数字化信息，并能实现存储、管理、传输和重现的医疗记录，是病历的一种记录形式，包括门(急)诊病历和住院病历。

电子病历涵盖了医务人员整个诊疗的全过程，将文字、符号、图表、图形、数字、影像等资料通过数字化的处理进行保存，并通过信息系统进行传输、管理、重现的医疗记录，和纸质病历具备同等法律效力。

一、电子病历的要求

根据国家卫生健康委员会2017年颁布的《电子病历应用管理规范(试行)》第二章第六条医疗机构应用电子病历应当具备以下条件：①具有专门的技术支持部门和人员，负责电子病历相关信息系统建设、运行和维护等工作，具有专门的管理部门和人员，负责电子病历的业务监管等工作；②建立、健全电子病历使用的相关制度和规程；③具备电子病历的安全管理体系和安全保障机制；④具备对电子病历创建、修改、归档等操作的追溯能力；⑤其他有关法律、法规、规范性文件及省级卫生计生行政部门规定的条件。

1. 专人专管　电子病历的建设、运行和维护需要医院成立专门的部门和专业的人员进行管理。强调的是专业的人做专业的事，能够科学有效地做好电子病历相关工作。

2. 制度规范　医院对电子病历应有基本的管理制度，要有章可循，有法可依，要符合国家法律法规和行业标准，根据医院实际情况，完善管理细节，对电子病历的整个历程都要进行梳理，对每一个环节都要有要求，统一规范，高效管理。

3. 安全运行　电子病历的安全性是运行电子病历的关键，要有完整的安全体系，患者的资料是保密文件，它的储存、传输、保存都需要加密及相应的保密功能，信息技术要有保障，通过加密技术、电子签名技术等手段确保完全，从而形成一道屏障，确保安全。

二、电子病历的管理

电子病历的管理和纸质病历一样，要求对整个诊疗过程进行完整的记录，这就要求必须进行全程的

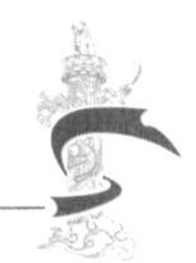

管理。可以建设专门的质量管理软件平台，从电子认证开始即进行实时的全程动态监控，实行闭环式管理。从检查到预警再到整改，实行“跟踪式”管理，同时兼具追溯功能，可以监控到谁在什么时候做了什么操作，保留有操作痕迹，形成可控式多层级的管理体系，形成智能化的“风险识别—预警定位—辅助分析—自动纠偏”的管理机制。

三、电子病历的优势

电子病历是时代发展的必然趋势，对比传统纸质病历，它具有以下几点优势：一是储存方便，电子病历存储量大占用空间小，易于保存，不会出现传统病历的霉变、腐朽等情况；二是查询方便，数字系统可在几秒内完成既往病历资料查找，可以更全面系统地进行病情分析，制定下一步诊疗方案，同时可以通过复合查询功能，进行病种、术式等查询，有助于临床疾病的研究；三是传输方便，患者的各种检查检验报告结果能即时传输到医师工作站，第一时间查阅，减少了取结果的时间，及时对患者进行诊疗。

第二节　电子病历系统

一、电子病历系统的基础功能

1. 用户授权与认证　电子病历创建各个用户名及工作组，每个用户名都有单独的密钥，由使用者保存。根据各自工作情况进行工作分组，并分配不同的权限。

2. 使用审计　用户登录电子病历系统时，自动生成、保存使用日志，并可以通过用户名进行追溯。系统对用户的所有操作进行均可按审计项目进行追踪，对用户的数字认证有审计的功能。

3. 数据存储与管理　提供各种资料的存储管理，可以实现各种格式转换的功能，具有电子病历数据备份和恢复功能，有保障安全的措施，可以实现长期管理与访问。

4. 患者隐私保护　对用户权限实行分级管理，用户登录只能查阅、使用所属权限的功能，各级权限使用者操作痕迹可以追溯。

5. 字典数据管理　可以对各种字典进行修改维护功能，同时字典升级后，对原有数据不受影响。

二、电子病历系统的主要功能

1. 电子病历创建功能　为患者在电子病历创建唯一的电子识别码（如 ID 号），通过电子识别码将患者各种资料进行一一对应关联。

2. 患者既往诊疗信息管理功能　患者既往病历资料可以进行管理、存储、查询等功能，可以向医师提供展示，并根据不同权限进行管理。

3. 住院病历管理功能　根据《病历书写基本规范》和《电子病历基本规范试行（试行）》的要求创建电子病历各部分，并根据权限进行修改、补记，操作痕迹可追溯。

4. 医嘱管理功能　通过患者电子识别码，实现所有医嘱的录入功能，医师根据所属权限录入医嘱，同时可以有补录医嘱功能，操作痕迹可以追溯，可为医师提供药品、耗材、检查等字典及检索功能。

5. 检查检验报告管理功能　检查检验报告方可以进行判读，确定结果可实现初步报告和最终报告的展示功能，提供检查检验的正常范围值，出现危急值时有预警功能。

6. 电子病历展现功能　提供查阅并展现有患者个人信息的历次就诊病历资料的功能，包括门（急）诊、住院等不同的病历质料。并提供电子病历中的各类医疗记录纸张打印的功能。

7. 临床知识库功能　为医师开具医嘱、诊疗方案（如合理用药、医保目录）等提供辅助支持。主要辅助医师诊疗,可给予提示与警告,同时有修改维护临床知识库功能。

8. 医疗质量管理与控制功能　具体对电子病历质量、合理用药、医院感染等进行质量监控,系统可主动发现缺陷预警或质量控制管理人员将缺陷信息反馈给医师,质量控制管理人员可自行维护缺陷项目字典,具有全程诊疗监控功能。

(何　蕾　夏　勋　张　曦)

参考文献

1　张杰,吴钢,倪伟. 电子病历质控管理模式的探讨[J]. 江苏卫生事业管理,2011,22(2):4-5.

2　费勤福. 病历书写规范[M]. 合肥:安徽科学技术出版社,2015:566-573.

3　陈瑞乾. 浅析结构化电子病历系统的应用[J]. 医疗与信息化,2019(8):137-139.

4　费勤福. 病历书写规范[M]. 合肥:安徽科学技术出版社,2015:566-573.

5　潘祥林,王鸿利. 实用诊断学[M]. 2 版. 北京:人民卫生出版社,2017:1170-1176.

6　万学红,卢雪峰. 诊断学[M]. 9 版. 北京:人民卫生出版社,2018:580-583.

第48章

病案首页的填写规范

第一节　住院病案首页填写基本要求

住院病案首页填写基本要求如下。①住院病案首页是医务人员使用文字、符号、代码、数字等方式，将患者住院期间相关信息精练汇总在特定的表格中，形成的病例数据摘要，包括患者基本信息、诊断信息、手术信息、其他信息、费用信息；②病案首页质量标准是客观真实，项目齐全、内容准确、术语规范，诊断名称与手术操作名称应当使用临床字典库规范名称；③诊断依据应在病历中可追溯，依据入院记录、病程记录、手术记录、病理诊断、出院记录、检查与检验、医嘱等内容填写；④住院病案首页中常用的标量、称量应当使用国家计量标准和卫生行业通用标准；⑤疾病诊断编码与手术操作编码应当使用国家统一规定的国际疾病分类(International Classification of Diseases，ICD)-10 与 ICD-9-CM-3；⑥原则上实习生、轮转生、规培生不能填写病案首页，若病案首页由以上人员填写，上级医师必须逐条审核确认；⑦病案首页签名严格实行各级医师(三级医师)、质控医师、质控护士及编码员的双签制(计算机与手签)；⑧病案首页完成时限，要求在患者出院 24 h(工作日)内填写，以便保证病案首页的编码、质控与信息上传。

第二节　住院病案首页的信息

一、基本信息

(一)医疗保险账(手册/卡)号

军队患者填写军队医疗账号，地方医疗保险患者按所在地要求填写。

(二)医疗付款方式

医疗付款方式：①社会基本医疗保险；②公费医疗；③大病统筹；④商业保险；⑤自费医疗；⑥军队医疗；⑦其他。

注：在“□”处填写相应的阿拉伯数字。

（三）人员基本信息

1. 医疗体系　指本体系人员、外体系转诊人员、一卡通人员、双体系人员。

2. 费别　免费医疗、职工医疗、优惠医疗等。

3. 在职状况　在职、离休、退休、其他。

（四）年龄

年龄指患者的实足年龄，为患者出生后按照日历计算的历法年龄。年龄满 1 周岁的，以实足年龄的相应整数填写；年龄不足 1 周岁的，按照实足天龄的相应整数填写。

注：年龄应与身份证号一致，可由医院信息系统根据身份证号自动生成年龄，病历中各处年龄应前后一致。

（五）婚姻

婚姻指患者在住院时的婚姻状态。分为：1. 未婚；2. 已婚；3. 丧偶；4. 离婚；……9. 其他。

注：9. 其他是指因为资料不全而无法核实婚姻状况；要注意该项与别的项目的一些互相验证关系，如新生儿科中的 2/3/4/9 情况；年龄 16 岁以下的 2/3/4 情况。

（六）职业

按照国家标准《个人基本信息分类与代码》（GB/T 2261.4—2003）要求填写，共 13 种职业：11. 国家公务员；13. 专业技术人员；17. 职员；21. 企业管理人员；24. 工人；27. 农民；31. 学生；37. 现役军人；51. 自由职业者；54. 个体经营者；70. 无业人员；80. 退（离）休人员；90. 其他。

注：按照国家标准《个人基本信息分类与代码》（GB/T 2261.4）维护。

（七）出生地/籍贯/民族

1. 出生地　出生地指患者出生时所在地点。

2. 籍贯　籍贯指患者祖居地或原籍。按照《世界各地和地区名称代码表》（GB/T 2659—2000）标准填写。

3. 民族　患者所属民族、按照《中国各民族名称的罗马字母拼写法和代码》（GB/T 3304—1991）标准填写。

（八）现住址/户口地址

1. 现住址　现住址指患者来院前近期的常住地址。

2. 户口地址　户口地址指患者户籍登记所在地址，按户口所在地填写。

工作单位及地址指患者在就诊前的工作单位及地址。

注：现住址应填写详细规范。可用于统计本医院的辐射范围能力（外埠患者），若病案首页设置不合适或填写不规范，此项数据无从统计。

（九）身份证

除无身份证或因其他特殊原因无法采集者外，住院患者入院时要如实填写 18 位身份证号。军人应填写身份证号，如没有，可填写军官证、文职证、离休证、退休证等号码。

注：身份证号应与患者的姓名/性别/年龄/户籍地址等相一致。尽量利用信息系统采集，避免手工录入信息。

（十）联系人（关系）

联系人（关系）：指联系人与患者之间的关系，参照《家庭关系代码》国家标准（GB/T 4761—2008）填写：1. 配偶；2. 子；3. 女；4. 孙子、孙女或外孙子、外孙女；5. 父母；6. 祖父母或外祖父母；7. 兄、弟、姐、妹；8/9. 其他。非家庭关系人员，统一使用“其他”，并可附加说明，如同事。

注：《家庭关系代码》国家标准（GB/T 4761）。

（十一）入院时途径

入院时途径指患者收治入院治疗的来源，经由本院急诊、门诊诊疗后入院，或经由其他医疗机构诊治

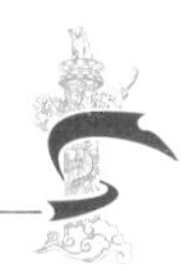

后转诊入院，或其他途径入院。分为门诊、急诊、转院、其他。

注：经由其他医疗机构诊治后转诊入院是指除转诊医院对接外，应通过入院前的询问获得是否为其他医疗机构转诊入院。其他途径入院是指没有经过门急诊/转诊。

患者入院途径由门诊医师在住院证上注明，必须与现病史的描述一致。

（十二）入院情况

以入院时的诊断及病情为依据，由门诊医师在住院证上注明患者入院时的病情状态。

1. 危重　危重指患者生命指征不平稳，直接威胁患者的生命，需立即抢救者。

2. 急诊　急诊指急性病、慢性病急性发作、急性中毒和意外损伤等，需立刻明确诊断和治疗者。

3. 一般　一般指除危、急以外的其他情况。

（十三）新生儿入院类型

与新生儿入院相关的影响因素。分为：①正常新生儿；②早产儿；③有疾病新生儿；④非无菌分娩……⑨其他。

（十四）新生儿体重

1. 新生儿期　从出生到第28天为新生儿期。出生日为第0天。

2. 新生儿出生体重　患儿出生后第1小时内第一次称得的重量(g)，要求精确到10 g。序号指多胎新生儿体重。

3. 新生儿入院体重　患儿入院时称的重量，要求精确到10 g。

注：产妇病历应当填写“新生儿出生体重”；新生儿期住院的患儿应当填写“新生儿出生体重”与“新生儿入院体重”。

新生儿出生体重与新生儿体温单相一致。新生儿入院体重与新生儿入院记录和体温单一致。

（十五）住院医疗类型

1. 住院　住院指住在医院病房的患者。

2. 日间手术　日间手术指日间住院的手术患者。

注：基本信息填写，凡栏目中有“□”的，应当在“□”内填写适当阿拉伯数字。栏目中没有可填写内容的，填写“-”（注意“-”是英文状态下的短横线）。如联系人没有电话，在电话处填写“-”。

二、诊断信息

（一）入/出院时间

1. 入院时间　入院时间是指患者实际进入病房的接诊时间。

2. 出院时间　出院时间是指患者结束治疗或终止治疗离开病房的时间。其中死亡患者应是指死亡时间，记录时间应当精确到分钟。

注：首页的入出院时间应与体温单相一致。

（二）住院天数

住院天数指出院诊断填写的疾病“诊疗天数”，即这一疾病的实际住院天数，必须包括诊断阶段。经过手术治疗的疾病，治疗天数必须包括术前的检查天数。前后经过住院的科室，处置同一疾病应合计“治疗天数”。

注：首页的实际住院天数应与体温单相一致。

（三）确诊天数与确诊日期

确诊天数指住院患者出院主要诊断（第一行）明确的诊断日期。从入院后针对其进行检诊之日累计至确诊之日，两端合计为1 d。确诊天数不能为0 d。24 h入出院患者确诊天数为1 d疾病确诊日期应结合临床情况确定，不能完全依赖辅助检查（病理诊断、放射诊断等）。首页出院诊断自动提取入院记录的

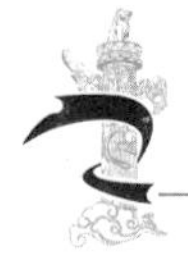

“最后诊断”后，应根据诊疗情况校正诊断日期，避免完全使用诊断名称的书写日期或上级医师的查房日期。

（四）门（急）诊诊断

门（急）诊诊断指患者在住院前，由门（急）诊接诊医师在住院证上填写的门（急）诊诊断。如果有两个以上的门（急）诊疾病诊断，前两个诊断应着重填写门急诊的主要诊断。门诊诊断的疾病名称应使用ICD-10的规范化名称。不能中英文混写，或填写英文名称，或加1，2，3序号。如果填写门诊诊断为“××待查”时，应在其后填写可疑诊断，并在其后加写“待诊”（在临床字典库的补充库选取“待诊”）。如，发热待查：上感待诊，扁桃体炎待诊。

注：门（急）诊诊断与住院证的诊断、入院记录现病史诊断一致。当门（急）诊诊断录入有误时，经管医师及时修改。

（五）入院初诊

入院初诊指患者住院后主治医师首次查房（24 h内）所确定的诊断。即入院记录的初步诊断。如果有两个以上的入院初诊疾病诊断，应将其中的两个主要诊断填写在入院初诊断栏的前两行。入院初诊疾病诊断名称按ICD-10标准名称填写，不能中英文混写，或填写英文名称，或加1，2，3序号。如果填写入院初步诊断为“××待查”时，应在其后填写可疑诊断，并在其后加写“待诊”（在临床字典库的补充库选取“待诊”）。

注：入院初步诊断应与首次病程的初步诊断一致。

（六）出院诊断

1．主要诊断填写　首页出院主要诊断不一定是出院科室处置的疾病，遵循主要诊断选择的总原则，统揽住院期间各科治疗的全部疾病。

（1）主要诊断选择总原则：一般是患者住院就医主要原因的疾病（或健康状况）。原则上选择本次住院对患者健康危害最大、消耗医疗资源最多、住院时间最长的疾病诊断。

（2）排除情况：除下列规则中特殊约定的要求外，原则上“入院病情”为“4”的诊断不应作为主要诊断。

（3）主要诊断选择一般原则：一般选择主要治疗的、严重的、急性的、传染的疾病为主要诊断。未治的、轻微的、慢性的、非传染性的疾病及陈旧性情况为其他诊断。

（4）以手术治疗为目的的主要诊断选择：若以手术为住院目的的疾病，则选择与手术治疗相一致的疾病作为主要诊断。

（5）病因与临床表现主要诊断选择：病因诊断能包括疾病的临床表现，则选择病因诊断作为主要诊断。若疾病在发生发展过程中出现不同危害程度的临床表现，且本次住院以某种临床表现为诊治目的，则选择该临床表现作为主要诊断。但疾病的临终状态原则上不能作为主要诊断。

（6）“笼统性”名称主要诊断选择：当主要诊断为笼统的术语时，而其他诊断对疾病的性质有更为具体的描述，选择后者。例如：

主要诊断：脑血管意外（I64）

其他诊断：出血性脑梗死（I63）——主要诊断

（7）疑似诊断主要诊断选择：①以疑似诊断入院，出院时仍未确诊，则选择临床高度怀疑、倾向性最大的疾病诊断作为主要诊断，编码时应按照确定的诊断进行编码；②当有明确的临床症状和相关的疑似诊断时，优先选择明确的临床症状作主要诊断，疑似的诊断作为其他诊断。

（8）症状体征主要诊断选择：①因某种症状、体征或检查结果异常入院，出院时诊断仍不明确，则以该症状、体征或异常的检查结果作为主要诊断；②因原发病不清楚，以症状或体征而住院，入院后经过详细检查，明确病因，并予以对症治疗的，原发病作为主要诊断，而ICD-10第十八章中的症状、体征和不确定情况则不能作为主要诊断。

（9）并发症主要诊断选择：①本次住院仅针对某种疾病的并发症进行治疗时，则该并发症作为主要诊断；②当住院是为了治疗手术和其他治疗后的并发症时，该并发症作为主要诊断，当该并发症被编在

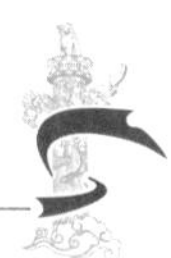

T80～T88 系列时，由于编码在描述并发症方面缺少必要的特性，需要另编码对该并发症进行说明；③住院过程中出现比入院诊断更为严重的并发症或疾病时，如手术导致的并发症，选择原发病作为主要诊断；④住院过程中出现非手术治疗或与手术无直接相关性的疾病，按总原则选择主要诊断；⑤急诊手术术后出现的并发症，应视具体情况根据总原则正确选择主要诊断；⑥择期手术前出现的并发症，应视具体情况根据总原则正确选择主要诊断；⑦择期手术后出现的并发症，应作为其他诊断填写，而不应作为主要诊断。

（10）多种疾病主要诊断选择：①多种疾病同时存在，病情程度相似，选择本科疾病或手术的疾病作为主要诊断；②如果确定有 2 个或 2 个以上诊断同样符合主要诊断标准，在编码指南无法提供参考的情况下，应视具体情况根据总原则正确选择主要诊断；③极少情况下，会有 2 个或 2 个以上疑似诊断的情况，如："……不除外，或……"（或类似名称），如果诊断都可能存在，且无法确定哪个是更主要的情况下，选其中任一疑似诊断作为主要诊断，将其他疑似诊断作为其他诊断。

（11）损伤与中毒主要诊断选择：①骨折、损伤、中毒性疾病与其他疾病同时存在时，选择骨折、损伤、中毒性疾病为主要诊断；②多部位损伤，以对健康危害最大的损伤或主要治疗的损伤作为主要诊断；③以治疗中毒为主要目的的，选择中毒为主要诊断，临床表现为其他诊断，如果有药物滥用或药物依赖的诊断，应写入其他诊断；④多部位灼伤，以灼伤程度最严重部位的诊断为主要诊断，在同等程度灼伤时，以面积最大部位的诊断为主要诊断；⑤损伤与中毒的外部原因不能作为主要诊断，损伤与中毒后的疾病、临床表现为主要诊断。

（12）肿瘤主要诊断选择

1）本次住院针对肿瘤进行手术治疗或进行确诊时，选择肿瘤为主要诊断。

2）本次住院针对继发肿瘤进行手术治疗或进行确诊的，即使原发肿瘤依然存在，选择继发肿瘤为主要诊断，原发肿瘤为其他诊断。如果原发恶性肿瘤在先前已被切除或根除，恶性肿瘤个人史作为其他诊断，用来指明恶性肿瘤的原发部位。

3）当对恶性肿瘤进行外科手术切除（包括原发部位或继发部位），即使做了术前和（或）术后放疗或化疗时，选择恶性肿瘤为主要诊断。术前和（或）术后放疗或化疗为其他诊断。

4）如果住院的目的是明确肿瘤诊断（如恶性程度、肿瘤范围），或是为了确诊肿瘤进行某些操作（如穿刺活检等），即使患者做了放疗或化疗，主要诊断仍选择原发（或继发）部位的恶性肿瘤。

5）如果患者本次专门为恶性肿瘤进行化疗、放疗、免疫治疗而住院时，选择恶性肿瘤化疗（编码 Z51.1）、放疗（编码 Z51.0）或免疫治疗（编码 Z51.8）为主要诊断。恶性肿瘤作为其他诊断。如：

主要诊断：卵巢浆液性乳头状囊腺癌 IC 期 G2 术后第 4 次化疗

其他诊断：卵巢浆液性乳头状囊腺癌 IC 期

如果患者在一次住院中接受了不止一项的上述治疗，则可以使用超过一个的编码，应视具体情况根据总原则正确选择主要诊断。如：

主要诊断：卵巢浆液性乳头状囊腺癌术后化疗

其他诊断：卵巢浆液性乳头状囊腺癌术后放疗

卵巢浆液性乳头状囊腺癌

6）当治疗是针对继发部位的恶性肿瘤时，以继发部位的恶性肿瘤为主要诊断。如果原发肿瘤依然存在，原发肿瘤作为其他诊断。

7）当只是针对恶性肿瘤和（或）为治疗恶性肿瘤所造成的并发症进行治疗时，选择该并发症作为主要诊断，恶性肿瘤作为其他诊断首选。如果同时有多个恶性肿瘤，按照肿瘤恶性程度的高低顺序书写。①恶性肿瘤引起的贫血，如果患者为治疗恶性肿瘤相关的贫血而入院，且仅对贫血进行了治疗，应选肿瘤疾病引起的贫血作为主要诊断（D63.0＊肿瘤引起的贫血），恶性肿瘤作为其他诊断；②化疗、放疗和免疫治疗引起的贫血，当患者为了治疗因化疗、放疗和免疫治疗引起的贫血而住院时，且仅对贫血进行了治疗，选择贫血作为主要诊断，相关的肿瘤诊断作为其他诊断；③当患者为了接受化疗、放疗和免疫治疗而入院，治疗中产生了并发症，如难以控制的恶心、呕吐或脱水，仍选择化疗、放疗和免疫治疗为主要诊断，并发症作为其他诊断；④当患者因为恶性肿瘤引起的并发症住院治疗时（如脱水），且仅对该并发症（如

脱水)进行了治疗(静脉补液),选择该并发症(如脱水)作为主要诊断,相关的肿瘤诊断作为其他诊断。

8)未特指部位的广泛转移恶性肿瘤。未特指部位的广泛转移恶性肿瘤使用编码 C80,该诊断只有在患者有了转移病灶且不知道原发和继发部位时使用。当有已知继发部位肿瘤的诊断时,应分别逐一诊断。

9)妊娠期间的恶性肿瘤。当妊娠者患有恶性肿瘤,选择妊娠、分娩及产褥期并发恶性肿瘤(O99.8)作为主要诊断,ICD-10 第二章中的适当编码作为其他诊断,用来明确肿瘤的类型。

注:肿瘤患者住院死亡时,应根据上述要求,视本次住院的具体情况正确选择主要诊断。

(13)产科主要诊断选择:①产科主要诊断应当选择产科的主要并发症或合并症,如威胁母婴生命最危险的情况、影响产程进展的情况、梗阻性分娩、异常状态等;②凡有医学指征的剖宫产,不应使用剖宫产 O82 作主要诊断(编码),而是以手术指征的疾病代码作为主要诊断,只有在无任何医学指征且不伴并发症或伴随疾病的情况下,O82 才能作为主要诊断;③没有并发症或合并症,主要诊断由妊娠、分娩情况构成,包括宫内妊娠周数、胎数(G)、产次(P)、胎方位、胎儿和分娩情况等(O80 或 O84),但伴有人工破膜、过期妊娠、高龄初产、多胎分娩、脐带绕颈、胎盘滞留等正常分娩的情况,正常分娩不能作为主要诊断;④产科患者同时伴有多种严重并发症,主要诊断在选择产科主要并发症的基础上,还应参照的主要诊断选择的总原则,结合疑难危重孕产妇的具体情况具体分析,综合判断选择主要诊断。

(14)急诊留观后主要诊断选择:从急诊留观室留观后入院患者。当患者因为某个疾病(或情况)被急诊留观,且随后因为同一疾病(或情况)在同一家医院住院,选择导致急诊留观的疾病(或情况)为主要诊断。

(15)门诊诊疗后主要诊断选择:当患者在门诊手术室接受手术,并且继而入住同一家医院住院时,要遵从下列原则选择主要诊断。①如果因并发症入院,选择该并发症为主要诊断;②如果住院的原因是与门诊手术无关的另外原因,选择这个另外原因为主要诊断。

(16)康复与术后状态主要诊断选择:①当患者住院的目的是进行康复,选择患者需要康复治疗的疾病作为主要诊断,如果患者入院进行康复治疗的原发疾病已经不存在了,选择相应的康复治疗作为主要诊断;②如果同时存在术后状态、术后晚期效应与并发症,一般应以术后晚期效应及并发症为主要诊断。

(17)死亡出院主要诊断:①指因何种疾病死亡。如果由两种或以上疾病引起死亡,要选择导致死亡的主要疾病;②死亡方式(如呼吸衰竭、心力衰竭、脑损害等)、直接原因(如尿毒症、败血症等)及临死的症状不能作为死亡的主要诊断,引起以上情况的疾病作为死亡出院的主要诊断;③当导致死亡的疾病未确诊时,与死亡有密切关系的症状可以作为主要诊断;④因恶性肿瘤及其并发症死亡,选择原发部位肿瘤,如未提及原发部位肿瘤,选择继发部位肿瘤。

注:主诊断(编码)——影响 DRG 主诊断类别(MDC)、入组组别、入组率、产能、效率等指标。

2. 其他诊断

(1)其他诊断定义:住院时并存的、后来发生的或是影响所接受的治疗和(或)住院时间的情况。包括并发症和合并症。①并发症,指与主要诊断存在因果关系,主要诊断直接引起的病症;②合并症,指与主要诊断和并发症非直接相关的另外一种疾病,但对本次医疗过程有一定影响(不包括对当前住院没有影响的早期住院的诊断);③入院前及住院期间与主要疾病相关的并发症,现病史中涉及的疾病和临床表现,住院期间新发生或新发现的疾病和异常所见。

(2)其他诊断填写要求:①填写其他诊断时,先填写主要疾病并发症,后填写合并症,先填写病情较重、已治疗的疾病,后填写病情较轻的、未治疗的疾病;②由于各种原因导致原诊疗计划未执行且无其他治疗出院的,原则上选择拟诊疗的疾病为主要诊断,并将影响原诊疗计划执行的原因(疾病或其他情况等)写入其他诊断;③患者既往发生的病症及治疗情况,对本次住院主要诊断和并发症的诊断、治疗及预后有影响的,需要进行临床评估、治疗、诊断性操作、延长住院时间,增加护理和(或)监测,应视为合并症填写在其他诊断,例未进行特殊治疗的慢性病(如慢性阻塞性肺疾病),虽然未做特殊治疗,但其需要评估和监测;④如果既往史或家族史对本次治疗有影响时,ICD-10 中 Z80-Z87 对应的病史应填写在其他诊断;⑤除非有明确临床意义,异常所见(实验室、X 射线、病理或其他诊断结果)无须编码上报,如果针对该临床异常所见又做其他检查评估或常规处理,该异常所见应作为其他诊断编码上报;⑥如果出院时某其

他诊断仍为“疑似”的不确定诊断，应按照确定的诊断编码；⑦按照要求将本次住院的全部诊断（包括疾病、症状、体征等）填全。

注：其他诊断（MCC与CC）填写完整与准确，影响ICD-10编码-DRG入组率、费用指数、医疗质量等指标。

（七）出院情况

1. 治愈　治愈指疾病经治疗后，疾病症状消失，功能完全恢复。当疾病症状消失，但功能受到严重损害者，只计为好转，如肝癌切除术、胃毕Ⅰ式切除术。如果疾病症状消失，功能只受到轻微的损害，仍可以计为治愈，如胃（息肉）病损切除术。

2. 好转　好转指疾病经治疗后，疾病症状减轻，功能有所恢复。

3. 未治　未治指入院后未进行治疗的自动出院、转院的患者。

4. 无效　无效指疾病经治疗后未见好转（无变化）或恶化。

5. 死亡　死亡指已办理住院手续并且收容入院后死亡者，或虽未办住院手续，但在实际收容入院后死亡者。不论入住时间的长短。

6. 其他　其他指因其他原因出院的患者。或非伤病住院者，包括正常分娩、人工流产、绝育手术、健康体检（在住院期内对检出疾病进行治疗者除外）、提供器官或组织、非以改善健康状态为目的的操作（如头发移植、隆鼻等）等。

（八）入院时病情

入院时病情指对患者入院时病情评估情况。将“出院诊断”与入院病情进行比较，按照“出院诊断”在患者入院时是否已具有，分为4种情况：有；临床未确定；情况不明；无。根据患者具体情况，在每一出院诊断后填写相应的阿拉伯数字。

1. 有　对应本出院诊断在入院时就已明确。如：患者因“乳腺癌”入院治疗，入院前已经钼靶、针吸细胞学检查明确诊断为“乳腺癌”，术后经病理亦诊断为乳腺癌。

2. 临床未确定　对应本出院诊断在入院时临床未确定，或入院时该诊断为可疑诊断。如：患者因“乳腺恶性肿瘤不除外”“乳腺癌?”或“乳腺肿物”入院治疗，因缺少病理结果，肿物性质未确定，出院时有病理诊断明确为乳腺癌或乳腺纤维瘤。

3. 情况不明　对应本出院诊断在入院时情况不明。如乙型病毒性肝炎的窗口期、社区获得性肺炎的潜伏期，因患者入院时处于窗口期或潜伏期，故入院时未能考虑此诊断或主观上未能明确此诊断。

注：患者合并的慢性疾病，经入院后检查新发现，应选择“3”。

如：高血压、高脂血症、胆囊结石等。不能选择“4”（无）。

4. 无　在住院期间新发生的，入院时明确无对应本出院诊断的诊断条目，如患者出现围术期心肌梗死（一般为并发症或医院感染情况）。

注：入院病情具有重要的统计学意义，应认真严谨实事求是填写，应浏览入院记录中的诊断核查比对。入院记录初步诊断明确的，出院诊断仍有的疾病，入院病情填1-有；初步诊断未明确的，出院诊断明确的疾病，入院病情填2-临床未确定；入院后才经过检查发现的疾病，入院病情应填3-情况不明；入院后新发生的疾病，入院病情填4-无。

（九）医院感染名称

医院感染名称指在医院内获得的感染疾病名称，包括在住院期间发生的感染，在医院内获得出院后发生的感染，但不包括入院前已开始（48 h）或入院时已处于潜伏期的感染。当医院感染成为主要治疗的疾病时，应将其列为主要诊断，同时在医院感染栏目中还要重复填写。医院感染有疾病名称、确诊日期、治疗结果、治疗天数、ICD-10编码等5项，要求逐项填写前4项。“治疗天数”为发生之日至治疗结束之日。病程记录中反映的医院感染在病案首页中应逐一填写，不能漏项。

（十）病理诊断

病理诊断指各种活检、细胞学检查及尸体解剖检查的病理组织学诊断，按病理报告填写。病理诊断

性质应与出院主要疾病诊断或其他疾病诊断性质一致。C00～C76与C80～C97对应的病理码为/3；C77～C79对应的病理编码为/6；D00～D09对应的病理码为/2；D10～D36对应的病理码为/0；D37～D48对应的病理码为/1。主要病理诊断（第一行）应填写最终的免疫组化结果，且要与出院主要诊断（第一行）一致。若首页有病理诊断费，则病理诊断一栏必须填写病理诊断及病理号。

（十一）肿瘤分期

出院诊断恶性肿瘤（编码为C00～C96）必须填写肿瘤分期。肿瘤分期病例填写时首选TNM分期，无法采用分期的病种或病例用0～4分期。对于无法采用TNM分期或0～4分期方法进行评估的病例，填写“不详”。TNM分期按照标准填写相应数值或X。可以手工录入，也可从分期分型库内选取。

（十二）损伤与中毒的外部原因

其一，损伤与中毒事件是意外事故或有意伤害，造成损伤与中毒事件是由于自身行为或其他人为。

其二，损伤与中毒事件在伤害事件中的角色（如司机或乘客、打架斗殴者或制止者……）。

其三，造成损伤与中毒事件的物质、方式及环境条件。

注：损伤外部原因不能笼统地填写车祸、外伤等。损伤与中毒原因要与入院记录“现病史”中的损伤与中毒的外部原因一致。

（十三）根本死亡原因

根本死亡原因指直接导致死亡的最早的疾病或损伤病态事件，或者是造成致命损伤的事故或暴力事件。这个原因也许在患者死前已不存在，或不能成为主要致死原因，但确定是由于它的发生而最终导致的死亡。如慢性乙型病毒性肝炎、慢性肾炎综合征等。作为死亡根本原因的疾病：原发性疾病，如原发性恶性肿瘤；呼吸和循环系统较晚发生的疾病，如脑血管病、冠心病、慢性支气管炎；严重危害健康的疾病或外因损伤中毒的外部原因，车祸、高处坠落等。不作为根本死亡原因的疾病：继发性疾病，如继发性恶性肿瘤、继发性高血压；呼吸和循环系统较早发生的疾病，如动脉硬化、高血压、急性支气管炎；医疗操作并发症，如剖宫产后出血性休克；损伤中毒的临床表现，如颅底骨折并发颅内出血。肺炎一般不作为根本死因，需寻找它的基础性疾病作为根本死因。如消耗性疾病（如恶性肿瘤和营养不良）；引起麻痹的疾病（如脑或脊髓的损伤、脑出血或血栓形成及脊髓灰质炎）；传染病；非轻微损伤。

三、手术与操作信息

（一）手术与操作填写要求

（1）手术与操作信息指外科手术、治疗与检查操作（组织器官的穿刺术、活检术、内窥镜检查、呼吸机使用、手法整复、产科操作、经皮插入导管的放射学造影）、大型设备检查等。

（2）手术名称的填写必须详细、准确、完整。构成手术名称的成分：部位+术式+目的+器械（手法）+入路。

（3）病案首页的手术操作信息必须与手术记录、术后当日记录及出院记录的手术信息一致。

（4）当主要诊断是经手术治疗的疾病时，必须将这一手术情况填写在手术操作信息第一行。

（5）首页的手术操作信息一行只填写一个手术操作名称，不得以偏概全，原则上每一个手术步骤均应填写。

（6）外科手术治疗后转入内科出院的患者，病案首页必须填写外科手术治疗的相关信息（手术操作信息、病理诊断、术前术后诊断符合情况等）。

（二）主要手术选择原则

（1）总原则：风险最大、难度最大、花费最多的手术和操作。

（2）主要手术优先填写与主要诊断相对应的手术与操作。

（3）手术与操作选择，优先选择手术，其他治疗性与检查性操作依日期顺序逐一填写。

（4）多次手术与操作选择，首选与出院主要诊断相对应的主要手术与操作一般不考虑与出院科室的

关系(只重原则)。

(5)仅有治疗性与诊断性操作时,优先选择与主要诊断相对应的治疗性操作(特别是有创的治疗性操作),后时间顺序填写诊断性操作。

注:手术与操作填写质量,影响ADRG分组、费用指数、绩效评价等。

(三)手术切口分级

1.0类切口 经人体自然腔道进行的手术(体表无切口)或经皮腔镜手术。如经胃腔镜手术、经脐单孔腹腔镜手术等。

2.Ⅰ类切口 无菌切口。人体无菌部位。未进入炎症区、未进入消化道、呼吸道、泌尿生殖道等与体表相通的器官,以及闭合性创伤手术。如甲状腺切除术、肾上腺切除术、闭合性颅脑损伤手术、闭合性骨折切开复位术等。

3.Ⅱ类切口 沾染切口。①手术进入消化道、呼吸道、泌尿生殖道等与体表相通的,但无明显污染的手术,如单纯阑尾切除术、肾切除术、肺切除术及子宫切除术等;②手术区域皮肤不易彻底灭菌,如阴囊及会阴部手术等;③新近愈合的切口需再次切开手术,例如心脏术后并发症需再次开胸探查的切口,脾切除术后大出血需再次切开探查止血等;④伤后6 h内经清创初期缝合的切口。

4.Ⅲ类切口 感染切口。①切口直接暴露于感染区或邻近感染区,如胃十二指肠溃疡穿孔手术、阑尾穿孔手术、结核性脓肿或窦道切除缝合的切口等;②某些腹内明显感染的手术,如胆囊积脓、肠绞窄坏死等。

注:①切口统计只限于初期完全缝合的伤口,切开引流或部分缝合的切口以及片状植皮的创面,都不在统计范围之内;②对于引流的切口,一般于48 h内取出引流物者,可按一般切口分类原则分类,引流物放置48 h以上的切口,则不在统计范围内;③个别病例切口分类有困难时,一般可定为下一类,不能确定为"Ⅰ类"者,可定为"Ⅱ类",不能确定为"Ⅱ类"者可定为"Ⅲ类"。

(四)手术切口愈合

1.甲级愈合 愈合优良,即无不良反应的初期愈合。

2.乙级愈合 愈合欠佳,即切口愈合欠佳但未化脓。

3.丙级愈合 切口化脓,并因化脓需切口敞开或切开引流者。

4.其他愈合 指出院时切口未达到拆线时间,切口未拆线或无须拆线,愈合情况尚未明确的状态,即出院时切口愈合情况不确定。

注:经皮腔镜手术要根据手术的具体情况评估切口等级。

(五)手术级别

手术级别指按照《医疗技术临床应用管理办法》(卫医政发〔2009〕18号)要求,建立手术分级管理制度。根据风险性和难易程度不同,手术分为4级,填写相应手术级别对应的阿拉伯数字。

1.一级手术(代码为1) 一级手术指风险较低、过程简单、技术难度低的普通手术。

2.二级手术(代码为2) 二级手术指有一定风险、过程复杂程度一般、有一定技术难度的手术。

3.三级手术(代码为3) 三级手术指风险较高、过程较复杂、难度较大的手术。

4.四级手术(代码为4) 四级手术指风险高、过程复杂、难度大的重大手术。

(六)非计划手术

非计划手术指住院期间的手术不在计划内的再次手术情况。如手术后的出血、手术后的瘘、手术后感染等需再次进行的手术。

注:非计划再次手术选取要与病历内非计划再次手术申请表一致。

四、其他信息

(一)诊断符合情况

1. 未做 治疗过程中没有进行的项目。如未做手术、X 射线查、病理检查的符合情况应选"0"。

2. 符合 符合指主要诊断完全相符或基本符合(存在明显的相符或相似之处)。当所列主要诊断与相比较诊断的前 3 个之一相符时,计为符合。

3. 不符合 不符合指主要诊断与所比较的诊断的前 3 个不相符合。

4. 不肯定 不肯定指疑诊或以症状、体征、检查发现代替诊断,因无法做出判别。如门诊诊断和入院诊断为"肺部阴影",出院诊断"左上肺鳞状细胞癌",判断为不肯定,不能判断为不符合和符合。

5. 临床与病理 临床指出院诊断。出院诊断与病理诊断符合与否的标准如下:①出院主要诊断为肿瘤,无论病理诊断为良性、恶性,均视为符合;②出院主要诊断为炎症,无论病理诊断是特异性或非特异性感染,均视为符合;③病理诊断与出院诊断前 3 项诊断其中之一相符计为符合;④病理报告未做诊断结论,但其描述与出院诊断前 3 项诊断相关为不肯定。

(二)抢救情况

1. 抢救情况的填写要求 ①抢救是对病情严重且危急者,或突然遭受意外者所进行的紧急救护,其目的在于挽救患者的生命,使病情缓解或减少损害的影响,以及预防并发症或后遗症的发生;②抢救次数,若患者有数次抢救,最后一次抢救失败而死亡,则前几次抢救计为抢救成功,最后一次为抢救失败;③病程记录中有抢救记录(包括抢救的起始时间和抢救经过),病案首页中必须填写抢救情况(抢救次数与成功次数)。

2. 抢救情况的判断标准 ①外科抢救手术及内科抢救性治疗(介入治疗),如重度颅脑外伤、宫外孕大出血、急性上消化道出血的栓塞治疗等挽救患者生命的抢救措施,应算抢救次数;②住院过程中病情突变或突发意外,如急性肺水肿、过敏性休克、麻醉意外停止手术等,应算抢救次数;③特别危重在急诊抢救后收入病房,仍需维持性抢救治疗的内科患者,在首次病程记录后,应再写一次抢救记录,详细记录患者生命体征、专科情况、紧急处理措施,上级医师检诊情况;④心内监护急性心肌梗死患者经抢救后入院,仍需心电监护及血液动力监测或紧急溶栓患者,均视为抢救状态;⑤对慢性消耗性疾病与晚期恶性肿瘤患者的临终前救护,不论有效与无效,抢救次数的多少,均按抢救 1 次计算;⑥N 次抢救次数与 N 次成功次数为病情平稳 24 h 以上再次抢救者。

(三)护理情况

患者住院期间接受护理的天数,分为特级护理天数、一级护理天数、二级护理天数、三级护理天数。

1. 特级护理天数 患者住院期间接受特级护理的天数。符合以下情况之一,可确定为特级护理:①维持生命,实施抢救性治疗的重症监护患者;②病情危重,随时可能发生病情变化需要进行监护、抢救的患者;③各种复杂或大手术后、严重创伤或大面积烧伤的患者。

2. 一级护理天数 患者住院期间接受一级护理的天数。符合以下情况之一,可确定为一级护理:①病情趋向稳定的重症患者;②病情不稳定或随时可能发生变化的患者;③手术后或者治疗期间需要严格卧床的患者;④自理能力重度依赖的患者。

3. 二级护理天数 患者住院期间接受二级护理的天数。符合以下情况之一,可确定为二级护理:①病情趋于稳定或未明确诊断前,仍需观察,且自理能力轻度依赖的患者;②病情稳定,仍需卧床,且自理能力轻度依赖的患者;③病情稳定或处于康复期,且自理能力中度依赖的患者。

4. 三级护理天数 患者住院期间接受三级护理的天数。病情稳定或处于康复期,且自理能力轻度依赖或无须依赖的患者,可确定为三级护理。

注:①病案首页的各护理天数必须与医嘱的护理天数一致;②病案首页的病危、病重、一级护理、二级护理天数可自动提取医嘱天数。若医嘱起止时间不准确,自动提取的数据必须手工修改;③ICU、CCU 天数自动提取转科记录中的数据,若转科记录中未记录,则需手工录入 ICU、CCU 天数;④各等级护理天数

之和不应大于住院天数。

（四）药物过敏

药物过敏指本次住院期间内发生的药物过敏，以及既往就诊过程中明确的药物过敏史，并填写引发过敏反应的具体药物，如青霉素。多种药物过敏者，选择过敏反应严重的两种，按发生的先后次序填写。

注：与住院期间病程记录的药物过敏情况一致；与入院记录的既往史（药物过敏史）情况一致。

（五）血液检查

血液检查指本次住院期间对患者的 HBsAg、HCV 抗体、HIV 抗体血液检查结果。包括本次住院此 3 项的院前检查结果。若首次检查为可疑阳性，需专业机构审核及出具报告，而出院时检查报告未返回者，可选取"阳性"。

（六）新技术新业务

手术、治疗、检查、诊断是否为本院第一例是指本院新开展的新技术新业务。若不是本院第一例，则不选取项目。

（七）示教病例

示教病例指有教学意义的需要做特殊的索引以便医师查找使用病案。

（八）输血品种

输血品种指在本次住院期间进行血型检查明确，或既往病历资料能够明确的患者血型。根据患者实际情况填写相应的阿拉伯数字：1. A；2. B；3. O；4. AB；5. 不详；6. 未查。参照《输血品种代码表》（CV 04.50.021）填写。如果患者无既往血型资料，本次住院也未进行血型检查，则按照"未查"填写。"Rh"根据患者血型检查结果填写。输血单位：输血总量、自身输血按"毫升"填写，其他分类均按"单位"填写。每 200 ml 为一单位。

（九）呼吸机使用时间

住院期间患者使用有创呼吸机时间的总和。间断使用有创呼吸机的患者按照时间总和填写。包括 BiPAP 呼吸机经气管插管或气管造口（浸入性：96.7）。住院期间使用无创呼吸机时间总和。包括面罩、鼻罩、口罩、鼻口罩的经无创性接入（93.9）。如果有无创与有创呼吸机使用同时存在，优先填写有创呼吸机使用情况。

注：有创呼吸机使用情况为医保清单填写必填项。

（十）颅脑损伤患者昏迷时间

外伤所致的颅脑损伤患者昏迷的时间按照入院前、入院后分别计算，间断昏迷患者按照昏迷时间的总和填写，具体到天、小时及分钟。

注：只有颅脑损伤的患者需要填写昏迷时间。出院诊断编码为 S06.7，颅脑损伤昏迷时间不能为空。

（十一）重症监护

1. 重症监护室名称　患者住院期间入住的重症监护病房的名称类别，可分为心脏重症监护病房、新生儿重症监护病房、急诊重症监护病房、外科重症监护病房、儿科重症监护病房、呼吸重症监护病房、其他。

2. 进重症监护室时间　患者进入重症监护病房的具体日期和时间。

3. 出重症监护室时间　患者退出重症监护病房的具体日期和时间。

注：不包括麻醉后的监护和加护病房。

（十二）日常生活能力评定

日常生活能力评定指对患者进行入院与出院时日常活动项目进行评定。评分结果可分为 4 个等级。

1. 0 级 = 生活自理　100 分，日常生活能力良好，不需要他人帮助。

2. Ⅰ级 = 轻度功能障碍　61 ~ 99 分，能独立完成部分日常活动，但需一定帮助。

3. Ⅱ级 = 中度功能障碍　41 ~ 60 分，需要极大帮助才能完成日常生活活动。

4.Ⅲ级=重度功能障碍　≤40分,大部分日常生活活动不能完成或完全需要人照料。

注:此项目评估等级结果要与入院记录、出院记录病情情况一致。

(十三)离院方式

患者本次住院离开医院的方式,主要包括以下内容。

1.医嘱离院(代码1)　患者本次治疗结束后,按照医嘱要求出院,回到住地进一步康复等情况。

2.医嘱转院(代码2)　指医疗机构根据诊疗需要,将患者转往相应医疗机构进一步诊治,用于统计"双向转诊"开展情况。如果接收患者的医疗机构明确,需要填写转入医疗机构的名称和对应的医保定点医疗机构代码。

3.医嘱转社区卫生服务机构/乡镇卫生院(代码为3)　指医疗机构根据患者诊疗情况,将患者转往相应社区卫生服务机构进一步诊疗、康复,用于统计"双向转诊"开展情况。如果接收患者的社区卫生服务机构明确,需要填写社区卫生服务机构/乡镇卫生院名称和对应的医保定点医疗机构代码。

4.非医嘱离院(代码4)　患者未按照医嘱要求而自动离院,如患者疾病需要住院治疗,但患者出于个人原因要求出院,此种出院并非由医务人员根据患者病情决定,属于非医嘱离院。

5.死亡(代码5)　患者在住院期间死亡。

6.其他(代码9)　除上述5种出院去向之外的其他情况。

注:病程记录中治愈好转,请示上级医师准予出院,为"医嘱离院";若记录转上级医院进一步诊治或转下级医院进一步康复治疗,为"医嘱转院或医嘱转社区卫生服务机构/乡镇卫生院";若未治愈好转由于个人原因要求出院或患者临终前家属放弃抢救治疗签字出院,为"非医嘱离院"。

(十四)是否有31 d内再住院计划

是否有31 d内再住院计划指患者本次住院出院后31 d内是否有诊疗需要的再住院安排。若有再住院计划,则需填写目的。

注:此项内容是评价医院医疗质量水平指标"重返手术率"的关键。要求与出院记录"出院医嘱"一致。

(十五)签名

医师签名要能体现三级医师检诊负责制。三级医师指住院医师、主治医师和具有副主任医师以上专业技术职务任职资格的医师。

在三级医院中,病案首页中"科主任"栏可以由病区负责医师签名,其他级别的医院必须由科主任亲自签名,如有特殊情况,可以指定主管病区的负责医师签名。若副主任医师担任主治医师、进修医师担任住院医师,在对应的两栏内均需签名。

根据《军队医疗机构电子病历管理办法》,医疗机构医务人员通过电子病历信息系统打印的病案首页,应当经各级医师计算机签名和手写签名或者医疗机构盖章。

(十六)质量控制

1.质控医师　指对病案终末质量进行检查的医师。

2.质控护士　指对病案终末质量进行检查的护士。

3.编码员　指对病案首页项目进行质量审核并完成ICD-10及国际疾病分类手术码分类编码的人员。

4.日期　由质控医师填写。

(张　萍　肖颖彬)

参考文献

1　吕署光,陈丽,尹真真. 住院病案首页填写质量改进效果评价[J]. 中国病案,2020,21(8):24-26.

2　王小娟. 三级公立医院绩效考核病案首页质控举措[J]. 中国中医药现代远程教育,2020,18(12):172-174.

3　段占祺,高岚岚,杨珣. 住院病案首页质控平台的设计与应用[J]. 中国卫生事业管理,2020,27(3):40-42.

4　江丽凤,文建珍,陆白洁. 住院病案首页基本信息专项质控及改进效果[J]. 中国病案,2020,21(5):21-23.

5　董丽霞. 病案首页填写对 HQMS 上报数据的影响与对策[J]. 深圳中西医结合杂志,2020,30(6):196-197.

6　李文强,危华冰,莫丽亚. 住院病案首页主要诊断及主要手术填写的质量改进[J]. 中国病案,2020,21(9):8-10.

7　陈菊红. 住院病案首页主要诊断及编码缺陷分析[J]. 中国病案,2020,21(9):10-12.

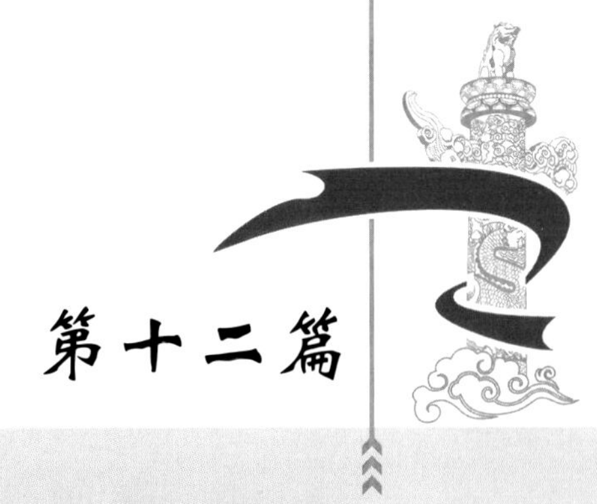

第十二篇

临床思维与诊断疾病

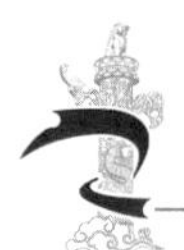

内容概览

第49章

临床思维

临床思维(clinical thinking)是利用基础医学和临床医学知识对临床资料进行综合分析、逻辑推理,从错综复杂的线索中找出主要矛盾并加以解决的过程。临床思维需要运用医学科学、自然科学、人文社会科学和行为科学的知识,以患者为中心,通过充分的沟通和交流,进行病史采集、体格检查和必要的实验室检查,得到第一手资料,结合其他可利用的最佳证据和信息,结合患者的家庭和人文背景,根据患者的症状等多方面信息进行批判性的分析、综合、类比、判断和鉴别诊断,形成诊断、治疗、康复和预防的个性化方案,并予以执行和修正的思维过程和思维活动。

第一节　临床思维的特点

临床医学的认识对象是活生生的、具有社会性的患病的人。它比其他自然科学和基础医学的对象要复杂得多。认识对象的复杂性决定了认识任务的特殊性,因此和其他领域的研究方法相比,临床思维便具有一些明显的不同之处。

一、相互作用

简单看来,医师和患者的关系似乎是单纯的主客体关系。医师是临床认识和行动的主体,他在临床思维中起主导作用,他决定患者的健康。但这只是事情的一个主要方面,另一方面还要看到,由于患者是具有主观能动性的人,他不同于自然界中一般的客体。在许多情况下,患者能够有意无意地参与临床思维。作为认识客体的患者,他对病痛的感受和叙述、他对病因病程的设想等,都可以为医师的思维提供素材、引导方向,对医师诊断的形成有一定的作用,这即是患者主体性的表现。在治疗中患者的主体性也很突出,他不仅是一个被医师治疗的对象,而且他也参与治疗自己。医师提出的治疗方案,需要有患者的合作才能付诸实施。患者的主体性作用,对于医师的诊断是否正确、治疗是否有效,都会有直接的影响。因此,在临床上必须同时注意患者的客体性和主体性,既注意研究疾病的客观表现,又注意对患者主观能动性的调动和正确引导。

二、个体性

临床医学所医治的是具体的患病的个人。疾病固然有共同的特征和规律,但它在每一个患者身上的

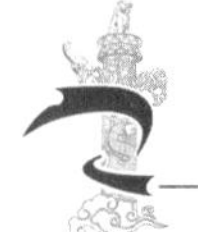

表现都会有所不同,疾病的共性寓于临床患者千差万别的个性表现之中,因此在研究具体患者时,切不可完全照搬书本理论,犯教条主义的错误。正如某些著名医学家所说的:“从没有见过两个表现完全相同的伤寒患者”“每一个患者都是一个独特的个体,每一例患者的诊疗过程都是一次独特的科学研究过程”。强调临床思维的个体性,当然不是否认共性规律的指导作用,而是强调从每一个患者的实际出发来认识一般规律的特殊表现,通过个体患者的研究来验证、应用,以至丰富、发展一般性的理论。

三、时 间 性

救死扶伤的临床工作有很强的时间性,特别是对急重症患者,必须在很短的时间内做出决断并进行治疗。因此不可能无时间限制地观察下去,这一点同一般的科学研究大不相同。同时,这也就决定了临床判断往往要在不充分的根据上做出。疾病的发展是一个逐步暴露其特点的自然历程,而临床医师不能等待这一自然历程的充分展开——那时患者可能已经面临死亡或是不胜痛苦。尽管临床检查手段多种多样,临床医师也不能对一个患者行各种检查,而只能有目的、有选择地进行某些项目的检查。因此临床医师只能在很不完善或不太完善或接近完善的资料基础上做出判断和决策,这是临床思维带有盖然性的原因之一。

四、动 态 性

临床思维的认识对象是活的患者,是正在不断发展变化着的疾病,这就要求医师的认识具有明显的动态性。诊断做出来了,还要不断验证,随着病程的发展,可能要改变或增加诊断。治疗进行了,还要不断观察患者的种种反应,随机应变——注意调整治疗方案,消除不良反应,增强疗效,加速患者的痊愈和康复。如果医师的思维停滞、僵化,将认识固定在疾病的某一阶段或诊断和治疗的某一公式(概念)上,则常常导致误诊、误治。所以,临床思维不是一次完成的,而是一个反复观察、反复思考、反复验证的动态过程。

五、盖然性(或然性)

临床思维具有较大的盖然性(有可能但又不是必然的性质)。在某种意义上,几乎可以说临床诊断都是假说,而治疗都有一定的试验性。造成诊断和治疗判断的盖然性的因素很多,有的来自逻辑本性(例如以类比推理来提出拟诊、根据归纳推理来判明疗效等,本身就有盖然性),有的来自患者的个体特异性,有的来自资料的不完备性,有的来自客观上缺乏及时的特征性很强的诊断根据和治疗措施;当然也还有医师本人知识经验不足、观察不细、测量不准、思维方法不当等主观的因素。说临床思维有盖然性,并不是否认它也有确定性(如经过肺部X射线摄影、痰中找结核菌等确诊某人患肺结核,这就是确定性的判断),而是说,由于认识对象的复杂多变和时间性强等原因,使得临床思维的推理过程中含有较多的不确定成分。而且在完成一个阶段的判断之后,进一步的临床思维仍有不确定性,例如对这个具体患者疾病的类型、阶段,对疾病反应的个性特点,对治疗的选择和反应,以至疗效和预后的判定、后遗症的预防等的认识,也还是有盖然性的。认识这种盖然性,不是对医学科学和临床思维的贬低或采取相对主义、虚无主义的态度,而是按照临床工作的本来面目来认识它。认识临床思维的盖然性,有利于纠正武断、偏执等弊病,有利于医师自觉地培养谦虚谨慎、尊重客观实际的作风,从而使临床工作设立在更科学、更可靠、更有效的基础上。

六、逻辑的统一

临床思维既是一个逻辑思维过程,又包含一些有时是很重要的非逻辑的因素。临床医师如果不掌握逻辑思维规则,就不可能进行科学的推理,这一点无须多谈。

临床思维的非逻辑因素至少表现在两个方面。一个是医师作为思维的主体方面，除了有逻辑推理之外，还可能有“意会知识”“直觉”，以及尚未或不能用明确的概念表达出来的“个体经验”等非逻辑式的成分在起作用。人们常说医学既是一门科学，又是一种艺术。艺术在很大程度上就是非逻辑的，对于这方面的情况还需要研究。非逻辑因素的另一个方面，是患者作为医疗的对象，即客体方面，具有社会心理性。临床判断不仅为逻辑推理所决定，还要考虑到伦理学问题和社会经济情况等内容。各种各样的感情因素（医师的、患者的、患者家属及单位的等）和价值因素，都有可能影响到认识和判断。正因为如此，不能仅仅在生物学模式的范围内考虑临床思维及其培养，而应在生物-心理-社会-医学模式的更广阔的范围内来研究和提高临床思维。

七、周期短、重复多

比起其他科学研究的认识运动，临床思维显然具有周期短、重复机会多、正误揭晓快的特点。医师能在比较短的时期内，多次从临床实践中重复从感性“具体”通过抽象到达思维中的“具体”这个不断深化的认识过程。并有机会用实践的结果反复检验自己的主观认识是否同客观实际相符，这对于提高临床思维能力是一个很有利的条件，应当自觉地加以利用。有了在实践中深入分析思考的自觉性，就可以使自己的1次实践超过盲目者的10次实践。

第二节　临床思维能力的培养

临床思维能力（clinical thinking ability）指临床大夫由医学生成长为一个合格医师所具备的理论联系临床工作实践，并根据患者情况进行正确决策的能力。它不仅是一种诊断过程中的基本方法，也是随访观察、治疗决策及预后判断等临床活动中不可缺少的逻辑思维方法。这种能力不是先天就有的，而是在临床实践中通过不断积累得来的。

培养临床思维能力主要从以下几个方面入手。

一、注意基础理论的学习

提高临床思维的能力，首先要具有坚实的医学理论基础。现代医师在进入临床工作之前，需要在医学院校经过系统的学习，这是临床工作的基础。但是只靠这些还远不能满足实际临床工作的需要，特别是提高临床思维能力的需要。所谓基础理论，并不单纯指生理学、解剖学、病理学、生物化学和各科疾病的诊断、治疗等理论，它还包括许多与之纵向和横向联系的知识。

祖国医学是从人与自然的整体上来考察疾病和健康关系的，因此强调学医要先学文，在精通医学知识的同时，要有天文、地理、气象、哲学等方面的知识。由于中医源于我国古老文化，形象思维是其重要的思维方法，在古代要求医师琴、棋、书、画均应涉猎，其目的就在于丰富、提高医师的临床思维，使医师能在思考问题时，思想敏锐，触类旁通。

在现代科学体系中，医学属于应用科学，它以自然科学为基础，但又涉及许多社会人文科学的知识。所以要说基础理论，现代医学比古代中医学涉及的方面要更为广泛。除了医学本身的各学科知识之外，还包括数学、物理学、化学、生物学、遗传学、哲学、心理学、社会学及其他社会科学等方面的大量知识。数学可以用于一切自然现象和疾病现象的定量研究，是空间形式和数量关系的反映。假若医师的数学基础不牢，就无法进行临床上常常要做的许多定量研究，也无法运用统计验证的法则和公式；假若医师的化学基础不扎实，在应用化学药物时就无法弄清楚药物的作用和不良反应的产生机制及互相间的关系，对医疗过程中患者出现的药物反应现象就不能很好地认识。当面临这些现象时，即使医师的临床思维方法是正确的，恐怕也难以得出正确的结论，因为他缺乏广泛的知识储备。现代医学的发展和进步是带有世界

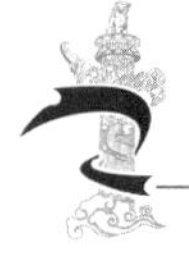

性的，一个医师若不懂得外语，就无法掌握外国的学术信息，而且自己的经验对外交流也受到限制，这样一个缺乏信息交流的医师，他对疾病的认识和处理的能力，就不容易跟上医学的发展步伐。

人类的健康和疾病，既受自然规律的支配，又受社会环境、家庭经济因素的影响；患者既是有病的生物机体，同时又是社会中的一员，具有复杂的精神活动。因此，临床上许多疾病的发生和发展都与社会环境、家庭经济生活及各自的社会心理因素有关。同时，社会心理因素还可以直接或间接地影响器质性疾病的病情发展与演变。如果医师不具备社会人文科学方面的知识，就无法了解患者得病的社会心理原因，在诊断和治疗过程中，就不能根据患者的实际情况给予合理的生物的和心理的双重治疗，因而也就难以取得好的治疗效果。

现代医学，已经分离出许多相对独立的临床亚专业体系，但是人体是一个统一的有机整体，各种疾病的病理变化与机体各种复杂的功能之间存在着千丝万缕的联系；因此，现代医学一方面是分科越来越细，另一方面是各学科间进一步相互交叉、相互联系，而对医学的某些难点则需要多学科的协同攻关。临床思维能力，实际上就是如何研究和认识各种复杂疾病的现象和内在规律的工具。所以医师必须掌握和运用哲学、逻辑学、认识论、方法论等思维科学方面的知识，并以此为指导，去合理地运用医学知识。只有这样，在临床上才能避免走弯路，才能牢固地掌握临床工作的主动权。

二、坚持实践第一

临床医学的实践性极强，没有临床实践就没有临床思维的产生。对于一个医师来说，医学理论知识固然重要，但是没有实践，任何好的理论也不能很好地发挥作用。一个刚从医学院校毕业的医学生，虽然他已经掌握了相当的医学理论知识，但还不能算是一个合格的临床医师，其原因就在于他还没有实践。没有实践就无法彻底弄通书本上的知识和老师传授的经验，更谈不上正确地运用这些知识和经验。实际上要掌握有关疾病诊断方面的理论知识并不难，有些甚至可以达到熟记或背诵的程度，但是如果没有亲身去接触过这种疾病，一旦遇到患这种病的患者就诊，听了病史主诉，检查了患者情况，再用学到的知识去验证时，就会发现有很多的症状、体征与书本理论并不完全相符，就会因为症状和体征不典型，发病过程和疾病表现与书本上说的不一致，也就是不像教科书上讲解的那样典型，于是不敢做出肯定的诊断，这就是缺乏实践经验的缘故。也就是说，虽然已经掌握了诊断疾病的理论知识，但是还缺乏对疾病的感性认识，还不能把学到的知识合理地在临床上应用，理论和实践之间还存在着距离。医学理论中有关疾病的症状体征和诊断依据都是前人实践经验的总结，虽然它归根结底还是来自患者，来自一个个不相同的个体，然而这只是别人经验体会的总结，就医师自身而言，还需要把别人的经验理论变成为自己的认识，这就还需要自己去亲自实践。只有自己多接触不同的患者，多参加临床实践，不断地丰富和增加感性认识，使思维建立在丰富感性认识的基础之上，才能提高自己的思维能力，增强思维的正确性、敏感性。

三、全面占有资料

临床思维的基础来自医师对病史、症状体征及辅助检查结果的感性认识。这种感性认识的材料就是我们在诊断疾病时所收集的临床资料。这些资料越丰富、越全面，才越有思考问题的余地，才有助于得出正确的、符合实际的思路和诊断。在诊断具体患者的具体疾病时，全面系统地掌握病史及症状体征变化过程中的真实资料，是取得正确结论的基础；相反，仅仅依靠零散的、片面的资料或者因强调典型而以偏概全，则都将导致错误的诊断结果。

临床上许多疾病都有其典型性，有经验的医师常常只要抓住一些典型的特征就能做出正确的诊断。注重疾病的典型性与强调全面地掌握病史资料是不矛盾的，因为同样一种疾病，发生在这个人身上可能表现得典型，而发生在另一个人身上又可能表现得不典型。同样一种疾病，在早期可能表现得典型，在晚期又可能表现得不典型。还有某些患者，本来有典型的临床表现，也许因为在病程中应用了某些药物而使其变得不典型。因此，在诊断过程中，既要注意疾病的典型性，也不能忽略对疾病的全面分析，否则就容易出现误诊。甲状腺功能亢进症的老年患者之所以较青年患者更容易误诊，就是因为老年人的体征没

有青年人典型；转移性右下腹痛可以是阑尾炎的典型表现，但是右侧输尿管结石、宫外孕、胆囊炎，甚至右下肺炎、消化性溃疡穿孔等，在某些特殊的个体都可出现类似的表现；上腹部疼痛、发热、黄疸被临床上称为胆道疾病的“三联征”，但是某些肝癌患者也可以以此“三联征”为最初表现而就诊。在诊断患者时，假若不进行全面细致的病史采集和认真的体格检查及辅助检查，一味依赖典型的体征，势必造成误诊。因此，进行临床思维必须全面地了解资料，这是使思维沿着正确的方向延伸并获得正确诊断结论的基础。

要全面地了解病史资料并非一件易事，因为它涉及与疾病有关的所有资料，如疾病的原因、诱因、表现特点、症状体征、发病和治疗过程及对药物的反应等。这些资料的取得需要通过询问病史、体格检查、辅助检查及临床观察等一系列复杂的过程，有时这个过程还要反复进行，才能得到疾病的真实情况。询问病史、体格检查，对于医师来说虽然都是很平常的工作，但是要真正做好，并非十分简单。比如两个医师同样去询问病史，有经验的医师可以询问得既简单又系统，能够抓住与疾病有关的重要问题，迅速获得有价值的诊断线索，选择有针对性的体检及辅助检查项目，很快获得了正确的诊断；而缺乏经验的医师，也许费了不少口舌，却未能发现有诊断价值的线索，而且即使进行了体检或辅助检查，但是由于缺乏针对性，仍然使诊断难以确立。所以，临床上无论是询问病史或体格检查，均需要进行认真的思考。这些经常性的工作可以体现出医师的工作能力，但更重要的是检验着医师的临床思维能力。

四、深入疾病的本质

临床上医师最先接触到的和最容易感觉到的都是疾病的一些表象，即症状。如患者自述的腹痛、头痛、头昏，以及血压、脉搏的变化等。但是，我们要认识疾病的本质，决不能仅仅满足于此。因为疾病的表现是千变万化的。疾病的症状虽然是其本质的反映，然而症状并不等同于本质，现象仅是事物的外部联系，它所反映的仅是事物的一个侧面。因此，在认识疾病的过程中，不应当把思维的目标局限在对疾病表象的认识上，而应当通过现象深入到本质，这样才能不断地提高自己的临床思维能力。

满足于现象的思维方法是最省力、最简单的方法。如对腹痛，可以诊断为“腹痛待查”，这样无论是什么性质的腹痛或者无论是什么部位的病变引起的腹痛都可以包括了。这样做固然最简单，但是对一个医师的临床思维能力来说，永远也无法得到提高，也不会获得什么经验。以腹部包块的诊断为例，正确的方法是首先要考虑包块生长的部位和性质，这就需要通过询问病史来详细了解包块出现时间的长短、生长的快慢，通过体格检查在性质上判定包块的大小、质地的硬软、是否活动及与周围组织器官的关系。这样不但对确定诊断和选择有针对性的治疗方案有利，同时在经过治疗，回过头来验证原先的分析判定之后，就会获得许多有价值的经验体会。像这样一次深入的实践，可以远远胜过多次肤浅的实践。相反，假若在治疗前对包块的性质、部位都不做分析，而完全依赖于治疗过程中的观察和反复验证，或者等待最后的病理诊断，这种做法当然简单，但是却很难获得什么经验体会，临床思维能力也永远不能得到提高。经常可以看到，同等知识水平的医师，有的人能够总结出自己的经验，而有的人虽然也经历过、实践过许多患者，但是却不能总结出自己的经验，问题就在于后者未能回过头认真思考实践的过程。临床上需要思考的问题可以说是无止境的，不要认为曾经成功地诊断治疗过某种疾病就不需要再继续进行临床思维了。恰恰相反，只要有临床实践，就应当不停地思考问题。这是因为疾病在每个人身上的表现本来就不完全一样，加之随着时间的推移，人类生活环境的变化，疾病的表现规律也在不断地变化着。临床思维始终是和临床实践相伴随、相联系的。所以永远不能满足，既不能满足于以往的经验，也不能满足于对疾病的某些表象的了解。对于一个立志于救死扶伤的医师来说，在临床思维上要给自己定出一个高的标准，无论对待什么疾病，都不要浮在表面的现象上，而应当透过现象，尽力深入到疾病的本质中去。对具体的疾病和患者的问题思考得越深刻，体会就越多，认识就越正确，临床思维能力提高得就越快。

五、不断更新知识

临床医学与整个社会的相关学科的发展是同步的。随着科学的发展，经常会有许多新的知识进入医学领域，使人们对机体自身的认识和对疾病本质的认识不断地深化。因此，要提高临床思维能力，就要注

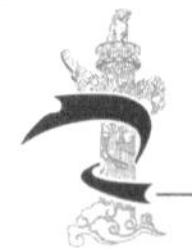

意使自己的知识不断地吐故纳新，否则就无法顺应医学的发展。

19世纪以来，随着其他科学的发展，医学也有了长足的进步，如建立了微生物学、免疫学、细胞病理学、生物化学等学科，使基础医学基本上形成了一个完整的体系；声、光、电、磁等技术的引进，诊断仪器等医疗器械的发明，化学药物和生物制品的应用，使疾病的诊断与治疗水平明显提高。尤其是近年来，其他自然科学的发展又有许多新的突破，又有了一些划时代的成果运用于医学的各领域；在临床医学中有一些疾病得到了控制，同时又出现了另一些新的用原经典理论和方法不能解释的疾病现象；此外，临床上还有着许多疾病的奥秘需要探索，需要引用现代科学成就来研究解决确定新的符合时代特点的医学理论。如意识障碍、情感异常等精神表现和遗传病、分子病、癌症等疾病，其本质都还没有真正弄清楚，许多疾病无论是检查、诊断及治疗，大都需要新的理论和新的方法，因此，虽然提出了机体内稳态、平衡论、信息阻断、遗传密码等学说，但这些学说必须应用新的技术才能得到验证。

在疾病认识方面，现代技术为临床医学提供了电镜、放射性核素、X射线、酶标志等技术，使人们对疾病的认识深入到分子甚至粒子水平，电子技术、信息技术引用在医学上，创造了许多新的诊断治疗手段，可通过信息、数字、图像来显示机体内部变化的实际情况。这些新技术在临床上的应用，也给临床医师在诊断、治疗及认识疾病时提出了新的更高的要求，需要医师相应地进行观念的转变和知识结构的更新。

临床思维能力的提高，首先来自临床实践。亦即在实践中，针对具体的疾病和患者，依靠已学到的专业理论知识及相关知识，运用正确的思维方法进行科学的分析，这样做不仅能有效地为临床实践服务，而且能提高自己的理性认识，积累起丰富的经验。临床思维能力来自临床实践，实践又需要有理论知识做铺垫，需要科学的思维方法。没有实践就失去了临床思维的基础，但是，有了临床实践并不等于就有了正确的临床思维能力，还要有科学的方法作指导。另外，随着时代的进步，医师的理论知识需要及时地更新，实践的方法需要相应地变更，不能总维持在以往的水平上。这些都是互相联系、相互促进的。医师临床思维能力的提高，是由诸多复杂的因素促成的，任何强调某一方面而忽视其他方面的认识都是不恰当的，对整个临床思维能力的提高是不利的。

第三节　临床思维应具备的条件

一、医师的一般知识

医师的一般知识包括一般的自然科学、社会科学知识、生活知识和社会经验。这些知识似乎与诊断疾病并没有直接关系，但它随时可能有助于医师在诊断时拓宽思路。

有个夏天晚上，一位老护士给医师打电话，说她的儿子胸闷憋气，心跳慢，去医院做了心电图，有T波改变，给用了异山梨酯(消心痛)不见好转，怎么办？医师对她说："您给他喝点盐汤吧。"后来她对医师说："真神，喝完盐汤不到半小时就好啦。复查心电图也全正常了。"

是巧合吗？不是，因为医师知道她的儿子30多岁，偏胖，平时吃得很淡，这几天因他父亲生病住院，平时没病的小伙子跑得很劳累，很可能出汗多，引起体内失钠所致。

二、基础医学知识

医师的解剖、组织、生理、生化等基础医学功底是否扎实，是否能随时结合实际应用，对分析和解释疾病的临床表现有非常重要的作用。

例如，长期卧床患者发生下肢静脉血栓形成的好发部位在左腿，与局部解剖学特点有明显关系。因左髂总静脉经腰椎前和后侧髂总动脉之后，最易受压迫而致下肢静脉回流受到限制。故对此种患者应特别注意检查下肢，必要时应记录双侧下肢各标测部位的周径，如突然发现一侧大于另一侧而找不出其他

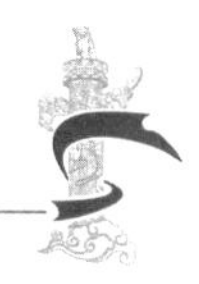

原因，即应高度警惕。

下肢静脉血栓形成可无明显症状，但却常潜伏着重大的甚至致死性危险。即当患者病情好转能坐起活动时，可因下肢静脉血栓脱落，随血循环经下腔静脉、右心房、右心室、肺动脉而于数秒钟内嵌顿于肺动脉的大分支，往往导致猝死。

三、收集病史的技巧

医师收集病史的过程应该是医师充分运用自己所有的知识，调动自己的全部感知能力，筛取各种可能有意义的病情资料，进行及时分析思考的过程。

诊断疾病本质上是一种探索的过程，在了解病史过程中，医师可以产生某种诊断印象，但又不能因而成为既定的框框。随着了解的进展和新情况的掌握，必须及时修正自己原有的想法。总之，要在了解病史过程中始终体现鉴别诊断。

例如，一例因高血压来就诊的中年男性，医师发现其体型矮胖、颈短、面色紫红、说话带浓重鼻音，怀疑有睡眠呼吸暂停低通气综合征。经询问患者之妻，知该患者极易入睡，鼾声甚响，且常有较长的呼吸暂停。其后，再经查红细胞总数及血气分析基本上证实上述诊断。

四、认真和目的明确的查体

通过收集病史，医师对病情已有初步了解，产生了对患者做出诊断的设想，但对这些诊断是否能成立尚难以肯定或否定。通过查体，从患者身上寻找阳性或阴性体征，可使诊断思维更加接近实际病情。

查体的要求应该是既全面又有重点。所谓重点，是指在收集病史过程中发现的疑点。对与疑点有关的体征做出有把握的肯定结论，无论是阳性或阴性，都对诊断有重要的意义。

一例中年男性患者，因高热十余天住院，心脏杂音及超声心动图检查均证实为风心病、联合瓣膜病变。白细胞轻度升高，红细胞沉降率快，但数次血培养均阴性。当前主要是发热原因不明，可能为风湿活动、感染性心内膜炎或与患者主要病变无关的其他感染或非感染疾病。

通过认真查体，在患者胸、背、上肢及口腔、眼结膜均发现了细小的瘀斑。这种体征对诊断感染性心内膜炎具有决定性作用。如果不重视反复仔细地查体，光是“坐而论道”，那就不可能得到明确的诊断。

五、对各种医技检查的合理解释和综合理解

虽然有不少病例可通过病史及查体建立诊断，但只要有条件，医师总想能有一些特殊检查来做进一步的支持。在大多数情况下，这种支持是完全必要的，使诊断更加可靠，更加客观和便于量化。不过，又应强调医师对各种特殊检查仪器的工作原理、意义、准确性和误差性有充分的理解。在个别情况下。医师如果缺乏这方面的知识，反而导致错误。

六、对各种检查所见综合分析的能力

在条件较好的医院，常有一个病例做多项辅助检查。如果检查结果不一，甚至互相矛盾，临床医师应该以患者临床表现为基础，对所存在的疑点进行合理的分析，争取做比较切合实际的诊断。即使所有辅助检查结论一致，临床医师也应考虑它们与患者临床表现是否切合。

第四节　临床思维常用的方法

一、顺向思维法

顺向思维法(forward thinking)是对一般比较典型的常见疾病的诊断方法，是以患者的典型病史、体征及实验室检查为依据，直接做出诊断。如有人饮食失常，出现腹痛、腹泻、呕吐等症状时，可以直接诊断为急性胃肠炎(直接诊断法)。

二、逆向思维法

逆向思维法(reverse thinking)是根据患者的病史及体征的某些特点，可能为某范围内的某些疾病，然后根据进一步检查或辅助检查，否定其中的大部分，筛选某种或几种疾病。此种思维方法是对较疑难的病例常用的方法。

三、肯定之否定法

有时为了确定诊断，需要用“肯定之否定”的思维方式，排除某些疑诊，即对某些疑似诊断，假以其肯定，以此来解释全部病史和体征，发现其矛盾，从而否定该诊断，即临床上经常所说的，不能以其解释全部的临床表现，故诊断不成立。

四、否定之否定法

在诊断初步成立以后，为了进一步证实其准确性，可用此方法。假定该诊断不成立，其病史体征另以其他疾病解释，均不成立，证明原来的诊断成立。

五、差 异 法

差异法(method of difference)是在临床思维中，随时注意不同类、种、型疾病的差异，不同患者的特点，抓住其特殊性。它是其他各种思维方法的基础，贯穿于整个思维过程。

总之，以上种种思维方法在使用过程中往往是综合的、交替使用。在复杂的疾病诊断中，多数首先根据病史体征要点划定疑诊范围，以逆向思维方法逐一排除其他，提出几个疑诊以肯定之否定的方法，排除近似疾病，最后以否定之否定方法进一步确定诊断。

第五节　临床思维应注意的问题

临床思维是临床医师的基本功。没有正确的临床思维就没有正确的诊断，当然不可能有正确的治疗。因为诊断重于治疗。单靠患者的叙述或单靠某一项检查结果做出的诊断，往往是片面的、错误的。临床思维的方法很多，诸如类比法、假设法、演绎法、排除法等，这些方法必须通过长期大量的实践才能逐步掌握并运用自如，这里仅就临床思维过程中应该注意的几个问题简要介绍。

一、努力获取翔实而可靠的临床资料是临床思维的重要前提

所谓临床资料是指病史、体格检查、实验室检查和其他辅助检查。病史的采集尤为重要。这里强调的是“采集”而不是“记录”。医师应当根据《诊断学》中对疾病询问的要求，对每个系统的症状主动地去询问，有时还要启发，但不能暗示和诱导。边询问、边思考、边鉴别，去粗取精、去伪存真，客观地记述。譬如患者谈到粪便颜色异常，疑有便血时，应仔细询问粪便是鲜红色、咖啡色、黑色还是柏油样。临床上常因没搞清粪便颜色而将下消化道出血误认为上消化道出血，贻误诊断。有一位患者自称粪便柏油样，医师想当然地沿着上消化道出血的思路寻找病因，做了大量检查，进行了剖腹探查及胃大部切除，但患者仍有反复出血。先后做了6次胃镜及X射线胃肠钡餐检查，摄片56张，住院5次也没找到确切的原因。有一位医师亲自观察了患者的粪便颜色，发现粪便并非柏油样，而是咖啡色，说明出血部位在下消化道，经血管造影证实为小肠血管畸形，切除病变小肠而治愈。柏油样便具备黑、稀、黏、亮4个特点，患者并不了解这些，医师应该在询问病史时把这些问题弄清楚。

体格检查的重要性是众所周知的，但要做到仔细、认真、无一疏漏却非易事。譬如直肠指检往往因怕脏、怕麻烦而省略，造成误诊。曾经有一位患者因腹腔积液来诊，疑为肝硬化腹腔积液，但病史中有排便次数增多及有里急后重，院外曾按细菌性痢疾治疗无好转，直肠指检触及直肠菜花状肿块，病理证实为直肠腺癌。腹腔积液中找到病理细胞，提示已有腹膜转移。还有一位成年男性患者突然发病，腹痛伴黏液血便，体检发现右下腹空虚。右下腹为什么空虚？是否有肠套叠？仔细触诊，上腹部扪及一边界不清的肿块，B超提示肠套叠，手术证实为该病。

实验室和辅助检查是诊断疾病不可缺少的，判断检查结果的临床意义却应是十分谨慎和客观的，有时需要重复，更重要的是必须结合临床。有一位患者手捧一张出院小结来到急诊室，说“我有室速”（阵发性室性心动过速），心电图（electrocardiogram，ECG）的确像“室速”，但按“室速”处理不见好转。患者精神状态较好，一边治疗，一边还能谈他上次住院经过，小便如常，这与一般“室速”不同。为什么？是否有完全性左束支传导阻滞伴室上性心动过速（室上速）？改用治疗室上速的方法，心律迅速转为正常。复查ECG的确是完全性左束支传导阻滞，QRS波增宽，如发生室上速时ECG可能酷似室速。

二、建立必要的思维程序，可使思维条理化、系统化

对一些常见病应建立思维程序，所谓思维程序即思维步骤；按照这一程序思维，可减少遗漏，节省时间。譬如发热，可先做白细胞计数及分类，白细胞增高及中性粒细胞增多者可能为感染性发热，第二步即寻找感染的部位，常见的有肺部、尿路、肠道及胆系感染等。第三步寻找病原，你可以从病毒、立克次体、细菌、霉菌、原虫、寄生虫等由小到大逐一考虑；如白细胞计数正常，可能为病毒或结核感染，但大多数为非感染性发热包括结缔组织病、肿瘤、药物热等，其中药物热比较容易明确，如有皮疹、周围血嗜酸细胞增多等，在病情许可的情况下，停所有药物3～5 d，如热退则可确诊。其他可按相关的检查逐一鉴别。思维程序不能教条式地生搬硬套，否则思维僵化，必须具体患者具体分析，注意疾病诊断中的个体化原则。

三、必须从常见病入手，不能舍近求远

有一位护士因发热、头痛、咽痛，应用抗生素治疗不见好转，1周内换了3种抗生素，体温非但不降反而出现皮疹、全身浅表淋巴结肿大及黄疸，淋巴结活检为“坏死性淋巴结炎”，病情加重疑为淋巴瘤转来医院。血常规检查嗜酸细胞增多，结合皮疹考虑药物热可能，停药1周，痊愈出院。回顾病史，患者最初可能为“上呼吸道感染”，根本不需要抗生素治疗，更不应该频繁更换抗生素。药物热除皮疹外，可以有淋巴结肿大。如有药物性肝炎，当然可有黄疸。在没有充分根据的情况下，贸然下淋巴瘤的诊断是十分危险的。如按肿瘤进行化疗，可能造成悲剧性的结局。

四、广泛听取意见，提倡独立思考

在临床思维过程中，不但要重视患者的主诉，也应该听取其他有关人员的意见，包括检验科、放射科的诊断意见，但必须独立思考，不能人云亦云。有一位年青女患者因发热、肌肉酸痛、面部红斑、类风湿因子(rheumatoid factor，RF)(+)诊断为系统性红斑狼疮，给泼尼松治疗，病情一度好转，但不久又加重转入上海某医院。该院加大泼尼松用量，病情又有缓解，但后来咳嗽，胸腔及心包积液，肝脾大，肉眼血尿最后死亡。多数人认为患者有自身抗体、多系统损害，系统性红斑狼疮基本成立，但肉眼血尿在系统性红斑狼疮中是少见的，肉眼血尿的重要原因之一是肾结核，该患者会不会是粟粒性结核呢？在没有抗结核药物情况下，泼尼松的应用可导致结核播散造成结核性胸膜炎、结核性心包炎、肝结核、脾结核及肾结核；入院时X射线片"无异常"，但此后没有随访不能除外结核；RF(+)不仅见于类风湿性关节炎等结缔组织病，也见于结核等感染性疾病；面部红斑不等于蝶形红斑，可能是发热造成的面颊潮红。病理解剖证实该患者确系粟粒结核播散导致多脏器结核。

五、疑点往往是改变思路取得突破性进展的关键

疑点即按常规思路不能解释的地方，遇到疑点不要轻易放过，要深追细查，直到找出合理结论为止。譬如有一位厨师在炒菜时头昏、面色苍白、恶心送来急诊，当时诊断为"一氧化碳中毒"给予吸氧治疗，但6~7 h后仍哈欠不止，提示仍有缺氧。为什么一位轻度一氧化碳中毒患者竟在吸氧6~7 h后仍有缺氧呢？是否有其他更严重的疾病存在？经仔细询问，患者左侧牙痛，ECG证实为急性广泛前壁心肌梗死。

六、学会逻辑推理，透过现象看本质

逻辑推理是以基础医学和临床医学知识为依据的。有一位中年妇女低热1年余，餐后脐周痛，红细胞沉降率快，RF(+)，诊断不明。自诉吃得越多，腹痛越重。腹痛的机制除了空腔脏器痉挛或扩张、化学刺激等还有脏器缺血。试想：冠状动脉缺血可致心绞痛，那么肠系膜动脉缺血也可肠绞痛。餐后胃肠道需血量增加，缺血加重，腹痛加剧，因此，仔细查体发现腹主动脉压痛，后经血管造影证实为肠系膜上动脉狭窄，行肠系膜上动脉重建术后症状消失。再如一位男性患者，诊断为类风湿性关节炎，长期服用泼尼松治疗，来院后确诊为腰椎结核遂停用泼尼松。手术当日发现血压低，虽然补充晶体及胶体(白蛋白)3 d，血压仍低，中心静脉压一直维持在10 cmH_2O，补充的液体哪里去了呢？经了解每日腹泻2~3次，但粪检(-)，推断：长期服用泼尼松可能导致肾上腺皮质萎缩，肾上腺皮质激素不足，停用泼尼松再加上手术创伤，必将加重肾上腺皮质功能不足，遂加用氢化可的松静脉滴注，血压迅速回升。后来检查证实患者确有继发性肾上腺皮质功能不全。

七、社会、心理因素不可忽视

现代医学已经从生物学模式向生物-心理-社会医学模式转化，患者是生活在复杂的社会环境中的人，心理及社会因素在疾病的发生发展中起着重要作用。有一位中年妇女，因血吸虫病行药物治疗，此后经常发热，血防站每月发给生活补助费30元。发热2年余，原因不明转来医院。患者一般情况很好，与长期发热的病史不符。因此在每次测量体温时，注意脉率的变化，发现体温与脉率不呈比例，立即测量肛温，只有36 ℃，经向周围患者了解，该患者每次测体温前均喝一杯热水。此后用肛表测温未有发热，但次日患者背部出现多处瘀斑，上半部呈滴状，下半部呈感叹号状，前胸及四肢均无瘀斑，经相邻病床患者介绍得知她是用汤匙刮出来的，至此真相大白，患者根本没有发热，她伪造体征的目的是每月获取30元补助费。

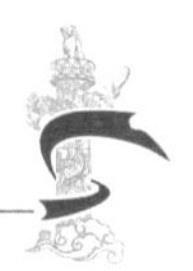

八、在排除器质性疾病之前，不能轻率地下功能性疾病的诊断

有一位男青年，经常因头痛来开病假单。一天又诉头痛，查体无异常发现，急诊医师认为他可能是功能性疾病或者是来混病假单的，但这次有其母陪伴，恐与平时头痛不同，遂留急诊室观察，数小时后颈部出现抵抗感，腰穿证实为蛛网膜下腔出血。如当作功能性疾病放他回家，可能造成严重后果。

总之，临床思维要不断实践，反复训练才能掌握。但不少医师，特别是青年医师不重视临床工作，不肯花大量时间在患者身上下功夫，喜欢读书或听讲座。看病只会开化验单、特殊检查单。对复杂疑难病例则束手无策。应该指出博览群书是必要的，可以补充和更新知识，扩大思路，但临床实践则更为重要，因为医学本身就是一门实践科学，理论必须与实践相结合。

（黄　磊　张智高　郭乔楠　任成山）

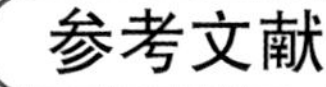

参考文献

1　谷东方，王瑞雪，苏乐，等. 医学教育中临床思维及决策能力培养的重要意义[J]. 课程教育研究，2017(20)：219.

2　王方璐，伊正君，付玉荣. 低年级医学生临床思维能力提高的策略探讨[J]. 医学教育研究实践，2019，27(1)：20-22，45.

3　赵茜，郭慧，申张顺，等. 论临床思维的性质和原则[J]. 医学与哲学，2019，40(12)：15-19.

第50章

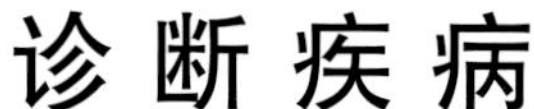

诊断疾病

第一节　诊断疾病的要素

诊断疾病的要素包括症状、体格检查、辅助检查。症状包括就诊的主要目的，就是有哪儿不舒服。同时，包括患病的部位和时间、伴随的症状、诱发的因素，甚至在其他地方就诊、诊断、用药等情况。体格检查，如果是中医这一块，主要就是望、闻、问、切。西医这一块，如果是内科的话，就是视、触、叩、听，如果是外科的话，就是视、触、动、量。辅助检查，就是根据情况，医师给予患者 X 射线、化验、彩超、心电图等检查。

一个疾病之所以可以称为疾病，要有两个要件。

1. 特别的表现　可以是由人感知的，也可以是由机器测定。两者可以相关，也可以不相关。对于个体，这些感知可以是主要问题，如疼痛；也可以不是主要问题，如排泄规律。

又如，高血压，是用血压计测定出来超过正常的一定数值。而超出一定数值，与患者是否有所感知不一定有关系。一些人还没有达到可以诊断的标准，就会有感觉；而另一些人，可以远远超出，还是没有感觉。

2. 特定的危害　如骨折，会出现疼痛，功能受限。危害可能与其表现有明显关系，有时关系却相当不容易把握。

比如高血压，非常高的血压会造成即刻的损害，高血压脑病、出血，危及生命；但是不太高的血压，是否会产生问题？如果会，多高算正常/不正常？这就要对人群进行系统分析。究竟多少算高，得看相应人群的患病特点，最终变成一个统计问题。

从这里可以看到现代医学与一般民众观念的分歧。医师需要面对的人群的疾病状况是一个可能性的问题；患者面对的是个人的情况，只能是是/非问题。这个问题可能是目前医疗成本高涨的核心问题之一。

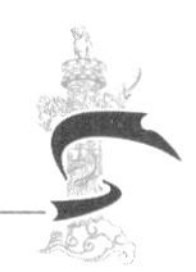

第二节　诊断疾病的程序

一、搜集临床资料

临床资料是指按规范要求搜集、获取的各种病史、各种检查结果和资料，包括病史、体格检查、电生理学检查、内镜检查、肺功能检查、胃肠动力学检查、实验室检查、影像学检查及病理学检查等。

二、分析、综合、归纳、评价资料

这是疾病诊断必须经过的步骤，是不可忽略、不可简化、不应倒转（先有诊断，后再分析的现象）的一个非常重要的步骤。

1. 分析、综合　病史中发现的每一个症状，应按照症状学的知识进行分析、综合；体格检查的发现应根据体征学的知识来分析、综合，各种检查结果应根据其临床意义来进行分析、解读。

2. 归纳、评价　必须重视患者疾病过程中出现的每一个临床现象，并能做出恰当的解释。对于这些临床现象在疾病诊断中的作用和价值都应有一个正确、恰当的评价。各种临床资料尽管是分散的，但绝不是孤立的。医师应在分析、综合的基础上，对各种临床资料做出符合临床思维的、恰当的归纳（根据情况可做出多种归纳组合），并再一次进行评价，评价归纳后的临床资料在疾病诊断中的作用和价值。分析、综合、归纳、评价不可能截然分开，医师应边分析、边综合、边归纳、边评价。在分析综合过程中，包含着归纳与评价；在归纳与评价过程中，也存在着分析与综合。目前，依赖检查诊断疾病的现象越来越多，先有诊断再进行临床资料分析的现象也越来越多，越来越普遍，甚至出现有了诊断便不再进行分析的现象。因此，需将分析、综合、归纳、评价单独列出来，作为疾病诊断程序中不可或缺、非常重要的步骤。这一步是训练临床思维的一步，是提高临床思维能力的一步，也是提高临床思维水平的一步。在疾病诊断过程中，不可没有分析，不可没有综合，不可没有归纳，更不可没有评价，在循证医学引入临床医学后更是这样。我们应用循证医学的理念和知识，按照循证医学的要求来分析、评价各种临床资料，然后进行综合、归纳、再评价，这是诊断疾病不可缺少的一个步骤。

三、推理、判断，提出初步临床印象

在分析、综合、归纳、评价临床资料的基础上，根据自己所掌握的医学知识和临床经验，结合循证医学的有关资料，运用临床思维和诊断思维有关方法，经推理判断，对疾病提出临床印象（也称为临床初步诊断或临床假设）。但临床印象带有主观臆断的成分，这是由于在认识疾病的过程中，医师只发现了某些自己认为特异的征象。由于患者病情发展的不充分、病情变化的复杂性和医师认识疾病的局限性等因素影响，这些征象在诊断疾病中的作用常受到限制，这是导致临床思维方法片面、主观的重要原因。因此，临床印象只能为疾病进行必要的治疗提供依据，为验证、确立和修正诊断奠定基础。

四、验证、确立或修正诊断

认识常常不是一次就能完成的。临床印象是否正确，也需要在临床实践中验证。因此，提出临床印象之后，给予必要的治疗，并客观、细致地察病情，对某些检查项目进行复查，以及选择一些必要的其他检查等，都将对验证诊断、确立诊断或修正诊断提供可靠依据。临床上常需严密观察患者的病情，随时发现问题、提出问题，并查阅文献资料解决问题，或是开展讨论等，这在一些疑难病例诊断和修正诊断过程中

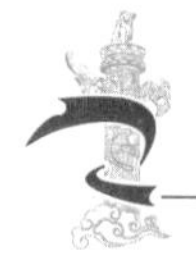

发挥重要作用。诊断疾病必须按照诊断疾病的步骤进行，这种认识疾病的程序不能遗漏，不能跨越，一般也不能颠倒。

第三节　诊断疾病遵循的原则

1. 逻辑性原则　按照逻辑学规定，在给概念下定义时，描述上不得直接或间接包含有被定义的概念，避免犯“同语”“反语”或“循环定义”的错误。如“咳嗽是以咳嗽为主要表现的病变”，“臌胀者，其腹胀如鼓是也”等，这显然不符合逻辑要求。另外，同一病名概念不允许有多个不同含义，即给疾病下定义时应避免出现“泛流”现象，否则也会造成混乱。以“疝”为例，有泛指体腔内容物向外突出的病症；有指睾丸等阴部病症；有指腹部剧痛，二便不通的病症等。若不对“疝”的本质属性做统一规定，则疝的概念无法确定。依照逻辑学要求，定义必须是相应对称的，即定义概念的外延与被定义概念的外延是相等的，否则就会产生定义过宽或定义过窄。上述“疝”的3种含义都显得定义过宽。相反，认为疝是指少腹痛引睾丸或睾丸肿痛的一种病症，则“水疝”“盘疝”等均不得称为“疝”，这又显得定义过窄。

2. 准确性原则　给疾病下定义时，必须准确而缜密，除了必须符合上述的逻辑性原则外，还必须对疾病的发病原因、临床表现、病变过程及规律等方面进行描述，使概念的内涵准确无误。故在表述形式上应恰如其分地去描述疾病特异性的本质内容，文字力求简洁、精练、确切，并力求使被定义的内容既有定性的资料又有定量的资料的描述。如疟疾的定义可以是：由于感受疟邪（包括疟原虫），伏于少阳，表现以寒战、壮热、头痛、汗出、休作有时（一日一发、间日一发或三日一发）为临床特征的一种疾病。我们来分析一下对于疟疾的定义，本病的病因是感受疟邪，病位在少阳，临床表现为寒战、壮热、头痛、汗出等，特征是休作有时，所以从病因、病位、临床表现及特征对本病进行了准确的描述，可谓是一气呵成，一步到位。

第四节　诊断思维常用的方法

诊断思维方法很多，思维过程千变万化。思维方法之间相互交叉、相互渗透、相互影响，不可能截然分开。现对诊断思维常用的几种方法做粗浅、简单的介绍，而临床应用时则应注意融会贯通，不可局限于或拘泥于一种方法。

一、推理诊断法

推理诊断法是临床常用的一种诊断思维方法，其是根据患者表现出来的各种临床现象和临床资料，经过分析、综合、归纳、推理，提出初步临床诊断的一种方法。这是从个别患者所表现出来的个别现象，推导出疾病一般规律的推理方法。有时也可根据疾病的一般规律来对照患者所表现出来的各种现象，再提出临床初步诊断。应用推理诊断法的条件是医师应对疾病和疾病各种表现有足够的认识。

二、鉴别诊断法

鉴别诊断法是临床上常用的诊断方法。其根据患者表现出来的各种现象，提出2~4种不易分辨的疾病，然后逐项进行比较、鉴别，最后做出初步诊断。

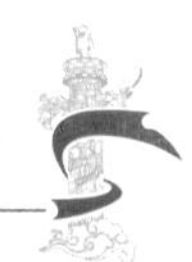

三、排除诊断法

排除诊断法是根据患者临床资料中的各种表现，提出 4 种以上具有或可能具有类似表现的疾病，并逐个、逐项进行比较、区分、排除，最后提出最可能的临床初步诊断，然后再进一步进行检查、验证来确定或否定诊断。

四、观察诊断法

患者处于疾病的某个阶段时，可能由于临床上的表现不够充分，而导致提出诊断的证据不足。此时可应用观察诊断法，注意观察患者的病情变化，有无新的症状或体征出现、检查结果有无动态变化等。当患者出现更多可作为诊断依据的表现时，再提出临床初步诊断。采用观察诊断法时应注意以下几点。①患者病情必须允许；②患者病情较重时，应根据现有的临床资料提出临床初步诊断意向，边观察边救治；③一般不应观察时间过长。

五、直接诊断法

该方法亦是临床常用的诊断方法。采用直接诊断法应具有如下条件。①患者必须具有特征性或特异性的表现；②医师有丰富的临床经验。直接诊断法实际上是每位有丰富临床经验的医师，面对患者的特征性或特异性表现进行快速或简化了思维程序的结果，而并非是未经思维的直接诊断。在皮肤疾病的诊断中常应用这种方法。

六、标准对照法

有许多疾病已制定了诊断标准或诊断指南，对照诊断标准进行诊断的方法越来越多地应用于临床。这种诊断方法看起来容易，应用起来方便，然而在诊断思维的临床实践中，这种诊断方法也常出现问题。这主要取决于医师对于诊断标准的认识和理解是否深刻，对诊断标准的内涵是否了解有关，如“关节炎”和“关节痛”在诊断标准或诊断条件中有时是不能等同对待的。

七、经验诊断法

经验诊断法与直接诊断法有许多类同的地方。经验诊断法在诊断思维中非常重要，诊断思维不仅有理论思维，也包括经验思维。经验诊断法不仅可直接诊断疾病，也可为疾病诊断提供重点，为诊断思维提供方向。经验诊断法一定要与其他诊断方法相结合、与逻辑思维相结合才能发挥更大的作用。

（张智高　王　浩　肖颖彬　张　曦　马　军）

参考文献

1　刘津平，张晓东，黄卉. 解剖学教学中临床思维的培养[J]. 基础医学教育，2018，20(2)：79-81.

2　潘祥林，王鸿利. 实用诊断学[M]. 2 版. 北京：人民卫生出版社，2017：1147-1154.

3　万学红，卢雪峰. 诊断学[M]. 9 版. 北京：人民卫生出版社，2018：584-593.

第51章

循证医学在诊断疾病中的应用

21世纪以来，一种新的医学思维模式出现——循证医学（evidence-based medicine，EBM），并受到广大医学界专家的关注。EBM发展迅速，并且广泛应用于各个卫生领域，包括循证外科、循证内科、循证妇产科、循证儿科、循证医学影像学等，促使现代临床医学实践及研究迈入了一个崭新的时代。

第一节　循证医学在检体诊断中的应用

循证医学最初由加拿大教授提出，定义为"明确、明智、谨慎地对患者做出诊断与治疗"。这也成为现代医学诊断与治疗的指导，成为医学领域研究热点。国外很多医疗机构都建立了循证医学中心，发表了很多循证医学报道，与其相关的各个相关专业均成为医疗领域的新星。在临床工作中，循证医学设计检体诊断、实验诊断、影像诊断及临床治疗4个方面。本节重在探讨循证医学在检体诊断中的应用。

在临床工作中，有些老教授仅凭一只手的感觉就能够准确诊断患者的疾病，在大型辅助检查刚刚进入中国的时候，有些检查技师甚至在写报告之前先要咨询教授的查体结果。在推广循证医学的今天，良好的体格检查基本功和技术可以最大限度地降低患者的医疗费用，对发现患者最新的病情演变也是查体在查房中的主要作用。

一、发展循证体检学的必要性

1. 循证体检能显著提高体格检查的准确性　体格检查是临床工作的基本功，是临床工作的基本生命线之一，它的正确与否直接与患者的诊疗花费，疾病的诊断、治疗和预后密切相关。循证医学和体格检查是相辅相成的，循证的结果显著促进了体格检查的准确性，而体格检查的准确性及经验的总结分析又促进了循证知识体系的形成及进展。这个过程是反复验证的过程，也是一个医师由年轻走向成熟的必经之路。很多的老专家、老教授，都是在这个过程中慢慢成为名家。所以在循证体检学中，最重要的一个词是"总结"，最重要的一个字是"悟"。一个善于总结的临床医师，如果善于总结查体中发现的阳性体征和疾病的关系，并反复验证并形成自己的经验，则能迅速成长为一个优秀的临床医师，在患者的接诊查体中能结合临床表现显著提高疾病的初诊率，并迅速根据临床表现、查体发现确定诊疗方向，形成初诊直觉。所谓"悟"，亦即这既是一种能力，也是一种天赋。将循证学和体格检查结合起来反复验证，再加上天生的悟性，则能将循证体检学发挥得淋漓尽致。倘能如此，则既能让年轻医师成长迅速，又能大幅度减少漏诊、误诊，显著提升患者感受和医患体验。

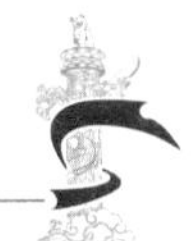

2. 循证体检学顺应医疗体制改革的需要　医疗体制是民生大事，各个国家都高度重视，每个国家的机制体制也不尽相同。但是各个国家对医疗体制的改革却是没有停止的，一直在大调、微调使之适应本国的国情特点。而在我们中国，国家管理层不停地出台各种政策，不断推出各个试点城市及试点方案，截至目前，仍然没有找到完美的解决方案。循证体检学却是顺应了医改的大趋势，不断检验并评估患者病情和所开具的检验、检查的符合度，评估我们的临床发现和所开具的检验检查结果是否准确可靠，是否经济有效。其本质就是将临床发现、检验检查、诊疗方案有机地结合在一条线上，以循证证据精练我们的辅助检查，避免使用昂贵的、无效的甚至危险的相关诊疗工具，以适应医保“基本医疗保险”这一原则。同时，循证体检学也能提升医师在患者心目中的地位，提升医师形象，提高患者依从性，从而显著改善医患关系并减少医疗纠纷。所以说，循证体检学是顺应医疗体制改革很重要的课题，应加强该项知识技能的学习及经验推广。这是一种知识，更是一种能力，能给国家的医疗体系带来很大的改变。说一千道一万，进行医疗体制改革必须大力发展循证体检学。

3. 循证体检学能显著提高医疗资源利用的经济性　医疗资源如何合理有效地利用，是当前百姓、管理层、医疗机构都应该高度重视的课题。医疗资源是有限的，而老百姓对医疗资源的需求却是近乎无限的。如何用现有的投入来满足广大人民群众的健康需求仍任重而道远。在当前的管理体系里面，管理层对一线医师的管理和约束暂时占有主导地位。那么我们临床医师该如何做呢？答案很简单，就是响应政府号召，集约应用好医保资金。其中很重要的就是，合理确定诊断工具，既能诊断患者疾病明确，又能将花费控制到最低。这就是对我们初诊的诊疗思路提出了很高的要求。我们根据体格检查及临床症状，尽可能地将思路贴近患者疾病本质及实际，确定最优的、最经济的诊断工具，用以完成诊断。比如，患者因右上腹疼痛入院，则在查体中，详尽标准，发现“墨菲征”阳性，则确定胆囊炎问题，则考虑胆囊炎或胆囊结石并胆囊炎，只需要一个肝彩超即可完成诊断任务，从而避免了大检查的弊端。所以说，循证体检学能快速地培养一个优秀的医师，能显著地提升医疗资源的合理应用。

二、循证体检学的临床应用

1. 循证体检学是医学人才进步的阶梯　在当前医疗环境中，经常有患者说医师离开设备就不会看病了，虽然此话有失公允，但是也不算很偏颇。很多医师接诊患者后，查体也没有，或者查体草草了事，便开了一大堆的检验、检查，仿佛查体只是走过场，而关键的三板斧却是一堆检验检查，这难免给患者留下“离开设备不会看病的”印象了。查体是医师的基本功，如何提升这一个基本功呢？其一是重视查体，用查体给患者把第一道关，把查体融入日常首要工作中来。记得，一个医师接诊了一个患者，头痛不舒服伴全身乏力 1 个月入院。入院后进行了全部体检，最后透露磁共振发现头部占位，但是属于转移瘤，又兜兜转转 1 周没有发现原发灶。于是请教上级医师，上级医师进行体检，在乳房上摸到 10 cm 大小的包块，且包块已经很硬且累及腋窝淋巴结了。如果接诊医师，进行哪怕稍微细致的体检，也早在第一时间发现乳腺癌这一原发诊断了。其二是注意方法。锻炼体格检查的方法就是利用循证医学进行经验的积累。以症状去对应疾病，再用疾病推导症状。二者互相强化、印证，反复训练，最终熟练掌握形成自我知识体系。实践是检验真理的唯一标准，这就是循证体检学的核心内容，这样是提升检体诊断水平的唯一方法。在临床工作中，经验的积累是循序渐进的，是逐步强化的，一个医师的成熟是离不开循证医学的，别无他途。

2. 循证体检学是筛选临床检验检查的标尺　临床检验、检查浩如烟海，我们如何选择才是最合适的？为什么这么选择？这些问题是需要每一个医师解答的第一个问题，无论是在门诊还是在病房。对病史的询问和体格检查是接诊第一步，也是最重要的一步。我们通过询问病史及体格检查发现临床线索，从而形成初始印象和直觉，在此基础上再确定检验、检查来验证自己的判断是否准确，这样做可以有的放矢。患者因上腹部突发疼痛入院，查体发现上腹部有明显压痛，位于剑突下，考虑胃的疾病引发，则考虑胃镜检查。如果腹痛的同时发现眼睛巩膜有偏黄的，则高度怀疑胆总管疾病引发，则首选检查应该是腹部彩超或者上腹部 CT 了。基于循证体检学的检验、检查带有明显的指向性，是客观的、科学的，符合医患双方利益的同时又带有显著临床能力体现的医疗行为。这是我们提倡的事情，需要推而广之，需要放在非常重要的地位去强调的。循证体检学和辅助检查也是相辅相成的，彼此推动和成就，二者缺一不可。

3. 循证体检学是对临床检验、检查的科学验证　随着检验医学的不断发展，检验、检查项目不断增多。这么多的检验、检查项目对临床究竟能起到什么作用，其临床价值如何，只有在充分评价其准确、可靠、有助于医疗决策，以及经济有效后才能用于医疗实践。而患者疾病的改善，追根溯源还是身体恢复的情况，包括体力、体重、食欲、精神状态等一系列身体指标。身体的客观改变是检验诊断、治疗的唯一标准，没有脱离身体的疾病恢复，脱离开躯体的恢复只是镜中花水中月。因此，体格检查是身体恢复的标志，是诊疗效果确切与否的试金石。所以，循证体检学能对我们临床检验检查进行科学验证。

三、循证体检学的重要意义

体格检查是患者诊疗的初级措施和手段，在患者诊疗中起着重要作用。首先，循证体检学能够很好地训练医师的临床素质和科学素养，对培养一个优秀的临床医师有着重要意义。其次，循证体检学对于门诊、住院患者的诊疗起到提纲挈领的作用，我们工作中，以症状和体征为核心开具其他的检验、检查，既节约了临床费用，又能显著加快了诊疗步伐，因为体检在患者诊疗中发挥着首要作用，它能够规范各项检验、检查的科学合理性。再者，体检学并非单纯的体检，而是将体检科学化、标准化的一门科学，总结、分析体检结果并归纳出科学规律以推而广之，对医学的进展也是颇有助益的。

总而言之，循证体检学是临床工作与研究中的重要手段，是医学中的核心与节点，在这个临床工作中发挥着指挥棒的作用，它在发展中完善，在完善中发展。我们每个临床工作人员，都要掌握临床体检的基本功及高阶操作，并善于应用循证体检学总结临床工作，提高自身技能水平并对医学发展做出自己的贡献。

第二节　循证医学在实验诊断中的应用

循证检验就是借助循证医学概念，将循证医学原则应用在循证检验医学中，两者相互转化、结合，共同促使临床实验室与临床科室沟通变得紧密，将各项工作有效性与实用性增强的一门学科。总的来说就是将循证医学的"最佳证据"作为基础，对医学研究、设计以及评价进行综合检验，得出更加准确的检验结果以为医师决策提供准确依据，使诊断效能、成本以及诊断效果方面的信息更加准确，还能在此基础上结合检验技术进一步评估、推敲检验结果，分析检验用的仪器设备是否安全、可靠。循证检验医学实施中的评价标准为科学性、有效性以及实用性，三者缺一不可，科学性是指研究手段科学、可行，可证明结论真实、可靠；有效性是应用个别指标对诊断价值进行评价；实用性为是否适合患者、是否方便、快速、是否满足医师与患者要求。循证检验医学的核心为"寻找最佳证据"，不仅体现在科学事实上，还体现在被证实结果的真实性与可靠性上。

一、发展循证检验医学的必要性

1. 提高检验质量，减少临床漏诊和误诊率　检验质量是检验工作的生命线，检验高质量带来诊断高水平，检验结果的正确与否直接影响临床医师的诊断、治疗和预后观察，也关系到医院的社会效益。临床医师对疾病的正确诊断、治疗及疗效观察需要检验人员提供的各种实验数据作为诊断依据来指导临床实践，而各种检验指标的敏感性、特异性及临床应用价值又需要通过循证医学检验客观评价以筛选出可靠的检验指标，去除不合理检验项目，规范各种诊断指标。因此，评价整个检验过程的质量高低与否需要证据来说明，发展循证检验医学可以全面提高检验质量，减少临床的漏诊和误诊率，节省大量的卫生资源。

2. 促进医疗体制改革　循证检验医学对不断增加的实验技术进行仔细推敲，评估所用的技术是否准确、可靠、安全、经济和有效。其实质也就是要把最新研究成果与临床实践结合，提高检验质量，以最有效

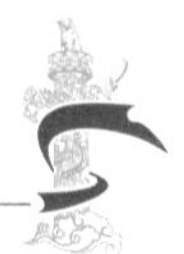

的证据剔除无效的、昂贵的和危险的检验诊断，以适应基本的医疗保险管理化的医疗服务的迫切需要。医疗体制改革的目标是建立适应社会主义市场经济要求的城镇医药卫生体制。促进卫生机构和医药行业健康发展，让群众享有价格合理、质量优良的医疗服务，提高人民的健康水平。所谓的改革，其实就是控制医疗消费，也就是要“合理利用资源，减少医疗消费”。因此，进行医疗体制改革必须大力发展循证检验医学。

3. 节约医疗费用，合理有效利用实验室资源　应该尽量避免不当的实验检查，合理利用实验室资源，节约医疗费用。实验室开展的检验方法和检测手段以及各项实验数据等，本身就可作为科学依据，是循证检验医学的基础。因此，对于广大的检验工作人员来说，一方面应该自觉地结合临床，选择合适的检测项目提供给临床；另一方面应该综合分析长期以来各种检测项目的实际临床意义，正确评价各个项目对于临床诊断的价值，做到合理利用实验室资源。同时在这个过程中要求检验医学工作者要不断寻求和更新知识及技能，要有循证的意识，不仅注重检验技术的提高，更应该善于发现和提出日常工作中存在的问题，善于利用循证医学的现有成果，并积极开展循证实验室的医学应用研究，为临床诊断和鉴别诊断提供有应用价值的检验结论，即最佳医学检验“证据”，切实使检验医学为临床和患者服务。

二、循证检验医学在医学检验中的作用

1. 评价诊断实验方法的科学性　随着检验医学的不断发展，检验项目不断增多。这么多的检验项目对临床究竟能起到什么作用，其临床价值如何，就需要检验医学工作者依据循证医学的方式，对各个检验项目做出客观的评价。有研究通过对实验检查的系统评价发现，有很大比例的实验检查是不适当和不必要的。证实了 34%～40% 的实验检查中有 15%～95% 的时候使用不当。不适当的实验检查造成的经济损失是很明显的。如何合理利用这些检验项目是至关重要的，一般检验师可以通过以下 4 点来判断：①试验是否与金标准试验进行“盲法”比较；②是否每个被检者都经过金标准试验检查；③所研究患者的样本是否包括临床实践中将使用诊断试验的各种患者，即试验中病例的纳入和排除标准要充分考虑病例的代表性，否则样本资料得出的结论不能适用于所研究的群体；④诊断试验的精确性或重复性，即在试验条件完全相同的时候获得相同结果的稳定程序。

2. 评价新的检测仪器、项目、指标的实用性　医学检验发展迅速，新的检测仪器、项目、指标不断涌现，只有在充分评价其准确、可靠、有助于医疗决策，以及经济有效后才能用于医疗实践。但现实是由于被热情的制造商生产为试剂盒，以及被寻求提高诊断性能的临床医师和检验师所支持，在缺乏严格的评价之前就被积极地推向了临床应用。另外，无依据的拒绝某项技术，也将阻碍新技术的推广使用及检验医学的发展。循证检验医学可以对这些指标进行系统回顾，通过随机对照试验（randomized controlled trial，RCT）和荟萃分析对其进行评价。很多新技术通过循证后已广泛应用于临床，对临床非常有价值。检验人员必须了解和研究这些新项目、新仪器的优越性，以便向临床医师推荐和帮助医师选择。

3. 检验结果　相关的结局研究对于每一项诊断试验来说，如果它的结果不能对诊断决策或健康结局产生积极影响或者两者根本没有相关性的话，试验方法再科学、操作过程再规范、结果再准确也只能是徒劳。近年来人们开始关注诊断对健康结局的影响。与诊断试验相关的结局研究由于涉及较多的中间环节，因而这方面的研究较为复杂，需要科学的实验设计、正确的数据统计处理和合理的结果判读，其典范就是 RCT，如最近关于检验诊断结局研究的 RCT 有“白内障手术前的常规术前检查是否能降低患者的发病率和病死率”“大便隐血试验是否能减少结肠癌的发病率”。

三、循证检验医学的任务和意义

1. 循证检验医学的任务　①科学地设计诊断性实验研究方案：对诸如样本量、随机分组、金标准的确定，纳入标准与排除标准、统计方法的选择，以及减少偏倚的策略、RCT 等均应严格按照临床流行病学科研设计原理与方法进行；②科学地评价他人的实验研究成果，包括对检验医学技术、检验试剂进行评估；③制定循证检验医学指南：循证医学认识上的一个重要进步是把循证医学的提供者和使用者区分开，不

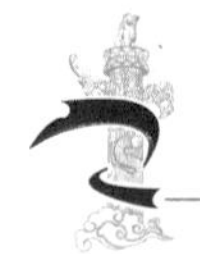

难理解，让绝大多数的临床检验专业人员具备高水平解释原始医学文献的专业技能是不现实的，因此，将经过严格评价筛选的循证检验医学数据编制成临床检验实践指南，让广大的临床检验专业人员能充分利用这些资源，并在其指导下开展循证检验医学的实践活动；④应用最佳证据指导临床决策。为临床医师提供真实可靠的诊断证据，以及提供最有利于患者的诊断方案，是循证检验医学的根本目的。因此，临床检验专业人员应加强与临床医师的紧密合作，努力开展循证检验医学实践。

2. 循证检验医学的意义　①指导临床检验工作中的医疗决策，一方面提高检验工作者自身的素质，另一方面提高临床检验质量、学术水平和行业服务质量；②指导检验医学领域的科研方向和科研活动，帮助提出问题、解决问题、验证结论，促进学科发展；③促进与规范检验医学教育活动；④加强检验医学领域的管理工作，包括质量管理工作，促进新实验方法建立、新实验项目开展等多种医疗活动的科学化、规范化。

综上所述，循证检验在发展中完善，在完善中发展，伴随医学进步使其价值与作用不断提高，现代检验人员必须不断提高专业本领、强化专业技能，将自己打造成综合素质高的人才，努力将自己的专业知识水平提高，多参与实践循证检验工作，在工作中锻炼与培养自己的能力，推进检验医学发展。

第三节　循证医学在影像诊断中的应用

循证影像学（evidence-based imaging，EBMI）是 EBM 与影像学相结合的产物，也称为基于证据的医学影像学或成像。EBMI 的概念是指在医学影像诊断或介入治疗过程中，将医师本人的经验和知识与最新、最有价值的证据相结合，来解决临床问题，为临床和患者提供更好的诊疗方案。当医师做出影像学方面决策时，不只是利用自己的临床经验和课本上的专业知识，而是临床实践的主体、工具及服务对象相结合，以患者的意愿为核心，结合自身专业知识、个人临床经验及现在最可靠的研究证据，结合患者期望来进行决策。EBMI 改变了以往传统影像学的模式，但并没有完全否决传统模式，而是在其基础上结合最新最正确的证据及患者的基本情况，使决策更完善、更准确。

现代医学影像学的发展十分迅速，新的成像技术和方法层出不穷，相关信息海量增长，如何从那些浩如烟海的文献中寻找到合理的证据，并恰当地对这些证据的可靠性及有效性进行评判是摆在医学影像工作者面前一个至关重要的问题。当今影像科医师几乎不能完全消化吸收与高质量、高效率医疗工作相关的所有信息，如何同迅猛增长的医学知识保持同步和如何获取、解读以及恰当地应用这些知识是医学影像工作者目前面临的新的挑战。

EBMI 实践遵循经典的 EBM 实践步骤，一般分为 5 步。

第一步：提出需要解决的问题并制定方案。提出一个具有研究意义的问题对 EBMI 实践的进行至关重要，解决此问题主要是为了医学影像学的发展与提高，这些问题常常是临床工作中会遇到的且还未被解决的，或者是存在多方面争议的问题。提出的问题要便于实践的进行，问题在临床工作中提出，在实践研究中解决。确定好问题后，就应该制订详细文献检索的计划。

第二步：检索问题相关文献。确立问题后，下一步则是根据制订的计划全面检索相关文献。我们需要系统、全面地收集相关文献，同时更要注重收集文献的质量，这对研究报告的准确性至关重要。检索文献的数量在一定程度上与检索准确率成反比，随着数量增多，文献的质量参差不齐，评价出的证据可靠性就会降低。然而如果我们只追求高质量文献，舍弃其他相关文献，也会造成偏倚性的增加。为此，我们对文献的检索可以咨询专业检索人员，使检索文献的数量和质量达到一个相对平衡。文献检索方式主要包括电子数据库检索与手工检索，现最常用的检索方式是电子数据库检索，相对于手工检索来说要更全面、更快速。

第三步：评价文献。第二步完成后，会发现检索出来的文献有时可达几百篇或者上千篇，我们需要对符合纳入标准的文献收集统计分析，而不符合要求的，如综述、摘要、以动物为研究对象等文章进行排除。要确保纳入的文献满足科研设计合理、统计学方法合理，研究对象依从性良好、实验采用双盲法等。为了

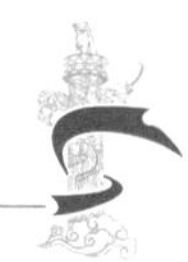

提高诊断性实验研究报告的质量，通常利用由相关专业人员指定的国际通用标准——“诊断准确性研究报告标准”进行评价。方法主要是对文献进行 Meta 分析，只有找到真实、可靠、有影响力的证据，作为医师才能有效、合理地指导临床决策，寻找到最佳方案。

第四步：应用证据，得出最佳诊疗方案。循证影像学的最终目的，就是能在影像学工作过程中得到最佳的决策，这也是应用证据的核心。应用这些证据对制定出最佳临床方案起着决定性的作用。在决策时，不仅要遵循这些证据，还要充分考虑到患者自身的情况，患者的病情、经济状况、自身的意愿及医院的医疗条件、医疗设备等方面的问题，都会影响方案的制定，遵循循证影像学的宗旨，即以患者为中心，才能得到最佳诊疗方案。

第五步：效果总结。实践效果总结与评估可以说是循证医学实践中的重要一环。影像科医师在工作过程中，通过对临床实践的评价分析与总结，发现自身的不足之处，总结经验，弥补自身专业知识的欠缺，提高学术水平，这无论是对影像科医师还是其他各科的医师都是一种再受教育的重要方式。作为一名医疗工作者，为了充分地提高自己的临床实践水平和服务大众，积极地实践 EBM 无非是一项正确并有效的选择。

EBMI 从提出到现在，部分专家学者进行了 EBMI 实践，从多方面展示了 EBMI 的实践成果，其实践为临床提供了极具影响力的建议与帮助。有学者对胰腺恶性肿瘤进了 EBM 研究，其文章讨论了每种影像学检查对胰腺恶性肿瘤的优缺点以及检查选择的最好建议，实践表明 CT 是明确胰腺恶性肿瘤形态的主要检查方式，但 CT 缺乏对早期胰腺恶性肿瘤的敏感性，并对特殊性的肿瘤也不够敏感，超声内镜对 CT 的诊断及分期起补充作用，可以更精确地进行诊断和分期，并在条件许可时可进行活检。MRI 可对囊性的胰腺病变有较好的敏感性等。有学者对胆管梗阻性疾病的良恶性进行了 EBMI 实践，实践表明 N-CTCP 与MRCP+MRI 这两种影像学检查方法对胆道梗阻性疾病的良恶性都有很高的鉴别诊断价值，二者的诊断效能统计学差异无显著性。也有学者对肺孤立性结节（solitary pulmonary nodule，SPN）进行了循证影像学研究，实践从 CT、PECT、MRI、纤维支气管镜等方面通过评判其对不同结节的敏感性及特异性，对不同 SPN 选择检查方法做出了有影响力的判断。还有许多尚未提到的循证影像学实践的成果已经充分应用于临床。通过以上可以看出，EBMI 实践可用于不同系统的多类疾病，应用领域广泛。我们应积极进行循证影像学实践，从文字证据到临床实践，为临床制定方案提供最优选择，为提升自己及服务患者尽最大努力。

EBM 就是将最真实可靠的证据结合自身临床专业知识与经验、患者自身状况与意愿等进行科学的、合理的、最佳的临床决策。而 EBMI 就是需要医学影像学的证据参与决策。EBMI 对于影像学医师来说是一个重要的学习方式，是一个丰富自己、提高自己的新晋医学模式。在临床决策中运用 EBM 的思维方式将会成为医疗模式中的大势。当前，我国的 EBMI 研究相对滞后，与国外相比，中国的 EBMI 研究实践还不够规范，诊断性对照试验也不够丰富，对于 EBMI 研究多倾向于理论，纸上谈兵，很少进行实践。这就需要我们积极地进行 EBMI 的研究实践，充分运用先进的医疗设备及技术，为患者进行最有效、最正确、最科学合理的临床决策。

第四节　循证医学在临床治疗中的应用

1992 年加拿大麦克玛斯特大学的 David Sackett 及同事正式提出循证医学的概念，同年英国牛津的 Lain Chalmers 及同事正式成立了英国 Cochrane 中心为循证医学实践提供证据，从此循证医学在世界范围迅速兴起，经过 10 来年的发展目前已得到世界各国医务工作者以及政府官员的普遍认可。

著名脑血管病专家美国哈佛大学 Caplan 教授曾经指出循证医学是时代的产物和 20 世纪的进展之一。循证医学之所以被提倡，是由于一些有效的疗法长期得不到推广，一些无效或有害的疗法却广泛使用，经常是高额的医疗费用买来的却是没有证据证明有效的疗法，患者得到的医疗服务质量并不令人满意。那么我们医务工作者在临床实践中该如何正确理解循证医学从而更好地为患者服务呢？

一、循证治疗学的定义

循证治疗学即遵循科学证据的科学，它是一种关于临床治疗思维及行为的原则和方式，提倡对患者的诊治决策应根据当前可获得的最好临床研究证据以及医师的经验和患者的意愿。循证临床实践结果是指遵循证据的临床实践，即在临床实践中应用循证医学的原理，根据最佳研究证据、临床经验和患者的选择进行临床决策。循证治疗学强调要使用当前最佳的临床证据，那么，什么证据是高质量的？根据循证医学专家的分级水平，治疗研究按质量和可靠程度大体分为以下5级：一级，所有随机对照试验（RCT）的系统评价（或Meta分析）；二级，单个大样本随机对照试验；三级，对照试验但未随机分组；四级，无对照的系列病例观察；五级，专家意见。国际上公认RCT的系统评价或RCT结果是证明某种疗法的有效性和安全性最可靠的依据，如果当前没有这些高级别的研究证据，可依次使用其他证据，只是其可靠性降低，在以后出现更好的证据时应该及时运用这些证据，这才符合循证医学概念中"依据当前可得到的最佳证据"的理念。

二、循证治疗学应遵循的基本步骤

循证治疗学临床实践要求遵循以下基本步骤：①针对具体患者提出临床问题；②全面收集有关研究证据；③严格评价研究证据；④将研究结果用于指导具体患者的处理。同时要考虑的问题是患者有无不适合使用证据的理由？可行性如何？利大于害吗？不使用有关疗法有什么后果？价格承受能力如何？易使用性如何？患者的价值观及对疗效和不良反应有什么看法？

三、循证医学应注意的问题

其一，循证医学把专家意见放在最低级别，这不等于否认专家意见。过去人们过多迷信个别专家的所谓"经验"而忽略了知识的更新，认为他们的经验是金科玉律。假如这些专家的经验来源于缺乏严谨科学方法保证的临床研究或者来自动物实验、实验室研究以及过时的教科书或者是主观臆断的经验，轻信这类权威专家意见就容易导致临床决策的严重错误。但是，如果是建立在循证医学基础上的经验就值得推崇，因此循证医学并不排除科学的经验积累。这就是提醒我们在听取专家意见时要注意他们的经验来源。

其二，为什么认为Cochrane系统评价属循证医学中最高质量的证据？这是因为它由权威的统计学、流行病学和临床专家领导方法学研究，有不断更新的统一工作手册，各专业评价组编辑部结合专业实际制定特定的方法学，有完善的系统评价培训体系。有健全的审稿和编辑系统进行质量把关，有发表后评价和反馈机制，要求作者对评论和意见做出及时反应，不断更新，新证据发表后及时再版，有完善的原始研究资料库提供原料，对原始研究质量进行了严格评价，有纳入和排除标准。

其三，没有最佳证据存在时怎样做出临床决定？没有证据有效不等于有无效的证据，若当前尚无随机对照试验等高质量证据时，可依次参考级别较低的证据或经验处理患者（如少见病），总之要应用当前可获得的最佳证据。一旦高级别证据发表，就应及时使用新证据。可能有效但尚无可靠证据时，要考虑不良反应和经济承受能力及患者的选择等问题；作为临床医务工作者最好是积极开展或参加临床研究去提供证据。

其四，循证医学并不提倡来了患者以后才去寻找有关的治疗方案，医师平时就应该经常学习掌握相关领域最新医学动态，否则只是临阵磨枪，有时会错过最佳治疗期耽误患者的有效治疗。比如，一位68岁的女性患者由于突然意识障碍4 h入院。既往有20年"风湿性心脏病"史，8年"心房颤动"史。急诊脑CT未见出血及其他异常密度影，心电图提示房颤心律。神经系统查体：浅昏迷，压眶见右侧鼻唇沟变浅，右侧肢体无活动，右侧肢体肌张力低、腱反射消失。诊断考虑脑栓塞，心房颤动。该如何对此患者进行循证治疗呢？根据循证医学的资料，经治医师知道对发生在3～6 h之内的脑梗死有溶栓治疗指征，

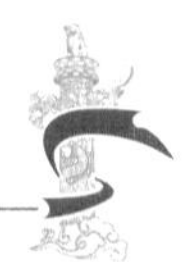

医师除了告诉家属这些治疗方法的好处外,还要解释使用这些方法的风险。有关这些内容在 Cochrane 图书馆就能查询到,Medline 网也能搜索到相关资料。目前的系统评价显示溶栓治疗组致死性颅内出血较未溶栓组增加 4 倍,症状性颅内出血增加 3 倍,近期病死率增高约 1/3。但是 3 个月后 6 h 内使用溶栓治疗者死亡或残废的危险降低 17%,3 h 内溶栓似乎更有效。结论是溶栓组早期死亡和颅内出血的风险增加,但这些风险可被存活者残废率降低的效果所抵消。由于结果来自系统评价,属于最高级别的证据,医师就可以将这些结论告诉患者家属,结合本例患者,老年、发病就有意识障碍,溶栓治疗导致早期颅内出血的风险很大,如果家属不愿冒此风险以获得降低远期残废率的效益,可不溶栓治疗而使用阿司匹林抗血小板和对症支持防止并发症等措施,这种处理可能更有利于患者。又如,目前治疗脑梗死的药物和方法数不胜数,医师面临的问题就是根据循证医学原则,选择最有效的治疗方法。据 Cochrane 中风单元协作网最新的系统评价显示,在众多的治疗方式中,对患者最有利的治疗其实是中风单元,它可以使中风患者的早期(发病 12 周内)病死率降低 28%,远期(发病后 1 年)病死率降低 17%。和传统的普通病房相比,中风单元每治疗 100 例中风患者可以减少 3 例死亡、减少需长期住院病例达 3 例、增加 6 例患者返家(几乎都能生活自理)。虽然中风单元并不减少急性期的平均住院日和花费,但可以减少患者的长期住院率,每 100 例患者可以节省 4 万到几十万欧元。因此中风单元最有益于脑卒中患者。中风单元强调对患者进行全方位的治疗、护理和康复,所以其综合治疗效果优于单项治疗的作用。因此,我们有责任呼吁建立中风单元满足中风患者的需要,如果是医院管理层人员,他们应该结合医院的具体情况建立切实可行的中风单元。

(张智高　张　曦　肖颖彬　任成山　温皇鼎)

参考文献

1　李幼平,李静,孙鑫,等. 循证医学在中国的发展:回顾与展望[J]. 兰州大学学报(医学版),2016,42(1):25-28.

2　邢新,顾文静,尚文茹,等. 循证医学慕课设计及其在教学中的应用探索[J]. 中国循证医学杂志,2017,17(8):983-986.

3　张佳怡,吴存刚,高静,等. 循证医学在超声诊断实习教学中的应用[J]. 锦州医科大学学报(社会科学版),2020,18(5):49-51.

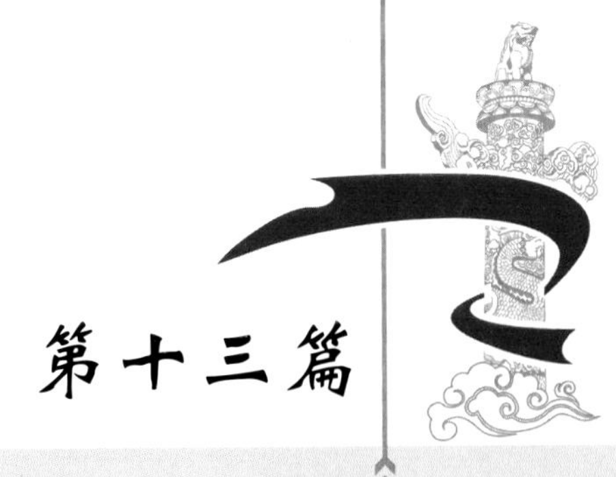

第十三篇

常见临床症状与疾病

内容概览

第52章

一般症状

症状(symptom)是机体在疾病过程中由于发生一系列功能、代谢和形态结构异常变化所引起的患者主观上的异常感觉或某些客观病态改变。临床上症状的表现形式多种多样,可以是患者主观感觉,如疼痛、晕厥等;也可以是主观感觉并且客观检查也能发现,比如出血、包块等;有些是患者主观感觉不明显,需要客观检查才能明确,如肥胖、多尿等。

症状往往是患者就诊的直接原因,同时也是疾病诊断和鉴别诊断的重要线索和依据。临床医师应该熟悉和识别各种症状的特点,同时理解症状的发生机制及其在疾病诊断中的作用。症状多种多样,同一疾病可以有不同的症状,不同的疾病也可以有相同的症状。如何通过症状获取诊断疾病的线索是临床医师的基本功之一,本篇介绍了不同系统的150余个症状的病理生理机制、原因以及进一步诊治所需的体格检查、辅助检查要点,目的是培养临床医师由症状出发,最终对疾病做出正确诊断和治疗。

第一节 发 热

发热(fever)是在致热原作用下以及各种原因导致机体体温调节中枢功能障碍,从而导致体温超出正常范围。人体正常体温一般波动在36~37 ℃,不同个体间体温略有差异,如老年人体温较青壮年略低;同一个体在不同时段稍有波动,如下午体温较早晨略高,剧烈运动、进餐后可略高,女性月经前可略高,但一般不会超过1 ℃。发热是非常常见的临床症状和主诉,并且导致发热的原因很多,既有感染性因素,又有非感染性因素。发热是机体的一种保护性反应,目的是增加炎症反应、抑制细菌生长,为机体创造一个不利于感染或其他疾病发生的病理生理环境。

一、发病机制

正常情况下,人体的产热和散热保持动态平衡,从而维持体温稳定。由于各种原因导致产热增加或散热减少时就会出现发热。引起发热的物质称为致热原(pyrogen),分为外源性致热原和内源性致热原。前者包括各种病原体(包括细菌、病毒、真菌等)及其产物、炎性渗出物、无菌坏死组织、抗原抗体复合物、某些类固醇物质、多糖体成分及多核苷酸、淋巴细胞激活因子等。内源性致热原又称白细胞致热原,如白细胞介素、肿瘤坏死因子、干扰素等。外源性致热原多数为大分子物质,不能透过血脑屏障(blood brain barrier,BBB)而直接作用于体温调节中枢,而是可通过激活血液中的中性粒细胞、嗜酸性粒细胞、单核吞噬细胞,使其产生并释放内源性致热原。内源性致热原可通过血脑屏障直接作用于体温调节中枢的体温

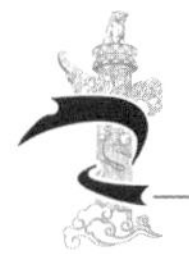

调定点,使调定点上升。此时,体温调节中枢发出冲动,刺激垂体内分泌使代谢增加,或者通过运动神经使骨骼肌阵缩,从而使机体产热增多;另外交感神经可通过交感神经使皮肤血管及竖毛肌收缩,排汗减少,散热减少,从而引起产热过多,体温升高引起发热。除了致热原性发热以外,还有非致热原性发热,常见于体温调节中枢的直接受损,如颅脑外伤、脑出血等;还可以见于引起产热过多的疾病,如癫痫持续状态、甲状腺功能亢进等;引起散热过少的疾病,如广泛性皮肤病、心力衰竭等。

二、病　因

许多疾病可引起发热,根据发热的病因可分为感染性发热和非感染性发热,前者更为多见,因病原体感染而引起;后者虽较前者少见,但病因多种多样,涉及人体各个系统。常见引起发热的疾病分类见表 52-1。

表 52-1　常见引起发热的疾病分类

分类	病因	常见疾病
感染性发热	各种病原体包括细菌、病毒、支原体、衣原体、螺旋体、立克次体、寄生虫	急性、慢性全身或局灶感染
非感染性发热	血液病	白血病、淋巴瘤、恶性组织细胞病
	结缔组织病	系统性红斑狼疮、类风湿性关节炎、结节性动脉炎、皮肌炎、硬皮病
	变态反应性疾病	风湿热、药物热、血清病、溶血反应
	内分泌代谢疾病	甲状腺功能亢进症、甲状腺炎、痛风、重度脱水
	血栓及栓塞性疾病	心肌梗死、肺栓塞、脾梗死
	颅内疾病	脑出血、脑挫伤、癫痫持续状态
	皮肤病	广泛性皮炎、鱼鳞癣
	恶性肿瘤	各种恶性肿瘤均可出现发热
	理化损害	中暑、大手术、骨折、内出血、大面积烧伤、重度安眠药中毒
	自主神经功能紊乱	感染治愈后低热、夏季低热、生理性低热

三、热度及热型

(一)热度

以口腔温度为标准,将发热分为低热(37.3～38 ℃)、中等度热(38.1～39 ℃)、高热(39.1～41 ℃)、超高热(41 ℃以上)。发热的临床过程一般分为体温上升期、高热期、体温下降期 3 个阶段。体温上升期常伴有乏力、肌肉酸痛、皮肤苍白、畏寒寒战等,根据体温升高的快慢可分为骤升型和缓升型,前者通常在数小时内达到高热,常伴有寒战,儿童易出现惊厥,常见于疟疾、大叶性肺炎、败血症、流行性感冒、急性肾盂肾炎、输液反应或药物反应等;缓升型体温升高缓慢,在数天内达到高峰,多不伴有寒战,如伤寒、结核、布鲁氏菌病等。体温上升至高峰后保持一段时间称为高热期,可持续数小时到数周不等,在此期间,寒战消失、皮肤发红潮热、开始出汗并逐渐增多。高热期过后体温下降分为骤降型和缓降型,前者在数小时内迅速降至正常,常伴有大汗,如疟疾、大叶性肺炎、肾盂肾炎、输液反应等;后者体温在数天内降至正常,如伤寒、风湿热等。

(二)热型

发热患者体温随时间变化的曲线称为体温曲线,该曲线的不同形态称为热型(fever type)。不同疾病所致热型有所不同,常见的热型包括稽留热、弛张热、间歇热、波状热、回归热及不规则热。各热型的特点及常见疾病见表52-2。

表52-2 各热型的特点及常见疾病

热型	体温特点	常见疾病
稽留热	体温恒定地维持在39 ℃以上,维持数天或数周,24 h内体温波动范围不超过1 ℃	大叶性肺炎、斑疹伤寒及伤寒高热期
弛张热	体温常在39 ℃以上,波动幅度大,24 h内超过2 ℃,但都在正常水平以上	败血症、风湿热、重症肺结核及化脓性炎症
间歇热	体温骤升达高峰后持续数小时,又迅速降至正常并维持1 d至数天,然后又骤然升高,如此高热期与无热期交替出现	疟疾、急性肾盂肾炎
波状热	体温逐渐上升至39 ℃以上,数天后又逐渐下降至正常,持续数天后又逐渐上升,如此反复多次	布鲁氏菌病
回归热	体温急剧上升至39 ℃或以上,持续数天后又急剧下降至正常,持续数天后再次急剧上升,如此交替	回归热、霍奇金病
不规则热	无一定规律	结核病、风湿热、支气管肺炎、渗出性胸膜炎等

四、临床评价

(一)详细询问现病史

注意询问患者发热前有无诱因,如受凉、创伤、淋雨等;开始出现发热的时间、热度、热型、持续时间等。另外还要询问伴随症状,如发热伴有寒战可见于大叶性肺炎、败血症、急性胆囊炎、急性肾盂肾炎、流行性脑脊髓膜炎、间日疟、流行性感冒等;伴结膜充血多见于麻疹、流行性出血热、斑疹伤寒、钩端螺旋体病等;伴单纯疱疹见于大叶性肺炎、流行性脑脊髓膜炎、间日疟、流行性感冒等;伴淋巴结肿大可见于传染性单核细胞增多症、风疹、淋巴结结核、局灶性化脓性感染、白血病、淋巴瘤等;伴肝脾大见于传染性单核细胞增多症、病毒性肝炎、肝及胆道感染、布鲁氏菌病、疟疾、结缔组织病、白血病、淋巴瘤、急性血吸虫病等;伴皮肤黏膜出血多见于重症感染及某些急性传染病,如流行性出血热、病毒性肝炎、斑疹伤寒、败血症等,也可见于某些血液病,如急性白血病、再生障碍性贫血、恶性组织细胞病等;伴有关节肿痛可见于败血症、猩红热、布鲁氏菌病、风湿热、结缔组织病等;伴皮疹见于麻疹、猩红热、风疹、水痘、斑疹伤寒、风湿热、结缔组织病、药物热等;先发热后伴有昏迷见于流行性乙型脑炎、斑疹伤寒、流行性脑脊髓炎、中毒性菌痢、中暑等;先昏迷后发热脑出血、巴比妥类药物中毒等。另外,还要询问患者发病以来的全身状态,包括饮食、睡眠、大小便情况及体重变化,发病以来的诊疗经过,是否到过医院就诊?曾经做过哪些检查和治疗?治疗效果如何?

(二)注意既往病史和个人史

询问患者有无结核、肝炎、获得性免疫缺陷综合征(acquired immunodeficiency syndrome,AIDS)、梅毒等传染病史;有无恶性肿瘤、血液病、结缔组织病、甲状腺功能亢进、自身免疫性疾病史,是否长期应用激素、免疫抑制剂、非甾体抗炎药等;既往是否有过类似发热史。另外,要询问患者旅游史、接触史、动物或昆虫暴露史、免疫接种史。

(三)重视体格检查

测量生命体征,监测患者体温并记录在体温记录单上,描绘体温曲线,判断热型,测量患者呼吸、脉搏、血压情况。观察皮肤颜色,有无发绀、发红、苍白,有无皮疹、皮下出血、皮下结节等。检查浅表淋巴结有无肿大、结膜有无充血、肺部有无异常支气管呼吸音及干湿啰音、腹部有无包块或腹膜刺激征、肝脾有无肿大、有无脑膜刺激征、关节有无肿痛等。尤其要结合患者伴随症状重点进行详细的系统检查。部分体检线索对应的可能发热性疾病见表52-3。

表52-3 体检线索对应的可能发热性疾病

部位/特点	体格检查发现	诊断
热型	相对缓脉	沙门菌感染、钩端螺旋体病、Q热、立克次体、疟疾、中枢神经系统实体肿瘤、药物热、伪装热等
眼睑	瘀点、瘀斑	感染性心内膜炎
眼底	罗特(Roth)斑	淋巴瘤、心房黏液瘤、感染性心内膜炎、系统性红斑狼疮、结节性多动脉炎等
	细胞样小体	心房黏液瘤、系统性红斑狼疮、颞动脉炎、结节性多动脉炎、成人Still病等
	视网膜出血	白血病
	视网膜中央动脉阻塞	系统性红斑狼疮、颞动脉炎、Takayasu动脉炎
	视网膜中央静脉阻塞	系统性红斑狼疮、结节病等
	脉络膜视网膜炎	弓形虫病、结核分枝杆菌感染、组织包浆菌病等
	脉络膜结节	粟粒型结核感染
颞动脉	搏动减弱、结节	颞动脉炎
鼻旁窦	压痛	鼻旁窦炎
甲状腺	肿大、触痛	亚急性甲状腺炎
心脏	杂音	感染性心内膜炎、心房黏液瘤等
胸骨	压痛	白血病、骨髓异常增生综合征等
脊柱	压痛	脊椎骨髓炎、椎体结核、伤寒、布鲁氏菌病等
肝	叩痛	肝脓肿
	肿大	EB病毒感染、伤寒、布鲁氏菌病、Q热、内脏利什曼病、兔热病、回归热、肝肿瘤、肾上腺瘤、克罗-深濑综合征[Crow-Fukase syndrome;也称多发性神经病、器官肿大、内分泌病、M蛋白、皮肤改变综合征(polyneuropathy organomegaly endocrinopathy M-protein skin changes syndrome,POEMS)]等
脾	肿大	EB病毒感染、巨细胞病毒感染、心内膜炎、伤寒、播散型结核感染、组织包浆菌病、疟疾、布鲁氏菌病、立克次体病、猫爪病、兔热病、回归热、淋巴瘤、白血病、骨髓增生综合征、家族性地中海热、Felty综合征、系统性红斑狼疮、成人Still病、结节病等
淋巴结	肿大	EB病毒感染、巨细胞病毒感染、猫爪病、恙虫病、淋巴结结核、局灶性化脓性感染、淋巴瘤、白血病、转移癌、坏死性淋巴结炎、系统性红斑狼疮、类风湿性关节炎、结节病等
睾丸	附睾炎	淋巴瘤、EB病毒感染、泌尿系统结核、布鲁氏菌病、结节性多动脉炎、系统性红斑狼疮、结节病、家族性地中海热等
皮肤	色素沉着	内脏利什曼病、Whipple病、POEMS综合征等
脑神经	麻痹	中枢神经系统肿瘤/淋巴瘤、结核性脑膜炎等

(四)实验室检查和辅助检查

除常规检查血常规、尿常规、粪便常规+隐血外,感染性发热应尽快明确感染源和感染部位,完善血细

菌培养、中段尿培养、痰细菌培养等，结合患者不同伴随症状选择性完善胸部 X 射线检查、腹部彩超、心脏彩超、心电图等。对于不明原因发热的患者辅助检查要满足临床需求，从较常规、敏感性高的无创检查入手，建议检查血常规、尿常规、粪便常规+隐血、肝功能、肾功能、心肌酶谱、电解质、甲状腺功能、乳酸脱氢酶、肌酸激酶、血糖、血培养、中段尿培养、降钙素原、红细胞沉降率、C 反应蛋白、铁蛋白、淋巴细胞亚群分类、自身抗体谱、肿瘤标志物、人类免疫缺陷病毒（human immunodeficiency virus，HIV）检测、梅毒血清学试验、心电图、腹部 B 超、全身浅表淋巴结超声、胸部 CT 检查。对于怀疑中枢神经系统疾病者还应该进行脑脊液常规+生化+培养、头颅 CT、脑电图（electroencephalogram，EEG）等检查；对于可能血液系统疾病者，还应该进行骨髓象检查。

第二节　低　温

低温（hypothermia）是由于人体内产热少，体温调节功能差，在寒冷环境中从皮肤丢失的热量多，从而导致体温低于正常范围的病理或生理现象。

当人体核心体温下降至 36 ℃以下时称“低体温”，下降至 35 ℃以下时，就会发生“低体温症”。按照体温下降的程度分为轻度（身体核心温度为 32.2～35 ℃）、中度（身体核心温度为 28～32.2 ℃）、重度（身体核心温度为<28 ℃），严重的“低体温症”常有意识障碍、颈项强直、血压下降、心动过缓或心律不齐，严重者可危及患者生命。

一、病　因

许多疾病可引起体温过低，寒冷的环境、手术、某些疾病情况下均可导致低体温的发生。常见引起低体温的病因见表 52-4。

表 52-4　常见引起低体温的病因

分类	原因
意外性低体温	长时间暴露于冷空气中；坠入海洋、湖泊、河流等；雪崩后被掩埋；自杀等
术中低体温	麻醉药物的影响，术中输血输液，手术室温度过低，手术时间过长、切口过大等；医护人员保暖意识淡薄等
疾病引起低体温	严重创伤，甲状腺功能减退，脑垂体功能下降及肾上腺功能减退，败血症，肺炎，泌尿系统感染及蜂窝织炎等，烧伤，剥脱性皮炎，严重银屑病，急性酒精中毒等
其他	老年人，营养不良，痴呆，吸毒，酗酒，贫穷等

二、合并症状及体征

按照体温下降的程度由轻到重可逐渐出现以下症状和体征：①控制不住的颤抖；②无法完成复杂的动作，特别是手不听使唤，步伐不稳，手指敏捷度下降 60% 左右，握力下降 30% 左右；③神志不清，言语含糊；④剧烈颤抖；⑤不合常理的举动，例如，脱掉外衣而不知道其实很冷；⑥停止颤抖，此时进入非常危险状态；⑦皮肤发白，变青；⑧瞳孔放大；⑨心跳和呼吸剧减；⑩肌肉发硬；⑪在 32 ℃时身体进入“冬眠”状态，关闭手臂和腿部的血流，急剧降低心跳和呼吸频率；⑫在 30 ℃时身体进入新陈代谢几乎停止的“冰人”状态，看似死亡了，但仍然是活的。

三、实验室检查及辅助检查

1. 尿常规及电解质分析　心输出量减少或横纹肌溶解可导致少尿型肾衰竭，高钾血症可很明显。

2. 全血细胞计数　可出现血小板减少，血细胞比容增高。

3. 血糖测定　所有意识障碍患者血糖是必测项目。

4. 凝血检查　低体温时凝血机制可发生改变，但在37 ℃温度检测时患者的凝血障碍已经恢复正常。

5. 心电图　J波出现是低温的典型表现，各种心律失常也常出现，特别是心房颤动。

6. 动脉血气分析　重度低体温可发生代谢性酸中毒，这是由于组织血流不足，乳酸产生过多所致。也可出现Ⅰ型或Ⅱ型呼吸衰竭的血气改变。低体温时动脉血气变化较复杂，但是在37 ℃测定时动脉血气已恢复正常。

7. 甲状腺功能测定　甲状腺功能减退时低体温。

第三节　消　瘦

消瘦(emaciation)是指人体因疾病或某种因素而致体重下降，较正常标准体重减少10%以上，或体重指数<18.5 kg/m^2。多指在短期内(6～12个月)的进行性体重下降原有体重的5%以上，也有衣物变宽松、皮肤松弛等旁证。

一、病因及发病机制

常因摄入食物热量不足或热量消耗增多，使体内蓄积的脂肪与蛋白质日渐消耗而导致，患者体重减轻，皮下脂肪减少，肌肉萎缩，骨骼显露，体力减退，且易疲倦乏力。常见的原因分为营养物质摄入不足、营养物质消耗增加以及营养物质消化、吸收、利用障碍，具体常见引起消瘦的病因见表52-5。

表52-5　常见引起消瘦的病因

类型	病因	常见疾病
营养物质摄入不足	吞咽困难	口腔炎、急性扁桃体炎、食管癌、贲门癌、重症肌无力等
	进食减少	神经性厌食、抑郁症、慢性胃炎、胰腺炎、胆囊炎、肝硬化、肺功能不全、心功能不全、慢性肾功能衰竭、慢性重症感染等
	食物缺乏、偏食或喂养不当	小儿营养不良、佝偻病等
营养物质消化、吸收、利用障碍	胃源性	重症胃炎、溃疡、胃切除术后、倾倒综合征、胃泌素瘤、皮革胃等
	肠源性	各种肠道疾病及先天性乳糖酶缺乏症、蔗糖酶缺乏症、短肠综合征等
	肝源性	重症肝炎、肝硬化、肝癌等
	胰源性	肥胖、多指(趾)、色素性视网膜退行性慢性胰腺炎、胰腺癌、胰腺大部切除术后及胰瘘等
	胆源性	慢性胆囊炎、胆囊癌、胆囊切除术后、胆道功能障碍综合征、原发性胆汁性肝硬化等
	内分泌代谢性	糖尿病

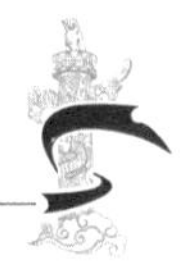

续表 52-5

类型	病因	常见疾病
营养物质消耗增加	内分泌代谢性疾病	甲状腺功能亢进症、1 型糖尿病等
	慢性消耗性疾病	重症结核病、肿瘤及某些慢性感染等
	大面积烧伤	—
	持续高热	—
其他	减肥或体质性消瘦	—

二、临床评价

1. 病史采集　发病年龄、患者性别；核实患者是否存在非自愿性体重下降；消瘦发生的时间及速度，缓慢发生的消瘦可能与慢性器质性疾病有关，近期迅速发生的消瘦可能为肿瘤所致；目前所使用的药物是否会影响食欲或食物的消化吸收、心率；目前的饮食、睡眠及精神状况。询问病史需考虑有无非器质性疾病，排除非疾病所致的消瘦。了解每日入量情况，入量较消瘦前是否有所减少；了解营养成分的变化，有效成分较前是否减少如出于减肥，采取的少吃或不吃（辟谷）等。消耗增加，活动增加；生活、工作、运动等规律、强度改变等，由原来的从事脑力劳动改为体力劳动；工作时间较前延长，如由上下班坐车改为骑车、走路；增加了锻炼身体的时间、强度，大便次数变化，可能由便秘变为排便次数增加，也可能改变饮食习惯所致。通过以上了解考虑患者是否为非器质性体重减轻，通过改变生活方法是否可以恢复。询问患者既往史、家族史及嗜好；有无胃肠道、肝、心脏、肾脏疾病史；有无减肥史；有无不良习惯，如偏食、挑食、药瘾、吸食毒品史。

2. 伴随症状　①伴有食欲亢进：常见于甲状腺功能亢进、糖尿病；②伴有食欲减退：见于全身严重感染、恶性肿瘤、慢性肾上腺皮质功能减退症；③伴发热：多见于感染性疾病，也可能伴某些恶性肿瘤；④呕吐：多见于消化道梗阻、贲门失迟缓症；⑤伴有吞咽困难：见于口、咽及食管疾病；⑥伴有上腹部疼痛：见于慢性胃炎、溃疡病、胃癌、慢性胰腺炎、胰腺癌、慢性胆囊炎；⑦伴有下腹部疼痛：见于炎症性肠病、慢性痢疾、肠结核；⑧伴有呕血：见于消化性溃疡、胃癌等；⑨伴有慢性腹泻：见于炎症性肠病、肠结核、吸收不良综合征、甲状腺功能亢进、短肠综合征、肠易激综合征、慢性痢疾、肠功能紊乱；⑩伴有低热、盗汗：见于肺结核、获得性免疫缺陷综合征（acquired immunodeficiency syndrome，AIDS，或称后天免疫缺乏综合征，音译为艾滋病）；⑪伴有精神、神经症状：如长期失眠、精神异常等，见于抑郁症。

3. 体格检查　①一般项目：神志、脉搏、血压、呼吸、体温，测量身高、体重，计算 BMI，皮肤黏膜有无潮红、苍白、黄染、皮疹、色素沉着，毛发、眼、口腔等有无营养不良和维生素缺乏症，有无贫血、水肿等，全身淋巴结有无肿大；②头颈部检查：双眼是否突出、牙龈有无色素沉着，甲状腺检查等；③心、胸、腹常规体格检查；④其他：四肢、神经系统、泌尿生殖系统体格检查。

4. 辅助检查　①三大常规：了解有无感染性疾病，有无尿糖阳性，有无大便隐血，有无肠道寄生虫感染等；②红细胞沉降率：有助于结核、肿瘤、结缔组织疾病、感染性疾病的诊断；③血生化：包括血清蛋白质、血糖、血脂、肿瘤标志物、糖化血红蛋白、肝功能测定；④内分泌激素的测定：疑有甲状腺功能亢进时行甲状腺功能检查，测定血清 T_3、T_4 及 TSH、FT_3、FT_4，疑有垂体功能减退者可行性腺、肾上腺、甲状腺功能检查；⑤PPD 试验、结核分枝杆菌抗体试验、结核分枝杆菌 T 细胞试验检测、X 射线检查、超声、放射性核素、CT、MRI、PECT、上/下消化道内镜检查、胶囊内镜，对结核病、恶性肿瘤及其他引起消瘦的系统性疾病均有重要意义；⑥艾滋病检查。

5. 临床诊断思路　对于消瘦的患者，首先了解是否为器质性病变引起，然后根据伴随症状选择性实验室及辅助检查，明确消瘦病因。消瘦的临床诊断思路见图 52-1。

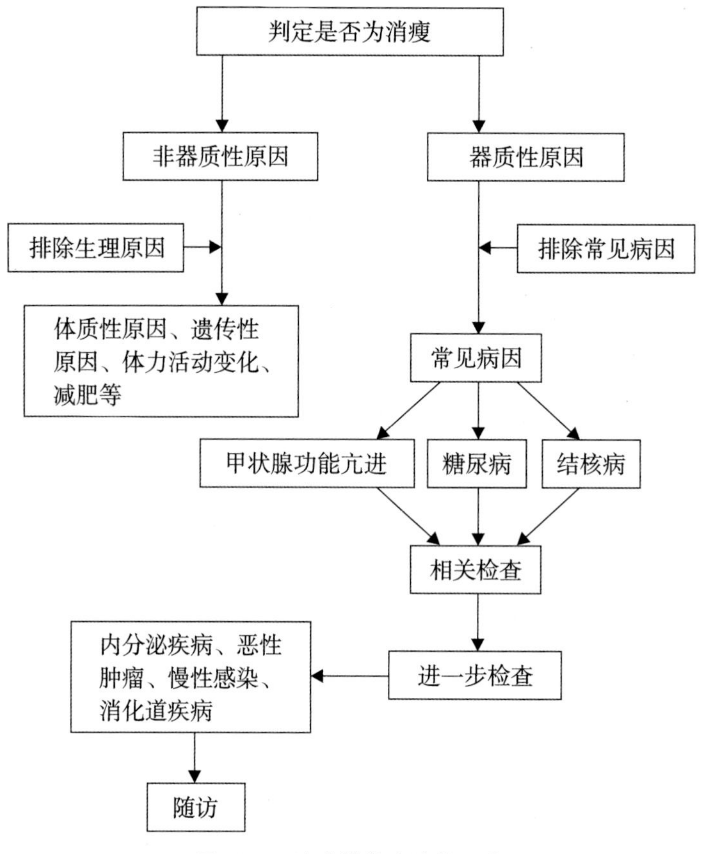

图 52-1 消瘦的临床诊断思路

第四节 肥 胖

肥胖(obesity)是体内脂肪积聚过多而呈现的一种状态,既是一个独立的疾病,又是 2 型糖尿病、心血管病、高血压、中风和多种癌症的危险因素。肥胖目前在全世界呈流行趋势,预防和控制肥胖已成为刻不容缓的任务。

一、判定标准

1. 按标准体重计算 世界卫生组织提出标准体重计算公式:标准体重(男)(kg)=[身高(cm)-80]×0.7;标准体重(女)(kg)=[身高(cm)-70]×0.6,简单粗略计算,标准体重=身高(cm)-105。通常认为,超过标准体重的 10% 为超重,超过 20% 为肥胖。

2. 按体重指数计算 体重指数(body mass index,BMI)=体重(kg)/身高的平方(m^2),世界卫生组织标准:BMI=18.5~24.9 kg/m^2 为正常,BMI=25~29.9 kg/m^2 为超重,BMI≥30 kg/m^2 为肥胖;1 级肥胖为 BMI=30~34.9 kg/m^2,2 级肥胖为 BMI=35~39.9 kg/m^2,3 级肥胖为 BMI≥40 kg/m^2。我国标准:BMI=18.5~23.9 kg/m^2 为正常,BMI=24~27.9 kg/m^2 为超重,BMI≥28 kg/m^2 为肥胖。

3. 按腰围计算 男性≥90 cm,女性≥85 cm 为肥胖,男性≥85 cm,女性≥80 cm 为腹部脂肪蓄积的界限。

二、病因及发病机制

肥胖是能量的摄入超过能量的消耗以致体内脂肪过多蓄积的结果，不同个体对能量摄入、食物的生热作用和体重的调解反应不同，受遗传因素、环境因素及生活方式等多因素影响。

（一）遗传因素

单纯性肥胖具有遗传倾向，肥胖者的基因可能存在多种变化或缺陷，使肥胖的易感性增强。研究发现，双亲均为肥胖者，子女中有 70%～80% 表现为肥胖，双亲之一肥胖者（尤其是母亲），子女中有 40% 的人较胖，遗传因素对肥胖形成的作用占 20%～40%。

（二）环境和社会因素

1. 进食过量　随着经济发展，食物供应更加丰富，人们对食物能量的基本需求得到满足后，膳食模式发生了很大的变化，高蛋白、高脂肪食物的消费量增加，能量的摄入超过能量的消耗，从而导致肥胖。

2. 进食方式　进食方式也影响肥胖的发生。不吃早餐常常导致午餐和晚餐时摄入的食物较多，并且一日的食物总量增加。我国膳食指南指出，三餐的食物能力分配及间隔时间要合理，一般早、晚餐各占 30%，午餐占 40%。进食过快也容易导致肥胖，慢慢进食时，传入大脑摄食中心的信号可使大脑做出相应调节，较早出现饱足感而停止进食。另外，一些不良进食行为如暴饮暴食、夜间加餐、喜食零食等也容易导致肥胖的发生。

3. 体力活动过少　经常性体力活动不仅可以增加能量消耗，同时使身体的代谢率增加。目前，人们处于静态活动的时间越来越多，从而导致肥胖的发生也越来越多。人们应该经常进行有氧的中、低强度体力活动锻炼，消耗过多的能量，利用体内储存的脂肪，更有利于预防超重和肥胖。

4. 社会因素　经济发展和现代化的生活方式对饮食模式有很大的影响，人们可选择的食物种类更为丰富，在外就餐及购买成品或快餐食品的情况增多，经常参加聚餐和宴会等。

5. 内分泌因素　包括下丘脑、垂体疾病、库欣综合征、甲状腺功能减退症、性腺功能减退症及多囊卵巢综合征等。

6. 药物因素　长期使用糖皮质激素、氯丙嗪、胰岛素等可引起肥胖。

7. 脂肪细胞因子　近年来研究发现，脂肪细胞具有内分泌功能，可分泌细胞因子如脂联素、抵抗素、瘦素、肿瘤坏死因子-α 等，参与胰岛素抵抗、脂代谢紊乱、糖代谢异常的发生机制，也是导致肥胖的发生机制。

三、分类及伴随症状

肥胖按照病因可分为原发性肥胖（单纯性肥胖）和继发性肥胖；按照脂肪在体内分布可分为普遍性肥胖（又称均匀性肥胖）、腹型肥胖（又称向心性肥胖、内脏型肥胖、男性型肥胖）和臀型肥胖（又称非向心性肥胖、女性型肥胖）。

单纯性肥胖是最常见的一种肥胖，多有家族史或营养过度史，多为均匀性肥胖。继发性肥胖是继发于某些疾病的肥胖，许多疾病可以导致肥胖，常见的引起继发性肥胖的疾病及其肥胖特征和伴随症状见表 52-6。

表 52-6　**常见引起继发性肥胖的病因及临床特征**

疾病	肥胖特点	伴随症状
下丘脑性肥胖	多为均匀性中度肥胖	饮水、进食、体温、睡眠及智力精神异常
间脑性肥胖	均匀性肥胖	食欲波动、睡眠节律反常、血压易变、性功能减退、尿崩症等
垂体性肥胖	多为向心性肥胖	溢乳-闭经综合征

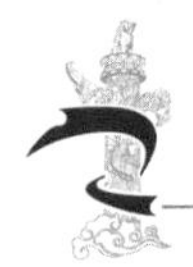

续表 52-6

疾病	肥胖特点	伴随症状
库欣综合征	向心性肥胖	满月脸、多血质外貌、皮肤紫纹、痤疮、高血压、骨质疏松等
甲状腺功能减退症	皮下蛋白质和水潴留引起的肥胖	非凹陷性水肿、表情呆滞、动作缓慢、畏寒汗少、便秘等
肥胖型生殖无能症	多为向心性肥胖	肘外翻和膝内翻畸形、生殖器官不发育、成年后出现性功能丧失、闭经和不育
性幼稚-色素性视网膜炎-多指(趾)畸形综合征	多为向心性肥胖	肥胖、多指(趾)、色素性视网膜退行性病变三联征伴有智力障碍、生殖器发育不良、卷毛、长眉毛、长睫毛和侏儒症
双侧多囊卵巢综合征	多为向心性肥胖	伴有进行性月经稀少、闭经、长期无排卵、不育
性腺性肥胖	脂肪聚集在腰部以下、臀部及大腿等处	性腺功能减退表现
痛性肥胖综合征	不确定	脂肪沉积、皮肤容易瘀斑、睡眠障碍、记忆力受损、抑郁、焦虑、心动过速、气促等
颅骨内板综合征	向心性肥胖	头痛、颅骨板增生、精神症状
肥胖-通气不良综合征	重度肥胖	通气功能障碍、嗜睡、发绀-杵状指

四、临床评价

询问患者有无肥胖家族史、饮食情况和生活方式，首先区分是原发性肥胖或继发性肥胖，如可疑继发性肥胖应详细追问有无伴随症状。体格检查注意测量 BMI 和腰围，明确患者肥胖部位和严重程度，检查皮肤有无色素沉着、紫纹、痤疮等，另外应注意生殖系统和神经系统的检查，以排除继发性肥胖的可能。肥胖患者实验室一般检查包括血脂、血糖、肝功能等，为排除继发性肥胖，还应注意完善甲状腺激素(thyroid hormone，TH)、性激素等检查。常规辅助检查包括腹部 B 超，了解有无脂肪肝，颅内疾病引起的肥胖应行颅脑 CT 或 MRI 检查。

第五节　水　肿

水肿(edema)是人体组织间隙过多液体积聚造成组织肿胀。水肿是临床上常见的症状，许多疾病可以引起水肿。一般情况下该术语不包括内脏器官局部的水肿，如脑水肿、肺水肿等。

一、分　类

1. 按范围分类　①全身性水肿：液体在组织间隙呈弥漫分布，如心源性水肿、肾源性水肿、肝源性水肿、肺源性水肿；②局部性水肿：液体积聚在局部组织间隙，如血栓性静脉炎、静脉回流受阻、淋巴回流受阻、炎症水肿；③积水：液体积聚在体腔内，如胸腔积水、腹腔积水。

2. 按有无凹陷分类　①凹陷性水肿：体液积聚于皮下组织间隙，指压后组织下陷，如心、肝、肾源性水肿，营养不良性水肿等；②非凹陷性水肿：体液积聚于皮下组织间隙，指压后组织下陷不明显或没有凹痕，如黏液性水肿、丝虫病。

3. 按水肿的皮肤特点分类　①隐性水肿：全身组织间隙水潴留<5 kg，临床上表现为体重增加，而无水肿；②显性水肿：全身组织间隙水潴留>5 kg，皮肤肿胀、弹性差、皱纹变浅、用手指按压有凹陷。

4. 按临床分度　①轻度：仅见于眼睑、眶下软组织、胫骨前、踝部皮下组织水肿，指压后组织轻度下陷，平复较快；②中度：全身组织均见明显水肿，指压后凹陷明显，平复缓慢；③重度：全身组织严重水肿，身体低位皮肤张紧发亮，或有液体渗出，浆膜腔可见积液，外阴亦可严重水肿。

二、发 生 机 制

正常人体中，血管内液体和组织间隙内液体处于动态平衡，组织间隙无过多液体积聚，当维持体液平衡的因素发生障碍导致组织间液体的生成大于回吸收时，水肿就会发生。水肿的发生机制如下。

1. 血浆胶体渗透压降低　见于蛋白质吸收不良或营养不良及伴有大量蛋白尿的肾病等。当血浆白蛋白量降到25 g/L或总蛋白量降到50 g/L时，就可出现水肿，为全身性。

2. 毛细血管内流体静力压升高　见于各种原因引起的静脉阻塞或静脉回流障碍。局部静脉回流受阻引起相应部位的组织水肿或积水，如肝硬化引起胃肠壁水肿的和腹腔积液，心力衰竭时的腔静脉回流障碍则引起全身性水肿。

3. 毛细血管壁通透性增高　血管活性物质（组胺、激肽）、细菌毒素、缺氧等可增加毛细血管壁的通透性而引起水肿。炎性病灶的水肿即主要由于毛细血管壁的通透性增高，血管神经性水肿和变态反应引起的水肿亦属此机制。此类水肿通常发生于血管壁受损的局部。

4. 水钠潴留　主要原因在于肾小球滤过功能下降或肾小管对水钠的重吸收障碍。

5. 其他　淋巴回流受阻。

三、病因及临床表现

造成水肿的病因很多，常见的有心源性水肿、肾源性水肿、肝源性水肿、内分泌代谢疾病所致的水肿等，不同病因导致的水肿有不同的特点，常见水肿的病因及特征见表52-7。

表52-7　常见水肿的病因及特征

分类	病因	疾病	特征
全身性水肿	心源性	风湿病、高血压病、梅毒等各种病因及瓣膜、心肌等各种病变引起的充血性心力衰竭、缩窄性心包炎等	首先出现于身体下垂部位，活动后明显，休息后减轻或消失，多为凹陷性水肿
	肾源性	急性肾小球肾炎、慢性肾小球肾炎、肾病综合征、肾盂肾炎肾衰竭期、肾动脉硬化症、肾小管病变等	首先出现在组织疏松的部位，眼睑和颜面水肿，后扩展至全身水肿，晨起时最明显，活动后逐渐减轻，常有尿改变、高血压、肾功能损害表现
	肝源性	肝硬化、肝坏死、肝癌、急性肝炎等	主要表现为腹腔积液，可首先出现踝部水肿，渐向上发展，常伴有黄疸、肝脾大、蜘蛛痣、腹壁静脉曲张等门静脉高压症
	内分泌性	抗利尿激素分泌异常综合征、肾上腺皮质功能亢进（库欣综合征、醛固酮分泌增多症）、甲状腺功能减退（垂体前叶功能减退症、下丘脑促甲状腺素释放激素分泌不足）、甲状腺功能亢进或亢进等	不同疾病所致水肿不同，如甲状腺功能减退主要表现为非凹陷性水肿，水肿不受体位影响；原发性醛固酮增多症和库欣综合征以下肢和面部水肿为主

续表 52-7

分类	病因	疾病	特征
全身性水肿	营养不良性	原发性食物摄入不足,见于战争或其他原因(如严重灾荒)所致的饥饿;继发性营养不良性水肿见于多种病理情况,如继发性摄食不足(神经性厌食、严重疾病时的食欲缺乏、胃肠疾患、妊娠呕吐、口腔疾患等);消化吸收障碍(消化液不足,肠道蠕动亢进等);排泄或丢失过多(大面积烧伤和渗液)等	常从足部逐渐蔓延至全身,水肿发生前常有消瘦
	妊娠性	妊娠后半期,妊娠期高血压疾病等	有妊娠病史,多为凹陷性水肿
	特发性	原因未明或原因尚未确定的,多见于妇女,往往与月经的周期性有关	多发生于身体低垂部位
	功能性	包括高温环境饮食的水肿、肥胖性水肿、老年性水肿、旅行者水肿、久座椅者水肿	无引起水肿的器质性病变,在环境、体质、体位等因素的影响下,使体液循环功能发生改变而产生的水肿
局部性水肿	淋巴性	原发性淋巴性水肿(先天性淋巴性水肿、早发性淋巴性水肿)、继发性淋巴性水肿(肿瘤、感染、外科手术等)	多为局部凹陷性水肿
	静脉阻塞性	肿瘤压迫或肿瘤转移、局部炎症、静脉血栓形成、血栓性静脉炎等。可分为慢性静脉功能不全、上腔静脉阻塞综合征、下腔静脉阻塞综合征以及其他静脉阻塞	局限于梗阻血管部位
	炎症性	见于丹毒、疖肿等	为最常见的局部水肿,伴有炎症反应表现
	变态反应性	荨麻疹,血清病以及食物、药物、刺激性外用药等的过敏反应等	
	血管神经性	属变态反应或神经源性,可因昆虫、机械刺激、温热刺激或感情激动而诱发。部分病例与遗传有关	

四、临床评价

询问患者水肿的首发部位,进展趋势,区分全身性或局限性水肿;如为全身性水肿应了解患者有无心、肝、肾疾病,有无糖尿病、甲状腺亢进等内分泌代谢系统疾病;如为局限性水肿,应询问有无诱因,有无肿瘤、感染、过敏等。进行详细的体格检查,观察水肿部位,是否为凹陷性水肿,有无红肿、触痛等,有无颈静脉怒张、心脏杂音、心脏扩大、心律不齐等,有无肝脾大、腹壁静脉曲张、肝掌蜘蛛痣等。实验室检查包括血常规、尿常规、肝肾功能、电解质、肿瘤标志物、血糖、甲状腺功能等。影像学检查包括腹部超声、心脏超声等。

第六节　发育异常与畸形

人的发育是一个连续、渐进的过程，在发育过程中由于受到遗传或环境因素的影响，就会出现发育异常（dysplasia）甚至畸形（malformation）。

一、分　类

1. 按病因分类　①遗传性（或先天性）发育异常：是由出生前的因素导致的发育异常，如染色体异常、先天性脏器发育异常；②非遗传性（或后天性）发育异常：是指由于出生后因素导致的发育异常。

2. 按功能分类　①运动功能发育异常；②行为障碍和异常：包括生物功能行为、运动行为、社会行为、性格行为、语言障碍；③视听觉发育异常；④言语和语言发育异常；⑤精神和智力发育异常；⑥性别发育异常等。

二、临床表现

发育异常可导致相应器官功能障碍，临床表现取决于累及脏器的相应功能，常见的发育异常的分类与临床特征见表 52-8。

表 52-8　发育异常的分类与临床特征

分类	常见疾病	临床特征
运动功能发育异常	进行性肌营养不良	进行性肌无力和肌肉萎缩
	急性脊髓灰质炎、脑炎、脑外伤、脑性瘫痪等	运动障碍和姿势异常
行为功能发育异常	生物功能行为	遗尿、遗便、多梦、睡眠不安、夜惊、食欲不佳等
	运动行为	咬指甲、磨牙、吸吮手指、咬衣物、挖鼻孔等
	社会行为	破坏、偷窃、说谎、攻击性行为等
	性格行为	惊恐、害羞、忧郁、社交退缩、交往不良、违拗、易激动、烦闹、过分依赖等
	语言行为	口吃
视听觉发育异常	视觉发育异常	视力下降、斜视、对视、晶状体半脱位、瞳孔发育异常等
	听觉发育异常	听觉下降、耳聋、耳部畸形等
言语和语言障碍		构音异常、嗓音异常、流利性问题、语言发育迟缓和发育障碍
精神智力发育异常	注意缺陷多动障碍	多动、注意力不集中
	特定学习障碍	在获得和运用听、说、读、写、计算、推理等特殊技能上明显困难
	智力发育障碍/精神发育不全	社会适应能力、学习能力和生活自理能力低下，言语、注意力、记忆、理解、抽象、思维、想象等心理活动能力下降
性别发育异常	染色体发育异常	克氏综合征、Turner 综合征
	性腺发育异常	睾丸/卵巢发育异常、单纯性腺发育不全、17α-羟化酶缺乏症等
	性别表型异常	性别认定、行为及人格特征、性取向等的双向性

（王伟强　李　喆　李梓倩　卢　岩　王赤京　马　军）

参考文献

1 胡品津,谢灿茂. 内科疾病鉴别诊断学[M]. 6版. 北京:人民卫生出版社,2016:1-5.

2 万学红,卢雪峰. 诊断学[M]. 8版. 北京:人民卫生出版社,2016:7-12.

3 林春燕,陈新,李晓丹. 症状学理论教学中的临床诊断思维培养[J]. 中华诊断学电子杂志,2020,8(4):223-226.

4 万学红,卢雪峰. 诊断学[M]. 9版. 北京:人民卫生出版社,2018:8-67.

5 潘祥林,王鸿利. 实用诊断学[M]. 2版. 北京:人民卫生出版社,2017:11-26.

6 刘凤奎,罗意帆,王国兴. 消瘦的临床诊断思路[J]. 中国临床医生杂志,2017,45(12):14-15.

7 申文东,旷文娟. 术中低体温发生原因及预防进展[J]. 医药前沿,2018,8(18):21-23.

8 中华医学会儿科学分会内分泌遗传代谢学组. 性发育异常的儿科内分泌诊断与治疗共识[J]. 中华儿科杂志,2019,57(6):410-418.

9 中华传染病杂志编辑委员会. 发热待查诊治专家共识[J]. 中华传染病杂志,2017,35(11):641-655.

第53章

神经系统症状与疾病

第一节　失　认

失认(agnosia)指患者无视觉、听觉和躯体感觉障碍,在意识正常状态下,不能辨认以往熟悉的事物。临床上,失认常有以下几种。

一、视觉失认

视觉失认病变多位于枕叶。患者的视觉足以看清周围物体,但看到以前熟悉的事物时却不能正确识别、描述及命名,而通过其他感觉途径则可认出,如患者看到手机不知为何物,但通过手的触摸和听到电话的来电立刻就可辨认出是手机。这种视觉性失认不是由于视力方面的问题导致的,多与枕叶视中枢损害有关。视觉失认包括:物体失认,不能辨别熟悉的物体;面容失认,不能认出既往熟悉的家人和朋友;颜色失认,不能正确地分辨红、黄、蓝、绿等颜色。

二、听觉失认

听觉失认病变多位于双侧颞上回中部及其听觉联络纤维。听觉失认指患者听力正常但却不能辨认以前熟悉的声音,如以前能辨认出来的手机铃声、动物叫声、汽车声、钢琴声等。

三、触觉失认

触觉失认病变多位于双侧顶叶角回及缘上回。触觉失认即实体觉缺失,患者无初级触觉和位置觉障碍,闭眼后不能通过触摸辨别以前熟悉的物品,如牙刷、钥匙、手机等,但如睁眼看到或用耳朵听到物体发出的声音就能识别。本症患者一般少有主诉,临床医师如不仔细检查很难发现。

四、体象障碍

体象障碍病变多位于非优势半球顶叶。体象障碍指患者基本感知功能正常,但对自身躯体的存在、空间位置及各部位之间的关系失去辨别能力,临床可表现为以下几点。①偏侧忽视:对病变对侧的空间和物体不注意、不关心,似与己无关;②病感缺失:患者对对侧肢体的偏瘫全然否认,甚至当把偏瘫肢体出示给患者时,仍否认瘫痪的存在,也称偏瘫失认;③手指失认:指不能辨别自己的双手手指和名称;④自体认识不能与幻多肢症:患者否认偏瘫肢体的存在,或认为偏瘫侧肢体不是自己的,或偏瘫侧手脚已丢失,或感到自己的肢体多出了一个或数个,认为自己有3只手等。

第二节　失　忆

一、记忆的概念

记忆(memory)是指以往经验在脑海中的重现,它由相互联系的4个基本过程组成,包括识记、保持、回忆(再现)和再认(认知)。识记是保持和回忆的前提,保持是识记的结果,而回忆和再认又是识记和保持的结果。

再认是现实刺激与既往记忆痕迹的联系过程,即以往体验过的事物再度出现时有熟识的感知。再认不是独立进行的,总是和感知、思维、情绪及意志行为等心理过程同时存在,有时是一个极其复杂的心理过程,包括回忆、比较和推理等心理活动。再认可以分为完全再认和不完全再认。完全再认是指对当前事物全面了解,知道它是什么,知道以前在什么情况下经历过;否则属于不完全再认。

记忆按照材料的内容分为运动记忆、情绪记忆、词记忆和形象记忆。运动记忆是对运动中动作程序与方式的记忆,是运动熟练和习惯性动作形成的基础;情绪记忆是对体验过的情感的记忆;词记忆是对阅读或听过的思想以词的形式进行记忆;形象记忆(表象记忆)是对事物的面貌、景色、曲调和气味等的记忆。

记忆按照记忆痕迹保持时间长短分为瞬时记忆、短时记忆和长时记忆。瞬时记忆又称感觉记忆,指外界信息在进入感觉通道并以感觉映象形式的短暂停留,为时不超过2 s。短时记忆是指进入感觉通道后得到注意与复习的那小部分信息,未消退而暂时储存在记忆系统中,持续时间为2 s~1 min;若不进入长时记忆系统则会很快消失。长时记忆是指短时记忆中储存的信息经过复述、编码,并与个体经验建立丰富而牢固的联系,持续时间在1 min以上,甚至保持终身。

另外,临床上也将记忆分为近事记忆与远事记忆,前者是指对新近数天或数周发生的事物的记忆,后者是指对数月或数年前发生的事情的记忆。

二、记忆障碍的常见形式

(一)记忆增强

记忆增强指个体对既往发生的、在正常时早已遗忘的事件和经历又能重新回忆起来。如躁狂症患者对多年前学过的、在平时早已忘记的诗词和儿歌在发病后又能背出和咏唱。妄想患者对涉及妄想内容的生活细节都能详细地回忆。病理性记忆增强主要见于躁狂发作、精神分裂症及妄想性障碍。

(二)记忆减退

记忆减退是记忆的各个基本过程功能的普遍减退。轻者表现为近记忆力的减弱,如记不住刚交往过的人的名字和单位、刚告诉的电话号码等。严重时远记忆力也减退,如难以回忆个人的重要经历等。主要见于脑器质性疾病,神经症性障碍,也可见于正常老年人。

(三)遗忘

遗忘是记忆痕迹在大脑中的丧失,表现为对既往感知过的事物不能回忆。根据能否恢复,可分为暂

时性和永久性遗忘，前者指在适宜条件下还可能恢复记忆的遗忘；后者指不经重新学习就不可能恢复记忆的遗忘。根据遗忘程度分为部分性和完全性遗忘，前者指仅仅对部分所经历的事件不能回忆；后者指对一段时间内的全部经历完全不能回忆。遗忘遵循由近而远的规律发展，新近发生的事物先遗忘，较长时间发生的事后遗忘。由意识障碍导致的遗忘，其程度取决于意识障碍的程度，处于昏迷或昏睡状态时常发生完全遗忘；意识障碍较轻或意识波动时，对外界事物能部分感知、引发部分性遗忘。遗忘还具有选择性，没有联系的无意义的材料易遗忘，有广泛联系的、有意义的材料后遗忘。遗忘的常见临床表现形式如下。

1. 顺行性遗忘　顺行性遗忘指对紧接着疾病发生以后一段时间的经历不能回忆。是由于意识障碍而导致识记障碍，不能感知外界事物和经历。可见于各种原因所致的有意识障碍的患者。

2. 逆行性遗忘　逆行性遗忘指对紧接着疾病或事件发生以前一段时间（多为数分钟）的经历不能回忆。多由于事件的强烈干扰而影响记忆痕迹的保持和回忆。主要见于脑外伤、脑卒中，也可见于自缢、遭受严重精神创伤或其他脑器质性精神障碍者。如某车祸伤患者在意识恢复后对如何被汽车撞伤的经过及撞伤前的一段经历不能回忆。

3. 进行性遗忘　进行性遗忘指遗忘的程度随着病情的发展而逐渐加重。主要见于阿尔茨海默病等慢性进行性发展的脑器质性精神障碍。

4. 后发性遗忘　后发性遗忘指疾病恢复一段时间后再度出现的记忆缺失。当患者从昏迷中恢复后记忆正常，也无症状，但由于缺氧导致脑血管损害的后发作用，逐渐出现血液循环障碍和继发性脑缺氧，再度损害脑组织，重新出现遗忘。最常见于一氧化碳中毒。

5. 局限性遗忘　局限性遗忘指由于大脑某些局部的病变，导致对某些特殊感知经历的遗忘。根据大脑皮质损害部位的不同，可出现单纯的视觉、听觉、运动或名称等方面的记忆障碍。以专有名词遗忘为主的称名称性失语症或健忘性失语症。单纯忘记了获得较晚的外语知识而保留了本国语言知识的称作系统成分性遗忘症。在短暂性脑缺血发作时，可出现历时数小时至数日的全面性遗忘，之后记忆逐渐恢复，称作暂时全面性遗忘症。

6. 心因性遗忘　心因性遗忘指对过去某一特定时间段的经历或事件不能回忆，通常是异常痛苦的经历和事件，持续可数日、数月、数年甚至终身。如对这一阶段的全部经历的遗忘称为阶段性遗忘。如只对创伤性事件有关的经历的遗忘，称为选择性遗忘。其发生是大脑皮质的功能性抑制，并非器质性损害，经过催眠暗示等治疗后，遗忘的内容可重新回忆。主要见于分离性障碍和应激障碍。

7. 错构　错构指在遗忘的基础上，患者对过去所经历过的事件，在发生的地点、情节、特别是在时间上出现错误的回忆，并坚信不疑。多见于各种器质性精神障碍和慢性酒精中毒性精神障碍。

典型案例：患者，男，33岁。1个月前因脑外伤在神经外科住院治疗，病情稳定后出院回家康复。复诊时对医师说其妻在家每天仅给他吃地瓜，刚吃过午饭又问妻子为何还不吃午饭。记不清受伤日期并说自己脑外伤已10年了，是在某酒店受的伤（妻子证实所说都是错的）。

8. 虚构　虚构指在遗忘的基础上，患者以想象的、未曾亲身经历的事件来填补记忆的缺损。由于此类患者存在严重的记忆障碍，对虚构的内容也不能记住，因而每次复述时内容都有变化，且容易受暗示的影响。多见于慢性酒精中毒及脑外伤后精神障碍。

典型案例：患者，男，51岁，报社记者。第4次住封闭式病房戒酒。住院第二天，早上查房时，患者高兴地对医师说："昨晚好惊险！我开着战斗机追着日本鬼子的飞机轰炸，我追了大约半小时，发射了两枚导弹，我一按按钮，导弹'呜'的一声尖叫、发射出去，可惜没有击中……然后，我奋力追赶，调整好雷达，哇，这一次终于击中了，日本鬼子的飞机拖着长长的烟雾掉到海里去了……我驾机返回，和同事们吃了夜宵，喝了半斤白酒，然后就睡了。"患者描述时打着手势，绘声绘色，像是真的一样。

错构与虚构的鉴别：错构是"记忆的错觉"，是对客观事件的错误回忆；虚构是"记忆的幻觉"，回忆的事件根本不存在。患者对错构的内容往往坚信不疑，每次叙述类似；而虚构的内容往往经常变化，甚至患者也记不起来。

虚构与幻想性谎言的鉴别：后者没有记忆的障碍，常具有双相情感障碍或分离性障碍（癔症）性格，将少量的事实与大量的谎言结合起来加以描述，生活在幻想世界中自娱自乐。

虚构与妄想性回忆的鉴别：后者没有记忆障碍，只是对病前生活经历中发生的事件给予妄想性的解释，表述前后一致，并坚信不疑。

9. 似曾相识症和视旧如新症　前者指对新感知的事物有似曾感知过的体验。如新到一个地方感觉是故地重游，见到陌生人似乎曾经见过等。后者指对早已熟悉的事物感到陌生。如对熟悉的人和地方感到生疏，对读过的小说好像是第一次看，严重者感到周围的一切都是陌生的。此两症状均与再认障碍有关，见于颞叶癫痫患者。

10. 重演性记忆错误　重演性记忆错误指对一段时间生活经历的似曾相识症。如患者初次住院，却认为原来住过，接触过同样的医师，进行过同样的治疗。见于有虚构的痴呆患者以及外伤后意识障碍的恢复期患者。

11. 潜隐记忆　患者对不同来源的记忆混淆不清，相互颠倒，把自己过去看过的或听到的或在梦中体验过的事物的回忆，认为是自己实际体验过的事物。可分为两种情况：一是把别人经历过的事回忆成他本人实际发生过的事；二是把本人实际经历过的事物回忆为是听到的或看到过的或谈到过的，这是视旧如新症的一种特殊表现。

第三节　失　语

失语(aphasia)是指大脑病变导致的言语交流能力障碍综合征。患者在神志清楚、意识正常、发音和构音没有障碍的情况下，各种语言符号表达及理解能力受损或丧失，表现为自发谈话、听理解、复述、命名、阅读和书写等方面能力残缺或丧失。

一 Broca 失语

又称表达性失语或运动性失语，由优势侧额下回后部(Broca 区)病变引起。以口语表达障碍为突出表现。谈话为非流利型、电报式语言，讲话费力，找词困难，只能讲一两个简单的词且用词不当，或仅能发出个别的语音，口语理解相对保留，复述、命名、阅读和书写均有不同程度的损害。

二、Wernicke 失语

又称听觉性失语或感觉性失语，由优势侧颞上回后部(Wernicke 区)病变引起。临床特点为严重听理解障碍，表现为患者听觉正常，但不能听懂他人和自己的言语。口语表达为流利型，语量增多，发音和语调正常，但言语混乱而割裂，缺乏实质词或有意义的词句，难以理解，答非所问。复述障碍与听理解障碍一致，存在不同程度的命名、阅读和书写障碍。

三、传导性失语

一般认为本症是由于外侧裂周围弓状束损害导致 Wernicke 区和 Broca 区之间的联系中断所致。临床表现为流利型口语，患者语言中有大量错词，但自身可以感知到其错误，欲纠正而显得口吃，听起来似非流利型失语，但表达短语或句子完整。听理解障碍较轻，在执行复杂指令时明显。复述障碍较自发谈话和听理解障碍重，两者损害不呈比例是本症的最大特点。命名、阅读和书写也有不同程度的损害。

四、完全性失语

临床上以所有语言功能均严重障碍或几乎完全丧失为特点。患者限于刻板言语或哑，听理解严重缺陷，命名、复述、阅读和书写均不能。

五、命名性失语

由优势侧颞中回后部或颞枕交界区病变引起。主要特点为找词困难,如令患者说出指定物体的名称时,仅能叙述该物体的性质和用途。别人告知该物体的名称时,患者能判别对方讲的对或不对。自发谈话为流利型口语,有较多停顿,缺实质词,赘话和空话多。听理解、复述,阅读和书写障碍轻。

六、丘脑性失语

由丘脑及其联系通路受损所致。表现为音量减小,语调低,表情平淡,不主动讲话,听理解缺陷,阅读理解障碍,命名不能,言语流利性受损,可同时伴有重复语言、模仿语言、错语等。复述功能相对较好。

七、基底节性失语

内囊、壳核受损时,表现为语言流利性降低,语速慢,理解基本无障碍,常常用词不当。能看懂书面文字,但易读错或不能读出,复述也轻度受损,类似 Broca 失语。壳核后部病变时,表现为听觉理解障碍,讲话流利;但语言空洞、混乱而割裂,找词困难,类似 Wernicke 失语。

第四节　失　用

失用(apraxia)是指在意识清楚、语言理解功能及运动功能正常情况下,丧失完成复杂活动的能力。临床上,失用可大致分为以下几种。

一、观念性失用

观念性失用常由双侧大脑半球受累引起。观念性失用是对复杂精细的动作失去了正确概念,导致患者不能把一组复杂精细动作按逻辑次序分解组合,使得各个动作的前后次序混乱,目的错误,无法正确完成整套动作。如冲糖水,应是取糖—入杯—倒水—搅拌,而患者可能直接向糖中倒水。该类患者模仿动作一般无障碍。本症常由中毒、动脉硬化性脑病和帕金森病等导致大脑半球弥漫性病变的疾病引起。

二、观念运动性失用

观念运动性失用病变多位于优势半球顶叶。观念运动性失用是在自然状态下患者可以完成相关动作,可以口述相关动作的过程,但不能按指令去完成这类动作。如向患者发出指令:命其张口,患者不能完成动作,但给他苹果时则会自然张嘴去咬。

三、肢体运动性失用

肢体运动性失用病变多位于双侧或对侧皮质运动区。通常为上肢远端,失去执行精细熟练动作的能力,自发动作、执行口令及模仿均受到影响,如患者不能弹琴、书写和编织等。

四、结构性失用

结构性失用病变多位于非优势半球顶叶或顶枕联合区。结构性失用是指对空间分析和对动作概念化的障碍。表现为患者绘制或制作包含有空间位置关系的图像或模型有困难,不能将物体的各个成分连贯成一个整体。

五、穿衣失用

穿衣失用病变位于非优势侧顶叶。穿衣失用是指丧失了习惯而熟悉的穿衣操作能力。表现为患者穿衣时上下颠倒,正反及前后颠倒,扣错纽扣,将双下肢穿入同一条裤腿等。

第五节 头痛

头痛(headache)指外眦、外耳道与枕外隆突连线以上部位的疼痛,而面痛(facial pain)指上述连线以下到下颌部的疼痛。头痛的主要临床表现为全头或局部的胀痛或钝痛、搏动性疼痛、头重感、戴帽感或紧束感等;同时可伴有恶心、呕吐、眩晕和视力障碍等。临床上,多种疾病均可引起不同种类的头部疼痛,根据发生的速度、疼痛的部位、发生及持续的时间、疼痛的程度、疼痛的性质及伴随症状等可对头部疼痛加以鉴别诊断。头痛的部位和发病快慢对病灶的诊断有一定的参考价值。

一、头痛部位与疾病的关系

头痛部位与疾病的关系见表53-1。

表53-1 头痛部位与疾病的关系

疼痛部位	病因
全头	脑肿瘤、颅内出血、颅内感染、紧张性头痛(含焦虑、抑郁等功能性头痛)、高颅压和低颅压性头痛等
偏侧头部	血管性偏头痛、鼻窦炎性头痛、耳源性头痛、牙源性头痛等
前头部	前颅窝肿瘤、小脑幕上肿瘤、鼻窦炎性头痛、丛集性头痛等
眼部(单侧或双侧)	高颅压性头痛、丛集性头痛、青光眼、一氧化碳中毒性头痛等
双颞部	垂体瘤、蝶鞍附近肿瘤、血管性、颞动脉炎等
枕颈部	蛛网膜下腔出血、脑膜炎、后颅窝肿瘤、高颅压性头痛、高血压头痛、颈性头痛、肌痉挛性头痛等

二、头痛发病快慢与疾病的关系

头痛发病快慢与疾病的关系见表53-2。

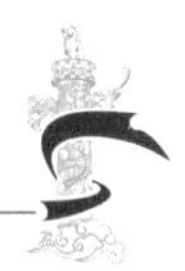

表 53-2　头痛发病快慢与疾病的关系

头痛的发病形式	病因
急性头痛	蛛网膜下腔出血、脑梗死、脑出血、脑炎、脑膜脑炎、癫痫、高血压脑病、腰椎穿刺导致的低颅压、颅脑外伤、青光眼、急性虹膜炎等
亚急性头痛	颅内占位、良性颅内压增高、高血压性头痛等
慢性偏侧头痛	偏头痛、丛集性头痛、紧张性头痛、药物依赖性头痛、鼻窦炎等

第六节　眩　晕

眩晕(vertigo)是一种运动性或位置性错觉,造成人与周围环境空间关系在大脑皮质中反应失真,产生旋转、倾倒及起伏等感觉。眩晕与头昏不同,后者表现为头重脚轻、步态不稳等。临床上按眩晕的性质可分为真性眩晕与假性眩晕。存在自身或对外界环境空间位置的错觉为真性眩晕,而仅有一般的晕动感并无对自身或外界环境空间位置错觉称为假性眩晕。按病变的解剖部位可将眩晕分为系统性眩晕和非系统性眩晕,前者由前庭神经系统病变引起,后者由前庭系统以外病变引起。

一、系统性眩晕

系统性眩晕是眩晕的主要病因,按照病变部位和临床表现的不同又可分为周围性眩晕与中枢性眩晕。前者指前庭感受器及前庭神经颅外段(但未出内听道)病变而引起的眩晕,眩晕感严重,持续时间短,常见于梅尼埃病、良性发作性位置性眩晕、前庭神经元炎、迷路卒中等病。后者指前庭神经颅内段、前庭神经核、核上纤维、内侧纵束、小脑和大脑皮质病变引起的眩晕,眩晕感较轻,但持续时间长,常见于椎基底动脉供血不足、脑干梗死、小脑梗死或出血等病。两者鉴别见表 53-3。

表 53-3　周围性眩晕与中枢性眩晕的鉴别

临床特征	周围性眩晕	中枢性眩晕
病变部位	前庭感受器及前庭神经颅外段(但未出内听道)	前庭神经颅内段、前庭神经核、核上纤维、内侧纵束、小脑、大脑皮质
常见疾病	迷路炎、中耳炎、前庭神经元炎、梅尼埃病、乳突炎、咽鼓管阻塞、外耳道耵聍等	椎基底动脉供血不足、颈椎病、小脑肿瘤、脑干(脑桥和延髓)病变、听神经瘤、第 4 脑室肿瘤、颞叶肿瘤、颞叶癫痫等
眩晕程度及持续时间	发作性、症状重、持续时间短	症状轻、持续时间长
眼球震颤	幅度小、多水平或水平加旋转、眼震快相向健侧或慢相向病灶侧	幅度大、形式多变、眼震方向不一致
平衡障碍	倾倒方向与眼震慢相一致、与头位有关	倾倒方向不定、与头位无一定关系
前庭功能试验	无反应或反应减弱	反应正常
听觉损伤	伴耳鸣、听力减退	不明显
自主神经症状	恶心、呕吐、出汗、面色苍白等	少有或不明显
脑功能损害	无	脑神经损害、瘫痪和抽搐等

二、非系统性眩晕

非系统性眩晕临床表现为头晕眼花、站立不稳，通常无外界环境或自身旋转感或摇摆感，很少伴有恶心、呕吐，为假性眩晕。常由眼部疾病（眼外肌麻痹、屈光不正、先天性视力障碍）、心血管系统疾病（高血压、低血压、心律不齐、心力衰竭）、内分泌代谢疾病（低血糖、糖尿病、尿毒症）、中毒、感染和贫血等疾病引起。

第七节　瘫　痪

瘫痪（paralysis）是指个体随意运动功能的降低或丧失，可分为神经源性、神经肌肉接头性及肌源性等类型，见表 53-4。

表 53-4　**瘫痪的分类**

依据	分类
按瘫痪的病因	神经源性
	神经肌肉接头性
	肌源性
	功能性（常见于分离性障碍）
按瘫痪的程度	不完全性
	完全性
按瘫痪的肌张力状态	痉挛性
	弛缓性
按瘫痪的部位	单瘫
	偏瘫
	交叉瘫
	截瘫
	四肢瘫
按运动传导通路的不同部位	上运动神经元瘫痪
	下运动神经元瘫痪

一、上运动神经元瘫痪

上运动神经元瘫痪也称痉挛性瘫痪（spastic paralysis），是由于上运动神经元，即大脑皮质运动区神经元及其发出的下行纤维病变所致。其临床表现如下。

1. 肌力减弱　一侧上运动神经元受损所致瘫痪可表现为一侧上肢或下肢的瘫痪，称为单瘫；也可表现为一侧肢体的上下肢瘫痪，称为偏瘫。双侧上运动神经元受损时表现为双下肢瘫痪，称为截瘫，也可表现为四肢瘫。上述由上运动神经元受损导致的瘫痪一般只表现在受单侧上运动神经元支配的肢体，而一些双侧支配的运动可不受影响，如眼、下颌、咽喉、颈、胸和腹部等处的运动。该类型瘫痪还有一些特点：

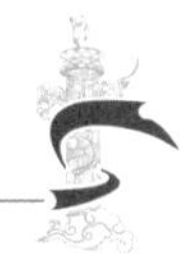

瘫痪时肢体远端肌肉受累较重，尤其是手、指和面部等，而肢体近端症状较轻，这是由于肢体近端的肌肉多由双侧支配而远端多由单侧支配；上肢伸肌群比屈肌群瘫痪程度重，外旋肌群比内收肌群重，手的屈肌比伸肌重，而下肢恰好与上肢相反，屈肌群比伸肌群重。

2. 肌张力增高　上运动神经元瘫痪时，患侧肢体肌张力增高，可呈现特殊的偏瘫姿势，如上肢呈屈曲旋前，下肢则伸直内收。由于肌张力的增高，患肢被外力牵拉伸展时，开始时出现抵抗，当牵拉持续到一定程度时，抵抗突然消失，患肢被迅速牵拉伸展，称为“折刀”现象（clasp-knife phenomenon）。

3. 腱反射活跃或亢进　上运动神经元瘫痪时，腱反射可活跃甚至亢进。还可有反射扩散，如敲击桡骨膜不仅可引出肱桡肌收缩，还可引出肱二头肌或指屈肌反射。此外，腱反射过度亢进时还可有阵挛，表现为当牵拉刺激持续存在，可诱发节律性的肌肉收缩，如髌阵挛、踝阵挛等。

4. 浅反射的减退或消失　浅反射通路经过皮质，并通过锥体束下传，因此，上运动神经元瘫痪时，损伤可导致浅反射的减退和消失，包括腹壁反射、提睾反射及跖反射等。

5. 病理反射　正常情况下锥体束对病理反射有抑制作用，当上运动神经元瘫痪时，锥体束受损，病理反射就被释放出来，包括 Babinski 征、Oppenheim 征、Gordon 征、Chaddock 征等。

6. 无明显肌萎缩　上运动神经元瘫痪时，下运动神经元对肌肉的营养作用仍然保存，因此肌肉无明显的萎缩；当长期瘫痪后，由于肌肉缺少运动，可表现为失用性肌萎缩。

二、下运动神经元瘫痪

下运动神经元瘫痪又称弛缓性瘫痪（flaccid paralysis），指脊髓前角的运动神经元以及它们的轴突组成的前根、神经丛及其周围神经受损所致。脑干运动神经核及其轴突组成的脑神经运动纤维损伤也可造成弛缓性瘫痪。下运动神经元瘫痪临床表现为：①受损的下运动神经元所支配的肌力减退或丧失；②肌张力减低或消失：肌肉松弛，外力牵拉时无阻力，与上运动神经元瘫痪时“折刀”现象明显不同；③腱反射减弱或消失；④肌肉萎缩明显。上运动神经元和下运动神经元瘫痪的区别见表 53-5。

表 53-5　上运动神经元和下运动神经元性瘫痪的区别

临床检查内容	上运动神经元瘫痪	下运动神经元瘫痪
瘫痪分布	整个肢体为主	肌群为主
肌张力	增高，呈痉挛性瘫痪	降低，呈弛缓性瘫痪
浅反射	消失	消失
腱反射	增强	减弱或消失
病理反射	阳性	无病理反射
肌萎缩	无或有轻度失用性萎缩	明显
皮肤营养障碍	多数无障碍	常有
肌束颤动或肌纤维颤动	无	可有
肌电图	神经传导速度正常，无失神经电位	神经传导速度异常，有失神经电位

三、面　瘫

面瘫（facial palsy）是以面部表情肌群运动功能障碍为主要特征的一种疾病，表现为口角歪斜、抬眉、闭眼、鼓嘴等动作受限等。面瘫临床并不少见，根据损害发生部位可分为中枢性和周围性面瘫，中枢性面瘫是指发生在面神经核以上的病变引起的麻痹，如大脑脚、内囊、大脑皮质等处病变，而周围性面瘫病损发生于面神经核和面神经。周围性面瘫表现为运动神经功能障碍（如额纹消失、眼睑裂变小、口角歪斜、鼓腮漏气及皱眉、示齿、耸鼻异常等)、感觉神经功能障碍(如味觉障碍、外耳道深部感觉迟钝等)和副交感神经功能障碍(如眼干无泪或口干等),而中枢性面瘫颜面上部的肌肉运动正常,闭眼、扬眉、皱眉均正常。

周围性面瘫的常见病因为:病毒或细菌感染、耳源性疾病(如胆脂瘤等)、自身免疫反应、肿瘤、外伤(如颞骨骨折)、中毒等。面神经核病变的病因常见于颈内动脉系统闭塞,尤以大脑中动脉主干及分支闭塞更为多见,也可因血管瘤或高血压性血管病变所致颅内出血以及颅内肿瘤所致。面瘫分级常常应用House-Brackmand 分级,面神经病损定位根据溢泪试验、镫骨肌反射、味觉试验和唾液分泌试验确定。

中枢性面瘫针对病变治疗,周围性面瘫的治疗包括保守治疗和手术治疗,前者包括药物治疗和物理治疗,如 Bell 麻痹、外伤早期;手术治疗根据面神经受损情况,采用不同方法,包括面神经减压、面神经缝合、面神经移植、面神经与其他神经吻合,如面神经-舌下神经吻合、面神经-副神经吻合、面神经跨面吻合等。

第八节 睡眠障碍

睡眠是哺乳动物维持体内平衡的一个重要组成部分,对自身和物种的生存至关重要。人类有 1/3 的时间在睡眠中度过。但是,目前对于睡眠需求的原因和睡眠对于体能和精神的恢复作用机制认识尚不足。根据行为学和多导睡眠图描记的特征,人类睡眠分为快速眼动(rapid eye movement,REM)睡眠和非快速眼动(non-rapid eye movement,NREM)睡眠。依据脑电波的频率和振幅,NREM 睡眠分为 1 期、2 期、3 期和 4 期睡眠,其中 1 期称入睡眠,2 期为浅睡期,3 期为中等深睡期,4 期为深睡期,3 ~4 期又称慢波睡眠期。在 REM 期,除了眼肌和膈肌外,其余骨骼肌张力都消失;但眼转动快、基础代谢增加、80% 在做梦,故有人称 REM 为做梦期。睡眠中若在 REM 期醒来,多能记得梦境,若总是在 NREM 醒来,就感觉整夜都没有做梦。正常情况下,一夜睡眠由 4 ~6 个 NREM 和 REM 睡眠间插循环组成。每个周期约 90 min。睡眠时间与居住纬度和年龄等相关,大多数在非热带地区的成年人每天的睡眠时间是 6.5 ~8.0 h,儿童和青少年的睡眠时间比成人多,青年人的睡眠时间比老年人多。随着年龄的增长,REM 期睡眠比例轻微下降,而 NREM 的 3 ~4 期睡眠(慢波睡眠)下降明显。此外,老年人入睡后觉醒时间和次数都会增加。

第一次世界大战期间维也纳神经学家 Baron Constantin von Economo 提出下丘脑靠近视神经交叉区域可能包含促睡眠神经元,下丘脑后部可能包含促觉醒的神经元,在随后的研究中均被进一步证实。

本章包含内容很多,广义上睡眠障碍与所有疾病相关(含外伤)。睡眠障碍包括睡眠相关呼吸障碍、过度嗜睡障碍、昼夜节律睡眠障碍、异态睡眠、不宁腿综合征和失眠症等。在此仅讨论失眠症。

失眠症是最常见的睡眠障碍,根据对失眠的不同定义,失眠在普通人群中发病率为 4% ~48% 。在符合失眠症诊断的患者中,31% ~75% 为慢性失眠症,其中 2/3 以上的患者病程>1 年。失眠障碍的主要表现是:在适当的睡眠机会和环境下个体对睡眠质量的不满,主要表现为入睡困难和(或)睡眠维持障碍,同时伴随对白天功能的影响。

和很多其他的睡眠障碍不一样,失眠障碍的诊断主要依赖于自我汇报,而睡眠障碍的生物学指标[例如多导睡眠图(polysomnography,PSG)监测]或者过度觉醒的指标(例如体温、心率、脑电图等)并没有常规用于失眠障碍诊断。《睡眠障碍国际分类》(International Classification of Sleep Disorders,ICSD)第 3 版中,失眠定义为在合适的时机和环境下,仍存在持续的睡眠起始、睡眠时间、睡眠连续性或者睡眠质量障碍,且伴随所引起的日间功能受损。在成人失眠患者中,睡眠起始障碍和睡眠维持障碍最常见,通常表现为夜间觉醒时间过长、夜间睡眠不足和睡眠质量差。如果个体只存在夜间症状,但缺乏日间功能受损,我们不把这类型的个体归为失眠障碍。儿童失眠患者通常由照看者(如父母)汇报,以睡前抵抗、频繁夜间觉醒和(或)不能独立入睡为特征。白天症状主要包括疲劳、注意力难以集中、情绪低落/烦躁不安、全身不适和认知功能受损。在成人,慢性失眠可能引起社会或职业功能受损,生活质量下降;在儿童,慢性失眠可能会引起生长发育缓慢、注意力下降、学习成绩差和行为障碍。慢性失眠对成人和儿童都可能导致

生物节律紊乱，引发免疫、代谢、内分泌以及精神情绪障碍等病症；失眠也可能与接触、使用或滥用某些物质相关。当失眠和这些情况共病时，且失眠持续而显著，失眠障碍的单独诊断是必要的。

一、失 眠 症

失眠的本质特征是因频繁而持久的入睡困难或睡眠维持障碍而对睡眠不满意。尽管晚上都有恰当的时间和环境来获得足够的睡眠，但是睡眠困难和与此相关的白天症状仍会发生。夜间的睡眠困难通常伴随着家庭、社会、职业、学业或其他重要领域的功能受损。在人群中约有 10% 的人满足所有慢性失眠的临床症状。短暂性失眠的流行率更高，人群中的发病率为 30% ~ 35%。慢性失眠在女性、患有躯体疾病、精神疾病和物质依赖的患者以及社会经济阶层较低者中更为常见。慢性失眠可以发生在任何年龄，但是在中、老年人中更为常见，这最有可能是由于工作、电子产品和年龄相关的睡眠连续性的恶化和（或）躯体共病以及药物的使用增加了失眠的发生风险。

有 10% ~ 30% 的儿童在父母（照看者）、学业和电子产品等因素的影响下发生失眠。患有慢性疾病或者神经发育性疾病的儿童，失眠障碍发病率更高。由于儿童在 3 ~ 6 个月之前没有整夜规律的睡眠，因此，6 个月被认为首次考虑诊断慢性失眠的年龄，除非患儿的失眠症状在早期已经非常明显。根据不同的失眠诊断定义，青少年的失眠发病率是 3% ~ 12% 或更高，在青春期后女孩的发病率较男孩高。

（一）失眠的病因及发病机制

目前对于失眠的病理生理学机制还没有一个公认的模型，以下介绍几种学界较为认可的失眠障碍的可能病理生理学机制。

1. 遗传学机制　人们对睡眠所需的时间和睡眠节律等睡眠觉醒特征，是被许多基因调控和可遗传的。动物和人类的研究结果均提示遗传机制是失眠的病因学之一。人类失眠障碍可能和某些候选基因相关。

2. 分子生物学机制　很多内源性分子可被归类为促进觉醒/抑制睡眠（如儿茶酚胺、食欲素和组胺）和促进睡眠/抑制觉醒物质（如 γ-氨基丁酸、腺苷、5-羟色胺、褪黑素和前列腺素 D_2）。例如，慢性失眠障碍患者 24 h 皮质醇水平增高，下丘脑-垂体-肾上腺轴（HPA）活性增加，提示慢性失眠可能和心血管、代谢类疾病的发生有密切关系。

3. 睡眠觉醒调节和睡眠的神经环路　从整体而言，睡眠由负责觉醒和睡眠的大脑神经网络协调调节。失眠可能是由于负责觉醒和睡眠的神经网络失调引起。具体机制请参阅有关“睡眠生理”。

4. 结构和功能　神经影像学研究结果提示，失眠可能与特定脑区病变或受损相关。动物研究发现，丘脑、中缝核或基底视前区病变会引起失眠。Economo 发现患流行性脑炎的患者的失眠症状和下丘脑前部受累相关。结构神经脑影像学研究发现，失眠患者的左侧前额、前额叶、楔前叶、颞皮质及灰质体积减小。这些脑结构的改变可能提示失眠患者睡眠觉醒的神经网络调节功能失调。

5. 电生理和生理失调　睡眠和觉醒时电生理［如脑电图（EEG）］和生理指标（如体温、新陈代谢等）测量常被用于评估觉醒程度。高频率 EEG（β 和 γ）活动增加、δ 活动减少和 REM 期 EEG 觉醒增加是大脑皮质过度觉醒的指标。生理测量指标方面，体温增加，皮肤电阻增加，代谢率增加和心率增加等都提示生理性过度觉醒。目前认为，慢性失眠障碍患者存在夜间大脑皮质过度觉醒和 24 h 生理性过度觉醒。

（1）大脑皮质过度觉醒：对于成年慢性失眠的研究一致发现，慢性失眠患者睡眠潜伏期和入睡后 NREM 睡眠时 EEG β 能量较正常睡眠者显著增加。对青少年失眠患者的研究也得到类似的发现。这种高频脑电频率能量的增加可能和慢性失眠患者睡眠知觉障碍相关。

（2）生理性过度觉醒：大量的研究结果提示，生理性过度觉醒是失眠特别是慢性失眠的病理生理学机制之一。早在 1967 年，Monroe 教授就发现睡眠不良者（poor sleeper）的体温、血管收缩、躯体活动和皮肤电阻较正常睡眠者显著增高。随后多项研究发现慢性失眠患者 24 h 的新陈代谢率、心率、促肾上腺皮质激素和皮质醇水平较正常对照组升高，日间多次小睡潜伏期测试潜伏期较正常对照组显著延长。这些研究结果提示，失眠障碍并不单是夜间睡眠时的过度觉醒，而是一个 24 h 睡眠觉醒存在生理性过度觉醒

的疾病。

6. 行为和认知对失眠的作用　行为和认知机制（如一些引起特定行为的信念）可以调节睡眠，引起失眠甚至加重失眠。正常睡眠到慢性失眠进程的累积模型，称为"3P"模型。"3P"指的是失眠的易感（predisposing）、诱发（precipitating）和维持（perpetuating）因素。易感因素包括年龄、性别、失眠易感性；诱发因素可以理解为失眠起始的诱因，例如重大的应激事件；维持因素是"3P"模式的最重要因素，指的是不良行为和信念对于失眠状态的维持，如增加卧床时间试图补偿睡眠。然而，这种延长在床上的行为会引起觉醒时间增加；睡眠片段化，不固定的睡眠时间易使睡眠环境和觉醒联系起来。因此这种补偿行为会逐渐演变成失眠维持的因素。

（1）刺激控制模式：在 1972 年，Bootzin 教授提出"刺激"（如安静和黑暗的卧室）和睡眠相关。失眠可能是由于不良的睡眠刺激因素或者由于与睡眠对立的刺激因素引起，如电话、阅读、过分的担心和使用智能手机等。失眠的刺激控制治疗主要目的在于分离与失眠相关的刺激源和建立利于睡眠的刺激源与睡眠的条件反射关系。

（2）认知模式：容易出现与睡眠不足或睡眠障碍相关的过度担心和不愉快的侵入性思维是慢性失眠患者认知模式的主要表现。这种过度担心可能会发展成为睡眠相关的焦虑，引起与失眠相关的警觉度增加（如看时钟），最终导致夸大实际睡眠障碍的程度。失眠认知治疗的目的在于改善这些适应不良的认知过程和限制维持无益信念和失眠的行为。

（二）失眠的临床特征

失眠的临床症状主要包括睡眠起始障碍和睡眠维持障碍。睡眠起始障碍表现为入睡困难，睡眠维持障碍包括半夜觉醒后再次入睡困难和早醒。慢性失眠障碍可以单独表现为睡眠起始或睡眠维持障碍，但是两种症状同时存在更为常见。随着时间的推移，患者的睡眠症状可能改变，例如从原来单一的睡眠起始障碍发展为睡眠维持障碍。

由于睡眠的质、量和需求均与年龄密切相关，因此，根据不同年龄，失眠严重程度有不同的定义。在儿童和青年，睡眠潜伏期和入睡后觉醒时间分别>20 min 通常意味着具有临床意义；在中年和老年人，睡眠潜伏期和入睡后觉醒时间分别>30 min 通常才具有临床意义。早醒不易被明确定义，通常指较预期觉醒时间提前至少 30 min，且与发病前正常睡眠模式相比总睡眠时间下降。清晨醒来的时间可能根据就寝时间有很大的差异，例如：4：00 am 醒来可能对于习惯性就寝时间是 11：00 pm 的人来说是有临床意义，但是对于习惯性就寝时间为 9：00 pm 的人来说并没有明显的临床意义。

慢性失眠患者常见的白天症状：疲劳、积极性下降、注意力不集中、记忆力下降、烦躁不安和情绪低落。主观感知的日间嗜睡也十分常见，但多数抱怨给予睡眠机会时却不能入睡。

在年幼的儿童，入睡困难和睡眠维持障碍通常由不适当的睡眠关联和不充分的限制环境所引起。不恰当的睡眠关联起因于儿童依赖于一些特定的刺激形式来起始睡眠或在夜间觉醒后重新入睡；在缺乏这些特定刺激时，睡眠起始显著延迟。这类儿童主要表现为：入睡的过程和一些特定的刺激形式（如摇摆、看电视）、物品（如奶瓶、过度喂食、毛娃娃）或者环境（如开灯的房间、父母在房间或者在父母的床上）相关。当上述的这些条件不存在时，这些儿童会出现在常规就寝时间延长和在随后睡眠时的夜间觉醒。如果和入睡相关的条件恢复，通常能很快入睡。由于睡眠起始关联在幼年儿童中广泛存在，只有这种现象满足以下 3 种表现时，才被定义为疾病：这种关联已经成为儿童过分的要求（如延长摇动）；睡眠起始显著延迟或者在缺乏关联条件刺激时睡眠受损；通常需要照料者的介入，帮助睡眠起始或者重新恢复睡眠。限制环境问题的特点是照料者不适当的环境限定强化了就寝时间拖延或者使儿童拒绝就寝。需要指出的是，一些儿童的睡眠需要特定的条件，这可能提示患儿的就寝抵抗可能是潜在的焦虑或恐惧的表现：恐惧单独睡觉，恐惧黑暗或者梦魇都可能引起这些儿童要求一定的睡眠促进条件[即缓解焦虑、恐惧的过度客体（带养者、灯光、玩具、奶嘴等）]，更建议解决患儿的失眠之因——焦虑、恐惧和孤独感等。

睡眠与觉醒是中枢神经系统兴奋与抑制连续谱的不同状态。睡眠与觉醒的调控涉及的神经环路和核团包括：脑干网状上行激活系统；皮质-纹状体-丘脑-皮质环路；下丘脑的结节乳头核、腹外侧视前核、外侧下丘脑和视交叉上核。其中视交叉上核的作用主要是调控昼夜生物节律，掌控睡眠与觉醒的转换。

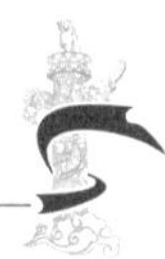

结节乳头核与腹外侧视前核则是一对醒/睡开关。前者释放的组胺促进觉醒，后者释放的 γ-氨基丁酸则启动睡眠。外侧下丘脑和脑干网状上行激活系统则主要担负促进和保持清醒的任务，相关的神经递质包括外侧下丘脑的下丘脑分泌素和脑干的去甲肾上腺素、多巴胺、5-羟色胺、乙酰胆碱、组胺等。理论上，凡是以上脑区和核团的病变，或者凡是影响以上神经递质功能的物质、药物或行为均可能影响睡眠和觉醒，产生睡眠障碍。

（三）失眠的定义与分类

失眠是最为常见的睡眠问题之一。流行病学研究显示，中国有 45.4% 的被调查者在过去 1 个月中曾经历过不同程度的失眠。长期失眠影响个体的正常生活和工作，增加罹患各种健康问题的风险。为规范国内失眠的诊断和治疗，中华医学会神经病学分会睡眠障碍学组组织专家组，结合国内失眠诊疗实践的现状，经广泛讨论后形成了《中国成人失眠诊断与治疗指南（2017 版）》。

失眠是指尽管有合适的睡眠机会和睡眠环境，依然对睡眠时间和（或）质量感到不满足，并且影响日间社会功能的一种主观体验。主要症状表现为入睡困难（入睡潜伏期超过 30 min）、睡眠维持障碍（整夜觉醒次数≥2 次）、早醒、睡眠质量下降和总睡眠时间减少（通常少于 6.5 h），同时伴有日间功能障碍。失眠引起的日间功能障碍主要包括疲劳、情绪低落或激惹、躯体不适、认知障碍等。失眠根据病程分为：短期失眠（病程<3 个月）和慢性失眠（病程≥3 个月）。有些患者失眠症状反复出现，应按照每次出现失眠持续的时间来判定是否属于慢性失眠。失眠是一种主观体验，不应单纯依靠睡眠时间来判断是否存在失眠。部分人群虽然睡眠时间较短（如短睡眠者），但没有主观睡眠质量下降，也不存在日间功能损害，因此不能视为失眠。失眠常伴随其他健康问题，有时很难确定两者之间的因果关系，无论属于“原发性”还是“继发性”，均需要针对失眠本身进行独立的临床干预，防止症状迁延或反复。

（四）失眠的临床评估

失眠的临床评估包括病史采集、睡眠日记、量表评估和客观评估等手段。对于每一例患者都应仔细进行病史采集。推荐患者或家人记录睡眠日记。鉴别诊断和疗效评估时可以纳入量表和其他客观评估方法。

1. 病史采集　临床医师需要仔细询问病史，包括具体的睡眠情况、用药史、可能存在的物质依赖情况、其他躯体疾病史，以及妊娠、月经、哺乳和围绝经期等躯体状态，并进行体格检查和精神心理状态评估，获取睡眠状况的具体内容，如失眠的表现形式、作息时间、与睡眠相关的症状以及失眠对日间功能的影响等。可以通过自评量表、症状筛查表、精神筛查测试、家庭睡眠记录（如睡眠日记）以及家庭成员陈述等多种手段收集病史资料。

2. 睡眠日记　由患者本人或家人协助完成为期 2 周的睡眠日记，记录每日上床时间，估计睡眠潜伏期，记录夜间觉醒次数以及每次觉醒的时间，记录从上床开始到起床之间的总卧床时间，根据早晨觉醒时间估计实际睡眠时间，计算睡眠效率[（实际睡眠时间/卧床时间）×100%]。记录夜间异常症状（异常呼吸、行为和运动等），记录日间精力与社会功能受影响程度的自我体验，记录午休情况、日间用药和饮料品种。

3. 量表测评辅助失眠诊断与鉴别诊断（根据患者具体情况选用）　①匹兹堡睡眠质量指数（Pittsburgh sleep quality index，PSQI）；②失眠严重程度指数（insomnia severity index）；③广泛焦虑量表（generalized anxiety disorder）；④状态特质焦虑问卷（state-trait anxiety inventory）；⑤Epworth 思睡量表（Epworth sleepiness scale，ESS）；⑥疲劳严重程度量表（fatigue severity scale）；⑦健康调查量表 36（short form 36，SF-36）；⑧睡眠信念和态度问卷（dysfunctional beliefs and attitudes about sleep questionnaire）；⑨清晨型与夜晚型睡眠问卷（morning and evening questionnaire）。

4. 主观评估　建议按照以下过程收集病史，其中①～⑦为必要评估项目，⑧为建议评估项目。①通过系统回顾明确是否存在神经系统、心血管系统、呼吸系统、消化系统和内分泌系统等疾病，还要排查是否存在其他各种类型的躯体疾病，如皮肤瘙痒和慢性疼痛等，了解躯体状态（妊娠或哺乳等）。②通过问诊明确患者是否存在心境障碍、焦虑障碍、记忆障碍以及其他精神障碍。③回顾药物或物质应用史，特别是抗抑郁药、中枢兴奋性药物、镇痛药、镇静药、茶碱类药、类固醇以及酒精等精神活性物质滥用史。④回顾过去2~4周内总体睡眠状况,包括入睡潜伏期(上床开始睡觉到入睡的时间),睡眠中觉醒次数、持续时间和总睡眠时间。需要注意在询问上述参数时应取用平均估计值,不宜将单夜的睡眠状况和体验作为诊断依据。⑤进行睡眠质量评估(PSQI等量表工具)。⑥通过问诊或借助于量表工具对日间功能进行评估,排除其他损害日间功能的疾病。⑦针对日间嗜睡患者进行ESS评估,结合问诊筛查睡眠呼吸紊乱及其他睡眠障碍。⑧如有可能,在首次系统评估前最好记睡眠日记。

5. 客观评估　整夜多导睡眠图(polysomnography,PSG)监测,主要用于失眠的鉴别诊断和疗效评估。多次睡眠潜伏时间试验(multiple sleep latency test,MSLT)用于鉴别发作性睡病和日间睡眠增多等疾病。体动记录仪(actigraph)用于鉴别昼夜节律失调性睡眠觉醒障碍(circadian rhythm sleep-wake disorder,CRSWD),也可以在无PSG条件时作为替代手段评估患者夜间总睡眠时间和睡眠模式。神经功能影像学为失眠诊断和鉴别诊断开拓了新的领域,但目前仍处于临床研究阶段,尚无成熟经验与标准推广应用。失眠患者由于神经心理或认知行为方面的改变,对睡眠状况的自我评估容易出现偏差,可能低估或者高估实际睡眠时间,此时应选择客观评估方法进行甄别。

(五)失眠的诊断

1. 慢性失眠的诊断标准(必须同时符合①~⑥项标准)　①存在以下一种或者多种睡眠异常症状(患者自述或者照料者观察到):入睡困难;睡眠维持困难;比期望的起床时间更早醒来;在适当的时间不愿意上床睡觉。②存在以下一种或者多种与失眠相关的日间症状(患者自述或者照料者观察到):疲劳或全身不适感;注意力不集中或记忆障碍;社交、家庭、职业或学业等功能损害;情绪易烦躁或易激动;日间思睡;行为问题(如多动、冲动或攻击性);精力和体力下降;易发生错误与事故;过度关注睡眠问题或对睡眠质量不满意。③睡眠异常症状和相关的日间症状不能单纯用没有合适的睡眠时间或不恰当的睡眠环境来解释。④睡眠异常症状和相关的日间症状至少每周出现3次。⑤睡眠异常症状和相关的日间症状持续至少3个月。⑥睡眠和觉醒困难不能被其他类型的睡眠障碍更好地解释。

2. 短期失眠的诊断标准　符合慢性失眠第①~③、⑥条标准,但病程不足3个月和(或)相关症状出现的频率未达到每周3次。

(六)失眠的鉴别诊断

失眠需要与精神障碍、躯体疾病、药物或物质滥用,以及其他类型的睡眠障碍相鉴别。需要鉴别的其他睡眠障碍类型包括呼吸相关性睡眠障碍、不宁腿综合征、周期性肢体运动障碍、CRSWD、环境性睡眠困难、睡眠不足综合征、长睡眠者和短睡眠者等。确定失眠诊断时还应针对可以确定的精神或躯体障碍给予相应的诊断。

推荐意见:①如有可能,在首次系统评估前最好记睡眠日记(Ⅰ级推荐);②诊断失眠时应关注共存的其他疾病和症状,并给予相应的诊断(Ⅰ级推荐);③鉴别其他睡眠障碍如呼吸性睡眠障碍、周期性肢体运动障碍时应进行PSG检查(Ⅰ级推荐);④失眠患者伴随日间过度嗜睡,特别是在需要鉴别发作性睡病时,应当同时进行PSG和MSLT检查(Ⅱ级推荐);⑤失眠患者接受合理干预后疗效反应不理想时,应进行PSG检查排除其他类型睡眠障碍(Ⅱ级推荐)。

(七)失眠的治疗

1. 总体目标　①去除病因;②改善睡眠质量和(或)增加有效睡眠时间;③恢复日间社会功能,提高生活质量;④防止短期失眠转化成慢性失眠;⑤减少与失眠相关的躯体疾病或与精神疾病共病的风险;⑥尽可能避免包括药物在内的各种干预方式带来的负面效应。

2. 干预方式　失眠的干预方式主要包括心理治疗、药物治疗、物理治疗和中医治疗。①心理治疗主要包括失眠病因的心理干预和卫生教育与针对失眠的认知行为治疗(cognitive behavioral therapy for insomnia,CBT-I)。应强调睡眠卫生教育的重要性,即在建立良好睡眠卫生习惯的基础上,开展其他治疗手段。CBT-I能够有效纠正失眠患者错误的睡眠认知与不恰当的行为因素,有利于消除心理生理性高觉醒,增强入睡驱动力,重建正确的睡眠觉醒认知模式,持续改善失眠患者的临床症状,且没有不良反应。②药物治疗失眠的短期疗效已经被临床试验所证实。大部分的慢性失眠背后都有较复杂的社会心理因素,除心理治疗外,同时可用抗抑郁焦虑的药物。③物理治疗如光照疗法、经颅磁刺激、生物反馈治疗、经

颅微电流刺激疗法等。④饮食疗法、芳香疗法、按摩、顺势疗法等尚缺乏令人信服的大样本对照研究，故可选择为补充治疗。⑤中医治疗失眠的历史悠久，建议以疗效为指南。

3. 不同类型失眠的干预策略　短期失眠患者应该积极寻找并解决其致病因素，调动患者自我调适，防治短期失眠向慢性失眠转化。短期失眠患者在无法完成 CBT-I 时应早期应用药物治疗。慢性失眠患者亦务必解除其病因，在建立良好睡眠卫生习惯的基础上，首选 CBT-I。病因的心理治疗同时当然应予抗焦虑抑郁的药物治疗。

4. 失眠的药物治疗　失眠的药物治疗同样遵守安全、耐受性好、有效、经济和简便的原则。主要是短期的对症治疗和相对长期的对因治疗；同时医者应引导患者在药物的帮助下学会看待和处理生存中所遇到的各种负性事件，从而预防失眠的发生和向慢性失眠转化。

(1) 主要药物：目前临床治疗失眠的药物主要有苯二氮䓬类受体激动剂(benzodiazepine receptor agonists, BZRA)有、褪黑素受体激动剂、食欲素受体拮抗剂和具有催眠作用的抗抑郁药物。加巴喷丁、喹硫平、奥氮平治疗失眠的临床证据薄弱，不推荐作为失眠治疗的常规用药。抗组胺药物(如苯海拉明)、普通褪黑素以及缬草提取物等非处方药虽然具有催眠作用，但是现有的临床研究证据有限，不宜作为治疗普通成人失眠的常规用药。酒精(乙醇)不能用于治疗失眠。

1) 苯二氮䓬类受体激动剂：分为苯二氮䓬类药物(benzodiazepine drug, BZD)和非苯二氮䓬类药物(nonbenzodiazepine drugs, non-BZD)。

BZD 于 20 世纪 60 年代开始使用，可非选择性激动 γ-氨基丁酸(γ-aminobutyric acid, GABA)受体 A 上不同的 γ 亚基，具有抗焦虑、松弛肌肉、抗惊厥和镇静、催眠的药理作用。美国食品药品监督管理局(Food and Drug Administration, FDA)批准了 5 种 BZD(艾司唑仑、氟西泮、夸西泮、替马西泮和三唑仑)用于治疗失眠，其中三唑仑属于唯一的短半衰期催眠药物，但是由于其成瘾性和逆行性遗忘发生率高，已被我国列为一类精神药品管理。国内常用于治疗失眠的 BZD 还包括阿普唑仑、劳拉西泮和地西泮。BZD 药物可以改善失眠患者的入睡困难，增加总睡眠时间，其中半衰期长的不良反应包括日间困倦、头昏、肌张力减低和可逆性认知减退等。持续使用 BZD 后，在停药时可能会出现戒断症状和反跳性失眠。对于有物质滥用史的失眠患者需要考虑到潜在的药物滥用风险。肝肾功能损害、重症肌无力、中重度阻塞型睡眠呼吸暂停(obstructive sleep apnea, OSA)综合征以及重度通气功能障碍患者禁用 BZD。

20 世纪 80 年代以来，以唑吡坦(zolpidem)、右佐匹克隆(eszopiclone)和佐匹克隆为代表的 non-BZD 先后应用于失眠的临床治疗，它们对 γ-氨基丁酸受体 A 上的 α_1 亚基选择性激动，主要发挥催眠作用，不良反应较 BZD 轻，已经逐步成为治疗失眠的临床常用药物，但其抗焦虑作用明显不及 BZD。

2) 褪黑素和褪黑素受体激动剂：褪黑素参与调节睡眠觉醒周期，可以改善时差变化所致睡眠觉醒障碍。褪黑素受体激动剂雷美替胺(ramelteon)属于褪黑素 MT1 和 MT2 受体激动剂，能够缩短睡眠潜伏期、提高睡眠效率、增加总睡眠时间，可用于治疗以入睡困难为主诉的失眠以及昼夜节律失调性睡眠觉醒障碍。雷美替胺对于合并睡眠呼吸障碍的失眠患者安全有效，由于没有药物依赖性，也不会产生戒断症状，故已获准长期治疗失眠。阿戈美拉汀既是褪黑素受体激动剂也是 5-羟色胺 2C 受体拮抗剂，因此具有抗抑郁和催眠双重作用，能够改善抑郁障碍相关的失眠，缩短睡眠潜伏期，增加睡眠连续性。

3) 食欲素受体拮抗剂：食欲素又称下丘脑分泌素，具有促醒作用。针对食欲素双受体发挥抑制作用的拮抗剂苏沃雷生(suvorexant)，已获得美国食品药品监督管理局批准用于治疗成人失眠(入睡困难和睡眠维持障碍)。其发挥催眠作用的靶点不同于其他催眠药，现有研究数据显示其具有较好的临床疗效和耐受性。

4) 抗抑郁焦虑药物：部分抗抑郁焦虑药具有镇静作用，在失眠伴随抑郁、焦虑心境时应用有效。①三环类抗抑郁药物：小剂量的多塞平(3 ~ 6 mg/d)因有特定的抗组胺机制，可以改善成年和老年慢性失眠患者的睡眠状况，无明显戒断效应，近年已作为治疗失眠的推荐药物之一；②曲唑酮：小剂量曲唑酮(25 ~ 150 mg/d)具有镇静催眠效果，可改善入睡困难，增强睡眠连续性，可以用于治疗失眠和催眠药物停药后的失眠反弹；③米氮平：小剂量米氮平(7.50 ~ 15.00 mg/d)能缓解失眠症状，适合睡眠表浅和早醒的失眠患者；④选择性 5-羟色胺再摄取抑制药(selective serotonin reuptake inhibitor, SSRI)：虽无明确催眠作用，但可以通过治疗失眠病因(抑郁和焦虑障碍)而达到助眠作用；⑤选择性 5-羟色胺和去甲肾上腺素再摄

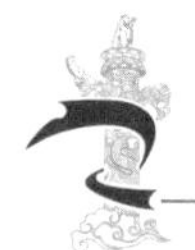

取抑制剂:包括度洛西汀和文拉法辛等也是通过治疗抑郁和焦虑障碍而改善失眠症状,更适用于抑郁焦虑并存和疼痛等躯体症状障碍伴随失眠的患者;⑥抗抑郁焦虑药物与 BZRA 联合应用:慢性失眠多因抑郁焦虑而存在,部分 SSRI、SNRI 与 BZRA 联用,可以快速缓解失眠或和焦虑抑郁症状。

(2)药物治疗注意事项

1)给药方式:镇静催眠药物每晚睡前服用1次,称为连续治疗。若非每晚服用,比如每周选择数晚服药则称为间歇治疗。间歇治疗具体的频次尚无定论,推荐间歇给药的频率为每周 3 ~5 次。"按需"的具体决策可参考如下标准:①预期入睡困难时,于上床睡眠前 5 ~10 min 服用;②根据夜间睡眠的需求,上床后 30 min 仍不能入睡时,立即服用;③夜间醒来无法再次入睡,且距预期起床时间>5 h,可以服用(仅适合使用短半衰期药物);④根据次日白天活动的需求(有重要工作或事务),于睡前服用。对于慢性失眠患者,若需长期服药,从安全角度和服药依从性方面考虑,推荐使用 non-BZD 进行药物间歇治疗。具有镇静作用的抗抑郁剂和褪黑素受体激动剂可于睡前服用。对失眠病因焦虑抑郁的治疗同常规抗焦虑抑郁治疗,不采用间歇或按需给药的方式。褪黑素受体激动剂和食欲素受体拮抗剂是否可以间歇给药或按需服用,有待进一步研究。

2)疗程:少数药物,如唑吡坦、右佐匹克隆、雷美替胺,建议尽可能短期使用,一般不超过 4 周。4 周以内的药物干预可选择连续治疗,超过 4 周需重新评估,必要时变更干预方案或者根据患者睡眠改善状况适时采用间歇治疗。

3)变更药物:换药指征包括以下几点。①推荐的治疗剂量无效;②产生耐受性;③不良反应严重;④与治疗其他疾病的药物有相互作用;⑤高危人群(有成瘾史的患者)。

4)终止治疗:当患者感觉能够自我控制睡眠时(即已经学会如何看待和处理所遇到的失眠及引发失眠的各种原因),可考虑逐渐停药。必要时,续用有抗焦虑抑郁作用的中成药过渡,再完全停药。

5)特别需要注意:始终以失眠的病因治疗为主,镇静助眠药为辅,为此认知行为治疗应贯穿始终。

5. 失眠的心理治疗　心理治疗的本质首先是改变患者的信念系统,发挥其自我效能;其次干预失眠的病因、从而改善失眠症状。要完成这些目标,常常需要专业医师的参与。

(1)睡眠卫生教育:大部分失眠患者存在不良睡眠习惯,破坏正常的睡眠模式,形成对睡眠的错误概念,从而导致失眠。睡眠卫生教育主要是帮助失眠患者认识不良睡眠习惯及其在失眠发生与发展中的重要作用,重塑有助于睡眠的行为习惯。睡眠卫生教育的主要内容包括:①睡前 4 ~6 h 内避免接触咖啡、浓茶或吸烟等兴奋性物质;②睡前不要饮酒,特别是不能利用酒精帮助入睡;③每日规律安排适度的体育锻炼,睡前 3 ~4 h 内应避免剧烈运动;④睡前不宜暴饮暴食或进食不易消化的食物;⑤睡前 1 h 内不做容易引起兴奋的脑力劳动或观看容易引起兴奋的书刊和影视节目;⑥卧室环境应安静、舒适,保持适宜的光线及温度;⑦保持规律的作息时间。保持良好的睡眠卫生是消除失眠的前提条件。

(2)放松疗法:应激、紧张和焦虑是诱发失眠的常见因素,放松治疗可以缓解这些因素带来的不良效应,已经成为治疗失眠最常用的非药物疗法。其目的是降低卧床时的警觉性及减少夜间觉醒。主要包括渐进性肌肉放松、指导性想象和腹式呼吸训练。放松训练的初期应在专业人员指导下进行,环境要求整洁、安静,患者接受放松训练后应坚持每天练习 2 ~3 次。

(3)刺激控制疗法:刺激控制疗法是一套行为干预措施,目的在于改善睡眠环境与睡眠倾向(睡意)之间的相互作用,恢复卧床作为诱导睡眠信号的功能,消除由于卧床后迟迟不能入睡而产生的床与觉醒、焦虑等不良后果之间的消极联系,使患者易于入睡,重建睡眠觉醒生物节律。刺激控制疗法具体内容:①只在有睡意时才上床;②如果卧床 20 min 不能入睡,应起床离开卧室,从事一些简单活动,等有睡意时再返回卧室睡觉;③不要在床上做与睡眠无关的活动,如进食、看电视、听收音机及思考复杂问题等;④不管何时入睡,应保持规律的起床时间;⑤避免日间小睡。

(4)睡眠限制疗法:睡眠限制疗法通过缩短卧床清醒的时间,增加入睡驱动能力以提高睡眠效率。睡眠限制疗法的具体内容:①减少卧床时间以使其和实际睡眠时间相符,在睡眠效率维持 85% 以上至少 1 周的情况下,可增加 15 ~20 min 的卧床时间;②当睡眠效率低于 80% 时则减少 15 ~20 min 的卧床时间;③当睡眠效率在 80% ~85% ,则保持卧床时间不变;④可以有 0.5 h 左右的规律午睡,避免日间小睡,并保持规律的起床时间。

(5)认知治疗:失眠患者常对失眠本身感到恐惧,过分关注失眠的不良后果,常在临近睡眠时感到紧张,担心睡不好。这些负面情绪使失眠症状进一步恶化,失眠的加重又反过来影响患者的情绪,形成恶性循环。认知治疗目的就是改变患者对失眠的认知偏差,改变对于睡眠问题的非理性信念和态度。认知行为疗法的基本内容:①保持合理的睡眠期望,不要把所有的问题都归咎于失眠;②保持自然入睡,避免过度主观的入睡意图(强行要求自己入睡);③不要过分关注睡眠,不因为一次或几次没睡好就产生挫败感,培养对失眠影响的耐受性。

(6)CBT-I 与药物联合治疗:CBT-I 不仅具有短期疗效,只要患者坚持应用,可以长期保持疗效。CBT-I 治疗的初期阶段联合 BZRA(焦虑的患者亦可选用 BZD)可以在短期内改善失眠症状,提高患者的依从性,当联合治疗的效果稳定后,将 BZRA 改为间断治疗或者逐步停药;继续坚持 CBT-I 仍然能够维持疗效,充分体现这种优化组合治疗的远期效果。

推荐意见:①睡眠卫生教育需要同其他干预方式同时进行,不推荐将其作为独立的干预方式实施(Ⅰ级推荐);②放松疗法与刺激控制疗法可以分别作为独立的干预措施或参与到其他的 CBT-I 之中(Ⅰ级推荐);③睡眠限制疗法可作为独立的干预措施或参与到其他的 CBT-I 之中(Ⅱ级推荐);④CBT-I 联合药物 BZRA 治疗可以发挥更好的效果(Ⅱ级推荐)。

6. 特殊人群失眠的治疗

(1)老年:老年失眠患者应首选非药物治疗,首先是对导致失眠的病因治疗,其次是睡眠卫生教育,尤其强调进行 CBT-I。CBT-I 能够缓解老年患者的失眠程度,提升睡眠质量,缩短睡眠潜伏期,减少入睡后觉醒,提升睡眠效率,无明确不良反应。患者无法依从非药物治疗时,可以考虑药物治疗。①药物治疗推荐选择 non-BZD(右佐匹克隆、唑吡坦)、褪黑素受体激动剂、食欲素受体拮抗剂和小剂量多塞平(Ⅱ级推荐);②褪黑素缓释剂可用于改善老年失眠患者的睡眠质量(Ⅲ级推荐);③镇静催眠药物应该采用最低有效剂量,尽可能短期应用,密切观察药物不良反应(Ⅰ级推荐);④老年慢性失眠患者长期用药时,在维持疗效的前提下推荐使用间歇疗法(Ⅳ级推荐)。

(2)妊娠期及哺乳期:①妊娠期和哺乳期失眠患者首选睡眠卫生教育,推荐 CBT-I(Ⅱ级推荐);②心理治疗不满意或者难以依从时可以选择 non-BZD(Ⅳ级推荐);③哺乳期确需用药时应谨慎,不能确定药物是否通过哺乳影响婴儿时应当停止哺乳后用药(Ⅰ级推荐)。

(3)围绝经期和绝经期患者:对于围绝经期和绝经期的失眠患者,应首先鉴别和处理同时存在的影响睡眠的常见疾病,如抑郁、焦虑和睡眠呼吸暂停综合征等,依据症状给予相应的诊断和处理。应当关注患者的激素水平,必要时经专科会诊给予激素替代治疗。推荐意见:建议围绝经期和绝经期失眠患者接受妇科、内分泌科以及必要的精神心理专科会诊,处理相应的躯体和心理问题;失眠症状的处理与普通成人相同(Ⅳ级推荐)。

(4)伴有呼吸系统疾病:慢性阻塞性肺疾病(chronic obstructive pulmonary disease,COPD)在老年中有 17%~50% 存在失眠,主要表现为入睡困难和睡眠中频繁觉醒。临床上经常使用 BZRA 改善 COPD 患者的失眠和焦虑症状。但是 BZRA 中的 BZD 可增加 COPD 患者发生呼吸衰竭的风险。相比而言,non-BZD 中的唑吡坦和右佐匹克隆治疗 COPD 患者的失眠更为安全。褪黑素受体激动剂雷美替胺能够改善 COPD 失眠患者的睡眠质量,不增加呼吸紊乱事件,耐受良好。阻塞型睡眠呼吸暂停(OSA)患者中存在失眠症状的比例为 39%~58%。应用药物治疗 OSA 患者的失眠时,non-BZD 高度选择 γ-氨基丁酸受体 A 的 α_1 亚基以发挥催眠作用,而 BZD 非选择性作用于 α_2、α_3 亚基,后者产生的肌肉松弛有可能导致气道塌陷,增加呼吸困难、降低氧饱和度。右佐匹克隆与唑吡坦可以改善轻、中度 OSA 失眠患者的入睡困难,减少睡眠后觉醒,提高睡眠效率,增加患者对持续正压通气、PSG 压力滴定调适的依从性,从而减少诱发阻塞型睡眠呼吸暂停的发生。老年 OSA 失眠患者复杂性睡眠呼吸紊乱增多,睡前服用右佐匹克隆或唑吡坦,尚可减少中枢性睡眠呼吸暂停的发生,提高同时应用无创呼吸机治疗时的顺应性。此外,基础研究显示右佐匹克隆还可以阻止呼吸暂停动物模型海马区的兴奋性毒性损伤以及局部的神经变性。雷美替胺同样可以改善轻中度 OSA 患者的睡眠障碍,且无呼吸抑制,不增加呼吸紊乱,耐受良好。扎来普隆对于 OSA 失眠患者的疗效尚未确定。食欲素受体拮抗剂苏沃雷生(suvorexant)对 COPD 和 OSA 的影响尚缺乏大样本研究。

推荐意见:①伴有呼吸系统疾病的失眠患者适用于心理治疗(Ⅰ级推荐);②伴有 COPD 和轻中度 OSA 的失眠患者推荐选择 non-BZD(右佐匹克隆、唑吡坦)、褪黑素受体激动剂(雷美替胺)治疗(Ⅱ级推荐);③COPD 和 OSA 患者应慎用 BZD,对高碳酸血症明显的 COPD 急性加重期患者和限制性通气功能障碍失代偿期的患者禁用 BZD,必要时需在有创或无创机械通气支持下应用(Ⅳ级推荐)。

(5)共病精神障碍:精神障碍患者中常存在失眠症状,此类失眠患者在治疗失眠的同时还应该由精神科医师按专科原则治疗和控制原发病。抑郁障碍常与失眠共病,此时针对抑郁障碍的治疗包括认知行为治疗和抗抑郁剂,抗抑郁剂和催眠药物组合可以同时改善抑郁和失眠症状。焦虑障碍患者存在失眠时,以抗焦虑药物为主,必要时在睡前加用 BZRA。精神分裂症患者存在失眠时,应选择抗精神病药物治疗为主,必要情况下亦可辅以镇静催眠药物治疗失眠症状。

推荐意见:①共病精神疾病的失眠患者应当由精神科专业医师会诊,同时对精神疾病和失眠进行干预(Ⅰ级推荐);②共病抑郁的失眠患者应当采用组合治疗,包括抗抑郁剂(单药或组合)加镇静催眠药物(如 non-BZD 药物或褪黑素受体激动剂)以及采用 CBT-I 的同时应用具有镇静作用的抗抑郁剂(Ⅱ级推荐)。

综上所述,失眠治疗的总体原则包括:①失眠继发于或伴发于其他疾病时,应同时治疗原发或伴发疾病(Ⅰ级推荐);②应及时发现并纠正失眠患者存在的睡眠卫生不良,给予正确的睡眠卫生教育,并在此基础上给予其他干预方式(Ⅰ级推荐);③CBT-I 是治疗成人(包括老年人)失眠的首选方案之一,即使已经接受药物治疗的慢性失眠患者,也应当辅以 CBT-I(Ⅰ级推荐);④短期失眠患者无法完成 CBT-I 时应及时选择药物治疗(Ⅱ级推荐);⑤慢性失眠患者无法完成 CBT-I,或者 CBT-I 无效时可以选择药物治疗,长期给药应参照药物治疗推荐意见个体化实施(Ⅲ级推荐);⑥物理治疗可以作为补充和替代干预方案(Ⅳ级推荐)。

二、过度嗜睡障碍

白天过度嗜睡(excessive daytime sleepiness,EDS)指在白天应该维持清醒的主要时段不能保持清醒和警觉,出现难以抑制的困倦或者突然入睡,是许多睡眠疾病的主要临床表现。多在久坐、无聊或单调的环境中发生,严重者可以不分时间、地点,毫无预兆地酣然入睡,给患者的工作及生活带来很大影响,甚至酿成意外事故而危及他人及自身安全。据统计,嗜睡相关的交通事故发生率升高 7 倍以上,但尚未引起广泛重视。EDS 的轻重程度不一,临床表现各异,部分患者每天的总睡眠时间明显增多,但醒后并无精神和体力恢复的感觉;有些患者小睡后 EDS 可暂时缓解,但不能维持太久。幼儿的嗜睡可表现为睡眠时间过长和先前本已消失的白天小睡重现;儿童 EDS 患者可表现为学习成绩不佳、注意力涣散、情绪不稳、多动等看似与嗜睡矛盾的症状。多数情况下 EDS 是一个慢性症状,持续时间至少 3 个月才能考虑诊断。嗜睡的人群发生率为 5%~15%,9.4% 的中国小学生有时或经常上课睡觉,频繁倒班者、老人、青少年及女性人样中嗜睡的发生率较高。EDS 是患者到睡眠中心就诊的主要原因之一,准确而全面地评价嗜睡的程度和原因才能选择合适的治疗方案。特别值得注意的是,不少嗜睡患者伴情绪和认知功能障碍,有的出现幻觉等精神症状,极易被误诊为精神疾病;另一方面,不少精神科用药会影响睡眠特别是引起白天过度嗜睡而大大降低患者的生活质量甚至酿成意外事故,应当尽力避免;另外,随生活方式的改变和电子产品的应用,生物节律被打乱,不仅各种疾病增加而且嗜睡的人群发生率上升。引起 EDS 的原因复杂,到医院就诊者,睡眠呼吸障碍(sleep-related breathing disorder,SDB)为 EDS 最常见的病因,发作性睡病(narcolepsy)居其次,其余包括周期性腿动(periodic leg movements,PLM)、特发性睡眠增多(idiopathic hypersomnia,IH)及克莱恩-莱文综合征(Kleine-Levin syndrome,KLS)等。不少患者的嗜睡症状与中枢神经系统改变有关,称为"中枢性嗜睡"(central disorders of hypersomnolence)。

中枢性嗜睡的分类:1 型发作性睡病、2 型发作性睡病、特发性睡眠增多、克莱恩-莱文(Kleine-Levin)综合征、疾病导致的过度嗜睡、精神疾病相关的过度嗜睡、药物或毒品引起的过度嗜睡、睡眠不足综合征、孤立症状和正常变异,长睡眠者。

(一)发作性睡病

发作性睡病系难以控制的嗜睡、发作性猝倒、睡瘫、入睡前幻觉及夜间睡眠紊乱为主要临床特点。国外报道通常在 10 ~ 20 岁开始起病,人群患病率在 0.02% ~ 0.18%,男性和女性患病率大致相当,是继睡眠呼吸障碍之后,引起白天过度嗜睡的第二大病因。它是一种终身性睡眠疾患,可严重影响患者的生活质量,甚至酿成意外事故而危及生命。国人的患病率在 0.04% 左右,起病于儿童时期者也不少见,男女比例为 2 : 1。

1. 病因及发病机制　动物发作性睡病的发生与下丘脑分泌素或其受体基因突变有关;而发作性睡的发病是由于免疫损伤致下丘脑分泌素细胞凋亡、激素分泌减少所致,患者脑脊液(cerebrospinal fluid,CSF)中的下丘脑分泌素水平显著降低或缺失。发作性睡病的病因不明,一般认为是环境因素与遗传因素相互作用的结果。半数以上的病例症状出现有一定的诱因,如情绪紧张、压力大、过度疲劳等,病毒感染特别是 H1N1 甲型流感病毒感染可能诱发发作性睡病。8% ~ 10% 的发作性睡病患者具有家族史,患者第一代直系亲属的患病概率为人群的 20 ~ 70 倍;提示遗传因素在其起病中有重要作用。发作性睡病与人类白细胞抗原(human leucocyte antigen,HLA)具有高度相关性,HLADQB1 * 0602 在各个种族的睡病患者中均有很高的阳性率,达 88% ~ 100%。中国典型患者的 HLADQBI * 0602 阳性率高达 95%,远较人群 23% 的阳性率高。

2. 临床表现　发作性睡病的主要症状包括嗜睡、发作性猝倒、睡瘫、入睡前幻觉及夜间睡眠紊乱,大约有 1/3 的患者具备上述症状。肥胖在发作性睡病患者十分常见,起病之初常可出现难以解释的体重增加。发作性睡病与其他睡眠疾病如呓语、周期性肢体运动、睡眠呼吸障碍和 REM 睡眠行为异常等合并存在。患者可伴焦虑、抑郁症状,大约 20% 出现社交恐惧症。一半以上的患者存在明显不同于嗜睡的严重疲劳。

(1)白天过度嗜睡:100% 的发作性睡病患者存在 EDS,表现为突然发生的不可抗拒的睡眠发作,可出现于行走、进餐或交谈时,在外界刺激减少的情况下,如阅读、看电视、驾驶、听课、开会时更易发生。睡眠持续时间为数分至数十分钟,可短至数秒,也有长达数小时者,每天可发生数次到数十次不等,多数患者经短时间的小睡后即可头脑清醒,但不能维持太长时间。

(2)猝倒:60% ~ 70% 的发作性睡病患者可见脱力发作甚至猝倒,为该病的特征性表现,常在 EDS 出现数月至数年后出现。见于强烈情感刺激如发怒、大笑时。发作时患者意识清楚,无记忆障碍,可完全恢复。

(3)睡眠瘫痪:多在入睡或起床时出现,是发作性睡病患者从 REM 睡眠中醒来时发生的一过性全身不能活动或不能讲话,可持续数秒至数分钟。正常人也可发生,但发作性睡病患者的发作频率及程度均严重得多。

(4)睡眠幻觉:多在入睡时发生,表现为在觉醒和睡眠转换时出现的幻觉,可以为视、触或听幻觉,也可表现为梦境样经历。有时在白天犯困时也会出现。

(5)夜间睡眠紊乱:可以是患者的主诉之一,常无入睡困难,但易醒多梦,入睡后 2 ~ 3 h 即难以再入睡,早晨常因困倦而起床困难。

3. 实验室检查　发作性睡病的确诊需结合实验室检查,主要包括多次睡眠潜伏时间试验(MSLT)、夜间多导睡眠图(polysomnography,PSG)监测睡眠、血 HLA 分型及脑脊液下丘脑分泌素检查。

发作性睡病患者的 MSLT 除平均睡眠潜伏期缩短外,可见两次或两次以上的异常快速眼动睡眠起始(sleep onset REM period,SOREMP)。该检查的诊断敏感性及特异性均只有 70% 左右。常需在前夜多导睡眠仪监测睡眠之后进行,目的是保证患者在 MSLT 之前有充足的睡眠。另外,约 50% 的发作性睡病患者的 PSG 显示夜间入睡后 15 min 之内出现异常的 REM 睡眠,诊断的特异性达到 99%。PSG 睡眠呼吸监测还有助于发现共患的其他睡眠障碍性疾病或进行鉴别诊断。在 MSLT 检查前至少佩戴 1 周体动仪(actigraphy)并记录睡眠日志,有助于确定是否存在睡眠不足、倒班工作或其他昼夜节律睡眠紊乱,从而更好地判读 MSLT 的结果。

HLADQBI * 0602 阳性支持发作性睡病的诊断,但由于特异性不强,已不再作为诊断标准之一。近年来发现如患者具有典型的猝倒同时伴 HLADQBI＊0602 阳性，99%可能存在脑脊液下丘脑分泌素缺乏，不经过腰穿等创伤性手段获取脑脊液就可较准确预测并分型，从而统一患者的表型。脑脊液下丘脑分泌素-1（hypocretin-1，Hcrt-1）≤110 pg/ml 或正常值的1/3可作为发作性睡病的确诊和分型标准。对伴猝倒的典型发作性睡病其诊断敏感性和特异性均达到95%以上；不伴猝倒者只有25%的患者存在 CSF 下丘脑分泌素低于110 pg/ml。检查费用相对便宜，对难以承受 MSLT 检查费用（在国外较昂贵）、不能配合 MSLT 检查、应用精神类药物且检查前难以停药及部分诊断困难的病例有重要诊断价值。

4. 诊断　2014年颁布的《国际睡眠障碍分类》第3版（ICSD-3）将发作性睡病分为Ⅰ型和Ⅱ型。

（1）Ⅰ型发作性睡病：Ⅰ型发作性睡病的诊断必须同时满足以下1）和2）标准。

1）患者每天均出现难以抑制的嗜睡，持续时间至少3个月。

2）具有下列1或2项表现：①发作性猝倒和 MSLT 显示平均睡眠潜伏时间≤8 min，出现2次或2次以上的 SOREMP，睡眠起始15 min 内出现的快动眼睡眠可替代 MSLT 中的一次 SOREMP；②免疫法测定 CSF 下丘脑分泌素-1 浓度≤110 pg/ml，或小于以同一标准检验正常者平均值的1/3。

说明：①对无猝倒者，如果符合1）和2）中②的标准，也应诊断为Ⅰ型发作性睡病；②需要注意Ⅰ型发作性睡病可继发于其他疾病，要考虑病因诊断。引起发作性睡病的病因多见于中枢神经系统（central nervous system，CNS）疾病，如自身免疫性疾病、下丘脑肿瘤、脑卒中或出血、外伤等。

（2）Ⅱ型发作性睡病：Ⅱ型发作性睡病的诊断必须同时满足以下所有的标准。①患者每天均出现难以抑制的嗜睡，持续时间至少3个月；②MSLT 显示平均睡眠潜伏时间≤8 min，出现两次或两次以上 SOREMP 睡眠，起始15 min 内出现的快动眼睡眠可替代 MSLT 中的一次 SOREMP；③无猝倒；④未检测 CSF 下丘脑分泌素-1，或测定的 CSF 下丘脑分泌素-1 水平>110 pg/ml，或超过正常平均值的1/3；⑤嗜睡和（或）MSLT 结果不能以其他原因更好地解释，如睡眠不足、阻塞型睡眠呼吸暂停、睡眠时相延迟及药物或毒品应用。

5. 发作性睡病的鉴别诊断

（1）睡眠呼吸暂停低通气综合征：睡眠呼吸暂停低通气综合征（sleep apnea hypopnea syndrome，SAHS）都可表现为白天嗜睡，但发作性睡病的 EDS 程度更重，在小睡后会感到短暂清醒，而 SAHS 患者不能，SAHS 患者无猝倒发作。由于两者常合并存在，30%以上是成人发作性睡病符合 SAHS 的诊断，临床常将合并 SAHS 的发作性睡病患者漏诊。当患者白天嗜睡的程度难以用 SAHS 解释、嗜睡的出现早于打鼾的发生、经有效的无创通气治疗后嗜睡改善不明显时，应怀疑发作性睡病的可能。

（2）特发性睡眠增多：特发性睡眠增多患者常缺乏 REM 睡眠相关的表现，如猝倒、睡瘫、入睡幻觉等，无发作性睡病的 MSLT 表现。特发性睡眠增多患者的睡眠效率通常更高，可出现宿醉式睡眠及持续时间更长但不解乏的小睡。

（3）癫痫：两者极易混淆，癫痫患者无不可抗拒的睡眠发作和猝倒发作，脑电图可见癫痫波。另外前者发作时可伴意识丧失，但发作性猝倒常意识清醒，发作前常可意识到，并主动采取保护性动作，发作后可回忆相关情况。有些癫痫患者在服用抗癫痫药物后可出现嗜睡。

（4）其他疾病：反复发作日间嗜睡还可见于很多疾病，如周期性肢体运动障碍、睡眠不足综合征、慢性疲劳综合征和抑郁症等。猝倒发作应与短暂性脑缺血发作、肌病、前庭疾病、心理或精神疾病等相鉴别。幻觉常误诊为精神分裂症。少数情况下，为了获得刺激性兴奋药物而试图蒙骗医师者应当考虑存在装病和物质滥用的可能，MSLT 有助于鉴别。

6. 发作性睡病的治疗

（1）一般治疗：发作性睡病患者应有规律、足够的夜间睡眠。另外，在白天应有计划地安排小睡特别是午睡来减少犯困。择业方面应避免选择驾驶、高空及水下作业。心理症状尤其是抑郁、自卑在发作性睡病患者中常见，应给予有效的心理干预。对儿童患者，家长、老师需认识嗜睡和其他症状是疾病的表现，应对患儿表示理解，鼓励其采取积极的、健康的生活态度，课业负担不可太重。

（2）药物治疗

1）白天嗜睡的治疗：白天不可控制地入睡是发作性睡病最常见的症状，也是影响患者工作及生活的主要因素。尽管非药物治疗如调整生活习惯、午休等均可改善患者的嗜睡症状，但不少患者如学生、司机

及症状较重者仍需药物辅助治疗。盐酸哌甲酯(methylphenidate)1959 年开始应用于治疗发作性睡病，是目前世界上治疗该疾病处方量最大的药物。分短效及长效缓释片两种，前者服药后 0.5 h 左右起效，持续 3～4 h，不影响患者的午休，价格便宜。该药物属精神类药物，主要不良反应包括胃不适、食欲降低、头痛、心率加快等，我们的经验表明其成瘾性很小，部分患者较长时间持续服用后会出现耐受而需加量，停药一阶段后敏感性恢复。为避免影响夜间睡眠，不可晚间服药。莫达非尼(modafinil)于 1998 年获得美国 FDA 的批准治疗发作性睡病，半衰期达 15 h，推荐使用剂量为 100～400 mg 每日一次。该药突出的优点是不良反应小，偶有患者诉头痛。

2)发作性猝倒的治疗：三环类抗抑郁药如丙米嗪、地昔帕明(去甲丙米嗪)和氯丙咪嗪等都是最早用于治疗发作性猝倒的药物。它们通过抑制单胺的再摄取而抑制异常 REM 睡眠的发生，从而改善猝倒症状，疗效确实可靠。新型的抗抑郁药 5-羟色胺再摄取抑制药如氟西汀、帕罗西汀均用于治疗发作性睡病，但效果弱于三环类抗抑郁药。文拉法辛(venlafaxine)具有抑制肾上腺素能及 5-羟色胺再摄取的双作用，在低于抗抑郁的剂量时即可发挥强的抗猝倒作用，且影响性功能的不良反应很小，同时还有轻微的促醒作用。需要指出的是，以上药物需规律服用，骤然停药会造成撤药性猝倒反跳，患者猝倒症状暂时性加重，持续 3～7 d 可自行缓解。

3)夜间睡眠紊乱的治疗：大部分发作性睡病患者存在夜间睡眠紊乱，表现为易醒、睡眠易中断等，推测白天嗜睡可能与此有关，而改善夜间睡眠后白天嗜睡也有所缓解。但应用常规的镇静、促眠药并不能达到此效应。γ-羟丁酸钠(sodium oxybate)通过兴奋 GABA 受体 B 发挥中枢神经系统抑制作用，同时能够显著增加慢波睡眠及 REM 睡眠的比例，是唯一一种对嗜睡及猝倒均有较强疗效的药物。2002 年美国食品药品监督管理局(Food and Drug Administration，FDA)批准其治疗发作性睡病，最大的问题是长期应用可能出现药物依赖。

(二)特发性睡眠增多

特发性睡眠(idiopathic hypersomnia，IH)的平均起病年龄是 16.6～21.2 岁，人群患病率和发病率均不详。女性的患病率高于男性。

1. 病因及发病机制　特发性睡眠增多的发病因素和遗传易感性不明。

2. 临床表现　特发性睡眠增多主要以白天过度嗜睡但不伴猝倒为基本特征。过去称为“宿醉”式睡眠，伴随症状包括不易清醒且小睡时间亦过长、反复再入睡、易激惹、无其他意识行为异常。患者通常不易被闹钟唤醒，只能频繁使用特殊手段促醒。总睡眠时间很长，至少 30% 的患者诉超过 10 h，白天小睡的持续时间很长，常超过 60 min，46%～78% 的患者醒后感觉不解乏。可以出现自主神经系统功能障碍的各种症状，如头痛、直立性低血压、体温调节障碍和外周血管异常感觉。偶有睡瘫和睡前幻觉，但发生频率尚不确定。

3. 实验室检查　睡眠监测是诊断 IH 的重要手段。EDS 的客观依据包括 MSLT 显示平均睡眠潜伏时间≤8 min，24 h 多导睡眠图(PSG)检查或腕式体动仪显示 24 h 内睡眠时间超过 11 h 有助于证实诊断。除总睡眠时间延长外，PSG 睡眠监测显示睡眠效率>90%；NREM 和 REM 睡眠比例在预期范围内，REM 睡眠潜伏时间正常。MSLT 中平均睡眠潜伏时间通常短于对照组，但长于大部分发作性睡病患者。SOREMP 少于 2 次，或在整夜 PSG 检查中无睡眠始发的 REM 期睡眠。

4. 诊断　特发性睡眠增多是一个排除性诊断，必须同时满足以下 A～F 的标准。当患者主诉长时间小睡后仍难以恢复精力、晨间或小睡后觉醒困难时要考虑特发性睡眠增多的诊断。仔细的病史询问、系统的睡眠问卷评估、全面体格检查、夜间多导睡眠图、MSLT 是必不可少的诊断依据。更重要的是要排除其他原因引起的日间过度嗜睡。对诊断不明确的患者需要通过多导睡眠图或活动记录仪、精神心理测试、脑脊液 Hcrt-1 测定和脑部 MRI 检查来帮助诊断。

诊断标准必须同时满足以下所有标准：①患者每日出现难以抑制的嗜睡，并至少持续 3 个月；②无猝倒；③MSLT 显示 SOREMP 少于 2 次，或在整夜 PSG 检查中无 REM 潜伏时间≤15 min 的睡眠始发 REM 期；④至少有下列发现之一，MSLT 显示平均睡眠潜伏时间≤8 min，24 h 的 PSG 显示 24 h 内睡眠时间≥660 min(典型者为 12～14 h)，或通过腕式体动仪结合睡眠日志(平均至少超过 7 d 的自然睡眠)加以证实;⑤应排除睡眠不足(如需要,可通过观察增加夜间卧床时间后嗜睡有无改善来测试,最好经过至少1周的腕式体动仪证实);⑥EDS和(或)MSLT发现不能以其他原因更好地解释,如睡眠不足、睡眠呼吸暂停低通气综合征(SAHS)、睡眠时相延迟及药物或物质滥用或戒断。

5. 鉴别诊断　IH可能与SAHS、特别是呼吸相关性觉醒(respiratory-related awakening,RERA)混淆,经无创通气治疗后RERA引起的EDS可明显改善。MSLT及PSG检查出现两次或两次以上SOREMP可将2型发作性睡病和IH加以区别。增加夜间卧床时间后嗜睡改善支持睡眠不足的诊断,而宿醉式睡眠和(或)超过1 h的小睡而不解乏、则支持IH病史。体格检查和包括头颅CT和MRI在内的实验室检查有助于除外器质性疾病引起的嗜睡。药物或毒品引起的嗜睡,可通过停服予以排除,必要时可通过尿检进行鉴别。罹患精神疾病者应考虑到与精神异常相关的过度嗜睡,最典型的是抑郁,这些患者的EDS和睡眠时间延长的主诉与IH相似,但EDS症状每日变化不一,经常伴夜间睡眠质量差,MSLT显示平均睡眠潜伏时间并无缩短。慢性疲劳综合征以足够的睡眠或休息后不能缓解的持续或反复发作的疲劳症状为特征,患者清楚地主诉疲劳而非过度白天嗜睡;MSLT显示平均睡眠潜伏时间正常。长睡眠者按照自己所需时长睡眠,会感觉精神完全恢复而且无白天嗜睡。IH患者无论先前睡眠时间多长,都会持续感觉困倦。创伤后嗜睡、睡眠呼吸暂停充分治疗后的残余嗜睡和疼痛所致睡眠片断化可出现类似IH的症状。

6. 治疗　特发性睡眠增多的病因不明,只能对症治疗。延长睡眠时间常无效,白天小睡也不能让患者更清醒。讲究睡眠卫生、保持健康的生活方式、限制躺在床上的时间可能有帮助。治疗的主要目的在于维持白天清醒。兴奋剂如哌甲酯能够部分或间断地缓解症状,但效果不如发作性睡病理想,特别是睡眠"宿醉"的改善较为困难。莫达非尼(modafinil)已成为一线治疗药物,对儿童患者也有效,剂量一般从100 mg开始,逐步增加。最常见的不良反应是头痛,缓慢递增剂量有助于减轻不良反应。怀疑有抑郁症的患者应首选抗抑郁药。褪黑素制剂对部分患者有效。

(三)克莱恩-莱文综合征

克莱恩-莱文综合征(Kleine-Levin syndrome,KLS)也称反复发作性过度嗜睡或周期性过度嗜睡,仅与月经周期相关的嗜睡反复发作已经归为KLS的一种亚型。该病罕见,估计患病率为每百万人群中1~2例,迄今为止,文献报告来自各个国家的病例仅数百例。80%的患者起病于10~20岁,大部分在青春期,成人和幼儿也可患病。男女之比约为2∶1。

1. 病因及发病机制　出生缺陷、发育障碍及遗传因素均与KLS的发病有关。犹太人的患病率增加。5%的患者存在家族性发病倾向,有报道*HLADQBI*＊02是可能的易感基因。上呼吸道感染和流感样症状是不少病例首发和复发的重要诱因,其他少见触发因素包括饮酒、头颅外伤、劳累等。

2. 临床表现　克莱恩-莱文综合征以反复发作的严重嗜睡,伴认知、行为和精神异常为主要表现,发作间期功能状态正常。典型发作期持续时间的中位数约10(2.5~80) d,极少数持续数周至数月;间隔时间从数天到数月不等,发病早期间隔时间短、反复次数频繁;随年龄增长,发作持续时间、严重程度和频率均减少甚至不再发作;一般病例的病程中位数是14年。每次复发的症状并不完全相同。发作期间患者每天睡眠时间可长达16~20 h以上,可自动醒来进食和上厕所,不伴大小便失禁。经典表现为贪食、多睡、性欲亢进;但大量病例报告表明贪食者只占66%,而1/3的表现为厌食。中国患者厌食更为多见,性欲亢进占53%,以男性为主。其他如低龄化表现(如对父母过分依赖、话语和音调幼儿化)、饮食习惯改变、喜独处和不愿见陌生人、焦虑、幻觉和妄想也不少见。在发作期的清醒阶段,大多数患者表现为疲惫、淡漠、模糊及讲话和应答迟钝,近记忆常减弱或缺失,有时存在定位能力减弱、方向感缺失和对外界环境的梦幻般感知(丧失真实感)。如强制让其保持清醒,患者会表现为易激惹。健忘、短暂的烦躁不安或伴失眠的情绪高涨可能在一次发作结束时出现。发作间期,患者的睡眠、认知、情绪和进食正常。

3. 实验室检查　发作时常规电图显示背景脑电活动总体减慢,经常阵发性(0.5~2.0 s)出现双侧同步、广泛性中至高波幅5~7 Hz的波。多导睡眠监测结果取决于记录的持续时间(是整夜还是24 h)以及记录的时间点(是在发作期起始时还是结束时,是在疾病的早期还是病程后期)。24 h多导睡眠监测显示总睡眠时间延长,在发作期前半段的夜间慢波睡眠百分比减少,后半段的REM睡眠减少。MSLT的结果取决于患者是否能够配合检查,常出现睡眠潜伏时间缩短或多次SOREMP。CSF细胞学和蛋白正常,

下丘脑分泌素-1水平可正常也可降低，发作期的水平低于发作间期。计算机断层扫描（computed tomography，CT）和磁共振成像（magnetic resonance imaging，MRI）无异常发现，但脑功能成像存在脑血流灌注异常。

4. 诊断　克莱恩-莱文综合征的诊断主要靠典型的临床表现及发作模式，必须满足以下所有标准：①患者至少经历2次过度嗜睡及睡眠期的反复发作，每次持续2 d至5周；②通常这种反复发作每年超过1次，或至少每18个月1次；③两次发作间期，患者的警觉性、认知功能、行为和情绪正常；④发作期间患者必须至少出现下列一项症状：认知功能障碍、感知变化、饮食异常（厌食或贪食）、无节制行为（如性欲亢进）；⑤嗜睡和相关症状不能以其他睡眠疾病、内科疾病和神经精神疾病（特别是双相情感障碍）及毒品或药物滥用而更好地解释。

5. 鉴别诊断　嗜睡发作的反复出现与消失可能继发于第3脑室肿瘤，常因活动致肿瘤间歇阻断脑脊液循环，颅内压增高引发头痛、呕吐、意识模糊和阵发性警觉损害，甚至去脑强直发作。脑炎、肝性脑病、多发性硬化、头颅损伤、卟啉病、莱姆病、基底部偏头痛和复杂部分性癫痫状态有时也可出现类似克莱恩-莱文综合征的症状。精神疾病如抑郁、双相情感障碍和季节性情感障碍中也有反复嗜睡发作的报告。这些疾病的症状很少像克莱恩-莱文综合征那样突然出现和消失。而且发作间期也会多少有一些症状。其他鉴别诊断的疾病包括药物或物质引起的过度睡眠、OSA、发作性睡病、IH和睡眠不足，但这些疾病每日均出现过度嗜睡，无反复、周期性发作的特点。

6. 治疗　克莱恩-莱文综合征尚无特效治疗。多数患者经数年之后发作次数减少、程度减弱甚至自行停止发作。在发作期间，应当尽量避免打扰患者，创造舒适、安静的环境，确保患者的安全。文献报道碳酸锂对50%的患者有效，其他促醒药物如盐酸哌甲酯、莫达芬尼尽管可以减少患者的睡眠，但并不能改善情绪和认知功能等KLS的主要症状。在发作间期，避免感冒、劳累等诱发因素可防止部分患者的复发。

（四）疾病相关的过度嗜睡

白天过度嗜睡可以因疾病引起，是其他疾病的继发症状之一。其中以神经和精神疾病最为常见，文献报告的疾病包括代谢性脑病、头颅外伤、卒中、脑肿瘤、脑炎、感染、免疫病、遗传性疾病、神经系统变性疾病和精神疾病。与精神异常相关的过度嗜睡占嗜睡病例的5%~7%，将在有关章节专门论述。

1. 病因及发病机制　疾病相关过度嗜睡的发生、发展和转归取决于原发病。在儿童患者的病因中，应特别关注遗传性疾病。

2. 临床表现　疾病相关过度嗜睡的严重程度轻重不一，既可类似于发作性睡病、患者经小睡后即短暂精力恢复；也可以像特发性睡眠增多一样长时间睡眠后仍不解乏；少数伴睡瘫、睡前幻觉和无意识行为。儿童患者的EDS常并不表现为多睡，而是以注意力涣散、情绪不稳定和学习成绩不好为表现。根据原发病的不同，患者的嗜睡表现各有特点。

（1）继发于帕金森病的过度嗜睡：帕金森病患者可发生经MSLT等客观检查证实的严重嗜睡。可能原因包括夜间睡眠不足和睡眠结构紊乱，即失眠；治疗帕金森病的多巴胺类药物的不良反应；部分病例的嗜睡属于中枢性的；少数患者MSLT检查符合发作性睡病。

（2）创伤后过度嗜睡：常见于颅脑损伤后，Meta分析发现此类患者中28%的会出现过度嗜睡，可能因下丘脑分泌素或其他促醒神经系统受损所致。此外，颅脑损伤者睡眠呼吸障碍的患病率也较高，也是引起嗜睡的原因之一。

（3）遗传性疾病：C型尼曼-皮克病（Niemann Pick type C disease）、诺里病（Norrie disease）、帕-魏综合征（Prader-Willi syndrome）、营养不良性肌强直、莫比乌斯综合征（Moebius syndrome）和脆性X综合征（fragile X syndrome）均可表现为白天嗜睡。史密斯-麦格尼斯综合征（Smith-Magenis syndrome）、幼儿期起病，以精神发育迟滞、颌面部结构异常和行为紊乱为特点，白天嗜睡及夜间觉醒的发生与褪黑素分泌时间颠倒，即褪黑素浓度白天升高而夜间降低有关。值得注意的是，上述不少遗传性疾病可累及神经肌肉系统并导致睡眠呼吸紊乱而引起白天嗜睡；只有在充分治疗SDB后，过度嗜睡仍持续存在的情况下才可以做出疾病相关过度嗜睡的诊断。

（4）继发于脑肿瘤、感染或其他中枢神经系统病变的过度嗜睡：脑部尤其是下丘脑或中脑喙部的卒

中、感染、肿瘤、结节病或神经变性病变可能产生白天嗜睡。肿瘤患者的白天嗜睡可能与肿瘤本身的直接侵犯或治疗的不良反应有关。

1)继发于内分泌疾病的过度嗜睡最典型的是甲状腺功能减退症。

2)继发于代谢性脑病的过度嗜睡:肝性脑病、慢性肾功能不全、肾上腺或胰腺功能不全、中毒和某些遗传性代谢性疾病都可能导致嗜睡。

3)睡眠呼吸障碍(sleep-related breathing disorder,SDB)患者的残余过度嗜睡:一些 SDB 患者尽管保证了充足的睡眠时间,睡眠呼吸紊乱和其他合并的睡眠疾病也得到了最佳治疗,但仍存在残余的白天嗜睡,其 ESS 评分中度增加,但 MSLT 显示平均睡眠潜伏时间多>8 min。患者常主诉疲劳、淡漠和抑郁等。动物实验提示这种残余嗜睡可能是由于长期缺氧对觉醒相关单胺系统的不可逆损伤所致。

3. 实验室检查　夜间 PSG 睡眠呼吸监测显示睡眠结构正常或轻度紊乱,代谢性脑病患者可出现慢波睡眠增加。PSG 检查还可发现其他有临床意义的睡眠疾病,如睡眠呼吸紊乱、周期性肢体运动等。MSLT 检查有助于排除发作性睡病,即 SOREMP 应少于 2 次且平均睡眠潜伏期<8 min。

4. 诊断　明确诊断的关键在于发现原发病。疾病相关过度嗜睡的诊断必须满足以下所有标准:①患者每日出现难以抑制的嗜睡,并至少持续 3 个月;②白天嗜睡继发于明确的神经系统或其他基础疾病;③如进行了 MSLT 检查,平均睡眠潜伏时间≤8 min,睡眠始发 REM 期(SOREMP)少于 2 次;④嗜睡和(或)MSLT 结果不能以另一种未经治疗的睡眠疾病、精神疾病和药物或毒品而更好地解释。

说明:需要特别指出的是,睡眠呼吸障碍治疗后残余嗜睡者的平均睡眠潜伏时间可>8 min;对于因原发病而不适合或不愿进行睡眠监测的患者,可根据临床来确定诊断。

5. 鉴别诊断　参见前面章节中有关鉴别诊断的内容。诊断疾病相关过度嗜睡的关键在于确定有关疾病是否为嗜睡的真正原因。与精神疾病相关的过度嗜睡可表现为夜间睡眠过长、白天嗜睡或小睡次数多;但患者经常感觉睡眠质量不好、睡觉不解乏,强烈地关注白天嗜睡症状,甚至工作缺勤、一周几天整日卧床或因需要睡眠而突然放弃工作,也可能回避社交、情感淡漠和缺乏活力。但夜间 PSG 监测常显示总卧床时延长伴片断睡眠,睡眠潜伏时间延长,入睡后清醒时间增加,觉醒频繁且持续时间延长,睡眠效率降低。未治疗的抑郁病例 REM 睡眠潜伏时间可能缩短,MSLT 的睡眠潜伏时间通常在正常范围内,与白天嗜睡的主观症状及 ESS 评分增高相比有所不同。24 h 持续睡眠监测通常显示白天和夜间的大部分时间均在床上,这种行为有时被称为恋床症。系统的精神病学检查和评价是诊断潜在精神疾病的关键。对于睡眠呼吸障碍患者的过度嗜睡经充分治疗睡眠呼吸紊乱彻底消除后,若嗜睡仍持续存在者,应考虑疾病相关过度嗜睡的诊断。若临床和 MSLT 结果符合发作性睡病(1 型或 2 型)的诊断标准,应诊断为与疾病相关的继发性发作性睡病。如存在具有临床意义的睡眠呼吸紊乱或周期性肢体运动等其他睡眠疾病,只有彻底治疗这些疾病后才能确定是否能够诊断疾病引起的过度嗜睡。

6. 治疗　疾病相关过度嗜睡治疗的关键在于治疗原发病。嗜睡的对症治疗见发作性睡病和特发性睡眠增多的治疗。

(五)药物或物质滥用引起的过度嗜睡

药物和毒品等物质滥用引起的过度嗜睡包括镇静催眠药的不良反应、镇静药或毒品等物质滥用引起的过度嗜睡、兴奋性药物撤除或戒断引起的过度嗜睡,严重者可发生中毒性嗜睡和中毒性脑病。

1. 病因及发病机制　睡眠及觉醒的转换和调节中涉及许多神经递质系统。不少药物可作用于该系统而发挥镇静催眠作用。在发挥治疗作用的同时,药效持续时间过长、作用靶点特异性不强、骤然停药或撤药反应均会产生嗜睡的不良反应。

2. 临床表现　患者可表现为夜间睡眠时间过长、白天嗜睡或小睡次数增多。有镇静、催眠药物的服用史、酒精成瘾或毒品滥用史或药物、酒精、毒品和其他药物戒断史;而且症状的发生与这些物质应用的时间相关。任何年龄的患者使用镇静药后都可能出现嗜睡,但更常见于老年和病情复杂的患者;滥用兴奋药和撤药后嗜睡最常见于青少年和年轻人。

(1)镇静药物引起的过度嗜睡:镇静催眠效应可见于苯二氮䓬类和非苯二氮䓬类安眠药、阿片类、巴比妥类、抗惊厥药、抗精神病药、抗胆碱药和部分抗抑郁药及抗组胺药。特别值得关注的是,第一代抗抑

郁药如三环类和单胺氧化酶抑制剂因阻断组胺系统而发挥镇静作用，新型抗抑郁药物则具有更强的受体特异性，只有曲唑酮和米氮平具有较强的镇静作用，尽管不属于催眠药，有时也被用来治疗失眠。多巴胺受体激动剂如普拉克索和罗匹尼罗也可以引起嗜睡，该类药物常用来治疗不宁腿综合征和帕金森病，在后者可能会引起白天嗜睡以及突发的"睡眠发作"。镇静作用是传统抗癫药物如苯巴比妥和卡马西平最常见的不良反应，而新一代的抗痫药如加巴喷丁等该不良反应较小。阿片类药物虽然有镇静作用，但最严重的不良反应是呼吸抑制，不宜用于有基础肺部疾病或阻塞型睡眠呼吸暂停低通气综合征的患者。非处方药如缬草类植物和褪黑素也能产生镇静作用。在少数情况下，嗜睡也可以在使用非甾体抗炎药、一些抗生素、解痉药、抗心律失常药和β受体阻滞剂时出现。

(2)药物或物质滥用引起的过度嗜睡：酒精、苯二氮䓬类、巴比妥类、γ-羟丁酸、阿片和大麻的滥用均可导致白天嗜睡。

(3)兴奋性药物撤除或戒断引起的过度嗜睡：突然中止应用具有兴奋性作用的药物后会出现白天嗜睡。可见于因疾病而长期小量或滥用、成瘾等原因大量服用该类药物者。撤药第一周嗜睡最严重并可持续长达3周，但也有既往服用兴奋剂已停用多年偶尔仍残留嗜睡者。尽管总睡眠时间延长、白天小睡次数和时间增加，但睡眠呈片断化且不解乏，在嗜睡的同时常伴严重抑郁症状。长期、规律饮咖啡或进食其他含咖啡因食品的人，如中断饮用可能产生嗜睡、疲乏和注意力涣散等症状，并持续数天。

3. 实验室检查　除非怀疑伴有其他睡眠疾病，一般无须进行睡眠监测。PSG和MSLT检查的结果变化不一，取决于使用的特定药物或物质及服用和停用的时间。刚撤除兴奋性药物时，夜间PSG可能显示睡眠正常，而MSLT通常表现为平均睡眠潜伏时间缩短，伴或不伴多次SOREMP，尿液毒物学筛查会出现可疑物质阳性。

4. 诊断　药物或物质滥用引起的过度嗜睡的诊断必须满足以下①～③的所有标准。如嗜睡仅发生在相关药物和物质应用或戒断期间，特别是停用可疑药物或物质后症状消失，则可以确诊。在临床中，要系统询问用药史，包括种类，如酒精、咖啡因、尼古丁、助眠药物、中枢神经兴奋剂、大麻等其他毒品及相关药物，使用频率、数量和周期。应仔细分辨患者存在何种原发睡眠障碍，药物和物质的应用是为医疗目的而小剂量应用，还是因滥用或依赖而大剂量使用？目前患者是正在使用还是正在戒除？部分病例是原有睡眠疾病的基础上，合并存在药物或物质相关的嗜睡，需要考虑二者同时诊断及治疗的问题。另一方面，对所有的睡眠疾病患者均应仔细甄别是否存在药物或物质滥用或依赖。

诊断必须满足以下所有标准：①患者每日出现难以抑制的嗜睡；②白天嗜睡是目前正在使用的药物或物质所致，或与促醒药物或物质撤除、戒断有关；③症状不能以另一种未治疗的睡眠疾病、内科或神经精神疾病更好地解释。

5. 鉴别诊断　参见前面章节中有关鉴别诊断的内容，必须明确是否合并存在与过度嗜睡相关的其他睡眠障碍。除认识到精神类药物可能导致白天嗜睡外，更重要的是要认识许多精神疾病也与其他睡眠疾病的发病相关，镇静药也可加重或诱发睡眠呼吸障碍。若确定合并其他睡眠疾病时，可以做出相应疾病的诊断。正在使用或撤除药物或物质可能会影响MSLT的结果，进行MSLT前应常规进行尿液药物筛查。

6. 治疗　停用可疑药物或物质。对怀疑药物或毒品成瘾者，需逐渐减量并进行替代治疗。对存在基础睡眠疾病者，需要考虑二者同时治疗。

(六)睡眠不足综合征

睡眠不足综合征也称行为导致的睡眠不足综合征，因急性或慢性睡眠剥夺所致。

1. 病因及发病机制　社会和心理因素均可以缩短夜间睡眠时间而导致白天嗜睡。生活习惯如午睡可能降低夜间睡眠效率，增加夜间的清醒时间。倾向于"晚睡"者也易出现失眠和睡眠时间不足。睡眠不足综合征可发生于任何年龄和性别，青春期可能更常见，此时睡眠需求高，而社会压力、学业负担和睡眠时相延迟倾向经常导致长期睡眠剥夺。症状的产生与睡眠不足导致的正常生理和心理反应有关，在健康受试者中进行的研究显示每夜睡眠6 h的轻度睡眠剥夺即会导致操作能力降低和嗜睡增加，若限制在4 h(即清醒时间延长至20 h/d)将导致清醒期间内睡眠压力明显增加，易发生白天嗜睡、操作能力受损。

2. 临床表现　睡眠不足综合征患者的入睡及维持睡眠的能力多在正常范围或超过人群的平均水平，

极少或没有基础精神和心理疾病，病史和体格检查也没有可以解释患者嗜睡原因的基础疾病或用药史。仔细记录患者的睡眠状况可以发现患者所需睡眠和实际获得的睡眠时间之间存在较大差异，但其本人常不自知。相关的伴随症状取决于睡眠不足的严重程度和持续时间的长短，除白天嗜睡外，患者可现为易激惹、注意力减退、警觉性降低、精神涣散、无心进取、缺乏活力、焦虑不安、疲劳乏力、烦躁多动、协调性差和全身不适。次要症状可能变为患者的关注点，从而掩盖了主要问题。情境因素如家庭和工作的需要有时可能使人难以获得充足睡眠。

3. 实验室检查　持续 2 ~ 3 周的体动仪和睡眠日记相结合有助于确定总卧床时间、睡眠潜伏时间、总睡眠时间和睡眠效率。多导睡眠监测和 MSLT 对于确诊睡眠不足综合征并非必需。首先应延长睡眠时间，然后对患者进行再评价。如果延长睡眠时间的试验性治疗使症状消失，则可诊断睡眠不足综合征。

如果进行多导睡眠监测，可显示睡眠潜伏时间缩短，睡眠效率增高（超过 90%），延长睡眠时间后，可见睡眠时间延长及慢波反跳。在家睡眠时间与在睡眠实验室观察到的总睡眠时间不一致有助于诊断。MSLT 显示过度嗜睡，几乎每次小睡中都出现 N1 期睡眠，睡眠潜伏时间缩短。MSLT 中 80% 以上的小睡出现 N2 期睡眠，可见 SOREMP。

4. 诊断　与平日相比如周末或假期的睡眠时间显著延长、经试验性治疗予足够的睡眠时间后相关不适症状消失提示存在睡眠不足。由于对生理睡眠时间的需求、对睡眠剥夺的敏感性存在较大的个体差异，个别人即使报告达到“平均”睡眠量（例如 7 h/夜）也有睡眠不足的可能；长睡者在睡眠时间长至 9 h 或以上时症状才会改善。对睡眠需求量非常大者要确诊睡眠不足综合征困难较大。

主观嗜睡评价、行为能力测试及 MSLT 测定的嗜睡程度之间相关性不强，如怀疑患者自诉病史或睡眠日志的准确性，最好进行至少 2 周的体动仪检查。

诊断睡眠不足综合征必须满足以下所有标准：①患者每日出现难以抑制的嗜睡，在青春期前儿童病例中，嗜睡可表现为行为异常；②根据本人或他人叙述的病史、睡眠日记或体动仪确定的睡眠时间通常短于对应年龄的预计值；③几乎每天出现睡眠减少并至少持续 3 个月；④患者被闹钟或他人唤醒时，睡眠时间是缩短的，如在周末或假期无须唤醒而睡到自然醒时，睡眠时间延长；⑤延长总睡眠时间后嗜睡及相关症状消失；⑥相关症状不能以另一种未经治疗的睡眠疾病、药物或毒品及其他内科、神经或精神疾病更好地解释。

5. 鉴别诊断　睡眠不足综合征的鉴别诊断包括多种可以引起白天嗜睡或夜间睡眠时间缩短的情况，如中枢性白天嗜睡性疾病、长睡眠者或短睡眠者、睡眠障碍性呼吸、昼夜节律睡眠障碍、失眠、情感障碍和周期性肢体运动障碍。儿童 EDS 患者可表现为学习成绩不佳、注意力涣散、情绪不稳、多动等看似与嗜睡矛盾的症状。在青少年中，睡眠不足综合征十分普遍，应与睡眠时相延迟、药物的影响及逃学行为进行鉴别。急性或慢性睡眠不足时，MSLT 也会出现异常，需要与发作性睡病或其他嗜睡疾病相鉴别。

6. 治疗　讲究睡眠卫生、保证充足的睡眠时间是避免和改善睡眠不足综合征的主要措施。

三、孤立症状或正常变异：长睡眠者与短睡眠者

长睡眠者指与同年龄组一般人相比，24 h 内睡眠时间长期明显增多者，可能是正常人群中睡眠需求较高的极端人群。大约 2% 的男性和 1.5% 的女性报告每夜至少睡眠 10 h。

1. 病因及发病机制　长睡眠模式始于童年，青春期前已固定形成并持续终身。睡眠时长受时钟基因和其他基因（*DEC2*、K^+通道调控蛋白基因）的影响，基因研究也支持睡眠持续时间多基因起源的学说。长睡眠时间（>9 h）存在遗传基础，单卵双生者之间有一致性。如具有共同的生活环境，同样长睡的发生率更高。

2. 临床表现　一般来讲，当被迫缩短的睡眠时间少于其需要量而导致白天嗜睡时，长睡眠者才会寻求治疗。很多长睡眠者出于职业或教育的需要，在工作和上学日每夜睡眠 9 h 即可维持正常功能，但在周末和假期需增至 12 h 或更多。流行病学研究一致认为睡眠持续时间长于平均值者病死率增加，且常合并体重指数增高、糖耐量降低、2 型糖尿病和冠心病患病率升高，但尚不清楚这些人中，有多少为单纯的长睡眠者，因为其中还包括了其他疾病或原因导致的睡眠时间过长。

3. 实验室检查　睡眠时间虽然长，但睡眠效率、结构、生理功能及节律基本正常。N3期睡眠绝对量也正常，N2期和REM期睡眠量比正常稍高。由于他们在检查前几夜已获得正常睡眠，MSLT无明显嗜睡表现，睡眠潜伏期不短。

4. 诊断　一般认为成人的睡眠时间达10 h及以上，或儿童和青少年的睡眠时间超过同年龄组均值2 h应考虑为长睡眠者。在超过60岁的老人中，睡眠时间超过9.5 h与男性、教育程度低、懒于锻炼和身体多病相关。

长睡眠者可以准确估计自己的睡眠时长，正确评估自己的睡眠质量好坏。详细记录的睡眠日志和经体动仪确定的每日睡眠模式长期保持一致，并且在至少7 d时间中每夜睡眠10 h或以上即符合长睡眠者的诊断。但要做出最后诊断需排除与其他疾病相关的嗜睡。经充足睡眠（如度长假）后，清醒状态下无功能受损的主诉、支持诊断。

5. 鉴别诊断　长睡眠者需与发作性睡病、特发性过度睡眠、SDB或疾病引起的嗜睡相鉴别。很多病理性嗜睡呈急性或亚急性起病，而并不像长睡眠者那样从童年就出现症状，也极少表现如长睡眠者那样的稳定过程。然而，由于儿童和青少年正常睡眠持续时间的变化比成人稍大，将这些年龄组的长睡眠者与病理情况的嗜睡者区别开来难度较大。长睡眠者与特发性睡眠增多的鉴别尤其困难，前者在长时间睡眠后精力恢复、嗜睡消失。

6. 治疗　作为正常变异，无须专门治疗，但应该保证足够的睡眠时间。

四、昼夜节律睡眠障碍

生物在漫长的进化过程中，逐渐获得了能够适应外界环境变化的功能，其中昼夜节律的形成和生物钟的调控便为其重要功能之一，对人的觉醒和睡眠起到十分重要的作用。

地球自转形成的昼夜变化引起生物体内生理活动发生节律性变化，这种与自然昼夜交替大致同步的生理活动周期性变化称为昼夜节律（circadian rhythm），属于外因性节律的调节。机体还受到体内生物钟自发引起的周期近似24 h的内因性节律的调节。研究证据表明，下丘脑的视交叉上核是高等动物的生物钟所在部位，它具有对光照周期的敏感性，产生与明暗变化相同步的节律。组织学研究发现，视交叉上核有来自视网膜-下丘脑投射纤维的直接输入及来自中缝核的纤维投射，核内有密集的树突突触将细胞紧密连接，使得它们进行同步活动。松果体分泌的褪黑素对昼夜节律和生物钟也产生重要影响，其分泌的节律性主要受到光线的调节。在人类中，外环境的光信号是经过视网膜-松果体神经通路进入机体的，可见松果体分泌功能的节律性变化受到环境明暗变化的直接影响和调节，褪黑素的昼夜分泌节律与睡眠的昼夜节律之间有固定的相位关系，因此，它的分泌节律属于外因性节律。褪黑素作用于视交叉上核等部位触发动物进入睡眠状态。外源性给予褪黑素的主要作用机制正是重新调定了人体生物钟。

绝大多数生物都是以近似24 h为一个周期发生着生命现象的变化，其中都包含一次长时间休息的行为。当24 h节律被破坏时，可能会引起机体包括睡眠觉醒功能在内的多种生理功能障碍。

昼夜节律睡眠障碍，也称昼夜节律睡眠觉醒障碍，是一种持续的或反复的睡眠中断，主要原因是由于昼夜节律系统的改变，或是内源性昼夜节律与个体的躯体环境、社交或工作时间表所要求的睡眠觉醒周期之间的错位。其睡眠的中断导致个体有睡意或（和）失眠，睡眠障碍引起个体有临床意义的痛苦，或导致社交、职业和其他重要功能的损害。

有关昼夜节律睡眠障碍的准确流行病学资料基本缺如，这主要是因为要明确一种睡眠障碍是否与昼夜节律失调有关时，需要高度专业化的检查，还需要长时间观察，如较长周期的睡眠日志资料，故在国内临床诊断时常与失眠症混在一起，而不常被独立诊断。据估计，昼夜节律睡眠障碍几乎占到失眠的1/3左右。

昼夜节律睡眠障碍的主要表现是当患者想睡、需要睡时却睡不着，而在不应该睡的时间和场合却出现睡眠或嗜睡，相应地又在不应该醒来的时间醒来。因此，患者常主诉失眠或睡眠过多。一般情况，患者一旦睡眠开始其主要睡眠仍具有基本正常的NREM和REM睡眠节律。但患者规律的睡眠活动会受到许多其他类型睡眠障碍的影响。如果规律睡眠活动的变化是由另一种睡眠障碍所引起，应该给出该睡眠障碍的诊断，而相关的睡眠节律障碍则不必列出。如发作性睡病患者可有与不规则睡眠觉醒型睡眠障碍相一致的思睡模式，在诊断了原发的发作性睡病后，就不必再给予昼夜节律睡眠障碍的第二诊断。同样心境障碍或其他精神疾病的患者，常会有延迟睡眠时相型昼夜节律睡眠障碍的睡眠模式，此时只列出原发的精神疾病的诊断即可，除非睡眠障碍的模式与精神疾病无关，或精神疾病处在缓解期，而睡眠障碍临床相非常突出。有些睡眠规律紊乱是睡眠卫生不良的共同表现，只有当睡眠规律紊乱已经成为睡眠障碍的突出原因，脱离了社会常规模式时才给予的诊断。

昼夜节律睡眠障碍根据临床症状持续的时间可分为：①阵发性，症状持续至少 1 个月但少于 3 个月；②持续性，症状持续 3 个月或更长；③复发性，1 年内发作 2 次或更多。

根据临床特征，昼夜节律睡眠障碍常分为以下几种类型：睡眠时相延迟型、睡眠时相提前型、不规则的睡眠觉醒型、非 24 h 睡眠觉醒型以及倒班工作型。

（一）睡眠时相延迟型

睡眠时相延迟型昼夜节律睡眠障碍又称为睡眠时相延迟综合征，是在 24 h 昼夜周期中，患者的主睡眠时间段出现后移（通常超过 2 h），是一种延迟的睡眠起始和觉醒时间的模式，且不能在期望的或常规可接受的较早时间入睡和觉醒。主要表现是不能按照社会环境的要求就寝和起床，入睡晚和起床晚是其主要临床特征。它可与非 24 h 睡眠觉醒型或其他昼夜节律睡眠障碍相重叠。可有睡眠时相延迟的家族史。睡眠时相延迟型的患病率在普通人群中为 0.17%，但在青少年中可能>7%。

1. 病因及发病机制　有关睡眠时相延迟型的发病机制尚不明确，推测与“时相反应曲线”异常有关；当今尚可能与工作学习、电子产品应用相关。早醒会导致第二天睡眠时相提前，晚睡会推迟整个睡眠时相。“时相反应曲线”的这一双相反应性使人每天入睡和起床的时间具有一定的弹性，但患者“时相反应曲线”时相前置部分远不及正常人明显，患者可能对夜间灯光过度敏感，它向生物钟传递了一个延迟的信号，或者患者对早晨的光线低敏感以至于时相提前的效应减弱。患者晚入睡激活了睡眠时相延迟结构，而且很难为后来有关提前睡眠时相的努力（如提前起床）所完全逆转，其结果就是睡眠时间段后移。只要患者不再更晚入睡，其睡眠觉醒周期就会暂时维持下来。引起入睡延迟的一过性原因（如深夜学习、夜班工作），在具有正常时相反应能力的人几天内即能解决，但患者的时相再设定能力则明显不足。患者的睡眠觉醒周期一般不少于 24 h，常常不可避免地增加 1 ~ 2 h，如周末睡懒觉以弥补平时的睡眠不足，这样便进一步推迟了睡眠时相，使得其本来异常的睡眠觉醒节律更难恢复正常。

遗传因素在发病中起到一定作用，包括昼夜节律基因的突变。

青春期患病率增加可能是生理和行为因素的共同结果，青春期激素的改变可能以某种特定的方式参与了睡眠时相的延迟。

2. 临床表现　病程可贯穿整个成人期，呈持续性，超过 3 个月，伴间歇性加重，尽管起病各有不同，但在诊断确立之前，其症状通常开始于青春期或成年人早期，并持续数月至数年，30 岁以后起病罕见。患者通常通过改变其工作时间表以适应其延迟的昼夜睡眠和觉醒时间。具体临床表现为以下几点。

（1）入睡晚：这是最突出的主诉，患者在常规的上床时间难以入睡，睡眠开始时间相对固定，一般在凌晨 2 点到早晨 5 点之间。即使提早上床就寝，也要至自己长期形成的入睡时刻才能入睡。

（2）起床晚：患者一旦入睡就会睡得很深，常常一觉睡到天亮，但早上不能在常规的时间醒来，甚至闹钟也常常不能唤醒，因此经常上班迟到。

（3）白天思睡：患者因常常在早晨被强制性唤醒、上班，睡眠时间缩短，从而表现为白天打瞌睡、疲乏、精力差，影响工作效率。一般在早晨最明显，下午逐渐减轻。

（4）周末或节假日起床更晚：由于不受工作日作息时间表的限制，患者可以在周末或节假日按其固有的睡眠觉醒节律进行睡眠，加之弥补工作日的睡眠不足，往往起床更晚。经过其正常长度的睡眠时间后，患者自然醒来，并感觉恢复良好。

（5）慢性病程：病程至少持续 3 个月，多数有数年的病程。

（6）晚上工作效率高：患者在傍晚和夜晚精力好，注意力集中，学习和工作最富成效。

（7）治疗效果较差：各种催眠药物和心理行为治疗效果较差，而且可能加重症状，使病情复杂化。有

些患者可为此出现物质依赖。

3. 诊断　睡眠时相延迟型的诊断需根据完整的病史和睡眠日志，或睡眠活动记录仪记录（至少连续 7 d），多导睡眠图监测，可发现因睡眠潜伏期延长而导致睡眠效率降低。多次小睡潜伏期试验可显示早晨睡眠潜伏期缩短。诊断不清楚时可检测生物标志物，如唾液暗光褪黑素的起始，有助于诊断。

4. 鉴别诊断

（1）正常的睡眠变异：个体有较晚的睡眠时间表且没有引起个人痛苦、社交或职业功能障碍的“正常”睡眠模式（常见于青少年）相鉴别，还要与睡眠不足相鉴别。

（2）其他睡眠障碍：应与失眠障碍及其他昼夜节律睡眠障碍相鉴别，过度困倦也可能由睡眠紊乱所引起，夜间多导睡眠图可有助于评估其他共病的睡眠障碍，如睡眠呼吸暂停。睡眠时相延迟型，还与抑郁、焦虑、人格障碍以及躯体症状障碍密切相关，可能存在共病关系。

5. 治疗

（1）时间疗法：该疗法是一种行为疗法，按照人的生物节律天然后移倾向（>24 h），把上床时间系统的延迟，每天递延上床时间 3 h，从而使一天的睡眠觉醒周期达到 27 h，直到延迟到所希望的上床时间不再继续延迟，然后尽量让患者每天都维持在这个上床时间。具体步骤如下：假如某患者治疗前的入睡时间是凌晨 3 点，而根据其工作时间的要求，他最好是 22 点入睡，早晨 6 点起床。那么第 1 天 6 点入睡，第 2 天 9 点入睡，第 3 天 12 点入睡，第 4 天 15 点入睡，第 5 天 18 点入睡，第 6 天 21 点入睡，第 7 天 22 点入睡，以后就维持在 22 点入睡，不再推迟上床时间。在实施治疗时，患者要尽量克服打瞌睡，也应避免环境中有关自然时间的各种提示。因此，时间疗法最好住院实施。时间疗法可能是目前治疗睡眠时相延迟型的最有效方法。

（2）光疗：亮光对人的生物节律时相是有影响的，清晨使用亮光，傍晚避免亮光可产生睡眠时相提前，可能对患者有一定疗效。

（3）褪黑素治疗：褪黑素可以使睡眠时相显著提前，可在就寝时间前 1 ~ 3 h 服用褪黑素 1 ~ 3 mg，多导睡眠图监测显示，患者睡眠潜伏期可显著缩短，睡眠结构不受影响，治疗期间患者晨醒后清晰度显著提高，可显著提高生活质量。

（二）睡眠时相提前型

睡眠时相提前型昼夜节律睡眠障碍又称为睡眠时相提前综合征，是一种提前的睡眠起始和觉醒时间的模式，且不能保持觉醒或睡眠，或直到期望的或常规可接受的较晚时间睡眠和觉醒。患者特征性的表现为睡眠觉醒时间早于期望的或常规的时间数小时，持续性地早睡和早醒。在中年成人中的患病率约为 1%，在老年人中患病率更高。

可有提前睡眠时相的家族史。这种“家族型”呈常染色体显性遗传模式，症状的起病可能出现较早（儿童期或成年人早期），病程持续，症状的严重程度可能会随着年龄而增加。

1. 病因及发病机制　睡眠时相提前型很少引起临床注意，目前尚未发现有特殊的解剖或生化病理的异常。减少午后或傍晚接触光照，或由于觉醒而接触清晨的光照，通过提前昼夜节律可能增加睡眠时相提前型的风险。通过上床早，患者不能接触时相曲线延迟部分的光照，从而加重时相提前。在“家族型”中，内源性昼夜周期的缩短可能导致睡眠时相提前，尽管昼夜周期似乎并不随年龄的增长而系统性降低。

2. 临床表现　睡眠时相提前型是以难以控制的、长期的早睡和早醒为临床特征。起病通常在成年晚期，病程持续且超过 3 个月，老年人更常见。患者主诉傍晚不能保持清醒，或凌晨早醒，或两者皆有。与其他睡眠持续障碍不同，患者是经过正常长度的良好睡眠后才出现早醒。在清醒期间，患者无严重的情绪紊乱，无思睡感，也不影响白天的社会功能。但在傍晚总需要比常规时间早得多的时间进行睡眠，而使傍晚活动减少。典型的患者在 18 ~ 20 点（一般不超过 21 点）即入睡，在凌晨 1 ~ 3 点（一般不迟于早晨 5 点）醒来。即使患者努力将睡眠往后推迟，但睡眠开始和醒来的时间仍不能改变。由于必须提早睡觉不能参加傍晚的活动，患者的社交活动常受到一定的负面影响。如患者傍晚驾车出现瞌睡甚至睡着，将是更大的潜在危害。有些患者可因不当使用镇静催眠药或促进觉醒的药物而出现物质依赖。

3. 诊断　睡眠时相提前型的诊断需根据完整的病史和睡眠日志，或睡眠活动记录仪记录，必要时进

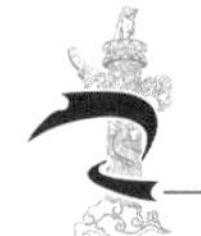

行多导睡眠图监测。诊断主要基于睡眠周期时间提前的病史（通常超过 2 h），相对于所期望的睡眠和唤醒时间，伴有早晨失眠和过度日间困倦的症状。当患者按照自己制定的睡眠时间表作息时，患者可能表现出正常的睡眠质量和与其年龄相匹配的睡眠时间。患者可伴有昼夜生物节律标志物的时间，如褪黑素的节律比正常人提前 2～4 h。

4. 鉴别诊断

（1）其他精神障碍：应与不规律的睡眠时间表、自愿的早醒、清晨接触光照等相鉴别，尤其在老年人中。老年人的睡眠时间比较短，更片段化，且睡眠维持问题增多。还应排除失眠障碍、精神障碍及引起早醒的躯体疾病。

（2）抑郁症和双相情感障碍：因为早醒、疲劳和困倦也是抑郁症的显著特征，应该注意鉴别。

5. 治疗

（1）时间疗法：与治疗睡眠时相延迟型正好相反，将每天入睡时间连续提前 3 h，直至与自己意愿上床时间相一致。但实施起来较为困难。

（2）光疗：有报道应用傍晚光疗，每天 4 h，连续 7 d，可使睡眠时相推迟 6 h。

（三）不规则的睡眠觉醒型

根据夜间失眠症状和日间过度困倦的病史，特点是缺少明确的睡眠觉醒昼夜节律，没有主要的睡眠周期，24 h 的睡眠和觉醒周期是片段化的，睡眠至少被分为 3 个周期。最长的睡眠周期倾向于出现在凌晨 2 点至早晨 6 点，通常少于 4 h。患者通常表现为孤僻和自闭，缺少维持正常睡眠觉醒模式的外部刺激，如光照和结构性的日间活动，患者白天经常打盹。不规则的睡眠觉醒型最常见的是与神经退行性病变有关，如重度神经认知障碍（阿尔茨海默病、帕金森病、亨廷顿病等），以及儿童期神经发育障碍。

1. 病因及发病机制　由弥漫性脑病引起的睡眠觉醒节律紊乱，可能是内源性生物节律定时系统，或接受定时系统输出、管理睡眠和觉醒的系统损害，或两者共同损害的结果。对无神经系统疾病的患者，推测可能是由于其本身不能适应常规的社会和环境时间线索，出现频繁的夜间失眠和日间瞌睡。弥漫性脑功能障碍是主要的易患因素，尤其当患者生活缺乏规律时。无认知障碍时，长期卧床和经常打瞌睡是该疾病的易患因素。可与慢性抑郁并发，也可见于独居的无职业者。神经退行性病变并发本病时，常有家族遗传倾向。

2. 临床表现　普通人群极少患本病，常见于患严重弥漫性脑功能损害的住院患者。起病年龄取决于脑功能损害发生的时间，但常见于老年人。男女性别比例不详。睡眠觉醒节律紊乱的主要表现为失眠和白天嗜睡、疲劳等。患者完全丧失了睡眠与觉醒的时间规律性，以间歇发作性的、杂乱无章的睡眠和觉醒行为变化为主要特征。患者的主睡眠期被分成几个短睡眠期，可在一天中的任何时刻出现嗜睡，但在 24 h 中的累积睡眠量基本正常。患者夜间入睡和睡眠维持困难，日间频繁打盹。与其他睡眠觉醒节律障碍不同，本病患者睡眠和醒来的时间天天不一样。此模式很像新生儿，当然其睡眠所占比例要相对少很多。本病呈持续性病程，对催眠药物效果常不理想。

3. 诊断与鉴别诊断　本病诊断需根据完整的病史和睡眠日志，或睡眠活动记录仪记录，必要时进行多导睡眠图监测。患者在 24 h 期间至少有 3 次不规则的睡眠发作，病程至少 3 个月。患者睡眠脑电图睡眠纺锤波或 K 复合波减少，NREM 睡眠减少，退行性脑病的老年患者尤为明显。CT 或 MRI 提示脑功能障碍。体温检测呈随机波动性变化，丧失其生理节律性。本病应与绝大多数的持续性失眠相鉴别，后者白天难以打盹，总睡眠时间减少。本病应与阿尔茨海默病以睡眠觉醒节律紊乱为特征的部分行为紊乱相鉴别，后者仍保持完整的体温变化生物节律。

4. 治疗

（1）行为治疗：行为治疗是睡眠觉醒节律紊乱的基本治疗方法。限制患者白天打盹的次数和长度，尽量使患者在常规的睡眠时间去睡眠，逐渐重建规则的睡眠觉醒周期，要求照料者督促患者严格遵守既定的睡眠觉醒时间表，在规定的清醒期必须保持清醒。

（2）光疗：在晚上 7～9 点进行光疗，可能减少患者的夜间活动，改善睡眠觉醒周期。

（3）褪黑素治疗：可能改善患者的睡眠觉醒模式。

（四）非 24 h 睡眠觉醒型

患者失眠或过度疲倦，与 24 h 光暗周期和内源性昼夜节律之间同步化异常相关。患者通常表现为周期性失眠、过度困倦，且与短的无症状期交替。开始于无症状期，当患者睡眠时相与外界环境一致时，睡眠潜伏期逐渐延长，主诉为入睡困难。随着睡眠时相继续漂移（通常是延迟漂移），以至于睡眠时间是在日间，患者难以保持日间觉醒，主诉为嗜睡。这种睡眠觉醒周期与 24 h 的环境不同步的模式，伴持续的每日入睡和觉醒时间的漂移，通常是越来越晚（长期恒定地延迟 1 ~2 h）。

本病常见于失明或视觉损害者，其光感较低。在有视力的患者，经常有睡眠时相延迟，接触光照和结构性的社会和躯体活动减少，也可有睡眠时间增加。本病的患病率在有视力的个体比较罕见，但在失明者中估计为 50%，多见于先天性盲童和中老年盲人。患者睡眠觉醒周期的不可预测性，导致患者不能上学或维持稳定的工作，继而可能潜在地增加社会孤立。褪黑素和光照对本病有一定疗效。

（五）倒班工作型

本病指与倒班工作时间表（非常规的工作时间）有关的在主要睡眠周期中失眠和（或）在主要觉醒周期中过度有睡意（包括不经意的睡眠）。患者有规律性（非加班）在正常的早上 8 点至 18 点日间窗口之外的工作史（特别是在晚上），持续工作时过度困倦，在家时睡眠明显紊乱。当换为日间工作时间表时，症状消失。

本病患病率为 2% ~5%，可发生于任何年龄，但更常见于 50 岁以上的个体。如果破坏性的工作时间持续，通常会随着时间的推移而恶化。本病不是由单一因素所引起，而是由生物节律变化、睡眠障碍及社会和家庭问题等多种因素相互作用的结果。生物节律因素是倒班应对能力的主要决定因素。患者的主要睡眠期通常出现于早晨（6 ~8 点），不能保持正常的睡眠时间长度，睡眠减少可达 1 ~4 h，其中主要是 REM 睡眠和 NREM 睡眠的第 2 期减少，主观上也感到睡眠不满意，易激惹。患者不仅在工作时警觉性下降，工作和生活质量下降，甚至产生安全隐患。也可能有物质依赖、抑郁和躯体疾病的风险。倒班工作可影响患者履行配偶和父母职责，也可导致不同程度的社交隔离。

至今对倒班工作也没有一个万能的药物，也没有一个“最好的倒班系统”。首先要加强倒班的健康咨询和教育。可试用“快速轮换”制，即工作 2 个早班、2 个傍晚班和 2 个夜班，然后休息 2 d。褪黑素对本病有较好疗效。

五、异态睡眠

异态睡眠（parasomnia）是指发生在入睡时、睡眠期间或从睡眠中觉醒时的异常行为、体验或生理事件。这些事件可能以轻微的动作或暴力的行为为特征，可导致微觉醒或完全觉醒，甚至引起睡眠时相转换的紊乱。

目前，《国际睡眠障碍分类》标准将异态睡眠分为：非快速眼动睡眠相关的异态睡眠；快速眼动睡眠相关的异态睡眠；其他异态睡眠。本章节将阐述常见的异态睡眠：①非快速眼动睡眠相关的异态睡眠、非快速眼动睡眠觉醒障碍（意识模糊性觉醒、睡行症、睡惊症）；②快速眼动睡眠相关的异态睡眠、快速眼动睡眠行为障碍、梦魇障碍。

评估异态睡眠需使用多导睡眠图（PSG）的指征：①出现过度嗜睡；②有潜在的暴力或伤害性行为；③症状发生于凌晨、持续时间长、发作频繁；④有法律方面的评估需求；⑤患者需要治疗或对治疗反应差时。

（一）非快速眼动睡眠觉醒障碍（异态睡眠）

非快速眼动（non-rapid eye movement，NREM）睡眠觉醒障碍是指发生在慢波睡眠期间的行为障碍，其共同特点多表现为醒后对事件的遗忘。包括：①意识模糊性觉醒；②睡行症；③睡惊症。本病主要发生于儿童期，症状可随年龄的增长而改善，青春期或成年后可完全消失。NREM 异态睡眠有些可重叠发生，即同一患者在不同夜晚可能出现上述类型的全部特征。

1. 非快速眼动睡眠觉醒障碍的诊断标准

(1)根据美国《精神障碍诊断与统计手册》(第五版)(DSM-5)诊断标准如下(必须同时满足以下几点)。

1)反复发作地从睡眠中不完全觉醒,通常出现在主要睡眠周期的前 1/3,伴有下列任一项症状。①睡行:反复发作的睡觉时从床上起来和走动。睡行时,患者面无表情、目不转睛;对于他人与他沟通的努力相对无反应;发生时不易被唤醒。②睡惊:反复发作地从睡眠中突然觉醒,伴恐慌的尖叫。每次发作时有强烈的恐惧感和自主神经唤起的体征,如瞳孔散大、心动过速、呼吸急促、出汗;发作时,患者对于他人的刺激和安慰亦相对无反应。

2)没有或很少(如只有一个视觉场景)有梦境能被回忆起来。

3)存在对发作的遗忘。

4)发作引起有临床意义的痛苦,或导致社交、职业或其他重要功能方面的损害。

5)该障碍不能归因于某种物质(如滥用的毒品、药物)的生理效应。

6)共存的精神和躯体障碍不能解释睡行或睡惊的发作。

(2)根据《国际睡眠障碍分类》第 3 版(ICSD-3)诊断标准如下(必须同时满足以下 5 点):①反复出现不能从睡眠中完全清醒;②发作时对他人的干预缺乏反应或反应异常;③有限的(例如简单的视觉场景)或没有相关的认知或者梦的景象;④对发作过程部分或完全遗忘;⑤症状不能被其他睡眠疾病、内科或神经疾病、精神疾病或物质滥用更好地解释。

2. 意识模糊性觉醒　意识模糊性觉醒(confusional arousals)又称睡眠迟钝、睡眠酩酊或朦胧唤醒,是指患者从睡眠到觉醒期间反复出现的轻微行为障碍,通常伴有其他类型的觉醒障碍。常见于 13 岁以下的儿童,好发于睡眠不足者,患病率约为 17%;年龄>15 岁的人患病率 3%~4%,无明显性别差异。

(1)病因及发病机制:目前病因尚不明确,发病机制与下丘脑后部、室旁灰质或中脑网状结构等觉醒相关的脑区损害有关。

(2)临床表现:不论是自然觉醒还是被叫醒,患者都不能从睡眠中迅速清醒,而需要经历较长的意识模糊阶段。表现为定向障碍、反应迟钝、语言颠倒、精神活动迟缓和行为怪异;通常伴有躁动表现,可持续 5~15 min,少数可持续 45 min 以上;醒后对夜间发生的事件不能完全回忆。

(3)辅助检查:①多导睡眠图,发作期脑电图(EEG)可见发作性短暂的 δ 活动,N1 期 θ 波、反复出现的微睡眠现象或出现弥漫的、几乎无反应的 α 节律;②下颏肌电图学(EMG)活动增加并且在 EEG 导联常见 EMG 伪迹,发作时心率加快。

(4)诊断:目前据美国《精神障碍诊断与统计手册》(第五版)(DSM-5)无意识模糊性觉醒的详细诊断标准与《国际睡眠障碍分类》第 3 版(ICSD-3)诊断标准(必须同时满足以下几点):①符合 ICSD-3 非快速眼动睡眠觉醒障碍的诊断标准;②主要以反复发作的意识模糊或未离开床的错乱行为为特点;③不伴有恐惧,无离床活动。

(5)鉴别诊断

1)睡行症:睡行症指发生在深睡眠期的以行走为主导的一系列复杂行为,大部分是突然发生且不伴有自主神经兴奋。

2)睡惊症:患者突然从睡眠中醒来,同时伴有尖叫或哭喊,并伴随强烈的恐惧情绪、过多的躯体运动及自主神经系统的亢奋。

3)日落综合征:指在傍晚时分太阳下山光线变暗时,患者出现意识水平下降的表现,如意识模糊、大声喊叫、幻觉、违拗、躁动等表现,常见于痴呆、药物中毒、感染、电解质紊乱等。

(6)治疗:通常情况下不需要特殊治疗。目前还没有意识模糊性觉醒的药物治疗的对照研究。

(7)预后:儿童 5 岁以后意识模糊性觉醒常自然消失。

3. 睡行症　睡行症(sleep walking)又称梦游症,指在深睡眠期突然出现以行走为主的复杂动作行为。大约 14.0% 儿童有过至少一次睡行症发作,发病高峰年龄为 10 岁,成人患病率为 2.5%~4.0%。国内专家在 2000 年对上海 3 266 名 1 个月至 5 岁的儿童进行睡眠障碍调查,发现睡行症的患病率为 1.81%。睡行症的患病率没有性别差异,但睡眠相关有害行为常出现在男性患者中。

(1)病因及发病机制

1)遗传因素:国外一项小样本研究发现 80% 睡行症患者中父母一方或双方有睡行症史。

2)理因素:家庭氛围不和谐、学习紧张、焦虑等均可引起睡行症。

3)神经发育不成熟:国外研究显示睡行症是由于神经发育不成熟所致,随着年龄的增长疾病能逐渐自愈。

相关危险因素包括某些药物(如碳酸锂、奥氮平、安非他酮、唑吡坦和抗胆碱类药物)、睡眠剥夺、发热、睡眠相关呼吸事件、应激及创伤。

(2)临床表现:患者从熟睡中突然起床,部分患者仅表现为迷迷糊糊地坐起来,做一些刻板、无目的动作,如捏弄被子、做手势、穿衣服等;有些患者表现为下床行走,甚至开门走到室外,同时还可做一些较复杂的活动,甚至能避开前方的障碍物,能劈柴、倒水、开车等,但这些现象较为少见。发病时患者常双目向前凝视,不与他人交流。

患者难于被唤醒,发作常持续数分钟到几十分钟,事后能自行上床入睡,或被人领回床上后再度入睡,醒后对发作经过无法回忆。

(3)辅助检查:多导睡眠图,睡行症起始于夜间睡眠前 1/3 阶段中的深睡眠期。EEG 未见癫痫波特征,只在发作起始前出现极高波幅节律(δ 波爆发),肌电图波幅也突然增高,发作时则出现 δ 波和 α 波的混合。

(4)诊断:目前美国《精神障碍诊断与统计手册》(第五版)(DSM-5)未列出具体的睡行症的诊断标准,只列出非快速眼动睡眠觉醒障碍的诊断标准,将睡行作为非快速眼动睡眠觉醒障碍的症状之一。根据《国际睡眠障碍分类》第 3 版(ICSD-3)诊断标准(必须同时满足以下两点):①符合 ICSD-3 非快速眼动睡眠觉醒障碍的诊断标准;②觉醒与发生离床行走和其他复杂的行为相关。

(5)鉴别诊断

1)精神运动性癫痫:精神运动性癫痫也可表现为入睡后起床活动,但常常还存在其他自动症的表现,如常见吞咽、搓手等持续动作,症状很少只在晚上发作,个体对环境刺激完全没有反应。但对同一个患者,二者可以并存。脑电图出现癫痫波时有助于诊断。

2)分离性障碍:分离性障碍可以表现为半夜起床活动,但发作可持续较长的时间,警觉程度更高并能完成复杂的、有目的的行为。此外,发作始于清醒状态,很少见于儿童,且常伴有分离性障碍的其他分离症状和分离性障碍的人格个性特征。

3)夜间进食障碍综合征:此综合征常伴有类似睡行症的进食和走动,但患者起床进食时意识是清楚的。

4)快速眼动睡眠行为障碍:睡眠行为紊乱发生在 REM 睡眠期,PSG 显示 REM 睡眠期失肌张力弛缓,常伴有暴力梦境扮演行为,而睡行症则发生在非快速眼动睡眠,少有暴力样行为。

(6)治疗

1)一般治疗:避免晚餐前后进食或饮用兴奋性物品(咖啡、可乐、红牛、茶、参和巧克力等)清除环境中的危险品,保证患者的安全。如通过换锁或把钥匙放在患者拿不到的地方。对患者及家属进行睡眠卫生教育,避免睡眠剥夺。注意:不要试图唤醒患者(因为唤醒患者可能导致其精神错乱)。

2)儿童患者一般不需要药物治疗,大约 15 岁前后自行消失。成人患者则需要进一步检查以明确病因。

3)对于成年人、症状较严重者或存在睡眠相关伤害行为的患者可考虑药物治疗。如睡前服用氯硝西泮(起始剂量为 0.25 mg,推荐治疗剂量为 0.25 ~2 mg),地西泮(推荐剂量为 10 mg)等。对于难治性病例,可以考虑使用卡马西平或抗组胺药。注意:药物只能以最低有效剂量短期使用。

(7)预后:预后良好,随着年龄的增长可减少或痊愈。

4. 睡惊症　睡惊症(sleep terrors)又名夜惊症,常见于 4 ~12 岁儿童,青春期前其发作频率逐渐减少直至消失,多见于男性。儿童发病率大约 3%,成人约为 1%。

(1)病因及发病机制

1)遗传因素:国外一项小样本研究中发现 96% 睡惊症患者中父母一方或双方有睡惊症史。

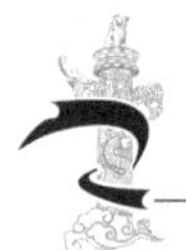

2)心理因素:家庭氛围紧张、睡前看恐怖的电影或听紧张和兴奋的故事均可引起睡惊症。

(2)临床表现:患者在深睡眠期出现完全不能安抚的大声哭喊、尖叫、手腿舞动、眼睛圆睁、四肢肌张力增高,同时伴随自主神经兴奋症状(心动过速、呼吸急促、大汗、瞳孔扩大、皮肤潮红等),呼之不应,少数患者甚至下床无目的地行走。

发作时患者意识呈朦胧状态,儿童患者醒后对发生的事件不能回忆,但是成人患者醒后对事件可有部分记忆。每次发作持续 10~20 min。病情严重者,一夜可发作数次,一次持续约 30 min。安静后患者可重新进入正常的睡眠。

(3)辅助检查:对于发作频繁、存在暴力行为或潜在的自伤行为的患者需采用视频多导睡眠图(PSG)检查。典型表现可见到从慢波睡眠突然觉醒,下颏 EMG 波幅增高,EEG 显示 α 波。

(4)诊断:目前美国《精神障碍诊断与统计手册》(第五版)(DSM-5)未列出具体的睡惊症的诊断标准,只列出非快速眼动睡眠觉醒障碍的诊断标准,将睡惊症作为非快速眼动睡眠觉醒障碍的症状之一。根据《国际睡眠障碍分类》第 3 版(ICSD-3)诊断标准(必须同时满足以下几点):①符合 ICSD-3 非快速眼动睡眠觉醒障碍的诊断标准;②以突然发作的惊恐为特点,典型的表现是出现警觉的发声,如恐惧的尖叫;③伴有强烈的恐惧感和自主神经兴奋的表现,包括瞳孔放大、心动过速、呼吸加快和出汗等。

(5)鉴别诊断

1)梦魇:梦魇是普通的"噩梦"引起的焦虑或恐惧发作,多发生在快速眼动睡眠阶段,而夜惊多发生于非快速眼动睡眠阶段。梦魇很容易被唤醒,对梦的经过能详细、生动地回忆。

2)睡眠相关性癫痫:可以发生于睡眠的任何阶段,发作时有肢体抽动,面色发绀,脑电图上显示癫痫样放电等特点。根据患者对抗癫痫药物的反应、视频脑电图监测和 PSG 可鉴别癫痫发作和睡惊症。

3)夜间惊恐发作:指夜间入睡前或觉醒后突然出现惊恐不安,伴随一系列交感神经功能亢进表现,发作时意识清楚,发作后能够回忆发作的过程。

(6)治疗

1)心理支持:建立良好的亲子关系,避免恐吓、压抑以及恐怖的视听读物。有规律的睡眠节律,设法保证孩子充足的睡眠,不要在夜惊发作期间唤醒孩子。

2)唤醒疗法:家长连续 5~7 个晚上记录患者夜惊发作的时间。如果发作的时间相对固定,家长则可在发作前 10~15 min 唤醒患者,并让其保持 15 min 的清醒。如果夜惊发作时间不确定,家长应关注夜惊发作前的行为特点,如一旦出现该特点行为则立即唤醒儿童。唤醒疗法要连续进行 5~7 个晚上。唤醒疗法有效的机制可能在于它中断了存在缺陷的慢波睡眠模式。

3)药物治疗:严重者可短期应用苯二氮䓬类药物和三环类抗抑郁药,如阿普唑仑 0.4 mg/d,氯硝西泮 1~2 mg/d,丙米嗪 12.5~25 mg/d。国外有报道选择性 5-HT 再摄取抑制剂有效,可酌情使用。

(7)预后:预后良好,患者至青春期可自愈。

(二)快速眼动睡眠相关的异态睡眠

快速眼动睡眠(rapid eye movement sleep,REM)相关的异态睡眠,是指在快速眼动睡眠发作的一类睡眠障碍,常见的临床类型包括快速眼动睡眠行为障碍和梦魇。此类睡眠障碍多发生于凌晨时段(后半夜),有梦境体验,觉醒后梦境可回忆。快速眼动睡眠行为障碍(REM sleep behavior disorder,RBD)的核心特征为 REM 睡眠期肌张力失弛缓,常伴梦境扮演行为。梦魇的核心特征为反复从梦中惊醒,伴有强烈情感体验。

1. 快速眼动睡眠行为障碍　快速眼动睡眠行为障碍(RBD)是一种发生于 REM 睡眠期的异态睡眠,以梦境相关的运动行为为特征,伴随 REM 睡眠期时相性和(或)紧张性肌电增高。RBD 的患病率目前并不确切。有研究显示,RBD 在普通人群和老年人群中的患病率分别为 0.5% 和 0.38%。RBD 通常在 50 岁以后发病。大量病例分析报告显示,RBD 患者 82%~88% 为男性。

(1)病因及发病机制:RBD 的易感因素包括男性,年龄在 50 岁及以上,有潜在的神经系统疾病(RBD 可能会合并神经系统疾病,如神经变性疾病、发作性睡病,以及累及脑 REM 调节区域的器质性疾病,如脑卒中、脑肿瘤、炎症等),创伤后应激障碍。RBD 的诱发因素包括:服用某些药物,尤其是抗抑郁药文拉法

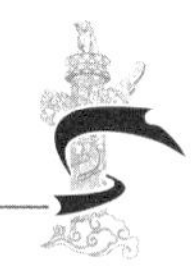

辛、5-羟色胺再摄取抑制药、米氮平以及除安非他酮外的其他抗抑郁药，β 受体阻滞剂（比索洛尔、阿替洛尔），胆碱酯酶抑制剂，以及司来吉兰。另外，吸烟、头部外伤、暴露于杀虫剂等，也是 RBD 的环境危险因素。

RBD 的发病机制尚不明确。动物实验中损伤脑桥张力弛缓区域或其下行通路，导致 REM 睡眠肌张力失弛缓。人类大脑某些区域，如边缘系统可能参与暴力梦境和相关情感的产生。Eisensehr 等人研究发现，特发性 RBD 患者纹状体多巴胺转运蛋白降低。帕金森病患者纹状体多巴胺受体严重降低，而相当数量的帕金森病患者早期有 RBD 表现。故有假说认为纹状体多巴胺系统功能障碍可能与 RBD 有关。但人类与 REM 睡眠肌张力弛缓相关的精确解剖变化和病理生理仍存在争议。

（2）临床表现：RBD 主要特点是 REM 睡眠期肌张力失弛缓，伴随暴力性梦境扮演行为，常见睡眠相关的伤害。患者常梦到被陌生人或动物攻击、追逐等，并对这些不愉快的、充满暴力色彩的梦境做出大量行为反应。典型表现是在一次发作末期，患者快速觉醒，迅速清醒、警觉，可连贯的描述梦境，其睡眠行为跟描述的梦境内容一致。

病史报告或视频多导睡眠图记录到睡眠和梦境相关的行为，包括暴力和非暴力行为：讲话（包括演讲）、微笑、大笑、唱歌、吹口哨、大声喊叫、说脏话、哭泣、咀嚼、打手势、伸手、抓夺、鼓掌、拍打、踢腿、坐起、从床上跳起、爬行、跑步、跳舞等。然而，很少见走动行为，离开房间的表现尤其少见，因为通常患者闭目，妨碍患者对周围环境的判断。患者往往在发生自伤或伤害室友后才寻求诊治，很少因睡眠中断就医。由于 RBD 发生在 REM 睡眠期，故通常在睡眠开始至少 90 min 后出现；但共病发作性睡病时，症状可在入睡后很快出现。

（3）辅助检查：RBD 患者常可通过室友所描述的详细病史做出临床诊断，但 PSG 数据有助于确定诊断及鉴别诊断。推荐使用视频多导睡眠图（video polysomnography，vPSG），vPSG 显示过度的持续或间断性 REM 睡眠肌张力失弛缓，或 REM 睡眠过度的阶段性颏下肌或肢体肌肉抽搐。有的患者仅存在 REM 睡眠上肢或手部动作，故同时监测上肢和下肢肌电很有必要。

由于 RBD 患者并非每晚发作，故一次 vPSG 检查未必能监测到异常行为或肢体运动。但即使未记录到异常行为，通常也会存在 REM 睡眠肌张力失弛缓，颏肌电或肢体肌电（胫骨前肌、指伸肌）可能存在肌肉活动。

（4）诊断：美国《精神障碍诊断与统计手册》（第五版）（DSM-5）诊断标准如下。①睡眠中反复发作的与发声和（或）复杂运动行为有关的唤醒；②在快速眼动睡眠期出现这些行为，因此通常出现在睡眠开始超过 90 min 后，且在睡眠周期的后期更频繁，在白天打盹时不常出现；③一旦从这些发作中觉醒，个体会完全清醒、警觉，而不是意识模糊或失定向；④下列任一项，在多导睡眠图记录中快速眼动睡眠期无肌张力缺乏、病史提示有快速眼动睡眠行为障碍和已明确的共核蛋白病的诊断（如帕金森病、多系统萎缩）；⑤此症状引起有临床意义的痛苦，或导致社交、职业或其他重要功能方面的损害（可能包括伤害自己或同床的伴侣）；⑥该症状不能归因于某种物质（如滥用的毒品、药物）的生理效应或其他躯体疾病；⑦共存的精神和躯体障碍不能解释此发作。

（5）鉴别诊断：RBD 需与夜间癫痫发作、阻塞型睡眠呼吸暂停低通气综合征（obstructive sleep apnea hypopnea syndrome，OSAHS）、睡眠周期性肢体运动障碍、睡行症、睡惊症、梦魇、创伤后应激障碍等疾病相鉴别。

1）夜间癫痫：夜间癫痫常发生在非快速眼动睡眠，行为刻板，相对简单，大部分患者脑电图显示癫痫波，存在 REM 睡眠肌张力弛缓。

2）阻塞型睡眠呼吸暂停低通气综合征：阻塞型睡眠呼吸暂停低通气综合征（OSAHS）可能导致睡眠中出现肢体运动的表现，但 PSG 表现有明显不同，存在 REM 睡眠肌张力弛缓，针对 OSAHS 有效治疗后，肢体运动相关症状也消失。

3）周期性肢体运动障碍：二者临床表现明显不同，前者常存在复杂的梦境扮演行为，且 PSG 显示 REM 睡眠肌张力失弛缓。

4）睡行症和睡惊症：二者主要发生在非快速眼动睡眠，最常见于前半夜睡眠，且大多数在儿童期有发作史，将患者从睡行症或睡惊症发作期间唤醒，其意识相当混浊且缺少梦境记忆。

5)梦魇和创伤后应激障碍:两者可能与暴力或恐怖梦境有关,并且可反复从睡眠中惊醒,但复杂性身体运动不常见,PSG 存在肌张力弛缓。

(6)治疗:RBD 的治疗主要包括环境预防、药物治疗。药物治疗原则是给予最低剂量的药物,既能恰当改善夜间睡眠事件又无白天的后遗效应。

1)环境预防:RBD 治疗首要的是环境预防,包括同床睡眠者分居、关闭卧室门窗、移走带有尖锐棱角的家具及在患者卧室墙壁和地面加用气垫等。

2)药物治疗:首选氯硝西泮,一般入睡前 0.5 h 服用 0.5 ~ 2.0 mg(不超 4 mg),大多数患者可获得满意疗效,但痴呆、OSAS 的患者需慎用。服用褪黑素 3 ~ 12 mg 也有效,可单用或与氯硝西泮联用。另外,也有报道使用普拉克索、卡马西平及其他苯二氮䓬类药物治疗 RBD。

(7)预后:多数 RBD 患者会出现神经系统退行性疾病,最常见的包括帕金森病、多系统萎缩、路易体痴呆。

2. 梦魇障碍 梦魇障碍(nightmare disorder)是一种常见的异态睡眠,特点是患者反复从睡梦中惊醒,烦躁不安,能很快被唤醒并能立即回忆梦境。梦魇最早可见于 2 岁半的幼儿,60% ~ 70% 的儿童有过偶尔的梦魇,50% ~ 80% 的成人有过一次或多次梦魇经历。偶尔的梦魇不构成梦魇障碍。青春期前的孩子 1% ~ 5% 频繁出现梦魇,3 ~ 5 岁的孩子中估计有 10% ~ 50% 曾因梦魇造成心身健康问题。近 100% 的创伤后应激障碍患者在创伤后的前 3 个月频繁出现梦魇,有的创伤后梦魇可持续终身。

(1)病因及发病机制:梦魇障碍的病因及发病机制尚未完全明确,但梦魇确和以往与当日的惊吓、恐惧、威胁、压抑等不愉快经历感受紧密相关(如儿童白天遭受家人恐吓、视听鬼的故事等)。各年龄阶段遭遇各种应激或创伤后应激障碍后常出现梦魇。梦魇的发生尚与影响去甲肾上腺系、5-羟色胺、多巴胺、γ-氨基丁酸、乙酰胆碱、组胺的药物有关,此类常见的药物有抗抑郁药、降压药、多巴胺受体激动剂。

(2)临床表现:梦魇障碍特征为反复出现高度烦躁不安的梦境,梦境体验栩栩如生、非常真实,常在 REM 睡眠期出现,常导致觉醒,并能详细描述梦境内容。梦境内容常集中在对个体迫在眉睫的躯体危险,也可涉及其他令人悲伤的主题。当这些梦境呈现出来时,患者常变得焦虑、恐惧、害怕、愤怒、尴尬、厌恶、情绪低落等。

(3)辅助检查:关于梦魇的 PSG 研究较少,通常患者从 REM 睡眠梦魇中觉醒,伴心率和呼吸频率加快。PSG 监测有助于排除其他睡眠障碍。

(4)诊断:美国《精神障碍诊断与统计手册》(第五版)(DSM-5)诊断标准如下。①反复出现的延长的极端烦躁和能够详细记忆的梦,通常涉及努力避免对生存、安全或躯体完整性的威胁,且一般发生在主要睡眠期的后半程;②从烦躁的梦中觉醒,个体能够迅速恢复定向和警觉;③该睡眠障碍引起有临床意义的痛苦,或导致社交职业或其他重要功能方面的损害;④梦魇症状不能归因于某种物质(如滥用的毒品、药物)的生理效应;⑤共存的精神和躯体障碍不能充分地解释烦躁梦境的主诉。

标注如果是:在睡眠开始时。

标注如果是:伴有关的非睡眠障碍,包括物质使用障碍。

伴有关的其他躯体疾病。

伴有关的其他睡眠障碍。

编码备注:编码 F51.5 适用于所有 3 个标注。在梦魇障碍的编码之后,也应给有关的精神障碍、躯体疾病或其他睡眠障碍编码,以表明其相关性。

标注如果是:

急性:梦魇病程为 1 个月或更短。

亚急性:梦魇病程大于 1 个月少于 6 个月。

持续性:梦魇病程为 6 个月或更长。

标注目前的严重程度:严重程度是根据梦魇发生的频率来分级。

轻度:平均每周发作少于 1 次。

中度:每周发作 1 次或更多,但并非每晚发作。

重度:每晚发作。

(5)鉴别诊断：梦魇障碍需要与睡惊症、快速眼动睡眠行为障碍等疾病相鉴别。睡惊症一般发生在儿童，在 NREM 期发生，多在睡眠前半夜出现，对事件不能回忆。快速眼动睡眠行为障碍存在较复杂的梦境扮演行为，PSG 显示 REM 睡眠期肌张力失弛缓。

(6)治疗：偶尔出现梦魔无须治疗。梦魇频繁出现造成明显困扰时需治疗。梦魇障碍的治疗包括药物治疗和心理治疗等。药物治疗如果梦魇障碍跟药物相关，应审慎停用或更换药物。报道显示哌唑嗪 2～6 mg 可以改善睡眠和减少 PTSD 梦魇发作，使用时需防止低血压。另外，可乐定、曲唑酮、利培酮也有报道。儿童梦魇需对其带养者行咨询与指导。青少年梦魇首先指导避免不适宜的视听内容，将更多精力置于学习科学文化知识和锻炼身体方面。认知行为疗法(如意象复述治疗)对梦魇患者有效。精神分析、系统脱敏治疗、暴露疗法也用于治疗梦魇障碍。

(7)预后：梦魇障碍通常在 6～10 岁后减少。小部分儿童在青春期、成年后甚至终生存在，有的患者在 70 岁还可频繁发作(多见于未治疗的 PTSD 或被压抑的自我)。

六、不宁腿综合征

不宁腿综合征(restless legs syndrome，RLS)又称不安腿综合征，在《睡眠障碍国际分类》(International Classification of Sleep Disorder，ICSD)被归在睡眠运动障碍这一大类之下。睡眠运动障碍包括一组睡眠障碍，基本表现是入睡过程或睡眠进程中，肢体出现肌肉抽动或刻板、重复的简单运动，导致患者难以入睡和(或)从睡眠中反复清醒(awaking)或觉醒(arousals)，使得睡眠连续性被频繁打断而整体质量下降。这些运动的发生，可以是自发性的，也可因异常的需通过运动来缓解的不适感觉所诱发。

RLS 是一种由肢体不适感诱发的静坐或静卧不安，这种不适感会促使进行肢体活动，并在活动后缓解的睡眠障碍。这种肢体不适感的性质往往难以准确描述，如有的患者描述是“不是疼不是痒，但似乎是又痒又痛”地“说不清什么性质”的感觉；不适感的部位不是皮肤表面，而是肌肉深部，但患者往往不能确切定位，病情较重的患者会用“骨头缝里”来形容不适感发生的部位在肢体深部；这种不适感一旦出现，一般会逐渐强烈，直到几乎不能克制地要下床活动肢体，并在活动后立即获得不同程度的缓解或暂时消失。在一些严重的患者，不适感可伴有其他性质的感觉异常如疼痛。不宁腿综合征最典型的表现是下肢受累，但上肢受累也常见，累及全身大关节(如髋关节、肩关节)的情况亦可见到。

RLS 在人群中较常见。人群终身患病率在 0.01%～25%，欧洲估计在 10% 左右，东亚地区则为 0.1%～2%。RLS 可于任何年龄起病，其中 12% 的患者在 10 岁前起病。患病率随年龄增长呈近似线性增加趋势，老年人群的患病率较高，如一项在德国老年人群进行的研究(65～83 岁；369 例)报道，RLS 患病率在 65～69 岁组为 9.8%，在 70～74 岁组为 12.75%，在 75 岁及以上组为 7.4%。土耳其一项对 60 岁及以上社区老年人的调查显示(排除了认知损害)665 名老年人中符合 RLS 诊断标准的占 15.8%。性别分布特点是早起病型(起病年龄小于 45 岁)，女性患病风险高于男性，约是男性的 2 倍，孕期妇女患病比率更可高达 20%。RLS 在一些躯体疾病患者中的患病比率也很高，如肾病终末期患者 RLS 的患病率可超过 20%。

(一)发病机制

RLS 的确切病因和机制尚不明确。有研究显示，RLS 具有家族聚集性，提示遗传因素在 RLS 的发病中发挥重要作用。RLS 患者脑内神经递质系统的功能异常，其中研究最多的是阿片和多巴胺能系统的异常。铁缺乏也是重要病因之一；在慢性躯体疾病患者中，周围神经病理损害可能是其发生 RLS 的危险因素；一些药物也可能导致或诱发 RLS，如镇静性抗组胺药、多巴胺受体拮抗药、抗抑郁药特别是三环类和 SNRI 类等。在对患者进行诊疗时，应结合这些病理机制研究的发现和患者的具体病情病程特点、实验室和辅助检查发现，做具体的病因分析，为制定个体化治疗方案提供参考。

(二)临床表现

RLS 特征性的表现，是夜间卧床睡眠时，下肢处于“静止”状态一定时间后，出现难以描述的异常不适感，导致患者有活动肢体的渴望或冲动，不适感在肢体活动后随即不同程度减轻或暂时消失，肢体因此可以“回到”静止状态,但不久会再出现不适感,如此反复,导致患者无法入睡或入睡不久即被不适感和运动打断,睡眠质量因此受到不同程度的损害。患者“运动”肢体的方式也是多种多样,如做肢体抻拉、伸展、旋转等,或对不适的部位进行捶打、按摩、揉搓,以及张贴膏药、缠绕绳索、涂抹清凉油等自己认为有效的物质,更严重时则必须下床走动数分钟到数十分钟,如此方可获得暂时的肢体舒适感。这些不适感一般在前半夜或睡眠起始时最为严重,病情相对轻的患者后半夜多能获得连续的睡眠。日间,在肢体处于静止状态时,如卧床午睡、较长时间乘坐交通工具,同样可以诱发 RLS 的表现。如前所述,RLS 累及的肢体最常见和典型的是下肢,但并不限于下肢,上肢也可受累。

RLS 的病程多样,轻者可在较长时间内处于缓解状态而在有限时间内发作。病情进展表现为强度加重、症状延伸到其他部位、一天中发作时间延长等。

(三)临床分型

RLS 可起病于儿童期到老年期的任何年龄,但患者的病情严重程度和病程演变过程可以有很大不同。根据起病年龄不同进行分型,45 岁前起病称为早起病型,症状间歇出现且进展慢;而与之相对的晚起病型,疾病特点是症状的严重程度始终保持与发病时相当,或者在 5 年内快速进展到一种稳定的症状模式。

根据是否存在可以明确或推论的病因,“原发性”和“继发性”也是常见的区分方式,原发性 RLS 指没有明显病因,也没有并发症的患者,早起病型多见于原发性 RLS;继发性 RLS 则因其他疾病引发,常见的情况有妊娠、缺铁性贫血、终末期肾病和帕金森病等。

(四)实验室和辅助检查

主要意义在于排除继发性 RLS,除血常规、肝肾功能等基本检查,还应查铁代谢指标、叶酸等。

RLS 临床诊断并不必须进行多导睡眠图(PSG)检查,但 RLS 患者中合并周期性肢体运动障碍(periodic limb movement disorder,PLMD)的比例可能在 80% 以上,PSG 检查可以提供支持诊断的重要依据,并可排除合并的其他睡眠障碍,如睡眠呼吸障碍等,以及辅助评估病情严重程度,因此推荐有条件的医院对可疑的 RLS 患者进行 PSG 检查。

脑影像学检查、脑电图检查对需要排除某些脑器质性病变的患者是有帮助的。

(五)诊断

DSM-5 诊断标准如下:①有活动下肢的强烈意愿,通常伴随下肢令人不适、不愉快感觉,或是对这种不适感觉的反应,且活动下肢意愿的特点是,在休息或静止时开始或者加重,在活动后部分或完全解除,傍晚或夜间重于白天或者只在傍晚或夜间出现;②上述描述的症状每周至少发生 3 次,持续至少 3 个月;③症状导致明显痛苦或社交、职业、教育、学业、行为或其他重要功能的损害;④症状不是由另一种精神障碍或躯体疾病(如关节炎、下肢水肿、外周性局部缺血、下肢痉挛等)导致,也不能用某种行为问题(如姿位性不适、习惯性抖脚等)来更好地解释;⑤症状不是由某种药物滥用或治疗(如静坐不能)所导致的。

说明:这个诊断标准,实际上可以理解为原发性 RLS 的诊断标准。

(六)鉴别诊断

准确掌握 RLS 的核心症状特点,即活动下肢的强烈意愿是在休息或静止状态所引发或加重,活动后下肢不适感即减轻或消失,是与其他有下肢动作或肌肉抽动症状以及肢体不适感的疾病进行鉴别的关键。在精神科临床实践中,需要重点考虑的鉴别诊断如下。

1. 静坐不能　典型情况下,静坐不能常在抗精神病等药物治疗一段时间后发生,不适感多是全身性质,且运动并不能迅速减轻,鉴别不难。对于主诉不适主要在下肢的患者,要警惕二者合并发生的可能。另外,有研究报告某些抗抑郁药治疗可能诱发 RLS,对合并抗抑郁药治疗的患者,也需要通过详细追诉病史、细致观察及必要时结合 PSG 等辅助检查,来排除这种可能。

2. 焦虑状态　RLS 可引起患者明显的焦虑紧张情绪,特别是睡前对睡眠产生恐惧感,此时需要对患者是单纯某种疾病还是共病做出鉴别。原则是只要症状引起患者痛苦或造成某些功能损害,这些症状符合什么疾病或综合征的诊断标准,就做出相应诊断,以指导治疗。

RLS 还应和睡眠中周期性肢体运动(periodic leg movement in sleep)、睡眠肢体抽动、睡惊症、睡眠下肢痛性痉挛等睡眠障碍相鉴别,感兴趣的读者可以查阅睡眠医学相关文献,在此不赘述。

(七)治疗和康复

1. 非药物治疗　非药物治疗是所有治疗的基础,应充分重视。包括疾病知识健康教育、良好睡眠卫生习惯指导和教育、戒烟酒咖啡和避免使用可能加重 RLS 的药物、规律适度运动等。

2. 药物治疗　药物治疗前应尽可能寻找病因,区分原发性 RLS 或继发性 RLS,继发性 RLS 要及时治疗其原发病,了解分析其危险因素;选择药物时要严格掌握适应证,即只对能够确诊且症状较重的患者使用;使用处方药物后要对患者进行定期随访,根据病情变化和不良反应及时调整药物种类和剂量。

(1)多巴胺能药物:左旋多巴、多巴胺受体激动剂都可能减轻 RLS 症状,减少周期性肢体运动和改善睡眠质量,其中罗匹尼罗、普拉克索可作为一线药物。

(2)抗癫痫药:如加巴喷汀对部分 RLS 患者可能有效。

(3)阿片类:如美沙酮,通常作为最后选择的药物用于较重或其他药物无效者。

(4)铁剂补充治疗:对存在铁缺乏的患者选用。

RLS 治疗过程中,还要识别和正确处理患者的焦虑抑郁情绪。

第九节　意识障碍

意识(consciousness)在临床医学中指患者对周围环境及自身能否正确认识和反应的能力。它涉及觉醒水平、注意、感知、思维、情感、记忆、定向、行为等心理活动/精神功能,是人们智慧活动、随意动作和意志行为的基础。意识障碍(disturbance of consciousness)指意识清晰度下降和意识范围改变,它是脑功能抑制所致。不同程度的脑功能抑制,造成不同程度的意识障碍。意识障碍时许多精神活动都受到影响,表现为感觉阈值升高,感知清晰度下降、不完全,甚至完全不能感知;主动注意减退,注意力集中困难;思维能力下降,难于形成新的概念,思维联想松散,或缓慢,内容含糊,抽象思维和有目的思维困难;情感反应迟钝、茫然;记忆减退,常有遗忘;行为和动作迟缓,缺乏目的性和连贯性;定向障碍,表现为时间、地点、人物的定向错误,通常时间定向最早受累,其次地点定向,最后人物定向受损。定向障碍是临床上判断患者有无意识障碍的重要标志。

临床上常见的意识障碍有嗜睡、昏睡、昏迷、意识混浊、谵妄、梦样状态和朦胧状态。

一、以意识水平改变为主的意识障碍

(一)嗜睡

意识障碍的早期表现,主要是意识清晰度水平的下降。表现为睡眠时间过度延长,呼唤或刺激患者肢体时可被唤醒,醒后可勉强配合检查、回答简单问题,定向力为完整,停止刺激后又入睡。

(二)昏睡

意识的清晰度水平比嗜睡低。一般外界刺激不能使其觉醒,须经高声呼唤或较强的疼痛刺激方可唤醒,对言语的反应能力尚未完全丧失,可做含糊、简单而不完全的回答,当外界停止刺激后又很快入睡。

(三)昏迷

昏迷是一种最为严重的意识障碍,患者意识完全丧失,各种强刺激均不能使其觉醒。昏迷按严重程度可分为以下情况。

1. 浅昏迷　意识完全丧失,对周围事物及声、光刺激全无反应,可有较少无意识的自发动作,对强烈疼痛刺激(如压眶)可有躲避动作及痛苦表情,但不能觉醒。咽反射、咳嗽反射、角膜反射以及瞳孔对光

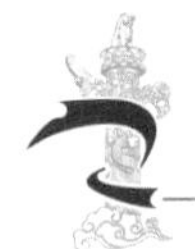

反射仍然存在。生命体征无明显改变。

2. 中度昏迷　对外界的正常刺激均无反应,自发动作很少。对强烈刺激的防御反射、角膜反射和瞳孔对光反射减弱,大小便潴留或失禁。生命体征可有改变(呼吸减慢或增快,脉搏、血压改变)。

3. 深昏迷　对外界任何刺激均无反应,自主运动完全消失,全身肌肉松弛,眼球固定,瞳孔散大,腱反射消失,大小便多失禁。生命体征已有明显改变,呼吸不规则,血压或有下降。

二、以意识内容改变为主的意识障碍

(一)急性意识模糊状态

淡漠和嗜睡是其突出表现,时间定向障碍明显,其次为地点定向障碍。表现为注意力减退,情感反应淡漠,活动减少,语言缺乏连贯性,对外界刺激可有反应,但低于正常水平。

(二)谵妄

一种急性脑高级功能障碍,以思维能力受损以及不能对内外部刺激做出适当的反应为特征。患者对周围环境的认识及反应能力均有下降,觉醒水平、注意力、定向力、知觉、记忆功能、智力和情感等明显紊乱,多伴有激惹、焦虑和恐怖,甚至可有冲动和攻击行为。思维推理迟钝,语言功能障碍,睡眠觉醒周期紊乱,常伴有听幻觉、视幻觉和片段妄想等。病情呈波动性,夜间加重,白天减轻,常持续数小时至数天。

三、特殊类型的意识障碍

(一)去皮质综合征

患者能无意识地睁眼、闭眼或转动眼球,对光反射、角膜反射正常,四肢肌张力增高,双侧锥体束征阳性。可有吸吮、强握等原始反射,甚至喂食也可引起无意识的吞咽,但无自发动作,对外界刺激不能产生有意识的反应,大小便失禁。身体呈去皮质强直(decorticated rigidity)姿势:双上肢屈曲内收,腕及手指屈曲,双下肢伸直,足跖屈。

(二)无动性缄默症

无动性缄默症又称睁眼昏迷,患者双目睁开,眼睑开闭自如,能注视周围环境及检查者,貌似清醒,但不能活动或言语,对自身及外界环境不能理解,强烈刺激不能改变其意识状态,肌张力降低,大小便失禁,无锥体束征。存在睡眠觉醒周期,常伴自主神经症状。

(三)植物状态

患者貌似清醒但无意识,对自身和外界的认知功能完全丧失,呼之不应,有自发或反射性睁眼,偶有视物追踪,可有无意义的哭笑,存在吸吮、咀嚼和吞咽等原始反射,大小便失禁,有睡眠觉醒周期。它是大脑半球严重受损而脑干功能相对保留的一种状态,常由昏迷演变而来。非外伤性病因,此状态持续3个月以上;或外伤性病因,此状态持续12个月以上常称为持续性植物状态(persistent vegetative state)。

四、自我意识障碍

自我意识障碍(disturbance of self-consciousness),或称自我体验,是指个体对自身精神状况和躯体状况的认识。这一概念与心理学中弗洛伊德学派的“自我”不同。每个人都意识到自己的存在,并与客观环境相独立的单一的个体。自己的精神活动完全由自己控制,并为自己所认识。过去的我和现在的我是相互联系的同一个体。常见的自我意识障碍有人格解体、双重人格、自我界限障碍和自知力缺乏。

(一)人格解体

人格解体指患者感到自身已有特殊的改变,甚至已不存在了。有的患者感到世界正在变得不真实或不复存在,则称为现实解体或非现实感。有些患者感到自己丧失了与他人的情感共鸣,不能产生正常的

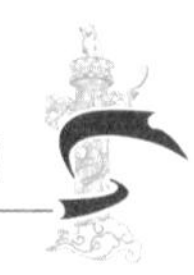

情绪或感受。多见于抑郁症,也见于精神分裂症和神经症。

(二)双重人格

双重人格指患者在不同的时间体验到两种完全不同的心理活动,有着两种截然不同的精神生活,是自我单一性的障碍。除了自我以外,患者感到还有另一个"我"存在。或者患者认为自己已经变成了另一个人。常见于分离性障碍,精神分裂症。

第十节　共济失调

共济运动指在前庭、脊髓和锥体外系共同参与下完成运动的协调和平衡。共济失调(ataxia)指小脑、本体感觉以及前庭功能障碍导致的运动笨拙和不协调、累及躯干、四肢和咽喉肌时可引起身体平衡、姿势、步态及言语障碍。临床上,共济失调可有以下几种。

一、小脑性共济失调

小脑本身、小脑脚的传入或传出联系纤维、红核、脑桥或脊髓的病变均可产生小脑性共济失调。小脑性共济失调表现为随意运动的力量、速度、幅度和节律的不规则,即协调运动障碍,可伴有肌张力降低、眼球运动障碍及言语障碍。

1. 姿势和步态异常　小脑蚓部病变可引起头和躯干的共济失调,导致平衡障碍,姿势和步态的异常。患者站立不稳,步态蹒跚,行走时两腿分开呈共济失调步态,坐位时患者将双手和两腿呈外展位分开以保持身体平衡。上蚓部病变时患者向前倾倒,下蚓部病变时患者向后倾倒。小脑半球控制同侧肢体的协调运动并维持正常的肌张力,一侧小脑半球受损,行走时患者向患侧倾倒。

2. 随意运动协调障碍　小脑半球病变可引起同侧肢体的共济失调,表现为动作易超过目标(辨距不良)动作愈接近目标时震颤愈明显(意向性震颤),对精细运动的协调障碍,如书写时字迹愈来愈大,各笔画不匀等。

3. 言语障碍　由于发声器官如口唇、舌、咽喉等肌肉的共济失调,患者表现为说话缓慢、发音不清和声音断续、顿挫或暴发式,呈暴发性或吟诗样语言。

4. 眼球运动障碍　眼外肌共济失调可导致眼球运动障碍。患者表现为双眼粗大眼震,少数患者可见下跳性眼震、反弹性眼震等。

5. 肌张力降低　小脑病变时常可出现肌张力降低,腱反射减弱或消失,当患者取坐位时两腿自然下垂叩击腱反射后,小腿不停摆动,像钟摆一样(钟摆样腱反射)。

二、大脑性共济失调

大脑额、颞、枕叶与小脑半球之间通过额桥束和颞枕桥束形成纤维联系,当其损害时可引起大脑性共济失调。由于大脑皮质和小脑之间纤维交叉,一侧大脑病变引起对侧肢体共济失调。大脑性共济失调较小脑性共济失调症状轻,多见于脑血管病、多发性硬化等损伤额桥束和颞枕桥束纤维联系的疾病。

1. 额叶性共济失调　由额叶或额桥小脑束病变引起。患者症状出现在对侧肢体,表现类似小脑性共济失调,如体位性平衡障碍,步态不稳,向后或一侧倾倒,但症状较轻,Romberg征、辨距不良和眼震很少见。常伴有肌张力增高,病理反射阳性,精神症状,强握反射等额叶损害表现。见于肿瘤、脑血管病等。

2. 颞叶性共济失调　由颞叶或颞桥束病变引起。患者表现为对侧肢体的共济失调,症状较轻,早期不易发现,可伴有颞叶受损的其他症状或体征,如同向性象限盲和失语等。见于脑血管病及颅高压压迫颞叶时。

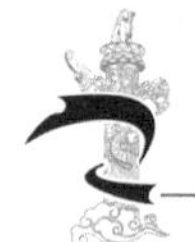

3. 顶叶性共济失调　表现对侧患肢不同程度的共济失调，闭眼时症状明显，深感觉障碍多不重或呈一过性；两侧旁中央小叶后部受损可出现双下肢感觉性共济失调及大小便障碍。

4. 枕叶性共济失调　由枕叶或枕桥束病变引起。患者表现为对侧肢体的共济失调、症状轻，常伴有深感觉障碍，闭眼时加重，可同时伴有枕叶受损的其他症状或体征，如视觉障碍等。见于肿瘤、脑血管病等。

三、感觉性共济失调

深感觉障碍使患者不能辨别肢体的位置及运动方向，出现感觉性共济失调。深感觉传导路径中：脊神经后根、脊髓后索、丘脑至大脑皮质顶叶任何部位的损害都可出现深感觉性共济失调。表现为站立不稳，迈步的远近无法控制，落脚不知深浅，踩棉花感。睁眼时有视觉辅助，症状较轻，黑暗中或闭目时症状加重。感觉性共济失调无眩晕、眼震和言语障碍。多见于脊髓后索和周围神经病变，也可见于其他影响深感觉传导路的病变等。

四、前庭性共济失调

前庭损害时因失去身体空间定向能力，产生前庭性共济失调。临床表现为站立不稳，改变头位可使症状加重，行走时向患侧倾倒。伴有明显的眩晕、恶心、呕吐、眼球震颤。四肢共济运动及言语功能正常。多见于内耳疾病、脑血管病、脑炎及多发性硬化等。

五、其他原因性共济失调

1. 药物性　药物性共济失调、平衡障碍指人体对某些药物过度敏感或长期服用导致的共济失调与平衡状态。常见有以下几类药。①氨基糖苷类，如链霉素、庆大霉素、新霉素等；②抗癫痫药物：苯妥因制剂、卡马西平和丙戊酸盐等；③某些抗精神病药物和苯二氮䓬类药物等；④酒精中毒性脑病与神经肌肉疾病；⑤尚可见于物质滥用和其戒断反应等。

2. 功能性　急性应激障碍、急性焦虑发作（惊恐障碍）、分离性障碍和部分躯体症状障碍（尤其是主观性眩晕）亦常发生平衡障碍共济失调。

第十一节　不自主运动

不自主运动（involuntary movement）指患者在意识清楚的情况下，出现的不受主观控制的无目的的异常运动。不自主运动主要包括以下几种。

一、震　颤

震颤（tremor）是主动肌与拮抗肌交替收缩引起的人体某一部位有节律的振荡运动。节律性是震颤与其他不随意运动区别，主动肌和拮抗肌参与的交替收缩可与阵挛（一组肌肉短暂的、闪电样的收缩）区别。震颤可为生理性、功能性和病理性，见表53-6。

表53-6　震颤的分类

分类		特点	见于
生理性震颤		震颤细微	老年人
功能性震颤	强生理性震颤	震颤幅度较大	剧烈运动、恐惧、焦虑、气愤
	癔症性震颤	幅度不等、形式多变	分离性障碍(癔症)
	其他功能性震颤	精细动作或疲劳时出现	精细工作如木匠、外科医师
病理性震颤	静止性震颤	静止时出现,幅度小	帕金森病等
	动作性震颤	特定姿势或运动时出现,幅度大	小脑病变等

(一)静止性震颤

静止性震颤(static tremor)是指在安静和肌肉松弛的情况下出现的震颤,表现为安静时出现,活动时减轻,睡眠时消失,手指有节律的抖动,每秒4～6次,呈"搓药丸样",严重时可发生于头、下颌、唇舌、前臂、下肢及足等部位。常见于帕金森病。

(二)动作性震颤

1. 姿势性震颤　姿势性震颤(postural tremor)在随意运动时不出现,当运动完成,肢体和躯干主动保持在某种姿势时才出现,如当患者上肢伸直,手指分开,保持这种姿势时可见到手臂的震颤。肢体放松时震颤消失,当肌肉紧张时又变得明显。姿势性震颤以上肢为主,头部及下肢也可见到。常见于特发性震颤、慢性酒精中毒、肝性脑病、肝豆状核变性等。

2. 运动性震颤　又称意向性震颤(intention tremor),是指肢体有目的地接近某个目标时,在运动过程中出现的震颤,越接近目标震颤越明显。当到达目标并保持姿势时,震颤有时仍能持续存在。多见于小脑病变,丘脑、红核病变时也可出现此种震颤。

二、舞蹈样运动

舞蹈样运动(choreic movement)多由尾状核和壳核的病变引起,为肢体不规则、无节律和无目的的不自主运动,表现为耸肩转颈、伸臂、抬臂、摆手和手指伸屈等动作,上肢比下肢重,远端比近端重,随意运动或情绪激动时加重,安静时减轻,入睡后消失。头面部可出现挤眉弄眼、噘嘴伸舌等动作。病情严重时肢体可有粗大的频繁动作。见于风湿性舞蹈症或亨廷顿病等,也可继发于其他疾病,如脑炎、脑内占位性病变、脑血管病、肝豆状核变性等。

三、手足徐动症

手足徐动症(athetosis)又称指划动作或易变性痉挛。表现为由于上肢远端的游走性肌张力增高或降低,而产生手腕及手指做缓慢交替性的伸屈动作。如腕过屈时,手指常过伸,前臂旋前,缓慢过渡为手指屈曲,拇指常屈至其他手指之下,而后其他手指相继屈曲。有时出现发音不清和鬼脸,亦可出现足部不自主动作。多见于脑炎、播散性脑脊髓炎、核黄疸和肝豆状核变性等。

四、扭转痉挛

扭转痉挛(torsion spasm)病变位于基底核,又称变形性肌张力障碍、表现为躯干和四肢发生的不自主的扭曲运动。躯干及脊旁肌受累引起的围绕躯干或肢体长轴的缓慢旋转性不自主运动是本症的特征性表现。颈肌受累时出现的痉挛性斜颈是本症的一种特殊局限性类型。本症可为原发性遗传疾病,也可见于肝豆状核变性以及某些药物反应等。

五、偏身投掷运动

偏身投掷运动(hemiballismus)为一侧肢体猛烈的投掷样的不自主运动,运动幅度大,力量强,以肢体近端为重。为对侧丘脑底核损害所致,也可见于纹状体至丘脑底核传导通路的病变。

六、抽 动 障 碍

抽动(tics)为单个或多个肌肉的快速收缩动作,固定一处或呈游走性,表现为挤眉弄眼、面肌抽动、鼻翼扇动、噘嘴。如果累及呼吸及发音肌肉,抽动时会伴有不自主的发音,或伴有秽语,故称"抽动秽语综合征"。本病常见于儿童,病因及发病机制尚不清楚,部分病例由基底核病变引起,有些是与精神因素有关。

七、肌 肉 震 颤

肌肉震颤(amyostasia)包括肌纤维震颤与肌束震颤。肌纤维颤动是在一块肌内的肌腹上数厘米范围内的细小的快速或蠕动样的颤动。肌束震颤是指一个肌群或一些肌群的肌肉细小快速地收缩。一般认为肌纤维颤动是脊髓前角细胞或脑神经运动核的刺激现象,而肌束震颤是脊髓前根的刺激现象。它们的发生机制与临床意义相同,但在肌电图上表现有所区别。

肌纤维震颤与肌束震颤都是下运动神经元损害的重要体征;有时发生于肌萎缩之前。肌纤维震颤在四肢、颜面、舌肌都可出现,但以舌肌最明显,这是因为除舌肌外其他部位有皮肤覆盖不易被发现。一般肌纤维颤动与肌束震颤均不产生运动效果,有时偶可见有手指小的颤抖。脊髓前角细胞或运动性脑神经的慢性刺激性病变,如肌萎缩侧索硬化症、进行性脊髓性肌萎缩时这些现象最典型。急性前角病变则不产生。前根刺激性病变产生肌束震颤。

(戴光明 贺 英 李 佳 黄 磊 温皇鼎)

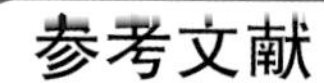

参考文献

1 万学红,卢雪峰. 诊断学[M].9 版. 北京:人民卫生出版社,2018:211-220.

2 潘祥林,王鸿利. 实用诊断学[M].2 版. 北京:人民卫生出版社,2017:27-65.

3 中华医学会神经病学分会,中华医学会神经病学分会睡眠障碍学组. 中国成人失眠诊断与治疗指南推荐[J]. 中华神经科杂志,2018,51(5):324-335.

4 王欣,康熙雄. 诊断学[M]. 北京:北京大学医学出版社,2018:260-267.

第54章

精神症状与疾病

第一节　感觉与知觉障碍

一、感觉与知觉的概念

1. 感觉　感觉(sensation)是指个体对外界事物个别属性的反应,是人类最初级的心理过程,是其他心理活动的基础。外界物体的个别属性,如颜色、气味、声光、软硬、轻重、冷热等刺激人体的内外感受器后,转化成神经冲动传入人脑,使人们能感受到物体的这些个别属性。

按照刺激的来源可将感觉分为3类:①外部感觉,通过视、听、嗅、味、触等感官所感受到的外界事物特性;②内部感觉,通过内脏感受器感受到的机体内部的饥、渴、胀、痛等感觉;③本体感觉,通过本体感受器感受到的身体各部分的运动和位置状态的感觉。

2. 知觉　知觉(perception)指个体将感觉到的客观事物的各种个别属性和个别部分在大脑中综合起来,并借助以往的类似表象与记忆经验而形成的一种综合映象。如认识汽车时,首先是对它的颜色、形状、部件(轮胎、车身、方向盘、反光镜等)、能开动等个别属性的感觉,然后借助以往见过汽车及其行驶的经验,最后在脑中形成对汽车的整体映象,这就是对汽车的知觉。

知觉在心理活动中比感觉高一层次,它是在感觉的基础上形成的,它不仅需要综合客观事物的各种个别属性,还要与大脑中既往的记忆痕迹进行对比后才能认知。知觉是客观现实在人脑中的主观映像,因而受人的兴趣、情绪和需要等多种主观因素的影响。如在特定的情绪状态下,对时间的知觉就会有“一日不见,如隔三秋”和“度日如年”的差异。

许多复杂的知觉则需要通过多种感觉器官的协同作用才能形成知觉。如物体大小的知觉有视觉与眼肌运动觉的协同作用,空间定向的知觉有视觉、前庭觉和听觉的协同作用,时间知觉有视觉、运动觉、听觉及内脏感受器的共同参与等。

按照知觉反映的事物特性,可以将知觉分为3种类型:反映事物的大小、形状、距离、方位等空间特性的空间知觉;反映事物变化延续性和顺序性的时间知觉;反映物体在空间的位置移动的运动知觉。

二、感觉与知觉障碍的常见形式

（一）感觉障碍

外界刺激作用于感觉器官后，经过传入神经通路到达大脑感觉中枢。在这一通路的任一部位出现异常（包括器质性病变和功能性障碍）均可产生感觉障碍（abnormal sensation）。精神疾病中常见的感觉障碍有如下几种。

1. 感觉过敏　感觉过敏（hyperesthesia）指个体感觉阈值降低，对外界一般刺激的感受性增强，主观上常感到难于忍受。如一般的关门声、打雷，平常气味特别难闻，轻微的触摸皮肤感到疼痛难忍等。多见于神经衰弱、分离性障碍、焦虑障碍、脑外伤后精神障碍以及病后虚弱状态等。

2. 感觉减退　感觉减退（hypesthesia）指个体感觉阈值增高，对外界刺激的感受性降低。患者对强烈的刺激感觉轻微，或完全不能感知（感觉缺失）。多见于分离性障碍、神经衰弱、抑郁症、意识障碍患者，也可见于精神发育迟滞。

3. 内感性不适　内感性不适（senestopathia）又称体感异常。指个体感到身体内部有某种不舒服感觉，涉及感觉阈值的降低及感觉性质的异常。如体内的牵拉、扭转、流动、挤压、冲动等感觉，性质难以描述，部位不定或难以局部定位。常困难以忍受而出现明显的不安，可继发疑病观念和被害妄想等精神症状。一些分离性障碍患者感觉喉部有异物感或堵塞感，称之为癔症球。多见于分离性障碍、神经症性障碍及焦虑抑郁状态等。

典型案例：患者，女，50岁。近10年来感到脐周、肛门处有难以描述的不适感，有时也会转移到胸腔、下腹部和后背，既不是痛，也不是胀，难以名状。曾在多家大医院看过病，做过不少检查，均未发现相应的器质性异常。吃过多种中西药，效果好时勉强能坚持上班，但症状从未消失过。

4. 感觉倒错　感觉倒错（paraesthesia）指个体出现与外界刺激性质相反或不一致的异常感觉，如甜刺激出现苦感、触刺激出现热感。主要见于分离性障碍。

（二）知觉障碍

常见的知觉障碍（perception deficit）有错觉、幻觉和感知综合障碍3种。

1. 错觉　错觉（illusion）是对客观事物的一种错误感知。比如将草绳看成蛇。错觉可发生在以下4种情况。①感觉条件差使感觉刺激的水平降低时，如光线暗淡时将挂着衣服的衣架错认为是一个人站在墙边；②疲劳状态下感知清晰度下降时，如听见响声，以为有人叫自己；③意识障碍使意识水平下降时，如谵妄时将输液皮管当成蛇；④情绪因素处于某种强烈的心境状态时，如恐惧、紧张，期待时将陌生人看成熟悉的人。

错觉可以在正常人中出现，如上述光线暗淡、情绪紧张或处于期待状态时出现错觉，但条件改善或解释后，错觉很快被意识到，并能及时纠正。病理性错觉常常因意识障碍或其他精神障碍产生，患者常常坚信不疑，并伴有相应的情绪和行为反应，不容易及时纠正。病理性错觉多见于谵妄和躯体疾病，也见于精神分裂症。如果患者通过想象，将感知的简单形象，增添许多细节变成生动复杂的知觉形象，称为幻想性错觉，多见于感染中毒性精神障碍、分离性障碍或精神分裂症。

2. 幻觉　幻觉（hallucination）是一种缺乏外界相应的客观刺激作用于感觉器官时所出现的知觉体验。具有感知觉的4个特性：生动性、存在于客观空间、不从属于自己和不随主观意愿改变。如没有人和患者讲话的时候，患者听见有人同自己讲话的声音。引起幻觉的原因包括中枢神经系统病变或功能损害、情绪影响、暗示、周围感觉器官病变、感觉剥夺。

幻觉是一种常见的精神症状。幻觉可以在意识完全清晰时发生，也可以在不同程度的意识障碍时发生。虽然健康人有时也会出现幻觉，但主要发生在觉醒和睡眠的过渡状态，通常是短暂的、单纯的，如听到铃声或一个人的名字，没有诊断意义。亲人病故强烈思念时也会听见已故亲人的讲话声，也没有诊断意义。

作为精神病症状的幻觉，可以发生在各种重性精神障碍中如精神分裂症、情感性障碍和脑器质性疾

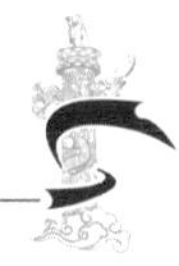

病。幻觉症状本身没有特征性疾病的诊断意义。但视幻觉常可见于脑器质性精神障碍，听幻觉、味幻觉、嗅幻觉、本体幻觉多见于精神分裂症等。幻觉具体表现如下。

(1)幻觉按感觉器官分类：听幻觉、视幻觉、味幻觉和嗅幻觉、触幻觉和本体幻觉。

1)听幻觉：这是最常见的一种幻觉。患者可以听见各种声音，如言语、噪声、音乐等。如幻觉内容为言语交谈，称为言语性听幻觉。言语性听幻觉可以是几个单词、一段话、几个句子。如果言语内容是评论患者的言行，称为评论性听幻觉。如果言语内容为命令患者做某事，称为命令性听幻觉。言语性听幻觉，尤其评论性听幻觉、命令性听幻觉多见于精神分裂症。幻听内容有时十分清晰，有时非常模糊。临床上多数患者的行为和情绪受听幻觉影响，由于幻听内容多数对患者不利，患者的情绪多为低落、不愉快，或与幻听对话，或自言自语，严重者有冲动或危险行为，造成不良后果。

2)视幻觉：视幻觉比听幻觉少见，常与其他幻觉一起出现。视幻觉可以是简单的闪光，也可以是复杂的图像，如人体画像。视幻觉中的图像较正常大的为物体显大性幻觉，又称巨形幻视；较正常小的为物体显小性幻觉，又称小人国幻视。视幻觉多见于脑器质性精神障碍，如谵妄、中毒、癫痫等，也可见于功能性精神障碍，如精神分裂症等。

3)味幻觉和嗅幻觉：味幻觉和嗅幻觉比较少见。通常是患者可以辨认的特殊气味和味道，如花香、臭味等。多数嗅幻觉或味幻觉是患者以前接触过的，令人不愉快的气味或味道。味幻觉和嗅幻觉常同时出现，常见于颞叶癫痫、精神分裂症等。

4)触幻觉：触幻觉又称皮肤黏膜幻觉，此幻觉也较少见。患者感到皮肤或黏膜表面或生殖器官有接触、针刺、虫爬、通电等异常感觉。多见于周围神经炎、中毒、精神分裂症等。患者有性器官的接触感觉，称为性幻觉，见于精神分裂症、分离性障碍等。

5)本体幻觉：本体幻觉又称体感幻觉，临床上较少见。本体幻觉包括内脏幻觉、运动幻觉和前庭幻觉 3 种。内脏幻觉指内脏产生异常感觉，如患者感到内脏被捏、拉、膨胀感、虫爬、刀割等体验。常与疑病妄想、虚无妄想相关，见于精神分裂症、抑郁症等。运动幻觉指患者处于静止状态时自觉身体某个部分在动，如患者感到唇舌在运动，称为言语运动性幻觉。患者感到肢体、躯干在运动，称为精神运动性幻觉，多见于精神分裂症。患者感到失去平衡，处在斜面或旋转的地面上而紧紧抓住扶手不放，称为前庭性幻觉，见于精神分裂症、脑干器质性疾病及眩晕等。

(2)幻觉按结构性质分类：有完全幻觉和不完全幻觉。

1)完全幻觉：完全幻觉又称真性幻觉。患者的幻觉体验来源于外部客观世界，具有与知觉体验相同的鲜明性、生动性和不随意性。比如患者听见外面有人在议论自己。临床上多数幻觉属于完全幻觉。

2)不完全幻觉：不完全幻觉又称类幻觉。此类幻觉除了有感知成分外，还有表象和思维的内容。常见的不完全幻觉有 4 种：①伪幻觉，又称假性幻觉、表象幻觉，其特点是幻觉出现在患者的主观空间，如患者听到肚子里有个人在说话，伪幻觉多见于精神分裂症；②思维化声和读心症，患者感到心里想什么，就听到什么，如果听到的声音为别人的声音，称为读心症，如果听到的声音为患者自己的声音称为思维化声，这两种幻觉见于精神分裂症；③思维显影，患者在思考的同时，能够看见所想的内容，性质与思维化声相同；④精神性幻觉，患者感到自己的大脑不通过感官就能看到文字，听到声音，幻觉的内容不属于患者自己，也不能随主观意志转移，精神性幻觉见于精神分裂症。

(3)幻觉按产生条件分为类：功能性幻觉、反射性幻觉、域外幻觉、心因性幻觉和催眠相幻觉 5 种。

1)功能性幻觉：指患者的幻觉与现实刺激伴随出现的幻觉。如患者听见流水的声音，就听见别人在议论自己。客观刺激和幻觉同时为患者感受，这种现象多见于精神分裂症和应激相关障碍。

2)反射性幻觉：指患者的某一感觉器官感受到现实的刺激时，他(她)的另一个感觉器官产生幻觉。如患者看见有人在前面几米远的地方，就听见别人在议论自己。反射性幻觉多见于精神分裂症。

3)域外幻觉：指患者具有超出感觉器官之外的幻觉。如患者双眼朝前看时能够看见站在后面的人。这种现象见于精神分裂症、催眠状态和脑器质性精神障碍。

4)心因性幻觉：指幻觉内容与心理因素密切相关，在强烈心理应激因素影响下产生的幻觉。如患者想起已故的亲人时就听见已故亲人的说话声等。常见于应激相关障碍、分离性障碍等。

5)催眠相幻觉：指发生在催眠时相的幻觉。幻觉发生在将睡未睡时称为入睡前幻觉；幻觉发生在将醒未醒时称为醒前幻觉。催眠性幻觉除了见于发作性睡病外多数没有病理意义。

3. 感知综合障碍　感知综合障碍(disturbance of sensorial synthesis)指患者对客观事物能够正确认识,但是对部分属性如大小比例、形状结构、空间距离、物体的动静等产生错误的知觉体验。常见以下几类。

(1)时间知觉综合障碍:指患者对时间体验的判断出现障碍。比如患者感到时间"飞快",或者感到时间"凝固"的感觉。这种症状多见于颞叶癫痫和精神分裂症等。

(2)空间知觉综合障碍:指患者对事物空间距离或事物大小的判断出现障碍。比如患者看见物体的形象比其实体大或者小,或者将近距离物体看得距离很远。这种症状多见于癫痫和精神分裂症等。

(3)运动知觉综合障碍:指患者觉得运动的物体静止不动或者静止不动的物体在运动。比如患者感到面前的房屋在往后退,坐着的凳子在移动。这种症状多见于癫痫、精神分裂症和眩晕等。

(4)体形知觉综合障碍:又称体象感知综合障碍,指患者觉得自己的体形改变。比如患者感到自己的脸变长、变大,鼻子变宽等。这种症状见于器质性精神障碍、癫痫、精神分裂症和体象障碍(或躯体变形障碍)等。

第二节　思维障碍

一、思维的概念

思维(thinking)是人脑对客观事物的间接概括的反映。思维在感觉和知觉的基础上,借助语言和文字对事物进行分析、判断、推理、综合、抽象、概括等形成观念与概念的联系,并通过联想和逻辑的过程经语言或文字表达出来。

人类的思维是从直觉的形象思维逐步发展到抽象的逻辑思维。这个发展随人类的进步和个体的经历而发展,通过不断实践和学习来完成的,因此思维又是个体、认知的表达。认知即人们对客观世界和主观自我的认识与知觉。思维自然影响着个体的心理过程。常人的思维有其目的性、连贯性和逻辑性。

思维是认知的最高形式:①能影响感知过程与强度,甚至使感知性质发生改变(如刘伯承在指挥丰都战斗中右眼受伤,为了节省药物,在没有任何麻醉状态下接受了手术,被称为"军神",还有1965年"八六"海战中的"钢铁战士"麦贤得,颅脑受伤、脑浆外流,仍然坚持战斗3 h),当然,催眠状态下,暗示性语言亦可使人痛觉减退或丧失,甚至可以从清水中尝到酸味;②思维/认知可以影响表象,当第一印象某个人是优秀人物后,再次或脑子回忆出这个人的形象总是好而明亮的形象;③思维/认知也影响人的态度、情感和行为活动。

相反,对事物的感知,人生经历的实践和学习又影响着人们的认知思维,也意味着对人们价值观、人生观和世界观的影响。精神障碍时,思维/认知的异常必然继发态度、情绪、感知和意志行为的异常。

二、思维障碍的表现形式

思维障碍(thought disorder)的表现形式复杂多样,存在不同的归类方法。传统上习惯用两分法将其分为思维形式障碍和思维内容障碍。也有进一步将思维形式障碍细分为联想和逻辑障碍的三分法。

(一)思维联想障碍

1. 思维奔逸　思维奔逸(flight of thought)又称观念/意念飘忽。指联想速度加快,数量增多,内容丰富生动。患者主诉近期大脑反应快,概念不断涌现。表现话多语快,声音洪亮,用词丰富,难以打断;或出口成章,挥笔成文。有时患者感到说话的速度跟不上思维的速度。轻症者仅表现思维虽活跃、用词丰富,

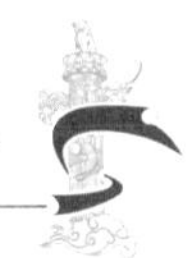

但不会达到观念飘忽的程度。严重者由于思维速度异常增快，话语常会省去连接与修饰成分，表现为概念的堆积，不成为结构完整的句子，称为思维跳跃，若概念之间存在着音韵上的联系时称为音联，表现为意义上的联系时称为意联；但主题不明确，中心不突出，主要见于躁狂发作。

2. 思维迟缓　思维迟缓(retardation of thinking)又称思维抑制。指联想的速度减慢，数量减少，联想困难。患者自觉脑子变笨，反应慢，思考问题困难，记忆力差。交谈时言语少，速度缓慢，声音低沉，表达简单。回答问题中肯，理解正确，但拖延时间长，甚至要连续多次追问才有极简单的回答。多见于抑郁发作。

3. 思维贫乏　思维贫乏(poverty of thought)指联想数量的减少，概念贫乏。患者体验脑子里没有什么可思可想。交谈时言语贫乏，内容单调，词穷句短，回答简单，或以“不知道”“没什么”作答，或以点头或摇头作答，常给人漠然处之之感。主要见于慢性精神分裂症，也见于脑器质性精神障碍和精神发育迟滞等。

(二)思维逻辑障碍

1. 病理性象征性思维　属于典型的概念转换，以无关的具体概念代替某一抽象概念，不经患者解释，旁人无法理解。但具体概念与抽象概念之间仍存在某种表面上的联系，可能有字音、字形、意义或形体上的某些相关，因此而有别于释义妄想。如某患者拒绝吃发给他的两个馒头，他说，吃了两个馒头就是叫他娶两个老婆，是违法的，因此将馒头还回食堂。

2. 语词新作　语词新作指概念的融合、浓缩以及无关概念的拼凑。患者自创一些新的符号、图形、文字或语言来代替某些特殊的概念，其意义只有他自己才能理解，而常人看来则显得荒谬离奇。如将几个字浓缩、加工为一个字典上都没有的新字或新词，如用“里相”字表示理想，“男/女”表示离婚，在一个桃形框中加个五角星表示自己有颗中国心。此为精神分裂症的特征性症状之一。

3. 逻辑倒错性思维　逻辑倒错性思维(paralogic thinking)以思维推理缺乏逻辑性为特点。表现为推理结论缺乏前提依据，或因果倒置，令人觉得离奇古怪，不可理解。如一患者吃生菜叶、吃草，他解释说：“我的属相属牛，牛是吃草的，所以我应该吃草。”

4. 矛盾思维　矛盾思维又称对立思维或矛盾观念。指在同一时刻脑中出现两种相反的、矛盾对立的概念，互相抗衡而相持不下，多数患者并不会为此感到苦恼。常见于强迫性神经症、精神分裂症。

(三)思维内容障碍

思维内容障碍主要表现是妄想(delusion)，也包括类妄想观念和超价观念。妄想是在病态的推理和判断的基础上所形成的牢固的信念，具有以下特征：①妄想内容与事实不符，但患者坚信不疑；②妄想内容是个体的心理现象，不为相同背景或信仰的人群所共有，并非集体信念，但文化背景和个人经历对妄想内容的表达有所影响；③妄想内容涉及患者本人，且与个人有利害关系。只有在确定个体的思维同时满足上述特征时，才能认定为妄想。

1. 特殊思维形式　当患者的病理性观念未达到坚信不疑的程度时则不能确定为妄想，临床上称作类妄想观念，如牵连观念、被害观念、妒忌观念、疑病观念等。妄想还需与以下特殊的思维形式区别。

(1)偏见或成见：是指正常人由于知识经验不足、信息有限或受情感因素等的影响，对某事物形成刻板、先入为主或过于片面的看法。偏见与成见可通过说服教育或亲身经历而得到纠正。

(2)迷信思想：指对占卜、风水、算命、巫术等过度信仰与崇拜。由于人类对某些自然现象认识的局限性，加上一些地方亚文化背景的误传误导，产生错误的判断和推理，形成错误的结论。迷信思想可通过说服教育、个人经验积累以及知识的普及而得到纠正。

(3)先占观念与优势观念：优势观念为同一类群的人头脑中占优势的观念。如高中生的优势观念是考大学、科研工作者的优势观念是获得基金资助和发表文章等。如果“优势观念”在很大程度上是个人的而非群体的，便是先占观念，但不包括妄想和超阶观念。

(4)超价观念：有压倒一切与不接受批判的含义。指在个体心理活动中一段时间内占主导地位的一种观念，具有强烈的情感色彩，表现为偏激、偏爱、偏恨，明显影响其心理活动和行为，且不受来自反面意见的干扰，也不被同一文化状态的多数人所接受。它的形成有一定的性格与现实基础，没有逻辑推理错误。在精神科常见为类妄想观念，内容包括被害、发明、诉讼、嫉妒和疑病等形式。超价观念与妄想的区别在于其形成有一定的性格与现实基础，内容比较符合客观实际，伴有强烈的情绪体验，也有人认为只是程度上的差异（注意此概念在归属和临床意义上，不同的教科书存在比较大的争议）。

2. 妄想

(1)关系妄想：曾称牵连观念或援引观念。患者将周围发生的一些与其无关的事件或现象均认为与他有关，其表现形式多种多样。如旁人随意的交谈是在议论他；别人吐痰是在蔑视他；别人扫地意味着他是垃圾；别人的眼神与言行都不怀好意，都是含沙射影、话里有话；电视、报纸或网络上的某些文章也是针对他的等。关系妄想的内容多为对患者不利，常与被害妄想伴随出现，也可发生于钟情妄想、嫉妒妄想的前后，是临床上最常见的妄想之一，主要见于精神分裂症。

典型案例：患者，女，16岁，学生。最近经常和父母说不想上学了，同时表现出闷闷不乐。仔细追问才说同学对她不好，说话时故意针对她，总是话里有话，含沙射影。起初是班上几个同学，现在越来越多，外班不认识的同学看到她都故意绕道而走或带有敌意地盯着她，下课时经常看到他们三五成群地议论她。认为网上都经常有关于她的一些新闻，影射她是追星族，说她喜欢某明星，是癞蛤蟆想吃天鹅肉……

(2)被害妄想：患者毫无根据地坚信别人在迫害他和其家人。迫害的方式可以多种多样，如在背后议论、诽谤和造谣中伤；偷窃他的财产；在食物中放毒；用高科技手段损害他的身体或跟踪监视，并试图逮捕或暗杀他。迫害的人可以是个别人或某些人，可以是陌生人、熟人、亲友甚至家人，也可以是教会、帮会或黑社会等组织。患者可能采取一系列保护措施或报复行为，如反复上诉、报警或随身带刀预防。有时，患者感觉对手过于强大，在抵抗无效时会出现自杀行为。此妄想最常见，主要见于精神分裂症和妄想性障碍。

典型案例：患者，男，21岁，公司员工。1个月前突然回家，显得紧张害怕，关门闭窗，不敢外出。对父母说："说话小声点，很危险。"说自己得罪了一个黑社会头目，最近正在纠集一帮人要害他。不敢开灯洗澡，洗澡时穿着衣服洗，说这帮人会用高科技手段拍他的裸照放到网上去……

(3)影响妄想：又称物理影响妄想或被控制感。患者坚信自己的心理活动与行为受到外界某种特殊东西、神秘力量或仪器的干扰与控制，或认为有外力刺激自己的躯体产生种种不舒服感，有的甚至认为自己的内脏活动（如胃肠蠕动、血压、脉搏等）都受到外力的操控或控制。这些体验并非患者本人意愿，有强烈的被动性和不自主性，往往继发于其他被动体验或与其他被动体验合并出现，构成精神自动症。要注意与患者自愿服从幻听的命令以及上帝控制人类行为的普遍信念相区别。多见于精神分裂症。

典型案例：患者，女，48岁。有一天突然拿铁锤砸楼上邻居的门，并大骂要砸死他们而被送入院。经治疗后得知，患者认为楼上一大学物理老师要害她。她说该老师勾引她已有多年，她一直没有理会；但最近2年来他使用电磁波干扰她，开始是每月1~2次，强度不大，只是感到皮肤刺痛、麻木感，有时刺激她的心脏，使其心跳加快，她都忍了，也不好意思向丈夫说；可最近2~3个月，他变本加厉，电磁波刺激强度加大，使她头晕头痛，心慌胸闷，最可耻的是他还经常用电磁波刺激其下体，因此忍无可忍而去砸门……

(4)释义妄想：又称特殊意义妄想。患者对外界发生的事物赋予特殊的意义。如外面电闪雷鸣，预示着战争要发生；外面阳光灿烂，预示他要中大彩。事物的映象与患者赋予的意义之间毫无联系，使其有别于象征性思维。此症状主要见于精神分裂症。

(5)被窃妄想：又称损失妄想。患者坚信自己财产受损，东西被人偷走。多见于阿尔茨海默病等老年期精神障碍患者，其产生与脑损害后记忆力下降，以及老年人的猜疑和看重财产等心理特征有关。

(6)嫉妒妄想：患者坚信配偶不贞，采取各种方式寻找证据，如查看手机、检查衣服、嗅闻气味等，或对配偶的日常活动跟踪监视，有时甚至拷打折磨，逼迫招认。多见于精神分裂症、老年期精神障碍、精神活性物质所致精神障碍及脑器质性精神障碍。

典型案例：患者，女，35岁。近3年来不时对丈夫发脾气，情绪不好，有时对丈夫说："你是干部，要注意形象，要好自为之。"经常在丈夫洗澡时查看其手机，看到通讯录上认定的女性名字就会打电话询问她和丈夫是什么关系，多次向丈夫的上级汇报，要求严加管理自己的丈夫，说丈夫与多位女性有不正当关系，见到丈夫与女同事讲话就质问他们是不是约定去开房。患者拒绝看病，拒绝治疗，其夫只能一味忍让。近半年症状明显加重，认为丈夫和妹妹有不正当关系，见到妹妹就破口大骂，并哭诉自己为何这样命

苦，会有这样的妹妹，甚至对其父亲和哥哥说丈夫与其母亲也有不正当关系。

(7)附体妄想：又称着魔妄想。患者认为神灵鬼怪或名人附在其身上或钻入其体内，指挥其言行，甚至使其产生身体不适。主要见于精神分裂症。

典型案例：患者，女，18 岁，艺校学生。近 3 个月来经常发呆、自言自语，独自发笑或唱歌。检查发现，患者坚信她喜欢的某韩国男明星附在其体内，经常告知她要如何成为明星，有时鼓励她，有时批评她，有时还会和她说一些情话。

(8)夸大妄想：患者认为自己的能力、权势、财富、外貌等非同一般，尽管与其实际情况不符，却坚信不疑。具体表现多样，与其生活经历和文化水平有一定关系。如有的认为自己貌美如仙，聪慧过人；有的认为自己能力超强，有统治国家和世界的本领，甚至可以做“宇宙王”；有的认为自己拥有独特的发明创造；有的认为自己家财万贯，取之不尽；有的认为自己是宗教领袖，可以拯救人类免受苦难；有的认为自己是名门后裔、贵族血统(但承认是亲生父母所生，这一点与非血统妄想不同)；有的认为自己是改革家，能制订改变人类进程的计划，如此等等。此症状主要见于躁狂发作和麻痹性痴呆，也见于精神分裂症。

(9)钟情妄想：患者坚信自己受到某一或多个异性的爱恋，因而采取相应的行为去追求对方，即使遭到严词拒绝，也认为是在考验他，仍反复纠缠不休。主要见于精神分裂症。

典型案例：患者，女，35 岁，未婚。坚信某省级领导爱恋她，理由是每次新闻联播该领导讲话时都会对着她笑，眼里充满爱意。为此，患者每周给该领导写一封信，虽未得到一次回复，却认为这才是真正的爱情，称“真金不怕火炼”。曾多次去找过该领导，均被门卫挡回。患者从此也不去找该领导，认为领导要顾忌面子和影响，但实际上是爱她的，她相信有情人终成眷属。家人急于给她介绍对象，她总是淡淡地说：“我已经有了，到时你们就会知道。”

(10)非血统妄想：患者坚信自己不是生父母所生，是某名门贵族或某重要人物的后裔，或不能说出其生身父母究竟在哪里，即使多次 DNA 鉴定证实，也不相信。此症状多见于精神分裂症。

(11)罪恶妄想：又称自罪妄想。患者贬低自己的道德品行，坚信自己犯有严重错误。轻者认为自己做错了事，说错了话，应该受到惩罚，或者反复计较于以前做过的一些小错事；重者认为自己犯有不可饶恕的罪行，给国家造成了巨大的损失，应该坐牢或枪毙，因而拒食，或以整天干重活脏活甚至以自杀自伤的方式来赎罪。主要见于抑郁症，也见于精神分裂症。

典型案例：患者，女，37 岁，干部。因严重抑郁发作入院。住院后拒食、拒绝治疗。称自己是一个有罪之人，对不起现任丈夫；诉说婚前和初恋男人亲过嘴，像她这种人根本不该活在世上，罪该万死、死有余辜……

(12)疑病妄想：患者坚信自己患了某种严重的躯体疾病，因而到处求医，医师的解释保证以及各项试验检查的阴性结果均无法消除患者的信念。如认为脑内长有肿瘤，癌细胞已扩散到全身；心脏已经停止跳动，胃肠已经腐烂等。有的诉述有蛇钻人体内，有虫子在体内不断繁殖。此症状常继发于内感性不适和内脏幻觉。多见于精神分裂症。

(13)虚无妄想：又称否定妄想。患者坚信世界已经毁灭，外界事物均不复存在，而现在所看到的都是假的，外面的行人都是行尸走肉。甚至认为自己也不存在了，脑袋空了、血液不流动了、内脏已腐烂，只剩下一个没有生机、没有内脏的躯壳(Cotard 综合征)。多见于精神分裂症和抑郁症。

典型案例：患者，男，37 岁。被强制入院后对医师说：“我已经无药可救了，医师你们别费心了，我的脑袋已经空了，心跳都快没有了，胃肠已经液化了，血液已经凝固，四肢已经干枯，我就是一具僵尸。”要老婆带他回家，称死也要死在家里。

(14)贫穷妄想：患者毫无根据地坚信自己非常贫穷，财产均已丢失，他的家庭面临破产，将一无所有。主要见于抑郁症。

(15)被洞悉感：患者坚信自己的思想未经过言语或其他方式表达出来就被别人知道了，甚至尽人皆知，自己成了一个“透明人”，毫无隐私可言。但别人究竟是如何知道的，患者却不一定能描述清楚。思维扩散与被洞悉感基本上是同一概念，只是更加强调患者是感到其思想在向周围传播扩散。如患者感到自己的思维显声，是在大声地向周围扩散，使尽人皆知，则称思维被广播。

典型案例：患者，女，17 岁，学生，老师和家人均发现患者近几个月来变得少语，发呆，觉得同学们知道自己的想法，好像他们有读心术，能读懂她的心灵，多次问同学和父母："你们知道我的想法吗？"在得到否定回答后，患者却认为他们没讲真话，认为从别人的表情、眼神和语言中就可以看出他们知道自己的想法。近1个月来症状加重，不去上学，认为自己已经毫无隐私可言，都不敢想问题了，认为同学们都能知道她所想的内容，并开始说她的坏话了，脑内也有声音在评论她的为人了……

第三节　注意障碍

一、注意的概念

注意(attention)是指个体的精神活动集中地指向于一定对象的心理现象。注意不是一种独立的心理过程，与感知觉、记忆和思维等心理过程相互影响。注意可以使心理活动具有方向性和选择性，使个体能更为清晰地感知和认识其所集中的对象，忽视或降低无关刺激的干扰，保证精神活动的准确性和效率。

注意一方面受外界客观刺激的性质和强度的影响，另一方面也受个体内部刺激、性格特征(如欲望、情绪状态、兴趣、意志)以及身体状况等的影响。此外，只有在意识清晰、大脑皮质处于适宜的兴奋状态时才能集中注意。如大脑皮质以及维持皮质兴奋的上行网状激活系统发生病理变化和功能紊乱，就会出现注意障碍(attention disorder)。而感知、记忆、思维以及情感活动等的异常也同样影响注意活动。

注意分为主动注意和被动注意。主动注意又称随意注意，是指精神活动有确定的目标，且需经过一定的努力，才能使心理活动有意识地集中和保持于所要认识的目标上的注意。如学生考试时必须排除自身内外的干扰才能将注意集中于答题上。个体对认识对象的需要程度、兴趣大小、利害轻重等影响其主动注意的发生和保持。被动注意也称作不随意注意，它是外界刺激被动引起的注意，不需自觉的目标和任何主观努力就能实现。如上课时听到教室外的鸟叫声，开车时看到窗外树木的移动等。被动注意受外界刺激物的强度、性质，主体对刺激物的兴趣、态度，以及主体当时情绪状态等因素的影响。

二、注意障碍的常见形式

1. 注意增强　注意增强(hyperprosexia)指个体对一些事物的注意异常增强，包括主、被动注意，注意的紧张性和稳定性都增强。这种增强的注意难以转移。如关系妄想患者对环境的高度警惕、嫉妒妄想患者对配偶行踪以及疑病症患者对自身躯体不适的格外关注等。多见于神经症性障碍、妄想性障碍、抑郁症等。

2. 注意减退　注意减退(hypoprosexia)又叫注意减弱、注意迟钝，指个体对外界刺激的注意力减弱，包括主动注意和被动注意的减弱。表现为注意集中困难，稳定性差，范围狭窄。见于躯体虚弱状态、意识障碍、弥漫性脑损害及多种精神疾病。

3. 注意涣散　注意涣散(divergence of attention)指主动注意的明显减弱。表现为难以将注意集中与保持在一定的对象上，易于分散。见于神经衰弱、精神分裂症和注意缺陷与多动障碍等。

4. 注意缓慢　注意缓慢指注意集中缓慢(blunting of concentrating)和转移困难，常常与思维迟缓伴随出现。多见于抑郁发作。

5. 注意狭窄　注意狭窄(narrowing of attention)指注意范围的显著缩小，主动注意明显减弱。患者在缩窄的注意范围内能比较正常地感知，超出这一范围时，一般刺激很难引起其注意。见于意识蒙眬状态和严重痴呆患者。

6. 随境转移　随境转移(distractibility)指被动注意明显增强，注意的稳定性差。表现为很容易受外界刺激影响而不断转移注意对象。主要见于躁狂发作。

典型案例：患者，女，20岁。医师进入病房后很远就说"Hi，Hello，医生好"，并跑过来与医师握手，交

谈时眉飞色舞地谈及自己的经历。当看到护工拖地板时，又马上跑过去说："阿姨，我来帮你拖。"刚拖了几下，当看到一患者自言自语时，马上又跑到医师身边告知此患者的表现。刚说了几句，看到病友拿起球拍后，又对医师说："拜拜，我要打球去。"

7. 注意固定 注意固定(fixation of attention)指注意的稳定性特别强，长时间集中于某一事物或活动上，其他刺激和旁人的干扰均难以使其转移注意力。如强迫症患者专注于其强迫思维和强迫行为、妄想性障碍患者专注于其妄想内容。见于正常人、强迫症以及妄想性障碍。

第四节 记忆障碍

一、记忆的概念

记忆(memory)指以往经验在脑中的重现，它由相互联系的4个基本过程组成，包括识记、保持、回忆(再现)和再认(认知)，识记是保持和回忆的前提，保持是识记的结果，而回忆和再认又是识记和保持的结果。

再认是现实刺激与既往记忆痕迹的联系过程，即以往体验过的事物在再度出现时有熟识的感知。再认不是独立进行的，总是和感知、思维、情绪及意志行为等心理过程同时存在，有时是一个极其复杂的心理过程，包括回忆、比较和推理等心理活动。再认可以分为完全再认和不完全再认。完全再认是指对当前事物全面了解，知道它是什么，知道以前在什么情况下经历过；否则属于不完全再认。

记忆按照材料的内容分为运动记忆、情绪记忆、词记忆和形象记忆。运动记忆是对运动中动作程序与方式的记忆，是运动熟练和习惯性动作形成的基础。情绪记忆是对体验过的情感的记忆。词记忆是对阅读或听过的思想以词的形式进行记忆。形象记忆(表象记忆)是对事物的面貌、景色、曲调和气味等的记忆。

记忆按照记忆痕迹保持时间长短分为瞬时记忆、短时记忆和长时记忆。瞬时记忆又称感觉记忆，指外界信息在进入感觉通道并以感觉映象形式的短暂停留，为时不超过2 s。短时记忆是指进入感觉通道后得到注意与复习的那小部分信息，未消退而暂时储存在记忆系统中，持续时间为2 s至1 min，若不进入长时记忆系统则会很快消失。长时记忆是指短时记忆中储存的信息经过复述、编码，并与个体经验建立丰富而牢固的联系，持续时间在1 min以上，甚至保持终身。

另外，临床上也将记忆分为近事记忆与远事记忆，前者是指对新近数天或数周发生的事物的记忆，后者是指对数月或数年前发生的事情的记忆。

二、记忆障碍的常见形式

记忆障碍(dysmnesia，disorder of memory)是有关记忆技能的失调或失控，对曾认识、记忆的事件或经历失去记忆。一般表现为识记和回忆发生困难，输入的信息不能储存或难以检索。常为痴呆早期的突出症状。最初主要累及近期记忆，记忆保存困难和学习新知识困难。随着病程进展，远期记忆也受损。为了弥补记忆方面的缺陷，有的患者以虚构或错构来填充记忆的空白。

(一)记忆增强

记忆增强(hypermnesia)指个体对既往发生的、在正常时早已遗忘的事件和经历又能重新回忆起来。如躁狂症患者对多年前学过的、在平时早已忘记的诗词和儿歌在发病后又能背出和咏唱。妄想患者对涉及妄想内容的生活细节都能详细地回忆。病理性记忆增强主要见于躁狂发作、精神分裂症及妄想性障碍。

（二）记忆减退

记忆减退（hypomnesia）是记忆的各个基本过程功能的普遍减退。轻者表现为近记忆力的减弱，如记不住刚交往过的人的名字和单位、刚告诉的电话号码等。严重时远记忆力也减退，如难以回忆个人的重要经历等。主要见于脑器质性疾病、神经症性障碍，也可见于正常老年人。

（三）遗忘

遗忘（forgetting，amnesia）是记忆痕迹在大脑中的丧失，表现为对既往感知过的事物不能回忆。根据能否恢复，可分为暂时性和永久性遗忘，前者指在适宜条件下还可能恢复记忆的遗忘；后者指不经重新学习就不可能恢复记忆的遗忘。根据遗忘程度，可分为部分性和完全性遗忘，前者指仅仅对部分经历或事件不能回忆；后者指对一段时间内的全部经历完全不能回忆。遗忘遵循由近而远的规律发展，新近发生的事物先遗忘，较长时间发生的事后遗忘。因意识障碍导致的遗忘，其程度取决于意识障碍的程度，处于昏迷或昏睡状态时出现完全遗忘；意识障碍较轻或意识波动时，对外界事物能部分感知，出现部分性遗忘。遗忘还具有选择性，没有联系的无意义材料易遗忘，有广泛联系的有意义材料后遗忘。遗忘的常见临床表现形式如下。

1. 顺行性遗忘　顺行性遗忘（anterograde amnesia）指对紧接着疾病发生以后一段时间的经历不能回忆，是由于意识障碍而导致识记障碍，不能感知外界事物和经历。可见于各种原因所致的有意识障碍的患者。

2. 逆行性遗忘　逆行性遗忘（retrograde amnesia）指对紧接着疾病或事件发生以前一段时间（多为数分钟）的经历不能回忆。多由于事件的强烈干扰而影响记忆痕迹的保持和回忆。主要见于脑外伤、脑卒中，也可见于自缢、遭受严重精神创伤者或其他脑器质性精神病。如某车祸患者在意识恢复后对如何被汽车撞伤的经过及撞伤前的一段经历不能回忆。

3. 进行性遗忘　进行性遗忘（progressive amnesia）指遗忘的程度随着病情的发展而逐渐加重。主要见于阿尔茨海默病等慢性进行性发展的脑器质性精神障碍。

4. 后发性遗忘　后发性遗忘（after-amnesia）指疾病恢复一段时间后再度出现的记忆缺失。当患者从昏迷中恢复后记忆正常，也无症状，但由于缺氧导致脑血管损害的后发作用，逐渐出现血液循环障碍和继发性脑缺氧，再度损害脑组织，重新出现遗忘。最常见于一氧化碳中毒。

5. 局限性遗忘　局限性遗忘（localized amnesia）指由于大脑某些局部的病变，导致对某些特殊感知经历的遗忘。根据大脑皮质损害部位的不同，可出现单纯的视觉、听觉、运动或名称等方面的记忆障碍。以专有名词遗忘为主的称名称性失语症或健忘性失语症。单纯忘记了获得较晚的外语知识而保留了本国语言知识的称作系统成分性遗忘症。在短暂性脑缺血发作时，可出现历时数小时至数日的全面性遗忘，之后记忆逐渐恢复，称作暂时全面性遗忘症。

6. 心因性遗忘　心因性遗忘（psychogenic amnesia）指对过去某一特定时间段的经历或事件不能回忆，通常是异常痛苦的经历和事件，持续可数日、数月甚至更长。如对这一阶段的全部经历的遗忘称为阶段性遗忘。如只对创伤性事件有关的经历的遗忘，称为选择性遗忘。其发生是大脑皮质的功能性抑制，并非器质性损害，经过催眠暗示等治疗后，遗忘的内容可重新回忆。主要见于分离性障碍和应激障碍。

（四）错构

错构（falsification）指在遗忘的基础上，患者对过去所经历过的事件，在发生的地点、情节、特别是在时间上出现错误的回忆，并坚信不疑。多见于各种器质性精神障碍和慢性酒精中毒性精神障碍。

典型案例：患者，男，30 岁。1 个月前因脑外伤在神经外科住院治疗，病情稳定后转入康复科病房。患者经常对护士说其陪护的妻子不给他饭吃，吃过午饭后不久又问妻子为何还不吃午饭。记不清结婚日期并说自己结婚已有十来年，是在某某酒店办的婚宴，办了 100 多桌，是某某主持人主持的婚礼（妻子证实所说都是错的）。

（五）虚构

虚构（confabulation）指在遗忘的基础上，患者以想象的、未曾亲身经历的事件来填补记忆的缺损。由

于此类患者存在严重的记忆障碍，对虚构的内容也不能记住，因而每次复述时内容都有变化，且容易受暗示的影响。多见于慢性酒精中毒及脑外伤后精神障碍。

典型案例：患者，男，51岁，报社记者。第四次住封闭式病房戒酒。住院第二天，早上查房时，患者高兴地对医师说："昨晚好惊险！我开着战斗机追着日本鬼子的飞机轰炸，我追了大约0.5 h，发射了两枚导弹，我一按按钮，导弹'呜'的一身尖叫从发射出去，可惜没有击中……然后，我奋力追赶，调整好雷达，哇，这一次终于击中了，日本鬼子的飞机拖着长长的烟雾掉到海里去了……我驾机返回，和同事们吃了夜宵，喝了半斤白酒，然后就睡了。"患者描述时打着手势，绘声绘色，像是真的一样。

1. 错构与虚构的鉴别　错构是"记忆的错觉"，是对客观事件的错误回忆；虚构是"记忆的幻觉"，回忆的事件根本不存在。患者对错构的内容往往坚信不疑，每次叙述类似；而虚构的内容往往经常变化，甚至患者也记不起来。

2. 虚构与幻想性谎言的鉴别　后者没有记忆的障碍，常具有双相情感障碍(bipolar affective disorder)或癔症性格，将少量的事实与大量的谎言结合起来加以描述，生活在幻想世界中自娱自乐。

3. 虚构与妄想性回忆的鉴别　后者没有记忆障碍，只是对病前生活经历中发生的事件给予妄想性的解释，表述前后一致，并坚信不疑。

(六)似曾相识症和视旧如新症

前者指对新感知的事物有似曾感知过的体验。如新到一个地方感觉是故地重游，见到陌生人似乎曾经见过等。后者指对早已熟悉的事物感到陌生。如对熟悉的人和地方感到生疏，对读过的小说好像是第一次看，严重者感到周围的一切都是陌生的。此两症状均与再认障碍有关，见于颞叶癫痫患者。

(七)重演性记忆错误

重演性记忆错误指对一段时间生活经历的似曾相识症。如患者初次住院，却认为原来住过，接触过同样的医师，进行过同样的治疗。见于有虚构的痴呆患者以及外伤后意识障碍的恢复期患者。

(八)潜隐记忆

患者对不同来源的记忆混淆不清，相互颠倒，把自己过去看过的或听到的或在梦中体验过的事物的回忆，认为是自己实际体验过的事物。可分为两种情况：一是把别人经历过的事回忆成是他本人实际发生过的事；一是把实际上患者本人经历过的事物回忆为是听到的或看到过的或谈到过的，这是视旧如新症的一种特殊表现。

第五节　情感障碍

一、情感、情绪、心境的概念

情感(affection)和情绪(emotion)都是指个体对现实环境和客观事物所产生的内心体验，但在日常生活中两者常伴有相应的态度，在心理学中，将主要与机体生理活动相联系的，伴有明显的自主神经反应的、初级的内心体验称为情绪，如由外伤引起的痛苦体验，精彩表演产生的愉快享受。把与社会心理活动相联系的高级的内心体验称为情感，如友谊感、审美感、爱感、道德感等。情绪持续时间较短，其稳定性带有情境性。情感既有情境性，又有稳固性和长期性。

心境(mood)是指一种较微弱而持续的情绪状态，是一段时间内精神活动的基本背景。

情感障碍(affective disorder)通常表现3种形式，即情感性质的障碍、情感诱发的障碍和情感协调性的障碍。

二、情感障碍的常见形式

（一）情感性质的障碍

情感性质的障碍指患者的精神活动中占据明显优势地位的病理性情绪状态，其强度和持续时间与现实环境刺激不相适应。

1. 情绪高涨　情绪高涨(hyperthymic)指患者情绪异常好，心情特别愉快。表现喜悦、语音高亢、动作明显增多、自我感觉良好，得意，盛气凌人，常伴有明显的夸大色彩。常见于躁狂发作、分裂情感性精神障碍。

2. 情绪低落　情绪低落(hypothymic depression)指患者情绪异常差，心情抑郁。表现忧愁、语音低落、动作明显减少、自我感觉不良，常常自责自卑，严重者有明显的罪恶感，甚至可出现自伤和自杀念头或行为。情绪低落时常常伴有某些生理功能的改变，如食欲减退或缺乏、睡眠早醒、性功能下降、闭经等。常见于抑郁发作，也见于其他精神障碍或躯体疾病时的抑郁状态。

3. 焦虑　病态焦虑(anxiety)指缺乏相应的客观因素下，出现内心极度不安的期待状态、伴有大祸临头的恐惧感。表现惶惶不安、坐立不定、精神紧张。常常伴有心悸、气急、出汗、四肢发冷、震颤等自主神经功能失调的表现。严重者可以表现为惊恐发作(突发紧张、恐惧、气促、心慌、失控和濒死感等)。常见于焦虑障碍，也见于其他各种精神障碍。焦虑是日常生活中常见的现象。正常人在预期不利的情况、执行无把握的任务时均可出现相应的焦虑表现。

4. 恐惧　恐惧(fear)指面临具体不利的，或危险的处境时出现的害怕反应。轻者表现提心吊胆，重者极度害怕、狂奔呼喊，精神极度紧张。同时伴有明显的自主神经系统症状，如心跳加快、气急、呼吸困难、出汗、四肢发抖，甚至大小便失禁。恐惧常常导致抵抗或逃避。常见于各种恐惧症(phobia;恐怖症)，也见于幻觉、错觉、妄想状态。

5. 欣快　欣快(euphoria)表现为自我感觉良好，自得其乐，与周围环境无联系，也说不清为何高兴。情感内容单调刻板，面部表情愉悦但显得愚蠢可笑，不能引起别人的共鸣。有时伴有轻度的兴奋，语言行为增多，出现浅薄的诙谐和戏谑行为，行为幼稚可笑，称作诙谐性欣快。此症状见于脑器质性精神障碍，是脑器质性损害的情绪表现之一。

（二）情感诱发性/反应性障碍

患者的情绪反应阈值的稳定性改变，表现为对外界刺激反应过度或迟钝。

1. 情感脆弱　情感脆弱(emotional fragility)指轻微的外界刺激即引起患者明显的伤心体验。表现为极易伤感，微小的外界刺激或想到自己的不幸遭遇和困境就伤心哭泣，泪流满面，无法克制。严重者对情绪反应完全失去控制能力，轻微刺激就会使其内心体验立即无保留地、过分地表现出来，称作情绪失禁，均多见于脑器质性精神障碍。

2. 情绪不稳　情绪不稳(emotional instability)指情绪容易波动，易从一个极端走向另一个极端，情绪的变化可没有原因或仅有轻微外界诱因。如患者表现为突然的大悲大哭，转瞬又破涕为笑。见于脑器质性精神障碍。

3. 易激惹　易激惹(irritability)指一般性刺激即引起强烈而不愉快的情绪体验。患者遇到轻微的挫折时激动不安，生气愤怒，甚至暴怒发作。见于躁狂状态、脑和躯体疾病所致精神障碍以及神经症等患者。

4. 情感爆发　情感爆发(raptus)指在精神刺激下突然出现的一种短暂性的情感宣泄状态。表现为捶胸顿足，大喊大叫，号啕大哭，满地打滚；或兴高采烈、手舞足蹈，狂欢乱叫；或哭笑无常，伤人毁物等。症状杂乱无章且多变，有浓厚的情感色彩或表演色彩。少数可有轻度意识障碍。见于分离性障碍。

5. 病理性激情　病理性激情(pathological affect)指一种突如其来、强烈而短暂的情感反应，可伴有意识障碍。患者对情感与行为的产生不能理解、不能自控，对行为的后果不能正确预计，发作过后遗忘。见于癫痫、脑外伤后精神障碍，也可见于精神分裂症。

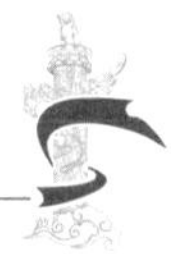

6. 情感淡漠　情感淡漠(apathy)指对外界刺激缺乏相应的情感反应,属于情感反应的降低。表现对亲友冷淡,对周围事物漠不关心,即使对涉及利害关系的事情也缺乏相应的内心体验和面部表情。严重者遇意外而不惊,受捉弄而不怒。此症状常与意志减退相伴出现。多见于精神分裂症,也可见于器质性精神障碍。

7. 情感迟钝　情感迟钝(affective blunting)也称情感平淡,属于情感反应的降低,但在程度上比情感淡漠轻。多表现为高级情感和细腻情感的逐渐丧失,缺乏亲情友爱,对工作无责任心。多见于精神分裂症早期。

8. 情感衰退　情感衰退(affective deterioration)在程度上比情感淡漠更重,对外界刺激既无内心体验也无外部表情变化。常常傻笑,面部表情幼稚或缺乏变化。但对最基本的生理需要性刺激可有一些情绪反应。常为精神衰退不可逆的一种表现。见于晚期精神分裂症和器质性痴呆患者。

9. 情感麻木　情感麻木(affective paralysis)又称情感性休克。指由于强烈的精神刺激导致情感反应出现暂时的抑制状态。患者虽处于极度悲哀或惊恐之中,但缺乏内心体验和表情变化,呆若木鸡,甚至对疼痛刺激也无反应或呈木僵状态。有时可以出现一些无目的性动作。见于急性应激障碍和分离性障碍。

10. 情感幼稚　情感幼稚(affective infantility)指情感退化到儿童水平,变得幼稚,易受直觉和本能需求的影响,反应迅速而强烈,没有节制和遮掩,缺乏理性控制。见于分离性障碍、痴呆和精神发育迟滞。

(三)情感协调性障碍

情感协调性障碍指患者的内心体验和环境刺激及其面部表情互不协调,或者内心体验自相矛盾。

1. 情感倒错　情感倒错(parathymia)指患者的情感反应与环境刺激不相一致,或者面部表情与其内心体验不相符合。如遇到愉快的事情表现悲痛,痛哭流涕,多见于精神分裂症。

2. 情感幼稚　情感幼稚指患者的情感反应退化到童年时代的水平,容易受直觉和本能活动的影响,缺乏节制。面部表情幼稚,喜忧易形于色,不能很好地适应环境变化,极易受周围环境的影响而波动。多见于分离性障碍、痴呆。

3. 矛盾情感　矛盾情感(ambivalent feeling)指患者在同一时间内体验到两种完全相反的情感,但患者并不感到这两种情感的互相矛盾和对立,没有苦恼或不安;患者常将相互矛盾的情感体验同时显露出来,使别人不可理解。常见于精神分裂症。

第六节　智力障碍

一、智力及其障碍的概念

智力(intelligent)又名智能,指人们认识客观事物并运用知识解决实际问题的能力。这种能力是在实践中发展的,是先天素质、后天实践(社会实践和接受教育)共同作用所产生的。

智力不是一个简单的心理过程,它涉及感知、记忆、思维等一系列的认知过程,并通过上述心理过程表现出来。根据这些表现的能力不同,可将智力分为:①抽象智力,指理解和运用概念、符号的能力;②机械智力,指理解、创造和运用机械的能力;③社会智力,指在人们相互关系和社会实践中采取恰当行为的适应能力。

临床上常常根据个体解决实际问题的能力,运用词汇、数字、符号、图形和非语言性材料的构成概念能力,来测定一个人的智力水平。目前,应用智力测验来评估个体的智力水平。智力测验的前提是认为同一年龄的群体其智力的得分基本上呈正态分布。临床常用的智力测验是 Wechsler 智力测验,有成人(16 岁以上)、儿童(6.5 ~16 岁)和幼儿(3 岁 10 个月至 6 岁 10 个月)3 个量表。智力测验所得的结果用数字表示,称为智商(IQ)。

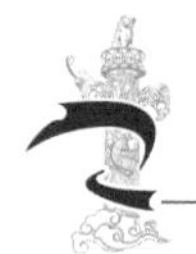

正常人群的智商呈正态曲线分布,大多数人的智商值在90~110,智商高于130属于高智力,智商低于70属于低智力。在估计智力时应该将被测试者目前的学习成绩、工作记录、职业训练及其以前的情况加以比较,从而判断其有无智力受损。

正常智力的基础是健全的大脑和合适的学习、实践。因此,智力障碍(disturbance of intelligence)由脑部疾病和缺乏学习、实践引起。学习和实践,不但包括环境和老师,也包括学习和实践的时期,比如在幼儿时期错过了学习语言的机会,长大后就很难学会说话。

二、智力障碍的常见形式

引起智力障碍的原因较多,通常在脑发育完成前(以18岁为界线)产生的智力障碍称为智力发育障碍,以往称精神发育迟滞。脑发育完成后因疾病造成的智力障碍称为痴呆。另一类为假性痴呆。

(一)智力发育障碍

智力发育障碍即精神发育迟滞(mental retardation),又称智力低下。指个体在发育成熟以前,由于各种原因造成大脑损害或功能障碍,致使智力发展低于正常同龄儿童水平。发生原因包括先天的遗传因素以及各种后天的生物、心理社会因素。其病理机制可以有脑结构变化或仅表现为脑功能或代谢方面的异常。临床主要表现为智力障碍和社会适应能力困难。

(二)痴呆(智力减退)

痴呆(dementia)是一种综合征,指在个体大脑发育成熟以后,由于各种原因使已获得的智力出现下降。表现为涉及智力的各种能力下降,既往知识丧失,工作、学习能力受损。常常伴有情感与意志行为的异常。见于各种脑器质性及中毒性精神障碍。痴呆与智力发育障碍的区别:前者是发生于18岁以后,是已获得的智力的减退;而后者发生于18岁以前,是各种原因导致的智力发育受到阻滞。临床常见的分类和表现形式如下。

1. 按照智力损害的严重程度

(1)轻度痴呆:智力损害较轻。常表现为近记忆、学习新知识能力及工作效率减退。性格上可出现轻微的变化,如待人冷淡和责任心降低。若不与病前状况仔细比较则难以发现。而智力测验可见智力、注意力、记忆力和抽象思维能力均有降低。多见于疾病早期或大脑病变较轻者。

(2)中度痴呆:工作与生活能力明显受损,旁人易于觉察。远近记忆均减退,出现错构、虚构和定向障碍,有出门后找不到回家的路,住院时找不到床位的现象。注意力、综合分析、理解判断、抽象概括、计算等能力均明显障碍,不能学习新知识,已获得的知识也逐渐丧失。可出现失写、失用、失语、失认等皮质定位功能障碍。语言往往也有障碍。人格发生明显改变,情感欣快、脆弱和抑郁等多见。多见于疾病中期和脑损害较严重者。

(3)重度痴呆:智力损害很严重,记忆力很差,新的感知转瞬即逝,有严重的定向障碍,出门后就找不到回家的路,在病房找不到自己的床位。理解判断能力缺乏,甚至不能进行智力活动。言语零乱,可出现重复、持续、刻板言语。情感失禁或淡漠,行为紊乱,生活不能自理。见于疾病晚期或大脑损害严重者。

2. 根据大脑病变所涉及的范围

(1)全面性痴呆:大脑皮质有弥漫性的损害,智力活动的各方面均受到损害,同时也影响患者的全部精神活动,常出现人格改变与定向障碍。患者对疾病缺乏自知力。多见于阿尔茨海默病。

(2)局限性痴呆:由于大脑的局部损害所致。患者可有智力的某些方面的异常,如记忆力下降、理解力削弱、分析综合困难等。但人格保持正常,定向力相对完好,对自己的缺陷有自知。日常生活能力可以正常,或通过记录、旁人提醒等方法来克服记忆下降造成的不便。常因记忆力差而出现焦虑、抑郁情绪。主要见于脑外伤后以及血管性痴呆的早期。

3. 假性痴呆　假性痴呆是一类表现为大脑功能暂时性全面抑制而无真正的智力障碍的临床综合征。其发生往往是由精神因素或疾病状态引起。心因性假性痴呆一般持续时间较短,常突然发生,也可突然恢复正常。抑郁性假性痴呆会随着抑郁的消失而恢复。

（1）心因性假性痴呆：①甘瑟综合征（Ganser syndrome），以近似回答为核心症状，对提问给予近似而错误的回答，给人以故意做作或开玩笑的感觉，可伴有幻觉、意识蒙眬与定向障碍；②童样痴呆，以行为幼稚、模拟幼儿的言行为特征。表现为说话嗲声嗲气，含糊不清。犹如刚学说话的幼儿，行为动作稚气十足。

典型案例（甘瑟综合征）：患者，女，30 岁。2 d 前被同事当众羞辱后极其兴奋，话多，哭闹，行为幼稚。问她多大年龄时，答"18 了"，问陪她看病的是谁时，答"是我哥"（实为丈夫），问鸡有几条腿时，答"3 条"，要她写出家庭住址时，倒握着钢笔写字。

典型案例（童样痴呆）：患者，女，36 岁。1 d 前撞见丈夫与同村某女偷情，当时大哭大闹，并持刀追杀该女未果，随即躺在地上号啕大哭，骂丈夫不得好死。后经婆婆和亲友劝慰后情绪渐渐平静，但出现行为幼稚，独自发笑，和几岁的小孩坐在地上玩，见到成年男女就叫叔叔阿姨，说话如同幼童，嗲声嗲气地唱儿歌，就诊时叫一位并不老的医师为爷爷。问她多大年龄了，回答说："我快 5 岁了。"

（2）抑郁性假性痴呆：抑郁性假性痴呆指患者在精神运动性抑制的情况下出现认知能力的降低。患者在情绪抑郁、行为动作迟缓的同时，表现有注意力不集中，计算能力、记忆力、理解判断能力下降。回答问题缓慢，对回答不出的问题常不假思索就答"不知道"，主动暴露自己的认知缺陷，而不像痴呆患者那样努力回答试图掩饰其能力缺陷。多见于老年性抑郁患者，药物的过度镇静会加重症状。与真性痴呆的区别：起病较急，发展较快，病程较短，痴呆出现于抑郁症状后，抗抑郁治疗有效，没有失语、失用等皮质定位损害表现，脑电图检查多正常。

典型案例：患者，男，62 岁，某省级重点中学数学老师。因寡言少语，行动迟缓，愁眉苦脸 6 个月，割腕自杀未遂紧急入院。交谈时言语迟缓低沉，情绪低落。问"100-7 等于多少"，答"93"，问：93 再减 7 等于多少？摇头答"不知道"，问：鸡与鸭有什么相同的地方？答"都能吃"，再问：有什么不同的地方？患者苦笑着摇头，答"不知道"。住院两周后，患者抑郁情绪有所改善，对上述问题均能较快地做出正确回答。

第七节　意志与行为障碍

一、意志与行为的概念

意志（volition）是指个体在生活和社会实践中自觉地确定目的，并根据目的调整自己的行为，克服困难，以达到预定目标的心理活动。意志活动包括做出决策和执行决策两个阶段，前者包括有意识地确定目标、选择合理有效的方法及制订切实可行的行动计划；后者是指克服各种困难执行计划并在执行计划的过程中对决策进行适当的修正与调整，以达到最终目标。意志活动与认识、情感活动之间既相互联系又相互影响。认识活动是意志活动的基础，而情感活动对意志活动具有积极和消极的作用。反过来，意志活动也影响和调节认识与情感活动。

意志行为（volitional behavior）是指受意志支配和控制的行为。具有受意识能动性调节支配、有确定的目标、克服困难和以随意运动为基础等特点。动机（motivation）是指在社会活动过程中直接推动意志行为的力量，由内在需要和外界环境因素引起，是个体为何要达到目的的主观原因的反映。由饥渴、性、睡眠、冷暖、解除痛苦等内部生理需要引起的称为生理性动机，而由心理需要和社会需要引起的动机称为社会性动机或心理性动机，包括亲情友爱、成就荣誉等。意志行为所指向的目的称作目标（goal），它指引着行动的方向，是行动所要达到的结果。

二、意志与行为障碍的常见形式

1. 意志增强　意志增强（hyperbulia）指在病态的动机和目的支配下，出现意志活动增多与意志力量的增强。为了达到病态的目的,患者可以不顾一切、长期顽固地进行某些行动。病理性意志增强多见于受妄想支配的患者,如有嫉妒妄想者对配偶进行长期的跟踪监视;有被害妄想者反复上诉和搜罗证据;有疑病妄想者长期反复就诊和检查等。主要见于妄想性障碍,也可见于精神分裂症。

2. 意志减弱　意志减弱(hypobulia, avolition)指意志活动的减少和意志力量的普遍减退。表现动力不足、目的不明、自制力差等。除了基本需要外,其他需求明显减少,工作生活中缺乏主动性和进取心,对家庭没有责任感,对前途无计划,随遇而安,得过且过。主要见于抑郁发作和精神分裂症。

3. 意志缺乏　意志缺乏(abulia)指意志活动的缺乏或极度减少以及意志力量的极度减退。患者的行为既无动机也无目的,除了极简单的生活需求外,余无所求。生活被动懒散,甚至连个人卫生都需要督促,对外界毫无兴趣,整天呆坐或睡卧于床,孤僻离群。此症状常与情感淡漠、思维贫乏、社交退缩等症状共同存在。见于精神分裂症和严重的痴呆患者。

4. 意向倒错　意向倒错(parabulia)指意志行为违背常情,让人难以理解。例如食意向倒错者吃泥土、粪便、木头等物质;性意向倒错者出现自虐、施虐、恋物等。主要见于精神分裂症和人格障碍。

5. 矛盾意向　矛盾意向(ambivalence)指个体同时表现出两种截然相反、相互矛盾的意志活动。患者对这种矛盾现象既不能察觉和认识,也不会为此出现相应的痛苦不安体验。见于精神分裂症。

6. 强迫意向　强迫意向(obsessive intentions)指个体难以自控、反复出现想做某一违背自己意愿的行为的强烈内心冲动(但不会付诸行动)。多数患者明知不合理,但不能自控,因而感到痛苦。如站在高处时,总有一种想要往下跳的冲动;手拿剪刀时,就有向别人扎去的冲动。多见于强迫障碍。

7. 易受暗示性　易受暗示性(suggestibility)指在互动时,其中一方容易接受另一方影响的程度,影响易受暗示方的独立见解和感受,易受暗示性主要取决于受暗示者的知识程度和人格特征。易受暗示性极强者在受暗示的情况下,会不由自主地照暗示者的意图或主观地臆测另一方的意图而做出某种行为。不同的人易受暗示性的强弱不等,临床心理学家常借助分离性障碍(分离转换障碍或癔症)患者的高度暗示性对其进行暗示治疗。

三、动作行为障碍的常见形式

(一)精神运动性兴奋

精神运动性兴奋指行为动作和言语活动的显著增加。由于行为受思维和情感活动的影响,因此,这类患者同样具有思维和情绪方面的异常。当兴奋涉及精神活动的各个方面时称作普遍性精神运动性兴奋,仅限于一个或几个方面时称作局限性精神运动性兴奋。如行为增加与思维、情感协调一致时称作协调性精神运动性兴奋状态,如躁狂、抑郁和焦虑状态,反之称为不协调性精神运动性兴奋,如紧张性兴奋、谵妄状态等。临床上,根据兴奋的具体表现以及伴随现象,可分为以下形式。

1. 躁狂性兴奋　躁狂性兴奋(manic excitement)指言语、行为、思维和情感活动均普遍性增多,精神活动之间及与外界环境之间基本协调,能进行有效的言语交流,行为能被人理解。情感活动能引起旁人的共鸣。多见于躁狂发作。

2. 青春性兴奋　青春性兴奋(hebephrenic excitement)指言语和行为均增加,但缺乏目的性和指向性,杂乱无章,与思维、情感活动明显不协调。言语支离破碎,情感喜怒无常、变化莫测,行为幼稚愚蠢、做作、离奇,本能意向亢进等。为典型的不协调性精神运动性兴奋状态。多见于精神分裂症。

3. 紧张性兴奋　紧张性兴奋(catatonic excitement)指缺乏动机目的,难以预料,常常突然出现,持续时间较短的一种不协调的运动性兴奋状态。患者表现为突然出现伤人、毁物的冲动性行为,行为单调刻板,甚至有作态。常伴有刻板、模仿和重复动作,很少伴有言语兴奋。多见于紧张症,与紧张性木僵交替出现。

4. 器质性兴奋　器质性兴奋(organic excitement)指兴奋状态与脑损害时的痴呆和人格改变有关。患者的行为具有冲动性、攻击性和刻板性,伴有情绪欣快、情感脆弱、强制性哭笑、病理性赘述,持续言语、重复言语等情感和思维的异常。主要见于器质性脑损害所致的精神障碍。

5. 谵妄性兴奋　谵妄性兴奋(delirium arousal)指在意识障碍的基础上出现的一种与错觉、幻觉交织在一起的兴奋状态。表现恐惧不安,兴奋躁动,有冲动攻击性行为,行为杂乱无章,有时出现职业性动作。言语支离破碎。常伴有肢体粗大震颤和自主神经功能紊乱的症状。见于各种原因所致的急性脑病综合征。

6. 心因性兴奋　心因性兴奋(psychogenic excitement)指在强烈的精神刺激后突然出现兴奋躁动,激越喊叫,痛哭流涕,甚至情感爆发和痉挛发作等。言语内容与心因有关。持续数十分钟、数小时或数天后恢复。主要见于分离性障碍和应激障碍。

(二)精神运动性抑制

精神运动性抑制(psychomotor inhibition)是指行为动作和言语活动的显著减少。临床上包括抑郁障碍、木僵、蜡样屈曲和缄默症。

1. 木僵　木僵(stupor)指行为动作和言语活动的普遍减少或完全抑制。患者长时间卧床或呆立呆坐,不动不语。如表现为偶有翻身、坐起、走动或有少量自发言行者称亚木僵状态。按照病因及表现可分以下类型。

(1)紧张性木僵:紧张性木僵(catatonic stupor)指在行为动作普遍性抑制的同时,以全身骨骼肌的僵住不动为突出表现。患者可长时间僵住不动,或呆坐,或站立,或睡卧于床,没有任何躯体活动,面部表情呆板,唾液滞留口中不咽不吐,任其外溢,大小便任其充盈,也不主动排出。无主动言语,对外界刺激无反应,也无防御反射性动作。活动其肢体出现肌紧张和抗拒反应。患者意识清晰,症状缓解后能回忆。一般持续数天、数月,少数可达数年之久。与紧张性兴奋构成紧张症状群,见于紧张症。

(2)抑郁性木僵:抑郁性木僵(depressive stupor)是抑郁发作最严重的表现形式之一。在严重情绪低落的同时,出现言语与行为的明显减少,甚至完全没有自发言行。患者卧床不起,对一般的言语刺激无反应。有时在反复询问下可以获得极其微弱而简短的回答,或以点头与摇头应答。谈及能触动其内心的事件时可有相应的情感反应。患者肌张力正常,多为亚木僵状态。见于严重抑郁发作。

抑郁性木僵与紧张性木僵鉴别:前者的特点是不出现全身的僵住、刻板动作、口腔积涎和小便失禁;面部表情抑郁,言语刺激可有悲伤情感反应,肌张力正常。而后者的典型表现是全身僵住不动,肌张力增高,面无表情,有刻板动作。

(3)心因性木僵:心因性木僵(psychogenic stupor)是指在急性、强烈的精神创伤后出现的行为和言语活动的抑制状态。行为抑制在精神创伤后突然出现,表现为呆若木鸡,面无表情,全身僵住不动,缄默少语,对外界刺激反应减弱。一般表现为亚木僵状态,持续时间短暂,或转为兴奋状态,或迅速恢复正常。此时可有轻度意识障碍,恢复后不一定能完全回忆。见于急性应激障碍。有些分离性障碍患者可出现木僵,往往是在心因性木僵延续发展而来。开始属于心因性木僵,以后可能基于有意或无意的继发性获益而出现木僵。这类患者在无人时可以自动进食,经过催眠或麻醉诱导可发现其内心冲突,也可以使木僵恢复。

(4)器质性木僵:器质性木僵(organic stupor)指由于各种脑器质性损害导致的木僵。患者没有自发言行,但可被动进食。有大小便失禁、神经系统损害的阳性体征以及实验室检查结果异常,根据这些特点可以与上述各种功能性木僵鉴别。

2. 蜡样屈曲　蜡样屈曲(waxy flexibility)是在木僵的基础上,患者的肢体可任人摆布于某种位置并维持较长时间而不主动改变,如同泥塑蜡铸一般。如将患者枕头抽走,其头部保持悬空而不主动放下,称为空气枕头(airpillow)。此症状见于紧张症。

3. 缄默症　详见“思维障碍”部分。

(三)违拗症

患者对别人提出的要求没有相应的行为反应,而且表现出无意的、不自主的对抗。若患者的行为反应与医师的要求完全相反时称主动违拗(active negativism),如要求患者张口接受检查时反而紧闭着口,要他伸出手来时反而将手缩回去。若患者对医师的所有要求都拒绝做出反应,称作被动违拗(passive negativism)。多见于精神分裂症紧张型。

（四）被动服从

患者被动地接受旁人的任何指令，即使会引起痛苦的后果也照样服从。如在寒冷的冬天，要求其脱光衣服，尽管冷得发抖也会立即执行。见于精神分裂症紧张型及催眠状态。

（五）模仿动作

患者不自主地、刻板地模仿他人的行为。如医师检查完患者后去洗手，他也跟着去洗手，医师从口袋中拿出钢笔写病历，他也做出从口袋中拿笔写字的动作，此症状常与模仿言语同时存在。见于精神分裂症紧张型。

（六）刻板动作

患者机械刻板地重复做某一个毫无意义和目的的动作，患者并无痛苦情绪和摆脱的愿望。如将病房的门打开又关上，上肢重复在空中画圈，持续可达数十分钟。常伴有刻板言语。主要见于精神分裂症紧张型，也可见于脑器质性精神障碍。

（七）持续动作

患者在新的要求提出后，仍然持续重复刚做过的动作。如医师要求患者平举双手，患者照着执行；当医师要求用手指其鼻子时，他仍平举双手；再要他伸出舌头时他还是平举起双手。此症状与持续言语性质类似并常同时存在。主要见于脑器质性精神障碍。

（八）强迫动作

一种违反患者意愿但难以自控而不得不反复进行的动作。常在强迫观念的影响下出现，多数知道没有必要，但无法控制，为此感到痛苦。如继发于强迫怀疑的反复关门、反复洗手、反复核对等。有的表现为一套仪式样动作：如走路时数步，每向前走三步、倒退一步，如此反复，称作强迫性仪式动作（compulsive ritual）。多见于强迫症，也可见于精神分裂症。

（九）强制性动作

出现一些非自己意愿的、不受自己支配的、带有强制性质的动作。

（十）作态

患者的行为举止矫揉造作、装腔作势，给人以装相做作之感，但并不离奇。如尖着声音说话，踮着脚尖走路，梳着奇异的发型，穿着怪异的服装。主要见于精神分裂症青春型。

（十一）怪异行为

患者表现离奇古怪、不可理解的行为。如挤眉弄眼、做鬼脸、爬行、装怪象等奇怪的表情和动作。

（十二）抽动症状

不自主、快速、无目的、刻板重复的肌肉收缩性运动。患者不能自控，若暂时短暂控制，紧接着可出现更为频繁的抽动。转移注意时可减轻，情绪紧张时常会加重，睡眠时完全消失。如只表现为眨眼、皱眉、缩鼻、咂嘴、摆头、耸肩、甩手等称作运动性抽动（motor tic）。由咽喉部肌肉收缩引起的反复咳嗽、清嗓子、说无意义的词语或脏话等称作发声抽动（vocal tic）。多见于抽动障碍。

（十三）冲动性行为

突如其来的、无明显动机（原因）和目的的行为。患者对行为缺乏意志的控制，行为的结果多是破坏和伤害性的。对于精神障碍患者、典型的冲动行为应该符合以下4条标准：①行为来得快，很突然；②行为与处境及心理社会诱因很不相称；③患者事先没有任何有关行动的思考，没有任何意志的抵抗和选择；④与当时患者心理活动的内容毫无联系，行为不可理解。因此，按照此标准，与幻觉、妄想等精神病性症状的病态体验直接相联系的行为都不是冲动行为。如一木僵患者突然起床对邻床病友就是一拳。主要见于精神分裂症。

（十四）攻击性行为

在幻觉妄想或其他病态心理活动的支配下突然出现对他人进行袭击、伤害的行为。与冲动性行为的

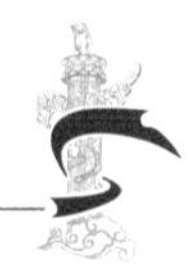

不同之处是可以找到解释行为发生的原因。如果攻击的对象只是周围的财物，如怀疑病房的电视机是用来监视他的仪器，故将其捣毁，称为破坏性行为。见于精神分裂症或脑器质性精神障碍等。

（十五）自杀

自愿而有计划地伤害或毁灭自己的行为，多由严重的抑郁绝望情绪、幻觉妄想等病态心理引起。如有被害妄想者怕别人谋杀，不如自己了结以免遭人毒杀；有自责自罪妄想者觉得自己罪大恶极，不应该活在世上；有命令性幻听者受幻听的支配而自杀等。多见于抑郁症和精神分裂症。

（十六）漫游症

漫游症（dromomania）有一些与它接近或类似的情况，文献里对这些情况的命名和描述颇不一致。国内许又新教授归纳了漫游症的 6 个特点：①从平常居住或常去的地方离开出走，不辞而别；②发生在觉醒时；③事先没有出行的目的构想；④开始突然，结束也快；⑤事后有遗忘，当时可有可无身份障碍；⑥当时有意识障碍，事后有遗忘。其中，前 5 个特点构成狭义的漫游症；前 4 个特点构成类漫游状态（fugue-like state）；前 4 个特点加上第 6 个特点构成器质性漫游症。广义的漫游症包括上述 3 种情况，可见于多种性质不同的精神障碍，如分离性障碍、癫痫、脑器质性疾病、精神分裂症、各种抑郁和焦虑状态及人格障碍等。

第八节　自知力障碍

一、自知力的概念

自知力（insight）又称内省力，指患者对自己疾病的判断和认识的能力。患者能正确认识自己的精神病理现象称为“有自知力”，患者不能认识自己的精神病理现象是病态称为“无自知力”，介于两者之间为“有部分自知力”。

二、判断自知力障碍的标准

判断有无自知力有 4 条标准：①患者是否意识到别人认为他有异常的现象；②患者是否自己认识到这些现象是异常的；③患者是否认识到这些异常现象是自己的精神障碍所致；④患者是否意识到这些异常现象需要治疗。通常，患者对自己的精神病理现象不能做出正确的估计，不能意识到疾病前后精神活动的改变，不能认识自己的病态行为与正常人的区别；因而常常否认有病，抗拒治疗。精神障碍患者通常都有不同程度的自知力障碍。

三、自知力评估的意义

自知力评估的意义如下：①有助于鉴别重性精神病和轻性精神病（尤指神经症性障碍）；②有助于判断重性精神病的治疗效果；③为了精准评估精神疾病，最好以缺乏“现实检验能力”和“对现实的歪曲”等标准来评价，可能更为恰当。

（戴光明　贺　英）

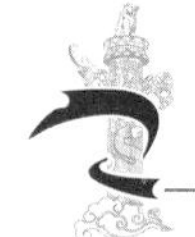

参考文献

1 潘祥林,王鸿利. 实用诊断学[M]. 2 版. 北京:人民卫生出版社,2017:27-65.

2 林果为,王吉耀,葛均波. 实用内科学[M]. 15 版. 北京:人民卫生出版社,2017:2679-2692.

3 张五芳,马宁,王勋,等. 2020 年全国严重精神障碍患者管理治疗现状分析[J]. 中华精神科杂志,2022,55(2):122-128.

4 马凌悦,陈松,李安宁,等. 我国精神障碍药物临床试验研发现状的调查分析[J]. 中国临床药理学杂志,2022,38(5):460-464.

5 汤翔嵘,王晓刚,陈桃林,等. 精神障碍的神经电生理循证医学证据[J]. 生物化学与生物物理进展,2021,48(10):1157-1176.

6 AFTAB A, RASHED M A. Mental disorder and social deviance[J]. Int Rev Psychiatry, 2021, 33(5):478-485.

第 55 章

皮肤症状与疾病

第一节　自觉症状

患者主观感受到的不适症状称为自觉症状，分为局部症状、全身症状。常见局部症状有瘙痒、疼痛、麻木、感觉异常等。全身症状有乏力、发热、畏寒、腹痛、关节疼痛等。症状的轻重与原发病的性质、病变程度及个体差异等有关。

一、瘙　痒

瘙痒(pruritus)是皮肤病最常见的自觉症状，易引起搔抓刺激。

瘙痒的发生与许多内外因素有关，如机械刺激、机体细胞受损释放组胺、活性蛋白酶及多肽类物质等。

根据瘙痒症状轻重分为局限性瘙痒、周身性瘙痒。局限性瘙痒常见于局限性皮炎、湿疹、局部神经性皮炎及特殊部位瘙痒症等。周身性瘙痒常见于荨麻疹、泛发性湿疹、疥疮、老年性瘙痒症等，一些系统性疾病如糖尿病、恶性肿瘤、肝肾功能不全等也可引起周身瘙痒。瘙痒可呈间断性或持续性。

二、疼　痛

疼痛(pain)是皮肤病常见自觉症状之一，对机体具有保护作用。多由物理性或化学性刺激所致。疼痛性质可表现为针刺样、烧灼样、刀割样、电击样疼痛。根据疼痛持续时间可分为间断性疼痛、持续性疼痛。多见于带状疱疹、丹毒、结节性红斑、淋病、生殖器疱疹、皮肤溃疡等。

三、麻　木

麻木(numbness)是指身体某部分感觉发麻甚至丧失感觉。多由于末梢神经受损所致。常见于麻风患者、神经病变患者。

第二节 皮肤损害表现

皮肤损害(skin damage)是指于皮肤黏膜、皮肤附属器客观存在、肉眼可见或者可以触摸到的改变,俗称皮损或体征。皮损可分为原发性皮损和继发性皮损,原发性皮损是皮肤病理变化直接产生的最早损害,继发性皮损多由原发性皮损演变所致,但二者有时不能完全区分。

一、原发性皮损

(一)斑疹

斑疹(macula)指皮肤局限性颜色改变,与周围皮肤平齐,无隆起、凹陷,形状不规则,大小不一,直径一般<1 cm,直径达到或超过 1 cm,称为斑片,见图 55-1、图 55-2。根据特征不同,分为红斑、出血斑、色素沉着斑、色素减退斑等。根据发病机制不同可以分为炎症性和非炎症性两种。

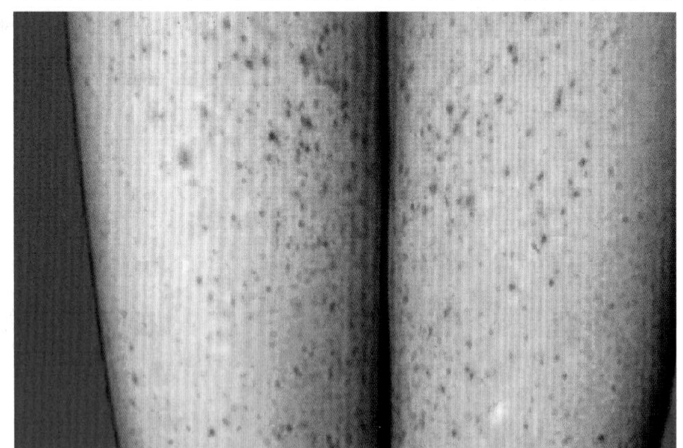

图 55-1 斑疹

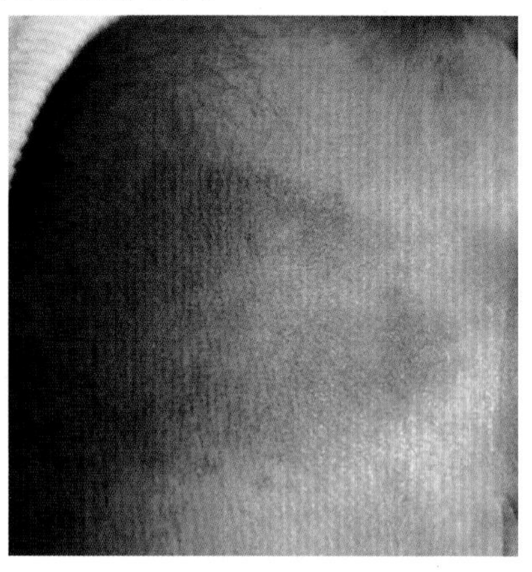

图 55-2 斑片

红斑是局部真皮毛细血管扩张、充血所致,分为炎症性红斑和非炎症性红斑。炎症性红斑常见于感染性病变,如丹毒,局部皮温高、肿胀、压之变白。非炎症性红斑多因局部毛细血管扩张,数量增多所致,如鲜红斑痣,局部皮温不高,压之褪色。

出血斑指毛细血管破裂、红细胞外渗导致,压之不褪色,直径<2 mm 为瘀点,>2 mm 为瘀斑。多见于过敏性紫癜、变应性血管炎、血小板减少性紫癜等。

色素沉着斑指表皮或真皮色素增加所致,如黄褐斑、炎症后色素沉着。

色素减退斑指表皮或真皮色素减少或消失所致,如白色糠疹、白癜风、无色素痣等。

(二)丘疹

丘疹(papule)为一局限性隆起皮肤表面的实质性损害,直径<1 cm。其表面可扁平、脐凹、粗糙,部分表面覆厚层鳞屑。其颜色可表现为皮色、红色、黄色、黑色、褐色。介于斑疹、丘疹之间称为斑丘疹,丘疹顶端伴有小疱者称为丘疱疹,伴有小脓疱者称为丘脓疱疹。可发生于人体皮肤的各个部位。

丘疹可由表皮或真皮浅层细胞增殖、代谢产物积聚或炎症细胞浸润引起。多见于寻常疣、传染性软疣、日光性皮炎、鸡眼、摩擦性苔藓样疹、银屑病、扁平苔藓、线状苔藓、毛囊角化症、痤疮、皮肤淀粉样变、黄瘤病、色素痣、脂溢性角化病、角化棘皮瘤、毛发上皮瘤、皮脂腺痣、汗管瘤、蕈样肉芽肿等,见图 55-3、图 55-4。

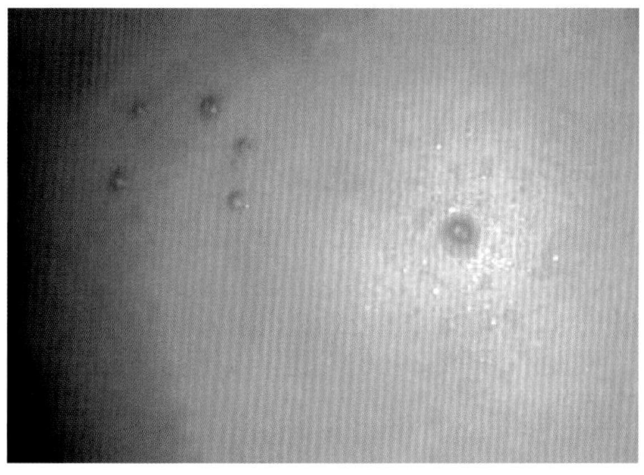

图 55-3　**丘疱疹**

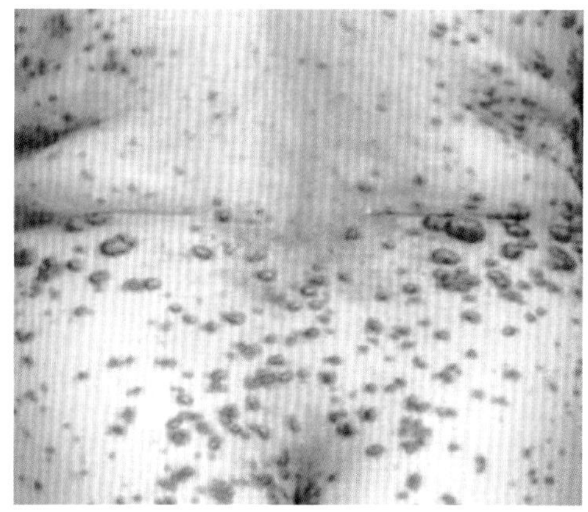

图 55-4　**丘疹**

（三）斑块

斑块(plaque)为较大或较多丘疹融合而成的扁平、隆起性损害，中心可有凹陷，直径>1 cm。多见于寻常型银屑病、肥厚性湿疹等，见图 55-5、图 55-6。

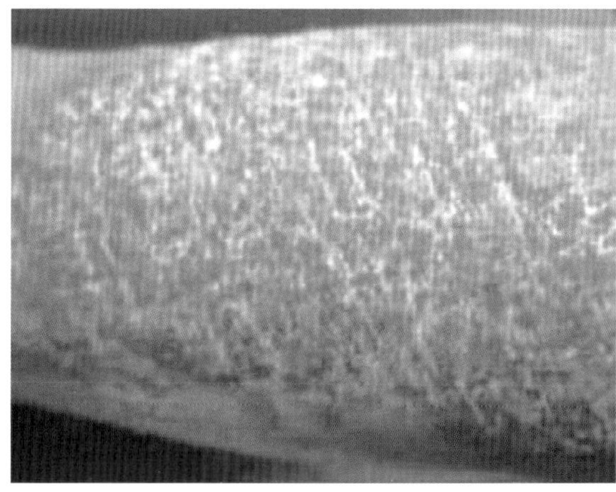

图 55-5　**肢体斑块**

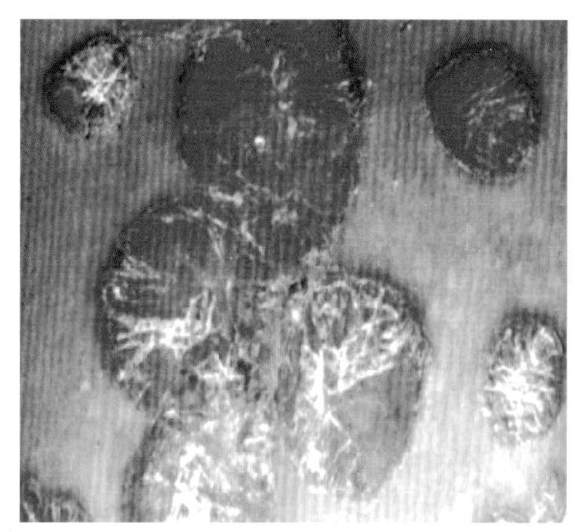

图 55-6　**躯干斑块**

（四）风团

风团(wheal)为真皮浅层水肿引起的暂时性、局限性隆起性损害。可呈红色、苍白色，大小不一，形状不规则，皮损一般 24 h 内可消退，消退后不留痕迹，但易此起彼伏，常伴剧烈瘙痒。多见于荨麻疹，见图 55-7。

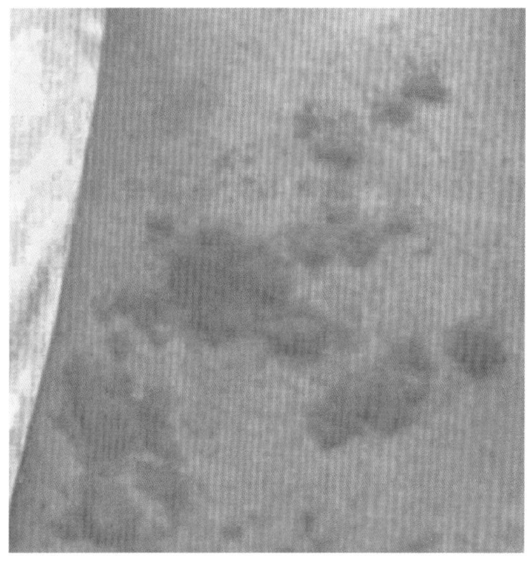

图 55-7　**风团**

（五）水疱与大疱

水疱（vesicle）为高出皮面、内含液体的局限性、腔隙性损害。直径一般<1 cm，>1 cm者称为大疱（bulla）。如疱内含浆液呈淡黄色，含血液呈红色（称血疱），含淋巴液呈透明。根据水疱在皮肤中发生位置的不同，疱壁厚度不同。位于角质层下的水疱，疱壁薄、易于干涸脱屑，多见于红斑型天疱疮等；位于棘细胞层的水疱，疱壁略厚不易破溃，多见于水痘、带状疱疹等；位于表皮下水疱，疱壁较厚，很少破溃，多见于大疱性类天疱疮等，见图55-8、图55-9。

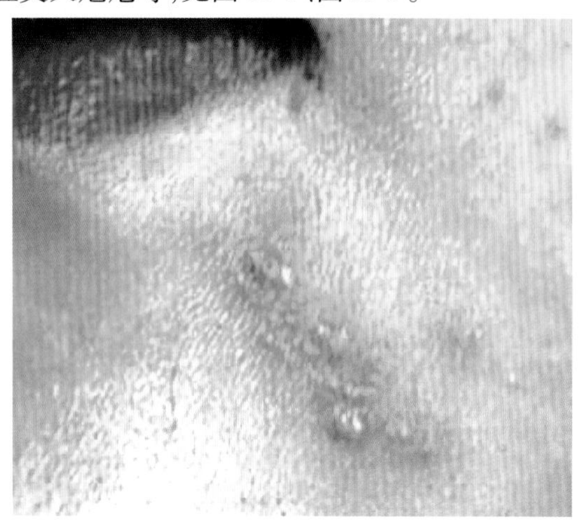

图55-8 **水疱**

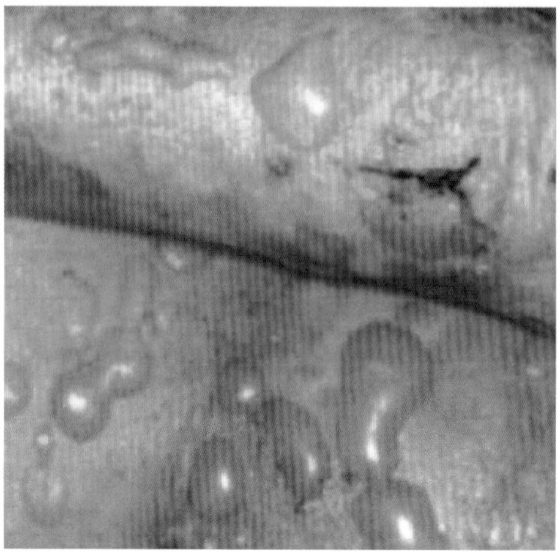

图55-9 **大疱**

（六）脓疱

脓疱（pustule）为局限性、隆起性、内含脓液的腔隙性皮损。疱液可稀薄、可浓稠，周围可有红晕。脓疱多为水疱继发感染所致，如脓疱疮；部分为非感染性脓疱，如脓疱型银屑病，见图55-10。

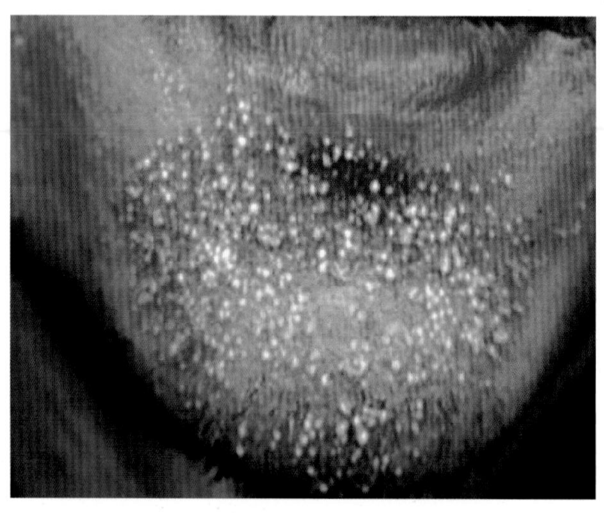

图55-10 **脓疱**

（七）结节

结节（nodule）为局限性、实质性、深在性的皮损，可呈圆形、椭圆形，可高于皮面、易可不隆起，触之较硬。其形成可由真皮或皮下组织的炎症浸润（如结节性红斑）、代谢产物沉积（如结节性黄瘤病）、寄生虫感染（如猪囊虫病）或肿瘤等引起。结节可自行吸收消退，也可破溃成溃疡，以后遗留瘢痕。直径>2 cm称为肿块，见图55-11、图55-12。

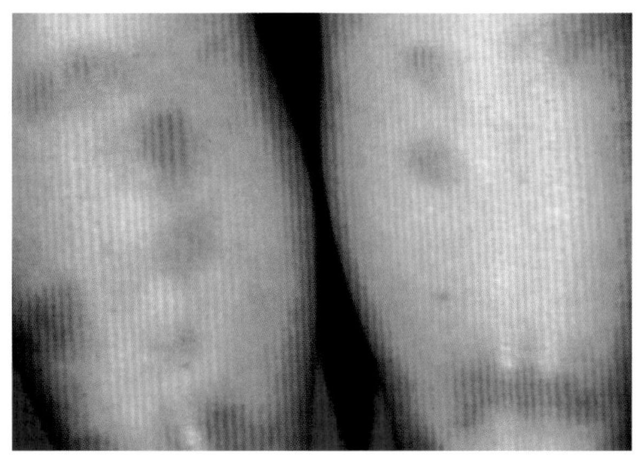

图 55-11　**肢体结节**

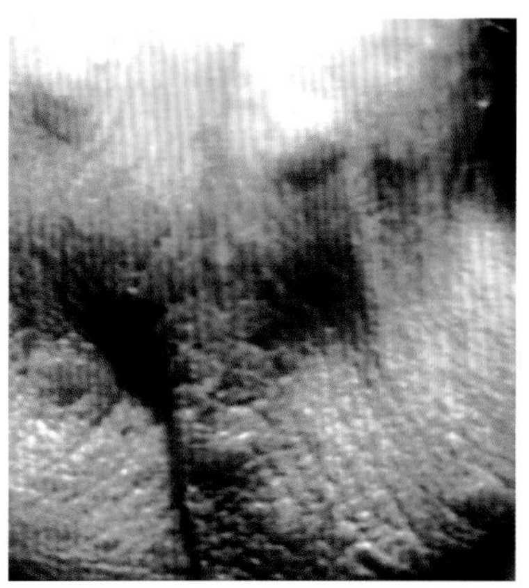

图 55-12　**会阴结节**

（八）囊肿

囊肿（cyst）为内含液体、黏稠物质和细胞成分的局限性囊性损害。一般位于真皮或皮下组织，呈圆形、椭圆形，触之有弹性，大小不等。多见于皮脂腺囊肿、表皮囊肿等，见图 55-13。

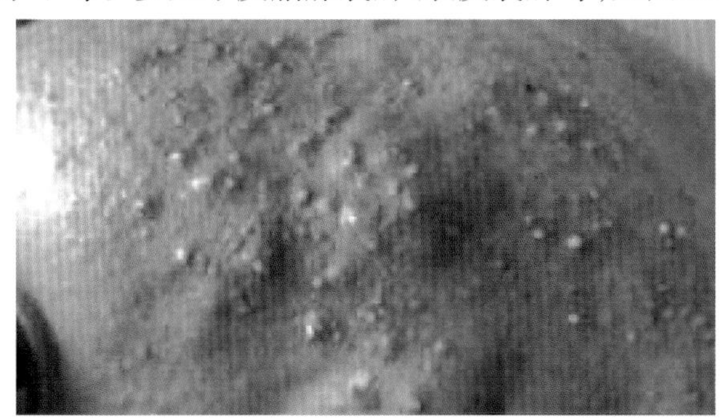

图 55-13　**囊肿**

二、继发性皮损

（一）糜烂

糜烂（erosion），指表皮或黏膜上皮的局限性红色湿润创面，常由水疱、脓疱破裂或浸渍处表皮脱落所致。损害表浅，愈合后一般不留瘢痕。如急性湿疹等，见图 55-14。

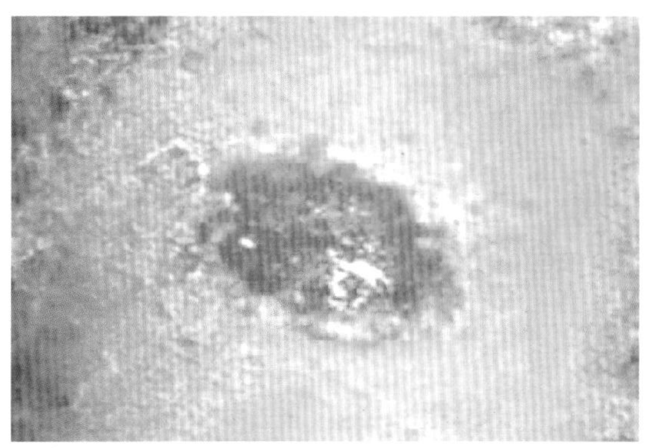

图 55-14　**糜烂**

（二）溃疡

溃疡（ulcer），局限性皮肤或黏膜缺损形成的创面，可深达真皮或皮下组织。溃疡表面可有脓液、浆液、坏死组织，其大小、深浅可因病因及病情不同而不同。因损害常破坏基底层细胞，愈合较慢，愈后一般遗留瘢痕。

溃疡一般是由外伤、微生物感染、肿瘤、血管炎等引起的局限性皮肤组织缺损。外伤性溃疡往往是由物理和化学因素直接作用于组织引起。微生物感染性疾病多由细菌、真菌、螺旋体、病毒等引起组织破坏，如梅毒、软下疳等。血管炎性溃疡系因动脉或小动脉炎使组织发生坏死而形成，如变应性血管炎，见图 55-15、图 55-16。

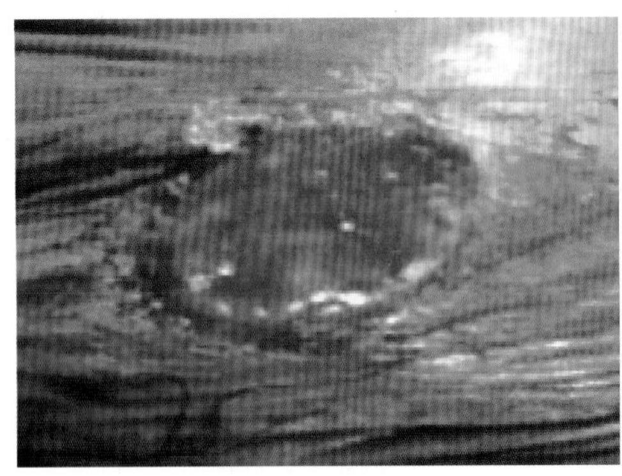
图 55-15　**溃疡(1)**

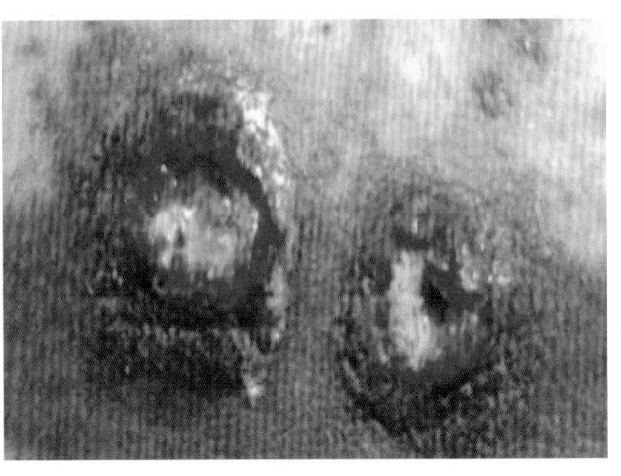
图 55-16　**溃疡(2)**

（三）鳞屑

鳞屑(scale)为脱落或即将脱落的角质层细胞，由表皮细胞形成过快或正常角化过程受干扰所致。其大小、形态、厚薄不一。有糠秕状鳞屑如花斑癣、白色糠疹等；有大片状鳞屑如剥脱性皮炎；有呈淡黄色油腻性鳞屑如脂溢性皮炎；有多层银白色鳞屑如银屑病，见图 55-17、图 55-18。

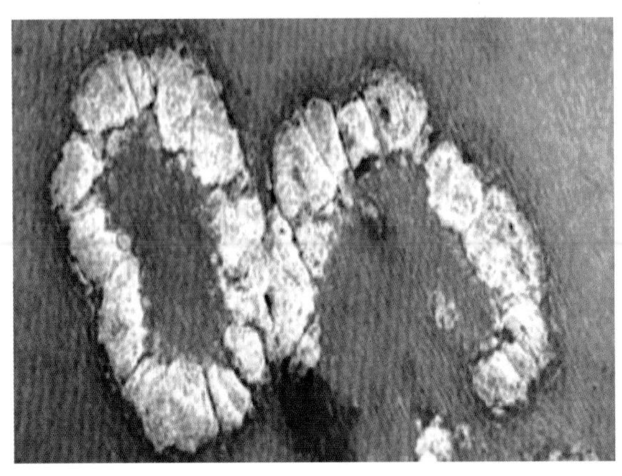
图 55-17　**鳞屑(1)**

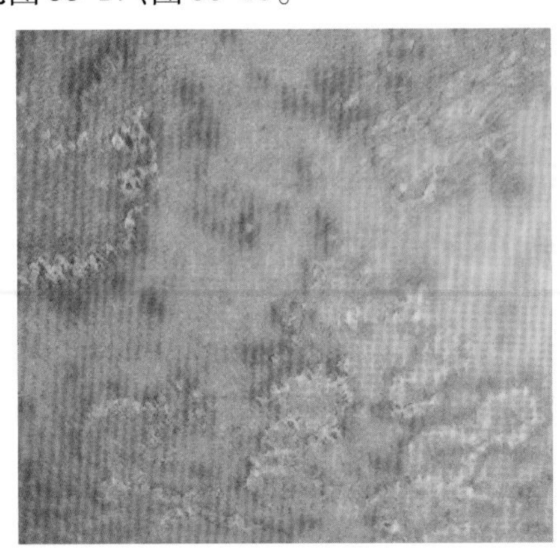
图 55-18　**鳞屑(2)**

（四）浸渍

浸渍(maceration)为皮肤角质层吸收较多水分导致表皮变白、变软的现象，多见于长期浸水或在潮湿环境下的皮肤部位，如指(趾)缝的皱褶部位皮肤。经摩擦后表皮脱落，形成糜烂，易继发感染。如脚癣等，见图 55-19。

（五）裂隙

裂隙(fissure)也称皲裂。为皮肤线状裂口，可深达真皮，并可伴有疼痛、出血。多是由于皮肤炎症、角质层增厚或皮肤干燥导致皮肤弹性减弱或消失，脆性增加，于牵拉后所致。好发于掌跖、指/趾、口角等部位。多见于皲裂性湿疹、脚癣等，见图 55-20。

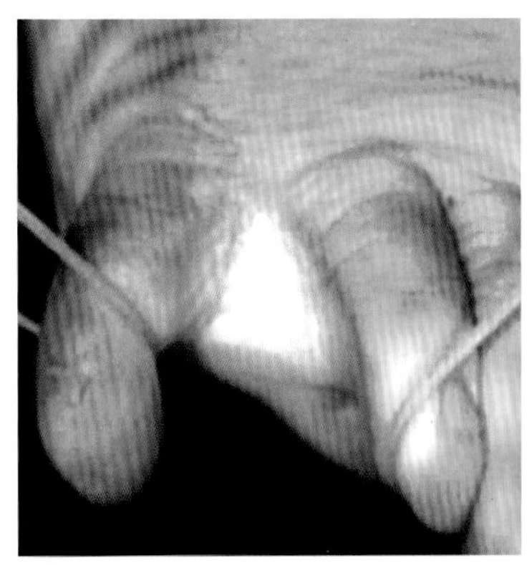

图 55-19　**浸渍**

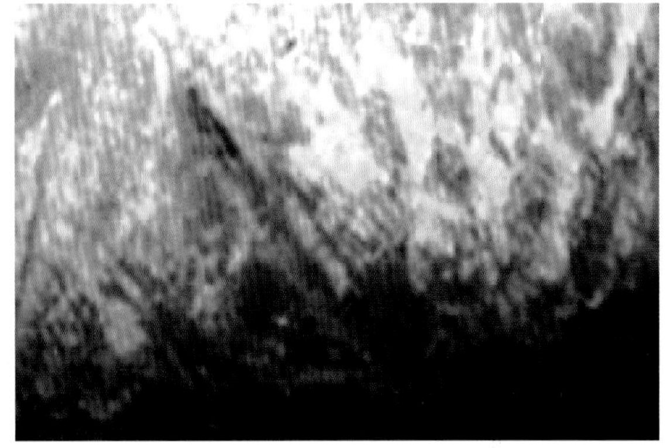

图 55-20　**皲裂**

（六）瘢痕

瘢痕（scar）为真皮或皮下组织的缺损或破坏，经新生结缔组织修复而成。表面光滑，无皮纹，亦无毛发等皮肤附属器。皮肤缺乏弹性。可分为增生性瘢痕和萎缩性瘢痕。增生性瘢痕隆起皮面，呈索状或不规则暗红色斑块，质硬，多见于瘢痕疙瘩、烧伤瘢痕等；萎缩性瘢痕局部凹陷，皮肤变薄，光滑发亮，局部血管扩张，多见于红斑狼疮等，见图 55-21、图 55-22。

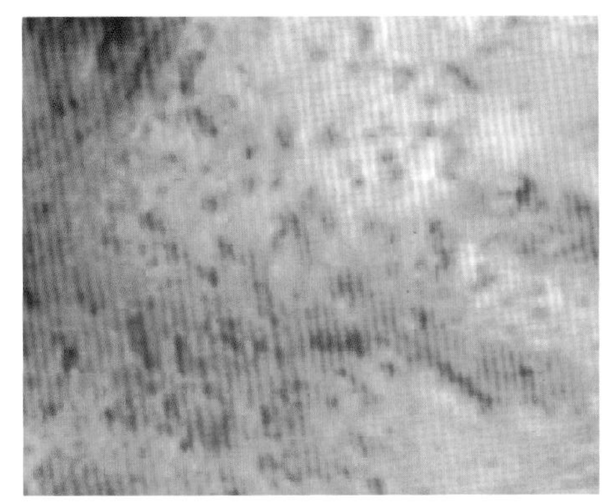

图 55-21　**瘢痕**

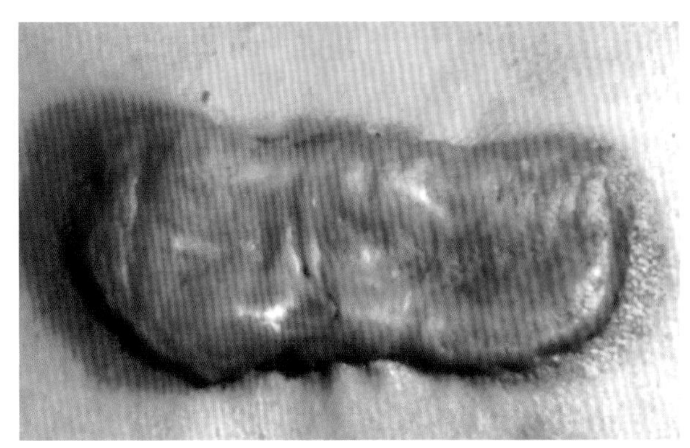

图 55-22　**瘢痕疙瘩**

（七）萎缩

萎缩（atrophy）是皮肤组织的一种退行性变。可发生于表皮、真皮、皮下组织，因表皮厚度变薄或真皮和皮下结缔组织减少所致。根据皮肤结构分为表皮萎缩、真皮萎缩、皮下组织萎缩。表皮萎缩为表皮变薄，呈半透明羊皮纸样，正常皮纹、皮沟多消失，多见于盘状红斑狼疮；真皮萎缩为局部皮肤凹陷，表皮纹理可正常，常伴有皮肤附属器的萎缩，毛发可变细或消失；皮下组织萎缩主要由皮下脂肪组织减少所致，表现为局部皮纹正常，但凹陷明显，见图 55-23、图 55-24。

（八）痂

痂（crust）由皮损表面脓液、浆液、血液以及脱落的组织、药物等混合干涸而凝成的附着物。其颜色可因内含成分差异而不同，如浆液性呈淡黄色、脓性呈黄绿色、血痂呈棕色或黑褐色。痂皮厚薄不一，质地柔软或脆硬附于创面，见图 55-25。

（九）抓痕

抓痕（excoriation）为搔抓或摩擦所致的表皮或真皮浅层的缺损。表面常呈线状或点状，皮损表面可有渗出、结痂、脱屑，如损伤较浅，愈后一般不留瘢痕。多见于瘙痒剧烈皮肤病，如瘙痒症、湿疹、痒疹等，见图 55-26。

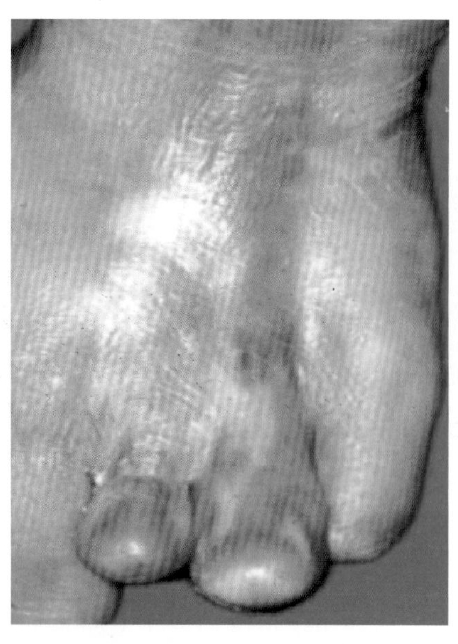

图 55-23 **足背皮肤萎缩**

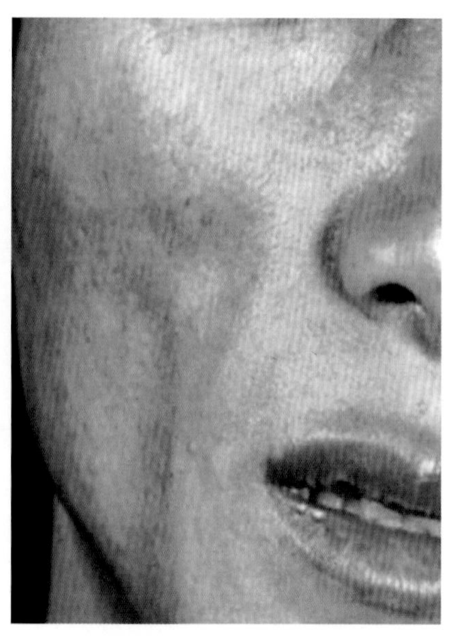

图 55-24 **面部皮肤萎缩**

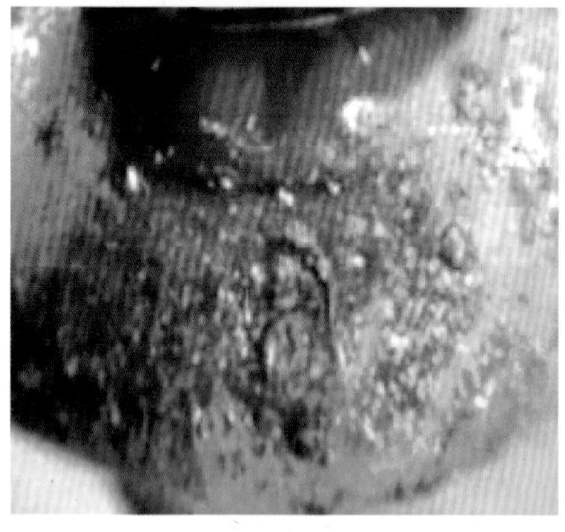

图 55-25 **痂**

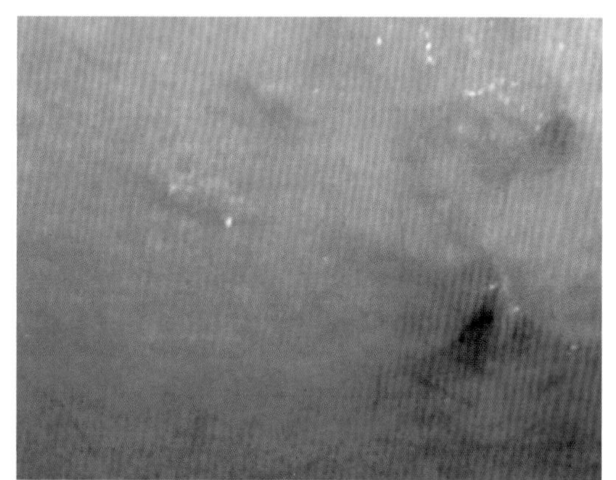

图 55-26 **抓痕**

（十）苔藓样变

苔藓样变（lichenification）因反复搔抓、不断摩擦导致皮肤角质层及棘细胞层增厚、真皮产生慢性炎症所致。表现为皮肤局限性浸润肥厚，皮沟加深、皮脊隆起，致皮肤表面形成大量多角形丘疹群集或融合成片，表面粗糙增厚，界限清楚。常伴剧烈瘙痒，多见于慢性单纯性苔藓、慢性湿疹等，见图 55-27。

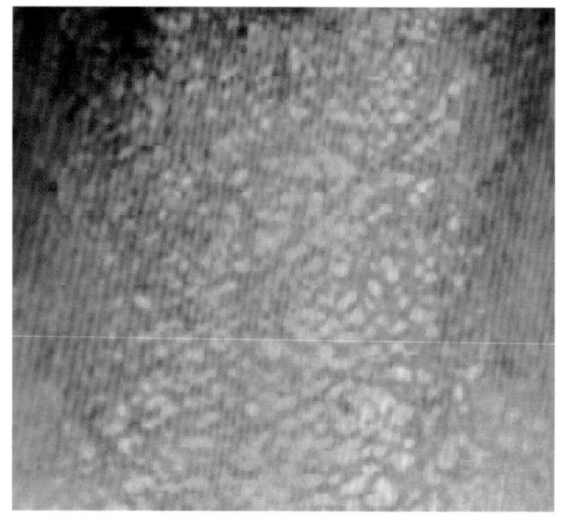

图 55-27 **苔藓样变**

（王　丽）

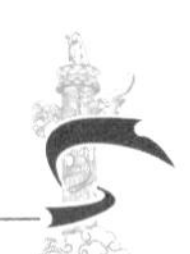

参考文献

1　潘祥林,王鸿利. 实用诊断学[M]. 2 版. 北京:人民卫生出版社,2017:66-76.
2　SEREMET S,GUREL M S. Miscellaneous skin disease and the metabolic syndrome[J]. Clin Dermatol, 2018,36(1):94-100.

第56章

眼部症状与疾病

第一节　眼外观异常

一、眼　红

眼红是指眼球结膜血管的扩张充血或者局部的出血。许多眼科疾病发病时都伴有眼红症状，包括结膜炎、结膜下出血、角膜炎、虹膜睫状体炎、巩膜炎、急性闭角型青光眼、急性泪囊炎、眶蜂窝织炎、眼球钝挫伤等。

（一）结膜炎

根据病因不同，结膜炎又可以分为细菌性结膜炎、病毒性结膜炎、过敏性结膜炎等。

1. 细菌性结膜炎　细菌性结膜炎（bacterial conjunctivitis）是由细菌感染引起的一种常见的急性流行性眼病。其主要特征是发病急，结膜明显充血，有脓性或黏液脓性分泌物。

（1）临床表现：自觉患眼刺痒有异物感，严重时有眼睑沉重感及畏光、流泪、烧灼感。有时因分泌物附着在角膜表面瞳孔区，造成暂时视物不清，冲洗后即可恢复视力。眼睑肿胀，睑、球结膜明显充血呈鲜红色，以睑部及穹窿部结膜最为显著。有大量脓性或黏液脓性分泌物，严重者在结膜面可有假膜出现（又称假膜性结膜炎），结膜下出血，球结膜下散在点、片状出血。

（2）实验室检查

1）细菌学检查：分泌物涂片或结膜刮片可分离发现致病菌，必要时可做细菌培养和药敏试验。

2）细胞学检查：分泌物涂片或结膜刮片可见多形核白细胞增多。

（3）治疗

1）冲洗结膜囊：对分泌物多的患者，可用3%硼酸溶液或生理盐水冲洗结膜囊；若分泌物不多，抗生素滴眼液清洁眼部。

2）局部选用眼药水（膏）：氧氟沙星/妥布霉素眼液，每2 h一次，睡前用红霉素/氧氟沙星、妥布霉素眼膏涂眼，每晚1次，防止眼睑黏着，同时使药物在结膜囊内保留较长时间。

在并发角膜炎时，应按角膜炎处理。治疗要及时、彻底，防止复发。

2. 病毒性结膜炎　病毒性结膜炎（viral conjunctivitis）由腺病毒或肠道病毒感染所引起，是传染性很强的眼病。

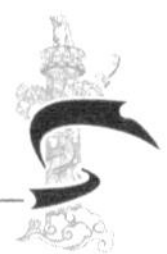

(1)临床表现:潜伏期5~12 d,平均约8 d。常为双侧,可先后发病。患眼刺激症状显著,有异物感、刺痒、烧灼感及水样分泌物。病变累及角膜时,有明显畏光、流泪和视力模糊。检查时结膜充血、水肿,睑结膜和穹窿结膜有大量滤泡,尤以下睑明显。睑结膜面有假膜,角膜有圆点状浸润,呈散在分布。伴有角膜知觉减退,不发展为溃疡,角膜混浊于数月内逐渐吸收,也有的持续数年之久。病情严重者,可残留不同程度的角膜圆形薄翳,一般对视力影响不大,可有耳前淋巴结肿大。

(2)实验室检查

1)细菌学检查:取分泌物涂片或结膜刮片无菌生长。

2)细胞学检查:取分泌物涂片或结膜刮片可见单核细胞增多。必要时可进行病毒分离。

(3)治疗:①抗病毒治疗,防止交叉感染;②病毒眼液(膏):阿昔洛韦滴眼液1次/2 h、更昔洛韦滴眼液每日1次或眼用凝胶每晚1次。

3. 过敏性结膜炎　过敏性结膜炎(allergic conjunctivitis;也称变应性结膜炎)是接触或吸入某种抗原导致的速发型或迟发型过敏性结膜炎症。主要为痒感,浆液性分泌物,有过敏病史。可伴全身过敏症状如哮喘。

(1)临床表现:双眼突然发病,眼睑短时间内迅速红肿,结膜充血、水肿,结乳头,有浆液性分泌物,眼痒,耳前淋巴结无肿大。

(2)实验室检查:分泌物涂片或结膜刮片可找到嗜伊红细胞增多;血、泪液中IgE增加。

(3)治疗:①原则为消除过敏因素,停用致敏药物,或对特殊致敏源做脱敏治疗;②局部用药,妥布霉素地塞米松眼药水(膏),4~6次/d,局部冷敷可减轻痒感;③全身用药,症状严重者口服抗过敏药物,如阿司咪唑、氯苯那敏(扑尔敏)、盐酸异丙嗪等,还可用钙剂,如钙片或静脉注射葡萄糖酸钙溶液。

(二)结膜下出血

结膜下出血(subconjunctival hemorrhage)是由眼外伤或某种出血性疾病使血液流入结膜下所致的一种临床表现。

1. 临床表现　球结膜下可见片状红色出血。依出血量的多少,局部或弥散至整个睑裂部,颜色有鲜红或暗红色不等,出血遮盖巩膜。

2. 治疗　①主要是找原因,对症处理,同时要解除患者恐惧心理,消除顾虑。②小量出血,可不行处理。③大量出血者,全身可用止血药,如卡巴克络(安络血)10 mg,每日3次;维生素P(路丁)20 mg,每日3次;维生素C 0.2 g,每日3次。亦可静脉注射50%葡萄糖注射液60 ml加维生素C 0.5~1.0 g,每日1次。

(三)角膜炎

各种因素导致的角膜炎症反应统称为角膜炎(keratitis)。是眼科常见疾病之一,也是我国主要致盲眼病之一。目前临床上多按致病原因将角膜炎分为感染性、免疫性、营养不良性、神经麻痹性和暴露性等。感染性角膜炎多发生于角膜中央区,而免疫性角膜病易发生于角膜周边部。

1. 临床表现　除麻痹性角膜炎外,多数角膜炎患者都有较强的发炎症状,如疼痛、畏光、流泪和眼睑痉挛。角膜炎患者不但有睫状充血,也有虹膜充血。严重患者的球结膜甚至眼睑都会发生水肿。

不同病因引起的角膜炎症状也不同,细菌性角膜炎起病最急,症状最重,分泌物增多且黏稠;病毒性角膜炎次之,分泌物不多,为水样或黏液状;真菌性角膜炎最轻,有时角膜病变已经很重,但患者感觉却不明显。单纯疱疹性角膜炎(herpes simplex keratitis,HSK)患者角膜知觉可减退。

角膜炎症必然使视力或多或少地受到影响,尤以炎症侵犯瞳孔区域者更为严重。溃疡愈合后形成的角膜瘢痕不但阻碍光线进入眼内,并能使角膜表面弯曲度和屈光折射力发生改变,使物体不能在视网膜上聚焦形成清晰物像,因而视力降低。视力的受累程度完全取决于瘢痕所在的位置,如果位于角膜正中,纵然瘢痕很小,但影响视力却很大。

2. 检查

(1)裂隙灯检查:用裂隙灯显微镜可清楚地观察眼睑、角膜、结膜、巩膜、虹膜、前房等眼前段组织的病变情况。角膜炎典型的表现为睫状充血、角膜浸润及角膜溃疡形成。

(2)角膜共焦显微镜:是通过共聚焦激光诊断真菌性角膜炎和棘阿米巴角膜炎的有效手段。

(3)角膜病灶刮片检查:包括涂片染色镜检和病原微生物培养及药敏试验,可确定病原菌并指导治疗。

(4)角膜组织活检:对角膜病变区组织活检可提高微生物检出的阳性率,适用于进展性角膜溃疡反复培养阴性时。

3. 治疗　治疗角膜炎的基本原则是采取一切有效措施迅速控制感染,争取早日治愈,将角膜炎的后遗症减少到最低程度。由于大多数溃疡性角膜炎为外因所致,因此,除去致病外因,消灭致病性微生物极为重要。与全身疾病有关的角膜病变除眼部治疗外,还应积极治疗原发病。治疗过程中注意观察,若结膜充血减轻,角膜病变缩小变平,说明治疗有效,若结膜充血加重,角膜病变向深及周围扩展,前房积脓明显,表面病情恶化,治疗无效,应及时调整治疗方案。保守治疗无效或溃疡遗留瘢痕明显影响视力行角膜移植手术。

(四)虹膜睫状体炎

虹膜和睫状体的血液供给同为虹膜大环,两者常同时发炎,称为虹膜睫状体炎(iridocyclitis),又称前葡萄膜炎(anterior uveitis)。多发生于青壮年,常反复发作。

1. 临床表现　①疼痛、畏光、流泪,常有睫状区压痛,畏光剧烈时可有眼睑痉挛及视力减退。②睫状充血或混合充血。③房水闪光:用裂隙灯检查房水时,见光束增强、成灰白色混浊,称 Tyndall 现象,严重者前房内形成絮状渗出物或前房积脓。④角膜后沉着物:房水内大量炎症细胞或纤维素随房水的对流及温差的影响沉积至角膜内皮面上,在角膜下方排成基底向下的三角形角膜后沉着物。早期呈灰白色小点状或白色羊脂状小团,后期呈棕灰色。⑤虹膜改变:虹膜因水肿充血而色泽晦暗、纹理不清,出现虹膜结节、房角粘连。⑥瞳孔改变:炎症刺激,瞳孔括约肌痉挛,故瞳孔缩小、对光反射迟钝或消失,如未及时散瞳可发生虹膜后粘连,部分后粘连散瞳后形成梅花状瞳孔。全后粘连形成瞳孔闭锁。瞳孔区为纤维素性渗出膜覆盖则为瞳孔膜闭。瞳孔闭锁和瞳孔膜闭导致前后房交通受阻,房水滞留后房。后房压力升高,推虹膜向前,引起虹膜膨胀,并发生继发性青光眼。⑦晶状体前囊可见色素及炎性渗出物附着,玻璃体可有微尘状混浊。偶见黄斑囊样水肿。

2. 检查　①血常规,红细胞沉降率,HLA-B27 分型;②怀疑病原体感染,应进行相应的病原学检查。

3. 治疗　①散瞳:这是关键的首选措施,常用1%阿托品眼药水或眼膏,急性期每日 2 ~3 次。如瞳孔仍放不大可选用1%阿托品溶液、4%可卡因溶液、0.1%肾上腺素溶液等量混合液 0.3 ml 球结膜下注射(有严重心血管疾病者忌用)。②皮质类固醇:轻症者可用 0.5%可的松或者 0.025%地塞米松眼药水 1 次/2 h;泼尼松龙 12.5 mg 球结膜下注射。重症者可加用全身治疗,口服泼尼松 30 ~50 mg,每早顿服,病情缓解后减量,7 d 停药。如伴有后部葡萄膜炎,常用地塞米松 10 ~15 mg 加入 5%葡萄糖溶液 250 ml 中,每日 1 次,静脉滴注。1 周后减量,10 d 后改泼尼松口服。③抗生素:应用抗生素是必要的,特别是针对病因的抗生素。化脓性葡萄膜炎可用庆大霉素 2 万 U 球结膜下注射。④抗前列腺素药:常用的有阿司匹林 0.3 ~0.5 g,1 ~3 次/d;吲哚美辛 25 mg,每日 3 次。⑤病因治疗:对找到的病因者,应积极进行病因治疗;找不到病因者,应注意慢性病灶感染、结缔组织病及免疫病、结核病的存在。⑥并发症的治疗:继发性青光眼用降眼压药不能控制者可行虹膜周边切除术,但要在炎症控制后;后房角已粘连可行滤过性手术;并发白内障在炎症控制后,如光定位准确可行白内障摘除加人工晶状体植入术。

(五)巩膜炎

巩膜炎(scleritis)是巩膜基质层组织的炎症,较少见,根据发病部位分前巩膜炎和后巩膜炎。

1. 临床表现

(1)前巩膜炎:病变位于赤道前部,双眼先后发病。症状为眼红、痛,视力减退。

眼部检查:①弥漫性前巩膜炎,结膜及前部巩膜充血肿胀,病变中心呈淡紫色,有触痛。②结节性前巩膜炎,局部隆起,炎性结节位于深层巩膜,较固定,因触痛明显而拒按。结节可呈浸润发展,围绕角膜缘全周形成堤状隆起,又称球形巩膜炎,此时眼球呈暗紫色。该病常侵犯角膜,在邻近角膜出现三角形或舌状浸润炎症,痊愈后角膜上留有白色混浊,称为硬化性角膜。③坏死性前巩膜炎,以局限性炎性浸润为特

点,病变区呈紫蓝色调,无血管,形成坏死灶。愈后病变区巩膜菲薄,显露葡萄膜。

(2)后巩膜炎:病变位于赤道后方及视神经周围的巩膜。①症状为眼眶深部疼痛及压痛,疾病初期视力不受影响,但重症晚期视力明显减退;②眼部检查,眼睑常有水肿,眼球轻度突出,球结膜水肿,偶有眼球运动障碍;③眼底检查可发现脉络膜皱褶、渗出性视网膜脱离、黄斑部水肿、视神经盘水肿(papilloedema)等。

2. 治疗　①查明原因,针对病因治疗。②局部或全身应用皮质类固醇药物、非甾体抗炎药物口服:妥布霉素地塞米松眼液,每日 1 次;妥布霉素地塞米松眼膏,每晚 1 次;普拉洛芬眼液,每日 1 次。③免疫抑制剂可用于重症病例。常用的有环磷酰胺、苯丁酸氮芥等。④对严重坏死型巩膜炎病例,可考虑手术清除坏死组织,同时行巩膜修补术,以挽救眼球。

(六)急性闭角型青光眼

急性闭角型青光眼(acute angle-closure glaucoma)具有遗传倾向的眼解剖因素:眼轴较短,角膜较小,前房浅,房角狭窄,晶状体相对较大、位置靠前,这些易导致相对性瞳孔阻滞,后房压力高。在过度疲劳、情绪波动、精神刺激、气候骤变、暗室停留时间过长、局部或全身应用抗胆碱药物等诱因下,发生完全性瞳孔阻滞、房角关闭而引发此病。

1. 临床表现

(1)临床前期:无任何症状,常在有下列情况下诊断。

(2)前驱期:在劳累、精神刺激等诱因下多在晚上出现眉弓、鼻根酸胀、视蒙、虹视,甚至偏头痛、恶心等,此时检查有球结膜轻度充血,角膜雾状混浊,前房浅,房角部分关闭,瞳孔轻度散大,眼压升高在 40 mmHg 以上,经休息后,症状消失或缓解,视力恢复如前,因而常不能引起患者足够重视。间隔一段时间后遇诱因又可再发,以后发作愈来愈密,间隔期愈来愈短,发作持续时间愈来愈长。

(3)急性发作期:起病急骤,上述症状明显加重,视力可减至数指或手动,头痛、恶心、呕吐等全身症状甚至比眼局部症状更为突出。检查可见球结膜混合性充血,角膜水肿,角膜后有色素性角膜后沉着物(keratic precipitates,KP),前房甚浅,房水可有混浊,重者有絮状渗出,瞳孔散大,呈竖椭圆形,对光反射消失。瞳孔区呈青灰色反光,虹膜肿胀,晶状体前囊可有乳白色斑点状混浊(青光眼斑)。眼底看不清,眼压常在 50 mmHg 以上,房角关闭;如病情缓解,眼压下降,视力可不同程度恢复,角膜后留有色素性角膜后沉着物,虹膜常有节段状萎缩及色素脱失,瞳孔难以恢复正常形态和大小,晶状体可见青光眼斑,房角留有不同范围的粘连关闭。

角膜后色素性 KP、虹膜节段状萎缩、晶状体青光眼斑被称为三联症。凡有三联症,表示患者曾经有过青光眼急性发作史。

(4)间歇期:发作后经药物治疗或自然缓解,房角大部分重新开放,不用药或用少量缩瞳药后眼压恢复正常,自觉症状消失。

(5)慢性期:因房角广泛关闭,眼压持续增高,引起视功能逐渐减退,眼底 C/D 扩大,出现与开角型青光眼相似的视野改变及眼底改变。

(6)绝对期:慢性期或急性发作期未经治疗或治疗无效,高眼压持续过久,导致视神经严重损害,最终失明。该期有的患者眼压虽高但无明显自觉症状,有的患者因眼压过高或出现角膜并发症而发生剧烈疼痛。

2. 辅助检查　①房角镜检查:可了解房角狭窄程度及方位;②超声生物显微镜(ultrasonic biomicroscopy,UBM):可了解房角闭塞情况、与虹膜的位置关系及方位;③视野:检查视神经功能,评估视神经损害程度;④视觉电生理:检查网膜功能、视神经功能有无异常。

3. 治疗

(1)临床前期、前驱期:用氩激光、Nd:YAG 激光或手术行虹膜周边切除术,解除瞳孔阻滞。暂时不愿手术者应给予预防性缩瞳剂,常用 1% 毛果芸香碱(匹罗卡品)滴眼 2 ~3 次/d,并定期随访。

(2)急性发作期:通过药物治疗,如眼压降至正常,房角有 1/2 以上范围开放,可行虹膜周边切除术(激光或手术);如眼压降至正常,但房角有 1/2 以上关闭,在虹膜反应控制后行小梁切除术。如眼压不能

下降,为减少视神经受损,也应在高眼压状态下及时手术,在行小梁切除术中,应配合缓慢放出房水或抽出玻璃体积液或玻璃体等措施。

(3)慢性期:行小梁切除术。

(4)绝对期:无症状者无须治疗,有剧痛者可行睫状体冷凝、睫状体透热或睫状前动脉结扎合并睫状后动脉透热术或氯丙嗪 25 mg 球后注射等。

(七)急性泪囊炎

急性泪囊炎(acute dacryocystitis)由慢性泪囊炎转变而来或因创伤和鼻黏膜感染而急性发生。致病性微生物有肺炎双球菌(也称肺炎球菌)、金黄色葡萄球菌、L-型溶血性链球菌、流感病毒等。

1. 临床表现　泪囊部(内眦韧带下方)红、肿、热、痛明显,常波及眼睑及颜面部。结膜充血,水肿,眼睑肿胀,颌下及耳前淋巴结肿大,全身可有发热、不适,白细胞显著增多,泪道冲洗不通;数日后局部形成脓肿,破溃排出脓液后炎症消退。易形成泪囊瘘管,并反复发作。

2. 检查　常规检查视力,仔细检查外眼情况。排出物可做细菌培养及药物敏感试验;此外,应注意一般情况、体温,以及周围血象变化,并及时复查。

3. 治疗　①早期局部湿热敷,全身应用广谱抗生素;②脓肿成熟时,应及时切开排脓,放置橡皮引流条。炎症消退后,可施行泪囊摘除或鼻腔泪囊吻合术。

(八)眶蜂窝织炎

眶蜂窝织炎(orbital cellulitis)为眶内软组织的急性化脓性炎症,不仅引起视力永久性丧失,而且可能通过颅内蔓延或败血症而危及生命,被视为危症。本病是由化脓性细菌感染引起,常见的病原体多为溶血性链球菌或金黄色葡萄球菌,可通过外伤直接感染、周围组织的炎症蔓延或血行感染引起。

1. 临床表现及分型　①起病急骤,出现全身症状,如发热、寒战、周身不适、食欲缺乏、外周血中性粒细胞增多;②眶区疼痛,压迫眼球或眼球转动时疼痛加重;③眼睑红肿、发硬、血管扩张;④球结膜高度水肿,突出于睑裂之外,结膜表面干燥、结痂,可嵌塞于睑裂发生坏死,睑裂闭合不全可引起暴露性角膜炎;⑤眼球运动障碍,多为各方向运动不全,严重者眼球固定;⑥眼底视神经盘水肿、视网膜出血和静脉扩张,如累及视神经可发生视力减退及视神经萎缩;⑦眼眶炎症向后蔓延至海绵窦时,可引起海绵窦血栓形成、脑膜炎及眶内脓肿,如炎症蔓延至眼内时,可引起葡萄膜炎。

2. 诊断　①主要根据临床表现诊断;②X 射线检查和 CT 扫描可发现鼻窦的炎症、骨折或异物等,血常规检查外周血嗜中性粒细胞增多可有助诊断。

3. 治疗　①查明病原体之前,应尽早使用大剂量抗生素静脉滴注;②进行细菌培养,包括血、鼻喉腔和鼻窦的培养,根据药敏试验选择有效药物;③必要时行脓腔内抗生素灌洗或切开引流。

(九)眼球钝挫伤

眼球钝挫伤是由各种钝器击伤眼部所造成的损伤。

1. 结膜挫伤　①病史:确定创伤性质,是否有眼球破裂,对结膜损伤部位的巩膜仔细检查,散瞳检查相应视网膜;②症状:轻微疼痛,异物感;③体征:球结膜水肿、增厚;球结膜下有色调均匀、边界清楚的红色出血斑,出血多时,球结膜呈紫红色隆起(一般 1 ~2 周可自行消退);结膜裂伤。

治疗:①轻度的结膜外伤性出血或水肿,数日内可自行吸收,无须特殊处理;②出血量多时早期冷敷,4 ~5 d 后再做热敷;③裂伤不足 5 mm,可无须缝合,可自然愈合,结膜伤口>5 mm 者应仔细对位缝合;④无论缝合与否,1 周内要用抗生素眼水及眼膏。

2. 虹膜睫状体挫伤　①外伤性虹膜睫状体炎:睫状充血、虹膜纹理不清,前房闪辉阳性,可有角膜后沉着物,无反复发作史;②外伤性散瞳:瞳孔呈偏心性中等度散大,对光反射迟钝或完全消失;③虹膜根部离断:虹膜在角膜缘后出现黑色裂隙或半月形缺损,瞳孔呈“D”字形,可出现单眼复视;④房角后退:房角镜下可见睫状体带比正常增宽 2 ~4 倍,后期可发生青光眼;⑤外伤性前房积血:轻者呈血性房水或血积沉于前房下部呈一水平面,严重者前房全部充满血液;⑥外伤性无虹膜,虹膜与睫状体连接处全部分离,多伴有前房积血。

治疗:治疗方法如下。①外伤性虹膜睫状体炎:局部或全身使用皮质类固醇,用 1% 阿托品溶液散瞳;②外伤性散瞳:无特殊治疗,部分患者口服 B 族维生素可自行恢复;③虹膜根部离断:一般不做处理,如单眼复视症状明显,可行虹膜根部复位术;④房角后退:眼压不高无须处理,眼压高可给予噻吗洛尔滴眼,无效手术治疗。

二、斜　视

斜视(squint)是指两眼不能同时注视目标,属眼外肌疾病,可分为共同性斜视和麻痹性斜视两大类。共同性斜视以眼球无运动障碍、第一眼位和第二眼位斜视度相等为主要临床特征;麻痹性斜视则有眼球运动受限,复视,可为先天性,也可因外伤或全身性疾病导致。

(一)临床表现

斜视的患者因为眼位不正,其注意一个物体时,此物体影像于正常眼落在视网膜中心凹上,斜视眼则落在中心凹以外的位置,如此视物就会出现复视情形;一眼影像受到抑制,丧失两眼之单一视功能与立体感,有的还会导致视力发育不良而造成弱视。

1. 内斜视　眼位向内偏斜。出生至内发生者称为先天性内斜视,偏斜角度通常很大;后天性内斜视又分为调节性与非调节性,调节性内斜视常发生在 2 ~ 3 岁儿童,患儿通常会伴中高度远视,或是异常的调节内聚力与调节比率。

2. 外斜视　眼位向外偏斜,一般可分为间歇性与恒定性外斜视。间歇性外斜视因患者具有较好的融像能力,大部分时间眼位可由融像能力维持在正常位置,只有偶尔在阳光下或疲劳走神的时候,才表现出外斜的眼位,有些儿童还表现为在强烈的太阳光下常会闭一只眼睛;间歇性外斜视常会发展成恒定性外斜视。

3. 上下斜视　眼位向上或向下偏斜,比内斜视和外斜视少见,上下斜视常伴头部歪斜,即代偿头位。

(二)检查

1. 双眼视功能的检查　①国内普遍使用同视机检查双眼视功能的三级情况;②立体视功能的定量测定,用同视机立体定量画片或颜氏随机点立体图测定立体视锐度。

2. 屈光检查　阿托品麻痹睫状肌验光:了解有无弱视和斜视与屈光的关系。

3. 眼位和斜视角的测定　确定是哪一类斜视。为了手术设计必须检查斜视角的大小。

4. 眼球运动检查　判断眼外肌的功能,看眼球运动是否正常到位。

5. 有没有代偿头位　帮助诊断是哪一条眼外肌麻痹。

6. 确定麻痹肌的检查　检查眼球的运动功能、双眼分别注视、单眼各方向注视的斜视角度,用红镜片试验或 Hess 屏方法等检查可以帮助确定。

7. 牵拉试验　①术前评估术前将眼球牵拉至正位后估计术后复视及患者耐受情况;②被动牵拉试验可以了解有无眼外肌机械性牵制或肌肉的痉挛情况;③主动收缩试验了解肌肉的功能。

8. 隐斜的检查　用隐斜计做定量测定。集合近点的检测可帮助诊断肌性视疲劳。

9. 调节性集合/调节(AC/A)的比值测定　帮助判断斜视与调节和集合的关系。

(三)诊断

用以下方法可做出诊断。

1. 询问病史　详细询问患者的年龄、准确的发病时间、发病原因或诱因、斜视发展情况、做过何种治疗、有无家族史等。

2. 眼外观检查　注意患者眼位偏斜的方向和程度,睑裂是否等大,颜面是否对称,有无代偿性头位。

3. 视力检查及屈光检查　详细检查患者远、近视力及矫正视力。对于高度近视和散光者及青少年患者,必须散瞳后进行屈光检查。

4. 遮盖试验　遮盖试验可简单准确地对斜视进行定性检查。

5. 检查眼球的运动　观察 6 个主要运动方向,以确定每条眼肌的功能有无异常。

6. 斜视角检查　斜视角分为第一斜视角和第二斜视角。健眼注视时,斜眼偏斜的角度称为第一斜视角;斜眼注视时,健眼偏斜的角度称为第二斜视角。测量第一、第二斜视角斜角可协助麻痹眼的诊断,临床上常用的定量测量斜视角的方法有角膜映光法、同视机检查法、三棱镜配合遮盖法等。

7. 其他　此外,还有斜视计测量斜视角法、马氏杆加三棱镜检查法、视野计测量法等。

（四）治疗

1. 非手术治疗　治疗斜视,首先是针对弱视,以促使两眼良好的视力发育,其次为矫正偏斜的眼位。斜视的治疗方法包括戴眼镜、戴眼罩遮盖、正位视训练。戴眼罩是治疗斜视所引起的弱视的主要方法。眼肌手术则包括放松(减弱)或缩短(增强)一眼或两眼的眼外肌中的一条或多条肌肉。轻度斜视可戴棱镜矫治。正位视训练可作为手术前后的补充。

2. 手术治疗　斜视治疗的年龄越小,治疗效果越好。斜视手术不仅为了矫正眼位、改善外观,更重要的是建立双眼视功能。手术时机以6~7岁前为最佳。术后通过双眼视训练以增强和保持稳定的立体视功能。

三、分泌物异常

分泌物异物是结膜分泌物(exudation)各种急性结膜炎共有的体征,分泌物可为脓性、黏脓性或浆液性。细菌侵及结膜后可致多形核白细胞反应,起初分泌物呈较稀的浆液状,随着杯状细胞分泌黏液及炎症细胞和坏死上皮细胞的增加,分泌物变成黏液性及脓性;最常引起脓性分泌物的病原体是淋病奈瑟球菌和脑膜炎球菌,其他致病菌通常引起黏液脓性分泌物。由于黏液脓性分泌物可粘住睫毛,使睑缘粘在一起,患者晨间醒来,大量分泌物糊住眼睑,提示可能为细菌性感染或衣原体感染。过敏性结膜炎分泌物呈黏稠丝状;病毒性结膜炎的分泌物呈水样或浆液性。

（一）细菌性结膜炎

1. 新生儿淋病奈瑟球菌性结膜炎　潜伏期2~5 d者多为产道感染,出生后7 d发病者为产后感染。双眼常同时受累。有畏光、流泪,眼睑高度水肿,重者突出于睑裂之外,可有假膜形成。分泌物由病初的浆液性很快转变为脓性,脓液量多,不断从睑裂流出,故又有“脓漏眼”之称。常有耳前淋巴结肿大和压痛;严重病例可并发角膜溃疡甚至眼内炎;感染的婴儿可能还有并发其他部位的化脓性炎症,如关节炎、脑膜炎、肺炎、败血症等。

2. 急性或亚急性细菌性结膜炎性或亚急性细菌性结膜炎　又称急性卡他性结膜炎,俗称“红眼病”,传染性强多见于春秋季节,可散发感染,也可流行于学校、工厂等集体生活场所。发病急,潜伏期1~3 d,两眼同时或相隔1~2 d发病,发病3~4 d时病情达到高潮后逐渐减轻,病程多<3周,最常见的致病菌是肺炎双球菌、金黄色葡萄球菌和流感嗜血杆菌;病原体可随季节变化,有研究显示冬天主要是肺炎双球菌引起的感染,流感嗜血杆菌性结膜炎则多见于春夏时期。

(1)金黄色葡萄球菌:通过释放外毒素和激活生物活性物质如溶血素、溶纤维蛋白溶酶、凝固酶等引起急性化脓性结膜炎。患者多伴有睑缘炎,任何年龄均可发病,晨起由于黏液脓性分泌物糊住眼睑而睁眼困难,较少累及角膜。表皮葡萄球菌引起的结膜炎少见。

(2)肺炎双球菌:肺炎双球菌性结膜炎有自限性,儿童发病率高于成人。潜伏期大约2 d,结膜充血、黏脓性分泌物等症状在2~3 d后达到顶点;上睑结膜和穹窿结膜可有结膜下出血结膜水肿;可有上呼吸道症状,但很少引起肺炎。

(3)流感嗜血杆菌:是儿童细菌性结膜炎的最常见病原体,成人中也可见。潜伏期约24 h,临床表现为充血、水肿、球结膜下出血,脓性或黏液脓性分泌物,症状3~4 d达到高峰,在开始抗生素治疗后7~10 d症状消失,不治疗可复发。流感嗜血杆菌Ⅲ型感染还可并发卡他性边缘性角膜浸润或溃疡;儿童流感嗜血杆菌感染可引起眶周蜂窝织炎,部分患者伴有体温升高身体不适等全身症状。

(4)其他:白喉杆菌引起的急性膜性或假膜性结膜炎,20世纪初开始使用白喉杆菌类毒素后发病率明显下降,如今白喉杆菌性结膜炎偶见于儿童咽白喉患者,最初,眼睑红、肿、热、痛,可有耳前淋巴结肿大,严重病例球结膜面可有灰白色黄色膜和假膜形成,坏死脱落后形成瘢痕角膜溃疡少见,但一旦累及很容易穿孔。白喉毒素可致眼外肌和调节麻痹,干眼、睑球粘连、倒睫和睑内翻是白喉杆菌性结膜炎的常见

并发症。本病有强传染性，需全身使用抗生素。

其他少见的急性化脓性结膜炎有：摩拉克菌结膜炎在免疫力低下和酗酒人群中可见，假单胞菌属、埃希菌属、志贺菌和梭菌属等偶可引起单眼感染、眼睑肿胀、球结膜水肿，可有假膜形成，极少累及角膜。

3. 慢性细菌性结膜炎　慢性细菌性结膜炎（chronic bacterial conjunctivitis）可由急性结膜炎演变而来，或毒力病原菌感染所致。多见于鼻泪管阻塞或慢性泪囊炎患者，或慢性睑缘炎或睑板腺功能异常者。

（1）临床表现：慢性结膜炎进展缓慢，持续时间长，可单侧或双侧发病。症状多种多样，主要表现为眼痒烧灼感，干涩感，眼刺痛及视力疲劳。结膜轻度充血，可有睑结膜增厚、乳头增生，分泌物为黏液性或白色泡沫样。摩拉克菌可引起眦部结膜炎，伴外眦角皮肤结痂、溃疡形成及睑结膜乳头和滤泡增生。金黄色葡萄球菌引起者常伴有溃疡性睑缘炎或角膜周边点状浸润。

（2）诊断：根据临床表现、分泌物涂片或结膜刮片等检查，可以诊断。结膜刮片和分泌物除片通过Gram和Giemsa染色可在显微镜下发现大量多形核白细胞和细菌。为明确病因和指导治疗，对于伴有大量脓性分泌物者、结膜炎严重的儿童和婴儿及治疗无效者应进行细菌培养和药物敏感试验，有全身症状的还应进行血培养。

（3）治疗：原则为去除病因，抗感染治疗。在等待实验室结果时，医师应开始局部使用广谱抗生素确定致病菌属后给予敏感抗生素。根据病情的轻重可选择结膜囊冲洗、局部用药、全身用药或联合用药。切勿包扎患眼，但可戴太阳镜以减少光线的刺激。超急性细菌性结膜炎治疗应在诊断性标本收集后立即进行，以减少潜在的角膜及全身感染的发生，局部治疗和全身用药并重成人急性或亚急性细菌性结膜炎一般选择滴眼液；儿童则选择眼膏，避免滴眼液随哭泣时眼泪排除，而且其作用时间更长。慢性细菌性结膜炎治疗基本原则与急性结膜炎相似，需长期治疗，疗效取决于患者对治疗方案的依从性。各类型结膜炎波及角膜时应按角膜炎治疗原则处理。

（二）病毒性结膜炎

病毒性结膜炎（viral conjunctivitis）是一种常见感染，病变程度因个体免疫情况、病毒毒力大小不同而存在差异，通常有自限性。临床上按病程分为急性和慢性两组，以前者多见包括流行性病毒性结膜炎、病毒性角结膜炎、流行性出血性结膜炎、咽结膜热、单纯疱疹性结膜炎和新城鸡瘟结膜炎等。慢性病毒性结膜炎包括传染性软疣性睑结膜炎（molluscum contagiosum blepharoconjunctivitis）、水痘带状疱疹性睑结膜炎、麻疹性角结膜炎等。

腺病毒性角结膜炎是一种重要的病毒性结膜炎，主要表现为急性滤泡性结膜炎，常合并有角膜病变。本病传染性强，可散在或流行性发病。

1. 临床表现　起病急、症状重、双眼发病。主要症状有充血、疼痛、畏光、伴有水样分泌物。疾病早期常一眼先发病，数天后对侧眼也受累，但病情相对较轻。急性期眼睑水肿，结膜充血水肿，48 h内出现滤泡和结膜下出血，色鲜红，量多时呈暗红色。假膜（有时真膜）形成后能导致扁平瘢痕、睑球粘连。发病数天后，角膜可出现弥散的斑点状上皮损害，并于发病7～10 d后融合成较大的、粗糙的上皮浸润。

2. 治疗　必须采取措施减少感染传播。所有接触感染者的器械必须仔细清洗消毒，告知患者避免接触眼睑和泪液，经常洗手。当出现感染时尽可能避免人群之间的接触。治疗无特殊，局部冷敷和使用血管收缩剂可减轻症状，急性期可使用抗病毒药物抑制病毒复制如干扰素滴眼剂0.1%碘苷、0.1%利巴韦林、4%吗啉双胍（病毒灵）等，1次/h。合并细菌感染时加用抗生素治疗出现严重的膜或假膜、上皮或上皮下角膜炎引起视力下降时可考虑使用皮质类固醇眼药水，病情控制后应减少皮质类固醇眼水的点眼频度至每日1次或隔日1次。应用中要注意逐渐减药，不要突然停药，以免复发；另外还要注意激素的副作用。

（三）免疫性结膜炎

免疫性结膜炎（immunity conjunctivitis）又称变应性结膜炎（allergic conjunctivitis），是结膜对外界过敏接触，也容易遭受细菌或其他微生物的感染（其蛋白质可致敏），药物的使用也可使结膜组织发生过敏反应。由体液免疫介导的免疫性结膜炎呈速发型，临床上常见的有花粉症、异位性结膜炎和春季角结膜炎：由细胞介导的则呈慢性过程，常见的有泡性结膜炎。眼部的长期用药又可导致医源性结膜接触性或过敏性结膜炎，有速发型和迟发型两种。还有一种自身免疫性疾病，包括干燥性角结膜炎、结膜类天疱疮、Stevens-Johnson 综合征等。

1. 春季角结膜炎　春季角结膜炎(vernal conjunctivitis)又名春季卡他性结膜炎、季节性结膜炎等。青春期前起病，持续 5～10 年，多为双眼，男孩发病率高于女孩。该病在中东和非洲发病率高，温带地区发病率低，寒冷地区则几乎无病例报道。春夏季节发病率高于秋冬两季。

(1)临床表现：临床上把春季性角结膜炎分为睑结膜型、角结膜缘型及混合型 3 种。患者眼部奇痒，黏丝状分泌物，夜间症状加重。可有家族过敏史。

(2)诊断：男性青年好发，季节性反复发作，奇痒；上睑结膜乳头增生呈扁平的铺路石样或角膜缘部胶样结节；显微镜下结膜刮片每高倍视野出现超过 2 个嗜酸性粒细胞。

(3)治疗：春季角结膜炎是一种自限性疾病，短期用药可减轻症状，长期用药则对眼部组织损害作用。治疗方法的选择需取决于患者的症状和眼表病变严重程度，物理治疗包括冰敷，以及在有空调房间可使患者感觉舒适；患者治疗效果不佳时，可考虑移居寒冷地区。

2. 自身免疫性结膜炎　自身免疫性结膜炎可引起眼表上皮损害、泪膜稳定性下降，导致眼表泪液疾病的发生，严重影响视力。主要有舍格伦综合征(Sjogren syndrome，SS)、结膜类天疱疮、Stevens-Johnson 综合征等疾病。

3. 舍格伦综合征　舍格伦综合征是一种累及全身多系统的疾病，该症候群包括眼干燥症、口干、结缔组织损害(关节炎)，3 个症状中两个存在即可诊断；绝经期妇女多发。泪腺有淋巴细胞和浆细胞浸润，造成泪腺增生，结构功能破坏。临床表现：SS 导致干眼症状。睑裂区结膜充血、刺激感，有轻度结膜炎症和黏丝状分泌物角膜上皮点状缺损，多见于下方角膜，丝状角膜炎也不少见，疼痛有朝轻暮重的特点。泪膜消失，泪液分泌试验异常，结膜和角膜虎红染色及丽丝胺绿染色阳性有助于临床诊断；诊断唾液腺组织活检有淋巴细胞和浆细胞浸润，结合临床症状可确诊。治疗：主要为对症治疗，缓解症状，治疗措施要有针对性，可采用人工泪液、封闭泪点、湿房镜等措施。

四、眼球位置异常

眼球位置异常主要包括斜视及眼球突出。

(一)斜视

见斜视相关章节内容。

(二)眼球突出

1. 病因　甲状腺功能异常时眼眶组织水肿和淋巴浸润可引起单侧或双侧眼球突出。突发性单侧眼球突出通常是由于眼眶或鼻旁窦的出血或炎症所致。历时 2～3 周发生者是慢性炎症或眼眶假瘤(非新生物性细胞浸润和增生)引起，慢性发病者则多为肿瘤所致。

颈内动脉和海绵窦的动静脉瘤可致伴有杂音的搏动性眼球突出。外伤后发生的可能是由于颈内动脉海绵窦瘘所致，可由血管造影得到证实。外伤或感染(特别是面部)可引起海绵窦血栓形成伴单侧眼球突出和发热；单侧高度近视或脑膜瘤可引起单侧眼球突出。

2. 临床表现　眼球向前突出于正常范围，如果眼球突出持续发展，眼球的暴露可导致角膜干燥、感染和溃疡形成。

(1)内分泌性眼球突出症：内分泌性眼球突出症又称 Basedow 病或 Graves 病或突眼性甲状腺肿，眼球突出是其主要症状之一。本病病因目前尚未完全明确，一般认为与垂体-甲状腺功能失调有密切关系。临床上本病可分为甲状腺功能亢进引起的甲状腺毒性。

(2)搏动性眼球突出症：搏动性眼球突出症常见于颈内动脉与海绵窦血管瘘，因颈内动脉通过海绵窦，为发生动静脉瘘的常见部位。此病发生原因可分为两类：损伤性见于颅底骨折或穿通伤。特发性较少见，发生于先天性或后天性颈内动脉瘤或动脉硬化患者，多为单侧性。

(3)间歇性眼球突出症：间歇性眼球突出症多为单侧性，左眼发病率高于右眼，男性患者多见。突眼

多由于先天性或后天性眶内静脉，尤其是眶上静脉曲张所致。无外伤及其他病史。

3. 检查　对原因不明的单侧眼球突出应进行甲状腺功能检查，如甲状腺功能正常或眼球突出是突发的，则应做眼眶 CT 扫描或 MRI 以寻找眶内原因，眼球突出的程度可用眼球突出计测量。

4. 治疗　治疗取决于病因，主要采用手术治疗。治疗动静脉瘤应结扎受累的颈总动脉。甲状腺功能亢进引起的眼球突出可能在甲状腺功能亢进控制后消退，偶有顽固病例需施行眼眶减压手术。

当眼球突出时必须保护暴露的角膜。由甲状腺引起的眼球突出常有暴露性角膜炎；全身应用皮质类固醇常有助于控制水肿和假性肿瘤（例如口服泼尼松，再逐步减到能控制眼球突出的最小剂量）；肿瘤则必须切除。

五、眼球运动异常

动眼、滑车、外展神经具有支配眼球眼外肌运动的功能，称为眼球运动神经。当上述神经或神经核单独或合并受损时，可出现眼球运动不能或复视，完全损害时出现眼外肌全部瘫痪，眼球固定不动。眼外肌损伤、感染或肌病导致的眼外肌麻痹，也可出现眼球运动不能，临床统称为眼球运动异常。

（一）常见病因

1. 动脉瘤　颅底动脉环或颈内动脉的动脉瘤，能引起动眼和（或）展神经麻痹，海绵窦内的颈内动脉瘤可引起动眼、滑车、外展与三叉神经眼支麻痹，称为海绵窦综合征。大脑后动脉、小脑上动脉、后交通动脉的动脉瘤，都能导致动眼神经麻痹。

2. 感染　眶内或眶后的炎症能引起眼球运动神经的麻痹而产生以下综合征。

（1）颞骨岩尖综合征：中耳炎与慢性乳突炎的患者，炎症向颅内发展破坏颞骨岩尖时，能引起该综合征；临床上表现为双眼内斜视，侵害半月神经节可导致面部麻木或疼痛。

（2）神经炎：对于患有鼻窦炎的患者，可出现动眼、滑车、展神经的麻痹。

（3）眶上裂综合征与眶尖综合征：垂体瘤、鼓膜炎、鼻窦炎患者，在疾病侵犯眶上裂与视神经孔时可出现动眼、滑车、展神经与三叉神经眼支的麻痹，即眶上裂综合征，如果有视力障碍则称为眶尖综合征。

（4）绵窦综合征：鼻窦炎、面部感染、中耳炎、乳突炎、扁桃体周围炎症、眼眶脓肿患者，可继发血栓性海绵窦炎或海绵窦血栓形成。临床上表现为眶内组织、上下睑水肿、球结膜水肿，眼球突出，向各个方向运动麻痹，瞳孔散大，对光反射消失或额部疼痛、麻木，伴随高热与寒战。双侧海绵窦由环窦相连，如果一侧海绵窦血栓形成常在数天内可累及对侧，出现双侧的症状，并能够扩散到邻近的组织导致脑膜炎、脑脓肿等疾病。

（5）其他感染：各种脑膜炎如结核性、化脓性、病毒性、真菌性脑膜炎，可影响动眼、滑车外展神经，使其麻痹；眼眶蜂窝织炎能引起眼肌麻痹；脑炎可引起核性眼肌麻痹；带状疱疹、水痘、腮腺炎也能引起眼肌麻痹。

3. 头颅外伤　眼眶骨折以及眶内出血，可导致眼外肌瘫痪；眶尖骨折能导致动眼、滑车、外展神经麻痹以及三叉神经眼支受损，因为动眼神经与副交感神经均严重受损，此时交感、副交感神经功能均出现障碍，可导致瞳孔大小正常，而对光反射消失。一侧颅内血肿导致的天幕裂孔疝，出现同侧动眼神经麻痹与对侧偏瘫；睫状神经节损伤后导致眼内肌瘫痪。

4. 颅脑肿瘤　颅内原发与继发的肿瘤均能引起眼球运动的麻痹。原发于脑干的肿瘤是引起动眼、滑车外展神经麻痹的常见原因。中脑肿瘤容易引起动眼、滑车神经麻痹，脑桥肿瘤易引起展神经麻痹。大脑半球的肿瘤能因天幕裂孔疝导致同侧动眼神经麻痹与对侧偏瘫，主要是由于疝入幕下的肿块把脑干推向下方，牵拉动眼神经，也可能由于大脑后动脉、小脑上动脉伴随脑干下移而压迫动眼神经而致。展神经由于其在颅内的形成过长，最易被压迫在颞骨岩尖上，或在其行程的任何部位被牵拉，而产生没有定位价值的双侧展神经麻痹。垂体瘤、松果体瘤等都能因为肿瘤扩大引起动眼、滑车、展神经以及三叉神经麻痹。

5. 脑动脉硬化性血管病　患有脑动脉硬化与高血压的患者，常突然出现眼肌麻痹，可能由于脑干出血、蛛网膜下腔出血或供应神经干或者神经核的血管发生阻塞，还可以因为硬化的血管如大脑后动脉、小

脑上动脉压迫作用使动眼、滑车神经麻痹，内听动脉与小脑前下动脉硬化引起展神经麻痹等。

6. 重症肌无力　重症肌无力是眼肌麻痹的常见原因，延髓支配的各个肌肉或肢体的横纹肌均可受累，但是眼外肌受累多见。

7. 其他　如糖尿病性眼肌麻痹以动眼神经、展神经麻痹多见，由于缩瞳纤维位于动眼神经上方的周边部，不容易受到缺血性损害，一般不会出现瞳孔改变，这与动脉瘤导致的动眼神经麻痹出现瞳孔散大不同；眼肌麻痹性偏头痛，在发作时或发作后出现眼肌麻痹（动眼、外展神经麻痹与复视）；眼外肌营养不良症也可出现双眼眼睑下垂，并逐渐发展成为所有眼外肌瘫痪。

（二）临床表现

眼球运动神经或神经核受损时出现的眼球运动障碍可分为以下 3 类。

1. 周围性损害　动眼神经损害时出现上睑下垂，眼球向下外斜视，眼球不能向上、内、下方向转动，并出现复视、瞳孔散大、对光与调节反射消失，临床上常见于中脑病变、颅底动脉肿瘤、动静脉畸形、鼻咽癌、天幕裂孔疝、糖尿病性神经病变、酒精中毒、痛性眼肌麻痹综合征等。滑车神经损害时眼球向下与外展时运动减弱，眼球向下运动时复视加重，滑车神经单独损害罕见。外展神经损害时出现眼球内斜视、眼球不能外展、向外侧注视时出现复视，外展神经受损见于脑桥病变、颅底转移肿瘤、颅内压增高等。

因为眼球运动神经与三叉神经眼支都经过海绵窦外侧壁与眶上裂进入眼眶，支配眼球运动及前额、眼周皮肤感觉，所以此部位发生病变时出现眼球运动神经与三叉神经眼支一并损害，临床上称为眶上裂综合征或海绵窦综合征，后者早期可有眼球静脉回流受阻的症状。

2. 核性病变　多伴随邻近组织损害症状。动眼神经核损害常合并内侧纵束损害，出现眼内外肌瘫痪与双眼同向运动障碍；展神经核损害常合并面神经膝部、三叉神经核、内侧纵束损害，出现外展神经、三叉神经、面神经麻痹，以及双眼同向运动障碍；滑车神经很少单独受损，如果核性病变，会损害更多的邻近组织如锥体束、感觉通路，则可出现交叉性瘫痪，如中脑的 Weber 综合征、脑桥的 Foville 综合征等。所以核性病变的主要特征为：①眼球运动神经的核性麻痹是双侧性的，但不对称；②选择性的损害部分眼肌，出现分离性眼肌麻痹；③出现瞳孔缩小，对光反射消失而调节反应存在；④常出现眼球运动神经核周围组织的损害，并伴随长束征。

3. 核上性病变　眼球的正常运动为双侧眼球的联合运动，受大脑与脑干的联合运动中枢调节，在上述通路出现损害时出现双眼同向运动障碍，双眼不能向上、向下、向旁转动，称为凝视麻痹；如果双眼不能向旁转动，即一侧眼球内直肌瘫痪，对侧外直肌瘫痪。

一侧脑桥凝视中枢受损，双眼球不能向病灶侧凝视，而向对侧注视；一侧大脑皮质凝视中枢损害（位于额中回后部）则产生相反的症状，其刺激性病变如 Jackson 癫痫，双眼偏向病灶对侧，注视着抽动的肢体，所以脑桥凝视中枢破坏性病变与皮质凝视中枢刺激性病变，所产生的凝视麻痹症状是相同的，反之亦然。上丘破坏性病变可产生双眼同向垂直运动障碍的 Parinaud 综合征，双眼不能向上同向运动而产生"落日现象"，常伴随瞳孔对光反射消失，多见于松果体瘤；上丘刺激性病变时表现为动眼危象，可由于脑炎后帕金森病及甲氧氯普胺（胃复安）、酚塞嗪类药物引起。

（三）检查

1. 实验室检查　依据可能的病因选择必要的有选择性的检查。血常规、血电解质、血糖、免疫项目、脑脊液检查，如异常则有鉴别诊断意义。

2. 其他辅助检查　以下检查项目如异常有鉴别诊断意义：CT、MRI、脑电图、颅底摄片、鼻旁窦摄片、耳鼻喉科检查。

（四）治疗

临床主要是针对病因进行治疗。对于感染的患者，如面部感染、扁桃体周围脓肿、乳突炎等，给予足量的抗生素治疗，必要时进行引流。鼻腔、口腔等部位感染，应手术或进行抗生素治疗。对于骨膜炎导致的眶上裂综合征或眶尖综合征，以及病毒引起的神经炎可合并应用抗生素、激素、B 族维生素治疗；引起颞骨岩尖综合征的中耳炎、乳突炎等必须做耳鼻喉科处理。糖尿病眼肌麻痹必须积极控制血糖治疗。因维生素 B_1 缺乏导致的脑干脑神经病变可应用大量维生素 B_1 治疗，症状可迅速消失。

第二节　眼视觉症状

一、复　视

复视(diplopia)指两眼看一物体时感觉为两个物像的异常现象。导致复视的原因很多,脑神经或大脑本身的疾病都可能引起复视。支配眼球转动的 6 条肌肉中只要有一条或几条发炎、外伤或神经障碍,双眼肌肉动作就不协调,即可复视。单眼复视应找出眼疾的病因,治疗眼疾;双眼复视可酌情采用配镜、药物或手术治疗。

(一)常见病因

1. 酒精中毒　复视是这种疾病的常见症状,可伴有意识模糊、多语、口臭、醉酒步态、恶心、呕吐,有可能伴有结膜感染。

2. 肉毒杆菌中毒　肉毒杆菌中毒的典型症状包括复视、构音障碍、吞咽困难、上睑下垂、呕吐及腹泻,随后出现进行性乏力、极度麻痹、反射减退及复视。

3. 脑肿瘤　复视可为脑肿瘤的早期症状之一,可有斜视、情绪不稳定、意识水平降低、头痛、呕吐、全身强直阵挛发作、听力丧失、视野偏盲、瞳孔对光反射异常、眼球震颤、运动减弱及麻痹。

4. 海绵窦血栓形成　常可导致复视及眼球运动受限。其他症状包括突眼症、眼眶及眼球水肿、瞳孔对光反射减弱或消失、视力受损、视神经盘水肿及发热。

5. 糖尿病　长期患病可导致第Ⅲ对脑神经麻痹而导致复视,复视常起病迅速,伴随眼痛。

6. 脑炎　可导致复视及斜视,然而这种疾病常由高热起病,伴随严重头痛及呕吐,患者有脑膜刺激征。意识水平降低,共济失调及麻痹。

7. 颅内动脉瘤　复视及眼球偏斜,可能伴随上睑下垂,患侧瞳孔散大,患者常诉间断发作的剧烈的单侧前额疼痛,当动脉瘤破裂后头痛加剧。其他症状包括眼球震颤、肌无力、麻痹、强直痉挛、反射亢进、吞咽困难、构音障碍、阳痿、情绪改变、尿频等。

8. 重症肌无力　该疾病最初可导致复视及上睑下垂,白天加重。当涉及其他肌肉可导致鼻音、咀嚼困难、吞咽困难,可能引起危及生命的呼吸肌无力。

9. 偏头痛　大部分发生于年轻人,该疾病所致的复视在头痛缓解后常持续数日,伴有严重单侧眼痛、上睑下垂、眼外肌麻痹、情绪改变,有时可发生抑郁及轻度意识改变。

10. 眼眶肿瘤　进行性增大的肿瘤可导致复视、眼球突出以及视物模糊。

11. 眶蜂窝织炎　眼眶软组织及眼睑的感染可导致突发性的复视,包括眼球偏斜及疼痛、脓性渗出、眼睑水肿、球结膜水肿及发红、眼球突出、恶心、发热。

12. 眶破裂伤　这种损伤通常可引起单眼复视、向上凝视,明显的眶周水肿、复视可引起其他方向的凝视。眼眶及眼睑皮下捻发音为持续性表现,患者偶尔可有瞳孔散大及反射消失。

13. 脑卒中　当这种疾病影响椎基底动脉供血时常可导致复视,还有偏瘫及麻痹、共济失调、眩晕、失语、意识水平改变、视野偏盲、口周麻木、言语含糊、吞咽困难、神经紧张、出汗及不耐热。

14. 短暂性脑缺血发作　短暂性脑缺血发作为脑卒中的先兆,常伴随复视、眩晕、听力丧失、耳鸣、麻木。可持续数秒钟至 24 h。

15. 眼外伤　眼外伤后纤维化限制眼球运动可引起复视。

(二)检查

检查包括:①测试视力;②复视像检查,检测视物成双的距离,以及两眼看东西时是否存在变形,成像是水平复视还是垂直复视;③怀疑神经系统疾病时监测神经系统状态,行 CT 检查。

(三)治疗原则

治疗原则:①单眼复视要找出眼疾病因,治疗眼疾,如戴眼镜、白内障摘除手术。②双眼复视则有4种治疗方法。戴眼镜,对于小角度的眼位偏斜,可借助戴眼镜来减轻症状;外眼肌无力或麻痹导致,治疗肌无力症;脑神经或脑部病变,药物治疗或施行外科手术,如脑瘤切除;眼肌手术,矫正斜视,或将外伤后被卡住的眼外肌矫治复位。

二、虹　视

虹视(iridization)又称虹彩视,指围绕光源出现色彩鲜明的色环。眼前出现虹视,这是由于眼球屈光度的改变而产生了分光作用,将前方射来的白色光线,根据其所包含的各种光波长的不同而分解成多种颜色成分,从而就出现了典型的彩色光环。虹视是眼疾中一个多见的症状,可见于青光眼、结膜炎、角膜水肿、初发期白内障等眼病。治疗原发性眼病。

(一)病因及常见疾病

1. 结膜炎　由于黏液性分泌物涂布于角膜表面,这时可出现虹视,在擦去分泌物之后,虹视即可消失,如果结膜内有血液、脓液、小气泡等,也可出现虹视。

2. 角膜炎　因角膜上皮损伤及角膜水肿,也可导致虹视。

3. 葡萄膜炎　因累及角膜内皮细胞,破坏了角膜水化作用,引起角膜上皮水肿,出现大疱样或小疱样时即可有虹视症状。

4. 白内障　由于放射状排列的晶体纤维吸水、肿胀,产生分光作用所致。

5. 青光眼　青光眼眼压升高时,角膜水肿,患者看到白炽光周围出现彩色晕轮像雨后彩虹,呈现内绿外红的排列顺序,称为虹视。虹视可作为青光眼诊断的重要主观指征之一,称为真性虹视。因为晶状体混浊、角膜薄翳、丁卡因点眼后角膜表层混浊,慢性结膜炎或睑板腺分泌旺盛时,其分泌物呈薄膜样蒙在角膜上,引起屈折作用等因素造成的"虹视",与青光眼眼压高造成的虹视有着本质的不同,称为假性虹视。

(二)检查

可让患者通过一个狭窄的裂隙观看一个光源,将裂隙垂直放置,并在瞳孔前方移动,如为生理性晶状体性虹视,虹视仅有部分可见,而且其位置随裂隙片的移动而改变。而病理性虹视在裂隙片移动的过程中,彩色环维持圆形,仅颜色稍发暗而已。

(三)治疗原则

虹视治疗需要积极配合医师寻找病因,针对原发病进行,对青光眼引起者应早期治疗;对结膜炎引起者应治疗结膜炎。

三、夜　盲

夜盲(nyctalopia)是指夜间或白天在黑暗处不能视物或视物不清,对弱光敏感度下降,暗适应时间延长的重症表现。多因维生素A缺乏所致,也有先天夜盲者。主要症状为白天视觉几乎正常,黄昏时光线渐暗则视物不清。因麻雀等某些鸟类系先天夜盲,故又名"雀目""雀盲""雀目眼"。适量补充维生素A可以有效地治疗因维生素A缺乏引起的夜盲症。我国早在唐代便已应用猪肝等富含维生素A的食物治疗"雀目"。

(一)病因

造成夜盲的根本原因是视网膜杆状细胞缺乏合成视紫红质的原料或杆状细胞本身的病变。

1. 暂时性夜盲　由于饮食中缺乏维生素A或因某些消化系统疾病影响维生素A的吸收,致使视网膜杆状细胞没有合成视紫红质的原料而造成夜盲。这种夜盲是暂时性的,只要多吃猪肝、胡萝卜、鱼肝油

等，即可补充维生素A的不足，很快就会痊愈。

2. 获得性夜盲　往往由于视网膜杆状细胞营养不良或本身的病变引起。常见于弥漫性脉络膜炎、广泛的脉络膜缺血萎缩等，这种夜盲随着有效的治疗、疾病的痊愈而逐渐改善。

3. 先天性夜盲　系先天遗传性眼病，如视网膜色素变性，杆状细胞发育不良，失去了合成视紫红质的功能，所以发生夜盲。

维生素A缺乏引起夜盲的主要机制如下：视网膜上有在强光下产生颜色感觉的视圆锥细胞和在弱光下产生暗视觉的视杆状细胞。而决定暗视觉好坏和暗适应快慢的主要因素之一，是视紫红质（视杆细胞色素）在血中的浓度。视紫红质的合成与分解受光调节；强光下分解多于合成，弱光下合成多于分解，使其浓度逐渐达到一定的光敏感度所需水平，达到这一水平所用的时间即是暗适应的时间。因为维生素A是视紫红质的"原料"，所以当维生素A缺乏时，则视紫红质得不到足够的补充，从而血中浓度下降，导致视杆状细胞功能不全，对弱光敏感度下降，暗适应时间延长等，出现夜盲症状。

虽然夜盲症很多时候是由缺乏维生素A造成的，但是维生素A的补充一定要在医师的指导下进行。过量服用，有可能会引起维生素A中毒现象。

（二）治疗

在治疗视力减退、夜盲时，首先要查明原因，对症治疗才能奏效。

四、飞蚊症

飞蚊症（muscae volitantes，floaters）是指眼前有飘动的小黑影，或点状、片状、条索状漂浮物，就像蚊蝇飞影，看白色明亮背景时更明显，有时可伴有闪光感。也有人称之为"飞蝇症"。目前多认为飞蚊症是玻璃体内的不透明物体投影在视网膜上产生的，故很多研究认为，飞蚊症即"玻璃体混浊"，但实际上两者有所不同。一般来说，飞蚊症是患者就诊时描述给医师的主观症状；玻璃体混浊指玻璃体中出现不透明物，是客观体征。临床上常见的飞蚊症经检查并不都能发现明显玻璃体病变。

（一）病因

根据病因的不同，可分为生理性飞蚊症和病理性飞蚊症两类。

1. 生理性飞蚊症　正常人注视白色物体或蓝色的天空时，可发现眼前有飘动的小点状或细丝状浮游物，有时闭眼亦可看到，但客观检查时却不能发现任何玻璃体的病变，此种现象称为生理性飞蚊症。视野中出现斑点状、条索状阴影，在光亮处明显，可随眼球转动而飘动，犹如飞蚊；一点两点的黑影在眼前晃来晃去，有时看到有时看不到。生理性飞蚊症一般不影响视力。随年龄增长，阴影数量可能会越来越多，影响患者视物。

2. 病理性飞蚊症　有些患者眼前突然出现漂浮物、漂浮物突然增多或眼前固定的黑影遮挡，甚至中心视力下降等，常因视网膜血管破裂、视网膜裂孔或玻璃体炎症引起，症状多严重并影响视力，需及时治疗。突然出现眼前黑影，或伴异常闪光，短时间内飞蚊数不断增加，视线有被黑幕遮挡的感觉；视力突然或明显下降。以上均须警惕视网膜裂孔等急性严重眼底病的可能。如果是葡萄膜炎等引起的飞蚊症，症状会发展迅速，急性期大量炎性渗出，会出现飞蚊症、视物模糊，明显视力下降，伴眼痛、畏光、流泪等。如果有外伤史等，造成玻璃体内积血，眼前红色烟雾飘动，可能会持续很长时间，待积血吸收后才能缓解；出血量大时，可出现视力完全消失，只能感觉到光感。

（二）检查

1. 裂隙灯检查　可对眼睑、角膜、结膜、巩膜、虹膜、晶状体进行全面的检查。

2. 检眼镜检查、眼底检查　主要通过散瞳检查视网膜，特别是周边视网膜部位的异常表现，初步判断病因。

3. 眼部B超　可以了解玻璃体的混浊程度。玻璃体内有少量积血者，可见弱点状回声散在分布于玻璃体内；积血量多时，点状、块状、膜状回声充满玻璃体内，形成机化条后，呈点状、块状、膜状强回声。玻璃体内炎性渗出物导致玻璃体脓肿时，玻璃体内见中强回声，无明显边界，一般不与眼底光带相连。当并

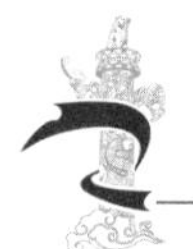

发视网膜脱离时,可有视网膜脱离的超声征象。

(三)治疗

1. 药物治疗　对于症状明显的飞蚊症、玻璃体混浊患者,临床上医师可能根据患者本身情况推荐用药,包括氨碘肽滴眼液、口服卵磷脂络合碘等碘制剂,可促进眼部微血管循环,促进渗出物的吸收。医师可能会建议使用一些眼睛营养类药物,包括叶黄素、维生素等制剂。

(1)玻璃体积血较少时不需特殊处理,等待自行吸收。

(2)葡萄膜炎患者,确诊后医师可能会令患者使用散瞳剂、糖皮质激素、非甾体抗炎药或免疫抑制剂等药物治疗。

(3)高血压、糖尿病等引起的眼内血管并发症,要积极用药物控制血糖、血压,控制眼内出血,并根据病情采取激光、药物甚至手术治疗。

2. 手术治疗　当检查发现出现视网膜裂孔甚至视网膜脱离时,需要进行视网膜激光治疗或手术治疗。如不伴有视网膜脱高的视网膜裂孔,可单纯采用激光治疗即可封闭裂孔,在门诊即可完成。如已发生视网膜脱离,则需进行手术治疗。

五、色觉异常

色觉异常(color vision anomalia)指视觉器官对色觉的感受缺乏或不能。临床上分色弱或色盲两种:色盲是指辨色能力消失;色弱是指对颜色辨认能力降低。色觉异常者在择业方面受到一定限制,因此色觉检查已作为体格检查的常规项目。临床出现辨色困难,可累及红绿色或影响黄-蓝和红-绿。

(一)常见疾病及病因

1. 先天性色觉异常　遗传因素,多为双眼。除全色盲外,通常有正常的视网膜功能。一般仅累及红绿色。

2. 后天性色觉异常　由视网膜视神经下部枕叶皮质等病变引起。包括黄斑、视网膜、视神经的疾病。多有视功能的异常,常影响黄-蓝和红-绿。

(二)检查

1. 全身检查　须注意除外能引起后天性色觉异常的某些全身病变,如神经系统检查可除外枕叶皮质病变。

2. 眼部检查　应注意视力、瞳孔、眼底、视野等常规检查。特别是眼底检查,要详细了解视网膜、视神经、黄斑部病变情况,有助于继发性色觉异常的诊断。

(1)假同色图:常称为色盲本。是目前最广泛使用的检查方法。

(2)彩色绒线团挑选法:在一堆混有各种色彩的绒线团中,以某种颜色为要求,让被检查者从中挑选相似的颜色。

(3)FM-100 色彩试验:将分装 4 盒的 85 个可移动的色相子,在固定照明下,按颜色变化规律排列,每盒限定 2 min。将排好色相子背面的号码记录在记分纸上,画出极性图,并将其分与记录纸上分号比较,统计其总错误分数,可做色觉异常分型及定量分析。

(4)色觉镜:利用红光与绿光适当混合成黄光的原理,记录红绿光匹配所需的量,以判断红绿色觉异常。

(5)D-15 色盘试验:由两组各 15 个色相子组成,记录其排列顺序,按图表要求记录后画出曲线,以判断色觉异常。

3. 器械检查　为明确视神经、视网膜及黄斑病变的详细诊断,可行眼底荧光血管造影、电生理检查。还可通过 CT 检查诊断引起色觉障碍的颅内病变。

(三)治疗原则

针对原发疾病进行治疗。

六、视力下降

眼科许多疾病都有视力下降的临床表现，常见的眼科疾病包括白内障、青光眼、角膜炎、玻璃体积血、眼底疾病、视神经及视路疾病、屈光不正、眼外伤、虹膜睫状体炎等。

不同疾病引起视力下降的特点也不相同。例如突然视力下降，无眼痛，见于视网膜动脉或静脉阻塞、缺血性视神经病变、视网膜脱离、玻璃体积血、视神经炎；逐渐视力下降：屈光不正、白内障、慢性视网膜疾病、开角型青光眼；突然视力下降合并眼痛，见于葡萄膜炎、急性闭角型青光眼、角膜炎症、水肿；视力下降而眼底正常者，见于球后视神经炎、中毒性或肿瘤所致的神经病变、视锥细胞变性、视杆细胞性全色盲、癔症、弱视；一过性视力丧失，常见于视神经盘水肿、一过性贫血、椎基底动脉供血不足、精神刺激性黑矇、直立性低血压、视网膜中央动脉痉挛、过度疲劳、偏头痛、癔症等。

（一）白内障

白内障(cataract)是指由不同原因引起的晶状体的混浊，常见的白内障包括老年性白内障（年龄相关性白内障）、先天性白内障等。

1. 老年性白内障　老年性白内障又称为年龄相关性白内障，它是晶状体老化过程中出现的退行性改变，在这过程中晶状体逐渐失去透明性。随着年龄增长，年龄相关性白内障发病率增高。

(1)临床表现及分型

1)临床表现：患者年龄多在 45 岁以上，视力逐渐下降。一般为双眼发病，也可以两眼先后发病或轻重不等。

2)分型：老年性白内障临床上分为以下 3 型。皮质性白内障、核性白内障、囊下白内障。

ⅰ. 皮质性白内障：是老年性白内障中最常见的一种类型，根据病程可以分为 4 期。初发期：混浊出现在晶状体周边皮质，呈楔形，瞳孔区晶状体仍透明，视力不受影响。肿胀期（未成熟期）：混浊向中心侵及，瞳孔区晶状体逐渐混浊，视力也明显下降。在此期皮质吸收水分使晶状体膨大，虹膜前移，前房角变窄，容易引起青光眼急性发作。成熟期：晶状体完全混浊呈乳白色，水肿消退。视力显著下降，可仅剩光感，但光定位和色觉正常。过熟期：晶状体内水分丢失，晶状体缩小，皮质分解液化，晶状体核下沉，视力稍有提高。因囊膜的渗透性增加或囊膜破裂，液化的皮质进入前房角引走晶状体蛋白过敏性葡萄膜炎。变性的晶状体皮质被大单核细胞或巨噬细胞吞噬，易堵塞房角引起继发性开角型青光眼或称晶状体溶解性青光眼。此外，晶状体悬韧带常发生退行性变，容易引起晶状体脱位。

ⅱ. 核性白内障：混浊从核开始，呈褐色或棕色，早期改变为核屈光指数增加，患者表现为老视减轻，近视增加。核性白内障发展较慢，晚期核变为深棕色和棕黑色，皮质也逐渐混浊，远近视力均下降。

ⅲ. 囊下白内障：晶状体囊膜下上皮细胞形成小泡、结晶、粗糙不平的盘状混浊，多出现在后囊膜下。因混浊在视轴内，早期患者就感到视力下降。囊下白内障以后发展为皮质性混浊，最终晶状体完全混浊。

(2)诊断：根据病史及临床表现即可诊断。

(3)辅助检查：①光定位检查及红绿色检查，可以粗略判定眼底视神经、视网膜及黄斑功能，对术后视力改善情况进行粗略判断；②B 超，可以了解眼后节是否存在玻璃体混浊、视网膜脱落等疾病；③眼电生理，检查网膜功能、视路传导有无异常；④光学相干断层成像(optical coherence tomography，OCT)，对于混浊程度不是很严重的患者，OCT 检查可以确定黄斑是否存在病变，判定术后视力改善情况；⑤角膜内皮数量检查，确定手术方式，当角膜内皮数量低于 1 000/mm^2 时，应禁忌行白内障超声乳化手术治疗。

(4)手术适应证：①临床检查老年性白内障诊断明确；②严重影响视功能；③明显影响患者生活质量；④术前检查无明显手术禁忌证。

(5)手术适应证：①存在严重的全身性疾病，无法承受手术，或者严重影响手术安全；②存在慢性泪囊炎、角膜炎、结膜炎及其他眼部感染性疾病，有继发眼内炎的风险；③角膜内皮数量过少，有继发大泡性角膜病变的风险；④存在引发手术严重并发症的全身及眼部疾病患者。

(6)术前准备：①人工晶体度数测量，根据患者病情及个人情况选择合适的人工晶体；②术前 1～2 d

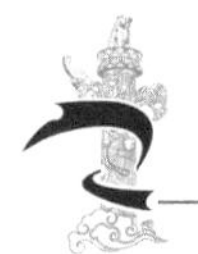

广谱抗生素滴眼液频繁点眼(4～6 次/d),清洁结膜囊;③术前 1 d 行泪道冲洗,对于泪道存在脓性分泌物患者应停止手术,治疗泪道疾病;④术前 1 h 应用复方托吡卡胺眼液点眼,一次/15 min,共 4～6 次,充分散瞳,保证手术中良好的术野。完善术前血常规、血糖、心电图等相关检查,排除手术禁忌。

(7)手术方法(白内障超声乳化+人工晶体植入术):①麻醉,表面麻醉,盐酸奥布卡因滴眼液点术眼,一次/5 min,共 3 次;②结膜囊冲洗,生理盐水冲洗结膜囊 5 min;③消毒铺巾;④开睑器开睑,结膜囊滴入聚维酮碘溶液 2 min,生理盐水冲洗干净;⑤切口,右手位角膜缘透明角膜切口,左手位辅助切口,前房内注入透明质酸钠维持前房;⑥环形撕囊,水分离;⑦超声乳化晶体核,抽吸残留皮质;⑧囊袋内注入透明质酸钠,植入人工晶体;⑨抽吸透明质酸钠,角膜板层注水封闭切口;⑩包扎术眼,对于糖尿病患者或手术中后囊破裂患者结膜下注射抗生素,防止眼内炎。

(8)术后处理:①术后术眼包扎,嘱患者避免剧烈活动、低头、剧烈咳嗽等;②术后第 2 日换药,打开术眼,局部遮挡,抗生素及激素眼液点眼;③术后 2～3 d 可出院,出院后继续抗生素、激素眼液点眼,术后定期复查。

2. 先天性白内障　先天性白内障指出生后第 1 年内发生的晶状体部分或全部混浊,也称婴幼儿白内障。

(1)临床表现及分型

1)临床表现:患儿自出生或出生 1 年内晶状体发生部分或完全混浊。多双眼发病,双眼可轻重不等,少数也可单眼发病。可伴有眼部或全身其他系统、部位的生长、发育异常,如斜视、眼球震颤等。

2)分型:裂隙灯下根据晶状体混浊形态和部位分为全白内障、膜性白内障、核性白内障、中央尘状白内障、绕核性白内障、前轴胚胎白内障、前或后极白内障、缝性白内障、珊瑚状白内障、点状白内障、盘状白内障等。

(2)诊断及鉴别诊断:根据临床表现即可做出诊断,但该疾病需与以下疾病进行鉴别。

1)早产儿视网膜病变:发生于低体重早产儿。患儿多有大量吸氧史,双眼发病,晶状体后纤维增生,视网膜血管扩张迂曲,周边部有新生血管和水肿。

2)原始玻璃体增生症:足月顺产,多为单眼发病,患眼眼球小,前房浅,晶状体后有血管纤维膜。

3)炎性假性胶质瘤:多双眼发病,在晶状体后有白色的斑块,同时眼球变小,眼压降低,是因为在出生前或出生后患眼内炎造成。

4)视网膜母细胞瘤:是儿童期最常见的眼内恶性肿瘤,当其生长到一定大小时,在瞳孔区可看到乳白色或黄白色肿瘤,其表面可见视网膜血管,超声检查和 CT 检查有利于诊断。

5)外层渗出性视网膜炎(Coats 病):视网膜有黄白色病变,轻度隆起,表面有新生血管和微血管瘤,毛细血管扩张,严重者因视网膜广泛脱离而呈现白瞳反射。

6)视网膜发育不良:足月顺产,小眼球,晶状体后有白色的组织团块而呈白瞳孔。常合并大脑发育不良、先天性心脏病、腭裂和多指畸形。

(3)辅助检查:①B 超了解眼后段有无病变。②可选择的检查如下:实验室检查、染色体核型分析和分带检查;查血糖、尿糖和酮体;查尿常规和尿氨基酸;尿的氯化铁试验;查血清钙、磷浓度;查半乳糖-1-磷酸尿苷转移酶和半乳糖激酶;做同型胱氨酸尿的定性检查;测定血氨基酸水平等。

(4)治疗

1)非手术治疗:双侧不完全白内障如果视力在 0.3 以上,则不必手术。对不能配合视力检查的婴幼儿如能看到眼底像,则可暂缓手术,直到能检查视力后再做决定。

2)手术治疗

手术时间:双眼完全性白内障应尽早手术,可早到出生后 1～2 周内手术,一般宜在婴儿 3～6 个月时手术。双眼不完全性白内障,视力为 0.1 或低于 0.1 者也应尽早手术;单眼完全性白内障在 1 岁后手术,即使瞳孔区透亮,其视力也难恢复到 0.2。

手术方式:包括晶状体吸出术、晶状体切割术、光学虹膜切除术、钇铝石榴石(YAG)激光膜切开术。

无晶状体眼的屈光矫正:晶状体摘除术后为防止弱视,促进融合功能的发育,应行屈光矫正,可戴普通眼镜或接触镜。如手术推迟到 3 岁左右施行,则可植入人工晶状体。

（二）青光眼

青光眼（glaucoma）是一组以视神经萎缩和视野缺损为共同特征的疾病，病理性眼压增高是其主要危险因素，是主要的致盲眼病之一，有一定的遗传倾向。眼压升高水平和视神经对压力损害的耐受性与青光眼视神经萎缩和视野缺损的发生发展有关。因眼压增高压迫视神经造成暂时性或者永久性视力下降，严重者可导致不可逆性视力丧失。

1.急性闭角型青光眼　见急性闭角型青光眼相关章节。

2.慢性闭角型青光眼　由于房角粘连和眼压高是渐进性的，因而没有明显自觉症状，常到晚期有视野缺损后才发现。

（1）临床表现及分型：除房角狭窄及有虹膜周边前粘连外，其余表现同原发性开角型青光眼。

（2）治疗：早期可用虹膜周边切除或激光房角成形术加1%毛果芸香碱眼药水点眼。如房角1/2以上范围关闭、用药控制眼压不良、眼底及视野有改变，应行滤过性手术。

3.原发性开角型青光眼

（1）病因：原发性开角型青光眼眼压高时，房角是开放的。房水外流受阻与小梁网或Schlemm管病变有关，发病的确切原因尚不完全清楚，具有遗传性。

（2）临床表现

1）症状：早期多无自觉症状，视功能在不知不觉中受到损害，直到晚期有严重障碍时才被发现。少数患者在眼压高时可有眼胀、雾视及视疲劳。

2）眼压：眼压升高，但早期主要表现为波动幅度大，多在清晨起床前眼压高，活动后眼压在正常范围内，因此须做24 h眼压监测。中华眼科学会青光眼学组暂定测量时间为：上午5、7、10点，下午2、6、10点，正常人高低眼压间差异（即日差）在5 mmHg以内，而青光眼常>8 mmHg。

3）眼底：视神经盘（又称视神经乳头、视盘）凹陷扩大和加深，杯与盘比值（即C/D）>0.6（以垂直C/D为准），两侧C/D相差>0.2。盘沿变窄（<0.2），出现切迹。视神经盘边缘片状出血，视神经纤维层缺损，通过检眼镜（眼底镜）观察或无赤光眼底照相后立体镜下观察或电子计算机眼底图像分析仪可见局限性缺损或弥漫性缺损。

4）视野：青光眼视功能损害主要表现为视野缺损。最早期：局限性或弥漫性光阈值增高。早期：旁中心暗点，在Bjerrum区，5°～25°范围，大小为2°～10°；鼻侧阶梯，一条等视线在中心视野或周边视野鼻侧水平子午线处上下错位≥10°，或数条等视线在鼻侧水平子午线处上下错位≥5°；颞侧周边扇形压陷或缺损。继续发展：弓形暗点，为多个旁中心暗点扩大融合；环形暗点，为上、下方弓形暗点与生理盲点相连。进一步发展：周边视野向心收缩；鼻侧偏盲。晚期：仅存5°～10°中心管状视野，颞侧视岛。

5）房角：宽角或窄角，但眼压高时均开放。

6）其他：视觉对比敏感度下降，色觉障碍，视觉电生理某些指标异常。

（3）诊断：如眼压升高（早期时应测日差或多次测量眼压）、视神经盘损害和（或）视神经纤维层缺损、视野缺损3项阳性或其中2项强阳性而房角开放，即可诊为开角型青光眼。

（4）鉴别诊断

1）高眼压症：仅有眼压高，视神经盘及视神经纤维层正常，视野正常。

2）正常眼压性青光眼：有青光眼性视神经盘损害与视野缺损，但眼压正常。

3）慢性闭角型青光眼：房角狭窄或可见到周边虹膜前粘连，眼压高时，有房角关闭。

4）缺血性视神经病变：眼压不高，房水流畅系数（C值）正常。

（5）治疗：目的是尽可能地阻止青光眼的病程进展，治疗方案的制定，以青光眼患者全面检查为基础，包括准确掌握眼压的高度和波动规律，视野的定量阈值变化，视神经盘形态的细致改变，以及视神经供血状况的异常与否，并结合全身心血管系统、呼吸系统等有否疾病来综合考虑选择。

药物降眼压治疗选择条件为：局部滴用1～2种药物即可使眼压控制在安全水平，视野和眼底改变不再进展，患者能配合治疗，无并发症并能定期复查者。眼局部应用的降眼压药作用机制有3方面：增加小梁网途径的房水引流；减少睫状体的房水产生；增加葡萄膜巩膜途径的房水引流。

最初治疗通常为局部用药，β 肾上腺素受体阻断药是一线药物，2 次/d，疗效好，不良反应少。如噻吗洛尔眼药水、卡替洛尔眼药水、倍他洛尔眼药水。

如果 β 受体阻滞剂对患者是禁用的或者用后降压无效，左旋肾上腺素或毛果芸香碱可选用。或选择前列腺素衍生物眼药水如适利达（0.005%，每傍晚 1 次，每次 1 滴）、瑞灵（0.12%，每天 2 次），通过增加房水从葡萄膜巩膜途径排出而降低眼压。

如果单一药物降压不充分，可选择多种作用机制不同的局部药物联合使用。

如果降压仍不充分或不能耐受，可加用碳酸酐酶抑制药，常用乙酰唑胺，0.125 ~ 0.25 g，口服，2 ~ 3 次/d。为减少不良反应，可同时配合服用碳酸氢钠。

在治疗过程中应继续监测眼压、视野和视神经盘，如眼压不稳定、视功能损害在继续进展或可能发生进展，则应行激光小梁成形术或滤过手术（小梁切除术是最常用的术式也可选择非穿透性小梁手术）。

（6）疗效标准及预后：主要是指青光眼术后的疗效标准。

1）痊愈：眼压控制，视功能未减退或稍有减退（因术后散瞳关系）。

2）好转：眼压在加用药物后可控制。

3）无效：眼压即使在加用药物后也不能控制。

4）预后：如眼压控制到最佳水平，视功能不再继续丧失，青光眼杯无继续扩大，预后良好；但有些青光眼患者发病原因复杂，尽管眼压控制良好，但视功能仍有继续恶化，则预后不良，应加强改善视神经功能方面的治疗。晚期小视野或近绝对期青光眼如保守用药无效，应积极采用手术降压，因有很少数术后视力会突然丧失，必须谨慎。青光眼术后常遇到白内障问题，有的是原已有白内障，因手术刺激使其加速发展；有的是因手术使局部环境变化，导致白内障形成和发展；或手术直接损伤晶状体所致。只要眼压控制良好，白内障可以择期手术，恢复视力。

（7）随诊：青光眼患者应定期复诊，以监测眼压、视野和视神经盘。①如用药后或手术后眼压稳定在安全水平，每年应进行 2 ~4 次追踪，视野每年复查一次，眼底除检眼镜观察外，每 1 ~2 年做一次眼底视神经盘照相，以资比较；②如眼压不稳定，需要使用多种药物才能控制眼压者必须经常复查眼压、眼底，3 ~6 个月复查一次视野，以确定进一步的治疗；③手术后患者，一个月内应每周复查一次，密切观察滤枕、眼压、前房恢复及虹膜反应，以便及时处理。如眼压偏高，在术后一个月内做按摩是很有帮助的。

（三）角膜炎

见角膜炎相关章节。

（四）玻璃体积血

玻璃体积血是指由眼外伤及视网膜血管性疾病引起的血液直接流入玻璃体，积于玻璃体中。

1. 临床表现　少量玻璃体积血时，患者常诉眼前有黑影飘动，或觉视物模糊。检眼镜下玻璃体内有尘状、块状、片状、絮状黄色或红色的血凝块。大量玻璃体积血时视力急剧下降或仅有光感。检眼镜透照下眼底无红光反射，不能看到眼底。

2. 治疗　①病因治疗。②安静卧床，给予止血药物，如酚磺乙胺（止血敏）100 mg 肌内注射或卡巴克洛（安络血）10 mg 肌内注射，每日 1 次。氨甲苯酸（止血芳酸）肌内注射或静脉注射，每日 1 次，每次 250 mg。③对视网膜静脉阻塞引起的玻璃体积血，可用抗凝血药或血管扩张药治疗，如肝素、血塞通（血栓通）、曲克芦丁（维脑路通）、低分子右旋糖酐等。④出血停止稳定后，用酶制剂或促进吸收的药物，如透明质酸 1 500 U 肌内注射，每日 1 次，10 次为一疗程。尿激酶 2 000 U 溶于 0.5 ml 生理盐水中，结膜下注射，每日 1 次，5 次为一疗程。也可用普罗碘胺（安妥碘）2 ml 肌内注射，每日 1 次，1 ~4 周为一疗程。沃丽汀及中药三七胶囊等。⑤糖尿病性眼底病变、静脉周围炎、中央静脉阻塞的患者，在眼底血管荧光造影后，对新生血管区、缺血区进行激光治疗，以防再出血。⑥手术治疗：玻璃体切割术是治疗陈旧性玻璃体积血最有效的方法。应根据出血的原因、积血量，玻璃体混浊的程度、范围，有无视网膜脱离，视功能情况等选择手术时机。一般应在积血后 3 ~6 个月内考虑手术。穿孔伤引起的重度玻璃体积血应在积血后 2 ~4 周考虑手术。玻璃体积血合并有视网膜脱离应及早手术。

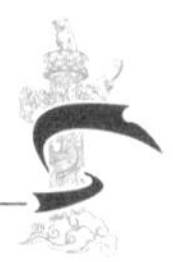

（五）眼底疾病

大多数眼底疾病都会引起不同程度的视力下降。常见的能引起视力下降的眼底病为视网膜中央动脉阻塞。

视网膜中央动脉阻塞多为老年人常见的急性致盲眼病之一。视网膜中央动脉供应视网膜内层，睫状后动脉分支形成脉络膜毛细血管供应视网膜外层并有分支形成睫状视网膜动脉。视网膜中央动脉为终末动脉，其阻塞则引起视网膜急性缺血，是致盲的急症之一。

1. 诊断　①部分人有无痛性、一过性黑矇先兆症状，数分钟后可缓解，反复数次，视力突然消失。②视力突然下降或无光感，瞳孔散大，直接对光反射消失，间接对光反射存在。如有分支阻塞，则在相应区域产生视野缺损。③眼底检查：视神经盘色略淡或苍白，边缘欠清。视网膜动脉管径狭细。视网膜弥漫性水肿，呈乳白色，以后极部为显著。黄斑区樱桃红斑。如分支阻塞，则在其供血区出现视网膜灰白色水肿。④荧光素眼底血管造影术：视网膜动脉无灌注或迟缓充盈。⑤视觉电生理检查：OPs 波及 b 波降低或消失。

2. 治疗　因视网膜对缺血、缺氧极为敏感，治疗愈早，疗效愈好。治疗原则：扩血管，降眼压，改善微循环，增加营养。①视网膜中央动脉痉挛或阻塞发生时，应立即用血管扩张药，如亚硝酸异戊酯（每安瓿 0.2 ml）吸入，或硝酸甘油片 0.3～0.6 mg 舌下含服，2～3 次/d。妥拉唑林 12.5～25 mg 球后注射，每日 1 次。②降低眼压以提高眼内的灌注压，如按摩眼球或前房穿刺，也可口服乙酰唑胺。③高压氧疗法：90% O_2+10% CO_2 扩张血管并增加血氧含量。④溶解血栓：对可能有血栓形成的患者可用纤溶剂，尿激酶 1 万～2 万 U 静脉滴注或用纤溶酶之激活剂溶解血栓。⑤有炎症者，可使用抗炎药类固醇和吲哚美辛等，并加用营养视神经药物，如维生素 B_1、维生素 B_6、维生素 B_{12} 及 ATP 等药物。其他药物可用口服阿司匹林等血小板抑制剂和活血化瘀中药，如有全身疾病应按内科治疗，以去除病因。⑥复方樟柳碱患侧颞浅动脉旁皮下注射或球后（球旁）注射：2 ml，每日 1 次，14 d 为一疗程，可用 2～4 个疗程。

（六）视网膜中央静脉阻塞

视网膜中央静脉阻塞（central retinal vein occlusion）是一种常见的眼底疾病。阻塞部分多位于视神经盘筛板区或筛板后区的视网膜中央静脉的主干。视网膜中央静脉阻塞较中央动脉阻塞多见，其比率约为 7∶1，男性多于女性，常单眼发病，是老年人视力减退的常见病因。

1. 诊断　①视力突然减退，眼前出现暗点或部分视野缺损。病变累及黄斑时，则中心视力明显下降。②眼底检查：视神经盘水肿，边缘欠清，表面有浅层或深层出血斑。视网膜水肿，以视神经盘为中心沿阻塞静脉分布区呈放射状或火焰状广泛出血斑。视网膜静脉迂曲怒张，时隐时现走行于视网膜内，呈腊肠状。动脉狭细。视网膜偶见棉絮状斑。黄斑正常或有囊样水肿。出血者则可形成视网膜前舟状出血斑，更重者则穿破内界膜成为玻璃体积血。晚期纤维增生可致牵拉性视网膜脱离。可发生新生血管性青光眼。以上检查，前 5 项病变程度较轻者多为轻型（即非缺血型），视力可部分恢复。若前 5 项病变程度重，则多为重型（即缺血型），视力严重障碍，且常伴有后 3 项改变。少数轻型可恶化转变为重型。荧光眼底血管造影是区分非缺血型和缺血型（视网膜无灌注区>5～7 PD）的重要依据。③视网膜电流图检查：b 波降低，重者明显下降，如熄灭，则示预后不良。④眼底荧光血管造影：视网膜血管迟缓充盈，视神经盘及静脉有荧光渗漏，血管迂曲扩张，静脉管壁着染，微血管瘤呈点状弱荧光，出血区大片荧光遮蔽，黄斑为花瓣状或蜂窝状渗漏。晚期，周边视网膜有大片无灌注区，视神经盘面有侧支血管或扩张的毛细血管，后者可见荧光渗漏。

以上为中央静脉阻塞的各项检查。如为分支静脉阻塞，则在血管受累支相应范围内有以上改变，虽病变较轻，预后亦较好，但部分患者仍可发生视网膜新生血管，故对此类患者仍应随诊观察两年，并在半年至一年行眼底荧光血管造影检查。

2. 治疗　治疗原则：病因治疗，防治血栓形成。如降低血压和眼压，降低血液黏稠度，减轻血栓形成和组织水肿，促进出血吸收。

（1）纤溶剂：治疗前查纤维蛋白原及凝血酶原时间，低于正常值，则不宜用。尿激酶：1 万～2 万 U 溶于 5%～10% 葡萄糖注射液或生理盐水 250 ml 静脉滴注，每日 1 次，5～10 次为一疗程。可用球旁或结膜

下注射:100~500 U,溶于0.5~1.0 ml生理盐水,每日或隔日1次,5~10 d为一疗程。

(2)去纤酶(即蝮蛇抗栓酶):主要为抗凝药,先行皮试,阴性后,用安瓿4 ml溶于250~500 ml生理盐水或5%葡萄糖盐水中,静脉滴注,4~5 h滴完,3次为一疗程。

(3)抗血小板聚集剂:阿司匹林0.3 g,口服,每日1次,双嘧达莫25~50 mg口服,每日1次。

(4)血液稀释疗法:主要为降低血细胞比容,降低血液黏稠度,改善微循环。抽静脉血500 ml加75 ml枸橼酸钠抗凝,高速离心后,去除血细胞后将血浆输回患者。

(5)皮质类固醇:对炎症所致的老年患者有黄斑囊样水肿者用此药以减轻水肿,改善循环,改善微循环应用大剂量维脑路通,可静脉应用或口服,每日可用至1.2 g。

(6)激光治疗:主要减少毛细血管渗漏,封闭无灌注区,预防新生血管形成,封闭新生血管,以减少和防止玻璃体积血。

(7)抗血管内皮生长因子药物的应用:抗血管内皮生长因子(vascular endothelial growth factor,VEGF)药物可以有效减轻激发的黄斑水肿,防止新生血管生成。

(8)其他:使用活血化瘀中药,扩血管并改善微循环。另外,用降眼压药及内科用降血压药,或用碘剂,促进出血吸收。

(七)视网膜静脉周围炎

视网膜静脉周围炎于1882年首次被Eale描述,又称"Eales病"。多发生于男性青壮年,病程中有反复的玻璃体积血的特征,故称为"青年性复发性玻璃体积血"。双眼发病,可同时或先后不一。

1.临床表现　青壮年男性多见。双眼反复发生视网膜及玻璃体积血。视网膜出血时,眼前有黑影或红色影飘动,视力随之下降或仅有光感。随眼内出血渐行吸收视力也有好转。①眼底检查:视网膜周边静脉受累,颞侧多见。静脉扩张迂曲,管径两侧有白色渗出物,形成血管旁白鞘;血管可闭塞如白线,其附近视网膜有出血斑及渗出斑。如伴玻璃体积血,瞳孔区仅见红光反射,眼底模糊,细节辨不清。长期反复炎症发作,导致广泛血管闭塞,视网膜缺氧诱导新生血管形成,致使玻璃体反复出血、机化,血管结缔组织增生产生血管性增生性玻璃体视网病变,牵拉性视网膜脱离,最终失明。②眼底荧光血管造影:可显示病变区血管荧光渗漏、毛细血管扩张以及无灌注区或新生血管。

2.诊断标准　青年男性,一眼因出血而失明,另眼散瞳查眼底,见周边视网膜有散片状出血及静脉血管旁有白鞘,即可诊断本病。

3.治疗

(1)病因治疗:抗结核治疗及去除耳、牙及鼻窦炎等感染性疾患。出血期间,应用止血药并加强休息。

(2)皮质激素治疗:以控制和减轻血管炎症反应,仅近期有效。如长期使用则致病情迁延而疗效更差。

(3)激光治疗:用氩激光封闭病变区和毛细血管无灌注区以及新生血管,预防再出血。

(4)手术治疗:玻璃体积血3~6个月以上仍不吸收者,可行玻璃体切割术。如经眼B超证实伴有视网膜脱离者,则加用视网膜复位手术,以保留部分视功能。

(5)其他辅助治疗:加强营养,补充维生素类。口服止血及活血中药。

(八)糖尿病性视网膜病变

糖尿病性视网膜病变是糖尿病全身小血管病变的一部分,为中老年致盲的最常见原因之一。本病的发生与代谢障碍程度、病程时间长短、遗传因素和糖尿病控制情况密切相关。

1.临床表现　多饮、多尿、多食和疲乏消瘦症状。病初视力正常,视网膜病变累及黄斑区则视力下降及视物变形。

(1)视网膜血管病变:包括视网膜小动脉硬化、闭塞,毛细血管微动脉瘤及毛细血管扩张、动静脉交通、视网膜动脉节段性扩张和狭窄。静脉迂曲扩张,管径不均,如串珠状或腊肠状改变。

(2)血管外损害:视网膜面可见出血斑及渗出斑(硬性渗出及软性渗出)。

(3)黄斑损害:黄斑水肿及囊样水肿。

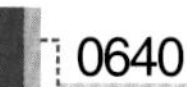

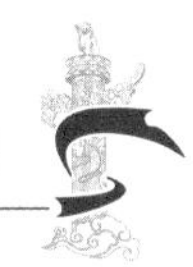

(4)增生性病变:在新生血管旁有纤维增生导致增生性视网膜病变。由于牵引收缩,视网膜新生血管破裂致玻璃体内积血,视力明显下降。

(5)视网膜脱离:因纤维增生膜及出血后机化瘢痕的牵引,导致视网膜脱离而致盲。

(6)荧光素眼底血管造影检查:微血管瘤呈清晰圆形强荧光斑;小点状视网膜出血表现为形态大小与之相符的荧光遮挡;浓厚的硬性渗出可遮挡其下脉络膜背景荧光。棉絮斑表现为弱荧光区,扩张的毛细血管管壁着染,有渗漏呈强荧光。早期新生血管显示血管芽形态,渗漏明显,呈强荧光团块。纤维血管增生膜早期遮挡呈弱荧光,晚期着染呈强荧光。黄斑部可显示毛细血管扩张、黄斑拱环结构破坏,黄斑区毛细血管闭塞。黄斑水肿表现为染料积存,晚期于拱环外围呈花瓣状或环形强荧光。

2. 临床分期　本病临床眼底表现形态多样,为了明确诊断、了解病情演变及衡量疗效和估计预后,我国制定了糖尿病视网膜病变临床分期标准。

我国糖尿病视网膜病变的临床分期标准

(1)单纯型:Ⅰ期微动脉瘤或并有小出血点;Ⅱ期黄白色硬性渗出并有Ⅰ期病变;Ⅲ期白色软性渗出并有Ⅰ期或Ⅱ期病变。

(2)增生型:Ⅳ期眼底有新生血管或并有玻璃体积血;Ⅴ期眼底有纤维血管增殖膜;Ⅵ期牵拉性视网膜脱离。

3. 治疗

(1)内科治疗:治疗“三高”,即高血糖、高血压、高血脂。同时可用导升明,250 mg,每日两次,口服,改善微循环。阿司匹林片,0.3 g,每日1次,口服,有抗小板凝集作用。

(2)光凝治疗:减少视力丧失及发生新生血管的危险。

(3)非增生性糖尿病视网膜病变:光凝封闭有渗漏的微血管瘤,治疗黄斑水肿及环形渗出病变。

(4)黄斑水肿光凝指征:黄斑中心或距中心凹500 μm内视网膜增厚,黄斑中心或距中心凹500 μm内有硬性渗出,或合并视网膜增厚。视网膜增厚区为1 DD或更大,其中任何部分距中心凹已在1 DD以内,增生性糖尿病视网膜病变需行全视网膜光凝。

(5)冷凝疗法:治疗已有新生血管性青光眼而眼底又不能看见的增生性糖尿病视网膜病变,或病情顽固、光凝无效、虹膜上有新生血管者,在每一象限巩膜外表面冷凝周边视网膜。

(6)手术治疗:对2~3个月无明显吸收趋势的玻璃体积血可进行玻璃体切割术。增生性视网膜病变或合并孔源性视网膜脱离者可行玻璃体视网膜联合手术,剪除增生膜,眼内电凝新生血管,光凝缺血区及封闭裂孔,可合并巩膜扣带术。

(九)黄斑部疾病

1. 中心性浆液性脉络膜视网膜病变　中心性浆液性脉络膜视网膜病变简称“中浆”,是由于视网膜色素上皮层功能障碍,引起黄斑部及其附近视网膜神经上皮局限性浆液性脱离为特征的常见一种黄斑疾病。发病率较高,是一种自限性疾病,预后较为良好,多见于25~50岁的男性青壮年,多单眼发病。

(1)临床表现

1)中心视力下降:突然出现不同程度的单眼视力下降,一般不低于0.4。用凸透镜可一定程度矫正视力。

2)中心暗点:用小视标或色(蓝色)视标可以较容易地查出与后极部病灶大小、形态大致相当的圆形或椭圆形中心暗点。

3)小视症和视物变形变远:由于浆液性脱离引起视细胞排列不规则或间隔加宽所致。应用Amsler方格表可较容易地查出。

4)色觉障碍:以蓝色最为显著。有些患者可有视物发暗变黄的表现。

5)眼底所见:检眼镜检查典型病例可见黄斑部有1~3 PD大小、边界清楚的盘状视网膜隆起,隆起区色较暗,周围有反光晕,中央凹反光消失。数周后,盘状隆起区可见多个黄白色渗出点,恢复期中央凹反光可恢复,但残留有光泽的陈旧性黄白色小点和轻度色素紊乱。轻症病例仅见后极部视网膜呈闪烁不定的反光,中央凹光反射略为弥散。大多数复发病例或隐匿进行的患者,仅表现为黄斑部色素紊乱,或中央

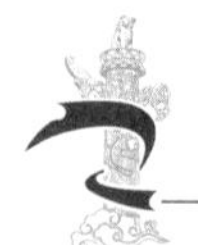

凹反射异常，需通过眼底荧光血管造影检查了解病情是复发活跃还是萎缩稳定。裂隙灯显微镜加前置镜或接触镜检查可见以窄光带切面显示神经上皮层与色素上皮层分离，两层之间有浆液性积蓄呈弧形光晕。在神经上皮层后表面还可见到较多的黄白色小点或玻璃膜疣样改变。

(2)特殊检查

1)荧光素眼底血管造影检查：荧光素血管造影检查是确诊中浆最准确的方法，也是激光治疗中浆的依据。

2)吲哚菁绿脉络膜血管造影：所有中浆病的患者均见吲哚菁绿从脉络膜毛细血管通过缺损的色素上皮漏入视网膜下间隙。早期在黄斑区可见脉络膜血管充盈迟缓的弱荧光，晚期则有明显的强荧光并包绕渗漏点或在渗漏点附近。

根据症状、眼底表现和荧光血管造影所见即可确诊。

(3)治疗：60%~80%的中浆患者不用任何治疗3个月内可以自愈，10%~20%患者3~6个月内可以自愈，自愈后中心视力可恢复正常。但有些患者反复多次发作，长年迁延不愈，形成广泛的色素上皮继发性改变，甚至出现黄斑下机化膜，导致视力大幅度减退甚至永久性丧失。主要治疗方法如下。

1)药物治疗：由于本病确切发病原因不明，目前缺乏针对性的有效药物治疗。①降低毛细血管通透性的药物，如维生素C和维生素E、维生素P(路丁)等对疾病恢复有益；②中医中药治疗；③对精神紧张和休息不好者，可给予口服镇静药；④禁用皮质类固醇药物和烟酸。

2)光凝治疗：光凝是目前治疗中浆病有效、安全且并发症少的方法。可以缩短病程，有助于视力的恢复，但不能减少或阻止复发。

3)光动力疗法或者玻璃体腔注药：一些慢性或持久性中浆，疾病后期易并发脉络膜新生血管，对于这部分患者，可以考虑光动力疗法。也可以玻璃体腔注射抗VEGF药物，也可以取得明显的治疗效果。

2. 中心性渗出性脉络膜视网膜病变　中心性渗出性脉络膜视网膜病变简称中渗病，是发生于黄斑部孤立的渗出性脉络膜视网膜病变，伴有视网膜下新生血管和出血。多见于20~50岁健康人，无明显性别差异，多单眼发病，自然病程数月至数年不等。

(1)临床表现：①中心视力障碍，早期视力明显下降，常低于0.2。有中心或旁中心暗点，伴视物变形、变小；②眼底所见及病程分期，病变局限于黄斑区。根据症状和眼底表现将病程分为三期。

1)活动期(进行期)：此期可数月至2年不等，视力变动较大。

ⅰ.检眼镜检查：典型病例初期为黄斑区孤立的圆形或椭圆形深层浸润或渗出灶，大小为1/4~1个视神经盘直径(Ⅲ)，黄白色或黄灰色，边界清楚，微隆起。不久出现视网膜下渗出形成的神经上皮盘状脱离区(2 PD)。以后可表现为病灶边缘视网膜下新月形或轮状出血，其周围可伴有少量黄白色点状硬性脂类渗出或色素沉着。病灶表面浅层视网膜也可发生小出血点。出血可反复发生。玻璃体可因细胞浸润出现微尘状混浊。

ⅱ.荧光素眼底血管造影检查：动脉早期，在相当于黄斑病变区可见来自脉络膜的视网膜下新生血管的斑点状强荧光渗漏，呈网眼状、车轮状、扇形或颗粒状等，并随时间延长而扩大、增强；在造影晚期形成浓密强荧光。病灶周围的出血可部分荧光遮盖。

2)恢复期(退行期)：此期患者视力较稳定。

ⅰ.检眼镜检查：黄斑出血吸收，盘状脱离减轻或消失，边界欠清，渗出灶有所变小。脉络膜新生血管部分萎缩。

ⅱ.荧光血管造影检查：病灶内及周围脱色素区出现透见荧光，荧光渗漏减少，不扩散。

3)瘢痕期(静止期)：患眼病情呈间歇性发作，持续数年后进入此期，此时患眼视力已有不可逆损害。

ⅰ.检眼镜检查：黄斑区渗出灶吸收，形成不规则机化瘢痕，周围有脉络膜萎缩带和色素堆积。

ⅱ.荧光血管造影检查：动脉早期病变区有渐增强的荧光，但无渗漏，不扩大；瘢痕和色素可部分遮挡荧光。晚期可见荧光着染。

(2)诊断标准：典型的临床表现。

荧光素眼底血管造影检查：对本病的诊断具有重要意义，也是筛选适合激光光凝治疗患者的唯一方法，以便早期处理，延缓中心视力的丧失。

（3）治疗：本病治疗以找寻病因积极抗炎为主。

1）药物治疗：①一般支持疗法，口服多种维生素、吸氧等可改善视网膜代谢障碍。②前列腺素抑制剂，吲哚美辛可能抑制视网膜下新生血管。③皮质类固醇药物，炎症反应明显时，可全身应用激素，同时应用抗生素。球后注射对减轻水肿和渗出可能有所帮助，但对病程无影响。④怀疑结核可进行试验性抗结核治疗，链霉素肌内注射，每日 1 次，每日口服异烟肼 300 mg，3 周为一疗程。见效者（视力改善，病灶缩小）继续用药 3 个月至半年，不见效者则停用药物。怀疑弓形虫感染者，可试用乙胺嘧啶和磺胺嘧啶治疗，3 周为一疗程。⑤中药治疗，可选用活血化瘀、清热解毒或利尿渗湿等方剂。

2）激光光凝治疗：这是目前治疗本病有效的方法。可以直接凝固新生血管组织，促其发生萎缩，从而减少出血、渗出，早日形成瘢痕，缩短病程。

3. 年龄相关性黄斑变性　年龄相关性黄斑变性，是一种随年龄增加而发病率增高并导致中心视力下降的黄斑区视网膜组织退行性病变，其病变包括黄斑区脉络膜玻璃膜疣、视网膜色素上皮区域性萎缩、黄斑区脉络膜新生血管、视网膜色素上皮细胞脱离、黄斑区盘状退行性变或盘状瘢痕等。发病年龄一般在 45 岁以上，随年龄增高其发病率可从 1.7% 上升到 44%。多双眼发病，男女性别无明显差异，白种人发病高于黑种人。目前本病是西方国家 60 岁以上老年人低视力和盲目的首要原因，在我国发病也有逐渐增高的趋势。

（1）临床表现：临床上根据眼底的表现将本病分为萎缩型（又称干性或非渗出性）和渗出型（又称湿性或盘状）两种。

1）萎缩型老年性黄斑变性：其特点是进行性视网膜色素上皮萎缩，导致感光细胞的变性，引起中心视力减退。双眼先后发病。视力下降缓慢，可达数月，一般无视物变形，除非发生色素上皮脱离或色素上皮下新生血管。早期常无自觉症状。萎缩型可转变为渗出型。此型分为两期。

ⅰ. 萎缩前期：即第一期。此期中心视力正常或下降。眼底以黄斑部视网膜色素上皮退变为主，以出现多量硬性玻璃膜疣为特征。检眼镜检查：黄斑色素紊乱，呈现色素脱失的浅色斑点和色素沉着小点，似椒盐状外观，并有散在的、不断增多的、大小不等而彼此融合的黄白色视网膜色素上皮玻璃膜疣，以硬性玻璃膜疣为主，伴部分软性玻璃膜疣。中央凹反光可以消失。损害区以中央凹为中心，渐向外延伸并消失，使该期的眼底病变范围界限不太清楚。裂隙灯后部照明法和检影镜检查：玻璃膜疣位于视网膜色素上皮下，微微隆起，其周围有暗红色光晕（灯笼现象），表明色素上皮有浅脱离。局部视网膜色素上皮常萎缩变薄，可有色素脱失。视网膜厚度正常。荧光血管造影检查：造影早期可见视网膜色素上皮“窗样”缺损，显示为在玻璃膜疣和色素上皮脱色素斑相应处多发的强荧光点，其形态、大小在整个造影过程中保持不变，其强度在静脉期以后随背景荧光而消长。在色素沉着处可出现荧光遮蔽。少数病例，在背景荧光消退后仍可见到荧光斑点，为玻璃膜疣的染色。有色素上皮脱离的病例造影早期即可出现类圆形荧光斑，在造影过程中不扩大，说明色素上皮层下无新生血管，或虽有但较纤细而不足以显影（隐蔽的新生血管）。

ⅱ. 萎缩期：即第二期。此期中心视力下降明显，有很浓的中心暗点。眼底以视网膜色素上皮萎缩为主。检眼镜检查：黄斑部及其周围可见边界清楚的灰绿色区，其中有散在椒盐小点或有金箔样反光，系密集融合的玻璃膜疣（呈分散的或不规则的地图形）或大片的视网膜色素上皮脱离区（呈整齐的圆形或椭圆形）内的液体吸收后留下的萎缩区，称为地图状色素上皮萎缩。病程持久后，色素上皮萎缩区内出现继发性脉络膜毛细血管的萎缩、闭塞。荧光血管造影检查：造影早期即可见萎缩区强的透见荧光，边界清楚。此荧光斑在整个造影过程中不扩大，并随背景荧光消长。在有脉络膜毛细血管萎缩和闭塞的病例，萎缩区内同时出现强荧光和弱荧光斑，在弱荧光区内可见残余稍粗大脉络膜血管。

2）渗出型老年性黄斑变性：又称黄斑盘状变性或 Junius-Kuhnt 病。此型的最大特点是除了色素上皮细胞退变以外，还加上脉络膜新生血管进入视网膜色素上皮下，从而引起一系列的渗出、出血改变。双眼先后发病，视力急剧下降（数日）。此型分为三期。

ⅰ. 渗出前期：即第一期。视网膜色素上皮下有隐蔽的脉络膜新生血管存在。眼底以多量软性玻璃膜疣为特征。若患者除视力障碍以外还有轻度的视物变形，提示深部有渗液，可能来自隐蔽的新生血管。凡是具有前期症状的可疑患者，应严密随诊，经常用 Amsler 方格表自行检查，一旦出现视物变形即应做

进一步检查。检眼镜检查:玻璃膜疣状物堆积,以软性为主。色素上皮改变显现色素脱失和沉着,中央凹反光可消失。玻璃膜疣将视网膜色素上皮与玻璃膜的紧密连接分开,脉络膜的新生血管可通过玻璃膜进入视网膜色素上皮下。此时的新生血管多微小而静止,临床上查不到,荧光也不显影,只在病理上可见。荧光素眼底血管造影检查:造影早期在玻璃膜疣和色素上皮脱色素区可见透见荧光,其大小和形态在造影过程中保持不变,并随背景荧光消长。较大的渗出性玻璃膜疣可显示出更浓的荧光。少数病例因新生血管有荧光素外渗,在背景荧光消退时仍可呈现出增强的荧光区。荧光血管造影对隐蔽的脉络膜新生血管检出率为30%。吲哚菁绿血管造影:与荧光血管造影同时使用可使隐蔽的新生血管检出率从30%上升到37%。

ⅱ.渗出期:即第二期。若渗出前期的视网膜色素上皮下的新生血管不断增大发展,并有液体渗出或出血,即进入渗出期。此期典型症状是黄斑部由于脉络膜新生血管的大量渗出液造成视网膜色素上皮脱离或出血,视力严重下降。检眼镜检查:病变区色素上皮脱离的隆起形态不规则或呈肾形或哑铃形,灰黄色,周围可有散在或大片的出血,后极部有较多的软性玻璃膜疣。液体若进入视网膜神经上皮下则引起神经上皮下盘状脱离。新生血管破裂出血可引起出血性脱离。严重病例出血可进入玻璃体内。荧光素眼底血管造影检查:造影早期新生血管呈颗粒状、花边状或车轮状的强荧光并不断渗漏扩大。脱离腔中荧光强弱不均,近新生血管处强烈。脱离区呈边缘有切迹的各种形态,新生血管常位于切迹内,此处呈强荧光。在新生血管部分机化、部分活跃的病例,活跃的部分隐没在脱离腔中,机化的部分则在一侧的切迹处呈强烈的透见荧光而无染料渗漏。在出血性脱离的造影上,脱离腔呈境界清楚的一片暗区,此时脂肪渗出、视网膜内的出血点及出血遮蔽区中个别的荧光点(热点)等均可提示新生血管的存在。吲哚菁绿血管造影检查:与荧光血管造影同时使用可使边界清楚的和边界模糊的新生血管检出率分别从50%或20%上升到60%或23%。

ⅲ.结瘢期:即第三期。此期以色素上皮下和(或)神经上皮下的渗液和出血逐渐被吞噬细胞(视网膜色素上皮细胞化生而来)搬运吸收并由成纤维细胞所修复,形成机化瘢痕为特征。此时多数患者病情停止发展。部分病眼(16%)可在原来的瘢痕边缘又出现新的新生血管,重新经历渗出、出血、吸收结瘢的过程。因此,对此期患者必须追踪观察。检眼镜检查:黄斑病变区的灰白色瘢痕形态不规则,瘢痕中散布着不规则的色素团块。荧光素眼底血管造影检查:在瘢痕形成前,早期即可见染色不规则的荧光并逐渐扩大加深,到晚期仍有荧光。瘢痕形成后,早期呈不规则的荧光,色素增生处呈弱荧光。在有新生血管处呈花边状等不规则荧光。

(2)视功能检查

1)视力检查:视力的损害主要与脉络膜新生血管的部位有关。多数脉络膜新生血管位于中央凹以外,并向中央凹生长。因此,早期患者视力虽然正常,也应进行追踪观察和视功能检查。①萎缩型老年性黄斑变性早期视力可正常或轻度下降,晚期中心视力明显损害;②渗出型老年性黄斑变性早期视力明显下降,中期视力急剧下降,甚至仅见手动,晚期视力进一步损害。

2)视野检查:①方格表,可辅助早期发现绝对性中心暗点和视物变形,从而早期发现脉络膜新生血管,在视力正常和检眼镜检查正常时,Amsler表也可显示异常;②中心视野,早期可检出相应的暗点;③黄斑阈值,为敏感的早期诊断指标,黄斑部轻度的视网膜色素上皮损害即有光敏度降低,并随病情的严重性而增加;④对比敏感度,早期即有降低。视力正常者对比敏感度也有异常。

3)色觉检查:本病的色觉损害为蓝色觉异常,色调分辨力和颜色明度敏感性在早期就有降低。

4)视觉电生理检查:有助于早期诊断、病情观察和对临床分型的研究。本病早期,图形视觉网膜电流图(pattern electroretinogram, PERG)表现为振幅降低和峰时延迟,局部视网膜电图(local electroretinogram, LERG)表现为振幅降低,而与峰时关系不大;晚期则均表现为异常。眼电图(electrooculogram, EOG)检查多正常,部分表现为光峰电位降低。图形视觉诱发电位(pattern visual evoked potential, PVEP)早期多正常,当视力明显下降时,其振幅显著降低,峰时延迟。

5)光觉检查:本病早期视功能损害并不限制在黄斑区,视网膜周边也可能发生改变。视杆、视锥细胞的敏感度都有降低,中心20°暗适应绝对阈值均增高。采用FM100-色调试验常可查出异常的色调分辨力。

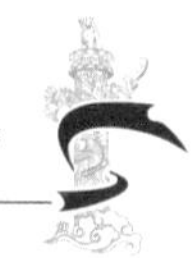

6）光学相干断层扫描：OCT 是近年来检查本病的一种新技术，能定量测出视网膜及神经纤维的厚度，显示本病的黄斑裂孔、黄斑囊样水肿、色素上皮脱离、视神经盘水肿及视网膜内脂质沉着等光分辨的光学切面，图像非常清晰。

（3）诊断标准：根据 1986 年我国眼科学会眼底病学组制定的《老年性黄斑变性临床诊断标准》。

1）萎缩型老年性黄斑变性：45 岁以上，双眼发生，视力下降缓慢。

ⅰ. 眼底检查：早期黄斑区色素脱失，中央凹反光不清或消失，多为散在玻璃膜疣。晚期病变加重，可有金箔样外观，地图状色素上皮萎缩，囊样变性或板层裂孔。

ⅱ. 荧光血管造影：黄斑区有透见荧光或弱荧光，无荧光素渗漏。

2）渗出型老年性黄斑变性：45 岁以上，双眼先后发病，视力下降较急。

ⅰ. 眼底检查：早期黄斑区色素脱失，中央凹反射不清或消失，多为融合玻璃膜疣；中期黄斑区出现浆液性或出血性盘状脱离，重者视网膜下血肿，视网膜内出血，玻璃体积血。晚期瘢痕形成。

ⅱ. 荧光素眼底血管造影：黄斑区有脉络膜新生血管，荧光素渗漏；出血病例有荧光遮蔽。

（4）治疗

1）药物治疗

ⅰ. 萎缩型老年性黄斑变性：目前无特殊的治疗方法。①微量元素，葡萄糖酸锌 50 mg，每日两次。②抗氧化剂，维生素 C 和维生素 E。③肝素，静脉注射用药。④中医中药，早期，滋补肝肾，补肾明目，气血双补；晚期，有浆液性脱离者，健脾兼以祛湿化痰；大量瘢痕者，健脾兼以滋补肝肾，软坚散结。

ⅱ. 渗出型老年性黄斑变性及新生血管：①干扰素（interferon，IFN）-2α，可用于治疗近期形成的、小的脉络膜新生血管，临床效果有待进一步观察；②周围血管扩张药，如烟酸、妥拉唑林等；③可能抑制脉络膜新生血管生长的药物，如阿司匹林、吲哚美辛等。

2）激光治疗：荧光血管造影证实有脉络膜新生血管者早期采用激光治疗，封闭新生血管，阻止其进一步发展，是目前认为治疗本病唯一有效的方法。①氩绿激光治疗黄斑中央凹 200 μm 以外的新生血管；②氪红激光治疗黄斑中央凹无血管区的新生血管。任何光凝都会对组织起破坏作用，因此侵犯中央凹的新生血管的光凝效果较中央凹以外的要差得多。光凝过分本身也可诱发脉络膜新生血管的形成。光凝过分靠近视神经可能损伤神经纤维，且光凝不能防止结瘢区外新生血管的再次发生。

3）光动力疗法：光动力疗法是近年来（1998 年应用于临床）治疗渗出型老年性黄斑变性中心凹下新生血管疗效较好的方法。其原理是静脉注入光敏剂后，光敏剂主要积存在靶组织新生血管内，应用特殊波长（690 nm）的半导体激光照射病变部位 83 s，激活光敏剂，释放出生态氧，破坏新生血管内皮，改变内皮细胞电荷，形成血栓，闭塞血管，使渗漏停止。主要用于治疗典型性脉络膜新生血管（choroidal neovascularization，CNV）。此疗法效果明显，但不能阻止新生血管的复发，且治疗费用昂贵。

4）经瞳孔温热疗法：经瞳孔温热治疗术（transpupillary thermotherapy，TTT）是根据红外光穿透力强、选择性损伤等特点，将 810 nm 红外激光通过瞳孔投照到眼底深层病变区，在病变区产生比基础体温高 4～9 ℃的阈下视网膜光凝技术。它在视网膜色素上皮细胞、视网膜、脉络膜及在不正常的脉络膜新生组织中产生一个长时间的（60 s）、温和的温度升高。低升温可导致细胞凋亡而破坏靶细胞，而长脉冲激光照射可引起血管栓塞。该疗法首先（1995 年）应用于脉络膜黑色素瘤外敷贴放疗的补充治疗。目前有些学者将此方法用于治疗黄斑区视网膜下新生血管，尤其是隐匿性新生血管，多数患者视力稳定。近期疗效与光凝相当，远期疗效需进一步观察。该疗法操作简单，无明显不良反应，不影响眼的正常结构，可重复治疗，且费用低，但不能阻止新生血管的复发，且激光能量的选择较困难，需个体化，不能过强，以不可见或刚隐见光斑反应为宜。

5）玻璃体视网膜手术玻璃体积血的治疗：当视网膜下出血进入玻璃体形成大量玻璃体积血时，可采用玻璃体切除治疗。①视网膜下出血及新生血管膜的治疗，应用玻璃体切除技术，行视网膜切开，取出新生血管膜。②黄斑转位，行视网膜 180°或 360°切开，将黄斑向上或向下旋转一定的角度，使黄斑移位至正常的视网膜色素上皮区，并需行相应的眼外肌手术以避免黄斑转位后带来的复像。此方法有一定的效果，但要求高超的手术技术，且可能出现较多的并发症（增殖性玻璃体视网膜病变、低眼压、视网膜脱离等）。③瘢痕期的视网膜移植，是近年来的研究工作，已开始用于临床。其方法是将黄斑视网膜下的瘢痕和视网膜色素上皮组织切除后，将自体或同种异体黄斑外及周围的视网膜色素上皮连同 Bruch 膜移植在黄斑下。此方法为本病的治疗带来希望。

抗 VEGF 药物玻璃体腔注射，是目前治疗渗出型老年性黄斑变性最有效的方法，国内临床上常用的抗 VEGF 药物有泪珠单抗、康博西普、阿博西普等。

（十）视神经及视路疾病

1. 视神经炎　视神经炎是视神经球内段或紧邻眼球后的球后视神经的急性炎症。儿童及中年人易患，老年人发病较少。

（1）诊断：视力下降，伴眼球后疼痛。视神经盘充血、水肿、渗出及出血。视野出现中心暗点，视觉诱发电位（visual evoked potential，VEP）潜伏时延长，幅值下降。

（2）治疗

1）病因治疗：应进行全面而细致的检查，尽量找出病因，对因治疗。

2）皮质类固醇：地塞米松 10～20 mg 或氢化可的松 100～200 mg 加入 5% 葡萄糖溶液静脉滴注，每日一次。也可口服泼尼松 80 mg/d。

3）抗生素：青霉素 320 万～600 万 U 加入 5% 葡萄糖溶液内静脉滴注，每日 1 次。若青霉素不能使用者，可改用头孢类抗生素（2 g/d）或庆大霉素（12 万～24 万 U/d）。

4）神经营养类药物：维生素 B_1 100 mg 与维生素 B_{12} 500 μg 肌内注射，每日 1 次。肌苷、辅酶 A、ATP、细胞色素 c 等静脉滴注。

5）血管扩张药：妥拉苏林 125 mg 球后注射，每日 1 次；地巴唑 20 mg 或烟酰胺 0.1 g，每日 3 次；曲克芦丁（维脑路通）200 mg，肌内注射，每日 1 次。

2. 球后视神经炎　球后视神经炎为视神经穿出巩膜后在眶内段、管内段及颅内段所发生的炎症。依炎症损害的部位而分为轴性视神经炎、横断性视神经炎及视神经束膜炎。依据炎症发生的快慢又分为急性和慢性两类。

（1）诊断：远、近视力障碍，且不能用镜片矫正。眼底正常，视野检查有中心暗点，VEP 潜伏时延长，幅值下降。

（2）治疗：同视神经炎。

（十一）屈光不正

当眼球在调节静止状态下，外界的平行光线（一般认为来自 5 m 以外）经眼的屈光系统后恰好在视网膜黄斑中心凹聚焦，这种屈光状态称为正视，即正视眼的远点为无限远。若不能在视网膜黄斑中心凹聚焦，将不能产生清晰像，称为非正视眼或屈光不正。屈光不正是人类最常见的眼病，屈光不正包括近视、远视和散光。

（1）诊断：屈光不正病史。屈光检测：主觉验光法；他觉验光法：检影镜检查法（检影法）、电脑自动验光仪法。推荐检查：A、B 超检查眼球前后径，角膜地形图检查。

（2）治疗

1）近视眼的治疗：治疗原则为戴合适的凹透镜进行矫正及屈光性手术治疗。

ⅰ. 镜片矫正：镜片是矫正近视眼最好的方法。在配镜之前，首先要通过验光弄清真实近视度数，对于青少年要在睫状肌麻痹下进行，以排除假性近视眼。真性近视要戴合适的凹球镜片，原则上用矫正视力最好的最低度数镜片。高度近视眼当使用完全矫正的镜片不能耐受时，可适当降低度数（一般在-1.00～-3.00 D），争取能够保持舒适和双眼视功能。

ⅱ. 角膜接触镜：可以增加视野和美容效果，减少双眼像差，提高视功能，特别适用于高度近视眼或屈光参差较大者。对于青少年，还可以压迫角膜防止近视眼继续发展，但一定要按照规定的方法消毒、配戴。注意卫生，经常更换。

ⅲ. 屈光角膜手术：屈光不正主要是由于眼球前后径过长、过短，或由于角膜和晶体的屈光力过强或过弱，使从远处来的平行光线进入眼内经过屈光介质聚焦后的焦点，位于视网膜之前、之后或形成多个焦点，因而成像不清。眼球的总屈光力是+54.64 D，而角膜的屈光力为+43.05 D，占总屈光力的 70%，其中

角膜前面的屈光力是+48.83 D，其后面的屈光力为-5.88 D，角膜组织的屈光力是0.10 D，由此可见，眼球的屈光力主要决定于角膜，而角膜的屈光力主要决定于前表面的折射力（弯曲半径），因此改变角膜前表面的弯曲半径以矫正眼球屈光力不仅是可行的而且是有效的，并且是一个较容易被操纵的可变参数。常用ArF混合气体产生的波长为193 nm紫外光矫正屈光不正。目前，准分子激光屈光手术又分3种术式：准分子激光屈光性角膜切削术（photorefractive keratectomy，PRK）、准分子激光原位角膜磨镶术（laser in situ keratomileusis，LASIK）、准分子激光上皮瓣下角膜磨镶术（laser epithelial keratomileusis，LASEK）。

2）远视眼的治疗：治疗原则为配戴凸球镜片，选用矫正视力最好、屈光度高的镜片。

ⅰ.镜片矫正：远、近视力都在正常范围，无视疲劳或斜视者则不需要戴矫正眼镜。如出现远、近视力下降，伴有视疲劳和内斜视，虽然度数低也应戴镜。如中度或高度远视眼应戴矫正眼镜，治疗视疲劳及防止内斜视发生。配镜前滴用1%阿托品使睫状肌麻痹进行检影，处方要求从检影所得的度数中减去±1.00 D，以适应睫状肌张力，如有内斜视应全矫正。

ⅱ.手术矫正：表层角膜镜片术适用于儿童无晶状体者，外伤性白内障或成人无晶状体眼不宜植人工晶状体或戴接触镜有困难者。高度远视眼、锥状角膜等也可以施行此手术。巩膜延伸术适用于轻、中度远视眼。应注意的是远视小儿通过散瞳验光配戴矫正眼镜后，每半年或者一年要到医院进行再次验光，如眼球轴长随年龄增加而发育增长，应酌减镜片度数，根据情况以防过度矫正引起人为近视眼和影响眼球发育。

3）散光眼的治疗

ⅰ.镜片（柱镜片）矫正：轻度的规则散光无视疲劳者不必矫正，如视疲劳和视物模糊即使度数不高也应矫正。原则上散光必须全部矫正，如度数太高，患者不能适应，可以给予较低的度数，待适应后再全部矫正，要经常配戴，如有弱视，则要进行弱视训练。

ⅱ.角膜接触镜矫正：不规则散光配戴角膜接触镜矫正。

ⅲ.屈光角膜手术：角膜楔形切除术，角膜"T"形切开术；角膜表面镜片术；角膜自动板层角膜成形术，以矫正规则散光；不规则散光可以行角膜移植术。

第三节　视网膜脱离

视网膜脱离是视网膜的神经水平层与色素上皮层分离的一种病态。临床上可分为裂孔性、渗出性以及牵引性三大类型。以裂孔性视网膜脱离最为常见，男性患者较女性者多，男∶女为3∶1。

孔源性视网膜脱离：多数病例突然发病，视力下降，也有一些病例有飞蚊症和闪光感等前驱症状，视网膜脱离的相应处有视野缺损。眼底改变视网膜灰白色或暗灰色呈球状或波浪状隆起，其表面可随眼球转动而略有飘动，爬行其上的血管迂回曲折。在脱离的视网膜上有裂孔，眼压一般较低。若眼压过低，则引起虹膜血管性反应，出现KP及阳性Tyndall现象，有时伴有脉络膜脱离。

渗出性视网膜脱离：有存在原发眼病的相应的眼部表现，眼压不低于正常，药物（如激素）治疗，视网膜下积液可减少甚至消失。

牵引性视网膜脱离：可有玻璃体视网膜出血、炎症、外伤或手术史。玻璃体混浊机化，视网膜脱离处存在明显的玻璃体牵引，脱离后的视网膜活动度差，伴有或不伴有裂孔。

治疗以手术为主：术前应反复寻找裂孔，手术的关键是封闭裂孔。可采用激光光凝、透热电凝或冷凝，使裂孔周围产生无菌性的脉络膜视网膜炎症以封闭裂孔。再根据视网膜脱离的具体情况选择放出视网膜下积液、巩膜外硅胶块垫压、巩膜环扎、玻璃体切除或玻璃体内气体或硅油注入等，使视网膜与脉络膜相贴，视网膜复位。渗出性视网膜脱离一般不宜手术，以治疗原发病为主。

一、视野缺损

视野缺损(defect of visual field)指视野范围受损。视野是眼球不动,向前注视一点,所能看到的空间范围,是黄斑中心凹以外的视力。治疗应查找引起视野缺损的原发疾病,针对病因进行治疗。

(一)病因

引起视野缺损的眼科疾病包括视网膜脱离、青光眼、视网膜静脉阻塞、视网膜色素性变性(夜盲症)、视神经炎、视神经萎缩等,以上疾病均在前面章节详细阐述,在此不做赘述。脑瘤或脑血管障碍等也是比较常见的导致视野缺损的原因,大多是由于附近组织疾病侵犯所致,其中以肿瘤压迫最为多见。

(二)视野检查

视野检查是测定被检眼在视觉范围内各特定点的视功能。检查视网膜上不同点的不同光敏感度,以确定其与正常敏感度的偏差,眼病可以引起视野中普遍或局部的视敏度缺失。视野检查就是要早期发现这些缺失并紧密随访,检查选用自动视野计,也可以选择蓝-黄光视野测试模式。

无论是何种原因引起的视野缺损,都是因为病变损害了视野相对应部位的视路神经造成的。不同的疾病引起的视野缺损会表现出相应的特点,因此,临床上根据视野检查结果可以分析查找疾病的病因。

1. 中心暗点　常见于中心性视网膜脉络膜病变、黄斑变性或黄斑裂孔等黄斑部病变、视神经炎及球后视神经炎。

2. 旁中心暗点　常见于青光眼的早期损害。

3. 弓形暗点　常见于青光眼、前部缺血性视神经病变。

4. 环形暗点　青光眼、视网膜色素变性等。

5. 象限性缺损　视交叉以上损害、前部视神经缺血性病变等。

6. 偏盲性视野缺损　视束及视皮质病变。

7. 生理盲点扩大　视神经盘水肿、青光眼、高度近视、视神经盘旁大的近视弧、视神经盘缺损、视神经盘有髓神经纤维、视神经盘黑色素瘤、视神经盘视网膜炎、视神经乳头血管炎。

8. 向心性视野缩小　视网膜色素变性、球后视神经炎、视神经萎缩、中毒性视网膜病变、晚期青光眼、癔症等。

(三)治疗

首先要寻找引起视野缺损的病因,针对病因进行治疗。对症治疗以营养视神经、改善微循环治疗为常用。

二、视物变形

视物变形主要是因为眼部疾病累及黄斑,造成视物变小、变远、扭曲等改变。常见的眼科疾病包括中心性浆液性脉络膜视网膜病变、中心性渗出性脉络膜视网膜病变、视网膜脱离等眼底疾病引起的黄斑水肿。具体见相应疾病的相关章节。

治疗:首先要寻找引起视物变形的病因,针对病因进行治疗。

三、闪光感与幻视

闪光感主要是因为病变刺激眼底视网膜光感受细胞引起的一过性闪电样感觉,临床上最常见的是玻璃体后脱离、视网膜脱离等病变,也可见于视网膜脉络膜炎、眼球外伤、玻璃体混浊、颅脑外伤等疾病。

(一)玻璃体后脱离

玻璃体后脱离(posterior detachment of vitreous,PVD)指玻璃体后皮质从视网膜内表面分离,通常在玻

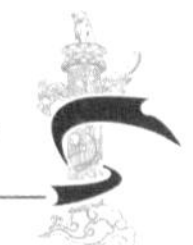

璃体液化的基础上发生。随着玻璃体中央部的液化腔扩大，玻璃体后皮质层变薄并出现裂口，液化的玻璃体通过裂口进入玻璃体后间隙，使后皮质与视网膜迅速分离。

1. 临床表现　多数患者当玻璃体后脱位发生时没有急性症状，有人会有闪光感，眼前有漂浮物。在PVD形成过程中，有部分粘连紧密的部位产生牵拉力，随着眼球转动，飘动的玻璃体皮层对视网膜产生前后方向或切线方向的牵拉力。由于周边部视网膜较薄并且容易变性。在高度近视眼黄斑部也容易发生变性，这种牵拉可造成周边部的视网膜裂孔或黄斑孔。液化的玻璃体通过视网膜裂孔，进入神经感觉层之下，即发生孔源性视网膜脱离。

2. 检查及诊断　根据临床表现及眼部B超、OCT可以确诊。

3. 治疗　仅有玻璃体后脱离的患者无须特殊治疗，嘱患者避免剧烈活动，定期复查眼底。如果出现危害视网膜的病变时，对因治疗。

（二）视网膜脱离

见视网膜脱离相关章节。

四、立体视觉障碍

（一）双眼视觉

1. 概念　双眼视觉是指双眼协调、准确、均衡地同时工作，使某一物体反射的光线成像在视网膜，形成两个有轻微差异的物像，通过视觉通路传送至大脑，在皮质高级中枢进行分析、整合、加工，形成一个有三维空间深度感完整印象的过程。这也是立体视觉形成的过程。

双眼视觉是人类在发展进化过程中逐渐形成的，是对认识和适应环境的一种完善，低等动物两眼位于两侧，视神经完全交叉到对侧，没有双眼单视。而人的眼睛在进化中逐渐由头的两侧移向正前方，使两眼的视野得以最大限度地重合，两眼的视神经半数交叉到对侧，直到视皮质。双眼视觉的发育开始于出生后4个月，高峰在1～3岁，3～4岁立体视接近成人水平，通过反复的视觉锻炼直到5～6岁时双眼视觉才逐渐发育成熟和完善。立体视觉是双眼视觉的最高级功能，正是因为形成了立体视觉，人类才能更准确地获得外界物体形状、方位、距离等概念，才能正确判断并适应自身与客观环境间的位置关系。这种视觉认知方面的完善，对人类进行创造性的劳动和进化，起了极重要的作用。

2. 分级　双眼视觉在临床上由简单到复杂共分为三级，被称为三级融合功能，即同时视、融合视和立体视。

(1)同时视：为最低级的也是最基本的双眼视功能，代表单纯知觉方面的融合功能。

(2)融合视：为第二级融合功能。它是在同时视的基础上，视中枢两眼对应点物像综合为一个完整影像的功能。

(3)立体视：也称为立体功能。它是融合功能的第三级，也是最高级的双眼单视功能，是在上面两级功能的基础上，建立的具有三维空间的视觉功能。

（二）立体视觉障碍

立体视觉障碍常见于斜视、弱视等眼科疾病。

1. 斜视　见斜视相关章节。

2. 弱视　弱视是较为常见的儿童性眼病，凡眼部无明显器质性病变，以功能性为主所引起的远视力低于0.8且不能矫正者均列为弱视。在我国发病率为1.3%～3.0%。

(1)临床表现及分类

1)临床表现：①视力低下，远、近裸眼视力和矫正视力低于0.8。②拥挤现象，对单个视标的识别能力比对同样大小在排列成行的识别能力要高得多。③对比敏感性功能降低。④电生理检查，视网膜电图(electroretinogram，ERG)b波振幅降低。视觉诱发电位(visual evoked potential，VEP)潜伏期延长。⑤眼底及注视性质，眼底检查无引起视力低下的眼底疾病，如眼底正常则诊断发育性弱视很可能是正确的。查弱视者不同的注视性质(中心注视、旁中心注视、黄斑注视或周边注视)，这对估计预后及指导治疗有着重要临床意义。

2)分类:①斜视性弱视,是由于眼位偏斜而发生复视,为了消除复视及视觉紊乱,视皮质中枢主动抑制由斜视眼黄斑输入的视觉冲动,该眼黄斑部的功能长期被抑制而形成弱视。②屈光不正性弱视,多见于远视眼,由于调节有限,又未戴矫正眼镜,患者看近、看远都不能获得清晰物像而形成弱视。③屈光参差性弱视,由于两眼屈光参差较大,致视网膜成像大小不等,融合困难。视皮质中枢只能抑制来自屈光不正较大眼的像,日久发生弱视。④形觉剥夺性弱视,在婴幼儿期因屈光间质混浊(如先天性、外伤性白内障、角膜混浊)、上睑下垂长期遮盖患眼,光刺激不能进入眼内,妨碍黄斑接受形觉刺激,使视功能发育受到抑制。⑤先天性弱视,是器质性的弱视,如新生儿视网膜或视路出血、微小眼球震颤。由于视觉剥夺和异常双眼相互作用,使视皮质产生神经生理性异常和外侧膝状体产生形态学的改变。

(2)诊断:①轻度弱视,矫正视力为0.6~0.8;②中度弱视,矫正视力为0.2~0.5;③重度弱视,矫正视力为≤0.1。

(3)治疗:弱视治疗最佳年龄是2~6岁,因为这一时期是婴幼儿的视觉敏感期,治疗效果最好而且疗效容易巩固。一般13岁以后治疗较困难,视力提高不明显。

1)中心注视的弱视治疗

ⅰ.遮盖疗法:分为完全或部分遮盖。遮盖健眼,强迫弱视眼注视,并用弱视眼做精细工作(如描画、弹琴、穿珠等)。一般建议1岁儿童用3∶1规律,遮盖健眼3 d,盖弱视眼1 d,促使健眼注视,以免发生遮盖性弱视。2岁用4∶1规律,3~4岁以上的儿童可以6∶1或者适当延长遮盖时间。每3周复诊1次,复诊时必须查双眼视力及矫正视力。若在治疗过程中出现健眼视力下降,则打开遮盖健。若弱视眼经过治疗,视力提高到1.0后,将全日遮盖改为部分遮盖,每日打开健眼2 h,1个月后,如视力不下降,每日打开4 h,以后逐渐改为6 h、8 h、全日打开。

ⅱ.视刺激疗法(光栅疗法):也称CAM刺激仪疗法。利用反差强,空间频率不同的条栅作为刺激源来刺激弱视眼以提高视力,条栅越细,空间频率越高。治疗时遮盖健眼,接通电源使条栅盘旋转,令患儿用弱视眼在有图案的塑料圆盘上描画,每次7 min,每天1次,10 d为1个疗程。以后随着视力的提高逐渐延长治疗间隔时间直至每周1次。

ⅲ.压抑疗法:光学药物压抑疗法,本法原理是用过矫或欠矫镜片以及每日点阿托品眼药水于健眼抑制健眼功能,弱视眼则戴正常矫正镜片看远或戴过矫的镜片以利看近。压抑疗法有压抑看近、压抑看远、完全压抑及交替压抑,适用于中度弱视、年龄稍大又不愿做遮盖治疗的患儿,有利于双眼视功能的建立。

2)旁中心注视的治疗

ⅰ.常规遮盖法:是治疗旁中心注视最有效的办法,视力的提高和注视点的转变都是最快和最好的,应当优先采用。

ⅱ.后像疗法:平时遮盖弱视眼,以防止旁中心注视巩固,治疗时遮盖健眼,此法适用于注意力集中,能配合治疗的稍大儿童,而且是用其他方法治疗无效的旁中心注视性斜视。后像疗法的目的是将旁中心注视转变为中心注视,以利弱视视力提高。治疗每次时间15~20 min,每日1~2次。待视力进步后逐渐缩小后像镜的暗点,使弱视眼的注视点逐渐向黄斑移位,转变为中心注视后改用常规遮盖疗法,继续治疗。

ⅲ.红色滤光胶片疗法:是按照视网膜解剖生理设计,黄斑中央凹锥细胞对红光很敏感,视杆细胞极不敏感。治疗方法:平时遮盖健眼,在弱视的矫正眼镜片上加一块规则(波长为640 nm)红滤光胶片,使旁中心注视自发改变中心注视。当改变中心注视时,去掉红色滤光片,继续常规遮盖法。

ⅳ.Haidinger刷现象:利用Haidinger刷现象制成旁中心注视协调器来矫治旁中心注视性弱视。治疗时用弱视眼注视旋转的毛刷和圆形视标,努力使光刷中心移至圆形视标中央部,消除旁中心注视,建立中心注视。适用于旁中心注视点在3°范围内。

3)综合疗法:刘家崎教授对弱视不同治疗方法比较后认为,戴矫正眼镜的同时,常规遮盖健眼,用弱视眼注视。配合精细工作应是首选方法。为了缩短治疗弱视的疗程,在此基础上配合CAM疗法。旁中心注视性弱视通过上述治疗3个月仍不能改变注视性质者,弱视眼在此基础上可采用后像、红色滤光胶片、Haidinger刷等疗法,待视力提高后可考虑双眼单视功能训练及眼位矫正等,以获得双眼单视功能。

（4）疗效标准及预后：①无效，视力退步、不变或提高 1 行；②进步，视力提高 2 行或 2 行以上；③基本痊愈，矫正视力提高至 0.9 或以上；④痊愈，经过 3 年随访，视力仍保持正常。

若有条件可同时接受其他视功能训练，以求建立双眼单视功能。

先天性白内障所致的形觉剥夺性弱视预后最差。屈光不正及斜视性弱视预后良好，对治疗有良好反应。屈光参差预后介于斜视性及形觉剥夺性之间。弱视治愈后，开始 6 个月每月复查 1 次，如无视力下降每半年复查 1 次，持续 3 年为止。

第四节　眼感觉异常

一、眼　干

眼干可以分为主观症状和客观症状。主观症状主要指患者自觉眼睛干涩，而不伴有泪液分泌的减少；客观症状是指患者因泪液分泌减少或者蒸发过快造成的眼部干涩等不适。以眼干为主要表现的眼科疾病主要包括眼干燥症、结膜炎、眼睑闭合不全。

（一）眼干燥症

眼干燥症是指由多种因素所导致的，以眼睛干涩为主要症状的泪液分泌障碍性眼病，常伴有双眼痒感、异物感、烧灼感，或畏光、视物模糊、视力波动等表现。

眼干燥症的病因主要包括以下几个方面。①水液层泪腺泪液分泌不足是最常见的干眼角度原因；先天性无泪腺、老年性泪腺功能降低或是一些自身免疫性疾病造成泪腺发炎、外伤、感染、自律神经失调，长期点某些眼药水或服用某些药物都会造成泪液分泌不足；长期戴隐形眼镜者。②油脂层分泌不足：由于眼睑疾病造成睑板腺功能不良。③黏蛋白层分泌不足：多见于缺乏维生素 A_1 者、慢性结膜炎、化学性灼伤等。④泪液过度蒸发、泪膜分布不均匀：眼睑疾病造成眼睑闭合不良、眨眼次数减少、长时间停留在冷气房或户外强风燥热的环境中。

1. 临床表现　包括眼睛干涩、容易疲倦、眼痒、有异物感、痛灼热感、分泌物黏稠、怕风、畏光、对外界刺激很敏感；有时眼睛太干，基本泪液不足，反而刺激反射性泪液分泌，而造成常常流泪；较严重者眼睛会红肿、充血、角质化、角膜上皮破皮而有丝状物黏附，这种损伤日久则可造成角结膜病变，并会影响视力。

2. 实验室检查

（1）泪液分泌试验：正常值为 10～15 mm，5～10 mm 为低分泌，<5 mm 为干眼。

（2）泪膜破裂时间：<10 s 为泪膜不稳定。

（3）泪液蕨类试验：黏蛋白缺乏者，例如眼类天疱疮、Stevens-Johnson 综合征，其“蕨类”减少甚至消失。

（4）活检及印迹细胞学检查：眼干燥症患者结膜杯状细胞密度降低、细胞核浆比增大、上皮细胞鳞状化生、角膜上皮结膜化。通过计算结膜中杯状细胞密度，可间接评估疾病严重程度。

（5）荧光素染色：阳性代表角膜上皮缺损。还可以观察泪河的高度。

（6）虎红染色：敏感性高于荧光素染色，角膜、结膜失活细胞着染色为阳性细胞。

（7）泪液溶菌酶含量：含量<1 200 μg/ml，或溶菌区<21.5 mm^2，则提示眼干燥症。

（8）泪液渗透压：眼干燥症和接触镜佩戴者，泪液渗透压较正常人增加 25 mOsm/L。如>316 mOsm/L，可诊断眼干燥症。

（9）乳铁蛋白：<69 岁的患者如低于 1.04 mg/ml，70 岁以上的患者如低于 0.85 mg/ml，则可诊断眼干燥症。

（10）泪液清除率检查：目的在于了解泪液清除有无延迟。应用荧光光度测定法检测。

(11)干眼检测仪或泪膜干涉成像仪:了解泪膜脂质层,眼干燥症尤其脂质缺乏性眼干燥症(aqueous tear deficiency,LTD)患者可见泪膜脂质层异常,与标准图像比照可推测干眼严重程度。

(12)角膜地形图检查:了解角膜表面的规则性,干眼患者的角膜表面规则参数比正常人增高,且参数越高干眼就越重。

(13)血清学检查:了解自身抗体的,干燥综合征患者长见抗核抗体(antinuclear antibody,ANA)、类风湿因子等阳性。此项有利于免疫性疾病所致眼干燥症的诊断。

3. 治疗

(1)局部治疗

1)消除诱因:应避免长时间使用电脑,少接触空调及烟尘环境等干眼诱因;睑板腺功能障碍者应注意清洁眼睑、应用抗生素等。

2)泪液成分的替代治疗:应用自体血清或人工泪液,严重患者应尽量使用不含防腐剂的人工泪液。

3)延长泪液在眼表的停留时间:可戴湿房镜、硅胶眼罩、治疗性角膜接触镜等。

4)其他:避免服用可减少泪液分泌的药物,如降血压药、抗抑郁药、阿托品类似物等;有免疫因素参与的类型可加用免疫抑制剂或短期局部使用激素;手术治疗等。

(2)全身治疗:主要是改善患者的营养状况,防止继发感染。食用含维生素A丰富的食物,如牛奶、鸡蛋、含胡萝卜素的蔬菜,口服鱼肝油等。

目前尚无有效治疗,为了减少痛苦可频繁滴入生理盐水、人工泪液或抗生素眼膏;或用电烙封闭小泪点,以减少泪液的流出。对于眼睑闭合不全所致的眼球干燥,可行眼睑成形术。

(二)结膜炎

见结膜炎相关章节。

二、眼　痒

眼痒包括眼睑皮肤、球结膜等部位的发痒,伴或不伴刺激症状如干涩、疼痛、畏光、流泪等,多见于过敏性结膜炎、眼干燥症、眼睑炎、眼部手术恢复期等。过敏性结膜炎、眼干燥症见本书相关内容。以睑缘炎为例:睑缘炎是睑缘皮肤、睫毛毛囊及其腺体的亚急性、慢性炎症。睑缘部位富于腺体组织和脂肪性分泌物,易沾染尘垢和病菌致感染。临床上分3型:鳞屑性、溃疡性、眦部睑缘炎。

1. 病因　鳞屑性者为睑缘湿疹皮炎,由腺体分泌过多继发感染引起。溃疡性者是睫毛毛囊和睑缘皮肤受葡萄球菌感染所致,眦部睑缘炎为摩-阿(Morax-Axenfeld)双杆菌所致。此外,也与核黄素缺乏、慢性全身疾病有关。睑缘炎一般病程较长,坚持用药疗效尚好。睑缘炎的发病诱因为理化因素、屈光不正、不良卫生习惯等。

2. 临床表现　①眼睑部有烧灼感,可有刺痒、刺痛。②鳞屑性者睑缘发红,睫毛根部可见鳞屑或痂皮;睫毛易脱,能再生;溃疡性者有出血性溃疡及脓包,日久睫缘肥厚,秃睫或睫毛乱生;眦角性者眦部皮肤浸渍或糜烂,常合并眦部结膜炎。

3. 诊断依据　①睑缘皮肤潮红,有鳞屑或痂皮、糜烂、脓包等表现;②日久并发结膜炎、秃睫、睑缘肥厚。

4. 治疗　①病因治疗;②保持局部清洁;③局部抗生素治疗,早期轻型病例以局部点眼液、眼膏及其他辅助药为主;④对症支持治疗。

三、流　泪

流泪是指在有或无刺激因素的情况下双眼泪液的溢出。根据病因不同,可以分为泪液产生过多型和泪液流通受阻型;前者多因外界刺激性因素或者眼部疾病的刺激造成泪腺分泌泪液过多,后者多因泪道疾病造成泪液流通受阻,不成正常通过泪道流入鼻腔而造成流泪。常见的引起流泪的眼部疾病有结膜

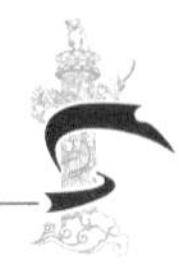

炎、角膜炎、倒睫、泪道阻塞、泪囊炎等。

1. 结膜炎　见结膜炎相关章节。

2. 角膜炎　因不同原因造成的角膜组织炎症，包括细菌性角膜炎、病毒性角膜炎、真菌性角膜炎等。

(1)细菌性角膜炎：细菌性角膜炎是由细菌引起的严重的急性化脓性角膜炎症。

1)临床表现：发病较急，常在角膜外伤后24～48 h发病。有眼痛、畏光、流泪、眼睑痉挛等刺激症状。多伴有视力下降、分泌物多，睫状充血或混合充血，部分患者角膜可出现局限性混浊及溃疡，严重者可发生角膜穿孔及前房积脓。

2)诊断要点：①急性发病，有外伤史或慢性泪囊炎病史；②有眼痛等刺激症状；③睫状充血或混合充血；④角膜局灶性混浊、溃疡，荧光素染色阳性，角膜穿孔；⑤实验室检查可找到致病细菌。

3)治疗：①急性期用高浓度的抗生素眼药水频繁滴眼，如诺氟沙星、庆大霉素、妥布霉素等眼药水，1次/2 h，抗生素眼膏如氧氟沙星眼膏、妥布霉素眼膏每晚1次；②结膜下注射，如庆大霉素2万U、头孢孟多100 mg、头孢唑林100 mg，药液量为0.5 ml，如为铜绿假单胞菌感染，可用多黏菌素眼药水及结膜下注射；③用5%碘酊液灼烧角膜溃疡基底及边缘；④有慢性泪囊炎者应及时治疗；⑤重者为预防虹膜睫状体炎并发症，应用1%阿托品眼药水散瞳；⑥其他，热敷、口服维生素等。

(2)病毒性角膜炎：病毒性角膜炎多由单纯疱疹病毒引起，使角膜形成不同形状和不同深度的混浊或溃疡的角膜炎症，是一种常见的致盲性眼病。其特征是反复发作，近些年发病率有上升的趋势。

1)诊断要点：①有热病史等复发诱因，自觉症状同其他型角膜炎；②角膜病变呈树枝状、地图状溃疡及盘状深层混浊等不同形状；③病程长，反复发作；④多为单眼发病，也可双眼发病；⑤角膜知觉减退。

2)治疗

ⅰ.治疗原则：上皮性和溃疡型病变，需用抗病毒药物，禁用激素。因免疫反应引起的盘状角膜炎可谨慎用激素，同时用抗病毒药物。

ⅱ.治疗方法如下。①抗病毒药物：碘苷(疱疹净)，0.1%眼药水每1～2 h一次，或0.5%眼膏每日5次。阿糖胞苷，结膜下注射0.2%溶液0.3～0.6 ml隔日或每周1～2次。安西他滨(环胞苷)，0.05%眼药水每1～2 h 1次或用0.1%眼膏每日2次。也可结膜下注射1%溶液0.3 ml。阿糖胞苷，3%眼膏每日5次涂眼。阿昔洛韦，0.1%眼药水每日6次，或3%眼膏每日5次。也可口服，200 mg，每日5次；静脉滴注，50 mg/kg，每日1次。曲氟尿苷(三氟胸腺嘧啶核苷)，1%～5%溶液，每日4～6次，1%眼膏每日1次。利巴韦林(病毒唑)，0.5%溶液，每日4～6次。更昔洛韦(丙氧鸟苷)，0.1%～0.2%溶液，1次/h；0.5%～1%眼膏，每日2～5次。②干扰素：人血白细胞干扰素8万～16万U/ml溶液滴眼，5万～40万U结膜下注射。③聚肌胞：0.1%点眼；结膜下注射1 mg，每周2次；肌内注射2 mg，隔日1次。④左旋咪唑：口服50 mg，每日2次，每周连服3 d。⑤皮质类固醇：尽量要低浓度，少次数，局部用药为主。并应递减，不可骤停。⑥清创疗法：用湿棉棒擦去角膜病变区及其周围溶解组织。用棉签蘸碘酒涂布溃疡区，用生理盐水冲洗。用1.5 mm冷冻头，温度为-80～-60 ℃，冷冻角膜溃疡面，每点3 s，反复2～4次。⑦手术疗法：病情严重、溃疡或瘢痕大，视力在0.1以下者可行穿透性角膜移植术。

(3)真菌性角膜炎：真菌性角膜炎是由真菌侵犯角膜发生的严重的化脓性角膜溃疡，发病前常有植物性眼角膜外伤。眼局部皮质激素和广谱抗生素滥用也可诱发。夏、秋季节发病率高，常见于农民和老年体弱者以及近年有戴接触镜感染者。

1)病史及临床表现：①农作物眼外伤史，发病慢，病程长，久治不愈；②与溃疡相比，眼部刺激症状相对较轻；③角膜病灶表面稍隆、干燥，可见卫星灶、免疫环；④前房积脓黏稠，不呈液平面；⑤涂片和培养可找到真菌；⑥角膜共焦显微镜检查可发现菌丝、孢子及炎症细胞。

2)检查：①涂片法，在溃疡边缘刮取角膜坏死组织，涂在载玻片上，在显微镜下找真菌丝及孢子；②涂片染色法，病灶组织可用Giemsa染色、Gram染色或六胺银染色法等，在显微镜下找到被染色的真菌丝；③真菌培养，用沙氏培养基培养；④共焦显微镜检查。

3)治疗

ⅰ.治疗原则：及时有效地抗真菌治疗，溃疡愈合后应该用药半个月以上，以防复发。禁用皮质激素。

ⅱ.治疗方法：①抗真菌药物。咪康唑，用5%葡萄糖注射液配成1%溶液，滴眼，1次/h。1%眼膏，每

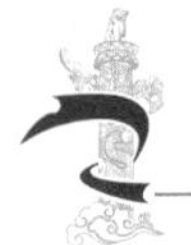

晚1次涂入结膜囊内。结膜下注射10 mg,每日或隔日1次。400~600 mg静脉滴注,1次/d。酮康唑:每日200~400 mg,口服。0.2%氟康唑溶液:滴眼,1次/h;0.2%氟康唑溶液0.4 ml,结膜下注射,每日或隔日1次;2 mg/ml静脉注射滴注,每日1次,每次100 ml。克霉唑:1%混悬液滴眼,1次/h;1%~3%眼膏,2~3次/d;口服1.0 g,3次/d。②其他疗法。1%~2%碘化钾溶液滴眼,3~4次/d。2.5%~5%碘酊灼烧溃疡面。用1%丁卡因溶液点眼一次后,用毛笔样棉签蘸碘酊涂溃疡面,再点一次丁卡因,立即用生理盐水冲洗,涂咪康唑眼膏,包盖。注意蘸碘酊不宜过多,以免烧伤健康角膜。1%阿托品溶液散瞳。③手术疗法。抗真菌治疗病情不能控制,角膜穿孔者可行治疗性穿透性角膜移植术。

3.倒睫　倒睫是指睫毛向后方生长,以致触及眼球的不正常状况。倒睫是儿童、青少年以及老年人中比较常见的外眼病,主要是睫毛的生长方向发生异常。生长方向异常的睫毛,尤其是倒向角膜表面生长的睫毛,不但经常摩擦角膜上皮,引起异物感、怕光、流泪等症状,还会引起眼球充血、结膜炎、角膜上皮脱落、角膜炎、角膜血管翳、角膜溃疡、角膜白斑,进而影响视力。

(1)病因:倒睫的原因很多,儿童及青少年主要是由于睫毛的生长方向异常,下睑的赘皮,有时下睑赘皮联合内眦赘皮,以及先天性的眼睑内翻引起。中老年人主要是由眼睑结膜的炎症以及睑缘部瘢痕收缩所致,以及各种原因引起的眼睑内翻。引起倒睫的原因主要有两类,包括不伴有眼睑内翻的倒睫和伴有眼睑内翻的倒睫。眼睑内翻一定可以引起倒睫,但是倒睫不一定都伴有眼睑内翻,倒睫可以单独存在。睑内翻是指睑缘向眼球方向内卷的异常状态。

(2)临床表现:患者常有疼痛、眼红、流泪、怕光、持续性异物感,眼睛分泌物增多。儿童多不愿意抬头,怕光不愿意配合手电或者裂隙灯检查。在睫毛长期的摩擦下,结膜充血、角膜上皮点状或者弥漫性损伤或者角膜上皮部分脱落、角膜浅层混浊、角膜新生血管、角膜血管翳、角膜上皮变厚、角膜上皮角化、角膜溃疡、角膜白斑导致视力下降甚至严重者导致失明。

(3)并发症:①结膜的炎症,由于睫毛的反复刺激结膜和角膜,因此结膜炎比较难以治愈,常常容易反复发作,流泪、分泌物时常有出现,结膜炎症反复且长期不愈时,有的患者出现结膜瘢痕,少数出现局部睑球粘连;②角膜的改变,倒睫可以引起角膜上皮点状或者弥漫状损伤,角膜上皮的脱落、角膜浅层混浊、角膜血管翳、角膜上皮角化、角膜溃疡、角膜白斑,进而影响视力;③其他,除了角膜病变影响视力以外,倒睫有时引起散光也可以影响视力,在儿童患者如果散光明显的话,少部分还可以引起弱视。

(4)治疗

1)对于婴幼儿及儿童的倒睫的治疗:由于有些婴幼儿比较胖,鼻根部扁平,发育欠饱满,加上有的患儿有下睑赘皮或者联合有内眦赘皮,可以造成下睑倒睫或者造成下睑内翻,程度较轻者可随年龄增长而自愈。由于婴儿睫毛一般细小柔软,刺激症状一般不明显,保守治疗无效时方可以考虑手术治疗,一般在患儿3岁以后手术。有的患儿随着年龄的增长,鼻梁的发育,先天性睑内翻常可自行消失,一般不急于手术,可以经常扒其下睑,有时下睑可以粘贴胶布(但是已经极少使用,胶布会引起幼儿娇嫩的皮肤过敏,皮疹或者糜烂),另外,同时配合消炎的眼药水和促进角膜上皮修复的眼药水点眼。若5~6岁时,睫毛严重刺激角膜,流泪又多的情况下,可以考虑手术。较小儿童可以采用缝线矫正术,它是利用缝线牵拉的力量,将睑缘向外牵拉,此种方法简单,全身麻醉时间短,安全,但是容易复发,部分患者数月或者数年后复发。如果年龄较大,内翻严重者可行下睑皮肤和眼轮匝肌的部分切除术,此手术方法成功率较高,效果持久,但是需要采取下睑眼袋切口,或者上睑重睑切口,手术全身麻醉时间略长,有的患者术后会留有下眼睑的瘢痕,有一部分患者会留下下眼睑双眼皮的外观。

2)对于成人不伴有眼睑内翻的数量较少的局部性倒睫,常用的处理方法如下。①拔除法:倒睫数量不多时可以直接用睫毛镊拔除,简单有效,但是由于睫毛的毛囊并没有破坏,几周内易复发。再次长出的睫毛会更粗更硬,刺激角膜,因此拔除只是在条件简陋没有其他办法的情况下,或者在其他方法都尝试无效的情况下,不得已而为之。②电解法:电解破坏毛囊并拔除,有时需要反复多次才能达到理想效果,成功率10%~20%。③冷冻治疗:可以解除众多的倒睫,潜在的并发症有皮肤的色素脱失,术后的睑缘切迹,对睑板腺的损害和对泪膜稳定性的影响。④激光治疗:激光分离术,对少数散在分布的倒睫是有效的。⑤显微镜直视下手术切除毛囊治疗:可在显微镜直视下将毛囊切除;若倒睫数量多,可楔形切除或前板层切除,对于其他方法无法处理的局部成簇的倒睫有效。

3）对于倒睫数量较多的和伴有眼睑内翻的患者，常采用以下手术方法治疗。①上睑埋线法矫正内翻倒睫：此法适合年轻、上睑皮肤较薄、不松弛、皮下脂肪不多、内眦赘皮不明显的上睑轻度内翻倒睫的患者。②下睑缝线压管法矫正下睑内翻倒睫：又称下穹窿皮肤缝线术，适合部分先天性睑内翻、痉挛性睑内翻及退行性睑内翻。③皮肤眼轮匝肌切除术：适合于青少年伴有下睑赘皮的内翻倒睫和部分老年人的退行性内翻倒睫，通过睑缘附近皮肤和肥厚眼轮匝肌的切除，增加皮肤张力，加强紧张性，阻止眼轮匝肌超过睑缘，深部固定法缝合切口。④眼轮匝肌缩短术：适合退行性眼睑内翻。⑤睑板楔形切除术（Hotz术）：瘢痕性睑内翻引起的倒睫，手术切除部分肥厚的睑板，借以恢复睑缘的位置，解除睑结膜、睑板的向内牵拉的作用，矫正睑板的异常状态。⑥睑板切断术：适合眼睑变形和肥厚不明显的病例，其原理在于将睑板自睑板下沟处切断，解除瘢痕的牵引，缝线结扎使睑缘恢复到正常的位置。⑦睑缘灰线切开术：适合内翻程度在整个眼睑不一致的患者或者做其他手术方式仍有部分倒睫未能完全矫正者。

4. 泪道阻塞　泪道狭窄或（和）阻塞为先天异常、外伤、炎症或异物、肿瘤所致。可发生于3个部位：泪小点狭窄或（和）阻塞、泪小管狭窄或（和）阻塞，以及较常见的鼻泪管狭窄或（和）阻塞。

（1）临床表现：患者有不同程度的溢泪。长期拭泪可造成下泪点外翻、局部皮肤湿疹，有时有慢性泪囊炎的临床表现。泪小点狭窄或（和）阻塞者，可发现泪小点开口狭小或（和）阻塞。泪道冲洗或探通，可了解泪小管、鼻泪管狭窄或（和）阻塞部位。

（2）检查：常规检查视力，仔细检查外眼局部情况。泪道冲洗或探通可明确狭窄或（和）阻塞部位。有条件的，可行泪道造影检查。儿童患者可将2%荧光素钠滴入结膜囊内，如泪道通畅，鼻腔分泌物被染成绿色。

（3）治疗：①泪小点狭窄或（和）阻塞者，可用泪小点扩张器扩张，有明确异物时，则取出异物后做泪道冲洗；②泪小管狭窄和（或）阻塞者，可用不同粗细的泪道探针逐渐扩张、探通，切忌强行探通形成假道，也可采用穿线插管法，严重病例，可采用结膜泪囊吻合术、插管术；③鼻泪管狭窄或（和）阻塞者，可行探通插管术，也可行鼻腔泪囊吻合术或泪囊摘除术。

5. 泪囊炎　泪囊炎分为急性泪囊炎和慢性泪囊炎。

（1）急性泪囊炎：由慢性泪囊炎转变而来或因创伤和鼻黏膜感染而急性发生。致病性微生物有肺炎双球菌、金黄色葡萄球菌、L-型溶血性链球菌、流感病毒等。

1）临床表现：泪囊部（内眦韧带下方）红、肿、热、痛明显，常波及眼睑及颜面部。结膜充血、水肿，眼睑肿胀，颌下及耳前淋巴结肿大。全身可有发热、不适。白细胞显著增多。泪道冲洗不通。数日后局部形成脓肿，破溃排出脓液后炎症消退。易形成泪囊瘘管，并反复发作。

2）检查：常规检查视力，仔细检查外眼情况。排出物可做细菌培养及药物敏感试验。此外，应注意一般情况、体温，以及周围血象变化，并及时复查。

3）治疗：①早期局部湿热敷，全身应用广谱抗生素；②脓肿成熟时，应及时切开排脓，放置橡皮引流条，炎症消退后，可施行泪囊摘除或鼻腔泪囊吻合术。

（2）慢性泪囊炎

1）病因：主要原因为鼻泪管阻塞，多由沙眼及慢性鼻腔疾患造成泪道阻塞引起。致病菌以肺炎双球菌、金黄色葡萄球菌及链球菌为主。

2）临床表现：多见于中老年女性。泪溢使泪囊部皮肤潮红、糜烂，出现慢性湿疹表现。挤压泪囊区有黏液性或黏脓性分泌物自泪小点溢出。鼻侧球结膜充血。如泪囊区分泌物长期不排出，则泪囊可逐渐增大形成囊肿，突出于泪囊部。

3）检查：常规检查视力，仔细检查外眼情况，排出物可做细菌培养及药物敏感试验。

4）治疗：经常挤压出泪囊内分泌物，频繁使用抗生素滴眼液。用抗生素溶液做泪道冲洗，及时探通及扩张泪道。数次无效者，可考虑施行鼻腔泪囊吻合术或泪囊摘除术。

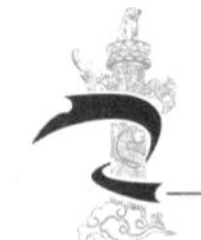

四、畏　光

畏光是眼睛不能耐受光线的刺激的一种症状，常伴有眼睑痉挛流泪，常见的眼部疾病包括结膜、角膜异物、角膜炎及角膜外伤，虹膜炎、结膜炎也可以引起畏光，扩瞳也可引起畏光。如婴幼儿出现畏光，有些非炎症性的眼睛疾病也会引起眼睛畏光，如白化症、虹膜缺损、自体遗传造成的全盲症等。有些全身性疾病也会引起眼睛畏光现象，如偏头痛、三叉神经痛、脑膜炎、蜘蛛膜下腔出血、甲状腺功能亢进及头部外伤者，都会有畏光现象，先天性青光眼或本身的虹膜颜色较淡者，对于光线也较无法阻挡。

1. 结膜炎　见结膜炎相关章节。

2. 角膜炎　见角膜炎相关章节。

3. 角膜异物　角膜异物是指灰尘、小昆虫、金属碎块及木屑等异物意外进入眼内角膜所致的一种眼科急症。

(1)临床表现：异物感、畏光及流泪很突出，异物进入瞳孔区者可以引起视力障碍。

(2)诊断要点：①有异物进入眼内病史；②异物感、畏光及流泪等临床表现，异物进入瞳孔区者可引起视力障碍；③体检时角膜缘有深充血，不感染者见异物周围角膜有灰白色浸润环；④角膜内可发现异物，异物有角膜的深度不能确定时，可用裂隙灯显微镜检查。

(3)治疗：①可用1%丁卡因或4%可卡因滴眼或者盐酸奥布卡因眼液点眼表面麻醉后，在裂隙灯下剔除异物，注意异物一定要剔除干净，金属异物形成锈斑者也要将锈斑一并去除，并滴抗生素眼液或者眼膏预防感染；②畏光者可用眼罩或墨镜遮盖受伤眼睛。

五、眼　痛

多种眼部疾病都会伴随眼部疼痛表现，根据疼痛性质的不同又分为钝痛、刺痛、胀痛等。根据疾病的原因不同，可以分为炎症性、外伤性、神经性疼痛等。

(一)睑板腺炎

睑板腺炎俗称麦粒肿，系眼睑腺体及睫毛毛囊的急性化脓性炎症。根据发病部位不同，可分为外麦粒肿和内麦粒肿两种。化脓性细菌(以葡萄球菌多见)感染，引起睫毛毛囊皮脂腺或汗腺的急性化脓性炎症，称为外麦粒肿；而引起睑板腺急性化脓性炎症的，则称为内麦粒肿。

1. 临床表现

(1)外麦粒肿：睑缘部红、肿、热、痛，触痛明显。近外眦部者常伴有颞侧球结膜水肿。数日后，睫毛根部出现黄脓点，溃破排脓后痊愈。炎症严重者，常伴同侧耳前淋巴结肿大、压痛，或可伴有畏寒、发热等全身症状。

(2)内麦粒肿：眼睑红肿较轻，但疼痛较甚。眼睑红、肿、热、痛，睑结膜面局限充血、肿胀，2～3 d后其中心可见黄脓点。自行穿破，脓液排出后痊愈。

2. 治疗

(1)脓肿形成前，应局部热敷。

(2)使用抗生素滴眼液及眼膏：左氧氟沙星眼液，3～4次/d。氧氟沙星/妥布霉素眼膏，睡前涂抹。

(3)反复发作及伴有全身反应者，可口服抗生素类药物。

(4)脓肿成熟时需切开排脓。应注意对外麦粒肿，其皮肤切口方向应与睑缘平行；对内麦粒肿，则其睑结膜面切口方向须与睑缘垂直。切忌挤压排脓，以免细菌随血流进入海绵窦引起脓性栓塞而危及生命。

(二)急性泪囊炎

见泪囊炎相关章节。

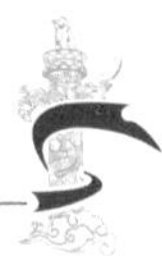

（三）角膜炎

见角膜炎相关章节。

（四）青光眼

见青光眼相关章节。

（五）眼外伤

1. 眼球钝挫伤　眼球钝挫伤是由各种钝器击伤眼部所造成的损伤。

（1）结膜挫伤：诊断如下。

1）病史：确定创伤性质，是否有眼球破裂，对结膜损伤部位的巩膜仔细检查，散瞳检查相应视网膜。

2）症状：轻微疼痛，异物感。

3）体征：球结膜水肿、增厚；球结膜下有色调均匀、边界清楚的红色出血斑。出血多时，球结膜呈紫红色隆起（一般1～2周可自行消退）。

（2）结膜裂伤：轻度的结膜外伤性出血或水肿，数日内可自行吸收，无须特殊处理。出血量多时早期冷敷，4～5 d后再做热敷。裂伤不足5 mm，可无须缝合，可自然愈合。结膜伤口>5 mm者应仔细对位缝合。无论缝合与否，1周内要用抗生素眼药水及眼膏。

（3）角膜挫伤

1）诊断：可出现疼痛、畏光、流泪及视力减退。可见睫状充血，角膜增厚、混浊，后弹力层可出现皱褶。板层间出现裂伤，严重暴力挫伤可使角膜全层破裂常伴眼内容物脱出。

2）治疗：角膜基质水肿、混浊者，可局部滴用皮质类固醇、高渗溶液及散瞳药，6个月以上顽固混浊，可考虑角膜移植。角膜破裂者，应手术清创缝合，注意术毕前房的恢复，术后应用抗生素和散瞳药。

（4）巩膜挫伤

1）诊断：巩膜挫伤主要为巩膜破裂，裂口多发生于巩膜最薄弱的角巩膜缘处或眼球赤道部。其表面的结膜可保持完整，但常有结膜下出血。视力常常下降，严重者往往仅有光感。眼压低，瞳孔变形。伤口可看到黑色葡萄膜组织，玻璃体及晶状体可从伤口脱出而结膜依然保持完整性。可伴有前房积血及玻璃体积血。

2）治疗：小的巩膜破裂伤如无眼内容物脱出且结膜完整者，不必缝合，需包扎双眼1～2周。眼压低，结膜下出血呈暗红色，应切开球结膜仔细探查，有修复可能者，应将裂口对合整齐，清创缝合。若裂口过大，24 h内新鲜脱出的虹膜组织，伤口不污秽者可回纳眼内。若眼内容物大量脱出、视力已丧失者，应做眼球摘除，以免健眼发生交感性眼炎。术后球结膜下注射庆大霉素及地塞米松，抗生素眼膏包眼。

（5）虹膜睫状体挫伤

1）诊断：①外伤性虹膜睫状体炎，睫状充血、虹膜纹理不清，前房闪辉阳性，可有角膜后沉着物，无反复发作史；②外伤性散瞳，瞳孔呈偏心性中等度散大，对光反射迟钝或完全消失；③虹膜根部离断，虹膜在角膜缘后出现黑色裂隙或半月形缺损，瞳孔呈“D”字形，可出现单眼复视；④房角后退房角镜下可见睫状体带比正常增宽2～4倍，后期可发生青光眼；⑤外伤性前房积血，轻者呈血性房水或血积沉于前房下部呈一水平面，严重者前房全部充满血液；⑥外伤性无虹膜，虹膜与睫状体连接处全部分离，多伴有前房积血。

2）治疗：①外伤性虹膜睫状体炎，局部或全身使用皮质类固醇。用1%阿托品溶液散瞳。②外伤性散瞳，无特殊治疗，部分患者口服B族维生素可自行恢复。③虹膜根部离断，一般不做处理。如单眼复视症状明显，可行虹膜根部复位术。④房角后退，眼压不高无须处理。眼压高可给予噻吗洛尔滴眼，无效手术治疗。⑤外伤性前房积血，半卧位，双眼包盖，应用酚磺乙胺、卡巴克络及三七片、氨甲环酸等止血药物。一般不散瞳也不缩瞳，有虹睫炎时可给予皮质激素滴眼液；严重的前房积血继发青光眼先用药物保守治疗；口服乙酰唑胺或静脉滴注20%甘露醇溶液以降低眼压，如无效时，可行前房穿刺放出积血。如有角膜血染可用0.37%依地酸二钠眼药水点眼，血染吸收后中央混浊影响视力者，可行穿透性角膜移植术。

(6)脉络膜挫伤

1)诊断:①脉络膜出血,可见眼底后极部脉络膜暗红色出血斑,大量出血时可见视网膜下暗红色隆起的血肿。②脉络膜破裂,在视神经盘周围可见同心弧或同心圆白色或黄色的巩膜露出,边缘有色素,早期常为出血掩盖。③脉络膜脱离,脉络膜呈局限性或较大范围的隆起,常位于颞下方。

2)治疗:眼底小量出血者可适当休息,给予止血及促进血液吸收的药。大量出血致脉脱且药物无效时,可切开巩膜放出积液。当脉络膜新生血管膜远离视网膜中心凹还可考虑激光治疗。

(7)视网膜挫伤

1)诊断:①视网膜震荡,视网膜局限性水肿、增厚呈乳白色雾样混浊,边界不清,有不同程度的视力障碍,出现中心性相对暗点或视物变形。②视网膜出血,受钝力作用,血管破裂引起出血。③视网膜破孔和脱离,散瞳后查眼底可见到黄斑部圆形裂孔,或周边部网膜裂孔,合并网膜隆起、脱离;用三面镜和压迫器检查可发现锯齿缘离断;OCT 检查有助于分类。

2)治疗:视网膜震荡可给予血管扩张药、维生素及口服激素。视网膜出血或眼内出血,头高位,给予止血及口服维生素 C 治疗。视网膜裂孔和脱离则要行手术治疗。

(8)视神经挫伤

1)诊断:视力急剧下降甚至无光感。瞳孔直接对光反射减弱消失,间接对光反射存在。眼底检查早期完全正常,或有视神经盘充血、水肿,晚期视神经盘苍白。CT 可正常或示视神经管骨折。视野缺损。视觉诱发电位(VEP)异常。

2)治疗:早期球后注射地塞米松,全身应用皮质类固醇、甘露醇减轻其水肿。给予 B 族维生素和血管扩张药。如有视神经管骨折或眶骨骨折、视神经受压迫,应及时行手术治疗清除骨折片,或行视神经管开放减压术。

2. 眼球穿孔伤　外界物体伤及眼球,致眼球壁穿孔,同时伴或不伴有眼内损伤或组织脱出者,即为眼球穿孔伤。它包括锐器刺伤、切割伤、异物碎屑进入眼球以及钝器伤所致的眼球破裂等。主要类型有角膜穿孔伤,眼球壁穿孔的部位在角膜。

(1)临床表现:视力有不同程度的减退。角膜有大小不同的穿通伤口,伤口较长者,常有眼内容物脱出并嵌入伤口。可有前房浅,眼压低,甚至有前房积血。角膜伤口极小者,或斜行整齐的穿通伤口,仅有局限性角膜全层混浊,但伤口对合好。可能有异物存留。角巩膜缘及虹膜睫状体区的穿孔伤,常伴有睫状体的损伤,其伤后所致的虹膜睫状体炎迁延难愈,眼压过低,导致视力丧失和眼球萎缩。

(2)治疗:<5 mm 的角膜伤口已自行闭合、无组织嵌顿者可不缝合,给予散瞳、包盖。>5 mm 的角膜伤口应于缝合,用 9-0 带铲针的尼龙线连续或间断缝合。缝合时应避开瞳孔中央区以免影响视力。眼内组织嵌顿或脱出的处理:对伤后不久即来就诊的病例,脱出的色素膜组织尽可能清洁、冲洗后还纳复位,如脱出时间长,污染严重,或组织破碎,则予以剪除,然后再缝合角膜伤口。角膜伤口缝合应在受伤后 24 h 内,时间愈早,就愈能最大限度地解除伤口内粘连的跟内组织和预防并发症的发生。预防感染:任何眼球穿孔伤都需采取预防感染措施。一般是在伤眼球结膜下注射庆大霉素 2 万 U,全身则常规皮下注射破伤风抗毒素(TAT)1 500 U。为防治炎症反应,可以同时于结膜下注射地塞米松 1 ~ 2 mg/d 或者口服消炎痛,无炎症即可停药。

3. 眼异物伤　异物进入眼内或穿通眼球,一方面可引起不同组织的机械性损伤,另一方面由于异物的存留,更增加了眼内感染的危险,任何眼部或眶部的外伤都应怀疑并排除异物。

(1)结膜异物

1)诊断:有异物入眼史。有异物感,睑结膜睑板下沟部位或上穹窿部结膜处常可发现有细小异物存留。

2)治疗:翻转眼睑用蘸湿生理盐水的棉签揩除,多而小的异物可用生理盐水冲洗结膜囊。

(2)角膜异物:见角膜异物相关章节。

4. 眼化学伤　由于强酸、强碱或其他有害的化学物质溅入人眼部而造成眼组织损伤。其损伤程度和预后取决于化学物质的性质、浓度、渗透力以及与眼部接触的时间。

(1)诊断:常有明确的化学物眼外伤史。轻度者有刺痛、畏光、流泪等刺激症状,结膜充血,角膜上皮

脱落或轻度局限性混浊。严重者除上述症状加重外，视力明显减退，结膜高度充血或苍白、坏死，角膜部分或全部混浊、水肿，继之形成坏死、溃疡，甚至穿孔，并可引起虹膜炎、前房积脓等。后期可发生角膜白斑、假性胬肉、睑球粘连、眼球萎缩等。

（2）治疗

1）急救及早期治疗

ⅰ. 现场抢救：分秒必争，就地取材，进行彻底的冲洗（自来水、井水、河水均可），如有化学物质留在结膜囊中，应予彻底清除。然后立即送医院检查治疗。如角膜、结膜损伤严重，可做球结膜放射状切开，结膜下再做冲洗，或切除坏死的球结膜。对严重烧伤、角膜明显混浊者，可及时做前房穿刺，放出房水。

ⅱ. 结膜下中和剂注射疗法：碱烧伤常用维生素 C，0.5 ~ 1 ml/次（50 ~ 100 mg/2 ml）。酸性烧伤用磺胺嘧啶钠（SD）溶液，0.5 ~ 1 ml/次（100 ~ 200 mg/2 ml），球结膜下注射，但中和治疗必须在伤后 1 h 内进行才有治疗意义。

ⅲ. 维生素 C 疗法：维生素 C 除中和一部分碱性物质外，同时对促进角膜内皮水肿的吸收和后弹力层皱褶的消退、预防角膜溃疡、促进组织修复有显著的意义。可球结膜下注射维生素 C，0.5 ~ 1 ml/次，每日或隔日一次，共 4 ~ 5 次。亦可配成 10% 维生素 C 溶液点眼。

ⅳ. 黏膜移植：结膜广泛坏死者应早期切除坏死组织，用自身球结膜或唇结膜移植，借以去除残留在结膜中的化学物质并改善眼组织的血液循环对角膜提供营养。

ⅴ. 激素应用：可在初期（伤后第一周）和恢复期应用，可减轻初期角膜及虹膜睫状体炎症反应和刺激症状，减少渗出。角膜创面愈合药应用可减轻角膜混浊及抑制新生血管生长，缩短病程。

ⅵ. 胶原酶抑制剂的应用：在烧伤后 2 ~ 3 周可用 2.5% 依地酸钠钙（calcium disodium edetate，EDTA-2NaCa）溶液，0.2% 半胱氨酸溶液、0.1% 青霉胺溶液及 10% 或 20% N-乙酰半胱氨酸溶液点眼，抑制角膜基质中的胶原酶，预防溃疡。主要用于石灰烧伤。

ⅶ. 肝素疏通微循环：肝素 375 U，稀释至 0.3 ml，结膜下注射，每日 1 次，对溶解角膜缘血栓、疏通和恢复血循环有一定效果。局部使用抗生素眼药水或眼膏，预防感染。1% 阿托品溶液每日滴眼 1 ~ 3 次，预防虹膜粘连。每次换药时用玻棒分离粘连或将环状睑球隔离器装入结膜囊，以防睑球粘连。可应用自血疗法（1 ml/min）、妥拉唑林球结膜下注射（12.5 mg/次）及中药疗法。

2）晚期治疗：晚期治疗睑球粘连，必须等碱烧伤反应完全静止后（即伤后至少半年至 1 年）方可考虑手术。过早手术会使术后炎症加重，粘连复发，手术失败，而且粘连及瘢痕将加重，有害无益。可按睑球粘连面积的大小，选用自体结膜或口唇黏膜移植，亦可选用尸体结膜移植。

ⅰ. 眼干燥症的治疗：严重破烧伤后，结膜广泛坏死，败坏了结膜的杯状细胞，使之不能产生泪液；主泪腺导管亦被破坏、致使泪液显著减少或缺如，形成眼干燥症合并睑球粘连，这种眼干燥症常使任何复明手术均告失败。亲水软性角膜接触镜配合人工泪液滴眼可能能减轻眼干燥症状。

ⅱ. 角膜移植，由于角膜新生血管多，瘢痕面积大及眼内并发症等，使手术成功率较低，失败的主要原因是免疫排斥反应及重新使植片血管化。因此，最好在术前 3 ~ 6 个月先做 β 射线照射，总量为 40 ~ 60 Gy（4 000 ~ 6 000 rad），或用激光击射，使新生血管趋向萎缩。照射后半年左右，先做改善基底的板层角膜移植术，使角膜厚度趋于正常。在此基础上 1 年以后再考虑做较小直径的穿透角膜移植术，不论是板层移植还是穿透性移植，均应采用上皮完好的新鲜角膜供体。

ⅲ. 人工角膜移植：对于角膜移植多次失败的病例或不适于做角膜移植者，做人工角膜有时可获很好效果。到目前为止，人工角膜的材料及手术技巧均还存在着未能克服的难点，手术成功率较低，术后并发症亦较多，且难以处理。

六、视 疲 劳

视疲劳（asthenopia，Asth）是一种眼科常见病，它所引起的眼干、眼涩、眼酸胀、视物模糊甚至视力下降直接影响着人的工作与生活。眼疲劳主要是由于人们平时全神贯注看电视、电脑或手机等电子产品屏幕时，眼睛眨眼次数减少，造成眼泪分泌相应减少，同时闪烁荧屏强烈刺激眼睛而引起的。眼疲劳还会引发和加重各种眼病，缓解眼睛疲劳的最佳方式是让眼睛休息。

（一）病因

1. 眼睛屈光异常　当患有远视、近视、散光、老花眼时，看远看近时眼睛都需要动用很大的调节力，使眼睛过分劳累。

2. 眼睛过度集合　近视眼未得到矫正时，由于阅读距离太近而引起过度集合。如此发生恶性循环，以致产生眼疲劳。不断变换焦点：散光时，成像无法在一个点上的时候就需要使用眼内睫状肌的调节作用，来不断地变换焦点，过度地运用调节，睫状肌的疲惫会导致相应的神经疼痛。

3. 眼部疾病　患有角膜薄翳、晶状体混浊以及其他眼疾引起的视物不清，也易引起眼疲劳。

4. 眼发育异常　如两眼瞳距较大，两眼集合困难，易产生眼疲劳。

5. 体质及生活因素　比如缺乏锻炼、营养不良、经常失眠、烟酒过度、不注意用眼卫生等，均容易发生眼疲劳。

6. 年龄因素　40 岁以上的人，眼睛开始老化，但又未及时配老花镜，容易发生眼疲劳。

7. 环境因素　工作或学习场所照明不足可以造成眼睛紧张和过多使用调节力。

（二）检查

眼科检查是否患有远视、近视、散光、老花眼等眼病。

（三）治疗原则

视疲劳的治疗原则是首先对因治疗，消除病因，然后进行对症治疗。包括药物治疗和非药物治疗两大类。

1. 药物治疗　①对因治疗：改善眼调节功能药物，七叶洋地黄双苷滴眼液作用于睫状肌，通过增强睫状肌的功能和增加睫状肌的血流量来改善眼的调节功能；②人工泪液治疗视疲劳。

2. 非药物治疗　主要指一些物理治疗如雾视法、远眺法和眼保健操等，非药物治疗主要目的是改善眼周循环，在视疲劳治疗中起辅助作用。此外，可以对患者的生活习惯、饮食、生活方式、工作量和身体锻炼等给予合理建议。

七、眼睑痉挛

眼睑痉挛（blepharospasm）是一种不明原因的、不自主的面神经支配区肌肉的痉挛和抽搐，多发于中老年人，是神经科疾病，给患者精神和身体带来极大的痛苦，也极其影响美观。

（一）病因

眼睑与面部肌肉痉挛性疾病有两种类型：原发性眼睑痉挛、半侧面肌痉挛。现代医学则认为眼睑痉挛是神经系统的一种功能性疾病，可能是由多种因素造成的。但其确切的发病机制至今尚不明了。随着新技术的诞生，国外对此病的发病机制展开了深入的研究，其中最著名、最有价值的理论就是利用脑干磁共振血管成像（magnetic resonance angiography，MRA）技术，来观察脑干部位的血管异常与面神经脑干的相互关系。发现其病因常为面神经在小脑脑桥角被血管或肿瘤压迫，从而揭示出其真正的病因。面神经出脑干段是中枢性（少突胶质细胞）和周围性（施万细胞）髓鞘交汇处，易受血管压迫激惹。面神经血管受压迫和脱髓鞘变是引起眼睑痉挛的两个必要条件，面神经运动的兴奋性增高在眼睑痉挛的发生中起着重要作用，也支持了睑痉挛的病理生理基础是面神经运动核兴奋性增高的假说。

（二）临床表现

持续痉挛时间可长可短，痉挛的表现为非意志性强烈闭眼的不断重复。许多眼睑痉挛患者在得到明确的诊断和治疗以前已忍受了相当长时间的痛苦，而且常因误诊耽误了及时治疗。

1. 原发性眼睑痉挛　原发性眼睑痉挛是由于眼轮匝肌痉挛性收缩引起的眼睑不随意闭合，常为双侧病变，呈进行性进展。2/3 为女性，多在 60 岁以上发病。其病因不明。痉挛的频率和时间不等，轻者眼轮匝肌阵发性、频繁的小抽搐，不影响睁眼；重症者抽搐明显，以致睁眼困难、影响视物，引起功能性失明。

大多数患者的症状在3～5年内稳定。1/3的患者有相关的运动异常，如Meige综合征、原发性震颤或帕金森病。诊断时应除外角结膜炎、倒睫和睑缘炎引起的继发性眼睑痉挛。

对本病的药物物理治疗包括氯硝安定、安坦等，针灸、经皮的面神经热解术等，但均收效甚微。手术治疗包括眼轮匝肌、眉肌的肌肉切除术联合眉成形术及上睑提肌加固术、面神经选择性抽出术联合肌肉剥离术，但这些方法效果不理想，前者不良反应有前额麻木、眼睑水肿、后者可有严重的面神经麻痹并发症，表现为眉下垂、兔眼、角膜暴露、睑外翻，50%的患者术后复发。

2. 半侧面肌痉挛　半侧面肌痉挛是累及单侧的病变，面肌周期性的强直性收缩，痉挛通常从眼轮匝肌开始，逐渐扩展到面积的其他部分，无论睡眠或清醒时均可发作。常起自中年，女性多见，可伴有单侧面肌无力，病因常为第Ⅶ对脑神经根在小脑脑桥角被血管结构或肿瘤压迫。血管病变占90%，<1%的病例是由于后颅凹肿瘤。药物治疗包括卡马西平、安定、苯妥英钠等，以及生物反馈法，手术治疗包括肌肉切除术。选择性面神经切除术。但可产生听力丧失、中耳炎、脑脊液漏等并发症。

（三）检查

MRI及CT扫描无特征性的改变。

（四）治疗

治疗眼睑痉挛首先需要判断具体病因。偶发性的眼睑痉挛是正常的；频发性的眼睑痉挛需要手术治疗，如打封闭治疗，有一定效果。

（五）预后

预后一般良好。注意休息，保持充足睡眠。保持轻松愉快的心情。

八、眼睑沉重感

眼睑沉重感可分为生理性和病理性。常见疾病包括眼睑水肿、上睑下垂等。

（一）眼睑水肿

眼睑水肿，根据原因不同将眼睑水肿分为生理性和病理性两种。食物的过敏、灰尘、花粉，甚至脸上其他部位的过敏性皮肤发疹等，也会引起严重的眼部水肿。

1. 病因

(1)生理性眼睑水肿：生理性水肿大多是由于夜间睡眠不好或睡时枕头太低，影响了面部血液回流。这种眼睑水肿多见于健康人，常能自然消退。

(2)病理性眼睑水肿：病理性眼睑水肿又分炎症性眼睑水肿和非炎症性眼睑水肿。前者除眼睑水肿外，还有局部的红、热、痛等症状，引起的原因有眼睑的急性炎症、眼睑外伤或眼周炎症等。后者大多没有局部红、热、肿等症状，常见原因是过敏性疾病或对眼药水过敏，心脏病、甲状腺功能减退，急、慢性肾炎，以及特发性神经血管性眼睑水肿。

2. 检查　检查首先要排除生理性眼睑水肿，再根据引起眼睑水肿的病因，比如不当使用化妆品、皮肤病、心和肾功能不全、血管神经性水肿等，做尿常规检查和相应的检查。

3. 治疗原则　①积极治疗原发病，如治疗眼部炎症、外伤，以及治疗过敏性疾病、心脏病、甲状腺功能减退，急、慢性肾炎等导致眼睑水肿的原发病；②对症治疗。

（二）上睑下垂

上睑下垂系指提上睑肌和Müller平滑肌的功能不全或丧失，以致上睑呈现部分或全部下垂，轻者遮盖部分瞳孔，严重者瞳孔全部被遮盖，先天性者还可造成弱视。为了克服视力障碍，双侧下垂者，因需仰首视物，形成一种仰头皱额的特殊姿态。

1. 病因

(1)先天性：绝大多数是因提上睑肌发育不全或缺损，或因支配提上睑肌神经缺损而引起，为先天发育畸形，多为双侧，有时为单侧，可为常染色体显性或隐性遗传。

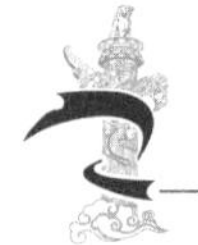

(2)后天性:其原因有外伤性、神经源性、肌源性及机械性4种,其中肌源性者以重症肌无力引起者多见。

(3)癔症性:为癔症引起,双上睑突然下垂或伴有癔症性瞳孔散大,有时压迫眶上神经可使下垂突然消失。

2. 临床表现

(1)麻痹性上睑下垂:动眼神经麻痹所致。多为单眼,常合并有动眼神经支配其他眼外肌或眼内肌麻痹。

(2)交感神经性上睑下垂:为Müller肌的功能障碍或因颈交感神经受损所致,如为后者,则同时出现同侧瞳孔缩小、眼球内陷、颜面潮红及无汗等,称为Horner综合征。

(3)肌源性上睑下垂:多见于重症肌无力症,常伴有全身随意肌容易疲劳的现象。这种睑下垂的特点是休息后好转,连续瞬目时立即加重,早晨轻而下午重,皮下或肌内注射新斯的明,15～30 min后症状暂时缓解。

(4)其他:①外伤损伤了动眼神经或提上睑肌、Müller肌,可引起外伤性上睑下垂;②眼睑本身的疾病,如重症沙眼、睑部肿瘤等,使眼睑重量增加而引起机械性上睑下垂;③无眼球、小眼球、眼球萎缩及各种原因导致眶脂肪或眶内容物减少,可引起假性上睑下垂。

3. 检查　为了估测提上睑肌的功能,可在抵消了额肌收缩力量的前提下,分别测定眼球极度向上、向下注视时的上睑缘位置。如前后相差不足4 mm者,表示提上睑肌功能严重不全。

4. 诊断　根据典型的临床症状即可诊断。

5. 治疗　主要是防止视力减退和改善外貌,应针对病因治疗。先天性上睑下垂如果影响视力发育,应早期手术矫正。如果是轻度上睑下垂,不影响视力发育,可择期手术改善外观,单侧下垂遮挡瞳孔者更应争取早期手术,手术时间最好在6岁以前,以防形成弱视。肌源性或麻痹性上睑下垂可应用腺苷三磷酸、维生素B_1或新斯的明,久治无效时再慎重考虑手术。

(张倩倩　王永强)

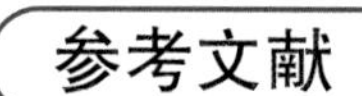

参考文献

1 潘祥林,王鸿利. 实用诊断学[M]. 2版. 北京:人民卫生出版社,2017:77-80.

2 APOS O,NEIL E C,HENDERSON M,et al. Advances in dry eye disease treatment[J]. Curr Opin Ophthalmol,2019,30(3):166-178.

3 ALBIETZ J M,SCHMID K L. Intense pulsed light treatment and meibomian gland expression for moderate to advanced meibomian gland dysfunction[J]. Clin Exp Optom,2018,101(1):23-33.

4 CHAN T C Y,CHOW S S W,WAN K H N,et al. Update on the association between dry eye disease and meibomian gland dysfunction[J]. Hong Kong Med J,2019,25(1):38-47.

第57章

耳部症状与疾病

第一节 常见耳部症状

临床工作中医师需要根据患者的主诉(即引起患者不适的症状以及持续时间)做出初步的判断,结合检查和辅助检查做出诊断,所以了解疾病的症状很重要。常见的耳部症状包括耳鸣、听力下降、耳漏、耳痛、耳闷、耳痒、眩晕及耳部或耳周包块等。

一、耳 鸣

耳鸣(tinnitus)是临床较常见的一种症状,根据耳鸣是否能被患者之外的人感知或记录到,可分为主观性和客观性耳鸣,大多数耳鸣是主观性的,客观性耳鸣少见。客观性耳鸣的诱发因素有肌源性、血管源性、咽鼓管异常开放、颞下颌关节紊乱等。其中肌源性客观性耳鸣是由镫骨肌、鼓膜张肌、腭帆张肌和腭帆提肌等肌肉异常运动所致。耳鸣严格的定义是无相应的外界声源或电刺激,而主观上在耳内或颅内有声音感觉。

(一)病因

耳鸣的病因复杂,机制不清,需注意耳鸣的持续时间、性质和音调,是否与脉搏频率同步等。注意耳鸣的病因或诱因,如是否失眠,是否有焦虑或抑郁病史,血糖、血压或血脂是否异常等。推测耳鸣可能的原因如下。

1. 听觉系统本身的疾病 听觉系统本身的疾病,可单独存在或合并耳部各种疾病存在。

(1)外耳道堵塞:例如耵聍栓塞、肿物或异物等。

(2)中耳各种病变:如中耳炎、耳硬化症、咽鼓管功能不良、鼓室积液或积脓等。

(3)内耳病变:如药物性聋、梅尼埃病、突发性聋、耳部外伤、噪声性聋、老年性聋、听神经病等。

(4)颅内病变:如听神经瘤等。

2. 全身性疾病

(1)神经与精神疾病:失眠、焦虑、抑郁或精神疾病等。

(2)血管与代谢性疾病:高血压或低血压、糖尿病、高血脂、动脉硬化、脑供血不足引起内耳供血血管病变等。

(3)内分泌疾病:如甲状腺功能亢进或甲状腺功能减退等。

(4)其他疾病:如自主神经功能紊乱、颈椎病、颞颌关节紊乱或咬合不良等。

(二)诊断

耳鸣是很多全身疾病及局部疾病均可伴随的一种症状,且致病和影响因素复杂,因此须对其进行正确的诊断与审慎的鉴别诊断,不能仅仅依靠听力图或者耳鸣声特征,还应包括详细的既往史,如耳鸣最初开始的时间、发展经过、耳鸣声响的类型及定位、自觉可能存在的原因、患者受影响的程度、导致耳鸣加重的因素(食物、精神压力、缺乏睡眠等)、是否存在噪声暴露史及长期服用某种药物、是否存在家族性的听力下降或耳鸣等。

耳鸣的诊断至少应包括下列5项:①听力水平诊断(如正常听力、轻度聋、中度聋、重度聋、极重度聋等),以求通过诊断能确定治疗方法及对病情变化的观察;②病损部位诊断与性质诊断(如慢性中耳炎、中耳机械性耳鸣、耳蜗病变、耳蜗机械性耳鸣、蜗后病变、小脑脑桥角肿瘤、感音神经性耳鸣等);③病因诊断或诱因诊断(如噪声性听觉损害、耳毒性药物损害、颅脑外伤后遗症等);④分类诊断或分型诊断(如单侧耳鸣、高调耳鸣、持续性耳鸣、间断性耳鸣、根据掩蔽声曲线分型的Feldmann耳鸣等);⑤心理素质诊断(如性格特征、心理承受能力、稳定型、不稳定型、抑郁状态、焦虑状态等)。

(三)治疗

耳鸣治疗十分困难,虽然治疗方法很多,但总的来说是没有特效疗法,要针对不同病情制定相应的有针对性的治疗方案。耳鸣的治疗包括病因治疗和对症治疗。由于耳鸣发病机制复杂,将近40%的耳鸣患者无法找到明确的病因,因此临床上必须重视对症治疗。对症治疗主要包括习服疗法(tinnitus retaining therapy,TRT),掩蔽治疗,药物治疗(改善微循环药物以及利多卡因等),经皮电、磁刺激疗法,中医针灸治疗及外科如微血管减压术治疗,耳蜗植入术及佩戴助听器等。

二、听力下降

耳的主要功能是听觉(耳蜗-感受声波)和平衡(半规管前庭-感受头部位置变动刺激)。另外耳郭对于美观也起着作用。人耳由外耳、中耳和内耳3部分组成。耳郭收集声波,声波通过外耳道传入中耳的鼓膜,鼓膜产生振动,并通过听骨链(锤骨、砧骨、镫骨组成)传导放大,将振动传到内耳,引起耳蜗内淋巴的振动,刺激内耳毛细胞,毛细胞兴奋后所产生的神经冲动沿耳蜗神经传到大脑皮质的听觉中枢,产生听觉。上述听觉通路上任何一个部位出现问题都可引起听力下降。

(一)分类

听力下降按病变部位及性质,可分为4类:传导性听力下降、感音神经性听力下降、混合性听力下降和中枢性听力下降。

(二)病因

清楚导致听力下降的原因才可能针对病因做好防护。导致听力下降的因素很多,常见的有遗传因素、噪声暴露、耳毒性药物、感染炎症(病毒或细菌感染)、肿瘤、外伤以及先天性原因等。

1. 传导性听力下降的病因　外耳、中耳的病变不涉及内耳引起的听力下降。外耳、中耳的先天性畸形,如先天性外耳道狭窄或闭锁、中耳听骨链畸形、圆窗或前庭窗(卵圆窗)发育不全或闭锁等;外耳道因机械堵塞、胆脂瘤、炎症、异物、肿瘤等引起堵塞,影响声音向中耳和内耳的传导;中耳传音结构障碍,中耳的各种急慢性炎症、中耳炎后遗症(鼓膜穿孔、鼓室硬化)、中耳胆脂瘤、外伤性鼓膜穿孔和听骨链脱位、中耳各种肿瘤或耳硬化症引起听骨链固定等。

2. 感音神经性听力下降的病因

(1)遗传因素:在出生听力缺陷中所占比例可达60%。遗传性耳聋包括常染色体阴性、常染色体显性、X-连锁、Y-连锁、线粒体(母系)遗传等。要明确是否是遗传性耳聋需做聋病基因检测,常见聋病基因的常规检测包括线粒体DNA*A1555G*基因、*GJB*2基因、*PDS*基因、*GJB*3基因等。①线粒体DNA*A1555G*基因:线粒体DNA*A1555G*基因突变与氨基糖苷类药物引起的药物性耳聋关系密切;②*GJB*2基因:*GJB*2基

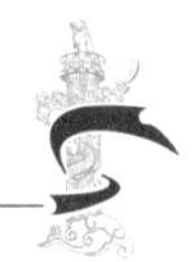

因和先天性耳聋有着密切关系，中国先天性耳聋患者中携带有 *GJB*2 基因突变的占 20%～27%；③*PDS* 基因：PDS 基因突变可以导致大前庭水管综合征，也是常见的导致感音神经性聋的先天性内耳畸形；④*GJB*3 基因：相对较少。上述 4 种基因引起的耳聋占整个遗传性耳聋的 70%～80%。

（2）环境因素：①妊娠期受病毒、梅毒、细菌感染，接触毒物或射线、耳毒性药物等，分娩时新生儿缺氧窒息、新生儿黄疸、脑白质病等，另外急性传染病、细菌性或病毒性感染，如乙脑、腮腺炎、化脓性脑膜炎、麻疹、猩红热、流行性感冒、耳带状疱疹、伤寒等均可引起内耳毛细胞损伤导致感音神经性听力下降；②噪声接触、耳毒性药物、年龄引起的听觉系统老化、外伤、突发性聋、影响听觉系统的肿瘤如听神经瘤、自身免疫性疾病引起的自身免疫性感音神经性聋、梅尼埃病等均可导致感音神经性听力下降。

耳毒性药物是指那些有可能造成前庭神经和耳蜗神经损伤或内耳结构性损伤（如毛细胞）的药物，导致暂时或永久的听力下降和耳鸣，伴耳聋或伴有前庭中毒症状为眩晕、平衡失调等的一类药物。已知的耳毒性药物有近百种，常用者有氨基糖苷类抗生素（链霉素、丁胺卡那霉素、新霉素、庆大霉素、小诺霉素、阿卡米星等）、抗癌药（顺氯氨铂）、抗疟药（奎宁等）、袢利尿剂（速尿）、抗肝素化制剂（保兰勃林）、铊化物制剂（反应停）、抗生素（如太能）等。2000 年，卫生部颁布了《常用耳毒性药物临床使用规范》，规定了 30 种耳毒性药物的使用标准，加强耳毒性药物的使用管理，指导医师正确、规范地使用药物，减少药物性聋的发生。

环境噪声，是指在工业生产、建筑施工、交通运输和社会生活中所产生的干扰周围生活环境的声音。无论暴露在一次短暂的强脉冲噪声或长期反复的噪声暴露所致的听力下降，统称为噪声性听力损伤，亦称噪声性聋。噪声性聋目前尚无有效治疗方法，故重点在于预防。

加强相关人员的噪声性聋知识的宣教，提高噪声防范认识，严格遵守国家噪声卫生标准法规，加强个人防护，定期进行听力检查早期发现，早期干预都是非常重要的。

3. 混合性听力下降的病因　引起传导性听力下降和感音神经性听力下降的因素同时存在。

4. 中枢性听力下降的病因　中枢性听力下降一般将其归在感音神经性听力下降里面。其病变位于脑干与大脑，当病变累及蜗神经核及中枢传导通路、听觉皮质时，可导致中枢性听力下降。

（三）诊断

听力下降的诊断要明确是否突发或渐进性，是否伴有耳鸣和眩晕，是否有家族遗传病史，是否接触强噪声或噪声环境工作，是否使用耳毒性药物，血糖、血压和血脂情况也是了解的重点。

（四）治疗

听力下降的治疗包括病因治疗和对症治疗。

三、耳　漏

耳漏（otorrhea）是耳内流出分泌物，应注意耳漏分泌物的量、形状、颜色（如脓性、血性、水样）和气味，是否合并面瘫、发热、头痛、来诊时是否已停止流脓（干耳）以及是否伴有恶心、呕吐等。外耳道是否有异物（儿童或智障多见）、耵聍、胆脂瘤、肿物。

外耳道炎或外耳道疖肿的患者在耳流脓前可能有明显的耳郭牵拉痛；上呼吸道感染后耳痛（鼓膜穿孔后形成耳漏疼痛明显缓解）合并脓性分泌物耳漏常常是急性中耳炎的表现；反复间断性耳漏，感冒或耳内进水为诱因，分泌物无臭味多为慢性中耳炎；持续性耳漏，量少，奇臭，合并有肉芽可见胆脂瘤上皮，鼓膜松弛部内陷或穿孔常常考虑中耳胆脂瘤；耳痛伴有血性分泌物，年纪偏大需考虑外耳或中耳恶性肿瘤的可能；有结核病史，耳内稀薄流清水样分泌物，鼓膜多发性穿孔需重点考虑结核；有头部外伤史或先天内耳发育畸形，无色透明水样液体或混有血液不凝固淡红色分泌物，要考虑脑脊液耳漏或脑脊液鼻漏。

四、耳　痛

耳痛为耳科常见症状，根据耳痛的起源部位分为耳源性和牵涉性或反射性，疼痛性质可分为隐痛、钝

痛、刺痛等。耳痛的原因、疼痛的性质和持续时间是了解的重点。耳痛的严重程度与病变的严重性不一定都一致,但也可能是某些严重疾病的信号(如耳部的恶性肿瘤)。

（一）耳源性耳痛

耳源性耳痛又称为耳部原发性耳痛,常见的有以下几种。

1. 外耳疾病

(1)耳郭:耳郭外伤(包括冻伤或烫伤)、耳郭软骨膜炎、耳郭皮炎及湿疹、耳郭丹毒、先天性瘘管伴感染、外耳结核、疱疹病毒感染,恶性肿瘤如外耳道癌或腺样囊性癌等,常常会伴有血性耳漏。

(2)外耳道:外伤、外耳道炎、外耳道疖肿,用指甲、掏耳勺等在掏挖外耳道耳,易损伤耳道皮肤,引起感染。年老体弱、糖尿病等,抵抗力减弱,更易引起耳道疖肿或真菌性外耳道炎,甚至导致坏死性外耳道炎。外耳道耵聍栓塞或外耳道胆脂瘤,耳道内进水或合并炎症时,耵聍会发生膨胀,紧紧压迫耳道或鼓膜会产生耳痛。急性弥漫性外耳道炎是外耳道皮肤广泛性化脓性感染。有明显的自发性疼痛和耳郭牵拉痛或耳屏压痛。

2. 中耳疾病　病毒感染引起的大疱性鼓膜炎、急性化脓性中耳炎、慢性化脓性中耳炎急性发作、鼓膜外伤、航空性中耳炎(气压损伤性中耳炎)、急性乳突炎、结核性中耳炎、中耳恶性肿瘤。急性中耳炎时中耳腔内较多脓液,直接压迫鼓膜和鼓室黏膜,会引起耳内搏动性疼痛,一旦鼓膜穿孔形成耳漏疼痛会明显减轻。过强过久的噪声刺激时常常会出现阵阵耳痛。

（二）继发性或反射性耳痛

耳部继发性或反射性耳痛是耳部邻近器官或其他器官疾病累及耳部或耳周神经所致疼痛。较常见的表现是耳根、耳心疼痛。

1. 耳周疾患及邻近器官疾病　耳周急性淋巴结炎、急性腮腺炎、急性鼻窦炎、上颌窦癌、龋齿牙周炎、急性化脓性扁桃体炎、扁桃体周围脓肿、咽部脓肿、扁桃体摘除术后、茎突过长、咽部疱疹、口咽部及舌根溃疡、咽喉部结核、咽喉部肿瘤如淋巴瘤和癌症等。

2. 受累的神经　神经性耳痛涉及的神经包括三叉神经(上颌支、下颌支)、舌咽神经、膝状神经节、迷走神经、喉上神经、颈神经丛等。

五、耳　闷

耳闷,即耳内有堵塞感。耳分外耳、中耳和内耳3个部分,任何一个部分出现异常均可导致耳闷。除了外耳道堵塞还可能因咽鼓管功能不良、中耳积液或内耳病变如梅尼埃病引起的膜迷路积水引起。耳闷可伴听力下降、耳鸣及眩晕等。

引起耳闷的常见原因如下。

1. 外耳病变　耵聍栓塞、外耳道疖肿、外耳道异物、外耳道肿瘤等引起外耳道堵塞的病变均导致耳闷感。

2. 中耳病变　咽鼓管的主要功能是通过开放和闭合平衡中耳鼓室的压力,上呼吸道感染、鼻炎、过敏性鼻炎(变应性鼻炎)、儿童腺样体肥大、先天性腭裂、鼻窦炎、鼻咽部肿物(鼻咽部纤维血管瘤和鼻咽癌)以及咽鼓管周围的病变会影响咽鼓管的功能,引起鼓室变成负压,产生耳闷。需要注意的是,部分患者听力学(包括咽鼓管功能)检查完全正常,其耳闷的感觉仍然不能排除是咽鼓管功能不良所致。

3. 内耳病变　梅尼埃病和低频下降的突发性聋是最常见的疾病,主要表现为膜迷路积水,除了听力下降,患者有耳闷胀、耳鸣,并伴有发作性眩晕,且容易反复发作,激素、限盐、脱水和改善静脉回流可缓解。

六、耳　痒

耳痒是外耳道皮肤感觉神经受到轻微刺激发生的感觉,较剧烈的刺激会引起疼痛感。常见的引起耳痒的疾病包括真菌性外耳道炎、外耳道湿疹以及神经精神疾病引起。

真菌性外耳道炎主要病症表现为耳痒、耳内不适、渣样分泌物,分泌物阻塞耳道时影响听力。真菌性外耳道炎在耳道疾病中占有相当的比率,其发病多因足部真菌感染后接触不洁的手直接刺激外耳道、耳内进水潮湿(洗澡、洗头)、有挖耳的不良习惯(不洁“采耳”)、过敏反应、辛辣食物等引起,还有在耳内感染(中耳炎鼓膜穿孔流脓)的基础上诱发真菌感染引起,长期应用抗生素类滴耳液等。

外耳道湿疹比较容易诊断,其治疗就按照一般湿疹治疗即可。如果检查发现耳道等处未见异常,要考虑到末梢神经炎的可能。

七、眩　晕

眩晕(vertigo)不是一种独立的疾病,而是一类常见的临床症状群、综合征。眩晕是因机体对空间定位障碍而产生的一种运动性或位置性错觉。可以感觉头或周围环境的旋转,不稳定感或平衡失调,如旋转、滚翻、倾倒、摇摆、上下浮沉,同时伴有平衡障碍、自主神经症状等。“动”是其特点。其区别于头晕(dizziness)、头昏(lightheaded)、晕厥(syncope)、平衡障碍(disequilibrium)等。头晕也有空间定向能力受损或障碍感,但没有运动的错觉或扭曲的感觉。表现为头脑昏沉、头胀、头重脚轻、脚下发飘、迷糊、眼花、眼前发黑等含糊不清的感觉。眩晕、头晕可以先后出现,也可以并存。头昏强调的是头昏昏沉沉、头重脚轻;晕厥表现为意识丧失;平衡障碍则强调站立、行走时的姿态不稳,不能保持平衡。

眩晕是前庭症状的一部分,前庭症状包括眩晕、头晕、前庭-视觉症状、姿势性症状。因此,眩晕常见同步症状有姿势(共济失调)、感知(眩晕)、眼球运动(眼震)和自主神经症状(恶心、呕吐、出汗)等。弄清症状是眩晕症正确诊断的前提,是前庭疾病诊断的主要依据。问诊时要小心、仔细。头晕、眩晕性质的描述往往不清、不一致、不可靠。仅依据患者的诉说来确定症状性质不是很可靠,不能让患者自由发挥,绝不能简单地认为不同症状就是对应不同的疾病,不是一对一的关系。

(一)分类与病因

眩晕的分类尚无标准统一的共识,目前倾向于兼顾解剖部位与疾病性质的分类方法,这样对眩晕既能定位又能定性,符合耳神经科学诊断原则,同时又有临床使用价值。

1. 前庭性眩晕

(1)前庭外周性眩晕

1)有耳蜗症状的眩晕,同时存在前庭及耳蜗症状:①迷路内病变,梅尼埃病、迟发性膜迷路积水、外淋巴瘘、特发性突聋、病毒性、化脓性迷路炎、耳毒性药物中毒性眩晕(Dandy 综合征)、耳硬化症、内耳供血不足、自身免疫性内耳病、大前庭导水管综合征,迷路震荡;②迷路外病变,Ramsay Hunt 综合征、脑桥小脑角肿瘤(听神经瘤)、颞骨横行或纵行骨折、外耳道耵聍栓塞、外耳道异物、咽鼓管阻塞致中耳负压。

2)无耳蜗症状的前庭病变:①迷路内,良性阵发性位置性眩晕(benign paroxysmal positional vertigo, BPPV);②迷路外,前庭神经炎、前庭神经供血不足。

(2)前庭中枢性眩晕

1)血管性:前庭阵发症、锁骨下动脉盗血综合征、后循环缺血、外侧延髓综合征或 Wallenberg 综合征、小脑出血、通气过度综合征。

2)非血管性:前庭性偏头痛、脑干肿瘤、小脑损害(变性或肿瘤)、颅颈结合部畸形(Arnold Chiari 畸形)、颞叶肿瘤、前庭性癫痫、多发性硬化、脑外伤、遗传性共济、脑干脑炎。

2. 非前庭性眩晕

(1)眼疾病:眼肌病、青光眼、屈光不正。

(2)颈性眩晕:由颈部不同疾病引起的症候群,可因为压迫椎动脉或颈部交感神经受刺激引起椎动脉痉挛、颈深部感受器受刺激经第 1 ~ 3 颈神经到前庭神经核引起眩晕。

(3)本体感觉系统疾病:脊髓痨、慢性酒精中毒、糙皮病、恶性贫血。

(4)全身系统疾病:心血管、脑血管、血液、内分泌及消化系统疾病均可引起眩晕。

(5)精神性眩晕:恐惧性姿势性眩晕等。

（二）诊断

1. 临床表现　前庭外周性眩晕由内耳平衡系统如迷路或前庭部分、前庭神经颅外段（在内听道内）病变引起。眩晕多表现为剧烈旋转性，持续时间短，头位或体位改变可使眩晕加重明显；眼震与眩晕发作同时存在，多为水平性或水平加旋转性眼震；多为旋转性或上下左右摇摆性运动感；合并自主神经症状：如恶心、呕吐、出汗及面色苍白等；多伴听力下降、耳鸣。前庭中枢性眩晕是指前庭神经核、脑干、小脑和大脑颞叶病变引起的眩晕。眩晕程度相对轻些，持续时间长，为旋转性或向一侧运动感，闭目后可减轻，与头部或体位改变无关；眼球震颤粗大，可以为单一的垂直眼震和（或）水平、旋转型；表现为旋转性或向一侧运动感，站立不稳，多数眩晕和平衡障碍程度不一致；自主神经症状不如周围性明显；无听觉障碍等；可伴脑功能损害。

2. 眩晕临床定位诊断与鉴别　见表57-1。

表57-1　眩晕临床定位诊断与鉴别

项目			周围性	中枢性
症状	眩晕		突然发作，性质剧烈，持续时间短，48 h内消失，头部或体位改变眩晕加剧。程度重	性质较轻，持续时间长，眩晕超过48 h，头部或体位改变眩晕加剧不明显。程度轻
	耳鸣		经常	少见
	听力下降		常伴有	常不伴有
	旋转感		强烈	多没有
	自主神经症状		严重	少或无
	濒死感		严重	不强烈
体征	眼部	静态检查	眼侧倾（-）	眼侧倾（+）
			眼侧倾反应OTR（+），一过性	眼侧倾反应OTR（+），较持久
		运动检查	扫视、平稳跟踪、视动性眼震（-）	扫视、平稳跟踪、视动性眼震（+）
		眼震检查	有潜伏期（3～40 s）	无
			单向，可水平、旋转，但绝无垂直	常双向、可单向，水平、垂直、扭转，方向可变
			重复性差，可变，有疲劳性	恒定，无疲劳性
			凝视眼震（-）	凝视眼震（+）
			固视抑制完全	不能固视抑制
			双温试验（+），病侧反应下降	双温实验（-）
	头动检查		甩头试验HIT（+）	HIT（-）
			摇头试验HSN（+）	HSN（+）
	肢体步态		闭眼行走向眼震慢相侧倾倒	闭眼行走向眼震快相侧倾倒
			Fukuda（+）	Fukuda（-）
	伴随神经体征		无	复视、构音障碍、吞咽障碍、麻木、无力、共济失调

临床常见眩晕排序：良性阵发性位置性眩晕、恐惧性姿势性眩晕（精神性眩晕）、前庭性偏头痛、梅尼埃病、前庭神经炎、后循环缺血和前庭阵发症。

3. 鉴别诊断　需要行前庭功能检查、听力检查和头颅CT、MRI（薄层扫描）等检查。

（三）治疗

眩晕的治疗应针对不同的情况给予不同的方法，包括：①一般治疗；②心理治疗；③对病因治疗；④对症治疗；⑤耳石复位治疗；⑥前庭康复训练；⑦手术治疗。

八、耳部或耳周包块

耳部或耳周出现包块的时间，包块的质地、生长速度，是否有血性分泌物及疼痛等。

耳周常见的包块包括炎症、瘘管、囊肿、肿瘤（良恶性）、转移癌等。耳郭假性囊肿、腮腺混合瘤、皮下脂肪瘤、骨瘤、肿大淋巴结转移癌、囊肿、先天瘘管、脓肿、软骨肉瘤、唾液腺肉瘤样癌、多形性腺瘤等。需要根据病史、影像学检查、病理检查明确诊断。

第二节　耳部疾病与损伤

一、先天性外耳及中耳畸形

先天性外耳及中耳畸形（congenital microtia and middle ear dysmorphia）常同时发生，前者系第1、2鳃弓发育不良以及第1鳃沟发育障碍所致。后者伴有第1咽囊发育不全可导致鼓室内结构、咽鼓管甚至乳突发育畸形等。

（一）分级

1. 第1级　耳郭小而畸形，各部尚可分辨；外耳道狭窄或部分闭锁，鼓膜存在，听力基本正常。

2. 第2级　耳郭呈条索状突起，相当于耳轮或仅有耳垂。外耳道闭锁，鼓膜及锤骨柄未发育。锤砧骨融合者占半数，镫骨存在或未发育，呈传导性聋。此型为临床常见类型，约为第1级的2倍。

3. 第3级　耳郭残缺，仅有零星而不规则的突起；外耳道闭锁，听骨链畸形，伴有内耳功能障碍，表现为混合性聋或感音神经性聋。发病率最低，约占2%。

第2、3级畸形伴有颌面发育不全综合征（Treacher-Collins syndrome），其特点为眼、颧、上颌、下颌、口、鼻等畸形，伴小耳、外耳道闭锁及听骨链畸形。

（二）诊断

1. 病史　家族史。

2. 检查　①听力检查：表现为传导性聋、混合性聋或感音神经性聋；②颞骨CT扫描可了解乳突气化、中耳腔隙、听骨畸形及外耳道闭锁情况。

（三）治疗

手术时机：单耳畸形而对侧耳听力正常者，手术可延至成年时进行。单侧外耳道闭锁伴有感染性瘘管或胆脂瘤者，可是具体情况提前考虑手术。双耳畸形伴中度以上传导性聋者应及早对畸形较轻的耳手术，一般在2岁以后进行，以提高听力，促使患儿语言，智力发育。

耳郭畸形一般主张待成年以后行耳郭成形术或重建术。①第1级畸形者如无听力障碍则不需治疗；②第2级畸形者，通常从鼓窦入路（近年采取直入法），行外耳道、鼓膜及听鼓链成形术，以提高听力，术中注意避免损伤面神经，形成的“外耳道”术腔周径应能容纳术者手指，“外耳道”用中厚或全厚皮片植皮，防止术后外耳道重新形成瘢痕狭窄；③第3级畸形由于内耳功能受损，不宜手术治疗。

二、先天性耳前瘘管

先天性耳前瘘管(congenital preauricular fistula)是一种常见的先天性畸形。为胚胎时期形成的耳郭的第1、2鳃弓的6个小丘样结节融合不良或第1鳃沟封闭不全所致。

(一)诊断

1. 病史　出生后即发现耳轮脚前有一瘘管,平时无症状,挤压时有少量白色黏稠性或干酪样分泌物从管口溢出;继发感染时则局部红肿疼痛或化脓。反复感染可形成囊肿或脓肿,破溃后可形成脓瘘或瘢痕。

2. 检查　确定瘘口位置和瘘管走向。瘘管口多位于耳轮角前,另一端为盲管,深浅、长短不一,还可呈分枝状,常深入耳郭软骨内。瘘管多为单侧性,双侧者较少,管腔壁为复层鳞状上皮,具有毛囊、汗腺、皮脂腺等。

(二)鉴别诊断

与第1鳃裂瘘、淋巴结核溃疡等相鉴别。

(三)治疗

无症状者无须治疗。在急性感染时,全身应用抗生素控制炎症,对已形成脓肿者,则应先切开引流。待感染控制、局部痊愈后,再行瘘管切除术。术中注少许亚甲蓝液于瘘管内,并用探针为引导,将瘘管及其分支彻底切除,必要时可切除瘘管穿过部分的耳软骨,术毕稍加压包扎,防止形成无效腔。

三、耳郭外伤

耳郭外伤(auricle trauma)是受各种机械、物理因素引起的外耳挫伤、裂伤、冻伤和烧伤,均称耳郭外伤。

(一)分型

1. 耳部撕裂伤

(1)轻度撕裂:皮肤、软骨膜、软骨部分或全层裂开,但无组织缺损。

(2)中度撕裂:有组织全层缺损,不能保持耳郭正常形态。

(3)重度撕裂:耳郭完全性撕脱或仅有少许皮肤相连。

2. 冻伤

(1)Ⅰ度冻伤:皮肤发白并有麻木感。

(2)Ⅱ度冻伤:皮肤有水疱形成。

(3)Ⅲ度冻伤:耳郭游离缘溃疡或坏死。

3. 热损伤

(1)Ⅰ度烧伤:皮肤红斑。

(2)Ⅱ度烧伤:皮肤有水疱形成。

(3)Ⅲ度冻伤:皮肤全层破坏。

(二)诊断

1. 病史　有明确受伤史。

2. 检查　视诊、触诊、耳镜检查等。

(三)治疗

1. 非手术治疗　①仅有浅表皮损时,可用3%过氧化氢清洗,覆盖消毒纱布,局部换药,有水疱者须开放水疱;②破伤风预防注射;③有效抗生素预防感染;④轻度冻伤者,局部涂防冻膏,重度者可用低分子右旋糖酐输入;⑤烧伤者可涂抗生素软膏或干燥疗法,以让创面结痂保护深层。

2. 手术治疗　皮肤软骨裂开者，需尽早清创缝合；耳郭血肿需行粗针抽吸或切开，清除凝血块后，局部加压包扎 48 h 以上；耳郭部分断离后，需清创、扩创，再对位缝合；伴软骨暴露者要植皮，或就近带蒂皮瓣缝合软骨膜和皮肤；若完全离断，应及时清洗并浸泡于含适量肝素的生理盐水中，术中用肝素溶液冲洗动脉，对位缝合行断耳再植。

四、鼓膜外伤

鼓膜外伤(tympanic membrane trauma)是指外伤性鼓膜穿孔，常因间接或直接外力损伤所致。

(一)病因

1. 器械伤　如用火柴杆、毛线针等挖耳刺伤鼓膜；医源性损伤如取耵聍、外耳道异物等；矿渣、火花等烧伤。

2. 气压伤　如掌击耳部、爆破、炮震、放鞭炮、高台跳水及潜水等。

3. 其他　尚有颞骨纵行骨折等直接引起。

(二)诊断

1. 病史　①鼓膜破裂后，突然出现不同程度的耳痛，听力减退，耳鸣，少量出血和耳闭塞感；②患者擤鼻时感觉耳内有气体溢出；③各种外伤由于镫骨强烈运动，可出现眩晕、恶心或混合性聋。

2. 耳镜检查　鼓膜多呈不规则或裂隙状穿孔，外耳道可有血迹或血痂，穿孔边缘可见少量血迹。若出血多或有水样液流出，示有颞骨骨折或颅底骨折所致的脑脊液耳瘘。

3. 推荐检查　①纯音听阈测定：耳聋属传音性或混合性；②颞骨 CT 扫描。

(三)治疗

治疗方法：①应用抗生素类药物，严防感染，可用酒精消毒外耳道及耳郭，外耳道口可用消毒棉球堵塞；②禁用外耳道冲洗或滴药，穿孔愈合前，禁游泳或任何水液入耳；③避免感冒，切勿用力擤鼻涕，以防止来自鼻咽的感染；④绝大多数的外伤性鼓膜穿孔可于 3～4 周内自行愈合。较大而不能愈合的穿孔可行鼓膜修补术。

五、颞骨骨折

颞骨骨折(temporal bone fracture)是头颅外伤的一部分，常由车祸、颞枕部撞击、坠落所至，可伴有程度不同的颅内或其他部位组织和器官损伤。由于岩部与鳞部连接处骨质较薄弱，以致骨折累及中耳的机会较内耳为多。

(一)分型

1. 纵行骨折　最常见，占 70%～80%，多由颞部和顶部受到撞击所致。骨折线与岩部长轴平行，常起自颞骨鳞部，通过外耳道后上壁、鼓室天盖，沿颈动脉管到颅中窝底的棘孔或破裂孔附近。因骨折线多从骨迷路前方或外侧穿过，故极少伤及内耳。常伴有中耳结构受损，可表现为耳出血、传导性聋或混合性聋。约 20% 的病例发生面瘫，多可逐渐恢复。如有脑膜破裂，则有脑脊液漏。纵行骨折可两侧同时发生，偶可累及颞颌关节。

2. 横行骨折　较少见，约占 20%，主要由枕部受到暴力所致。骨折线与岩骨长轴垂直，常起自颅后窝的枕骨大孔，横过岩锥到颅中窝。有的经过舌下神经孔及岩部的管孔(如颈静脉孔)，个别可经内耳道和迷路到破裂孔或棘孔附近。因其骨折线可通过内耳道或骨迷路，可将鼓室内壁、前庭窗、蜗窗破裂，故常有耳蜗、前庭及面神经受损症状，如感音性聋、眩晕、自发性眼震、面瘫和血鼓室等。面瘫发生率约占 50%，且不易恢复。

3. 混合性骨折　更少见，常由于颅骨多发性骨折，可同时发生颧骨纵行与横行骨折线，引起鼓室、迷路骨折(tympano-labyrinthinefracture)，出现中耳与内耳症状。

4. 岩尖骨折　很少见,可损伤第Ⅱ～Ⅵ对脑神经,发生弱视、眼裂变小、上睑下垂、瞳孔扩大、眼球运动障碍、复视、斜视等眼部症状以及三叉神经痛或面部感觉障碍。岩尖骨折可损伤颈内动脉,导致致命性大出血。岩尖骨折应与脑干损伤及脑疝鉴别。

(二)诊断

1. 症状体征　①外耳道出血:多见于纵行骨折,亦可通过咽鼓管从口腔及鼻腔流出。横行骨折除非同时存在外耳道裂伤,一般无外耳道出血。检查可见外耳道皮肤裂伤,外耳道骨壁塌陷。②听力减退:纵行骨折或混合性骨折的骨折缝经中耳者,发生鼓膜撕裂,听鼓链骨折或移位,砧-镫关节分离或砧骨脱位,常呈传音性聋。横位骨折可损伤迷路,故有感音神经性聋。③眩晕:横位骨折可伤及迷路或前庭神经,常发生严重的眩晕。纵行骨折较少损伤前庭,一般无持续性眩晕。④面瘫:横位骨折发生面瘫者约占50%。由于血肿、水肿、感染、骨折片压迫或撕裂所引起。纵行骨折发生面瘫率较低。⑤脑脊液漏:上述各型颞骨骨折可同时伴有脑膜损伤,发生脑脊液漏。脑脊液从上鼓室经破裂的鼓膜从外耳道流出称脑脊液耳漏;如鼓膜完整,脑脊液经咽鼓管从鼻部流出,则可出现脑脊液鼻漏,如脑脊液同时从外耳道、鼻腔流出,称脑脊液耳鼻漏。漏出脑脊液期因混有血液呈浅红色,以后逐渐变为清亮液体,化验检查为含糖液体(可用查糖尿的试纸)。颞骨骨折后第1～2天内危险性较大,持续昏迷者危险性更大。

2. 检查　颞骨X射线片及CT扫描可确定诊断。

(三)治疗

1. 急救　颞骨骨折常发生于颅脑外伤,如出现颅内压增高征、脑神经征或耳和鼻大出血等,应与神经外科医师协作,共同抢救患者。首先应注意危急患者生命的主要问题。如保持呼吸道通畅,必要时应行气管切开术,以改善颅内缺氧状态。控制出血,及时补液或输血,以防止失血性休克,维持循环系统的正常功能。如病情允许,应做详细检查,包括头颅CT、神经系统检查等。

2. 对症处理　及时应用抗生素等药物,严防颅内或耳部感染,注意耳部消毒。如患者全身情况许可,应在严格无菌操作下清除外耳道积血或污物。如有脑脊液耳漏,不可做外耳道填塞,仅于外耳道口放置消毒棉球。如病情许可。采取头高位或半卧位,多数脑脊液漏可自行停止。如超过2～3周仍未停止者,可经耳部径路采颞肌或筋膜覆盖硬脑膜缺损处,以控制脑脊液漏。

3. 专科处理　病情完全稳定后,对后遗鼓膜穿孔、听骨断离、传导性聋或面神经麻痹等病症,可于后期行鼓室成形术或面神经手术。对于颞骨横行骨折引起的周围性面瘫,只要病情许可,手术减压越早越好。

(陈敏良　马　军　黄　磊)

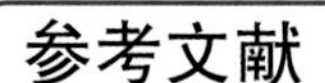

参考文献

1　潘祥林,王鸿利.实用诊断学[M].2版.北京:人民卫生出版社,2017:81-87.

2　徐州医科大学附属医院眩晕听力中心.耳朵常见的疾病有哪些[J].保健与生活,2020,27(16):25.

第58章

鼻部症状与疾病

第一节　常见鼻部症状

鼻部疾病可有各种症状,但有时发生某一鼻部症状,不一定就是鼻病。如因环境温度突变、灰尘或异味刺激,或情绪波动,可诱发暂时性鼻塞、流涕或喷嚏,属于机体一种正常生理反应。只有症状每天发作或每周超过4 d才能视为病理表现。鼻部疾病可引起邻近区域和全身症状,鼻邻近部位或其他系统疾病也可出现鼻部症状。

一、鼻　阻

鼻阻(nasal obstruction)即经鼻通气不畅甚至完全不通气,有单侧、双侧之分。

(一)临床特点

其临床特点多种多样:由鼻黏膜炎性或血管神经性反应引起的多为双侧、间歇性、交替性鼻阻。由慢性炎症引起的黏膜增生性病变所致的多为双侧、持续性鼻阻,如慢性鼻-鼻窦炎、鼻息肉。鼻内解剖结构的异常如先天性后鼻孔闭锁、鼻中隔偏曲及气化过度的中鼻甲等也可引起单侧或双侧持续性鼻阻。鼻及鼻窦肿瘤、鼻咽部肿瘤以及先天性脑膜脑膨出等鼻内或邻近部位的新生物多引起单侧进行性加重的鼻阻。此外,少数患者也可由于鼻腔过于宽大或鼻黏膜萎缩表面感觉减退而感受不到吸入气体的刺激而产生“鼻阻”感。

(二)诊断

对于主诉为鼻阻的患者,应详细询问鼻阻是单侧还是双侧、程度(可采用视觉模拟量表对鼻阻进行评分,0~10分,分值越高,症状越重),表现特点及病程时间、伴随症状、近日用药史等。长期鼻阻可引起各种不良后果,如婴幼儿的营养不良、颌面发育畸形、咽鼓管功能不良导致听力下降。长期经口呼吸可引起慢性咽喉炎、鼻源性鼾症,严重者发生睡眠呼吸紊乱综合征(sleep breath disordered syndrome),患者可出现头晕、困乏、记忆力下降等神经症状,时间长可影响心肺功能。

(三)治疗

鼻阻的治疗包括病因治疗和对症治疗。

二、鼻痛及鼻源性头痛

鼻痛(nasal pain)即鼻部疼痛,多由鼻部局部炎症或外伤所致,如鼻前庭炎、鼻疖、鼻骨骨折等。少部分患者鼻腔内干痛不适是由于空气干燥或萎缩性鼻炎所致。少数晚期鼻-鼻窦肿瘤亦可致鼻部疼痛。

鼻源性头痛(rhinogenic headache)是指由鼻腔、鼻窦病变引起的头痛,常分为感染性和非感染性两类。感染性鼻源性头痛往往伴有鼻及鼻窦的急性感染,其疼痛有一定部位和时间。慢性鼻窦炎、真菌性鼻窦炎也可引起头痛。非感染性鼻源性头痛则多指由鼻中隔偏曲(尤其是高位鼻中隔偏曲)、鼻及鼻窦肿瘤等引起的阻塞性头痛或神经反射性头痛。

判断患者的头痛是否为鼻源性,主要是根据疼痛的部位、发生的时间、鼻部症状以及必要的鼻科检查。鼻源性头痛一般都有鼻部的症状,如鼻塞、流脓涕等,多为深部头痛,呈钝痛或隐痛,无搏动性。鼻腔黏膜用药收缩或表面麻醉后,头痛可减轻。应注意鼻源性头痛与其他疾病所致头痛相鉴别。

三、流　涕

流涕(rhinorrhea)是指鼻腔分泌物过多而自前鼻孔或后鼻孔流出。病理情况下,鼻涕大多数来自鼻黏膜腺体的分泌和血管渗出。另有少数情况为鼻部浆液性囊肿破裂的内容物以及鼻-颅交界处先天性或外伤性瘘孔流出的脑脊液,称为鼻溢液。

根据分泌物的性质不同,流涕可分为以下类型。

1. 水样鼻涕　鼻涕液稀薄如水,并略带黏性,多为腺体分泌物与血管渗出液的混合,常见于急性鼻炎早期、变应性鼻炎及血管神经性鼻炎。若颅脑外伤或剧烈活动后出现流涕液,清亮、透明如水且无黏性,久置后未自行凝结应考虑脑脊液鼻漏可能;此时应对液体行葡萄糖定量分析,如在大于 1.7 mmol/L 或 30 mg/dl 可确诊为脑脊液鼻漏。

2. 黏液性涕　分泌物黏稠,透明似清水样,内含多量黏蛋白,主要是黏膜腺体的分泌物。常见于非变应性鼻炎及慢性鼻-鼻窦炎。

3. 黏脓性鼻涕　是黏液和脓液的混合物,多呈白黄色,混浊。常见于急性鼻炎的恢复期、慢性鼻-鼻窦炎继发细菌感染。

4. 脓性鼻涕　多见于炎症侵及骨质,如上颌骨骨髓炎、齿源性上颌窦炎、鼻腔异物及恶性肿瘤部分坏死,均伴有不同程度的恶臭、粪臭等黄绿色的分泌物。干酪性鼻炎和鼻窦炎则经常排出豆渣样物质,并有臭味。

5. 血性鼻涕　是分泌物带血或血性分泌物,若短期内消失,多为鼻黏膜的急性炎症。若涕中带血超过 2 周,可见于鼻腔异物、鼻石、真菌性鼻窦炎,也是鼻部恶性肿瘤的早期症状。

四、鼻痒、打喷嚏

鼻痒是指鼻部瘙痒的症状,多由变应性鼻炎所致,常与打喷嚏、流清涕等症状同时存在。此外,鼻湿疹、鼻前庭炎也会出现鼻痒,并伴有皮肤病变。

打喷嚏(sneezing)本为正常的鼻内保护性反射,系鼻内三叉神经末梢受到如粉尘、异味、冷气等刺激时,通过神经反射,先发生明显的吸气相,然后产生强大、突发气流将刺激物喷出。如果喷嚏每日发生、每次连续 3 ~5 个甚至更多,病程连续 4 d 以上,则考虑有异常。可见于急性鼻炎、变应性鼻炎、血管运动性鼻炎。此外,较为罕见的顽固性发作性喷嚏(intractable paroxysmal sneezing)可见于年轻患者,且以女性居多,多由焦虑、压抑等精神障碍引起,此类喷嚏多无明显吸气相。

五、嗅 觉 障 碍

嗅觉障碍(olfactory dysfunction)的常见类型有嗅觉减退(hyposmia)、嗅觉丧失(anosmia)、嗅觉过敏(hyperosmia)、嗅觉倒错(parosmia)和幻嗅(olfactory hallucination)。

嗅觉减退或丧失易发生于急性鼻炎、慢性鼻-鼻窦炎或伴发鼻息肉、鼻内肿瘤等以鼻塞为主诉的疾病中,其机制在于这类疾病使含有气味的气流不能到达嗅区黏膜,从而引起呼吸性嗅觉减退或丧失;或由于慢性炎症导致的嗅区黏膜化生引起渐进性嗅觉减退,如萎缩性鼻炎等。另外,颅底骨折、化学气体损伤、嗅神经炎、阿尔茨海默病(Alzheimer's disease)以及中枢神经系统疾病等可产生感觉性嗅觉减退或丧失。嗅觉过敏即患者对气味的敏感性增强,轻微的气味却引起强烈感觉,常见于嗅神经炎恢复期、鼻部炎症,妊娠、月经期和更年期等。嗅觉倒错指患者感受到的气味与正常人相反。幻嗅则是患者出现嗅幻觉,本来不存在客观的嗅气味,患者却嗅到了难以描述的通常为使人不愉快的气味,多见于癫痫、精神分裂症等神经精神类疾病。

六、鼻 出 血

鼻出血(epistaxis)又称鼻衄,是指血液经鼻流出。常首先见于出血侧的前鼻孔流血,若出血量大或出血部位邻近鼻腔后部时,可出现对侧鼻腔流出,或向后流至后鼻孔再经鼻咽部流至口腔吐出或咽下。根据出血量大小,鼻出血可表现为涕中带血、滴血、流血及血流如注。对于长期、反复、少量鼻出血者应积极寻找病因。

(一)病因

鼻出血的原因分为局部原因和全身原因。

1. 局部原因

(1)外伤:又分为机械性外伤和手术等医源性损伤,前者如挖鼻、鼻腔异物、鼻中隔偏曲、鼻窦外伤、血管破裂等;后者如手术中损伤鼻黏膜或血管引起局部出血等。

(2)肿瘤:各种良恶性肿瘤均可引起鼻出血,如鼻咽纤维血管瘤、鼻中隔毛细血管瘤、鼻-鼻窦恶性肿瘤等。

(3)炎症:各种鼻-鼻窦炎症及鼻腔特殊感染,如结核、白喉、梅毒等。

2. 全身原因　全身原因包括循环系统疾病、血液疾病、急性传染病、尿毒症、维生素缺乏、内分泌失调、遗传性毛细血管扩张症等。

(二)治疗

大量出血需先立即止血,再查找病因。现对于鼻腔前部出血多为易出血区出血,鼻腔后部出血多来源于动脉,出血量较大,且难以控制;大量出血者常情绪紧张和恐惧,故应予以安慰,使之镇静。首先了解是哪侧鼻腔出血或最先出血,最好在鼻内镜下仔细检查鼻腔,进而选择适宜的止血方法达到止血的目的。常用的止血方法有烧灼法、填塞法、血管结扎法、血管栓塞法等。

七、鼻异味、鼻臭

鼻异味、鼻臭是指患者鼻腔呼出气中有特殊气味。恶臭多因变形杆菌使鼻腔内脓性分泌物和痂皮内蛋白分解产生吲哚所致,故又称臭鼻症(ozena)。多见于萎缩性鼻炎、鼻-鼻窦恶性肿瘤放疗后。牙源性鼻窦炎常常有奇怪的气味,当出现鼻异味时需要注意检查牙齿。真菌性鼻窦炎患者鼻腔分泌物亦可以有特殊臭味。婴幼儿患者鼻恶臭需警惕鼻腔异物可能。

八、鼻 干 燥

鼻干燥(xeromycteria)是指鼻腔内腺体分泌减少所致的鼻腔不适感,多由于外界空气干燥或萎缩性鼻炎、药物性鼻炎或鼻部恶性肿瘤放疗后所致。干燥综合征也可以表现为鼻干。同时,部分患者有干燥感,需要排除末梢神经炎。

九、鼻 音

上呼吸道参与发音共鸣作用,若有解剖或病理性变异,可产生共鸣障碍,表现为闭塞性鼻音(rhinolalia clausa)或开放性鼻音(rhinolalia aperta)。前者是喉音不能有效地进入鼻腔而影响共鸣,发生于鼻炎、鼻内阻塞性疾病。后者则为喉音进入与口腔开放的鼻腔使鼻腔共鸣减弱,见于腭裂、腭麻痹、腭关闭不全等。

第二节 鼻部疾病与损伤

一、脑脊液鼻漏

脑脊液(cerebrospinal fluid,CSF)经破裂或缺损的蛛网膜、硬脑膜和颅底骨板流入鼻腔或鼻窦,再经前鼻孔或鼻咽流出,称为脑脊液鼻漏(cerebrospinal rhinorrhea)。

(一)分型

主要为鼻腔间断或持续性流出清亮、水样液体,多数为单侧。外伤者可有鼻出血或其他外伤表现。上组鼻窦严重骨折,并有硬脑膜破裂时,则可引起外伤性脑脊液鼻漏(cerebrospinal fluid rhinorrhea)。中耳乳突天盖或咽鼓管骨部骨折导致脑脊液经咽鼓管流到鼻腔,称为脑脊液耳鼻漏(cerebrospinal otorrhea and rhinorrhea)。脑脊液鼻漏发生率最高者为筛板骨折者。

(二)诊断

诊断要点如下:①鼻内持续流出无色或血性液体,低头、用力、压迫颈内静脉时流量增加;②流出液体中心呈红色,而周边清澈,或鼻内流出的无色液体干燥后不结痂;③液体内葡萄糖定量高于1.7 mmol/L;④鼻内镜检、鼻内粉剂冲刷法、颅底X射线片或薄层CT等可帮助定位。

(三)治疗

治疗方法如下:①外伤性脑脊液鼻漏,可取头高位,降低颅压、预防颅内感染等保守治疗,大多可以愈合;②量少者,亦可用腐蚀性药物涂漏孔边缘的黏膜促其愈合,但有引起颅内感染之虞;③长期不愈、保守治疗无效者,可行手术治疗。

二、鼻 前 庭 炎

鼻前庭炎(nasal vestibulitis)是鼻前庭皮肤的弥漫性炎症,分为急性和慢性。

(一)诊断

1. 急性 鼻前庭皮肤红肿、触痛,局部糜烂、结痂或皲裂。重者可扩散至上唇部。
2. 慢性 局部干痒、异物感,皮肤增厚、鼻毛脱落稀少。

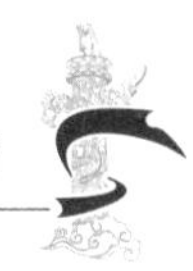

（二）治疗

1. 急性期　局部热敷或理疗，外用抗生素软膏。

2. 慢性期　涂用1%～2%黄降汞软膏或抗生素软膏。皮肤糜烂及皲裂处涂以10%硝酸银，再涂抗生素软膏。

三、鼻　疖

鼻疖(furuncle of nose)是鼻前庭毛囊、皮脂腺或汗腺的急性局限性化脓性炎症。好发于鼻前庭，亦可发生在鼻尖或鼻翼处。

（一）诊断

局部红肿、隆起，疼痛剧烈。疖肿成熟后顶部出现黄色脓头。伴有上唇及面部蜂窝织炎时，局部肿胀明显，可有发热及全身不适；颌下或颏下淋巴结肿大、压痛。

（二）治疗

早期用10%鱼石脂软膏或抗生素软膏涂抹，配合理疗，并全身应用抗生素。疖肿成熟后，可待其自行穿破或用苯酚或硝酸银腐蚀脓头，促其破溃排脓。切忌挤压，不宜行疖肿切开，以防海绵窦血栓性静脉炎等并发症发生。

四、急性鼻炎

急性鼻炎(acute rhinitis)俗称伤风，是由病毒感染引起的鼻黏膜急性炎性疾病。全年均可发生，冬季更多见。

（一）诊断

诊断要点如下：①鼻痒、鼻腔干燥，灼热，打喷嚏、流清水样鼻涕、鼻塞，可有嗅觉减退；②伴有低热、头痛、乏力、全身不适等症状；③鼻黏膜充血、肿胀，总鼻道内有清水样分泌物，后变为黏脓性，量逐渐减少。

（二）治疗

休息、保暖、多饮水。生姜、红糖、葱白煎水服发汗。症状重者可服用解热镇痛类药物。

中成药制剂或不含苯丙醇胺的抗感冒药，可减轻症状、缩短病程。一般不用抗生素。合并细菌感染或疑有并发症时，可全身应用抗生素。鼻内用1%麻黄素(小儿用0.5%麻黄素)滴鼻，以减轻鼻塞，改善通气与引流。

五、慢性单纯性鼻炎

慢性单纯性鼻炎(chronic simple rhinitis)是一种以鼻黏膜肿胀、分泌物增多为特征的慢性炎症。

（一）诊断

交替性、间歇性鼻塞，鼻涕增多为主要症状，还可伴有鼻部不适、胀痛、嗅觉减退。检查见鼻黏膜慢性充血，下鼻甲肿大，表面光滑，有弹性，使用血管收缩剂后，下鼻甲明显缩小，分泌物黏稠。

（二）治疗

治疗方法如下：①0.5%～1.0%麻黄素或盐酸羟甲唑啉滴鼻，不宜用滴鼻净；②0.25%～0.50%普鲁卡因下鼻甲黏膜下注射；③针刺治疗；④找出病因，积极对因治疗。

六、鼻骨骨折

外鼻突出于面部中央，易遭受撞击发生骨折。在鼻外伤中最常见。暴力的大小和方向决定骨折的类型。鼻骨骨折可单独发生,亦可伴有鼻中隔骨折、软骨脱位、黏膜撕裂,严重者可伴有其他颌面骨及颅底骨骨折。

(一)诊断

鼻部或头面部外伤史,局部疼痛、肿胀、鼻出血、鼻及鼻骨周围畸形:①鼻梁偏斜,骨折侧鼻背塌陷,外鼻肿胀、疼痛,可合并鼻出血,双侧鼻骨骨折时鼻梁变宽,鞍鼻畸形,触诊有骨擦感;②鼻骨 X 射线片或 CT 可见骨折线或移位。

(二)治疗

治疗方法如下:①鼻骨线形骨折,无错位,外鼻无畸形、无鼻通气障碍者可不予处理;②一般骨折应在 2~3 h 内行鼻骨复位;③如外鼻肿胀明显,应在肿胀消退后进行复位,但不能超过 14 d,否则将发生畸形愈合;④开放性鼻骨骨折,应争取一期清创缝合及鼻骨复位。

(黄　磊　温皇鼎　陈敏良)

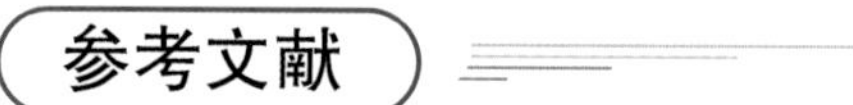

参考文献

1 潘祥林,王鸿利. 实用诊断学[M]. 2 版. 北京:人民卫生出版社,2017:88-91.

2 GILL A S,SAID M,TOLLEFSON T T,et al. Update on empty nose syndrome:disease mechanisms,diagnostic tools,and treatment strategies[J]. Curr Opin Otolaryngol Head Neck Surg,2019,27(4):237-242.

3 TALMADGE J,NAYAK J V,YAO W,et al. Management of postsurgical empty nose syndrome[J]. Facial Plast Surg Clin North Am,2019,27(4):465-475.

4 KANJANAWASEE D,CAMPBELL R G,RIMMER J,et al. Empty nose syndrome pathophysiology:a systematic review[J]. Otolaryngol Head Neck Surg,2022,167(3):434-451.

第59章

口腔症状与疾病

第一节　舌　痛

舌痛(tongue pain,glossodynia)是一种自我感觉舌体疼痛而非舌头局部病变,以舌尖、舌边、舌心、舌根或全舌等不同部位有灼痛、辣痛、麻痛、涩痛等感觉为主要表现的一组综合征,又称灼口综合征(burning mouth syndrome,BMS)。该病具有症状与体征不协调、症状变化有特殊的规律和节律、病程呈慢性迁延状态及无特征的组织病理变化等特征。中医辨证体系多由外感热邪、寒邪化热、素体薄弱等所致。

一、病　因

病因是多方面的,可由系统病引起,如内分泌、代谢紊乱、B族维生素缺乏等原因。局部性因素如牙齿锐利边缘、不良修复体、长期伸吐舌自检、微生物感染,以及药物等刺激因素。另外为神经精神因素,如三叉神经舌支及舌咽神经痛引起的。

另有学者推测舌痛症与局部循环障碍可能有内在联系。由于局部存在微循环障碍,导致舌部供血不足,在缺氧情况下,过多的乳酸、丙酮酸等代谢产物或类似激肽类物质聚集,刺激传入神经末梢,使冲动传至大脑,产生疼痛。通过认真详细的问诊与检查,查明其可能发病因素。

二、临床表现

全身性疾病引起的舌痛,除全身症状外,局部可表现出舌干、舌乳头萎缩、上皮变薄等。局部因素引起的多有局部充血、水肿、糜烂溃疡。

三、诊断及鉴别诊断

1. 神经性舌痛　可有阵发短暂性,扳机点,局封后可消失。精神性舌痛,以更年期妇女多见,舌部多无异常,患者常怀疑有严重躯体疾病。

2. 老年人发生舌痛　往往是由于缺乏维生素、营养不良、贫血或是体内存在某种慢性感染病灶等因素所致,也有可能与全身动脉硬化有关。老人舌痛还有脑血栓形成的危险,必须引起高度警惕。

3. 舌骨骨折　体检时可见舌骨区肿胀、压痛，有时可触及碎骨摩擦音。

4. 舌口及咽部烧灼感　舌口及咽部干燥，灼热，继而疼痛。常因受凉，过度疲劳，烟酒过度等致全身及局部抵抗力下降，病原微生物乘虚而入而引发。营养不良，患慢性心、肾、关节疾病，生活及工作环境不佳，经常接触高温、粉尘、有害刺激气体等皆易产生此种症状。

四、治　疗

1. 脱离过敏原　避免可能的致敏食物：食品中的矫味剂、染色剂或防腐剂，如苯甲酸、丙烯乙二醇、薄荷醇等。去除可疑的局部致敏因素。

2. 去除局部发病因素　①去除锐利的残冠、根或边缘嵴、牙石、不良修复体；②调改或重做义齿，恢复恰当的垂直距离及义齿基托伸展范围；③对于上、下颌采用不同金属材料修复者，换成同种材料，避免口腔内产生微电流。

3. 戒除不良舌习惯　如对镜观舌，舌反复顶上腭或下前牙、咬舌等。

4. 治疗相关的局部疾病　包括颞下颌关节紊乱综合征（temporomandibular joint disorder syndrome，TMJDS）、紧咬牙和磨牙症。

5. 积极诊断及治疗全身性疾病　①与舌痛症相关的疾病有糖尿病、贫血；②免疫性疾病如类风湿；③消化道疾病如反流性食管炎、胃肠功能紊乱等。

6. 辅助用药方案　①对症治疗：针对口干症状，促进唾液分泌，人工唾液替代疗法；②补充维生素及微量元素；③抗真菌治疗：对于全口或半口义齿伴有局部黏膜略发红的患者，要考虑口腔内菌群失调、亚临床白念珠菌感染的可能；④心理咨询治疗舌痛症患者常有抑郁症、焦虑。

7. 中医治疗　根据中医辨证，可将舌痛症分为以下5型：①心火上炎型，表现为舌尖红痛，苔黄脉数，尿赤黄，大便干结，应清热解毒利湿，成药可用口炎宁冲剂；②脾虚血少型，表现为舌痛隐隐，色淡苔腻，食欲缺乏，乏力，脉沉细无力，应益气养脾，养血活血，可用十全大补汤加减；③肝热郁蒸型，表现为舌缘红，舌干少津，口苦脉弦，应清热疏肝，成药可用龙胆泻肝丸；④阴虚火旺型，表现为舌背乳头萎缩、灼痛、面潮红，盗汗，五心烦热，应滋阴清热降火，成药可用知柏地黄丸；⑤阴虚伤津型，表现为舌背干粗，少津，头昏耳鸣，应滋阴生津，成药可用芦笋精冲剂或胶囊。

第二节　牙　痛

牙痛（toothache）是指牙齿因各种原因引起的疼痛而言，为口腔疾患中常见的症状之一，可见于西医学的龋齿、牙髓炎、根尖周围炎和牙本质过敏等。遇冷、热、酸、甜等刺激时牙痛发作或加重，属中医的“牙宣”“骨槽风”范畴。

一、病　因

牙痛是口腔科牙齿疾病最常见的症状之一，很多牙病能引起牙痛，常见的有龋齿、急性牙髓炎、慢性牙髓炎、牙周炎、牙龈炎等。此外，某些神经系统疾病，如三叉神经痛、周围性面神经炎等；身体的某些慢性疾病，如高血压病患者牙髓充血、糖尿病患者牙髓血管发炎坏死等都可引起牙痛。牙疼的原因主要有急性牙髓炎、急性根尖周围炎、急性牙周炎、牙周脓肿、牙体过敏症、干槽症、食物嵌塞痛、牙龈、颌骨肿瘤以及三叉神经痛等。

中医上，手、足阳明经脉分别入下齿、上齿，大肠、胃腑积热，或风邪外袭经络，郁于阳明而化火，火邪循经上炎而发牙痛。肾主骨，齿为骨之余，肾阴不足，虚火上炎亦可引起牙痛。亦有多食甘酸之物，口齿不洁，垢秽蚀齿而作痛者。因此，牙痛主要与手足阳明经和肾经有关。

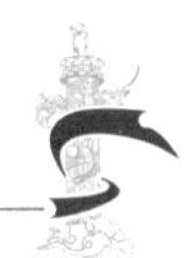

二、临床表现

牙痛是主要症状。早期，牙龈发痒、不适、口臭，继之牙龈红肿、松软，容易出血，疼痛，反复发作。常见表现为牙龈红肿、遇冷热刺激痛、面颊部肿胀等。

牙龈炎是常见的牙周组织疾病。是由于不注意口腔卫生，牙齿受到牙齿周围食物残渣、细菌等物结成的软质的牙垢和硬质的牙石所致的长期刺激，以及不正确的刷牙习惯，维生素缺乏等原因所造成。牙龈鲜红或紫红、肿胀、松软，有时龈缘有糜烂或肉芽组织增生外翻，刷牙或吃东西时牙龈易出血，但一般无自发性出血，患者无明显的自觉症状，有时可有发痒或发胀感，口臭明显。

牙周炎是口腔常见病，其病因复杂。如牙垢、牙石、嵌塞的食物、不良修复体等局部因素的刺激，牙龈受到损害，加上细菌的作用，使牙周膜破坏；维生素 C 的吸收、利用障碍；维生素 D 缺乏及各种因素导致的机体抵抗力下降，皆可引发牙周炎。

三、治　疗

（一）西医治疗

牙痛患者服用止痛药物往往是不可避免的。在疼痛分级上，牙痛一般属于轻度或中度疼痛，应用非甾体抗炎药，如凯扶兰、对乙酰氨基酚的复方制剂、布洛芬（异丁苯丙酸）缓释剂等，均能得到明确的镇痛效果。其中凯扶兰的优越之处在于起效快，镇痛效果好，毒副作用少。①去除病因；②用局部麻醉等方法阻滞疼痛冲动向中枢传导；③应用各种止痛药提高疼痛的阈值；④应用全身麻醉方法使患者意识丧失；⑤应用生物反馈或睡眠疗法进行精神心理治疗。其中去除病因是治疗牙痛的根本措施。

（二）中医中药治疗

1. 风火牙痛

症见：牙齿疼痛，呈阵发性，遇风发作，患处得冷则痛减，受热则痛增，牙龈红肿。全身或有发热，恶寒，口渴。舌红，苔白干，脉浮数。

治法：疏风清热，解毒消肿。

方药：主方薄荷连翘方。

2. 胃火牙痛

症见：牙齿疼痛剧烈，呈持续性锐痛，牙龈红肿较甚，或出脓渗血，肿连腮颊，牙齿明显叩痛，有松动浮起感，局部臀核肿大压痛。全身可见发热头痛，口渴引饮，口气臭秽，大便秘结。舌苔黄厚，脉象洪数。

治法：清胃泻热，凉血止痛。

方药：主方清胃散。

3. 虚火牙痛

症见：牙齿隐隐作痛或微痛，牙龈微红微肿，久则牙龈萎缩，牙齿浮动，咬物无力，午后疼痛加重。全身可兼见腰酸痛，头晕眼花，口干不欲饮。舌质红嫩，少苔，脉细数。

治法：滋阴益肾，降火止痛。

方药：主方知柏八味丸。

（三）针灸治疗

治法：祛风泻火，通络止痛。以手足阳明经穴为主。

主穴：合谷、颊车、下关。

配穴：风火牙痛者，加外关、风池；胃火牙痛者，加内庭、二间；阴虚牙痛者，加太溪、行间。

操作：主穴用泻法，循经远取可左右交叉刺，合谷持续行针 1～3 min。配穴太溪用补法，行间用泻法，余穴均用泻法。

方义：合谷为远道取穴，可疏通阳明经络，并兼有祛风作用，可通络止痛，为治疗牙痛之要穴。颊车、下关为近部选穴，疏通足阳明经气血。

(四)其他治疗

耳针法，选上颌、下颌、神门、上屏尖、牙痛点。每次取2~3穴，毫针刺，强刺激，留针20~30 min。

第三节　口　干

口干(dry mouth)，也称为口腔干燥，可能与唾液成分变化或唾液分泌减少有关，是多种疾病中都可能表现的一种口腔症状，严重时往往对患者形成困扰。

口干症是口干的主观感觉，经常(但不总是)与唾液腺功能减退有关。该术语源于希腊语 ξηρ (xeros)，意为"干燥"。

口腔干燥症是非常常见的症状。保守估计该症状的人群患病率约为20%，其中女性(高达30%)和老年人(高达50%)的患病率有所增加。持续口干的患病率估计在10%~50%。

低唾液酸化是一种根据病史和检查做出的临床诊断，但降低唾液流速已被赋予客观定义。唾液腺功能减退被定义为整个和(或)单个腺体流速的任何客观可证实的降低。正常人未刺激的总唾液流速为0.3~0.4 ml/min，而低于0.1 ml/min则明显异常。刺激的唾液流速在5 min内小于0.5 ml/min，或在10 min内小于1 ml/min。在没有任何干燥症状的临床证据的情况下，有时会使用主观口干燥这个术语来描述症状。口干症也可能是由于唾液成分变化(从浆液变为黏液)引起的。唾液腺功能障碍是口干症，唾液腺唾液分泌不足和多唾液的统称。

一、临床表现

唾液分泌减少可能表现为以下症状和体征。

1. 龋齿　与口腔干燥症有关的龋齿，没有唾液的缓冲作用，蛀牙成为一种普遍特征，并且比其他方面("猖獗龋")发展得更为积极。它可能会影响通常无法幸存的牙齿表面，例如颈龋齿和牙根表面龋齿。这在接受放射治疗的主要唾液腺放射治疗的患者中很常见，被称为放射诱发的龋齿。因此，用于治疗口干症状的任何产品都必须不含糖，因为口腔中糖的存在会促进口腔细菌的生长，从而导致酸的产生和龋齿的发展。

2. 酸蚀　唾液充当缓冲器并有助于防止牙齿脱钙。

3. 口腔念珠菌病　唾液抗菌作用的丧失也可能导致念珠菌感染。

4. 化脓性唾液腺炎　主要唾液腺(通常是腮腺)的感染，可能会复发。它与唾液分泌不足有关，因为细菌能够针对唾液流量减少而进入导管系统。即使没有急性感染，也可能是唾液腺肿胀，可能是由于自身免疫所致。

5. 味觉障碍　改变的味觉(例如金属味)和嗅觉障碍，嗅觉感改变。

6. 口内口臭　可能是由于后背舌上的适盐生物膜的活性增加(尽管消化不良可能会导致在没有流涎的情况下出现非正常口臭)。

7. 口腔灼热综合征　口腔灼热或刺痛感，唾液看起来浓密或呈绳索状，黏膜看上去干燥。

8. 其他　①在检查期间口底缺乏唾液积聚；②吞咽和咀嚼困难，尤其是在吃干食物时，食物在进食时可能会粘在组织上；③舌头可能会粘在上腭上，会在说话时引起咔嗒声，或者嘴唇可能会粘在一起；④手套或口腔镜可能会粘在组织上；⑤舌裂状，具丝状乳头萎缩，舌状叶呈红斑状；⑥唾液不能从腮腺管"挤"(表达出来)；⑦义齿吞咽困难，例如，在吞下或说话时，义齿覆盖的区域可能存在广泛的黏膜溃疡和溃疡；⑧口腔酸痛和口腔黏膜炎；⑨口红或食物可能会粘在牙齿上；⑩在谈话或进食时需要经常喝酒；⑪嘴唇和嘴角干燥、疼痛和龟裂；⑫口渴。

但是,有时临床发现与所表现的症状不相关。例如,有流涎迹象的人可能不会患有口干症。相反,患有口干症的人可能没有唾液分泌减少的迹象(主观性口干症)。在后一种情况下,通常还会有其他口腔症状提示口腔感觉异常("烧嘴综合征")。口腔外的某些症状可能与口干症一起出现。这些包括:眼干燥症(干眼);无法哭泣;视力模糊;畏光(不耐光);其他黏膜的干燥,例如鼻、喉和(或)生殖器;烧灼感;瘙痒或沙砾;声音障碍(声音变化);如果存在潜在的原因,例如干燥综合征,例如由于相关的类风湿性关节炎引起的关节疼痛,也可能会出现其他系统性体征和症状。

二、诊　断

(一)临床诊断

1. 生理性口干　睡眠期间唾液流速降低,这可能导致清醒后口干的短暂感觉。这随着饮食或口腔卫生好转而消失。当与口臭相关时,有时被称为"晨呼吸"。口干也是焦虑期的一种常见感觉,这可能是由于交感神经驱动力增强所致。众所周知,脱水会引起唾液分泌不足,这是人体试图保存水分的结果。唾液腺组织中与年龄相关的生理变化可能导致唾液分泌量的适度减少,并部分解释老年人口干症的患病率增加。

2. 药物诱导　除了口干的生理原因外,药物的医源性作用也是最常见的原因。超过 400 种与口干有关的药物,如抗抑郁药、降压药、阿片类、支气管扩张剂、质子泵抑制剂、抗精神病药、抗组胺药、利尿剂、抗肿瘤药。尽管药物引起的口干症通常是可逆的,但开这些药物的条件通常是慢性的。口腔干燥的程度可能与剂量相关。主要为抗胆碱药,拟交感神经药或利尿药。

3. 干燥综合征　口干症可能是由自身免疫性疾病引起的,该疾病会破坏唾液分泌细胞。比如干燥综合征,它与包括疲劳、肌痛和关节痛在内的症状有关。该疾病的特征是整个身体中产生水分的腺体发生炎症性变化,导致分泌唾液、泪液以及整个身体其他腺体分泌减少。干燥综合征和干口症是原发性干燥综合征。继发性干燥综合征与原发性综合征相同,但增加了其他结缔组织疾病的组合,例如系统性红斑狼疮或类风湿性关节炎。

4. 腹部疾病　口干症可能是某些腹部疾病的不典型症状,尤其是成年人,他们通常有明显的消化道症状。比如胰腺炎。

5. 放射治疗　唾液腺接近或位于被照射野内的头颈部癌症的放射疗法(包括甲状腺癌的近距离放射疗法)是口干症的另一个主要原因。52 Gy 的辐射剂量足以引起严重的唾液功能障碍。口腔癌的放射疗法通常会产生多达 70 Gy 的放射线,通常与化学疗法同时使用,这也可能对唾液产生有害。

6. Sicca 综合征　"Sicca"仅表示干燥。Sicca 综合征不是一种特定的病症,定义不一,但是该术语可以描述不是由自身免疫性疾病(例如 Sjgren 综合征)引起的口腔干燥和眼睛干燥。

7. 其他原因　口干也可能由经口呼吸引起,例如上呼吸道部分阻塞、出血、呕吐、腹泻和发热。酒精可能与唾液腺疾病、肝病或脱水有关。吸烟是另一个可能的原因。可能涉及其他药物,如甲基苯丙胺、大麻、致幻剂或海洛因。内分泌失调,例如控制不佳的糖尿病,慢性移植物抗宿主病或因肾功能不全而进行血液透析的人摄入的液体少,也可能由于脱水而导致口干症。口干症也可能是丙型肝炎病毒感染的症状。唾液腺功能障碍的罕见原因可能是结节病。感染人类免疫缺陷病毒/后天免疫功能丧失综合征会引起相关的唾液腺疾病,称为弥漫性浸润性淋巴细胞增多综合征。

(二)诊断方法

唾液分泌不足的诊断主要基于临床体征和症状。可以用 Challacombe 量表对干燥程度进行分类。还可以测量唾液在人口中的流动速率。症状与唾液流量的客观测试(如唾液测定法)之间几乎没有相关性。该测试是简单且无创的,方法为对患者在一定时间内可以滴入容器的所有唾液的测量。唾液测定可以产生刺激唾液流量或未刺激唾液流量的量度。使用刺激剂(例如滴入舌头的 10% 柠檬酸)刺激唾液流速,并收集 5 min 或 10 min 内从腮腺乳头之一流出的所有唾液。与刺激的唾液流速相比,未刺激的整个唾液流速与口腔干燥症的症状更密切相关。唾液管造影术涉及将不透射线的染料(例如碘酒)引入唾液腺导管中。它可能显示由于牙结石阻塞了导管。该调查可能涉及的其他医学影像包括胸部 X 射线(排除结节病)，超声检查和磁共振成像(排除 Sjgren 综合征或肿瘤)。如果怀疑唾液腺器质性病变，通常可以从嘴唇上进行少量唾液腺活检。可能需要进行血液检查和尿液分析，以排除许多可能的原因。为了研究眼干燥症，可能需要进行泪液的 Schirmer 检验。也可以进行裂隙灯检查。

三、治 疗

(一)西医治疗

口干症的成功治疗很难实现，而且常常不能令人满意。病因治疗是关键，但是在许多情况下，无法纠正口腔干燥症本身，只能对症治疗及改善口腔卫生。如果症状是由于继发于潜在的慢性疾病引起的口水过少引起的，则口干症可以被认为是永久性的，甚至是进行性的。唾液腺功能障碍的治疗可能涉及使用唾液替代物和(或)唾液兴奋剂。

唾液替代品，有喷雾剂、凝胶剂、油剂、漱口剂、漱口水、锭剂或黏性液体。这包括 SalivaMAX、水、人工唾液(基于黏蛋白、羧甲基纤维素)和其他物质(牛奶、植物油)。黏蛋白喷雾剂、Mucin 锭剂、Biotene 口腔平衡凝胶和牙膏、唾液兴奋剂-有机酸(抗坏血酸、苹果酸)、口香糖、拟副交感神经药(胆碱酯，例如盐酸匹罗卡品、胆碱酯酶抑制剂)和其他物质(无糖薄荷糖、烟酰胺)。

唾液替代品可以改善口干症，但往往不能改善与唾液腺功能障碍有关的其他问题。副交感神经药(唾液兴奋剂)，例如毛果芸香碱，可能会改善口干症症状以及与唾液腺功能障碍有关的其他问题，但放射线引起的口干症的治疗证据有限。兴奋剂和替代品均可在某种程度上缓解症状。唾液兴奋剂可能仅对仍有一些可检测的唾液功能的人有用。一项针对 36 项治疗口干的随机对照试验的系统回顾表明，没有强有力的证据表明特定的局部治疗有效。该评价还指出，局部治疗仅有望提供可逆的短期效果。该评论报告有限的证据表明，氧化三酰甘油喷雾比电解质喷雾更有效。无糖口香糖可增加唾液生成，但没有强有力的证据可改善症状。另外，没有明确的证据表明口香糖作为一种疗法是有效还是无效。有建议认为，口腔内装置和集成的口腔护理系统可有效减轻症状，但缺乏有力的证据。对使用拟副交感神经药治疗放射治疗口干症的系统评价发现，仅有有限的证据支持使用毛果芸香碱治疗放射性唾液腺功能不全。有人建议，除非有任何禁忌证，否则应在上述组中进行该药物的试验(3 次/d，每次 5 mg，以最大限度地减少不良反应)。改进可能需要长达 12 周的时间。然而，毛果芸香碱并不总是能够成功改善口干症症状。审查还得出结论，该组中几乎没有证据支持使用其他副交感神经药。另一项系统评价显示，有一些低质量的证据表明氨磷汀可在短时间内接受头颈部放射疗法(有或没有化学疗法)的人预防口干感或降低中度至重度口干症的风险，(放疗结束)至中期(放疗后 3 个月)。但是，尚不清楚这种作用在放疗后是否持续到 12 个月。2013 年，一项针对非药物干预措施的评论报告称，缺乏证据支持电刺激设备或针灸对口干症状的影响。

(二)中医辨证论治

口干之症，病机看似繁多，实则不然，究其根本，当属虚实寒热，并与痰、湿、瘀等病理因素积蓄阻滞有关，临床口干之病机大可分为两种：一类当属津液生化障碍，如肝肾阴虚、脾胃阳虚等虚证均可导致；二类则为津液运化输布无权，痰湿、瘀阻等病理因素积聚为主要病因病机。临证当四诊合参，辨证论治，补虚泻实，结合化痰祛湿、行气消瘀，使寒热平调，津液化生有源，津液输布有道，方能解口干之症。

第四节 口 臭

口臭(fetor oris，halitosis)，即口腔呼吸异味的症状。它可能导致患者焦虑、抑郁症。口臭分为真性口臭及继发性呼吸异味。在那些真正有口臭的人中，约有 85% 来自口腔内部。其余病例被认为是由于鼻子、鼻窦、喉、肺、食管或胃部疾病引起的，其中胃幽门螺杆菌(*Helicobacter Pylori*)感染最为常见。

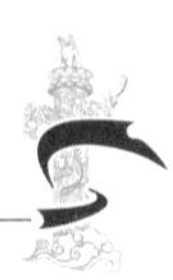

一、历史、社会与文化

口臭最早提到的地方是古埃及，那里的牙膏配方在金字塔建成之前就已制成。公元前1550年的《埃伯斯纸莎草纸》(*Ebers Papyrus*)描述了一种基于岩盐和鸢尾干花，薄荷和胡椒的可以治疗口臭的药片。希波克拉底医学主张漱口红葡萄酒和香料以治疗口臭。请注意，现在认为含酒精的漱口水会在口干时加剧口臭，从而导致微生物生长加快。希波克拉底语库还描述了一种基于大理石粉的女性口臭患者食谱。古罗马医师普林尼(Pliny)发表了有关改善呼吸的方法的文章。

中国古代皇帝要求游客在观众面前嚼丁香。塔木德(Talmud)将口臭描述为一种残疾，这可能是合法打破结婚证的依据。早期的伊斯兰神学强调，应使用Miswak清洁牙齿和舌头，Miswak是植物Salvadora persica树上的木棍。这种传统的咀嚼棒也称为Miswak，特别是在沙特阿拉伯使用，基本上就像是用树枝制成的天然牙刷。在文艺复兴时期，法国国王亨利三世的医生洛朗·乔伯特(Laurent Joubert)指出，口臭是"由于危险的as虫落入肺部并通过心脏，造成严重损害而引起的"。

如今，口臭是最大的社交禁忌之一。普通民众非常重视避免口臭，大量消费者每年购买除臭型漱口水，薄荷糖和相关的非处方产品，就说明了这一点。这些实践中的许多只是掩盖气味的短期尝试，一些作者建议，对口臭的认识是逐步进化的。对恶臭的本能药物可能起到发现变质食物和潜在有害物质的作用。但社会对口臭的污名化可能随时间而出现改变，比如迫于人文、社会文化等对该歧视的压力。

口臭症状存在于人口数量的6%~50%不等。对口臭的关注是继蛀牙和牙龈疾病之后人们寻求牙科护理的第三大最常见原因。我们相信，随着年龄的增长，它会变得越来越普遍。口臭被视为一种社会禁忌，受影响者可能会感到侮辱。

1. 词源　口臭来自拉丁语"halitus"，意思是"呼吸"，希腊语后缀-osis意思是"患病"或"病症"。与利斯特林造口臭一词的普遍看法相反，李斯特菌臭味的起源可追溯到产品存在之前，由医师约瑟夫·威廉·豪威(Joseph William Howe)在1874年出版的《呼吸和给臭臭的疾病》中创造。

2. 替代药物　根据传统的印度草药疗法，嚼槟榔是治疗口臭的一种方法。在南亚，由于这种混合物具有令人耳目一新的特性和刺激性，因此在恋人之间嚼槟榔是一种习俗。坚果和叶子都是温和的刺激物，反复使用会上瘾。咀嚼时，槟榔也会引起牙齿腐烂和牙齿的红色或黑色染色。但是，咀嚼槟榔都会引起恶性病变，例如白斑和黏膜下纤维化，并且被认为是口腔和口咽鳞状细胞癌(口腔癌)的危险因素。

替代医学的从业者和提供者出售各种各样声称对口臭有益的产品，包括膳食补充剂、维生素和口服益生菌。口臭常被认为是"念珠菌超敏综合征"或相关疾病的症状，并且据称可以用抗真菌药物或其他药物治疗治疗真菌感染。

二、流行病学

由于某些原因，研究人员很难估算普通人群中口臭的患病率。首先，口臭易受社会偏见，这可能会对受试者产生心理负面影响。其次，关于使用何种诊断标准和检测方法来定义哪些人患有口臭和哪些人没有口臭没有达成共识。部分研究依靠自我报告的口臭评估，并且对于这是否是实际口臭的可靠预测指标存在争议。因此，报告的流行病学数据差异很大。

三、病　因

(一)口腔

在大约90%的真正口臭病例中，气味的来源是口腔本身。这被称为口腔内口臭、口腔恶臭或口腔口臭。最常见的原因是在舌头背面、牙龈线下方以及在牙齿与牙龈之间的牙龈疾病产生的口袋中产生异味的生物膜。这种生物膜的结果是产生高水平的恶臭。产生臭味的主要原因是蛋白质分解成单个氨基酸，然后某些氨基酸进一步分解以产生可检测的恶臭气体。挥发性硫化合物与口腔恶臭程度有关，通常在成功治疗后会降低。口腔的其他部分也可能导致总体气味，但不像舌头的背面那么常见。这些位置按患病率从高到低的顺序排列，分别是齿间和龈下缝隙、牙齿工作不良、牙齿之间的食物影响区域、脓肿和不洁的假牙。由病毒感染（如单纯疱疹和 HPV）引起的基于口腔的病变也可能导致口臭。白天，由于食用某些食物（例如大蒜、洋葱、肉、鱼和奶酪）、吸烟和饮酒，口臭的强度可能会有所不同。由于嘴巴暴露于较少的氧气中，并且在夜间处于非活动状态，因此通常在醒来时会加重气味（"早晨呼吸"）。口臭可能是短暂的，在进食、饮水、刷牙、用牙线清洁或用专门的漱口水冲洗后通常会消失。口臭也可能是持久性的（慢性口臭），这在不同程度上影响了约 25% 的人。

1. 舌　舌头细菌会产生恶臭的化合物和脂肪酸，占所有与口腔有关的口臭病例的 80%～90%。厌氧菌会产生吲哚、粪臭素、多胺的腐烂气味或挥发性硫化合物（如硫化氢、甲硫醇、烯丙基甲基硫醚）的"腐烂鸡蛋"气味。细菌是肉眼看不到的，大多数有或没有口臭的人都存在白色舌苔，可见的白色舌苔并不是口臭的来源。与正常人相比，牙周病患者的舌苔患病率高出 6 倍。与无口臭的患者相比，口臭患者在该区域的细菌载量也明显更高。

2. 牙周　牙龈缝隙是牙齿和牙龈之间的小凹槽，在牙龈炎时可能会发炎。牙龈缝隙和牙周袋的区别在于前者的深度<3 mm，后者的深度>3 mm。牙周袋通常伴有牙周疾病（牙龈疾病）。关于牙周疾病在引起口臭中的作用存在争议。但是，晚期牙周病是严重口臭的常见原因。糖尿病血糖控制欠佳的人更容易出现多发性牙龈和牙周脓肿。他们的牙龈有明显的脓液积聚。这种感染病可能是口臭的潜在来源。去除牙龈下结石（即牙垢或硬斑）和易碎的组织已显示可大大改善口腔异味。引起牙龈炎和牙周疾病的细菌（牙周病原体）总是革兰氏阴性，能够产生挥发性硫化合物（volatile sulfur compounds，VSC）。甲基硫醇被认为是由牙周病和牙龈炎引起的口臭中贡献最大的 VSC。呼吸中的 VSC 水平已显示与牙周袋深度、袋的数量以及使用牙科探针检查时袋是否渗血呈正相关。确实，VSC 本身可能已被证明有助于牙周疾病的炎症和组织损伤。然而，并非所有患有牙周疾病的患者都患有口臭，也不是所有患有口臭的患者都患有牙周疾病。尽管与普通人群相比，患有牙周疾病的患者更容易患口臭，但事实证明，口臭症状与舌苔覆盖程度的关系比与牙周疾病的严重程度的关系更大。牙周疾病的另一种可能症状是自我感觉不好，不一定伴有其他人可察觉的恶臭。

其他不太常见的口内原因包括龋齿深处（牙齿腐烂）、牙间食物填充、义齿的卫生习惯不足、口腔感染、口腔溃疡、禁食、压力/焦虑、月经周期、吸烟、挥发性食物、药物。

（二）鼻腔和鼻窦

从鼻孔排出的空气具有不同于口腔气味的刺激性气味。鼻气味可能是由于鼻窦感染或异物引起的。口臭常被认为是慢性鼻-鼻窦炎的症状。

（三）扁桃体

关于由扁桃体状况引起的口臭病例的比例存在分歧。有人认为扁桃体是口中口臭的最主要原因。根据一份报告，大约 3% 的口臭病例与扁桃体有关。可能与口臭相关的扁桃体疾病包括慢性干酪性扁桃体炎（可从扁桃体隐窝渗出奶酪样物质）、扁桃体结石病（扁桃体结石）、少见的扁桃体周围脓肿、放线菌病、真菌性恶性肿瘤、软骨性胆管瘤和炎症肌纤维母细胞瘤。

（四）食管

食管下括约肌位于胃与食管之间，由于食管裂孔疝或胃食管反流病（gastroesophageal reflux disease，GERD）可能无法正确收缩，从而使酸进入食管并使气体逸散至口腔。由于食管中残留的食物老化，Zenker 憩室也可能导致口臭。

（五）胃

大多数研究人员认为胃是口臭的一种非常罕见的来源。食管是一个封闭且塌陷的管，从胃中不断流出的气体或腐烂物质表明存在健康问题，例如反流严重到足以引起胃内容物或胃和食管之间的瘘管，这将进一步证明这一问题。严重的表现不只是臭味。就烯丙基甲基硫醚（大蒜消化的副产品）而言，气味

不会从胃中散发出来,因为它不会在胃中代谢。

(六)全身性疾病

有一些全身性(非口腔)疾病可能会引起口臭,如肝病性口臭(慢性肝衰竭引起的口臭的一种罕见类型)、下呼吸道感染(支气管和肺部感染)、肾脏感染和肾衰竭、肿瘤、三甲基尿症(“鱼腥味综合征”)、糖尿病。

(七)妄想口臭

在寻求有关口臭的专业意见的人中,有 1/4 担心口臭,即恐惧症,妄想性口臭或嗅觉参照综合征的表现。他们确信自己有口臭,尽管许多人没有要求任何人提出客观意见。口臭可能严重影响 0.5%~1.0% 的成年人的生活。

四、诊　断

口臭是指口腔呼吸出现明显难闻的气味。它可能导致受影响者的焦虑。它还与抑郁症和强迫症症状有关。

(一)自我诊断

由于适应环境的原因,一般自己很难闻到自己的呼吸异味,对口臭的自我评估并不容易。患者经常通过问一个好朋友来进行自我诊断。判断自己是否有口臭的方法如下。

1. 唾液判断法　首先将手清洗干净,不要留有任何其他味道,然后再用舌头轻舔自己手背,等过 10 s 左右唾液干了以后,用鼻子靠近留有唾液的地方,看是否有浓烈异味,如果有则表示有口臭。

2. 呼吸判断法　直接呼出气息用鼻子闻是闻不到任何味道的,所以这个方法就是用手把鼻子与嘴巴同时捂住,然后再呼出气息,这样就能够很轻易地了解自己的口气状况。

3. 舌头判断法　可以用纱布或者棉签擦拭或用一次性塑料勺轻轻刮擦舌头的后部,闻一下干燥残留物,或如果擦拭出来的纱布或棉签呈现黄色,就可能会有口臭。或者直接伸出舌头,舌苔总是呈现出黄色,也可能是有口臭,或者是其他口腔问题。

4. 镜子观察法　利用镜子观察舌头的颜色,如果在舌头的内侧,有呈白色的分泌物,这就表明患有口臭。

5. 牙线清除法　牙线除了可以清除污垢,还可以利用牙线判断自己是否有口臭,首先用牙线清理一下牙缝,如果牙线有味道的话,这就表明自己是有口臭的。

6. 化学反应法　测试舌拭子上多胺和硫化合物的存在,但是很少有研究表明它们实际检测出气味的程度。此外,由于一整天呼吸异味强度的变化取决于许多因素,因此可能需要进行多次测试。

(二)测试

如果口臭持续存在,并且排除了所有其他医学和牙科因素,则需要进行专门的测试和治疗。

1. 便携式硫化物监测仪　用于测试口腔空气中的硫排放量(具体来说是硫化氢)。如果正确使用,此设备可以非常有效地确定某些产生 VSC 的细菌的水平。但是,它在临床应用中有缺点。例如,其他常见的硫化物(例如硫醇)很难记录下来,并且可能在测试结果中被错误地陈述。某些食物(例如大蒜和洋葱)会在呼吸中产生长达 48 h 的硫,并可能导致错误的读数。高度计对酒精也非常敏感,因此在进行测试之前,应避免饮用酒精或使用含酒精的漱口水至少 12 h。这种模拟机会随着时间的流逝而失去灵敏度,需要定期重新校准才能保持精度。

2. 气相色谱　正在研究便携式机器。该技术旨在以数字方式测量口腔空气样本中主要 VSC 的分子水平(例如硫化氢、甲硫醇和二甲基硫)。它可以精确测量呼吸中的硫成分,并可以通过计算机界面以图形形式生成视觉结果。

3. 苯甲酰精氨酸萘酰胺测试　苯甲酰精氨酸萘酰胺(bengoyl-DL-arginine-naphthlamide,BANA)测试旨在寻找表明某些口臭相关细菌存在的酶的唾液水平。

4. β-半乳糖苷酶测试　唾液中该酶的水平与口腔中的恶臭有关。

尽管这种仪器和检查已在呼吸诊所中广泛使用，但最重要的口臭测量（金标准）是由受过训练的专家对气味的水平和类型进行实际的嗅探和打分（"感官测量"）。气味水平通常以六点强度等级进行评估。

（三）分类

口臭有两种主要的分类方案，但都没有被普遍接受。

1. 宫崎等人分类　最初是在1999年的日本科学出版物中描述的，此后进行了调整以反映北美社会，特别是在恐怖症（phobia）方面。该分类假设口臭症状分为3个主要部分，即真正的口臭［生理性口臭、病理性口臭（口内、口外）］、假性口臭和恐怖症。有人认为这种分类法是使用最广泛的分类法，但由于它过于简单化而受到批评，因为该分类法仅对牙医有用，而对其他专业没有作用。

2. Tangerman 和 Winkel 分类法　2002年在欧洲提出了这类分类法，只针对那些真正口臭的病例，因此，与宫崎等人相比，人们批评这种方法对牙科的临床应用较少。分类如下：

（1）口内口臭。

（2）口外口臭。①血源性口臭：全身性疾病、代谢性疾病、食物、药物；②非血源性口臭：上呼吸道、下呼吸道。

同一作者还建议，口臭可以根据气味的特征分为3类：由挥发性硫化合物（VSC）引起的"亚硫或粪便"，最明显的是甲硫醇、硫化氢和二甲基硫。糖尿病导致丙酮引起的"果糖"。由三甲基无尿和尿毒症中存在的氨、二甲基胺和三甲胺（TMA）引起的"尿样或氨性"。

基于先前尝试分类的优点和缺点，提出了基于原因的分类：0型（生理性），1型（口），2型（气管），3型（胃食管），4型（血源性），5型（主观）。

任何口臭症状都可能是这些类型的总和，并叠加在所有健康个体的生理气味上。

五、治　疗

可能采取的措施包括减少细菌数量的物理或化学手段，掩盖气味的产品或改变产生气味的分子的化学物质。建议吸烟的人群戒烟。

1. 机械措施　刷牙可能有所帮助。尽管有证据表明舌头清洁会带来暂时的好处，但不足以得出清晰的结论。2006年的一份 Cochrane 评论发现，初步证据表明它可能会降低气味分子的水平。使用牙线可能会有用。

2. 漱口水　2008年的一项系统评价发现，抗菌漱口水可能会有所帮助。漱口水通常含有抗菌剂，包括氯化十六烷基吡啶、氯己定、葡萄糖酸锌、精油、过氧化氢和二氧化氯。氯化十六烷基吡啶鎓和氯己定可以暂时染色牙齿。

3. 潜在疾病　如果存在牙龈疾病和蛀牙，建议将其治疗。如果认为口外疾病是导致此问题的原因，则治疗可能会改善病情。

第五节　口腔溃疡

口腔溃疡俗称"口疮"，是一种常见的发生于口腔黏膜的溃疡性损伤病症，多见于唇内侧、舌头、舌腹、颊黏膜、前庭沟、软腭等部位，这些部位的黏膜缺乏角质化层或角化较差。舌头溃疡指发生于舌头、舌腹部位的口腔溃疡。口腔溃疡发作时疼痛剧烈，局部灼痛明显，严重者还会影响饮食、说话，对日常生活造成极大不便；可并发口臭、慢性咽炎、便秘、头痛、头晕、恶心、乏力、烦躁、发热、淋巴结肿大等全身症状。

一、病　因

口腔溃疡的发生是多种因素综合作用的结果，其包括局部创伤、精神紧张、食物、药物、营养不良、激素水平改变及维生素或微量元素缺乏。系统性疾病、遗传、免疫及微生物在口腔溃疡的发生、发展中可能起重要作用。如缺乏微量元素锌、铁，缺乏叶酸、维生素 B_{12} 以及营养不良等，可降低免疫功能，增加口腔溃疡发病的可能性；血链球菌及幽门螺杆菌等细菌也与口腔溃疡关系密切。口腔溃疡通常预示着机体可能有潜在系统性疾病，口腔溃疡与胃溃疡、十二指肠溃疡、溃疡性结肠炎、局限性肠炎、肝炎、女性经期、B 族维生素吸收障碍症、自主神经功能紊乱症等均有关。

二、临床表现

表现为口腔黏膜溃疡类损伤的疾病有以下多种。

1. 复发性阿弗他性口炎　又称复发性口腔溃疡（recurrent oral ulcer，ROU）、复发性口疮（recurrent aphthae/canker sores），灼痛是其突出特征，顾冠以“阿弗他”名（希腊文 aphthous 为“灼痛”之意），外观为单个或者多个大小不一的圆形或椭圆形溃疡，表面覆盖灰白或黄色假膜，中央凹陷，边界清楚，周围黏膜红而微肿。具有周期性、复发性、自限性的特征，年龄不拘，发病年龄估计在 10～20 岁，女性较多。一年四季均能发生，10 d 左右自愈。

2. 贝赫切特综合征　贝赫切特综合征（Behcet syndrome）口腔黏膜损害症状和发生规律与复发性阿弗他溃疡类似，除此之外，本病累及多系统多脏器，且有先后出现的口腔外病损症状。眼、生殖器、皮肤病损也是其主要临床特征，表现为反复性生殖部位溃疡、皮肤结节性红斑、毛囊炎、葡萄膜炎。严重者可发生关节、小血管、神经、消化、呼吸、泌尿等多系统损害。

3. 创伤性溃疡　与机械性刺激、化学性灼伤或者热冷刺激有密切关系，其发病部位和形态与机械刺激因子相符合。无复发史，去除刺激后溃疡很快愈合；但如果任其发展，则有癌变可能。

4. 癌性溃疡　老年人多见，形态多不规则，其边缘隆起呈凹凸不平状，与周围组织分界不清，溃疡面的基底部不平整，呈颗粒状，触之硬韧，和正常黏膜有明显的区别，疼痛不明显。恶性溃疡病程长，数月甚至一年多都不愈合或逐渐扩大，常规消炎防腐类药物治疗效果不明显。良性口腔溃疡患者较少出现全身症状；恶性口腔溃疡患者则相反，可出现发热、颈部淋巴结肿大、食欲缺乏、消瘦、贫血、乏力等表现。

5. 单纯疱疹　好发于婴幼儿，早期以成簇的小水疱为主要表现，疱破后会融合成较大的糜烂面或不规则的溃疡。复发与诱因有明确关系，复发前常伴有咽喉痛、乏力等前驱症状，发病期间多伴有明显全身不适。

6. 放射性口炎　有放射线暴露史，出现上述急、慢性口腔损害是其特征。放射性口炎黏膜损害程度较轻时出现口腔黏膜发红、水肿；糜烂、溃疡，覆盖白色假膜，易出血，触痛明显，口干，口臭等，可以合并进食困难等功能障碍和头昏、失眠、厌食、脱发等全身症状，较重时可以伴发出血、继发感染等全身损害。

7. 结核性溃疡　深在，形态不规则，呈鼠噬状，基底暗红色桑葚样肉芽组织增生，溃疡经久不愈，多伴有肺结核的体征和症状。

8. 坏死性唾液腺化生　男性多见，好发于软腭、硬腭交界处，溃疡深及骨面，周围充血明显，边缘可隆起，底部有肉芽组织，病理表现为小唾液腺坏死，患者全身情况较好。

三、诊　断

单纯的口腔溃疡通过视诊即可诊断，对于有原发病的口腔溃疡可以通过临床表现，检查和组织病理活检进行诊断。彩超主要用于了解颈部淋巴结情况、有否肿大、血运如何等。必要时进行活组织检查，只有活检才能明确诊断，决定治疗手段。

四、治　疗

对于口腔溃疡的治疗，以消除病因、增强体质、对症治疗为主，治疗方法应坚持局部治疗和全身治疗相结合、中西医治疗相结合、生理和心理治疗相结合。需要引起注意的是，经久不愈、大而深的舌头溃疡，有可能是一种癌前病损，极易癌变，必要时做活检以明确诊断。

（一）局部治疗

主要目的是消炎、止痛，促进溃疡愈合，治疗方法较多，根据病情选用以下治疗。

1. 含漱剂　0.25%金霉素溶液，1∶5 000 氯己定溶液，1∶5 000 高锰酸钾溶液，1∶5 000 呋喃西林溶液等。

2. 含片　杜米芬含片、溶菌酶含片、氯己定含片。

3. 散剂　冰硼散、锡类散、青黛散、养阴生肌散、黄连散等是中医传统治疗口腔溃疡的主要药。此外，复方倍他米松撒布亦有消炎、止痛、促进溃疡愈合作用。

4. 药膜　其基质中含有抗生素及可的松等药物，用时先将溃疡处擦干，剪下与病变面积大小相近的药膜，贴于溃疡上，有减轻疼痛、保护溃疡面、促进愈合的作用。

5. 止痛剂　有0.5%～1.0%普鲁卡因液、0.5%～1.0%达克罗宁液、0.5%～1.0%丁卡因液，用时涂于溃疡面上，连续2次，用于进食前暂时止痛。

6. 烧灼法　适用于溃疡数目少、面积小且间歇期长者。方法是先用2%丁卡因表面麻醉后，隔湿，擦干溃疡面，用一面积小于溃疡面的小棉球蘸10%硝酸银液或50%三氮醋酸酊或碘酚液，放于溃疡面上，至表面发白为度。这些药物可使溃疡面上蛋白质沉淀而形成薄膜保护溃疡面，促进愈合。操作时应注意药液不能蘸得太多，不能烧灼邻近健康组织。

7. 局部封闭　适用于腺周口疮。以2.5%醋酸泼尼龙混悬液0.5～1 ml加入1%普鲁卡因液1 ml注射于溃疡下部组织内，每周1～2次，共用2～4次。有加速溃疡愈合作用。

8. 激光治疗　用氦氖激光照射，可使黏膜再生过程活跃，炎症反应下降，促进愈合。治疗时，照射时间为30 s～5 min。一次照射不宜多于5个病损。

（二）全身治疗

因病因尚不清楚，治疗效果不够理想。

1. 免疫抑制剂　目前认为本病与自身免疫性疾病有关，近年来试用免疫抑制剂治疗，部分病例有一定效果，若能经检查确定为自身免疫性疾病，采用免疫抑制剂则有明显疗效。常用药物为肾上腺皮质激素：泼尼松（强的松）5 mg/片，地塞米松0.75 mg/片，3～4次/d，每次1片，5 d后病情控制则减量，每日减5～10 mg，总疗程为7～10 d后停药，如疗程长，为防止感染扩散，应加用抗生素。对严重白塞综合征，可住院后给予氢化可的松100 mg或地塞米松5 mg和四环素1 g加入5%～10%葡萄糖注射液中，静脉滴注，病情好转后逐步减量。对有胃溃疡、糖尿病、活动期肺结核的患者应禁用或慎用。

2. 免疫调节剂和增加剂

（1）左旋咪唑：用于需增强细胞免疫作用者成人3次/d，每次50 mg，连服2 d，停药5 d，2～3个月为一疗程。常见的不良反应有头痛、疲乏、关节酸痛等，少数病例可发生粒细胞减少，在治疗过程中应定期做血常规检查。

（2）丙种球蛋白：适用于体液免疫功能低下者在溃疡急性期时肌内注射1支（3 ml），必要时1周后可再注射3 ml。不宜长期使用，因使用过多反而造成人体免疫反应的抑制称为反馈抑制。

（3）转移因子：可将免疫功能转移给无免疫的机体，以恢复其免疫功能，适用于细胞免疫功能降低或缺陷者。1 ml内含5×10^9个白细胞提取物。注射于淋巴回流丰富的部位如腋下或腹股沟处皮下。每次1 ml，每周1～2次，10次为一疗程，一般用一疗程即可。

（4）维生素：维生素类药物可维持正常的代谢功能，促进病损愈合。在溃疡发作时给予维生素C 0.1～0.2 g，3次/d，B族维生素每次1片，3次/d。

(5)女性激素:女性发病与月经周期有关者可慎用雌激素。己烯雌酚0.1 mg,每晚服1次,自月经后5 d起连服20 d。

(6)微量元素:有血清锌含量降低者补锌后病情有好转,可用1%硫酸锌糖浆,每次10 ml,3次/d;或硫酸锌片,每片0.1 g,每次1片,3次/d。维酶素为核黄素衍生物,含有人体所必需的多种维生素、氨基酸、微量元素及一些辅酶,对有胃肠道疾病者有一定效果,可促进溃疡愈合,每次1 g,3次/d,无不良反应,可较长期服用。

(三)中医治疗方法

复发性口疮又称阿弗他口腔炎,是口腔黏膜发生小而疼痛的溃疡,具有复发性。本病多与精神紧张、内分泌失调、营养缺乏、感染、遗传、免疫功能异常、消化系统疾病等因素有关。中医认为本病的发生,外因以热毒为主,内因多为情志内伤、饮食不节、房室劳倦所致。本病多见于中年妇女,溃疡多数是散在性分布在容易活动的黏膜区域,常常疼痛难忍令患者寝食难安。我们在临证中常辨证分为6型治疗。

1. 外感时毒型口疮　多发于外感后1~2 d,伴有外感症状。初起口腔黏膜局部充血、红肿,微痛,舌尖或唇内出现粟粒样小红点或小疱疹,12 h内疱疹溃破,呈表浅溃疡,边界清楚。治宜清热解毒,健脾化湿。方药:金银花18 g,连翘15 g,藿香12 g,木香10 g,佩兰10 g,茯苓12 g,神曲12 g,枳壳10 g,葛根15 g,白术10 g,代赭石20 g,旋覆花(包煎)10 g,水煎服,每日1剂。

2. 脾胃积热型　症见口舌多处糜烂生疮,疮面红肿,灼热疼痛,甚则口臭牙龈肿痛,伴口渴多饮,尿黄便秘,舌红苔黄,脉滑数。治宜清热泻火,荡涤胃热。方药:山栀子12 g,黄芩12 g,连翘12 g,大黄10 g,芒硝3 g,薄荷8 g,黄连10 g,竹叶10 g,甘草8 g,水煎服,每日1剂。

3. 脾肾阳虚型　症见口舌生疮,溃疡面色白,周围不红,数量少,久治不愈,伴四肢不温,口干喜热饮,腰背酸痛,尿频清长,大便溏,舌淡苔白腻,脉沉弱。治宜温补脾肾,引火归原。方药:制附片15 g(先煎30 min),肉桂3 g,熟地黄20 g,山茱萸12 g,山药30 g,牡丹皮10 g,茯苓12 g,泽泻10 g,苍术10 g,水煎服,每日1剂。

4. 脾胃虚弱型　症见口舌生疮反复发作,疮面色淡凹陷,伴神疲气短,不思饮食,四肢不温,大便稀溏,舌淡苔白,脉细弱。治宜补中益气,健脾化湿。方药:黄芪15~30 g,党参15 g,当归10 g,陈皮10 g,柴胡6 g,升麻6 g,藿香15 g,茯苓10 g,白术15 g,甘草6 g,水煎服,每日1剂。

5. 心肾阴虚型　症见溃疡颜色鲜红,数量多,形状不一,大小不等,疼痛昼轻夜重,伴心悸心烦,失眠多梦,健忘,眩晕耳鸣,腰膝酸痛,咽干口燥,小便短黄,舌红苔薄,脉细数。治宜滋阴清火,养心安神。方药:生地黄30 g,地骨皮15 g,山药5 g,泽泻10 g,山茱萸10 g,野菊花15克,连翘12 g,升麻6 g,砂仁3 g,桑寄生30 g,水煎服,每日1剂。

6. 血虚阴亏型　症见口舌溃烂多发生于月经前后,伴月经先期量多,五心烦热,口干喜饮,舌淡苔薄白,脉细数无力。治宜养血益阴,潜降虚火。方药:当归20 g,白芍20 g,生地黄15 g,淡竹叶10 g,茯苓12 g,牡丹皮10 g,山栀子10 g,柴胡10 g,麦冬10 g,五味子10 g,玄参10 g,水煎服,每日1剂。

第六节　张口困难

张口困难一般由颞颌关节病、外伤、感染和肿瘤等原因引起。根据病变对颞颌关节和咀嚼肌的影响程度,张口度有相应变化。影响小则张口度改变轻,影响大则张口度改变重,甚至发生牙关紧闭。根据临床研究,一般来说正常张口度为4.0 cm左右。如果因为各种原因,无法张口到4.0 cm左右,则称之为张口困难(difficult in opening mouth)。

一、病　因

（一）局部因素

1. 急性下颌第三磨牙冠周炎　多见于青年人。早期感觉局部牙龈轻微疼痛。如炎症进一步发展波及咀嚼肌群，可发生不同程度的张口受限，并可合并全身症状，如发热、寒战、白细胞增多等。

2. 下颌骨骨髓炎　常为牙源性感染所致，患者可有病侧下嘴唇麻木及不同程度的全身症状，同时伴有张口受限症状。

3. 急性化脓性腮腺炎　患者腮腺区以耳垂为中心红肿疼痛，进食时疼痛加剧，张口受限症状是因为张口时局部疼痛发生保护性抑制。

4. 扁桃体周围脓肿　常因急性化脓性扁桃体炎症所致。患者吞咽疼痛，口水多，有不同程度的张口受限，并伴有上呼吸道感染史。

5. 颌面部损伤　颌面部上下颌骨、颧骨及颧弓骨折、骨折片移位压迫咀嚼肌群和下颌骨喙突，影响下颌骨的活动而造成张口受限。

6. 颌面部肿瘤　多见于上颌骨癌肿后破坏了上颌窦后壁侵犯翼窝，引起翼窝内外肌受损或口腔颊部癌肿侵犯颊肌，或发生于腮腺、鼻咽部的恶性肿瘤侵犯咀嚼肌群等，均可引起张口受限。

7. 颞下颌关节功能紊乱病　尤其是颞下颌关节盘前移位之不可复性关节盘前移位，多见于青壮年，往往与社会心理因素、殆关系异常、咀嚼肌问题等有关。患者常有反复发作的病史，临床上有多种类型，其三大症状包括下颌运动异常、关节弹响与杂音、疼痛，以及张口受限等。

8. 颞下颌关节强直　颞下颌关节强直指因器质性病变导致长期开口困难或完全不能开口者。可分为关节内强直和关节外强直。关节内强直是由于一侧或两侧关节内发生病变，最后造成关节内的纤维性或骨性粘连，也有人称为真性关节强直。关节外强直是病变位于关节外上下颌间皮肤、黏膜或深层肌肉组织，形成颌间瘢痕挛缩，也有人称为假性关节强直。

9. 化脓性颞下颌关节炎　常见下颌关节附近有化脓性病灶所致。多见于儿童中耳炎、腮腺炎等。此外还可因全身性传染性疾病如麻疹、猩红热等引起。

10. 放射性肌肉纤维化　因为口腔颌面部恶性肿瘤，尤其是鼻咽癌最常见的治疗方式是放射治疗。而放射治疗在治疗疾病的同时，也会影响正常的组织结构，如导致肌肉的纤维化，从而导致张口困难。

11. 口腔黏膜病　最常见的是口腔黏膜纤维化，尤其多见于湖南湘潭地区经常嚼槟榔的人群。长期嚼槟榔会导致口腔黏膜的纤维性变，失去肌肉的弹性，从而导致张口困难。吸烟也会增进纤维化的发展。

12. 颞下颌关节肿瘤　包括颞下颌良性与恶性肿瘤，随着肿瘤的发展长大，都会影响张口的程度，从而导致张口困难。这种情况进行肿瘤的治疗，效果客观。

13. 茎突过长症　除了吞咽时咽部疼痛和感觉异常外，常常在开口、咀嚼时可引起髁状突后区疼痛，以及关节后区、耳后区和颈部牵涉痛。X 射线片检查，容易确诊。

14. 耳源性疾病　外耳道疖和中耳炎症也常放射到关节区疼痛并影响开口和咀嚼，仔细进行耳科检查当不难鉴别。

（二）全身因素

1. 破伤风　一般有外伤史，咀嚼肌群痉挛引起牙关紧闭，同时还因表情肌的紧缩形成“苦笑面容”。此外还伴有全身肌肉阵发性抽搐、背部肌肉收缩。

2. 癔症　癔症性牙关紧闭如和全身其他肌痉挛或抽搐症状伴发，则诊断比较容易。此病多发于女青年，既往有癔症史，有独特的性格特征，一般在发病有精神因素，然后突然发生开口困难或牙关紧闭。此病用语言暗示或间接暗示（用其他治疗法结合语言暗示）常能奏效。

3. 硬皮病　属一种结缔组织病，如累及咀嚼肌群和下颌关节则会发生肌肉和关节强直并造成张口受限。

4. 颅内病变　各种原因的颅内病变影响，会导致患者无法完成指令性张口动作，患者无法主动张口。尤其高级脑功能受损后，原始反射的释放可使患者口唇接触食物时立即出现反射性牙关紧闭。

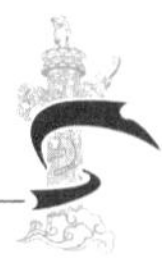

二、检　查

（一）体格检查

颌面部有无感染病灶及其严重程度，咀嚼肌有无压痛，颞下颌关节区有无包块，关节运动有无疼痛、弹响，张口度大小，开口形状，口腔颌面部有无包块、溃疡及其与关节、咀嚼肌的关系。

（二）实验室检查

1. 血常规　白细胞、中性粒细胞检查对诊断感染性疾病有重要价值。

2. 穿刺　检查咬肌间隙常需穿刺来帮助诊断，咬肌间隙感染形成脓肿时穿刺可抽出脓液。

（三）影像学检查

1. X射线检查　①可进一步明确有无骨折线及骨折线的数目、方向、类型、范围及骨折段移位情况，有助于下颌骨骨折的诊断；②还可发现有关节间隙改变和骨质改变，如硬化、骨破坏和增生、囊样变等，对比开口和闭口两个不同状态时髁状突的位置，可以了解关节的运动状态，有助于颞下颌关节紊乱病的诊断。

2. MRI检查　通过高分辨率的MRI图像，可以判断关节盘和肌肉等软组织的情况，为诊断颞下颌关节紊乱提供重要的信息。

3. 锥形束CT　锥形束CT可以发现关节硬组织的细微结构变化，对关节病的诊断很有意义。

三、鉴别诊断

1. 咬肌间隙感染　以下颌角区为中心的肿胀、压痛最为明显，肿胀范围上至颧弓，下至下颌骨下缘，前至颊部，后至耳垂，伴重度张口受限，有时不易扪及波动感。下颌角部红肿、压痛伴张口困难。

2. 下颌骨骨折　伤处局部肿胀、压痛，并可发生皮下淤血。有不同程度的张口受限，咬合关系正常或紊乱。面部畸形，不对称。可同时伴牙及牙槽突骨折。

3. 颞下颌关节紊乱病　颞下颌关节区，咀嚼肌区痛，开口痛和咀嚼痛。常常为慢性疼痛过程，一般无自发痛、夜间痛和剧烈痛。开口度异常，开口受限，开口困难，有时为开口过大、半脱位。张、闭口时出现弹响和杂音。

四、治　疗

（一）治疗原则

张口困难患者需调节生活节奏和秩序，合理饮食，保持口腔清洁，锻炼身体。

（二）一般治疗

1. 镇静和心理治疗　可用地西泮（安定）2.5 mg，3次/d。

2. 镇痛　疼痛明显者可适当给予消炎镇痛剂，如布洛芬（芬必得）、双氯芬酸（扶他林）片等。

3. 解痉　可采用红外线、超短波等理疗，或用0.5%～1%普鲁卡因封闭咀嚼肌或咀嚼肌的压痛点，1次/d，5～7次为1个疗程。

4. 关节后区或关节囊内封闭疗法　可采用激素与普鲁卡因混合液做封闭治疗。

（三）病因治疗

1. 纠正紊乱　包括调、拔除伸长的及阻生的第三磨牙等。

2. 正畸治疗　根据适应证选择合适的正畸治疗。

3. 关节盘穿孔　如穿孔很小，又接近边缘时试行缝合修补手术。关节盘明显破碎、严重变形改变或严重穿孔，可考虑做关节盘摘除。

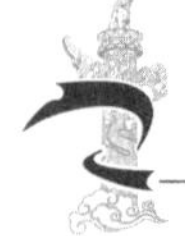

4. 髁状突高位切除　下颌髁状突有增生或破坏时，可行髁状突高位切除。

（四）注意事项

1. 颞颌关节功能紊乱综合征　消除一切不利的精神心理因素，如改善神经衰弱症状，此病预后良好，要增强信心，并适当用镇静安眠药。避免开口过大造成关节扭伤，如打哈欠、大笑。受寒冷刺激后，防止突然进行咀嚼运动，以免引起肌痉挛、关节韧带的损伤。纠正不良咀嚼习惯，如单侧咀嚼，夜间咬牙。饮食原则上不予限制，但应避免咬嚼生冷坚硬的食物，一般发病时间不长者在注射后即可用手推开至正常张口度或明显改善。

2. 急性滑膜炎　一般是进食了硬物或者突然张口过大，表现为张口时疼痛明显，其实在检查时患者口可以张大，需要叮嘱患者慢慢张大，不怕疼痛。急性滑膜炎的治疗可服用芬必得类止痛药物，关节区热敷。坚决避免进食硬物，同时休息好，心情保持舒畅。

3. 智齿冠周炎　智齿发炎导致周围间隙感染时的张口受限一般张口度较小，多半<1 cm，口腔内智齿周围压痛，诉有智齿疼痛史。治疗可保持口腔卫生，冠周冲洗，建议静脉注射消炎药。

4. 咬肌痉挛　较少见，患者面部咬肌不自主抽动痉挛发作时，无法张口至正常范围。治疗可在进行咬肌维生素 B_{12} 咬肌治疗。

5. 颊黏膜纤维化　进食槟榔为主要病因，双侧口腔内颊黏膜质地硬，无弹性。治疗必须手术治疗，对僵硬的颊黏膜进行松解。

6. 关节强直　有面部外伤骨折史，拍 CT 可发现关节区完全融合为骨块，无清晰的关节间隙。

7. 咬肌挛缩　此类患者透明质酸注射效果较差，注射后医师无法推开张口，长期患者自身的张口训练效果较差。治疗可进行咀嚼肌与下颌升支手术分离，或切除喙突。

第七节　牙龈出血

牙龈出血即血液从牙龈毛细血管溢出，包括牙龈表面、牙龈沟内出血，常为渗出性，是牙周疾病常见的症状之一，属于病理性出血。一般情况下，见于牙龈炎（牙周组织炎症）或系统性疾病的牙龈表现，也常见于全身系统性疾病和传染性疾病，如再生障碍性贫血、白血病、糖尿病等。

一、出血指数分级

1. 牙龈出血指数的分级　0 级：牙龈健康，无炎症及出血；1 级：牙龈颜色有炎性改变，探诊不出血；2 级：探诊后点状出血；3 级：探诊出血沿牙龈缘扩散；4 级：出血流满并溢出龈沟；5 级：自动出血。

2. 龈沟出血指数分级　0 级：牙龈健康，探诊无出血；1 级：探诊出血，龈乳头和边缘龈无水肿及颜色改变；2 级：探诊出血，龈乳头和边缘龈有颜色改变，无水肿；3 级：探诊出血，龈乳头和边缘龈颜色改变、轻度水肿；4 级：探诊后出血，龈乳头和边缘龈颜色改变，明显水肿；5 级：探诊出血，有自发出血和颜色改变及水肿。

二、病因及发生机制

（一）病因

1. 局部因素引起的牙龈出血　多见于牙龈炎和牙周炎。主要由近牙龈缘的龈上或龈下菌斑和牙石所引起，也可见于外源性机械刺激，如不良修复体悬突，固定义齿的金属边缘，异物的刺入等均可引起牙龈出血。由于牙龈组织长期受到刺激，从而发生了免疫反应，在保护牙龈的同时也发生了破坏。

2. 全身因素引起的牙龈出血　许多全身性疾病可以引起牙龈出血，如白血病、血小板减少性紫癜、再生障碍性贫血、糖尿病、肝硬化等。常表现为牙龈出血或拔牙后出血不止，使用压迫等止血方法不易止住，需要做血液学检查，并给予止血药物治疗，才可止血。所以在进行拔牙、黏液腺囊肿等门诊手术时，一定要做口腔系统性检查和病史的询问。

（二）发生机制

牙龈出现炎症时，牙龈结缔组织中毛细血管扩张、充血，沟（袋）内的上皮增生，同时上皮发生溃疡和坏死而变薄，连续性中断，以致上皮保护作用减弱，微小刺激即可引起毛细血管破裂，致使血液从毛细血管中溢出。

三、常见临床类型

1. 牙龈炎症　慢性龈炎、龈乳头炎和青春期龈炎等是牙龈出血的常见原因。常在刷牙、咬硬食物、剔牙或其他刺激时发生出血，一般均能自行停止。

2. 坏死性龈炎　为梭形杆菌和口腔螺旋体的混合感染。主要表现为牙间乳头的溃疡、坏死、腐臭、疼痛和牙龈出血。

3. 妊娠期龈炎和妊娠期龈瘤　妊娠期间，牙龈充血、水肿，触之易出血。妊娠3～4个月后，妊娠期龈瘤易发生在牙龈乳头上，但肿瘤样增生，触之易出血。妊娠期龈炎在分娩后多能自愈，妊娠期龈瘤在妊娠期后可缩小或停止使长。

4. 牙周炎　牙周炎患者的牙龈易出血，牙龈水肿明血。此外，还有牙周袋形成并溢脓、牙槽骨吸收、牙齿松动移位等症状，且患者常伴有口臭。

5. 其他局部刺激因素　牙齿排列不齐、咬牙殆创伤、食物嵌塞和不良修复体等局部刺激或选择使用的牙刷不正确，对牙龈的机械性刺激过大，造成牙龈出血。

6. 肝疾病　肝硬化等可使凝血酶原或纤维蛋白原减少，以致血液凝固不佳，当口腔受到损害时，可发生持续性出血。检查时可见脾大、肝功异常、凝血时间和凝血酶原时间过长。

7. 血小板减少性紫癜病　在口腔黏膜或牙龈受到损害后，可出血不止；也可发生牙龈广泛的自发性出血。除口腔外，皮肤和内脏也可出现瘀斑，出血程度与血小板减少程度口腔局部病变相关，化验时血小板计数减少，出血时间明显延长。

8. 白血病　口腔牙龈常表现为带污秽样的肿胀、溃烂，并可突然发生大出血，或长期少量渗出。此外，常出现全身性贫血，白细胞和不成熟白细胞增多等。治疗时，应采取输血、应用可的松、泼尼松等全身治疗，侧重治疗原发病。

9. 血友病　仅见于男性，多在拔牙或口腔轻微损伤后发生持续性渗血，常因缺乏凝血激酶而致血液凝固延长。

10. 再生障碍性贫血　也可表现为牙龈广泛出血，是由于红骨髓明显减少，造血功能低下而引起的一组综合征，主要表现为全血细胞减少，常以出血和发热为主要表现。

11. 肿瘤　有些生长在牙龈上的肿瘤如血管瘤、牙龈瘤等，较易出血，有些从身体其他部位转移到牙龈的肿瘤，也可能引起牙龈大出血，如绒毛膜上皮癌等。

12. 其他　有些女性在经期表现为牙龈充血和自发性出血现象，通常在经期过后可缓解。

四、诊断要点

1. 问诊　部位，症状、时间、加重减轻情况、既往史、系统性疾病史等。

2. 视诊　部位，牙龈的颜色、形态，黏膜、牙体情况等。

3. 触诊　牙龈质地、牙内松动度等。

4. 探诊　龈沟出血情况、是否溢脓、牙周袋、牙石等。

5. 确定病因　局部因素、全身因素。

五、治　疗

局部因素去除诱因,对症治疗。全身因素控制诱因,局部治疗。

(一)因口腔疾病引发的牙龈出血

1. 牙龈炎

(1)去除病因:通过洁治术彻底清除菌斑、牙石,消除造成的菌斑滞留和局部刺激牙龈的因素,对于牙龈炎症较重者可配合药物治疗,但对于伴有全身疾病的慢性龈炎患者不应全身使用抗菌药物。

(2)手术治疗:少数患者牙龈纤维增生明显,炎症消退后牙龈形态仍不能恢复正常,可施行牙龈成形术,以恢复牙龈的生理外形。

(3)口腔卫生宣教:患者治疗完成后应积极展开口腔卫生宣教工作。指导并教会患者控制菌斑的方法,保持好口腔卫生并进行定期的口腔健康检查。

2. 妊娠期龈炎和妊娠期龈瘤

(1)去除病因:去除一切局部刺激因素,如牙石、菌斑、不良修复体等。因患者处于妊娠期,所以操作过程中工作应轻柔,尽量减少出血和疼痛。

(2)药物治疗:对于处于妊娠期并未有病情炎症的患者,需要药物治疗,用药选择时前提应保证不影响胎儿的生长发育,如1%过氧化氢溶液。

(3)手术治疗:对于一些体积较大的妊娠期龈瘤,若已妨碍进食,在基础治疗后可考虑手术切除,但尽量选择妊娠期的4~6个月内,以免引起流产或早产。手术中应避免流血过多。

3. 急性坏死性溃疡性龈炎

(1)去除局部坏死组织:急性期应首先去除牙龈乳头及龈缘的坏死组织,并初步去除大块的龈上牙石。

(2)局部使用过氧化氢剂:1%~3%过氧化氢溶液局部擦拭、冲洗和反复含漱,有助于去除坏死组织。

(3)全身药物治疗:全身给予维生素C、蛋白质等支持疗法。重症患者可口服甲硝唑等抗菌厌氧药物2~3 d,有助于疾病的控制。

(4)及时的口腔卫生宣教:应立即更换牙刷,保持口腔卫生,建立良好的口腔卫生习惯。

(5)其他:对全身性因素进行矫正和治疗。急性期过后,对于已存在的牙龈炎或牙周炎进行及时的治疗,通过洁治去除局部刺激因素。

4. 牙龈瘤

(1)去除病因:通过洁治术彻底清除菌斑、牙石,消除造成的菌斑滞留和局部刺激牙龈的因素。

(2)手术治疗:基础治疗后,牙龈炎症消退后应进行手术治疗,手术过程中,牙龈瘤的切除必须彻底,否则易复发。如龈瘤旁的牙已松动,则应将牙同时拔出。

5. 牙周炎

(1)去除病因:彻底清除龈上和龈下牙石,通过龈下刮治刮出牙周袋内的炎性肉芽组织。

(2)手术治疗:基础治疗后6~8周,仍有5 mm以上的牙周袋且探诊仍有出血,或某些部位的牙石难以彻底清除,可考虑行牙周手术治疗,手术治疗可直视下彻底刮除根面或根分叉处的牙石及炎性肉芽组织。

(3)建立平衡的𬌗关系:可通过松牙固定、调𬌗等治疗使患牙消除继发性或原发性咬合创伤而减少动度,改善咀嚼功能。

(4)拔出患牙:对于有深牙周袋、过于松动的严重患牙,如已确定无保留价值,应尽早拔出。

(5)定期维护:对于炎症消退,病情得到控制的患者,仍需定期维护,否则容易复发或加重。

6. 其他局部刺激因素　局部刺激因素如牙石、咬𬌗创伤和不良修复体等,应及时清除牙石和菌斑,调整咬合,去除不良修复体,减少局部刺激对牙龈的影响。

(二)因全身疾病引发的牙龈出血

对于因全身疾病引发的牙龈出血,应引起高度重视,及时做相关检查,早期明确病因,并及时到相关科室进行专业有效的治疗。

第八节　牙齿发育异常

一、牙齿数目异常

牙齿数目异常表现为数目不足和数目过多。

（一）牙齿数目不足

牙齿数目不足又称先天缺牙。先天缺牙是在牙胚形成过程中未能发育和未形成牙齿的，或是发生在牙胚发育早期，即牙蕾形成期的先天性异常。先天性缺牙可分为个别牙缺失、多数牙缺失和先天性无牙症。个别牙缺失指先天性个别牙齿缺失，通常不伴有全身其他组织器官的发育异常。部分牙缺失指多个牙先天性缺失。先天性无牙症指先天性多数牙缺失的一种严重表现，多数全口无牙。

1. 个别牙或部分牙先天性缺失

（1）病因及临床表现：个别牙或部分牙先天性缺失是先天性缺失1颗牙或数颗牙。

1）病因：个别牙缺失的病因尚未明确，可能与下列因素有关。①牙板生成不足；②牙胚增殖受到抑制；③遗传因素；④胚胎早期受有害物质影响。

在牙胚发育早期受到X射线照射影响可引起局部牙齿缺失，大多数先天性缺牙与遗传因素有关。近年，随着分子遗传学、基因工程和人类基因组计划的研究进展，使对先天性缺牙遗传因素的研究更加深入。牙齿的发育是多基因调控的复杂生理过程，这些基因中的一个或几个发生突变，都有可能致使牙胚发育停止，导致牙齿的先天缺失。目前，有关突变基因和突变位点的研究仍在进行中。

2）临床表现：①先天性缺牙，可发生在乳牙列，也可发生在恒牙列，恒牙较乳牙多见，存在明显的种族差异；②恒牙列中任何一颗牙都有先天性缺失的可能，除第三磨牙外最常缺失的牙齿是下颌第二前磨牙、上颌侧切牙、上颌第二前磨牙，最少缺失的牙齿是第一磨牙，其次是第二磨牙；③缺失牙位多呈对称性分布，缺牙数目以2颗最常见，其次是1颗牙，缺牙5颗以上的较少见；④乳牙列的牙缺失情况较少，最常缺失的牙齿是下颌乳切牙、上颌乳切牙和乳尖牙；⑤乳牙列与恒牙列的牙数异常有一定关系，乳牙列缺牙者，恒牙列有75%±15%的缺牙，乳牙列多牙者，恒牙列有30%多牙。

3）诊断要点：①根据牙齿数目、牙体解剖形态、缺牙位置、间隙情况以及有无拔牙史；②经根尖X射线片或全𬌗牙位曲面体层X射线片等检查确诊。

（2）治疗：先天性缺牙的治疗原则是恢复咀嚼功能，保持良好的𬌗关系。

1）少数牙缺失：可不处理。

2）多数牙缺失：可做活动性义齿修复体，修复体必须随儿童牙颌的生长发育而不断更换。一般每年更换一次义齿，以免妨碍患儿颌骨的发育。

3）上颌侧切牙先天性缺失：在对𬌗关系进行分析后，可用间隙保持器，或者通过咬合诱导方法将恒尖牙近中移动到侧切牙位置，然后对尖牙牙冠进行调磨改形替代侧切牙。

4）恒牙先天性缺失：①当恒牙列较拥挤时，缺继承恒牙的乳牙可以拔除，为拥挤的恒牙提供间隙；②当恒牙排列较稀疏有间隙时，则可保留滞留的乳牙，以维持完整的牙列和咀嚼功能，待滞留乳牙脱落后再进行修复治疗。

2. 先天性无牙症

（1）病因及临床表现：先天性无牙症（外胚叶发育不全综合征）是先天性完全无牙或大多数牙齿先天性缺失，常是外胚叶发育不全综合征的一种表现。它是口腔科较多见的一类遗传性疾病，表现为牙齿先天性缺失、毛发稀疏和皮肤异常等多种综合征；分为无汗型外胚叶发育不全、有汗型外胚叶发育不全。无汗型患者皮肤无汗腺或少汗腺，故体温调节障碍。有汗型患者汗腺正常，但牙齿、毛发和皮肤等结构异常。

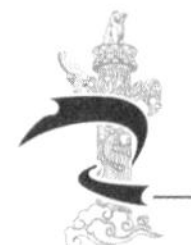

1)病因:本病为遗传性疾病,遗传方式尚未完全明了,多数病例是伴 X 隐性遗传,也可为常染色体显性或隐性遗传。男多于女。不同的外胚叶发育不全综合征的遗传方式不同。外胚叶发育不全在家族内或家族之间存在着临床异质性。

2)临床表现:①无汗型外胚叶发育不全。患儿全身汗腺缺失或缺少,无汗或少汗,不能耐受高温;患儿缺少毛囊和皮脂腺,皮肤干燥多皱纹,尤其眼周围皮肤;毛发、眉毛、汗毛干枯稀少,指(趾)甲发育不良;患儿躯体发育迟缓,矮小,前额部和眶上部隆凸而鼻梁下陷,口唇突出,耳郭较大;性发育正常,30%~50%患儿智力低下;先天缺牙,乳牙和恒牙常全部缺失,或仅有几个,余留牙间隙增宽,距离稀,牙体小,呈圆锥状;无牙部位无牙槽峪,但颌骨发育不受影响;有的唾液腺发育不良,唾液少口干。②有汗型外胚叶发育不全(又称毛发-指甲-牙齿综合征)。患儿汗腺发育正常;毛发和眉毛纤细、色浅、稀疏,指甲发育迟缓,菲薄脆弱,有条纹而无光泽,常出现甲沟感染而使指(趾)甲基质崩解,或指甲缺失或变厚;牙齿先天缺牙,缺失数目不等,或形态发育畸形,前牙多呈锥形牙,或釉质发育不全,釉质薄,横纹明显或出现小陷窝。

3)诊断要点:①根据牙齿数目、牙体解剖形态、缺牙位置、间隙情况以及有无拔牙史;②经根尖片或全口牙位曲面体层片等确诊。

(2)治疗:为了恢复咀嚼功能,促进颌面骨骼和肌肉的发育,可做活动义齿修复体。修复体必须随患儿牙颌的生长发育和年龄的增长而不断更换。

(二)牙齿数目过多

1.病因及临床表现　牙齿数目过多是指多于正常牙类、牙数以外的额外牙,又称为多生牙。

(1)病因:至今仍未认定,存在以下推测。①可能是牙源性上皮活性亢进的结果;②与发育缺陷或遗传有关系,如颅骨锁骨发育不全、Gardner 综合征、口面指综合征、腭裂患儿颌骨内可有多个埋伏额外牙;③是一种返祖现象。

(2)临床表现:①可在牙列中多生一个或几个牙,多见于混合牙列和恒牙列,较少见于乳牙列,其顺序是混合牙列>恒牙列>乳牙列,发生率为1%~3%;②好发部位及性别,好发于上颌中切牙间、第三磨牙之后,男性多于女性;③可位于颌骨的任何部位,有萌出于口腔内的,也有埋伏于颌骨内,可发生于牙弓外,甚至位于鼻腔、上颌窦内;④形态变异很多,多数呈较小的圆锥形、圆柱形、三棱形,其次为数尖融合形、结节形,有的与正常牙形态相似;⑤X 射线检查:为确定颞外牙的数目和在颌骨内的位置,应先拍 X 射线片,必要时还需拍全口牙位曲面体层 X 射线片或额外牙定位 X 射线片。

2.治疗　①萌出的额外牙,应及时拔除;②对埋藏的额外牙,如果不产生任何病理变化,可以不处理;③当额外牙近似正常牙时或牙根有足够长度时,若因多生牙的存在造成正常切牙的牙根吸收或弯曲畸形,可拔除正常切牙保留额外牙来代替正常切牙;④减少额外牙对恒牙或恒牙列的影响,应尽早发现,及时处理,若需要拔除,手术必须仔细小心,切勿因拔除颞外牙而损伤正在发育的切牙牙根,必要时,需等切牙牙根发育完成后再拔除额外牙。

二、牙齿形态异常

牙齿形态异常受遗传因素的影响,但环境因素也起一定的作用。临床常见的牙齿形态异常有牙内陷、畸形中央尖、过大牙、过小牙、锥形牙、双牙畸形、弯曲牙和牙髓腔异常等。

(一)牙内陷

1.诊断要点　牙内陷为牙发育期成釉器过度卷叠或局部过度增殖,深入牙乳头中所致。临床根据牙内陷深浅程度及其形态变异,分为畸形舌侧窝、畸形根面沟、畸形舌侧尖和牙中牙。诊断要点下。

(1)畸形舌侧尖:可发生于恒牙也发生于乳牙,恒牙多见于上颌侧切牙,偶发于上颌中切牙或尖牙。乳牙多见乳中切牙,其次为乳侧切牙。牙中牙只发生于恒牙。畸形舌侧尖除舌侧窝内陷外,舌隆突呈圆锥形突起,有时突起成一牙尖。

(2)畸形舌侧窝:是牙内陷最轻的一种,牙齿形态无明显变异,只是舌窝较深,呈囊状深陷。

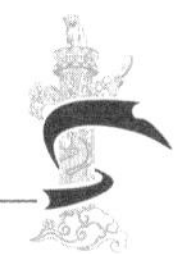

(3)畸形根面沟:可与畸形舌侧窝同时出现。为一条纵形裂沟,向舌侧可越过舌隆突,并向根方延伸,严重者可达根尖部,甚至将根一分为二,形成一个额外根。

(4)牙中牙:是牙内陷最严重的一种。牙呈圆锥状且较其固有形态稍大,X射线片显示其深入凹陷部好似包含在牙中的一个小牙,陷入部分的中央不是牙髓,而是含有残余成釉器的空腔。

2.治疗

(1)畸形舌侧窝:早期进行窝沟封闭或预防性充填,以预防龋病的发生。若已形成龋坏,需及时充填治疗。对于露髓者,应根据牙髓状态和牙根发育情况,选择进一步处理的方法。

(2)畸形舌侧尖:①畸形舌侧尖较圆钝不妨碍咬合,可以不处理;②舌侧尖较高妨碍咬合,可采用分次磨除法,早期可在局部麻醉下去除舌侧尖,做间接盖髓术或直接盖髓术;③乳牙畸形舌侧尖已折断,根据牙髓感染程度,选择冠髓切断术或根管治疗。年轻恒牙的畸形舌侧尖,若牙髓感染坏死,需选择根尖诱导成形术。

(3)畸形根面沟:①牙髓活力正常,腭侧有牙周袋。先做翻瓣术,暴露牙患侧根面,沟浅可磨除,修整外形;沟深制备固位,常规玻璃离子黏结剂或复合树脂粘接修复,生理盐水清洗创面,缝合,上牙周塞治剂,7 d后拆线。②牙无活力,腭侧有牙周袋。根管疗术后即刻行翻瓣术兼裂沟处理。③裂沟达根尖部,牙周组织广泛破坏。则预后不佳,应拔除。④牙外形有异常,在进行上述治疗后酌情进行冠修复,以恢复牙齿正常的形态和美观。

(二)畸形中央尖

畸形中央尖是指在前磨牙的中央窝处,或接近中央窝的颊尖三角嵴上,突起一个圆锥形的牙尖。最多出现于下颌第二前磨牙,其次为下颌第一前磨牙、上颌第二前磨牙、上颌第一前磨牙,常对称性发生。畸形中央尖又称东方人或蒙古人前磨牙,发生率为1%~5%,女性高于男性。

1.病因　为常染色体显性遗传。一般认为发生此种畸形是由于牙发育期,牙乳头组织向成釉器突起,在此基础上形成釉质和牙本质。

2.诊断要点　①部位与形态,一般位于𬌗面中央窝,为圆锥形、圆柱形或半球形,高度1~3 mm,半数的中央尖有髓角伸入;②髓角,当中央尖折断或磨损后,表现为圆形或椭圆形黑环,中央有浅黄色或褐色的牙本质釉,在轴的中央为黑色小点,即髓角,但使用极细的探针也不能探入;③折断痕迹一般无临床症状,当中央尖折断并发牙髓和根尖周炎症时表现出相应的临床症状。仔细检查,可找到折断痕迹。

3.治疗　①低而圆钝的中央尖,可不做处理,让其自行磨损;②尖而长的中央尖,为防止中央尖折断和并发症发生,可采用分次磨除法或充填法,分次磨除法每次磨除厚度不超过5 mm,磨去后涂以75%氟化钠甘油,间隔4~6周1次,直到完全磨去,髓角高的中央尖则有露髓的危险,不宜采用此法,充填法是在局部麻醉下一次磨除中央尖,制备洞形,行间接盖髓术或直接盖髓术;③中央尖折断并出现轻度牙髓炎症时,可行活髓切断术;④牙根尚未发育完成而牙髓已经感染坏死或伴有根尖周病变者,则应进行根尖诱导成形术;⑤牙根过短且根尖周病变范围过大的患牙,可予以拔除。

(三)过大牙、过小牙及锥形牙

1.过大牙　过大牙是指大于正常牙的牙齿,又称为牙过大,过大牙有个别牙过大和普遍性牙过大。

(1)病因:①个别牙过大的病因尚不清楚;②普遍性牙过大多见于巨人症;③环境与遗传因素共同决定牙的大小。

(2)临床表现:①过大牙的形态与正常牙相似,但体积较正常牙显著过大;②个别牙过大多见于上颌中切牙和下颌第三磨牙;③普遍性牙过大表现为全口所有牙齿都较正常的牙齿大。

(3)治疗:个别牙过大对身体健康无影响可不做处理,或可进行适当调磨,调磨应以不引起牙髓敏感症状为原则。

2.过小牙　过小牙是指小于正常牙的牙齿,又称为牙过小,过小牙的形态常呈圆锥形,又称锥形牙。过小牙或锥形牙统称牙过小畸形。过小牙有个别牙过小和普遍性牙过小。

(1)病因:①遗传,多与遗传有关;②其他,普遍性牙过小多见于侏儒症、外胚层发育不良、Down综合征。

(2)临床表现:①过小牙的体积,较正常牙显著过小,与邻牙之间有间隙,但钙化正常;②多发部位,多见于上颌切牙、上颌第三磨牙、多生牙;③综合征表现,若为综合征的一种表现,除某些牙齿过小之外,还有口腔或全身的其他相应的异常现象。

(3)治疗:①前牙区的过小牙,常影响美观,可用复合树脂或冠修复,以改善美观,也可不做处理;②过大牙冠而牙根小者,导致菌斑的积聚和牙周疾病的发生,加上又有碍美观,可考虑拔牙后修复。

(四)双牙畸形

双牙畸形是指牙齿在发育时期,由于机械压力因素的影响,使 2 个正在发育的牙胚融合或结合为一体的牙齿形态异常。根据形态和来源,可分为融合牙、结合牙和双生牙。

1. 融合牙　融合牙是由 2 个正常牙胚的牙釉质或牙本质融合在一起而成。

(1)病因:①牙齿发育受压力因素影响如外伤、牙列拥挤;②遗传有报道,亲代有融合牙,子代也会出现融合牙。

(2)临床表现:根据融合时间的早晚,可以形成冠根完全融合,也可以形成冠部融合而根部分离,或冠部分离而根部融合,根管可为 1 个或 2 个。

乳、恒牙均可以出现融合:①乳牙列比恒牙列多见;②可乳牙与乳牙融合,也可恒牙与恒牙融合;③乳牙多见于下颌乳中切牙与乳侧切牙,或乳侧切牙与乳尖牙融合;④恒牙多见于多生牙和正常牙融合,也见有恒侧切牙与恒尖牙融合,双侧下颌额外牙与恒前牙融合较少见;⑤乳牙的融合多发生于单侧,也可在双侧对称出现;⑥融合牙一般均为 2 个牙的融合。

乳牙融合牙常伴继承恒牙先天缺牙:其先天缺失率为 61.74%,缺失的均为侧切牙。

(3)治疗:①对牙列无任何影响,可不做处理;②做窝沟封闭或光固化树脂修复,由于形态异常,或融合处呈沟状、嵴状,或在切缘处有不同程度的局限性分离,有碍美观,并容易患龋,应早做窝沟封闭或光固化树脂修复;③拔除,乳前牙区的融合牙可能影响后继恒牙萌出,应定期观察,参考 X 射线片,已达到后继恒牙萌出时间,但融合牙仍滞留,可考虑拔除。

2. 结合牙　结合牙是 2 个或 2 个以基本发育完成的牙齿,由于牙齿拥挤或创伤,使 2 个牙根靠拢,由增生的牙骨质将其结合在一起而成。可发生在牙齿萌出前或萌出后。

(1)病因:结合的原因是由于创伤或牙拥挤,以致牙间骨吸收,使两邻牙靠拢,以后增生的牙骨质将两牙粘连在一起。

(2)诊断要点:①结合牙的牙本质是完全分开的,与融合牙不同;②偶见于上颌第二磨牙和第三磨牙区。

(3)治疗:易造成菌斑滞留,引起龋病或牙周组织炎症,必要时可考虑切割分离并拔除非功能牙。

3. 双生牙　双生牙是牙胚在发育期间,成釉器内陷将牙胚分开而形成的畸形牙,表现为牙冠的完全或不完全分开,但有一个共同牙根和根管。双生牙与融合牙,尤其是与牙列中正常牙和额外牙之间形成的融合牙难以区分,有的分类已取消双生牙。

(1)诊断要点:①牙冠完全或不完全分开,有一个共同牙根和根管;②乳牙列和恒牙列均可发生和双生乳牙常伴继承恒牙缺失。

(2)治疗:①乳牙列的双生牙有时可延缓牙根的生理性吸收,从而阻碍其继承恒牙的萌出。因此,若已确定有继承恒牙,应定期观察,及时拔除;②发生在上颌前牙区的恒牙双生牙由于牙大且在联合处有深沟,影响美观,可用复合树脂处理,还可适当调磨,使牙略微变小,以改进美观;③引起功能障碍时可做根管治疗并切除非功能牙。

(五)弯曲牙

弯曲牙是牙冠和牙根形成一定弯曲角度的牙齿,多指的是前牙弯曲。

1. 病因　①外伤,主要是乳牙外伤,尤其是挫入性外伤;②根尖周炎,乳牙慢性根尖周炎影响了恒牙牙胚的发育;③多生牙或牙瘤,造成邻近恒牙的弯曲畸形;④手术创伤,拔除多生牙时手术创伤,损害恒牙牙胚。

2. 临床表现　①弯曲的部位,多见于上颌中切牙,发生弯曲的部位取决于先行乳牙受伤的时间,可在

牙冠部弯曲，也可在牙根中部或近根尖处弯曲；②萌出困难，因弯曲牙的冠根形成一定角度，多数出现萌出困难或不能自动萌出。

3. 诊断　弯曲牙需通过 X 射线片确诊。

4. 治疗

(1)弯曲不严重而牙根尚未发育完成的弯曲牙：可手术开窗助萌，待牙冠萌出后，再行牙齿牵引复位法，使患牙排入牙列的功能位置上。

(2)弯曲严重者不宜保留的弯曲牙：应拔除，间隙是否保留，根据患儿牙列的具体情况而定。

(六)牙髓腔异常

牙腔异常的牙齿是指牙体长而牙根短小，牙髓腔大而长，或髓室顶至髓室底的高度高于正常，根分歧移向根尖处的牙齿，Keith(1913 年)认为此种牙形态似有蹄类牙，故称为牛牙样牙。Show(1928 年)根据牙体和髓室延长的程度将牛牙样牙分为 3 度，即比正常牙的髓室稍长的为轻度牛牙样牙，分歧接近根尖的为重度牛牙样牙。处于这两者之间的为中度。

1. 病因　尚不清楚。有人推测可能是一种原始型。也有人推测可能与遗传有关，例如口–面–指综合征Ⅱ型、无汗的外胚叶发育异常、毛牙骨综合征和多发性。肾功能障碍性难治佝偻病等都有可能出现牛牙样牙的现象。

2. 临床表现　①牙体长，牙根短，根分歧到颈部交界的距离大于颌面到牙颈部的距离，髓室底的位置比正常牙齿明显移向根尖方向；②乳恒牙均可发生，并以恒牙列为多；③恒牙列中多见于下颌第二磨牙，乳牙列中多见于下颌第二乳磨牙；④无明显临床症状，通常在拍摄 X 射线片时方发现该牙牙髓腔的异常表现。

3. 治疗　髓腔异常牙齿对身体健康无明显影响，可不做处理。但给根管治疗带来了困难，在有条件的情况下，可利用显微镜探寻根管口。

三、牙齿结构异常

牙齿结构异常通常指的是在牙齿发育期间，在牙基质形成或钙化时，受到各种障碍造成牙齿发育的不正常，并在牙体组织留下永久性的缺陷或痕迹，临床常见的牙齿结构异常有牙釉质发育不全、牙本质发育不全、氟牙症和四环素着色牙等。

(一)牙釉质发育不全

牙釉质发育不全是在牙齿发育期间，由于全身疾患、营养障碍或严重的乳牙根尖周感染导致的釉质结构异常。根据致病的性质不同，有釉质发育不全和釉质矿化不全 2 种类型。前者是釉质基质形成障碍所致，临床上常有实质缺损；后者则为基质形成正常而矿化不良所致，临床上一般无实质缺损。发育不良和矿化不良可单独发病，也可同时存在。

1. 病因　牙釉质发育不全的病因和发病机制尚未完全清楚，通过动物实验或临床调查，认为与下列因素有关。

(1)严重营养障碍：维生素 A、维生素 C、维生素 D 以及钙、磷的缺乏，均可影响成釉细胞分泌釉质基质和矿化。

(2)内分泌失调：甲状旁腺与钙磷代谢有密切关系。甲状旁腺功能低下时，临床上牙可能出现发育缺陷。

(3)婴儿和母体的疾病：小儿的一些疾病，如水痘、猩红热等均可使成釉器细胞发育发生障碍。严重的消化不良也可成为釉质发育不全的原因。孕妇患风疹、毒血症等也可能使胎儿在此期间形成釉质发育不全。

(4)局部因素：常见于乳牙根尖周严重感染导致继承恒牙釉质发育不全，这种情况往往见于个别牙，以前磨牙居多，又称特纳牙。

(5)遗传因素：釉质发育不全也可通过遗传基因造成。遗传性釉质发育不全可累及乳牙列和恒牙列,可以单独出现,也可作为综合征的一个表现出现。如眼手指发育异常综合征、局限性真皮发育不全综合征、大疱性表皮松解症和 Rieger 综合征等。

2. 临床表现　受累牙呈对称性,乳恒牙一样多见。乳牙根尖周感染所致继承恒牙的釉质发育不全,表现为牙冠小,形态不规则,呈灰褐色改变。

牙釉质发育不全是既往牙齿发育状态的记录,根据各牙发育期先后不一和釉质发育不全的部位,可以推断影响其的全身性因素发生的时间。如中切牙、尖牙、第一恒磨牙和下颌侧切牙的切缘和牙尖处出现釉质缺损,表示发育障碍发生在 1 岁以内;如果上侧切牙的切缘也累及,表示发育障碍发生在或延续到 2 岁;如前牙无影响,只在前磨牙和第二恒磨牙出现釉质发育不全,则表示发育障碍发生在 3 岁以后。

(1)轻症:釉质形态基本完整,仅有色泽和透明度改变,形成白垩状釉质。一般无自觉症状。表面较疏松粗糙,这种釉质的渗透性高,外来色素沉着,故呈黄褐色。釉质矿化不良多属此类轻症。

(2)重症:釉质有实质性缺损,其表面呈带状,窝状,严重者整个牙面呈蜂窝状,甚至无釉质覆盖。前牙切缘变薄,后牙牙尖缺损或消失。

3. 治疗

(1)对釉质发育不全的牙齿:应注意涂氟化钠等防龋制剂早期防龋。

(2)无实质性缺损或只有很表浅的小陷窝:可不做处理。

(3)牙齿发生着色,釉质缺损严重者:可做光固化复合树脂、树脂冠或烤瓷冠修复。

(二)牙本质发育不全

牙本质发育不全是一种牙本质发育异常的常染色体显性遗传疾病,根据临床表现可分为 3 种亚型。①Ⅰ型:伴有全身骨骼发育不全的牙本质发育不全;②Ⅱ型:又名遗传性乳光牙本质;③Ⅲ型:被称为“壳状牙”的牙本质发育不全。本节仅讨论Ⅱ型,即遗传性乳光牙本质,因具有遗传性,牙外观有一种特殊的半透明乳光色而得名,其发病率在 1/8 000 ~ 1/6 000。

1. 病因　本病属常染色体显性遗传。

2. 临床表现　牙齿变化主要表现在牙本质,而牙釉质基本正常。牙齿变化的特征如下。

(1)色泽异常:全口牙齿呈半透明的灰蓝色、棕黄色或棕红色,或呈半透明的琥珀色,牙冠多呈钝圆球形,故又称“乳光牙”或“遗传性乳光牙本质”。

(2)磨损明显:全口牙齿磨损明显,牙齿萌出不久,切缘或𬌗面釉质因咀嚼而碎裂或剥离。釉质剥脱后牙本质外露,暴露的牙本质极易磨损而使牙冠变短,有的患儿的牙齿可磨损到齿槽骨水平。由于全口牙齿磨损严重,而造成患儿面部垂直距离降低。

(3)牙髓腔变化:早年宽大,而后由于牙本质堆积使其狭窄或完全闭锁。牙髓腔变化几乎遍及全部牙齿。

(4)X 射线特征:X 射线片显示牙髓腔明显缩小,根管呈细线状,严重时可完全阻锁。牙根短而向根尖迅速变细,有时根尖部可见有骨质稀疏区。

3. 诊断要点　①遗传与性别,本病属常染色体显性遗传,可连续出现几代或隔代遗传,男、女患病率均等;②乳、恒牙均可受累,乳牙列病损更严重;③牙冠色泽,牙冠呈微黄色或半透明,光照下呈现乳光;④病损表现,釉质易从牙本质表面脱落使牙本质暴露,牙齿出现严重的咀嚼磨损;⑤X 射线特征,X 射线片显示牙根短,牙萌出不久髓室和根管完全闭锁。

4. 治疗

(1)乳牙列:在乳牙列,需用覆盖𬌗面和切缘的𬌗垫以预防牙列的磨损。

(2)恒牙列:在恒牙列,为防止过度的磨损,可用烤瓷冠、𬌗垫或覆盖义齿修复。

(三)氟牙症

氟牙症又称斑釉或氟斑牙,是一种特殊类型和原因明确的釉质发育不全,也是一种地方性的慢性氟中毒症状。

1. 病因　氟牙症的形成主要原因是过多的氟损害了牙胚的成釉细胞,使牙釉质的形成和矿化发生障碍,导致釉质发育不全。六七岁之前长期生活在高氟区会产生氟牙症。

2. 临床表现　同一时期萌出的牙釉质上呈现白垩色、黄褐色块或条纹，严重者不仅牙面见广泛的黄褐色，而且出现点状、带状或窝状的实质缺损，有的甚至使牙冠形态发生变异。临床上常按其轻重而分为轻度、中度和重度3个类型。

(1)轻度：在多数牙齿表面有白垩状斑块，但仍保持硬而有光泽，无实质缺损。

(2)中度：在多数牙表面有由白垩到黄褐或棕色的斑块，以上颌前牙最为明显，但牙面仍光滑坚硬，无实质缺损。

(3)重度：多数牙甚至全口牙出现黄褐或深褐色斑块，同时有点状、线状或窝状凹缺损，牙面失去光泽，凹陷内均有较深的染色。氟牙症多见于恒牙，发生在乳牙甚少，程度亦较轻。患牙耐摩擦性差，耐酸性强、严重的慢性氟中毒患者，可有骨骼的增殖性变化，骨膜、韧带等均可钙化，从而产生腰、腿和全身关节症状。急性中毒症状为恶心、呕吐、腹泻等。由于血钙与氟结合，形成不溶性的氟化钙，可引起肌痉挛、虚脱和呼吸困难，甚至死亡。

3. 诊断要点　①生活史，6～7岁之前有高氟区生活史；②病损表现，同一时期萌出的釉质上白垩色到褐色斑块，严重者伴釉质实质性缺损，多见于恒牙，发生在乳牙甚少，程度亦较轻。

4. 鉴别诊断　本病主要应与釉质发育不全相鉴别。釉质发育不全，白垩色斑边界较明确，其纹线与釉质的生长发育线相平行吻合；氟牙症，斑块呈散在云雾状，边界不明确，并与生长发育线不相吻合。釉质发育不全发生在单个牙或一组牙；氟牙症发生在多数牙，尤以上颌前牙多见。氟牙症患者有在高氟区的生活史。

5. 预防和治疗　最理想的预防方法是选择新的含氟量适宜的水，或分别应用活性矾土或活性炭去除水源中过量的氟。我国现行水质标准氟浓度为$(0.5\sim1.0)\times10^{-6}$应是适宜的。对已形成的氟牙症可用以下方法处理。

(1)磨除、霰蚀涂层法：适用于无实质性缺损的氟牙症，方法如下。①洁治患牙；②选择精细的尖形金刚砂牙钻均匀磨除染色层0.1～0.2 mm，磨除时注意牙外形加不宜在着色斑块区加深而留下凹痕，磨毕，用流水冲净；③患牙隔湿，擦干牙面，用35%磷酸酸蚀牙面3 min，流水冲洗干净，气枪轻轻吹干牙面；④涂黏结剂，吹至薄层，用可见光固化灯光照40 s；⑤用酒精拭去厌氧层，牙面光滑，且有光泽。

(2)复合树脂修复：适用于有实质性缺损的氟牙症。具体步骤如下：①磨去唇侧着色或疏松的釉质，厚度一般在0.3～0.5 mm；②酸蚀患牙，在隔湿条件下，以专用小毛刷蘸35%磷酸溶液均匀涂擦牙面15～30 s，酸蚀后用蒸馏水或流水反复冲，最后再用不含油雾的压缩空气轻轻吹干牙面涂黏结剂，用气枪轻吹，使之均匀，以可见光照射20 s；③光固化复合树脂修复，抛光。

(3)牙漂白：可采用过氧化氢进行漂白。

(4)烤瓷冠修复：将患牙牙体预备后作烤瓷冠修复体，恢复患牙美观。

(四)四环素着色牙

四环素着色牙是在牙齿发育期间服用了四环素类药物而引起的牙齿内源性着色现象。

1. 病因　牙齿发育期服用了四环素类药物。

2. 临床表现　四环素着色牙的主要表现是牙齿变色，还可能出现釉质发育不全和牙齿的实质性缺损。

其变色程度分为3度。①轻度呈均匀乳黄色或淡黄色；②中度牙呈浅灰色或黄褐色；③重度牙呈深浅不等的黄褐色、棕褐色、灰色、黑色。

3. 诊断要点　①服用过四环素类药物，母亲妊娠、哺乳期间或出生后8岁以前服用过四环素类药物；②色泽异常，全口牙呈均匀一致的黄色或灰色改变，阳光照射下呈荧光，另外，还可能可合并釉质发育不全和牙齿的实质性缺损。

4. 预防和治疗　为防止四环素牙的发生，妊娠和哺乳的妇女以及8岁以下的小儿不宜使用四环素类药物。轻度着色牙可不做处理。重度着色牙可采用光固化复合树脂修复、烤瓷冠修复或漂白等方法进行治疗。

(五)先天性梅毒牙

先天性梅毒牙是在胚胎发育后期和生后第1年内牙胚受梅毒螺旋体侵害而造成牙釉质和牙本质发育不全。

1. 病因　母体的梅毒螺旋体致胎儿发生梅毒性炎症,影响了发育期的牙胚,引起牙齿发育障碍。

2. 临床表现　有 10%~30% 的先天性梅毒患儿有牙齿表现,包括半圆形切牙或桶状牙、桑葚状磨牙或蕾状磨牙等:主要发生在上中切牙和第一恒牙,有时也可见于上尖牙和下切牙。

(1)半圆形切牙或桶状牙:①半月形切牙的切缘窄小,切缘中央有半月形凹陷,似新月状;②桶状牙的切缘比牙颈部窄小,切角圆钝,牙冠形态如木桶状。

(2)桑葚状磨牙:牙冠表面粗糙,牙尖皱缩,胎面呈多数颗粒状结节和坑窝凹陷,形似桑葚。

(3)蕾状磨牙:牙冠短小,表面光滑,牙尖向中央聚拢,骀面缩窄,无颗粒状结节和坑窝凹陷,形似花蕾。

3. 诊断要点　①病史,双亲中有梅毒史;②血清试验,患者本人梅毒血清试验阳性;③牙齿表现,恒中切牙、第一恒磨牙形态结构异常;④其他病损,有的有听力和视力障碍。

4. 治疗

(1)抗梅毒治疗:最根本的治疗和预防是妊娠早期用抗生素行抗梅毒治疗。

(2)病损牙齿处理:形态结构异常的梅毒牙可用复合树脂、树脂冠修复,第一磨牙可做高霰体或金属冠修复。

(六)牙根发育不良

牙根发育不良又称短根异常,是指牙齿根部生理性发育障碍的疾病,是一类先天性发育异常疾病,其牙根短小、牙根缺失,严重者造成牙齿过早脱落。

1. 病因　牙根发育不良的病因尚不明确,可能与以下因素有关。

(1)遗传性因素:临床所见的牙根发育不良病例中,多数无家族遗传史,为散发病例,可能是一种隐性遗传病。美国孟德尔人类遗传病数据库收录了多种与牙根发育不良相关的遗传病,如低磷酸酯酶症。

(2)全身性疾病:在某些全身性疾病中有的可出现牙根发育不良或短根异常现象。

(3)医源性因素:如放疗和化疗。

2. 临床表现

(1)牙齿表现:①牙根发育不良的牙齿变化主要表现在牙根部,牙冠部基本正常;②乳、恒牙均可累及,但在乳牙的牙根病损更为严重;③有的牙齿松动,松动度不一,有的牙齿已脱落缺失,无牙龈炎和牙周袋,松动明显的患牙有的龈缘出现轻度肿胀充血现象。

(2)X 射线检查:全口牙位曲面体层 X 射线片显示上下颌骨发育不如同龄儿童,牙槽骨骨质稀疏;多数乳、恒牙牙冠矿化均匀,层次分明,但有的髓腔大、牙根短小、管壁薄,或牙根缺如;有的牙冠组织结构不清,髓室模糊、牙根短小,甚至无牙根。

(3)血清碱性磷酸酯酶活性检查:低碱性磷酸酯酶症的患儿碱性磷酸酶活性连续 3 次检测的平均值低于正常参考值(30~110 U/L)。

3. 诊断与鉴别诊断

(1)诊断依据:①萌出不久或处于牙根稳定期的乳牙渐渐松动与脱落;②松动的乳牙无明显的牙龈炎和牙周袋过早脱落的牙齿牙根短小或无牙根;③低碱性磷酸酯酶症者,血清碱性磷酸酯酶持续降低;④其他先天性发育异常疾病或综合征者可伴其他组织、器官的发育缺陷征象。

(2)鉴别诊断:①年龄,出现松动或脱落的乳牙是处于乳牙根生理吸收尚未开始的年龄;②X 射线检查,X 射线片显示患牙的继承恒牙牙胚、牙冠尚未发育完成或仅有牙尖的影像,此时的乳牙根是不出现生理吸收的。

4. 治疗

(1)牙齿脱落后:可做活动义齿修复体,修复体需随患儿的年龄增长和牙颌系统的发育而不断更换。

(2)针对低碱性磷酸酯酶症的治疗:每周静脉注射适量同型正常入血浆,3 个疗程后可达到一定效果,但临床尚未常规实施。

(高　军　李梓倩)

参考文献

1 潘祥林,王鸿利. 实用诊断学[M]. 2 版. 北京:人民卫生出版社,2017:92-101.

2 RREÑO C C,KEARNS C,BENZIAN H,et al. Oral diseases:a global public health challenge[J]. Lancet, 2019,394(10194):249-260.

3 MARTINA E,CAMPANATI A,DIOTALLEVI F,et al. Saliva and oral diseases[J]. J Clin Med,2020,9(2): 466.

4 RAJENDRA SANTOSH A B,BOYD D,LAXMINARAYANA K K. Clinical outline of oral diseases[J]. Dent Clin North Am,2020,64(1):1-10.

第60章

咽喉部症状与疾病

第一节　咽喉痛

咽喉痛是一种最常见的病症，它多发于一年中的寒冷季节，感冒、扁桃体炎、鼻窦炎、百日咳、咽喉炎以及病毒感染甚至心肌梗死均可引起咽喉痛。任何刺激咽喉及口腔黏膜的物质都可能引起咽喉痛。它们包括病毒、细菌感染、过敏反应、灰尘、香烟、废气、热饮料或食物，牙齿或牙龈感染有时也会累及咽喉，慢性咳嗽、极干燥的环境、胃食管反流及说话声音过大同样会刺激咽喉，声音嘶哑是常见的伴随症状。出现咽喉痛症状的常见疾病有全身病毒感染、腮腺炎、咽炎或扁桃体炎、感冒、咽喉炎。

一、临床表现

不同病因引起的咽喉痛伴随症状也不相同。

1. 鼻咽部炎症　鼻咽在急性炎症期，患者会有一种干痛的感觉，同时炎症期的血管扩张，会导致患者将鼻涕回吸吐出时略带血性。

2. 口咽部位炎症　口咽部位的发炎症状多为急性扁桃体发炎和急性咽炎，这两种情况多与感冒有关。扁桃体急性发炎时，患者感觉咽痛，并伴有中度发热或高热，严重时还会出现扁桃体肿胀化脓。

3. 喉咽部炎症　喉咽的炎症多是急性会厌炎和急性喉炎。急性会厌炎是耳鼻咽喉头颈外科常见的急危重症之一，患者多感觉咽部很痛，甚至不敢吞咽食物，说话时有含水的声音，同时，咽部还有被堵住的感觉，严重会导致呼吸困难，危及生命。患者遇到这种情况，一定要尽快到医院的耳鼻喉科急诊。急性喉炎发作时患者也有咽痛、咽部有异物感，但与急性会厌炎有一个明显的区别，患者说话的声音嘶哑，不是含水说话声。

4. 非炎性疾病　咽喉痛的原因有很多，也很复杂，并非都由炎症引起。如舌咽神经痛、外界刺激、口腔溃疡等都会引起咽痛。①舌咽神经痛引起的疼痛：多是一侧疼痛，且疼痛较剧，没有一定的原因，在使用消炎药以后症状没有明显改善，此时，医师多建议使用治疗三叉神经痛的止痛药消除疼痛。②茎突过长导致的疼痛：咽部一侧疼痛，吞咽时疼得更加明显，与舌咽神经痛不同的是，这种疼痛会在咽部同一侧上下放射。患者需要尽早到医院拍片确诊。③口腔溃疡：由于维生素缺乏等原因导致的口腔溃疡多是自愈性疾病，在7～10 d内就会愈合，在发病过程中，会引发咽部持续性疼痛。而一些恶性的、经久不愈的口腔溃疡，需要积极治疗。

5. 外界刺激　某些外界刺激也会引起咽部疼痛，如吃瓜子过多使咽喉受到刺激，引发淋巴组织非炎症性疼痛。

6. 其他　①肿瘤：如扁桃体肿物、喉癌、鼻咽癌等，在早期没有明显的疼痛感，患者自感疼痛就医时往往病情已经发展到了中晚期。因此这些没有疼痛感觉的咽喉疾病更需要人们重视，一旦感觉咽部不明原因出现了异物感、鼻涕中带血、面部有麻木感、耳后以下出现活动力差的肿块等症状时，要尽早就医检查。②心肌梗死：出现咽喉痛，如找不到明确原因，并伴有胸闷、出汗或恶心症状时，要警惕心肌梗死的发生。这是因为咽喉和心脏的神经受到同一节段脊神经的支配，当心肌缺血、缺氧时，产生的乳酸、丙酮酸、磷酸等酸性物质及多肽类物质，会刺激神经产生疼痛，并扩散至咽部的迷走神经，诱发咽喉疼痛症状。因此，有高血压、冠心病的老人出现咽喉疼痛时要当心，最好卧床休息，避免精神过度紧张，舌下含服硝酸甘油，并立即就医。

二、诊断与治疗

根据临床表现，结合体格检查，必要时应做相关辅助检查，以便明确导致咽痛的具体病因，比如一些全身性的疾病。如果为感染性疾病，则一般需要用抗菌药物治疗。如果为全身性疾病，则需要具体情况具体分析，详见相关词条介绍。比如白血病、伤寒等导致的咽痛，应针对病因治疗。也可用一些对症治疗，比如镇痛消炎药等。

第二节　喉　鸣

喉鸣（laryngeal stridor）又称喉喘鸣，是吸气时由于喉腔狭窄而发出的一种鸣叫声。

一、病因及发病机制

喉鸣的病因包括：①喉畸形先天性喉蹼、先天性喉软骨畸形、先天性喉囊肿、先天性喉血管瘤、先天性声门下狭窄、先天性喉气囊肿、先天性小喉、气管外压性狭窄、先天性舌根囊肿等。②外伤和理化性损伤所致的瘢痕狭窄及喉、气管异物等。③喉炎、喉气管支气管炎、会厌炎、白喉等特殊传染病。④变态反应性喉水肿，喉的良性、恶性肿瘤，喉痉挛及声带麻痹等。

喉鸣可由于各种原因造成喉肌痉挛引起；亦可由异物阻塞于喉部使腔隙变小；白喉、急性喉头水肿等亦可引起；先天性营养缺乏致喉软骨软化，吸气时内陷亦可产生。

吸入性喉鸣是指狭窄在声带之上，可从鼻腔到声门上区。吸入和呼出性喉鸣是指狭窄在声带区或在其下部。呼出性喉鸣是指狭窄在声带之下，由气管、支气管所产生。双重性喉鸣是吸气、呼气均出现喉鸣者，可称为混合性喉鸣或双重喉鸣。

二、临床表现

喉鸣者常伴有不同程度的吸气性阻塞、呼气性阻塞或呼吸均有阻塞的症状。喉部可触及振动感，可出现呼吸困难、缺氧、发绀等。喉鸣可为嘶嘶声、呻吟声、雷鸣样声，常在活动中加重，尤以小儿哭闹时最为明显。

三、治　疗

应针对原发病治疗，如异物等应迅速取出异物；如高度狭窄伴窒息应行气管切开；由缺钙引起者应注入葡萄糖酸钙及吸氧等。

喉软骨软化是一种先天性佝偻病，若症状不重，先天性喉鸣一般至 2～3 岁常能自愈，平时注意预防受凉及受惊，以免发生呼吸道感染和喉痉挛，加剧喉阻塞。可调整婴儿体位，取侧卧位可减轻症状，偶有严重喉阻塞者，需行气管切开术。伴急性喉炎易引起呼吸困难，要特别注意。

第三节　喉 痉 挛

喉痉挛(laryngospasm)指喉部肌肉反射性痉挛收缩，使声带内收，声门部分或完全关闭而导致患者出现不同程度的呼吸困难甚至完全性的呼吸道梗阻。喉痉挛也是麻醉并发症之一，如果处理不当会引起严重后果。常发生于浅麻醉状态下以及拔出气管导管后，尤其常见于小儿上气道手术后。例如扁桃体腺样体切除术后发生率约为 20%。一般认为，当麻醉深度过浅，不足以预防喉痉挛反射时，分泌物或血液刺激声带局部可引起喉痉挛，口咽通气道、直接喉镜、气管插管操作等直接刺激喉部均可诱发喉痉挛，浅麻醉下手术操作有时也可引起反射性喉痉挛。对于麻醉未完全清醒的患者，气管拔管后最容易发生喉痉挛。

一、病　因

气道内操作，浅麻醉下吸痰、放置口咽或鼻咽通气道、气管插管或拔管对咽喉部产生的刺激。气道内血液、分泌物或呕吐、反流的胃内容物等刺激诱发所致。

古训有：吃不言，睡不语。在吃饭时说笑，则容易使食物、汤液误入气道，引发呛咳，甚至引起喉痉挛，使患者声门闭锁，既吸不进气，也呼不出气，不能言语，濒临窒息。在这危急时刻，若能及时点按天突穴(天突穴位于喉结下方 2 寸处，正当胸骨上凹窝的中央)，则可解除喉痉挛，使患者转危为安。

二、临 床 表 现

喉痉挛轻者可表现为轻微吸气性喘鸣，重者可出现完全性上呼吸道梗阻。尽管前者不属致命性发作，但是处理不当可迅速发展成后者。完全性上呼吸道梗阻表现为吸气性喘鸣消失，尤为重要的是这种“无声”性梗阻不能误认为临床表现改善。

三、治　疗

1. 紧急处理　如出现喉痉挛，可采取以下措施进行处理：①给予纯氧吸入，必要时纯氧正压通气，直至患者清醒，喉痉挛消失。②轻提下颌可缓解轻度喉痉挛。③立即停止一切刺激和手术操作。④立即请求他人协助处理。⑤如是麻醉过浅引起，应用静脉或吸入麻醉药加深麻醉，直至喉痉挛及其他反射消失，常用的方法为静脉注射诱导剂量的 20% 或增加吸入麻醉药浓度。⑥暴露并清除咽喉部分泌物，保持呼吸道通畅。必要时，可给予短效肌松药，需要的话应行气管内插管。一般认为，拔管后喉痉挛患者 $SpO_2 < 85\%$，必须进一步处理。另外可选用抗胆碱能药物阿托品，以减少腺体分泌，使口咽分泌物刺激减小。⑦对重度喉痉挛，紧急情况下可采用 16 号以上粗针行环甲膜穿刺给氧或行高频通气。⑧对重度喉痉挛亦可应用琥珀胆碱 1.0～1.5 mg/kg，静脉注射或 4.0 mg/kg 肌内注射后行气管插管。

2. 预防　①应避免在浅麻醉下行气管插管和进行手术操作，并应避免缺氧和二氧化碳蓄积。②拔管时最好在患者处于完全清醒的状态下进行。③预防性用药可减轻拔管时的呼吸和心血管应激反应。拔管前 1～2 min 静脉注射利多卡因 1.0～1.5 mg/kg 可有效地抑制呛咳和心血管反应、防止颅内压和眼内压的升高，但是此时必须保证存在吞咽动作。拔管前静脉注射芬太尼 1 μg/kg 可明显抑制拔管时的心血

管反应，又不影响恢复。

总之，良好的麻醉管理、平稳的麻醉过程、严密的监测，以及麻醉者的经验和有效的处理是降低围拔管期并发症的重要措施。

第四节　声音嘶哑

声音嘶哑又称声嘶，是喉部（特别是声带）病变的主要症状，多由喉部病变所致，也可因全身性疾病引起。声嘶的程度因病变的轻重而异，轻者仅见音调变低、变粗，重者发声嘶哑甚至只能发出耳语声或失音。

人的喉头必须具备以下条件才能发出正常的声音：①喉内诸肌必须相互配合自动调节肌肉的张力；②声带边缘必须整齐、光滑、扁平并具有良好的弹性；③双侧声带必须向中线紧密靠拢闭合。

由于工作性质关系用嗓过度、发声不当引起声带息肉、声带小结所致声嘶是职业经理人、商务代表、教师、音乐工作者等的最常见现代职业病。长期处于粉尘等中污染环境的人群易患此病。

一、病　因

1. 声带息肉、声带小结、慢性喉炎　患者多有过度发音，如长时间讲话，高声喊叫，长时间啼哭的病史，或者有用声不当，就会出现持续性声嘶，而声带小结和声带息肉多表现为持续性声嘶。

2. 炎症　伴有喉痛、吞咽痛，在感冒发热后出现，可能为急性咽喉炎。严重的喉痛，长时间不愈，还要考虑喉结核或者恶性肿瘤的可能。

3. 肿瘤　声音发哑，甚至刺耳，伴有喉部阻塞感，咳嗽，痰中带血，伴有颈部包块，年龄较大的患者要警惕喉癌的可能。

4. 反流性喉炎　喉部异物感，伴有咳嗽，声音易发倦，或有睡前喜食，或经常出现反酸、嗳气，也可能是反流性喉炎，但有的反流性喉炎的患者也可仅有一种症状。

5. 外伤　包括环杓关节脱位及喉部的物理化学损伤均可导致声音嘶哑。

二、检　查

（一）光学检查

用支撑喉镜与手术显微镜结合应用于喉部病变或进行手术。

（二）动态喉镜检查

适用于鉴别器质性和功能性病变；判断器质性病变的范围与程度；确定声带麻痹的类型或轻重，并与环杓关节固定、声带炎、外伤等鉴别；初步判断声带肿物的性质；对声音工作者进行各种测试及指导发音训练。

（三）X 射线检查

1. 侧位 X 射线　可观察会厌前隙、会厌喉室及颏下部软组织，并可进行声带测量及观察声带麻痹。

2. 喉部 X 射线断层　用于临床观察声带发声及有无占位等改变，主要观察喉前庭、室带、喉室、声带及声门下区有无占位改变，同时还可观察声门闭合及声门张开的双向改变。

3. 喉 CT 检查　适用于了解喉部及周围的组织解剖关系。

（四）喉肌电图检查

对判断喉肌无力或麻痹及发音生理研究有重要意义及鉴别作用。

（五）气体动力学检查

1. 气流测试　如声门发生病变，气流率明显减少。

2. 呼吸测试　如测试肺活量、功能残气量、最大通气量、最大呼吸流量等，从而判断呼吸在发声中的作用。

3. 声门下压测试　受气流量和声门阻抗影响。

4. 简易音声测试　声时检查和 s/z 比值检查，以观察声带病变。

5. 其他　声强检查。

（六）声门图及声谱检查

反映声带开启与关闭的速度和闭合的动态改变。

（七）B 超检查

可以显示声带的活动度，明确肿块的大小、形状、位置及病变是否破坏甲状软骨板等，从而对手术提供重要信息。

（八）病理学检查

确定喉部特别是喉腔有新生肿物或新生组织，必须在喉镜下以活检钳钳取活组织送病理检查，以明确诊断。

（九）听觉心理检查

对声音嘶哑特别是哑音的程度及性质评定，可通过听觉的印象分类记述表示，但本检查主观性强，缺乏稳定性。

三、诊断及鉴别诊断

（一）急性喉炎

急性喉炎最为常见，声嘶为主要症状。小儿急性喉炎较成人重，除声嘶外，并有发热、咳嗽等症状。喉镜检查，可见喉黏膜急性充血，声带水肿并附有脓性分泌物，声带运动有不同程度的受限。本病应与白喉和呼吸道异物鉴别。

（二）咽白喉

声嘶和干咳为白喉的首发症状，多见于儿童。起病初期，发音粗糙，逐渐加重从致声嘶至完全失音。患者除有喉部症状外多有明显的中毒现象。喉镜检查，见黏膜红肿，表面盖有白色假膜。涂片及培养可确诊。

（三）慢性喉炎

慢性喉炎患者常诉咽喉干燥不适，晨起频咳，有黏稠分泌物。声调低沉、声质粗糙到沙哑、嘶哑不等，与炎症的轻重不尽一致。喉镜检查有 3 种不同的类型。

1. 单纯型　喉鼓膜呈弥漫性充血，光滑、湿润，有小静脉扩张，发声时声门闭合差。

2. 肥厚型　喉黏膜充血对称性肥厚，有限局性的息肉样或乳头状突起。

3. 萎缩型　黏膜干燥、萎缩、结痂。

肥厚型喉炎应与肿瘤鉴别，活组织检查可以明确诊断。

（四）喉结核

原发者少，多继发于开放性肺结核。早期患者感喉内干燥不适或微痛，用声易疲劳或轻度声嘶。检查可见喉黏膜苍白，也有一侧声带充血者。晚期声嘶显著，检查喉黏膜有溃疡，常位于一侧声带或杓间区。溃疡表浅，边缘不整齐，有伪膜覆盖。X 射线胸部透视、胸片、活组织检查可确诊。

（五）声带小结

声带小结是慢性喉炎的一种类型，亦称结节性声带炎。本病多见于女高音演员、小学教师、噪声环境

中的工作人员。发生部位主要在声带边缘的前、中 1/3 段的移行部。早期结节较软，后期变硬。小结多对称，大小相等，但也有一侧较大，一侧较小，甚至仅一侧者。小结仅呈现小的局限性隆起，但不至于过度增大。病理表现为声带上皮局限性增厚和角化。

（六）声带息肉

多发生于用声过度或发声不当或始于一次强烈的发声之后，局部损伤是主要因素。早期的声带息肉局限一侧声带前、中 1/3 处上面或下面的 Reinke 层，呈水肿变性。后期可呈现小黏液囊肿、玻璃样变性或纤维增生等。息肉基底多有蒂，但也有广泛基底者。声带息肉一般仅引起声嘶，其程度与息肉的位置和大小有关。

（七）声带乳头状瘤

病因未明，多认为与病毒感染或与性激素有关。儿童乳头状瘤有多发性倾向，随着年龄的增长，肿瘤有自限趋势。成人乳头状瘤易发生癌变。乳头状瘤可发生在喉黏膜的任何部位，以声带前段为多。瘤体呈菜花样或鸡冠花样。

（八）喉癌

喉的恶性肿瘤以鳞状细胞癌多见。按其发生的部位不同，临床上分为声门上、声门、声门下 3 型。声门型常位于声带的中段或前段，所以很早就有声嘶症状。喉镜检查，可见一侧声带充血、表面粗糙不平、呈颗粒状隆起或乳头样增生，活检可证实，诊断比较容易。声门上及声门下型，其早期症状往往不是声嘶，诊断较为困难。

（九）瘫痪性

1. 喉上神经瘫痪　由于喉上神经管理喉部黏膜的感觉，并支配环甲肌运动。因此一侧喉上神经瘫痪时，声带缺乏张力，发声时声弱易疲劳，声质粗糙。检查时患侧声带呈波纹状，随呼吸气流上下扑动。

2. 单侧喉返神经瘫痪　发音嘶哑，易疲劳，常呈现破裂声，说话、咳嗽有漏气感，后期出现代偿，健侧出现内收超过中线靠拢患侧，发声好转。

3. 双侧喉返神经瘫痪　突然发生两侧声带外展瘫痪则可引起急性喉阻塞。如是逐渐发病，患者可能适应而无呼吸困难，对发声的影响也不大。如内收、外展均有瘫痪，则发声嘶哑无力，说话费力且不能持久。双侧声带居旁中位，松弛，边缘尚规则。易发生误吸，咳嗽排痰困难。

4. 甲杓肌瘫痪　多属肌病性瘫痪，系由于甲杓肌过度疲劳所致。喉肌无力症的晚期出现神经末梢的萎缩，亦可列入此内。发音低沉而粗，易疲劳。声带运动内收及外展运动正常。发声时声门闭合正常，但膜间部出现棱形裂隙。

5. 杓间肌瘫痪　杓间肌单独受损者很少见，常为两侧神经损害引起。见于喉的急、慢性炎症或妄用噪声之后。发音时，两侧声带闭合后，其后端有三角形裂隙。

6. 单侧环杓后肌瘫痪　又称单侧声带正中位瘫痪，是一种最常见的声带瘫痪。主要是喉返神经末梢支的后支受损所致。自觉症状不明显，开始有暂时性的声嘶，代偿后症状全部消失。患侧声带固定正中位。随后，瘫痪肌肉失去肌张力，致使杓状软骨隆起。因杓会厌皱襞失去支撑作用，使患侧杓状软骨前移。

四、用嗓禁忌

用嗓禁忌如下：①平日可多喝水，避免长期饮用酒精和咖啡。保持体内水的平衡可以充分地滋润声带。尤其长时间讲话时，应多喝温开水保持咽喉湿润。②避免过多清嗓。因这种行为，气流就会猛烈地震动声带，从而损伤声带。如果觉得嘶哑难受，可适当地小口饮水或是咽。③在感冒或感染时造成声音嘶哑，建议尽量不要讲话。④限制工作之外的说话时间，减少不必要的长时间聊天或打电话。⑤说话音量要适当，避免大声喊，善用麦克风以应对不足的音量。⑥说话速度不宜过快，且说话之间要有停顿吸气，一句话不要拉得太长。⑦悄悄话是不正确的说话方式，尽量避免。

第五节 咽异感症

咽异感症是耳鼻喉门诊很常见的主诉之一，中医称为梅核气，犹如梅核阻塞咽喉，咳不出，咽不下。目前临床上常将咽异感症一词用以泛指除疼痛外的各种咽部异常感觉，如幻觉、球塞感、蚁行感等，还有一类患者，自觉颈部有紧迫感，自己感觉呼吸不畅，但是检查并没有呼吸困难的体征。患者大多数为中年人，以女性较多见。

一、病　因

咽部神经支配极为丰富，感觉和运动神经主要来自咽后壁的咽丛，含有迷走、舌咽、副神经和颈交感神经的分支，此外尚有三叉神经第二支、舌咽神经等，直接分布于咽部，故咽部感觉极为灵敏。全身许多器官的疾病，也可通过神经的反向和传导作用，使咽部发生异常感觉。故咽异感症产生的机制较为复杂，致病因素繁多，可分为局部、全身和精神 3 个因素。

（一）局部因素

无论原发性或者继发性，凡病变累及咽腔或者咽壁的任何一层组织，使咽部神经受到刺激，就会引起咽异感症。

1. 咽部疾病　如各型咽炎、慢性扁桃体炎，扁桃体的结石、息肉、角化、囊肿、瘢痕及脓肿，舌扁桃体炎，悬雍垂过长，鼻咽、口咽及喉咽的异物、瘢痕、肿瘤，舌根部静脉曲张、囊肿、肿瘤、茎突综合征，咽部憩室等。与职业有关的咽炎如粉尘性、化学性咽炎，也是咽异感症的病因。

2. 邻近器官的疾病　鼻部及鼻咽部疾病如鼻窦炎、鼻咽炎。喉部疾病如喉上神经炎、风湿性环杓关节炎、会厌囊肿、会厌形态异常、喉软骨膜炎、血管神经性喉水肿、环咽肌及咽下缩肌痉挛等。食管疾病如食管痉挛、憩室、失弛缓症、早期恶性肿瘤、外伤性食管炎、反流性食管炎、贲门痉挛、横膈裂孔疝等。颈部疾病如颈部肿块、瘘管、淋巴结炎、甲舌囊肿、甲状腺炎症、肿瘤及其他如牙病、耳病、颈症候群、舌咽神经痛、颈动脉炎等，均可引起本病。

（二）全身因素

迷走神经在胸腔和腹腔诸器官中有着广泛的分布，这些脏器的病变都可能引起咽部异常感觉。

1. 远离器官的病症　如胃及十二指肠炎或溃疡、胃癌、幽门痉挛、胆石症、左心扩大、高血压性心脏病、心包炎伴积液、主动脉瘤、屈光不正等。

2. 全身疾病　以代谢、内分泌疾病多见，如维生素缺乏症、缺铁性贫血、甲状腺疾病（如甲状腺功能亢进或减退）、绝经期综合征、重症肌无力、颈椎骨关节炎、关节僵直及肠寄生虫等病。

（三）精神因素

精神和情绪的变化，对于咽异感的发生和发展有着明显的影响，如神经衰弱、神经官能症、精神分裂症、恐癌症、癔症及焦虑、抑制状态等。这可能和间脑，尤其是丘脑下部的功能有关。

二、临床表现

患者常能指明咽异感部位在口咽和胸骨上窝之间，以喉咽部较多，咽部可感到似有异物、蚁行、灼热、紧束、闷塞、狭窄等感觉，有的患者感到咽部有树叶、发丝、线头、肿物及痰黏着感，也有的感到颈部紧压感而不敢扣领扣。以上感觉在患者做空咽动作时明显，而进食时则减轻或消失，一般无疼痛或仅有轻度咽痛。症状常随患者情绪起伏波动，异常感觉也可随时改变。

患者常常企图通过吞咽缓解症状，但是不但不能达到目的，还会因为不停地吞咽运动咽入大量空气

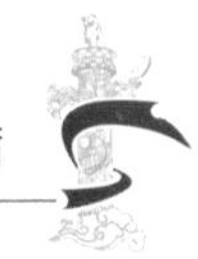

而使症状加重。

引起咽异感症的病因，器质性因素较精神性多见，咽喉部因素较其他部位因素多见，因此，检查可以先从咽喉部着手。咽喉部检查要详细、认真。必要时行邻近器官检查。

三、诊　断

此病的病因较为复杂，应仔细倾听主诉，详细了解发病经过、生活、工作环境及可能的诱因等。一般讲器质性病变引起的异常感觉常有固定部位，而异物感部位不确定者并非皆为精神因素所致。对有邻近病变者可行 X 射线摄片及食管钡餐检查。

本病发病中精神因素比较突出，但是绝对不能忽略器质性病变。因此诊断时要全面慎重。

四、治　疗

以病因治疗为主。对无明显器质性病变的患者应进行耐心地解释，使其了解病情，去掉不必要的顾虑。配合药物治疗，或用暗示治疗。药物治疗可用镇静剂、维生素、解热镇痛药等治疗。

（陈敏良　李梓倩）

参考文献

1　潘祥林，王鸿利. 实用诊断学［M］. 2 版. 北京：人民卫生出版社，2017：102-107.

2　STELTER K，DELLIAN M. The sore throat：tonsillitis in children and adults［J］. MMW Fortschr Med，2019，161（Suppl 1）：31-39.

3　MUNCK H，JØRGENSEN A W，KLUG T E. Antibiotics for recurrent acute pharyngo-tonsillitis：systematic review［J］. Eur J Clin Microbiol Infect Dis，2018，37（7）：1221-1230.

4　NORTON L，MYERS A. The treatment of streptococcal tonsillitis/pharyngitis in young children［J］. World J Otorhinolaryngol Head Neck Surg，2021，7（3）：161-165.

第61章

呼吸系统症状与疾病

第一节 咳 嗽

咳嗽(cough)是人体的一种防御性反射动作,通过咳嗽可以清除呼吸道分泌物和一些气道异物。长期、频繁、剧烈咳嗽也可影响工作、休息,甚至引起咽喉痛、声音嘶哑和呼吸肌疼痛等。同时咳嗽也是呼吸系统相关疾病常见的症状,持续剧烈的咳嗽可使有基础病的患者出现相关的并发症,如呼吸道感染扩散和出血,诱发自发性气胸,甚至心绞痛、脑出血等。

一、病因及发病机制

引起咳嗽的病因较多,主要为支气管、肺、胸膜疾病。

1. 呼吸道疾病　从鼻咽部到小支气管整个呼吸道黏膜受刺激时,均可引起咳嗽,刺激效应以喉部杓状间腔和气管分叉部黏膜最敏感。肺泡受刺激所致的咳嗽与肺泡内稀薄分泌物、渗出物、漏出物进入小支气管有关,也与分布于肺的C纤维末梢受刺激尤其是化学性刺激有关。呼吸道各部位(如咽、喉、气管、支气管和肺泡)受到刺激性气体(如冷热空气、氯、溴、氨等)、烟雾、粉尘等细颗粒物(PM2.5、PM10),异物、炎症、出血与肿物的刺激均可诱发咳嗽,如支气管哮喘、慢性支气管炎、肺炎、肺癌等发病最早期的症状之一是咳嗽。

2. 胸膜疾病　胸膜炎、胸膜间皮瘤或胸膜受到刺激(如自发性或外伤性气胸、血胸、胸膜腔穿刺)等均可引起咳嗽。

3. 心血管疾病　当二尖瓣狭窄或左心衰竭引起肺动脉高压、肺淤血、肺水肿,或因右心及体循环静脉栓子脱落,或羊水、气栓、瘤栓引起肺栓塞时,肺泡与支气管内漏出物或渗出物刺激肺泡壁及支气管黏膜而导致咳嗽。

4. 胃食管反流病　由于抗反流机制减弱,反流物的刺激和损伤所致。少数患者以咳嗽与哮喘为首发或主要症状,个别患者因反流物吸入气道,可引起吸入性肺炎,甚至肺间质纤维化。

5. 中枢神经因素　从大脑皮质发出冲动传至延髓咳嗽中枢,人可随意引发咳嗽或抑制咳嗽反射,脑炎、脑膜炎也可导致咳嗽。来自呼吸系统及呼吸系统以外的器官(如脑、耳、内脏)的刺激经迷走神经、舌咽神经和三叉神经与皮肤的感觉神经纤维传入,经喉下神经、膈神经与脊神经分别传到咽肌、声门、膈与其他呼吸肌,引起咳嗽动作。咳嗽动作首先是快速、短促吸气,膈下降,声门迅速关闭,随即呼气肌与腹肌

快速收缩,使肺内压迅速升高;然后声门突然开放,肺内高压气流喷射而出,冲击声门裂隙而发生咳嗽动作与特别声响,呼吸道内分泌物或异物等随之被排出。

二、临床表现

(一)临床特点

因咳嗽的病因不同,其临床表现也各不相同:①长期剧烈、频繁咳嗽可致呼吸肌疼痛,使患者不能有效地咳嗽和咳痰,并可导致失眠、头痛、食欲减退等;②剧烈咳嗽可因胸膜脏层破裂而发生自发性气胸,或因呼吸道黏膜受损产生咯血,也可导致胸、腹部手术后的切口裂开;③不能有效咳痰者,痰液潴留可诱发或加重肺部感染,并使肺通气、换气功能受损;④如伴有喉返神经麻痹、气道痉挛或狭窄、呼吸肌无力等痰不能咳出时,可能出现呼吸衰竭,痰阻窒息危及生命。

(二)伴随症状

1. 发热　多见于呼吸系统感染、胸膜炎、肺结核等。

2. 胸痛　多见于各种肺炎、胸膜炎、支气管肺癌、肺栓塞和自发性气胸等。

3. 呼吸困难　见于喉炎、喉水肿、喉肿瘤、支气管哮喘、重度慢性阻塞性肺疾病(chronic obstructive pulmonary disease,COPD)、重症肺炎、肺结核、大量胸腔积液、气胸及肺淤血、肺水肿、气管与支气管异物等。

4. 大量脓痰　见于支气管扩张症、肺脓肿、肺囊肿合并感染和支气管胸膜瘘等。

5. 咯血　见于肺结核、支气管扩张症、肺脓肿、支气管肺癌、二尖瓣狭窄、支气管结石、肺含铁血黄素沉着症和肺出血-肾炎综合征(pulmonary-renal syndrome)等。

6. 杵状指(趾)　主要见于支气管扩张症、肺脓肿、支气管肺癌和脓胸等。

7. 哮鸣音　见于支气管哮喘、慢性支气管炎喘息型、弥漫性泛细支气管炎,此时多为呼气性喘鸣音;心源性哮喘、气管与支气管异物或支气管肺癌引起气管不完全阻塞时,多为吸气性喘鸣音、局限性分布,严重时都可呈双相喘鸣音。

8. 其他　鼻塞、经常有鼻后滴漏或需经常清喉,提示可能为上气道咳嗽综合征(upper airway cough syndrome,UACS)。上腹部(剑突下)烧灼感、反酸、饭后咳嗽明显,提示为胃食管反流性咳嗽。

三、诊　断

(一)诊断要点

1. 咳嗽的性质　咳嗽无痰或痰量甚少,称为干性咳嗽,见于急性咽喉炎、急性支气管炎初期、肺癌、胸膜炎、喉及肺结核、二尖瓣狭窄、原发性肺动脉高压、间质性肺炎等。咳嗽伴有痰液称湿性咳嗽,见于COPD、肺炎、肺脓肿、支气管扩张症、空洞型肺结核、肺囊肿合并感染、支气管胸膜瘘等。

2. 咳嗽的时间与节律主要表现　①突然出现的发作性咳嗽,常见于吸入刺激性气体所致急性咽喉炎与气管-支气管炎、气管与支气管异物、百日咳、支气管内膜结核、气管或支气管分叉部受压迫刺激(如淋巴结结核、肿瘤或主动脉瘤)等;少数支气管哮喘也可表现为长时间(3个月以上)发作性咳嗽,在受到各种异味、吸入冷气、运动刺激或夜间更易出现,而无明显呼吸困难(咳嗽变异性哮喘)。②长期慢性咳嗽多见于慢性呼吸系统疾病,如COPD、纤维素性支气管炎、支气管扩张症、肺囊肿、肺脓肿、肺结核、特发性肺纤维化和各种肺尘埃沉着症等。此外,COPD、UACS、支气管扩张症和肺脓肿等咳嗽往往于清晨或夜间变动体位时加剧,并伴咳痰。③餐后咳嗽或平卧、弯腰、夜间阵发性咳嗽,且与季节无关,见于胃食管反流病。④左心衰竭夜间咳嗽明显,可能与夜间肺淤血加重及迷走神经兴奋性增高有关。

3. 咳嗽的音色指咳嗽声音的色彩和特点　①咳嗽声音嘶哑,多见于喉炎、喉结核、喉癌和喉返神经麻痹等,而经常清喉(嗓)咳嗽、有鼻后咽部滴漏的感觉,常见于鼻炎、鼻窦炎所致的UACS;②金属音调咳嗽,见于纵隔肿瘤、主动脉瘤或支气管肺癌、淋巴瘤、结节病压迫气管等;③阵发性连续剧咳伴有高调吸气回声(鸡鸣样咳嗽),见于百日咳、会厌、喉部疾病和气管受压主气道狭窄;④咳嗽声音低微或无声,见于严重肺气肿、极度衰弱或声带麻痹,呼吸肌无力或痰阻患者。

4. 常见咳嗽的临床表现特点及其诊断意义　见表 61-1。

表 61-1　咳嗽的临床表现特点及其诊断意义

临床特点	提示疾病
急性、短期干咳	上呼吸道急性炎症、呼吸道异物、胸膜疾病
慢性、长期干咳	慢性上呼吸道炎症、肺结核
金属音调咳嗽	肺癌、支气管内膜结核、主动脉瘤
痉挛性咳嗽	百日咳
阵发性呛咳	白喉、气管癌、气管异物
咳嗽+声音嘶哑	声带病变(结核、炎症、肿瘤、麻痹)
饮水咽食呛咳	食管-气管瘘
咳嗽+发热	呼吸系统感染性疾病
咳嗽+胸痛	肺炎、胸膜炎、气胸、肺癌
咳嗽+消瘦(恶病质)	肺癌、慢性肺结核
咳嗽+呼吸困难	严重心肺疾病、大量胸腔积液、气胸
咳嗽+哮鸣音	支气管哮喘、慢性喘息型支气管炎、心源性哮喘
慢性咳嗽+大量脓痰+杵状指	支气管扩张、慢性肺脓肿
咳嗽+咯血+盗汗	肺结核

(二)问诊要点

1. 规律　发病年龄,咳嗽时间长短和节律是急性还是慢性,是突发还是渐进的,每天昼夜咳嗽有无差异,如果是长期慢性咳嗽与季节气候有何关系。

2. 程度与伴随症状　咳嗽程度、音色与影响因素,咳嗽程度是重是轻,是间断性还是连续性、发作性咳嗽,咳嗽的音调高低及其音色,受到不同异味刺激时咳嗽是否加重,是否伴有气喘、胸痛和发热。

3. 咳痰　咳嗽是否伴有咳痰,痰的颜色、性状、量,有何特殊气味,痰中是否带血。痰量多时,不同体位对咳痰有何影响,将痰收集静置后是否有分层现象等。

4. 有无特殊职业史和接触史　有职业粉尘、细颗粒物,有毒化学物质、鸟粪及动物接触史,出现刺激性咳嗽可考虑为硅沉着病、铍中毒、石棉沉着病或农民肺等间质性疾病。

5. 是否吸烟　香烟烟雾为有毒气体,长期吸烟而致咳嗽患者支气管炎,慢性阻塞性肺疾病(OPD)和肺癌的危险,被动吸烟(尤其儿童)也是咳嗽的危险因素。长期吸烟者,年龄 40 岁以上刺激性咳嗽出现 1 个月以上应尽早进行肺癌的筛查,伴体重下降明显,还应考虑肺癌进展、肺结核等。

6. 有无特殊用药史　注意由于药物的不良反应引起咳嗽,如血管紧张素转换酶抑制剂(如卡托普利)可引起咳嗽。

第二节　咳　痰

咳痰(expectoration)是将呼吸道内的痰液通过借助支气管黏膜上皮细胞的纤毛运动、支气管平滑肌的收缩及咳嗽时的气流排出,一般为咳嗽的伴发症状。痰液(sputum)是气管、支气管的分泌物或肺泡内的渗出液。

一、病因及发病机制

引起咳痰的病因与咳嗽相似，主要为呼吸道疾病及系统性疾病。

1. 呼吸道疾病　炎症、异物、出血与肿物的刺激均可引发呼吸道产生分泌物、渗出物、漏出物，通过咳嗽排出。如急、慢性支气管炎、支气管哮喘、支气管结核、异物、肿瘤、支气管扩张、肺炎等。

2. 系统性疾病　各种系统性疾病尤其是结缔组织相关疾病肺浸润可引起呼吸道产生分泌物、渗出物、漏出物，通过咳嗽排出。如风湿病、红斑狼疮、多发性结节性动脉炎、白血病、Hodgkin 病、Wegener 肉芽肿病等。

咳痰是通过咳嗽动作将呼吸道内分泌物或渗出物排出口腔外的现象。正常支气管黏膜腺体和杯状细胞只分泌少量黏液，使呼吸道黏膜保持湿润，可有少量清痰咳出。当呼吸道遭受某些因素刺激时，黏膜充血、水肿，黏液分泌增多，毛细血管壁通透性增加，浆液渗出，此时含有红细胞、白细胞、巨噬细胞、纤维蛋白等的渗出物与黏液、吸入的细颗粒物尘埃，病原体和某些组织破坏产物等混合成痰，所以要重视气道深部咳出痰的相关检查的临床诊断意义，比如，在邻近气道的肺癌或呼吸系统感染性疾病和肺寄生虫病时，痰或肺泡灌洗液中可以查到肿瘤的细胞，相关的致病源如病毒、细菌、非典型致病体、阿米巴原虫和某些寄生虫卵等。在肺淤血和肺水肿时，因毛细血管通透性增高，肺泡和小支气管内有不同程度的浆液漏出，也会引起咳痰。

二、临床表现及诊断

1. 咳痰的临床表现　与咳嗽相似，如痰能有效排出，主要是观察痰的性状和痰量；如痰液不能有效排出，痰液潴留可诱发或加重肺部感染，并使肺通气、换气功能受损，严重时可能会造成痰窒息危及生命。

2. 痰的性状和量　痰的性质可分为黏液性、浆液性、黏液脓性、脓性、血性等。①急性呼吸道炎症时痰量较少，多呈黏液性或黏液脓性；②COPD 的痰液多为黏液泡沫样，当痰量增多，且转为脓性时，常提示急性加重；③支气管扩张症、肺脓肿、支气管胸膜瘘时痰量较多（脓性黄绿色），清晨与晚睡前增多，且排痰与体位有关，痰量多时静置后出现分层现象（上层为泡沫、中层为浆液或浆液脓性、底层为坏死组织碎屑）；④脓痰有恶臭气味者，提示有厌氧菌感染；⑤黄绿色或翠绿色痰，提示铜绿假单胞菌感染；⑥痰白黏稠、牵拉成丝难以咳出，提示有白念珠菌感染；⑦大量稀薄浆液性痰中含粉皮样物，提示棘球蚴病（包虫病）；⑧粉红色泡沫样痰是肺水肿的特征；⑨反复剧烈咳嗽后，咳出淡红色或乳白色有弹性、质韧的树枝状物，提示为纤维素性支气管炎；⑩每天咳数百至上千毫升浆液泡沫样痰，应考虑弥漫性肺泡癌。

3. 常见咳痰的临床表现特点及其诊断意义　见表 61-2。

表 61-2　咳痰的临床表现特点及其诊断意义

临床特点	提示疾病
咳出胸液	支气管胸膜瘘
急性咳嗽+少量痰、黏液脓性痰	急性气管-支气管炎
慢性咳嗽+少量黏液泡沫样痰或脓痰	慢性支气管炎
咳大量脓痰	支气管扩张、肺脓肿、化脓性肺炎、肺结核空洞伴感染
咳脓痰伴恶臭	厌氧菌感染
咳脓血痰	支气管扩张、肺脓肿、金黄色葡萄球菌肺炎
咳铁锈色痰	肺炎链球菌肺炎
咳绿色痰	铜绿假单胞菌感染
咳巧克力色痰	阿米巴原虫感染

续表 61-2

临床特点	提示疾病
咳红棕色胶冻样痰	克雷伯菌感染
咳白色黏痰牵拉成丝	白念珠菌感染
咳烂桃样(果酱样)痰	肺吸虫病
咳粉皮样物	肺包虫病
痰中有硫黄颗粒	肺放线菌感染
大量粉红色(白色)泡沫样痰	急性左心衰竭(肺水肿)
长期吸烟中老年人咳血痰	警惕肺癌
咳出大量血液	支气管扩张、肺结核
痰中有支气管管型	急性纤维素性支气管炎
痰中有结石	肺泡微石症、支气管结石症
咳棕色痰	肺含铁血黄素沉着症
咳灰色或黑色痰	尘肺、硅肺、煤肺
慢性咳嗽+大量脓痰+杵状指	支气管扩张、慢性肺脓肿

咳痰的伴随症状和问诊要点同咳嗽相似,故本节不再赘述。

第三节 咯 血

咯血(hemoptysis)是指气管、支气管或肺组织出血,血液随咳嗽从口腔排出或痰中带血。咯血量的多少与疾病的严重程度不完全一致,少量咯血有时仅表现为痰中带血,大咯血时血液可从口鼻涌出,阻塞呼吸道,甚至造成窒息。

一、病因及发病机制

咯血常见于气管疾病、肺部疾病、血管和血液系统疾病或急性传染病等,但仍有30%的患者咯血原因不明,也称为隐源性咯血。在我国咯血主要病因为肺结核、支气管扩张和肺癌。

1. 气管疾病　常见于支气管扩张、支气管肺癌、支气管结核、气管异物或创伤等;较少见的有良性支气管瘤、支气管黏膜非特异性溃疡等。其咯血主要是由于炎症、肿瘤或结石损伤支气管黏膜,或病灶处毛细血管通透性增高或黏膜下血管破裂所致。

2. 肺部疾病　如肺结核、肺炎、肺脓肿、肺淤血、肺栓塞、肺真菌病、肺吸虫病、肺阿米巴病、肺囊肿、肺泡炎、肺含铁血黄素沉着症、恶性肿瘤肺转移等。肺部病变使毛细血管通透性增高,血液渗出,或病变侵蚀小血管使其破裂出血。

3. 心血管疾病　如急性左心衰竭、原发性肺动脉高压、某些先天性心脏病(如房间隔缺损、动脉导管未闭等引起肺动脉高压时)、肺血管炎、肺动静脉瘘等。其机制为肺淤血导致肺泡壁或支气管内膜毛细血管破裂,或支气管黏膜下层支气管静脉曲张破裂引起。

4. 其他　血液病,如特发性血小板减少性紫癜、白血病、血友病、再生障碍性贫血等;急性传染病,如流行性出血热、肺出血型钩端螺旋体病等;风湿性疾病,如 Wegener 肉芽肿、白塞病、系统性红斑狼疮等;支气管子宫内膜异位症等。其机制为凝血功能障碍,气管、支气管子宫内膜异位症的内膜周期性剥落等而导致出血。

二、临床表现及诊断

(一)临床表现及诊断要点

1. 发病年龄　青壮年咯血常见于肺结核、支气管扩张症、二尖瓣狭窄等,40 岁以上有长期大量吸烟史者应考虑支气管肺癌;中老年有慢性基础疾病如糖尿病、肺结核、脑血管病伴延髓性麻痹等,若出现砖红色胶冻样血痰时多考虑肺炎克雷伯菌肺炎(Klebsiella pneumonia),进食、水有呛咳应想到吸入性肺炎等。

2. 症状和体征　小量咯血(<100 ml/d)多无症状;中等量以上咯血(100 ~ 500 ml/d),咯血前患者可有胸闷、喉痒、咳嗽等先兆症状;大咯血(>500 ml/d 或一次咯血 100 ~ 500 ml)时常表现为咯出满口血液或短时内咯血不止,常伴呛咳、脉搏增快、出冷汗、呼吸急促、面色苍白、紧张不安或恐惧感,甚至出现血压下降、少尿、四肢厥冷等休克体征。

3. 咯血的颜色和性状　主要表现为:①鲜红色见于肺结核、支气管扩张症、肺脓肿、出血性疾病、支气管内膜结核等;②铁锈色可见于肺炎链球菌肺炎;③砖红色胶冻样见于肺炎克雷伯菌肺炎;④暗红色可见于二尖瓣狭窄肺淤血;⑤浆液性粉红色泡沫样血痰见于左心衰竭肺水肿、重症肺炎、ARDS;⑥肺梗死引起的咯血为黏稠的暗红色。

(二)伴随症状

伴随症状:①发热见于肺结核、肺炎、肺脓肿、流行性出血热等;②胸痛见于大叶性肺炎、肺结核、肺栓塞、支气管肺癌等;③脓痰见于支气管扩张症、肺脓肿、肺结核空洞及肺囊肿并发感染、化脓性肺炎等,支气管扩张症表现为反复咯血而无脓痰者,称为干性支气管扩张症;④皮肤黏膜出血见于血液病、流行性出血热、肺出血型钩端螺旋体病、风湿性疾病等;⑤杵状指(趾)见于支气管扩张症、肺脓肿、支气管肺癌;⑥黄疸见于钩端螺旋体病、大叶性肺炎、肺梗死等。

(三)问诊要点

1. 确定是否为咯血　出血是来自呼吸道、消化道还是鼻、口咽部,有无明显病因及前驱症状,出血的颜色及血中有无混合物等可供鉴别。

2. 咯血的颜色和性状　鲜红色见于出血量较大、出血速度较快或支气管动脉出血,暗红色多为支气管静脉出血。

3. 是否伴随咳痰　咳痰量、性状与嗅味等如浆液样粉红色泡沫样痰是肺水肿的特点,大量浆液水样痰,其中易查到癌细胞,往往是细支气管肺泡癌的特点,铁锈色痰主要见于大叶性肺炎。

4. 伴随症状　有无发热、胸痛、呼吸困难等伴随症状及其程度,伴随症状与咯血的关系。

5. 个人生活史　有无结核病接触史、吸烟史、职业性粉尘接触史、生食海鲜史,注意月经史,肺寄生虫病所致咯血、子宫内膜异位症所致咯血等。

6. 用药史　是否应用了可引起出血的药物,尤其是抗凝剂等。

(四)咯血与呕血的鉴别

凡是经口腔排出的血液,需要仔细鉴别出血是来自口腔、鼻腔、上消化道还是呼吸道。首先检查口腔与鼻咽部,观察局部有无出血灶。鼻出血多自前鼻孔流出,常在鼻中隔前下方发现出血灶:鼻腔后部出血,尤其是出血量较多,易与咯血混淆。此时由于血液经后鼻孔沿软腭与咽后壁流下,使患者咽部有异物感,用鼻咽镜检查即可确诊,呕血(hematemesis)是指上消化道出血经口腔呕出。咯血与呕血的鉴别,见表 61-3。

表 61-3　咯血与呕血的鉴别

鉴别点	咯血	呕血
病因	肺结核、支气管扩张症、肺癌、肺炎、肺血管病、肺脓肿和心脏病等	消化性溃疡、肝硬化、急性胃黏膜病变、胃癌、胆道病变
出血前症状	喉部痒感、胸闷、咳嗽等	上腹部不适、恶心、呕吐等
出血方式	咯出	呕出
出血的颜色	鲜红	暗红、棕色(咖啡色),有时为鲜红色
血中混有物	痰液、泡沫	食物残渣
酸碱反应	碱性	酸性
黑便	无(吞咽较多血液时可有)	有,可为柏油样,呕血停止后仍可持续数天
出血后痰的性状	血痰持续数天	一般无痰

第四节　气　胸

胸膜腔是不含气体的密闭的潜在性腔隙。当气体进入胸膜腔造成积气状态时,称为气胸(pneumothorax)。气胸可分成自发性、外伤性和医源性3类。自发性气胸又可分为原发性和继发性,前者发生在无基础肺疾病的健康人,后者常发生在有基础肺疾病的患者。外伤性气胸系胸壁的直接或间接损伤引起。医源性气胸则由诊断和治疗操作所致。气胸是常见的内科急症,男性多于女性,原发性气胸的发病率男性为(18~28)/10万人口,女性为(1.2~6)/10万人口。发生气胸后,胸膜腔内负压可变成正压,致使静脉回心血流受阻,产生程度不同的心、肺功能障碍,本节主要叙述自发性气胸。

一、病因及发病机制

正常情况下胸膜腔内没有气体,这是因为毛细血管血中各种气体分压的总和仅为706 mmHg,比大气压低54 mmHg。呼吸周期胸腔内压均为负压,系胸廓向外扩张,肺向内弹性回缩对抗产生的。胸腔内出现气体仅在3种情况下发生:①肺泡与胸腔之间产生破口;②胸壁创伤产生与胸腔的交通;③胸腔内有产气的微生物。临床上主要见于前两种情况。气胸时失去了胸腔负压对肺的牵引作用,甚至因正压对肺产生压迫,使肺失去膨胀能力,表现为肺容积缩小、肺活量降低、最大通气量降低的限制性通气功能障碍。由于肺容积缩小,初期血流量并不减少,因而通气血流比例减少,导致动静脉分流,出现低氧血症。大量气胸时,由于吸引静脉血回心的负压消失,甚至胸膜腔内正压对血管和心脏的压迫,使心脏充盈减少,心搏出量降低,引起心率加快、血压降低,甚至休克。张力性气胸可引起纵隔移位,循环障碍甚或窒息死亡。

原发性自发性气胸(primary spontaneous pneumothorax,PSP)多见于瘦高体型的男性青壮年,常规X射线检查肺部无显著病变,但可有胸膜下肺大疱,多在肺尖部,此种胸膜下肺大疱的原因尚不清楚,与吸烟、身高和小气道炎症可能有关,也可能与非特异性炎症瘢痕或弹性纤维先天性发育不良有关。

继发性自发性气胸(secondary spontaneous pneumothorax,SSP)多见于有基础肺部病变者,由于病变引起细支气管不完全阻塞,形成气肿性肺大疱(emphysematous bulla)破裂。如结核、COPD、肺癌、肺脓肿、肺纤维化、嗜酸性肉芽肿性炎、结节病、肺尘埃沉着症及淋巴管平滑肌瘤病等。月经性气胸仅在月经来潮前后24~72 h内发生,病理机制尚不清楚,可能是胸膜和膈肌上有异位子宫内膜结节破裂所致。妊娠期气胸可因每次妊娠而发生,可能与激素变化和胸廓顺应性改变有关。

脏层胸膜破裂或胸膜粘连带撕裂,如其中的血管破裂可形成自发性血气胸。航空、潜水作业而无适

当防护措施时，从高压环境突然进入低压环境，以及机械通气压力过高时，均可发生气胸。抬举重物用力过猛、剧咳、屏气甚至大笑等，可能是促使气胸发生的诱因。

二、临床表现

（一）临床类型

根据脏层胸膜破裂情况不同及其发生后对胸腔内压力的影响，自发性气胸通常分为以下 3 种类型。

1. 闭合性（单纯性）气胸　闭合性气胸（closed pneumothorax；又称单纯性气胸，simple pneumothorax）胸膜破裂口较小，随肺萎缩而闭合，空气不再继续进入胸膜腔。胸膜腔内压接近或略超过大气压，测定时可为正压亦可为负压，视气体量多少而定。抽气后压力下降而不复升，表明其破裂口已不再漏气。

2. 交通性（开放性）气胸　交通性气胸（unclosed pneumothorax；又称开放性气胸，open pneumothorax）破裂口较大或因两层胸膜间有粘连或牵拉，使破口持续开放，吸气与呼气时空气自由进出胸膜腔。胸膜腔内压在 0 cmH_2O 上下波动；抽气后可呈负压，但观察数分钟，压力又复升至抽气前水平。

3. 张力性（高压性）气胸　张力性气胸（tension pneumothorax；又称高压性气胸，pressure pneumothorax）破裂口呈单向活瓣或活塞作用，吸气时胸廓扩大，胸膜腔内压变小，空气进入胸膜腔；呼气时胸膜腔内压升高，压迫活瓣使之关闭，致使胸膜腔内空气越积越多，内压持续升高，使肺脏受压，纵隔向健侧移位，影响心脏血液回流。此型气胸胸膜腔内压测定常超过 10 cmH_2O，甚至高达 20 cmH_2O，抽气后胸膜腔内压可下降，但又迅速复升，对机体呼吸循环功能的影响最大，必须紧急抢救处理。

（二）症状体征

症状轻重与有无肺的基础疾病及功能状态、气胸发生的速度、胸膜腔内积气量及其压力大小 3 个因素有关。若原已存在严重肺功能减退，即使气胸量小，也可有明显的呼吸困难，即症状与气胸量不呈比例；年轻人即使肺压缩 80% 以上，有的症状亦可以很轻。因此，继发性自发性气胸比原发性自发性气胸患者症状更为明显或程度更重。

1. 症状　起病前有的患者可能有持重物、屏气、剧烈体力活动等诱因，但大多数患者在正常活动或安静休息时发生，偶有在睡眠中发病者。大多数起病急骤，患者突感一侧胸痛，针刺样或刀割样，持续时间短暂，继之胸闷和呼吸困难，可伴有刺激性咳嗽，系气体刺激胸膜所致。少数患者可发生双侧气胸，以呼吸困难为突出表现。积气量大或原已有较严重的慢性肺疾病者，呼吸困难明显，患者不能平卧。如果侧卧，则被迫气胸侧向上卧位，以减轻呼吸困难。

张力性气胸时胸膜腔内压骤然升高，肺被压缩，纵隔移位，迅速出现严重呼吸循环障碍；患者表情紧张、胸闷、挣扎坐起、烦躁不安、发绀、冷汗、脉速、虚脱、心律失常，甚至发生意识不清、呼吸衰竭。

2. 体征　体征取决于积气量的多少和是否伴有胸腔积液。少量气胸体征不明显，尤其在肺气肿患者更难确定，听诊呼吸音减弱具有重要意义。大量气胸时，气管向健侧移位，患侧胸部隆起，呼吸运动与触觉语颤减弱，叩诊过清音或鼓音，心或肝浊音界缩小或消失，听诊呼吸音减弱或消失。左侧少量气胸或纵隔气肿时，有时可在左心缘处听到与心跳一致的气泡破裂音，称 Hamman 征。液气胸时，胸内有振水声，血气胸如失血量过多，可致血压下降，甚至发生失血性休克。

3. 严重程度评估　为了便于临床观察和处理，根据临床表现把自发性气胸分成稳定型和不稳定型，符合下列所有表现者为稳定型，否则为不稳定型：呼吸频率<24 次/min；心率 60 ~ 120 次/min；血压正常；呼吸室内空气时 SaO_2>90%；两次呼吸间隔说话成句。

三、影像学检查与评估

1. 胸部 X 射线检查　胸部 X 射线检查是诊断气胸的重要方法，可显示肺受压程度，肺内病变情况以及有无胸膜粘连、胸腔积液及纵隔移位等。一般摄立位后前位，必要时可摄侧位胸片。气胸的典型表现为外凸弧形的细线条形阴影，称为气胸线，线外透亮度增高，无肺纹理，线内为压缩的肺组织。大量气胸时,肺向肺门回缩,呈圆球形阴影。大量气胸或张力性气胸常显示纵隔及心脏移向健侧。合并纵隔气肿在纵隔旁和心缘旁可见透光带。

肺结核或肺部慢性炎症使胸膜多处粘连,气胸时多呈局限性包裹,有时气胸互相通连。气胸若延及下部胸腔,肋膈角变锐利。合并胸腔积液时,显示气液平面。局限性气胸在后前位胸片易遗漏,侧位胸片可协助诊断。

2. 胸部 CT 检查　表现为胸膜腔内出现极低密度的气体影,伴有肺组织不同程度的萎缩改变。CT 对于小量气胸、局限性气胸以及肺大疱与气胸的鉴别比 X 射线胸片更敏感和准确。对气胸量大小的评价也更为准确。

3. 气胸容量评估　可依据 X 射线胸片判断。由于气胸容量近似于肺直径立方和单侧胸腔直径立方的比率[(单侧胸腔直径^3-肺直径^3)/单侧胸腔直径^3],在肺门水平侧胸壁至肺边缘的距离为 1 cm 时,约占单侧胸腔容量的25%,2 cm 时约50%。故从侧胸壁与肺边缘的距离≥2 cm 为大量气胸,<2 cm 为小量气胸。如从肺尖气胸线至胸腔顶部估计气胸大小,距离≥3 cm 为大量气胸,<3 cm 为小量气胸。由于目前大多数医院已使用影像存储与传输系统(picture archiving and communication system,PACS;又称影像归档与通信系统),故在测量气胸量可使用其辅助功能,对测定气胸量的大小可能更准确。

四、诊断及鉴别诊断

(一)诊断

根据临床症状、体征及影像学表现,气胸的诊断通常并不困难。X 射线或 CT 显示气胸线是确诊依据,若病情十分危重无法搬动患者做 X 射线检查时,应当机立断在患侧胸腔体征最明显处试验穿刺,如抽出气体,可证实气胸的诊断。

(二)鉴别诊断

自发性气胸尤其是老年人和原有慢性心肺疾病者,临床表现酷似其他心肺急症,必须认真鉴别。

1. 哮喘与慢性阻塞性肺疾病　两者急性发作时均有不同程度的呼吸困难,体征亦与自发性气胸相似。哮喘患者常有反复阵发性喘息发作史,COPD 患者的呼吸困难多呈长期缓慢进行性加重。当哮喘及 COPD 患者突发严重呼吸困难、冷汗、烦躁,支气管舒张剂、抗感染药物等治疗效果不好且症状加剧,应考虑并发气胸的可能,X 射线检查有助于鉴别。

2. 急性心肌梗死　有突然胸痛、胸闷甚至呼吸困难、休克等临床表现,但常有高血压、动脉粥样硬化、冠状动脉粥样硬化性心脏病史。体征、心电图、X 射线检查、血清酶学检查有助于诊断。

3. 肺血栓栓塞症　大面积肺栓塞可突发起病,呼吸困难,胸痛,烦躁不安,惊恐甚或濒死感,临床上酷似自发性气胸。但患者可有咯血、低热和晕厥,并常有下肢或盆腔血栓性静脉炎、骨折,手术后脑卒中、心房颤动等病史,或发生于长期卧床的老年患者,CT 肺动脉造影检查可鉴别。

4. 肺大疱　位于肺周边的肺大疱,尤其是巨型肺大疱易被误认为气胸。肺大疱通常起病缓慢,呼吸困难并不严重,而气胸症状多突然发生。影像学上,肺大疱气腔呈圆形或卵圆形,疱内有细小的条纹理,为肺小叶或血管的残遗物,肺大疱向周围膨胀,将肺压向肺尖区、肋膈角及心膈角。而气胸则呈胸外侧的透光带,其中无肺纹理可见。从不同角度做胸部透视,可见肺大疱为圆形透光区,在大疱的边缘看不到发丝状气胸线。肺大疱内压力与大气压相仿,抽气后,大疱容积无明显改变。如误对肺大疱抽气测压,甚易引起气胸,需要认真鉴别。

5. 其他　消化性溃疡穿孔、胸膜炎、肺癌、膈疝等,偶可有急起的胸痛、上腹痛及气促等,亦应注意与自发性气胸鉴别。

五、治　疗

目的是促进患侧肺复张、消除病因及减少复发。具体措施有保守治疗、胸腔减压、经胸腔镜手术或开胸手术等。应根据气胸的类型与病因、发生频次、肺压缩程度、病情状态及有无并发症等适当选择，部分轻症者可经保守治疗治愈，但多数需做胸腔减压帮助患肺复张，少数患者（10%～20%）需手术治疗。

影响肺复张的因素包括患者年龄、基础肺疾病、气胸类型、肺萎陷时间长短以及治疗措施等。老年人肺复张的时间通常较长；交通性气胸较闭合性气胸需时长；有基础肺疾病、肺萎陷时间长者肺复张的时间亦长；单纯卧床休息肺复张的时间显然较胸腔闭式引流或胸腔穿刺抽气为长。有支气管胸膜瘘、脏层胸膜增厚、支气管阻塞者，均可妨碍肺复张，并易导致慢性持续性气胸。

（一）保守治疗

适用于稳定型小量气胸，首次发生的症状较轻的闭合性气胸。应严格卧床休息，酌情予镇静、镇痛等药物。由于胸腔内气体分压和肺毛细血管内气体分压存在压力差，每日可自行吸收胸腔内气体容积（胸片的气胸面积）的 1.25%～2.20%。高浓度吸氧可加快胸腔内气体的吸收，经鼻导管或面罩吸入 10 L/min 的氧，可达到比较满意的疗效。保守治疗需密切监测病情改变，尤其在气胸发生后 24～48 h 内。如患者年龄偏大，并有肺基础疾病如 COPD，其胸膜破裂口愈合慢、呼吸困难等症状严重，即使气胸量较小，原则上亦不主张保守治疗。

（二）排气疗法

1. 胸腔穿刺抽气　适用于小量气胸（20%以下），呼吸困难较轻，心肺功能尚好的闭合性气胸患者。抽气可加速肺复张，迅速缓解症状。通常选择患侧胸部锁骨中线第 2 肋间为穿刺点，局限性气胸则要选择相应的穿刺部位。皮肤消毒后用气胸针或细导管直接穿刺入胸腔，连接于 50 ml 或 100 ml 注射器或气胸机抽气并测压，直到患者呼吸困难缓解为止，一次抽气量不宜超过 1 000 ml，每日或隔日抽气 1 次。张力性气胸病情危急，应迅速解除胸腔内正压以避免发生严重并发症，如无条件紧急插管引流，紧急时亦需立即胸腔穿刺排气。无抽气设备时，为了抢救患者生命，可用粗针头迅速刺入胸膜腔以达到暂时减压的目的；亦可用粗注射针头，在其尾部扎上橡皮指套，指套末端剪一小裂缝，插入胸腔做临时排气，此时高压气体从小裂缝排出，待胸腔内压减至负压时，套囊即行塌陷，小裂缝关闭，外界空气即不能进入胸膜腔（图 61-1）。

2. 胸腔闭式引流　适用于不稳定型气胸，呼吸困难明显、肺压缩程度较重，交通性或张力性气胸，反复发生气胸的患者，无论其气胸容量多少，均应尽早行胸腔闭式引流。对经胸腔穿刺抽气效果不佳者也应插管引流。插管部位一般多取锁骨中线外侧第 2 肋间或腋前线第 4～5 肋间，如为局限性气胸或需引流胸腔积液，则应根据 X 射线胸片选择适当部位插管，在选定部位局部麻醉下沿肋骨上缘平行做 1.5～2 cm 皮肤切口，用套管针穿刺进入胸膜腔，拔去针芯，通过套管将灭菌胶管插入胸腔。或经钝性分离肋间组织达胸膜，再穿破胸膜将导管直接送入胸膜腔。目前多用带有针芯的硅胶管，经切口直接插入胸腔，拔去针芯即可，使用方便。16～22 F 导管适用于大多数患者，如有支气管胸膜瘘或机械通气的患者，应选择 24～28 F 的大导管。导管固定后，另一端可连接 Heimlich 单向活瓣，或置于水封瓶的水面下 1～2 cm，使胸膜腔内压力保持在 -2～-1 cmH_2O 或以下，插管成功则导管持续逸出气泡，呼吸困难迅速缓解，压缩的肺可在几小时至数天内复张（图 61-1）。对肺压缩严重，时间较长的患者，插管后应夹住引流管分次引流，避免胸腔内压力骤降产生肺复张后肺水肿。如未见气泡溢出 1～2 d，患者气急症状消失，胸片显示肺已全部复张时，可以拔除导管；有时虽未见气泡冒出水面，但患者症状缓解不明显，应考虑为导管不通畅，或部分滑出胸膜腔，需及时更换导管或做其他处理。

PSP 经导管引流后，即可使肺完全复张；SSP 常因气胸分隔，单导管引流效果不佳，有时需在患侧胸腔插入多根导管。两侧同时发生气胸者，可在双侧胸腔做插管引流。若经水封瓶引流后胸膜破口仍未愈合，表现为水封瓶中持续气泡溢出，可加用负压吸引装置。用低负压可调节吸引机，如吸引机发生的负压过大，可用调压瓶调节，一般负压为 -20～-10 cmH_2O，如果负压超过设置值，则空气由压力调节管进入调

压瓶,因此胸腔所承受的吸引负压不会超过设置值,可避免过大的负压吸引对肺的损伤。

闭式负压吸引宜连续,如经 12 h 后肺仍未复张,应查找原因。如无气泡冒出,表示肺已复张,停止负压吸引,观察 2 ~3 d,经胸片证实气胸未再复发后,即可拔除引流管。

水封瓶应放在低于患者胸部的地方(如患者床下),以免瓶内的水反流进入胸腔。应用各式插管引流排气过程中,应注意严格消毒,防止发生感染。

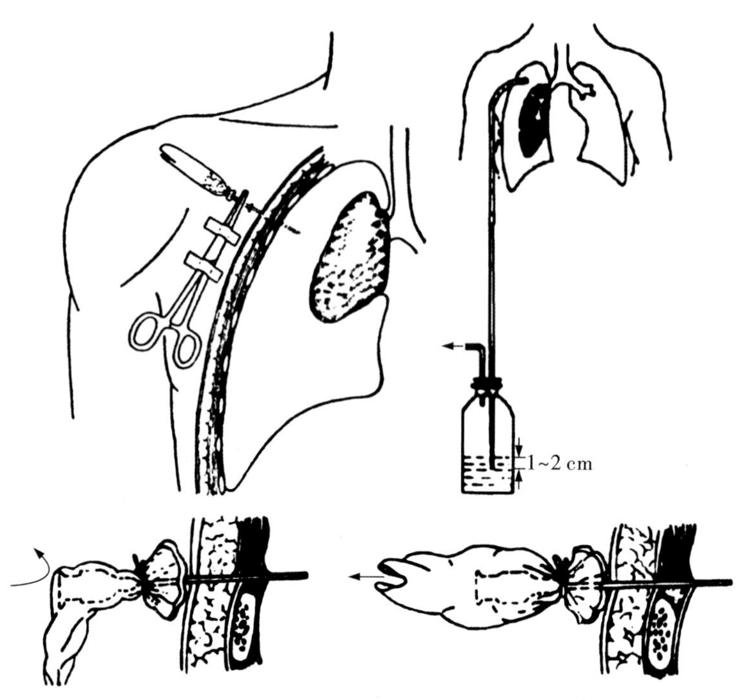

图 61-1　气胸胸膜腔穿刺减压

(三)化学性胸膜固定术

由于气胸复发率高,为了预防复发,可胸腔内注入硬化剂,产生无菌性胸膜炎症,使脏层和壁层胸膜粘连从而消灭胸膜腔间隙。适用于不宜手术或拒绝手术的下列患者:①持续性或复发性气胸;②双侧气胸;③合并肺大疱;④肺功能不全,不能耐受手术者。常用硬化剂有多西环素、米诺环素、滑石粉等,用生理盐水 60 ~100 ml 稀释后经胸腔导管注入,夹管 1 ~2 h 后引流;或经胸腔镜直视下喷洒粉剂。胸腔注入硬化剂前,尽可能使肺完全复张。为避免药物引起的局部剧痛,先注入适量利多卡因(标准剂量 200 mg),让患者转动体位,充分麻醉胸膜,15 ~20 min 后注入硬化剂。若一次无效,可重复注药。观察 1 ~3 d,经 X 射线胸片证实气胸已吸收,可拔除引流管。此法成功率高,主要不良反应为胸痛、发热,滑石粉可引起急性呼吸窘迫综合征,应用时应予注意。

(四)支气管内封堵术

采用微球囊或栓子堵塞支气管,导致远端肺不张,以达到肺大疱气漏处裂口闭合的目的。无论球囊或栓子封堵,患者一般应在肋间插管引流下进行。如置入微球囊(如硅酮球囊)后观察水封瓶气泡溢出情况,如气泡不再溢出,说明封堵位置正确,可观察数天后释放气囊观察气泡情况,如不再有气泡溢出说明气漏处已闭合。支气管内栓塞可用支气管内硅酮栓子、纤维蛋白胶、自体血等。

(五)手术治疗

经内科治疗无效的气胸为手术适应证,主要适应于长期气胸、血气胸、双侧气胸、复发性气胸、张力性气胸引流失败者、胸膜增厚致肺膨胀不全或多发性肺大疱者。手术治疗成功率高,复发率低。

1. 胸腔镜　直视下粘连带烙断术可促使受牵拉的破口关闭;对肺大疱或破裂口喷涂纤维蛋白胶或 α-氰基丙烯酸正辛酯医用粘涂胶(简称 ZT 胶),或喷洒胸膜硬化剂(如滑石粉)进行胸膜固定术;或用 Nd-YAG 激光或二氧化碳激光烧灼<20 mm 的肺大疱。电视辅助胸腔镜手术可行肺大疱结扎、肺段或肺叶切

除，具有微创、安全、不易复发等优点。

2. 开胸手术　如无禁忌，亦可考虑开胸修补破口或肺大疱结扎。手术过程中用纱布擦拭胸腔上部壁层胸膜，有助于促进术后胸膜粘连，若肺内原有明显病变，可考虑将肺叶或肺段切除。手术治疗远期效果最好，复发率较低。

（六）并发症及其处理

1. 脓气胸　由金黄色葡萄球菌、肺炎克雷伯菌、铜绿假单胞菌、结核分枝杆菌以及多种厌氧菌引起的坏死性肺炎、肺脓肿以及干酪样肺炎可并发脓气胸，也可因胸膜腔穿刺或肋间插管引流医源性感染所致。病情多危重，常有支气管胸膜瘘形成。脓液中可查到病原菌。除积极使用抗生素外，应插管引流，胸腔内生理盐水冲洗，必要时应根据具体情况考虑手术。

2. 血气胸　气胸伴有胸膜腔内出血常与胸膜粘连带内血管断裂有关，肺完全复张后，出血多能自行停止。若出血不止，除抽气排液及适当输血外，应考虑开胸结扎出血的血管。

3. 纵隔气肿与皮下气肿　由于肺泡破裂逸出的气体进入肺间质，形成间质性肺气肿。肺间质内的气体沿着血管鞘进入纵隔，甚至进入胸部或腹部皮下组织，导致皮下气肿。张力性气胸抽气或闭式引流后，亦可沿针孔或切口出现胸壁皮下气肿，或全身皮下气肿及纵隔气肿。大多数患者并无症状，但颈部可因皮下积气而变粗。气体积聚在纵隔间隙可压迫纵隔大血管，出现干咳、呼吸困难、呕吐及胸骨后疼痛，并向双肩或双臂放射。疼痛可因呼吸运动及吞咽动作而加剧。患者发绀、颈静脉怒张、脉速、低血压、心浊音界缩小或消失、心音遥远、心尖部可听到清晰的与心跳同步的“咔嗒”声（Hamman 征）。X 射线检查于纵隔旁或心缘旁（主要为左心缘）可见透明带，皮下气肿及纵隔气肿随胸腔内气体排出减压而自行吸收。吸入较高浓度的氧气可增加纵隔内氧浓度，有利于气肿消散。若纵隔气肿张力过高影响呼吸及循环，可做胸骨上窝切开排气。

六、预　防

气胸患者禁止乘坐飞机，因为在高空上可加重病情，引致严重后果；如肺完全复张后 1 周可乘坐飞机。英国胸科学会则建议，如气胸患者未接受外科手术治疗，气胸发生后 1 年内不要乘坐飞机。

第五节　胸腔积液

胸膜腔是位于肺和胸壁之间的一个潜在的腔隙。在正常情况下脏层胸膜和壁层胸膜表面上有一层很薄的液体，在呼吸运动时起润滑作用。胸膜腔和其中的液体并非处于静止状态，在每一次呼吸周期中胸膜腔形状和压力均有很大变化，使胸腔内液体持续滤出和吸收并处于动态平衡。任何因素使胸膜腔内液体形成过快或吸收过缓，即产生胸腔积液（pleural effusion）。

一、胸腔积液循环机制

以往认为胸腔积液的交换完全取决于流体静水压和胶体渗透压之间的压力差，脏层胸膜薄的动物（如兔）其壁层胸膜主要由肋间动脉供血，毛细血管压高，而脏层胸膜由肺动脉供血，毛细血管压低，所以受压力的驱动，液体从壁层胸膜滤过进入胸膜腔，脏层胸膜以相仿的压力将胸腔积液回吸收。但是，自从 20 世纪 80 年代以后，由于发现脏层胸膜厚的动物（包括人类）其壁层胸膜间皮细胞间存在淋巴管微孔（stomas），脏层胸膜由体循环的支气管动脉和肺循环供血，对胸腔积液的产生和吸收的机制达成共识，即胸腔积液从壁层和脏层胸膜的体循环血管由于压力梯度通过有渗漏性的胸膜进入胸膜腔，然后通过壁层胸膜的淋巴管微孔经淋巴管回吸收，这一形式类似于机体的任何间质腔。正常情况下脏层胸膜对胸腔积

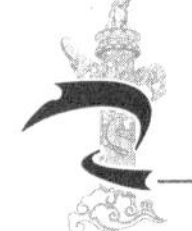

液循环的作用较小。

人类胸膜腔影响液体从毛细血管向胸腔移动的压力大小的估计。壁层胸膜的流体静水压约 30 cmH_2O，而胸腔内压约-5 cmH_2O，其流体静水压差等于 30-(-5)=35 cmH_2O，故液体从壁层胸膜的毛细血管向胸腔内移动。与流体静水压相反的压力是胶体渗透压梯度，血浆胶体渗透压约 34 cmH_2O。胸腔积液含有少量的蛋白质，其胶体渗透压约 5 cmH_2O，产生的胶体渗透压梯度为 34-5=29 cmH_2O。因此，流体静水压与胶体渗透压的梯度差为 35-29=6 cmH_2O，故液体从壁层胸膜的毛细血管进入胸腔。由于脏层胸膜液体移动的净梯度接近零，故胸腔积液主要由壁层淋巴管微孔重吸收。胸腔积液滤过胸腔上部大于下部，吸收则主要在横膈和胸腔下部纵隔胸膜。

二、病因及发病机制

胸腔积液是常见的内科问题，肺、胸膜和肺外疾病均可引起。临床上常见的病因和发病机制如下。

1. 胸膜毛细血管内静水压增高　如充血性心力衰竭、缩窄性心包炎、血容量增加、上腔静脉或奇静脉受阻，产生漏出液。

2. 胸膜通透性增加　如胸膜炎症（肺结核、肺炎）、风湿性疾病（系统性红斑狼疮、类风湿性关节炎）、胸膜肿瘤（恶性肿瘤转移、间皮瘤）、肺梗死、膈下炎症（膈下脓肿、肝脓肿、急性胰腺炎）等，产生渗出液。

3. 胸膜毛细血管内胶体渗透压降低　如低蛋白血症、肝硬化、肾病综合征、急性肾小球肾炎、黏液性水肿等，产生漏出液。

4. 壁层胸膜淋巴引流障碍　癌症淋巴管阻塞、发育性淋巴管引流异常等，产生渗出液。

5. 损伤　主动脉瘤破裂、食管破裂、胸导管破裂等，产生血胸、脓胸和乳糜胸。

6. 医源性　药物（如甲氨蝶呤、胺碘酮、苯妥英、呋喃妥因、β 受体拮抗剂）、放射治疗、消化内镜检查和治疗、支气管动脉栓塞术，卵巢过度刺激综合征、液体负荷过大、冠状动脉搭桥手术或冠状动脉内支架置入、骨髓移植、中心静脉置管穿破和腹膜透析等，都可以引起渗出性或漏出性积液。

三、临床表现

1. 症状　呼吸困难是最常见的症状，多伴有胸痛和咳嗽。呼吸困难与胸廓顺应性下降，患侧膈肌受压，纵隔移位，肺容量下降刺激神经反射有关，病因不同其症状有所差别。结核性胸膜炎多见于青年人，常有发热、干咳、胸痛，随着胸腔积液量的增加胸痛可缓解，但可出现胸闷气促。恶性胸腔积液多见于中年以上患者，一般无发热，胸部隐痛，伴有消瘦和呼吸道或原发部位肿瘤的症状。

炎症性积液为渗出性，常伴有咳嗽、咳痰、胸痛及发热。心力衰竭所致胸腔积液为漏出液，有心功能不全的其他表现。肝脓肿所伴右侧胸腔积液可为反应性胸膜炎，亦可为脓胸，多有发热和肝区疼痛。症状也和积液量有关，积液量少于 0.3～0.5 L 时症状多不明显，大量积液时心悸及呼吸困难更加明显。

2. 体征　与积液量有关。少量积液时，可无明显体征，或可触及胸膜摩擦感及闻及胸膜摩擦音。中至大量积液时，患侧胸廓饱满，触觉语颤减弱，局部叩诊浊音，呼吸音降低或消失，可伴有气管，纵隔向健侧移位。肺外疾病如胰腺炎和 RA 等，胸腔积液时多有原发病的体征。

四、辅助检查

（一）诊断性胸腔穿刺和胸腔积液检查

对明确积液性质及病因诊断均至关重要，大多数积液的原因通过胸腔积液分析可确定。疑为渗出液必须做胸腔穿刺，如有漏出液病因则避免胸腔穿刺，不能确定时也应做胸腔穿刺抽液检查。

1. 外观和气味　漏出液透明清亮，静置不凝固，比重<1.016。渗出液多呈草黄色稍混浊，易有凝块，比重>1.018。血性胸腔积液呈洗肉水样或静脉血样，多见于肿瘤、结核和肺栓塞，乳状胸腔积液多为乳糜

胸;巧克力色胸腔积液考虑阿米巴肝脓肿破溃入胸腔的可能;黑色胸腔积液可能为曲霉菌感染;黄绿色胸腔积液见于类风湿性关节炎;厌氧菌感染胸腔积液常有臭味。

2. 细胞　胸膜炎症时,胸腔积液中可见各种炎症细胞及增生与退化的间皮细胞。漏出液细胞数常少于 $100×10^6$/L,以淋巴细胞与间皮细胞为主。渗出液的白细胞常超过 $500×10^6$/L,脓胸时白细胞多达 $10×10^9$/L 以上。中性粒细胞增多时提示为急性炎症;淋巴细胞为主则多为结核性或肿瘤性;寄生虫感染或结缔组织病时嗜酸粒细胞常增多;胸腔积液中红细胞超过 $5×10^9$/L 时,可呈淡红色,多由恶性肿瘤或结核所致,胸腔穿刺损伤血管亦可引起血性胸腔积液,应谨慎鉴别。红细胞超过 $100×10^9$/L 时应考虑创伤、肿瘤或肺梗死,红细胞比容>外周红细胞比容 50% 以上时为血胸。

恶性胸腔积液中有 40%~90% 可查到恶性肿瘤细胞,反复多次检查可提高检出率。胸腔积液标本有凝块应固定及切片行组织学检查,胸腔积液中恶性肿瘤细胞常有核增大且大小不一、核畸变、核深染、核浆比例失常及异常有丝核分裂等特点,应注意鉴别。胸腔积液中间皮细胞常有变形,易误认为肿瘤细胞,结核性胸腔积液中间皮细胞比例常低于 5%。

3. pH 和葡萄糖　正常胸腔积液 pH 接近 7.6。pH 降低见于脓胸、食管破裂、RA 积液;如 pH<7.0 者仅见于脓胸以及食管破裂所致胸腔积液,结核性和恶性积液也可降低。

正常胸腔积液中葡萄糖含量与血中含量相近。漏出液与大多数渗出液葡萄糖含量正常;脓胸、RA 明显降低,SLE、结核和恶性胸腔积液中含量可<3.3 mmol/L,若胸膜病变范围较广,使葡萄糖及酸性代谢物难以透过胸膜,葡萄糖和 pH 均较低,提示肿瘤广泛浸润,其胸腔积液肿瘤细胞发现率高,胸膜活检阳性率高,胸膜固定术效果差,患者存活时间亦短。

4. 病原体　胸腔积液涂片查找细菌及培养,有助于病原诊断。结核性胸积液沉淀后做结核培养,阳性率仅 20%,巧克力色胸腔积液应镜检阿米巴滋养体。

5. 蛋白质　渗出液的蛋白含量较高(>30 g/L),胸腔积液/血清比值>0.5。漏出液蛋白含量较低(<30 g/L),以白蛋白为主,黏蛋白试验(Rivalta 试验)阴性。

6. 类脂　乳糜胸腔积液呈乳状混浊,离心后不沉淀,苏丹Ⅲ染成红色,三酰甘油含量>1.24 mmol/L,胆固醇不高,脂蛋白电泳可显示乳糜微粒,多见于胸导管破裂。假性乳糜胸的胸腔积液呈淡黄或暗褐色,含有胆固醇结晶及大量退变细胞(淋巴细胞、红细胞),胆固醇多>5.18 mmol/L,三酰甘油含量正常。多见于陈旧性结核性胸膜炎,也见于恶性、肝硬化和 RA 胸腔积液等。

7. 酶　渗出液乳酸脱氢酶(lactate dehydrogenase,LDH)含量增高,>200 U/L,且胸腔积液/血清 LDH 比值>0.6。LDH 是反映胸膜炎症程度的指标,其值越高,表明炎症越明显,LDH>500 U/L 常提示为恶性肿瘤或并发细菌感染。

淀粉酶升高可见于急性胰腺炎、恶性肿瘤等。急性胰腺炎伴胸腔积液时,淀粉酶溢漏致使该酶在胸腔积液中含量高于血清中含量。部分患者胸痛剧烈、呼吸困难,可能掩盖其腹部症状,此时胸腔积液淀粉酶已升高,临床诊断应予注意。淀粉酶同工酶测定有助于肿瘤的诊断,如唾液型淀粉酶升高而非食管破裂所致,则恶性肿瘤可能性极大。

腺苷脱氨酶(adenosine deaminase,ADA)在淋巴细胞内含量较高。结核性胸膜炎时,因细胞免疫受刺激,淋巴细胞明显增多,故胸腔积液中 ADA 多高于 45 U/L。其诊断结核性胸膜炎的敏感度较高。HIV 合并结核患者 ADA 不升高。

8. 免疫学检查　结核性胸膜炎胸腔积液中 γ 干扰素增高,其敏感性和特异性高。SLE 和 RA 引起的胸腔积液中补体 C3、C4 成分降低,且免疫复合物的含量增高。SLE 胸腔积液中抗核抗体(ANA)滴度可达 1∶160 以上。RA 胸腔积液中类风湿因子>1∶320。

9. 肿瘤标志物　癌胚抗原(carcinoembryonic antigen,CEA)在恶性胸腔积液中早期即可升高且比血清更显著。若胸腔积液 CEA 升高或胸腔积液/血清 CEA>1,常提示为恶性胸腔积液。近年还开展许多肿瘤标志物检测,如糖链肿瘤相关抗原、细胞角蛋白 19 片段、神经元特异烯醇酶、间皮素等,可作为诊断的参考,联合检测多种标志物,可提高阳性检出率。

（二）X 射线和核素检查

其表现与积液量和是否有包裹或粘连有关。极小量的游离性胸腔积液,后前位胸片仅见肋膈角变钝；积液量增多时显示有向外侧、向上的弧形上缘的积液影。平卧时积液散开，使整个肺野透亮度降低。注意少量积液时平卧位时胸片可正常或仅见叶间胸膜增厚。大量积液时患侧胸部致密影，气管和纵隔推向健侧。液气胸时有气液平面。包裹性积液不随体位改变而变动，边缘光滑饱满，多局限于叶间或肺与膈之间。肺底积液可仅有膈肌升高或形状的改变。积液时常遮盖肺内原发病灶，故复查胸片应在抽液后，可发现肺部肿瘤或其他病变。CT 或 PET/CT 检查可显示少量的胸腔积液、肺内病变、胸膜间皮瘤、胸内和胸膜转移性肿瘤、纵隔和气管旁淋巴结等病变，有助于病因诊断。CT 或 PET/CT 诊断胸腔积液的准确性，在于能正确鉴别支气管肺癌的胸膜侵犯或广泛转移，良性或恶性胸膜增厚，对恶性胸腔积液的病因诊断、肺癌分期与选择治疗方案至关重要。

（三）超声检查

探测胸腔积液的灵敏度高，定位准确。临床用于估计胸腔积液的深度和积液量，协助胸腔穿刺定位。B 超引导下胸腔穿刺用于包裹性和少量的胸腔积液。

（四）胸膜活检

经皮闭式针刺胸膜活检对胸腔积液病因诊断有重要意义，可发现肿瘤、结核和其他胸膜肉芽肿性病变。拟诊结核病时，活检标本除做病理检查外，必要时还可做结核分枝杆菌培养。胸膜针刺活检具有简单、易行、损伤性较小的优点，阳性诊断率为 40%～75%。CT 或 B 超引导下活检可提高成功率。脓胸或有出血倾向者不宜做胸膜活检，如活检证实为恶性胸膜间皮瘤，1 个月内应对活检部位行放射治疗。

（五）胸腔镜或开胸活检

对上述检查不能确诊者，必要时可经胸腔镜或剖胸直视下活检。由于胸膜转移性肿瘤 87% 在脏层，47% 在壁层，故此项检查有积极的意义。胸腔镜检查对恶性胸腔积液的病因诊断率最高，可达 70%～100%，为拟定治疗方案提供依据。通过胸腔镜能全面检查胸膜腔，观察病变形态特征、分布范围及邻近器官受累情况且可在直视下多处活检，故诊断率较高，肿瘤临床分期亦较准确。临床上有少数胸腔积液的病因虽经上述诸种检查仍难以确定，如无特殊禁忌，可考虑剖胸探查。

（六）支气管镜

对咯血或疑有气道阻塞者可行此项检查。

五、诊断及鉴别诊断

胸腔积液的诊断和鉴别诊断分 3 个步骤。

（一）确定有无胸腔积液

中量以上的胸腔积液诊断不难，症状和体征都较明显。少量积液（0.3 L）仅表现为肋膈角变钝，有时易与胸膜粘连混淆，可行患侧卧位胸片，液体可散开于肺外带。体征上需与胸膜增厚鉴别，胸膜增厚叩诊浊音，听诊呼吸音减弱，但往往伴有胸感扁平或塌陷，肋间隙变窄，气管向患侧移位，语音传导增强等体征。B 超、CT 等检查可确定有无胸腔积液。

（二）区别漏出液和渗出液

诊断性胸腔穿刺可区别积液的性质。漏出液外观清澈透明，无色或浅黄色，不凝固；而渗出液外观颜色深，呈透明或混浊的草黄或棕黄色，或血性，可自行凝固。两者划分标准多根据比重（以 1.018 为界）、蛋白质含量（以 30 g/L 为界）、白细胞数（以 500×10^6/L 为界），小于以上界限为漏出液，反之为渗出液，但其诊断的敏感性和特异性较差。目前多根据 Light 标准，符合以下任何一项可诊断为渗出液：①胸腔积液/血清蛋白比例>0.5；②胸腔积液/血清 LDH 比例>0.6；③胸腔积液 LDH 水平大于血清正常值高限的 2/3。此外，诊断渗出液的指标还有胸腔积液胆固醇浓度>1.56 mmol/L，胸腔积液/血清胆红素比例>0.6，血清-胸腔积液白蛋白梯度<12 g/L。有些积液难以确切地划入漏出液或渗出液，系由于多种机制参与积液的形成，见于恶性胸腔积液。N 末端前脑利尿钠肽（NT-proBNP）对心力衰竭所致胸腔积液有很好的诊断价值。

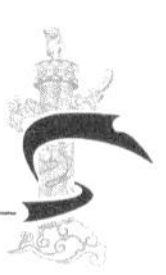

（三）寻找胸腔积液的病因

漏出液常见病因是充血性心力衰竭，多为双侧，积液量右侧多于左侧，强烈利尿可引起假性渗出液。肝硬化胸腔积液多伴有腹腔积液，极少仅表现为胸腔积液。肾病综合征胸腔积液多为双侧，可表现为肺底积液。低蛋白血症的胸腔积液多伴有全身水肿。腹膜透析的胸腔积液类似于腹透液，葡萄糖高，蛋白质<1.0 g/L。心包疾病引起的胸腔积液多为双侧，且左侧多于右侧。如不符合以上特点，或伴有发热、胸痛等症状应行诊断性胸腔穿刺。

我国渗出液最常见的病因为结核性胸膜炎，多见于青壮年，胸痛（积液增多后胸痛减轻或消失，但出现气急），并常伴有干咳、潮热、盗汗、消瘦等结核中毒症状，胸腔积液检查以淋巴细胞为主，间皮细胞<5%，蛋白质多>40 g/L，ADA 及 γ 干扰素增高，沉渣找结核分枝杆菌或培养可阳性，但阳性率仅约20%。胸膜活检阳性率达 60%~80%，PPD 皮试强阳性。老年患者可无发热，结核菌素试验亦常阴性，应予注意。

类肺炎性胸腔积液（parapneumonic effusions）是指肺炎、肺脓肿和支气管扩张感染引起的胸腔积液，如积液呈脓性则称为脓胸。患者多有发热、咳嗽、咳痰、胸痛等症状，血白细胞升高，中性粒细胞增加和核左移。X 射线先有肺实质的浸润影，或肺脓肿和支气管扩张的表现，然后出现胸腔积液，积液量一般不多。胸腔积液呈草黄色甚或脓性，白细胞明显升高，以中性粒细胞为主，葡萄糖和 pH 值降低，诊断不难。脓胸是胸腔内致病菌感染造成积脓，多与未能有效控制肺部感染，致病菌直接侵袭穿破入胸腔有关。常见细菌为金黄色葡萄球菌、肺炎链球菌、化脓性链球菌以及大肠埃希菌、肺炎克雷伯菌和假单胞菌等，且多合并厌氧菌感染，少数可由结核分枝杆菌或真菌、放线菌、奴卡菌等所致。急性脓胸常表现为高热、胸痛等；慢性脓胸有胸膜增厚、胸廓塌陷、慢性消耗和杵状指（趾）等。胸腔积液呈脓性、黏稠；涂片革兰氏染色找到细菌或脓液细菌培养阳性。

恶性肿瘤侵犯胸膜引起恶性胸腔积液，常由肺癌、乳腺癌和淋巴瘤等直接侵犯或转移至胸膜所致，其他部位肿瘤包括胃肠道和泌尿生殖系统。也可由原发于胸膜的恶性间皮瘤引起。以 45 岁以上中老年人多见，有胸部钝痛、咯血丝痰和消瘦等症状，胸腔积液多呈血性、量大、增长迅速，CEA 或其他肿瘤标志物升高，LDH 多>500 U/L，胸腔积液脱落细胞检查、胸膜活检、胸部影像学、支气管镜及胸腔镜等检查，有助于进一步诊断和鉴别。疑为其他器官肿瘤需进行相应检查。

六、治　疗

胸腔积液为胸部或全身疾病的一部分，病因治疗尤为重要。漏出液常在纠正病因后可吸收，其治疗参阅有关章节。

（一）结核性胸膜炎

1. 一般治疗　包括休息、营养支持和对症治疗。

2. 抽液治疗　由于结核性胸膜炎胸腔积液蛋白含量高，容易引起胸膜粘连，原则上应尽快抽尽胸腔内积液或肋间插细管引流。可解除肺及心、血管受压，改善呼吸，使肺功能免受损伤。抽液后可减轻毒性症状，体温下降，有助于使被压迫的肺复张。大量胸腔积液者每周抽液 2~3 次，直至胸腔积液完全消失。首次抽液不要超过 700 ml，以后每次抽液量不应超过 1 000 ml，过快、过多抽液可使胸腔压力骤降，发生复张后肺水肿或循环衰竭。表现为剧咳、气促、咳大量泡沫状痰，双肺满布湿啰音，PaO_2 下降，X 射线显示肺水肿征。治疗应立即吸氧，酌情应用糖皮质激素及利尿剂，控制液体量，严密监测病情与酸碱平衡，有时需气管插管机械通气。若抽液时发生头晕、冷汗、心悸、面色苍白、脉细等表现应考虑“胸膜反应”，应立即停止抽液，使患者平卧，必要时皮下注射 0.1% 肾上腺素 0.5 ml，密切观察病情，注意血压变化，防止休克。一般情况下，抽胸腔积液后，没必要胸腔内注入抗结核药物，但可注入链激酶等防止胸膜粘连。

3. 抗结核治疗　见相关章节。

4. 糖皮质激素　疗效不确定。如全身毒性症状严重、大量胸腔积液者，在抗结核治疗的同时，可尝试加用泼尼松 30 mg/d，分 3 次口服。待体温正常、全身毒性症状减轻、胸腔积液量明显减少时，即应逐渐减量以至停用;停药速度不宜过快,否则易出现反跳现象,一般疗程4~6周;注意不良反应或结核播散,应慎重掌握适应证。

(二)类肺炎性胸腔积液和脓胸

前者一般积液量少,经有效的抗生素治疗后可吸收,积液多者应胸腔穿刺抽液,胸腔积液pH值<7.2应肋间插管引流。

脓胸治疗原则是控制感染、引流胸腔积液及促使肺复张,恢复肺功能。抗生素要足量,体温恢复正常后再持续用药2周以上,防止脓胸复发,急性期可联合抗厌氧菌的药物,全身及胸腔内给药。引流是脓胸最基本的治疗方法,反复抽脓或肋间插管闭式引流。可用2%碳酸氢钠或生理盐水反复冲洗胸腔,然后注入适量链激酶,使脓液变稀便于引流。对有支气管胸膜瘘者不宜冲洗胸腔,以免引起细菌播散。慢性脓胸应改进原有的脓腔引流,也可考虑外科胸膜剥脱术等治疗。此外,一般支持治疗亦相当重要,应给予高能量、高蛋白及富含维生素的食物,纠正水、电解质紊乱及维持酸碱平衡。

(三)恶性胸腔积液

恶性胸腔积液治疗包括原发病和胸腔积液的治疗。例如,部分小细胞肺癌所致胸腔积液全身化疗有一定疗效,纵隔淋巴结有转移者可行局部放射治疗。胸腔积液多为晚期恶性肿瘤常见并发症,其胸腔积液生长迅速,常因大量积液的压迫引起严重呼吸困难,甚至导致死亡。常需反复胸腔穿刺抽液,但反复抽液可使蛋白丢失太多,效果不理想。可选择化学性胸膜固定术,在抽吸胸腔积液或胸腔插管引流后,胸腔内注入博来霉素、顺铂、丝裂霉素等抗肿瘤药物,或胸膜粘连剂,如滑石粉等,可减缓胸腔积液的产生。也可胸腔内注入生物免疫调节剂,如短小棒状杆菌疫苗、白细胞介素-2、干扰素、淋巴因子激活的杀伤细胞、肿瘤浸润性淋巴细胞等,可抑制恶性肿瘤细胞、增强淋巴细胞局部浸润及活性,并使胸膜粘连。此外,可胸腔内插管持续引流,目前多选用细管引流,具有创伤小、易固定、效果好、可随时胸腔内注入药物等优点。对插管引流后胸腔积液持续或肺不能复张者,可行胸-腹腔分流术或胸膜切除术。虽经上述多种治疗,恶性胸腔积液的预后不良。

第六节 呼吸困难

呼吸困难(dyspnea)是患者主观感觉空气不足或呼吸费力,客观上表现为呼吸运动用力,严重时可出现张口呼吸、鼻翼扇动、端坐呼吸及发绀、辅助呼吸肌参与呼吸运动,并伴有呼吸频率、深度和节律的异常。

一、病因及发病机制

引起呼吸困难的病因较多,主要为呼吸系统和循环系统疾病。在已确诊的病例中,哮喘、COPD、充血性心力衰竭、肺水肿是主要原因,而过度肥胖、肺间质性疾病、缺血性心脏病也可导致呼吸困难。

1.肺源性呼吸困难　主要表现为以下几点:①气道阻塞,喉与气管疾病,如急性会厌炎、急性喉炎、喉水肿、喉癌、白喉、喉与气管异物、气管肿瘤、气管受压(甲状腺肿大、纵隔肿瘤等)、支气管哮喘、慢性阻塞性肺疾病(COPD)、支气管肺癌等;②肺疾病,如大叶性或支气管肺炎、肺脓肿、肺水肿、肺不张、肺尘埃沉着症、弥漫性肺间质疾病、传染性非典型肺炎[严重急性呼吸综合征(severe acute respiratory syndrome, SARS)]及急性呼吸窘迫综合征(acute respiratory distress syndrome, ARDS)、肺孢子菌肺炎(Pneumocystis carinii pneumonia, PCP;又称卡氏肺囊虫肺炎)等;③胸壁、胸廓与胸膜疾病,如气胸、大量胸腔积液、广泛显著胸膜粘连增厚、胸廓外伤和严重胸廓、脊柱畸形等;④神经-肌肉疾病与药物不良反应,如脊髓灰质炎和运动神经元疾病累及颈髓、急性多发性神经根神经炎、重症肌无力、药物(肌松剂、氨基糖苷类抗生素、克林霉素等)导致呼吸肌麻痹等;⑤膈肌疾病与运动受限,如膈肌麻痹、高度鼓肠、大量腹腔积液、腹腔巨

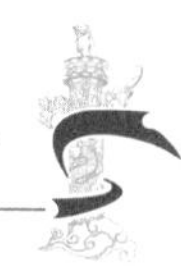

大肿瘤、胃扩张和妊娠晚期等。

肺源性呼吸困难的发生机制是：①气道阻塞、胸廓与膈运动障碍、呼吸·肌力·减弱与活动受限，致肺通气量降低、肺泡氧分压（PaO_2）降低等；②肺实质疾病主要因肺通气血流（V/Q）比例失调；③肺水肿、肺间质疾病主要因氧弥散障碍，导致动脉血氧分压（PaO_2）降低，而引起呼吸困难。

2. 心源性呼吸困难　各种原因所致心力衰竭、心脏压塞、缩窄性心包炎、原发性肺动脉高压和肺栓塞（血栓栓塞、羊水栓塞、脂肪栓塞最常见）等。左心衰竭常见于高血压性心脏病、冠心病、风湿性心脏病、心肌炎、心肌病、输血输液过多过快等。左心衰竭发生呼吸困难的主要机制是由于心肌收缩力减退或心室负荷（收缩期、舒张期）加重，心功能减退，左心搏出量减少，导致舒张末期压升高（二尖瓣狭窄缺少这一过程），相继引起左房压、肺静脉压和毛细血管压升高，引起：①肺淤血，导致间质性肺水肿、血管壁增厚，弥散功能障碍；②肺泡张力增高，刺激肺张力感受器，通过迷走神经兴奋呼吸中枢；③肺泡弹性降低，导致肺泡通气量减少；④肺循环压力升高，对呼吸中枢的反射性刺激。因输血输液过多过快所致者，尚有血容量过多致肺血管静水压增高因素参与。

右心衰竭发生呼吸困难的主要机制为：①右心房与上腔静脉压升高，刺激压力感受器反射性兴奋呼吸中枢；②血氧含量减少，以及乳酸、丙酮酸等酸性代谢产物增多，刺激呼吸中枢；③淤血性肝大、腹腔积液和胸腔积液，使呼吸运动受限，肺受压而使气体交换面积减少。

3. 中毒性呼吸困难　主要表现为：①各种原因引起的酸中毒，如急慢性肾衰竭、糖尿病酸中毒、肾小管酸中毒等；②急性感染与传染病；③药物和化学物质中毒，如吗啡类、巴比妥和苯二氮䓬类药物、有机磷杀虫药中毒和一氧化碳、亚硝酸盐类、苯胺类、氰化物（包括含氰化物的苦杏仁、木薯）中毒等。

其呼吸困难的主要发生机制略有不同，大概可分为：①呼吸中枢受刺激兴奋性增高，酸中毒是通过间接刺激颈动脉窦和主动脉体化学受体或直接作用于呼吸中枢，增加肺泡通气排出 CO_2；②各种中毒所致呼吸困难对呼吸中枢的影响有所不同，一氧化碳与血红蛋白形成碳氧血红蛋白和亚硝酸盐、苯胺类，使血红蛋白转变为高铁血红蛋白，导致血红蛋白失去氧合功能；而氰化物则抑制细胞色素氧化酶活性导致细胞呼吸受抑制（内窒息），导致组织缺氧而引起呼吸困难。上述几种呼吸困难均不伴有低氧血症，但因肺泡通气过度会引起 CO_2 大量排出致动脉血二氧化碳分压（$PaCO_2$）降低。而吗啡、镇静安眠药类中毒时，呼吸中枢受到直接抑制，导致呼吸减弱、变慢，肺泡通气减少，严重时不仅会引起低氧血症，且有 CO_2 潴留。

4. 神经精神性呼吸困难　主要表现为：①器质性颅脑疾病，如颅脑外伤、脑血管病、脑炎、脑膜炎、脑脓肿及脑肿瘤等；②精神或心理疾病，如癔症、抑郁症等。

其主要机制为：前者因呼吸中枢兴奋性受颅内压增高和供血减少的影响而降低；后者是由于受到精神或心理因素影响导致呼吸频率明显增快，通气过度出现呼吸性碱中毒，呼吸抑制甚至抽搐、意识障碍。

5. 血液性呼吸困难　见于重度贫血。因红细胞携氧减少，血氧含量降低，组织氧供不足所致。大出血或休克时，呼吸加快则与缺血和血压下降刺激呼吸中枢有关。

二、临床表现

（一）肺源性呼吸困难

1. 吸气性呼吸困难　吸气费力，患者因吸气肌极度用力，胸腔负压增大，吸气时胸骨上窝、锁骨上窝与各肋间隙明显凹陷，出现“三凹征”，常伴干咳与高调吸气性喉鸣和吸气性干啰音，提示为喉、气管与大支气管狭窄与阻塞，常见于支气管内膜结核，上气道占位性病变，手术和气管切开术后等。如突然出现考虑异物阻塞（儿童尤为多见）、喉痉挛、喉水肿；如年龄较大，逐渐出现，且进行性加重，则应考虑喉与气管、纵隔恶性肿瘤；如突然发生伴发热则考虑为喉炎、白喉等。

2. 呼气性呼吸困难　表现为呼气费力，呼气时间明显延长而缓慢，听诊肺部常有以呼气相为主的干啰音，见于下呼吸道阻塞性疾病。如呼吸困难呈发作性，胸部听诊可闻及广泛性哮鸣音，若使用支气管舒张剂有效，则提示为支气管哮喘急性发作。

3. 混合性呼吸困难　表现为吸气、呼气都费力，极度呼吸困难，呼吸频率加快、变浅，听诊肺常有呼吸音异常(减弱或消失),可有病理性呼吸音。主要见于广泛肺实质或肺间质病变,以及严重胸廓、膈肌、胸膜与神经-肌肉疾病(如ARDS、重症肺炎、重症肌无力、皮肌炎)等。混合性呼吸困难也可呼气相明显延长,胸廓外形如桶状,肺泡呼吸音减弱、呼气时间延长,提示为阻塞性肺气肿。

(二)心源性呼吸困难

左心衰竭呼吸困难常表现为:①呼吸困难于活动时出现或加重,休息时减轻或缓解;②仰卧位时加重,坐位减轻。病情较重者,常被迫采取半坐位或端坐呼吸(orthopnea)。主要是因活动时心脏负荷加重,机体耗氧增加;坐位时回心血量减少,肺淤血程度减轻;同时,坐位时膈肌降低,活动度增大,肺活量可增加10%~30%。急性左心衰竭时,常出现阵发性呼吸困难,多在夜间熟睡中发生,称为夜间阵发性呼吸困难。

其原因是:①睡眠时迷走神经兴奋性增高,导致冠状动脉收缩,心肌供血减少,心功能降低,小支气管收缩,肺泡通气进一步减少;②仰卧位时肺活量减少,静脉回心血量增多,致使原有肺淤血加重;③夜间呼吸中枢敏感性降低,对肺淤血所引起的轻度缺氧反应迟钝,当淤血程度加重缺氧明显时,才"唤醒"呼吸中枢做出应答反应。患者常于熟睡中突感胸闷憋气而惊醒,被迫坐起,惊恐不安,伴有咳嗽,轻者数分钟至数十分钟后症状逐渐减轻、缓解;重者呼吸困难加重,颜面青紫、大汗,有哮鸣声,甚至咳出大量浆液性血性痰或粉红色泡沫样痰,听诊两肺底有较多湿啰音,心率增快,有奔马律。此种呼吸困难又称"心源性哮喘"(cardiac asthma)。多见于老年人高血压性心脏病、冠心病、风湿性心脏病、心肌炎、心肌病、先天性心脏病时的急性左心功能不全等。

右心衰竭患者亦常取半坐位以缓解呼吸困难,慢性肺心病的呼吸困难与其原发疾病亦有关;心包疾病患者喜取前倾坐位,以减轻增大心脏对左肺的压迫。

(三)中毒性呼吸困难

因各种酸中毒所致者多为深长规则呼吸(Kussmaul 呼吸,又叫酸中毒大呼吸),频率或快或慢,据病因不同呼出气可有尿(氨)味(尿毒症)、烂苹果味(糖尿病酮症酸中毒)。急性发热性疾病呼吸快速、急促。因血中出现异常血红蛋白衍化物(高铁血红蛋白血症、硫化血红蛋白血症)或氰化物中毒者,一般呼吸深快,严重时因脑水肿呼吸中枢受抑制,呼吸浅表、缓慢,与镇静安眠或麻醉药中毒所致者相似,也可有节律异常,如潮式呼吸(Cheyne-Stokes 呼吸)、比奥呼吸(Biot respiration)。

(四)精神神经性呼吸困难

因颅脑疾病所致者呼吸变慢变深,常伴有鼾声和严重呼吸节律异常,如呼吸遏制(吸气突然终止)、双吸气(抽泣样呼吸)等。癔病患者呼吸困难发作常浅表、频数,可达60~100次/min,并常因过度通气而出现口周、肢体麻木或手足搐搦等呼吸性碱中毒表现。神经症患者常有胸部压抑感、气短,但仔细观察并无呼吸困难客观表现,偶尔在一次深长吸气之后伴叹息样呼气,叹息之后自觉轻松舒适。

(五)血液性呼吸困难

表现为呼吸表浅、急促、心率增快,往往与血液循环障碍、血栓形成、凝血功能异常、出血、贫血及血红蛋白携氧功能障碍有关。

三、伴随症状

1. 肺弥漫性哮鸣音　见于支气管哮喘、心源性哮喘。

2. 骤然发生的严重呼吸困难　见于急性喉水肿、气管异物、大面积肺栓塞、自发性气胸、ARDS 等,后者伴有明显发绀。

3. 缓慢渐进性呼吸困难　见于慢性阻塞性肺气肿、弥漫性肺间质纤维化、卡氏肺囊虫肺炎等。

4. 一侧胸痛　见于大叶性肺炎、急性渗出性胸膜炎、肺栓塞、自发性气胸、急性心肌梗死、支气管肺癌等。

5. 发热　见于肺炎、肺脓肿、干酪样肺炎、胸膜炎、急性心包炎等。

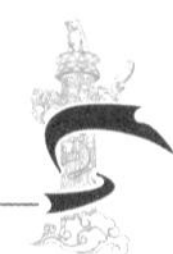

6. 咳嗽、脓痰　见于慢性支气管炎、阻塞性肺气肿并发感染、化脓性肺炎、肺脓肿、支气管扩张症并发感染等。

7. 大量浆液性泡沫样痰　见于急性左心衰竭和有机磷杀虫剂中毒或细支气管肺泡癌。

8. 意识障碍　见于脑出血、脑膜炎、尿毒症、糖尿病酮症酸中毒、肺性脑病、急性中毒等。

四、问诊要点

1. 病史　起病缓急，是突发性还是渐进性，发生的原因和诱因，有无药物、毒物接触史（药物/毒物的种类、名称、用量、用法及接触时间）和导致免疫功能低下的各种情况。有无排尿、饮食异常及高血压、肾病与代谢性疾病病史。有无头痛、意识障碍、颅脑外伤史等。

2. 具体表现　呼吸困难的具体表现，是吸气性、呼气性，还是吸气、呼气都感困难，与活动、体位的关系，昼夜是否一样。

3. 伴随症状　是否伴有发热、胸痛、咳嗽、咳痰、发绀，咳痰的性状，有否咯血，咯血量及血的性状。

第七节　通气过度综合征

通气过度综合征（hyperventilation syndrome，HVS）是指在没有明确器质性促发因素的情况下，呼吸中枢调节异常，通气过度超过生理代谢所需而引起的一组症候群。最常见的特征是呼吸系统症状（呼吸急促、呼吸困难）、全身症状（肢体麻木）及普遍的痛苦或焦虑感。发作时有心悸、出汗，呼吸加快引起二氧化碳浓度过低，从而继发呼吸性碱中毒。与其他医学“综合征”一样，该病的病因、诊断及治疗存在争议。虽然普遍认为通气过度的发作常与同时存在惊恐障碍相关，但其他促发因素可能也很重要。有学者认为，通气过度综合征可能描述了多个病理生理过程，而非一个独特而独立的临床疾病。

一、流行病学

通气过度综合征的患病率目前难以准确评估，因为样本量小、诊断标准不一，而且该病与心理症状有关。通气过度综合征、惊恐障碍及焦虑障碍之间有很大重叠。据报道，焦虑障碍患者中通气过度综合征的患病率为25%~83%。有限的数据表明，通气过度综合征约55%为女性，中位年龄36.5岁，30%有既往发作史。

二、病　因

1. 精神性通气过度　呼吸性碱中毒的常见原因，但一般不严重。严重者可有头晕、感觉异常，偶尔有搐搦。常见于癔症发作患者。

2. 代谢性过程异常　甲状腺功能亢进及发热时，通气可明显增加，超过了应排出的二氧化碳（CO_2）量。可导致呼吸性碱中毒，但一般也不严重。说明通气量并非只取决于体液中 H^+ 浓度和二氧化碳分压（$PaCO_2$），也与代谢强度和需氧情况有关。此时的通气过度可能是肺血流量增多通过反射性反应引起的。

3. 乏氧性缺氧　乏氧性缺氧时的通气过度是对乏氧的代偿，但同时可以造成 CO_2 排出过多而发生呼吸性碱中毒。常见于进入高原、高山或高空的人；胸廓及肺病变如肺炎、肺栓塞、气胸、肺淤血等引起胸廓、肺血管或肺组织传入神经受刺激而反射性通气增加的患者；此外，有些先天性心脏病患者，由于右至左分流增加而导致低张性低氧血症也能出现通气过度。这些均引起血浆碳酸（H_2CO_3）下降而出现呼吸性碱中毒。

4. 中枢神经系统疾患　脑炎、脑膜炎、脑肿瘤、脑血管意外及颅脑损伤患者中有的呼吸中枢受到刺激

而兴奋,出现过度通气。

5. 水杨酸中毒　水杨酸能直接刺激呼吸中枢使其兴奋性升高,对正常刺激的敏感性也升高,因而出现过度通气。

6. 革兰氏阴性杆菌败血症　革兰氏阴性杆菌进入血循环繁殖的患者,在体温、血压还没有发生变化时即可出现明显的通气过度。$PaCO_2$有低至 17 mmHg 者。此变化非常有助于诊断。其机制尚不清楚,因为动物实验中未能成功复制出此现象。

7. 肝硬化　肝硬化有腹腔积液及血氨气(NH_3)升高者可出现通气过度。可能系 NH_3对呼吸中枢的刺激作用引起的。当然,腹腔积液上抬横膈也有刺激呼吸的作用,但是非肝硬化的腹腔积液患者却无通气过度的反应。

8. 代谢性酸中毒突然被纠正　如使用碳酸氢钠($NaHCO_3$)纠正代谢性酸中毒,细胞外液 HCO_3^-浓度迅速升至正常,但通过血脑屏障很慢,为 12～24 h,此时脑内仍为代谢性酸中毒,故通气过度仍持续存在。这就造成 H_2CO_3过低的呼吸性碱中毒。

9. 妊娠　有中等程度的通气增加,超过 CO_2产量,目前认为系黄体酮对呼吸中枢的刺激作用,一些合成的黄体酮制剂也有此作用。妊娠反应期因呕吐、饮食不足可发生酮症酸中毒,妊娠反应期过后则可发生呼吸性碱中毒,有时引起手足搐搦。

10. 其他　大约有 14% 呼吸困难患者经过系统检查找不出器质性病理改变,被称为“医学无法解释的呼吸困难”(medically unexplained dyspnea)。

本节仅讨论无明确器质性促发因素的通气过度综合征。

三、病理生理学

1. 精神病理学　通气过度综合征与心理疾病之间存在关联,但通常不能明确心理疾病为原发性还是继发性。有抑郁、焦虑、丧亲之痛、愤恨及不确定自身疾病严重程度的患者存在“不呈比例的呼吸急促”。焦虑患者也可能自诉为“叹息性呼吸困难”,其感觉无法得到充足的空气或氧气,或者“就好像我无法让肺里充满空气”,部分自诉有一种模糊的剑突下压迫感。如有浅快呼吸、不规则呼吸模式、叹息和和阵发性换气过度,可能提示惊恐障碍或其他神经症促发了患者的呼吸道症状。这些症状及伴随的焦虑可能是由通气过度本身引起。

2. 调节系统　脑干中的网状激活系统负责在清醒时调节呼吸模式,在发生通气过度综合征时可能过度活跃。同时,机体对二氧化碳的敏感性增加或高敏感性恐惧网络(海马、内侧前额叶皮质、杏仁核及其脑干投射纤维)激活也是发生通气过度综合征以及该病与心理症状存在关联的机制。高敏感性恐惧网络激活可能会增加中枢性呼吸驱动,这既是“战或逃”反应的表现,也是一种通过降低 $PaCO_2$ 从而减少恐惧网络所受直接刺激的方式。“叹息性呼吸困难”可能是由于监测肺部充气情况的肺泡牵张感受器出现了敏感性降低,对于此类以气道阻力增加或呼吸系统顺应性下降为特征的呼吸系统功能紊乱,增大潮气量可缓解呼吸困难。

3. 神经系统症状　通气过度引起相关症状(如感觉异常、头痛、头晕目眩和手足搐搦)的机制尚不完全清楚,可能是由局部血管收缩和脑血管收缩所致。脑血流减少与 $PaCO_2$降低呈线性关系:$PaCO_2$每下降 1 mmHg,脑血流减少 2%。因此,$PaCO_2$水平正常化应该会迅速缓解这些症状。另一种可能的机制是,由于呼吸性碱中毒,增加钙离子与白蛋白的结合,血清钙离子水平的变化导致了感觉异常和手足搐搦。前庭和平衡功能障碍可能会诱发通气过度,且前庭系统会在体位改变时影响呼吸肌的活动。

4. 肺部症状　感觉信号(来自肺部及胸壁的牵张感受器)与运动信号(来自皮质运动区)之间的失衡称为传出-传入分离,失衡越明显,呼吸困难越严重。与此同时,呼吸困难感可能促使患者刻意增加每分通气量,在部分诊断为通气过度综合征的患者中,肺部症状可能源于未被发现的肺部病变,例如哮喘所致的间歇性的轻度气道阻塞。

5. 喉部功能性病变　由声带功能障碍导致的喉漏气是单侧喉返神经(recurrent laryngeal nerve,RLN)麻痹可能诱发通气过度综合征。然而,尚不清楚声带病变会在多大程度上导致通气过度综合征,需要进

一步研究通气过度综合征的神经、精神和结构性原因之间的关系。

四、临床表现

通气过度综合征的表现有显著个体差异，但通常表现为间歇性发作可自行缓解的通气过度，与心肺病变无关或不相称。通气过度综合征的主要特征为每分通气量与代谢需求不呈比例的一过性增加，持续数分钟到 1 h 并自行缓解。

（一）症状

典型的临床表现包括躯体症状和心理症状。

1. 躯体症状　通气过度综合征的躯体症状主要为呼吸困难，一般为相对慢而极深的呼吸，但患者常自诉“呼吸急促”，且与活动无关；其他症状还包括头晕或头晕目眩、胸痛或胸闷、感觉异常、心悸、手足痉挛等。以上症状仅为间歇性发作，且发作频率通常不可预测。

2. 心理症状　通气过度综合征患者的心理症状通常较为突出而典型，包括大难临头感、惊恐、焦虑、恐惧，通常存在相应的应激事件为诱发因素。

（二）体格检查

通气过度综合征患者的典型体格检查结果包括心动过速、呼吸过速和深呼吸，可能还有出汗和手足痉挛。除非患者合并有哮喘或慢性阻塞性肺疾病等器质性病变，否则心肺体格检查应无其他异常。

叹息性呼吸困难是一种相关的呼吸功能障碍，以深叹息（潮气量是正常值 3 倍以上）为特征。通气过度患者的叹息频率为 4 ~ 15 次/15 min，而正常人为 0 ~ 3 次/15 min。

五、诊断及鉴别诊断

（一）诊断

通气过度综合征尚无公认的诊断标准，而是经过仔细观察以及评估症状和检查结果后得出的排除性诊断，通常仅用于反复发作且无基础心肺疾病的其他症状和体征的患者。病史采集、体格检查和筛查性实验室检测应侧重于排除其他可能的病因。

1. 病史采集　病史应包括发作的频率、严重程度和持续时间，伴随症状，诱发因素及缓解因素。如果症状并非呈间歇性或反复性，则不考虑通气过度综合征。

2. 体格检查　通气过度综合征患者的典型体格检查结果包括心动过速、呼吸过速和深呼吸，可能还有出汗和手足痉挛。其他任何的阳性体征均提示可能存在其他基础疾病诱发通气过度的表现。

3. 实验室检查　实验室检查主要为排除其他可能的疾病，详见鉴别诊断。

（二）鉴别诊断

通气过度综合征为一种排除性诊断，多种严重甚至可能危及生命的疾病可能表现为通气过度综合征的常见症状，需谨慎鉴别。

1. 代谢性酸中毒　相对深而慢的 Kussmaul 呼吸既是通气过度综合征的特征，也是代谢性酸中毒的呼吸特征。临床常见的代谢性酸中毒的病因有：糖尿病性、酒精性或饥饿性酮症酸中毒；重度肾衰竭；摄入或接触毒物，特别是导致细胞呼吸异常的毒物。可通过血气分析、血浆渗透压测量、尿液分析、尿液和（或）血清酮体测量、血液和尿液毒理学检查以鉴别。

2. 甲状腺功能亢进　可因耗氧量增加、二氧化碳生成量增加、呼吸肌无力、心动过速、心肌病或巨大甲状腺肿阻塞气道而出现呼吸困难。可进行甲状腺查体及甲状腺功能检查以鉴别。

3. 急性冠脉综合征或心力衰竭　表现不典型的急性冠脉综合征和心力衰竭患者可出现呼吸困难、心悸、头晕或出汗。患者通常有心血管疾病危险因素，可存在端坐呼吸、体循环或肺循环淤血等表现，心电图、心肌标志物、超声心动图等检查可鉴别。

4. 肺栓塞　一些明显通气过度的患者可能需要排除肺栓塞。首先评估肺栓塞危险因素，检查有无血流动力不稳定的证据，完善血气分析、D-二聚体检测、肺动脉 CT 成像、超声心动图等检查。

5. 气胸　自发性气胸可表现为呼吸困难、心悸和胸痛。体格检查可发现患侧胸廓活动减少、呼吸音减弱及叩诊过清音。血气分析和胸部平片可快速鉴别。

6. 气道疾病　哮喘发作、慢性阻塞性肺疾病急性加重和上气道梗阻可表现为呼吸困难、呼吸过速等症状。通过是否有长期大量吸烟史、典型的反复发作的症状、双肺的哮鸣音等体征、肺功能等可以鉴别；各种原因引起的中枢性和上气道梗阻可表现为呼吸困难，有时会急性发作；对支气管扩张剂无反应、单音性哮鸣和吸气相喘鸣是上气道梗阻的线索。

7. 中枢神经系统疾病　癫痫发作且合并代谢性酸中毒、脑干病变的患者易出现通气过度的表现。脑电图、头颅磁共振等检查可以明确。

六、治　疗

1. 对症治疗　安慰患者，去除应激原，缓解焦虑及恐惧。进行呼吸训练，主要是腹式呼吸，必要时可使用面罩吸氧纠正低碳酸血症。

2. 药物治疗　如果病情严重经对症治疗无法缓解，可给予小剂量短效苯二氮䓬类药物（如劳拉西泮 0.5～1 mg 口服或静脉给药，阿普唑仑 0.25～0.5 mg 口服）。手足搐搦可给予小剂量静脉补钙处理。

3. 预防反复发作　避免诱发因素，精神科进行规律心理咨询。

通气过度综合征预后良好，经积极对症处理和药物治疗一般没有后遗症，但仍需正规的心理咨询避免反复发作。

（杨毕君　刘煜亮　王关嵩　王赤京）

参考文献

1　潘祥林，王鸿利. 实用诊断学［M］. 2 版. 北京：人民卫生出版社，2017：108-118.

2　王欣，康熙雄. 诊断学［M］. 北京：北京大学医学出版社，2018：533-540.

3　KYUNG S Y, JEONG S H. Particulate-matter related respiratory diseases［J］. Tuberc Respir Dis (Seoul), 2020, 83(2): 116-121.

第62章

心血管系统症状与疾病

第一节　心　悸

心悸(palpitation)是一种自觉心脏跳动的不适感或心慌感。心悸时,心率可快、可慢,也可有心律失常,心率和心律正常者亦可有心悸发生。心悸在临床上和正常人群中很常见,有些患者发现心悸令人不愉快和有警示性,心悸可出现于无心脏病者,或可由危及生命的心脏疾病所致。临床上诊断和治疗的关键是在心悸症状发作时能捕捉到心电图(electrocardiogram,ECG)上的心律并进行仔细地观察,以期尽快做出诊断及救治。

一、病理生理

导致有心悸感觉的机制尚不清楚。正常速率的窦性心律通常不被感觉或发现,因此心悸通常反映了心脏频率、节律或收缩力的改变。在所有患者中,感觉到的是心脏在胸腔内的异常活动。在孤立性期前收缩时,患者可能实际上感觉到的是期前收缩后发生的增强心跳,有更长的心室充盈时间,因此心搏出量更多。

心悸的临床解释有很大的不同,有些患者对每个期前收缩均能切实感觉到,而其他患者可能不知道更复杂的房性或室性心动过速;安静状态下,焦虑或抑郁的患者中,可能不知道更复杂的房性或室性心动过速。安静状态下,焦虑或抑郁的患者中,感觉会加强,而积极、快乐的患者中感觉会减弱;在有些患者中,无任何心脏异常活动时也可感到心悸。

二、病　因

有些患者其实仅是对正常的心脏活动提高了注意力,尤其在运动中、患发热性疾病或焦虑等情况下心率增快时。然而在多数情况下,心悸是心律失常的结果,心律失常可从良性到危及生命。

(一)常见的良性心悸

1.心脏神经症　由自主神经功能紊乱所致,而心脏本身并无器质性病变,多见于青年女性。临床表现除心悸外,常有心率加快、心前区或心尖部轻度隐痛,以及疲乏、头昏、头晕、头痛、失眠、耳鸣、记忆力减退等神经衰弱表现,且在焦虑、情绪激动等情况下更易发生。

2.更年期综合征　由于女性从46岁后卵巢功能逐渐衰退，女性激素分泌量减少，出现以自主神经功能失调为主的症候群。常发生心悸、胸闷、恶心、潮热、出汗、头晕、头痛、失眠、多虑、易激动等症状。

3.β受体高敏综合征　本综合征多发生于20～40岁，女性多于男性。多数病变有过度劳累、精神紧张、精神创伤等因素。其表现除心悸，心动过速、胸闷、头晕外，尚有乏力、低热、多汗、失眠、易激动、气短等。还可有心电图改变，出现窦性心动过速、房性或室性期前收缩，Ⅱ、Ⅲ、aVF和（或）aVL导联常有ST段压低，T波低平、双向或倒置。易与心脏器质性病变相混淆，采用心得安试验可以鉴别，β受体高敏综合征患者在服用心得安后原有心电图改变可恢复正常，表明其改变为功能性。

（二）常见的心律失常

1.常见的心律失常类型　①房性期前收缩（premature atrial flutter，PAF）；②室性期前收缩（premature ventricular hyperactivity，PVC）；③阵发性室上性心动过速（paroxysmal supraventricular tachycardia，PSVT）；④房室结折返性心动过速（atrial junction reentry tachycardia，AJRT）；⑤心房颤动（auricular fibrillation，AF）；⑥心房扑动（atrial flutter）；⑦室性心动过速（ventricular tachycardia，VT）；⑧缓慢性心律失常（chronic arrhythmia）；⑨心脏传导阻滞（cardiac block）。

2.心律失常的病因　有些心律失常（如PAC、PVC、PSVT）常自动发生，并无严重的基础疾病，但其他心律失常则常有严重的心脏疾病。

（1）严重的心脏疾病：如心肌缺血或其他的心肌疾病、先天性心脏病、瓣膜性心脏病和传导系统障碍，如引起心动过缓或心脏传导阻滞的传导障碍，有直立性低血压的患者因站立位时发生的窦性心动过速常感觉到心悸。

（2）非心脏性疾病：如心肌收缩力增强，常见有甲状腺功能亢进、嗜铬细胞瘤等，可发生心悸。

（3）有些药物：如洋地黄类、咖啡因、酒精和拟交感神经药，如沙丁胺醇、苯丙胺、可卡因、多巴酚丁胺、肾上腺素、麻黄素、异丙肾上腺素、去甲肾上腺素和茶碱等，常可引起心悸。

（4）代谢性紊乱：如贫血、低氧血症、低血容量和电解质紊乱等，如噻嗪类利尿剂引起的低钾血症，可激发或加重心悸。

三、病史及体检检查

对于心悸患者，完整的病史和体格检查是非常重要的。应该去医院看心内科或相关专科门诊或可靠的旁观者的观察结果。

1.现病史　非常重要，现病史应包括心悸的发生频率和持续的时间，以及诱发或加重的因素，如情绪激动、剧烈活动、体位改变、服用可卡因或其他药物。重要的相关症状包括晕厥、头晕、视野模糊、呼吸困难和胸痛。要求患者轻敲出心悸时的心搏频率和韵律，有时用语言来描述更好，常可确定诊断，例如在房性或室性期前收缩时常被描述为“漏搏”，或心房颤动时为快速的完全不规则的搏动。

2.必要的系统回顾　着重应涵盖病因相关疾病的症状，包括心脏不耐受、体重减轻和震颤，如甲状腺功能亢进；劳力性胸痛和呼吸困难，如心脏缺血，以及疲劳、虚弱、严重的阴道出血和柏油样黑便，常发生贫血。

3.既往史的询问　应识别已知的可能病因，包括有记录的心律失常和心脏或甲状腺疾病，家庭史中应包括任何年龄发生的晕厥或猝死。

4.询问患者可引起不适的药物　如抗心律失常药、洋地黄类、β受体激动剂、茶碱类和抑制心率的药物；以及感冒药和影响窦房结的药物，包含兴奋剂的食物补充剂、替代药物以及违禁药品，如可卡因、麻黄碱。服用咖啡因类，如咖啡、茶、许多软饮料和能量饮料；酒精或烟草情况也应询问。

5.体格检查　一般检查中应注意患者是否存在焦虑行为和精神运动性激动，检查生命体征有无发热、高血压、低血压、心动过速、心动过缓、呼吸急促和血氧饱和度过低。测量直立位时血压和心率的改变。

6.头和颈部检查　注意任何的异常或与颈动脉搏动或听诊心脏节律不同步的颈静脉搏动波型，是否

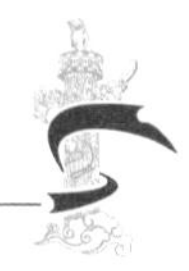

有甲状腺功能亢进的发现，如甲状腺肿大或触痛和突眼，查看眼结膜、手掌和口腔黏膜是否有苍白。

7. 心脏听诊　应注意频率和节律是否规则，是否有心脏杂音或额外心音，这些可能提示存在心瓣膜或缺血性心脏病。

8. 神经系统检查　应注意是否有静止性震颤或活跃的反射，提示过度的交感刺激。异常的神经检查发现提示如果晕厥为症状之一，则病因更可能是癫痫而不是心脏疾病。

四、临床表现

心悸的临床表现如下：①头晕或晕厥，尤其是晕厥导致损伤时，应高度警惕，及时就医；②似有胸痛、胸闷、短暂气紧等；新发的无规律的不规则心律，而发生心悸；③静息心率>120 次/min 或<45 次/min；④严重的基础心脏疾病，如风湿性心脏病、冠心病、先天性心脏病等；⑤有猝死家庭病史发生。

对于心悸患者，从病史和体格检查中，可以提供诊断线索，触诊动脉脉搏和心脏听诊可发现心律失常。但体检很少能对某一特定的心律失常做出诊断，除以下情况外，如一些快速心房颤动；心房或心室成对性期前收缩；心房扑动时为规则的 150 次/min 的心动过速，在成年人，一些罕见的心律失常。在无 ECG 检查情况下，心脏听诊同时仔细地检查颈静脉搏动波形和触诊颈动脉搏动可诊断多数心律失常，因为颈静脉搏动波形显示心房节律而听诊到的颈动脉脉搏音是心室收缩所致，见表 62-1。

表 62-1　心悸时临床表现及常见原因

临床表现	常见原因或病因
偶发的跳跃性搏动	PAF、PVC
快速、规律的心悸，突发突止常反复发生	PSVT、2∶1 房室传导的心房扑动、室性心动过速
心悸后晕厥	窦房结功能不全，如预激综合征的房室旁道、先天性长 Q-T 综合征
运动或情绪激动时心悸	常见于健康人，窦性心动过速 有冠心病病史者：运动诱发缺血导致的室性心律失常
药物使用后心悸	药物所致原因*
焦虑或恐慌	常提示有心理原因
大手术后患者	窦性心动过速，常由于感染、出血、疼痛
自幼反复发生	室上性心律失常，如房室结折返性旁道、预激综合征、先天性长 Q-T 综合征，通常在青少年时有临床表现

注：有晕厥或猝死家族史，Brugada 综合征，长 Q-T 综合征，遗传性扩张型或肥厚型心肌病。

*规则服用的药物，尤其是治疗性药物或某些食物，如每天喝咖啡等的作用很难确定，有时可行停服该药的试验以做出诊断。有心血管作用的所有药物、多数的精神活性药物和可导致低钾血症和低镁血症的药物均需要怀疑。PAF：房性期前收缩；PVC：室性期前收缩；PSVT：阵发性室上心动过速。

甲状腺增大或有压痛伴突眼提示甲状腺功能亢进。显著高血压和规则的心动过速提示嗜铬细胞瘤（pheochromocytoma）。

临床上对于心悸患者需要进行以下几项常规检查：①ECG，有时需要动态心电图监测；②实验室检查，如血清电解质及甲状腺功能检测、甲状腺 B 超检查等；③有时需要影像学检查、负荷试验或两者均需要。

进行 ECG 检查，但除非有症状出现时记录 ECG，否则常不能提供诊断。多数心律失常是间歇发生，没有固定的 ECG 异常，例外的情况包括：①预激综合征（preexcitation syndrome）又称 Wolf-Parkinson-White 综合征（WPW 综合征）；②长 Q-T 综合征（long Q-T syndrome）；③致心律失常型右室发育不良性心肌病；④Brugada 综合征及其变异。

对于心悸患者，如症状频发而诊断不明，24～48 h 动态心电图监测有帮助，如症状间歇性地发生，可

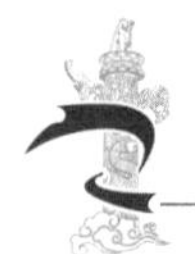

进行较长记录时间的事件记录仪，让患者在症状发生时启动记录。这些检查主要用于怀疑有持续性心律失常者，而不是偶有跳动性搏动者。症状发作不频繁者，如临床上怀疑存在严重心律失常时，可在上胸部皮下埋入器械能连续记录心律并连接体外的仪器以监测心脏节律。

许多可导致心悸的心律失常本身没有不良的生理后果，即独立于其基础疾病以外。然而，心动过缓、心动过速和心脏传导阻滞可能是不可预测的因素，可以影响心搏出量，可引起低血压或死亡。室性心动过速有时可退化成心室颤动。

五、辅助检查

所有心悸患者均应检测血常规，血清电解质包括 Mg^{2+} 和 Ca^{2+}，心肌酶学，以及 C 反应蛋白。对有进展性心律失常、胸部不适或其他提示活动性或近期冠状动脉缺血、心肌炎或心包炎者检测心力衰竭标志物，如肌钙蛋白和肌酸激酶同工酶。

新近被诊断为心房颤动者或有甲状腺功能亢进症状者有行甲状腺功能检查的指征。阵发生血压升高者检测是否有嗜铬细胞瘤。

影像学检查常有重要作用。发现提示有心脏功能不全或心脏病者需要行超声心动图检查，必要时进行心脏磁共振成像(MRI)。有活动后症状的患者可行负荷试验，有些需要负荷超声心动图、负荷核显像或正电子发射断层成像/计算机断层成像(positron emission tomography/computed tomography, PET/CT)。

六、治　疗

停服可能诱发心悸的药物或食物。如果具有危险的或使患者感觉虚弱的心律失常是由必须使用的治疗性药物所致者，应该试用其他的药物。对于无心脏病只有孤立的 PAF 和 PVC，只需给患者解释清楚。对于其他那些症状使其丧失能力的健康患者，如果已努力尝试避免焦虑的患者反复强调其可能有严重的疾病，可使用 β 受体阻滞剂，见表 62-2。

表 62-2　心悸常见疾病及治疗原则

心悸常见疾病		心悸治疗原则
窄 QRS 综合波心动过速	多源性房性期前收缩	β 受体阻滞剂
	心房颤动	心脏电复律，β 受体阻滞剂，地高辛，维拉帕米，地尔硫䓬，伊布利特，射频术
	心房扑动	心脏电复律，地高辛，β 受体阻滞剂，维拉帕米，抗凝治疗，射频术
	室上性心动过速	增加迷走张力的动作，腺苷，心脏电复律，β 受体阻滞剂，维拉帕米，胺碘酮，地高辛
	房室结折返性心动过速	β 受体阻滞剂，维拉帕米，射频术
宽 QRS 综合波心动过速	室性心动过速	心脏电复律，胺碘酮，索他洛尔，利多卡因，美西律，射频术或植入性除颤器
	心室颤动	心脏电复律，胺碘酮，利多卡因，植入性除颤器
	Brugada 综合征	心脏电复律，植入性除颤器

七、高龄患者关注要点

高龄患者使用抗心律失常药物具有发生不良反应的特别风险，原因包括肾小球滤过率(glomerular filtration rate，GFR)较低和同时合用其他药物。如果需要药物治疗，应从小剂量开始。可能存在亚临床的传导功能障碍，使用抗心律失常药物后可恶化；这些患者可能需要起搏器以允许其使用抗心律失常药物。①心悸是常见但相对不是特异的症状；②心悸并非严重心律失常，但有心脏疾病或异常ECG的患者出现心悸是严重问题的征象，需要进一步检查；③症状发生时ECG或其他检查是重要的，无症状期间的正常ECG不能除外严重的疾病；④部分抗心律失常药物本身可引起心律失常；⑤如果血流动学不稳定的患者快速性室心动过速的诊断存在疑问时，先采用电复律，继而明确诊断，结合病因进一步治疗。

第二节　胸　痛

胸痛(chest pain)是非常常见的临床症状和主诉。胸痛不仅是指解剖学胸部范围内的疼痛感受，而应包括任何原因的解剖学胸部范围的任何不适，同时也包括由于胸部疾病患者可能表现为其他部位的疼痛。由此可见，导致胸痛的病因很复杂，病情的严重程度相差很大。大多数为良性经过的临床常见疾病，但其中有一部分则可能导致严重的后果，甚至危及患者生命。许多患者都清楚知道胸痛可能是具有潜在生命危险疾病的警告，而对轻度的症状也会寻求评估或去求医。而另一些患者，包括许多有严重疾病者，会轻视或忽略这些警告，对疼痛的感受，包括性质和程度在不同个体之间以及男性和女性之间存在很大的差异，无论胸痛是如何描述的，均不应无病因解释而被轻视。

一、病理生理

心、肺、食管和大血管经由同一的胸自主神经节提供器官传入神经冲动的输入。这些器官的疼痛刺激典型地被感觉为起源于胸部，但由于转入神经纤维在背神经节中重叠，胸部疼痛可能被感觉为从脐部到耳部之间任何部位的疼痛，作为放射性痛，包括上肢来自胸部器官的疼痛刺激所引起的不适感觉可被患者描述为压迫、撕裂样、胀气和打嗝、消化不良、烧灼、疼痛、锐痛和有时为针刺样疼痛。导致胸痛的物质为组织损伤时释放的化学物质，如K^+、H^+、组胺(histamine)、5-羟色胺(5-hydroxytryptamine，5-HT)、缓激肽(bradykinin，BK)、P物质(substance P，SP)和前列腺素(prostaglandin，PG)等，这些化学物质作用于神经末梢的痛觉受体而产生疼痛。游离神经末梢细胞膜有糖蛋白的唾液酸残基，像天线的触角一样负荷电，导致胸痛物质K^+、H^+、BK类均为正电荷，由于正负电荷间相互吸引的亲和力，形成痛觉冲动。由于感觉起源于内脏，许多患者否认曾发生疼痛而坚持认为仅为不适感觉。

二、病因、临床表现及诊断

许多疾病均可发生不适感或胸痛，这些疾病可累及心血管、肺部、胃肠道、神经或肌肉骨骼系统等。

1. 胸痛的病因、临床表现及诊断方法　见表62-3。

表 62-3 胸痛的病因、临床表现及诊断方法

病因[※]			临床表现	临床诊断方法[d]
心血管疾病	心肌缺血[a]	急性心肌梗死	急性,挤压性胸痛,向下颌或上肢放射	ECG 和心肌酶学,入院时或观察过程中发生异常
		心绞痛或不稳定型心绞痛	劳力性胸痛,休息后可缓解,有时有收缩晚期杂音常有危险信号表现[e]	ECG 阴性且心力衰竭标志物无升高者考虑负荷试验,如果检查结果阳性常需 64 排 CT 扫描和冠状动脉造影
	胸主动脉夹层[a]		突发的撕裂样胸痛向后背放射有些患者有晕厥、卒中或下肢缺血、四肢脉搏或血压可能不相同,年龄>55 岁者,危险信号表现[e]	X 射线胸片可提示诊断的发现;主动脉增强 CT 扫描可确诊;经胸或经食管超声心动图
	心包炎[b]		固定性或间歇性锐痛,呼吸、吞咽食物或平卧位可加重,前倾坐位可减轻,心包摩擦音,颈静脉怒张	心电图通常可做出诊断;血清心力衰竭标志物,表现为肌钙蛋白升高而 CK 正常
	心肌炎[b]		发热、气急、乏力、胸痛,病毒或其他感染病史,有时可出现心力衰竭,心包炎或两者均有	ECG 对诊断有帮助,血清心肌酶学,红细胞沉降率增速,C 反应蛋白升高
肺部疾病	肺栓塞[a]		胸痛,气急,心动过速,发热,咯血,休克	D-二聚体、胸部 CT 扫描
	张力性气胸[a]		气急,低血压,颈静脉怒张,单侧呼吸音消失,叩诊过清音,有时皮下气肿	X 射线胸片表现明显或 CT 扫描
	肺炎[b]		发热,寒战,咳嗽和脓痰,常有气急、心动过速、体检时肺实变的体征	X 射线胸片或 CT 扫描
	气胸[b]		单侧呼吸音减弱或消失,皮下空气肿	X 射线胸片或 CT 扫描
	胸膜炎[c]		此前可有肺炎、肺栓塞或呼吸道病毒感染,呼吸、咳嗽时胸痛	临床评估或 CT 扫描
胸壁疾病	创伤、劳损及肋软骨炎		疼痛多为持续性,数天或时间更长	临床评估,X 射线胸片或 CT 扫描
	肺癌		咳嗽、咳痰、胸痛,体重减轻、发热,颈部淋巴结肿大	肿瘤标志物,CT 扫描或 PET/CT
消化系统疾病	食管破裂[a]		突发呕吐,严重的胸痛听诊有皮下捻发音	X 射线胸片或 CT 扫描可提示诊断必要时胃镜检查
	急性胰腺炎[b]		上腹部或胸部疼痛,恶心、呕吐、休克,左上腹部压痛	血清淀粉酶和脂肪酶,腹部 B 超或 CT 扫描可确诊
	消化性溃疡[c]		上腹部或右上腹不适感,食物或抗酸剂或两者均可使症状缓解	症状和表现,可提示诊断内镜及检查幽门螺杆菌可确诊
	胃食管反流病[c]		反复发生的烧灼样疼痛,从上腹部向咽部放射,弯腰或平卧后加重,抗酸剂可使症状缓解	症状和临床表现,可帮助诊断,内镜检查,食管 24 h pH 监测
	胆道疾病[c]		反复发生的右上腹或上腹部不适感,进食后发生	超声检查、CT 或磁共振 MRCP 有助于诊断
病毒感染性疾病	带状疱疹感染[c]		锐利、束带状疼痛,单侧胸中部典型的为线性,水疱样皮疹	依据临床表现及体征可诊断
	特发性胸痛[c]		临床表现无特异性	排除器质性疾病可诊断

注:[※]胸痛严重程度及临床分类如下。a. 立刻危及生命。b. 潜在致命危险。c. 不适感但通常无危险。d. 多数胸痛患者应该测定血氧饱和度、心电图(ECG)和 X 射线胸片或 CT 扫描。如果疑诊冠状态动脉性缺血,测定血清肌钙蛋白,肌酸激酶(creatine kinase,CK)。e. 危险信号表现包括生命体征异常,心动过速,心动过缓,气急,低血压,组织器官低灌注的体征,如意识模糊、皮肤苍白和大汗;气短,呼吸低音或脉搏不对称,新发心脏杂音,或奇脉>10 mmHg。

2. 可立刻危及生命的疾病　①急性冠脉综合征(acute coronary syndrome,ACS)、急性心肌梗死(acute myocardial infarction,AMI)和不稳定型心绞痛(unstable angina pectoris);②胸主动脉夹层分离(thoracic aortic dissection);③张力性气胸(tension pneumothorax);④食管破裂(esophageal rupture);⑤肺栓塞(pulmonary embolism,PE)等。特别是有心脏病危险因素,如高血压、高脂血症、糖尿病和吸烟常被用来预测冠状动脉疾病(coronary artery disease,CAD)的长期风险。

3. 其他病因　从严重程度或有潜在致命危险到仅为不适感觉。通常,即使经过完整的检查也可能无法确定原因。但最常见的病因还包括:非心源性胸痛,如胃食管反流病(gastroesophageal reflux disease,GERD)、食管动力障碍(esophageal motility disorder)、远端食管痉挛(distal esophageal spasm)、胡桃夹食管(nutcracker esophagus)、Jackhammer 食管、贲门失弛缓症(achalasia);胸壁的疾病,即累及肌肉、肋骨或软骨;胸膜的疾病;胃肠道疾病,如溃疡性疾病、胆石症;特发性胸痛等。

三、病史及体格检查

(一)详细询问现病史

注意胸痛的部位、时限、特征性和疼痛的性质。需要询问患者胸痛发生前的任何诱发因素,如胸壁肌肉的用力或劳损,以及可触发和缓解胸痛的因素、需要特别注意的因素包括疼痛是否发生于劳累的当时或休息时,是否有精神因素的紧张,胸痛是否发生于呼吸或咳嗽时,是否有吞咽困难,与进食的关系,以及可以使胸痛缓解或加重的体位,如平卧、前倾等。需要注意既往的类似发作和发作时的情况,注意是否有相似性。需要寻找的重要相关症状包括气急、心悸、晕厥、出汗、恶心或呕吐、咳嗽、发热和寒战。

(二)注意既往病史

1. 与病因相关的症状　包括下肢疼痛、肿胀,或两者同时存在深静脉血栓(deep venous thrombosis,DVT)和可能的 PE,以及慢性疾病、全身乏力和体重下降,如恶性肿瘤中应记录已知的病因,尤其是心血管和胃肠道疾病,以及任何的心脏检查和操作,如负荷试验、心导管术。应该记录 CAD 的危险因素,如高血压、高胆固醇血症、糖尿病、脑血管疾病、吸烟或 PE 的危险因素,如下肢的损伤、近期外科手术、缺乏运动、已知患有癌症以及妊娠。

2. 药物服用史　应记录能激发冠状动脉痉挛的药物,如可卡因、曲普坦类、选择性 5-HT 受体激动剂、磷酸二酯酶抑制剂(phosphodiesterase inhibitor)或引发胃肠道疾病的药物,尤其是酒精类、非甾体抗炎药(nonsteroidal anti-inflammatory drug,NSAID)。

3. 家族史　需要注意的有无心肌梗死的病史和高脂血症。

(三)重视体格检查

1. 测量生命体征和体重　以及计算体重指数(body mass index,BMI)。检查双侧上肢和下肢的脉搏,测量双侧上肢血压,测量是否有奇脉。

2. 记录一般情况　如面色苍白、大汗、发绀、焦虑等。

3. 颈部检查　包括颈静脉怒张和肝-颈静脉回流征,以及静脉波形。颈部触诊包括颈动脉搏动、淋巴结肿大情况或甲状腺异常。听诊颈动脉有无杂音。

4. 特殊体征　心动过速或心动过缓、呼吸增快、低血压和组织低血流灌注体征,如神志不清、肤色如土、大汗。

5. 肺部检查　呼吸音是否存在及对称,是否有肺充血的体征,干性或湿性肺部啰音,鼾音、实变音、胸膜摩擦音和胸腔积液、呼吸音降低,叩诊浊音等。

6. 心脏检查　注意 S_1 和 S_2 的强度和时限,S_2 肺动脉瓣组成成分随呼吸的移动,喀喇音和二尖瓣的开瓣音、心包摩擦音、心脏杂音和奔马律。发现心脏杂音时,应记录杂音的发生时间、持续时限、音调、形态和强度以及在体位改变、握拳和乏氏(Valsalva)动作时的反应。发现奔马律时,应该鉴别 S_4 和 S_3,前者常出现在舒张功能不全或心肌缺血时,后者常出现于收缩功能不全时。

7. 检查胸部皮肤　检查胸部的皮肤病变,包括皮肤的损伤或带状疱疹感染,触诊检查是否有捻发感,提示皮下气肿和压痛。触诊腹部是否有触痛,是否有器官肿大或压痛,尤其是上腹部和右上腹区域等。

8. 检查下肢　检查下肢动脉搏动,组织灌注是否充分,是否有水肿、静脉曲张和 DVT 的体征,如肿胀、皮肤红斑和压痛等。

9. 体格检查时发现的危险信号　包括某些特定的发现提示更严重的胸痛病因:①生命体征异常,如心动过速、心动过缓、气促、低血压;②组织器官低灌注征象,如意识模糊、面色苍白、大汗;③呼吸短促或呼吸变慢变浅;④呼吸音或脉搏不对称;⑤新发现的心脏杂音;⑥奇脉>10 mmHg。

四、辅助检查

对急性成人的胸痛,必须除外可即刻危及生命的疾病,许多患者必须马上行脉搏血氧饱和度测定、ECG 和胸部 X 射线检查,如果症状提示急性冠脉综合征(acute coronary syndrome,ACS)或没有其他明确的病因,尤其是处于危险的患者,需要测定肌钙蛋白和 CK 水平,如果怀疑有 PE 的可能,测定 D-二聚体。迅速的评估是非常重要的,如果存在心肌梗死或其他的 ACS,患者应立即被送重症监护室,如果可能,行直接冠状动脉介入治疗的时间窗为 90 min,对溶栓治疗,时间窗也会稍长。

检查中的一些异常发现可确诊,如急性心肌梗死、气胸、肺炎。另一些异常可能提示诊断或至少提示需要进一步的检查,如主动脉形态的异常提示需要进行胸主动脉夹层的检查。因此,如果初步的检查结果是正常的,胸主动脉夹层、张力性气胸以及食管破裂就高度不可能,在 ACS 的患者,可能有数小时 ECG 没有变化,或有时根本就没有 ECG 变化,在 PE 的患者,血氧饱和度可能是正常的,因此,需要根据病史和体格检查中的发现来确定需要的其他检查。

由于单一的心肌酶学检查不能除外心脏病因,症状提示 ACS 的患者,需要进行系列的心力衰竭标志物和 ECG 检查,在这些检查后,急性期或数天后进行负荷 ECG 或负荷影像学检查。在等待第二次心肌酶学的检查结果时,就可以开始药物治疗,除非有明确的禁忌证。舌下含服硝酸甘油或口服作为诊断性试验并不足以鉴别心肌缺血和胃食管反流性疾病或胃炎。任一药物均可缓解其中任一疾病的症状,除了新发心绞痛外,所有 ACS 患者心脏肌钙蛋白均会升高,或者高灵敏度肌钙蛋白测定(high sensitivity troponin assays),在其他一些可导致心肌损伤的疾病中,如心肌炎、心包炎、主动脉夹层分离累及冠状动脉血流,严重的败血症,肌钙蛋白也会升高。任何导致肌肉组织损伤的疾病均可引起 CK 升高,但肌酸激酶同工酶(creatine kinase isoenzyme)的升高是心肌损伤特异性的,ECG 上的 ST 段异常可能无特异性或由于之前就存在的疾病,与以往的 ECG 进行比较是重要的。

慢性胸痛的患者中,一般不会立即危及生命。可根据患者症状和体征采用 X 射线胸片、CT 扫描等或其他检查,以明确临床诊断。

五、高龄患者关注要点

随年龄的增加,严重和危及生命的疾病随之可能性也会增加。与年轻患者相比,许多老年患者恢复更慢,但如给予正确的诊断和治疗,可以存活很长时间,慢性疾病,如慢性肾功能不全常同时存在,可使诊断和治疗复杂化。对于以下几点情况在临床上应高度重视。①立即危及生命的疾病必须首选除外胸痛;②有些严重的疾病,尤其是冠状动脉缺血和 PE,常无典型的表现;③多数患者需要检查脉搏、血氧饱和度、ECG、心肌酶学、心力衰竭标志物和胸部 X 射线或 CT 扫描等;④需要立即进行评估,以便 ST 段抬高心肌梗死患者能在 90 min 的标准时间内送至重症监护室;⑤如果疑有 PE 的可能性,在获取诊断的过程中应该给予抗凝治疗,未接受抗凝治疗者的再次栓塞可能是致命性的。

(温皇鼎　马　军　莫琳芳　王赤京　李振川　李锡军)

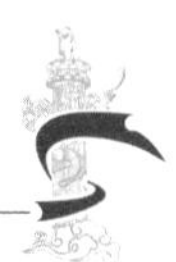

第三节　晕　厥

晕厥(syncope)定义为突然、短暂的意识丧失(loss of consciousness,LOC)伴跌倒,随后可自行苏醒。患者表现为不动、软弱无力,常四肢冷、脉搏弱和呼吸浅。近乎晕厥是头昏和趋向于昏倒的感觉,但未发生LOC,常和晕厥一起分类和讨论,因为其病因相同。癫痫发作常导致突发的LOC但不是晕厥。然而,在有明显晕厥的患者必须考虑癫痫发作,因为病史可能不清楚或无法获得,有些癫痫发作不引起强直痉挛性抽搐,而且,有时真正的晕厥发生时可有短暂(<5 s)的癫痫发作。诊断依赖于仔细地询问病史,目击者的报告,或偶尔在事件发生时进行必要的检查。

一、病理生理

多数晕厥是由于心源性因素导致脑供血不足引起的,虽然一些患者有足够的血流但没有足够的脑代谢底物氧和,如葡萄糖。

1. 脑血流不足　脑低血流灌注最常见于心输出量(cardiac output,CO)减低性的疾病。

2. 心输出量降低　常见于:①心脏疾病阻塞流出道;②收缩功能不全的心脏疾病;③舒张功能不全的心脏疾病;④心律失常,心动过速或心动过缓;⑤降低静脉回流的情况。

3. 流出道阻塞　运动、血管扩张剂和低血容量可加重流出道阻塞,尤其是主动脉瓣狭窄和肥厚型心肌病,并诱发晕厥。

当心率过快以致心室得不到足够的充盈,导致回心血量减少,如心率>180次/min或过慢不能提供足够的心输出量,如心率<30次/min,心律失常可引起晕厥。当存在其他心血管疾病,如流出道阻塞性疾病时,并非极端的心率变化也可引起晕厥。

4. 静脉回流降低　由于出血、胸腔内压力增加、迷走张力过高,也可降低心率、交感张力丧失,如药物引起颈动脉窦压迫、自主神经功能不全,可引起静脉回流降低,由这些机制导致的晕厥,除出血外,常被称为血管迷走性或神经心源性,较常见且多为良性。

5. 直立体位性血压　为常见的引致良性晕厥的原因,是对直立后发生的暂时性静脉回流降低的正常代偿机制,如窦性心动过速、血管收缩或两者同时衰竭所致。

6. 脑血管疾病　如卒中,短暂脑缺血发作,很少导致晕厥,因为多数患者并不累及中脑结构,而必须影响中脑结构才会产生LOC。然而,由于短暂脑缺血发作或偏头痛引起的基底动脉缺血,可产生晕厥。患严重颈椎关节炎或脊柱关节强直引起椎基底动脉供血不足时,当患者头部转到某一位置时偶可引起晕厥。

7. 脑部代谢底物不足　中枢神经系统(central nervous system,CNS)需要氧和葡萄糖以维持功能,即使脑血流正常,两者之间任一缺失均可导致LOC,在临床实践中,低血糖是主要原因,因为低氧血症很少以导致突发LOC的方式起病,不像飞行或潜水意外,低血糖导致的LOC很少像晕厥或癫痫发作那样突然发生,因为常有警示性症状,除服用β受体阻滞剂者外;然而,对检查者而言,并不清楚症状的起病特征,除非有目击者。

二、病因、临床表现及诊断

(一)分类

根据病因晕厥大致分为以下4类。

1. 血管舒缩障碍　临床上多见于单纯性晕厥、直立性低血压、颈动脉窦综合征(carotid sinus syndrome,CSS)、排尿性晕厥、咳嗽性晕厥及疼痛性晕厥等。

2. 心源性晕厥 常见于严重心律失常、心脏排血受阻、心肌缺血及心力衰竭，如阵发性心动过速、阵发性心房纤维性颤动、Q-T 间期延长综合征、病态窦房结综合征、高度房室传导阻滞、主动脉瓣狭窄、先天性心脏病、原发性肥厚型心肌病、左房黏液瘤、心绞痛与急性心肌梗死等，最严重的为阿-斯综合征（Adams-Stokes syndrome）。

3. 脑源性晕厥 常见于脑动脉血管粥样硬化、短暂性脑缺血发作、偏头痛、慢性铅中毒性脑病等。

4. 血液成分异常 常见于低血糖、通气过度综合征、哭泣性晕厥、重度贫血及高原缺氧性晕厥等。

（二）病因、临床表现及诊断

晕厥的病因通常根据发病机制分类，晕厥的病因、临床表现及诊断方法见表 62-4。

表 62-4 晕厥的病因、临床表现及诊断方法

晕厥的病因	临床提示性发现	诊断方法*
心瓣膜疾病	年轻或老年患者，劳力性晕厥	超声心动图
肥厚型心肌病	年轻或老年患者，劳力性晕厥	超声心动图
心脏肿瘤	体位性晕厥	超声心动图
肺栓塞	常由大的栓子所致，伴有呼吸困难、心动过速或呼吸增快，常有肺栓塞的危险因素	D-二聚体，CT 血管造影或核素显像
缓慢性心律失常	晕厥发生前无警告任何体位均可发生，常在老年患者中更常见服用药物	ECG 不能明确，Holter 监测利尿剂，呕吐，腹泻，测定血清电解质
快速性心律失常	晕厥发生前无警告，醒来后迅速恢复；任何体位均可发生；服用药物，尤其是抗心律失常或其他心脏药物的患者	如果 ECG 不能明确，Holter 监测或事件记录仪如果发现或高度怀疑异常，行电生理检查；如果临床提示异常测定血清电解质
急性心肌梗死	晕厥是心肌梗死较少见的临床表现，伴有心律失常或休克	血清心肌酶学，ECG，超声心动图
心脏压塞或心包缩窄	颈静脉充盈，奇脉>10 mmHg；如眩晕、恶心、出汗迅速恢复，但不是马上恢复 5～15 min，常有明显诱因	超声心动图有时 CT，临床评估
疼痛，害怕过敏反应药物	警告性症状，如眩晕、恶心	临床评估
	药物服用史、昆虫叮咬、过敏史	过敏试验
	直立位后数分钟内发生症状，检查时站立后血压下降	临床评估，有时桌面倾斜试验
自主神经功能不全	直立位后数分钟内发生症状，检查时站立后血压下降	临床评估，有时桌面倾斜试验
长期卧床导致的去适应	直立位后数分钟内发生症状，检查时站立后血压下降	临床评估，有时桌面倾斜试验
基底动脉短暂缺血发作或卒中	有时有脑神经缺陷和共济失调	CT 或 MRI
长时间站立	病史明确，无其他症状	临床评估
妊娠	常为妊娠早期或未知晓的妊娠	尿妊娠试验
通气过度	晕厥前常有嘴周或指尖麻木，通常在情绪激动的情况下	临床评估
低血糖	精神状态改变直至得到治疗，很少突发起病，出汗，竖毛	指尖血糖，对输注葡萄糖有反应

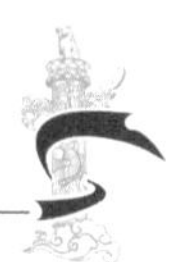

三、病史及体格检查

晕厥事件发生后应尽早评估，晕厥症状发生得越久远，诊断越困难，目击者的信息很有帮助，应尽快采集。

1. 现病史　应确定导致晕厥发生的事件，包括患者的活动（如运动、争吵）、明显的情绪激动、体位（如卧位或站位），以及如果是站立位，站立了多长时间。询问事件发生前、后即刻重要的伴随症状，包括是否有近乎 LOC 的感觉、恶心、出汗、视物模糊、嘴唇或指尖的麻木感、胸痛或心悸。如果有目击者，应要求其描述事件过程，尤其是任何抽搐发作的存在和持续时间。

2. 系统回顾　应询问任何部位的疼痛或创伤，起病时的眩晕或近乎晕厥，心悸或劳力性胸痛。询问患者可能提示病因的相关症状，包括血性或柏油样大便，月经量过多，如贫血；呕吐、腹泻或尿量过多，脱水或水、电解质紊乱；以及肺栓塞的危险因素，近期外科手术或缺乏活动，已明确诊断的恶性肿瘤，既往有血栓或高凝状态病史。

3. 既往史　应询问以往是否有晕厥样事件，已知的心血管疾病，已知的抽搐性疾病，询问用药史，尤其是用抗高血压药、利尿剂、血管扩张剂和抗心律失常药，家庭史应注意任何家庭成员中发生的年轻时发生的心脏病或猝死，见表 62-5。

表 62-5　导致晕厥的常见药物

发生机制	药物及举例
缓慢性心律失常	胺碘酮，其他限制心率的药物，β 受体阻滞剂，钙通道阻断剂（如非二氢吡啶类、地高辛）
快速性心律失常	任何抗心律失常药，奎尼丁
直立性低血压	多数降压药（如偶见于 β 受体阻滞剂），抗精神病药（如主要是酚噻嗪类），多柔比星，左旋多巴，袢利尿剂，硝酸酯类（如合用或不合用治疗勃起功能障碍的磷酸二酯酶抑制剂），奎尼丁，三环类抗抑郁药，长春新碱

4. 体格检查　生命体征是重要的。测量患者平卧和直立 2 min 后的心率和血压变化，触诊脉搏是否有不规则。

一般检查注意患者的精神状态，包括任何提示癫痫发作后状态的意识模糊或反应迟钝，和任何受伤的体征，例如外伤、肿胀、触痛、舌头咬伤。

心脏听诊是否有杂音，如果有杂音，注意杂音随 Valsalva 运作、站立或下蹲时发生的任何变化。

在确诊颈动脉搏动或听诊心脏时仔细检查颈静脉波形，可在无 ECG 的情况下诊断心律失常。

在检查患者卧位监测 ECG 的过程中小心地压迫单侧颈动脉窦以检测心动过缓或心脏传导阻滞，可提示颈动脉窦过敏。如果存在颈动脉杂音，不应行颈动脉窦压迫。

触诊腹部是否有触痛，检查直肠是否有明显的或隐性的出血。

行完整的神经系统检查以发现任何局限性的异常，可提示中枢神经系统病因，如癫痫。

四、危 险 性

1. 某些发现提示较严重的病因　劳力性晕厥；短时间内多次复发；心脏杂音或其他提示有结构性心脏病，如胸痛；高龄；晕厥后发生明显的创伤；有突发意外死亡的家族病史。

2. 对于发生晕厥的解释　尽管病因常为良性，但识别偶有的危及生命的患者，如快速心律失常，心脏传导阻滞是重要的，因为有猝死的风险。临床发现可为 40%～50% 的患者找到病因。

3. 良性的病因　常可导致晕厥。由于身体或情绪受到剧烈的刺激，如疼痛、惊恐，而诱发的晕厥，常发生在站立位，其前常有迷走神经介导的警告性症状，如恶心、虚弱、打哈欠、忧虑、黑矇、出汗，提示血管迷走性晕厥。

4. 直立性晕厥　最常见在站立位时发生的晕厥，尤其是高龄患者长期卧床之后或正在服某些药物的患者，提示直立性晕厥。发生在长时间站立且不移动体位后的晕厥，常是静脉血储积于下肢所致。

5. 癫痫发作　神志丧失突然发生，伴肌肉痉挛或抽搐，大小便失禁和舌头咬伤，随之有发作后精神错乱或昏睡者提示癫痫发作。

6. 劳力性晕厥　提示心室流出道梗阻，这些患者有时伴有胸痛、心悸或两者兼有。心脏检查有助于发现病因，心尖部有粗糙、高峰出现晚、放射到颈动脉的收缩期杂音提示主动脉瓣狭窄；Valsalva 动作使之增强而下蹲使之减弱的收缩期杂音提示肥厚型心肌病。紧随在吹风样收缩期杂音后的收缩期喀喇音，在站立位时更靠近第一心音者，提示二尖瓣脱垂，提示病因因为心律失常。

7. 心源性晕厥　晕厥的发生和终止均无突然而自发者，典型者为心脏原因所致，最常见的是心律失常。由于血管迷走性和直立位机制不会导致平躺位时发生晕厥，平卧位时发生的晕厥也考虑是心源性的。

如果患者在晕厥发作时受伤，心源性或癫痫发作的可能性增加，这样的事件需要更多关注。良性的血管迷走性晕厥所伴随的警示性症状和缓慢发生的 LOC 一定程度上降低了受伤的可能性。

五、辅助检查

实验室检查包括：①ECG；②脉搏血氧监测；③有时需要超声心动图；④有时需要桌面倾斜试验；⑤如果有临床指征，行血液酶学检查；⑥偶尔需要中枢神经系统及影像学检查。

如果晕厥导致受伤或反复发生，尤其是在短时间内，有必要行深入的检查。

对于疑诊有心律失常、心肌炎或心肌缺血者，需要住院检查，其他患者可在门诊检查。

ECG 需在所有患者中记录。心电图可显示心律失常、传导异常、心室肥厚、预激综合征、Q-T 延长、起搏功能异常、心肌缺血或心肌梗死。如无临床线索，对高龄患者应测心脏标志物和心电图以除外心肌梗死，为慎重起见，加做至少记录 24 h 的动态心电图。任何被发现的心律失常均应结合神志的改变，以考虑作为可能的病因，但多数患者的监测过程中并不发生晕厥。如晕厥之前有警告性症状，ECG 可识别缺血性心脏病或心肌梗死后患者发生室性心律失常的倾向。

脉搏血氧监测应于事件发生时或发生后即刻使用以发现低氧血症，常此可提示肺栓塞。如有低氧血症，有指征行 CT 扫描以排除肺栓塞。

实验室检查应根据临床情况进行，所有育龄期女性应行妊娠试验，疑有贫血时可做红细胞比容；仅在临床怀疑有电解质紊乱时测定电解质，如有症状或服用某些药物；疑有急性心肌梗死时应测定心脏标志物，如血清肌钙蛋白（serum troponin，cTnI）、肌酸激酶同工酶（creatine kinase isoenzyme）。

超声心动图用于因运动引起晕厥、有心脏杂音或疑有心脏内肿瘤的患者，如有位置性晕厥者。

桌面倾斜试验用于评价病史和体格检查提示血管减压反射或其他反射引起的晕厥，也常用于评价运动引发晕厥但超声心动图检查或运动负荷试验结果为阴性的患者。

有创性的电生理检查可考虑用于反复发生原因不明晕厥但无创性检查未发现心律失常者。检查结果阴性的患者可归为低危亚组，其晕厥的缓解率高。在其他患者电生理检查的应用价值有争议。运动试验价值较小，除非体力活动诱发晕厥。

头部和脑部 CT 和 MRI 仅用于体征和症状提示有局限性中枢神经系统疾病者。

六、治　疗

当目击患者晕厥时，应迅速检查脉搏。如果患者无脉，立即进行心脏复苏，如果有脉搏，采用阿托品或经胸体外起搏治疗心动过缓，放置临时起搏器后，可使用异丙肾上腺素维持足够的心率。

治疗快速心律失常，对不稳定的患者，直流电同步复律治疗既快又安全。静脉回流量不足者，将患者保持平衡，抬高双下肢，给予静脉注射普通生理盐水。心包穿刺缓解心脏压塞。张力性气胸需要置入胸

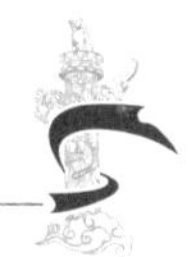

管并引流。过敏反应者采用胃肠道外给予肾上腺素治疗。

在除外有生命危险的疾病后。将患者置于水平位并抬高双下肢，常能终止晕厥发作。如患者此时坐起过快，晕厥可再次发生。扶持患者在直立位或以直立位运送患者可延长脑低血流灌注时间从而不利于恢复。

七、高龄患者关注要点

高龄患者晕厥最常见的原因是多种因素联合作用导致的直立性低血压。这些因素包括动脉硬化、无顺应性，由于体力活动减少而骨骼肌对静脉的泵作用减少，以及由于进展性的器质性心脏病导致的窦房结或传导系统的退行性变。

高龄患者的晕厥常有多种病因，例如，联合服用数种心脏和血压药物，并在长时间和情绪激动的宗教仪式中，在闷热的教堂内长时间站立可导致晕厥的发生，尽管没有单一的可导致晕厥发生的因素。①多数的晕厥是由于良性的病因；②晕厥是整个中枢神经功能不全而产生的，通常是由于脑血流灌注不足所致；③较少见的病因包括心律失常或流出道梗阻，比较严重，有致命危险；④血管迷走性晕厥常有明显的先兆，意识恢复后症状持续数分钟；⑤心律失常导致的晕厥常突然发生和突然恢复；⑥癫痫发作有较长的恢复期，可长达数小时；⑦如果没有良性的病因，不宜开车，直至病因明确且得到治疗。

（王　浩　吴艳秋　李晓欧　刘　勇　张志宏　任成山）

参考文献

1　张文武. 急诊内科[M]. 3 版. 北京：人民卫生出版社，2012：50-53.

2　潘祥林，王鸿利. 实用诊断学[M]. 2 版. 北京：人民卫生出版社，2017：110-112.

3　CHANG A M，FISCHMAN D L，HOLLANDER J E. Evaluation of chest pain and acute coronary syndromes[J]. Cardiol Clin，2017，36(1)：1-12.

4　FRIELING T. Non-Cardiac chest pin[J]. Visc Med，2018，34(2)：92-96.

第 63 章

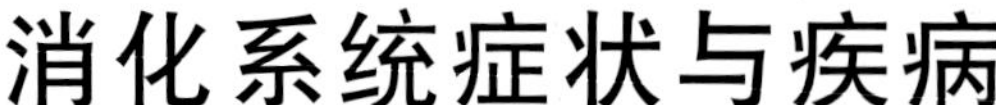

消化系统症状与疾病

第一节 呃 逆

呃逆(hiccup,hiccough)即打嗝,是指由于膈神经、迷走神经、膈肌局部或第 3 ~ 5 颈髓以上中枢神经受到刺激以后引发的一侧或双侧膈肌的阵发性痉挛,气从胃中向上逆行同时伴空气被迅速吸进肺内,两条声带之中的裂隙骤然收窄,因而引起奇怪的声响,发出短促而特别的声音。呃逆既是一种常见的生理现象也可以是器质性疾病的临床表现,但并非疾病的诊断名称。健康人也可发生一过性的呃逆,多与饮食有关,特别是饮食过快、过饱,摄入过热或过冷的食物等,外界温度变化和过度吸烟亦可引起。呃逆频繁或持续 48 h 以上,称为难治性呃逆,发生顽固性呃逆往往会影响患者正常的生活和休息,尤其是本身有心肺功能不全的患者,往往会加重气体交换异常,呼吸困难导致脑缺氧,诱发脑水肿等,给患者带来极大的痛苦。

一、病因及发病机制

目前呃逆的发病机制尚未明确,但神经反射弧已经明确。即冲动产生后自迷走神经、膈神经及第 6 ~ 12 胸交感神经传导到中枢神经,作为参与呃逆中枢的神经为第 3 ~ 5 颈髓的膈神经、脑干的呼吸中枢、延髓网状结构和下视丘核之间相互作用,然后经膈神经到达声门和呼吸肌群。此反射弧上可能出现的任一疾病均可引起呃逆。按病变部位将其病因分类,其症状、临床表现及诊断方法见表 63-1。

表 63-1 呃逆的病因与临床疾病

病因		临床疾病
中枢性疾病	颈椎以及颅脑外伤第 3 ~ 5 颈髓以上的中枢神经系统的外伤	高位颈椎骨折、硬脑膜外伤、硬脑膜外血肿、脑挫裂伤等
	肿瘤	高位颈椎肿瘤、后颅窝肿瘤包括小脑、延髓以及脑室(第 4 脑室)的肿瘤等
	脑血管病	延髓海绵状血管瘤、延髓出血等因脑血管出血压迫或脑血栓形成或脑血管硬化等
	感染和其他因素	结核性脑膜炎、脑脓肿和带状疱疹继发脑脊髓炎感染或因醉酒、全身麻醉或内环境紊乱或过敏反应等

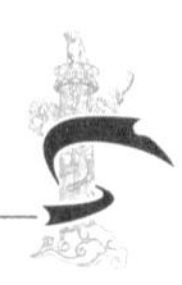

续表 63-1

病因		临床疾病
外周性疾病	膈神经的刺激	纵隔肿瘤、食管炎、食管癌、胸主动脉瘤等
	膈肌周围病变	肺炎、胸膜炎、心包炎、心肌梗死、膈下脓肿、食管裂孔疝等
	迷走神经刺激	胃扩张、胃炎、胃癌、胰腺炎肠梗阻等
其他		手术后、精神因素、内耳前庭病变等

二、临床表现

呃逆为膈肌痉挛引起的收缩运动，吸气时声门突然关闭发出一种短促的声音。可发于单侧或双侧的膈肌。正常健康者可因吞咽过快、突然吞气或腹腔内压骤然增高而引起呃逆，多可自行消退，有的可持续较长时间而成为顽固性呃逆。

导致呃逆的常见疾病症状特点如下。

1. 高位颈椎骨折及中枢神经系统的外伤　有明确外伤史，除呃逆症状外可伴有头昏、头痛、恶心、呕吐等颅内压增高表现以及脑神经受损表现等表现，急诊颈椎和头颅 CT 或颅脑 MRI 可明确损伤平面及颅内位置。

2. 颈椎或颅内肿瘤　没有外伤史，同样可以伴随脑神经受损及颅内压增高表现，头颅颈椎 CT 或颅脑 MRI 可明确病变位置，PECT 可明确全身性改变。

3. 脑血管病　延髓海绵状血管瘤、延髓出血等因脑血管出血压迫或脑血栓形成或脑血管硬化等致脑组织缺血缺氧引起颅内高压所致，没有外伤史，可能存在基础疾病如高血压、外周动脉粥样硬化等。

4. 中枢性感染　结核性脑膜炎、脑脓肿和带状疱疹继发脑脊髓炎感染等因素直接或间接刺激呃逆反射弧的中枢部位，一般有受凉、免疫力下降、传染病接触史等感染诱因，可伴有感染的一般症状，如发热、头痛、血象升高，脑脊液检查对于明确中枢性感染及性质十分重要。

5. 代谢性脑病　醉酒、全身麻醉（环丙烷、静脉注射巴比妥酸盐等）或内环境紊乱（尿毒症或低钙血症、低镁血症）或过敏反应等也可以直接或间接刺激呃逆反射弧的中枢部位而导致，麻醉或醉酒引起的呃逆有明确的病史，内环境紊乱引起的呃逆往往有基础疾病，考虑代谢性脑病引起的需注意血生化检查及电解质情况。

6. 消化道疾病　食管炎、食管癌、胃扩张、胃炎、胃癌、胰腺炎肠梗阻等，可伴有消化道症状，如腹痛、恶心、呕吐、胃灼热、发热、消瘦、吞咽困难等，可根据临床评估完善血尿淀粉酶及相关血生化检查、胃肠镜、腹部 B 超、CT 等。

7. 肺部疾病　肺炎、胸膜炎等可伴有呼吸困难、发热、咳嗽、咳痰、胸痛等，血气分析可提示氧饱和度下降，胸部 X 射线及 CT 可进一步明确病灶位置及范围大小。

8. 心脏疾病　心包炎、心肌梗死等可伴有急性胸痛、胸闷、呼吸困难、濒死感等，心电图、心肌酶谱、心脏彩超可见特异性改变。

三、问诊要点

1. 起病经过　起病急性还是慢性，持续性还是偶发性，有无外伤史，有无进食过快、过热或过冷等诱因，有无饮酒、使用麻醉药或者其他药物等。

2. 伴随症状　畏寒、发热、咳嗽、咯痰往往提示呼吸道或肺部疾病；胸痛、大汗、呼吸困难、咯粉红色泡沫样痰可能是心脏疾病导致，腹痛、恶心、呕吐、吞咽困难提示消化道系统疾病；头昏、头痛、恶心、呕吐、发热伴结膜水肿可能与颅内病变有关。

3. 其他病史　有无基础疾病如高血压、动脉粥样硬化、心肌炎、肺结核、尿毒症等。

4. 诊治情况　发作时胸部透视可判断膈肌痉挛为一侧性或两侧性，必要时做胸部 CT 检查，排除膈神经受刺激的疾病，做心电图判断有无心包炎和心肌梗死。疑中枢神经病变时可做头部 CT、磁共振、脑电图等检查。疑有消化系统病变时，进行腹部 X 射线检查、B 超、胃肠造影，必要时做腹部 CT 和肝胰功能检查，为排除中毒与代谢性疾病可做临床生化检查。

第二节　腹　痛

腹痛（abdominal pain）是指剑突以下至耻骨联合之间的疼痛，是临床常见的症状，也是促使患者就诊的重要原因。腹痛多由于腹腔内器官或组织受到强烈刺激或损伤导致，也可由胸部疾病及全身性疾病引起。腹痛也是一种主观感觉，腹痛的性质和强度，既受病变性质和病变严重程度影响，也受神经心理因素影响。即患者对疼痛刺激的敏感性存在差异，相同病变的刺激在不同的患者或同一患者的不同时期引起的腹痛在性质、强度及持续时间上均可能有所不同。由于腹痛的病因较多，病理机制复杂，因此必须认真了解病史，进行全面体格检查和必要的辅助检查，并结合病理生理改变进行综合分析。

一、病因及发病机制

（一）病因

临床上一般将腹痛按起病缓急、病程长短分为急性与慢性腹痛。腹痛的病因见表 63-2。

表 63-2　腹痛的病因

腹痛		病因
急性腹痛	腹腔脏器急性炎症	急性胃炎、急性肠炎、急性胰腺炎、急性出血坏死性肠炎、急性胆囊炎等
	脏器扭转或破裂	肠扭转、肠绞窄、肠系膜或大网膜扭转、卵巢扭转、肝破裂、脾破裂，异位妊娠破裂等
	空腔脏器阻塞或扩张	肠梗阻、胆道结石、胆道蛔虫病、泌尿系统结石梗阻等
	腹膜炎症	多由胃肠穿孔或炎症波及，少部分为自发性腹膜炎
	腹壁疾病	腹壁挫伤、脓肿及腹壁带状疱疹等
	腹腔内血管阻塞	缺血性肠病、夹层腹主动脉瘤等
	胸部疾病所致的牵涉性疼痛	肺炎、肺梗死、心绞痛、心肌梗死、急性心包炎、胸膜炎、食管裂孔疝、胸椎结核或肿瘤等
	全身性疾病所致的腹痛	腹型过敏性紫癜、尿毒症、血卟啉病、铅中毒等
慢性腹痛	腹腔脏器的慢性炎症	反流性食管炎、慢性胃炎、慢性胆囊炎及胆道感染、慢性胰腺炎、结核性腹膜炎、溃疡性结肠炎、克罗恩（Crohn）病等
	空腔脏器的张力变化	胃肠痉挛、扩张或胃肠、胆道运动障碍等，胃、十二指肠溃疡
	腹腔脏器的扭转或梗阻	慢性胃、肠扭转
	中毒与代谢障碍	铅中毒、尿毒症等
	脏器包膜的牵张	实质性器官因病变肿胀，导致包膜张力增加而发生的腹痛，如肝淤血、肝炎、肝脓肿、肝癌等
	肿瘤压迫及浸润	以恶性肿瘤居多，与肿瘤长大，压迫与浸润感觉神经有关
	胃肠神经功能紊乱	功能性胃肠病

(二)发病机制

腹痛按发病机制可分为 3 种,即内脏性腹痛、躯体性腹痛和牵涉性腹痛。

1. 内脏性腹痛　内脏性腹痛是由于物理性或化学性的刺激从腹部空腔脏器黏膜及黏膜肌层、内脏脏腹膜、肠系膜等的交感神经而产生的疼痛称为内脏性腹痛。其主要的物理性刺激为空腔脏器的牵拉及膨胀;化学性刺激为炎症、创伤、缺血、坏死等释放的缓激肽、P 物质、钙基因相关肽、前列腺素、血管活性胺等。由于内脏感觉神经末梢没有髓鞘,神经冲动的传播速度较慢,因此表现的特点为:①疼痛定位不明确,接近腹中线;②疼痛感觉模糊,多为痉挛、灼痛、不适、钝痛;③常伴有自主神经兴奋,如恶心、呕吐、出汗等。

2. 躯体性腹痛　分布于腹膜壁层及膈肌等感受的刺激传至脊神经根,反映到相应脊髓节段所支配的皮肤所引起的疼痛,为躯体性腹痛。与内脏性腹痛不同的是,躯体感觉传入神经较粗、有髓鞘,神经冲动的传播速度极快,因此其特点为:①定位准确,可在腹部一侧;②程度剧烈,发生急骤、消失也快;③可有局部腹肌紧张;④腹痛可因咳嗽、体位变化而加重。

3. 牵涉性腹痛　牵涉性腹痛指内脏性疼痛牵涉到身体体表部位,这是由于不同部位的内脏与躯体感觉传入神经汇入同一脊髓后神经节致使大脑皮质将内脏神经感觉传入感受为另一躯体部位的体表或深部组织刺激而导致的。其特点为:①定位准确;②程度剧烈;③有压痛、肌紧张及感觉过敏等。对牵涉痛的机制熟悉有助于判断疾病的部位和性质,具有较高的临床意义。常见脏器牵涉性腹痛部位见表 63-3。

表 63-3　常见脏器牵涉性腹痛部位

患病脏器	牵涉痛部位	患病脏器	牵涉痛部位
胃、胰	左上腹、肩胛间	阑尾炎	上腹部或脐周
肝、胆	右肩部	子宫与直肠疾病	腰骶部
消化性溃疡穿孔	肩顶部	急性心肌病	左臂、颈或下颌部
输尿管结石	大腿内侧、会阴部		

二、临床表现

1. 腹痛部位　一般腹痛部位多为病变所在部位:如胃、十二指肠和胰腺疾病,疼痛多在中上腹部;胆囊炎、胆石症、肝大等疼痛多在右上腹部;急性阑尾炎疼痛在右下腹;McBurney 小肠疾病疼痛多在脐部或脐周;结肠疾病疼痛多在下腹或左下腹部;膀胱炎、盆腔炎及异位妊娠破裂,疼痛亦在下腹部;弥漫性或部位不定的疼痛见于急性弥漫性腹膜炎、机械性肠梗阻、急性出血坏死性肠炎、血卟啉病、铅中毒、腹型过敏性紫癜等。常见疾病的腹痛部位见表 63-4。

表 63-4　常见疾病的腹痛部位

疾病	腹痛部位
胃、十二指肠、肝、胆、胰疾病	中上腹部
胆囊炎、胆石症、肝脓肿	右上腹
急性阑尾炎	右下腹
小肠疾病	脐部或脐周
结肠疾病	左、右下腹部
膀胱炎、盆腔炎及异位妊娠破裂	下腹部
急性弥漫性腹膜炎(原发性或继发性)、机械性肠梗阻、急性出血性坏死性肠炎、血卟啉病、铅中毒、腹型过敏性紫癜等	部位不定

2. 诱发因素　胆囊炎或胆石症发作前常有进油腻食物史，急性胰腺炎发作前常有酗酒和(或)暴饮暴食史，部分机械性肠梗阻多与腹部手术有关，腹部受暴力作用引起的剧痛并有休克者，可是肝、脾破裂所致。

3. 腹痛性质和程度　突发的中上腹剧烈刀割样痛或烧灼样痛，多为胃、十二指肠溃疡穿孔；中上腹持续性隐痛多为慢性胃炎或胃、十二指肠溃疡；上腹部持续性钝痛或刀割样疼痛呈阵发性加剧多为急性胰腺炎；持续性、广泛性剧烈腹痛伴腹壁肌紧张或板样强直，提示急性弥漫性腹膜炎其中隐痛或钝痛多为内脏性疼痛，多由胃肠张力变化或轻度炎症引起，胀痛可能为实质脏器包膜牵张所致胆石症或泌尿系统结石常为阵发性绞痛，疼痛剧烈，致使患者辗转不安阵发性剑突下钻顶样疼痛是胆道蛔虫病的典型表现；绞痛多为空腔脏器痉挛、扩张或梗阻引起，临床常见有肠绞痛、胆绞痛、肾绞痛，其鉴别要点见表63-5。

表63-5　3种绞痛鉴别表

疼痛类别	疼痛部位	特点
肠绞痛	多位于脐周、下腹部	常伴有恶性、呕吐、腹泻、便秘、肠鸣音增强等
胆绞痛	位于右上腹，放射至右背与右肩、脚	常有黄疸、发热，肝可触及或 Murphy 征阳性
肾绞痛	位于腰部并向下放射至腹股沟、外生殖器及大腿内侧	常有尿频、尿急，尿含蛋白质、红细胞等

4. 发作时间　餐后疼痛可能由于胆道疾病、胃部肿瘤或消化不良所致；周期性、节律性上腹痛见于胃十二指肠溃疡；子宫内膜异位者腹痛与月经来潮相关；卵泡破裂者腹痛发生在月经间期。

5. 与体位的关系　某些体位可使腹痛加剧或减轻，如胃黏膜脱垂患者左侧卧位疼痛可减轻；十二指肠壅滞症患者膝胸位或俯卧位可使腹痛及呕吐等症状缓解；膜腺癌患者仰卧位时疼痛明显，前倾位或俯卧位时减轻反流性食管炎患者烧灼痛在躯体前屈时明显，直立位时减轻。

6. 伴随症状　腹痛伴有发热寒战者显示有炎症存在，见于急性胆道感染、胆囊炎、肝脓肿、腹腔脓肿，也可见于腹腔外疾病。腹痛伴黄疸者可能与肝胆胰疾病有关。急性溶血性贫血也可出现腹痛与黄疸。腹痛伴休克，同时有贫血者可能是腹腔脏器破裂(如肝、脾或异位妊娠破裂)；无贫血者则见于胃肠穿孔、绞窄性肠梗阻、肠扭转、急性出血坏死性胰腺炎。腹腔外疾病如心肌梗死、肺炎也可有腹痛与休克，应特别警惕；伴呕吐者提示食管、胃肠病变，呕吐量大提示胃肠道梗阻；伴反酸、嗳气者提示胃十二指肠溃疡、胃炎或溃疡样消化不良；腹痛时饱胀又不思食，应多注意器质性疾病；伴腹泻者提示消化吸收障碍或肠道炎症、溃疡或肿瘤。此外，腹痛伴血尿者可能为泌尿系统疾病(如泌尿系统结石)所致。

三、问诊要点

1. 起病经过　腹痛起病情况、病程演变、部位、程度、性质、诱发与缓解因素、发作时间与体位的关系。

2. 病史　外伤及外科手术史。生活及职业史、用药史、旅行史、动物接触史及既往病史。

3. 诊治情况　①常规化验，血、尿、粪常规、血淀粉酶及脂肪酶、肝肾功能、血糖、血脂、病毒性肝炎标志物；②胃镜、腹部超声、腹部CT、心电图；③治疗情况。

急性腹痛的诊断及治疗

急性腹痛的定义及病因

第三节 腹 泻

腹泻(diarrhea)指排便次数增多(>3 次/d)、排粪量增加(>200 g/d)及粪质稀薄(含水量>85%),或带有黏液、脓血或未消化的食物。由于高纤维食物可增加每日排粪量,因此不能单独将排粪量来定义腹泻。排便次数增加也见于大便失禁,此为支配肛门直肠的神经肌肉性疾病或盆底疾病所致不自主排便,虽也常伴有大便不成形,由于其机制不是肠道水、电解质吸收及肠动力障碍,不被定义为腹泻。

一、病因及发病机制

根据腹泻的缓急程度可分为两类。

(一)急性腹泻

约 80% 的急性腹泻是感染所致,其余 20% 的病因常为消化吸收不良、药物、毒素、变态反应、急性肠道缺血等。

(二)慢性腹泻

与急性腹泻不同,多数慢性腹泻的病因是非感染性的,且可能多因素共同作用,通常根据其病理生理特点分为分泌性、渗透性及复合性腹泻,见表 63-6。

生理状态下,肠道吸收了大部分经口摄入及胃肠分泌的液体,9 ~ 10 L/d,当各种致病因素使这种吸收能力减少 1% 时,就可能导致腹泻。肠蠕动为水、电解质及营养物质的吸收提供了适宜的环境。当肠腔有感染、毒素等有害因素时,肠道通过分泌液体及增加动力排出有害因素。

表 63-6 慢性腹泻的病因

腹泻病因	机制	疾病举例
分泌性腹泻	外源性促分泌因素	各种肠源性毒素
	内源性促分泌因素	神经内分泌肿瘤
	离子转运缺失	先天性失氯性腹泻
	肠腔表面积显著减少	大量肠段切除,弥漫性小肠疾病
	肠缺血	弥漫性肠系膜动脉硬化
	小肠运动过快	迷走神经切断术后
渗透性腹泻	摄入难以吸收的物质	服用含镁制剂
	营养物质转运障碍	乳糖酶缺乏
复合性腹泻	肠道内分泌细胞释放的多种多肽	霍乱、炎症性肠病、肠易激综合征、吸收不良等
	免疫细胞释放的各种炎症介质	
	肠神经系统激活内分泌系统释放的激素	

1. 分泌性腹泻 水在肠道的吸收是跟随溶质分子的吸收而被动吸收的,尤其是 NaCl 的主动吸收所产生的渗透压梯度是水吸收的主要动力。细胞膜和细胞间的紧密连接对水的通透性都很大。肠道感染产生的多种毒素可干扰肠上皮细胞的 Na^+ 重吸收,增加阴离子(Cl^- 及 HCO_3^-)分泌;也可能抑制肠上皮细胞的 Na^+-H^+ 交换,从而阻断肠腔内电解质及水重吸收的驱动力。霍乱弧菌外毒素引起的大量水样腹泻即属于典型的分泌性腹泻。霍乱弧菌外毒素刺激肠黏膜细胞内的腺苷酸环化酶,促使环磷酸腺苷(cyclic

adenosine monophosphate，cAMP）含量增加，促使大量水与电解质分泌到肠腔而导致腹泻。产毒素的大肠埃希菌感染、某些胃肠道内分泌肿瘤，如胃泌素瘤、血管活性肠肽瘤所致的腹泻也属分泌性腹泻。

此外，肠腔表面积显著减少限制了钠等电解质的重吸收，也可减少水的吸收，此类腹泻常见于大量肠段切除、弥漫性小肠疾病等。

2. 渗透性腹泻　渗透性腹泻是由肠内容物渗透压增高，体液水分大量进入高渗状态的肠腔而致，如乳糖酶缺乏，乳糖不能水解即形成肠内高渗，服用盐类泻剂或甘露醇等引起的腹泻亦属此型。

3. 复合性腹泻　上述分类有助于理解腹泻的发生机制，但是具体病例往往不是单一的机制致病，而可能涉及多种机制，仅以其中之一占优势而已。例如，前列腺素作为一种激动剂，对肠上皮细胞功能、平滑肌舒缩、细胞旁通路等具有多方面的刺激作用，导致离子转运、肠道动力及黏膜通透性发生变化，服用后常引起腹泻。

二、临床表现

1. 起病及病程　急性腹泻起病急骤，病程较短，多为感染或食物中毒所致慢性腹泻起病缓慢，病程较长，多见于慢性感染、非特异性炎症、吸收不良功能障碍、肠道肿瘤或神经功能紊乱等。

2. 腹泻次数及粪便性质　急性感染性腹泻常有不洁饮食史，于进食后 24 h 内发病，每天排便数次甚至数十次，多呈糊状或水样便，少数为脓血便。慢性腹泻表现为每天排便次数增多，可为稀便，亦可带黏液脓血，见于慢性细菌性疾病、炎症性肠病及结肠、直肠癌等。阿米巴疾病的粪便呈暗红色或果酱样。粪便中带黏液而无异常发现者常见于肠易激综合征。

3. 腹泻与腹痛的关系　急性腹泻常有腹痛，尤以感染性腹泻较为明显；小肠疾病的腹泻，疼痛常在脐周，便后腹痛缓解不明显；结肠病变疼痛多在下腹，便后疼痛常可缓解；分泌性腹泻往往无明显腹痛。

4. 伴随症状　①伴发热者可见于急性细菌性痢疾、伤寒或副伤寒、肠结核、肠道恶性淋巴瘤、溃疡性结肠炎急性发作期、败血症等；②伴里急后重者见于结肠直肠病变为主者，如急性痢疾、直肠炎症或肿瘤等；③伴明显消瘦者多见于小肠病变为主者，如胃肠道恶性肿瘤及吸收不良综合征；④伴皮疹或皮下出血者见于败血症、伤寒或副伤寒、麻疹、过敏性紫癜、糙皮病等；⑤伴腹部肿块者见于胃肠恶性肿瘤、肠结核、Crohn 病及血吸虫性肉芽肿；⑥伴重度失水者常见于分泌性腹泻，如霍乱、细菌性食物中毒或尿毒症等；⑦伴关节痛或肿胀者见于 Crohn 病、溃疡性结肠炎、系统性红斑狼疮等。

三、问诊要点

1. 起病经过　腹泻的起病情况、病程，对老年患者应了解有无大便失禁。

2. 病史　有无不洁饮食、过食生冷、辛辣刺激、油腻食物史；共餐者有无群集发病。药物、饮酒、旅行、手术、既往病史及地区和家族中的发病情况。

3. 腹泻的特点　腹泻的次数与大便量，大便的性状与臭味，是否有脂泻与脓血便等；患者一般情况（头晕、心悸、出汗、晕厥）变化等。

4. 相关因素　腹泻加重、缓解的因素如与进食、油腻食物的关系，以及禁食、抗生素的作用等。有无紧张、焦虑等因素。

5. 伴随症状　如腹痛、发热、里急后重、失水、消瘦、乏力、贫血、水肿、营养不良等。

6. 诊治情况　①常规化验，血、尿、粪常规，肝肾功能、血糖、血脂、血电解质、病毒性肝炎；②标志物，胃镜、肠镜、胶囊内镜、腹部超声、腹部 CT；③治疗情况。

第四节　便　秘

便秘（constipation）是指排便困难或费力、排便不畅、排便次数减少、粪便干结量少。便秘是临床上常见的症状，女性多于男性；随着年龄的增长，患病率明显增加，老年患者便秘多长期持续存在，影响生活质量，病因多样，以肠道疾病最为常见，但诊断时应慎重排除其他病因。

一、病因及发病机制

便秘的病因很多，可分为器质性和功能性便秘两大类。功能性便秘的病因包括进食纤维素类食物过少、饮水少、生活环境改变、排便习惯受到干扰、滥用强泻药、肠道易激综合征等。器质性便秘的病因见表63-7。

表63-7　器质性便秘的病因

病因	相关疾病与药物
机械梗阻或狭窄	肛门狭窄、结直肠癌、结直肠外压、肠道狭窄
代谢及内分泌疾病	糖尿病、重金属中毒、高钙血症、甲状腺功能减退、低钾血症、垂体功能减退、嗜铬细胞瘤、卟啉病、妊娠
神经及肌肉病变	淀粉样变性、自主神经病变、皮肌炎、假性肠梗阻、多发性硬化、帕金森病、脊髓损伤、中风
其他	结肠冗长
药物	制酸剂、抗胆碱能药物、解痉药、抗肿瘤药、钙通道阻滞剂、利尿剂、5-羟色胺拮抗剂、铁剂、非甾体抗炎药、阿片激动剂

便秘的危险因素有女性、老年、低收入、低教育、少活动、经常使用药物者。

食物在消化道经消化吸收后，剩余的食糜残渣从小肠运至结肠，在结肠内再将大部分的水分与电解质吸收形成粪团，最后运至乙状结肠及直肠，通过一系列的排便活动将粪便排出体外。从形成粪团到产生便意和排便动作的各个环节，均可因神经系统活动异常、肠平滑肌病变及肛门括约肌功能异常而致便秘；就排便过程而言，其生理活动包括：①粪团在直肠内膨胀所致的机械性刺激，引起便意及排便反射和随后一系列肌肉活动；②直肠平滑肌的推动性收缩；③肛门内、外括约肌的松弛；④腹肌与膈收缩使腹压增高，最后将粪便排出体外。若上述的某一环节存在缺陷即可导致便秘。

功能性便秘从病理生理角度可分为：正常传输型和慢传输型，出口梗阻型和混合型便秘。正常传输型便秘时摄入食物过少或纤维素及水分不足，致肠内的食糜和粪团的量不足以刺激肠道的正常蠕动。慢传输型便秘时结肠动力降低，肠内容物通过缓慢，直肠充盈速度减慢，导致直肠反应性降低，肠内容物在结肠滞留时间过长，水分过度吸收，粪便干结，加重排便困难。出口梗阻时直肠壁正常的感觉功能异常；肛门直肠抑制反射减退或消失；排便时的协调动作障碍。混合型便秘时同时存在慢传输型和出口梗阻型障碍。

二、临 床 表 现

1. 次数与频率　健康人排便次数多为1～2次/d或1次/1～2 d，粪便多为成形或为软便；少数健康人的排便次数可达3次/d或1次/3 d，粪便可呈半成形或腊肠样硬便。故不能以每天排便1次作为正常排便的标准，而更应重视患者排便是否困难及粪便性状的改变。焦虑患者常以不能每天排大便，而以此

为便秘就诊,应予以解释。

2. 主要症状　排便困难、粪便干结、便不尽感及大便不畅是便秘的主要症状,其症状频率百分比分别约为 80%、72%、54% 及 40%;经常性排便频率减少(<2 ~ 3 次/周)在便秘患者的症状中仅占 35% 左右。便秘患者症状轻者,不影响生活,通过短时间调整或用药即可;症状重且持续时,可严重影响工作、生活,依赖泻剂药,甚至治疗无效。

3. 急性与慢性　急性便秘可有原发性疾病的临床表现,患者多有腹痛、腹胀,甚至恶心、呕吐,多见于各种原因的肠梗阻;慢性便秘多无特殊表现,部分患者诉口苦、食欲减退、腹胀、下腹不适或有头晕、头痛、疲乏等症状,但一般都不重。排出粪便坚硬如羊粪,排便时可有左腹部或下腹痉挛性痛与下坠感,常可在左下腹触及痉挛的乙状结肠。排便困难严重者可因痔加重及肛裂而有大便带血或便血,患者亦可因此紧张、焦虑。

4. 伴随症状　便秘伴随症状可轻可重。①伴呕吐、腹胀、肠绞痛等,可能为各种原因引起的肠梗阻;②伴腹部肿块者应注意结肠肿瘤,但勿将左下腹痉挛的乙状结肠误认为肿瘤,痉挛或充盈的乙状结肠触诊似腊肠状,可随排便而消失,肠结核及 Crohn 病等亦可因肠粘连形成肿块;③便秘与腹泻交替者应注意肠结核、肠易激综合征;④伴生活条件改变、精神紧张出现便秘,多为功能性便秘。

三、问 诊 要 点

1. 排便情况　排大便是否困难、费力、频度、性状、排便量等,需用手法辅助的频率。

2. 便秘的起病与病程　如是否于腹泻之后发生,持续或间歇发作,是否因精神紧张、工作压力诱发,是否有饮食及生活习惯改变等。

3. 用药情况　常用的药物种类、名称、疗程与效果,是否长期服用泻剂,对泻剂是否依赖。

4. 病史　是否有腹部、盆腔手术史及其他疾病史。

5. 伴随症状　有无恶心、呕吐、腹胀、痉挛性腹痛、腹部肿块、肠型、便血、贫血等。一般情况的变化如体重、饮食和精神睡眠的变化等。

6. 诊治情况　①常规化验,血、粪常规,粪隐血试验、血糖、血钙、癌胚抗原;②肠镜、胃肠钡餐、钡剂灌肠、腹部超声、腹部 CT;③治疗情况。

第五节　便　血

便血(hematochezia)与黑便(melena)是消化道出血的常见症状,血液由肛门排出,颜色鲜红或暗红称为便血,黑色者称为黑便,其粪便颜色的差别多与消化道出血部位有关。少量出血不造成粪便颜色改变,需经隐血试验才能确定者,称为隐血(occult blood)。

一、病因及发病机制

引起消化道出血的病因甚多,由于出血部位不同,表现方式则有差异。Treitz 韧带以近为上消化道,Treitz 韧带至回盲瓣为中消化道,回盲瓣以远为下消化道。下消化道出血,鲜红或暗红血液可随肠蠕动较快从肛门排出,因此便血多提示下消化道出血;但上消化道致命性出血时(>1 000 ml),大量血液除以呕血方式表现外,也可在短期从肛门排出,表现为便血。上、中消化道出血量不多时,血红蛋白与胃酸作用形成酸化正铁血红蛋白、与肠道内硫化物结合形成硫化亚铁,待从肛门排出时,粪便多呈黑色。因此黑便多提示上、中消化道少至中量出血;但下消化道少至中量出血、粪便在肠道滞留较久后排出,也可呈黑色。因此,从高概率角度,便血与黑便分别反映下、上消化道出血,但其形成机制提示低概率原因及部位不能忽略。各种疾病影响凝血功能时,可能出现以某段消化道为主的出血,也可导致全消化道弥散性出血。

二、临床表现

（一）便血、黑便与隐血便

1. 便血　便血量少时，仅手纸上少量血迹或黄色大便外裹少量血液；也有患者便后肛门滴血；当血液与粪便混在一起排出，可呈酱红色或咖啡色的血性大便；当消化道出血量大，可排出大量鲜血，粪质较少。

2. 黑便　消化道出血所致黑便常因附有黏液而发亮，类似柏油，故又称柏油便，可闻及血腥味。与之不同的是，服用铁剂、炭粉及中药等药物也可使粪便变黑，但一般为灰黑色无光泽；食用动物血、猪肝等也可使粪便呈黑色，但没有血腥味。鉴别困难时，可通过隐血试验以资鉴别。

3. 隐血便　每日5 ml以下的消化道出血，无肉眼可见的粪便颜色改变者称为隐血便，隐血便须用隐血试验才能确定。

（二）常见相关疾病的临床症状要点

1. 消化性溃疡　多位于上消化道，并发出血时，多表现为黑便；该病一般呈慢性、周期性与节律性上腹痛，出血后疼痛可减轻。

2. Dieulafoy综合征　上消化道多见，因恒径动脉破裂，常表现为呕血和排大量鲜血便。

3. 胆道出血　常伴有上腹绞痛及黄疸，出血活动期，黄疸明显升高。

4. 细菌性痢疾　腹痛时排血便或脓血便，便后腹痛减轻，多有黏液脓性鲜血便、发热。

5. 溃疡性结肠炎　轻者仅有黏液血便，重者可呈酱红色或咖啡色的血性大便。

6. 阿米巴痢疾　粪便多为暗红色果酱样的脓血便，常伴有腹痛。

7. 急性出血性坏死性肠炎　可排出洗肉水样血便，并有特殊的腥臭味。

8. 结直肠癌　便血、便秘、腹痛、低位肠梗阻、贫血、消瘦、腹部包块。

9. 结直肠息肉　便血、黑便、贫血，少有腹痛。

10. 痔、肛裂　血色鲜红不与粪便混合，仅黏附于粪便表面或于排便前后有鲜血滴出或喷射出者，提示为肛门或肛管疾病出血。

（三）伴随症状

1. 伴腹痛　除消化性溃疡、胆道出血、细菌性痢疾、阿米巴痢疾、溃疡性结肠炎、急性出血性、Notes坏死性肠炎、结直肠肿瘤外，便血/黑便伴腹痛，还可见于肠套叠、肠系膜血栓形成或栓塞等。

2. 伴里急后重　即肛门坠胀感。常觉排便未净，排便频繁，但每次排便量甚少，且排便后未见轻松，提示为肛门、直肠疾病，见于痢疾、直肠炎及直肠癌。

3. 伴发热　常见于传染性疾病，如菌痢、伤寒、败血症、流行性出血热、钩端螺旋体病或部分恶性肿瘤，如肠道淋巴瘤、白血病等。

4. 伴全身出血倾向　皮肤黏膜出血者，可见于急性传染性疾病及血液疾病，如重症肝炎、流行性出血热、白血病、过敏性紫癜、血友病等。

5. 伴皮肤改变　皮肤有蜘蛛痣及肝掌者，便血可能与肝硬化门静脉高压有关。皮肤与黏膜出现成簇的毛细血管扩张，提示便血可能由遗传性毛细血管扩张症所致。

6. 伴腹部肿块　应考虑肠道恶性淋巴瘤、结肠癌、肠结核、肠套叠及Crohn病等。

三、问诊要点

1. 病史　有无不洁饮食、过食生冷、辛辣刺激、动物血等食物史；共餐者是否发病。饮酒史、服药史、既往病史、内镜治疗史及手术史。

2. 排便特点　便血、黑便的颜色及其与大便的关系。便血、黑便的量。

3. 伴随症状　如腹痛、里急后重、黄疸、发热、肿块、梗阻、全身出血等。

4. 患者一般情况　头晕、心悸、出汗、晕厥等情况。

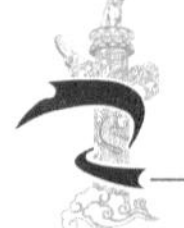

5. 诊治情况 ①常规化验,血、尿、粪常规,肝肾功能、血糖、血脂、病毒性肝炎标志物;②胃肠镜、胶囊内镜、腹部超声、腹部CT;③治疗情况。

第六节 肝 大

肝大(hepatomegaly)可由许多疾病引起,是临床上一个重要体征。正常肝大小为长径25 cm,上下径15 cm,前后径16 cm。中国成年男性的肝平均重1 342 g,女性1 234 g,约占体重1/50,胎儿和新生儿的肝相对的较成人大,约占体重1/20。正常肝上界与膈穹窿一致,在右侧腋中线起于第7肋,至右锁骨中线平第5肋,再向左至前正中线后越过胸骨体与剑突交界处,至左锁骨中线稍内侧平第5肋间隙。肝的下界与肝前缘一致,在右侧腋中线起自第11肋,沿右侧肋弓下缘至第9肋软骨尖处,离开肋弓,斜向左上方达剑突之下,在前正中线超出剑突以下约3 cm。如果超出上述范围,称之为肝大。

一、病因及发病机制

根据感染与否可将肝大分为感染性与非感染性两大类。

(一)感染性肝大

1. 病毒性感染 甲型、乙型、丙型、丁型和戊型、己型、庚型病毒性肝炎,传染性单核细胞增多症,黄热病病毒、风疹病毒、巨细胞病毒、单纯疱疹病毒、柯萨奇病毒、腺病毒、带状疱疹病毒、麻疹病毒等感染。

2. 衣原体性感染 如鹦鹉热等。

3. 立克次性感染 斑疹伤寒、Q热等。

4. 细菌性感染 急性梗阻性化脓性胆管炎、慢性胆管炎、原发性硬化性胆管炎、细菌性肝脓肿、肝结核等。

5. 螺旋体性感染 钩端螺旋体病、回归热、肝梅毒、莱姆病等。

6. 真菌性感染 放线菌病、芽生菌病、球孢子菌病、隐球菌病、组织胞浆菌病、念珠菌病、曲菌病、毛霉菌病等。

7. 原虫性感染 阿米巴性肝脓肿、黑热病、疟疾、弓形虫病、锥虫病、梨形鞭毛虫病等。

8. 蠕虫性感染 血吸虫病、华支睾吸虫病、胆道蛔虫病、蛔虫性肝脓肿、棘球蚴病、后睾吸虫病、肝片形吸虫病、弓首蛔蚴病、毛细线虫病、粪圆线虫病、肺吸虫病等。

(二)非感染性肝大

1. 中毒性 可由四氯化碳、氯仿、酒精、酚、萘、苯、对乙酰氨基酚、丙戊酸钠、重金属、磷、砷、异硫氰基化合物、三硝基甲苯、单胺氧化化酶抑制剂、对氨基水杨酸盐、吡嗪酰胺、乙硫异烟胺、硫唑嘌呤、甲氨蝶呤、双环己乙哌啶、胺碘酮、氨酚喹啉、氧化钍、聚氯乙烯、黄曲霉素、毒蕈、异烟肼、辛可芬、保泰松、利福平、四环素、双醋酚酊、氯丙嗪、甲睾酮、口服避孕药、酮康唑、甲基多巴、苯妥英钠、苯巴比妥、呋喃坦啶、磺胺药、硫脲类、苯乙双胍等引起。

2. 淤血性 充血性心力衰竭、三尖瓣狭窄或关闭不全、心肌炎或心肌病、先天性心脏病、缩窄性心包炎、心脏压塞、肝静脉阻塞等。

3. 胆汁淤积 肝内胆汁淤积、肝外胆汁淤积、胆总管结石、胆管癌、胰头癌、壶腹癌等。

4. 代谢障碍 脂肪肝、脑病合并内脏脂肪变性综合征、妊娠期急性脂肪肝、肝淀粉样变性、肝豆状核变性、血色病、卟啉病、肝糖原过多症、类脂组织细胞增多症、家族性脾性贫血、胆固醇酯贮积病、神经节苷脂病、黏多糖沉着症、半乳糖血症、遗传性果糖不耐症、囊性纤维化、α_1 抗胰蛋白酶缺缺乏症、酪氨酸代谢紊乱症等。

5. 肝硬化 门脉性、血吸虫性、坏死后性、原发性胆汁性、继发性胆汁性、心源性肝硬化等。

6. 肿瘤和囊肿　原发性肝癌、继发性肝癌、肝母细胞瘤、类癌、肝混合瘤、肝腺瘤、囊腺瘤、肝血管肉瘤、肝血管内皮瘤、肝海绵状血管瘤、成人肝多囊病、非寄生虫性肝囊肿等。

7. 其他　如肉芽肿性肝病、结节病、自身免疫性肝炎、肝血肿、各种血液病、多发性骨髓瘤、骨髓纤维化、艾滋病等。

二、临床表现

1. 病毒性肝炎　病毒性肝炎导致肝大者常有与病毒性肝炎患者密切接触、不洁饮食或输血、药物注射史。临床表现为乏力、食欲缺乏、恶心、腹胀、肝区疼痛等，体征有肝大、肝区疼痛、黄疸等，肝功能检查血清酶学活力增高，血清学检查可检测到各型肝炎（甲、乙、丙、丁、戊、己、庚型）病毒抗原或抗体。

2. 中毒性肝炎　发病前常有药物或毒物接触史，而后出现肝大、发热、皮疹、肝区疼痛、黄疸等症状。中毒性肝炎还伴有其他脏器功能损害的表现，末梢血嗜酸性粒细胞增多，而各型病毒性肝炎的血清抗原或抗体检测多为阴性。停用有关药物或停止接触有关毒物后一般可恢复正常，但再次接触该药物或毒物时又出现相同症状。

3. 肝脓肿　肝脓肿一般起病较缓慢，因有明显的炎症表现而常有畏寒、发热，然后出现肝区疼痛、肝大，肝表面光滑，有压痛、叩击痛，相应腹壁常有水肿，外周血白细胞及中性粒细胞计数增高。超声检查、放射性核素、CT 扫描等辅助检查可协助诊断，必要时可行诊断性穿刺检查。

4. 原发性或转移性肝癌　原发性肝癌患者年龄多在 40 岁以上，男性多见，起病缓慢，临床表现有消瘦、食欲减退、肝区疼痛、发热、黄疸等，肝可显著增大，质地坚韧，可扪及结节。原发性肝癌患者血清甲胎蛋白值常升高，血清碱性磷酸酶、γ-谷氨酰转移酶、癌胚抗原也可升高，腹部 B 超、CT、放射性核素、MRI 等辅助检查可发现癌灶；转移性肝癌时，B 超等检查在肝实质内常可见到多个大小不等的癌灶。

5. 肝囊肿　肝囊肿患者临床常无明显症状或仅有上腹部不适等非特异性症状，多为先天形成，少数为后天获得。超声波、CT、MRI 等检查可发现肝内液性暗区，边缘清晰，发生钙化时可见强回声光团。

6. 其他　肝的位置与性别、年龄、体型有关，可随呼吸、内脏活动及体位的不同而发生一定程度的改变，站立位及吸气时下降，仰卧位和呼气时上升，在平静呼吸时升降之差约 3 cm，5 岁以下儿童、多饮水、饭后、晚间、运动后、高原生活 2 个月以上的人，在肋缘下 1 ~ 2 cm，肝常可被触及，边缘锐利，质软，无压痛。有时肋下触到的肝不是由于肝大，而是由于肝位置下移，此可见于经产妇女腹壁松弛者、歌唱或演奏者横膈运动过分发达、肺气肿、右胸腔大量积液、膈下脓肿者。有时胆囊肿大、横结肠肿瘤、胰腺囊肿、胃癌、右肾下垂、右肾积水、右肾囊肿、嗜铬细胞瘤等也可被误认为肝大，但呼吸移动度不如肝大，边缘不如肝清晰，故应结合病史，肝的位置、形态、质地、呼吸移动度、有否压痛及其他检查结果来确定病理性肝大。

三、问诊要点

1. 病史　有无不洁饮食、疫源接触史、药物毒物接触史、动物血等食物史。饮酒史、服药史、妊娠、既往基础病史等。

2. 伴随症状　如腹痛、里急后重、黄疸、发热、肿块、梗阻、全身出血等。

3. 诊治情况　①常规化验，血、尿、粪常规，肝肾功能、血糖、血脂、病毒性肝炎标志物；②胃镜、肠镜、胶囊内镜、腹部超声、腹部 CT；③治疗情况。

第七节　黄　疸

黄疸（jaundice）是由于血清中胆红素升高致使皮肤、巩膜和黏膜黄染的体征。正常胆红素最高为 17.1［μmol/L（1.0 mg/dl）］，其中结合胆红素 3.42 μmol/L，非结合胆红素 13.68 μmol/L，胆红素在

17.1～34.2 μmol/L,临床不易察觉,称为隐性黄疸,超过34.2 mol/L(2.0 mg/dl)时即出现黄疸。常见症状与体征是由于胆红素代谢障碍而引起血清内胆红素浓度升高所致。临床上表现为巩膜、黏膜、皮肤及其他组织被染成黄色。因巩膜含有较多的弹性硬蛋白,与胆红素有较强的亲和力,故黄疸患者巩膜黄染常先于黏膜、皮肤而首先被察觉。

正常人每日由红细胞破坏生成的血红蛋白约7.5 g,生成胆红素4 275 μmol/L(250 mg),占总胆红素的80%～85%。另外171～513 μmol/L(10～30 mg)的胆红素并非来自衰老的红细胞,而来源于骨髓幼稚红细胞的血红蛋白和肝内含有亚铁血红素的蛋白质,如过氧化氢酶、过氧化物酶及细胞色素氧化酶与肌红蛋白等。这些胆红素称为旁路胆红素,占总胆红素的15%～20%。

上述形成的胆红素称为游离胆红素或非结合胆红素(unconjugated bilirubin,UCB)与血清蛋白结合而输送,不溶于水,不能从肾小球滤出,故尿液中不出现游离胆红素。非结合胆红素通过血循环运输至肝后,在血窦与白蛋白分离并经Disse间隙被肝细胞所摄取。结合胆红素经高尔基复合体运输至毛细胆管微突、细胆管、胆管而排入肠道。从胆汁中排出的胆红素绝大多数为双酯胆红素。结合胆红素为水溶性,可通过肾小球滤过从尿中排出。结合胆红素进入肠道后,由肠道细菌的脱氢作用还原为尿胆原(总量为68～473 μmol),尿胆原的大部分氧化为尿胆素从粪便中排出称为粪胆素。小部分(10%～20%)在肠内被吸收,经肝门静脉回到肝内,其中的大部分再转变为结合胆红素,又随胆汁排入肠内,形成"胆红素的肠肝循环"。被吸收回肝的小部分尿胆原经体循环由肾排出体外,每日不超过6.8 pmol(4 mg),见图63-1。

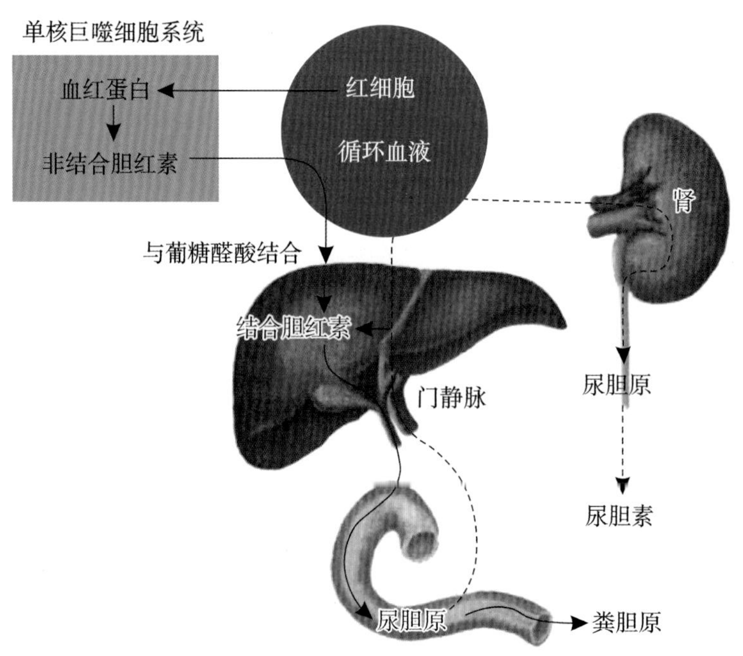

图63-1 **胆红素的代谢**

正常情况下,血中胆红素浓度保持相对恒定,总胆红素(total bilirubin,TBil)1.7～17.1 μmol/L(0.1～1.0 mg/dl),其中结合胆红素(conjugated bilirubin,CBil)0～3.42 μmol/L(0～0.2 mg/dl),非结合胆红素(unconjugated bilirubin,UCB)1.7～3.68 μmol/L(0.1～0.8 mg/dl)。

黄疸的分类见表63-8。

表63-8 **黄疸的分类**

项目	类型
按病因学分类	溶血性黄疸、肝细胞性黄疸、胆汁淤积性黄疸、先天性非溶血性黄疸
按胆红素性质分类	以UCB增高为主的黄疸、以CBil增高为主的黄疸

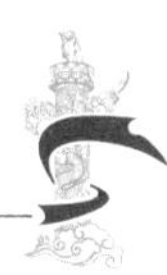

一、病因及发病机制

(一)溶血性黄疸

主要病因有:①先天性溶血性贫血,如珠蛋白生成障碍性贫血、遗传性球形红细胞增多症;②后天性获得性溶血性贫血,如自身免疫性溶血性贫血、新生儿溶血、不同血型输血后的溶血以及蚕豆病、伯氨喹、蛇毒、毒蕈、阵发性睡眠性血红蛋白尿等。

大量红细胞破坏,循环中大量的UCB超过肝细胞的摄取、结合与排泌能力,使UCB在血中潴留,超过正常水平而出现黄疸。

(二)肝细胞性黄疸

主要病因有各种类型肝炎病毒、酒精、药物、毒物、细菌毒素和促炎症因子、自身抗体(抗线粒体抗体、核周抗中性粒细胞细胞质抗体、抗胆管上皮碳酸酐酶抗体)、移植物抗宿主病、淋巴瘤、寄生虫(钩端螺旋体、血吸虫)、铜及铁代谢异常、肝缺血再灌注、败血症、妊娠、全胃肠外营养等。损伤的肝细胞难以摄取胆红素,对其结合及排泄功能降低,毛细胆管受损,胆栓形成,胆汁排泄受阻而反流进入血循环中,故血中UCB及CBil均可增加。

(三)胆汁淤积性黄疸

胆汁淤积(cholestasis)是胆汁生成和(或)胆汁流动障碍所致的临床和生化异常综合征,可分为肝内及肝外两大类。

1. 肝内胆汁淤积性黄疸　也可称为胆汁淤积性肝病。常见病因与肝细胞性黄疸相同。

2. 肝外胆汁淤积性黄疸　常见病因有肝外胆管结石、狭窄、炎性水肿、癌栓、寄生虫病(如华支睾吸虫病)等。由于胆道阻塞,阻塞上方的压力升高,胆管扩张,最后导致小胆管与毛细胆管破裂,胆汁中的胆红素反流入血。

(四)先天性非溶血性黄疸

肝细胞对胆红素的摄取、结合和排泄有缺陷所致的黄疸,临床上较少见。①Gilbert综合征:系由肝细胞摄取UCB功能障碍及微粒体内葡糖醛酸转移酶不足,致血中UCB增高而出现黄疸。②Crigler-Najjar综合征:系由肝细胞缺乏葡糖醛酸转移酶,致UCB不能形成CBil,导致血中UCB增多而出现黄疸。本病由于血中UCB甚高,故可产生核黄疸(nuclear jaundice),见于新生儿,预后极差。③肝细胞对摄取UCB和排泄CBil存在先天性障碍致血中胆红素增高而出现黄疸。④Dubin-Johnson综合征:系由肝细胞对CBil及某些阴离子(如靛青绿、X射线造影剂)向毛细胆管排泄发生障碍致血清CBil增加而发生的黄疸。

二、临床表现

黄疸可根据血生化及尿常规检查做出初步分类,再根据临床表现及辅助检查确定病因和性质。3种黄疸的各自临床及实验室特点见表63-9。

表63-9　3种黄疸的各自临床及实验室特点

项目	溶血性黄疸	肝细胞性黄疸	胆汁淤积性黄疸
皮肤颜色	浅柠檬色	浅黄至深黄	暗黄或黄绿色
皮肤瘙痒	无	轻度	明显
大便颜色	加深	加深	色浅或白陶土色
尿颜色	酱油或茶色	色深	色深
其他症状	发热、寒战、头痛、呕吐、腰痛;贫血,脾大	疲乏、食欲减退、腹泻、水肿,严重者可有出血倾向	可有腹痛、发热、心动过缓

续表 63-9

项目	溶血性黄疸	肝细胞性黄疸	胆汁淤积性黄疸
TBil	升高	升高	升高
DBil	正常	升高	明显升高
DBil/TBil	<20%	>20% ~ <60%	>60%
ALT、AST	正常	明显升高	可升高
ALP	正常	升高	明显升高
GGT	正常	升高	明显升高
尿胆原	升高	轻度升高	降低或消失
尿胆红素	-	+	++

注:TBil 为总胆红素;DBil 为直接胆红素;ALT 为丙氨酸转氨酶(又称谷丙转氨酶,GPT);AST 为天冬氨酸转氨酶(又称谷草转氨酶,GOT);ALP 为碱性磷酸酶;GGT 为 γ-谷酰胺转移酶。

三、问诊要点

1. 确定有无黄疸　患者所述黄疸应与皮肤苍黄、球结膜下脂肪及胡萝卜素血症等相区别(详见眼部检查)。注意询问尿色变化,以利于核实。

2. 黄疸的起病情况　急起抑或缓起,持续的时间与演变情况。

3. 病史　有否群体发病、外出旅游、药物使用、长期酗酒、寄生虫感染、肝胆胰疾病及手术史。

4. 黄疸伴随的症状　有无胃肠道症状、皮肤瘙痒、视力障碍、发热、腹痛等。

5. 黄疸对全身健康的影响　肝细胞性黄疸的深度与肝功损害程度呈正相关,先天性胆红素代谢障碍全身情况较好。

6. 诊治情况　①常规化验,血、尿、粪常规,粪隐血试验、肝肾功能、血糖、血脂、甲胎蛋白;②腹部超声、CT、磁共振胰胆管成像;③治疗情况。

第八节　食欲异常

食物摄取受下丘脑的两个中枢调节,即腹外侧的“摄食中枢”和腹内侧的“饱食中枢”,后者在进食之后产生饱的感觉,可抑制前者的活动,脑肠肽缩胆囊素(cholecystokinin,CCK)似乎有饱食作用,可能参与摄食行为调节,食欲异常。包括食欲缺乏(anorexia)、食欲亢进(hyperphagia)、食欲反常(abnormal appetite),可由消化系统疾病引起,也可由消化系统以外的其他系统疾病或饮食中枢疾患所致。①引起食欲缺乏的疾病通常有急慢性胃炎、溃疡病、胃痛、肠结核、胆囊炎、肝炎、肝硬化、肝癌、严重贫血、低钾血症、甲状腺功能减退、肾上腺皮质功能减退、脑垂体功能低下、药物作用、减肥强迫症等;②食欲亢进,如甲状腺功能亢进、糖尿病、下丘脑肿瘤等则会导致食欲亢进;③异食癖则会出现食欲异常。

一、病因及发病机制

(一)食欲缺乏

1. 消化系统疾病　如急性肝炎,食欲缺乏可发生在黄疸出现之前的肝炎,食欲缺乏可能为很突出的症状。急、慢性胃炎,特别是慢性萎缩性胃炎可引起严重的食欲缺乏、肠道疾病如肠结核、肠伤寒、慢性痢

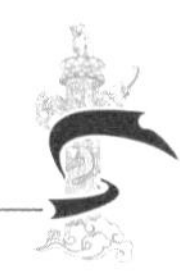

疾及结肠癌均可致食欲缺乏。

2. 胃肠外疾病　任何部位的慢性疼痛都可致食欲缺乏。各种原因引起的发热、低血钠、低血氯以及酸中毒，右心力衰竭所致的消化系统淤血都可致食欲缺乏。食欲缺乏可以是尿毒症、呼吸衰竭和各种内分泌系统疾病、甲状腺功能减退、肾上腺皮质功能不全、垂体功能低下等的主要症状。另外，有些药物如抗高血压药、利尿剂、洋地黄、阿司匹林、四环素、氯霉素以及麻醉镇痛药等均可引起食欲缺乏。

3. 神经精神因素　忧郁时常伴食欲缺乏，情绪烦乱、厌烦或不愉快的情景，视觉、嗅觉、味觉等都可影响食欲，精神病患者可拒食。

（二）食欲亢进

多见于内分泌及代谢性疾病如糖尿病、甲状腺功能亢进、胰岛素瘤、皮质醇增多症、嗜铬细胞瘤、巨人症与肢端肥大症、下丘脑综合征等。

（三）食欲反常

多为神经精神因素所致。

1. 神经性厌食症　神经性厌食症是一种慢性进食障碍类疾病，其主要特点是特殊的精神心理变态、躯体印象障碍、自我造成的进食过少、严重的营养不良和体重丢失以及闭经。

2. 发作性贪食　发作性贪食见于某些神经官能症的患者，特别见于某些歇斯底里性格的年轻女性。患者反复出现不可抑制的暴食行为，短时间内迅速吃光大量食物，作为欲求不满的代偿行为。

食欲异常提示的疾病：①食欲旺盛且容易饥饿，身体日渐消瘦，伴有口渴、多饮、多尿，这很可能是患了糖尿病；②近期内食欲旺盛，但体重下降，并伴有乏力、怕热、易出汗、易激动等症状，如果出现眼球饱满并稍微向外凸出，可能患有甲状腺功能亢进；③进食大量油腻食物之后，出现食欲明显减退，并伴有腹胀、胸闷、阵发性腹痛等症状，则可能是消化不良造成的伤食，若食欲尚可，进食油腻食物后，出现右上腹疼痛，这可能是胆囊出了毛病；④暴饮暴食后突然发生上腹部剧痛，同时伴有恶心、呕吐、发热，服用止痛剂不能缓解症状，可能是急性胰腺炎的表现；⑤突然食欲减退，见食生厌，尤其是见了油腻食物就恶心，全身疲乏，腰酸无力，尿色深黄如浓茶，并见眼白发黄，可能是患了病毒性肝炎；⑥食欲差，见食生厌，大便不正常，进食油腻食物就腹泻，这是消化不良的表现；⑦食欲不正常并有腹胀，且多在食后加重，平卧时腹胀可减轻，并伴有恶心、胃痛等症状，这可能是患了胃下垂；⑧40 岁以上的人，在没有任何原因的情况下，食后腹部饱胀，同时伴有倦怠、食欲下降，身体日渐消瘦，可能是患了食管癌或胃癌，应及早去医院诊治。

二、临床表现

（一）食欲缺乏

应与畏食相鉴别，后者是因为各种原因不进食，如口部疾病引起咀嚼和吞咽时疼痛，食管疾病引起咽下困难或咽下痛。胰腺炎、胆囊炎及肠缺血综合征均表现为食后腹痛而惧怕进食。

1. 短时间内发生的食欲缺乏　常由于精神紧张、心情不畅、发热。服用某些药物等引起，诱因去除后，食欲缺乏即可消失。如药物引起的食欲缺乏，多在停药后 2～3 d 消失，若停药后症状不缓解，则应考虑其他可能。长时间食欲缺乏，进行性加重而诱因不明者，应积极寻找诱因。

2. 顽固性食欲缺乏　特别是伴有体重下降者，除神经性厌食外，多由器质性疾病引起，如活动性结核、活动性肝炎、肝硬化、慢性萎缩性胃炎、尿毒症、肾上腺功能不全［如艾迪生病（Addison disease）］、垂体功能不全［如席汉综合征（Sheehan syndrome）］、恶性肿瘤（尤其是消化系统肿瘤）等。

3. 糖尿病、甲状腺功能亢进　一旦发生食欲缺乏应考虑有严重并发症发生，如糖尿病酮症酸中毒、甲状腺危象。老年甲状腺功能亢进患者也有以食欲缺乏为主要临床表现者。

（二）食欲亢进

食欲亢进在症状学中不算常见症状，它的出现多提示有内分泌代谢性疾病，而且除糖尿病外，多表示内分泌功能亢进性疾病。对食欲亢进的鉴别诊断，应着眼于引起食欲亢进的各种内分泌疾病的临床特点上。

1. 糖尿病食欲亢进的特点　①食量大，每餐可达0.5～1.0 kg，菜肴也比常人多一倍以上，一日进餐可达5次以上，患者有饥饿的恐惧感；②多见于40岁以上的肥胖者；③食量常不知不觉地逐渐增加，在青少年型多食可较快出现，易被感知是病态；④烦渴多饮、多食、多尿、消瘦及乏力（三多一少）是糖尿病的特征性表现。

2. 甲状腺功能亢进性食欲亢进的特点　①多见于青年女性，以20～40岁为最多；②食欲亢进发生缓慢，不易早期识别；③食欲亢进本身无明显特点，食量一般较糖尿病患者少；④食欲亢进而体重明显减轻，即"能吃而消瘦"，此常有助于诊断；⑤食欲亢进伴代谢亢进及脏器功能亢进如高代谢率症群、神经精神兴奋症状、心率加快、心音亢进、血压增高、腹泻等；⑥食欲亢进多伴突眼等眼征、甲状腺肿大及血管杂音。

3. 皮质醇增多症性食欲亢进的特点　①多见于成年女性；②食欲亢进常发生于疾病的早期；③疾病本身的特征性表现为向心性肥胖、皮肤菲薄、多血质、多毛、皮肤紫纹、瘀斑、皮肤感染、毛囊角化，多伴中度高血压/类固醇性糖尿病等。

4. 发作性贪食的特点　见于某些神经官能症的患者，作为欲求不满的行为，有时表现出过分摄食，特别见于某些歇斯底里性格的年轻女性。患者反复出现不可抑制的暴食冲动，短时间内迅速吃光大量食物，患者发作时并无饥饿感，食后又自我造成呕吐，尽量吐掉所进食物。

三、问诊要点

（一）食欲缺乏

1. 病史　食欲缺乏发生的缓急、持续时间以及进展情况，有无其他伴随表现如发热、恶心、呕吐、咽下困难等，有无腹泻、便秘、腹痛，有无服用药物史以及饮酒史，有无结核、胃炎、肝炎、肾脏病、糖尿病史，有无精神创伤史及明确的诱因，体重有无改变。

2. 体格检查　注意营养状况及精神状态。皮肤有无黄染、脱水、水肿、色素沉着，有无心脏增大，有无肝淤血，肝-颈静脉回流征是否阳性；有无肝硬化、脾大及腹腔积液征，有无压痛、反跳痛及肿块。

3. 诊治情况　常规行血、尿及粪便检查，有针对性地查肝功能、肾功能、血钠、钾、氯及二氧化碳结合力、血糖、红细胞沉降率。胃镜检查可解决胃部疾患的鉴别诊断问题。彩超检查可对心、肾有无病变做出诊断。

（二）食欲亢进

1. 病史　有无多饮、多食、多尿和体重减轻，有无神经精神方面的改变，多食的出现是缓慢发生的还是有较确切的发生日期，体重有无改变，有无睡眠方面的改变，排便次数有无增多。

2. 体格检查　血压有无增高，有无突眼等眼征及甲状腺肿大、血管杂音，有无神经精神兴奋症状、高代谢率症候群、心率加快、心音亢进症等。有无过度的生长发育，有无肢端肥大的表现。

3. 诊治情况　包括血糖、尿糖、基础代谢率，以及甲状腺素（thyroxine，3，5，3′，5′-tetraiodo thyronine，T_4）、三碘甲腺原氨酸（triiodothyronine，T_3）、促甲状腺激素（thyroid-stimulating hormone，TSH）等，血钠、血钾、血皮质醇、尿17-羟皮质类固醇、尿17-酮皮质类固醇等，血儿茶酚胺测定、尿24 h儿茶酚胺测定、尿24 h苦杏仁酸测定，血生长激素的多次测定，脑脊液生长激素的测定。B超可检查有无胰岛素瘤、嗜铬细胞瘤、肾上腺皮质增生等X射线平片、CT检查、气脑造影、血管造影、脑超波等可显示下丘脑有无占位性病变及病理性钙化、蝶鞍有无增大、颅骨、长骨及脊椎骨有无变化，嗜铬细胞瘤定位。

第九节　吞咽困难

吞咽困难（dysphagia）是指食物从口腔至胃、贲门运送过程中受阻而产生咽部、胸骨后或食管部位的梗阻停滞感觉。对于吞咽困难患者临床医师必须重视，器质性疾病所致的吞咽困难必须与假性吞咽困难

相区别,后者并无食管梗阻的基础病变,患者仅诉咽部、胸骨后有团块样堵塞感,但往往不能明确指出具体部位,且进食流质或固体食物均无困难,这类患者常伴有神经官能症的其他症状。吞咽困难是食管癌最常见症状,对任何有吞咽困难者,必须及早明确是否为癌所致。

一、病因及发病机制

(一)病因

1. 机械性吞咽困难

(1)腔内因素:食团过大或食管异物。

(2)管腔狭窄:①口咽部炎症,咽炎、扁桃体炎、口咽损伤(机械性、化学性)、咽白喉、咽喉结核、咽肿瘤、咽后壁脓肿等;②食管良性狭窄,良性肿瘤如平滑肌瘤、脂肪瘤、血管瘤、息肉,食管炎症如反流性食管炎、放射性食管炎、腐蚀性食管炎食管结核及真菌性感染等;③恶性肿瘤,舌癌、咽部肿瘤、食管癌等;④食管蹼,缺铁性吞咽困难(Plummer-Vinson 综合征);⑤黏膜环,食管下端黏膜环(Schatzki ring)。

(3)外压性狭窄:咽后壁肿块或水肿;甲状腺极度肿大;纵隔占位病变,如纵隔肿瘤及水肿、左心房肥大主动脉瘤等。

2. 动力性吞咽困难

(1)吞咽启动困难:口咽肌麻痹、口腔咽部炎症、脓肿、唾液缺乏,如干燥综合征。

(2)咽、食管横纹肌功能障碍:延髓麻痹、运动神经元疾病、重症肌无力、肉毒杆菌食物中毒、有机磷农药中毒、多发性肌炎、皮肌炎、甲状腺功能亢进性肌病等。

(3)食管平滑肌功能障碍:系统性硬化症、糖尿病或酒精中毒性肌病、食管痉挛、贲门失弛缓症等。

(4)其他:狂犬病、破伤风、肉毒杆菌食物中毒、缺铁性吞咽困难等某些精神心理疾病(如抑郁症、焦虑症等)都可有吞咽困难的表现。

(二)发病机制

1. 机械性咽下困难　主要是由于食管腔狭窄所致,正常食管有一定弹性,管腔可扩张至4 cm,各种原因使管腔扩张受限。如<2.5 cm时,即可出现咽下困难,<1.3 cm时,必然存在咽下困难。食管壁病变引起整个管腔狭窄者,要较局部病变引起的偏心性狭窄症状为重,外压性狭窄多属后者,出现症状一般较轻、较晚。

2. 动力性咽下困难

(1)口腔期:①神经系统疾病导致肌肉强直、瘫痪或无力,吞咽难以启动;②此外口腔的一些致痛性疾病致使患者不愿意咀嚼,不能形成适宜吞咽的食团;③唾液缺乏。

(2)咽期:双侧上运动神经元病变、髓质受损、横纹肌病变导致咽肌收缩无力;食管上括约肌开放不全或与咽肌运动不协调。

(3)食管期:①食管蠕动期间对食团运动异常敏感和严重炎症导致的食管下段狭窄是胃食管反流病发生吞咽困难的主要机制;②贲门失弛缓则多因食管平滑肌节段去神经状态,体部食管及下食管括约肌对醋甲胆碱(乙酰甲胆碱)刺激无反应,吞咽时食管体部无推进性收缩,下食管括约肌松弛障碍;③弥漫性食管痉挛的发生可能与食管下段神经-肌肉变性、对醋甲胆碱刺激产生过度食管收缩反应有关;④硬皮病等全身疾病可引起食管平滑肌收缩无力、食管异常收缩。

二、临床表现

(一)口咽性咽下困难

患者不能主动将食物从口腔转运至咽部,通常能准确定位吞咽困难的部位,常有呛咳,偶有液体反流入鼻腔,可能并发吸入性肺炎。

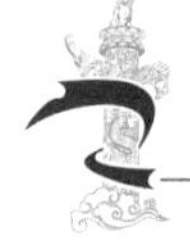

（二）食管性咽下困难

患者很难明确指出食管梗阻的部位，多有哽噎感、食物停滞或通过缓慢的感觉。咽下困难可因疾病特点伴有咽痛、胸骨后疼痛、呕吐、呕血、进食障碍及营养不良；病变位于下端食管时，患者可能无吞咽困难，但因食物不能通过贲门，潴留于食管下段，呕吐食物常无酸味。假性咽下困难并无食管梗阻的基础，而仅为一种咽、喉部阻塞感、不适感，进食无影响，有时进食反而使症状减轻。

（三）常见相关疾病的临床症状要点

1. 食管异物　可引起不同程度的咽下困难和吞咽疼痛，病史很重要。

2. 急性扁桃体炎和周围脓肿　急性起病，青少年多见，发热、咽痛，吞咽痛，扁桃体肿大、有脓性分泌物。

3. 咽后壁脓肿　幼儿多见，发热、咽痛，咽后壁充血肿胀，有脓性分泌物。

4. 反流性食管炎　典型症状有胃灼热、反酸、咽下困难及胸痛。

5. 腐蚀性食管炎　有吞入强酸、强碱等腐蚀剂史，早期因口咽、食管黏膜的水肿、溃疡、坏死、穿孔而有咽痛，吞咽痛，胸痛、吞咽困难，恶心、呕吐、发热、进食障碍及营养不良；晚期因食管狭窄而有咽下困难。

6. 念珠菌性食管炎　多见于年老体弱、长期应用抗生素或免疫抑制剂患者，可引起不同程度的吞咽困难。

7. 舌癌、喉癌、鼻咽癌　都可有吞咽困难，分别有舌痛、运动受限；声嘶、呼吸困难、咳嗽；涕血和鼻出血、鼻塞及头痛。

8. 食管癌　多见于老年男性，进行性吞咽困难。一般在半年内从干食发展到半流质、流质亦难以下咽。

9. 食管外压　大量心包积液、左心房增大、主动脉瘤、肿大的甲状腺、脊柱病变，均可导致吞咽困难，同时有其各自原发病的症状。

10. 贲门失弛缓症　缓慢起病，吞咽困难多为间歇性，可有食物反流和夜间呛咳，发病多与精神因素有关。

11. 弥漫性食管痉挛　多见于老年人，多有胸骨后疼痛和间歇性吞咽困难。

12. 硬皮病　多见于20～50岁女性患者，多有硬皮病的皮肤改变、雷诺现象。

13. 重症肌无力　症状常首先出现在眼肌，当累及延髓支配的肌肉时，患者可出现吞咽困难、咀嚼无力和饮水呛咳。

14. 延髓麻痹　可由延髓的退行性病变、颅底脑干部位肿瘤、血管性病变引起，可有吞咽困难、构音不良、呛咳、舌肌萎缩及颤动。

15. 癔症　多发生在中青年女性，有明显的情绪因素。

三、问诊要点

1. 起病经过　进行性吞咽困难是否间歇发生。

2. 伴随症状　发热、流涎、咽痛、吞咽痛、声嘶；胃灼热、反酸及胸痛；头痛、偏瘫、构音不良及意识障碍；口干、皮肤肿胀增厚；咀嚼无力、呛咳、呼吸困难、语言障碍；贫血、消瘦。

3. 其他病史　吞入异物史；吞入强酸、强碱等腐蚀剂史；长期应用抗生素或免疫抑制剂史；心脏病、甲状腺功能亢进、颅内疾病史；食管、胃手术史。

4. 诊治情况　①常规化验，血常规、肝肾功能、甲状腺功能；②喉镜、胃镜、腹部X射线平片、食管X射线造影；③治疗情况。

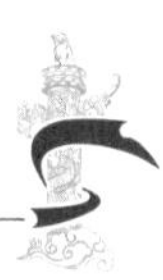

第十节　反酸与胃灼热

反酸(sour regurgitation)指胃内容物经食管反流达口咽部,口腔感觉到酸性物质;如果十二指肠内容物经胃、食管反流达口咽部,口腔感觉到出现苦味物质,称为十二指肠胃食管反流。多由于贲门功能不全和胃功能障碍逆蠕动致酸性胃液反流至口腔。胃灼热(又称烧心)是指胃部或胸骨后的烧灼感,常由胸骨下段向上伸延,是胃食管反流病最常见的症状。反酸与胃灼热常常同时出现,相互伴随。反酸与胃灼热只是症状,并非一种疾病。治疗原则应首先消除病因、合理控制和缓解症状。

一、病因及发病机制

1. 生理性　当精神紧张、过度疲劳、情绪不佳时,大脑皮质功能紊乱,不能很好地管辖胃酸分泌的神经,促使胃酸分泌增多;饮食不当,如过甜、过咸、过辣、过酸、过冷、过烫的食物都可刺激胃酸分泌增加;而某些粗粮、红薯、马铃薯等含多量淀粉、糖、酸等,会刺激胃产生大量胃酸;不易消化的食物,剩余的糖分在胃肠道里发酵,也要诱发反酸。

2. 病理性　胃酸过多也会出现反酸与胃灼热。如果反酸反复发生或长期存在,则称为胃食管反流病。如不及时治疗,可以引起更为严重的并发症,如食管糜烂、溃疡、出血、食管狭窄,甚至引发食管癌等。临床上本身有上消化道疾病,也可引起反酸与胃灼热,如患有胃食管反流、消化性溃疡、慢性胃炎等。

3. 其他　长期酗酒,喜食辛辣食物,生活不规律,不定时用餐,精神紧张,喝过多的汽水,大量吸烟,服用某些对胃有损害的药物,如非甾体抗炎药阿司匹林、吲哚美辛(消炎痛),利血平、保泰松等,外科手术,严重烧伤或细菌感染,遗传等也可刺激胃酸分泌增多。

二、临床表现

常见相关疾病的临床症状要点如下。

1. 反流性食管炎　典型症状有胃灼热、反酸,可伴吞咽困难及胸痛。

2. 消化性溃疡　除了反酸与胃灼热,常常伴有规律性腹痛、饥饿痛、黑便等。

三、问诊要点

1. 病史　有无过甜、过咸、过辣、过酸、过冷、过烫的食物等食物史,大量吸烟史。饮酒史、服药史、妊娠、既往基础病史等。

2. 伴随症状　如腹痛、里急后重、黄疸、发热、肿块、梗阻、全身出血等。

3. 诊治情况　①常规化验,血、尿、粪常规,肝肾功能、血糖、血脂、病毒性肝炎标志物;②胃镜、肠镜、胶囊内镜、腹部超声、腹部CT;③治疗情况。

第十一节　恶心与呕吐

恶心(nausea)、呕吐(vomiting)是临床常见症状,恶心为上腹部不适和紧迫欲吐的感觉可伴有迷走神经兴奋的症状,如皮肤苍白、出汗、流涎、血压降低及心动过缓等,常为呕吐的前奏,一般恶心后随之呕吐,但也可仅有恶心而无呕吐或仅有呕吐而无恶心。呕吐是通过胃的强烈收缩迫使胃或部分小肠内容物经食管、口腔而排出体外的现象。二者均为复杂的反射动作,可由多种原因引起。

一、病因及发病机制

(一)病因

引起恶心与呕吐的病因很多,按发病机制可归纳为下列几类。

1. 反射性呕吐

(1)咽部受到刺激:如吸烟、剧咳、鼻咽部炎症等。

(2)胃、十二指肠疾病:急性或慢性胃炎、消化性溃痛、功能性消化不良、急性胃扩张、幽门梗阻及十二指肠淤滞症等。

(3)肠道疾病:急性阑尾炎、各型肠梗阻、急性出血坏死性肠炎、腹型过敏性紫癜等。

(4)肝胆胰疾病:急性肝炎、肝硬化、肝淤血、急慢性胆囊炎或胰腺炎等。

(5)腹膜及肠系膜疾病:如急性腹膜炎。

(6)其他疾病:肾输尿管结石、急性肾盂肾炎、急性盆腔炎、异位妊娠破裂等,急性心肌梗死早期、心力衰竭、青光眼、屈光不正等亦可出现恶心、呕吐。

2. 中枢性呕吐

(1)神经系统疾病:①颅内感染,各种脑炎、脑膜炎、脑脓肿;②脑血管疾病,脑出血、脑栓塞、脑血栓形成、高血压脑病及偏头痛等;③颅脑损伤,脑挫裂伤、颅内血肿、蛛网膜下腔出血;④癫痫,特别是持续状态。

(2)全身性疾病:尿毒症、糖尿病酮症酸中毒、甲状腺危象、甲状旁腺危象、肾上腺皮质功能不全、低血糖、低钾血症及早孕均可引起呕吐。

(3)药物:某些抗生素、抗癌药、洋地黄、吗啡等可因兴奋呕吐中枢而致呕吐。

(4)中毒:酒精、重金属、一氧化碳、有机磷农药、鼠药等中毒均可引呕吐。

(5)精神因素:胃神经官能症、癔症、神经性厌食症等。

3. 前庭障碍性呕吐　凡呕吐伴有视力障碍、眩晕等症状者,需考虑前庭障碍性呕吐。常见疾病有迷路炎,是化脓性中耳炎的常见并发症;梅尼埃病,为突发性的旋转性眩晕伴恶心、呕吐的晕动病,一般在航空、乘船和乘车时发生。

(二)发病机制

呕吐中枢(vomiting center)位于延髓外侧网状结构的背部,分别接受来自下列3方面的信号,引发呕吐动作。①咽部、消化道、心脏、睾丸等脏器的传入冲动;②从大脑皮质、脑干、迷路系统及小脑传出的信号;③位于延髓第4脑室底侧的化学感受器触发带(chemoreceptor trigger zone,CTZ)在血脑屏障外侧感受循环中的外源性或内源性引发呕吐的各种分子,如药物(吗啡、洋地黄等)及内生代谢产物(感染、酮症、尿毒症等)的刺激,由此发出神经冲动,传至呕吐中枢。

呕吐反射涉及多种受体,主要有:①5-羟色胺3(5-hydroxytryptamine 3,5-HT3)受体激活释放多巴胺,与呕吐中枢的多巴胺2受体结合后,触发呕吐反射的系列过程,基于此设计的药物如昂丹司琼可以有效缓解化疗引起的呕吐;②位于前庭中枢及孤束核丰富的组胺1及毒蕈碱1受体,是治疗晕动、前庭功能障碍及妊娠呕吐的药物靶点;③位于迷走神经背侧复合体的大麻素1受体,可以抑制呕吐反射;④位于第四脑室腹侧面极后区及孤束核的神经激肽1受体与P物质结合,构成呕吐反射环路的终末部分,神经激肽1受体拮抗剂可针对外周及中枢刺激引起的呕吐,较5-HT3受体抑制剂及其他抗呕吐药物疗效更显著。

二、临床表现

恶心是一种难受的、欲吐的主观感受,常伴有迷走神经兴奋的症状,如皮肤苍白、出汗、流涎、血压降低及心动过缓等;干呕,继恶心后声门关闭、短暂呼吸暂停、胃窦部和腹壁肌肉收缩,腹压增加,食管及咽

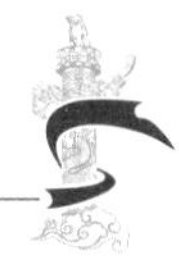

部开放，但没有胃内容物呕出；呕吐是胃少有意识地用力将胃和（或）小肠内容物经食管、口腔逼出体外，其与反食（regurgitation）的区别在于，后者不需费力，胃和（或）小肠内容物即经食管、口腔排出体外。

导致恶心、呕吐的常见疾病症状特点如下。

1. 消化道梗阻　①食管梗阻，如贲门失弛缓、狭窄及大的食管憩室，患者的呕吐物常无酸味及胆汁；②胃潴留时，呕吐量大、伴发酵、腐败气味或有隔餐食物，提示胃流出道梗阻及胃轻瘫；③肠梗阻时，呕吐量较多，呕吐物不含胆汁说明梗阻平面多在十二指肠乳头以上，含多量胆汁则提示在此平面以下，带粪臭味则提示低位小肠梗阻，患者除恶心、呕吐反复发作、较剧烈、呕吐后腹痛常无明显减轻外，多有肛门停止排便排气；④肠系膜上动脉压迫综合征多发生于近期消瘦、卧床、脊柱前凸患者。

2. 急性胃肠炎或食物中毒　餐后近期呕吐，伴腹痛、腹泻，共餐者发病或不洁饮食史。轻者，症状自限；重者，可出现循环衰竭。

3. 急性阑尾炎　急性转移性右下腹痛。

4. 急性胰腺炎　剧烈、持续的上腹疼痛常迫使患者急诊就诊，多在酒后、大量荤食后发病，可有胆道结石、胆囊切除史。

5. 急性胆道感染及胆石症　右上腹痛、寒战发热、黄疸。

6. 消化性溃疡　常有慢性周期发生的中上腹疼痛病史，症状可因紧张、情绪变化、劳累、气候变化等因素加重，部分患者有家族史；也有患者可以没有上腹疼痛等症状；长期服用非甾体抗炎药和糖皮质激素患者是该病的高危患者。

7. 肾绞痛及尿路感染　常有肉眼血尿、剧烈腰痛、下腹部疼痛及尿频、尿急、尿痛等症状。

8. 急性心肌梗死　常有高血压、心绞痛等病史，呕吐时常伴胸痛、心悸或上腹痛。

9. 中枢神经系统疾病　均可因颅内压增高出现呕吐，呕吐呈喷射状，伴有剧烈头痛和不同程度的意识障碍，呕吐后头痛减轻不明显。颅内感染者常伴有畏寒、发热，严重者可出现休克；颅内肿瘤引起的呕吐常在头痛剧烈时发生，常伴有脑神经损害症状；脑卒中常有迅速出现的头痛、偏瘫、言语及意识障碍。

10. 早期妊娠、药物及代谢疾病　糖尿病、尿毒症、肝功能失代偿等常呈晨起呕吐，无胃内容物，有较多唾液及胃液等，多因经延髓催吐化学感受区激活呕吐中枢。育龄期女性应注意询问月经史；所有恶心、呕吐患者均应了解药物史及既往有无慢性肝肾疾病、糖尿病史。

11. 内耳前庭疾病　如迷路炎、梅尼埃病等，恶心、呕吐常突然发作，较剧烈，可呈喷射状，多伴眩晕、头痛、耳鸣、听力下降及眼球震颤等。

12. 青光眼及屈光不正　常伴头痛、头晕、视力或视野异常，应注意测眼压或眼底检查。

13. 心理因素　晨起呕吐较常见，症状容易受环境及心理暗示影响。

14. 鼻窦炎　晨起时，鼻窦脓液经鼻后孔刺激咽部，致恶心、呕吐。

三、问诊要点

1. 起病经过　急性或慢性过程；急性发病时共餐者有无类似症状。

2. 呕吐特点　常发生的时间、环境、心理状态；呕吐的方式；呕吐与进食的关系；呕吐物的性状。

3. 伴随症状　腹痛、腹泻、发热、黄疸、吞咽困难；血尿、剧烈腰痛、下腹痛及尿频、尿急、尿痛、头痛、偏瘫、言语及意识障碍；眩晕、耳鸣、听力下降及眼球震颤；胸痛、心悸、呼吸困难、高血压；呕血、黑粪、贫血。

4. 其他病史　慢性肝肾疾病、糖尿病、肿瘤等；长期及近期服用药物；外伤、手术、月经、饮酒、吸烟等。

5. 诊治情况　①常规化验：血尿常规、肝肾功能、血糖、电解质、pH 值、病毒肝炎标志物、甲状腺功能、妊娠试验（育龄期女性）；②胃镜、腹部超声、腹部 X 射线平片、食管 X 射线造影；③治疗情况。

第十二节 胃肠胀气

胃肠道的排空主要取决于幽门两侧(胃内和十二指肠内)的压力差。食物在胃的排空过程中引起胃运动,从而产生胃内压。当胃内压大于十二指肠内压时,食物即可由胃排出。反之,十二指肠内容物对胃运动的抑制则减慢胃的排空。在病理情况下,当胃、十二指肠存在炎症、反流、肿瘤或胃液、十二指肠液成分发生改变时,就会使胃的排空延缓,食物不断对胃壁产生压力;同时,食物在胃肠道内过度发酵后产生大量气体,使胃肠内压力进一步增高,因而就出现了上腹部的饱胀、压迫感,即胃肠胀气(flatulence)。胃肠胀气是一种常见的消化系统症状,而非一种疾病。可以是主观上感觉腹部的一部分或全腹部胀满,通常伴有相关的症状,如呕吐、腹泻、嗳气等;也可以是一种客观上的检查所见,如发现腹部一部分或全腹部膨隆。

一、病因及发病机制

(一)病因

从病因上来分主要分为生理性和器质性病变原因两大类。

1. 生理性原因

(1)饮食不卫生:有些病菌于肠道中会产生毒素,造成急性胃肠炎等胃肠道疾病。

(2)饮水量太少或纤维素食物:进量太少造成便秘胀气。

(3)生活作息不正常:还可能定时定量,造成肠道过于饥饿或过于饱食,导致肠道动作异常,长期可以使胃肠负担过重。

(4)吃得太油腻,造成肠道不易消化:高蛋白质或高脂肪的饮食,易造成肠道菌群改变,不利于有益菌存活。如果油腻食物摄入过多,体内脂肪酶和蛋白酶就会不堪重负,直至耗竭。

(5)吃得太快:会使咀嚼不到位,造成消化液和食物不能充分搅拌混合,因而不能进行充分地消化分解,对肠道造成伤害。

(6)胃肠自主神经功能紊乱:压力过大直接影响生理功能。如胃酸过多、减缓蠕动或加快蠕动等。胃酸过多会损伤胃黏膜,加快蠕动会造成频频腹泻,减缓蠕动会造成胃肠胀气。

2. 器质性病变

(1)消化道疾病引起:临床上浅表性胃炎、十二指肠溃疡、急性胃炎、肝炎、胆囊结石、慢性胰腺炎等,这类患者常常是以胃肠胀气为主,由于胃肠黏膜的损伤,常以胃胀、恶心、食欲缺乏等形式表现。

(2)胸腹腔积液形成:其他系统疾病(心、肾、内分泌、神经、血液等)引致的胸腹腔积液。

(3)腹腔内肿块或脏器包膜牵张:如肠道肿瘤、胃癌、脾大等。

(4)食物或药物代谢过程中产生过多气体,如服用阿卡波糖、二甲双胍缓释片。

(二)发病机制

1. 排气障碍　胃肠道内气体排出障碍。

2. 气体吸收障碍　正常情况下,腹腔内大部分气体,经肠壁血管吸收后,由肺部呼吸排出体外。有些疾病,肠壁血液循环发生障碍,影响肠腔内气体吸收,从而引起腹胀。

3. 吸入空气　吃东西时因讲话或饮食习惯不良吸入大量空气,而引起肠胀气。因某些原因,肠蠕动功能减弱或消失,所以肠腔内的气体排不出体外,因而引起腹胀。

4. 食物发酵　正常情况下,回肠下端和升结肠有大量细菌存在。如果食糜在这段肠子里,因某种原因停留时间过长,在细菌的作用下,可以引起食糜发酵,产生大量的气体。

二、临 床 表 现

胃肠胀气的严重程度不同,有从很轻微到严重和不舒服的感觉。昼夜节律的变更是其共同特征。大多数患者,均有在日常的活动期间腹胀进行性地发展和在夜间休息后倾向减轻或消失的症状。依据导致胃肠胀气的病因不同而异:功能性疾病患者一般情况良好;吸收不良综合征者有消瘦、贫血、皮肤粗糙等营养不良体征;吞气症患者可观察到频繁的吞气动作。

导致胃肠胀气的常见疾病症状特点如下。

1. 胃肠道感染性疾病　一般伴有发热、腹痛、腹泻、恶心、呕吐等,查外周血中白细胞计数增多提示感染性疾病。腹腔积液常规检查可确定为漏出液或渗出液。有时通过腹腔穿刺抽出少量液体即可判定为炎症、出血、消化道或胆道穿孔。

2. 肾脏疾病　胃肠胀气伴水肿、尿蛋白阳性或肾功能不全往往提示肾炎或肾病综合征。

3. 肝疾病　常伴有肝大、尿胆红素升高、肝功能异常,也可以伴有其他消化道症状,如恶心、呕吐、黄疸等。

4. 胃肠道肿瘤　可触及腹部肿块、消瘦、恶心、呕吐、腹痛、腹泻,大便潜血试验持续阳性等。腹腔穿刺液中,可能找到肿瘤细胞。

5. 腹腔积液穿刺检查　腹腔积液常规检查可确定为漏出液或渗出液。有时通过腹腔穿刺抽出少量液体即可判定为炎症、出血、消化道或胆道穿孔。在恶性肿瘤腹腔转移患者的腹腔穿刺液中,可能找到肿瘤细胞。

三、问 诊 要 点

1. 起病经过　急性或慢性过程,有无进食过快、过于油腻、不洁进食、生活作息不规律等。

2. 体格检查　检查有无腹部膨隆、腹部包块等。

3. 伴随症状　腹痛、腹泻、发热、黄疸、吞咽困难;少尿、泡沫尿、尿急、尿痛;心悸、呼吸困难、高血压;呕血、黑便、贫血。

4. 其他病史　慢性肝肾疾病、糖尿病、肿瘤等;长期及近期服用药物;外伤、手术、月经。若有糖尿病患者要注意胃轻瘫,有发热、盗汗、咳嗽和腹胀要注意肠结核。

5. 诊治情况　①常规化验:血尿常规、肝肾功能、血糖、电解质、pH 值、病毒肝炎标志物、甲状腺功能、妊娠试验(育龄期女性);②胃镜、腹部超声、腹部 X 射线平片、CT 等;③消化道功能试验。

第十三节　腹 腔 积 液

正常状态下,人体腹腔内有少量液体(一般少于 200 ml),对肠道蠕动起润滑作用。任何病理状态下导致腹腔内液体量增加,超过 200 ml 时称为腹腔积液(ascites)。产生腹腔积液的病因很多,比较常见的有心血管病、肝疾病、腹膜病、肾病、营养障碍病、恶性肿瘤腹膜转移、卵巢肿瘤、结缔组织疾病等。腹腔积液定量诊断除影像学检查外,主要依据腹部叩诊法:腹腔积液达 500 ml 时,可用肘膝位叩诊法证实;1 000 ml 以上的腹腔积液可引起移动性浊音,大量腹腔积液时两侧胁腹膨出如蛙腹,检查可有液波震颤;小量腹腔积液则需经超声检查才能发现。

一、病因及发病机制

腹腔积液是多种疾病的表现,根据其性状、特点,通常分为漏出性、渗出性和血性三大类。常见腹腔积液的病因见表 63-10。

表 63-10　腹腔积液常见病因

性质	病因
漏出性腹腔积液	肝源性、心源性、静脉阻塞性、肾源性、营养缺乏性、乳糜性等
渗出性腹腔积液	自发性细菌性腹膜炎，继发性腹膜炎（包括癌性腹腔积液），结核性腹膜炎，胰源性、胆汁性、乳糜性、真菌性腹膜炎等
血性腹腔积液	急性门静脉血栓形成、肝细胞癌结节破裂、肝外伤性破裂、肝动脉瘤破裂、宫外孕

二、临床表现

腹腔积液的诊断一般较容易，除影像学检查外，主要依据腹部叩诊法：腹腔积液达 500 ml 时，可用肘膝位叩诊法证实；1 000 ml 以上的腹腔积液可引起移动性浊音，大量腹腔积液时两侧胁腹膨出如蛙腹，检查可有液波震颤；小量腹腔积液可借超声和腹腔穿刺检出，超声示肝肾交界部位有暗区。CT 的灵敏度不如超声。各常见疾病的特点如下。

（一）漏出性腹腔积液

1. 肝源性　常有面色晦暗或萎黄无光泽，皮肤巩膜黄染、面部、颈部或胸部可有蜘蛛痣或有肝掌、腹壁静脉曲张、肝脾大等体征，常见于重症病毒性肝炎、中毒性肝炎、各型肝硬化、原发性肝癌等。

2. 营养不良性　已较少见。长期营养不良者血浆白蛋白常降低，可引起水肿及漏出性腹腔积液。

3. 肾源性　可有面色苍白、周围水肿等体征。见于急、慢性肾炎，肾衰竭，系统性红斑狼疮等结缔组织病。

4. 心源性　查体时可见有发绀、周围水肿、颈静脉怒张、心脏扩大、心前区震颤、肝脾大、心律失常、心瓣膜杂音等体征，见于慢性右心功能不全或缩窄性心包炎等。

5. 胃肠源性　主要见于各种胃肠道疾病导致的蛋白质从胃肠道丢失的疾病，如肠结核、胃肠克罗恩病、恶性淋巴瘤、小肠淋巴管扩张症、先天性肠淋巴管发育不良、儿童及成人乳糜泻等。

6. 静脉阻塞性　常见于肝静脉阻塞症、下腔静脉阻塞或受压、门静脉炎、门静脉阻塞、血栓形成或受压等。

7. 黏液水肿性　见于甲状腺功能减退症、垂体功能减退症等所致的黏液性水肿。

（二）渗出性腹腔积液

1. 腹膜炎症　常见于结核性腹膜炎、自发性细菌性腹膜炎、腹腔脏器穿孔导致的急性感染性腹膜炎、癌性腹膜炎（包括腹腔或盆腔内恶性肿瘤腹膜转移）、真菌性腹膜炎、嗜酸性粒细胞浸润性腹膜炎等。

2. 胰源性　多见于急性坏死性胰腺炎、胰腺假性囊肿、慢性胰腺炎、胰腺癌、胰管发育不良等。

3. 胆汁性　多见于胆囊穿孔、胆管破裂，胆囊、胆管手术或胆管穿刺损伤等。

4. 乳糜性　引起乳糜性腹腔积液的病因较为复杂，可见于腹腔内或腹膜感染（结核、丝虫病）、恶性肿瘤（如淋巴瘤、胃癌、肝癌）、先天性腹腔内或肠淋巴管发育异常、淋巴管扩张或局部性受压、腹部外伤或腹腔内医源性损伤及少数肝硬化、门静脉血栓形成及肾病综合征等。

（三）血性腹腔积液

血性腹腔积液一般会有急性失血的表现，患者会出现面色苍白、皮肤湿冷、呼吸急促、烦躁不安、脉搏细数、血压下降，甚至发生休克。

1. 肝疾病　重症肝炎、暴发性肝衰竭、坏死后肝硬化、肝癌晚期、妊娠期自发性肝破裂、肝动脉瘤破裂、巨大肝血管瘤破裂及肝外伤性破裂等。

2. 腹膜疾病　结核性腹膜炎、腹腔或盆腔内恶性肿瘤腹膜转移、原发性腹膜间皮瘤、腹膜或网膜血供障碍等。

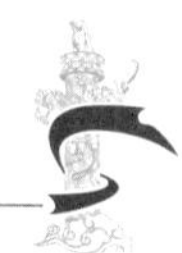

3. 腹腔内其他病变　如腹主动脉瘤破裂、急性出血性坏死性胰腺炎、外伤性或创伤性脾破裂、腹腔内其他脏器损伤、肠系膜动脉或静脉栓塞或血栓形成、门静脉高压症、回肠静脉曲张破裂、腹腔内淋巴瘤、脾原发性淋巴瘤、胃癌与结肠癌浆膜受累、慢性肾炎、尿毒症。

4. 盆腔内病变　宫外孕、黄体破裂、子宫内膜异位、卵巢癌或卵巢黏液囊性癌。

三、问诊要点

1. 起病经过　急性或慢性过程，有无进进食过少、挑食等。

2. 体格检查　检查有无腹部膨隆、腹部包块、静脉曲张、皮肤瘀斑和瘀点等。

3. 伴随症状　恶心、呕吐、腹痛、腹泻、发热、黄疸；少尿、泡沫尿、尿急、尿痛；心悸、呼吸困难、高血压；呕血、黑便、贫血；食欲减退、体重增加或消瘦、乏力、嗜睡、脱发等。

4. 其他病史　慢性肝肾疾病、糖尿病、甲状腺功能减退、肿瘤等；长期及近期服用药物；外伤、手术、月经。有发热、盗汗、咳嗽和腹胀要注意肠结核。

5. 诊治情况　①常规化验，血尿常规、肝肾功能、血糖、电解质、pH 值、病毒肝炎标志物、甲状腺功能；②腹腔穿刺，抽取腹腔积液做化验检查可确定其为渗出液或漏出液，肉眼检查可确定其为浆液性、血性、脓性或乳糜性；③超声检查可提示少量腹腔积液或腹内包块；④X 射线、核素扫描、血管造影、CT、MRI 等检查，对引起腹腔积液的疾病有较大的诊断价值。

第十四节　腹部包块

腹部包块是指在腹部检查时可触及的异常包块。常见的原因有脏器肿大、空腔脏器膨胀、组织增生、炎症粘连及良恶性肿瘤等。腹部包块主要依靠触诊检查。触诊如果发现肿块应注意肿块的位置、大小、形态、质度、有无压痛及移动度。借此来鉴别肿块的来源和性质。

一、病因及发病机制

常见的原因有脏器肿大、空腔脏器膨胀、组织增生、炎症粘连及良恶性肿瘤等。按包块性质大致可分为6种。

1. 生理性包块　并非真正的疾病，但有时误认为病理性包块。除子宫、膀胱、粪块外，发达的腹直肌腱划间的肌肉，消瘦者的脊柱或骶骨岬和自发性痉挛的肠管等，都可能被误诊为病理性的。甚至腹壁松软或薄弱者的腹主动脉，也会被误认为是搏动性包块。

2. 炎症性包块　多伴有发热、局部疼痛、白细胞计数升高等炎症征象。如阑尾周围炎包块、肠系膜淋巴结结核、肾周围脓肿等。

3. 肿瘤性包块　多为实质性包块。恶性肿瘤占多数，特点为发展快，晚期伴有贫血、消瘦和恶病质；良性肿瘤则病史长，肿瘤较大、光滑，有一定活动度。

4. 囊性包块　多呈圆形或椭圆形，表面光滑，有波动感。常见的有先天性的多囊肝、多囊肾、脐尿管囊肿；滞留性的胰腺囊肿、肾盂积水；肿瘤性的卵巢囊肿；炎症性的胆囊积液、输卵管积水、包裹性积液；寄生虫性的包虫囊肿等。

5. 梗阻性包块　胃肠道的梗阻性包块可引起腹痛、腹胀、呕吐或便秘不排气等；梗阻胆道的包块引起无痛性黄疸，一般不发热；梗阻尿路系统的包块常引起腰部胀痛。

6. 外伤包块　如左上腹部的脾破裂血肿、上腹部的假性胰腺囊肿、下腹或盆腔的腹膜后血肿等。多见于腹部创伤。

二、临床表现

在触摸到腹部包块时需注意其部位、大小、形态、质地、压痛、搏动、移动度、与腹壁的关系等。首先应将正常脏器与病理性肿块区别开来，其次要区别腹部触及的包块是腹壁包块还是腹内包块。鉴别的方法是：让患者做仰卧起坐的动作时，如该包块仍可清楚触及者为腹壁包块。若变的不清楚或消失者为腹内包块。如是腹内包块，为了确定是否与皮肤相连，可设法捏起皮肤和皮下组织，如捏不起该处皮肤或反而出现牵缩性凹陷，则表示该包块与腹壁间有粘连。如局部皮肤和包块能单独自由捏起，则表示该包块与腹内脏器组织无关。

（一）正常腹部可触到的结构

1. 腹直肌肌腹　在腹肌发达者或运动员的腹壁中上部可触到腹直肌肌腹，隆起略呈圆形或方块，较硬，其间有横行凹沟，为腱划，易误为腹壁肿物或肝缘，但其在中线两侧对称出现，较浅表，于屈颈抬肩腹肌紧张时更明显，可与肝及腹腔内肿物区别。

2. 腰椎椎体及骶骨岬　形体消瘦及腹壁薄软者，在脐附近中线位常可触到骨样硬度的肿块，自腹后壁向前凸出，有时可触到其左前方有搏动，此即腰椎椎体或骶骨岬（向前凸出处），初学者易将其误为后腹壁肿瘤在其左前方常可查到腹主动脉搏动，宽度不超过 3.5 cm。

3. 乙状结肠粪块　正常乙状结肠用滑行触诊法常可触到，内存粪便时明显，为光滑索条状，无压痛，可被手指推动，当有干结粪块滞留于内时，可触到类圆形肿块或较粗索条，可有轻压痛，易误为肿瘤，为鉴别可于肿块部位皮肤上做标志，隔日复查，如于排便或洗肠后肿块移位或消失，即可明确。

4. 横结肠　正常较瘦的人，于上腹部可触到中间下垂的横行索条，腊肠样粗细，光滑柔软，滑行触诊时可推动，即为横结肠，有时横结肠可下垂达脐部或以下，呈“U”字形，因其上、下缘均可触知，故仔细检查不难与肝缘区别。

5. 盲肠　除腹壁过厚者外，大多数人在右下腹 McBurney 点稍内上部位可触到盲肠。正常时触之如圆柱状，其下部为梨状扩大的盲端，稍能移动，表面光滑，无压痛。

（二）异常肿块

如在腹部触到上述内容以外的肿块，则应视为异常，多有病理意义触到这些肿块时需注意下列各点。

1. 部位　某些部位的肿块常来源于该部的脏器，如上腹中部触到肿块常为胃或胰腺的肿瘤、囊肿或胃内结石（可以移动）。右肋下肿块常与肝和胆有关。两侧腹部的肿块常为结肠和肾的肿瘤。脐周或右下腹不规则、有压痛的肿块常为结核性腹膜炎所致肠粘连。下腹两侧类圆形、可活动，具有压痛的肿块可能系腹腔淋巴结肿大。如位置较深、坚硬不规则的肿块则可能系腹膜后肿瘤。卵巢囊肿多有蒂，故可在腹腔内游走。腹股沟韧带上方的肿块可能来自卵巢及其他盆腔器官。

2. 大小　凡触及的肿块均应测量其上下（纵长）、左右（横宽）和前后径（深厚），前后径难以测出时，可大概估计，明确大小以便于动态观察。为了形象化，也可以用公认大小的实物作比喻，如拳头、鸡蛋、核桃等。巨大肿块多发生于卵巢、肾、肝、胰和子宫等实质性脏器，且以囊肿居多。腹膜后淋巴结结核和肿瘤也可达到很大的程度，肠道肿物很少超过其内腔横径，因为未达横径长度就已出现梗阻。如肿块大小变异不定，甚至自行消失，则可能是痉挛、充气的肠袢所引起。

3. 形态　触到肿块应注意其形状、轮廓、边缘和表面情况，圆形且表面光滑的肿块多为良性，以囊肿或淋巴结居多，形态不规则，表面凸凹不平且坚硬者，应多考虑恶性肿瘤、炎性肿物或结核性肿块。索条状或管状肿物，短时间内形态多变者，多为蛔虫团或肠套叠。如在右上腹触到边缘光滑的卵圆形肿物，应疑为胆积液，左上腹肿块有明显切迹多为脾。

4. 质地　肿块若为实质性的，质地可能柔韧或中等硬或坚硬，见于肿瘤或炎性或结核浸润，如胃癌、肝癌、回盲部结核等，肿块若为囊性，质地柔软，见于囊肿、脓肿，如卵巢囊肿、多囊肾等。

5. 压痛　炎性肿块有明显压痛，如位于右下腹压痛明显的肿块，常为阑尾脓肿、肠结核或 Crohn 病等，与脏器有关的肿瘤压痛可轻重不等。

6. 搏动　消瘦者可以在腹部见到或触到动脉的搏动如在腹中线附近触到明显的膨胀性搏动，则应考虑腹主动脉或其分支的动脉瘤有时尚可触及震颤。

7. 移动度　如果肿块随呼吸而上下移动，多为肝、脾、胃、肾或其肿物，胆囊因附在肝下，横结肠因借胃结肠韧带与胃相连，故其肿物亦随呼吸而上下移动，肝和胆囊的移动度大，不易用于固定。如果肿块能用于推动者，可能来自胃肠或肠系膜。移动度大的多为带蒂的肿物或游走的脏器。局部炎性肿块或脓肿及腹腔后壁的肿瘤，一般不能移动。此外，还应注意所触及的肿块与腹壁和皮肤的关系，以区别腹腔内外的病变。

不同部位常见包块的疾病见表 63-11。

表 63-11　常见不同部位导致包块的疾病

部位	疾病
左上腹部	肿大的脾及肾、横结肠脾曲癌肿与胰尾部的肿瘤
右上腹部	肝与胆囊增大、肾增大及结肠肝曲的癌肿
脐部	结核性腹膜炎所致的粘连性包块、肠系膜淋巴结结核或肿瘤、横结肠包块及蛔虫团等
左下腹部	乙状结肠癌肿、血吸虫病、肉芽肿、左侧卵巢或输卵管包块等
右下腹部	盲肠、阑尾的炎症、脓肿及肿瘤等
下腹部	膨胀的膀胱、妊娠子宫、子宫肌瘤等

三、问诊要点

1. 起病经过　急性或慢性过程，有无结核接触史、疫源接触史等。

2. 体格检查　检查有无腹部膨隆、腹腔积液、静脉曲张、皮肤瘀斑和瘀点等。

3. 伴随症状　恶心、呕吐、腹痛、腹泻、发热、黄疸；少尿、泡沫尿、尿急、尿痛；心悸、呼吸困难、高血压；呕血、黑便、贫血；食欲减退、体重增加或消瘦、乏力、嗜睡、脱发等。

4. 其他病史　慢性肝肾疾病、糖尿病、甲状腺功能减退、肿瘤等；长期及近期服用药物；外伤、手术、月经。有发热、盗汗、咳嗽和腹胀要注意肠结核。

5. 诊治情况　①常规化验：血尿常规、肝肾功能、血糖、电解质、pH 值、病毒肝炎标志物、甲状腺功能；②超声检查可提示腹内包块；③X 射线造影、CT、MRI 等检查，对引起腹部包块的疾病有较大的诊断价值。

第十五节　排便失禁

排便失禁(fecal incontinence)即肛门失禁，是指粪便及气体不能随意控制，不自主地流出肛门外，为排便功能紊乱的一种症状。排便失禁的发病率不高，但非罕见。虽不直接威胁生命，但造成患者身体和精神上的痛苦，严重地干扰正常生活和工作。

一、病因及发病机制

排便失禁的原因很多，大致可分为 4 类：粪便成分异常、直肠容量和顺应性下降、直肠感觉功能不全、肛管括约肌或盆底肌功能失常，常见原因见表 63-12。

表 63-12 排便失禁的病因

分类	病因
粪便成分异常	A. 肠易激综合征 B. 感染性肠病 C. 感染性腹泻 D. 滥用泻剂 E. 吸收不良综合征 F. 短肠综合征 G. 放射性肠炎
直肠容量和顺应性下降	A. 直肠容量不足保肛手术:低位前切除术、结肠肛管吻合术、回肠直肠(肛管)吻合术 B. 感染性肠疾病 C. 肠缺血 D. 血管胶原病:硬皮病、皮肌炎、淀粉样变 E. 直肠肿物 F. 直肠外压迫
直肠感觉功能不全	A. 神经病变:①痴呆;②脑血管意外;③运动性共济失调;④多发性硬化;⑤损伤(脑脊髓、马尾);⑥肿瘤(脑、脊髓、马尾);⑦感觉性神经病变 B. 充溢性大便失禁:①粪便嵌塞;②功能性大便失禁;③精神病治疗药;④肠蠕动抑制剂
肛管括约肌或盆底肌功能失常	A. 括约肌解剖缺陷:①损伤,产科损伤,如三度或四度撕裂、钳夹伤、外阴切开术后伤口并发症,直肠肛管手术,如肛瘘痔切除、括约肌切开术;②新生物;③炎症 B. 盆底肌神经支配障碍:①特发性神经源性大便失禁,如阴部神经病变、慢性排便劳损、会阴下降综合征;②继发病变,如脊髓、马尾、盆底神经损伤,糖尿病性神经病变 C. 先天畸形:脊柱裂、脊髓脊膜突出、肛门闭锁 D. 混合性病变:老年、直肠脱垂、其他

二、临床表现

排便失禁分3类:①完全性失禁;②不完全性失禁;③感觉性失禁。

1. 完全性失禁 失禁症状严重,患者完全不能随意控制排便,排便无固定次数,肠蠕动时,粪便即从肛门排出;甚至咳嗽、下蹲、行走、睡觉时都可有粪便或肠液流出,污染衣裤和被褥。肛门周围潮湿、糜烂、瘙痒,或肛门周围皮肤呈湿疹等皮肤病改变。完全性失禁常见肛门张开呈圆形,或有畸形、缺损、瘢痕,肛门部排出粪便、肠液,肛门部皮肤可有湿疹样改变。用手牵开臀部,肛管完全松弛呈圆形,有时肛管部分缺损瘢痕形成从圆孔处常可看到直肠腔。

2. 不完全性失禁 粪便干时无失禁现象,一旦便稀则不能控制,出现肛门失禁现象。不完全性失禁视诊时可见肛门闭合不紧,腹泻时也可在肛门部有粪便污染。

3. 感觉性失禁 不流出大量粪便,而是当粪便稀时,在排便前不自觉有少量粪便溢出,污染衣裤,腹泻时更严重,常有黏液刺激皮肤。感觉性失禁视诊时常有黏膜外翻。

直肠指诊时可触及肛门松弛,收缩肛管时括约肌及肛管直肠环收缩不明显和完全消失,如为损伤引起,则肛门部可扪及瘢痕组织,不完全性失禁时指诊可扪及括约肌收缩力减弱。直肠镜检查可观察肛管部有无畸形,肛管皮肤黏膜状态,肛门闭合情况。纤维肠镜检查可观察有无结肠炎、克罗恩病、息肉、癌肿等疾病。可用硬管结肠镜观察有无完全性直肠脱垂。排粪造影检查可测定肛管括约肌、肛管、直肠部形态解剖结构,动力学功能状态的X射线钡剂检查可观察有无失禁及其严重程度,不随意漏出大量钡剂是失禁的标志。肛管测压可测定内外括约肌及耻骨直肠肌有无异常。肛门直肠抑制反射,了解其基础压、

收缩压和直肠膨胀耐受容量。失禁患者肛管基础、收缩压降低，内括约肌反射松弛消失，直肠感觉膨胀耐受容量减少。肌电图测定可测定括约肌功能范围，确定随意肌、不随意肌及其神经损伤及恢复程度。肛管超声检查能清晰地显示出肛管直肠黏膜下层、内外括约肌及其周围组织结构，可协助诊断肛门失禁，观察有无括约肌受损。

排便失禁患者最常见的并发症是会阴部、骶尾部、肛周皮肤炎症，部分患者还可导致逆行性尿路感染或阴道炎及皮肤红肿、溃烂。这是因为粪便对皮肤黏膜产生刺激，使会阴部皮肤经常处于潮湿和代谢产物侵袭的状态，加上皮肤间的摩擦，形成皮肤红肿、溃烂。

三、问诊要点

1. 起病经过　急性或慢性过程，失禁的严重程度，排便次数及粪便性质，有无便意感等。

2. 体格检查　直肠指诊判断失禁的类型，有无常见并发症。

3. 伴随症状　有无畏寒、发热、腹痛、腹泻、腹部包块等。

4. 其他病史　询问有无先天性肛门畸形、手术、外伤史，女性患者有无产伤史，有无糖尿病病史、精神性药物服用史、神经系统及泌尿系统的疾病，是否接受过放射治疗等。

5. 诊治情况　①常规化验：血尿常规、肝肾功能、血糖、电解质、pH值、病毒肝炎标志物、甲状腺功能；②特异性检查：直肠指诊、内镜检查、排粪造影、肌电图测定等。

第十六节　呕　血

呕血（hematemesis）是上消化道出血表现之一（上消化道通常指Treitz韧带以近的消化器官，包括食管、胃、十二指肠、肝、胆、胰）或全身性疾病所致的上消化道出血，血液经口腔呕出。常伴有黑便，严重时可有急性周围循环衰竭的表现。

一、病因及发病机制

（一）消化系统疾病

1. 食管疾病　反流性食管炎、食管炎、憩室炎、食管癌、食管异物、食管黏膜撕裂综合征（Malory-Weiss综合征）、食管损伤等，静脉高压所致食管静脉曲张破裂及食管异物戳穿主动脉均可造成大量呕血，并危及生命。

2. 胃及十二指肠疾病　最常见消化性溃疡，其次有急性糜烂出血性胃炎、胃癌、胃泌素瘤、恒径动脉综合征（Dieulafoy病）等，其他少见疾病有平滑肌瘤、平滑肌肉瘤、淋巴瘤、息肉、胃黏膜脱垂、急性胃扩张、胃扭转、结核、克罗恩病等。

3. 门静脉高压引起的食管胃底静脉曲张破裂或静脉高压性胃病出血　上消化道邻近器官或组织的疾病，胆道结石、胆道蛔虫、胆囊癌及壶腹癌出血均可引起大量血液流入十二指肠导致呕血外，还有急、慢性胰腺炎；胰腺癌并脓肿破溃；主动脉瘤破入食管、胃或十二指肠、纵隔肿瘤破入食管等。

（二）全身性疾病

1. 血液系统疾病　血小板减少性紫癜、过敏性紫癜、白血病、血友病、霍奇金淋巴瘤、遗传性毛细血管扩张症、弥散性血管内凝血及其凝血功能障碍（如应用抗凝药过量）等。

2. 感染性疾病　流行性出血热、钩端螺旋体病、登革热、急性重型肝炎、败血症等。

3. 结缔组织病　即红斑狼疮、皮肌炎、结节性多动脉炎累及上消化道。

4. 其他　尿毒症、肺源性心脏病、呼吸衰竭等。

如上所述,呕血的原因甚多,但以消化性溃疡最为常见,其次为食管胃底静脉曲张破裂,再次为急性糜烂性出血性胃炎和胃癌,因此考虑呕血的病因时,应首先考虑上述4种疾病,当病因未明时,也应考虑一些少见疾病,如平滑肌瘤、血管畸形、血友病、原发性血小板减少性紫癜等。

二、临床表现

呕血前常有上腹不适及恶心,随后呕吐出血性胃内容物。其颜色视出血量的多少及在胃内停留时间的久暂以及出血的部位而不同。出血量多、在胃内停留时间短、位于食管则血色鲜红或暗红色;当出血量较少或在胃内停留时间长,则因血红蛋白与胃酸作用形成酸化正铁血红蛋白,呕吐物可呈咖啡渣样棕褐色。呕血的同时因部分血液经肠道排出体外,可同时有便血或黑便。

患者就诊时常叙述为吐血,医师需要区分口、鼻、咽喉、呼吸道及上消化道出血。吐血时伴有咳嗽、血液为鲜红色,多为咯血。

呕血量为10% ~15%的血容量时,除头晕外,多无血压、脉搏等变化;出血量达血容量20%以上时,则有冷汗、四肢厥冷、心慌、脉搏增快等循环系统代偿症状。若出血量在30%血容量以上,则有急性周围循环衰竭的表现,显示脉搏频数微弱、血压下降、呼吸急促及休克等。除持续呕血、便血外,肠鸣活跃、冷汗多、心率快均提示活动性出血。

患者因不同病因而有不同的伴随症状。①伴上腹痛:中青年人,慢性反复发作的上腹痛,具有一定的周期性与节律性,多为消化性溃疡;中老年人,慢性上腹痛,疼痛无明显规律性并有厌食及消瘦者,应警惕胃癌。②伴肝脾大:脾大、皮肤蜘蛛痣、肝掌、腹壁静脉怒张或有腹腔积液,提示肝硬化门静脉高压;出现肝区疼痛、肝大、质地坚硬、表面凹凸不平或有结节,提示肝癌。③伴黄疸、寒战、发热、右上腹绞痛,可能为化脓性胆管炎;黄疸、发热及全身皮肤黏膜有出血倾向者,见于某些感染性疾病,如败血症及钩端螺旋体病等。④皮肤黏膜出血:提示血液疾病及凝血功能障碍。

三、问诊要点

1. 呕血的特点　呕血前是否有咳嗽、呕吐;呕吐物的颜色;是否混有食物;血液是否来自鼻腔;呕血量。

2. 呕血的诱因　有否饮食不洁、大量饮酒、毒物或特殊药物摄入史。

3. 伴随症状　是否有头晕、心悸、出汗、晕厥等症状;卧位变坐位、立位时心悸、心率变化。

4. 病史　既往病史、手术史。

5. 诊治情况　①常规化验,血、尿、粪常规,肝肾功能、血糖、血脂、病毒性肝炎标志物;②胃镜、腹部超声、腹部CT;③治疗情况。

第十七节　肛门坠胀

肛门坠胀是发生于直肠、肛门、会阴的一种不适症状。主要表现有局部下坠、胀痛、异物感、便意、蚁行感、烧灼感。严重者有向腰骶、下肢放射的症状。病情迁延日久,常合并精神症状,如焦虑、疑病、失眠甚至有轻生念头。肛门坠胀既是肛肠科许多疾病的常见症状,也是肛肠病术后常见并发症之一。肛门坠胀成因复杂,且有许多不确定的致病因素,其可以单独存在,也可伴发于其他疾病。在治疗中存在疗效欠佳的问题,且没有形成一个治疗方案。

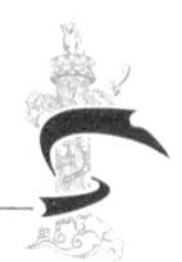

一、病因及发病机制

肛门坠胀有很多原因,大致分为5类。

1. 脱垂性肛门疾病　①内痔脱垂、直肠黏膜脱垂、息肉等均可刺激齿线区(高度特化的感觉神经终末组织带,是排便运动的诱发区)产生肛门坠胀感进而引起排便感;②子宫脱垂、阴道脱垂也常有下坠感;③直肠内脱垂患者,黏膜陷入肛管,刺激齿线的神经末梢产生坠胀感。

2. 炎性疾病　①结肠炎、直肠炎、肛隐窝炎、肛乳头炎均可因炎症刺激齿线区产生肛门坠胀;②直肠黏膜下脓肿、骨盆直肠间隙脓肿等由于炎症刺激盆底神经,多有肛门及直肠部坠胀;③急性细菌性前列腺炎可出现会阴部坠胀;④肛管直肠异物可引起直肠黏膜出血溃烂,排便不畅,亦可产生肛门坠胀。

3. 压迫性疾病　①盆底疝内容物压迫直肠肛管,可引起肛门坠胀,直肠及周围器官的神经支配主要来自盆丛,盆丛的组成部分骶神经一旦受到腰椎间盘突出的压迫,患者可表现为肛内坠胀不适;②子宫后位可引起肛门坠胀,若血液积聚于直肠子宫凹陷处时,可出现肛门坠胀;③宫颈癌晚期压迫直肠亦可出现肛门坠胀。

4. 手术刺激　肛肠病术后出现的肛门坠胀,其原因可能与手术、炎症刺激排便感受器有关。如内痔注射术后1～2 d出现坠胀,是由于药液注射使痔体暂时变大的缘故;混合痔外剥内扎术,在内痔结扎线尚未脱落时,可刺激肛管产生便意,出现肛管坠胀;高位肛瘘切开挂线术,在橡皮筋脱落初期,由于勒断部分肛门的肌肉,常常出现肛门下坠。行痔疮负压吸引套扎治疗后均感肛门坠胀难忍。复杂性肛瘘术后,瘢痕较大可引起肛门坠胀不适。吻合器痔上黏膜环切术术后出现肛门坠胀感,其主要原因是操作平面过低,也可能与吻合口炎症、直肠牵拉反射有关。

5. 自主神经功能紊乱　自主神经功能紊乱引起的肛门坠胀亦称为肛门坠胀症,属肛门神经官能症,病情真实,但无阳性体征,且多与情志变化有关。该症约70%的患者为女性,与多疑善感、恐癌心态有关。

二、临床表现

(一)主要症状

有局部下坠、胀痛、异物感、便意、蚁行感、烧灼感。严重者有向腰骶、下肢放射的症状。病情迁延日久,常合并精神症状,如焦虑、疑病、失眠等。患者自觉症状以肛门坠胀不适为主,患者常感觉肛门坠胀难忍,有时放射到腰骶、臀部及大腿,并有异物脱出感、肛门阻塞感、里急后重、便意频频,伴见精神不振、多疑,甚至烦躁焦虑等症状。肛门坠胀是患者的一个主观症状,目前仅能靠患者的叙述来判断,缺乏客观性。如何增强肛门坠胀诊断的客观性、如何准确阐述肛门坠胀产生的机制、如何提高肛门坠胀治疗的疗效,这些问题有待进一步去解决。

(二)体征

视诊可无阳性体征,也可伴发外痔、内痔脱出等肛门疾病症状。直肠指诊内痔脱垂患者可在齿线附近触及光滑柔软的包块,一些包块可脱出肛门外。肛乳头增生、肛乳头炎患者可在齿线附近触及一个或多个肿物,光滑,质软或质韧。肛窦炎、直肠炎患者指诊时示指进入可有灼热感,也可伴有局部的触痛。直肠脱垂患者在直肠指诊时可触及直肠腔内黏膜折叠堆积,柔软光滑,上下移动,有壅阻感,内脱垂部分与肠壁之间有环形沟。乙状结肠镜或肛门直肠镜检查混合痔、肛乳头增生、肛乳头炎、直肠息肉患者肛门、直肠镜检查可分别见内痔隆起、齿线附近肿物、直肠肿物。肛窦炎、直肠炎患者可见肠黏膜的充血、水肿可合并糜烂。直肠黏膜内脱垂的患者稍加腹压即可见直肠黏膜下堆积似瓶塞样突入镜筒开口,在直肠肛管交界处出现环形或子宫颈状黏膜内折;直肠镜可见直肠黏膜过多,在做用力排便动作时可见其嵌入镜腔或出现于齿线下方,患者可见黏膜水肿、质脆、充血或有溃疡、息肉等病变。排粪造影是通过向患者直肠注入造影剂,对患者"排便"时肛管直肠部位进行动、静态结合观察的检查方法。它能显示肛管直肠

部位的功能性及器质性病变。直肠内套叠或脱垂患者可在排粪造影检查时见到肠黏膜或全层套叠的影像。其他影像学检查:CT、磁共振检查可协助明确肛管直肠周围组织结构的异常。

（三）导致肛门坠胀的常见疾病特点

1. 脱垂性肛门疾病　脱垂性疾病可根据直肠指诊、排粪造影以及其他影像学检查看到脱垂的组织或影像,得以明确诊断。

2. 炎性疾病　①结肠炎、直肠炎、肛隐窝炎、肛乳头炎可经结肠镜、直肠镜及肛门镜检查见到相应的黏膜改变,结合病史可明确诊断;②直肠黏膜下脓肿、骨盆直肠间隙脓肿等可合并肛旁或臀部的疼痛,直肠指诊可在直肠内触及波动感、硬结或触痛区域,肛管直肠超声或核磁检查可以协助明确诊断;③急性细菌性前列腺炎常合并排尿的异常,并可经直肠指诊、前列腺超声、血常规、尿常规等检查鉴别诊断;④肛管直肠异物也可经询问病史、直肠镜检查等得出诊断。

3. 压迫性疾病　盆底疝、子宫后位、宫颈癌均可通过影像学检查明确诊断。

4. 手术刺激　该原因最易明确,近期手术史是最明显的诊断依据。

5. 自主神经功能紊乱　在排除所有器质性及功能性的原因后,患者仍有长期的肛门坠胀感可以考虑神经官能症的可能。该症患者多合并精神症状。

三、问诊要点

1. 伴随症状　有无腹痛、腹泻、发热、阴道无痛性出血等。

2. 病史　既往病史、手术史。

3. 诊治情况　①常规化验,血、尿,粪常规、肝肾功能、血糖、血脂、病毒性肝炎标志物;②胃镜、腹部超声、腹部CT;③直肠指诊、排粪造影等及治疗情况。

第十八节　肛周脓肿

肛周脓肿(perianal abscess),又称肛管直肠周围脓肿,中医称为肛痈。肛周脓肿是发生于肛门、肛管和直肠周围的急性化脓感染性疾病,属于细菌感染,是肛瘘的前身。本病与肛瘘是肛肠三大疾病之一,发病率约为2%,占肛肠疾病的8%～25%。多见于20～40岁的男性,男性发病率是女性的3～4倍,小儿发病率也相对较高。肛周脓肿发生后应认真对待,发生在肛门两侧的坐骨直肠窝和骨盆直肠窝及男性前侧的会阴筋膜下的脓肿最为凶险,如果不及时处理,可能会导致感染性休克,甚至危及生命。

一、病因及发病机制

本病属于肠道内细菌感染,“肠道菌”是源头,是致病的要素。“肛窦”是感染的入口,也是脓肿和成瘘后的内口。“肛腺”是感染的途径,它先发生感染,然后蔓延。“肛周间隙”是最终的发病部位。肠道菌进入肛窦致其发炎,堵塞肛腺开口,致肛腺液流出受阻,引起肛腺感染,感染通过肌间隙、淋巴管蔓延至肛周间隙,最后形成肛管直肠周围脓肿。

二、临床表现

肛周脓肿最主要的症状是疼痛,这种疼痛会非常剧烈,且逐渐加重,很多患者说会吃不下,睡不着。脓肿自行溃破后,疼痛暂时有所缓解。低位脓肿出现剧烈肛门疼痛,且这种疼痛持续不减。直肠周围脓肿(高位)就不一定会疼痛。因为直肠周围属于盆腔,这里分布的自主神经对普通刺激不敏感,最主要表

现是局部坠胀和便意感。肛周脓肿的另一症状是发热，最高可超过40 ℃。一般来说，脓腔越大越深，发热的概率就大。部分患者还会出现大小便不畅、食欲缺乏、失眠。按脓肿的部位不同可分为8类。

1. 肛周皮下脓肿 属于最表浅的脓肿，分布在肛缘皮下，以后侧和两侧居多。感染途径是肛窦和肛缘皮肤，病灶多局限，很少向周围蔓延。内口在病灶相对应的齿线位置。局限性红肿，疼痛明显，但很少发热。

2. 会阴筋膜下脓肿 位于肛门前侧，主要是男性，会一直延伸到阴囊根部。这一部位的脓肿分深浅两层。感染途径是肛门前侧齿线处的肛窦和裂伤的肛管皮肤，所以内口一般也位于此处。发病后如果没有得到及时治疗，往往会向阴囊蔓延。临床表现同皮下脓肿。

3. 肛管后间隙脓肿 位于肛门后侧，分深浅两层，浅层和肛周皮下间隙相通。深层通向两侧坐骨直肠窝。感染途径是齿线处后侧肛窦和肛门后侧裂口。内口多在后正中齿线位置。发病后易向两侧蔓延。疼痛明显，发热或不发热，局部红肿明显。

4. 坐骨直肠窝脓肿 这是肛周最大的脓肿，左右各一个，并通过肛管后深间隙相通。感染途径基本都是肛窦，内口位置有两种可能：一是和病灶相对应位置，一是后正中。一侧脓肿会向对侧蔓延，形成马蹄或半马蹄形脓肿。绝大部分复杂肛瘘都是来源于这一部位的脓肿。红肿热痛均明显。患者坐卧不安，饮食不下，非常痛苦。

5. 括约肌间隙脓肿 是指内外括约肌之间，是众多肛周感染的原发部位。前面谈到肛窦是细菌入侵肛门的最主要入口，但真正进入肛门内部依靠的是肛腺，而大部分肛腺的腺体位于括约肌之间。细菌往往是先在这里感染，然后再向其他个间隙扩散蔓延。其内口没有确定部位，但以后正中齿线位为多，蔓延方向也不定。疼痛明显，早期红肿不明显，肛门可松弛，广泛压痛。

6. 直肠黏膜下脓肿 直肠下端黏膜下，前后左右都有，属于高位脓肿，细菌入侵途径是肛窦，病灶多局限，也很少向周围蔓延，内口和病灶在同一位置。很少发热，以坠胀和便意感为主要表现，指诊可触及直肠下端柔软隆起。

7. 直肠后间隙脓肿 位于直肠后侧，是所有脓肿中位置最高的。细菌感染途径是肛窦，内口在后正中齿线处，发病后有可能向两侧骨盆直肠间隙蔓延，形成高位马蹄脓肿和肛瘘，临床治疗难度大。疼痛显著或不显著，坠胀、便意感，发热，直肠后侧触及较硬隆起，肛直环瘢痕样变。

8. 骨盆直肠窝脓肿 位于直肠下端的两侧，左右各一，盆底之上，腹膜之下，下面对应的坐骨直肠间隙，属于高位脓肿。感染途径是肛窦，内口多位于后正中齿线，发病后有可能借直肠后间隙向对侧蔓延，也可能向下蔓延至坐骨直肠间隙。表现同直肠后脓肿，可在直肠下端两侧触及较硬隆起。

三、问诊要点

1. 起病经过 急性或慢性过程，疼痛严重程度，排便次数及粪便性质，发热情况。

2. 体格检查 直肠指诊看齿线处有无黏液流出，借此来判断内口位置。指诊非常重要，无论是低位还是高位，指诊有时比B超还准确。

3. 伴随症状 有无畏寒、发热、食欲缺乏、腹泻、腹部包块等。

4. 诊治情况 ①常规化验：血尿常规、红细胞沉降率、C反应蛋白、肝肾功能、血糖、电解质等；②特异性检查：直肠指诊、B超、CT或MRI等。

（张智高 温皇鼎 马 军 李锡军 李振川 任成山）

参考文献

1 潘祥林，王鸿利. 实用诊断学[M]. 2版. 北京：人民卫生出版社，2017：119-150.

2 万学红，卢雪峰. 诊断学[M]. 9版. 北京：人民卫生出版社，2018：26-39.

3 宋佳，罗雨欣，郭金波，等. 2018年消化系统疾病主要临床进展[J]. 临床荟萃，2019，34(1)：41-48.

第64章

血液系统症状与疾病

第一节　贫　血

贫血(anemia)是指人体外周血红细胞容量减少,低于正常范围下限的一种常见的临床症状。由于红细胞容量测定较复杂,临床上常以血红蛋白(Hb)浓度来代替。我国血液病学家认为在我国海平面地区,成年男性血红蛋白(hemoglobin,Hb)<120 g/L,成年女性(非妊娠)Hb<110 g/L,孕妇 Hb<100 g/L 就有贫血。红细胞测定值,见表64-1。

表64-1　红细胞测定正常值

测定项目	单位	正常范围*
红细胞(red blood cell,RBC)计数	10^{12}/L	男性:4.0~5.5 女性:3.5~5.0
血红蛋白(Hb)	g/L	男性:120~160 女性:110~150
红细胞比容(hematocrit,Hct)	%	35~50
平均红细胞体积(mean corpuscular volume,MCV)①	fl	82~97
平均红细胞血红蛋白含量(mean corpuscular hemoglobin)②	pg	27~32
平均红细胞血红蛋白浓度(mean corpuscular hemoglobin concentration,MCHC)③	g/L(%)	320~360(32~36)
网织红细胞(reticulocyte,Ret)百分比	%	0.8~2.0

注:*为正常范围有轻度改变,决定于检测仪器的类型和应用地点、年龄、海拔高度等。①MCV(fl)=Hct(%)×10/RBC计数(×10^{12}/L);②MCH(pg)=Hb(g/L)/RBC计数(×10^{12}/L);③MCHC=Hb/Hct。

1972年WHO制定的诊断标准认为在海平面地区Hb低于下述水平诊断为贫血:6个月到<6岁儿童Hb 110 g/L,6~14岁儿童Hb 120 g/L,成年男性Hb 130g/L,成年女性Hb 120 g/L,孕妇Hb 110 g/L。应注意,久居高原地区居民的血红蛋白正常值较海平面居民为高;在妊娠、低蛋白血症、充血性心力衰竭、脾大及巨球蛋白血症时,血浆容量增加,此时即使红细胞容量是正常的,但因血液被稀释,血红蛋白浓度降低,容易被误诊为贫血;在脱水或急性大失血等循环血容量减少时,由于血液浓缩,即使红细胞容量偏低,

但因血红蛋白浓度增高,贫血容易漏诊。

一、病因及发病机制

贫血不是一种疾病的名称,其特有的症状和体征是由于组织缺氧所致。贫血的分类方法有多种,目前常用的有 3 种:①根据红细胞的形态分为正细胞性、大细胞性及小细胞低色素性贫血;②根据骨髓增生情况分为增生性贫血和增生不良性贫血;③根据病因和发病机制分为红细胞生成减少、红细胞破坏过多及红细胞丧失过多所致的贫血。临床上所见的贫血不一定由单一原因引起,可同时存在多种原因,见表 64-2。

表 64-2　贫血分类(根据红细胞形态)

正常细胞性贫血(MCV 80～95 fl)	大细胞性贫血(MCV>100 fl)	小细胞性贫血(MCV<80 fl)
急性失血	巨幼细胞贫血	缺铁性贫血
缺铁性贫血早期	骨髓异常增生综合征	地中海贫血
慢性病贫血	溶血性贫血	慢性病贫血
骨髓抑制(也可能大细胞性)	肝疾病相关贫血	铁幼粒性贫血
再生障碍性贫血	酗酒	铅中毒等
纯红再生障碍性贫血等	药物等	
慢性肾功能不全等		

临床上从贫血发病的机制和病因分类如下。

(一)红细胞生成减少性贫血

造血细胞、骨髓造血微环境和造血原料的异常影响红细胞生成,可形成红细胞生成减少性贫血。

1. 造血干祖细胞异常所致贫血

(1)再生障碍性贫血:再生障碍性贫血(aplastic anemia,AA)是一种骨髓造血功能衰竭症,与原发和继发的造血干祖细胞损害有关。部分全血细胞减少症的发病机制与 B 细胞产生抗骨髓细胞自身抗体,进而破坏或抑制骨髓造血细胞有关。

(2)纯红细胞再生障碍性贫血:纯红细胞再生障碍性贫血(pure red-cell anemia,PRCA)是指骨髓红系造血干祖细胞受到损害,进而引起贫血。依据病因,该病可分为先天性和后天性两类。先天性 PRCA 即 Diamond-Blackfan 综合征,系遗传所致;后天性 PRCA 包括原发、继发两类。有学者发现部分原发性 PRCA 患者血清中有自身 EPO 或幼红细胞抗体。继发性 PRCA 主要有药物相关型、感染相关型(细菌和病毒,如微小病毒 B19、肝炎病毒等)、自身免疫病相关型、淋巴细胞增殖性疾病相关型(如胸腺瘤、淋巴瘤、浆细胞病和淋巴细胞白血病等)以及急性再生障碍危象等。

(3)先天性红细胞生成异常性贫血:先天性红细胞生成异常性贫血(congenital dyserythropoietic anemia,CDA)是一类遗传性红系干祖细胞良性克隆异常所致的、以红系无效造血和形态异常为特征的难治性贫血。根据遗传方式,该病可分为常染色体隐性遗传型和显性遗传型。

(4)造血系统恶性克隆性疾病:这些疾病中造血干祖细胞发生了质的异常,包括骨髓增生异常综合征及各类造血系统肿瘤性疾病如白血病等。前者因为病态造血,血细胞高增生,高凋亡,出现原位溶血;后者肿瘤性增生、低凋亡和低分化,造血调节也受到影响,从而使正常成熟红细胞减少而发生贫血。

2. 造血微环境异常所致贫血　造血微环境包括骨髓基质、基质细胞和细胞因子。

(1)骨髓基质和基质细胞受损所致贫血:骨髓坏死、骨髓纤维化、骨髓硬化症、大理石病、各种髓外肿瘤的骨髓转移以及各种感染或非感染性骨髓炎,均可因损伤骨髓基质和基质细胞,造血微环境发生异常而影响血细胞生成。

(2)造血调节因子水平异常所致贫血：干细胞因子、白细胞介素、粒细胞-巨噬细胞集落刺激因子、粒细胞集落刺激因子、红细胞生成素、血小板生成素、血小板生长因子、肿瘤坏死因子和干扰素等均具有正负调控造血的作用。肾功能不全、肝病、垂体或甲状腺功能减退等时产生红细胞生成素不足；肿瘤性疾病或某些病毒感染会诱导机体产生较多的造血负调控因子如肿瘤坏死因子、干扰素、炎症因子等，均可导致慢性病贫血。

(3)淋巴细胞功能亢进：再生障碍性贫血、自身免疫性疾病、自身免疫溶血性贫血。

(4)造血细胞凋亡亢进：骨髓增生异常综合征、再生障碍性贫血。

3. 造血原料不足或利用障碍所致贫血　造血原料是指造血细胞增殖、分化、代谢所必需的物质，如蛋白质、脂类、维生素(叶酸、维生素 B_{12} 等)、微量元素(铁、铜、锌等)等。任一种造血原料不足或利用障碍都可能导致红细胞生成减少。

(1)叶酸或维生素 B_{12} 缺乏或利用障碍所致贫血：由于各种生理或病理因素导致机体叶酸或维生素 B_{12} 绝对或相对缺乏或利用障碍可引起的巨幼细胞贫血。

(2)缺铁和铁利用障碍性贫血：这是临床上最常见的贫血。缺铁和铁利用障碍影响血红素合成，有称该类贫血为血红素合成异常性贫血。该类贫血的红细胞形态变小，中央淡染区扩大，属于小细胞低色素性贫血。

(二)红细胞破坏过多性贫血

1. 红细胞自身异常　膜异常、酶异常、珠蛋白异常、血红素异常。

2. 红细胞周围环境异常　免疫性、血管性、溶血性贫血。

(三)红细胞丧失过多性贫血

根据失血速度分急性和慢性，慢性失血性贫血往往合并缺铁性贫血。可分为出凝血性疾病(如特发性血小板减少性紫癜、血友病和严重肝病等)所致和非出凝血性疾病(如外伤、肿瘤、结核、支气管扩张、消化性溃疡、痔和妇科疾病等)所致两类。

二、临床表现

贫血的病因，血液携氧能力下降的程度，血容量下降的程度，发生贫血的速度和血液、循环、呼吸等系统的代偿和耐受能力均会影响贫血的临床表现。最早出现的症状有头晕、乏力、困倦；而最常见、最突出的体征是面色苍白。症状的轻重取决于贫血的速度、贫血的程度和机体的代偿能力。

1. 神经系统　头昏、耳鸣、头痛、失眠、多梦、记忆力减退、注意力不集中等，乃是贫血缺氧导致神经组织损害所致常见的症状。小儿贫血时可哭闹不安、躁动甚至影响智力发育。

2. 皮肤黏膜　苍白是贫血时皮肤、黏膜的主要表现。贫血时机体通过神经体液调节进行有效血容量重新分配，相对次要脏器如皮肤、黏膜则供血减少；另外，由于单位容积血液内红细胞和血红蛋白含量减少，也会引起皮肤、黏膜颜色变淡。粗糙、缺少光泽甚至形成溃疡是贫血时皮肤、黏膜的另一类表现，可能还与贫血的原发病有关。溶血性贫血，特别是血管外溶血性贫血，可引起皮肤、黏膜黄染。

3. 呼吸循环系统　贫血时红细胞内合成较多的2,3-双磷酸甘油酸，以降低血红蛋白对氧的亲和力，使氧解离曲线右移，组织获得更多的氧。气急或呼吸困难，大都是由于呼吸中枢低氧或高碳酸血症所致。故轻度贫血无明显表现，仅活动后引起呼吸加快加深并有心悸、心率加快。贫血越重，活动量越大，症状越明显。重度贫血时，即使平静状态也可能有气短甚至端坐呼吸。长期贫血，心脏超负荷工作且供氧不足，会导致贫血性心脏病，此时不仅有心率变化，还可有心律失常和心功能不全。

4. 消化系统　贫血时消化腺分泌减少甚至腺体萎缩，进而导致消化功能降低、消化不良，出现腹部胀满、食欲减退、大便规律和性状的改变等。长期慢性溶血可合并胆道结石和脾大。缺铁性贫血可有吞咽异物感或异嗜症。巨幼细胞贫血或恶性贫血可引起舌炎、舌萎缩、牛肉舌、镜面舌等。

5. 泌尿生殖内分泌系统　血管外溶血出现无胆红素的高尿胆原尿；血管内溶血出现血红蛋白尿和含铁血黄素尿，重者甚至可发生游离血红蛋白堵塞肾小管，进而引起少尿、无尿、急性肾衰竭。长期贫血影

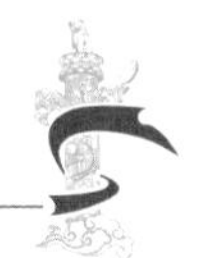

响睾酮的分泌,减弱男性特征;对女性,因影响女性激素的分泌而导致月经异常,如闭经或月经过多。在男女两性中性欲减退均多见。长期贫血会影响各内分泌腺体的功能和红细胞生成素的分泌。

三、问诊要点

1. 起病经过　贫血发生的时间、病程及贫血的各种症状。

2. 病史　①有无急慢性出血、黑便和酱油色尿史,女性是否月经过多;②有无化学毒物、放射性物质或特殊药物接触史,如果有,应仔细询问环境有害物的浓度、接触方式、时间长短、防护措施以及药物的名称、药量和时间等;③家族中是否有贫血患者,双亲是否近亲结婚,是否幼年即有贫血,过去有无类似发作史;④幼年及农村患者还应询问寄生虫感染史,如钩虫、蛔虫感染等;⑤有无慢性炎症、感染、肝肾疾病、结缔组织疾病及恶性肿瘤病史。

3. 伴随症状　营养状况,有无偏食、体重减轻,有无消化系统的疾病,如消化性溃疡、胃癌和痔疮等。

第二节　骨　痛

骨痛(osteodynia)指全身或某一局部骨骼由于各种病因导致疼痛不适,是临床各种原因,如急性损伤、风湿、慢性劳损、感染、肿瘤等引起的骨周围疼痛的症状。引起骨痛的疾病很多,临床表现各异。治疗宜查找引起骨痛的原发疾病,针对病因治疗。

一、病因及发病机制

骨痛根据发病机制可以分为血液病性骨痛与非血液病性骨痛两大类。

1. 血液病性骨痛　①多发性骨髓瘤破骨细胞活性增加,引起骨质脱钙、骨质疏松、骨质溶解破坏和病理性骨折,产生骨痛,此外瘤细胞自骨髓向外浸润,侵及骨皮质、骨膜亦可引起骨痛;②急性白血病(含慢性粒细胞急变),尤多见于儿童急性淋巴细胞白血病,表现为胸骨压痛及骨关节疼痛,可累及肘、腕、膝、髋等多关节游走性疼痛,骨痛多为隐痛,发生在慢粒急变时或有骨梗死者,骨痛十分剧烈;③恶性淋巴瘤见于非霍奇金淋巴瘤累及骨骼时,这类患者常以骨痛为首发症状就诊,影像学检查表现为骨骼损害,主要侵犯部位为胸椎、腰椎、肋骨,其次为骨盆、股骨和颈椎等亦可引起骨痛;④朗格汉斯细胞组织细胞增生症(Langerhans cell histiocytosis,LCH)骨病变几乎见于所有的LCH患者,轻者为孤立的无痛性骨病变,骨病变以头颅骨最多见,其次为下肢骨、肋骨、骨盆和脊柱等;⑤其他能引起骨痛的血液病原发性巨球蛋白血症,恶性组织细胞病及骨髓增生异常综合征等,但较少见。

2. 非血液病性骨痛　①骨折;②骨肿瘤;③骨结核;④化脓性骨髓炎、脊柱炎;⑤骨(髓)转移癌,原位癌多位于前列腺、甲状腺、乳房、肺和肾等,大量肿瘤细胞引起骨髓腔内压力升高和骨骼破坏,导致骨痛。肾性骨营养不良症包括纤维性骨炎、肾性骨软化症、肾性骨质疏松症和肾性骨硬化症。原发性甲状旁腺功能亢进症(简称甲旁亢)时引起广泛骨质吸收脱钙,严重时形成纤维囊性骨炎,可出现骨骼畸形和病理性骨折,引发骨痛。骨质疏松症当骨吸收过多或形成不足均可导致骨量减少和骨微细结构破坏,形成骨质疏松。骨折是骨质疏松的主要并发症,多见于髋部及椎体骨折,除骨折引起疼痛外,在骨量减少期就可以出现全身骨骼疼痛,尤以腰背痛最为常见,其次是膝关节、肩背部。

二、临床表现

根据骨痛的病因不同,临床症状各有不同,血液性骨痛常常合并贫血、发热、出血倾向,非血液性骨痛常常伴骨质破坏、骨质疏松或骨折。导致骨痛的常见疾病特点如下。

1. 多发性骨髓瘤 疼痛部位的骨骼影像学检查(包括骨骼 X 射线摄片、CT 或 MRI 检查及放射性核素骨扫描等),提示有溶骨性破坏、病理性骨折或有广泛骨质疏松。还应完善血清免疫球蛋白测定、尿本周蛋白、血尿免疫固定电泳、红细胞沉降率、C 反应蛋白、β2-微球蛋白及血清钙测定等。骨髓涂片中浆细胞>10% 并见到数量不等的原或幼浆细胞可诊断为多发性骨髓瘤。

2. 急性白血病 急性髓细胞性白血病(acute myelogenous leukemia,AML)和急性淋巴细胞白血病(acute lymphoblastic leukemia,ALL)患者临床上常有发热、贫血及出血症状,周围血象检查红细胞及血小板减少,白细胞计数增多、正常或减少,但出现数量不等的原始细胞。骨髓涂片检查原始细胞≥30%(非红系)是确诊急性白血病的依据。

3. 恶性淋巴瘤 原发于骨骼的淋巴结以外的淋巴瘤引起的骨痛或恶性淋巴瘤浸润骨骼引起的骨痛,病变骨骼活组织检查是确诊的唯一证据。骨髓涂片见到里斯细胞可诊断为霍奇金淋巴瘤,包括皮疹、肿块、淋巴结的活检,有助于恶性淋巴瘤的诊断。

4. 朗格汉斯细胞组织细胞增生症 骨骼 X 射线检查可见溶骨性骨质破坏,扁平骨病灶为虫食样至巨大缺损。脊椎多为椎体破坏,呈扁平椎,但椎间隙不变窄。长骨多为囊状缺损,无死骨形成。

5. 肾性骨营养不良症 患者有尿毒症长期血液透析史。应查肾功能、血清钙和磷、甲状旁腺激素,确诊依靠骨活检。

6. 原发性甲状旁腺功能亢进症 临床上有骨痛及反复发作的尿路结石。骨骼 X 射线表现有骨膜下皮质吸收、囊肿样变化、多发性骨折或畸形。

7. 骨质疏松症 有骨质疏松症(osteoporosis,OP)家族史、OP 性骨折史、闭经绝经、长期营养不良、长期卧床、长期服用类固醇药物及慢性疾病等病史。应做骨密度及血清钙、磷测定。可行骨密度测定明确诊断。

8. 非骨损害性腰背痛 常见疾病有急性腰扭伤、慢性累积性腰肌劳损、腰肌纤维组织炎、风湿性多肌炎、急性脊髓炎、腰骶神经炎、增生性脊柱炎(为胸腰椎退行性改变)、强直性脊柱炎、坐骨神经痛以及多种内脏疾病等,均可引起腰背痛或腰骶痛。包括头颅与脊柱正侧位、肋骨、锁骨、骨盆、肱骨及股骨 X 射线摄片,几乎是所有腰背痛、肢痛患者的过筛检查。必要时加做病变骨骼的 CT 或 MRI 检查。

三、问诊要点

1. 起病经过 急性或慢性过程,疼痛严重程度。

2. 体格检查 有无贫血面容、皮肤瘀斑瘀点、淋巴结肿大、体温、心率,有无运动系统神经阳性体征。

3. 伴随症状 有无乏力、发热、面色苍白,反复发作的尿路结石等。

4. 既往病史 有无尿毒症、结核接触史、月经情况等。

5. 诊治情况 ①常规化验:血尿常规、红细胞沉降率、C 反应蛋白、肝肾功能、血糖、电解质等;②特异性检查:PPD、尿本周蛋白、骨髓涂片及活检、骨密度测定、骨或关节 X 射线、CT 或 MRI 等。

第三节 脾 大

脾大是重要的病理体征。在正常情况下腹部一般摸不到脾,如仰卧位或侧卧位能摸到脾边缘即认为脾大。脾体积增大是脾疾病的主要表现。脾大的测量与记录法(以 cm 表示):第Ⅰ线(又称甲乙线)指左锁骨中线与左肋缘交点至脾下缘的距离。脾轻中度肿大时只做第Ⅰ线测量。第Ⅱ线(又称甲丙线)指左锁骨中线与左肋缘交点至脾最远点的距离,一般应大于第Ⅰ线。第Ⅲ线(又称丁戊线)指脾右缘与前正中线的距离。超过正中线,则测量脾右缘至正中线的最大距离为正值,以"+"表示;未超过正中线则测量脾右缘与正中线的最短距离为负值,以"-"表示。脾大分为轻、中、高 3 度。脾缘不超过肋下 2 cm 为轻度肿大;超过 2 cm,在脐水平线以上,为中度肿大;超过脐水平线或前正中线则为高度肿大,即巨脾。此时应

加测第Ⅱ线和第Ⅲ线。

一、病因及发病机制

脾大的病因主要分为感染性与非感染性两大类，见表64-3。

表64-3　脾大的常见病因

感染性	非感染性
急性感染（病毒感染、立克次体感染、细菌感染、螺旋体感染、寄生虫感染）	淤血
	肝硬化、慢性充血性右心衰竭、慢性缩窄性心包炎或大量心包积液 Judd-Chiari 综合征，特发性非硬化性门静脉高压症
慢性感染（慢性病毒性肝炎、慢性血吸虫病、慢性疟疾、黑热病、梅毒）	血液病
	急慢性白血病、红白血病。红血病、恶性淋巴瘤、恶性组织细胞病，特发性血小板减少性紫癜、溶血性贫血、真性红细胞增多症、骨髓纤维化、多发性骨髓瘤、系统性组织肥大细胞病、脾功能亢进症
	结缔组织病
	系统性红斑狼疮、皮肌炎、结节性多动脉炎、幼年类风湿性关节炎（Still 病）、Felty 病等
	组织细胞增生症
	米勒-费希尔综合征、黄脂瘤病、韩-薛-柯综合征、嗜酸性肉芽肿
	脂质沉积症
	戈谢病、尼曼-皮克病
	脾肿瘤与脾囊肿
	脾原发性恶性肿瘤及转移性肿瘤、表皮囊肿、内皮囊肿（如淋巴管囊肿）和寄生虫性囊肿，包虫病患者假性囊肿分为出血性、血清性或炎症性

其发病机制归纳为以下几个方面。

1. 细胞浸润　细胞浸润引起的脾大见于各种炎症细胞浸润、嗜酸性粒细胞浸润、白血病细胞浸润，各种肿瘤细胞浸润。炎症细胞浸润多见于急性感染性疾病，往往还伴有脾明显充血。嗜酸性粒细胞浸润见于嗜酸性粒细胞增多症和部分脂质沉积症；各种白血病细胞浸润引起的脾大，以慢性粒细胞性白血病最明显。其次是慢性淋巴细胞性白血病；急性白血病中以淋巴细胞型较明显，其次是急性粒细胞性白血病和急性单核细胞性白血病。各种肿瘤细胞浸润、脾本身的恶性肿瘤少见，原发于淋巴系统、骨髓和肠道的恶性肿瘤可侵及脾。如恶性淋巴瘤的淋巴瘤细胞发生脾浸润，其中以霍奇金病脾受累较多，约占50%，偶有单纯脾型霍奇金病，这种病可表现有巨脾、多发性骨髓瘤的骨髓癌细胞浸润；恶性组织细胞病的恶性组织细胞浸润；肠道恶性肿瘤转移至脾，均可因肿瘤细胞浸润而发生脾大。

2. 脾淤血　脾是体内最大的储血器官，各种原因造成的脾血液回流受阻，均可造成脾淤血性肿大。如肝硬化门静脉高压症及下腔静脉血栓形成、肿瘤栓子、先天或后天的血管畸形；各种原因引起的右心衰竭、缩窄性心包炎或心包大量积液均可致脾淤血而肿大。

3. 髓外造血　脾是造血器官，在骨髓增殖性疾病时，脾又恢复其造血功能，出现不同程度的髓外造血导致脾大，尤以骨髓纤维化时髓外造血最明显，脾大也明显。

4. 组织细胞增生　组织细胞增生症是由组织细胞异常增生，累及全身多个脏器，尤以肝脾、淋巴结、骨髓、皮肤、胸腺等处最突出，可表现明显的脾大。如米勒-费希尔综合征、韩-薛-柯综合征/慢性感染性疾病、黑热病、结缔组织病、Felty 病、Still 病、类风湿性关节炎等可致脾组织细胞增生而发生脾大。

5. 纤维组织增生　由于长期慢性淤血、慢性感染、细胞浸润等病因的长期慢性刺激，组织细胞异常增

生致脾纤维组织大量增生而使脾大、变硬。

6. 脂质代谢障碍　由于脂类代谢酶缺乏或功能障碍，引起脂质代谢障碍，脂类在组织中沉积造成脾大。如戈谢病为常染色体隐性遗传的类脂质代谢障碍病。是由于和葡萄糖脑苷脂酶不能把葡萄糖脑苷脂转变成半乳糖苷脂，结果使组织细胞内大量脑苷脂储积，其中的慢性型表现巨脾。尼曼-皮克病为脂质代谢障碍累及内脏器官的单核巨噬细胞组织。这种病可能是由于神经磷脂酶缺乏，致使神经磷脂储积于肝脾及神经系统的巨噬细胞内，致脾明显增大。

7. 脾本身的肿瘤及囊性扩张　脾本身肿瘤及囊性扩张均较少见，有原发性脾恶性淋巴瘤的报道。囊性扩张见于皮样囊肿、淋巴管囊肿及寄生虫囊肿（包囊虫病）。假性囊肿如疟疾、血吸虫病等，可因出血、炎症、血清性等原因引起。

二、临床表现

对于脾大的诊断，首先确定是不是脾大，脾大的程度、质地。第二步了解脾大的伴随症状和体征。通过了解病史，体格检查可以对脾大的原因做出初步诊断，然后再选择性地做有关实验室检查和必要的器械检查，最后对脾大的原因做出诊断。

（一）脾大的程度

脾大的程度与病因有关。

1. 轻度脾大　深吸气时脾下缘在肋缘下 2～3 cm 为轻度脾大。可见于某些病毒感染、细菌感染、立克次体感染、充血性心力衰竭、肝硬化门静脉高压症、霍奇金病、系统性红斑狼疮、热带嗜酸性粒细胞增多症、特发性血小板减少性紫癜等。

2. 中等度脾大　下缘超出肋缘下 3 cm 至平脐为中等度肿大。可见于急性粒细胞性白血症、急性淋巴细胞性白血病、慢性溶血性贫血、传染性单核细胞增多症、脾淀粉样变性、恶性淋巴瘤、尼曼-皮克病等。

3. 极度脾大　下缘超出脐水平以下为极度脾大或称巨脾。可见于慢性粒细胞白血病、慢性疟疾、晚期血吸虫病、真性红细胞增多症、地中海贫血等。

（二）脾的质地

不同病因引起脾大其质地可有不同程度的变化。一般急性感染引起的脾大质地软；慢性感染、白血病细胞、肿瘤细胞浸润引起的脾大质地硬，表面不平；肝硬化的脾质地中等硬；淤血性脾大质地因淤血程度和淤血时间的长短而不同，时间短，淤血轻，质地软，时间长或淤血重，质地硬，但一般有充实感。囊性肿大有囊性感表面不平。

（三）伴随体征

1. 贫血、出血点或瘀斑　见于血液病性脾大，如各种类型的白血病、特发性血小板减少性紫癜等。

2. 贫血、黄疸　见于溶血性贫血、慢性病毒性肝炎、肝硬化、恶性组织细胞病、败血症等。

3. 肝及淋巴结肿大　见于恶性淋巴瘤、淋巴细胞性白血病、结缔组织病、传染性单核细胞增多症等。

4. 肝病面容、肝掌及蜘蛛痣　见于慢性病毒性肝炎、肝硬化。

5. 各种类型的皮疹　多见于各种传染病，或感染性疾病，如伤寒、斑疹伤寒、布鲁氏菌病、败血症、亚急性感染性心内膜炎等。

6. 水肿和腹腔积液　见于慢性右侧心力衰竭、缩窄性心包炎、肝硬化门静脉高压症、下腔静脉梗阻等。

7. 心脏扩大　见于各种心脏病引起的慢性心力衰竭、各种原因引起的大量心包积液。

三、问诊要点

1. 起病经过　急性或慢性过程，注意伴随症状。

2. 体格检查　脾增大的程度、质地，有无贫血面容、皮肤瘀斑瘀点、淋巴结肿大、黄疸、肝掌、蜘蛛痣、

皮疹、水肿等。

3. 伴随症状　有无乏力、发热、面色苍白,活动后心累、气促、厌食、食欲缺乏等。

4. 既往病史　有无病毒性肝炎史、慢性心脏疾病、慢性贫血史等。

5. 诊治情况　①常规化验:血尿常规、红细胞沉降率、C 反应蛋白、肝肾功能、血糖、电解质等;②特异性检查:腹部超声、骨髓涂片及活检、淋巴结活检、肝炎标志物、心脏彩超等。

第四节　淋巴结肿大

淋巴结分布全身,是人体重要的免疫器官,按其位置可分为浅表淋巴结和深部淋巴结。正常淋巴结多在 0.2 ~0.5 cm,常呈组群分布。每一组群淋巴结收集相应引流区域的淋巴液,如耳后、乳突区的淋巴结收集头皮范围内的淋巴液;颌下淋巴结群收集口底、颊黏膜、牙龈等处的淋巴液;颈部淋巴结收集鼻、咽、喉、气管、甲状腺等处的淋巴液;锁骨上淋巴结群左侧收集食管、胃等器官的淋巴液,右侧收集气管、胸膜、肺等处的淋巴液;腋窝淋巴结群收集躯干上部、乳腺、胸壁等处的淋巴液;腹股沟淋巴结群收集下肢及会阴部的淋巴液。正常浅表淋巴结小、软、光滑、活动、无压痛,常不易触及。若淋巴结直径>0.5 cm 或有压痛或质地改变而能触及者为淋巴结肿大。淋巴结肿大可能是局部疾病所致,也可能是全身疾病的一种表现。

一、病因及发病机制

淋巴结肿大的病因很多,常见病因见表 64-4。

表 64-4　淋巴结肿大的常见病因

病因	疾病
感染	细菌、病毒、立克次体等引起如急性蜂窝织炎、化脓性扁桃体炎、牙龈炎、传染性单核细胞增多症、恙虫病、结核等
肿瘤	淋巴瘤;各型急慢性白血病;浆细胞肿瘤:多发性骨髓瘤、原发性巨球蛋白血症;肿瘤转移:肺癌、胃癌、肝癌、乳腺癌、鼻咽癌等
反应性增生	坏死性增生性淋巴结病,血清病及血清病样反应,变应性亚败血症;系统性红斑狼疮风湿病等
细胞增生代谢异常	朗格汉斯细胞组织增生症(组织细胞增生症 X)、脂质沉积病、结节病

二、临床表现

淋巴结肿大的原因很多,分类也较复杂。临床上在评价和判断淋巴结肿大的特点时应根据淋巴结肿大发生的急慢、肿大的部位与范围、伴有的其他征象以及引起淋巴结肿大的原因等综合分析。按其分布可分为局限性和全身性淋巴结肿大。

(一)局限性淋巴结肿大

1. 感染性淋巴结肿大

(1)非特异性感染性淋巴结炎:由淋巴结引流区域的急、慢性炎症所引起。如急性化脓性扁桃体炎、牙龈炎引起颈部及颌下淋巴结肿大;胸壁、乳腺等部位的炎症引起腋窝淋巴结肿大;肛周、外生殖器、盆腔、会阴、臀部、下肢等部位感染引起腹股沟淋巴结肿大。急性炎症引起的淋巴结肿大,质地柔软、有压

痛,表面光滑,无粘连,肿大至一定程度即停止,炎症消除后多很快缩小或消退。慢性炎症引起的淋巴结肿大,质地较硬,但炎症消除后最终淋巴结仍可缩小或消退。

(2)特异性感染性淋巴结炎:①淋巴结结核,肿大的淋巴结常发生于颈部血管周围,呈多发性,初期质地稍硬,无痛,大小不等,可互相粘连或与周围组织粘连。如发生干酪性坏死(寒性脓肿),则可触及波动。晚期可破溃,不易愈合而形成瘘管,愈合后可形成不规则瘢痕。②淋病,由淋病奈瑟球菌(简称淋球菌)所致泌尿生殖系统化脓性感染,可引起两侧压痛性腹股沟淋巴结肿大。③软下疳,由杜克雷嗜血杆菌感染引起,主要发生于生殖器部位多个痛性溃疡,多伴有腹股沟淋巴结化脓性肿大、压痛。④梅毒,由苍白(梅毒)螺旋体所致泌尿生殖系统感染,临床特征是硬下疳,可引起单侧或双侧腹股沟淋巴结无痛性肿大。

(3)单纯性淋巴结炎:为淋巴结本身的急性炎症,肿大的淋巴结有疼痛,呈中等硬度,触痛,多发生于颈部淋巴结。

2. 恶性肿瘤淋巴结转移　恶性肿瘤转移所致的淋巴结肿大,质地坚硬,或有橡皮样感,表面可光滑或突起,一般无压痛,不易推动,与周围组织粘连时界限不清。①胸部肿瘤如肺癌可向右侧锁骨上窝、腋窝淋巴结群转移。②胃癌、食管癌多向左侧锁骨上窝淋巴结群转移,此处为胸导管进入颈静脉的入口;此种肿大的淋巴结称为 Virchow 淋巴结,常为胃癌、食管癌转移的标志。③会阴部、肛周及下腹部的晚期恶性肿瘤转移可引起腹股沟淋巴结肿大。

(二)全身性淋巴结肿大

1. 感染性淋巴结肿大　①病毒感染见于传染性单核细胞增多症、传染性淋巴细胞增多症、获得性免疫缺陷综合征(acquired immunodeficiency syndrome,AIDS)等疾病。②细菌感染见于布鲁氏菌病、血行播散型肺结核、麻风等。③螺旋体感染见于梅毒、钩端螺旋体病、鼠咬热等。④原虫、寄生虫感染见于黑热病、丝虫病、弓形虫病等。黑热病引起的淋巴结肿大多见于儿童,可发生于颈部、滑车上和腹股沟部淋巴结;丝虫病引起的淋巴结肿大多见于腹股沟部,急性发作时可伴有疼痛或淋巴管炎;弓形虫感染可引起全身性淋巴结肿大。

2. 结缔组织疾病　如干燥综合征、系统性红斑狼疮、结节病等。

3. 血液系统疾病　如白血病、淋巴瘤、骨髓增生异常综合征、浆细胞病等。

二、问诊要点

1. 起病经过　急性或慢性过程,有无诱因。

2. 体格检查　淋巴结肿大的范围、大小、质地、边界,有无疼痛,活动度;有无贫血面容、皮肤瘀斑或瘀点、胸腔与腹腔积液、黄疸、肝掌、蜘蛛痣、皮疹、水肿等。

3. 伴随症状　有无乏力、发热、面色苍白,活动后心慌、气促、厌食、食欲缺乏等。

4. 既往病史　①淋巴结肿大伴有相应引流区域感染灶者,如颌下颏下淋巴结肿大伴扁桃体炎、牙龈炎,腋窝淋巴结肿大伴乳腺炎,耳后淋巴结肿大伴头皮感染者,左腹股沟淋巴结肿大伴左下肢丹毒,可诊断为非特异性淋巴结炎;②淋巴结肿大伴疼痛,多为急性炎症引起,常有局部红、肿、热等炎症表现,而无痛性淋巴结肿大常见于恶性肿瘤转移淋巴瘤等,局部淋巴结肿大伴低热、盗汗、消瘦者,提示为淋巴结结核、恶性淋巴瘤或其他恶性肿瘤等;③淋巴结肿大伴周期性发热者,多见于恶性淋巴瘤,全身淋巴结肿大伴发热者见于传染性单核细胞增多症、白血病、淋巴瘤等,偶可见于系统性红斑狼疮;④淋巴结肿大伴皮疹者多见于某些传染病或变态反应性疾病,亦需警惕淋巴瘤。

5. 诊治情况　①常规化验:血尿常规、红细胞沉降率、C 反应蛋白、肝肾功能、血糖、电解质等;②特异性检查:淋巴结超声及活检、骨髓涂片及活检、肿瘤标志物、PPD、钩端螺旋体检查、淋病双球菌、梅毒抗体等。

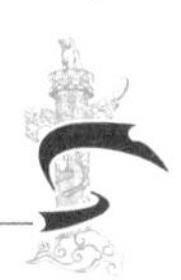

第五节　皮肤黏膜出血

皮肤黏膜出血(mucocutaneous hemorrhage)是指由于机体止血与凝血功能障碍所引起的自发性或轻微外伤后出血,血液由毛细血管内进入皮肤或黏膜下组织。通常以全身性或局限性皮肤黏膜自发性出血或损伤后难以止血为临床特征。

一、病因及发病机制

皮肤黏膜出血的基本病因有 3 个,即血管壁功能异常、血小板异常及凝血功能障碍。

(一)血管壁功能异常

正常在血管破损时,局部小血管即发生反射性收缩,使血流变慢,以利于初期止血,继之,在血小板释放的血管收缩素等血清素作用下,使毛细血管较持久地收缩,发挥止血作用。当毛细血管壁存在先天性缺陷或受损伤时则不能正常地收缩发挥止血作用,而致皮肤黏膜出血。常见于:①遗传性出血性毛细血管扩张症、血管性假性血友病;②过敏性紫癜、单纯性紫癜、老年性紫癜及机械性紫癜等;③严重感染、化学物质或药物中毒及代谢障碍、维生素 C 或维生素 B_3(烟酸)缺乏、尿毒症、动脉硬化等。

(二)血小板异常

血小板在止血过程中起重要作用,在血管损伤处血小板相互黏附、聚集成白色血栓阻塞伤口。血小板膜磷脂在磷脂酶的作用下释放花生四烯酸,随后转化为血栓烷,进一步促进血小板聚集,并有强烈的血管收缩作用,促进局部止血。当血小板数量或功能异常时,均可引起皮肤黏膜出血,常见于以下情况。

1. 血小板减少　①血小板生成减少:再生障碍性贫血、白血病、感染、药物性抑制等;②血小板破坏过多:特发性血小板减少性紫癜、药物免疫性血小板减少性紫癜;③血小板消耗过多:血栓性血小板减少性紫癜、弥散性血管内凝血。

2. 血小板增多　①原发性:原发性血小板增多症;②继发性:继发于慢性粒细胞白血病、脾切除术后、感染、创伤等。此类疾病血小板数量虽然增多,仍可引起出血现象,是由于活动性凝血活酶生成迟缓或伴有血小板功能异常所致。

3. 血小板功能异常　①遗传性:血小板无力症(主要为聚集功能异常)、血小板病(主要为血小板第 3 因子异常)等;②继发性:继发于药物、尿毒症、肝病、异常球蛋白血症等。

(三)凝血功能障碍

凝血过程较复杂,有许多凝血因子参与,任何一个凝血因子缺乏或功能不足均可引起凝血障碍,导致皮肤黏膜出血。

1. 遗传性　血友病、低纤维蛋白原血症、凝血酶原缺乏症、低凝血酶原血症、凝血因子缺乏症等。

2. 继发性　严重肝病、尿毒症、维生素 K 缺乏等。

3. 循环血液中抗凝物质增多或纤溶亢进　异常蛋白血症类肝素抗凝物质增多、抗凝药物治疗过量、原发性纤溶或弥散性血管内凝血所致的继发性纤溶等。

二、临床表现

根据出血部位、出血程度或范围,皮肤、黏膜出血有以下几种常见类型,各种出血表现可单独存在或同时存在于同一位患者。虽然各种出血性疾病均可出现皮肤、黏膜或深部组织出血,但以血管和血小板疾病最为常见。

1. 出血点　出血点又称瘀点,指直径不超过 2 mm 的皮肤、黏膜出血,大多如针头大小,可见于全身

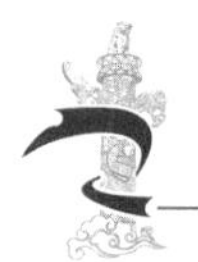

各部位,尤以四肢和躯干下部为多见。出血点通常不高出皮面,按压不褪色,早期呈暗红色,1 周左右可被完全吸收。小的出血点常需与小红痣相鉴别,两者按压均不褪色,但后者色泽较鲜亮,略高于皮面。常见于血小板减少和功能异常。

2. 紫癜　紫癜为直径 3 ~ 5 mm 的皮下出血,特点与出血点基本相同,常见于血小板减少、血小板功能异常和血管壁缺陷。

3. 瘀斑　瘀斑为直径 5 mm 以上的皮下片状出血,常见于肢体易摩擦和磕碰的部位和针刺处,一般不高出皮面,按压不褪色,初期呈暗红色或紫色,逐渐转为黄褐色、黄色或黄绿色,2 周左右可被完全吸收。瘀斑常提示血管壁缺陷和凝血障碍,大片瘀斑见于严重凝血障碍性疾病、纤维蛋白溶解亢进及严重血小板减少和功能异常。

4. 皮下及深部组织血肿　皮下及深部组织血肿表现为大片皮下出血、瘀斑伴皮肤或关节腔明显隆起、肿胀,常见于严重凝血功能障碍性疾病,遗传性的如血友病、获得性的如循环抗凝药物、香豆类药物过量等。

5. 血疱　血疱为暗黑色或紫红色水疱状出血,大小不等,多见于口腔和舌等部位。常见于严重的血小板减少。

6. 鼻出血　鼻出血又称鼻衄,大多情况下出血量较少,偶因大量出血而急诊就医。鼻出血的原因除了鼻黏膜损伤和炎症外,鼻黏膜局部血管异常(如遗传性毛细血管扩张症)、血小板减少和功能障碍及凝血功能异常均为其常见原因。

7. 牙龈出血　牙龈出血多由牙龈炎症及损伤引起,也见于血小板减少、严重凝血障碍和维生素缺乏等。

三、问 诊 要 点

1. 初发年龄　自幼出血提示先天性出血性疾病,而成年后发病多为获得性因素所致。

2. 性别　在遗传性出血性疾病中,血友病几乎均见于男性,血管性血友病男女均可发病。年轻女性反复出现下肢瘀斑,常见于单纯性紫癜。

3. 诱因、部位、分布及特点　应注意询问皮肤、黏膜出血的部位、大小、分布、持续天数、消退情况及出血的频度。

4. 伴随症状　四肢对称性紫癜伴有关节痛及腹痛、血尿者,见于过敏性紫癜;紫癜伴有广泛性出血,如鼻出血、牙龈出血、血尿、黑便等,见于血小板减少性紫癜、弥散性血管内凝血;紫癜伴有黄疸见于肝疾病;自幼有轻伤后出血不止,有关节肿痛和畸形者,见于血友病;出血伴牙龈肿胀、皮肤毛囊过度角化应排除维生素 C 缺乏症;伴颅内压升高症状及中枢神经压迫症状应考虑合并颅内出血;关节炎或多系统损伤要警惕弥漫性结缔组织病;出血伴有发热、胸骨压痛、贫血等要考虑急性白血病;伴有皮肤黏膜苍白考虑再生障碍性贫血。

5. 既往情况　注意询问既往病史及诊断治疗经过,对获得性出血的诊断有重要意义。如是否有感染史、蛇咬伤、恶性肿瘤、休克等病史,是否接受抗凝治疗或其他服药史,女性患者有无月经过多或产时、产后大出血。

6. 个人史　饮食习惯、营养状况、居住环境、职业、是否接触放射性物质及毒物等。家族中是否有类似出血患者。

(蒲丹岚　邹冬玲　张　曦)

参考文献

1　万学红,卢雪峰. 诊断学[M]. 9 版. 北京:人民卫生出版社,2018:237-299.

2　芦照青,崔华,王艳. 皮肤黏膜出血的诊疗思路[J]. 中国临床医生杂志,2017,45(12):5-9.

3　孙谦. 特发性血小板减少性紫癜患者临床特点与血液检验结果研究[J]. 医学信息,2018,31(zl):213.

第65章

内分泌、代谢系统症状与疾病

第一节　低血糖

血糖(blood glucose,GLU)即血中的葡萄糖。正常情况下,血糖保持在一个恒定的动态平衡状态。当各种原因血糖消耗大于补充,这种动态平衡被打破后,临床上就可能出现低血糖(hypoglycemia)。低血糖是指成年人空腹血糖浓度低于2.8 mmol/L。糖尿病患者血糖值≤3.9 mmol/L即可诊断低血糖。低血糖症是一组多种病因引起的以静脉血浆葡萄糖浓度过低,临床上以交感神经兴奋和脑细胞缺糖为主要特点的综合征。临床症状通常表现为出汗、饥饿、心慌、颤抖、面色苍白等,严重者还可出现精神不集中、躁动、易怒甚至昏迷等。

一、病理生理

正常人血糖受多种因素影响,激素对血糖浓度及糖代谢的调节起重要作用。参与血糖调节的激素有多种,胰岛素是体内唯一的降糖激素,也是机体在正常血糖范围内起支配调节作用的激素。升糖激素种类较多,作用机制和升糖效果各不相同,主要有胰高血糖素、肾上腺素、去甲肾上腺素、生长激素和糖皮质激素。低血糖时这几种激素释放增加,血糖浓度迅速上升,发挥对低血糖的对抗调节作用。此外ACTH、β-内啡肽主要通过促进皮质醇释放,发挥对抗调节作用。生理剂量的催乳素升糖作用不显著。

中枢神经系统对低血糖最为敏感,这是因为脑细胞本身无葡萄糖储备,其所需能量几乎完全依赖于血糖提供,占体重4%的脑细胞需要消耗25%的能量,即使在1型糖尿病中也不例外,脑细胞对葡萄糖的利用无须外周胰岛素参与。中枢神经每小时约消耗6 g葡萄糖,低血糖症时脑细胞能量来源明显减少,很快出现神经症状或称神经源性低血糖。最初表现为神经和精神活动轻度受损,继之出现大脑皮质受抑制症状,随后皮质下中枢和脑干受累,最终累及延髓而致呼吸循环功能改变,若低血糖不能逆转可致死亡。提示中枢神经系统受损顺序与脑部发育进化过程有关,细胞愈进化则对低血糖愈敏感。当补充葡萄糖后中枢神经系统功能的恢复按以上次序逆行恢复。

低血糖除直接影响中枢神经系统功能外,尚可通过中枢神经系统影响交感嗜铬系统功能活动,引发交感神经兴奋的一系列症状,如心悸、震颤、苍白、出汗等。该组症状由β_2肾上腺素能受体受刺激而介导,无察觉性低血糖患者往往伴有β_2肾上腺素能信号通路功能异常。

二、病　因

临床上反复发生空腹低血糖症提示有器质性疾病；餐后引起的反应性低血糖症，多见于功能性疾病。

1. 空腹低血糖症　①摄入不足：如饥饿、重度营养不良、消化道疾病等；②内源性胰岛素分泌过多：常见的有胰岛素瘤、自身免疫性低血糖等；③药物性：如注射胰岛素、磺脲类降糖药物、水杨酸、饮酒等；④重症疾病：如肝衰竭、心力衰竭、肾衰竭、营养不良等；⑤胰岛素拮抗激素缺乏：如胰高血糖素、生长激素、皮质醇等缺乏；⑥胰外肿瘤。

2. 餐后（反应性）低血糖症　①糖类代谢酶的先天性缺乏：如遗传性果糖不耐受症等；②特发性反应性低血糖症；③滋养性低血糖症（包括倾倒综合征）；④功能性低血糖症；⑤ 2 型糖尿病早期出现的进餐后期低血糖症。

三、临床表现

1. 交感神经系统兴奋　低血糖发生后刺激肾上腺素分泌增多，可发生低血糖综合征，患者表现为面色苍白、心悸、冷汗、肢冷、手颤、腿软、肢体乏力、头昏、眼花、饥饿感、恐慌与焦虑等，进食后缓解。

2. 意识障碍　大脑皮质受抑制，意识不清，定向力、识别力减退，嗜睡、多汗、震颤、记忆力受损、头痛、淡漠、抑郁、梦样状态，严重时痴呆，少数患者可有怪诞行为等。

3. 癫痫症状　低血糖发展至中脑受累时，肌张力增强，阵发性抽搐，发生癫痫或癫痫样发作，其发作多为大发作，或癫痫持续状态。当延髓受累后，患者可进入昏迷，去大脑僵直状态，心动过缓，体温不升，各种反射消失。

4. 锥体束及锥体外系受累　皮质下中枢受抑制时，意识不清、躁动不安、痛觉过敏、阵挛性舞蹈动作、瞳孔散大，甚至出现强直性抽搐。锥体外系与锥体束征阳性，可表现有偏瘫、轻瘫、失语及单瘫等。

5. 小脑受累　低血糖可损害小脑，有共济失调、运动不协调、辨别距离不准、肌张力低及步态异常等表现，尤其是低血糖晚期常出现共济失调及痴呆表现。

6. 脑神经损害　低血糖时可有脑神经损害，表现为视力及视野异常、复视、眩晕、面神经麻痹、吞咽困难及声音嘶哑等。

四、辅助检查

1. 空腹血糖　多次检测空腹血糖，血糖水平低于 3.3 mmol/L。

2. 葡萄糖耐量试验　低血糖患者及胰岛素瘤患者多呈低血糖曲线。偶有正常值，仅在发作时才有低血糖发生。

3. 血清胰岛素及 C 肽测定　常用放射免疫测定法测定血清胰岛素及 C 肽值，正常值<30 pmol/L，若低血糖明确而胰岛素>36 pmol/L，可考虑胰岛素介导的低血糖症，还应鉴别胰岛素瘤。胰岛素瘤患者的胰岛素值升高>30 pmol/L 以上，C 肽>300 pmol/L，胰岛素原>20 pmol/L。

4. 禁食试验　禁食 24 h，血糖下降，出现低血糖症状。

5. 脑电图　长期低血糖出现脑部病变者，脑电图可呈慢波或其他异常改变。

6. 肌电图　远端肌肉有去神经表现，运动单位数目减少。弥漫性去神经纤维，尖端及巨大运动单位放电，多相电位。

7. X 射线检查　偶可见钙化腺瘤，邻近器官扭曲或移位。胰动脉造影显示血运增加。选择性肠系膜上动脉、腹腔动脉造影有助于病变定位。

8. CT 与 MRI 扫描　可发现腹腔部位及胰腺部位的占位性病变。

9. B 超检查　可发现胰腺部位肿瘤，<1 cm 者容易漏诊，不如 CT 与 MRI 检查可靠。

10. 其他　胰放射核素扫描、ECT 扫描、^{75}Se-蛋氨酸检查可发现胰腺内外的占位性病变。

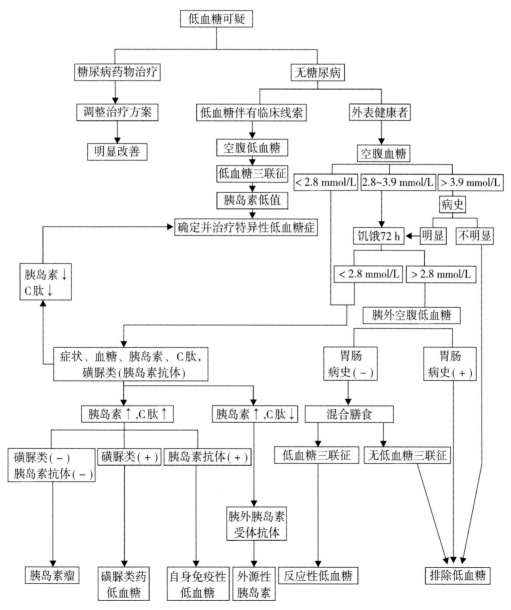

五、诊断及鉴别诊断

（一）诊断

根据低血糖典型表现（Whipple 三联征）可确定：①低血糖症状；②发作时血糖低于 2.8 mmol/L；③供糖后低血糖症状迅速缓解。少数空腹血糖降低不明显或处于非发作期的患者，应多次检测有无空腹或吸收后低血糖，必要时采用 48 ~ 72 h 饥饿试验。

（二）鉴别诊断

低血糖有时可误诊为精神病、神经疾患（癫痫、短暂脑缺血发作）或脑血管意外等。

1. 低血糖病因的鉴别　磺脲类药物、胰岛素用量过多、胰岛素瘤等。

2. 交感神经兴奋表现的鉴别　甲状腺功能亢进症、嗜铬细胞瘤、自主神经功能紊乱、糖尿病自主神经病变、更年期综合征等。

3. 精神-神经-行为异常的鉴别　精神病、脑血管意外、糖尿病酮症酸中毒昏迷、高血糖高渗状态等。

低血糖的诊断与鉴别诊断程序见图 65-1。

低血糖可疑
糖尿病药物治疗
无糖尿病
调整治疗方案
低血糖伴有临床线索
外表健康者
明显改善
空腹低血糖
空腹血糖
低血糖三联征
< 2.8 mmol/L
2.8~3.9 mmol/L
> 3.9 mmol/L
胰岛素低值
病史
确定并治疗特异性低血糖症
饥饿72 h
明显
不明显
胰岛素↓
C肽↓
< 2.8 mmol/L
> 2.8 mmol/L
胰外空腹低血糖
症状、血糖、胰岛素、C肽，
磺脲类（胰岛素抗体）
胃肠
病史（-）
胃肠
病史（+）
胰岛素↑,C肽↑
胰岛素↑,C肽↓
混合膳食
磺脲类（-）
胰岛素抗体（-）
磺脲类（+）
胰岛素抗体（+）
低血糖三联征
无低血糖三联征
胰外胰岛素
受体抗体
胰岛素瘤
磺脲类药
低血糖
自身免疫性
低血糖
外源性
胰岛素
反应性低血糖
排除低血糖

图 65-1　低血糖的诊断与鉴别诊断程序

六、高龄患者注意及要点

糖尿病患者尤其合并心脑血管疾病的老年患者，应注意预防低血糖的发生。①制定适宜的个体化血糖控制目标；②进行糖尿病教育，包括对患者家属的教育，识别低血糖，了解患者所用药物的药代动力学、自救方法等；③充分认识引起低血糖的危险因素；④定时定量进餐，如果进餐量减少应相应减少药物剂量；⑤运动前应增加额外的糖类摄入；⑥酒精能直接导致低血糖，避免酗酒和空腹饮酒；⑦调整降糖方案，合理使用胰岛素或胰岛素促分泌剂；⑧定期监测血糖，尤其在血糖波动大、环境、运动等因素改变时要密切监测血糖。

七、低血糖处理程序

低血糖处理程序见图65-2。

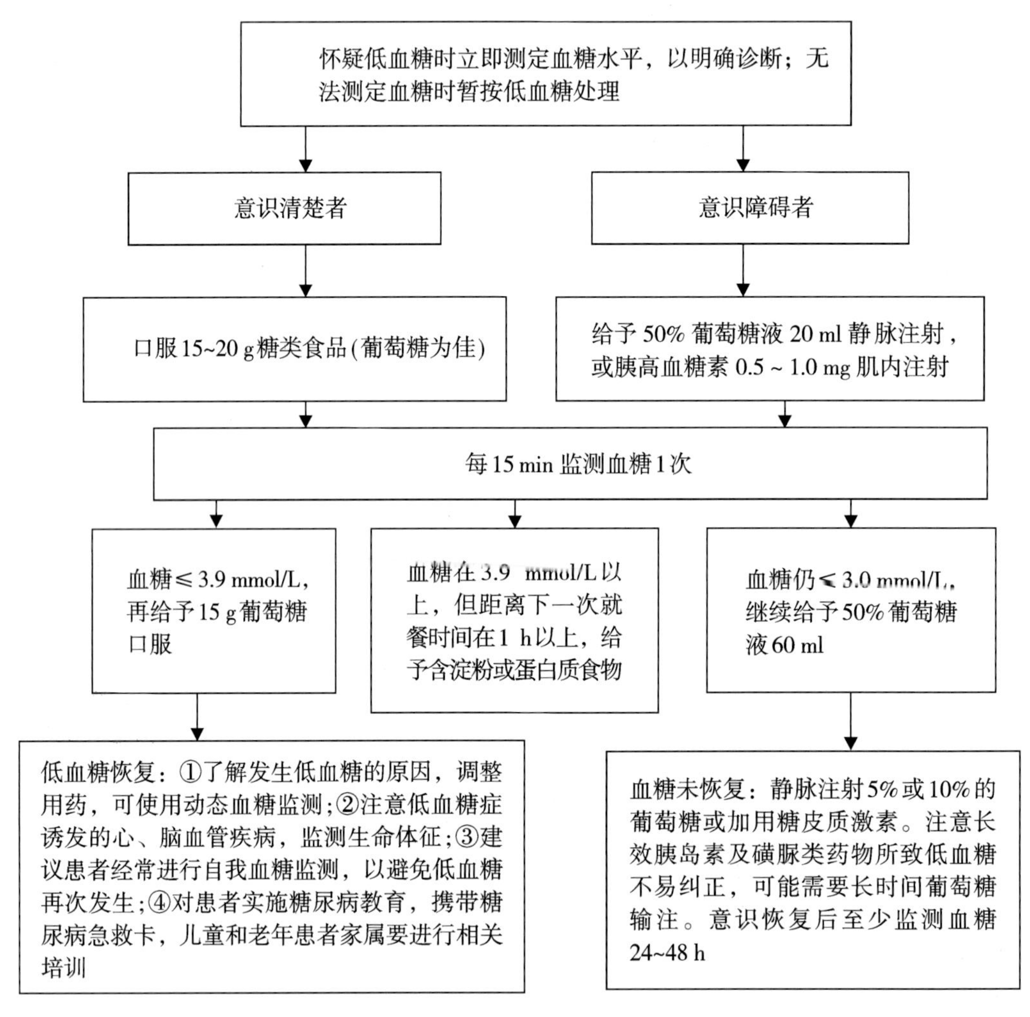

图65-2　低血糖处理程序

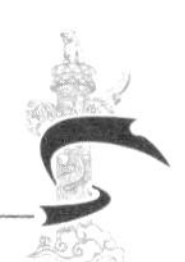

第二节　甲状腺肿大

不同原因引起的慢性甲状腺肿大，称为甲状腺肿（goiter）。甲状腺肿可分为单纯性甲状腺肿（simple goiter）和甲状腺功能亢进症（hyperthyroidism）两类。前者又可分为弥漫性甲状腺肿（diffuse goiter）和结节性甲状腺肿（nodular goiter）。甲状腺功能亢进症又称毒性甲状腺肿（toxic goiter）、毒性弥漫性甲状腺肿[（toxic diffuse goiter）又称格雷夫斯病（Graves disease，GD）、巴泽多病（Basedows disease）]、原发性甲状腺功能亢进症、毒性多结节甲状腺肿（又称继发性甲状腺功能亢进症）、高功能性甲状腺腺瘤（又称 Plummer 病、毒性腺瘤、高功能性单结节甲状腺肿）。

一、病 理 生 理

1. 单纯性甲状腺肿　主要由于一种或多种因素阻碍甲状腺激素（thyroid hormone，TH）合成，甲状腺激素分泌减少，导致促甲状腺激素（thyroid-stimulating hormone，TSH）分泌增加，从而引起甲状腺代偿性增生肥大，使其分泌的甲状腺激素能满足机体的需要。但不少单纯性甲状腺肿患者，血清 TSH 并不增加。这可能是由于在甲状腺内缺碘或甲状腺激素合成发生障碍时，甲状腺组织对 TSH 的反应性增强，所以 TSH 虽不增高，仍能刺激甲状腺增生肥大。同时血清 T_3/T_4 比值增加，T_3 相对增多，代谢率仍能保持正常。但如基本病变较严重，上述代偿机制不能弥补甲状腺激素合成不足，可发展为甲状腺功能减退。单纯性甲状腺肿的组织病理改变取决于原发疾病的严重程度与病程的长短。疾病早期，甲状腺滤泡上皮细胞常呈增生、肥大，血管丰富，甲状腺呈均匀、弥漫性增大，但仍维持原来的轮廓。随着病程的延长，病变反复加重或缓解，滤泡充满胶质，滤泡细胞呈扁平状。之后，甲状腺组织出现不规则增生与再生，形成结节，表现为多结节性甲状腺肿，并可出现自主性功能，也可出现结节内出血或钙化。

2. 甲状腺功能亢进症　甲状腺激素分泌过多的病理生理作用是多方面的，其作用原理尚未完全阐明。甲状腺激素（TH）主要通过刺激细胞膜的 Na^+，K^+-ATP 酶（即钠钾泵）来促进氧化磷酸化，此酶为一异二聚体蛋白，存在于心、肝、肾、骨骼和脂肪细胞膜中，T_3 刺激该酶 2 个亚基基因的转录，并参与转录后修饰的调节，使 mRNA 增加。此酶在维持细胞内外 Na^+/K^+ 梯度的过程中，需要大量能量以促进 Na^+ 的主动转移，以致 ATP 水解增多，从而促进线粒体氧化磷酸化反应，结果氧耗和产热均增加。TH 的作用虽是多方面的，但主要在于促进蛋白质的分解，促进产热作用及儿茶酚胺样作用，从而影响各种代谢和脏器的功能。如 TH 增加基础代谢率，加速营养物质的消耗；TH 和儿茶酚胺的协同作用加强后者在神经、心血管和胃肠道等脏器的兴奋和刺激作用。此外，TH 对心肌、肝和脂肪细胞也有直接刺激作用，如 TH 可通过激活腺苷环化酶产生 cAMP，调节心脏 β 肾上腺素能受体基因表达。T_3 过多可降低周围血管阻力，增加心肌收缩力，加快心率。啮齿类动物暴露在寒冷环境或过食反应的选择性产热部位在棕色脂肪。此过程需 T_3 和细胞特异性 β_3 肾上腺素能受体刺激线粒体解偶联蛋白，该蛋白增加棕色脂肪的分解，通过氧化磷酸化解偶联，使能量以热能散发。另外，T_3 既刺激脂肪生成也刺激脂肪分解，内源性脂肪酸是 T_3 的底物，导致产热增多。T_3 诱导脂肪代谢过程中许多酶的生成，包括苹果酸脱氢酶、葡萄糖-6-磷酸脱氢酶、脂肪酸合成酶。甲状腺功能改变可引起脂蛋白代谢的变化，甲状腺功能减退时低密度脂蛋白胆固醇（low density lipoprotein-cholesterol，LDL-C）和高密度脂蛋白胆固醇（high density lipoprotein-cholesterol，HDL-C）升高，而甲状腺功能亢进时则相反。低密度脂蛋白（low density lipoprotein，LDL）的变化主要表现在 LDL 颗粒的清除率方面，而后者又是由肝细胞表面的 LDL 受体表达变化引起的。HDL-C 的变化至少与胆固醇酯的转移有关，而决定转换率的主要因素又是基因的多型性，并因此而引起个体在脂肪代谢方面的不均一性变化。激素原转换酶（prohormone convertase，PC）将激素原转换为有更强生物活性的激素。神经内分泌细胞有两种特异性 PC（PC1 和 PC2），激素的活性和分泌速度也受这两种酶的活性的调节。T_3 可下调 PC2 mRNA 的表达，PC2 增强子中存在 T_3 的反应元件，并可通过 T_3 对这些反应元件的负性调节作

用而改变 T_3 的作用，直至导致甲状腺功能亢进或甲状腺功能减退。

二、病　因

甲状腺肿的病因还没完全清楚，情绪、药物、化学物质、放射线、遗传缺损、炎症、自身免疫等因素干扰甲状腺激素的合成、储存与释放，以及血中存在刺激甲状腺生长的因子都可引起甲状腺肿。

（一）单纯性甲状腺肿

大多数单纯性甲状腺肿患者没有明显的病因，部分患者的发病可能与下列因素有关。

1. 碘缺乏　碘是合成甲状腺激素的必需元素，碘元素不足，机体不能合成足够的甲状腺激素，反馈刺激垂体 TSH 升高，升高的 TSH 促使甲状腺增生，引起甲状腺肿。我国是碘缺乏严重的国家，国家推行的"全民加碘盐"政策是防止碘缺乏病的最有效的措施。

2. 酶缺陷　甲状腺激素合成过程中某些酶的先天性缺陷或获得性缺陷可引起单纯性甲状腺肿，如碘化物运输酶缺陷、过氧化物酶缺陷、去卤化酶缺陷、碘酪氨酸耦联酶缺陷等。

3. 药物　碘化物、氟化物、锂盐、氨基比林、氨鲁米特、磺胺类、保泰松、胺碘酮、磺胺丁脲、甲巯咪唑、丙硫氧嘧啶等药物可引起单纯性甲状腺肿。这些药物通过不同的机制，干扰或抑制甲状腺激素合成过程中的各个环节，最终影响甲状腺激素合成，反馈引起 TSH 升高，导致甲状腺肿。

4. 吸烟　吸烟可引起单纯性甲状腺肿，因为吸入物中含硫氰酸盐，这是一种致甲状腺肿物质，吸烟者血清甲状腺球蛋白水平要高于非吸烟者。

5. 遗传因素　Brix（1999 年）曾对非地方性甲状腺肿流行地区的 5 000 多例单卵双生和双卵双生的同性别孪生子进行研究，发现单纯性甲状腺肿的遗传易感性占 82%，18% 归因于环境因素，该研究结果是散发性甲状腺肿可由遗传因素引起的重要证据。目前发现与散发性甲状腺肿发病有关的遗传因素有 14*q*、多结节性甲状腺肿基因-1、3*q*26、*Xp*22、甲状腺球蛋白基因等。流行病学资料表明，甲状腺肿常常有家族聚集性。

6. 其他疾病　皮质醇增多症、肢端肥大症及终末期肾脏疾病患者可发生单纯性甲状腺肿。

（二）甲状腺功能亢进症

甲状腺功能亢进病因包括弥漫性毒性甲状腺肿（也称 Graves 病），炎性甲状腺功能亢进（亚急性甲状腺炎、无痛性甲状腺炎、产后甲状腺炎和桥本甲状腺功能亢进），药物致甲状腺功能亢进（左甲状腺素钠和碘致甲状腺功能亢进）、人绒毛膜促性腺激素（human chorionic gonadotropin，hCG）相关性甲状腺功能亢进（妊娠呕吐性暂时性甲状腺功能亢进）和垂体 TSH 瘤甲状腺功能亢进。

临床上 80% 以上甲状腺功能亢进是 Graves 病引起的，Graves 病是甲状腺自身免疫病，患者的淋巴细胞产生了刺激甲状腺的免疫球蛋白——TSI，临床上测定的 TSI 为促甲状腺素受体抗体 TRAb。

Graves 病的病因目前并不清楚，可能和发热、睡眠不足、精神压力大等因素有关，但临床上绝大多数患者并不能找到发病的病因。Graves 病常合并其他自身免疫病，如白癜风、脱发、1 型糖尿病等。

三、临床表现

（一）单纯性甲状腺肿

1. 甲状腺肿大或颈部肿块　甲状腺肿大是非毒性甲状腺肿特征性的临床表现，患者常主诉颈部变粗或衣领发紧。甲状腺位于颈前部，一旦肿大容易被患者本人或家人发现，有时甲状腺肿可向下延伸进入胸腔，这可能是由于胸廓内负压和肿瘤重量下坠所致；偶见甲状腺肿发生于迷走甲状腺组织。

病程早期为弥漫性甲状腺肿大，查体可见肿大甲状腺表面光滑，质软，随吞咽上下活动，无震颤及血管杂音。随着病程的发展，逐渐出现甲状腺结节性肿大，一般为不对称性、多结节性，多个结节可聚集在一起，表现为颈部肿块。结节大小不等、质地不等、位置不一。甲状腺肿一般无疼痛，如有结节内出血则可出现疼痛。如体检发现甲状腺结节质硬，活动度欠佳，应警惕恶变可能。

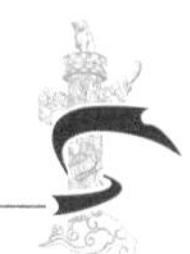

2. 压迫症状　压迫症状是非毒性甲状腺肿最重要的临床表现，压迫症状在病程的晚期出现，但胸骨后甲状腺肿早期即可出现压迫症状。

(1)压迫气管：轻度气管受压通常无症状，受压较重可引起喘鸣、呼吸困难、咳嗽。胸骨后甲状腺肿引起的喘鸣和呼吸困难常在夜间发生，可随体位改变而发生(如患者上肢上举)。

(2)压迫食管：食管位置较靠后，一般不易受压，如甲状腺肿向后生长并包绕食管，可压迫食管引起吞咽不畅或困难。

(3)压迫喉返神经：单纯性甲状腺肿很少压迫喉返神经，除非合并甲状腺恶性肿瘤，肿瘤浸润单侧喉返神经可引起声带麻痹、声音嘶哑，双侧喉返神经受累还可引起呼吸困难。出现喉返神经受压症状时，要高度警惕恶变可能。

(4)压迫血管：巨大甲状腺肿，尤其是胸骨后甲状腺肿可压迫颈静脉、锁骨下静脉甚至上腔静脉，引起面部水肿，颈部和上胸部浅静脉扩张。

(5)压迫膈神经：胸骨后甲状腺肿可压迫膈神经，引起呃逆，膈膨升。膈神经受压较少见。

(6)压迫颈交感神经链：胸骨后甲状腺肿可压迫颈交感神经链，引起霍纳综合征。

(二)甲状腺功能亢进症

以Graves病最为多见。①患者有怕热、多汗、消瘦、疲乏、情绪易激动、腹泻等症状；②心动过速、皮肤潮热湿润、突眼、瞬目减少、手颤；③具有甲状腺代谢功能活跃、腺体弥漫性肿大伴震颤及血管杂音；④碘摄取率升高；⑤T_3抑制试验，碘摄取率不被抑制；⑥体格检查：发现患者的甲状腺肿大(轻度到重度肿大)，老年患者甲状腺肿大常不明显，甲状腺质地软或中等，重症患者用听诊器可以听到全期的血管杂音，严重甲状腺功能亢进甚至用手触摸有震颤。甲状腺功能亢进患者的心率多数增快，安静时心率常超过90次/min，老年患者可以表现为快速房颤。甲状腺功能亢进患者皮肤潮热，手细颤，不少患者还表现为眼睑水肿、睑裂增宽、双眼少瞬目、球结膜充血水肿。严重患者可以表现为突眼、眼球活动受限，甚至眼睑闭合不全。一些较严重的甲状腺功能亢进患者表现为下肢胫(胫骨)前黏液性水肿，胫骨前皮肤增粗、变厚、粗糙，呈橘皮状，汗毛增粗，类似象皮腿。

四、辅助检查

1. 单纯性甲状腺肿　结节性甲状腺肿的CT特点为病灶多发、形态规则、边界清楚、无淋巴结肿大或周围组织受侵改变，肿瘤多呈密度均匀一致的低密度影，但合并囊变、出血、钙化等现象并不少见。

单纯性甲状腺肿在早期甲状腺呈弥漫性增大、质软、对称。镜下可见腺泡细胞增生，呈柱状并构成乳头状体突入泡腔，腔内胶质成分少。持续较长时期后，有些泡腔内胶质大量增加，上皮细胞受压呈扁平状。部分腺泡可发生坏死、出血、囊样变性等，滤泡间及小叶间结缔组织增生，集成结节，此时甲状腺呈结节状肿大，质地变硬，形成结节性甲状腺肿。

2. 弥漫性甲状腺肿　二维超声显示甲状腺体积明显增大，形态饱满，包膜完整，边界清晰，回声增强，分布均匀。彩色多普勒见甲状腺腺体内血流丰富，甲状腺内血流信号明显增多且呈搏动闪烁亮点“火海征”。

弥漫性甲状腺肿，一般不引起临床症状。但如为异位甲状腺肿或已形成结节性甲状腺肿，生长过大亦可引起压迫症状，如呼吸困难、刺激性干咳、喘鸣、发绀、颈静脉怒张、声音嘶哑等。有时囊内出血可出现某一结节突然增大伴有疼痛，以后又慢慢吸收而缩小。甲状腺功能多正常。在流行地区缺碘严重时，可发生呆小病或幼年型黏液水肿。

3. 甲状腺功能亢进　诊断并不困难，只要考虑到甲状腺功能亢进，进行甲状腺功能检查即可诊断。

甲状腺分泌的T_3、T_4、FT_3、FT_4明显升高，由于甲状腺和垂体轴的反馈作用，TSH常常降低。如果一个患者的T_3、T_4、FT_3、FT_4升高，同时伴TSH下降，即可诊断甲状腺功能亢进。

有些甲状腺功能亢进患者可以只表现T_3和FT_3升高，T_4和FT_4正常，但TSH下降，称其为T_3甲状腺功能亢进。T_3甲状腺功能亢进多见于老年甲状腺功能亢进患者或毒性功能自主热结节患者。

临床上还有一些炎性甲状腺功能亢进(或称破坏性甲状腺功能亢进),是由于甲状腺炎症反应导致甲状腺滤泡细胞膜通透性发生改变,滤泡细胞中大量甲状腺激素释放入血,引起血液中甲状腺激素明显升高和TSH下降,临床表现和生化检查酷似甲状腺功能亢进。炎性甲状腺功能亢进包括亚急性甲状腺炎的甲状腺功能亢进期、无痛性甲状腺炎的甲状腺功能亢进期、产后甲状腺炎的甲状腺功能亢进期和碘致甲状腺功能亢进2型。鉴别Graves病和炎性甲状腺功能亢进十分重要,因为前者需要积极治疗,后者不需治疗。两者最大的区别是甲状腺摄^{131}I率检查,前者甲状腺摄^{131}I率是升高或正常的,后者是被抑制的;此外前者的TRAb是阳性,后者是阴性的;前者合并甲状腺相关性眼病,后者不合并甲状腺相关性眼病。

五、诊断及鉴别诊断

(一)诊断

1. 单纯性甲状腺肿　非地方性甲状腺肿流行区域的居民,甲状腺弥漫性肿大或结节性肿大,在排除甲状腺功能亢进、甲状腺功能减退、桥本甲状腺肿、急性甲状腺炎、亚急性甲状腺炎、无痛性甲状腺炎、甲状腺癌等疾病后可诊断为单纯性甲状腺肿。

2. 非毒性甲状腺肿　诊断非毒性甲状腺肿必须证实甲状腺功能处于正常状态及血清T_3、T_4水平正常。甲状腺功能状态有时在临床上难以评价,因为有些甲状腺功能亢进患者,尤其是老年人临床表现轻微或不典型。

3. 甲状腺功能亢进　诊断一般不困难。甲状腺分泌的T_3、T_4、FT_3、FT_4明显升高,由于甲状腺和垂体轴的反馈作用,TSH常常降低。如果一个患者的T_3、T_4、FT_3、FT_4升高,同时伴TSH下降,即甲状腺功能亢进。

(二)鉴别诊断

1. 桥本甲状腺肿(慢性淋巴细胞性甲状腺炎)　表现为甲状腺双侧或单侧弥漫性小结节状或巨块状肿块,TPOAb、TgAb皆为阳性,细针穿刺细胞学检查可确诊。

2. Riedel甲状腺炎(慢性纤维性甲状腺炎)　表现为甲状腺无痛性肿块,质地坚硬,固定,细针穿刺细胞学检查意义不大,需手术活检确诊。

3. 甲状腺腺瘤　表现为甲状腺单发性肿块,质韧,与非毒性甲状腺肿的单发结节难以鉴别,超声检查结节外周有包膜,细针穿刺细胞学检查有助于鉴别。

4. 甲状腺癌　表现为甲状腺单发性或多发性肿块,质硬,邻近淋巴结肿大,髓样癌伴有血清降钙素水平升高,病理学检查确诊。

甲状腺结节的诊断程序见图65-3。

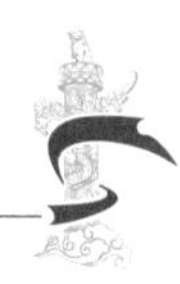

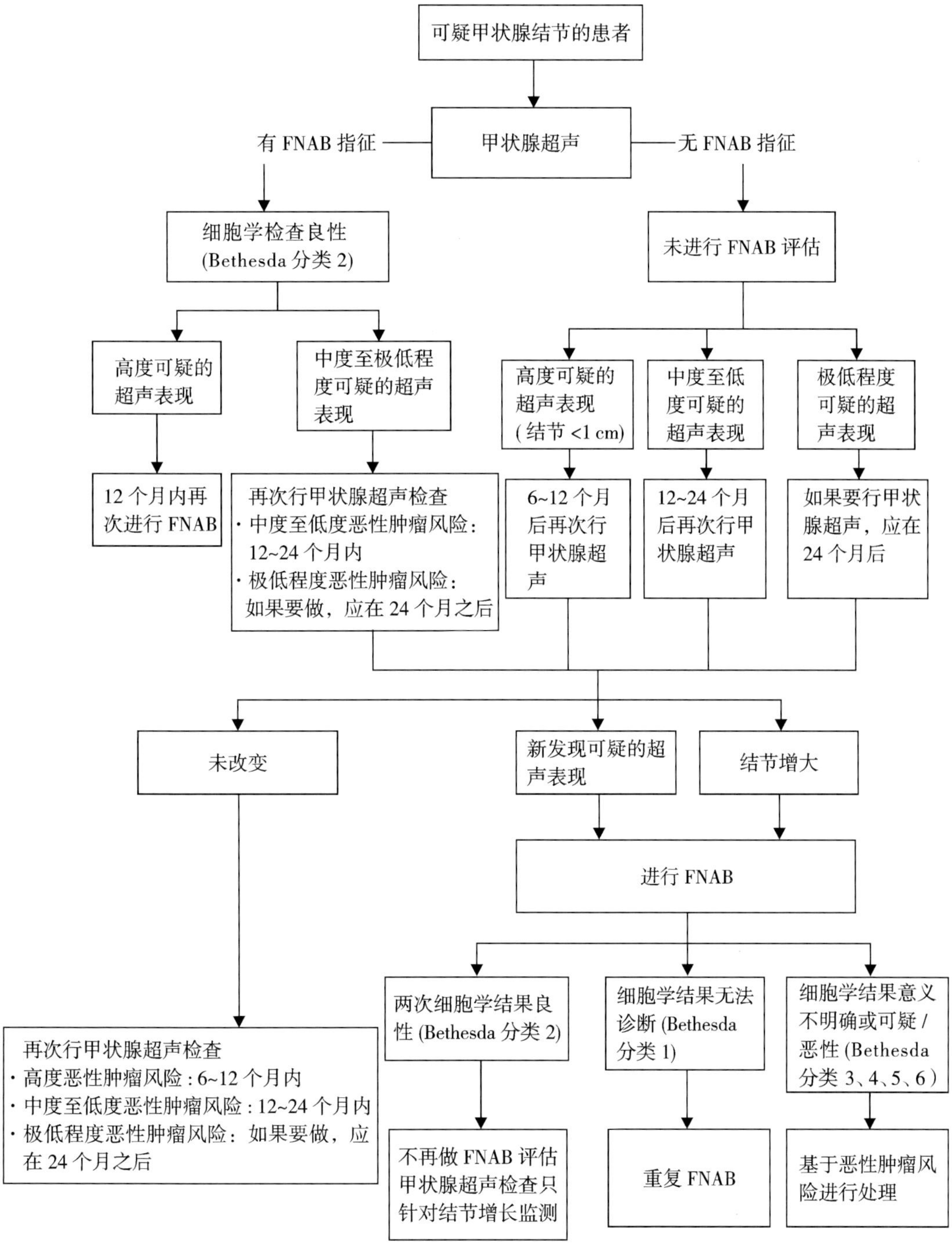

可疑甲状腺结节的患者

甲状腺超声

有 FNAB 指征

细胞学检查良性(Bethesda 分类 2)

- 高度可疑的超声表现 → 12 个月内再次进行 FNAB
- 中度至极低程度可疑的超声表现 → 再次行甲状腺超声检查
  - 中度至低度恶性肿瘤风险：12~24 个月内
  - 极低程度恶性肿瘤风险：如果要做，应在 24 个月之后

无 FNAB 指征

未进行 FNAB 评估

- 高度可疑的超声表现(结节 <1 cm) → 6~12 个月后再次行甲状腺超声
- 中度至低度可疑的超声表现 → 12~24 个月后再次行甲状腺超声
- 极低程度可疑的超声表现 → 如果要行甲状腺超声，应在 24 个月后

- 未改变 → 再次行甲状腺超声检查
  - 高度恶性肿瘤风险：6~12 个月内
  - 中度至低度恶性肿瘤风险：12~24 个月内
  - 极低程度恶性肿瘤风险：如果要做，应在 24 个月之后
- 新发现可疑的超声表现 / 结节增大 → 进行 FNAB
  - 两次细胞学结果良性(Bethesda 分类 2) → 不再做 FNAB 评估甲状腺超声检查只针对结节增长监测
  - 细胞学结果无法诊断(Bethesda 分类 1) → 重复 FNAB
  - 细胞学结果意义不明确或可疑 / 恶性(Bethesda 分类 3、4、5、6) → 基于恶性肿瘤风险进行处理

超声表现可疑是根据美国甲状腺协会指南中的描述。FNAB(fine needle aspiration biopsy) 为细针穿刺活检。

图 65-3　甲状腺结节的诊断程序

第三节　性分化异常病

性分化异常(disorders of sex differentiation)是以遗传性别、性腺性别和表型性别为基础，遗传和环境因素共同作用，导致的完全的性反转，不同程度的两性畸形，或只有在性成熟时才表现出来的性腺功能异常。性分化异常可简略分为下列几类：①曲细精管发育不全(Kline-Felter 综合征)；②性腺发育不全

(Turner 综合征);③真两性体。本类病变由性染色体分化异常、性腺分化异常及表型性别分化异常组成。生殖道、外生殖器、激素的特点随性腺的组织学而异。一般有智力发育迟缓和其他躯体方面的畸形。

遗传基因分析技术的进步不仅使性分化疾患得以明确,而且还确定了大部分疾病的致病基因。此外,性分化异常患者的生活质量存在着诸多问题,虽然专家们从很早以前便认识到了这一点,但一直在原因不明的状态下摸索。目前,多个国家成立了性分化委员会,开始正式针对这一问题寻求突破。

一、病 理 生 理

性分化异常包括真两性畸形、男性假两性畸形、女性假两性畸形、Turner 综合征、无睾综合征等。

(一)真两性畸形

真两性畸形(true hermaphroditism)比较罕见,一个个体内有两种不同的性腺(卵巢和睾丸),有几种不同的情况。①一侧是睾丸另一侧是卵巢或者卵睾;②一侧是卵巢另一侧是卵睾;③双侧都是卵睾,盆腔内有幼稚子宫。性染色质 80% 为阳性。染色体组型 60% 为 46,XX,20% 为 46,XY,其他为 45,XO 或者 46,XX/XY 嵌合型。H-Y 抗原阳性。血清女性激素呈周期性增高,与女性月经周期变化一致。这类患者外生殖器由于体内激素水平不同表观也不同。治疗目的有一个合适的性别在社会生活,然后就是生育。因此须在小时候就要根据表观、父母的要求、小儿心理、社会本身的认可决定小孩的性别,同时切除体内异性的性腺,不管是哪种性别,卵睾必须切除。

(二)男性假两性畸形

男性假两性畸形(male pseudohermaphroditism)患者具有 Y 染色体,内生殖器为单一发育不完全的睾丸,有不同程度的外生殖器女性化表现。根据外生殖器两性程度分为 2 型。

1. 男性外生殖器型　阴茎发育接近正常,外表呈男性体型,有严重尿道下裂;常有隐睾或腹股沟疝,极少数可能有阴道残迹或者幼稚的子宫和输卵管,但无卵巢。发病原因是男性胎儿在胚胎期未能抑制副中肾管的发育,而形成发育不全的子宫和输卵管。该型又称为副中肾管存留综合征。

2. 女性外生殖器型　又称为完全性睾丸,女性化,染色体核型为 46,XY。有睾丸,睾酮生物合成正常,血液中睾酮的浓度呈正常水平。睾丸可在腹腔、大阴唇或腹股沟疝囊内,可同时出现附睾和输精管,也有患者缺失;外生殖器形态完全似女性,阴茎发育差似阴蒂,有阴唇和假阴道,但无卵巢、输卵管和子宫。其病变在于胚胎期患者性器官组织细胞完全缺乏雄激素受体黏附蛋白,使泌尿生殖窦及外生殖器原基自幼就发育成女性外生殖器。青春期可发育成正常女性乳房和女性体态。但无月经来潮。由于外生殖器完全似女性,出生时家长一般都当女孩抚养,在成长过程中因发现睾丸去医院检查才诊断。这类型患儿无法生长男性器官,因此不合适作男性,合适性别为女性,以后需切除睾丸,终身服用雌激素替代治疗。

(三)女性假两性畸形

女性假两性畸形(female pseudohermaphroditism)患者的染色质阳性,染色体组型为 46,XX,体内具有卵巢、输卵管和子宫,但有外生殖器畸形及早熟的男性化表现。先天性肾上腺皮质增生症和肾上腺皮质肿瘤都可分泌过多的雄性激素,或怀孕的母亲服用男性激素类药物都可使胚胎期原始生殖管道和外生殖器原基向男性方向分化。其中以先天性肾上腺皮质增生症多见,它是常染色体的隐性遗传病,由于皮质激素合成过程中一种或者几种酶的先天缺陷,引起促肾上腺皮质激素分泌增高以致各种皮质醇的前驱物增多。患者外生殖器畸形表现为阴蒂肥大,大阴唇融合似分裂状的阴囊形,阴道与尿道有一共同开口,残留有漏斗状尿生殖窦。男性化表现为生长发育快,骨骺年龄超前;较早出现阴毛、腋毛及胡须;喉结增大,声音变粗;乳房不发育;无月经;阴蒂可勃起。此外,少数患者可出现高血压。

二、病　因

20 世纪中期以来,人们逐步认识到在人类性别分化过程中,Y 染色体使个体在向男性分化过程中起

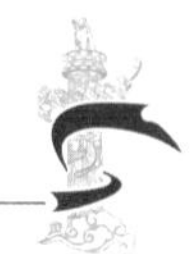

决定作用。因 Y 染色体上存在着睾丸决定基因(testicular decisive factor,TDF),它决定了原始生殖嵴向睾丸方向分化。而 X 染色体只在生命过程中起决定作用。胚胎发育早期的性腺始基具有两性发育的潜能,当雄性个体中的 Y 染色体发挥作用时,原始生殖细胞分化成精原细胞,部分生殖嵴细胞分化成支持细胞(Sertoli cells)与精原细胞一起构成曲细精管,部分生殖细胞则分化为间质细胞。原始性腺皮质退化,形成睾丸。而雌性个体由于无 Y 染色体的作用,则原始生殖细胞形成卵原细胞,生殖嵴上皮细胞形成卵泡膜细胞,二者在原始性腺的皮质构成始基卵泡,原始性腺髓质退化,则形成卵巢。

性分化异常的产生在于,当雌性个体为 X 单体时,原始性腺不分化呈条索状,当 TDF 易位到常染色体或 X 染色体上;或某一个常染色体上某静止基因突变为 TDF 时,则出现性染色体为 XX 的雄性个体。反之,若某个有 Y 染色体,而这个 Y 染色体丢失了 TDF,则虽其染色体为 XY 型,但仍分化为女性。1990 年,Sinclair 等克隆到人"Y 染色体性别决定区(sex-determining region of Y,SRY)",被认为是性别决定研究的一个里程碑,包括至为雄辩的转基因动物在内的许多实验都已证明,*SRY* 是 TDF 的最佳候选基因,并且 *SRY* 不是决定性别的唯一基因,性别的决定与分化是一个以 *SRY* 基因为主导的、多基因参与的有序协调表达过程,性反转可因该多基因调控串上某基因的改变而引发。迄今为止,已发现包括 *SRY* 在内至少有 6 种基因(*SRY*,*sOx*9,*AMH*,*wT*-1,*SF*-1 及 *DAX*-1 等)参与了胚胎中性别决定从未分化原始生殖嵴开始到两性内生殖器官形成的过程。最新研究认为,*SRY* 作为转录因子,通过调节其下游基因表达而对男性性别分化起开关控制作用,而 *SRY* 的下游基因被认为可能是 *sOx*9。目前认为,控制身高及躯体发育的基因为 *sOx*9,它不仅参与胚胎早期骨骼形成和发育过程,又是一个常染色体上与性别分化有关的基因,参与控制睾丸发育。因此认为,人类性别分化除与性染色体及常染色体有关外,可能系多个基因共同作用的结果。

三、临 床 表 现

1. X 染色体异常与性分化异常　女性性腺及内外生殖器的正常有赖于两条 X 染色体的结构及功能正常。无论 X 染色体数量异常还是结构异常,都可能因破坏基因结构的平衡和功能而致性分化异常,X 基因异常涉及 X 染色体的不同片段,表现各异,畸变的类型包括 X 染色体数目异常及缺失、倒位、等臂染色体末端重排等结构异常,以及不同比例的嵌合体,如临床常见的 Turner 综合征。核型异常的机制:一般认为单体型源于第一次减数分裂时 X 染色体不分离或分裂完成后一条 X 染色体丢失;而嵌合型是早期卵裂产生性染色体不分离或分离后延滞所致。环形 X 染色体即 r(X)是精子形成时,X 染色体断裂重接的结果,系父源性遗传。等臂 X 染色体源于卵子形成过程中染色体错误分裂,是母源性遗传。

2. 额外染色体与性分化异常　额外小染色体指一类多于正常染色体数目的小染色体。国际标准化人类染色体命名体制(ISCN 1985)将这种来源不明的一系列不同的异常小染色体称为标记染色体(marker chromosome,Mar)。Mar 依性质不同分两类:一类携带者多有临床表现,称为有活性的 Mar;另一类携带者多无临床表现,称为无活性的 Mar。Mar 伴发性分化异常的报道极少见,研究发现,无活性的 Mar 患者,却有性分化异常的临床表现。故认为 Mar 与性分化异常的关系有待进一步研究。

3. Klinefelter 综合征与染色体正常　Klinefelter 综合征是最常见的男性性分化异常,发病率(1∶2 000)~(1∶1 000)。克氏征患者的核型主要为 47,XXY,也可有不同的嵌合体核型,伴随 X 数量的增多,临床病例表现为典型的去势体征,无精症,个别患者智力低下。47,XXY 的核型特征和克氏征的临床表现究竟有何关系,是否是因多出的 X 染色体或 Y 染色体性别决定基因的突变而导致性分化异常。通过对克氏征患者的 *SRY* 基因的分析,发现确实有缺,提示很有必要深入研究基因突变与发病机制的关系。

4. XY 核型与性分化异常　46,XY 核型比较多见,其中又以 46,XY 女性性反转综合征最为多见。外表呈女性,但去势体征不如克氏征明显,外阴发育不良,第二性征极差,条索状性腺。值得指出的是,此发育不良性腺恶变率较高,应及早切除。1990 年,Goodfellew 提出 *SRY* 基因异常可能是 46,XY 性分化异常的根本原因。此类病例所做的 *SRY* 基因分析也证实确有基因缺失及突变。另一类核型为 46,XY,性分化异常为睾丸染色体女性化,即临床常见的睾丸女性化病例,因 X 染色体上基因突变,睾酮受体蛋白质合成障碍,睾酮虽正常,靶器官却不能正常发育。患者外表呈女性,乳房发育,盲端阴道,睾丸可在腹股沟区触及,此类患者也应预防性切除发育不全的性腺,以免癌变。

5. 46,XX 型与性分化异常　此类核型较为多见。据报道,XX 男性在男性新生儿中发生率为 1/20 000。大多数为散发,临床表现通常为性腺发育不良,男子乳房女性化,无精症和输精管透明变性及青春期激素分泌水平的改变。较少表现为性别分化模糊,包括隐睾、尿道下裂等,常伴有因睾丸发育不良所致的不育症。其形成机制是父系细胞在减数分裂时,性染色体短臂同源区之间发生不均等交换,使 Y 染色体片段异位到 X 染色体短臂上。这个 Y 片段可能携带睾丸定基因,从而使 XX 的患者表现为男性特征。

临床思路:性发育异常疾病的鉴别诊断首先要明确染色体核型。同时,围绕内、外生殖器的畸形展开检查,包括查体、影像学和超声。在查体时,需要评价外阴男性化的对称性和男性化程度。原始的阴唇阴囊皱褶可以发育成大阴唇,也可以发育成不同程度的阴唇-阴囊融合。新生儿的阴茎可以表现为典型的幼女阴蒂,而尿道开口位于阴茎的顶端。可以出现一个或者两个和腹腔相通的开口,也可以出现不同程度的阴唇尿道皱褶的融合。根据融合的不同程度,尿道开口可以位于阴茎的下方,也可以位于阴茎顶端。

四、染色体及辅助检查

性别分化异常是由于各种原因引起性别分化的异常而导致男女表现型性别与各自的染色体性别、性腺性别及社会性别之间不一致的一系列临床综合征的统称。确诊性别分化异常需要做以下检查。

(一)染色体检查

1. 核型分析　①取孕妇外周血作胎儿细胞核型分析是一种较为理想的无创性产前基因诊断方法。它避免了羊膜腔穿刺、绒毛活检、胎儿宫内取血等方法对母儿的危害,具有取材方便、风险小的优点。②患者取外周血淋巴细胞作核型分析。

2. 生化检查　生化检查对先天性肾上腺增生症很有用。由于从类固醇到皮质酮合成的转化过程中发生一些酶的缺失,可导致血 17α-羟孕酮、尿 17-酮类固醇增高,较少情况下可出现黄体酮、脱氢雄甾酮等的增高。血 TT 水平本身对疾病的诊断意义不大,但加用 hCG 刺激,对比 TT 水平可大致区分雄激素不敏感综合征和 5α-还原酶缺乏,后者可进一步测 DHT 和 TT 比值加以区别。

(二)辅助检查

1. 尿生殖窦造影　将注射器抵住尿生殖窦开口,注入造影剂,一般为 30% 的泛影葡胺 20 ml,观察是否有阴道或其他内生殖管道存在及其放射学形态。

2. 内窥镜检查　可用于观察阴道开口位置,测量其长度,观察子宫颈等。

3. B 超检查　可以作为一种无创伤性的辅助手段,在盆腔,利用 B 超可以探查是否有输卵管、子宫结构;另外可以用来检查盆腔、腹股沟是否有隐睾;利用 B 超检查肾上腺。

4. CT 和 MRI　可以用来检查肾上腺和异位隐睾。而对外阴部非男非女的新生儿,腹腔镜检查加性腺活检更适用于混合性生殖腺发育不全、男性假两性畸形、真两性畸形。

(三)检查注意事项

1. 仔细检查新生婴儿有无性别分化异常是早期诊断的关键　凡新生婴儿有下列一种异常,都应高度警惕,并仔细检查。①新生婴儿外阴两性畸形;②女婴阴蒂增生肥大、大阴唇或腹股沟肿块或腹股沟疝;③男婴阴囊空虚、睾丸未降、尿道下裂、外阴部发育不良或巨大生殖器等,必须进行染色体核型或性染色质检查,以初步判断遗传性别。

2. 科学确定抚养性别　完全型睾丸女性化,必须按女孩抚养,因青春期后也不会出现男性化。然而,对怀疑 5α-还原酶缺陷和 17-酮氧化还原酶缺陷患者男假两性畸形,仅根据女性表现型而按女性抚养,有时会造成无法挽回的错误。

有时鉴定性别往往需较长时间,即使能确定染色体性别,进行社会性别确定时,也必须考虑到外生殖器分化程度和青春期后性功能发展趋势。

3. 当发现婴幼儿两性畸形应想到性分化异常或性发育异常的可能　应详细询问病史和进行仔细的

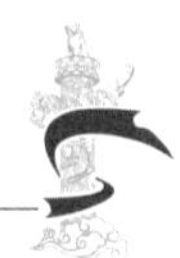

体格检查。仔细检查腹部及直肠，了解中线结构如子宫等可以评估米勒管结构。其他有益的发现包括脱水、成长缓慢、色素沉着及合并其他异常如心脏杂音或蹼状颈等。

4. 女假两性畸形　应检查阴茎的大小及尿道开口的位置。任何双侧隐睾或单侧隐睾伴有尿道下裂者应考虑是否存在性别分化异常。在腹股沟及阴唇、阴囊皱褶或阴囊部位检查生殖腺很重要。因为卵巢不能下降至该区域，如果能触及，很可能是睾丸，因此排除女假两性畸形。根据有无性腺，进一步鉴别外生殖器两性畸形。对高度怀疑为性分化或发育异常者要明确染色体、性腺、肾上腺和相关激素水平的一般情况，行超声检查探查外生殖器、双侧腹股沟、盆腔及肾上腺，测定血浆17α-羟孕酮、雄烯二酮、脱氢表雄酮、睾酮和二氢睾酮及进行染色体检查，必要时测定血电解质和皮质醇。

5. 青春期发育障碍　性分化异常还可表现为青春期发育障碍和成年后的不育。正常的青春期发育过程中，个体促性腺激素和性激素释放增加，第二性征发育；性腺生长和成熟，具有生育能力；身体直线生长加速。青春期是性分化异常的第二个诊断高峰，患者常常因青春期发育异常而就诊。由于青春期就诊的性分化异常表现相对较轻，因此仔细评估各性别属性尤为重要。

五、诊断及鉴别诊断

（一）诊断

对于性分化异常的诊断，除了体格检查判断外阴分化外，详细询问病史特别是家族史、染色体检查、物理检查、生化检查是非常重要的。

1. 病史询问　由于多数疾病是遗传的，所以患者的家族史，特别是母系亲属有无同样疾患或是其他性发育异常、不育、无月经史，均应予以注意。对那些常染色体隐性遗传疾病，则父母的血缘关系要弄清。妊娠期内的用药情况，特别是雄激素、黄体酮之类药物更要关注。

2. 体格检查　体格检查对疾病的确定、未来的治疗和性别的判定是很重要的。外阴部表现为非男非女，但可有倾向性不同，有的倾向男性，有的倾向女性。即使在阴唇阴囊区域内触及有性腺仍需进一步排除双侧性腺萎缩或卵巢有关疾病。双侧隐睾伴重度尿道下裂应疑有间性体，要测量阴茎长度，注意尿道开口位置。注意阴囊和腹股沟是否有睾丸。双合诊检查是否有子宫。成年人要注意第二性征，如阴毛、腋毛、乳房发育程度、喉结及体形情况等。

（二）鉴别诊断

当发现婴幼儿两性畸形应想到性分化异常或性发育异常的可能。应详细询问病史和进行仔细的体格检查。仔细检查腹部及直肠，了解中线结构如子宫等可以评估米勒管结构。其他有益的发现包括脱水、成长缓慢、色素沉着及合并其他异常如心脏杂音或蹼状颈等。还需要测定性激素水平，功能试验对于明确患儿是否存在性腺的诊断很有必要。其中hCG兴奋试验有助于明确体内是否存在有功能的睾丸组织。探查性的腹腔镜检查和性腺活检，有助于最终确立诊断，雄激素抵抗、5α-还原酶缺乏症是导致男性两性畸形最常见的病因。这些疾病的鉴别诊断还需要进行双氢睾酮的测定。目前，大约只有一半的两性畸形患者能通过各种检查明确诊断。分子遗传学的进展，使不少单基因突变疾病的病因得以获得快速的明确诊断。且有益于进行生育遗传咨询。

六、预后及预防

不同病因有不同的预防措施。例如，孕期避免性激素的滥用；女性避免富含雄激素的药物和食物；有两性畸形家族史的人员，在妊娠期间应及时和产科医师进行交流，进行产前咨询，对某些诊断明确的疾病，可行羊水或绒毛膜穿刺对胎儿进行相关基因检测，有助于判断胎儿是否携带了此致病基因。

第四节　乳汁分泌异常与男性乳腺发育

一、乳　溢

乳溢症(galactorrhea)亦称泌乳-闭经综合征(amenorrhea-galactorrhea syndrome)、乳汁漏出症、乳汁分泌异常综合征等。是非产褥期或停止哺乳半年后的妇女出现的乳房自溢现象,临床以泌乳和闭经为特征。是一种非妊娠期的病理性泌乳。根据发生对象不同有3种:Chiari-Frommel综合征,患者以产后或断奶后起病为特征;Argone-Castillo综合征,其发病与妊娠无关;Forbes-Albright综合征,患者溢乳伴发垂体瘤。3种发病状况不同,但均具备下丘脑-垂体功能失衡的病理特点。

(一)病理生理

1. 生理因素　睡眠时血清催乳素升高,催乳素分泌增多开始于睡眠后,并持续于整个睡眠过程。妊娠时催乳素(prolactin,PRL)的分泌也增加,较非妊娠期升高10倍以上。吸吮可使PRL的分泌暂时增多,但在哺乳3个月后,上升的幅度逐渐下降。长期哺乳时,正常范围的催乳素水平即可引起乳汁分泌;体力活动、应激、精神刺激及刺激乳头,月经黄体期均可增加催乳素的分泌。

2. 病理因素　①肿瘤性高催乳素血症系下丘脑-垂体系统肿瘤所引起。②产后性高催乳素血症继发于妊娠、分娩、流产或引产后,催乳素一旦升高后不易下降。本症的PRL仅轻度升高,症状轻微,预后较好。③特发性高催乳素血症少见。原因不明,多为精神创伤、应激因素所致,部分是由极微小腺瘤或大分子高催乳素引起的。④其他疾病。甲状腺功能减退并高PRL血症可能由于TRH刺激PRL释放所致。此外,Addison病、慢性肾衰竭也可引起PRL分泌。某些肿瘤(如支气管肺癌、肾上腺癌、胚胎癌)亦可分泌异位PRL。⑤医源性高催乳素血症,某些药物可长期抑制下丘脑合成多巴胺或影响其作用而引起催乳素分泌,停药后可自然恢复。⑥反射性因素刺激乳头、胸部手术或胸部病变可通过神经反射刺激催乳素分泌,催乳素呈轻至中度升高,常伴溢乳,但不一定伴有闭经。去除病因后,血清催乳素恢复正常。

(二)病因

各种原因血清催乳素异常升高都可以导致乳溢症。

1. 下丘脑病变　颅咽管瘤、炎症等病变影响催乳素释放抑制因子(prolactin release inhibiting factor,PIF)分泌,导致PRL分泌增多。

2. 垂体病变　垂体肿瘤、空蝶鞍综合征。

3. 甲状腺肾上腺病变　原发性甲状腺功能减退、慢性肾脏病、肾上腺皮质功能减退、慢性肾衰竭。

4. 多囊卵巢综合征　多囊卵巢综合征是生育年龄妇女常见的一种复杂的内分泌及代谢异常所致的疾病,以慢性无排卵(排卵功能紊乱或丧失)和高雄激素血症(妇女体内男性激素产生过剩)为特征,主要临床表现为月经周期不规律、不孕、多毛和(或)痤疮,是最常见的女性内分泌疾病,也可发生溢乳现象。

5. 激素药物　口服避孕药者有时可出现乳溢症,一般口服避孕药内含有雌激素和孕激素,乳溢症的出现可能与雌激素或孕激素对下丘脑的抑制有关。

6. 一般药物　长期服用抗精神病药物、抗忧郁药物、抗癫痫药物、抗高血压药物、抗胃溃疡药物和阿片药物等。

7. 胸壁病变　如胸壁损伤(包括外伤、手术、烧伤或带状疱疹等)也可通过反射引起PRL分泌的增多。

(三)临床表现

主要表现为闭经、溢乳、血清催乳素增高和不孕。绝大部分是继发性闭经,但发现过原发性闭经和青春发育延迟伴高催乳素血症,闭经前多有月经稀少。2/3者合并有溢乳,可双侧性或单侧性。乳房多正

常或伴小叶增生。一般先发生闭经，而溢乳常被发现，亦有先出现溢乳，后出现月经紊乱乃至闭经者。高催乳素血症时，卵巢黄体功能不足，排卵稀少或不排卵而引起不孕。催乳素轻度增高者，可为排卵性月经，但黄体期缩短，有时可有孕激素撤退性出血。一些伴高催乳素血症的妇女不出现溢乳，可能与同时缺乏雌激素有关。也有少数溢乳妇女催乳素水平正常。高催乳素血症伴排卵性月经周期者可分泌大分子催乳素(巨催乳素)。

长期闭经者可出现雌激素缺乏症状，如潮红、心悸、出汗、阴道干涩、性交疼痛、性欲减退等。头痛、肢端肥大、视力下降、视野缩小及甲状腺功能减退的表现，多为催乳素瘤或下丘脑垂体病变所致。催乳素瘤绝大部分生长缓慢，很少为巨大腺瘤，部分患者的临床症状及影像学可自发改善，甚至自行消退。

(四)辅助检查

1. 血清催乳素测定　用免疫法测定血中催乳素水平，大多数患者血中催乳素水平升高导致下丘脑-垂体-卵巢轴功能失调，使垂体促性腺激素功能受抑制，促卵泡激素(follicle-stimulating hormone，FSH)、促黄体素(luteinizing hormone，LH)分泌降低，同时卵巢甾体激素 E_2 的分泌亦明显减少，从而产生月经闭止、乳汁溢出，若血中催乳素继续升高，常提示垂体肿瘤的可能。

2. 其他激素测定　FSH、LH 值稍低或等于正常卵泡早期水平；E_2 测定低于或等于排卵期水平；T_3、T_4 低于正常，而 TSH 高于正常范围。

3. 兴奋或抑制试验　主要了解下丘脑-垂体功能的储备，PRL 增高明显，说明下丘脑-垂体功能失调可能性较大。

(1)促甲状腺释放激素试验：静脉注射 TRH(促甲状腺激素释放激素)100～400 pg，15～30 min 后测血 PRL 水平较注射药前升高 5～10 倍、TSH 升高 2 倍，但垂体瘤患者不升高。

(2)氯丙嗪兴奋试验：肌内注射氯丙嗪 25～50 mg 后，60～90 min 内催乳素增高 1～2 倍，并继续 3 h，试验结果阳性表示高催乳素血症，但垂体瘤时不升高。

(3)左旋多巴抑制试验：口服左旋多巴 500 mg，2～3 h 内使血清催乳素水平显著下降。若无明显下降，则为垂体肿瘤的可能性大。

4. 医学影像学检查　垂体 X 射线平片或磁共振检查，以便发现垂体的微小肿瘤。

5. 眼科检查　了解有无颅内肿瘤压迫引起的眼底或视野的改变。

(五)诊断及鉴别诊断

1. 诊断

(1)病史：注意发病过程，患者是产后或断奶后，或者未曾妊娠的妇女，也须注意有无服用有关药物，如氯丙嗪、利舍平或口服避孕药等病史。

(2)体格检查：注意有无乳房、胸壁病变，有无肢端肥大症或库欣综合征表现，注意有无盆腔肿块或生殖器萎缩表现。

(3)辅助检查：促甲状腺释放激素的测定、垂体功能检查、垂体 X 射线平片或磁共振(MRI)检查等，明确溢乳病因。

2. 鉴别诊断　本病需与乳头刺激而致的随意性哺乳性闭经及哺乳性子宫萎缩相鉴别。本病可一直持续到更年期。

乳溢诊断程序见图 65-4。

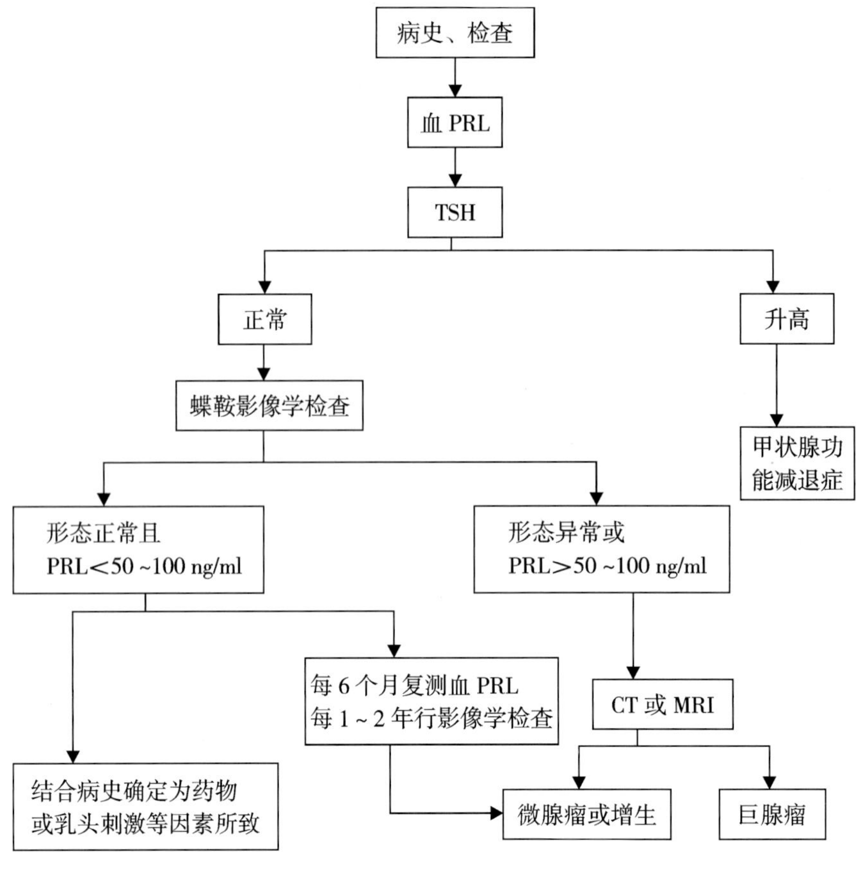

图 65-4　乳溢诊断程序

（六）治疗

1. 停用相关药物　如利舍平、氯丙嗪、奋乃静或甲丙氨酯（眠尔通）所引起的泌乳，一般在停药 2～7 个月后催乳素降至正常，月经恢复，溢乳停止。口服避孕药后引起的溢乳症，在停药后常不能自愈，需要调整月经周期，如能恢复正常月经，泌乳亦常渐渐消失。

2. 药物治疗

（1）甲状腺素：由原发性甲状腺功能减退引起者应给甲状腺素代替性治疗，其泌乳随即消失，月经亦恢复。

（2）溴隐亭：用于治疗垂体腺瘤引起和原因不明的乳溢症。停药后或妊娠结束后可有复发现象，再用药仍然有效，需引起注意的是，在用此药过程中，一旦诊断妊娠后，应立即停药，防止胎儿畸形。

（3）左旋多巴：对非垂体肿瘤引起者，可选用左旋多巴，大多数患者用药后 1 个半月后恢复，1 个半至 2 个月后溢乳消失，停药后可有症状又复现。

（4）促性腺激素治疗：作用是增进卵巢功能，恢复下丘脑-垂体-卵巢轴生理功能，1 支/d，共 7～10 d，每天经阴道脱落细胞涂片检查或宫颈黏液结晶检查到有足够雌激素影响，或经血、尿雌激素测定，分别到 300 pg/ml 或 50 ng/24 h 为止，证明卵泡已达成熟，再给予绒毛膜促性腺激素（hCG）2 000 U，连用 2～3 d，可以促进排卵。

（5）氯米芬：可全面恢复下丘脑-垂体-卵巢轴功能，诱发排卵，自然或人工诱发月经周期的第 5 天开始服用，1 次/d，共 5 d。

（6）维生素 B_6：可刺激催乳素释放因子作用而抑制 PRL 分泌，可较长期应用，但尚未广泛采用。

3. 手术治疗　适于巨腺瘤出现颅内压迫症状，溴隐亭治疗无效、巨大腺瘤等。

4. 放射治疗　适于下丘脑-垂体非功能性肿瘤，药物或手术治疗无效者。

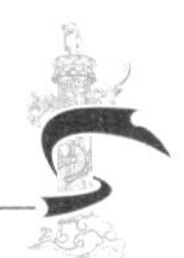

（七）预防

注意休息，劳逸结合，生活规律，保持乐观，对预防疾病有很大的帮助。尤其要注重乳房卫生保养，选择合适的内衣；此外，应定期做乳房检查，力争在疾病发生的早期发现并尽早治疗。

二、男性乳腺发育症

男性乳腺发育症是常见的临床疾病，是由生理性或病理性原因导致的雌雄激素比例失调所致的男性乳房组织异常发育，乳腺结缔组织异常增生的一种临床病症。一般认为男性除 3 种情况：新生儿的一过性乳腺增生症、青春期乳腺增大和偶尔发生在老年男性的乳腺增生外，可触摸到乳腺组织即视为异常。

（一）病理生理

以下一些情况下，可导致男性乳腺增生。

1. 睾丸疾病　如睾丸炎症、肿瘤、外伤或隐睾症、睾丸萎缩等，可造成睾丸组织的破坏，使睾丸正常功能减退，雄激素生成减少，体内雌激素水平相对增高，出现乳房发育等女性化现象。

2. 肝疾病　正常时，体内所产生的雌激素是在肝内被破坏和灭活的，当肝发生疾病，如慢性肝炎、肝硬化时，由于肝功能损害，对雌激素的灭活作用减弱，体内的雌激素水平增高，刺激乳腺增生肥大。这类患者在临床上除乳腺肥大外，尚有肝功能其他方面损害的表现。

3. 内分泌疾病　肾上腺、脑垂体、甲状腺等内分泌器官的病变、分泌异常，都有可能直接或间接地通过其他激素特别是雌激素作用于乳腺组织，造成乳腺组织的增生。当然，这些原因引起的疾病，除乳腺增生外，还会有相应的内分泌紊乱的表现。

4. 药物作用　有些药物的结构或某方面的药理作用与雌激素相类似，服用后可刺激乳腺组织增生。例如，洋地黄、维生素 D、异烟肼、螺内酯、桂利嗪、灰黄霉素、氯丙嗪、西咪替丁、甲基多巴等都有此作用。前列腺癌的患者因治疗的需要，长时间服用雌激素，更容易直接刺激乳腺引起增生。这种情况可通过减少或避免使用这类药物，乳腺会逐渐恢复正常。

（二）病因

男性乳腺发育是由于雌激素分泌增多或雄激素/雌激素比值降低所致。雌激素生理性或病理性增多是男性乳腺发育症的主要原因，给男性外源性雌激素制剂，如前列腺癌患者用雌激素治疗，转性男性长期使用雌激素及肾上腺或睾丸肿瘤分泌过多的雌激素均可导致乳腺增生症。

生理性男性乳腺增生症在男性一生中，有 3 个阶段出现的乳房增大可以看作是生理性的，而不是病理性表现。

1. 新生儿男性乳腺增生症　约有 50% 以上的新生儿出生时乳腺增大，这是由于母体或胎盘的雌激素进入胎儿循环，作用于乳腺组织引起的。通常在数周内消退，个别病例持续更长。

2. 青春期男性乳腺增生症　正常男性青春期阶段可出现一过性乳房增大。发生率约为 39%，也有报道 50%～70%。出现青春期男性乳腺增生症的年龄多在 13～14 岁。多数男孩两侧乳腺增生的程度不对称，一般一侧较另一侧大。两侧乳腺增生出现的时间也可不一致，持续数月至 1～2 年，绝大多数在 20 岁前增生的乳腺自然消退，仅有少数男孩一侧或双侧乳房永久残留不能完全消退的乳腺组织。

青春期乳腺增生的确切原因还不清楚，可能有以下两种原因：一是乳腺增生症的男孩平均血浆雌二醇水平较高。在男孩血浆睾酮达到成人水平之前，血浆雌二醇浓度已达到成人水平，因而雌激素/雄激素比值增高。二是青春期阶段乳房局部的芳香化酶作用增强，局部雌激素形成增多，导致青春期男性乳腺增生症。

3. 老年性男性乳腺增生症　健康老年男性可以发生乳腺增生症，在做诊断时首先要排除是一些疾病的一种外在表现。老年男性乳腺增生症的发生率较高，一组老年男性尸检的结果为 40%。另一报告在 50～69 岁的住院男性中高达 72%。但老年男性常有各种疾病，如心血管病、肝病、肾病，而且常服用多种药物，这些因素均有可能引起乳腺增生，使老年男性乳腺增生症的发生率及发病原因难以做出正确估计。

关于老年性男性乳腺增生症的原因有以下解释:老年男性大多伴有不同程度的睾丸功能下降,雌激素和雄激素的代谢已发生变化,血浆总睾酮、游离睾酮的平均水平下降,老年人身体组成中脂肪含量增高,使外周组织的芳香化酶作用增强,血浆 LH 和 FSH 水平升高,血浆睾酮水平的昼夜节律变化消失或减弱等。这些足以使乳房组织中睾酮与雌二醇的比例发生改变而使乳腺组织增生,因此在没有其他疾病的状况下也可出现男性乳腺增生。

(三)临床表现

男性乳腺发育症可见于各种年龄,乳房发育 60%~80% 呈双侧对称或不对称,也有呈单侧发育者(左侧比右侧多见),其乳房发育表现大小不一,两乳常可见不对称性或对称性隆起,小者仅在乳晕皮下可触及扁平圆形结节,质地较硬韧,边缘清楚,整齐,活动度好,与皮肤无粘连,肿块位于与乳头呈同心圆位置。如发现偏心圆肿块,则应考虑其他病变,临床上称这一肿块为"腺瘤型",另一部分发育的乳腺边缘不清,呈弥漫性增生,与周围乳腺组织往往融合在一起,乳晕下也无明显的结节可触及,大者可逐渐隆起如女性乳房大小,临床上称这一类型为"弥漫型",发育的乳房常可有胀痛感或刺痛、跳痛,如有明显结节,常可有压痛或触痛,无疼痛者少见。少数患者挤压乳头有白色乳汁样分泌物,自行溢液者少见。

Simon 按乳房大小以及有无多余皮肤,将男性乳房发育分为三级四度。

Ⅰ级:腺体轻度肥大,无皮肤增多。

Ⅱa 级:腺体中度肥大,无皮肤增多。

Ⅱb 级:腺体中度肥大,伴皮肤增多。

Ⅲ级:腺体重度肥大,伴皮肤增多。

Simon 分类法为男性乳房发育症手术方式的选择提供了重要的临床参考依据。

(四)检查

1. 实验室检查

(1)性腺素测定、促性腺素测定:有助于诊断是否有原发性或继发性睾丸功能减退症。

(2)肝、肾功能检查:有助于诊断肝和肾功能衰竭。

(3)皮质醇与促肾上腺皮质激素、17α-羟孕酮、血尿皮质醇测定可评价先天性肾上腺皮质增生。

2. 其他辅助检查

(1)乳腺 B 超、乳腺 X 射线检查:可以区别脂肪和乳腺组织,及时排除乳腺癌。

(2)乳腺组织病理检查:可进一步确诊。

(五)诊断及鉴别诊断

1. 诊断　首先要确定是否为真的乳腺组织。男性乳腺发育应是一块可触及的乳晕下坚实的乳腺组织,底端游离,直径>2 cm。乳房脂肪沉积常见于肥胖男子,外观上很像乳腺发育,但是并无腺体组织。乳房 X 射线照相或超声检查可以区别脂肪和乳腺组织。其次是排除乳腺癌,男子罹患乳腺癌非常少见。男性乳腺发育症发生癌变的频率略高于正常男子,发病率约为 0.4%。如果乳腺组织表面不光滑、生长不规则和质地坚硬往往提示早期癌变,局部出现溃疡或邻近淋巴结肿大则是晚期乳腺癌表现,应进行乳房 X 射线检查或活检进一步确诊。

2. 鉴别诊断　了解患者的服药史有助于确定药物引起的男性乳腺发育症。体检包括第二性征、睾丸和体型,加上性激素和促性腺激素测定有助于诊断原发性或继发性睾丸功能减退症;肝和肾功能检查有助于诊断肝和肾功能衰竭;皮质醇及 ACTH、17α-羟孕酮、血尿皮质醇测定可排除先天性肾上腺皮质增生。如果上述各种检查结果都正常,则可以诊断为特发性男性乳腺发育症。

男性乳腺发育症鉴别诊断程序见图 65-5。

(六)治疗

1. 药物治疗　①庚烷酸双氢睾酮 200 mg,每 3~4 周肌内注射 1 次;②他莫昔芬(三苯氧胺)能与靶组织的雌激素受体结合,阻断雌激素的作用;③氯米芬作用机制和他莫昔芬(三苯氧胺)相似;④睾酮内酯抑制芳香化酶,阻断睾酮在外周转化为 E_2。

2. 乳腺成形术　由于男性乳腺发育症长期延宕后的不可逆性，乳腺成形术仍是治疗本病的重要手段，一般采用环乳晕入路切除乳晕下乳腺组织。

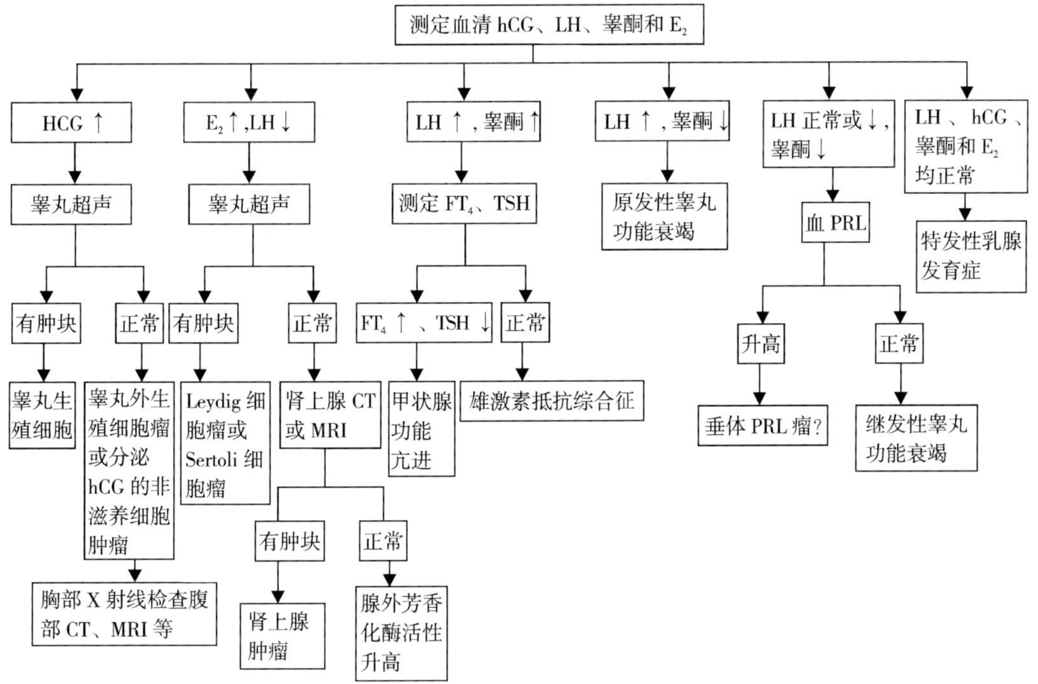

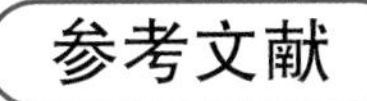
图 65-5　男性乳腺发育症鉴别诊断程序

（邹冬玲　任成山　郭乔楠）

参考文献

1　林果为，王吉耀，葛均波. 实用内科学[M]. 15 版. 北京：人民卫生出版社，2017：2342-2472.

2　BAUMANN K. Gynecomastia-conservative and surgical management[J]. Breast Care(Basel)，2018，13(6)：419-424.

3　BOBANGA I D，MCHENRY C R. Treatment of patients with Graves' disease and the appropriate extent of thyroidectomy[J]. Best Pract Res Clin Endocrinol Metab，2019，33(4)：101319.

4　GILBERT J. Thyrotoxicosis-investigation and management[J]. Clin Med(Lond)，2017，17(3)：274-277.

5　MAKIYAN Z. Studies of gonadal sex differentiation[J]. Organogenesis，2016，12(1)：42-51.

6　MOLITCH M E. Diagnosis and treatment of pituitary adenomas：a review[J]. JAMA，2017，317(5)：516-524.

7　SANSONE A，ROMANELLI F，SANSONE M，et al. Gynecomastia and hormones[J]. Endocrine，2017，55(1)：37-44.

8　SOLIMAN A T，DE SANCTIS V，YASSIN M. Management of adolescent gynecomastia：an update[J]. Acta Biomed，2017，88(2)：204-213.

9　THIEU V T，MITCHELL B D，VARNADO O J，et al. Treatment and prevention of severe hypoglycaemia in people with diabetes：current and new formulations of glucagon[J]. Diabetes Obes Metab，2020，22(4)：469-479.

第66章

泌尿系统症状与疾病

第一节　血　尿

血尿(hematuresis)是指离心沉淀尿中每高倍镜视野≥3 个红细胞,或非离心尿液超过 1 个或 1 h 尿红细胞计数超过 10 万,或 12 h 尿沉渣计数超过 50 万,均提示尿液中红细胞异常增多,是常见的泌尿系统症状。原因有泌尿系统炎症、结核、结石或肿瘤、外伤、药物等,对机体影响甚为悬殊。轻者仅镜下发现红细胞增多,称为镜下血尿;重者外观呈洗肉水样或含有血凝块,称为肉眼血尿。通常每升尿液中有 1 ml 血液时即肉眼可见,尿呈红色或呈洗肉水样。

发现红色尿后,首先要分清是真性血尿还是假性血尿。有些药物可以引起红色尿,如氨基比林、苯妥英钠、利福平、酚红等;需与真性血尿区别。近年来无明显伴随症状的血尿有增多趋势,大多为肾小球性血尿,已广泛引起重视和进行研究。

一、发病机制

真性血尿的确立:某些食物(如甜菜、辣椒、番茄和含人造色素的食品等)、药物及代谢物(如利福平、苯妥英钠、酚噻嗪等)、血管内溶血、肌细胞损伤等,尿液均可呈红色(酱油样),易误诊为血尿。鉴别点为尿沉渣镜检如无红细胞则为假性血尿。妇女月经期、痔疮引起的污染性血尿及血液滴入正常尿造成的伪装性血尿,可在留取标本时加以注意。剧烈运动后的血尿系一过性。患者多次尿液检查排除上述因素。尿红细胞≥3 个/高倍视野和(或)≥8 000 个/ml,即可诊断真性血尿。真性血尿分类如下:按含血量分为肉眼血尿、镜下血尿;按排尿过程分为初始血尿、终末血尿、全程血尿;按持续时间分为暂时性血尿、反复发作性血尿、持续性血尿;按临床意义分为生理性血尿、病理性血尿。血尿的发病机制如下。

1. 直接因素　感染、肿瘤、结石、外伤等直接损伤泌尿系统器官。

2. 免疫损伤　免疫复合物型、抗基底膜抗体型、补体沉积型等机制造成免疫损伤。

3. 心脏因素　左心衰竭—心输出量下降—肾血流量下降和(或)右心衰竭—回心血流量下降—肾淤血,二者共同造成肾缺血缺氧—肾小球基底膜(glomerular basement membrane,GBM)损伤—通透性增加—形成血尿。

4. 血容量不足　重度脱水、大出血—血容量下降—肾血流量急剧下降—肾小动脉痉挛—肾皮质缺血—肾小管坏死—血尿。

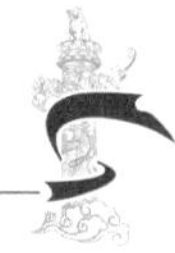

5. 血管因素　肾小动脉硬化造成动脉管腔狭窄以致肾单位缺血，肾小球GBM通透性改变；系统性红斑狼疮肾炎；肾小动脉栓塞；血管壁破坏；血栓形成后脱落，肾组织梗死等诸因素造成血尿。

6. 凝血机制障碍　血液系统疾病如白血病、血友病；肝病变凝血因子合成减少，凝血功能障碍以致皮肤黏膜出血；抗凝药物应用等因素导致血尿。

7. 先天性疾病　常见的为多囊肾，由于囊肿对肾组织的直按压迫致肾实质坏死、囊肿内感染、囊肿对血管的牵拉作用致血尿形成。另外遗传性肾炎、薄基膜肾病存在肾小球GBM的断裂、分层、变薄，GBM机械屏障破坏，血尿形成。

二、病　因

（一）肾及尿路疾病

1. 炎症　急慢性肾小球肾炎、急慢性肾盂肾炎、急性膀胱炎、尿道炎、泌尿系统结核、泌尿系统霉菌感染等。

2. 结石　肾盂、输尿管、膀胱、尿道任何部位结石，当结石移动时划破尿路上皮，既容易引起血尿亦容易继发感染。大块结石可引起尿路梗阻甚至引起肾功能损害。

3. 肿瘤　泌尿系统任何部位的恶性肿瘤或邻近器官的恶性肿瘤侵及泌尿道时均可引起血尿。

4. 外伤　外伤是指暴力伤及泌尿系统。

5. 先天畸形　如多囊肾、先天性肾小球基底膜超薄、肾炎、胡桃夹现象。该病是血管先天畸形引起走行于腹主动脉和肠系膜上动脉之间的左肾静脉受挤压，引起顽固性镜下血尿。右肾静脉径直接注入下腔静脉，而左肾静脉须穿过腹主动脉与肠系膜上动脉所形成的夹角注入下腔静脉。正常时此角为45°～60°，若先天性此角过小或被肠系膜脂肪、肿大淋巴结、腹膜充填均可引起胡桃夹现象。诊断主要靠CT、B超、肾静脉造影检查。治疗须手术矫正。

（二）全身性疾病

1. 出血性疾病　血小板减少性紫癜、过敏性紫癜、血友病、白血病、恶性组织细胞病、再生障碍性贫血等。

2. 结缔组织病　系统性红斑狼疮、皮肌炎、结节性多动脉炎、硬皮病等。

3. 感染性疾病　钩端螺旋体病、流行性出血热、丝虫病、感染性细菌性心内膜炎、猩红热等。

4. 心血管疾病　充血性心力衰竭、肾栓塞、肾静脉血栓形成。

5. 内分泌代谢疾病　痛风肾、糖尿病肾病、甲状旁腺功能亢进症。

6. 物理化学因素　如食物过敏、放射线照射、药物（如磺胺、酚、汞、铅、砷中毒，大量输注甘露醇、甘油等）、毒物、运动后等。

（三）邻近器官疾病

子宫、阴道或直肠的肿瘤侵及尿路。

三、临床表现

1. 尿颜色的改变　血尿的主要表现是尿液颜色的改变，除镜下血尿颜色正常外，肉眼血尿根据出血量多少而呈不同颜色。尿呈淡红色像洗肉水样，提示每升尿含血量超过1 ml。出血严重时尿可呈血液状。肾脏出血时，尿与血混合均匀，尿呈暗红色；膀胱或前列腺出血尿色鲜红，有时有血凝块。

2. 分段尿异常　将全程尿分段观察颜色，如尿三杯试验，用3个清洁玻璃杯分别留起始段、中段和终末段尿观察，如起始段血尿提示病变在尿道；终末段血尿提示出血部位在膀胱颈部、三角区或后尿道的前列腺和精囊腺；三段尿均呈红色即全程血尿，提示血尿来自肾或输尿管。

3. 肾性或肾后性血尿　镜下血尿颜色正常，但显微镜检查可确定血尿，并可判断是肾性或肾后性血尿。镜下红细胞大小不一、形态多样为肾小球性血尿，见于肾小球肾炎。

4. 症状性血尿　出现血尿的同时患者伴有全身或局部症状,但以泌尿系统症状为主。如伴有肾区钝痛或绞痛提示病变在肾脏;膀胱和尿道病变则常有尿频、尿急和排尿困难。

5. 无症状性血尿　部分患者血尿既无泌尿道症状也无全身症状,见于某些疾病的早期,如肾结核、肾癌或膀胱癌早期。

6. 伴随症状　①血尿伴肾绞痛是肾或输尿管结石的特征;②血尿伴尿流中断见于膀胱和尿道结石;③血尿伴尿流细和排尿困难见于前列腺炎、前列腺癌;④血尿伴尿频、尿急、尿痛见于膀胱炎和尿道炎,同时伴有腰痛、高热、畏寒常为肾盂肾炎;⑤血尿伴有水肿、高血压、蛋白尿见于肾小球肾炎;⑥血尿伴肾肿块,单侧可见于肿瘤、肾积水和肾囊肿,双侧肿大见于先天性多囊肾,触及移动性肾脏见于肾下垂或游走肾;⑦血尿伴有皮肤黏膜及其他部位出血,见于血液病和某些感染性疾病;⑧血尿合并乳糜尿见于丝虫病、慢性肾盂肾炎。

四、实验室检查

(一)血尿的定位分析

以下3种血尿,可用尿三杯试验加以区别。

1. 初段血尿　血尿仅见于排尿的开始,病变多在尿道。

2. 终末血尿　排尿将结束时出现血尿,病变多在膀胱三角区、膀胱颈部或后尿道。

3. 全程血尿　血尿出现在排尿的全过程,出血部位多在膀胱、输尿管或肾。

(二)常规检查方法

1. 尿沉渣中管型　特别是红细胞管型,表示出血来自肾实质,主要见于肾小球肾炎。

2. 尿蛋白测定　血尿伴有较严重的蛋白尿几乎都是肾小球性血尿的象征。

3. 尿中管型　含有免疫球蛋白的颗粒管型。

4. 尿红细胞形态　用位相显微镜检查尿沉渣,是目前鉴别肾小球性或非肾小球性血尿的最常用的方法。当尿红细胞数>8×10^6/L,其中异形红细胞(环形、靶形、芽孢形等)>30%,应视为肾小球性血尿。尿中尿蛋白定量>500 mg/24 h,常提示为肾小球源性血尿。如肾盂、输尿管、膀胱或尿道出血(即非肾小球性出血)其红细胞的形成、大小绝大多数是正常的,仅小部分为畸形红细胞。如为肾小球疾患而致血尿,则绝大部分为畸形红细胞,占75%以上,其形态各异,大小明显差异。

五、诊断及鉴别诊断

(一)诊断

1. 询问病史　①尿的颜色,如为红色应进一步了解是否进食引起红色尿的药品或食物,是否为女性的月经期间,以排除假性血尿;②血尿出现在尿程的哪一段,是否全程血尿,有无血块;③是否伴有全身或泌尿系统症状;④有无腰、腹部新近外伤和泌尿道器械检查史;⑤过去是否有高血压和肾炎史;⑥家族中有无耳聋和肾炎史。

2. 分析原因　可以从其是否伴有其他症状进行分析。无症状的血尿应首先考虑泌尿系统肿瘤的可能性;血尿伴有疼痛,尤其是伴有绞痛应考虑尿路结石;如伴有尿痛及尿流中断,应考虑膀胱结石;如伴有明显膀胱刺激症状,则以尿路感染、泌尿系统结核及膀胱肿瘤等多见。此外,应结合患者病史、年龄、血尿的色泽、程度等对血尿的原因进行综合判断。

(二)鉴别诊断

红色尿不一定是血尿,需仔细辨别。如尿呈暗红色或酱油色,不混浊,无沉淀,镜检无或仅有少量红细胞,见于血红蛋白尿;棕红色或葡萄酒色,不混浊,镜检无红细胞见于卟啉尿;服用某些药物如大黄、利福平,或进食某些红色蔬菜也可排红色尿,但镜检无红细胞。

六、治疗及关注要点

血尿患者须卧床休息，尽量减少剧烈的活动。大量饮水加快药物和结石排泄，肾炎已发生水肿者应少饮水。应用止血药物，还可合用维生素C，慎用导致血尿的药物，尤其是有肾脏病的患者。血尿由泌尿系统感染引起，可口服和注射抗生素和尿路清洁剂。血尿病因复杂，有的病情很严重，应尽早去专科医院检查确诊，早期治疗。

积极治疗泌尿系统的炎症、结石等疾病。在平时生活中，不能经常使膀胱高度充盈，感觉到尿意即排尿，以减少尿液在膀胱存留时间过长。注意劳逸结合，避免剧烈运动。

总之，发现血尿，及早检查、确诊、及时治疗；一时难以确诊时需定期复查。

第二节　乳糜尿

乳糜尿(chyluria)是因乳糜液逆流进入尿中所致，外观呈不同程度的乳白色，做尿乳糜试验可阳性。如含有较多的血液则称为乳糜血尿。乳糜尿的特征是小便混浊如乳汁或似泔水、豆浆，故名乳糜尿。乳糜尿发病年龄以30~60岁为最多。乳糜尿的发病原因，目前认为是胸导管阻塞，局部淋巴管炎症损害，致淋巴动力学改变，淋巴液进入尿路，发生乳糜尿。根据严重程度将乳糜尿分为轻度、中度、重度。轻度表现为间歇性乳糜尿，无乳糜凝块形成，无体重减轻，逆行肾盂造影显示累及单个肾盏；中度表现为间歇性或持续性乳糜尿，偶有乳糜凝块，无体重减轻，逆行肾盂造影显示累及两个肾盏；重度表现为持续性乳糜尿，有乳糜凝块，体重减轻，逆行肾盂造影显示累及多数肾盏。如果乳糜尿不能缓解或者得到有效治疗，可能会导致反复肾绞痛、蛋白质丢失引起的营养问题，以及淋巴细胞尿引起的免疫抑制等。

一、病理生理

1. 非寄生虫性　如结核、恶性肿瘤等广泛侵犯腹膜后淋巴管、淋巴结，造成破坏或阻塞，局部淋巴管炎症损害，致淋巴动力学改变，淋巴液进入尿路，发生乳糜尿。较为罕见。

2. 寄生虫性　绝大多数由丝虫病所致。现今认为乳糜尿是班氏丝虫常见并发症，可发生于急性期及慢性期。由于丝虫进入淋巴管，造成淋巴管损害而成。国内资料证明马来丝虫病亦可有乳糜尿与鞘膜积液、精索炎等阴囊内并发症，但为数极少。

二、病　因

1. 丝虫病　丝虫病(filariasis)所致的乳糜尿是慢性丝虫感染的主要症状之一，是乳糜尿最常见的原因。丝虫在淋巴系统反复引起淋巴管炎，大量纤维组织增生，使腹部广泛性淋巴道、胸导管阻塞所致。丝虫引起的乳糜尿常间断出现，过劳、妊娠、分娩常是诱因，亦可持续存在。

2. 腹腔结核　广泛的腹腔结核可累及腹腔腹膜后淋巴道逆流至泌尿道淋巴管中，引起乳糜尿，并往往同时合并肾结核。而腹腔结核和肾结核常常由肺淋巴结结核继发而来。

3. 肿瘤　原发或转移至腹腔、腹膜后、纵隔等部位的恶性肿瘤可压迫阻塞腹腔淋巴道或胸导管引起乳糜尿。临床上以淋巴瘤最多见。纵隔肿瘤和中心型肺癌亦可引起乳糜尿，有时同时有乳糜胸腔积液。

4. 胸腹部创伤或大手术　由于损伤了腹腔淋巴道或胸导管。病史往往可有助于诊断。

5. 原发性淋巴管疾病　罕见，幼年发病是由于胸导管先天畸形引起，或广泛淋巴管先天发育不全引起。

6. 其他原因　如肾盂肾炎、肾小球肾炎、妊娠压迫、疟疾等，偶尔可引起乳糜尿。文献中仅有个例报道。

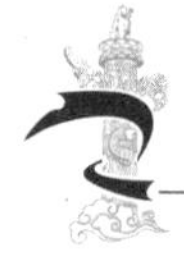

三、实验室检查

1. 尿液检查　尿液在玻璃容器内静置后可分3层:上层为白色脂质,中层为乳糜块,底层为红细胞、白细胞。尿蛋白阳性,尿乳糜试验阳性(尿标本中加入乙醚后混浊消失,离心后上有脂肪环)。尿中微丝蚴检查可呈阳性。

2. 血液检查　夜间抽血可查到微丝蚴。急性期血白细胞计数增多,嗜酸性粒细胞亦显著增多。

3. 膀胱镜检查　嘱患者检查前2~3 h进高脂性食物,如油煎荷包蛋、重油炒饭等,并加强活动。待看到尿液呈乳白色时立即进行检查,以观察乳糜自哪一侧输尿管口喷出。另外,还可行逆行输尿管插管收集肾盂尿做镜检及乳糜试验。

4. 逆行肾盂造影　膀胱镜检查同时行逆行肾盂造影,可见明显的肾盂淋巴反流,可提供判断乳糜尿严重程度的依据。

5. 淋巴造影　可显示淋巴系与泌尿道间病理性交通的部位、数目和程度。通常采用经足背淋巴管造影。正常淋巴造影时,肾区无造影剂显示,乳糜尿患者患侧可显示肾蒂淋巴管迂曲扩张,可见肾盂肾盏轮廓;腹膜后淋巴管粗细不均,甚至呈竹节状;淋巴结可有充盈缺损。

6. 超声检查　价值有限,作为无创、可重复的手段,可以筛查有无畸形、结石及肿瘤等疾病,但是彩色多普勒超声可以作为手术后随访肾脏灌注有无损害的手段。CT尿路造影或者静脉肾盂造影检查可以排除上尿路畸形、结石及肿瘤等疾病,但CT血管造影术(CTA)对手术中辨认及保护肾动脉有帮助。

四、诊　断

1. 寻找病因　①丝虫引起的乳糜尿注意流行区的调查,血、尿中找到微丝蚴可确诊,夜间血中易找到微丝蚴。丝虫病引起者病程长,下肢象皮腿甚至苔藓化。②结核引起者,注意寻找结核病灶,胸、腹腔积液中找到抗酸杆菌可确诊。③原发于腹腔、腹膜后、纵隔等部位的恶性肿瘤病情重,进展快,浆膜腔找到瘤细胞可确诊,查体时注意可有浅表淋巴结肿大、肝脾大。

2. 实验室检查　首先进行真假乳糜尿的鉴别。①苏丹Ⅲ染色法:取尿液0.5 ml加苏丹Ⅲ液1滴,混匀,于显微镜下观察,如尿内脂肪滴染成红色,即为阳性,为真乳糜尿。②乙醚提取法:取尿液10 ml加乙醚2~3 ml,加塞反复颠倒振荡后静止片刻,待乙醚分层后,尿液变清亮,再将乙醚层取出,置蒸发皿中隔水蒸发干,出现油状残渣,苏丹Ⅲ染成红色为阳性。③X射线、CT、MRI检查对结核、肿瘤的诊断价值大。

五、治疗及关注要点

1. 保守疗法　保守治疗主要用于轻度乳糜尿患者,侵袭性治疗方法主要适用于难治性患者及发作肾绞痛、尿潴留和营养不良的患者。因乳糜尿发作有较高的自然缓解率,部分患者无须特殊处理也能自行停止。发作期间应卧床休息,忌食脂肪等油类食物,禁剧烈活动,多饮水。还可服用中短碳链脂肪酸甘油三酸酯合成品,如中链油代替普通食用油脂。

2. 针对病原的治疗　对外周血或尿中查到微丝蚴者,首先应施行杀虫疗法,特效药物为枸橼酸乙胺嗪(海群生),一般采用中程疗法;血阳性者可连服3个疗程,大部分患者转为阴性。

3. 中医中药疗法　中国古代许多医书中就有乳糜尿的详细记载,并称其为"膏淋"。中医按照其病因,进行相应的辨证论治可取得一定的疗效。

4. 肾盂灌注疗法　如果保守治疗无效,可采用肾盂内灌注硬化剂治疗,常用药物包括硝酸银、聚维酮碘、碘化钠及泛影葡胺等。其作用机制是产生炎症反应、化学性淋巴管炎及纤维化而封闭肾盂淋巴管之间的交通(瘘)。肾盂灌注疗法存在危险性,不能视其为微创治疗手段。

5. 手术治疗　早期采用肾切除术、肾被膜剥脱术、胸导管-半奇静脉吻合术等,因手术设计缺乏理论依据或不合理,且破坏大,疗效差,目前均已弃用。同时须注意,评价某种术式的效果,应考虑到乳糜尿间

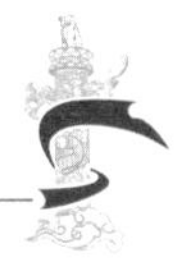

歇发作和较高自然缓解率的特点，如无长期随访，很难判断某术式确切疗效。

对重症乳糜尿患者，可选择肾蒂周围淋巴管结扎术（剥离术）治疗，其治疗效果良好，术后症状即可得到改善，成功率达 100%，且复发率仅为 0～3.8%。既往采取开放途径，1995 年和 1998 年分别报道了首例经腹途径腹腔镜和腹膜后途径腹腔镜下肾蒂周围淋巴管结扎术治疗乳糜尿。腹腔镜手术具有创伤小和放大视野下易辨认淋巴管的优点。上述手术也可以在机器人辅助腹腔镜下进行。其中，腹膜后途径又具有直达肾血管，且避免腹腔内脏器干扰和降低损伤风险的优势。手术的关键是切断且封闭淋巴管与集合系统间的交通。关于分离及结扎范围，有报道称分离全部肾周围，但是一般认为分离结扎肾门区域和跨越髂血管部位的近段输尿管周围的淋巴管即充分。也有报道将输尿管腹膜内化进行处理。此术式的并发症包括误扎肾动脉分支、肾动脉痉挛和血栓形成等。

第三节　蛋白尿

由于肾小球滤过膜的滤过作用和肾小管的重吸收作用，健康人尿中蛋白质（多指分子量较小的蛋白质）的含量很少（每日排出量<150 mg），蛋白质定性检查时，呈阴性反应。当尿中蛋白质含量增加，普通尿常规检查即可测出，称蛋白尿。如果尿蛋白含量≥3.5 g/24 h，则称为大量蛋白尿。

一、病理生理

蛋白尿（proteinuria）是慢性肾脏病的典型症状，蛋白尿的形成原因与肾小球的屏障功能有着密不可分的关系。肾小球毛细血管有 3 层结构组成，由内到外分别为内皮细胞层、基膜层和上皮细胞层。由于这 3 层细胞都分布有大小不等的滤孔和负电荷，所以肾小球毛细血管的屏障功能分为两种，即机械屏障-滤孔和电荷屏障-负电荷。

1. 机械屏障-滤孔　肾小球滤过屏障从里向外由 3 层构成：①内层是毛细血管的内皮细胞。内皮细胞上有许多直径 50～100 nm 的小孔，称为窗孔（fenestration）。水、各种溶质及大分子蛋白质可以自由通过窗孔；但可以阻止血细胞通过，起到血细胞屏障的作用。②中层是非细胞性的基膜，呈微纤维网状结构。血浆中较大分子物质，如蛋白质不能通过基膜。基膜是肾小球防止大分子蛋白质滤过的主要屏障。③外层是肾小球的上皮细胞。上皮细胞具有足突，相互交错的足突之间形成裂隙。裂隙上有一层滤过裂隙隔膜（filtration slit membrane），膜上有直径 4～14 nm 的孔，它可以阻止由内、中两层滤出的大分子蛋白通过，是滤过的最后一道屏障。内皮细胞、基膜和裂隙隔膜共同构成了肾小球滤过膜。滤过膜上大小不同的滤过孔道，只能使小分子物质容易通过，而有效半径较大的物质只能通过较大的孔道，一般来说，有效半径<1.8 nm 的物质，都可以被完全滤过。有效半径>3.6 nm 的大分子物质，如血浆白蛋白（分子量约 69 000）则几乎完全不能滤过。

2. 电荷屏障-负电荷　滤过膜各层含有许多带负电荷的物质，所以滤过膜的通透性还取决于被滤过物质所带的电荷。这些带负电荷的物质排斥带负电荷的血浆蛋白，限制它们的滤过。虽然血浆白蛋白有效半径为 3.5 nm，但由于其带负电荷，因此难于通过滤过膜。当各种病理损伤（包括原发性与继发性损伤）作用于肾脏时，会导致受损肾脏局部微循环障碍，促使肾组织（功能肾单位）缺血、缺氧，从而损伤肾小球毛细血管内皮细胞。肾小球毛细血管内皮细胞一旦受损，就会吸引血循环中的炎症细胞浸润，并释放出致病的炎症介质（IL-1、TNF-α 等），此时的病理损伤会造成受损肾脏的炎症反应。肾脏处于病理状态，肾小球基底膜（GBM）会发生一系列改变：其滤过孔增大或闭锁、GBM 断裂、电荷屏障损伤、肾通透性增强、滤过膜上带负电荷的糖蛋白减少或消失，都会导致带负电荷的血浆蛋白滤过量比正常时明显增加，故在临床上形成蛋白尿。

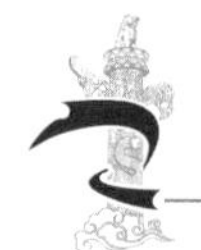

二、病　因

（一）肾小球性蛋白尿

肾小球性蛋白尿是最常见的一种蛋白尿。由于肾小球滤过膜因炎症、免疫、代谢等因素损伤后滤过膜孔径增大、断裂和（或）静电屏障作用减弱，血浆蛋白质特别是清蛋白滤出，超出近端肾小管重吸收能力而形成的蛋白尿。若肾小球损害较重，球蛋白及其他大分子量蛋白滤出也可增加。根据滤过膜损伤程度及尿蛋白的组分，蛋白尿分为两类。

1. 选择性蛋白尿　以4万～9万分子量中等的清蛋白为主，可伴分子量近似的蛋白如抗凝血酶、转铁蛋白、糖蛋白等和少量小分子量β2微球蛋白（β2-microglobulin，β2M）、Fc片段等。无分子量大的蛋白（IgG、IgA、IgM、C3等）。免疫球蛋白/清蛋白清除率<0.1，尿蛋白定性+++～++++，定量超过3.5 g/24 h，常见于肾病综合征。

2. 非选择性蛋白尿　反映肾小球毛细管壁有严重断裂和损伤。尿蛋白以分子量较大和中等的蛋白质同时存在为主，如IgM、IgG和补体C3、清蛋白、糖蛋白（T-H糖蛋白）、分泌型IgA和下尿路分泌的少量黏液蛋白等。免疫球蛋白/清蛋白清除率>0.5，尿蛋白定性+～++++，定量0.5～3.0 g/24 h。非选择性蛋白尿是一种持续性蛋白尿，有发展为肾衰竭（renal failure）的危险，常提示预后较差。常见于原发或继发肾小球疾病。

（二）肾小管性蛋白尿

肾小管性蛋白尿指肾小管在受到感染、中毒、损伤或继发于肾小球疾病时，因重吸收能力降低或抑制，而出现的以分子量较小的蛋白为主的蛋白尿。尿β2微球蛋白、溶菌酶增高，尿液清蛋白正常或轻度增多；尿蛋白定性+～++，定量1～2 g/24 h，常见于肾小管损害疾病。

（三）混合性蛋白尿

肾脏病变同时或相继累及肾小球和肾小管时而产生的蛋白尿。兼具两种蛋白尿特点，但各组分所占比例因病变损害部位不同而不一致，也可因肾小球或肾小管受损害程度的不同而有所差异。

（四）溢出性蛋白尿

溢出性蛋白尿是指肾小球滤过、肾小管重吸收均正常，因血浆中分子量较小或阳性电荷蛋白异常增多，经肾小球滤过，超过肾小管重吸收能力所形成的蛋白尿。异常增多的蛋白有游离血红蛋白、肌红蛋白、溶菌酶、本周蛋白等，尿蛋白定性多为+～++。常见于多发性骨髓瘤等。

（五）组织性蛋白尿

这种指来源于肾小管代谢产生的、组织破坏分解的、炎症或药物刺激泌尿系统分泌的蛋白质进入尿液而形成的蛋白尿。以T-H糖蛋白为主，生理性约为20 mg/d，尿蛋白定性±～+，定量0.5～1.0 g/24 h。

蛋白尿的病因见图66-1。

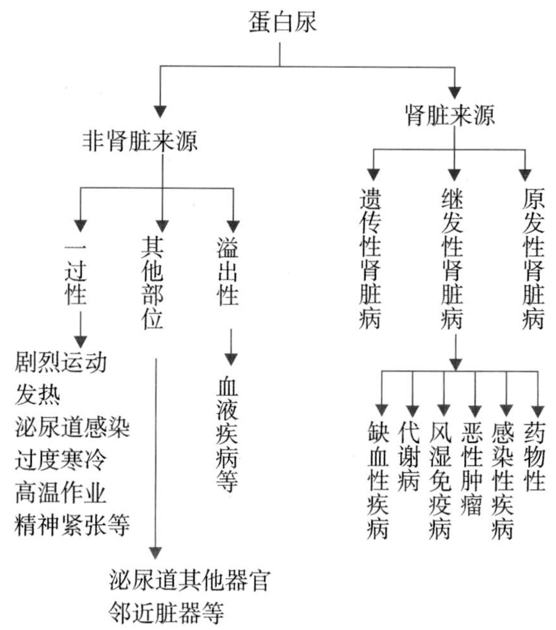

图66-1　蛋白尿的病因

三、辅助检查

（一）病史与体检

1. 病史　如水肿史，高血压发生情况，糖尿病史，过敏性紫癜史，损伤肾的药物使用史，重金属盐类中毒史，以及结缔组织疾病史，代谢疾病和痛风发作史。

2. 体格检查　注意水肿及浆膜腔积液情况，骨骼关节检查，贫血程度及心、肝、肾体征检查。

3. 眼底检查　急性肾炎眼底正常或轻度血管痉挛，慢性肾炎眼底动脉硬化、出血、渗出等，糖尿病肾病常常出现糖尿病眼底。

（二）实验室检查

1. 24 h 尿蛋白定量留尿方法　24 h 尿蛋白定量留尿方法如下：①留尿之日早晨 8 时主动排尿，这次尿是 8 时以前产生的，应弃之不要；② 8 时以后至次日 8 时，24 h 内每次的排尿量，应全部保留在干净的容器内；③次日 8 时也应主动排尿，这次尿是 8 时以前产生的，必须全部留下；④将 24 h 的尿收集搅匀，记总量；⑤将混匀的 24 h 尿液取出 10 ml，送化验室检测 24 h 尿蛋白定量，并告知化验室总尿量。

2. 尿蛋白定量留尿注意事项　尿蛋白定量留尿注意事项如下：①在气候炎热时，尿液中要放防腐剂，以免尿糖分解、发酵及细菌繁殖，从而影响结果的准确性；②把尿液放入冰箱内保存，较为理想；③有一个比较简单的保存尿液的方法：只要将放尿液的容器盖紧，放入冷水（隔 2 ~ 3 h 换一次水）中，然后放在比较阴凉的厕所里就不必放防腐剂或放在冰箱里了；④把收集的尿液放置于阴凉的地方，防止细菌侵入繁殖，以免影响化验结果。

3. 尿蛋白检查

（1）定性检查：最好是晨尿，晨尿最浓且可排除体位性蛋白尿，定性检查只是筛选检查，每日尿量 2 000 ml 定性“+”的尿蛋白量比尿量 400 ml 定性为“+”者多，因此不作为准确的尿蛋白含量指标，对肾脏疾病的诊断和病情的观察疗效的判定均应以尿蛋白定量为宜。

（2）尿蛋白定量检查：方法较多有巴氏法，双缩脲法（Biuret 法），磷钨酸法，读酸一、三氯化铁法等，以双缩脲法最准确、最常用，24 h 尿蛋白 1 g 以下肾小球疾病概率少，常见原因为肾盂肾炎、肾硬化、尿路梗阻、尿路肿瘤及结石等。尿蛋白 1 ~ 3 g 最常见的原因是原发或继发肾小球疾病。24 h 尿蛋白定量在 3.5 g 以上者见于原发或继发肾病综合征。

（3）尿蛋白特殊检查：常用尿蛋白电泳检查可分辨出选择性蛋白尿和非选择性蛋白尿。多发性骨髓瘤的尿蛋白电泳检查对分型有帮助，可分以下 5 型：尿 IgG，IgA，IgE，IgD，IgU 型。尿放免法是一种尿蛋白定性方法，尿常规阴性时放射免疫测定法可表现阳性，其缺点为假阳性率高，放射免疫测定法尿 β_2-MG 测定对早期肾小管功能损害的诊断帮助较大。

四、诊断及鉴别诊断

1. 急性肾小球肾炎　链球菌感染后，出现水肿、高血压、血尿、蛋白尿和管型尿。

2. 慢性肾小球肾炎　水肿从下肢开始，从下向上蔓延，病程长，易复发，晚期常常有肾功能损害，以高血压型出现最早。

3. 肾盂肾炎　全身感染中毒症状、腰痛、膀胱刺激症状，实验室检查为脓尿、菌尿是其特点。

4. 系统性红斑狼疮　属于自身免疫性疾病，脱发，面部蝶形红斑，口腔溃疡，游走性关节炎，光过敏，雷诺现象，多脏器损害尤以心、肾最多见，其中肾脏受损占第一位。其蛋白尿一般较多，部分患者以肾病综合征形式出现。

5. 多发性骨髓瘤　老年男性好发，贫血重且与肾脏受损不相称。病情进展快，易损害肾功能，骨质破坏，骨骼疼痛，病理性骨折。其尿蛋白是溢出性蛋白尿。

6. 其他　剧烈运动出现微量蛋白尿,发热出现蛋白尿,心力衰竭肾淤血引起蛋白尿,药物中毒引起蛋白尿。因有明确的病史和相应的体格检查,一般诊断不困难。

五、预　后

出现蛋白尿在排除其他如生理性因素、体位性因素等原因外,通过肾脏B超、肾功能、尿常规等检查,基本上可以判断是肾脏受损而导致的临床症状。

蛋白尿的临床意义非常复杂。临床上见到持续性蛋白尿往往意味着肾脏的实质性损害。当蛋白尿由多变少时,既可反映肾脏病变有所改善,也可能是由于大部分肾小球纤维化,滤过的蛋白质减少,肾功能日趋恶化,病情加重的表现。因此判断肾脏疾病损害的轻重,不能只凭蛋白尿来衡量,要综合尿蛋白的量和持续时间来全面考虑,还要结合全身情况及肾功能检查来确定。

大量临床资料表明,肾病综合征和持续性蛋白尿患者预后不良。在局灶性肾小球硬化、膜增殖性肾小球肾炎、膜性肾病、IgA肾病、糖尿病肾病和慢性肾移植排异反应中,蛋白尿是肾脏病进展和病死率增加的显著独特的决定因素。事实上这些疾病的缓解,尿蛋白排泄的减少,不论是自发的还是通过积极治疗所致,都可改善存活率。

第四节　尿失禁

尿失禁(urinary incontinence)即膀胱内的尿不能控制而自行流出。尿失禁可发生于各年龄组的患者,但老年患者更为常见。尿失禁的原因很多,应寻找各种原因,采取合理的治疗方法。

一、病理生理

1. 应力性尿失禁　因为老年人随年龄的增长,神经和内分泌功能下降,控制尿液的排泄能力较差,一旦精神紧张、用力咳嗽、喷嚏、大笑、举重物等骤然增加腹腔内压,加之尿道括约肌松弛,尿液就可能不由自主地从尿道排出。

2. 真性尿失禁　由于膀胱逼尿肌持续性张力增高及尿道括约肌过度松弛,以至尿液不能控制从膀胱流出。例如膀胱及尿道炎症、膀胱结石、膀胱肿瘤等刺激膀胱,使膀胱逼尿肌持续性张力增加,膀胱内压力上升,使尿液不能控制而从膀胱流出,严重者尿液淋漓。

3. 假性尿失禁　由于下尿路或膀胱逼尿肌无力,引起尿潴留,导致膀胱过度膨胀,膀胱内压增高,尿液被迫流出,又称为溢出性尿失禁。如尿道狭窄、前列腺增生或肿瘤等所引起。

二、病　因

1. 中枢神经系统疾病　如脑血管意外、脑萎缩、脑脊髓肿瘤、侧索硬化等引起的神经源性膀胱。

2. 手术　如前列腺切除术、膀胱颈部手术、直肠癌根治术、子宫颈癌根治术、腹主动脉瘤手术等,损伤膀胱及括约肌的运动或感觉神经。

3. 尿潴留　前列腺增生、膀胱颈挛缩、尿道狭窄等引起的尿潴留。

4. 不稳定性膀胱　膀胱肿瘤、结石、炎症、异物等引起不稳定性膀胱。

5. 妇女绝经期后　雌激素缺乏引起尿道壁和盆底肌肉张力减退。

6. 分娩损伤　子宫脱垂、膀胱膨出等引起的括约肌功能减弱。

三、临床表现

1. 急迫性尿失禁　这种类型的尿失禁包括膀胱不稳定、逼尿肌反射亢进、膀胱痉挛和神经源性膀胱（未抑制膀胱），尿失禁与逼尿肌收缩未被控制有关。

2. 压力性尿失禁　身体运作如咳嗽、喷嚏、颠簸或推举重物时腹腔内压急剧升高后发生不随意的尿液流出，无逼尿肌收缩时，膀胱内压升高超过尿道阻力时即发生尿失禁，压力性尿失禁的缺陷在膀胱流出道（括约肌功能不全），致使尿道阻力不足以防止尿液漏出。

3. 充溢性尿失禁　当长期充盈的膀胱压力超过尿道阻力时即出现充溢性尿失禁，其原因可能是无张力（不能收缩）膀胱或膀胱流出道功能性或机械性梗阻。无张力膀胱常由脊髓创伤或糖尿病引起，老年患者膀胱流出道梗阻常由粪便嵌顿引起，便秘的患者约 50% 有尿失禁，流出道梗阻的其他原因有前列腺增生、前列腺癌及膀胱括约肌失调，个别病例属精神性尿潴留。

4. 功能性尿失禁　患者能感觉到膀胱充盈，只是由于身体运动、精神状态及环境等方面的原因，忍不住或有意地排尿。

四、实验室检查

实验室检查有尿常规、尿培养、尿素氮、肌酐、血清钾、钠、氯、血糖，如排尿记录提示患者有多尿现象，应行血糖、血钙、白蛋白检查，如尿频、尿急同时伴有镜下血尿，应排除泌尿系统结核、炎症、肿瘤等，磁共振检查主要了解有无脊柱、脊髓病变。

尿动力学检查可确诊。常用的尿动力学检查有两种：逼尿肌过度活动的尿动力学检查；压力性尿失禁的尿动力学检查。急迫性尿失禁尿动力学检查项目包括尿流率和完全性膀胱测压。压力性尿失禁尿动力学检查的目的一是判断逼尿肌的排尿功能，二是通过腹部尿点压力或尿道压力描记测定了解尿道固有括约肌张力。充盈性尿失禁表现为最大尿流率明显降低，大量残余尿量。尿动力学检查可发现逼尿肌收缩低下率分析显示严重的下尿路梗阻。

尿失禁自我检测：担心有尿失禁症状的人，可以通过自我检测评估表，若发现自己有以下状况，只要符合一项，建议尽快就诊，见表 66-1。

表 66-1　尿失禁自我检测表

题目	若有请打勾
1. 你是否有排尿、解尿、漏尿等问题？	□
2. 当咳嗽、大笑、打喷嚏、运动、举重物或在床上翻身时，会导致漏尿吗？	□
3. 是否常有突然很想上厕所的感觉，甚至还来不及到厕所，就尿了出来？	□
4. 比起之前（或产前），小便的次数是否有增加？	□
5. 每天小便的次数超过 8 次以上？	□
6. 晚上入睡之后，每次睡到半夜起来上厕所小便的次数超过 2 次以上？	□
7. 当你计划旅行或安排户外活动时，你会将如厕的方便性列为决定是否前往该地点的考量？	□
8. 在日常生活中甚至是睡觉时，有无漏尿经历？	□
9. 是否排尿时需要用力，时间长，尿流呈现分段式，或尿完后觉得不干净（即残尿感）？	□

五、治疗及关注要点

治疗的主要原则是尽可能减少不必要的卧床以纠正诱因。

阴道炎或尿道炎、急性尿路感染时用抗生素。停用或替换致尿失禁的药物，纠正代谢紊乱。一般措施有限制液体摄入（尤其是夜间），白天定时排尿，限制黄嘌呤如含黄嘌呤的咖啡或茶的摄入，注意会阴部卫生及皮肤护理，避免压疮及局部皮肤感染。治疗尿失禁除药物疗法外，有些患者宜于手术治疗，如前列腺切除术、压力性尿失禁的修复术等，能收到较好效果。有些患者可用行为疗法、生物反馈疗法或单纯的理疗。

1. 急迫性尿失禁　对于未抑制膀胱（逼尿肌不稳定）最常用的药物是抗胆碱能的溴丙胺太林，对逼尿肌的特异性较强，中枢神经系统不良反应较少，作用时间比阿托品长。有青光眼患者禁用，冠心病或前列腺病患者慎用，有流出道梗阻时也应禁用。

2. 流出道功能不全　对于括约肌功能不全引起的尿失禁，苯丙醇胺（去甲麻黄碱）对中枢神经的刺激性较小，效果优于麻黄碱。有高血压和冠心病的患者慎用。

3. 无张力膀胱　对无张力膀胱最有效的药物是氯贝胆碱，本药物的特异性较高，对中枢神经系统的效应小，作用时间较乙酰胆碱长，对肌张力失代偿膀胱的效果优于神经源性无张力膀胱。用药应排除机械性梗阻病变。氯贝胆碱的不良反应主要限于胃肠道，但在哮喘患者禁用，冠心病及心动过缓患者慎用。

4. 括约肌协同作用失调　神经源性、功能性或药物如氯贝胆碱原因引起的括约肌协同失调导致流出道阻力增加，对这种情况最有效的方法是用 α 拮抗药降低括约肌张力，常用的有酚苄明。其用小剂量时不良反应轻微，大剂量时见直立性低血压和反射性心动过速，但在老年人反射性心率增加的程度也有限。哌唑嗪也是有效的药物，对括约肌的选择性较强，有高血压和充血性心力衰竭的患者更为适宜。

5. 手术治疗　保守治疗适于轻度尿失禁患者，对于中、重度的患者，必须采取手术治疗。传统的手术方法一般采取阴道前壁修补，远期疗效差，且仅限于轻度尿失禁患者。国外有学者采用无张力“尿道悬吊术”“膀胱颈悬吊术”治疗女性压力性尿失禁取得良好效果。其方法是使用生物相容性很好的悬吊带，通过微创手术进行膀胱颈悬吊。手术后，患者体内的纤维组织会逐渐长入聚丙烯网带内，故能有效长久保持尿道支撑。

第五节　肾 绞 痛

肾绞痛（renal colic）通常指由于泌尿系结石尤其是输尿管结石导致的突然发作的肾区剧烈疼痛，急性肾绞痛大多是由于结石所致，而且大部分发生于输尿管结石，故所谓的肾绞痛其实很大一部分是输尿管绞痛。肾绞痛不是一个独立的疾病，是由于多种原因导致的肾盂或者输尿管平滑肌痉挛所致，其发病没有任何先兆，疼痛程度甚至可以超过分娩、骨折、创伤、手术等。成人和儿童都可发生肾结石。成年男性结石是女性的 3 倍，常发生在 30 ~ 50 岁。儿童结石占 7%，无性别差异。

一、病 理 生 理

主要有以下两种：①结石在肾盂、输尿管内急促移动或突发嵌顿，导致上尿路急性梗阻，由于管腔内壁张力增加，这些部位的疼痛感受器受到牵拉后引起剧烈疼痛；②输尿管或肾盏壁水肿和平滑肌缺血使炎症递质增加，激活了更多的疼痛感受器，进一步加重了痛感。

二、病　因

最常见的病因是肾、输尿管结石，其他还包括肾、肾盂、输尿管的外伤、炎症、结核、肿瘤及发育异常，部分患者可以有既往发作史。

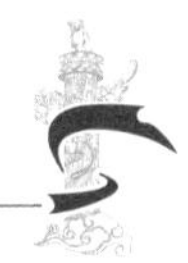

三、临床表现

急性肾绞痛的典型临床表现为腰部或上腹部疼痛，剧烈难忍，阵发性发作，同时有镜下血尿、恶心、呕吐，查体时患者肋脊角压痛明显。典型的绞痛常始发于肋脊角处腰背部和上腹部，偶尔起始于肋骨下缘，并沿输尿管行径放射至同侧腹股沟、大腿内侧、男性阴囊或女性大阴唇。疼痛程度取决于患者的痛阈、感受力、梗阻近侧输尿管和肾盂压力变化的速度和程度等。输尿管蠕动、结石移动、间断性梗阻均可加重肾绞痛。疼痛最明显的地方往往是梗阻发生的部位，结石在输尿管内向下移动仅引起间歇性梗阻。

（一）肾绞痛的表现形式

1. 机械性疼痛（梗阻性疼痛）　一旦结石在体内移动或自肾进入输尿管，在某一部位阻塞，致输尿管壁产生强烈收缩，引起痉挛。此种绞痛可因变换体位、运动等缓解或消失。部分患者会反复发作。其时间在数分钟至数小时不等。

2. 感染性疼痛　此类绞痛主要因反复的泌尿系统感染及结石（如感染石又叫鸟粪石）释放某些细菌等有关。绞痛多伴发热或高热及恶心、呕吐等。其时间可达数天。

3. 混合性疼痛　此类绞痛是既有结石梗阻，又有感染或伴有其他疾病。其反复发作，时间在数天或更长。

（二）肾绞痛表现的临床阶段

1. 急性期　典型的发作多发生于早间和晚上，能使患者从睡眠中痛醒。当发生在白天时，疼痛发作具有一定的缓慢性和隐匿性，常为持续性，平稳且逐渐加重。有些患者疼痛在发病后 30 min 或更长时间内达到高峰。

2. 持续期　典型的病例一般在发病后 1 ~2 h 达到高峰。一旦疼痛达到高峰，疼痛就趋向持续状态，直至治疗或自行缓解，最痛的这个时期称为肾绞痛的持续期，该时期持续 1 ~4 h，但也有些病例长达 12 h。

3. 缓解期　在最终阶段，疼痛迅速减轻，患者感觉疼痛缓解。

四、辅助检查

必要的影像学检查包括 B 超检查、腹部平片、静脉尿路造影（intravenous urography，IVU）、非增强螺旋 CT 等。B 超检查已成为诊断肾绞痛首选的筛查方法。它的主要优点是不受结石性质的影响，无论是 X 射线透光或不透光结石均可发现，而且还可用来鉴别其他一些急腹症。对于患有肾绞痛的孕妇来说，超声检查可以作为首选检查。腹部平片是一种便宜、快捷、有效的诊断方法，能准确了解结石的大小、形态、位置和 X 射线通透性。静脉尿路造影曾是诊断肾绞痛的金标准，但其敏感性只有 64%，如今已不再是首选诊断方法。螺旋 CT 可进行无漏层连续扫描，非常精确，是诊断上尿路结石最可靠的影像学方法。绞痛发作后，螺旋 CT 常可显示肾包膜下积液，这是诊断急性肾绞痛的有力佐证。核医学如肾动静态显像可检查肾功能。膀胱镜检查可直接发现结石或肿瘤，并直接取出部分泌尿道结石或切除肿瘤。

五、诊断及鉴别诊断

1. 诊断　根据临床表现，一般可以判断肾绞痛原因。为了进一步治疗，需要进行必要的检查，从而明确结石部位、大小和数量。对于怀疑肾绞痛的患者，尿液分析是非常重要的检查。约 85% 的病例出现肉眼或镜下血尿，但缺少镜下血尿者并不能排除肾绞痛的可能。肾绞痛的发作常伴随血白细胞计数增高。

2. 鉴别诊断　本病应与急腹症鉴别：肾绞痛患者频繁地改变体位以缓解疼痛，而急腹症患者常试图处于固定体位。

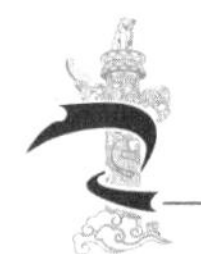

六、治疗及关注要点

肾绞痛患者首要的任务是镇痛和解除肾盂和输尿管平滑肌痉挛。对于因恶心、呕吐导致脱水的患者,可以建立静脉通道,补充水、电解质,同时给以镇痛、镇吐治疗。常用的解痉药物有盐酸消旋山莨菪碱、阿托品、硝苯地平、盐酸坦洛新;常用的镇痛药物有非甾体抗炎药和麻醉性镇痛药,如吗啡、哌替啶、布桂嗪、吲哚美辛栓等,多用甲氧氯普胺作为止吐药物。同时针对结石采取"除石"治疗,如果肾脏有基础病变的患者使用可能会诱发急性肾衰竭。

1. 冲击波碎石术　冲击波碎石术(shock wave lithotripsy,SWL)问世之时就用来治疗急性肾绞痛,但存有争议。目前认为,用 SWL 治疗结石并发肾绞痛有其合理性。输尿管结石 SWL 的最佳适应证是<1 cm的结石。治疗过程中要注意仔细观察,结石粉碎即可,避免过量冲击。

2. 输尿管镜取石术　对于>1 cm 的输尿管结石,在治疗远端输尿管结石时(髂血管以下水平)有时也被作为首选疗法。在输尿管取石之后,均应放置输尿管导管,即使取石失败。

3. 对于尿石症合并其他病变者　如先天性泌尿系统畸形(如马蹄肾、肾盂输尿管连接部梗阻)、肾结核、输尿管狭窄、结石引起癌变等,宜行开放手术治疗。

4. 去除病因　应该积极治疗肾绞痛的病因,如是结石导致,应进一步根据结石位置大小和并发症情况选择治疗方式,如系其他疾病导致,亦要采取相应措施治疗,以免复发。

第六节　排尿困难

排尿困难(urination difficulty)是指排尿费力且有排不尽感,须增加腹压才能排出尿液,病情严重时增加腹压也不能将膀胱内尿液排出体外,导致尿潴留(urinary retention)。治疗应首先引流尿液,进行病因治疗和对症治疗。

一、病理生理

1. 机械性梗阻　①膀胱颈梗阻:最常见原因是前列腺病变,包括前列腺增生、纤维化或肿瘤等。膀胱内结石、有蒂肿瘤、血块或异物及邻近器官病变如子宫肌瘤、妊娠子宫嵌顿等也可阻塞或压迫膀胱颈引起梗阻。②尿道梗阻:最常见炎症或损伤后尿道狭窄,尿道结石、异物、结核、肿瘤、憩室等也可引起尿道梗阻,包茎或先天性后尿道瓣膜则是男婴尿道梗阻的主要病因。

2. 动力性梗阻　①神经损伤:颅脑或脊髓损伤;②手术因素:中枢神经手术或广泛性盆腔手术(骨盆神经丛损伤);③神经系统病变:肿瘤、卒中、脑炎、脊髓灰质炎、脊髓痨、糖尿病、多发性硬化症等;④先天性畸形:脊柱裂、脊膜膨出、脊髓脊膜膨出等;⑤麻醉后及精神因素;⑥药物作用:抗胆碱药、抗抑郁药、抗组胺药、阿片制剂等。

二、病　因

排尿困难常见于膀胱炎、膀胱结石、膀胱肿瘤、淋病、前列腺增生、尿道炎、前列腺纤维化或肿瘤、膀胱内有蒂肿瘤、子宫肌瘤、妊娠子宫嵌顿、中枢神经术后、肿瘤、卒中、脑炎、脊髓灰质炎、脊髓痨、糖尿病、多发性硬化症、脊柱裂、脊膜膨出、脊髓脊膜膨出等。常与尿频、尿急等症状同时存在。

1. 膀胱颈部结石　排尿困难出现前下腹部有绞痛史,疼痛可向股部会阴方向放射,疼痛当时或之后出现肉眼血尿或镜下血尿,膀胱内有尿潴留。膀胱镜可发现结石,B 超和 CT 检查在膀胱颈部可发现结石阴影。

2. 膀胱内血块　不是独立疾病，常继发于血液病如血友病、白血病、再生障碍性贫血等，依靠实验室检查，一般不难确诊。外伤引起的膀胱内血块，往往有明确的外伤史，外伤后出现肉眼血尿，逐渐出现排尿困难，B 超检查在尿道内口处可发现阴影，膀胱镜检查可确诊，同时亦是最有效的治疗手段。

3. 膀胱肿瘤　排尿困难逐渐加重。病程一般较长，晚期可发现远处肿瘤转移病灶，无痛性肉眼血尿或镜下血尿是本病特征性表现。膀胱镜下活检可确定肿瘤性质。

4. 前列腺增生和前列腺炎　常首发尿频、尿急症状，以夜尿增多为主，症状随膀胱残余尿量增加而逐渐加重。随后可出现进行性排尿困难、排尿踌躇、尿无力、尿流变细、排尿间断、尿末滴沥和尿失禁等。肛门指诊可确定前列腺大小、质地、表面光滑度，对区分良性前列腺肿大和前列腺癌具有重要价值。前列腺按摩取前列腺液行常规检查和细胞培养，对前列腺炎具有诊断意义。

5. 后尿道损伤　会阴区有外伤史，外伤后排尿困难或无尿液排出，膀胱内有尿液潴留。尿道造影检查可确定损伤部位和程度，是术前必要的手段。

6. 前尿道狭窄　见于前尿道瘢痕、结石、异物等。瘢痕引起排尿困难者常有外伤史。前尿道本身结石少见，往往由肾盂、输尿管、膀胱结石移行至尿道所致，依据尿路结石病史一般不难诊断，必要时行尿道造影可确诊。

7. 脊髓损害引起排尿困难　见于各种原因导致截瘫的患者，除排尿困难、尿潴留外尚有运动和感觉障碍。

8. 隐性脊柱裂　发病年龄早、夜间遗尿、幼年尿床时间长是本病特征性表现，腰、骶椎 X 射线检查可确诊。

9. 糖尿病　神经源性膀胱多有糖尿病史，实验室检查血糖、尿糖升高即可确诊。

10. 药物　常见于阿托品中毒、应用麻醉药物等，有明确用药史，一般不难诊断。

11. 低血钾　患者常有大量利尿、洗胃、呕吐、禁食等致低血钾病史，心率快，心电图可见病理性 U 波，血生化检查血钾偏低。低血钾引起的排尿困难，随着补钾排尿困难亦随即消失。

三、临床表现

排尿困难通常表现为因为不能顺畅地排尿而出现排尿等待且费力、尿分叉、尿不尽、排尿间断或变细、尿线无力、尿线射程变短、排尿末滴沥等。排尿困难的严重程度与疾病的情况有关，轻者表现为排尿延迟、射程短，重者表现为尿线变细、尿流滴沥且不成线，排尿时需要下腹用力，甚至需要用手压迫下腹才能把尿排出，更严重的排尿困难可发展为尿潴留。

四、辅助检查

需要结合不同的病情来进行不同的选择。前列腺指诊可以确定前列腺的大小、质地、表面光滑度、触痛及前列腺的肿瘤，前列腺液常规检查有助于诊断前列腺炎，膀胱镜对膀胱颈部狭窄、结石、肿瘤所引起的排尿困难诊断有帮助，另外，X 射线可以检查是否有隐性脊柱裂和脊柱外伤，超声可以检查前列腺和一些妇科疾病，还可以确定膀胱内尿潴留的情况。膀胱镜检查是诊断膀胱肿瘤最可靠的方法，可以发现肿瘤的大小、数目、形态和部位等，在检查的同时还能取出部分肿瘤组织进行检验。另外通过膀胱镜检查还可以发现是否有其他病变，如膀胱结石、前列腺增生等。

五、诊断及鉴别诊断

1. 诊断　根据病史、临床表现和相关检查进行诊断。

2. 鉴别诊断　肾小管性酸中毒、棉酚中毒、甲状腺功能亢进、结缔组织病等亦可引起顽固性低血钾，可根据其特有的临床表现和相应实验室检查加以鉴别。

六、治疗及关注要点

(一)引流尿液

急性尿潴留治疗应首先引流尿液,慢性尿潴留常继发感染,肾积水在原发病未治愈前,也需引流尿液。引流尿液方法主要包括以下几种。

1. 导尿术　首选方法,注意无菌操作,防止逆行性尿路感染,注意选择合适导尿管,插管不成功者可用金属导尿管。

2. 注射器抽尿法　适用于患者残留尿量大,症状重,没有条件导尿和造瘘,或导尿不成功者。

3. 耻骨上膀胱穿刺造瘘术　用于导尿失败者,注意穿刺位置及进针深度。位置太低易损伤前列腺;位置太高易进入腹腔损伤肠管;刺入太深则可能损伤膀胱三角区和直肠。

4. 开放性膀胱造瘘术　适用于反复尿潴留病因无法消除,或其他原因行永久性膀胱造瘘者,造瘘管应较粗为宜。

(二)病因治疗

病因明确并有条件及时解除梗阻者,应立即解除病因,恢复排尿。尿道狭窄、下尿路结石、膀胱肿瘤、前列腺增生所致尿潴留应首选内镜治疗。

(三)对症治疗

1. 蛛网膜下腔阻滞(腰麻)或肛管直肠术后尿潴留　优选针灸治疗,常选用的穴位有中极、曲骨、阴陵泉、三阴交等。

2. 脊髓损害引起的急性尿潴留　争取膀胱尚未十分胀满时掌压排尿,即以手掌自膀胱上方持续向下向后压迫,但用力不宜过猛,以免膀胱破裂,掌压可使膀胱尿液被动排出,可避免导尿或留置导尿管引发感染。

3. 分离性障碍(癔症)性尿潴留　可选用暗示、针灸、电针治疗。

4. 间断排尿　可选用膀胱功能训练。

(四)并发症治疗

主要为抗感染治疗。

(五)预防

预防方法如下:①适当多喝水,增加排尿量,增加尿液对尿道的冲刷作用,减少尿路感染发生的可能性;②尽量避免接触诱发因素,如寒冷、尿路感染、酒精、刺激性食物等;③用温开水清洗会阴部可以缓解尿道肌肉痉挛而诱发排尿反射,也可利用缓缓的流水声诱导排尿;④必要时可以利用药物(如新斯的明等)促进膀胱收缩排尿以防发生尿潴留;⑤其他一些针对原发疾病的预防措施,如糖尿病患者要注意控制血糖防止神经系统损害,未手术的前列腺增生患者坚持药物治疗等,具体还请咨询医师。

第七节　夜尿增多

夜尿增多(nocturia)是临床中经常遇到的问题,可显著影响患者生活质量。除泌尿系统疾病外,夜尿增多也是慢性肾脏病(chronic kidney disease,CKD)及全身性疾病的早期症状。但很多时候却常常被误认为是老年人的衰老症状,从而忽视了肾脏疾病的存在。鉴于正常成年人夜间不排尿或仅排1次,世界卫生组织(WHO)将夜间排尿次数超过2次或以上作为夜尿增多的参照标准。而国际尿控协会(International Continence Society,ICS)则将其定义为患者迫于夜间尿意需起床排尿1次或以上,并每次均中断睡眠。但两者均未考虑尿量等具体指标,目前,多数以夜间排尿次数≥2次,且尿量>750 ml或大于

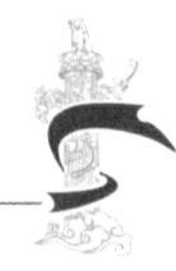

白天尿量(正常白天和夜间尿量比为 2∶1)为夜尿增多的判断标准。

一、病 理 生 理

1. 精神因素导致夜尿增多　多以夜尿次数增多为主,量一般不多。严格地说仅排尿次数增加而尿量不增加者不属于夜尿增多范畴。

2. 排水性夜尿增多　由于体内水潴留,特别是心功能不全时,晚上平卧后回心血量增多,肾血流量亦随之增加多,尿量亦增加。常见于各种心脏病伴发心功能不全的患者。

3. 肾病性夜尿增多　因各种原因造成的肾损害,使肾功能减退,肾不能在白天将体内代谢产物完全排出,需要夜间继续排泄,以致夜尿增多。常见于慢性肾功能不全等患者。

二、病　因

1. 生理性因素　睡前大量饮水、服用利尿剂,或摄入过多利尿液体(如咖啡和酒精)可导致夜尿增多。此外,精神高度紧张、睡眠不佳者、膀胱轻度充盈即可出现尿意,引起夜间排尿增多。

2. 老年人　老年人夜间抗利尿激素分泌相对较少,且随着年龄的增加,肾浓缩功能减退,膀胱逼尿肌萎缩导致收缩力下降,出现残余尿,使膀胱实际容量变小,常见夜尿增多,据报道 80 岁以上的老人夜尿增多可达 80%。

3. 肾脏疾病　肾小球疾病、慢性肾小管间质性疾病、肾脏浓缩功能减退时,常首先出现夜尿增多,继之发展为肾性多尿。

4. 尿崩症　可分为肾性尿崩症和中枢性尿崩症两种,中枢性尿崩症的特点为精氨酸加压素减少;而肾性尿崩症则是由肾小管对精氨酸加压素的反应受损,尿浓缩功能下降所致,常见原因有肾间质病变(干燥综合征、多囊肾)、尿路梗阻解除后、药物(碳酸锂、两性霉素 B)、电解质紊乱等。

5. 下肢水肿疾病　如充血性心力衰竭、CKD、肾病综合征、肝硬化,因夜间平卧时水肿部位的水分更多地返回循环中,诱导心房钠尿肽释放。心房钠尿肽可作用于肾脏增加肾小球滤过率,抑制肾小管重吸收,使肾排水排钠增多,导致夜尿增多。

6. 与气道阻力增加相关的呼吸系统疾病　如阻塞型睡眠呼吸暂停,出现缺氧可导致血管收缩,促进心房钠尿肽分泌,导致夜尿增多。

三、临床表现及诊疗流程

临床表现及诊疗流程见图 66-2。

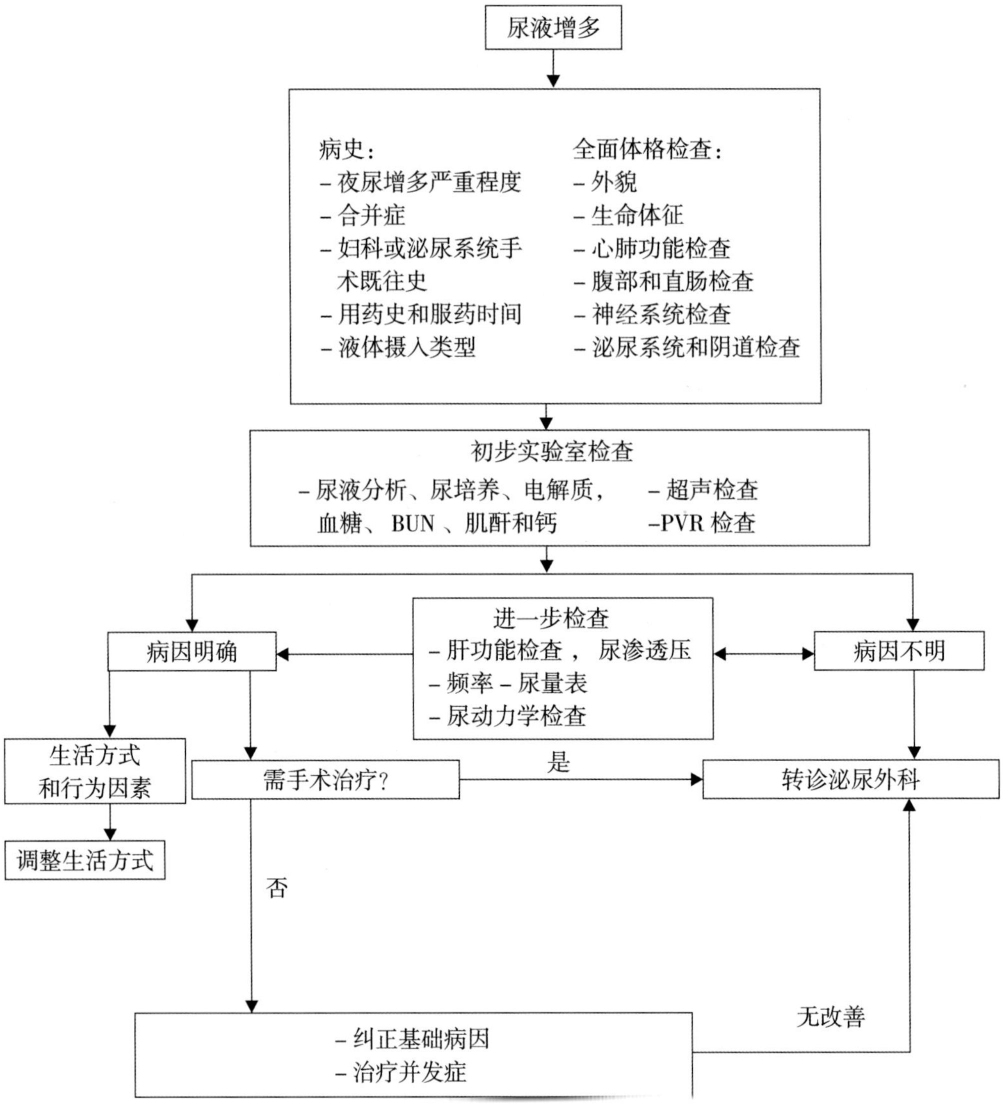

图 66-2　**夜尿增多的临床表现及诊疗流程**

四、治　疗

治疗夜尿增多首先应找出潜在病因，且要注意排除和治疗能引起夜尿增多的基本疾病，如糖尿病、尿崩症、尿路感染、充血性心力衰竭、高钙血症等。

1. 非药物治疗　调整饮食和生活习惯。睡前适度饮水，不饮浓茶、咖啡及西瓜等利尿食物；控制饮酒量，避免饮食过咸。需服用利尿剂的患者可改为傍晚服药，以免加重夜尿增多症状。水肿患者可使用弹力袜或抬高下肢，防止液体积聚，从而减少夜间排尿。老年女性可进行膀胱训练和骨盆底肌锻炼，改善夜尿增多。

2. 药物治疗　目前用于治疗夜尿增多的药物主要包括去氨加压素、抗毒蕈碱类药物和缓解男性 BPH 相关症状的药物。常用药物的用法和注意事项见表 66-2。

表 66-2　夜尿增多常用治疗药的用法用量和注意事项

药物	CVP	$t_{1/2}$/h	常用剂量	不良反应	注意事项
去氨加压素（口服）	无	3	睡前口服 0.1～0.6 mg	头痛，恶心，头晕，低钠血症	CKD、CHF、肝硬化、原发性烦渴症患者避免使用
曲司（Trospium）	无	IR:20 ER:35	IR:20 mg，口服，1～2 次/d ER:60 mg，口服，1 次/d	口干、头疼、便秘、视力模糊	口服吸收差，需空腹服用；晚期 CKD 患者避免使用
奥昔布宁（Oxybutynin）	2D6，3A4	IR:2 ER:13 TS:8	IR:5 mg，口服，2～3 次/d ER:5～30 mg，口服，1 次/d TS:3.9 mg，局部使用，2 次/周	口干、便秘、眩晕、视力模糊、意识模糊	缓慢滴定；肝病或服用 CYP2D6/3A4 抑制剂者避免使用；ER/TS 患者耐受性优于 IR
托特罗定（Tolterodine）	2D6，3A4	IR:2 ER:8	IR:1～2 mg，2 次/d ER:2～4 mg，1 次/d	口干、便秘、眩晕、视力模糊、意识模糊	肝病或服用 CYP2D6/3A4 抑制剂者避免使用；ER 患者耐受性优于 IR
弗斯特罗定（Fesoterodine）	2D6，3A4	7	4～8 mg，口服，1 次/d	口干、便秘、眩晕、视力模糊、意识模糊	肝病或服用 CYP2D6/3A4 抑制剂者慎用
索利那新（Solifenacin）	3A4	60	5～10 mg，口服，1 次/d	口干、便秘、视力模糊、头痛	肝病、晚期 CKD 或服用 CYP3A4 抑制剂者最大剂量为 5 mg/d

注：IR 为速释片（immediate release），ER 为缓释剂（extended release），TS 为试验溶液（test solution）。

第八节　真性细菌尿

真性细菌尿（bacteriuria）是指中段尿细菌定量培养≥10^5/ml 或耻骨上膀胱穿刺尿细菌定性培养两次都有细菌生长。

一、病理生理及病因

根据感染发生的部位，尿路感染分为上尿路感染和下尿路感染。后者主要为尿道炎和膀胱炎，其感染性炎症仅局限于尿道和膀胱；前者主要是肾盂肾炎，指肾实质和肾盂的感染性炎症，是由于细菌入侵肾所致。急性肾盂肾炎，多数是致病菌经膀胱、输尿管而到达肾，引起炎症，主要表现急性间质性炎症和肾小管上皮细胞不同程度的坏死。关于慢性肾盂肾炎的定义，目前多数学者认为，过去此诊断过于滥用，应仅限于肾盂、肾盏有明确的炎症、纤维化和变形者。如果用此诊断标准，则绝大部分慢性肾盂肾炎是在尿路梗阻、尿流不畅或膀胱-输尿管反流的基础上附加尿路感染所致。如果没有上述情况，尿路感染常不会引起严重的慢性肾脏疾患。因此，急、慢性肾盂肾炎的鉴别，不应该由其病程长短或反复发作的次数来划分，而应该由影像学显示肾盂肾盏是否有变形来区别。影像学主要是静脉肾盂造影，如能用大剂量静脉肾盂切层造影则更佳。

根据有无尿路功能上或解剖上的异常，尿路感染分为复杂性尿路感染和单纯性尿路感染。复杂性尿路感染是指：①尿路有器质性或功能性异常，引起尿路梗阻、尿流不畅；②尿路有异常，如结石、留置导尿管等；③肾内有梗阻，如在慢性肾实质性疾病基础上发生尿路感染，多数为肾盂肾炎，可引起肾组织损害。长期反复感染或治疗不彻底，可进展为慢性肾功能衰竭。单纯性尿路感染则无上述情况，可为膀胱炎或肾盂肾炎，病变有自限性，不经治疗其症状及菌尿可自行消失或成为无症状性菌尿。成人肾盂肾炎如属单纯性很少引起终末期肾病或病理上的慢性肾盂肾炎。

根据病史，尿路感染又分初发和再发，后者又分为复发和再感染。初发性尿路感染即第一次发作；复发是指治疗不彻底，常在停药后 6 周内再次发作，与原初感染的细菌属同株同血清型，多见于肾盂肾炎；

再感染是指原初感染已治愈，由不同菌株再次感染，常发生在原初治疗停药6周之后，多见于膀胱炎。再发频繁者必须寻找原因。

真性细菌尿的主要病因是尿路感染。

二、临床表现及诊断

1. 临床表现　任何细菌侵入尿路均有可能引起尿路感染，尿路感染的致病菌以大肠埃希菌最为常见，占60%～80%，其次为副大肠埃希菌、变形杆菌、克雷伯菌、产气杆菌、产碱杆菌、粪链球菌、葡萄球菌或铜绿假单胞菌，偶尔还可由真菌、病毒、寄生虫等致病。上述尿路感染的致病菌，主要来自肠道平时就有的致病菌，或平素寄生在肠道内的条件致病菌。感染的一般规律是，首次尿路感染、无症状的细菌尿，其致病菌常为大肠埃希菌。而在住院期间得的尿路感染、有尿路梗阻者、用过多种抗菌药物者、经导尿或膀胱镜等器械检查者，多为粪链球菌、变形杆菌、克雷伯菌等感染。铜绿假单胞菌尿感尤常见于器械检查后，变形杆菌则多见于泌尿系结石，金黄色葡萄球菌常为血源性感染。近年来发现，血浆凝固酶阴性的金黄色葡萄球菌尿路感染，在生育期妇女多见，其发生多与性生活有关。通常尿路感染的致病菌为一种，偶尔可为两种细菌混合感染，多见于长期用抗生素治疗、尿路器械检查后及长期保留尿管的患者。应当指出，尿培养结果是类白喉杆菌、表皮葡萄球菌及微氧链球菌，或多种细菌同时生长，多是污染所致，应予排除。如反复培养结果相同，且各菌种的菌落数均很多，则可拟定为混合感染。厌氧菌感染罕见，多发生在长期留置导尿管、肾移植及身体免疫力极差的患者。

2. 真性菌尿的诊断标准　①新鲜中段尿沉渣革兰氏染色油镜观察，细菌>1个/视野。②导尿细菌定量培养≥10^5/ml。③清洁中段尿定量培养≥10^5/ml，一次准确性80%；连续2次培养得到同一菌株，菌落数≥10^5/ml，准确性达95%；如中段尿培养杆菌菌落数在10^4～10^5/ml，列为可疑，应重复培养；如为球菌，中段尿培养菌落数≥200/ml，即有诊断意义。

三、关注要点

关注要点有以下几方面：①尿路梗阻。②膀胱输尿管逆流。③尿路解剖生理特点，女性尿道短、直而宽，长3～5 cm，直径0.8～1.2 cm，尿道括约肌作用弱，细菌易沿尿道口上行至膀胱。女性尿道口与有大量的细菌寄居的阴道和肛门接近，为细菌入侵提供条件。妇女膀胱排空不如男性完全，残尿量较多，尿液在膀胱内停留时间较长，有利于细菌滋生。妇女经期抵抗力低，且经血是细菌的良好培养基，尿道口受经血的刺激，易发生尿路感染。慢性妇科疾患，其细菌均可经淋巴途径或分泌物污染尿道，引起尿路感染和真性细菌尿。性生活易引起尿路感染；妊娠尿感发生率高达10.6%；产后由于阴道及子宫创伤、感染、全身抵抗力降低，产程过长、难产等因素，也易引起尿路感染。更年期后尿道黏膜发生退行性变，易引起尿路感染。④尿道插管及器械检查。⑤尿路畸形。⑥肾髓质对细菌的易感性。⑦全身性因素，如糖尿病、高血压、慢性肾脏病、低血钾及高血钙等疾病，长期使用皮质类固醇或免疫抑制剂的患者，真性细菌尿的发生率高。

第九节　尿频、尿急与尿痛

尿路刺激征（urinary irritation symptoms）包括尿频、尿急、尿痛。尿频指单位时间内排尿次数明显增加。尿急指一有尿意即要排尿，不能控制。尿痛指排尿时膀胱区及尿道受刺激产生疼痛或烧灼感。主要原因为尿路感染，急性期表现更明显；非感染性炎症也可导致，包括理化因素（环磷酰胺、射线等）、肿瘤和异物对膀胱黏膜的刺激等。

一、病理生理

1. 尿频　①生理性：饮水过多、精神紧张、气候改变。②病理性：排尿次数增多而每次尿量正常，全日总尿量增多，见于糖尿病、尿崩症、急性肾衰竭多尿期；排尿次数增多而每次尿量减少，或仅有尿意并无尿液排出，见于膀胱尿道受刺激、膀胱容量减少、下尿路梗阻、神经源性膀胱。

2. 尿急　见于急性膀胱炎、尿道炎、前列腺炎、输尿管下段结石、膀胱癌、神经源性膀胱等；少数与精神因素有关。尿急常伴尿频、尿痛。

3. 尿痛　见于尿道炎、前列腺炎、膀胱结石、膀胱结核、异物、晚期膀胱癌等。尿痛为灼痛或刺痛。尿道炎多在排尿开始时出现疼痛；膀胱炎常在排尿终末时疼痛加重；前列腺炎除有尿痛外，耻骨上区、腰骶部或阴茎头也觉疼痛；膀胱结石或异物，多有尿流中断。

二、病　因

大约有一半患者尿液多次培养后发现细菌，病菌为大肠埃希菌、铜绿假单胞菌、腐生葡萄球菌和粪链球菌。“尿道综合征”也称为“无菌性膀胱炎”，系由非感染的病因，如性交时尿道损伤、膀胱三角区阴道组织变形、药物过敏、尿道膀胱颈部梗阻、化学物质刺激、情绪紧张、过多饮茶或咖啡所致。常见疾病如下。①泌尿系统感染：为引起尿路刺激征的主要疾病；②肾结核：尿路刺激征的早期因伴随膀胱结核而出现尿频，晚期因膀胱壁纤维化，容量缩小，尿路刺激症状更明显；③膀胱肿瘤及膀胱附近肿瘤压迫。

三、临床表现

检查患者的精神、营养状况，体温有无升高，肾区有无压痛、叩击痛，输尿管有无压痛点，尿道口有无红肿等。

1. 尿频与多尿　日排尿总量不多；多尿超过正常上限。

2. 尿频、尿急与尿失禁、尿潴留　尿失禁和尿潴留分别表现为尿淋漓不止和膀胱有残余尿（尿不尽）。

四、实验室检查

尿常规检查，有无出现白细胞尿（脓尿）、血尿等。尿细菌镜检和定量培养结果是否为有意义的细菌尿。

怀疑泌尿系统感染时，应行耻骨联合上膀胱穿刺尿培养，或清洁后中段尿培养进行细菌菌落计数。怀疑性病尿道炎时应留取分泌物做病原体涂片检查（如免疫荧光法查衣原体、革兰氏染色法查淋球菌）或培养。怀疑肾结核时应留晨尿查结核菌，并做肾盂造影及膀胱镜检查。

五、预防及关注要点

1. 休息　患者于急性发作期间注意休息，心情尽量放松，因过分紧张可加重尿频。指导患者从事一些感兴趣的活动，如听轻音乐、欣赏小说、看电视、和室友聊天等；以分散患者对自身不适的注意力，减轻患者的焦虑，缓解尿路刺激征。另外，各项治疗、护理操作宜集中进行，尽量少干扰患者。

2. 水分的摄入　在无禁忌证的情形下，应嘱患者尽量多饮水、勤排尿；以达到不断冲洗尿路的目的，减少细菌在尿路停留的时间。

3. 皮肤黏膜的清洁　指导患者做好个人卫生，女性患者月经期间增加外阴清洗次数。教会患者正确清洁外阴部的方法，以减少肠道细菌对尿路的感染机会。

4. 疼痛护理指导　患者进行膀胱区热敷或按摩，以缓解疼痛。对高热、头痛及腰痛者给予退热镇痛剂。

5. 用药护理　遵医嘱使用抗生素，注意观察药物的治疗反应及有无出现不良反应，嘱患者按时、按量、按疗程服药，勿随意停药以达到彻底治疗的目的。指导患者正确留取尿标本。口服碳酸氢钠可碱化尿液，减轻尿路刺激征。此外，尿路刺激征明显者可予以阿托品、普鲁苯辛等抗胆碱能药物对症治疗。

第十节　少尿、无尿与多尿

一般情况下，正常人 24 h 尿量在 1 500 ml 左右，每小时 50 ml 以上。24 h 内尿量少于 400 ml 或每小时尿量少于 17 ml，称为少尿；24 h 内尿量少于 100 ml 且 12 h 完全无尿者，称为无尿或尿闭。少尿或无尿常有不同程度氮质血症、水和电解质及酸碱平衡紊乱，是急诊常见症状之一，若不及时明确病因，采取积极有效的处理措施，常可引起肾功能衰竭。24 h 排尿多于 2 500 ml 称为多尿，常见于慢性肾小球肾炎。

一、病　因

（一）少尿的病因

1. 肾前性　各种原因所致有效血容量绝对或相对减少，如大出血、严重脱水（剧烈呕吐、腹泻、大面积创面渗出液等）；心源性如心脏压塞、心律失常、心力衰竭、各种原因休克等；肾动脉血栓形成或栓塞致肾脏血流灌注不足；重度肝病、重度低蛋白血症时（血浆白蛋白<20 g/L）体液潴留在腹腔、胸腔等第 3 间隙；医源性如药物、大剂量利尿后、麻醉等诱发的低血压（<80 mmHg）。这些由于血压降低、血容量减少或肾血液循环障碍，以致肾血流量突然减少，肾小球有效滤过压降低，肾小球滤过率减少所致；同时，也可能刺激抗利尿激素和醛固酮分泌增多，产生少尿或无尿。

上述原因若能及时解除，则肾功能一般不受损，或受损后处理得当及时，肾功能可得到较快恢复，故有功能性肾衰竭之称。

2. 肾性

（1）病变在肾脏实质，累及肾小球和（或）肾小管：常见有各种类型急、慢性肾小球肾炎。由于肾小球毛细血管狭窄，滤过膜受累致肾小球滤过率下降；肾小管主要见于急性肾小管坏死，各种原因的肾缺血、中毒、肾小管堵塞（血红蛋白、肌红蛋白），导致肾小管上皮肿胀、坏死，堵塞肾小管，基膜缺血性损害、溃破；原尿外渗而致少尿；肾缺血中毒使肾小球毛细血管内皮肿胀、间质水肿而致肾小球囊内压升高，肾小球滤过率下降。

（2）肾间质病变：常见于急性肾盂肾炎、各种药物过敏（磺胺药、青霉素 G、非激素类抗炎药物等）所致肾间质水肿、渗出、肾小球囊内压升高、肾小球滤过率下降。肾血管疾患如恶性高血压肾小动脉纤维样坏死、动脉闭塞、肾血管炎性改变、过敏性血管炎、肾静脉血栓形成、血栓性血小板减少性紫癜、DIC 等使肾实质血供障碍，导致肾缺血坏死、肾小球滤过率下降。其他如溶血性尿毒症综合征、肝肾综合征等均可导致肾小球滤过率下降而致少尿或无尿。

3. 肾后性　各种原因所致上尿路梗阻，可以是尿路内本身病变如结石、畸形（输尿管膨出、输尿管瓣、腔静脉后输尿管等）、肿瘤、血块、脓块、乳糜块、尿路内皮炎症、水肿、瘢痕、输尿管器械检查插管术阻塞尿路或反射性引起肾血管痉挛而致肾实质缺血；也可以是上尿路毗邻器官病变如肿瘤压迫、粘连（阻塞性输尿管周围炎）、腹主动脉瘤、妊娠子宫等压迫所致；或由于神经性膀胱，如神经病变、神经节阻滞剂等。尿路梗阻后引起肾盂积水、肾间质压力上升，肾实质受挤压而致。

（二）多尿的病因

1. 内分泌与代谢疾病

（1）尿崩症：因下丘脑-神经垂体功能减退，抗利尿激素分泌减少，引起肾小管再吸收功能下降而引起多尿。

（2）糖尿病：因血糖过高，尿中有大量糖排出，可引起溶质性利尿；由于血糖升高机体为了代谢增加饮水量，以便稀释血液也是引起多尿的原因。

（3）低钾：在原发性醛固酮增多症时由于下丘脑-神经垂体功能减退，抗利尿激素分泌过少，患者表现烦渴多饮（每日饮水量在4 L以上）。多尿失水，随着尿量增加，尿中丢失钾增加而引起顽固性低钾血症。尿量增加，尿比重低于1.005以下。继发于各种原因长期的低血钾，可引起肾小管空泡变性甚至肾小管坏死，称为失钾性肾炎，肾小管重吸收钾障碍，大量钾从尿中丢失，患者表现烦渴多尿，实验室检查除低血钾外肾小管功能受损是其特点。

（4）高钙血症：在甲状旁腺功能亢进症时或多发性骨髓瘤时，血钙升高损害肾小管，使其再吸收功能下降表现多尿；亦易形成泌尿系统结石，使肾小管功能进一步受损加重病情。

2. 肾脏疾病　引起的多尿见于慢性肾衰竭的早期，此时以夜尿量增加为其特点。急性肾衰竭的多尿期或非少尿型的急性肾衰竭都可表现多尿，是肾小管浓缩功能障碍的表现。各型肾小管性酸中毒一般都存在多尿。Ⅰ型肾小管酸中毒亦称远端型肾小管酸中毒，是由于远端肾小管泌氢、泌氨功能障碍，表现为顽固的代谢性酸中毒、碱性尿（尿的pH值一般在6以上）、高氯血症、低钾血症、低钠血症、低钙血症。Ⅱ型肾小管酸中毒，是由于近端肾小管吸收碳酸氢钠障碍而表现代谢性酸中毒。由于近端肾小管不能完全回吸收糖，因而尿糖排泄增加呈肾性糖尿是其特点。Ⅲ型肾小管性酸中毒是近端、远端肾小管同时受损，其临床特点具备Ⅰ型和Ⅱ型两者特点。Ⅳ型肾小管性酸中毒是由于缺乏醛固酮或远端肾小管对醛固酮不敏感、反应低下引起多尿，代谢性酸中毒、高血钾是其特点。各型肾小管酸中毒的共性是：烦渴多尿，代谢性酸中毒，碱性尿，尿的pH值在6以上。Ⅱ型和Ⅲ型可出现肾性糖尿，Ⅳ型表现高血钾。

3. 溶质性多尿　因治疗原因须用甘露醇、山梨醇致高血糖可表现多尿，若同时应用利尿药物则多尿更显著。

4. 其他　大量饮水、饮茶、进食过咸或过量食糖亦可多尿。

二、临床表现

1. 少尿、无尿　患者伴有低血容量表现，如血压下降、面色苍白、四肢冰凉、脉细数、意识模糊、嗜睡或烦躁不安等，提示肾前性少尿或无尿。需注意的是，若病情严重治疗不及时或措施不恰当，则可发展为肾功能损害；患者伴有高血压、水肿、血尿、蛋白尿、管型尿及氮质潴留与水和电解质及酸碱平衡紊乱而致恶心、呕吐、头痛、精神异常、昏迷、血钾过高、代谢性酸中毒表现，则为肾性少尿或无尿可能；伴有肾绞痛或原有肾盂积液、腹部肿块等提示肾后性可能性大。

2. 多尿　①多尿伴有烦渴多饮、排低比重尿见于尿崩症；②多尿伴有多饮、多食和消瘦见于糖尿病；③多尿伴有高血压、低血钾和周期性瘫痪见于原发性醛固酮增多症；④多尿伴有酸中毒、骨痛和肌麻痹见于肾小管性酸中毒；⑤少尿数天后出现多尿可见于急性肾小管坏死恢复期；⑥多尿伴神经症症状可能为精神性多饮。

三、检　查

（一）实验室检查

1. 尿液检查

（1）尿常规检查：是否有蛋白尿、尿沉渣是否有红、白细胞，有无各种管型（颗粒管型、上皮细胞管型、蜡样管型）。

(2)尿比重测定:对区别肾前性、肾性少尿或无尿有重要意义。尿比重降低,提示可能为尿崩症引起的多尿。

(3)尿液生化:包括尿钠、尿素、肌酐、渗透压等。

2. 血液生化　血液生化包括尿素氮、肌酐、血钾、钠、氯等。尿糖阳性,血糖升高,提示为糖尿病引起的多尿。血钙增高,提示可能为甲状旁腺功能亢进引起的多尿;血钾降低,提示为低血钾疾病引起的多尿。

滤过钠排泄分数(filtration sodium excretion fraction,FENa):试验前让患者饮水 10~20 ml/kg,以保持适当的尿量。医师取尿液进行检查,记录结果后按公式计算:钠排泄分数=[(尿钠×血肌酐)/(血钠×尿肌酐)]×100%,得出结果对比正常值,判断病症。正常情况下 FENa(%)<1。

(二)辅助检查

肾 X 射线检查、膀胱 B 超、肾图、血管造影、逆行肾盂造影、肾活检、CT、MRI 等,可酌情选择,以确定少尿或无尿病因。

(三)中心静脉压测定

对少尿或无尿有鉴别意义,且对治疗有指导作用。

(邹冬玲　卢　岩　吕红霞　苏晓萍　温皇鼎　马　军　黄　磊)

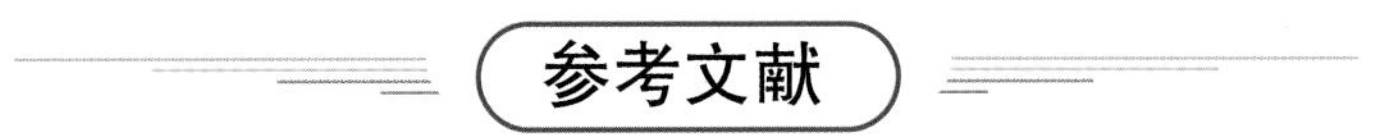

参考文献

1　张文武. 急诊内科学[M]. 3 版. 北京:人民卫生出版社,2012:90-93.

2　ABEYGUNASEKERA A M,SUTHARSHAN K,BALAGOBI B. New developments in chyluria after global programs to eliminate lymphatic filariasis[J]. Int J Urol,2017,24(8):582-588.

3　AVELLINO G J,BOSE S,WANG D S. Diagnosis and management of hematuria[J]. Surg Clin North Am,2016,96(3):503-515.

4　BARDSLEY A. An overview of urinary incontinence[J]. Br J Nurs,2016,25(18):S14-S21.

5　BARMAN N,PALESE M. Robotic surgery for treatment of chyluria[J]. J Robot Surg,2016,10(1):1-4.

6　BLANCO L T,SOCARRAS M R,MONTERO R F,et al. Renal colic during pregnancy:diagnostic and therapeutic aspects. literature review[J]. Cent European J Urol,2017,70(1):93-100.

7　COKER T J,DIERFELDT D M. Acute bacterial prostatitis:diagnosis and management[J]. Am Fam Physician,2016,93(2):114-120.

8　GERAGHTY R M,PROIETTI S,TRAXER O,et al. Worldwide impact of warmer seasons on the incidence of renal colic and kidney stone disease:evidence from a systematic review of literature[J]. J Endourol,2017,31(8):729-735.

9　GUTTILLA A,BELTRAMI P,BETTIN L,et al. Chyluria:the state of the art[J]. Urologia,2017,84(2):65-70.

10　JENSEN J S,CUSINI M,GOMBERG M,et al. Background review for the 2016 european guideline on mycoplasma genitalium infections[J]. J Eur Acad Dermatol Venereol,2016,30(10):1686-1693.

11　KOLMAN K B. Cystitis and pyelonephritis:diagnosis,treatment,and prevention[J]. Prim Care,2019,46(2):191-202.

12　KOPROWSKI C,KIM C,MODI P K,et al. Ureteral stent-associated pain:a review[J]. J Endourol,2016,30(7):744-753.

13　MORENO J A,YUSTE C,GUTIÉRREZ E,et al. Haematuria as a risk factor for chronic kidney disease progression in glomerular diseases:a review[J]. Pediatr Nephrol,2016,31(4):523-533.

14 MOTOV S, DRAPKIN J, BUTT M, et al. Pain management of renal colic in the emergency department with intravenous lidocaine[J]. Am J Emerg Med, 2018, 36(10):1862-1864.

15 NEYMEYER J, MOLDOVAN D E, MILLER K, et al. Female urology: review of the development in the past 5 decades[J]. Aktuelle Urol, 2019, 50(1):39-55.

16 NIGRO N, GROSSMANN M, CHIANG C, et al. Polyuria-polydipsia syndrome: a diagnostic challenge[J]. Intern Med J, 2018, 48(3):244-253.

17 YATES A. Understanding incontinence in the older person in community settings[J]. Br J Community Nurs, 2019, 24(2):72-76.

第67章

生殖系统症状与疾病

第一节　男性生殖系统疾病症状

一、前列腺痛

前列腺因炎症引起的疼痛，位于会阴部，可放射至腹股沟、下背部和睾丸，可伴随尿路刺激症状。

（一）病理生理

前列腺痛（prostatodynia）常见于急性细菌性前列腺炎（acute bacterial prostatitis，ABP）、慢性盆腔疼痛综合征（chronic pelvic pain syndrome，CPPS），此外，非细菌性前列腺炎（nonbacterial prostatitis，NBP）、精囊炎（vesiculitis）等也可引起前列腺痛。通过经尿道的逆行感染，排尿时如果括约肌未完全松弛，感染的尿液经前列腺管逆流至前列腺，大肠埃希菌（Escherichia coli）、克雷伯菌（Klebsiella）等致病菌引起细菌性前列腺炎。

（二）病因

前列腺痛的具体病因尚未完全明确。既往认为，前列腺痛是一种感染性疾病，前列腺长期充血、结石、尿液反流，并使用抗生素治疗，部分患者可形成慢性前列腺炎/慢性盆腔疼痛综合征。它是一组以盆腔痛、排尿和性功能障碍为主要表现的临床症候群，持续性、药物难以控制的疼痛为本病特点，严重影响患者的生活质量。目前病因研究表明可能还与自身免疫功能、细胞因子失调、遗传易感性及自主神经功能失调及精神心理因素假说等相关。周围组织炎症因子、心理因素等也会增加神经敏感性而导致疼痛。

（三）病史采集

1. 详细询问现病史　询问患者除会阴部疼痛外，疼痛是否可放射至阴茎、睾丸、精索和腰骶部等部位，是否伴随畏寒、发热、恶心、呕吐、尿频、尿痛、直肠刺激症状等。部分患者可合并性功能障碍、早泄、勃起功能障碍、神经衰弱症状并影响相应社会心理功能等。尿后或便后可有尿道异常分泌物排出。39%～68%患者有下泌尿系统症状。Meta分析表明慢性前列腺炎/慢性盆腔疼痛综合征患者出现性功能不全的风险升高。

2. 注意既往病史　慢性前列腺炎患者既往有反复尿路感染病史。

（四）体格检查

前列腺炎往往合并尿潴留，应注意检查膀胱充盈状态。直肠指诊注意前列腺大小、温度、是否有压痛。前列腺炎时禁止行前列腺按摩以防止感染扩散。需进一步了解盆底肌肉、膀胱前列腺和肛周肌肉情况。

（五）实验室检查

收集尿液和前列腺液进行检查、细菌培养及抗体检测。然而有的细菌并不能通过细菌培养的方式获得。前列腺按摩前后取尿液检查，其敏感性和特异性同四杯试验。四杯试验在前列腺炎的诊断中有重要意义。将三杯尿液和前列腺液分别做镜检和细菌培养，比较细菌菌落数量，可鉴别是否有前列腺炎、尿道炎。此外，前列腺液和尿液的白细胞检查对诊断也有一定价值。其他检查还包括前列腺超声、尿动力学检查、前列腺抗原检测等。

二、尿道分泌物

（一）病理生理

尿道分泌物（urethral discharge）主要表现为尿道口脓性或者黏液脓性分泌物，主要病因是淋球菌或者沙眼衣原体感染。尿道分泌综合征除上述尿道异常分泌物外，还包括排尿困难、排尿疼痛等症状。该症状应引起公共卫生的足够重视，因为该症状与性传播疾病关系密切，并且对防治女性不孕、异位妊娠乃至人类免疫缺陷病毒（HIV）传播有重要意义。

（二）病因

造成尿道分泌物的病因可能有以下几种。①炎症：引起尿道异常分泌物的最常见病因是淋球菌或者沙眼衣原体感染；②外伤、异物：尿道外伤后或者尿道内异物也可能引起尿道异常分泌物；③肿瘤、结核：某些疾病，如肾结核、肾癌或膀胱癌，或者男性泌尿系统结核，也可出现尿道的血性或者其他分泌物；④流行性出血热、猩红热、钩端螺旋体病和丝虫病等特殊感染也可引起异常尿道分泌物。

（三）病史采集

1. 详细询问现病史　现病史主要询问尿道分泌物的颜色、性状、量，是否伴随血尿，是否伴有全身或泌尿系统症状。若伴随血尿、尿流细和排尿困难见于前列腺炎、前列腺癌；若伴随潮热、消瘦、咳嗽等症状应注意了解有无结核可能；若伴随血尿、乳糜尿见于丝虫病。

2. 注意既往病史　注意询问有无冶游史，性伴侣是否有外阴瘙痒、阴道异常分泌物等异常。有无腰腹部、生殖器新近外伤和泌尿道器械检查史。是否有结核患者接触史，是否去过流行性出血热（epidemic hemorrhagic fever，EHF）、猩红热（scarlet fever）、钩端螺旋体病（leptospirosis）和丝虫病（filariasis）等疫区。

（四）体格检查

体格检查时应让患者充分暴露下身，双下肢取外展位，视诊与触诊相结合。先检查外生殖器阴茎及阴囊，后检查内生殖器前列腺及精囊。

翻起包皮后应露出阴茎头，观察有无皮疹，了解有无包茎或包皮过长。包皮过长或包茎易引起尿道外口或阴茎头感染、嵌顿，污垢在阴茎颈部等异常。将包皮上翻暴露全部阴茎头及阴茎颈，观察其表面的色泽，有无充血、水肿、分泌物及结节等。正常阴茎头红润、光滑，如有硬结并伴有暗红色溃疡、易出血或融合成菜花状，应考虑阴茎癌的可能性。阴茎颈部发现单个椭圆形质硬溃疡称为下疳，愈后留有瘢痕，此征对诊断梅毒有重要价值。阴茎头部如出现淡红色小丘疹融合成蕈样，呈乳突状突起，应考虑为尖锐湿疣。用示指与拇指，轻轻挤压龟头使尿道张开，观察尿道口有无红肿、分泌物及溃疡。淋球菌或其他病原体感染所致的尿道炎常可见以上改变。观察尿道口是否狭窄，先天性畸形或炎症粘连常可出现尿道口狭窄。

（五）实验室检查

收集尿道分泌物细菌涂片、培养及药敏试验，同时需行尿液和前列腺液常规检查。怀疑结核、寄生虫等特殊感染时需行抗酸杆菌检查、寄生虫检查等。

三、男性性功能障碍

男性性功能障碍主要是指男子在性活动中的某一环节发生障碍,从而影响正常的性功能。治疗首先应针对病因,多数人需精神心理治疗。

性欲是指在适当的刺激下发生想要进行性交的欲望,即在一定的刺激下引起了性兴奋。对性欲的判断难有一个统一的标准。因为每对夫妇之间的个性、体质、感情、生活经验与环境均有很大不同,难以相互比较。正常的成年人出现与年龄不相适应,不和谐的性欲减退,称为性欲低下。表现为无主动的性要求,在任何刺激的情况下对性交无兴趣。单纯以性欲改变就医的患者不多,多伴随有其他方面的问题。性欲低下多归因于心理因素,其次为内分泌因素和药物影响。

(一)病理生理

男子性活动是一个复杂的生理过程,要通过一系列的条件反射和非条件反射来完成。男性性功能活动包括性欲、阴茎勃起、性交、射精和性高潮 5 个环节,其中任一环节或多个环节发生障碍而影响正常的性功能时,即称为男性性功能障碍。其中以勃起功能障碍最常见。

(二)病因

引起男性性功能障碍(male sexual dysfunction)的原因可分为以下 4 类。

1. 性欲障碍　与生理、心理、两性关系和文化背景等因素密切相关。

2. 勃起障碍　阴茎勃起本质上是一系列的血管神经活动集中于阴茎这种特殊的平滑肌器官的结果。完整的神经传导通路、健全的阴茎结构组织和充足的动脉充盈压,三者缺一不可。男性勃起功能障碍指阴茎持续无法达到和维持足够的勃起以获得满意的性生活。按照原因又可分为心理性勃起功能障碍、神经性勃起功能障碍、动脉性勃起功能障碍、静脉性勃起功能和内分泌性勃起功能障碍、手术创伤性勃起功能障碍、药物性勃起功能障碍。

3. 射精障碍　包括早泄、不射精、逆向射精,除考虑心理性和阴茎局部原因外,还需考虑泌尿、神经系统和内分泌系统等方面原因。

4. 感觉障碍　痛性勃起、痛性射精,情欲高潮减退、缺失或不适当地延迟。

(三)病史采集

1. 详细询问现病史　问诊应在轻松氛围下进行,以个别交谈方式最佳,启发诱导患者做出描述性回答。医师有责任对所有病史、检查等资料保密,以取得患者的信任和配合。首先了解初次性生活情况,发病是突然发病还是缓慢出现,性生活障碍的具体体现。

2. 注意既往病史　详细询问患者是否有精神神经系统疾病、高血压、糖尿病、心脏病史等,以及相应的药物服用情况,对比服药前后性功能变化情况,以了解是否有全身性疾病及服用药物引起的性功能不全。了解其外伤及手术史,有无脊髓外伤史,部分盆腔手术如前列腺、直肠、髂血管淋巴结切除手术等可能切断神经而对性功能造成影响。

患者的社会心理情况应详细评估,患者的心理学人格特征、工作压力、与配偶家庭的关系可能与发病有密切关系,从而对患者进行整体性评估和治疗。

(四)体格检查

需包括内分泌系统、神经系统、血管系统和外生殖系统的全面检查,40 岁以上男性需常规检查前列腺。具体而言,内分泌系统需检查男性第二性征、甲状腺有无结节、乳腺有无异常、睾丸大小和硬度;神经系统应注意检查腰骶部感觉神经纤维的情况,包括阴茎和会阴感觉神经、球海绵体肌反射、步态、下肢力量和平衡;有无眼底血管变化,血管病变引起的下肢变化等。阴茎检查应注意阴茎大小,有无畸形、瘢痕、结节等异常。

(五)实验室检查

首次就诊患者应常规检查血常规、尿常规、空腹血糖、肝功能、肾功能、血脂等。为进一步明确病因,

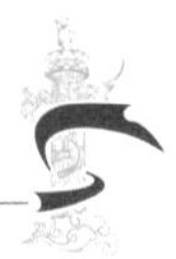

需选择性进行夜间阴茎勃起性试验、视听觉性刺激反应、神经生理学检查、血管检查、心理测试。怀疑内分泌疾病时，需检查甲状腺功能、血睾酮、促卵泡激素（follicle-stimulating hormone，FSH）、促黄体素（luteinizing hormone，LH）、催乳素（prolactin，PRL）、人绒毛膜促性腺激素（human chorionic gonadotropin，hCG）、促肾上腺皮质激素（adrenocorticotropic hormone，ACTH）和促甲状腺激素（thyroid-stimulating hormone，TSH）等。

四、生殖系统常见肿块

（一）病理生理

男性生殖系统常见肿块可源于阴茎、阴囊、精索、睾丸和前列腺等组织。病变可以是局部病变，也可能为全身性疾病的局部表现。

（二）病因

1. 良性病变　如阴囊水肿、丝虫病引起的阴囊象皮肿、鞘膜积液，阴茎先天性囊肿、包皮环切术后或其他原因继发性囊肿，局部纤维瘤、脂肪瘤、肌瘤、神经瘤、血管瘤等，尖锐湿疣、梅毒、输精管结核结节等。肠管或肠系膜经腹股沟管下降至阴囊内可形成阴囊疝。一侧睾丸肿大、质硬并有结节，应考虑睾丸肿瘤或白血病细胞浸润。

2. 恶性病变　男性生殖系统恶性肿瘤如阴茎癌、Kaposi 肉瘤、睾丸肿瘤、睾丸淋巴瘤，睾丸附件肿瘤很少见，主要为精索横纹肌肉瘤。

（三）病史采集

1. 详细询问现病史　询问发现生殖系统肿物的时间、具体部位，肿物的大小、质地，是否伴随局部红、肿及疼痛，是否伴随溃疡、异常分泌物等，是否伴随全身症状如潮热、盗汗、皮肤黏膜出血征象。

睾丸肿瘤最常见症状为无痛性、进行性睾丸肿大及睾丸下坠感，常为无意中发现。部分睾丸肿瘤起病急，患者可有急性睾丸炎的症状如急性肿痛、压痛明显。也有肿瘤为渐进性生长的无痛性包块。

2. 注意既往病史　人乳头瘤病毒与阴茎癌发病有密切关系，注意了解患者是否有包皮环切手术史，研究表明幼儿期的包皮环切手术可以减少阴茎癌发病率。部分睾丸肿瘤如性索-间质细胞肿瘤伴有乳房肿大疼痛、性早熟。了解患者是否有丝虫病疫区居住史、结核患者接触史等。

（四）体格检查

需系统检查男性生殖器官阴茎、阴囊、精索、睾丸和前列腺等。前列腺触诊，了解肿块大小、质地、活动度、与周围组织界限。怀疑恶性肿瘤者需仔细检查双侧腹股沟淋巴结，有助于分期，涉及全身性疾病者需检查相应系统如泌尿系统、血液系统、全身浅表淋巴结等。

阴囊疝表现为一侧或双侧阴囊肿大，触之有囊样感，有时可推回腹腔。但患者用力咳嗽使腹腔内压增高时可再降入阴囊。当鞘膜本身或邻近器官出现病变时，鞘膜液体分泌增多，而形成积液，此时阴囊肿大触之有水囊样感。若附睾肿胀而无压痛，质硬并有结节感，伴有输精管增粗且呈串珠状，可能为附睾结核。输精管若呈串珠样肿胀，见于输精管结核；靠近附睾的精索触及硬结，常由丝虫病所致；精索有蚯蚓团样感多为精索静脉曲张所致。

睾丸肿瘤查体常表现为睾丸肿大，有沉重感，质地因组织学类型不同而各异。睾丸畸胎瘤/癌常常呈结节状肿大。鉴别阴囊疝与睾丸肿瘤，可使用透光试验。方法是用不透明的纸片卷成圆筒，一端置于肿大的阴囊部位，对侧阴囊以电筒照射，从纸筒另一端观察阴囊透光情况。也可把房间关暗，用手电筒照射阴囊后观察。鞘膜积液时，阴囊呈橙红色均质的半透明状，而阴囊疝和睾丸肿瘤则不透光。

（五）实验室检查

组织活检是确诊的重要方法。怀疑淋巴结转移患者可行彩超引导下淋巴结穿刺针吸送细胞学或者组织活检。

恶性肿瘤性血清肿瘤标志物如甲胎蛋白（alpha fetoprotein，AFP）、人绒毛膜促性腺激素（hCG）、乳酸脱氢酶等，睾丸彩超，胸部及上下腹、盆腔 CT 或者磁共振成像（MRI）。

（钟 林 李振川 苏晓萍）

第二节 女性生殖系统疾病症状

一、闭 经

闭经（amenorrhoea，amenorrhea）表现为无月经或者月经停止，分为原发性闭经和继发性闭经两类。原发性闭经指年龄超过 14 岁，无月经来潮；或超过 16 岁，第二性征已发育，月经尚未来潮。继发性闭经指正常月经建立后月经停止 6 个月，或按自身原有月经周期计算停止 3 个周期以上者。

（一）病理生理

正常月经周期的建立和维持，有赖于下丘脑-垂体-卵巢轴的神经内分泌调节、靶器官子宫内膜对性激素的周期性反应和下生殖道的通畅，其中任何一个环节异常均可能引起月经异常。

（二）病因

1. 原发性闭经

（1）第二性征存在的原发性闭经：较少见，多为遗传性因素或者染色体发育缺陷异常引起，约 30% 伴有生殖道异常。如米勒管发育不全综合征、雄激素不敏感综合征、卵巢不敏感综合征、生殖道闭锁、真两性畸形等。

（2）第二性征缺乏的原发性闭经：低促性腺激素性腺功能减退，最常见为体质性青春发育延迟。高促性腺激素性腺功能减退原发于性腺衰竭导致促性腺激素 LH、FSH 反馈性升高。如特纳综合征，46，XX 单纯性腺发育不全和 46，XY 单纯性腺发育不全。

2. 继发性闭经 发病率明显高于原发性闭经，其中以下丘脑性闭经最常见。

（1）下丘脑性闭经：指下丘脑及神经组织各种功能性或者器质性病变引起的闭经。其特点是促性腺激素释放激素（gonadotropin-releasing hormone，GnRH）降低，导致 LH、FSH 降低，常见于精神应激、体重下降、神经性厌食、运动型闭经、药物性闭经和颅咽管瘤等情况。

（2）垂体性闭经：腺垂体发生器质性病变或者功能异常，引起促性腺激素分泌，从而导致闭经。如希恩综合征（Sheehan syndrome）、垂体肿瘤、空蝶鞍综合征等。

（3）卵巢性闭经：卵巢病变导致卵巢激素分泌异常，子宫内膜因此不能发生周期性变化而停经。见于卵巢早衰、多囊卵巢综合征、卵巢颗粒-卵泡膜细胞瘤、支持-间质细胞肿瘤等。

（4）子宫性闭经：感染、创伤等原因引起宫腔粘连导致闭经，而患者的月经调节功能正常，第二性征正常。如 Asherman 综合征、手术或者放疗等引起子宫内膜损伤。

（5）其他内分泌因素引起的闭经：如甲状腺功能亢进、甲状腺功能减退、肾上腺皮质功能亢进、肾上腺肿瘤等。

（三）病史采集

1. 详细询问现病史 闭经是症状，诊断时需先寻找闭经原因，确定病变部位，然后再明确是何种疾病所引起。询问停经是突然出现的，还是有一段时间阴道不规则流血后才出现闭经。详细询问月经史，包括初潮年龄、月经周期、经期、经量和闭经期限及伴随症状等。发病前有无导致闭经的诱因，如精神因素、环境改变、体重增减、饮食习惯、剧烈运动、各种疾病及用药情况、职业或学习成绩等。是否伴随头痛、视力改变、泌乳等以排除垂体疾病，此外，还需了解消瘦、疲乏、心动过速等甲状腺疾病症状，性激素异常者可能伴有多毛、痤疮。精神、心理因素也需了解。

2. 注意既往病史　详细询问月经初潮、月经周期、经期、经量、颜色和末次月经，避孕方式，已婚妇女需询问生育史及产后并发症史。原发性闭经应询问第二性征发育情况，了解生长发育史，有无先天缺陷或其他疾病及家族史。

（四）体格检查

检查全身发育状况，有无畸形，包括智力、身高、体重指数，第二性征发育情况，有无体格发育畸形，甲状腺有无肿大，乳房有无溢乳，皮肤色泽、痤疮及毛发分布。测量体重、身高，四肢与躯干比例，五官特征。原发性闭经伴性征幼稚者还应检查嗅觉有无缺失。观察精神状态、智力发育、营养和健康状况。妇科检查应注意内外生殖器发育，有无先天缺陷、畸形，已有性生活妇女可通过检查阴道及宫颈黏液了解体内雌激素的水平。腹股沟区有无肿块，第二性征如毛发分布、乳房发育是否正常、乳房有无乳汁分泌等。其中第二性征检查有助于鉴别原发性闭经的病因，缺乏女性第二性征提示从未受过雌激素刺激。多数解剖异常可以通过体格检查发现，但无阳性体征仍不能排除有解剖异常。

（五）实验室检查

生育期妇女闭经首先需排除妊娠。通过病史及体格检查，对闭经病因及病变部位有初步了解，再通过有选择的辅助检查明确诊断。

闭经常常需要根据情况进行下列功能试验，以进一步明确诊断。药物撤退试验：用于评估体内雌激素水平，以确定闭经程度。包括孕激素试验、雌孕激素序贯试验、垂体兴奋试验。此外，常常还需检测性激素、促性腺激素水平，乃至其他内分泌疾病相应的激素检测。影像学检查、宫腔镜检查、腹腔镜检查、染色体检查等有助于做出各种鉴别诊断。

二、下 腹 痛

下腹痛（lower abdomen pain）是妇科常见的临床症状和主诉。下腹痛多数由腹部脏器疾病引起，但腹腔外疾病及全身性疾病也可引起。腹痛的性质和程度，既受病变性质和刺激程度的影响，也受神经和心理因素的影响。下腹痛来自生殖系统以外的病变并不少见，应注意鉴别诊断。此章节内容主要限于女性生殖系统原因导致的下腹疼痛。有的腹痛甚至可危及患者生命，因此需认真了解病史尤其是月经生育史，进行全面体格检查和必要的辅助检查，并联系病理生理改变，进行综合分析，才能做出正确诊断。

（一）病理生理

腹痛的机制可分为 3 种，即内脏性腹痛、躯体性腹痛和牵涉痛（referred pain）。

1. 内脏性腹痛　内脏性腹痛是腹内某一器官的痛觉信号由交感神经传入脊髓引起，其疼痛特点为：①疼痛部位不确切，接近腹中线；②疼痛感觉模糊，多为痉挛、不适、钝痛、灼痛；③常伴恶心、呕吐、出汗等其他自主神经兴奋症状。

2. 躯体性腹痛　躯体性腹痛是由来自腹膜壁层及腹壁的痛觉信号，经体神经传至脊神经根，反映到相应脊髓节段所支配的皮肤所引起。其特点是：①定位准确，可在腹部一侧；②程度剧烈而持续；③可有局部腹肌强直；④腹痛可因咳嗽、体位变化而加重。

3. 牵涉痛　牵涉痛指内脏性疼痛牵涉到身体体表部位，即内脏痛觉信号传至相应脊髓节段，引起该节段支配的体表部位疼痛。特点是定位明确，疼痛剧烈，有压痛、肌紧张及感觉过敏等。

（二）病因

临床上一般将腹痛按起病缓急、病程长短分为急性腹痛（acute abdominal pain）和慢性腹痛（chronic abdominal pain）。

1. 急性腹痛

（1）盆腔器官急性炎症：如输卵管积脓、卵巢脓肿、宫腔积脓等。

（2）空腔脏器阻塞或扩张：如宫腔积脓、宫颈粘连导致经血潴留等。

（3）扭转或破裂：如子宫浆膜下肌瘤扭转、卵巢肿物扭转、异位妊娠破裂等。

(4)腹膜炎症或腹腔内出血导致刺激性腹膜炎:如异位妊娠病灶破裂导致盆腹腔积血、子宫附件积脓导致炎症刺激腹膜。

2. 慢性腹痛

(1)腹腔脏器慢性炎症:如输卵管卵巢囊肿、盆腔粘连、子宫内膜炎等。

(2)肿瘤压迫及浸润:以恶性肿瘤居多,与肿瘤不断生长、压迫和侵犯感觉神经有关。如卵巢肿瘤、子宫肌瘤恶变等。

(三)病史采集

1. 详细询问现病史　注意腹痛的具体部位、时限、特征性和疼痛的性质。需要询问患者腹痛发生前的任何诱发因素,如剧烈运动、同房,是否有精神因素的紧张。腹痛的具体部位在下腹正中,多为子宫病变引起;若为单侧或者双侧,可能系附件或者阑尾病变等引起。疼痛性质常见有持续性钝痛、顽固性疼痛、阵发性绞痛、撕裂性锐痛、下腹坠痛,对鉴别病因有所帮助。询问患者是否伴随有阴道不规则流血、阴道排液,是否有性生活史,是否有停经史,与月经周期有无关系,以及可以使腹痛缓解或加重的体位,如侧卧、蜷缩等。需要注意既往的类似发作和发作时的情况,注意是否有相似性。需要寻找的重要相关症状如恶心、呕吐、畏寒、发热、肛门坠胀、休克症状等。

2. 注意既往病史　注意寻找有助于诊断和鉴别诊断的相关症状,如既往同房后阴道出血史、慢性疾病、全身乏力、食欲减退和体重下降,详细询问月经来潮情况、月经史、妊娠史、人流史和避孕情况,为保护患者隐私,建议避开陪同人员时单独询问。同时注意询问有无恶性肿瘤家族史。

(四)体格检查

测量生命体征和体重,恶性肿瘤患者需评估其体能状况、体表面积。注意触诊全身浅表淋巴结大小、质地、活动度、与周围关系。注意全身毛发分布、体脂情况及第二性征等。

腹部体格检查视诊观察腹部形态,若有腹部膨隆则应进一步行移动性浊音检查有无腹腔积液,有腹腔积液者应定期在同样条件下测量比较腹腔积液的变化。下腹膨隆常见于子宫增大(妊娠、子宫肌瘤等)、卵巢肿瘤,下腹膨隆还见于降结肠及乙状结肠肿瘤,亦可因干结粪块所致,下腹囊性肿物偶可见于膀胱尿潴留。

腹部触诊应注意检查腹壁紧张度,有无紧张、压痛、反跳痛,若为盆腔肿物,则应触诊了解其大小、质地、活动度、与周围脏器组织关系。

妇科检查需行双合诊和三合诊,注意检查阴道、宫颈、子宫、附件情况,注意包块来源和大小、质地、形态、活动度、边界与周围脏器关系。

(五)实验室检查

对于腹痛的女性患者,常规应行盆腔彩超检查,了解子宫、卵巢及盆腔情况。行血 hCG 检查了解有无妊娠,性激素检查了解性激素水平有无紊乱。若为肿瘤患者,需进一步检查其血清肿瘤标志物,必要时行盆腔 MRI 进一步了解盆腔肿物情况。值得注意的是,若彩超提示盆腔积液,高度怀疑异位妊娠腹腔内出血可能时,应紧急行腹腔穿刺抽液,抽出腹腔内液体进一步明确是否出血并紧急处理。若为腹腔积液则应送检行腹腔积液常规、生化检查,肿瘤细胞检测,了解腹腔积液性质。

(六)老年患者关注要点

值得注意的是,部分老年女性患者对疼痛反应不明显,如大量宫腔积脓患者临床表现可能无明显腹痛,查体无腹膜刺激征。

三、下腹肿块

下腹肿块是妇科患者就诊时的常见主诉,肿块可能是患者或家属扪及肿物、发现腹围增大,也可能因其他症状(妇科方面主诉或者非妇科方面症状)在妇科检查或者超声检查时发现,还有患者是在体检中无意发现。根据肿物质地不同,可以大致分为囊性和实性。囊性多为良性病变,如卵巢囊肿、输卵管卵巢

囊肿、输卵管积水等或为充盈膀胱。实性肿物除妊娠为生理情况，子宫肌瘤、卵巢纤维瘤、盆腔炎性肿物为良性病变外，其他实性肿块均应首先考虑为恶性肿瘤。

（一）病理生理

下腹肿块可以是子宫增大、附件肿物、肠道或者肠系膜肿块、泌尿系统肿块、腹腔肿物、腹壁或者腹膜后肿物。

（二）病因

1. 子宫增大　位于下腹正中且与宫颈相连。可能为妊娠子宫、妊娠滋养细胞肿瘤、子宫肌瘤、子宫腺肌症、子宫恶性肿瘤、畸形子宫、宫腔阴道积血或者宫腔积脓。

2. 附件肿物　附件包含输卵管和卵巢，正常情况下的输卵管和卵巢不能扪及，当出现以下病理情况时可扪及。常见的附件肿块有输卵管妊娠、输卵管卵巢囊肿、输卵管卵巢脓肿、卵巢子宫内膜异位囊肿、卵巢非赘生性囊肿、卵巢赘生性肿物如卵巢各种良恶性肿瘤。

3. 肠道及肠系膜肿块　可能是乙状结肠、直肠粪块嵌顿、阑尾脓肿、腹壁手术或感染后继发的大网膜粘连、肠系膜肿块、结肠癌。

4. 泌尿系统肿物　较少见，可见于膀胱尿潴留、先天异位肾脏位于盆腔内。

5. 腹腔肿块　可见于腹腔积液，盆腔结核包裹性积液通常为囊性为主、界限不清、固定不活动，患者可伴随发热、盗汗、消瘦等结核症状。直肠子宫陷凹脓肿肿块为囊性，压痛明显伴发热及腹膜刺激征，经后穹窿穿刺抽出脓液可确诊。近年随着腹腔镜下子宫肌瘤粉碎术的开展，有文献报道寄生肌瘤生长于腹膜、大网膜等处，可形成腹腔内多发肿物。

6. 腹壁及腹膜后肿块　比较少见，可见于腹膜血肿或脓肿。若为腹膜后肿瘤或脓肿，则肿块位于直肠和阴道后方，与后腹壁固定不活动，多为实性，以肉瘤最常见。盆腔增强 MRI 可辅助鉴别。

（三）病史采集

1. 详细询问现病史　注意询问患者有无腹胀，了解食欲、大小便情况。询问患者是否伴随有阴道不规则流血、阴道排液、白带异常，是否有性生活史，是否有停经史，与月经周期有无关系。子宫腺肌病及卵巢子宫内膜异位囊肿患者需了解有无逐年加重的痛经、经量增多及经期延长。需要寻找的重要相关症状如腹痛、不规则阴道流血、恶心、呕吐、畏寒、发热、消瘦、食欲缺乏、肛门坠胀、休克症状等。

2. 注意既往病史　注意询问患者有无腹部手术史，腹腔镜肌瘤剥除史，有无便秘、腹泻或便秘腹泻交替、便血等病史。有无结核病史或者接触史及潮热、盗汗、消瘦等结核症状。

（四）体格检查

妊娠子宫若子宫大小明显大于停经周数时，应警惕葡萄胎。

妇科检查了解盆腔肿物与宫颈关系，判断肿物是否来源于子宫。怀疑恶性肿瘤时应行三合诊了解肿物大小、性质、活动性、与周围脏器关系，青春期无月经来潮伴有周期性腹痛，应检查有无处女膜闭锁。

（五）实验室检查

妇科彩超了解子宫、附件情况，必要时行盆腔、腹腔 MRI 检查包块大小、囊实性、与周围脏器关系。检测肿瘤标志物辅助判断肿物性质。若有必要，可进一步完善 PET/CT 检查了解肿物的良恶性。

四、异常白带

（一）病理生理

白带（leucorrhea）由阴道黏膜渗出液、宫颈管和子宫内膜腺体分泌液等混合而成，其形成与雌激素有关。正常白带呈白色稀糊样或者蛋清样，黏稠，量少，无腥臭味，称为生理性白带。当生殖系统炎症或者发生癌变时，白带量异常增多且有性状改变，称为病理性白带。临床常见的有透明黏性白带、灰黄色或黄白色泡沫状稀薄白带、豆渣样白带、灰白色均质鱼腥味白带、脓性白带、血性白带、水样白带。

（二）病因

造成异常白带的原因主要分为炎性和肿瘤性两大类，按照来源又可以分为阴道来源、宫颈来源、子宫体来源几类。

1. 炎性　又分为感染性和非感染性，常见的有滴虫性阴道炎、细菌性阴道病、外阴阴道假丝酵母菌病和萎缩性阴道炎。

阴道滴虫感染引起的滴虫性阴道炎，机会致病菌假丝酵母菌导致的内源性感染，外阴阴道假丝酵母菌病。阴道内乳杆菌减少、加德纳菌及其他厌氧菌增加导致内源性混合感染可引起细菌性阴道病。老年女性内源性雌激素水平下降，局部抵抗力下降，易引起需氧菌感染，称为萎缩性阴道炎。此外，婴幼儿外阴皮肤黏膜薄、雌激素水平低、阴道内异物也可引起婴幼儿外阴阴道炎。

文献报道，直肠切除术后50%女性会出现特异性的阴道大量排液，诊断之前首先要排除肠瘘。直肠手术后导致盆底肌肉发生改变，远端阴道被挤压后产生大量分泌物。

2. 肿瘤性　持续流出淘米水样白带者，一般为宫颈癌、子宫内膜癌、阴道癌或黏膜下肌瘤，伴感染时伴恶臭。若为黏液腺癌，阴道排出液可呈透明黏液样。间断排出清澈、黄白带或红色水样白带，应考虑输卵管癌可能。近年文献报道，宫颈胃型黏液腺癌患者早期症状往往为反复阴道大量水样排液。

（三）病史采集

1. 详细询问现病史　首先需询问分泌物性状、颜色、有无异味。了解有无外阴阴道灼热、瘙痒、疼痛等伴随症状，是否有性交痛，与月经有无关系，加重或者缓解因素。注意询问患者有无合并尿频、尿急和尿痛等泌尿系统症状，有无合并同房出血、阴道不规则出血、腹痛和腹部包块等。

2. 注意既往病史　应注意询问患者有无不洁性生活史、冶游史、性伴侣是否有相应生殖系统症状。不洁公共浴池、浴盆、浴巾、游泳池、坐便器、污染的器械或者敷料也可导致传染。假丝酵母菌除阴道外，还可通过口腔、肠道等部位，这些部位可互相传染。外阴阴道假丝酵母菌病在部分患者易反复复发，应注意进一步了解有无妊娠、糖尿病、长期应用广谱抗生素、服用免疫抑制药物等病史，以便针对病因进行治疗。此外，需了解患者有无绝经，或者卵巢、子宫手术史，盆腔放疗等影响卵巢功能、雌激素水平下降也可引起萎缩性阴道炎。

若患者为婴幼儿，需注意通过询问监护人采集病史，注意了解外阴清洁习惯，有无尿液、粪液污染，有无阴道内放置异物。

（四）体格检查

妇科检查注意外阴有无红斑、水肿、抓痕，观察阴道分泌物颜色、性状、是否血性、有无异味，阴道壁充血水肿程度，分泌物是否容易从阴道壁拭去。老年女性萎缩性阴道炎常见阴道皱襞萎缩、菲薄乃至消失，可见散在出血斑点或小溃疡。此外，还需仔细观察宫颈有无异常，滴虫性感染患者宫颈可呈“草莓样”出血点。

（五）实验室检查

怀疑阴道炎患者需行白带常规检查，注意检查前3 d禁止同房、阴道盥洗及局部用药。白带取出后需及时送检。为进一步了解有无宫颈、子宫腔病变，建议检查宫颈TCT、HPV，盆腔彩超了解子宫尤其是内膜情况。极个别患者反复长期阴道排液原因未明者，不能排除宫颈管内恶性肿瘤，还需进一步行宫颈管搔刮、盆腔MRI检查等进一步了解有无宫颈管病变，以避免漏诊。阴道壁有溃疡或者赘生物者，必要时需进一步行局部组织活检排除有无阴道癌。

可用“湿片法”寻找有无滴虫、芽孢、菌丝或者线索细胞等。若有滴虫感染在显微镜下可观察到呈波状运动及增多的白细胞被推移。革兰氏染色法可了解分泌物中的芽孢和菌丝，对难治性患者可行培养法同时行药敏试验。胺试验阳性提示为细菌性阴道病。

五、外阴瘙痒

外阴瘙痒（pruritus vulvae）是妇科患者常见症状，多由外阴各种不同病变引起，外阴正常者也可发生。

（一）病理生理和病因

1. 局部原因　良性病变中引起外阴瘙痒最常见的是外阴阴道假丝酵母菌病和滴虫性阴道炎。细菌性阴道病、萎缩性阴道炎、阴虱、疥疮、蛲虫病、寻常疣、疱疹、湿疹、外阴色素减退性疾病、药物过敏或护肤品刺激及不良卫生习惯等，也常是引起外阴瘙痒的原因。除此之外，外阴色素减退性疾病也是引起外阴瘙痒的一个重要原因。

2. 全身原因　糖尿病、黄疸、维生素 A 缺乏、B 族维生素缺乏、重度贫血、白血病、妊娠期肝内胆汁淤积症等。

3. 神经源性瘙痒　神经痛治疗后反应，糖尿病性神经病变，脊髓损伤或者术后导致。

4. 不明原因的外阴瘙痒　如卫生巾、肥皂、避孕套、润滑剂等。

（二）病史采集

1. 详细询问现病史　注意询问外阴瘙痒的部位：外阴瘙痒多位于阴蒂、小阴唇、大阴唇、会阴甚至肛周等部位，是否伴有抓痕、血痂或继发毛囊炎等。了解外阴瘙痒症状的严重程度与特点，是否伴随白带异常、黄疸等异常，了解患者生活卫生习惯。加重或者缓解因素。

瘙痒程度因不同疾病和不同个体而有明显差异。外阴色素减退性疾病以外阴奇痒为主要症状，伴有外阴皮肤色素脱失。外阴阴道假丝酵母菌病、滴虫性阴道炎以外阴瘙痒、白带增多为主要症状。蛲虫病引起的外阴瘙痒以夜间为甚。糖尿病患者尿糖对外阴皮肤刺激，特别是并发外阴阴道假丝酵母菌病时，外阴瘙痒特别严重。无原因的外阴瘙痒一般仅发生在生育期或绝经后妇女，外阴瘙痒症状严重，甚至难以忍受，但局部皮肤和黏膜外观正常，或仅有抓痕和血痂。

2. 注意既往病史　了解患者是否合并妊娠、糖尿病，是否合并贫血、白血病等慢性疾病。黄疸、维生素 A 缺乏、B 族维生素缺乏、重度贫血、白血病等慢性疾病患者出现外阴瘙痒时，常为全身瘙痒的一部分。妊娠期肝内胆汁淤积症也可出现外阴瘙痒。

（三）体格检查

全身体格检查需了解有无糖尿病相关病变，如眼底。常规妇科检查需仔细检查抓痕或继发毛囊炎等，局部是否伴随溃疡、色素减退、角质层变化乃至新生物等。以下情况建议进一步行局部组织病理活检以排除恶性病变：临床反复不能确诊；一线治疗失败后反复症状明显；外阴出现新生物、湿疣、溃疡等病损；色素减退性疾病。观察阴道内是否有白带及白带性质。

（四）实验室检查

外阴有溃疡及新生物者，需进一步行局部组织病理活检以排除恶性病变。白带异常需进一步行白带常规及涂片检查乃至细菌真菌培养等进一步了解病因。若患者合并全身性疾病，则需完善相应血糖、血常规、肝功能等检查。

六、阴道流血

（一）病理生理

女性生殖道任何部位，包括阴道、宫颈、宫体及输卵管均可发生出血。虽然绝大多数出血来自宫体，但不论其源自何处，除正常月经外，均称阴道流血。

（二）病因

引起阴道流血的常见原因如下。

1. 与妊娠有关的子宫出血　常见的有流产、异位妊娠、葡萄胎、产后胎盘部分残留和子宫复旧不全。

2. 生殖器炎症　如阴道炎、急性子宫颈炎、宫颈息肉和子宫内膜炎等。

3. 生殖器良性病变　如子宫内膜息肉、子宫腺肌病、子宫内膜异位症等。

4. 生殖器肿瘤　子宫肌瘤是引起阴道流血的常见良性肿瘤，分泌雌激素的卵巢肿瘤也可引起阴道流血。其他几乎均为恶性肿瘤，包括阴道癌、子宫颈癌、子宫内膜癌、子宫肉瘤、妊娠滋养细胞肿瘤、输卵管癌等。

5. 损伤、异物和外源性性激素　生殖道创伤如阴道骑跨伤、性交所致处女膜或阴道损伤，放置宫内节育器，幼女阴道内放入异物等均可引起出血。雌激素或孕激素（包括含性激素保健品）使用不当也可引起“突破性出血”或“撤退性出血”。

6. 与全身疾病有关的阴道流血　如血小板减少性紫癜、再生障碍性贫血、白血病、肝功能损害等，均可导致子宫出血。

7. 卵巢内分泌功能失调　在排除妊娠及所有器质性疾病后，可考虑由卵巢内分泌功能失调引起的异常子宫出血，主要包括无排卵性和排卵性异常子宫出血两类。另外，子宫内膜局部异常、月经间期卵泡破裂造成的雌激素水平短暂下降也可致子宫出血。

除上述原因外，全身性疾病如血友病、血小板减少性紫癜、严重肝病等也可引起阴道不规则流血。

（三）病史采集

1. 详细询问现病史　对于阴道不规则流血患者，需要仔细询问阴道流血持续时间、流血量，诱因，是否与月经周期有关系、与月经前后的关系。若急性阴道大量出血，则首先应排除有无腹腔内出血导致的腹痛。若为同房后出血，除良性疾病宫颈息肉、子宫黏膜下肌瘤或者急性宫颈炎等，则考虑排除有无宫颈癌可能。若月经周期规则而月经量多，通常见于子宫肌瘤、子宫腺肌病导致的月经量增多，其次也见于排卵性异常子宫出血、放置宫内节育器后。无任何周期可辨的长期持续性阴道流血多为生殖道恶性肿瘤所致，首先应考虑子宫颈癌或子宫内膜癌的可能。周期不规则的阴道流血或者停经后阴道流血，若发生于生育期妇女，应首先考虑与妊娠有关的疾病，如流产、异位妊娠、葡萄胎等；若发生于围绝经期妇女，大部分为无排卵性异常子宫出血，但应首先排除生殖道恶性肿瘤。

注意询问阴道出血的伴随症状，若同时伴随阴道排液，应进一步了解有无输卵管癌、子宫内膜癌、宫颈癌或子宫黏膜下肌瘤伴感染等。

2. 注意既往病史　重点了解月经初潮、月经周期、末次月经，恶性滋养细胞肿瘤应了解末次妊娠的具体情况。避孕方式应详细询问，安置避孕环后或者口服避孕药服用不当也可引起阴道不规则流血。全身性疾病如血友病、血小板减少性紫癜、严重肝疾病等也可致月经异常。

（四）体格检查

首先需注意观察皮肤黏膜是否苍白，急性大量失血者需注意密切监测基础生命体征，有无腹膜刺激征。注意观察阴道、宫颈有无新生物导致的出血，怀疑腹腔内出血应注意阴道后穹窿是否饱满、宫颈举痛。了解子宫大小、活动性、与周围组织关系、盆腔有无包块及其大小、活动性、与周围组织关系。若考虑恶性肿瘤，则需触诊全身浅表淋巴结了解其大小、质地、活动性。

（五）实验室检查

常规行血常规检查，了解贫血程度、有无三系异常，了解肝功能、凝血功能，完善 hCG 检查了解有无妊娠可能，妇科彩超检查了解子宫和附件情况，了解子宫内膜厚度、有无子宫肌瘤、子宫内膜息肉、子宫腺肌病、卵巢肿瘤等器质性病变。若排除子宫器质性病变，可行性激素检查。

（钟　林　邹冬玲　卢　岩　吕红霞）

参考文献

1　万学红，卢雪峰. 诊断学[M]. 9 版. 北京：人民卫生出版社，2018：193-199.

2　乔纳森·S. 贝雷克. 妇科学[M]. 郎景和，向阳，沈铿，主译. 15 版. 北京：人民卫生出版社，2018：348-403.

3　查尔斯·R. B. 贝克曼. 妇产科学[M]. 瞿全新，主译. 7 版. 天津：天津科技翻译出版公司，2018：283-326.

4　ADIL E B，TAE H L. Anorectal and pelvic pain[J]. Mayo Clin Proc，2016，91(10)：1471-1486.

5　BURG L C, BREMERS A J A, HEESAKKERS JPFA. Severe vaginal discharge following rectal surgery[J]. Ned Tijdschr Geneeskd, 2018, 162: D2435.

6　RIETMEIJER C A, MUNGATI M, MACHIHA A, et al. The etiology of male urethral discharge in zimbabwe: results from the zimbabwe STI etiology study[J]. Sexually Transmitted Diseases, 2018, 45(1): 56-60..

7　FILIPPO M N, FRANCESCA T, ROBERTA R, et al. Male sexual desire: an overview of biological, psychological, sexual, relational, and cultural factors inflfluencing desire[J]. Sex Med Rev, 2020, 8(1): 59-91.

8　MFJR, GOMES S J C, ENRIQUE G, et al. Effectiveness of syndromic management for male patients with urethral discharge symptoms in Amazonas, Brazil[J]. An Bras Dermatol, 2017, 92(6): 779-84.

9　OINDI F M, MUTISO S K, OBURA T. Port site parasitic leiomyoma after laparoscopic myomectomy: a case report and review of the literature[J]. J Med Case Rep, 2018, 12(1): 339.

10　SUKHBIR S, CAROLYN B, SHEILA D. No. 292-Abnormal uterine bleeding in pre-menopausal women[J]. J Obstet Gynaecol Can, 2018, 40(5): e391-e415.

第68章

骨关节症状与疾病

第一节　骨关节症状

关节痛(arthralgia)是关节疾病最常见的症状。根据不同病因及病程,关节痛可分急性和慢性。急性关节痛以关节及其周围组织的炎症反应为主,慢性关节痛则以关节囊肥厚及骨质增生为主。常见的关节痛有肩关节、肘关节、腕关节、手指关节、髋关节、膝关节、踝关节、跖趾关节、趾间关节等。

一、病理生理及病因

(一)外伤

1.急性损伤　因外力碰撞关节或使关节过度伸展扭曲,关节骨质、肌肉、韧带等结构损伤,造成关节脱位或骨折、血管破裂出血、组织液渗出、关节肿胀疼痛。如肩关节脱位、月骨脱位和经舟骨、月骨周围脱位、踝关节骨折脱位。如外力使掌指关节极度背伸时,掌骨头突破关节囊而脱出可发生拇指掌指关节脱位。伸膝装置的损伤如股四头肌断裂、髌骨骨折、髌韧带断裂、胫骨结节撕脱,也可造成膝关节疼痛。多数是因为对抗屈膝体位的身体重力,股四头肌的突然强力收缩所致,少许系直接损伤或者打击造成,如坐于汽车中突然刹车,膝盖撞到前方。膝关节脱位相当少见,常由强大暴力造成,以前脱位较多见。半月板的主要功能在于传导载荷及协同维持膝关节稳定、吸收震荡、限制股骨踝在胫骨上的过度移动、协助润滑关节、调节压力。膝关节的运动使半月板不断承受着传导载荷的垂直压力,当膝关节在运动中引起半月板的矛盾运动或者突然变化,则可能出现半月板的损伤,膝关节软骨的损伤在运动损伤中多见,有的是急性软骨损伤,也有的是微细损伤积累起来的慢性损伤,表现为软骨的退变和变性,最后形成骨关节炎,如髌骨软骨软化症。骨软骨骨折多见于年轻运动员。髋臼骨折常由直接暴力引起,如地震、车祸,暴力导致股骨头直接撞击髋臼所致,股骨头也可同时发生骨折。根据外伤时足所处位置和应力的作用方向,踝关节骨折脱位可分为旋后-内收型、旋前-外展型、旋后-外旋型、旋前-外旋型、垂直压缩型等,不同的受伤机制可引起不同部位、不同程度的损伤。足球踝系踝的骨关节炎,距骨颈部易发生骨刺,多见于足球运动员。

2.慢性损伤　持续的慢性机械损伤或急性外伤后关节面破损留下粗糙瘢痕,使关节润滑作用消失,长期摩擦关节面,产生慢性损伤。关节长期负重,使关节软骨及关节面破坏。关节活动过度,可造成关节软骨的累积性损伤。关节扭伤处理不当或骨折愈合不良,畸形愈合所致负荷不平衡,造成关节慢性损伤。

如外伤后相应韧带撕裂导致手腕背屈不稳，腕关节不稳。投掷肘又叫肘骨关节炎，其病理为典型骨关节炎。肱骨外上髁炎又叫网球肘，一般认为是肱骨外上髁伸肌总腱慢性劳损及牵扯引起的。

（二）感染

细菌直接侵入关节内，如外伤后细菌侵入关节；败血症时细菌经血液到达关节内；关节邻近骨髓炎、软组织炎症、脓肿蔓延至关节内；关节穿刺时消毒不严或将关节外细菌带入关节内。急性血源性骨髓炎为脓毒血症引起，身体其他部位如皮肤黏膜的致病菌形成菌栓，阻塞于长骨干垢端的毛细血管而致病。其病理变化主要为骨质破坏和死骨形成，后期形成新生骨，形成骨性包壳。常见的病原菌有葡萄球菌、肺炎链球菌、脑膜炎球菌、结核分枝杆菌和梅毒螺旋体等。病理变化可分为 3 个阶段：浆液性渗出期、浆液纤维素性渗出期、脓性渗出期。常见于儿童及婴儿，男性多见。原发性脓肿病灶多位于皮肤、黏膜或者扁桃体，一般都有外伤诱发病史。淋病性关节炎继发于泌尿生殖系统淋病，1～4 周发病，病变可为化脓性关节炎或者免疫复合物导致的反应性关节炎，起病急，出现发热和关节痛。骨关节结核按照结核分枝杆菌侵犯的部位及程度分类，早期病灶局限，为单纯滑膜结核，后期滑膜组织受累，软骨面坏死脱落，乃至累及松质骨，称为全关节结核。关节结核一般起病缓慢，患者可有潮热、盗汗、消瘦、倦怠、食欲降低等全身症状。局部一般先出现关节功能障碍，然后出现关节局部疼痛，局部皮温可不升高，称为“冷脓肿”。

（三）变态反应和自身免疫

因病原微生物及其产物、药物、异种血清与血液中的抗体形成免疫复合物，流经关节沉积在关节腔引起组织损伤和关节病变。如类风湿性关节炎、细菌性痢疾、过敏性紫癜和结核分枝杆菌感染后反应性关节炎。如外来抗原或理化因素使宿主组织成分改变，形成自身抗原刺激机体产生自身抗体，引起器官和非器官特异性自身免疫病。关节病变是全身性损害之一，表现为滑膜充血水肿，软骨进行性破坏，形成畸形如类风湿性关节炎、系统性红斑狼疮引起的关节病变。类风湿性关节炎可发生于任何年龄，高峰在 40～50 岁，女性多于男性，确切病因不明，是一种慢性、进行性、对称性滑膜关节炎，并伴有关节炎器官或组织病变的一种自身免疫学疾病。类风湿性关节炎最先受累部位是滑膜，晚期软骨大量破坏，关节间隙变窄，纤维组织大量形成，后期纤维组织骨化而致关节骨性强直。

（四）退行性关节病

退行性关节病（degenerative osteoarthropathy）又称增生性关节炎或肥大性关节炎。分原发和继发两种，原发性无明显局部病因。发生于肩关节的相对少见。退行性关节炎易累及膝关节，病理变化为关节软骨退化变薄，软骨细胞萎缩，碎裂坏死，软骨下组织硬化，骨小梁稀疏囊性变，骨关节边缘有骨赘形成，滑膜充血水肿。多见于肥胖老人，女性多见，有家族史，常有多关节受累。原发性骨关节病好发于 50 岁以上，女性多于男性，腕关节为易受累关节之一。10%～30% 有明显的疼痛及功能障碍。起病缓慢，病程长，早期感关节酸胀痛，中期呈典型的疼痛曲线变化，晨起关节僵硬，病变后期关节呈持续性疼痛，关节肿胀及活动受限明显，但几乎不发生关节强直。继发性骨关节病变多有创伤，感染或先天性畸形等基础病变，并与吸烟、肥胖和重体力劳动有关。

（五）代谢性骨病

维生素 D 代谢障碍所致的骨质软化性骨关节病，如阳光照射不足、消化不良、维生素 D 缺乏和磷摄入不足等。各种病因所致的骨质疏松性关节病，如老年性、失用性骨质疏松；脂质代谢障碍所致的高脂血症性关节病，骨膜和关节腔组织脂蛋白转运代谢障碍性关节炎；嘌呤代谢障碍所致的痛风，痛风性关节炎是痛风临床表现的一部分，表现为急性关节炎反复发作伴高尿酸血症，晚期可因慢性关节炎、骨质破坏和痛风石形成关节畸形及功能障碍；以及某些代谢内分泌疾病如糖尿病性骨病、皮质醇增多症性骨病、甲状腺或甲状旁腺疾病引起的骨关节病均可出现关节疼痛。

（六）骨关节肿瘤

良性肿瘤如骨样骨瘤、骨软骨瘤、骨巨细胞瘤和骨纤维异常增殖症。恶性骨肿瘤如骨肉瘤、软骨肉瘤、骨纤维肉瘤、滑膜肉瘤和转移性骨肿瘤。

二、临床表现及诊断

（一）症状体征

几乎所有患者都有不同程度的疼痛，随病程缓慢进展。主要表现关节开始活动时疼痛明显，稍活动后疼痛减轻，然而负重和关节活动过多时，疼痛又会加重，这是骨关节病的特点。有时疼痛可呈放射性，如髋关节疼痛可放射至大腿内侧，膝关节附近。早期可见关节僵硬，如膝关节长时间处于某一体位时，自觉活动不利，起动困难，后逐渐出现关节不稳、关节屈伸活动范围减少及步行能力下降，尤以上下台阶、下蹲、跑、跳等能力下降更加明显。有些骨关节病晚期患者还可能出现一些下肢畸形，以膝内翻最常见，即俗称的“罗圈腿”。

1. 早期症状　关节疼痛，疼痛于活动时发生，休息后消失或好转。急性发作时，疼痛加剧，同时可有关节肿胀、关节僵硬、关节内摩擦音等，早期关节外形和活动无异常。

2. 晚期症状　晚期膝、手指等周围软组织较少的关节可看到骨性增粗，关节肿胀、肌肉萎缩及关节变形，关节有压痛，活动受限，活动时有摩擦感。

（二）现病史

1. 关节疼痛出现的时间　反复发作的慢性关节疼痛，疼痛不剧烈，可能逐渐加重，如网球肘、投掷肘。外伤性、化脓性关节炎常可问出起病的具体时间。

2. 关节疼痛的诱因　风湿性关节炎常因气候变冷，潮湿而发病；痛风常在饮酒或高嘌呤饮食后诱发；增生性关节炎常在关节过度负重、活动过多时诱发疼痛。

3. 疼痛部位　询问疼痛的具体部位，化脓性关节炎多为大关节和单关节发病；运动损伤性关节炎疼痛部位通常和职业相关。

4. 疼痛出现的缓急程度及性质　急性外伤、化脓性关节炎及痛风起病急剧，疼痛剧烈，呈烧灼切割样疼痛或跳痛；骨折和韧带拉挫伤则呈锐痛；骨关节肿瘤呈钝痛；系统性红斑狼疮、类风湿性关节炎、增生性骨关节病等起病缓慢，疼痛程度较轻，呈酸痛胀痛。

5. 加重与缓解因素　化脓性关节炎局部冷敷可缓解疼痛；痛风多因饮酒而加重，解热镇痛药效果不佳而秋水仙碱效果显著；关节肌肉劳损休息时疼痛减轻，活动则疼痛加重；增生性关节炎夜间卧床休息时，静脉回流不畅，骨内压力增高，疼痛加重，起床活动后静脉回流改善，疼痛缓解，但活动过多疼痛又会加重。明确病程持续时间，是否有自行缓解。

6. 伴随症状　伴随症状包括局部症状，如红肿灼热、功能障碍和肌肉萎缩，并询问有何全身症状，以便明确关节痛是否因全身疾病引起。有无伴随关节外展等活动受限，若有活动受限，则需了解具体受限方向。①类风湿性关节炎起病缓慢，常有乏力、食欲缺乏、体重下降等轻度前驱症状，以后出现对称性、游走性关节炎症表现。典型表现为晨起关节僵直、酸、胀、刺痛，活动后暂时缓解。急性期见局部关节红、肿、热，关节梭形肿大，慢性期见关节畸形，其余关节非功能位骨性强直，其他部位可见皮下类风湿结节等。②关节痛伴高热畏寒，局部红肿灼热见于化脓性关节炎。③关节痛伴低热、乏力盗汗、消瘦、食欲缺乏，见于结核性关节炎。④关节痛伴有皮肤红斑、光过敏、低热和多器官损害见于系统性红斑狼疮。⑤关节痛伴有皮肤紫癜、腹痛、腹泻见于关节受累型过敏性紫癜。⑥肱骨软骨切线骨折在受伤时立刻疼痛明显，随即出现关节内出血肿胀。肱骨软骨压缩骨折在伤后即可疼痛明显，但关节肿胀不明显。软骨骨折受伤当时只有酸楚感，稍后症状自行消失，一段时间后才出现症状。肱骨小头骨软骨骨折多见于青少年体操运动员，患者一般无急性外伤史，逐渐出现肘关节疼痛伸屈受限，多因跳马、自由体操、平衡木等手翻训练动作过多所致。投掷肘又叫肘骨关节炎，见于标枪、棒球投手、体操及举重运动员，其病理为典型骨关节炎，根据外伤动作的不同可分为外展型和过伸型，早期关节过度伸屈时有疼痛，逐渐活动受限。肱骨外上髁炎又叫网球肘，多见于网球、羽毛球、乒乓球和击剑运动员，其特点是肘部及肱骨外上髁痛，一般认为是肱骨外上髁伸肌总腱慢性劳损及牵扯引起的，一般是逐渐出现症状，运动时做某一动作产生肘外侧痛，以后逐渐加重产生持续性疼痛。⑦外伤性腕关节不稳患者一般有手腕部位外伤史，局部肿痛、活动受

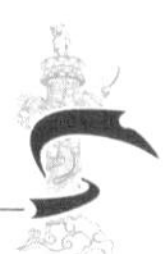

限，晚期握物无力，有时活动有弹响。⑧痛风性关节炎好发于 30～60 岁男性，与饮食结构和老龄化有关。其发病与血尿酸的升高程度呈密切相关。常发病在晨起时，多有饮酒、高嘌呤食物和劳累等诱因，突然发生单关节急性炎症，红、肿、热、痛极为明显，80% 好发于第 1 跖趾关节。对症治疗后可短期内迅速消失。以后发作次数增多、累及关节增多，发作间隙变短。⑨膝关节突然旋转，或者挑起落地时扭伤，伤后立即出现疼痛，逐渐肿胀，应考虑半月板损伤。疼痛伴有伸直障碍和弹响时，半月板损伤的可能性较大。特别是上下台阶或者行走于不平坦道路时，感到肌肉无力控制关节，有突然要跪倒的趋势。髌腱腱围炎-髌尖型，又叫跳跃膝、排球膝、篮球膝，是跳跃过多、局部过劳所致，主要表现为跳跃时疼痛及脱膝感，晚期出现半蹲及上下楼梯时痛。骨软骨切线骨折通常受伤时立刻疼痛明显，随即出现关节内出血肿胀。骨软骨压缩骨折在伤后即可疼痛明显，但关节肿胀不明显。软骨骨折受伤当时只有酸楚感，稍后症状自行消失，一点时间后才出现症状。髌骨软骨切线骨折多见于肌肉不发达的女性青少年运动员。运动员髌骨关节疼痛综合征主要表现为半蹲痛。其中，运动员髌骨软骨软化症多见于铁饼、排球、篮球运动员，约 60% 无明显外伤史，系劳损所致，主诉为膝半蹲痛，上下楼梯痛及脱膝感。

7. 年龄　对判断关节疼痛原因很重要，急性血源性骨髓炎好发于儿童。

8. 疼痛程度评估　病程持续时间及疼痛发作曲线。

（三）既往病史

1. 职业及居住环境　长期负重的职业易患关节病，如搬运工、翻砂工及体操、举重、摔跤运动员等。工作和居住在潮湿寒冷环境中的人员，关节病的患病率明显升高。是否有结核患者接触史。

2. 慢性病史及用药史　注意询问有无慢性病，特别是引起关节痛的疾病，并了解用药情况，如是否长期服用镇痛药和糖皮质激素等。

（四）体格检查

体格检查需注意骨及关节形态、有无畸形，关节活动方向、角度及范围检查。附近肌肉检查：肌力、肌张力、感觉、神经反射。外伤时注意血管损伤及处理。同时若为全身性疾病则需注意其他系统的体格检查，以综合评估病变累计范围。类风湿性关节炎查体急性期见局部关节红、肿、热，关节梭形肿大，慢性期可见掌指关节畸形，近侧指间关节过伸，远端指间关节屈曲的鹅颈畸形，膝盖内翻、外翻畸形，关节半脱位、非功能位骨性强直等。其他部位可见皮下类风湿结节。肘骨关节炎查体鹰嘴周围的关节间隙有压痛及滑膜挤压痛。结核性关节炎查体局部关节处于强迫体位，肘关节常为半屈曲位。原发性骨关节病体检发现关节肿胀、压痛，压痛点多在关节囊及侧副韧带的附着点。手部骨关节病的典型病变为 Heberden 结节。

半月板损伤体检可见股四头肌萎缩，膝关节间隙压痛明显固定，过伸或者全屈试验可引起疼痛。旋转挤压试验阳性，应特别注意标明部位是在内侧还是外侧，相应出现何种症状和体征。骨关节结核查体局部关节处于强迫体位，肘、膝关节常为半屈曲位，髋关节早期外展外旋位，后期屈曲内收，踝关节下垂位，晚期出现关节畸形。

髋臼后壁骨折及股骨头后脱位，可见患肢内旋内收畸形并缩短，臀后可触及股骨头。原发性骨关节炎体检发现关节肿胀、压痛，压痛点多在关节囊及侧副韧带的附着点。髋关节结核查体局部关节处于强迫体位，髋关节早期外展外旋位，后期屈曲内收，晚期出现关节畸形。

（五）辅助检查

1. 类风湿性关节炎　风湿因子阳性，X 射线检查，可见广泛的骨质疏松和骨萎缩，中期可见关节软骨破坏和关节间隙狭窄，晚期关节边缘大量骨质破坏、关节半脱位和骨性强直。

2. 急性血源性骨髓炎　则需进一步检查血常规，了解是否白细胞升高，行血液细菌培养及药敏试验。局部脓肿穿刺后取得脓液行细菌培养+药敏试验。X 射线检查可见骨质破坏、死骨形成、病理性骨折等变化。

3. 化脓性关节炎　白细胞升高，伴大量中性多核粒细胞，红细胞沉降率升高。关节炎应送细菌涂片、培养及药敏试验。X 射线早期见关节周围肿胀软组织影，后期可能出现骨质疏松，虫蚀样骨质破坏，关节间隙进行性变窄。后期可能出现关节挛缩畸形。关节镜检查可见滑膜急性充血水肿，血管扩张，滑膜上有红色绒毛,有脓苔附着。

4. 肩周炎　X 射线检查多为阴性。若系感染性病因,需进行感染指标检查,如局部分泌液细菌涂片、细菌培养及药敏试验、结核抗酸杆菌检查等。

5. 骨关节结核　常合并贫血,活动期红细胞沉降率加快,C 反应蛋白增加,结核菌素试验阳性。可行关节液抗酸涂片、结核菌培养,必要时取滑膜肉芽组织检查并行病理学检查进一步明确诊断。影像学检查 X 射线摄片通常滞后于病变发展。推荐使用 CT 检查。

6. 痛风性关节炎　发病与血尿酸的升高程度呈密切相关。

7. 原发性骨关节病　X 射线检查可见骨关节炎的典型表现,关节间隙狭窄、关节面不光滑、骨质硬化、关节边缘骨质增生、骨赘形成、关节端小囊腔形成、关节内游离体及软组织肿胀等。膝关节炎典型表现为骨赘形成和髁间棘突变锐利。髋关节典型病变特点是髋臼外上缘增生和关节间隙狭窄。早期病变以 MRI 最敏感。

8. 髋臼骨折　X 射线摄片检查,需摄髂骨斜位和闭孔斜位片,观察 5 条线即髂耻线、髂坐线、后唇线、前唇线、臼内壁线和臼顶线等,“U”形变化。

9. 半月板损伤　建议行 X 射线摄片或关节造影,若临床高度怀疑而上述检查不能常规肯定或排除诊断时,可行关节镜检查或者磁共振检查,前者有创伤,可检查诊断同时手术,后者无创伤,可以比较清楚显示关节内软骨、半月板、韧带损伤的部位。临床上应根据情况具体选择。

（钟　林　邹冬玲　马　军）

第二节　骨关节常见疾病

骨关节常见疾病包括骨关节炎、滑囊炎、滑膜炎、颈椎病、腰椎病、肩周炎、风湿性关节炎、类风湿性关节炎、股骨头坏死等。

一、骨关节炎

骨关节炎(osteoarthritis,OA)是一种最常见的关节病变,又称退行性骨关节病(degenerative osteoarthropathy)、关节衰老、老年性关节炎、肥大性关节炎、退行性关节炎、变性关节炎、增生性骨关节炎或骨关节病,国内统一使用骨关节炎。其患病率随着年龄而增加,女性比男性多发。骨关节炎以手的远端和近端指间关节、膝、肘和肩关节及脊柱关节容易受累,而腕、踝关节则较少发病。临床表现为缓慢发展的关节疼痛、压痛、僵硬、关节肿胀、活动受限和关节畸形等。

(一)流行病学

骨关节炎可从 20 岁开始发病,但大多数无症状,一般不易发现。骨关节炎的患病率随着年龄增长而增加,女性比男性多见。世界卫生组织统计,50 岁以上的人中,骨关节炎的发病率为 50%,55 岁以上的人群中,发病率为 80%,国外的调查指出,有明显的骨关节炎 X 射线证据者,在 45~64 岁年龄组中,男性占 25%,女性占 30%;而在 65 岁或以上的年龄组中,男性上升为 58%,女性上升为 65%。通过临床调查也证实,骨关节炎的发生率在 59~69 岁占 29%,而在 75 岁或以上约占 70%。我国将进入老龄社会,如借用上述国外调查提出的骨关节炎的发病率粗估,我国仅在老年中的骨关节炎患者就可达 5 000 万左右。因此,骨关节炎又被称为“下半生疾病”。1999 年世界卫生组织将骨关节炎与心血管疾病及癌症列为威胁人类健康的三大杀手。

(二)病因

本病是一种退行性病变,系由于高龄、肥胖、劳损、创伤、关节先天性异常、关节畸形、职业性过度等诸

多因素引起的关节软骨退化损伤、关节边缘和软骨下骨反应性增生。本病多见于中老年人群，好发于负重关节及活动量较多的关节（如颈椎、腰椎、膝关节、髋关节等）。过度负重或使用这些关节，均可促进退行性变化的发生。

1. 原发性　基本病因是，人体成熟后的逐渐老化及退行性变在骨关节方面的表现。

2. 继发性　因某种已知原因，例如外伤、手术或其他明显因素而导致的软骨破坏，或关节结构改变。由于关节面摩擦或压力不平衡等因素，造成关节面的退行性变。

（三）临床表现

起病缓慢，无全身症状，多为 50 岁以上的中老年。常为多关节发病，也有单关节发病者。

受累关节可有持续性隐痛，活动增加时加重，休息后好转。疼痛常不严重，气压降低时加重，与气候变化有关。有时可有急性疼痛发作，同时有关节僵硬感，偶尔可发现关节内有摩擦音。久坐后关节僵硬加重，稍活动后好转，有人称之为“休息痛”，表现为休息后出现疼痛，活动片刻即缓解，但活动过多后，疼痛又加剧。另一症状是关节僵硬，常出现在早晨起床时或白天关节长时间保持一定体位后。后期关节肿胀、增大及运动受限，很少完全强直。

检查受累关节可见关节肿胀、压痛，活动时有摩擦感或“咔嗒”声，病情严重者可有肌肉萎缩及关节畸形。

（四）辅助检查

1. 影像学检查　①X 射线平片检查在早期并无明显异常，约数年后才逐渐出现关节间隙不等宽或变窄，关节处的骨质疏松、骨质增生（hyperostosis）或关节膨大乃至关节变形，软骨下骨板硬化和骨赘形成等。此表明关节软骨已开始变薄。起初，关节间隙在不负重时正常，承重后出现狭窄。病变后期，关节间隙有显著狭窄，软骨下可有显微骨折征，而后出现骨质硬化，最后关节边缘变尖，有骨赘形成。负重处软骨下可有骨性囊腔，形成典型的骨关节炎征象。②CT 可在早期发现关节软骨及软骨下骨质的异常改变，随着病情发展可以清晰显示不同程度的关节骨质增生、关节内的钙化和游离体，有时也可以显示半月板的情况。

2. 实验室检查　红细胞沉降率、血常规均无异常变化，热凝集试验阳性。关节液常为清晰、微黄黏稠度高，白细胞计数常在 1.0×10^9/L 以内，主要为单核细胞。黏蛋白凝块坚实。

（五）诊断与鉴别诊断

1. 诊断　根据相关病史、临床表现及 X 射线所见，本病诊断并不难。必要时可做关节滑液检查，以证实诊断。X 射线改变不能说明是原发性骨关节炎，应从病史中明确病因是原发性或继发性。

2. 鉴别诊断

（1）急性风湿热：发病急，全身症状重，持续时间短。关节表面皮肤呈红热，受累关节疼痛、压痛，为游走性，无关节功能障碍，多伴发心脏病变。X 射线检查无变化。

（2）类风湿性关节炎：多发在 20～50 岁。急性发作，全身症状较轻，持续时间长。受累关节多对称或多发，不侵犯远端指间关节，关节早期肿胀呈梭形，晚期功能障碍及强直畸形。X 射线检查局部或全身骨质疏松，关节面吸收骨性愈合，强直畸形。实验室检查红细胞沉降率快，类风湿因子阳性。

（3）强直性脊柱炎：多发于 15～30 岁男性青壮年。发病缓慢，间歇疼痛，多关节受累，脊柱活动受限，关节畸形。X 射线检查骶髂关节间隙狭窄、模糊，脊柱韧带钙化，呈竹节状改变。实验室检查红细胞沉降率快或正常，HLA-B27 为阳性，类风湿因子多属阴性。

（六）治疗

本病主要的治疗方法如下。

1. 一般治疗　减少关节的负重和过度的大幅度活动，以延缓病变的进程。肥胖患者应减轻体重，减少关节的负荷，延缓病变的发展。下肢关节有病变时可用拐杖或手杖，以求减轻关节的负担。

2. 理疗及适当的锻炼　可以做理疗及适当的锻炼，以保持关节的活动范围，必要时可使用夹板支具及手杖等，对控制急性期症状有所帮助。

3. 消炎镇痛药物　可减轻或控制症状,但不能改变病变的进展,应在评估患者风险因素后慎重使用且不宜长期服用。

4. 软骨保护剂　如硫酸氨基葡萄糖具有缓解症状和改善功能的作用,同时长期服用可以延迟疾病的结构性进展。

5. 人工关节置换术　对晚期病例,在全身情况能耐受手术的条件下,行人工关节置换术,目前是公认的消除疼痛、矫正畸形、改善功能的有效方法,可以大大提高患者的生活质量。

二、滑囊炎

滑囊炎(bursitis)是指滑囊的急性或慢性炎症。滑囊是结缔组织中的囊状间隙,是由内皮细胞组成的封闭性囊,内壁为滑膜,有少许滑液。少数与关节相通,位于关节附近的骨突与肌腱或肌肉、皮肤之间。凡摩擦力或压力较大的地方,都可有滑囊存在。其作用主要是有利于滑动,从而减轻或避免关节附近的骨隆突和软组织间的摩擦和压迫。滑囊有 2 种:①恒定滑囊,于胚胎期发生,部位恒定的滑囊全身约100 余个,如髌上囊、鹰嘴突滑囊等;②不定或附加滑囊,为了适应局部摩擦和压迫,由疏松结缔组织所形成的滑囊,如脊柱结核后突畸形引起的棘突与皮肤间的滑囊等。许多关节的病变都可以引起该病。

(一)病因

滑囊炎可以由损伤引起,部分是直接暴力损伤,有些是关节屈、伸、外展、外旋等动作过度,经反复、长期、持续的滑囊局部摩擦和压迫,使滑囊劳损导致炎症,引起滑膜充血、水肿,呈绒毛状,滑液增多并充盈滑囊,可致滑囊壁磨损而增厚和纤维化。如跪位工作者的髌前滑囊炎、瘦弱的老年妇女久坐后发生坐骨结节滑囊炎;鞋子过紧引起的跟后滑囊炎等。另外,感染病灶所带的致病菌可引起化脓性滑囊炎,痛风合并肘关节部位的鹰嘴和膝关节部位的髌前滑囊炎。滑囊炎还可能与肿瘤有关。

(二)临床表现

滑囊炎多见于中老年人,最多发生在肩部(肩峰下或三角肌下滑囊炎),其他常见发病部位有肱骨鹰嘴(矿工肘)、髌前(主妇膝)或髌上、跟腱(跟腱滑囊炎)、髂耻部(髂腰部)、坐骨部(坐骨结节滑囊炎、裁缝或织工臀)、大转子和第一跖骨头(滑囊炎)。主要的临床表现有以下类型。

1. 急性滑囊炎　急性滑囊炎的特征是疼痛,局限性压痛和活动受限。如为浅部滑囊受累(髌前及鹰嘴),局部常红肿,化学性(如结晶所致)或细菌性滑囊炎均有剧烈疼痛,局部皮肤明显发红、温度升高,发作可持续数日到数周,而且多次复发。异常运动或用力过度之后能出现急性症状。

2. 慢性滑囊炎　慢性滑囊炎是在急性滑囊炎多次发作或反复受创伤之后发展而成。发作可持续数日到数周,而且多次复发。异常运动或用力过度之后能出现急性症状。由于滑膜增生,滑囊壁变厚,滑囊最终发生粘连,形成绒毛、赘生物及钙质沉着等。因疼痛、肿胀和触痛,可导致肌肉萎缩和活动受限。

3. 肩峰下滑囊炎　肩峰下滑囊炎(三角肌下滑囊炎)表现为肩部局限性疼痛和压痛,尤其在外展 50°~130°时更加明显。三角肌下,尤其是冈下肌腱滑囊的钙质沉着可为 X 射线片所证实。肩峰下滑囊炎和钙化性冈上肌肌腱炎,从临床上和 X 射线检查上都很难区别,后者可能是部分或全部撕裂的结果或由释放结晶所致。

4. 损伤性滑囊炎　损伤性滑囊炎较多见,呈慢性。常在骨结构突出部位,因长期、反复摩擦和压迫而引起,如瘦弱的老年妇女久坐可发生坐骨滑囊炎;跪位工作者可发生髌前滑囊炎;鞋子过紧可引起跟后滑囊炎等。病理表现为滑膜充血、水肿,呈绒毛状。滑液增多并充盈滑囊,可致滑囊壁增厚和纤维化。急性滑囊炎常在慢性滑囊炎基础上突发,损伤力量较大时。可伴有血性滑液渗出。

5. 感染性滑囊炎　感染性滑囊炎由于感染病灶带来的致病细菌,可引起化脓性滑囊炎,并可引起周围组织蜂窝织炎,破溃后常残留窦道。

6. 痛风性滑囊炎　痛风性滑囊炎易发生于鹰嘴和髌前滑囊,滑囊壁可发生慢性炎症性改变,并有石灰样沉淀物沉积。患者多有慢性损伤史和与致病相关的职业史。关节附近的骨突处有呈圆形或椭圆形边缘清楚大小不等的肿块。急性者疼痛、压痛明显,慢性者则较轻,患肢可有不同程度的活动障碍。若继

发感染，则可有红、肿、热、痛表现。在痛风的炎症急性发作期，鹰嘴和髌前滑液囊中可析出结晶。浅表性滑囊可测出有波动感，深部滑囊或因囊内压较高时常不易触及波动，穿刺可得黏液或血性黏液。若继发感染，则可有红、肿、热、痛表现。

（三）辅助检查

检查时要查明某一滑囊炎上面的局限性压痛，对浅部滑囊（如鹰嘴、髌前）要检查某肿胀和无滑膜液，如患者有明显疼痛、发红、发热肿胀，应排除感染，必须排除关节周围肌腱或肌肉的撕裂伤、化脓性滑囊炎、滑囊内出血、滑膜炎、骨髓炎蜂窝织炎等，病理过程可同时累及相通的滑囊和关节。对于某些病例，在进行穿刺滑囊时，可抽到黏液或血性黏液。

（四）诊断

患者多有慢性损伤史和与致病相关的职业史，关节附近的骨突处有呈圆形或椭圆形、边缘清楚大小不等的肿块，急性者疼痛，压痛明显，慢性者则较轻，患肢可有不同程度的活动障碍，浅表性滑囊可测出有波动感，深部滑囊或因囊内压较高时常不易触及波动，穿刺可得黏液或血性黏液，有助确诊。

（五）治疗

1. 非感染性急性滑囊炎　①休息或患部制动和大剂量非甾体抗炎药，必要时并用麻醉镇静剂可能有效。②疼痛消退后，应增加主动运动。摆动锻炼特别有益于肩关节的康复。③如果无效，可抽出滑液，然后向滑囊内注入糖皮质激素长效制剂，25 mg/ml 或 40 mg/ml 的去炎松，或去炎松 0.5 ~ 1.0 ml 混合至少 3 ~ 5 ml 局部麻醉剂，在 1% 局部麻醉剂（如利多卡因）浸润麻醉后注入滑囊。肾上腺皮质激素长效制剂的剂量及混合后的体积视滑囊大小而定。④确定病因时必须除外感染因素。⑤炎症过程顽固的患者需要反复抽液和注入药物。对疗效差的急性病例，在除外感染与痛风后可口服泼尼松 15 ~ 30 mg/d 或其他等效激素，口服 3 d。

2. 慢性滑囊炎　①慢性滑囊炎的治疗方法与急性滑囊炎的相同，但夹板固定与休息可能不如对急性滑囊炎有效。②经 X 射线证实的慢性钙化性冈上肌腱炎，如果注射肾上腺皮质激素治疗无效，极少数病例需要手术切除或用大号针头抽吸。③致残性粘连性肩周炎需要反复关节内和关节外多部位注射肾上腺皮质激素并加强理疗。囊内注射醋酸氢化可的松疗效较好。应先尽量抽尽滑囊内液体，再注入醋酸氢化可的松，注射后加压包扎，每周 1 次，共 3 次。麻醉下推拿术并不能改善远期效果，除非是在应用上述矫正粘连性滑囊炎的措施之后进行推拿。④必须通过锻炼纠正肌肉萎缩，使运动范围和肌力得到恢复。⑤有感染者需要给予适当的抗生素，引流或切开。如果其原发性疾病（例如类风湿性关节炎、痛风、慢性职业性劳损等）未除，滑囊炎可能复发。

（六）预防

（1）加强劳动保护，养成劳作后用温水洗手的习惯。休息是解决任何关节疼痛的首要方法。如果疼痛的部位在手肘或肩膀，建议将手臂自由地摆动，以缓解疼痛。如果关节摸起来很烫，可以使用冰敷的方法，以 10 min 冰敷，10 min 休息的方式交替。只要关节仍是热的，就不要用热敷。假如急性肿痛减弱，且热已消除，就可以冰热敷交替的方法来治疗，即冰敷 10 min 后热敷 10 min，如此反复。摆动疼痛的手臂。

（2）避免长期穿尖头欧版鞋，由于其鞋面较窄，双脚受到挤压、摩擦，易造成女性患滑囊炎、踇外翻畸形等疾病。

（3）应预防跪位工作者的髌前滑囊炎、瘦弱的老年妇女久坐后发生坐骨结节滑囊炎；鞋子过紧引起的跟后滑囊炎等。

三、滑膜炎

滑膜炎（synovitis）是指滑膜受到刺激后产生的渗出性炎症反应，造成分泌液失调形成积液的一种关节病变。常见的滑膜炎有两种：非特异性滑膜炎和特异性滑膜炎等。膝关节是全身关节中滑膜最多的关节，故滑膜炎以膝关节较为多见。当关节受外在性和内在性因素影响时，滑膜发生反应，引起充血或水

肿,并且渗出液体,表现为关节腔积液,关节局部肿胀、疼痛、功能活动受限等。如不及时治疗,会影响关节正常活动,并造成关节的破坏甚至致残。

（一）病因

滑膜炎可由多种疾病,如创伤、自身免疫性疾病、关节退行性变、感染、出血、代谢异常等引起。

1. 创伤　由于创伤(包括扭伤、剧烈撞击、骨折、手术创伤等)使滑膜破裂、充血,产生大量积液,使淋巴循环受到阻碍,引发滑膜炎症。创伤所引起的是滑膜非感染性炎症,病理表现为滑膜充血、炎症、渗出等,临床表现为关节疼痛、活动受限,如肘关节创伤性滑膜炎,由于肘关节运动过量或者外伤所致的,以肘关节肿痛为主要特点的疾病。受伤机制分为一次关节滑膜的挤压伤或慢性劳损2种情况。多见于标枪、体操及举重运动员,如投标枪或手榴弹时肘的甩鞭动作等都可将某部分嵌入的滑膜挤伤,产生局部滑膜炎。慢性劳损引起的滑膜炎无明确外伤史,是肘骨关节病的早期表现,由软骨碎屑脱落到关节内刺激滑膜所致。

膝关节滑膜炎是由于膝关节扭伤和多种关节内损伤而引起的。滑膜的功能异常会导致关节液无法正常生成和吸收,膝关节就会产生积液。滑膜的形态改变还会侵袭膝关节软骨,不及时治疗会导致膝关节骨性关节炎,存在很大的致残危机。

膝关节急性创伤引起滑膜损伤后毛细血管破裂出血、滑膜充血、关节内液渗出、关节内压升高,导致膝关节腔内积血或积液的一种非感染性炎症。急性外伤包括膝关节扭伤、半月板损伤、侧副韧带或交叉韧带损伤,关节内积液或有时积血,表现为急性膝关节外伤性滑膜炎,膝关节严重肿胀、活动受限。在青壮年人多因急性创伤和慢性损伤所致。

有时也可因单纯膝关节滑膜损伤或长期慢性膝关节劳损所致,可使膝关节逐渐出现肿胀和功能障碍,进而形成慢性膝关节滑膜炎。

2. 自身免疫性疾病　由免疫物质异常所导致,包括类风湿性关节炎和其他自身免疫性关节炎。

3. 关节退行性变　老年人多发滑膜炎主要是因软骨退变与骨质增生产生的机械性生物化学性刺激、继发滑膜水肿、渗出和积液等。

4. 感染　由感染导致的滑膜发生炎症,包括急性化脓性滑膜炎、慢性化脓性滑膜炎、慢性结核性滑膜炎。其中常见的是滑膜结核感染,一般来讲,滑膜内血管丰富,血液循环良好,对细菌抵抗力较强,但在感染结核分枝杆菌的情况下,病情进展较缓慢,其症状表现时好时坏。

5. 出血　由出血导致的滑膜炎包括色素沉着绒毛结节性滑膜炎(又称腱鞘巨细胞瘤、腱鞘黄色瘤,起源于腱鞘和关节滑膜的良性肿瘤,以滑膜增生、棕黄色绒毛结节突出及含铁血黄素沉着为特点,肿瘤表面光滑,质地较硬而有弹性,可发生在任何年龄,复发率较高)、血友病性滑膜炎等。

6. 代谢异常　由尿酸等代谢性物质异常疾病导致的滑膜炎,包括假性痛风、痛风性关节炎。

（二）临床表现

发病可缓可急,膝关节出现疼痛、肿胀,局部温度增高和关节活动受限。症状轻重与疾病性质和关节内积液的多少有关。当膝关节主动屈曲时,疼痛加剧,且有肿胀感,压痛点不定。

膝关节滑膜炎并没有年龄的限制,在任何年龄阶段都会发生。年轻人通常会有较大的运动量,因此在运动中易因膝关节受到打击、扭转、运动过度而发生肿胀、疼痛、活动困难、走路跛行、局部皮肤温度高、皮肤肿胀紧张或关节穿刺出血性液体等。

慢性滑膜炎表现为膝关节疼痛,肿胀在活动增加后较明显。检查膝关节活动时,可扪及摩擦感,触及增厚的滑囊。多数患者有股四头肌萎缩。

（三）辅助检查

骨科检查见膝关节屈伸活动受限,下蹲困难并伴有疼痛,关节周围可有压痛点,髌韧带两侧膝眼处隆起、饱满,以手触诊感觉松软,甚至有囊性感,关节积液如超过50 ml则浮髌试验呈阳性。关节穿刺抽出液体多为黄色、清澈,或有血液而呈粉红色,细菌培养阴性。X射线检查滑膜炎骨质无异常,或者有退行性改变,或者有关节内游离体,骨关节边缘有骨刺。对膝关节积液多者或反复出现积液者,可做MRI检查,有助于判断滑膜炎的性质及其严重性。在不具备关节镜条件时,关节穿刺和滑液检查,对膝关节滑膜

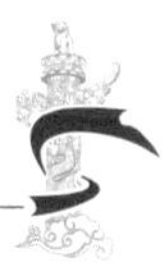

炎的诊断和鉴别诊断，均有重要参考价值。

（四）诊断

检查发现膝关节屈伸活动受限，下蹲困难并伴疼痛，关节周围可有局限性压痛点，浮髌试验阳性。慢性损伤性滑膜，可能无明显外伤史，主要表现膝关节发软及活动受限，肿胀持续不退，不敢下蹲。活动增多时加重，休息后减轻。久病者可扪及膝关节囊肥厚感。对膝关节积液多者或反复出现积液者，可做关节积液检查，它能反映出滑膜炎的性质及其严重性。故关节穿刺和滑液检查，对膝关节滑膜炎的诊断和鉴别诊断，均有重要参考价值。

关节镜检查，同时进行关节液的细菌培养和滑膜的病理学检查，是确定滑膜炎性质的最好方法，或可称为金标准。

（五）治疗

症状轻微时一般无须治疗，可暂予观察，注意休息，避免劳累，当症状无明显缓解，或加重时，需要去医院进行规范化治疗。治疗以药物治疗、物理治疗、手术治疗等方法为主。药物治疗主要包括非甾体抗炎药、抗生素类药、消炎镇痛药等。

1. 一般治疗　患病期间应注意卧床休息，减少患病关节的活动，可用拐杖或手杖辅助活动，减少关节的负重，同时应避免过度的大幅度活动，有利于患者快速康复。但仍需适当进行理疗及关节康复锻炼等项目，以防发生肌肉萎缩、关节功能减退。功能锻炼的主要目的是延缓滑膜炎造成的功能障碍和肌肉萎缩的并发症。治疗期间应限制活动，避免负重，保护受累的关节。避免长途疲劳奔走、爬山、上下高层楼梯，以及各种不良体位姿势（长久站立、跪位、蹲位等）。

发作期减轻受累关节的负荷，可使用辅助器具如手杖、助步器等协助活动。

定期复诊，遵从医嘱进行运动治疗及关节功能锻炼。患者可以记录关节疼痛程度及活动范围，评估病情进展情况，然后咨询医师，根据病情调整基础治疗、药物治疗方案，必要时行手术治疗。

2. 急性期治疗　及时发现及时治疗，对于急性创伤性滑膜炎，可按下列方式进行治疗。①患肢制动2～3周，同时应卧床休息，将患肢抬高，这样可以达到让关节滑膜减轻负担的目的，利于康复。固定时间不宜过长，以免出现严重的肌肉萎缩和关节僵硬，并要在医师指导下进行功能锻炼。②口服非甾体抗炎药物治疗及关节腔注射药物及冲洗。对关节肿胀很明显的患者，可行穿刺抽液术，减轻滑膜的压力。

3. 药物治疗　对于个体差异大，用药不存在绝对的最好、最快、最有效，除常用非处方药外，应在医师指导下充分结合个人情况选择最合适的药物。

（1）非甾体抗炎药：其作用为控制炎症，缓解疼痛。非选择性非甾体抗炎药（如布洛芬等）有导致胃肠道出血和穿孔的风险，因此不建议使用。选择性非甾体抗炎药（如塞来昔布、依托考昔），其胃肠道不良反应较小，但患有心脑血管疾病的患者禁止使用。

（2）止痛药：对于疼痛明显患者，可以酌情使用止痛药物。

（3）外用消炎镇痛药物：如双氯芬酸乙二胺乳胶剂，可缓解关节的轻、中度疼痛。均匀涂抹于患处，但需注意皮肤破损处不能涂抹。

（4）抗生素类药物：对于急性化脓性滑膜炎，可以使用抗生素治疗。在致病菌培养结果出来之前，一般首选头孢类抗生素。如果是6周至2岁儿童，应选氨苄西林，而如果是其他人群，应使用萘夫西林。如果怀疑患者存在革兰氏阴性杆菌感染，则可以选择使用庆大霉素。最终应根据药敏试验结果选用敏感抗生素。

（5）关节腔注射药物：常用的注射药物包括糖皮质激素、玻璃酸钠等。注入药物具有润滑、抗感染、软骨修复等功能，可有效缓解疼痛，改善关节功能。但该方法是有创性治疗，可能会增加关节感染的风险，需谨慎选择。

（6）其他：对于结核性关节炎、类风湿性关节炎、痛风性关节炎等引起的滑膜炎，还需要进行相应的特殊药物治疗。

4. 手术治疗　对于采取其他治疗方法，时间超过2个月以上，治疗无效的情况下，可考虑采取手术治疗。手术主要是在关节镜下进行，通过关节镜下进行滑膜切除术，清除病灶，清除物包括炎性滑膜、渗出物、沉积物及新生物等。术后应配合置管,冲洗引流,冲洗液中可加入药物(例如肾上腺素)帮助控制出血及减少术后粘连的情况发生。关节滑膜切除术后要注意抬高患肢,对于恢复期患者,应进行股四头肌和关节伸屈锻炼,避免肌肉萎缩和关节僵硬。

5. 中医治疗

(1)内服药:①急性期,可内服桃红四物汤加三七粉;②慢性期,可内服羌活胜湿汤加减。

(2)外用药:①急性期,可外敷消瘀止痛膏等;②慢性期,可外贴万应膏等。

6. 物理疗法　可使用超短波、频谱等方法进行治疗,以达渗出液吸收速度加快,缩短治疗时间的目的。推拿治疗通常用于改善关节功能,对滑膜炎没有直接的治疗作用。

(六)预防

创伤性滑膜炎的预防,体育活动时戴好护膝,做好膝关节的防护。运动前做好热身准备工作。平时加强膝关节周围肌肉力量练习和韧带柔韧性练习。

骨关节病引起的滑膜炎的预防,平时注意锻炼身体,根据个人身体状况选择适合的运动方式,如散步、慢跑、打太极拳、游泳等,循序渐进。合理有效运动可以预防骨质增生,保持关节的灵活性,减少慢性损伤的发生。超重会增加关节负担,应保持健康体重。避免长期过度使用关节,以防发生关节磨损,引发滑膜炎。

保护关节可佩戴保护关节的弹性套,如护膝等,避免穿高跟鞋,对膝关节内侧室关节炎可用楔形鞋垫辅助治疗。

儿童应避免下肢的大幅度的外展、内收等动作,以防止滑膜炎的发生。

积极防治其他可能导致滑膜炎的感染性疾病,如风湿性关节炎等。

四、颈椎病

颈椎病(cervical spondylosis)又称颈椎综合征,是颈椎骨关节炎、增生性颈椎炎、颈神经根综合征、颈椎间盘脱出症的总称,是一种以退行性病理改变为基础的疾患。由于颈椎间盘退行性变、椎管内后纵韧带及黄韧带增生及椎小关节退行性变所致的颈髓、神经根和颈椎血管受压而引起的以颈肩痛和肢体麻木为主要表现的综合征。主要由于颈椎长期劳损、骨质增生,或椎间盘脱出、韧带增厚,致使颈椎脊髓、神经根或椎动脉受压,出现一系列功能障碍的临床综合征。表现为椎节失稳、松动;髓核突出或脱出;骨刺形成;韧带肥厚和继发的椎管狭窄等。由于刺激或压迫了邻近的神经根、脊髓、椎动脉及颈部交感神经等组织,引起一系列症状和体征。

(一)流行病学

1. 年龄　调查表明,40~60 岁为高发年龄,60 岁以后有自愈倾向。大多数流行病学资料都支持此观点。青年颈椎病有增多趋势,并且发病急骤,颈部疼痛剧烈是主要临床症状。

2. 性别　调查表明,女性的发病率高于男性,可能与女性从事长期伏案工作者多于男性,其椎间盘承受过重的载荷,退行性病变较重有关。

3. 职业　大量调查资料表明,颈椎病的发生与不良姿势、情绪紧张、潮湿、疲劳、外伤等紧密相关。某些需要伏案工作的职业,容易发生颈椎病。

4. 睡眠　不良睡眠姿势对颈椎病患病率的增高有重要影响。不良睡眠姿势导致休息状态下大脑不能及时调整,必然会造成椎旁肌肉、韧带及关节的平衡失调,加速病程。

(二)病因

1. 颈椎退行性变　这是颈椎病发病的主要原因,椎间盘的退变尤为重要,是颈椎诸结构退变的首发因素,并由此演变出一系列颈椎病的病理解剖及病理生理改变。①椎间盘变性;②韧带-椎间盘间隙的出现与血肿形成;③椎体边缘骨刺形成;④颈椎其他部位的退变;⑤椎管矢状径及容积减小。

2. 发育性颈椎椎管狭窄　现已明确颈椎管内径,特别是矢状径,不仅对颈椎病的发生与发展,而且与颈椎病的诊断、治疗、手术方法选择及预后判定均有着十分密切的关系。一些人颈椎退变严重,骨赘增生

明显，但并不发病，其主要原因是颈椎管矢状径较宽，椎管内有较大的代偿间隙。而一些患者颈椎退变并不十分严重，但颈椎管矢状径较窄故症状出现早而且比较严重。

3. 慢性劳损　慢性劳损是指超过正常生理活动范围最大限度或局部所能耐受时值的各种超限活动。其有别于明显的外伤或生活、工作中的意外，因此易被忽视，但对颈椎病的发生、发展、治疗及预后等均有着直接关系，此种劳损的产生与起因主要有以下 3 种情况。

(1) 不良的睡眠体位：因不良的睡眠体位持续时间长及在大脑处于休息状态下不能及时调整，则必然造成椎旁肌肉、韧带及关节的平衡失调。

(2) 不当的工作姿势：流行病学调查表明某些工作量不大，强度不高，但处于坐位，尤其是低头工作者的颈椎病发病率特高，包括家务劳动者、刺绣女工、办公室人员、电脑操作者、仪表流水线上的装配工等。

(3) 不适当的体育锻炼：超过颈部耐量的活动或运动，如以头颈部为负重支撑点的人体倒立或翻筋斗等，均可加重颈椎的负荷，尤其在缺乏正确指导的情况下。

4. 颈椎先天性畸形　对比研究性摄片发现颈椎段可有各种异常所见，其中骨骼明显畸形约占 5%。

（三）临床表现

颈椎病的临床症状体征较为复杂，主要有颈背疼痛、上肢无力、手指发麻、下肢乏力、行走困难、头晕、恶心、呕吐，甚至视物模糊、心动过速及吞咽困难等。其临床症状体征与病变部位、组织受累程度及个体差异有一定关系。

1. 临床类型及表现

(1) 神经根型颈椎病：①具有较典型的根性症状（麻木、疼痛），且范围与颈脊神经所支配的区域相一致；②压头试验或臂丛牵拉试验阳性；③影像学所见与临床表现相符合；④痛点封闭无显效；⑤除外颈椎外病变如胸廓出口综合征、腕管综合征、肘管综合征、肩周炎等所致以上肢疼痛为主的疾患。

(2) 脊髓型颈椎病：①临床上出现颈脊髓损害的表现；②X 射线片上显示椎体后缘骨质增生、椎管狭窄，影像学证实存在脊髓压迫；③除外肌萎缩性侧索硬化症、脊髓肿瘤、脊髓损伤、多发性末梢神经炎等。

(3) 椎动脉型颈椎病：①曾有猝倒发作，并伴有颈性眩晕；②旋颈试验阳性；③X 射线片显示节段性不稳定或枢椎关节骨质增生；④多伴有交感神经症状；⑤除外眼源性、耳源性眩晕；⑥除外椎动脉Ⅰ段（进入 C_6 横突孔以前的椎动脉段）和椎动脉Ⅲ段（出颈椎进入颅内以前的椎动脉段）受压所引起的基底动脉供血不全；⑦手术前需行椎动脉造影或数字减影椎动脉造影。

(4) 交感神经型颈椎病：主要表现为头晕、眼花、耳鸣、手麻、心动过速、心前区疼痛等一系列交感神经症状，X 射线片颈椎有失稳或退变。椎动脉造影阴性。

(5) 食管压迫型颈椎病：颈椎椎体前鸟嘴样增生压迫食管引起吞咽困难，并经食管钡剂检查证实等。

(6) 颈型颈椎病：本型也称局部型颈椎病，是指具有头、肩、颈、臂的疼痛及相应的压痛点，X 射线片上没有椎间隙狭窄等明显的退行性改变，但可以有颈椎生理曲线的改变，椎体间不稳定及轻度骨质增生等变化。

2. 并发症

(1) 吞咽障碍：表现为吞咽时有梗阻感、食管内有异物感，少数患者有恶心、呕吐、声音嘶哑、干咳、胸闷等症状。这是由于颈椎前缘直接压迫食管后壁而引起食管狭窄，也可能是因骨刺形成过速使食管周围软组织发生刺激反应所引起。

(2) 视力障碍：表现为视力下降、眼胀痛、怕光、流泪、瞳孔大小不等，甚至出现视野缩小和视力锐减，个别患者还可发生失明。这与颈椎病造成自主神经紊乱及椎基底动脉供血不足而引发的大脑枕叶视觉中枢缺血性病损有关。

(3) 颈心综合征：表现为心前区疼痛、胸闷、心律失常（如期前收缩等）及心电图 ST 段改变，易被误诊为冠心病。这是颈背神经根受颈椎骨刺的刺激和压迫所致。

(4) 高血压颈椎病：颈椎病可引起血压升高或降低，其中以血压升高为多，称为“颈性高血压”。由于颈椎病和高血压病皆为中老年人的常见病，故两者常常并存。

(5)胸部疼痛:表现为起病缓慢的顽固性的单侧胸大肌和乳房疼痛,检查时有胸大肌压痛。这与 C_6 和 C_7 神经根受颈椎骨刺压迫有关。

(6)下肢瘫痪:早期表现为下肢麻木、疼痛、跛行,有的患者在走路时有如踏棉花的感觉,个别患者还可伴有排便、排尿障碍,如尿频、尿急、排尿不畅或大小便失禁等。这是因为椎体侧束受到颈椎骨刺的刺激或压迫,导致下肢运动和感觉障碍所致。

(7)猝倒:表现为常在站立或走路时因突然扭头出现身体失去支持力而猝倒,倒地后能很快清醒,不伴有意识障碍,亦无后遗症。此类患者可伴有头晕、恶心、呕吐、出汗等自主神经功能紊乱的症状。这是由于颈椎增生性改变压迫椎动脉引起基底动脉供血障碍,导致一时性脑供血不足所致。

(四)辅助检查

1. 颈椎病的试验检查　颈椎病的试验检查即物理检查,包括以下项目。

(1)前屈旋颈试验:让患者颈部前屈、嘱其向左右旋转活动。如颈椎处出现疼痛,表明颈椎小关节有退行性变。

(2)椎间孔挤压试验(压顶试验):让患者头偏向患侧,检查者左手掌放于患者头顶部、右手握拳轻叩左手背,则出现肢体放射性痛或麻木、表示力量向下传递到椎间孔变小,有根性损害;对根性疼痛厉害者,检查者用双手重叠放于头顶、间下加压,即可诱发或加剧症状。当患者头部处于中立位或后伸位时出现加压试验阳性称之为 Jackson 压头试验阳性。

(3)臂丛牵拉试验:让患者低头,检查者一手扶患者头颈部,另一手握患肢腕部,做相反方向推拉,了解患者是否感到放射痛或麻木,这称为 Eaten 试验。如牵拉同时再迫使患肢做内旋动作,则称为 Eaten 加强试验。

(4)上肢后伸试验:检查者一手置于患者健侧肩部起固定作用,另一手握于患者腕部,并使其逐渐向后、外呈伸展状,以增加对颈神经根牵拉,若患肢出现放射痛,表明颈神经根或臂丛有受压或损伤。

2. X 射线检查　一般情况 40 岁以上的男性,45 岁以上的女性约有 90% 存在颈椎椎体的骨刺。故有 X 射线平片的改变,不一定有临床症状。颈椎病有关的 X 射线所见如下。

(1)正位:观察有无寰枢关节脱位、齿状突骨折或缺失。第 7 颈椎横突有无过长,有无颈肋。钩椎关节及椎间隙有无增宽或变窄。

(2)侧位:①曲度的改变,颈椎发直、生理前突消失或反弯曲;②异常活动度,在颈椎过伸过屈侧位 X 射线片中,可以见到椎间盘的弹性有改变;③骨赘,椎体前后接近椎间盘的部位均可产生骨赘及韧带钙化;④椎间隙变窄,椎间盘可以因为髓核突出,椎间盘含水量减少发生纤维变性而变薄,表现在 X 射线片上为椎间隙变窄;⑤半脱位及椎间孔变小,椎间盘变性以后,椎体间的稳定性低下,椎体往往发生半脱位,或者称为滑椎;⑥项韧带钙化,项韧带钙化是颈椎病的典型病变之一。

(3)斜位:摄脊椎左右斜位片,主要观察椎间孔的大小及钩椎关节骨质增生的情况。

3. 肌电图检查　颈椎病及颈椎间盘突出症的肌电图检查都可提示神经根长期受压而发生变性,从而失去对所支配肌肉的抑制作用。

4. CT 检查　CT 可用于诊断后纵韧带骨化、椎管狭窄、脊髓肿瘤等所致的椎管扩大或骨质破坏,测量骨质密度以估计骨质疏松的程度。另外,由于横断层图像可以清晰地看到硬膜鞘内外的软组织和蛛网膜下腔,故能正确地诊断椎间盘突出症、神经纤维瘤、脊髓或延髓的空洞症,对于颈椎病的诊断及鉴别诊断具有一定的价值。

(五)诊断与鉴别诊断

1. 诊断　根据临床表现和检查若排除了其他器质性疾病,且下述 4 项中有 3 项症状者,即可诊断;有 2 项症状者为可疑。

(1)病史和症状:中年以上,有慢性发作性颈部僵硬伴有肩膀麻痛,或有头晕、耳鸣、视雾、猝倒症,或有下肢乏力及震颤、瘫痪,或有肢端发凉、发绀等。

(2)体征:有颈丛、臂丛神经受压表现,或椎动脉、脊前动脉受压表现,或有颈脊髓受压表现,或有颈交感神经受压表现。

(3)X 射线检查:可有颈椎生理前凸消失或后突、椎间隙狭窄、椎体缘或钩突骨赘形成、项韧带钙化等表现。

(4)化验及其他特殊检查:三大常规、红细胞沉降率、抗 O 抗体一般正常,类风湿因子阴性,脑血流图可见左、右椎动脉不对称,尤其是在转动颈部时。

2. 鉴别诊断

(1)神经根型颈椎病须与下列疾病鉴别:颈肋和前斜角肌综合征、椎管内髓外硬脊膜下肿瘤、椎间孔及其外周的神经纤维瘤、肺尖附近的肿瘤均可引起上肢疼痛、神经痛性肌萎缩、心绞痛、风湿性多肌痛。

(2)脊髓型颈椎病应与下列疾病鉴别:肌萎缩性侧索硬化、多发性硬化、椎管内肿瘤、脊髓空洞。

(3)椎动脉型颈椎病应与下列疾病鉴别:须与其他原因引起的椎基底动脉供血不足鉴别,如椎动脉粥样硬化和发育异常等。椎动脉造影是最可靠的鉴别方法。

(4)交感神经型颈椎病应与下列疾病鉴别:冠状动脉供血不足、神经官能症、更年期综合征、其他原因所致的眩晕。

(5)食管压迫型颈椎病应与下列疾病鉴别:须与食管炎、食管癌引起的吞咽困难鉴别。

(6)颈型颈椎病与慢性颈部软组织损伤鉴别:因长期低头工作,头经常处于前屈的姿势,使颈椎间盘前方受压,髓核后移,刺激纤维环及后纵韧带,从而产生不适症状。

(六)治疗

颈椎病的治疗包括非手术治疗和手术治疗。绝大多数患者经非手术治疗能够缓解症状甚至治愈。但每一种治疗方法均有其独特的操作、作用和适应证,需要有专科医师指导,而且有一定的疗程。切忌病急乱投医,频繁更换治疗方法或多种方法杂乱并用,这样不但得不到治疗效果,反而有可能加重病情。

在心理上,要对疾病有正确的认识,树立战胜疾病的信心。颈椎病属于心身疾病范畴,病程长,反复发作。治疗也是一个缓慢的过程,不可能立竿见影。对于颈椎病急性发作或初次发作的患者,要注意适当休息,病情严重者要卧床休息 2~3 周。但卧床时间不宜过长,以免发生肌肉萎缩、组织粘连、关节粘连等变化,阻碍颈椎病的恢复。对于处于颈椎病间歇期和慢性期的患者,应适当参加工作。

1. 非手术治疗

(1)药物治疗:可选择性应用止痛剂、镇静剂、B 族维生素,对症状的缓解有一定的效果。硫酸氨基葡萄糖与硫酸软骨素在临床上用于治疗全身各部位的骨关节炎,其是软骨保护剂,具有一定程度的抗炎抗软骨分解作用。氨基葡萄糖能抑制脊柱髓核细胞产生炎症因子,并促进椎间盘软骨基质成分糖胺聚糖的合成。椎间盘内注射氨基葡萄糖可以显著减轻椎间盘退行性疾病导致的下腰痛,同时改善脊柱功能。口服硫酸氨基葡萄糖和硫酸软骨素能在一定程度上逆转椎间盘退行性改变。

(2)运动疗法:各型颈椎病症状基本缓解或呈慢性状态时,可做医疗体操以促进症状的进一步消除及巩固疗效。症状急性发作期宜局部休息,不宜增加运动刺激。有较明显或进行性脊髓受压症状时禁忌运动,特别是颈椎后仰运动应禁忌。椎动脉型颈椎病时颈部旋转运动宜轻柔缓慢,幅度要适当控制。

(3)牵引治疗:“牵引”在过去是治疗颈椎病的首选方法之一。牵引不但不能促进颈椎生理曲度的恢复,相反牵引拉直了颈椎,反而弱化颈椎生理曲度,故颈椎病应慎用牵引疗法。

(4)手法按摩:推拿疗法是颈椎病较为有效的治疗措施。它的治疗作用是能缓解颈肩肌群的紧张及痉挛,恢复颈椎活动,松解神经根及软组织粘连来缓解症状,脊髓型颈椎病一般禁止重力按摩和复位,否则极易加重症状,甚至可导致截瘫,即使早期症状不明显,一般也推荐手术治疗。

(5)理疗:在颈椎病的治疗中,理疗可起到多种作用。一般认为,急性期可行离子透入、超声波、紫外线或间动电流等;疼痛减轻后用超声波、碘离子透入、感应电或其他热疗。

(6)温热敷:该治疗方法可改善血液循环,缓解肌肉痉挛,消除肿胀以减轻症状,有助于手法治疗后使患椎稳定。可用热毛巾和热水袋局部外敷,急性期患者疼痛症状较重时不宜做温热敷治疗。

2. 手术治疗　严重有神经根或脊髓压迫者,必要时可手术治疗。包括前路椎间盘切除、椎间植骨融合术、椎体次全切除术、后路椎管扩大成形术、椎板切除减压术、椎动脉减压术等。

介入手术属于新型高科技治疗方法,其独特的治疗手段被广泛地应用于临床,在治疗颈椎病、腰椎病

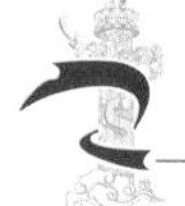

方面能有效地降低手术风险。其中臭氧(O_3)微创介入疗法在国外已普遍应用,已被确认是免除开刀治疗颈、腰椎间盘突出症的最有效手段。①臭氧(O_3)具有极强的氧化能力,同时还有抗炎和镇痛的作用,可以瞬时氧化髓核组织内的蛋白多糖及破坏髓核细胞导致水分流失而萎缩,使症状得以缓解,达到治疗目的。②起效快,疗效高:能根治颈、腰椎间盘突出症。③创伤小:局部麻醉下细针穿刺,无痛苦,比保守治疗有效,同时免除开刀之苦。主要作用于髓核,对其他组织无影响。④精确定位:在X射线透视引导下定位准确,成功率高。⑤安全:臭氧(O_3)进入椎间盘后很快降解为O_2,促进周围神经组织恢复。臭氧治疗的关键在于臭氧介入的浓度,不同的病症、不同的部位,在治疗时要调配不同的浓度。

(七)预防

对待疾病最积极的方法是防患于未然。颈椎病的预防,应从病因及发病诱因两方面采取措施,以有效地降低发病率和防止已治愈患者的复发。颈椎是脊柱的一部分,要从脊柱的整体加以预防。

1. 防止急性头、颈、肩外伤　头颈部跌扑伤、碰击伤及挥鞭伤(如乘车中睡眠,急刹车时,极易造成颈椎损伤,故应尽量防止;游泳者在浅水处跳水,经常有造成颈椎严重撞伤者,故跳水应到深水处等),均易发生颈椎及其周围软组织损伤,直接或间接引起颈椎病,故应积极预防,一旦发生应及时检查和彻底治疗。防止外伤也是预防脊柱退行性变的有力措施。一旦发生外伤,除治疗软组织损伤外,还要及时治疗颈椎小关节错位,以防止发展成为颈椎病。

2. 纠正生活中的不良姿势,防止慢性损伤　颈肩部软组织慢性劳损,是发生颈椎病的病理基础,生活中的不良姿势是形成慢性劳损的主要原因之一,所以纠正日常生活中的不良姿势,对预防颈椎病有十分重要的意义。

3. 合理用枕　枕头是颈柱的保护工具,枕头一定要适合颈部的生理要求。合理的枕头对治疗和预防颈椎病十分重要,是药物治疗所不能替代的,但应长期坚持应用。合理的枕头必须具备两项:科学的高度和舒适的硬度。①对枕头的高度,枕头不宜过高,亦不宜过低。以自己的颌肩线(下颌角至肩峰的距离)或手掌横径,作为侧卧或仰卧的高度,此高度适合绝大多数人;少数人需适当高枕,如棘突发育畸形、吻棘,枕头过低则可使症状加重。②枕头应有适当的弹性或可塑性,不要过硬,以木棉或谷物皮壳较好,应用后可以形成马鞍形。

4. 良好的睡姿　良好的睡姿对脊柱的保健十分重要。人体躯干部、双肩及骨盆部横径较大,侧卧时,脊柱因床垫的影响而弯曲,如果长期偏重于某一侧卧位,脊柱会逐渐侧弯,轻者醒后腰背僵硬不适,需要起床活动方可恢复正常,重者可发展成脊柱病。睡眠应以仰卧为主,侧卧为辅,要左右交替,侧卧时左右膝关节微屈对置。俯卧、半俯卧、半仰卧或上、下段身体扭转而睡,都属不良睡姿,应及时纠正。头应放于枕头中央,以防落枕。脊柱病患者应以木板床为宜,弹簧床对脊柱生理平衡无益。

5. 预防慢性劳损　由于工作需要,有些工种需要特殊姿势或在强迫体位中工作较长时间,如果不予重视,容易发生慢性劳损,并逐渐发展成脊柱病。例如长期看显微镜的人员、坑道作业人员、会计师、缝纫刺绣、牙科医师、飞机的机械师、打字员、发报员等屈颈、斜颈、扭颈、耸肩工作者,以及长期伏案工作的学习的人,若不注意桌椅的高度与自己的身材相适应,又不重视业余时间的平衡运动(与工作姿势相反的姿势锻炼,如伏案工作者做伸懒腰动作),时间长了将会发生肩颈部软组织负荷,不仅容易发生腰背软组织劳损,而且可进一步发展成为颈、胸、腰椎关节功能紊乱。预防慢性劳损,除工间或业余时间作平衡运动外,还可根据不同的年龄和体质条件,选择一定的运动项目,进行增强肌力和增强体质的锻炼。加强颈部锻炼可以预防和延缓颈椎病的发生和发展。方法是:双手叉腰,放慢呼吸,缓缓低头使下巴尽量接角第一领扣;再仰头,头部尽量后仰;随后是左、右歪头,耳垂尽量达到左右肩峰处;左右转颈,颏部尽量接触肩峰。

6. 老年人的预防　50岁以上的老人,脊柱多有退行性改变,因此更应重视预防脊柱病的发生。枕头必须选用合乎个人规格的(男士按个人衬衣号用同号的枕头;女士按衬衣号用小一号的枕头),无论家居或外出,都要重视用枕;天气寒冷时要注意颈腰部保暖,减少缩颈、耸肩、弯腰等不良姿势,冬季应注意防止颈肩受寒,尤其睡眠时颈肩部要保暖,以避免因冷刺激而发生落枕,诱发颈椎病和肩周炎。与人谈话、看电视、看电影或看书报,要尽可能正面注视,不要过度扭曲颈部。总之,要保持脊柱的正常生理曲度、正

直，防止因姿势不良而诱发颈椎病。

国内外研究证明，危及中老年生命的心血管、脑血管疾病及种慢性病与脊柱相关，故作为老年人预防脊柱病，亦能达到预防高血压、冠心病、心律失常、脑血管等病的作用。

五、腰 椎 病

腰椎病（lumbar spondylopathy）涵盖了腰椎间盘突出症（prolapse of lumbar intervertebral disc，lumbar interverte-bral disc herniation）、腰椎骨质增生、腰肌劳损、腰扭伤、腰椎退行性病变、风湿或类风湿性腰痛、腰椎结核等疾患。

人体有 5 个腰椎（lumbar vertebrae），椎体较大，棘突板状水平伸向后方，相邻棘突间间隙宽，关节突关节面呈矢状位，每一个腰椎由前方的椎体和后方的附件组成，椎板内缘成弓形，椎弓与椎体后缘围成椎孔，上下椎孔相连，形成椎管，内有脊髓和神经通过，两个椎体之间的联合部分就是椎间盘。它是位于相邻两椎体间的纤维软骨盘，由内、外两部分组成。内部为髓核，位于椎间盘的中央，它是一种富含水分、呈胶冻状柔软而富有的弹性蛋白；外部为包绕髓核周围的纤维环，由多层纤维软骨以同心圆紧密排列而成，坚韧而富有弹性，一层层的纤维环把两个椎体连接在一起，并把髓核牢牢地固定在中央。椎间盘不仅将相邻椎体牢固地联结，还可承受压力、吸收震荡、减缓冲击，保护脑和内脏，并赋予脊柱以一定的运动功能，椎间盘各处厚度不同，胸部中段最薄，向上、向下则逐渐增厚，腰部最厚，故脊柱腰段活动度最大。

（一）病因

1. 腰椎间盘突出症　最基本的病因是腰椎间盘的退行性改变。正常椎间盘富有弹性和韧性，具有强大抗压能力，可承担 450 kg 的压力而无损伤。但是随着年龄（20 岁以后）的增长，椎间盘逐渐开始退变，髓核的含水量不断降低，椎间盘的弹性与抗负荷能力也逐渐减退了，在各种负荷作用之下，椎间盘就容易在受力最大的位置，即纤维环的后部，由里向外产生裂隙，再加上其他因素就容易诱发纤维环的破裂，进而导致髓核组织出现突出或脱出。比较常见的诱发因素有：①腹压增高，如剧烈咳嗽、便秘时用力排便等；②腰姿不当，当腰部处于屈曲位时，如突然加以旋转则易诱发髓核突出；③突然负重，在未有充分准备时，突然使腰部负荷增加，易引起髓核突出；④腰部外伤，急性外伤时可波及纤维环、软骨板等结构，而促使已退变的髓核突出；⑤职业因素，如汽车驾驶员长期处于坐位和颠簸状态，易诱发椎间盘突出。成年人由于椎间盘发生退行性改变，在过度劳损、负重、体位骤变或用力不当等情况下，可致纤维环破裂，因纤维环前厚后薄，髓核易向后或后外脱出，压迫脊髓或脊神经根，产生腰腿痛等症状，称为椎间盘突出症，见图 68-1。该症多发生在运动幅度大、负重大的腰椎间盘。

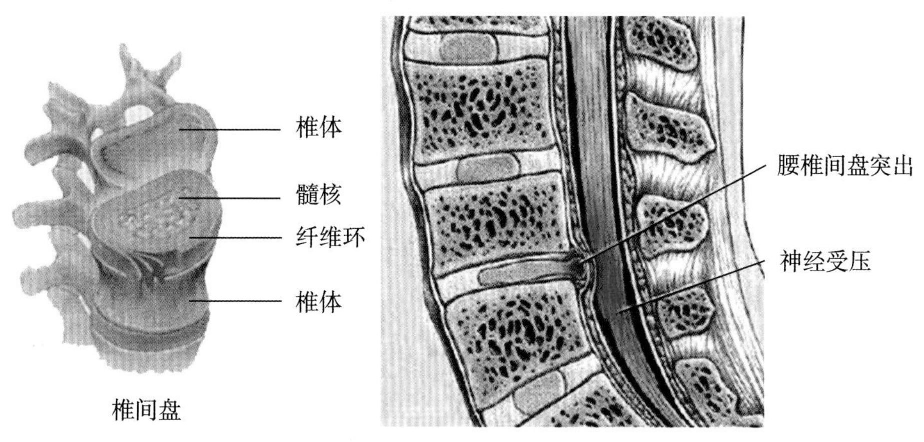

图 68-1　**椎间盘突出**

2. 腰椎骨质增生　腰椎骨质增生一般主要与年龄、劳损、外伤、姿势不正确等有着直接的关系。骨质增生的主要病因与关节软骨的退行性病变有关，腰椎的骨质增生是因为中年以后，腰椎骨质增生随着年

龄的增大,机体各组织细胞的生理功能也逐渐衰退老化,退化的椎间盘逐渐失去水分,椎间隙变窄,纤维环松弛向周边膨出,椎体不稳,纤维环在椎体边缘外发生撕裂,导致髓核突出,将后纵韧带的骨膜顶起,其下面产生新骨,形成骨刺或骨质增生。也有人认为椎间盘退变萎缩后,椎体向前倾斜,椎体前缘在中线为前纵韧带所阻,两侧骨膜掀起,骨膜下形成新骨。另外,局部的受压因素也是引起骨质增生的主要因素。

3. 腰肌劳损　①急性腰扭伤后及长期反复的腰肌劳损。②治疗不及时、处理方法不当。③长期反复的过度腰部运动及过度负荷,如长时期坐位、久站或从弯腰位到直立位手持重物、抬物,均可使腰肌长期处于高张力状态,久而久之可导致慢性腰肌劳损。④慢性腰肌劳损与气候、环境条件也有一定关系,气温过低或湿度太大都可促发或加重腰肌劳损。

4. 腰扭伤　主要有两种原因:①扭伤,多因行走滑倒、跳跃、闪扭身躯、跑步等,腰部肌肉、筋膜、韧带等软组织因外力作用突然遭受过度牵制所致,故损伤较轻。②挫裂伤,是较为严重的损伤,如高攀、提拉、扛抬重物的过程中用力过猛或姿势不正、配合不当,腰部肌肉强力收缩时,造成腰部的肌肉、腰骶部肌肉的附着点、骨膜、筋膜、韧带、椎间小关节与关节囊的损伤和撕裂。

5. 腰椎退行性病变　腰椎退行性病变是指腰椎自然老化、退化的生理病理过程。主要包括:①腰椎间盘纤维环的退行性变;②椎间盘髓核的退行性变;③软骨终板的退行性变;④腰椎椎体的退行性变;⑤腰椎小关节的退行性变;⑥黄韧带的退行性变;⑦其他韧带的退行性变;⑧骨质增生;⑨退行性椎管狭窄。腰椎是人体躯干活动的枢纽,而所有的身体活动都无一不在增加腰椎的负担,随着年龄的增长,过度的活动和超负荷的承载,使腰椎加快出现老化。严重的腰椎退行性病变可以引起腰腿痛甚至神经损害,影响工作能力和生活质量。

6. 其他病因　①风湿或类风湿性疾病均为常见的免疫系统疾病;②腰椎结核和其他部位结核一样大多是由肺结核引起,结核分枝杆菌随血液流传到骨组织,大多数结核分枝杆菌被消灭,腰椎结核的病因只有少数结核菌逃避抗结核药物,隐藏在身体内,当身体免疫力下降时定植感染,造成骨质破坏发展成为骨结核。结核分枝杆菌喜欢生长在血液丰富的地方,脊椎椎体以松质骨为主,它的滋养动脉为终末动脉,静脉血流到这里速度缓慢,结核分枝杆菌容易停留在椎体部位。而腰椎的活动度在整个脊柱中最大,因此在骨关节结核中,以腰椎的发病率最高。

(二)临床表现

1. 腰椎病典型症状　腰椎病的典型症状是腰痛及腿部放射性疼痛。但由于髓核突出的部位、大小、椎管管径、病理特点、机体状态及个体敏感性等不同,临床表现也有一定差异。

(1)腰痛:95%以上的腰椎病患者有此症状。患者自觉腰部持续性钝痛,平卧位减轻,站立则加剧,一般情况下尚可忍受,腰部可适度活动或慢步行走,另一种为突发的腰部痉挛样剧痛,难以忍受,需卧床休息,严重影响生活和工作。

(2)下肢放射痛:80%患者出现此症,常在腰痛减轻或消失后出现。表现为由腰部至大腿及小腿后侧的放射性刺激或麻木感,直达足底部。重者可为由腰至足部的电击样剧痛且多伴有麻木感。疼痛轻者可行走,呈跛行状态;重者需卧床休息,喜欢屈腰、屈髋、屈膝位。

(3)下肢麻木、冷感及间歇性跛行:下肢麻木多与疼痛伴发,少数患者可表现为单纯麻木,有少数患者自觉下肢发冷、发凉。主要是因为椎管内的交感神经纤维受到刺激所至。间歇性跛行的产生机制及临床表现与腰椎管狭窄相似,主要是由于髓核突出的情况下可出现继发性腰椎管狭窄症的病理和生理学症状。

(4)马尾神经受损症状:主要见于中央型髓核脱出症,临床上较少见。可出现会阴部麻木、刺痛,大小便功能障碍。女性可出现尿失禁,男性可出现阳痿。严重者可出现大小便失控及双下肢不全性瘫痪。

2. 腰椎病临床类型

(1)腰椎间盘突出症:腰椎间盘突出症是因腰椎间盘退行性改变,导致髓核脱水变性、纤维环破裂后,髓核组织突出刺激或压迫相应水平的腰神经根、脊髓等引起的综合征,属常见病。在人群中发病率为15.2%,青壮年人群多发,且男性多于女性,大部分患者均因有不同程度的外伤而造成。腰椎间盘各部分,尤其是髓核有不同程度的退行性改变,在各种外力作用下,椎间盘的纤维环破裂,髓核组织从破裂之

处突出，使相邻神经根、脊髓等遭受刺激或压迫，从而产生腰痛，一侧或双侧下肢放射痛、麻木、间歇性跛行及马尾神经受损症状等症状，甚至大小便失禁，瘫痪。

临床分型（从病理变化及 CT、MRI 表现，结合治疗方法分型）：①膨隆型，纤维环部分破裂，而表层尚完整，此时髓核因压力而向椎管内局限性隆起，但表面光滑，这一类型经保守治疗大多可缓解或治愈；②突出型，纤维环完全破裂，髓核突向椎管，仅有后纵韧带或一层纤维膜覆盖，表面高低不平或呈菜花状，常需手术治疗；③脱垂游离型，破裂突出的椎间盘组织或碎块脱入椎管内或完全游离，此型不单可引起神经根症状，还容易导致马尾神经症状，非手术治疗往往无效；④Schmorl 结节，髓核经上下终板软骨的裂隙进入椎体松质骨内，一般仅有腰痛，无神经根症状，多不需要手术治疗。

（2）腰椎骨质增生：随着年龄增长，腰椎及周围软组织产生退行性病变。由于软组织病变、肌肉的牵拉或撕脱、出血、血肿，日久便形成刺状的骨质增生。骨刺的形成又对软组织产生机械性的刺激，压迫神经导致神经根水肿变形，产生腰腿痛等症状，如此恶性循环，病情不断加重。虽有许多通常的治疗措施，但疗效皆不尽如人意。病情反复，时好时坏，不能根治。

（3）腰椎管狭窄症：腰椎管因某些原因发生骨性或纤维性结构改变，导致一个节段或多个节段的一处或多处管腔变窄，压迫了马尾神经或神经根而产生的临床症候群。腰椎管狭窄的原因有先天与后天两种，先天的椎管狭窄症是指椎管先天发育狭窄，在同样的组织退变、增生的情况下，容易引起症状。后天是由于退变、损伤等原因引起的黄韧带肥厚、椎体骨质增生、小关节骨赘、硬膜外粘连、腰椎间盘突出等，导致腰椎管腔狭窄。其中以黄韧带肥厚、腰椎间盘突出引起者最为多见。腰椎管狭窄症发病主要在中年以后，男性多于女性，可能和男性劳动强度和腰部负荷较大有关。主要表现：①腰背痛，60% 以上的患者伴有腰背痛，相对于椎间盘突出引起的疼痛常常较轻微，并且有慢性加重的趋势，有些患者不活动时出现疼痛，活动数小时后反而减轻，但若活动过久反而可产生更加剧烈的疼痛。②间歇性跛行，这是最具有特点的症状，行走数十米或百米即出现下肢酸胀、乏力、疼痛甚至麻木、步态失稳，难以继续行走。坐或下蹲休息后症状可缓解或消失，但继续行走后又可重复上述表现。很多患者喜欢走路时往前倾，这是一种为减轻疼痛的代偿性姿势，通过前倾，可以避免黄韧带折叠等可使腰椎管狭窄加重的因素，使椎管容积相对增大，受压迫的神经暂时得到减压，疼痛也能得到缓解。同样，患者在上山、骑自行车、上楼梯等屈曲姿势下症状也能得到减轻，在下山和脊柱后伸时加重。③马尾神经综合征表现为会阴部麻木、刺痛，大小便功能和性功能障碍等。

（4）腰肌劳损：腰肌劳损又称功能性腰痛、慢性下腰损伤、腰臀肌筋膜炎等，实为腰部肌肉及其附着点筋膜或骨膜的慢性损伤性炎症，是腰痛的常见原因之一，主要症状是腰或腰骶部胀痛、酸痛，反复发作，疼痛可随气候变化或劳累程度而变化，如日间劳累加重，休息后可减轻，时轻时重，为临床常见病、多发病，发病因素较多。其日积月累，可使肌纤维变性，甚而少量撕裂，形成瘢痕、纤维索条或粘连，遗留长期慢性腰背痛。

（5）急性腰扭伤：患者伤后立即出现腰部疼痛，呈持续性剧痛，次日可因局部出血、肿胀、腰痛更为严重；也有的只是轻微扭转一下腰部，当时并无明显痛感，但休息后次日感到腰部疼痛。腰部活动受限，不能挺直，俯、仰、扭转感困难，咳嗽、喷嚏、大小便时可使疼痛加剧。站立时往往用手扶住腰部，坐位时用双手撑于椅子，以减轻疼痛。腰肌扭伤后一侧或两侧当即发生疼痛；有时可以受伤后半天或隔夜才出现疼痛、腰部活动受阻，静止时疼痛稍轻、活动或咳嗽时疼痛较甚。检查时局部肌肉紧张、压痛及牵引痛明显，但无淤血现象。

（6）腰椎退行性病变：①腰痛及腰椎支撑功能下降，多由椎间盘的退变、腰椎小关节磨损增生、腰椎侧弯、腰椎滑脱等原因引起，特征是站立劳累后加重，卧床休息后减轻。②下肢疼痛麻木、间歇性跛行，主要由椎间盘突出、骨赘增生或椎管狭窄压迫神经、影响神经血供有关，典型的腰椎疾病引起的腿痛多表现为坐骨神经痛，即从腰部或臀部开始，延大腿后侧、小腿外侧放射至足的疼痛。间歇跛行主要表现为行走一段距离后（通常随疾病加重，行走距离逐渐缩短），双下肢出现酸麻胀痛，像灌了铅，因而迈步困难。此时弯腰或坐下、蹲下休息片刻后症状可以缓解，开始行走后又再次加重。③大小便和性功能障碍，表现为排便排尿无力、便不尽、尿潴留及性敏感性下降、阳痿、异常勃起等。男性小便方面的问题有时难以与前列腺增生相鉴别，腰椎疾病引起的男性小便障碍多时轻时重，而前列腺疾病引起的小便症状轻重程度多比较恒定。

(7)其他:①风湿或类风湿性腰痛,主要症状是腰痛,腰部下沉,如重量下降,劳累或下雨天后增加,晴天或晴天缓解;腰部向前靠背活动受限制,不能长时间坐着,容易疲劳,感觉虚弱、身体懒散和沉重,患部感到怕冷,并有其他相应的风湿或类风湿性疾病临床表现。②腰痛是腰椎结核最常见的症状,疼痛的性质多为钝痛或酸痛,伴有压痛及叩击痛,在劳累、咳嗽、睡前疼痛加重。上腰椎结核可有大腿痛,下腰椎结核可有坐骨神经痛,这是由于结核脓肿、肉芽组织及坏死的椎间盘或死骨向后突入椎管内,使脊髓或神经根受到压迫或刺激时,可出现放射痛。

(三)辅助检查

1. 一般检查　查体时可见患者主诉症状严重且多,对于腰椎间盘突出、脊柱侧凸的患者查体时可见腰椎侧凸;部分腰椎病患者出现腰椎生理性前凸消失,甚至变为后凸;对腰痛患者,多数具有明确压痛点,而盘源性腰痛及腰肌劳损患者无明确腰部压痛点。

2. 直腿抬高实验　患者双下肢伸直仰卧,检查者一手扶住患者膝部使其膝关节伸直,另一手握住踝部并缓慢将之抬高,直至患者产生下肢放射痛为止,记录下此时下肢与床面的角度,即为直腿抬高角度,直腿抬高角度小于等于60°时候,直腿抬高实验阳性。常见于腰椎间盘突出症的患者,少数腰椎管狭窄症及腰椎滑脱患者此实验也为阳性。

3. 股神经牵拉实验　患者取俯卧位,膝关节完全伸直,检查者将伸直的下肢抬高,使髋关节处于过伸位,当过伸到一定程度时大腿前方区域出现疼痛时,则为阳性。多见于腰2/3、腰3/4椎间盘突出的患者。

4. 神经系统检查　如感觉障碍相关检查,早期表现皮肤感觉过敏,渐而出现麻木、刺痛及感觉减退。

5. 腰椎X射线检查　包括腰椎正侧位片,动力位片。通过X射线可排除腰椎骨质破坏性病变,同时也可观察脊柱生理曲线、骨质增生、椎间隙狭窄及腰椎稳定性情况。同时腰椎X射线还能排除腰椎结核、肿瘤等病变。

数字X射线摄影(digital radiography,DR)作为一种常规的检查方法,对一些常见的生理曲度变直、腰椎骨质增生、椎小关节硬化、韧带钙化、隐性裂、脊柱滑脱可做出明确的诊断。也就是说临床上根据病情症状如果怀疑患者只是单纯的生理曲度变直、腰椎骨质增生、椎小关节硬化、韧带钙化、隐性裂、脊柱滑脱只用DR检查即可。

6. CT检查　可准确地显示腰椎骨组织结构及轮廓,对骨性狭窄及结构异常观察较为理想,同时也可以较为清晰的观察钙化的组织,但对脊髓、神经根、椎间盘显像较差。

7. MRI检查　对腰椎病诊断具有重要价值,MRI可以清晰地显示脊髓、椎管及神经根的轮廓及病变情况。MRI可较好的观察椎间盘突出的形态及与硬膜囊、神经根之间的关系。

8. 肌电图检查　对于腰椎病不能确定是否有神经病变时,可采用肌电图的方式明确诊断。

9. 其他检查　如血常规、免疫学、细菌学等检查。

(四)诊断与鉴别诊断

1. 诊断　根据症状、体征与影像学表现,典型病例诊断不难。

(1)腰椎间盘突出症:在检查时有不同程度的脊柱侧弯,多数突向患侧;腰部僵直,腰生理前凸减少或消失,腰部活动多为不对称性受限;$L_{4\sim5}$和S_1棘突旁可能有压痛,并向下肢放射;直腿抬高试验阳性,双侧直腿抬高试验阳性,提示中央型突出的可能性;肌肉萎缩,肌力减弱,腱反射减弱或消失;受累神经根支配区的感觉,运动和反射的改变,有助于判断突出所在的部位,如$L_{4\sim5}$椎间盘突出者,则有胫骨后的皮肤感觉障碍;X射线摄片检查,可见脊柱侧凸和生理前凸改变,椎间隙变窄或左右不等宽,前窄后宽等,脊髓腔造影阳性有确诊和定位意义,肌电图检查对定位诊断和鉴别诊断有帮助。如仅有CT、MRI表现而无临床症状,不应诊断本病。

(2)腰椎骨质增生:①腰痛,晨起重,活动后减轻,多活动或负重后腰痛又加重,以酸胀、不适为主;②多无明确压痛点;③腰部活动受限;④腰部叩击有舒服感;⑤不伴神经压迫体征;⑥X射线摄片显示椎体有骨赘增生,椎间隙狭窄。

(3)腰椎管狭窄症:①腰腿痛,长期多次反复的腰痛,有时可放射到下肢;②间歇性跛行,当患者站立

或行走时，出现腰酸痛、腿痛或麻木、无力、抽筋，并逐渐加重以至不能继续行走，坐下或蹲下几分钟后上述症状消失并可继续步行；③部分患者可有下肢麻木、冷感、乏力、某些肌肉萎缩及鞍区麻木、大小便失禁或尿急或排尿困难等症状；④做腰部过伸动作可引起下肢麻痛加重，此为过伸试验阳性，是诊断椎管狭窄症的重要体征；⑤一般需要拍摄腰椎正侧位、斜位 X 射线片，有时需加摄过伸过屈侧位片，可见椎间隙狭窄、骨质增生、椎小关节骨性关节炎改变等，多见于 $L_{4\sim5}$ 与 $L_5\sim S_1$ 之间；⑥CT 检查可见矢状径小于 12 mm，有向后延伸的骨刺等，一般取 $L_{4\sim5}$，$L_5\sim S_1$ 的小关节水平摄 CT 片。

（4）腰肌劳损：①腰部酸痛或胀痛，部分刺痛或灼痛；②劳累时加重，休息时减轻，适当活动和经常改变体位时减轻，活动过度又加重；③不能坚持弯腰工作，常被迫时时伸腰或以拳头击打腰部以缓解疼痛；④腰部有压痛点，多在骶棘肌处，髂骨脊后部、骶骨后骶棘肌止点处或腰椎横突处；⑤腰部外形及活动多无异常，也无明显腰肌痉挛，少数患者腰部活动稍受限。根据临床表现并结合长期慢性腰痛病史和查体，诊断难度不大，应注意与腰椎退行性疾病，如腰椎间盘突出、腰椎滑脱等疾病相鉴别。

（5）急性腰扭伤：患者有搬抬重物史，有的患者主诉听到清脆的响声。伤后重者疼痛剧烈，当即不能活动；轻者尚能工作，但休息后或次日疼痛加重，甚至不能起床。检查时见患者腰部僵硬，腰前凸消失，可有脊柱侧弯及骶棘肌痉挛。在损伤部位可找到明显压痛点。

（6）腰椎退行性病变：①60 岁以上老年患者多发，发病隐渐，主要表现为腰痛、腰腿痛及间歇性跛行。②体征和主诉的症状常不相符。轻者卧床检查常无明显异常，直腿抬高试验可为阴性，无明显肌肉萎缩，跟膝反射可不同程度的受影响，活动后可出现阳性体征。重者亦可出现明显直腿抬高受限，受压节段支配肌肌力减退，但下肢疼痛不如椎间盘突出明显。③腰椎 X 射线平片检查，有发育性椎管狭窄因素者，正位片可见两侧椎弓根间距小，小关节肥大且向中线偏移，椎板间隙窄。侧位片显示为椎弓根发育短，椎体边缘增生。正侧位检查还可显示腰椎的移位，退行性改变明显，椎体上下软骨膜增生、肥厚、膜内骨化，当退行性改变到一定程度后，椎间盘萎缩或完全纤维化，以致形成僵直。X 射线片可见到腰段椎体有骨质增生，骨赘形成。④CT 可清晰显示椎管横断面形状，并可直接测量其矢径和面积，为椎管狭窄的诊断提供直接依据。但对硬膜囊的显示不清。⑤MRI 矢状位及断层切片可直接显示椎管狭窄的部位、程度及范围，并可显示导致狭窄的组织来源。

（7）腰椎结核：①腰痛是腰椎结核最常见的症状，疼痛的性质多为钝痛或酸痛，伴有压痛及叩击痛，在劳累、咳嗽、睡前疼痛加重，上腰椎结核可有大腿痛，下腰椎结核可有坐骨神经痛；②X 射线片上表现以骨质破坏和椎间隙狭窄为主；③CT 检查可以清晰地显示病灶部位，空洞和死骨形成，椎旁脓肿；④MRI 具有早期诊断的价值，在炎症浸润阶段即可显示异常信号；⑤实验室检查，结核菌素试验（OT 试验）阳性等。

2. 鉴别诊断

（1）椎体骨质增生：主要是椎体终板缘的骨质增生，表现为软骨蜕变处有钙盐沉积，数字 X 射线摄影（DR）、CT、MRI 在诊断中没有区别。

（2）腰椎生理曲度变直或侧弯：主要是由于周围韧带和椎间盘的急慢性损伤或慢性蜕变导致失衡而表现为变直或侧弯，DR、CT、MRI 在诊断中没有任何区别。

（3）椎小关节增生硬化：主要是由于椎小关节软骨的慢性蜕变而导致椎小关节缘增生硬化，以致关节间隙狭窄、模糊，DR、CT、MRI 没有明显的差别。

（4）椎间盘病变：包括纤维环病变，发生在 30 岁以后，出现网状、玻璃样变即裂隙改变，继而出现向周围膨出或突出，出现椎间隙变窄，诊断椎间隙变窄，DR、CT、MRI 没有区别；椎间盘膨出或突出 DR 与 CT、MRI 无法相比，而 CT 与 MRI 无多大差别。

（5）韧带钙化：主要是后纵韧带、黄韧带的钙化，增厚。脊柱失衡引起周围韧带受力增加，出现纤维化增生、硬化、钙化或增厚，显示韧带钙化方面 CT 明显优于 DR、MRI。

（6）椎间孔狭窄：由于椎小关节增生硬化，椎间盘膨出或突出，椎体后缘增生，后纵韧带钙化、黄韧带增厚而导致，在诊断方面 CT、MRI 显示出明显优势。

（7）硬膜囊受压：主要是由于椎间盘膨出、突出，后纵韧带钙化，黄韧带增厚，椎体后缘增生而导致，在诊断方面 MRI 明显显示出优势，DR 无法诊断，CT 次于 MRI。

（8）椎体终板炎：由于椎体软骨板退行性变表现为软骨细胞坏死，囊变，钙化和裂隙，在诊断方面 MRI

显出优势。

(9)脊髓的病变:由于脊髓受压显出水肿或脊髓本身病变,在诊断方面,MRI 显示出明显优势,CT 次之。隐性裂系因双侧椎弓未融合,在棘突区形成不同程度的裂隙,椎板部分或全部缺损,棘突畸形或阙如,缺口为软骨或纤维组织所填补,以腰骶交界处常见,在诊断方面 CT 显示最好,DR 次之。

(10)脊柱滑脱:指上位椎体的位置相对下位椎体发生移位,广义上包括前滑脱和侧位滑脱,以前滑脱多见,根据病因不同分为椎弓崩裂性脊椎滑脱和退行性脊柱滑脱,在诊断方面 DR、CT、MRI 没有明显差别。

(11)强直性脊柱炎:本病均有骶髂关节炎症,没有全身中毒症状,X 射线检查看不到骨破坏与死骨,胸椎受累后会出现胸廓扩张受限等临床表现足资鉴别。

(12)化脓性脊柱炎:发病急,有高热及明显疼痛,进展很快,早期血培养可检出致病菌。X 射线表现进展快,其特征性 X 射线表现可作鉴别。

(13)腰椎间盘突出:无全身症状,有下肢神经根受压症状,红细胞沉降率不快。X 射线片上无骨质破坏,CT 检查可发现突出的髓核。

(14)脊柱肿瘤:多见于老人,疼痛逐日加重,X 射线片可见骨破坏累及椎弓根,椎间隙高度正常,一般没有椎旁软组织块影。

(15)退行性脊椎骨关节病:为老年性疾病,普遍性椎间隙变窄,邻近椎体上、下缘硬化发白,有骨桥形成,没有骨质破坏与全身症状。

(五)治疗

腰椎病针对腰痛的治疗大体可分为药物治疗、康复治疗等。常用的药物包括非甾体抗炎药、阿片类镇痛药、抗抑郁药及肌松药,此外,硫酸氨基葡萄糖和硫酸软骨素是软骨保护剂,具有一定程度的抗炎抗软骨分解作用。针对出现下肢麻木疼痛、间歇跛行尤其是大小便障碍的患者,则要给予重视,因为上述症状提示神经受压。卧床休息、对症止痛、营养神经是最基本的治疗措施,不可忽视。症状严重者,尤其是出现大小便障碍或足下垂(钩脚背、跷脚背无力)的患者应该尽早手术。手术的目的主要是减压,即通过切除部分椎板、椎间盘解除神经受到的压迫,缓解症状。部分情况下,在切除致压物后,还要在手术节段做内固定以重建局部腰椎的稳定性和序列。功能锻炼、腰背肌训练等康复治疗的效果确切,不仅能缓解疼痛,而且可以促进功能的恢复。

1 保守治疗 早期腰椎病,症状轻微,不需要做特殊的治疗。注意卧床休息,避免腰椎受外力压迫,应用其他方法积极锻炼腰部肌肉力量,增加腰椎前韧带,后韧带及侧韧带的力量,避免椎间盘受压迫突破人体正常韧带,肌肉的保护。加强腰部肌肉的锻炼可以预防和延缓腰椎病的发生和发展并治疗早期腰椎病。重点对于腰椎疾病压迫神经、血管造成局部腰肌的缺血、缺氧等引起的腰痛、腰酸、腰肌劳损无力等可以使用国内常用的一些医疗器械,如腰痛治疗带有通络活血、消炎镇痛、牵引固定的作用,对于疾病引起的症状有很好的治疗和控制病情的作用,据调查,腰部肌肉韧带发达,力量大的人群中,腰椎病继续发作发展的概率下降了 80%,所以,腰部周围韧带、肌肉的锻炼强大,对于椎间盘突出的治疗恢复有着重要的意义。

(1)卧床休息:急性期或发作期应卧床休息。如腰椎间盘突出症初次发作时,应严格卧床休息,强调大、小便均不应下床或坐起,这样才能有比较好的效果。卧床休息 3 周后可以佩戴腰围保护下起床活动,3 个月内不做弯腰持物动作。此方法简单有效,但较难坚持。缓解后,应加强腰背肌锻炼,以减少复发的概率。腰椎间盘突出症大多数患者可以经非手术治疗缓解或治愈。其治疗原理并非将退变突出的椎间盘组织回复原位,而是改变椎间盘组织与受压神经根的相对位置或部分回纳,减轻对神经根的压迫,松解神经根的粘连,消除神经根的炎症,从而缓解症状。非手术治疗主要适用于:①年轻、初次发作或病程较短者;②症状较轻,休息后症状可自行缓解者;③影像学检查无明显椎管狭窄。

(2)物理治疗:包括按摩推拿、针灸、电疗、拔罐、激光、超声波、石蜡疗法等,此类疗法也主要以消炎止痛、活血化瘀为主,理疗可缓解肌肉痉挛,减轻椎间盘内压力,但注意暴力推拿按摩可以导致病情加重,应慎重。

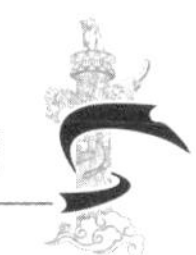

(3)牵引治疗:采用骨盆牵引,可以增加椎间隙宽度,减少椎间盘内压,椎间盘突出部分回纳,减轻对神经根的刺激和压迫,需要专业医师指导下进行。

(4)注射封闭疗法:将药物注射于痛点和神经根周围,主要起到消炎止痛、改善血液循环的作用。压痛点明显者可用1%普鲁卡因(或加入醋酸氢化可的松1 ml)做痛点封闭。

(5)支持治疗:腰椎结核的支持疗法为注意休息、营养,每日摄入足够的蛋白质和维生素。平时多卧床休息,必要时遵医嘱严格卧床休息。有贫血者可给补血药,重度贫血或反复发热不退的可间断性输注少量新鲜血。混合感染的急性期可给予抗生素治疗。

(6)支具应用:腰围(或腰椎保护性支架)可减轻脊柱运动时关节突及椎间盘对马尾神经根动态的牵拉及压迫。但不宜长期应用,容易造成肌肉萎缩。

上腰椎结核用石膏背心或支架,下腰椎结核用石膏腰围带一侧大腿,固定期为3个月,固定期间应多卧床休息。全身情况不好不能耐受固定的,可以睡特制的石膏床3个月。

(7)皮质激素硬膜外注射:皮质激素是一种长效抗炎剂,可以减轻神经根周围炎症和粘连。一般采用长效皮质类固醇制剂+2%利多卡因行硬膜外注射,每周1次,3次为1个疗程,2~4周后可再用1个疗程。

(8)髓核化学溶解法:利用胶原酶或木瓜蛋白酶,注入椎间盘内或硬脊膜与突出的髓核之间,选择性溶解髓核和纤维环,而不损害神经根,以降低椎间盘内压力或使突出的髓核变小从而缓解症状。但该方法有产生过敏反应的风险。

(9)局部敷贴膏药:局部敷贴活血、散瘀、止痛膏药有减轻症状作用。

(10)药物治疗:常用的药物包括非甾体抗炎药、阿片类镇痛药、抗抑郁药及肌肉松弛药。前两类药物在短期内能较有效地缓解症状,而抗抑郁药及肌肉松弛药的效果则不甚明显。可尝试使用硫酸氨基葡萄糖和硫酸软骨素进行支持治疗。硫酸氨基葡萄糖与硫酸软骨素在临床上用于治疗全身各部位的骨关节炎,这些软骨保护剂具有一定程度的抗炎抗软骨分解作用。氨基葡萄糖能抑制脊柱髓核细胞产生炎症因子,并促进椎间盘软骨基质成分糖胺聚糖的合成。口服硫酸氨基葡萄糖和硫酸软骨素能在一定程度上逆转椎间盘退行性改变。中药以通络活血、消炎镇痛为主。腰椎结核者用抗结核药物疗法。

2. 手术治疗　手术治疗主要用于严重影响生活、工作和休息者,经保守疗法无效者。手术改变了人体原有的组织结构,属于创伤性治疗,患者比较痛苦。所以手术疗法只能在不得已时采用,一些腰椎病在某种程度上属于自限性或自愈性疾病,应尽量选用保守疗法。

(1)适应证:①病史超过3个月,严格保守治疗无效或保守治疗有效,但经常复发且疼痛较重者;②首次发作,但疼痛剧烈,尤以下肢症状明显,患者难以行动和入眠,处于强迫体位者;③合并马尾神经受压表现;④出现单根神经根麻痹,伴有肌肉萎缩、肌力下降;⑤合并椎管狭窄者。

(2)手术方法:经后路腰背部切口,部分椎板和关节突切除,或经椎板间隙行椎间盘切除。中央型椎间盘突出,行椎板切除后,经硬脊膜外或硬脊膜内椎间盘切除。合并腰椎不稳、腰椎管狭窄者,需要同时行脊柱融合术。

(3)微创手术:椎间盘镜微创手术是在显微外科和关节内窥镜辅助下行腰椎间盘手术,虽然是减少了手术过程中对正常骨关节的破坏,但微创手术一样是手术,也有手术的风险和并发症,另一个最主要问题在于手术视野变小之后,难以干净彻底摘除病变腰椎间盘髓核,增高了手术不成功的风险。显微椎间盘摘除、显微内镜下椎间盘摘除、经皮椎间孔镜下椎间盘摘除等微创外科技术使手术损伤减小,取得了良好的效果。

(4)介入手术:用导针等刺入椎间盘,通过注入特殊药物或采取射频消融的方式来达到减压目的。如经皮髓核切吸术/髓核激光气化术是通过特殊器械在X射线监视下进入椎间隙,将部分髓核绞碎吸出或激光气化,从而减轻椎间盘内压力达到缓解症状目的,适合于膨出或轻度突出的患者,不适合于合并侧隐窝狭窄或者已有明显突出的患者及髓核已脱入椎管内者。

(5)腰椎结核手术:①切开排脓寒性脓肿广泛流注出现了继发性感染,全身中毒症状明显,不能耐受病灶清除术时可做切开排脓挽救生命;②病灶清除术腰椎结核可以经下腹部斜切口或正中切口,从腹膜外间隙经腰大肌脓肿而进入病灶,术后的抗结核药物治疗与局部制动仍不容忽视;③矫形手术纠正脊柱

后凸畸形。

3. 康复治疗　功能锻炼、腰背肌训练等康复治疗的效果确切，不仅能缓解疼痛，而且可以促进功能的恢复。

（六）预防

1. 健康检查　应坚持定期进行健康检查，注意检查有无脊柱先天性或特发性畸形，如有此种情况，在以后极易发生腰背痛，并诱发椎间盘突出，对于已从事剧烈腰部运动的工作者，如体力劳动者、运动员和杂技演员，应注意检查有没有发生椎弓根骨折等，如有这种结构上的缺陷应该加强腰背部保护，防止反复损伤。

2. 注意休息　适当休息能够使身体各部位积聚的紧张压力得以释放，保证身体协调性，减少发生各种急性疼痛的机会。

3. 加强腰背肌肉锻炼　强有力的背部肌肉，可防止腰背部软组织损伤。如果腰背肌发达，那么就等于在腰上缠上了一块天然的护腰带，可对腰背部起到重要的保护作用。加强腰部肌肉的锻炼可以预防和延缓腰椎病的发生和发展并治疗早期腰椎病。可以通过锻炼腰背肌肉减少椎间盘突出。游泳是个非常好的锻炼方式。此外，可以到健身房选择那些专门锻炼腰背肌的器械。腹肌和肋间肌锻炼，可增加腹腔内压和胸腔内压，此有助于减轻腰椎负荷。另外，五点支撑法（平躺，以头顶双肘和后跟支撑体重成拱桥状）和倒走法（充分锻炼腰背肌肉）也十分有效。还可做飞燕点水运动，即患者俯卧硬板床上，先是上肢后伸，头后背尽量后仰，然后下肢并拢后伸，全身翘起，腹部着床，持续 15～30 s，每次 30 min，每天 2 次以上。还可以在床上做“桥式运动”，即患者仰卧，双手平放身体两侧，双膝并拢屈曲，双足撑床，收腹、抬臀，坚持 30 s 左右再放松。每组 30 min，每天做 2 次以上。锻炼时压腿弯腰的幅度不要太大，否则不但达不到预期目的，还会造成椎间盘突出。尽量不要选择高尔夫球、网球、棒球、保龄球、羽毛球等使左右侧肌肉失去平衡的运动。

4. 保持正确的姿势　改正不良的姿势，注意保持正确的姿势，克服不良的习惯。站或坐姿势要正确。脊柱不正，会造成椎间盘受力不均匀，是造成椎间盘突出的隐伏根源。正确的姿势应该“站如松，坐如钟”，胸部挺起，腰部平直。同一姿势不应保持太久，适当进行原地活动或腰背部活动，可以解除腰背肌肉疲劳，可适时按摩腰腿部或做一下体操，以缓解腰部肌肉的紧张。坐位时，不要跷二郎腿，需要在一个固定的姿势下工作时，特别是如弯腰姿势时，弯腰时间不要过长，也不要过度弯腰，应适当进行原地活动，间歇地做些伸腰活动，尤其是腰背部活动，以解除腰背肌肉疲劳。

5. 保持良好的生活习惯　寒冷、潮湿季节时应注意保暖，以免风寒湿邪侵袭，防止腰腿受凉，防止过度劳累。提重物时不要弯腰，应该先蹲下拿到重物，然后慢慢起身，尽量做到不弯腰。避免腰部外伤与过度劳累。避免体重过重。

6. 预防感染　积极控制身体其他部位的感染，严格执行卡介苗接种制度对于减少发生肺结核及肺外结核病有肯定作用。

7. 做好劳动保护　严格遵守操作规程，熟悉生产技术，防止蛮干，杜绝、减少工伤的发生率。改善劳动条件，以机械操作代替繁重的体力劳动。劳动时注意力要集中，特别是集体抬扛重物时应在统一指挥下，齐心协力，步调一致。掌握正确的劳动姿势，如扛、抬重物时要尽量让胸、腰部挺直，髋膝部屈曲，起身应以下肢用力为主，站稳后再迈步，搬、提重物时应取半蹲位，使物体尽量贴近身体。在做扛、抬、搬、提等重体力劳动时应使用护腰带，以协助稳定腰部脊柱，增强腹压，增强肌肉工作效能。若在寒冷潮湿环境中工作后，应洗热水澡以祛除寒湿，消除疲劳。尽量避免弯腰性强迫姿势工作时间过长。

8. 预防椎间盘突出的要点　减少积累伤。平时要有良好的坐姿，睡眠时的床不宜太软。长期伏案工作者需要注意桌、椅高度，定期改变姿势。职业工作中需要常弯腰动作者，应定时伸腰、挺胸活动，并使用宽的腰带。应加强腰背肌训练，增加脊柱的内在稳定性，长期使用腰围者，尤其需要注意腰背肌锻炼，以防止失用性肌肉萎缩带来不良后果。如需弯腰取物，最好采用屈髋、屈膝下蹲方式，减少对腰椎间盘后方的压力。

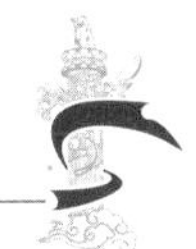

六、肩 周 炎

肩周炎(periarthritis humeroscapularis)又称肩关节周围炎、粘连性肩关节囊炎(adhesive capsulitis of shoulder),俗称冻结肩(frozen shoulder)、凝肩、五十肩、漏肩风。本病是肩关节的关节囊及周围肌肉、韧带、肌腱和滑囊等软组织损伤、退变而引起的一种慢性非特异性弥漫性炎症(肩盂肱关节部位的粘连性滑囊炎)。可导致局部代谢障碍,血液及淋巴液回流受阻,结果关节周围,如关节囊、肩袖、喙肱韧带等组织中发生退行性改变,有渗出液及炎症细胞浸润,继而出现纤维化,致使肩关节各个方向主动和被动活动均明显受限,肩部疼痛、僵硬。

本病是以肩关节疼痛和活动不便为主要症状的常见病症,以肩部逐渐产生疼痛,夜间为甚,逐渐加重,肩关节活动功能受限而且日益加重,达到某种程度后逐渐缓解,直至最后完全复原为主要表现的肩关节囊及其周围韧带、肌腱和滑囊的慢性特异性炎症。肩关节可有广泛压痛,并向颈部及肘部放射,还可出现不同程度的三角肌的萎缩。MRI 显示关节腔内滑膜炎性渗出、间隙狭窄和轻度骨质疏松。肩周炎是自限性疾病,一般在 6 ~ 24 个月可以自愈,除尽早接受规律治疗以外,积极进行功能锻炼,亦对改善本病的预后有重要意义。但如得不到有效的治疗,部分患者可能恢复不到正常功能水平,有可能长期存在的肩关节疼痛和功能障碍。

流行病学调查显示,本病在世界范围内的发病率为 2% ~ 5%;主要发病年龄为 40 ~ 70 岁,其中又以 50 岁左右为多发;女性发病率比男性高,男女发病率约 1∶3;左肩发病率高于右肩,多见于体力劳动者。此外,糖尿病和甲状腺功能减退患者更容易患肩周炎。

(一)病因

肩周炎的病因和发病机制尚未完全明确,一般认为是滑膜炎和关节囊纤维化共同作用的结果,然后出现肩关节周围粘连、僵硬,导致患者出现肩关节周围疼痛、活动受限等症状。关节囊及周围韧带组织的慢性炎症及纤维化是本病主要的病理改变。纤维化导致的软组织弹性降低,以及盂肱关节有效容积减小,是肩关节活动受限的直接原因。患者往往先有疼痛然后才出现肩关节僵硬,这提示炎症反应是其发病过程中的早期事件。

1. 肩部原因　①本病大多发生在 40 岁以上中老年人,软组织退行病变,对各种外力的承受能力减弱;②长期过度活动、姿势不良等所产生的慢性致伤力;③上肢外伤后肩部固定过久,肩周组织继发萎缩、粘连;④肩部急性挫伤、牵拉伤后因治疗不当等。

2. 肩外原因　颈椎病,心、肺、胆道疾病发生的肩部牵涉痛,因原发病长期不愈使肩部肌肉持续性痉挛、缺血而形成炎性病灶,转变为真正的肩周炎。

3. 诱发因素　长期缺乏活动导致关节僵硬,因天气变化受凉,经常提拉重物,患糖尿病、甲状腺疾病、脑卒中、自身免疫疾病等也是该病常见诱发因素。

(二)临床表现

肩周炎以肩关节周围疼痛、活动受限为主要特征,肩关节活动受限以外旋外展和内旋后伸时最为严重。具体可表现为肩部关节僵硬,无法举高手臂,转动肩部时会出现疼痛,严重影响日常生活及工作。患者一般会先出现肩部疼痛,继而出现关节僵硬,接下来随着时间的推移,以上症状逐渐缓解。

1. 疾病分型　根据肩周炎有无病因,可以将其分为原发性(特发性)与继发性。

(1)原发性肩周炎:没有明显诱发因素,呈自然发病,其发病机制尚不明确。

(2)继发性肩周炎:一般继发于上肢创伤或手术后。

根据原发疾病的性质又可以分为创伤性和非创伤性两种亚型。①创伤性,如肱骨近端骨折、肩关节脱位、肩袖修复术后肩关节僵硬、关节置换术后肩关节僵硬等;②非创伤性,如慢性肩袖损伤、肱二头肌长头腱病、钙化性肌腱炎等,治疗上需针对原发疾病进行综合治疗。

2. 症状体征

(1)肩部疼痛:起初肩部呈阵发性疼痛,多数为慢性发作,以后疼痛逐渐加剧或钝痛,或刀割样痛,且

呈持续性,气候变化或劳累后常使疼痛加重,疼痛可向颈项及上肢(特别是肘部)扩散,当肩部偶然受到碰撞或牵拉时,常可引起撕裂样剧痛,肩痛昼轻夜重为本病一大特点,若因受寒而致痛者,则对气候变化特别敏感。

(2)肩关节活动受限:肩关节向各方向活动均可受限,以外展、上举、内旋外旋更为明显,随着病情进展,由于长期废用引起关节囊及肩周软组织的粘连,肌力逐渐下降,加上喙肱韧带固定于缩短的内旋位等因素,使肩关节各方向的主动和被动活动均受限,特别是梳头、穿衣、洗脸、叉腰等动作均难以完成,严重时肘关节功能也可受影响,屈肘时手不能摸到同侧肩部,尤其在手臂后伸时不能完成屈肘动作。

(3)怕冷:患者肩怕冷,不少患者终年用棉垫包肩,即使在暑天,肩部也不敢吹风。

(4)压痛:多数患者在肩关节周围可触到明显的压痛点,压痛点多在肱二头肌长头肌腱沟处、肩峰下滑囊、喙突、冈上肌附着点等处。

(5)肌肉痉挛与萎缩:三角肌、冈上肌等肩周围肌肉早期可出现痉挛,晚期可发生失用性肌萎缩,出现肩峰突起、上举不便、后伸不能等典型症状,此时疼痛症状反而减轻。

3. 临床分期

(1)疼痛期:一般持续2~9个月。患者主要症状为肩部疼痛,且疼痛在晚上更加明显。还会出现肩部逐渐僵硬,但并不明显。随着病程的进展,晚间明显的肩痛可逐渐演变为全天持续存在的疼痛。

(2)僵硬期:一般持续4~12个月。此期患者肩关节的疼痛会渐渐改善,但肩关节僵硬症状仍存在或有恶化,肩关节活动范围会缩小。

(3)缓解期:一般持续5~26个月,部分患者可在12~18个月内完全恢复正常,此期患者肩部僵硬的情况逐渐改善,肩关节活动度会慢慢恢复。但也有些患者不能完全康复,肩痛及僵硬持续数年,或残留部分受限。

4. 并发症患者　如未得到及时有效治疗,常因疼痛而减少肩部活动,进而导致软组织粘连愈重,疼痛症状也更明显,形成恶性循环。严重者将出现肌肉僵硬和骨化形成,甚至可引起受累肌肉相应关节僵直、退变或残废,还有部分患者会出现骨质疏松。

(三)辅助检查

1. X射线检查　①早期,特征性改变主要是显示肩峰下脂肪线模糊变形乃至消失。所谓肩峰下脂肪线是指三角肌下筋膜上的一薄层脂肪组织在X射线片上的线状投影。当肩关节过度内旋位时,该脂肪组织恰好处于切线位,而显示线状。肩周炎早期,当肩部软组织充血水肿时,X射线片上软组织对比度下降,肩峰下脂肪线模糊变形乃至消失。②中晚期,肩部软组织钙化,X射线片可见关节囊、滑液囊、冈上肌腱、肱二头肌长头腱等处有密度淡而不均的钙化斑影。在病程晚期,X射线片可见钙化影致密锐利,部分病例可见大结节骨质增生和骨赘形成等。此外,在肩锁关节可见骨质疏松、关节端增生或形成骨赘或关节间隙变窄等。肩关节造影是定位、确诊肩部疾病的辅助检查方法,其结果具有较强的诊断价值。可见肩胛下滑囊消失、盂肱关节腔缩小、下隐窝消失等特征性表现。

2. MRI检查　肩关节MRI检查可以确定肩关节周围结构信号是否正常,是否存在炎症,是确定病变部位和鉴别诊断的有效方法。

3. 关节镜检查　可以发现肩肱关节囊纤维化、增厚等异常。

(四)诊断与鉴别诊断

1. 诊断　根据病史和临床症状多可诊断。常规X射线摄片,大多正常,后期部分患者可见骨质疏松,但无骨质破坏,可在肩峰下见到钙化阴影。年龄较大或病程较长者,X射线平片可见到肩部骨质疏松,或岗上肌腱、肩峰下滑囊钙化征。

2. 鉴别诊断　临床上可引起肩部疼痛和伴有肩周炎的疾病众多,应注意排查鉴别,如颈椎病、肩关节脱位、化脓性肩关节炎、肩关节结核、肩部肿瘤、风湿性关节炎、类风湿性关节炎及单纯性冈上肌腱损伤、肩袖撕裂、肱二头肌长头肌腱炎及腱鞘炎,置入永久起搏器后引发的肩周痛、肩胛背神经卡压综合征、胸腔内或颈肩部感染、纵隔和横膈的刺激(如恶性胸腺瘤、贲门癌)等。这些病症均可表现为肩部疼痛和肩关节活动功能受限。但是由于疾病的性质各不相同,病变的部位不尽相同,所以,有不同的伴发症可供鉴

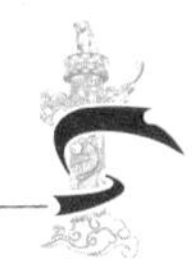

别。影像学检查对鉴别诊断有重要价值。

（五）治疗

肩周炎为自限性疾病，能自愈，但不代表不需要就医治疗，如果患者能尽早接受治疗，可有效减轻肩部疼痛、防止病情恶化，从而保持肩关节活动度，可缩短病程加快康复，避免肌力下降、活动度丧失等严重不良结局的发生。

肩周炎主要是保守治疗。口服消炎镇痛药、物理治疗、痛点局部封闭、按摩推拿（包括自我按摩）等综合疗法。同时进行关节功能练习，包括主动与被动外展、旋转、伸屈及环转运动。当肩痛明显减轻而关节仍然僵硬时，可在全身麻醉下手法松解，以恢复关节活动范围。

1. 急性期治疗　急性期治疗以消炎止痛为主，疼痛严重时宜休息，不宜过多活动。①镇痛，急性期治疗主要为通过多手段镇痛。急性发作期可以冷敷，疼痛持续、夜间难以入睡时，可短期服用非甾体抗炎药。痛点局限时，可行局部痛点封闭治疗。症状持续且严重者，在以上治疗手段无效时，可进行关节腔封闭或神经阻滞疗法。②注意休息，减少肩部肌肉负担。③部分患者需要在麻醉下，采用手法松动或关节镜下将粘连的组织松解，然后再注入类固醇或透明质酸钠进行治疗。

2. 功能锻炼　急性期过后，无论病程长、短，症状轻、重，患者均应每日进行肩关节的屈伸旋转及内收外展等主动活动动作，活动以不加重夜间疼痛为限。功能锻炼的目的在于改善肩部血液循环，加强新陈代谢，减轻肌肉痉挛、组织粘连和挛缩，减轻、消除疼痛，恢复肩关节的正常功能。经医师指导功能锻炼方案后，患者应严格遵医嘱执行，千万不要因疼痛而拒绝活动肩关节。常用的方法如下。

（1）自我按摩法：①用健侧的拇指或手掌自上而下按揉患侧肩关节的前部及外侧，时间为 1 ~ 2 min，在局部痛点处可以用拇指点按片刻；②用健侧手的第 2 ~ 4 指的指腹按揉肩关节后部的各个部位，时间为 1 ~ 2 min，按揉过程中发现有局部痛点亦可用手指点按片刻；③用健侧拇指及其余手指的联合动作揉捏患侧上肢的上臂肌肉，由下至上揉捏至肩部，时间为 1 ~ 2 min；④还可在患肩外展等功能位置的情况下，用上述方法进行按摩，一边按摩一边进行肩关节各方向的活动；⑤最后用手掌自上而下地掌揉 1 ~ 2 min，对于肩后部按摩不到的部位，可用拍打法进行治疗。自我按摩可每日进行 1 次，坚持 1 ~ 2 个月，会有较好的效果。当肩痛减轻但关节仍然僵硬时，可以采用手术治疗，并配合手法松解，恢复肩关节的活动范围。

（2）爬墙法：面壁而立，双臂紧贴墙面，手指带动手臂逐渐向上做爬墙样动作。用力尽量向上爬墙，逐渐提高爬墙的高度，直至正常。

（3）画圈法：画圈分为竖圈、横圈两法。竖圈为上下方向画圈，横圈为左右方向画圈，类似太极拳中的云手动作。每次可顺时针或逆时针方向各画 15 ~ 20 圈，也可根据自己的体质逐渐加量。每天练 3 ~ 5 次。

（4）拉轮法：在墙或树上安一滑轮，穿过一绳，两端各系一小木棍，上下拉动锻炼。一些运动场所可见这种锻炼器材。

（5）梳头法：双手交替由前额、头顶、枕后、耳后，向前、纵向绕头一圈，类似梳头动作，每组 15 ~ 20 次，每天 3 ~ 5 组。

（6）其他：除以上方法外，背手牵拉及卧位牵拉等也是有效的锻炼方法。

3. 药物治疗

（1）非甾体抗炎药：常用药物包括依托考昔、布洛芬、美洛昔康、利培酮等。起效迅速，能够减轻组织炎症、肿胀，进而缓解疼痛、改善肩关节功能。但需注意此类药物有胃肠道和肾方面的不良反应，不宜长期使用。

（2）中医药治疗：该病属中医痹症范畴，自身肝肾亏虚、复感外邪、阻滞筋脉所致。治法为祛风散邪、活血祛痰疏郁、滋补肝肾、益气扶正等，需随证选用。

1）中药口服：临床上常选用三痹汤、肩痹汤、身痛逐瘀汤、黄芪桂枝五物汤、羌活胜湿汤等方剂治疗。

2）中药外用：最常见有药酒、药膏外敷治疗，选用补气养血、活血通络、散寒止痛类中药制成药酒、药膏配合推拿按摩治疗，中药熏蒸配合功能锻炼，均可缓解肩部疼痛。

3)针灸:包括普通针刺、电针、火针、温针灸、腹针、耳针、浮针等,视情况可单独使用,亦可配合其他治疗方法使用。

4)按摩推拿:常用手法有一指禅推法、滚法、拔伸法、摇法、按揉法及活动关节法等。

5)小针刀:是中医针刺与西医手术相结合的产物,能够有效松解肩周软组织粘连,短时间内减少患者痛苦,恢复关节功能,是治疗肩周炎的常用方法。

4. 注射封闭疗法

(1)局部或痛点封闭:在局部或痛点注入局部麻醉药(如利多卡因、普鲁卡因等)和类固醇药物(如醋酸泼尼松龙、曲安奈德、地塞米松等),可以减少局部无菌性炎症、解除痉挛,能够明显缓解疼痛症状。在无痛情况下,患者才能更好地锻炼肩关节,以松解粘连组织,促进疾病康复。

(2)神经阻滞疗法:在急性或剧烈疼痛时,可进行神经阻滞治疗。阻断神经疼痛刺激传导,可以迅速缓解疼痛、减少痛苦。

(3)盂肱关节腔内注射:常用注射药物为玻璃酸钠注射液或激素(如倍他米松)等。此方法亦能够有效改善肩关节功能,该疗法有创,一般不作为首选治疗方案。

5. 理疗　此类疗法也主要以消炎止痛、活血化瘀为主,理疗可缓解肌肉痉挛,减轻疼痛。包括电疗、拔罐、激光、超声波、石蜡疗法等。

6. 手术治疗　创伤较大,对于本病,一般在各种保守治疗方法均无效或疗效有限时,才考虑实施手术松解。手术方式包括开放手术和关节镜微创手术。随着近年来的关节镜微创技术的成熟,关节镜下松解已逐渐成为治疗该病的一种重要手段。

(六)预防

保持健康的生活方式、纠正错误的姿势对该病的预防具有积极意义。

1. 加强体育锻炼　经常坚持适度锻炼身体能够有效地预防肩周炎,经过锻炼之后能够加强肩周关节处的肌肉,有效地延缓肩周炎的发生,不过在锻炼的时候根据自身的情况进行合理的锻炼,最好不要做剧烈的运动。

2. 肩部防寒保暖　保暖肌肉也会“热胀冷缩”。肩部受凉也是诱发肩周炎的一个因素,在平时的时候做好肩部的保暖,最好不要让肩部受凉,晚上睡觉的时候要盖住肩部,如果肩部受凉之后要及时地去医院接受治疗,不要耽误最佳的治疗时间。冬季早晚出门时,要注意肩颈部保暖;夏天开空调时,也要注意不让冷气直接吹向肩颈部位。

3. 纠正不良姿势　正确坐姿及站姿可以减轻肩颈部负担。在日常生活中应挺胸、抬头、直背,维持正确的弧度,让身体处于健康、舒服的状态。睡觉的时候要保持正确睡姿,最好不要俯卧睡觉,如果要侧卧睡觉也不让一侧肩膀过度的受压。注意不要保持同一个姿势太久,以防给肌肉造成较大负担,建议每隔1~2 h 至少改变一次姿势、活动一下身体。

4. 健康的生活方式　规律作息,不熬夜,不管是做家务还是平时的工作学习,工作到一定的时间之后要适当地休息,做到劳逸结合,平常在工作中不要过度劳累,可以做一下广播体操,根据自身的情况活动一下肩膀,但是不要用力活动,剧烈的运动容易造成肩部损伤。

七、风湿性关节炎

风湿性关节炎(rheumatic arthritis)是免疫介导的、累及关节的炎症性病变,是一种常见的急性或慢性结缔组织炎症,多见于成年风湿病患者,以游走性多关节炎为其临床特征。常侵犯大关节,此伏彼起,相继发生,故临床常表现为大关节游走性疼痛,下肢大关节如膝关节、踝关节最常受累。与A组乙型溶血性链球菌感染有关,风湿性关节炎多发于冬春阴雨季节,寒冷和潮湿是重要的诱因。任何年龄均可发病,最常见人群是5~15岁儿童和青少年,3岁以内的婴幼儿极少见。约70%患者可以在2~3个月内恢复。虽然近几十年来风湿热的发病率已显著下降,但非典型风湿热及慢性风湿性关节炎并不少见。

(一)病因与病理

1. 病因　根据症状、流行病学及免疫学分析,认为风湿性关节炎与人体溶血性链球菌感染密切相关,

且感染途径至关重要，咽部链球菌感染是发病的必要条件。但A组链球菌引起风湿热的发病机制尚未完全明了。目前还注意到病毒感染与本病也有一定关系。

2. 病理　本病活动期病理改变为关节滑膜及周围组织水肿，滑膜下结缔组织中有黏液性变，纤维素样变及炎症细胞浸润，有时有不典型的风湿小体。活动期过后，关节内的渗出物可被吸收，一般不引起粘连，因此并不产生关节变形等后遗症。

（二）临床表现

1. 疼痛　关节疼痛是风湿性关节炎首要的症状，全身关节都有可能发生疼痛，但是以大关节受累更为常见，如膝关节、踝关节、肩关节、腕关节等。典型的表现为对称性、游走性疼痛，并伴有红、肿、热的炎症表现。通常急性炎症症状持续2～4周消退，一个关节症状消退，另一个关节的症状又可出现，也有几个关节同时发病的。

关节症状受气候变化影响较大，常在天气转冷或下雨前出现关节痛。急性期过后不遗留关节变形，这些与类风湿性关节炎不同。

2. 肌肉疼痛　起病时患者可有肌肉酸痛不适、周身疲乏、食欲缺乏、烦躁等症状。

3. 不规律性发热　风湿出现之前会出现不规则的发热现象，多为轻中度发热，脉搏加快，多汗，与体温不成正比。

4. 皮肤黏膜症状　有皮下结节、环形红斑等，儿童多见，成人少见。

5. 舞蹈症　仅见于儿童，女孩多见，患儿先有情绪不宁、烦躁、易怒等精神症状，继而出现无目的的快速动作，做皱眉、噘嘴等怪相，肢体可出现伸直和屈曲、内收和外展、旋前和旋后的无节律交替动作。疲劳及兴奋时明显，休息及镇静时减轻，睡眠时消失。

6. 心脏症状　由于风湿热活动期以累及关节和心脏为主，因此风湿性关节炎患者常伴有心肌炎、心内膜炎、心包炎等。有心悸、气促、心前区疼痛等症状。

（三）辅助检查

1. 外周血白细胞计数　白细胞计数升高，中性粒细胞比例也明显上升，有的出现核左移现象。

2. 红细胞沉降率和C反应蛋白　急性期，红细胞沉降率可达90 mm/h以上；C反应蛋白也在30 mg/L（30 μg/ml）以上。急性期过后（1～2个月）渐渐恢复正常。

3. 关节液检查　常为渗出液，轻者白细胞计数可接近正常，重者可明显增高，多数为中性粒细胞。细菌培养阴性。

4. 类风湿因子和抗核抗体　均为阴性。

5. 咽拭子培养　常呈溶血性链球菌培养阳性。

6. 抗链球菌溶血素“O”　80%的风湿性关节炎患者抗“O”增高，>500 U，病情恢复后，这种抗体可逐渐下降。

7. 心电图检查　评估心率、心律等。

8. 心脏彩超　评估心脏形态学、功能及有无瓣膜病变。

（四）并发症

在急性疼痛期间，由于长期卧床或者服用激素时间过长等，可致患者机体免疫功能低下，出现一些并发症。常见的有以下几种。

1. 肺炎　由于免疫能力下降，遭受细菌感染，患者常合并肺炎。

2. 泌尿系统感染　患者若日常生活不注意，或者感冒后，常容易发生泌尿系统感染。

3. 库欣综合征　患者若用激素时间过长，常因体内肾上腺皮质功能受到抑制而并发库欣综合征。常见症状主要有“满月脸”和“水牛背”、体重增加等。

4. 口腔溃疡　患者在服用免疫抑制剂之后常出现口腔溃疡，此外还可出现恶心、呕吐、厌食、皮疹、味觉消失等不良反应。

5. 传染病　患者由于患此病的时间太久，自身免疫功能下降，当社会上流行某些传染病时，比正常人更易受到传染。

（五）诊断与鉴别诊断

1. 诊断主要依据　临床表现加实验室检查和前期链球菌感染的证据诊断风湿性关节炎。如发病前1～4周有溶血性链球菌感染史，急性游走性大关节炎，常伴有风湿热的其他表现如心肌炎、环形红斑、皮下结节等，血清中抗链球菌溶血素“O”凝集效价明显升高，咽拭培养阳性和血白细胞计数增多等。

2. 鉴别诊断

（1）脓毒血症引起的迁徙性关节炎：常有原发感染的症候，血液及骨髓培养呈阳性且关节内渗出液有化脓趋势并可找到病原菌。

（2）结核感染：①结核性关节炎，多为单个关节受累，好发于经常活动手摩擦或负重的关节。②结核感染过敏性关节炎，体内非关节部位有确切的结核感染灶，无骨质破坏。

（3）淋巴瘤和肉芽肿：少数患者可出现急性多关节炎症状。

（4）莱姆关节炎：此病是由蜱传播的一种流行病。

（5）痛风：痛风的发病率有明显增多趋势，痛风早期易与类风湿性关节炎、风湿性关节炎相混淆。

（6）类风湿性关节炎：本病为多发性对称性指掌等小关节炎和脊柱炎，晚期往往造成关节的畸形。可见类风湿结节和心、肺、肾、周围神经及眼的病变，类风湿因子阳性。

（六）治疗

1. 一般治疗　注意保暖，避免潮湿和受寒。有心肌炎者应卧床休息，待体温正常、心动过速控制、心电图改善后，继续卧床休息3～4周后恢复活动。急性关节炎早期亦应卧床休息，至红细胞沉降率、体温正常后开始活动。

2. 抗风湿治疗　治疗原则是早期诊断和尽早、合理、联合用药。常用的抗风湿病药物如下。

（1）水杨酸制剂：是最常用药物，疗效确切。以阿司匹林为首选药物，用药后可解热、减轻炎症，使关节症状好转，红细胞沉降率下降，但不能去除风湿的基本病理改变，也不能预防心脏损害及其他并发症。水杨酸制剂常可引起恶心、呕吐、食欲减退等胃部刺激症状，可服用氢氧化铝缓解，不能耐受水杨酸制剂者，可选用氯芬那酸。

（2）糖皮质激素：糖皮质激素不是治疗风湿性关节炎的必要药物。只有在关节炎患者伴有心肌炎的证据且水杨酸制剂效果不佳时，才考虑使用。

3. 抗链球菌感染　根治链球菌感染是治疗风湿热必不可少的措施，首选药物为青霉素，对青霉素过敏者，可改用红霉素或乙酰螺旋霉素。

4. 中医药治疗　风湿性关节炎属于中医的痹症范畴，急性期宜祛风清热化湿，慢性期宜祛风散寒化湿，能对症状的缓解起到辅助作用。

（七）预防

风湿热的一级预防和二级预防能够明显减少风湿性关节炎的患病率。

1. 一级预防　阻断A组乙型溶血性链球菌感染的传播。改善居住环境，加强通风，避免人口稠密。预防营养不良，开展适当的体育锻炼，增强体质，提高抗病能力。进行防寒、防潮工作，积极预防上呼吸道感染。接种抗链球菌疫苗。

2. 二级预防　积极预防风湿热复发或继发性风湿性心脏病，进行继发性预防用药。去除体内链球菌感染灶防止复发，如扁桃体炎反复发作可行扁桃体切除；风湿活动控制后应每2～4周肌内注射长效青霉素120万U；患急性咽喉炎时即刻就医以免病情复发。非活动期注意关节锻炼，关节处要注意保暖，避免潮湿。

八、类风湿性关节炎

类风湿性关节炎（rheumatoid arthritis，RA）是一种以慢性破坏性关节病变（关节滑膜炎）为特征的全身性自身免疫疾病。其特征是手、足小关节的多关节、对称性、侵袭性关节炎症，以近端指尖关节、掌指关节、腕、踝的关节炎为主，关节晨僵、肿胀、疼痛，可伴有发热、贫血、炎症甚至涉及心肺、皮肤、眼等部位，经

常伴有关节外器官受累及血清类风湿因子(rheumatoid factor,RF)阳性。如不经正规治疗,滑膜炎持久反复发作,可导致关节内软骨和骨的破坏,关节畸形及功能障碍,甚至残废。血管炎病变累及全身各个器官,病因尚不明确,部分患者发病期有受寒冷、潮湿、劳累、创伤或精神因素等影响。本病难以治愈,但规范诊治可实现达标治疗。类风湿性关节炎在晚期、重症或长期卧床患者,因合并感染,消化道出血,心、肺或肾脏病变等可危及患者生命。类风湿性关节炎的严重程度及预后较差的因素包括关节持续性肿胀、高滴度抗体、HLA-DR4/DR1 阳性、伴发贫血、类风湿结节、血管炎、神经病变或其他关节外表现者。

(一)流行病学与病因

1. 流行病学　本病全球患病率为 0.2%~1.0%,我国 RA 患病率为 0.28%~0.41%,总患病人群近 500 万。男女患病比率约为 1∶4,约 80% 的患者为女性患者。本病可发生于任何年龄,但多发生于 20~55 岁,与遗传因素密切相关。

2. 病因　本病的发病可能与自身免疫、遗传、感染、吸烟、性激素等有关。但寒冷、潮湿的环境暴露与本病发病无显著相关。其病理主要有滑膜衬里细胞增生、间质大量炎症细胞浸润,以及微血管的新生、血管翳的形成及软骨和骨组织的破坏等。

(1)自身免疫:患者的免疫系统错误地将自身正常的关节组织当作威胁,并对其进行攻击,导致软骨、滑膜、韧带和肌腱等组织发生一系列的炎症反应。

(2)遗传:本病有家族聚集特征,由此与遗传存在密切关联。研究显示本病的遗传易感性与人类白细胞抗原(human leukocyte antigen,HLA)基因密切相关,包括 DRB1*0401、DRB1*0404、DRB1*0405 等数百个等位基因位点,但是它们在不同种族中对疾病发生的影响力并不相同。研究发现,HLA-DQa1:160D 是我国汉族类风湿性关节炎患病强相关遗传风险因素,其易感风险高于已知的易感基因 *HLA-DRB1*。携带本病易感基因的个体罹患本病的可能性增高,但并不代表必然患病。

(3)微生物感染:是本病发病的关键诱因,其中牙龈卟啉单胞菌、普雷沃菌属、奇异变形杆菌、EB 病毒、巨细胞病毒、人乳头瘤病毒、疱疹病毒等多种病原体感染与疾病发生相关。

(4)吸烟:是本病重要的诱发因素之一。吸烟者患本病的风险明显增加,病情也更加严重。

(二)临床表现

可伴有体重减轻、低热及疲乏感等全身症状。

1. 晨僵　早晨起床时关节活动不灵活的主观感觉,它是关节炎症的一种非特异表现,其持续时间与炎症的严重程度成正比。

2. 关节受累的表现　①多关节受累,呈对称性多关节炎(常≥5 个关节)。易受累的关节有手、足、腕、踝及颞颌关节等,其他还可有肘、肩、颈椎、髋、膝关节等;②关节畸形,手的畸形有梭形肿胀、尺侧偏斜、天鹅颈样畸形、纽扣花样畸形等,足的畸形有跖骨头向下半脱位引起的仰趾畸形、外翻畸形、跖趾关节半脱位、弯曲呈锤状趾及足外翻畸形;③其他,可有正中神经/胫后神经受压引起的腕管/跗管综合征,膝关节腔积液挤入关节后侧形成腘窝囊肿(Baker 囊肿),颈椎受累(第 2、3 颈椎多见)可有颈部疼痛、颈部无力及难以保持其正常位置,寰枢关节半脱位,相应有脊髓受压及椎基底动脉供血不足的表现。

3. 关节外表现　①一般表现可有发热、类风湿结节(属于机化的肉芽肿,与高滴度类风湿因子、严重的关节破坏及本病活动有关,好发于肘部、关节鹰嘴突、骶部等关节隆突部及经常受压处)、类风湿血管炎(主要累及小动脉的坏死性小动脉炎,可表现为指、趾端坏死、皮肤溃疡、外周神经病变等)及淋巴结肿大;②心脏受累可有心包炎、心包积液、心外膜、心肌及瓣膜的结节、心肌炎、冠状动脉炎、主动脉炎、传导障碍,慢性心内膜炎及心瓣膜纤维化等表现;③呼吸系统受累,可有胸膜炎、胸腔积液、肺动脉炎、间质性肺疾病、结节性肺病等;④肾表现,主要有原发性肾小球及肾小管间质性肾炎、肾淀粉样变和继发于药物治疗(金制剂、青霉胺及非甾体抗炎药)的肾损害;⑤神经系统,除周围神经受压的症状外,还可诱发神经疾病、脊髓病、外周神经病、继发于血管炎的缺血性神经病、肌肥大及药物引起的神经系统病变;⑥贫血,是本病最常见的关节外表现,属于慢性疾病性贫血,常为轻至中度;⑦消化系统,可因本病血管炎、并发症或药物治疗所致;⑧眼,幼年患者可有葡萄膜炎,成人可有巩膜炎,可能由血管炎所致。还可有干燥性结膜角膜炎、巩膜软化、巩膜软化穿孔、角膜溶解。

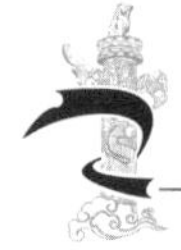

4. Felty 综合征　1%的本病患者可有脾大、中性粒细胞减少及血小板减少、红细胞计数减少，常有严重的关节病变、高滴度的 RF 及抗核抗体(antinuclear antibody，ANA)阳性，属于一种严重型疾病。

5. 缓解性血清阴性、对称性滑膜炎伴凹陷性水肿综合征　男性多见，常于 55 岁以后发病，呈急性发病，有对称性腕关节、屈肌腱鞘及手小关节的炎症，手背可有凹陷性水肿。晨僵时间长(0.5～1.0 d)，但 RF 阴性，X 射线多没有骨破坏。有 56%的患者为 HLA-B7 阳性。治疗上对单用非甾体抗炎药反应差，而小剂量糖皮质激素疗效显著。常于 1 年后自发缓解，预后好。

6. 成人 Still 病　以高热、关节炎、皮疹等的急性发作与缓解交替出现的一种少见的类型。因临床表现类似于全身起病型幼年类风湿性关节炎(Still 病)而得名。部分患者经过数次发作转变为典型的疾病。

7. 老年发病的类风湿性关节炎　常>65 岁起病，性别差异小，多呈急性发病，发展较快(部分以骨性关节炎为最初表现，几年后出现典型的表现)。以手足水肿、腕管和跗管综合征及多肌痛为突出表现，晨僵明显，60%～70% RF 阳性，但滴度多较低。X 射线以骨质疏松为主，很少侵袭性改变。患者常因心血管、感染及肾功能受损等并发症而死亡。选用非甾体抗炎药要慎重，可应用小剂量激素，对慢作用抗风湿药反应较好。

(三)辅助检查

1. 一般检查　血、尿常规、红细胞沉降率、C 反应蛋白、生化(肝、肾功能)、免疫球蛋白、蛋白电泳、补体等。

2. 自身抗体　本病患者自身抗体的检出，是本病有别于其他炎性关节炎，如银屑病关节炎、反应性关节炎和骨关节炎的标志之一。目前临床常用的自身抗体包括类风湿因子(RF-IgM)、抗环状瓜氨酸抗体、类风湿因子 IgG 及 IgA、抗核周因子、抗角蛋白抗体，以及抗核抗体、抗 ENA 抗体等。此外，还包括抗 RA33 抗体、抗葡萄糖-6-磷酸异构酶抗体，抗 P68 抗体等。

3. 遗传标记　HLA-DR4 及 HLA-DR1 亚型。

4. 影像学检查

(1)X 射线片：关节 X 射线片可见软组织肿胀、骨质疏松及病情进展后的关节面囊性变、侵袭性骨破坏、关节面模糊、关节间隙狭窄、关节融合及脱位。X 射线分期：①Ⅰ期，正常或骨质疏松；②Ⅱ期，骨质疏松，有轻度关节面下骨质侵袭或破坏，关节间隙轻度狭窄；③Ⅲ期，关节面下明显的骨质侵袭和破坏，关节间隙明显狭窄，关节半脱位畸形；④Ⅳ期，上述改变合并有关节纤维性或骨性强直。胸部 X 射线片可见肺间质病变、胸腔积液等。

(2)CT 检查：胸部 CT 可进一步提示肺部病变，尤其高分辨 CT 对肺间质病变更敏感。

(3)MRI 检查：手关节及腕关节的 MRI 检查可提示早期的滑膜炎病变，对发现类风湿性关节炎患者的早期关节破坏很有帮助。

(4)超声检查：关节超声是简易的无创性检查，对于滑膜炎、关节积液及关节破坏有鉴别意义。研究认为其与 MRI 有较好的一致性。

5. 特殊检查

(1)关节穿刺术：对于有关节腔积液的关节，关节液的检查包括关节液培养、类风湿因子检测、抗环状瓜氨酸抗体检测、抗核抗体等，并做偏振光检测鉴别痛风的尿酸盐结晶。

(2)关节镜及关节滑膜活检：对本病的诊断及鉴别诊断很有价值，对于单关节难治性的本病有辅助的治疗作用。

(四)诊断与鉴别诊断

1. 诊断

(1)诊断标准

1)美国风湿病学会 1987 年修订的 RA 分类标准：≥4 条并排除其他关节炎可以确诊 RA。①晨僵至少 1 h(≥6 周)；②3 个或 3 个以上的关节受累(≥6 周)；③手关节(腕、拇指掌指关节、拇指指间关节)受累(≥6 周)；④对称性关节炎(≥6 周)；⑤有类风湿皮下结节；⑥X 射线片改变；⑦血清类风湿因子阳性。

2)2012 年早期分类诊断标准：①晨僵≥30 min；②大于 3 个关节区的关节炎；③手关节炎；④类风湿

因子(RF)阳性;⑤抗环状瓜氨酸抗体阳性。

14 个关节区包括双侧肘、腕、掌指、近端指间、膝、踝和跖趾关节。

≥3 条可诊断本病。敏感性 84.4%,特异性 90.6%。

(2)病情分期:①早期有滑膜炎,无软骨破坏;②中期介于上、下间(有炎症、关节破坏、关节外表现);③晚期已有关节结构破坏,无进行性滑膜炎。

(3)关节功能分级:①Ⅰ级,功能状态完好,能完成平常任务无碍(能自由活动);②Ⅱ级,能从事正常活动,但有 1 个或多个关节活动受限或不适(中度受限);③Ⅲ级,只能胜任一般职业性任务或自理生活中的一部分(显著受限);④Ⅳ级,大部分或完全丧失活动能力,需要长期卧床或依赖轮椅,很少或不能生活自理(卧床或轮椅)。

(4)病情评估:本病病情评估需结合临床及辅助检查,判断类风湿性关节炎活动性的项目包括疲劳的严重性、晨僵持续的时间、关节疼痛和肿胀的程度、关节压痛和肿胀的数目、关节功能受限程度,以及急性炎症指标(如红细胞沉降率、C 反应蛋白和血小板)等。

2. 鉴别诊断

(1)骨关节炎:多见于中、老年人,起病过程大多缓慢。手、膝、髋及脊柱关节易受累,而掌指、腕及其他关节较少受累。病情通常随活动而加重或因休息而减轻。晨僵时间多小于半小时。双手受累时查体可见 Heberden 和 Bouchard 结节,膝关节可触及摩擦感。不伴有皮下结节及血管炎等关节外表现。类风湿因子多为阴性,少数老年患者可有低滴度阳性。

(2)银屑病关节炎:银屑病关节炎的多关节炎型和类风湿性关节炎很相似。但本病患者有特征性银屑疹或指甲病变,或伴有银屑病家族史。常累及远端指间关节,早期多为非对称性分布,血清类风湿因子等抗体为阴性。

(3)强直性脊柱炎:本病以青年男性多发,以中轴关节如骶髂及脊柱关节受累为主,虽有外周关节病变,但多表现为下肢大关节,为非对称性的肿胀和疼痛,并常伴有棘突、大转子、跟腱、脊肋关节等肌腱和韧带附着点疼痛。关节外表现多为虹膜睫状体炎、心脏传导阻滞障碍及主动脉瓣闭锁不全等。X 射线片可见骶髂关节侵袭、破坏或融合,患者类风湿因子阴性,并且多为 HLA-B27 抗原阳性。本病有更为明显的家族发病倾向。

(4)系统性红斑狼疮:本病患者在病程早期可出现双手或腕关节的关节炎表现,但患者常伴有发热、疲乏、口腔溃疡、皮疹、血细胞减少、蛋白尿或抗核抗体阳性等狼疮特异性、多系统表现,而关节炎较类风湿性关节炎患者程度轻,不出现关节畸形。实验室检查可发现多种自身抗体。

(5)反应性关节炎:本病起病急,发病前常有肠道或尿路感染史。以大关节(尤其下肢关节)非对称性受累为主,一般无对称性手指近端指间关节、腕关节等小关节受累。可伴有眼炎、尿道炎、龟头炎及发热等,HLA-B27 可呈阳性而类风湿因子阴性,患者可出现非对称性骶髂关节炎的 X 射线改变。

(五)治疗

类风湿性关节炎治疗的主要目的在于减轻关节炎症反应,抑制病变发展及不可逆骨质破坏,尽可能保护关节和肌肉的功能,最终达到病情完全缓解或降低疾病活动度的目标。

1. 治疗原则　患者教育、早期治疗、联合用药、个体化治疗方案及功能锻炼。

2. 一般治疗　使患者正确认识疾病,树立信心和耐心,能够与医师配合治疗。关节肿痛明显者应强调休息及关节制动,而在关节肿痛缓解后应注意早期开始关节的功能锻炼僵直。此外,理疗、外用药等辅助治疗可快速缓解关节症状。

3. 药物治疗　方案应个体化,药物治疗主要包括非甾体抗炎药、慢作用抗风湿药、免疫抑制剂、免疫和生物制剂及植物药等。

(1)非甾体抗炎药:有抗炎、止痛、解热作用,是类风湿性关节炎治疗中最为常用的药物,适用于活动期等各个时期的患者。常用的药物包括双氯芬酸、萘丁美酮、美洛昔康、塞来昔布等。

(2)抗风湿药:又被称为二线药物或慢作用抗风湿药物。常用的有甲氨蝶呤,口服或静脉注射;柳氮磺吡啶,从小剂量开始,逐渐递增,以及羟氯喹、来氟米特、环孢素、金诺芬、白芍总苷等。

(3)锝[^{99}Tc]亚甲基二磷酸盐注射液:是一种非激发状态的同位素,治疗类风湿性关节炎缓解症状的起效快,不良反应较小。静脉用药,10 d 为 1 个疗程。

(4)糖皮质激素:不作为治疗类风湿性关节炎的首选药物。但在下述 4 种情况可选用激素:①伴随类风湿性血管炎包括多发性单神经炎、类风湿性肺及浆膜炎、虹膜炎等;②过度治疗的重症类风湿性关节炎患者,可用小量激素快速缓解病情,一旦病情控制,应首先减少或缓慢停用激素;③经正规慢作用抗风湿药治疗无效的患者可加用小剂量激素;④局部应用如关节腔内注射可有效缓解关节的炎症。总原则为短期小剂量(10 mg/d 以下)应用。

(5)生物制剂:在类风湿性关节炎的治疗上,已经有几种生物制剂被批准上市,并且取得了一定的疗效,尤其在难治性类风湿性关节炎的治疗中发挥了重要作用。几种生物制剂在类风湿性关节炎中的应用:①英夫利西单抗(Infliximab),也称肿瘤坏死因子(TNF-α)嵌合性单克隆抗体,临床试验已证明对甲氨蝶呤等治疗无效的类风湿性关节炎患者用英夫利西单抗可取得满意疗效。近年来强调早期应用的效果更好。用法静脉滴注,3 mg/kg,分别于 0、2、6 周注射 1 次,以后每 8 周静脉注射 1 次,通常使用 3~6 次为 1 个疗程。需与 MTX 联合应用,抑制抗体的产生。②依那西普(Etanercept)或人重组 TNF 受体 P75 和 IgGFc 段的融合蛋白,此类药物治疗类风湿性关节炎和强直性脊柱炎疗效肯定,耐受性好。目前国内有恩利及益塞普两种商品剂型。③阿达木单抗(Adalimumab)是针对 TNF 的全人源化的单克隆抗体,推荐的治疗剂量为 40 mg,每 2 周 1 次,皮下注射。④妥珠单抗(Tocilizumab),白细胞介素-6 受体拮抗剂,主要用于中重度类风湿性关节炎,对 TNF-α 拮抗剂反应欠佳的患者可能有效。推荐的用法是 4~10 mg/kg,静脉滴注,每 4 周给药 1 次。⑤抗 CD20 单抗利妥昔单抗(Rituximab),治疗类风湿性关节炎取得了较满意的疗效,本药也可与环磷酰胺或甲氨蝶呤联合用药。

(6)植物药:已有多种用于类风湿性关节炎的植物药,如雷公藤、白芍总苷、青藤碱等。部分药物对治疗类风湿性关节炎具有一定的疗效,但作用机制需进一步研究。

4. 免疫净化　类风湿性关节炎患者血中常有高滴度自身抗体、大量循环免疫复合物,高免疫球蛋白等,因此,除药物治疗外,可选用免疫净化疗法,可快速去除血浆中的免疫复合物和过高的免疫球蛋白、自身抗体等。如免疫活性淋巴细胞过多,还可采用单个核细胞清除疗法,从而改善 T、B 细胞及巨噬细胞和自然杀伤细胞功能,降低血液黏滞度,以达到改善症状的目的,同时提高药物治疗的疗效。目前常用的免疫净化疗法包括血浆置换、免疫吸附和淋巴细胞/单核细胞去除术。被置换的病理性成分可以是淋巴细胞、粒细胞、免疫球蛋白或血浆等。应用此方法时需配合药物治疗。

5. 功能锻炼　必须强调,功能锻炼是类风湿性关节炎患者关节功能得以恢复及维持的重要方法。一般说来,在关节肿痛明显的急性期,应适当限制关节活动。但是,一旦肿痛改善,应在不增加患者痛苦的前提下进行功能活动。对无明显关节肿痛,但伴有可逆性关节活动受限者,应鼓励其进行正规的功能锻炼。在有条件的医院,应在风湿病专科及康复专科医师的指导下进行。

6. 外科治疗　经内科治疗不能控制及严重关节功能障碍的类风湿性关节炎患者,外科手术是有效的治疗手段。外科治疗的范围从腕管综合征的松解术、肌腱撕裂后修补术至滑膜切除及关节置换术。

(六)预防

本病病因和发病机制仍不明确,故缺乏有效的预防措施。

类风湿性关节炎出关节外,可累及众多人体器官、组织,可致严重后果,因此,一经确诊,会改变患者的生活方式,需要长期接受治疗,以控制症状、减少关节损伤。患者应重视该病,积极配合治疗,加强自我护理,有助于帮助症状缓解,恢复一定的肌肉强度并延缓病情恶化,阻止疾病进展。患者日常还应注意保护关节,包括保持良好姿势,注意劳逸结合,发力时尽量使用大关节、保护小关节等。治疗期间,应严格遵医嘱复查,如果出现关节相关症状的加剧或其他新发症状,需要及时就诊。

九、股骨头坏死

股骨头坏死(femoral head necrosis)又称为股骨头缺血性坏死或股骨头无菌性坏死,是指股骨头血供

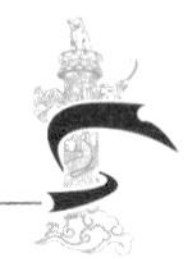

受损或中断，导致骨髓成分及骨细胞死亡及随后的组织修复，继而导致股骨头结构改变及塌陷，引起患者髋关节疼痛及功能障碍的疾病，是造成青壮年髋关节残疾的常见疾病之一。

股骨头坏死是一个病理演变过程，初始发生在股骨头的负重区，应力作用下坏死骨骨小梁结构发生损伤，即显微骨折及随后针对损伤骨组织的修复过程。造成骨坏死的原因不消除，修复不完善，损伤-修复的过程继续，导致股骨头结构改变、股骨头塌陷、变形，关节炎症，功能障碍。股骨头坏死会引起髋部或腹股沟区疼痛、髋关节活动受限、跛行，负重行走功能障碍，见图 68-2。

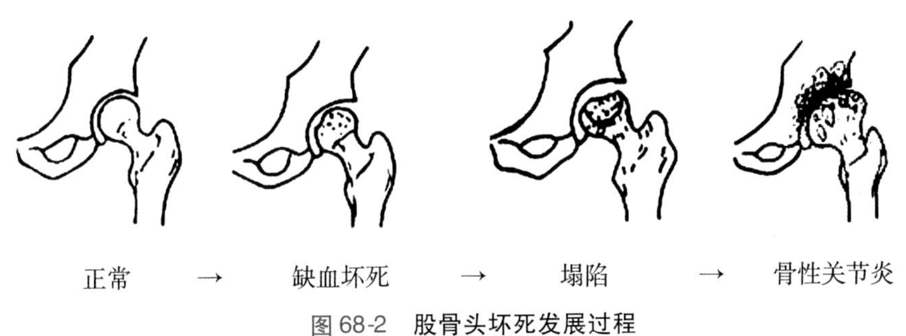

图 68-2　股骨头坏死发展过程

据流行病学调查，我国的股骨头坏死患者有 750 万～1 000 万左右，每年新增病例高达 30 万。好发于 30～50 岁人群，男性多于女性，约有半数累及双侧股骨头。我国平原农民股骨头坏死的患病率为 11.76/万，城市居民为 9.57/万，山区农民为 6.29/万，沿海渔民为 5.53/万。

股骨头坏死病变，毕竟局限，累及个别关节，可以减轻、消退和自愈，早发现早治疗，预后较好，即便严重，通过人工髋关节置换补救，仍能恢复步行能力。

（一）病因与诱因

1. 病因　引起股骨头坏死的原因有很多，但发病机制仍不完全明确，目前主流的学说有两种：脂肪栓塞学说，骨内血管损害及骨内高压学说。但股骨头血供的破坏是股骨头坏死公认的最重要病理基础。脂肪栓塞学说认为股骨头坏死最初的原因是由于脂肪栓子梗死于骨内血管，局部形成血栓，进一步引起骨髓坏死，骨缺氧，骨细胞死亡。骨内血管损害及骨内高压学说则认为骨坏死类似一种筋膜间隔综合征，主要由骨内血管外的压力增高所致。

股骨头坏死的基本病因不外有以下两种。

（1）髋部外伤：髋部外伤是股骨头坏死的常见原因，如股骨颈骨折、髋关节外伤脱位及股骨头骨折均可导致股骨头坏死。因为血管通过股骨颈进入到股骨头，一旦发生骨折，股骨头的血供遭到破坏，股骨头将发生坏死。但这种缺血性坏死往往需要几个月的时间才会显示出来。发生在股骨颈骨折复位不良的愈合，股骨头内的负重骨小梁转向负重区承载应力减低，出现应力损伤，所以坏死总是发生在患者骨折愈合，负重行走之后。

（2）骨组织自身病变：如最常见的慢性酒精中毒或使用糖皮质激素引起的骨坏死，同时骨组织的再生修复能力障碍。此外还包括某些疾病。

1）大剂量糖皮质激素应用：和股骨头坏死的风险增高直接相关，但确切的发病机制尚不明确，可能与脂肪栓塞、脂肪细胞肥大导致骨内压升高、血液高凝状态、血管炎、骨质疏松等因素有关。如最常见的激素类药物可的松、泼尼松、甲强龙等是最常见的导致股骨头坏死的药物。

2）长期大量饮酒：酒精引起股骨头坏死的具体机制也尚不明确，目前普遍认为酒精可以导致体内脂代谢异常，通过影响骨髓间充质干细胞分化能力造成股骨头坏死。一些研究将酒精性股骨头坏死定义为每周摄入纯酒精大于 400 ml 或同等摄入量至少 6 个月。然而，就是更少的酒精摄入量也可能增加股骨头坏死的风险。因此，酒精性股骨头坏死酒精摄入量的阈值尚未明确。

3）合并某些疾病：如镰状细胞贫血、减压病、系统性红斑狼疮、抗磷脂综合征等。儿童发育成长期股骨头生发中心-股骨头骨骺坏死，又称儿童股骨头坏死、扁平髋。

2. 诱因

(1)性别:非创伤性股骨头坏死多见于中年男性,患病风险明显高于女性。

(2)年龄:30~50岁为高发人群。

(3)吸烟:可以明显增加股骨头坏死发生率,可能与吸烟引起血管收缩、微血管血栓形成等降低髋关节局部的血供量相关。

(4)肥胖:高体重指数(body mass index,BMI)人群中股骨头坏死发生率明显增加。

(5)气压剧烈变化:深海潜水员和矿工等高气压作业者也存在股骨头坏死的风险,因为气压的剧烈变化,氮气会在富含脂肪组织的骨髓中大量堆积而引起骨坏死。

(二)临床表现

1. 临床类型　根据病因不同可分为创伤性股骨头坏死和非创伤性股骨头坏死两大类。

(1)创伤性股骨头坏死:是指继发于髋部外伤后的股骨头坏死,为股骨头坏死的常见原因。股骨头颈骨折、髋关节脱位及髋部严重扭伤或挫伤均可引起股骨头坏死。

(2)非创伤性股骨头坏死:是指无外伤因素参与的股骨头坏死,包括激素性股骨头坏死、酒精性股骨头坏死,以及减压病、镰刀细胞性贫血等其他原因导致的股骨头坏死,还有一些少见的原因不明的特发性股骨头坏死。

2. 症状体征　股骨头坏死的症状和体征多种多样,病痛出现的时间,发作的程度也不尽相同,但都是以病理演变作为基础。而各种临床表现都不是股骨头坏死所特有的,许多髋关节疾患都可以发生,换句话说,难以通过患者的主观症状和临床检查做出股骨头坏死的诊断来。

(1)症状:股骨头坏死早期表现不典型,主要表现为髋部或腹股沟区疼痛或酸痛,休息后可缓解,随着疾病进展,股骨头塌陷,此时疼痛加剧,肢体短缩,并逐渐出现行走困难或跛行。

1)早期症状:早期症状不典型,最常见的症状就是疼痛,疼痛是大多数患者最早的主诉,主要表现为髋部或者腹股沟区疼痛或者酸痛,可放射至膝部。疼痛为间歇发作,逐渐加重,休息后可缓解。疼痛可以因坏死组织-修复的炎症病变或炎症病灶内的高压引起,可表现为持续痛、静息痛。

2)典型症状:典型症状是腹股沟区疼痛,可放射至同侧臀部或膝关节,疼痛常间歇性发作并逐渐加重,偶有急性发作者。若病变累及双侧髋关节可表现为左右侧交替性疼痛。亦有少数患者早期无临床症状,逐渐发展为行走困难,髋关节活动受限、僵硬,或有痛性跛行。若股骨头塌陷变形导致创伤性关节炎,可伴下肢短缩畸形、骨盆代偿性倾斜,被迫拄拐行走,或有髋关节周围肌肉韧带附着部位慢性损伤性疼痛。髋部活动受限,特别是旋转活动受限,或有痛性和短缩性跛行。

(2)体征:患者常有腹股沟区深压痛,强力内旋时髋部疼痛,“4”字试验阳性(即屈膝并使髋关节屈曲外展外旋,摆成“4”字形状放在对侧伸直下肢上,一手按压对侧髂嵴上,另一手放在膝内侧手同时下压,引起臀髋痛,但这不是诊断股骨头坏死特定体征),下肢内旋、外展活动明显受限。

(三)辅助检查

1. 实验室检查　红细胞沉降率、C反应蛋白、类风湿因子等检验结果有助于排除其他髋关节炎性疾病。

2. X射线检查　X射线可以确定病变的范围,排除骨的其他病变,具有简单、方便、经济和应用范围广泛等优点,仍作为股骨头坏死的基本检查方法。早期股骨头坏死X射线表现不典型或无明显异常。随病变进展,于负重区出现股骨头内密度改变,骨小梁排列紊乱或稀疏、中断,以后股骨头软骨下骨囊性变、夹杂硬化,进而修复障碍,病变区关节软骨下骨质中出现1~2 cm宽的弧形透明带,即出现线性透亮区,围以硬化骨,呈现“新月征”。晚期出现股骨头塌陷、变形、半脱位,关节间隙变窄、申顿线不连续,出现骨关节炎改变等。

3. CT检查　在股骨头坏死的早期,CT片可表现为正常。CT扫描对判断股骨头内骨质结构改变优于MRI,对明确股骨头坏死诊断后塌陷的预测有重要意义,因此CT检查也是常用的方法。可发现早期细微骨质改变,确定是否存在骨塌陷,对于早期诊断具有一定价值。CT三维重建可以更好地评价股骨头的变形和坍塌程度,在机器人辅助手术和3D打印等领域应用前景较高。早期可见股骨头负重面骨小梁紊

乱，部分吸收，杂以增粗、融合，囊性吸收、部分硬化。CT 可显示新月征为 3 层结构：中心为死骨，且被一透亮的骨吸收带所环绕，最外围则是新生骨硬化骨，晚期可见股骨头出现塌陷变形，中心有较大低密度区，关节软骨下出现壳状骨折片，髋臼盂唇化突出，可有关节变形。

4. MRI 检查　MRI 可早期发现骨坏死灶，能在 X 射线片和 CT 片发现异常前做出诊断。诊断股骨头坏死的金标准，是一种有效的无创性的检查，对于早期股骨头坏死的诊断最为敏感，早期可以"双线征"等异常信号来及时发现股骨头坏死。

股骨头坏死 MRI 的多样信号改变反映不同层面病变组织的代谢水平。T2 加权像呈高信号的病理特征是骨和骨髓的坏死引起的修复反应，以骨髓水肿、局部充血、渗出等急性炎症病理改变为主要特征。T1 加权像多为低信号，T2 加权像显示为混合信号。高信号提示炎症充血、水肿，低信号的病变组织多为纤维化，硬化骨。T1 加权为新月形边界清楚的不均匀信号。如果 T2 加权像显示中等稍高信号，周围不均匀稍低信号环绕，则呈典型的双线征，位置基本与 CT 的条状骨硬化一致。

5. 放射性核素骨扫描　与 MRI 检查类似，对于早期股骨头坏死诊断具有重要意义，但因其具有核素辐射，一般为 MRI 检查所替代。

6. 组织病理学检查　为侵入性有创操作，建议在做髓芯减压及关节置换时使用，以最终证实诊断。骨小梁内骨细胞空陷窝大于 50% 有诊断价值。

（四）诊断与鉴别诊断

1. 诊断　诊断股骨头坏死要依据影像学，股骨头坏死的影像学表现与病变的轻重及病理进程相关，病理改变决定影像学多样化。临床上有很多根据影像，病理进程和临床表现的分期，但这样的分期不能被割裂看待。

（1）诊断标准：当患者符合下述 3 点之一即可诊断股骨头坏死，无论其是否存在临床症状或体征。①X 射线片可观察到股骨头内被硬化带包绕的坏死灶、节段性塌陷、新月征等特异性表现；②MRI 检查，T1WI 带状低信号，T2WI"双线征"，外侧低信号带为增生硬化骨质，内侧高信号带为肉芽纤维组织修复；③CT 检查，轮廓清晰的坏死灶，软骨下骨折。

（2）分期：目前普遍采用国际骨循环学会提出的国际骨循环研究协会（Association Research Circulation Osseous，ARCO）分期系统进行分期，并给予针对性治疗。① 0 期，所有检查均正常或不能诊断；② 1 期，X 射线、CT 检查正常，但骨扫描或 MRI 发现有异常；③ 2 期，X 射线检查出现骨硬化线、骨小梁缺失、局部囊性变等异常，但无"新月征"；④ 3 期，X 射线片提示出现"新月征"、股骨头坏死塌陷变平；⑤ 4 期，股骨头坏死塌陷变平合并有髋关节炎、关节间隙变窄。

2. 鉴别诊断　本病须与其他以下髋部病变相鉴别。

（1）髋关节发育不良继发性骨关节炎：X 射线片提示髋臼发育浅，股骨头包容不全，关节间隙变窄，有继发性骨关节炎者更易鉴别。

（2）强直性脊柱炎累及髋关节：常见于青少年男性，双侧骶髂关节一般最先受累及，HLA-B27 阳性。股骨头保持圆形但关节间隙变窄。

（3）类风湿性关节炎：类风湿性关节炎为全身多关节病变，类风湿因子多阳性。累及髋关节早期表现为关节间隙变窄，髋臼与股骨头软骨及软骨下骨有侵蚀，CT 扫描可清楚显示。

（4）股骨头内肿瘤：孤立性病灶可发生在股骨头内，良性以软骨母细胞瘤常见，CT 扫描示不规则的溶骨性破坏，不难与股骨头坏死鉴别。

（五）治疗

股骨头坏死累及髋关节，引起功能障碍的程度取决于病因能否终止和病理改变及修复的结果。病因消除是股骨头坏死病变停止进展和逆转创造先决条件，一般而言，股骨头没有塌陷变形或变形轻微，病变修复到重获得承重能力，股骨头坏死可以治愈，保持髋关节功能。只有长久反复疼痛影响负重行走，才考虑人工髋关节置换术。

股骨头坏死的治疗目标在于预防股骨头塌陷，尽可能长时间地保留生物髋关节。应根据每个患者的具体情况制定出最佳的个体化治疗方案。常用的治疗方法包括非手术治疗和手术治疗。其中，非手术治

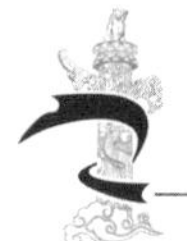

疗适用于股骨头坏死范围较小且未出现股骨头塌陷的患者,治疗过程中需要严格随访,控制体重,避免负重,规范治疗等。需要注意的是,这些措施可能有助于缓解疾病进展,但很少会扭转病变的结局,常需和其他治疗联合使用。

1. 病因治疗　针对病因治疗是终止病变进展,使之有可能进入良性转归的轨道上的关键。①针对酒精和激素,采取戒酒和终止使用糖皮质激素措施。②保护性负重,避免撞击性和对抗性运动。通过生物学反应促进骨再生和病变组织修复,尽可能使之修复完善、有效,恢复承重能力,防止股骨头变形塌陷。因此第二个关键治疗在于减少负重,行走,降低股骨头负重区的载荷,避免减弱的骨组织发生显微骨折,塌陷。主张患者少量分次行走,切忌蹦跳,在坏死病变进展期宜靠扶持助行。鼓励患者做减负式运动,如骑自行车、游泳。在急性进展期宜卧床,避免负重。③对早、中期患者,可减轻疼痛,建议应用双拐,不主张使用轮椅。高压氧治疗通过提高氧分压,改善骨细胞缺氧从而促进股骨头修复。④通过适当能量标准的冲击波治疗股骨头坏死,可能有刺激血管再生、诱导骨生长和改变组织结构及骨重建的作用。

2. 药物治疗　由于个体差异大,用药不存在绝对的最好、最快、最有效,除常用非处方药外,应在医师指导下充分结合个人情况选择最合适的药物。对早期坏死可选用抗凝药物、扩血管药物与降脂药物的联合应用,如低分子肝素、前列地尔、华法林与降脂药物的联合应用等。应用抑制破骨和增加成骨的药物,如磷酸盐制剂(阿仑膦酸钠)、美多巴等。视坏死情况,药物可单独使用,也可配合保髋手术应用。可试用促进骨和软骨营养和生长的药物。

3. 手术治疗　股骨头坏死进展较快,非手术治疗往往效果不佳,多数患者会面临手术治疗。手术治疗主要分为保髋手术和换髋手术(人工髋关节置换术)。

(1)保髋手术:保髋治疗目的是缓解疼痛、重建髋关节功能,试图恢复股骨头血供,避免或延迟行人工髋关节置换术。对于早期股骨头坏死(ARCO 1 ~2 期)及年轻的患者尤其是青少年更适宜保髋治疗。

(2)髓芯减压术:髓芯减压术的原理是通过钻孔降低股骨头髓腔内的压力并减轻疼痛,创造通道促进新生血管迅速形成,以尝试恢复股骨头内正常的血运。

(3)非结构性植骨术:非结构性植骨术为广义概念,植入材料可包含自体松质骨、同种异体骨、骨替代物如磷酸钙以及含细胞因子如骨形成蛋白-2(bone morphogenetic protein-2,BMP-2)的植入材料等。植骨不仅可填充坏死病灶清理后的空腔,还能临时性担任软骨下的支撑结构,通过骨诱导或骨形成等方式,促进新骨生成。

(4)带或不带血管蒂的骨移植术:不带血管蒂的腓骨获取简易,通过建立骨隧道,在坏死病灶清除后,腓骨可以对坏死部位提供有力的支撑,起到钻孔减压、支撑和骨诱导的作用。带血管蒂的骨移植术,填入带血运的皮质骨不仅可起支撑作用,其良好的血运还可满足股骨头血供,加速骨愈合,但该方法对显微外科技术要求较高。

(5)髋部截骨术:通过在髋部截骨,将健康的股骨头旋转至髋关节负重区,同时将坏死区移出负重区,以减轻疼痛和维持髋关节功能,也可结合植骨术。适合小于股骨头表面1/3的小病变。

(6)人工髋关节置换术:对于濒临塌陷或已塌陷变形,长久疼痛功能障碍者可行人工髋关节置换术,该手术技术成熟,效果肯定,成功率高。

股骨头塌陷严重或继发骨关节炎,保髋治疗无效可考虑行人工髋关节置换术,包括股骨头置换和全髋关节置换等。全髋关节置换是目前最成熟的、效果肯定持久的人工关节手术。虽然人工关节有一定的使用寿命,到时可能会磨损、需要翻修,但随着技术的不断提高及假体材料的不断进步,股骨头坏死患者接受髋关节置换术后的关节功能和假体寿命愈发令人满意,年龄已经不再是关节置换手术的禁忌。对中青年患者,摩擦界面建议采用耐磨材料(陶对陶或陶对高交链聚乙烯界面),并选用生物骨长入型股骨假体。

(六)预防

生活中,注意不要过度饮酒、吸烟,尽可能不使用糖皮质激素。平时,多吃新鲜水果和蔬菜,注意运动,从而有效控制血脂,避免脂肪阻塞血管及影响骨及软骨的血供。患者如果因其他疾病不得不长期服

用糖皮质激素，应尽量服用最小剂量，定期门诊行髋关节MRI复查。患者若曾有髋部外伤史，则需要定期复查，避免过度劳累及过重的体力活动。

在股骨颈骨折内固定手术时力争做到解剖复位。

（钟　林　李锡军　李振川　张　峡）

参考文献

1　王欣，康熙雄．诊断学［M］．北京：北京大学医学出版社，2018：251-259.

2　潘祥林，王鸿利．实用诊断学［M］．2版．北京：人民卫生出版社，2017：192-206.

3　陈孝平，汪建平，赵继宗．外科学［M］．9版．北京：人民卫生出版社，2017：720-721.

4　赵玉沛，陈孝平．外科学［M］．3版．北京：人民卫生出版社，2016：950-951.

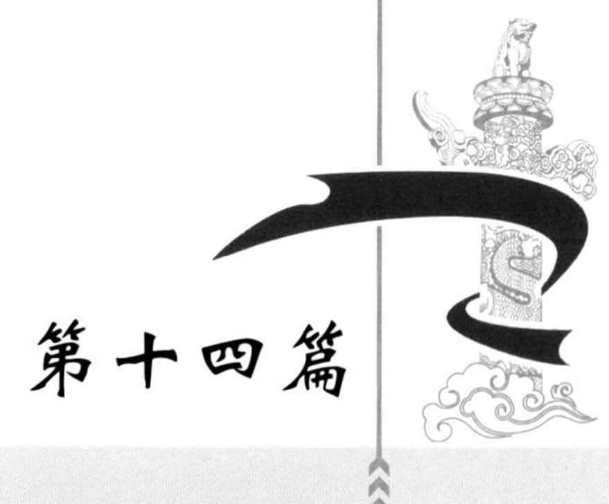

第十四篇

体征学与体格检查

内容概览

第69章

体格检查的重要性与注意事项

第一节 体格检查的重要性

体征学(physiology)是体格检查的重要部分,体征既是医学术语,又是生理学术语,所谓体征(sign)是医师为患者体检时发现的对诊断有帮助的表现或证候,比如体温、脉搏、血压、呼吸等的异常表现。因此与症状相比,体征是客观检查获得的结果,对于明确诊断具有非常有价值的意义。

体征又分为阳性体征(positive sign)和阴性体征,所谓阳性体征是指医师通过体检手段(如视、触、叩、听等)发现的患者体征变化,是能反映某种生理、病理状态或某种疾病的人体器官或组织的表现。医师可以通过采集阳性体征初步判断患者诊断的大致方向。值得一提的是阳性体征并不一定都代表疾病,也可以代表正常的生理反射。阴性体征是相对于阳性体征而言,没有出现阳性表现的机体状态。要获得患者可靠的体征情况必须依赖准确的体格检查。

体格检查(physical examination)是体检诊断的主要内容,是指医师使用简单的医疗检查工具(听诊器、叩诊锤等)及自己的感官等对求诊者进行的检查。基本方法有视诊、触诊、叩诊、听诊、嗅诊等5种方法。体格检查是最初步、最基本的诊断学方法,可以体现一个医师的基本技能和临床素养。

随着社会的发展,经济、文化、政治、宗教、社会结构等的巨变,社会竞争压力持续上升,亚健康状态的人群增多,人们对体检的要求逐渐增加。因为只有通过体格检查,才能获得被测者的身体形态特点、发育程度、健康状况、功能水平的各种准确信息,才能根据这些信息有针对性地、科学合理地组织实施体育锻炼和运动训练,才能促进健康水平的提高。而且体格检查对个体健康档案的建立、运动员选择、疾病的防治都具有极其重要的意义。

体格检查最常用到的手段就是体检诊断技术。它是一项基本而古老的技术,时至医学高度发展的今天仍然不能忽视它的重要性,因为它是体格检查的重要手段。体格检查有两方面的作用,一是通过体格检查对被检查者的身体状态进行初步评估,以防患于未然;二是通过体格检查发现疾病,以便进一步采用现代化诊疗设备进行检查,以明确诊断。

第二节 体格检查的注意事项

由于社会发展,物质生活条件的改善,人们生活水平和受教育程度普遍提高,患者自我隐私意识增强及医患关系要求增高等客观社会现象,医师对患者进行体格检查时尤其应该注意以下几个方面。

一、环 境 要 求

应选择安静、温暖、光线适当的环境。要以被检查者为中心，要关心被检查者的生理、心理需求，尊重被检查者隐私需求。

二、对检查者的要求

检查者必须是有相关资质的医务人员，且具备良好的医德修养和高度的责任心，而且仪表端庄，举止大方，态度诚恳和蔼。检查者应站在被检查者右侧，检查手法应规范且轻柔。检查前，检查者需要对被检查者做自我介绍，并说明体格检查的原因、目的和要求，便于更好地取得患者密切配合。检查结束应对被检查者的配合与协作表示感谢。

三、感染控制要求

检查前检查者应洗手消毒，或对检查工具如听诊器、叩诊锤等简单用具进行消毒，检查过程中，应注意防止交叉感染的可能，要做到一个患者一洗手一消毒，杜绝检查完一个患者后不进行消毒就检查下一个患者，野外紧急情况除外。

四、检查顺序要求

全身体格检查时应充分暴露检查部位，按一定顺序进行，避免重复、遗漏或反复翻动患者，应全面、有序、重点、规范地进行检查。体格检查的常规顺序是先进行生命体征和一般检查，然后按头、颈、胸、腹、脊柱、四肢和神经系统的顺序进行检查，必要时进行生殖器、肛门和直肠检查。另外，作为检查者应初步判断被检查者的病情轻重，根据病情轻重随时调整检查顺序，以利于及时抢救并避免影响检查结果。因为人体左右对称的特点，在体格检查过程中，还应注意对左、右及相邻部位的检查结果进行对照。

五、对检查结果准确性的复核要求

对于确实检查出的阳性结果，医师应对患者病情做出初步判断，并根据病情可能出现的变化及时复查，以便观察病情，补充和修正诊断。

（李玉英　任成山　张　曦）

参考文献

1　王欣，康熙雄. 诊断学[M]. 北京：北京大学医学出版社，2018：112-120.

2　万学红，卢雪峰. 诊断学[M]. 9版. 北京：人民卫生出版社，2018：89-101.

3　ARTANDI M K, STEWART R W. The outpatient physical examination[J]. Med Clin North Am, 2018, 102(3): 465-473.

4　RUBIO-OCHOA J, BENÍTEZ-MARTÍNEZ J, LLUCH E, et al. Physical examination tests for screening and diagnosis of cervicogenic headache: A systematic review[J]. Man Ther, 2016, 21: 35-40.

5　GISMERVIK S Ø, DROGSET J O, GRANVIKEN F, et al. Physical examination tests of the shoulder: a systematic review and meta-analysis of diagnostic test performance[J]. BMC Musculoskelet Disord, 2017, 18(1): 41.

第 70 章

基本检查法

第一节 视 诊

视诊(inspection)是最基本的体格检查方法之一。是医师用视觉来观察患者全身或局部体征的检查方法,因此可以分为整体视诊和局部视诊。内容包括很多,比如整体视诊可观察患者营养发育状况、意识状况、体位、姿势、面容、步态等。局部视诊主要是了解和获取患者的局部体征,比如皮肤及黏膜,就要观察皮肤及黏膜颜色、有无充血、出血点等。局部视诊根据具体检查的不同部位有不同的内容,而且对于一些特殊部位的检查,如眼底、鼓膜、气管内膜、胃肠黏膜等的检查,均需要采用特殊工具或设备进行检查,因此采用这些仪器获得的检查[比如检眼镜(ophthalmoscope,Oph;也称眼底镜)、耳镜、内窥镜等检查]结果也是属于视诊的范畴。

随着科学技术发展的不断改进和丰富,视诊的范围较广,视诊提供的检查结果有时可以直接作为确诊依据,但视诊对检查者要求很高,要提高视诊水平,医师必须有丰富的医学知识和临床经验。

第二节 触 诊

触诊(palpation)是医师通过手的触觉进行检查的一种方法。触诊适用于人体各个部位,在腹部检查中应用最多,触诊是对视诊的有力支持和补充,它能发现视诊发现不了的东西,而且还能对发现的病灶进行位置、轮廓、形状大小、表面性质和硬度等方面的感知。触诊时一般采用手的最敏感部位,如手指的指腹和掌指关节部位的掌面关节。

一、触诊方法

根据检查部位的不同,可以要求患者采用相应的体位以便于检查。对于被动体位的患者医师应采用适当体位进行检查,以减轻患者的不适,而且,根据检查的目的不同,触诊时的手法和用力也不同,因此触诊的方法可进一步细分为浅部触诊法和深部触诊法,见图 70-1。下面分别进行介绍。

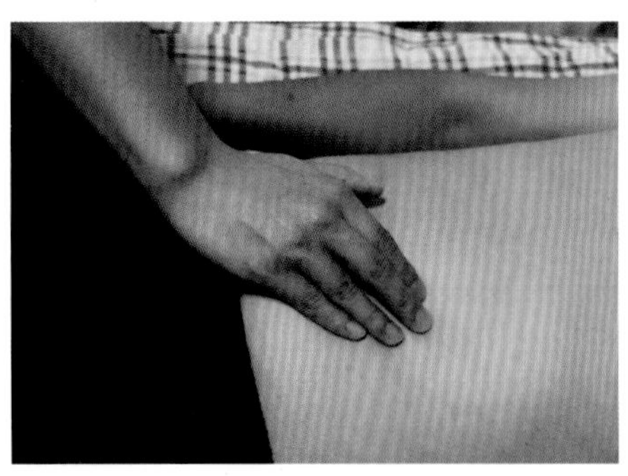
浅部触诊法

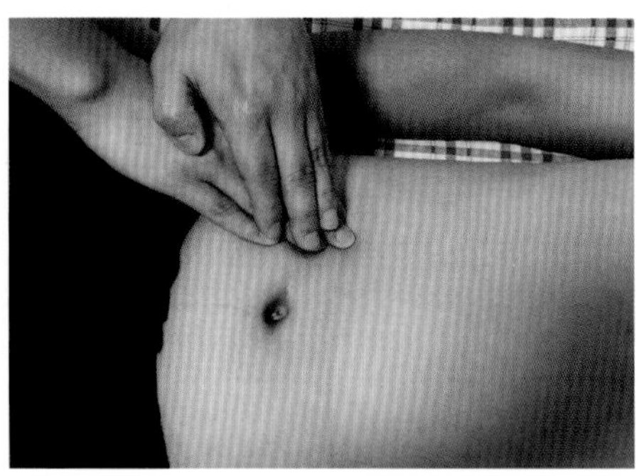
深部触诊法

图 70-1 腹部触诊手法

（一）浅部触诊法

医师把手轻轻放在患者身上的某个部位，利用掌指关节和腕关节的轻柔滑动来感触被检查者某个局部的异常表现或体征。它主要适用于体表的或比较浅的病变的诊断，比如关节、软组织、皮肤、浅表的动脉、静脉、神经、阴囊、精索等。浅部触诊的好处是一般不会增加患者的不适感，也不会引起患病部位的肌肉紧张或疼痛加重，因此有利于发现被检查部位有无压痛、搏动、抵抗感或肿大。

（二）深部触诊法

医师单手或双手重叠置于被检查部位，由浅入深，逐步加压，以感触脏器或包块性状的方法。又可以进一步分为深部滑行触诊法、双手触诊法、深压触诊法、冲击触诊法等。

1. 深部滑行触诊法　嘱患者平静呼吸，腹部放松，可与患者交谈使患者放松。医师并拢手指的二、三、四指，并逐渐施压向腹腔，以感知该部位的腹壁皮下组织、脏器或包块表面，并在触及的脏器或病灶表面进行上下左右的滑动触摸，一般触摸滑动方向沿着脏器轮廓表达或病灶的长轴方向进行。这种触诊方法常常用于腹腔包块和胃肠道病变的检查。

2. 双手触诊法　左右手配合进行脏器或包块检查的一种方法。医师将左手置于被检查部位的后部，并将被检查部位轻轻托起推向右手方向以配合右手更清晰地触摸脏器或病灶表面的情况。

3. 深压触诊法　以一两个手指逐渐深压，以感触腹腔较深部位的病变，或者局部有无压痛的检查方法。先深压观察并询问患者有无疼痛或先深压局部后立即抬手，询问或观察患者有无疼痛。这种方法主要用于发现患者局部的压痛点及有无反跳痛。

4. 冲击触诊法　冲击触诊法（ballottement）又称浮沉触诊法。医师以三或四个手指并拢以一定角度（一般 70°～90°）置于被检查部位，做数次快速而有力的冲击动作，感触腹腔内脏器随着动作沉浮的感觉。这种方法主要用于大量腹腔积液、肝脾大或腹腔巨大包块的检查。检查者应尽量避免用力过猛，以免引起患者不适，见图 70-2。

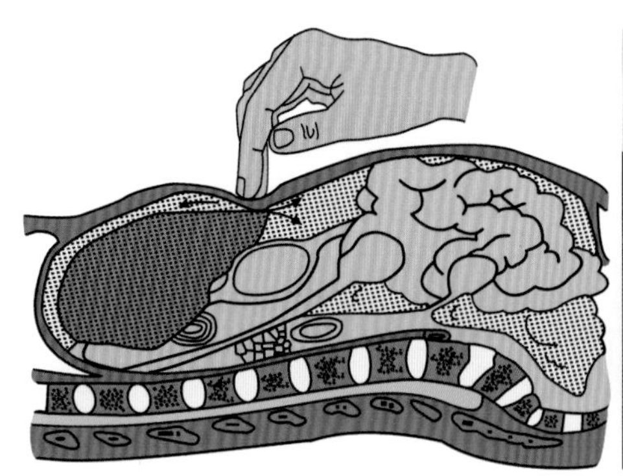

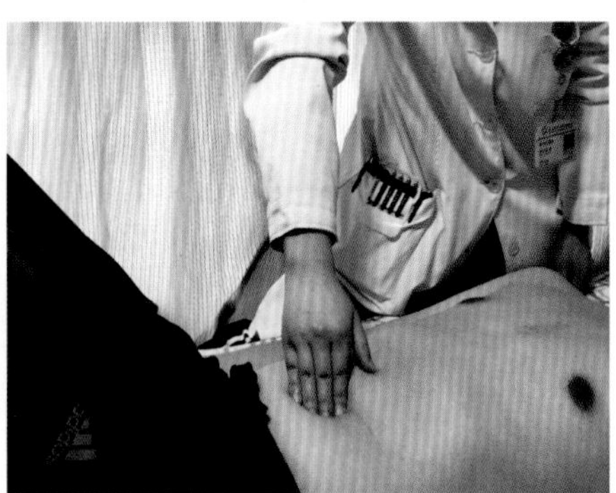

图 70-2 腹部冲击触诊法

二、触诊注意事项

（一）检查前工作要求

检查前医师应向患者讲清触诊的目的、患者如何配合等，消除患者的紧张情绪，取得患者的密切配合，应交代患者采取适当体位，以便得到最佳的检查结果。触诊下腹部时，应嘱患者事先排空尿，必要时排空大便，以免将充盈的膀胱误认为腹腔包块。

（二）对检查者的要求

检查者必须是有资质的医务人员，检查者的手应清洁而温暖，应一个患者一洗手，避免交叉感染。而且检查手法应尽量轻柔，以免引起肌肉紧张，影响检查效果，检查者应站在患者右侧。比如检查腹部时，患者通常取仰卧位，双手置于体侧，双腿稍屈，腹肌尽可能放松。检查肝、脾、肾时也可嘱患者取侧卧位。

在检查过程中，医师应随时观察患者表情。触诊时检查者应边检查边思考，注意病变的部位、特点、毗邻关系，以明确病变的性质和来源。

第三节　叩　诊

叩诊（percussion）是用手指叩击患者身体某个部位，根据发出的声音的性质和特点来判断检查部位有无异常的一种诊断方法。具体可以分为直接叩诊法和间接叩诊法。叩诊主要用于肺部、心脏、肝脏、胸腔积液、腹腔积液、膀胱、子宫等的检查。

一、叩诊方法

根据叩诊的部位不同嘱患者采取不同的体位，比如胸部叩诊常采用坐位或半卧位。检查腹腔积液时可以采用仰卧位、侧卧位或膝胸位。部位的选择常常根据患者病情和检查效果来确定。

（一）间接叩诊法

间接叩诊法一般是将左手中指的第二节紧贴在要检查的部位表面，其余手指略抬起不接触皮肤表面，右手手指自然弯曲，用适度的力量以右手中指指尖叩击左手中指第二节前端，叩击应与被检查部位的体表垂直，叩诊应避免肘关节和肩关节大幅度活动，以腕关节和指掌关节活动为主。叩击后右手中指应立即抬起，叩击动作应富有弹性。同一部位一般叩诊2～3下，略作停顿后再次叩诊，不宜不间断连续叩诊，以免影响叩诊音的判断。叩击手法要灵活、叩击力度要均匀，应根据检查部位的不同或者病灶的深浅确定叩诊力度。叩诊还应左右对比，要注意不同病灶的震动引起的指下震动感差异，见图70-3。

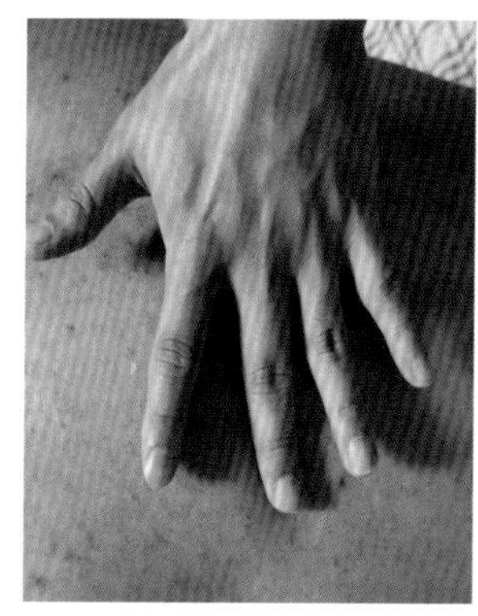

扳指姿势

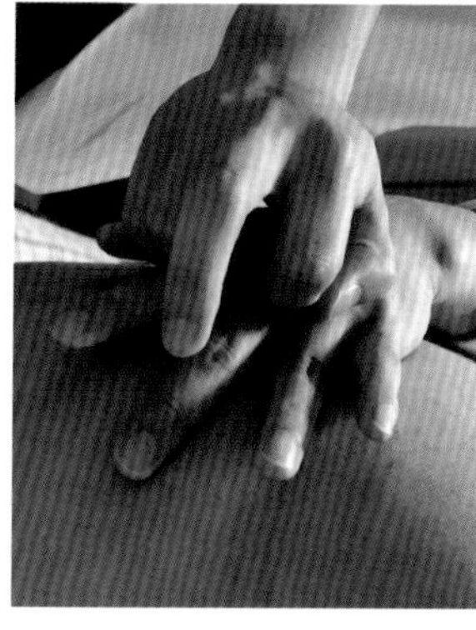

正确叩诊方向

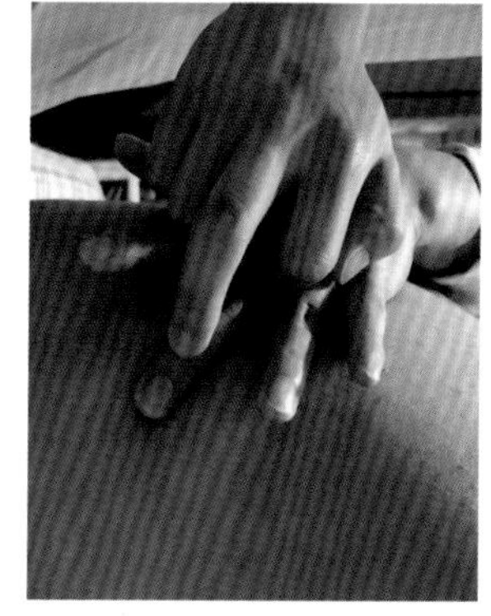

正确的间接叩诊

图70-3　间接叩诊法

（二）直接叩诊法

医师用右手中间3个手指的掌面直接拍击被检查的部位，通过拍击的声音和指下的震动感来判断病变情况的方法称为直接叩诊法。这种叩诊方法适用于大面积或者比较广泛的区域叩诊，主要用于胸部和腹部较大面积的叩诊，如胸腔积液、腹腔积液或胸膜增厚粘连等的检查。

二、叩诊注意事项

（一）环境要求

为获得准确的病情，必须对叩诊音有很好的判读，因此叩诊首要的注意事项是环境应安静。

（二）体位要求

根据叩诊部位不同，应交代患者采取不同的体位配合，如叩诊胸部时，可取坐位或卧位；叩诊腹部时常取仰卧位；确定有无少量腹腔积液时，可嘱患者取膝胸位等。

（三）对比要求

人体是左右对称的，因此叩诊时应注意左右对称部位叩诊音的比较，有利于疾病的诊断和鉴别。而且叩诊时不仅要注意叩诊音响，同时还要注意不同病灶的震动感差异，两者应相互结合进行判断。

（四）叩诊动作规范要求

叩诊用力要均匀适当，操作要规范，一般叩诊可达到的深度为5～7 cm。叩诊力量应视不同的检查部位、病变组织性质、范围大小或位置深浅等情况而定。若病灶或检查部位位置较浅或范围较小，如确定心、肝相对浊音界及叩诊脾界，应该采用轻（弱）叩诊法。如果被检查部位位置深且范围比较大时，则需要用中度力量叩诊，如确定心、肝绝对浊音界。若病灶位置距体表约达7 cm时则需用重（强）叩诊。

三、叩 诊 音

叩诊音（percussion sound）指叩诊时被叩击部位产生的回响音。由于被叩击部位组织或器官的致密度、弹性、含气量及与体表的间距不同，叩击不同部位会产生不同叩诊音。根据音响的频率（高调，低调）、振幅（强，弱）及有无乐音的不同，在临床上分为过清音、清音、鼓音、浊音、实音等5种。

1. 清音　清音是一种频率为100～128次/s，振动持续时间较长，音响不甚一致的非乐性音。提示肺组织的弹性、含气量、致密度正常，是正常肺部的叩诊音。

2. 鼓音　鼓音是一种和谐的乐音，音响比清音更强，振动持续时间也较长，如同轻敲鼓的声音。它是有大量气体或空腔脏器的叩诊音。正常情况下可见于胃泡区和腹部，病理情况下可见于肺内空洞、气胸、气腹等。

3. 过清音　过清音是鼓音的一种变音，介于鼓音与清音之间，音调较清音低，音响较清音强，为一种类乐性音，是异常叩诊音的一种。临床上常见于肺组织含气量增多、弹性减弱时，如肺气肿。有时正常儿童由于体表组织薄弱，也可以叩出相对过清音。

4. 浊音　浊音是一种音调较高，音响较弱，振动持续时间较短的非乐性音。除音响外，板指所感到的振动也较弱。当叩击被少量含气组织覆盖的实质脏器时产生，如叩击心或肝被肺段边缘所覆盖的部分，或在病理状态下如肺炎（肺组织含气量减少）的叩诊音。

5. 实音　实音是一种音调较浊音更高，音响更弱，振动持续时间更短的一种非乐性音。生理情况下是叩击心和肝等实质脏器体表投影时所产生的常规音响，病理状态下可见于大量胸腔积液或肺实变等。

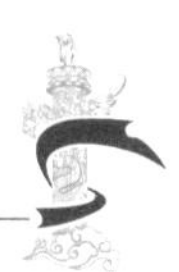

第四节　听　诊

听诊(auscultation)是用医师的听觉来判断身体各部位发出声音的一种检查方法,可以用耳朵也可以采用听诊器进行,因此又分为直接听诊和间接听诊。广义的听诊应包括语音、呼吸、呃逆、咳嗽、关节活动音、呻吟、啼哭、呼叫等患者身体发出的任何声音,因为这些声音对诊断都有或多或少的价值。

听诊最常用于心音、呼吸音等检查。目前常采用听诊器(stethoscope)进行,听诊器具有集音、滤波作用。通过听诊,医护人员可根据声音的特性与变化(如声音的频率高低、强弱、间隔时间、杂音等)来诊断相关脏器有无病变。

一、听诊方法

听诊可分为直接听诊和间接听诊两种方法。

1. 直接听诊法　医师用耳朵直接贴于被检查者的体表进行听诊,这是听诊器出现之前所采用的听诊方法,目前已被淘汰,只有在某些特殊或紧急情况下才会采用。而且这种方法所能听到的体内声音很弱,不利于准确判断病情。

2. 间接听诊法　通过听诊器辅助进行听诊的一种检查方法。因为听诊器对器官的声音有一定的放大作用,且能阻断环境中的噪声,因此这种方法最常用且效果肯定,可以用在各种体位的听诊,应用范围广。除用于心、肺、腹的听诊外,还可以听取身体其他部分发出的声音,如血管音、皮下气肿音、肌束颤动音、关节活动音、骨折面摩擦音等。

二、听诊注意事项

1. 环境要求　为避免干扰,检查环境要安静,而且要温暖、避风。

2. 听诊器使用要求　听诊器通常由耳件、体件和软(胶)管 3 部分组成,其长度应与医师手臂长度相适应(图 70-4)。听诊前应注意检查耳件方向是否正确,硬管和软管管腔是否通畅。体件有钟形和膜式两种类型,钟形体件适用于听取低调声音,使用时应轻触体表被检查部位,注意避免体件与皮肤摩擦而产生的附加音;膜式体件适用于听取高调声音,使用时应紧触体表被检查部位。注意检查时听诊器的体件要直接接触皮肤以获取确切的听诊结果,一般情况下杜绝隔着衣服听诊。

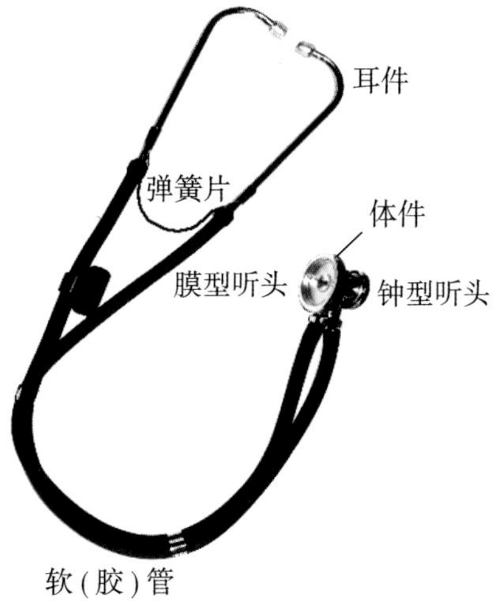

图 70-4　常见听诊器的构造

3. 体位要求　根据检查的部位不同，嘱患者采取适当的体位以配合检查。

4. 对检查者的要求　听诊时医师的注意力要集中，听肺部时要摒除心音的干扰，听心音时要摒除呼吸音的干扰，必要时嘱患者控制呼吸配合听诊。因此医师要有良好的培训，熟悉掌握各种听诊音的特点和各脏器正常与异常声音。

第五节　嗅　诊

嗅诊(smelling)是医师以嗅觉判断发自患者的异常气味与疾病关系的一种诊断方法。患者的气味通常来自皮肤、黏膜、呼吸道、胃肠道、呕吐物、排泄物、分泌物、脓液和血液等，根据其疾病不同，其特点和性质也不一样。

临床中嗅诊可迅速提供具有重要意义的诊断线索，但必须结合其他检查才能做出正确的诊断。常见异常气味的临床意义如下。

一、痰液气味

正常痰液无特殊气味。大咯血的患者常伴有血腥味，提示支气管扩张或肺脓肿时可闻到恶臭味，考虑气性坏疽时常有脓液味。

二、呕吐物气味

肠梗阻常见粪臭味，胃坏疽者可闻到烂苹果味或脓液味，酒味见于饮酒和醉酒等，浓烈的酸味见于幽门梗阻或狭窄等。

三、呼吸气味

酒精味见于酒后或醉酒，蒜臭味见于有机磷农药中毒，烂苹果味见于糖尿病酮症酸中毒，氨味见于尿毒症，腥臭味见于肝性脑病。

四、身上的特殊气味

烤面包味常见于伤寒，蜂蜜味常见于鼠疫，禽类羽毛味常见于麻风患者，鼠臭味常见于精神错乱患者。

五、汗液味

正常汗液无特殊强烈刺激气味。酸性汗液见于风湿热和长期服用水杨酸、阿司匹林等解热镇痛药物的患者，特殊的狐臭味见于腋臭等患者。

六、粪便味

具有腐败性臭味见于消化不良或胰腺功能不良者，腥臭味粪便见于细菌性痢疾，肝腥味粪便见于阿米巴性痢疾。

七、尿　味

尿有浓烈氨味是由于尿液在膀胱内被细菌发酵所致,见于膀胱炎。

(李玉英　张　曦　肖颖彬)

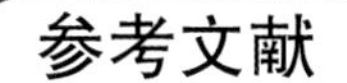

参考文献

1　万学红,卢雪峰. 诊断学[M]. 9版. 北京:人民卫生出版社,2018:68-98.

2　BICKLEY L S. BATES' guide to physical examination and history taking[M]. 12 th ed. Philadelphia:Lippincott Williams and Wilkins,2016:111-144.

第71章

一般体格检查

一般体格检查(physical examination)是对患者全身状态的概括性检查,包括性别、年龄、体位、生命体征(即体温、呼吸、脉搏、血压)、营养状态、意识状态、语言状态、面容与表情、发育与体型、精神心理状态,还有身高、体重、步态、皮肤、浅表淋巴结等指标。一般体格检查是最简单、最客观的,用医师的感官来判断患者的一般状况的检查方法。

第一节　性别、年龄与体位

一、性　别

性别(gender)是指男女性的区别。随着科学技术的发展和社会变革,性别有以下几个方面的划分方法,分别代表不同意义:基因性别、染色体性别、性腺性别、生殖器性别、心理性别和社会性别。我们这里讲的是生理性别,正常人不难辨别。正常的性别发育与染色体型、基因表达、雌雄激素分泌、健康心理和社会角色引导等都有关系。体格检查时男性的性征特点为睾丸与阴茎的发育、腋毛发育、阴毛呈菱形分布。女性的性征特点为大阴唇与阴蒂的发育,同时伴有乳房、腋毛、阴毛的增多。患者存在染色体异常、基因异常时生物学性别可能发生改变或产生某些疾病。

临床上常见的以下情况会对性别产生影响。

1. 染色体异常对性别的影响　由于性染色体数目或结构异常出现两性畸形或性征发育异常的疾病。

2. 性征受到疾病影响　出现男性女性化或女性男性化的疾病临床上都很常见,比如肾上腺肿瘤或长期大量服用糖皮质激素者多发生女性男性化或男性女性化的特征。

3. 疾病发生的性别倾向性　某些疾病的发病率有性别偏好的特点也是临床上医师需要了解的,比如黄萎病、系统性红斑狼疮女性多于男性,而胃癌、食管癌男性多于女性等。

二、年　龄

随着年龄(age)的增长,机体的功能状态会逐渐发生改变,对疾病的反应性不同,预后也不一样。有些疾病有比较明显的年龄倾向性或好发年龄,医师对患者年龄可以通过检查初步估计或者询问获得准确年龄。在某些情况下,比如患者昏迷、无法表述或患者有意隐藏年龄时,医师应根据患者的表现、皮肤黏

膜弹性、肌肉状态、毛发和颜色分布、皱纹及牙齿等状态对患者的年龄有个大致判断。

三、体　位

体位(position)是患者身体所处的状态,它对一些疾病具有一定预判的效果。分为自主体位、被动体位、强迫体位等几种,现分述如下。

(一)自主体位

身体活动自如,不受限制,见于正常人、患者疾病早期或较轻的情况。

(二)被动体位

患者无法自己变换体位或挪动肢体的位置,见于重病患者、意识丧失者。

(三)强迫体位

患者为了减轻痛苦被迫采取某一体位或姿势。又可以进一步划分为以下类型。

1. 强迫仰卧位　患者仰卧、身体前屈以减轻腹痛或腹部肌肉紧张的体位,主要见于急腹症。

2. 强迫俯卧位　患者被迫呈腹部向下的卧位以减轻背部肌肉紧张的体位,主要见于脊柱或背部疾病的患者。

3. 强迫侧卧位　患者为了减轻疼痛或缓解呼吸困难而被迫朝向一侧的卧位,比如胸腔积液、气胸的单侧。

4. 强迫坐位　患者坐于床边,双手握床沿无法活动的体位,是一种很严重的情况,多见于心功能不全、呼吸衰竭或双侧大量胸腔积液的患者。

5. 强迫蹲位　患者突然蹲下或膝胸体位以缓解突如其来的疼痛或呼吸困难的体位,长见于心绞痛。

6. 强迫立位　步行时患者突然被迫停止,站立原位不动以缓解患者疼痛的体位。见于心脏病。

7. 辗转体位　患者辗转反侧,坐立不安的体位,常见于胆结石、胆道蛔虫、腹膜炎等。

8. 角弓反张位　患者颈部、脊背后部肌肉强直,以至于患者头部后仰、胸腹部向前突出,躯干呈弓形,见于破伤风或小儿脑膜炎。

第二节　生命体征

生命体征(vital sign)包括体温(body temperature,T)、呼吸(respiration,R)、脉搏(pulse,P)、血压(blood pressure,BP)等内容。它们是标志生命活动的重要指标和观测内容。

一、体　温

体温的测量方法不同,正常值范围略有不同。正常时每天24 h内体温略有变化,早上略低、下午略高,但波动一般不超过1 ℃。正常老年人体温略低,妇女经期或妊娠中期略高。体温高于正常称为发热,体温37.4～38.0 ℃为低热,38.1～39.0 ℃为中度发热,体温39.1～41.0 ℃为高热,超过41 ℃为超高热。

1. 腋温法　将腋窝擦干,体温计置于腋窝深处,嘱患者上臂夹紧体温计,10 min后读数,正常值为36.0～37.0 ℃。

2. 口温法　消过毒的体温计置于患者口腔的舌下,紧闭口唇,避免用口呼吸影响温度,5 min后读数,正常值为36.3～37.2 ℃。

3. 肛温法　患者侧卧位,体温计头消毒后涂抹润滑剂插入肛门,约插入体温计一半长度,放置5 min后读数,正常值为36.5～37.7 ℃。

二、呼　吸

健康人的呼吸运动呈节律性，吸气后紧接呼气，中间仅有短暂停顿。一般吸气短而呼气略长，可因兴奋、恐惧和剧烈运动等而发生改变，属于生理现象。如果呼吸运动发生改变，并保持这种异常较长时间则是病理状态。

目前可用仪器对呼吸的频率和节律的变化等方面进行测定，对照正常值进行判断。正常人呼吸频率12～20次/min，与脉搏之比约为1∶4。节律均匀而整齐。呼吸运动又可以分为胸式呼吸（thoracic respiration）和腹式呼吸（abdominal respiration），正常人呼吸时腹壁随呼吸运动上下起伏，称为腹式呼吸，胸廓上下起伏称为胸式呼吸。男性及儿童以腹式呼吸为主，而女性腹壁起伏不明显，以胸式呼吸为主。腹式呼吸减弱见于腹膜炎、腹腔积液、急性腹痛、腹腔内巨大肿物、妊娠。腹式呼吸消失见于急性弥漫性腹膜炎、膈肌麻痹等。腹式呼吸增强见于癔症呼吸、胸腔疾病等。

临床上常见的呼吸异常的类型有间停呼吸（meningitic breathing；又称比奥呼吸，Biot respiration）、库斯莫尔呼吸（Kussmaul respiration；又称酸中毒大呼吸）、潮式呼吸（tidal respiration；又称陈-施呼吸，Cheyne-Stokes respiration）、叹息样呼吸（sighing respiration）等。

三、脉　搏

脉搏指动脉的搏动。心脏搏动导致主动脉管壁发生周期性的振动，并沿着动脉管壁向外周传递形成脉搏。通常所称的脉搏是指在体表大动脉表面摸到的血管搏动，如颈动脉、股动脉、桡动脉、足背动脉等处均可摸到脉搏。脉搏反映血液循环系统的功能状态，脉搏可用脉搏仪描记。脉搏检查的内容包括速率、节律、紧张度、强弱、波形和动脉壁的情况。通过此项检查可以判断病变部位及相对应的病症。

正常成人在安静清醒状态下为60～100次/min，老年人较慢，女性稍快，婴幼儿及儿童较快，小于3岁的幼儿脉搏一般在100次/min以上。正常人脉律规则，窦性心律不齐者的脉律可随呼吸改变，吸气时增快；呼气时减慢，如果没有病理表现，一般认为是正常生理变异。

正常脉搏波形由叩击波（上升支）、波峰（潮波）和重搏波（下降支）3部分构成。叩击波由左室射血冲击主动脉壁所致，出现在左室收缩早期。波峰是由于血液向动脉远端运行的同时部分逆返形成，出现在左室收缩中、晚期。重搏波来源于主动脉瓣关闭，血液由外周向近端折回后又向前，以及主动脉壁弹性回缩，使血流持续流向外周动脉所致，发生于心室舒张期，正常桡动脉脉搏波形见图71-1。

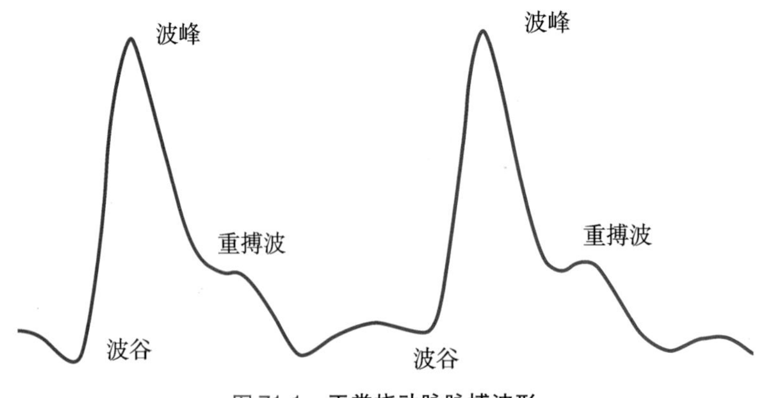

图71-1　正常桡动脉脉搏波形

脉搏检查主要采用触诊或仪器监测，观察脉搏波形、节律、频率等变化。检查脉搏时，一般首选浅表的动脉，最常用的是桡动脉。在特殊情况下，也可检查颞动脉、颈动脉、肱动脉、股动脉和足背动脉。医师以示指、中指和无名指指腹并拢平放于桡动脉近手腕处，感觉脉搏搏动情况。要对称比较，双侧均须触诊，正常情况两侧无差异或差异难以觉察。病理情况下，两侧脉搏强弱不等或一侧无脉。而且对上下肢

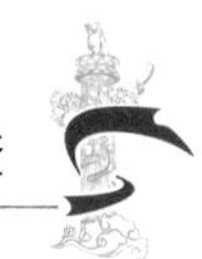

脉搏也需要进行对比检查,可同时做上下肢血压测量以发现某些疾病。

脉搏检查内容包括脉率、脉律、搏动强弱、血管紧张度、波形等几个方面。异常时具有重要临床意义。常见的异常如下。

（一）脉率异常

脉搏的快慢异常或脉率与心率不一致。比如心房颤动或频发期前收缩时,脉率可少于心率。

（二）脉律异常

脉搏的节律是心脏节律的外周反应。因此心律失常时同时出现脉律异常,例如心房颤动时患者脉律绝对不齐、脉搏强弱不等或出现脉律少于心率的短绌脉;严重房室传导阻滞者可有脉搏脱漏,称为脱落脉;期前收缩呈二联律或三联律者可出现二联脉、三联脉等。

（三）脉搏强弱改变

脉搏变弱且振幅变低主要见于心力衰竭、主动脉瓣狭窄与休克等。是由于心搏量少、脉压小和外周阻力增高所致。

（四）紧张度与动脉壁状态

将动脉压紧后,远端手指触不到动脉搏动,但可触及条状动脉的存在,常见于动脉硬化。

（五）脉波

1. 水冲脉　水冲脉又称跳脉、陷落脉。脉搏骤起骤落,犹如潮水涨落,故名水冲脉。颈静脉表现较为明显,同时用手指轻压患者指甲末端或以玻片轻压患者口唇黏膜,可使局部发白,当心脏收缩时则局部又发红,随心动周期局部发生有规律的红白交替即为毛细血管搏动征。正常人遇热、精神激动、妊娠、饮酒及血管扩张时均可有轻度水冲脉的表现。主要见于主动脉瓣关闭不全,亦可见于甲状腺功能亢进、贫血、主动脉瓣关闭不全、肝衰竭及肺源性心脏病等。水冲脉波形见图 71-2。

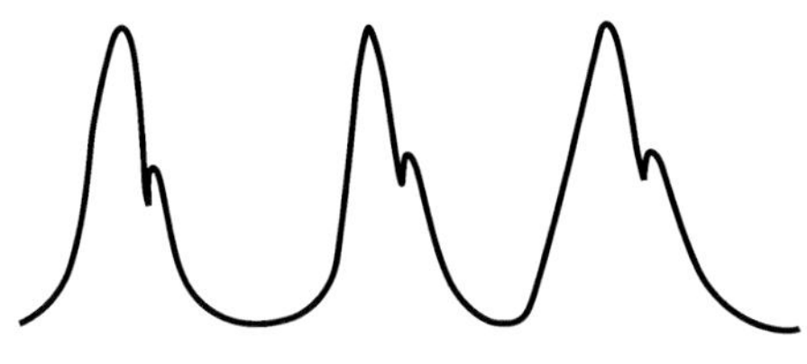

图 71-2　**水冲脉特征**

2. 迟脉　迟脉是指每一息脉搏不足 4 次,即每分钟脉搏在 60 次以下。主要见于主动脉瓣狭窄、心肌梗死、缩窄性心包炎、严重的心力衰竭、窦性心动过缓、房室传导阻滞、黄疸、呕吐、神经官能症、疼痛等。

3. 重搏脉　正常脉波在其下降期中有一重复上升的脉波,但较第一个波为低,很难触及。在某些病理情况下,此波增高而可以触及称为重搏脉,即一个收缩期可触及两个脉搏搏动。重搏脉与周围血管紧张度下降、外周阻力降低等多种因素有关。见于梗阻性肥厚型心肌病、长期发热使外周血管紧张度降低患者,亦可见于心脏压塞、严重心力衰竭和低血容量休克等。重搏脉波形见图 71-3。

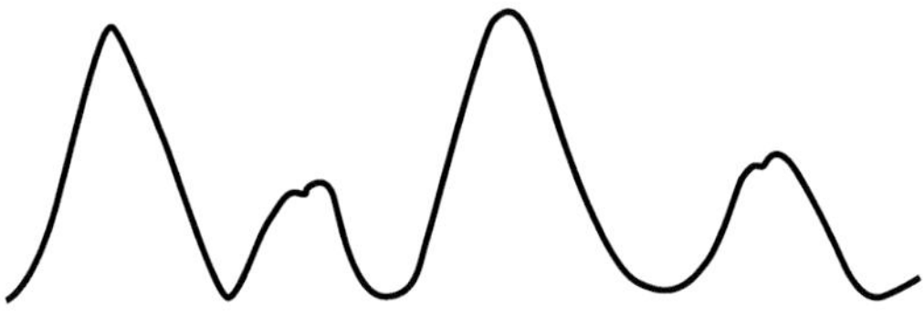

图 71-3　**重搏脉波形**

4. 交替脉　交替脉指脉搏强弱交替出现但节律正常的一种病理现象。因心室收缩强弱交替引起,是心功能损害的一个重要体征。交替脉的发生提示心肌损伤与衰竭,是隐性心力衰竭的有力证据。常见于冠心病、高血压性心脏病、急性心肌梗死和主动脉瓣关闭不全等。交替脉波形见图 71-4。

5. 奇脉　奇脉又称吸停脉。特点是脉搏在吸气时脉搏明显减弱或消失，而在呼气终末时变强，是左心室搏血量减少所致。见于心脏压塞或心包缩窄等情况。奇脉波形见图 71-4。

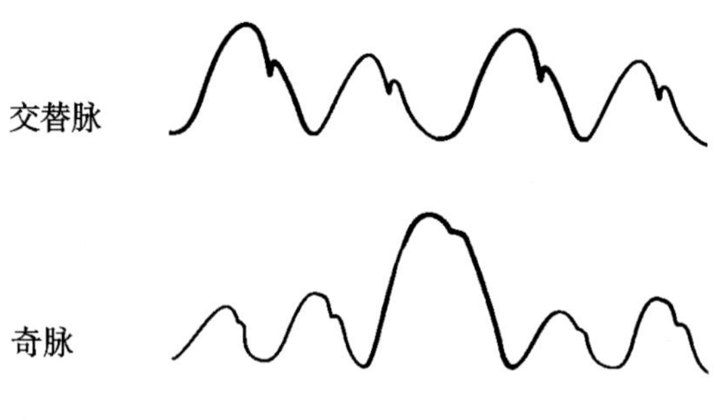

图 71-4　交替脉和奇脉波形

6. 无脉　无脉即脉搏消失，体表的动脉无搏动或搏动减弱，不能触及。见于严重的休克或多发性大动脉炎、动静脉瘘、动脉栓塞症等疾病。

四、血　压

血压是指血液在血管内流动时作用于单位面积血管壁的侧压力，它是推动血液在血管内流动的动力。因在不同血管内被分别称为动脉血压、毛细血管压和静脉血压，通常所说的血压是指体循环的动脉血压。

（一）血压正常值

正常成人安静状态下的血压范围收缩压 90～139 mmHg，舒张压 60～89 mmHg，脉压 30～40 mmHg。

（二）血压异常

无外因干预条件下，成人收缩压≥140 mmHg 和（或）舒张压≥90 mmHg 称为高血压。血压低于 90/60 mmHg 称为低血压。

（三）血压测量方法

有直接测量法和间接测量法 2 种：①直接测量法是采用经皮穿刺法将溶有抗凝剂的导管送至主动脉，并与压力传感器连接，直接显示血压。该方法精确但有创，适用于某些特殊情况。②间接测量法即袖带加压法，用血压计测量。该方法简便易行，临床上广泛应用。

1. 测量方法（袖带加压法）　卷起衣袖，露出手臂，肘部伸直，手掌向上。使被检查者的肱动脉与心脏在同一水平。仰卧位时平腋中线，坐位时平第 4 肋。打开血压计，垂直放稳，打开水银槽开关。除尽袖带内空气，于上臂中部缠袖带，下缘距肘窝 2～3 cm，以能插入一指为松紧适宜。将听诊器头置于搏动明显处，用手固定，轻轻加压，关气门，充气至肱动脉搏动消失再升高 20～30 mmHg。缓慢放气，速度以水银柱下降 4 mmHg/s 为宜，注意水银柱刻度和肱动脉声音的变化。当听到第一声搏动音时水银柱所指的刻度即为收缩压，搏动音突然变弱或消失时水银柱所指的刻度即为舒张压。测量完毕，排尽袖带余气，拧紧气门上螺旋帽，解开袖带，整理后放入盒内，关闭汞槽开关。记录测量的数值，记录采用分数式，即收缩压/舒张压。常用血压计构造见图 71-5。

2. 注意事项　血压计要定期检测和校对，以保持准确性。对需密切观察血压者，应做到“四定”，即定时间、定部位、定体位、定血压计。测量前 30 min 内无剧烈运动、吸烟、情绪变化等影响血压的因素，情绪稳定，袖口不宜过紧，按要求选择合适的袖带。充气不可过快、过猛，防止汞外溢；放气不可过快或过慢，以免导致读值误差。发现血压听不清或异常，应重测。重测时，待水银柱降至“0”点后再测量。对于偏瘫患者应在健侧手臂测量。

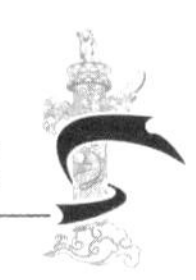

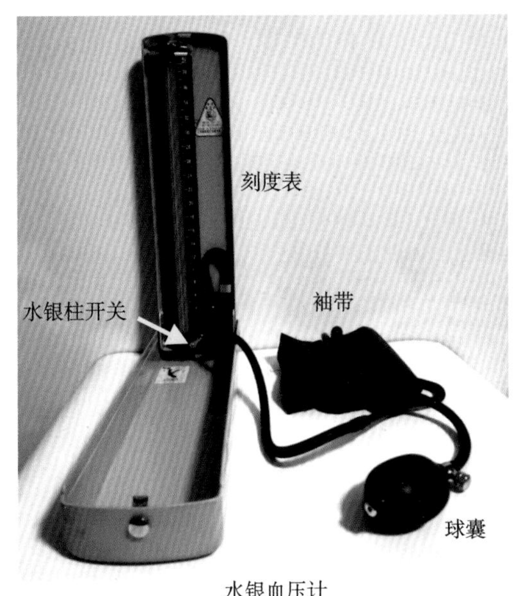

水银血压计

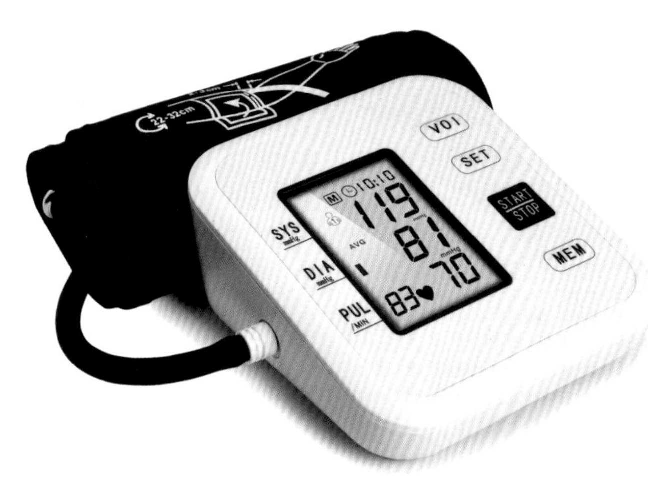

电子血压计

图 71-5　**血压计**

第三节　营养状态

营养状态的好坏可以作为患者预后的标准之一，营养过剩可以导致肥胖，营养不良可致消瘦。机体的营养状态与饮食摄入、消化、吸收、代谢及摄入食物的营养结构有关，营养状态一般可以根据皮肤、毛发、皮下脂肪、肌肉的发育程度等进行判断，最简单的方法是查看前臂、上臂的脂肪充盈程度。临床上营养状态可以用良好、中等、不良来描述。

一、营养良好

皮肤光泽有弹性，黏膜红润，皮下脂肪丰满有弹性，肌肉结实，毛发润泽，肋间隙深浅适度，肩胛骨、下肢、臀部肌肉丰满。

二、营养不良

皮肤黏膜干瘪塌陷，弹性差，皮下脂肪薄，肌肉松弛，毛发干枯稀疏，指甲无光泽或断裂，锁骨上窝、肩胛骨、髂骨凹陷，全身消瘦。

营养不良主要是由于进食不足和消耗增多两方面因素所致，见于长期慢性疾病。比如食管、胃肠道病变、肝、肾疾病引起的顽固性呕吐或进食障碍，或者消化液分泌异常、消化系统功能紊乱引起的吸收障碍。除此之外还见于各种原因导致的消耗增大的情况，比如恶性肿瘤、代谢性疾病、活动性肺结核等慢性疾病。

三、营养中等

营养状态介于良好和不良之间。

四、肥　胖

肥胖是一种特殊的营养异常状态，是指体内过多脂肪积聚，超过标准体重的20%以上。主要原因是摄入过多，消耗不足，营养物质转化为脂肪囤积在体内所致。此外，遗传因素、内分泌疾病、精神因素、使用药物、生活饮食习惯等许多方面与肥胖的形成有关。肥胖分为单纯性肥胖和继发性肥胖。单纯性肥胖者全身脂肪分布均匀，多由遗传所致，儿童期生长发育较快，青春期多见外生殖器发育缓慢。继发性肥胖指继发于某种疾病后发生的脂肪堆积或脂肪分布异常，如下丘脑疾病引起的弗勒赫利希（Frohlich）综合征、肾上腺皮质功能异常出现的库欣（Cushing）综合征等都具有明显的特征性肥胖，另外甲状腺功能减退、糖尿病、胰岛细胞瘤等许多疾病都可以导致继发性肥胖。

第四节　意识、言语、面容与表情

一、意识状态

意识是对环境的感知状态，是大脑活动的综合表现。思维活动正常、语言清晰、准确、反应敏锐、精确是意识清晰的表现，正常人应该意识清晰。病理状态下疾病影响大脑活动出现的意识状态改变称为意识障碍（disturbance of consciousness）。意识状态异常又可以进一步划分为嗜睡（drowsiness，lethargy）、意识模糊（confusion of consciousness，mental confusion）、昏睡（lethargy）、昏迷（coma）和谵妄（delirium）。临床上医师检查患者意识状态时除了采用问诊外，还应观察患者定向力，以及对时间、人物、地点的认知能力，同时还需要对痛觉、瞳孔反射、肌反射等进行检查，做出综合判断。

二、言语状态

言语状态包括语调（tone）和语态（voice），言语状态的异常也是临床具有重要意义的检查内容。语调是指说话的声调，语态是指说话的节奏，受发音器官和神经系统的双重调节。常见的语言状态异常见于咽喉水肿、喉返神经麻痹、帕金森病、舞蹈症、手足徐动症等。

三、面容与表情

面容与表情是正常人表情自然，神态安怡，当某些疾病困扰或当疾病发展到一定程度时可出现某些特征性面部表情，称为面容（facial features）。面容对于诊断一些特殊疾病具有重要价值，典型的疾病面容有如下几种。

1. 急性病容　患者面颊潮红、兴奋不安、表情痛苦、呼吸急促、口唇疱疹等。见于急性感染性疾病。

2. 慢性病容　患者面容灰暗或苍白、精神萎靡不振、目光暗淡无神、整体表现无力或衰竭。见于慢性消耗性疾病，见图71-6。

3. 病危面容　病危面容（critical facies）又称Hippocrates面容，患者面容灰暗或苍白或发绀，面目消瘦、表情淡漠、眼眶凹陷、目光晦暗呆滞、皮肤湿冷。见于严重脱水、大出血、休克等危重情况的患者，见图71-7。

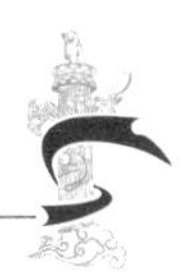

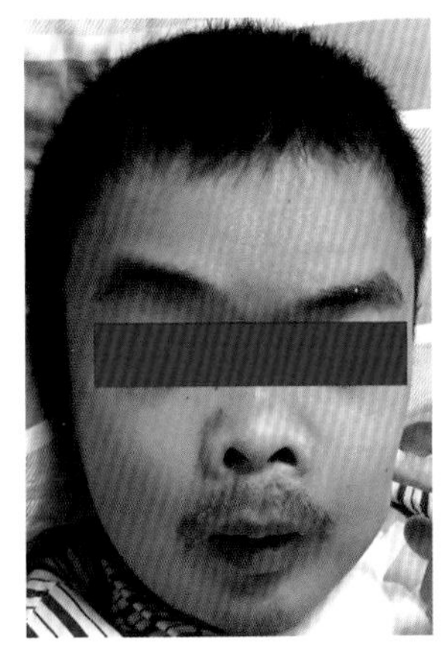

图 71-6　**慢性病容**

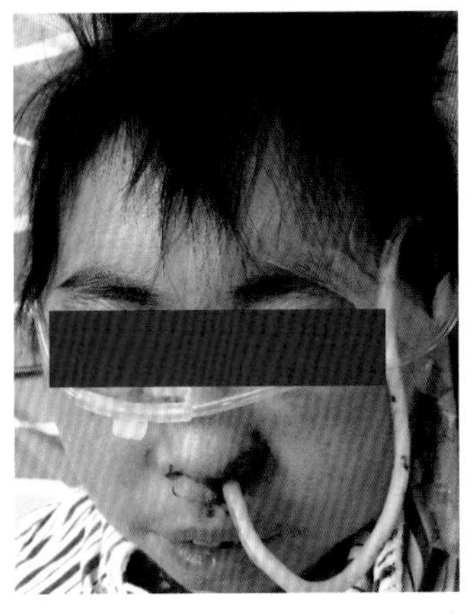

图 71-7　**病危面容**

4. 二尖瓣面容　患者面容晦暗、口唇微绀、两面颊呈瘀血性的发红。见于风湿性心脏病二尖瓣狭窄患者，见图 71-8。

5. 甲状腺功能亢进面容　患者面容惊愕、眼裂增宽、眼球凸出、目光闪烁、表情兴奋激动易变，见图 71-9。

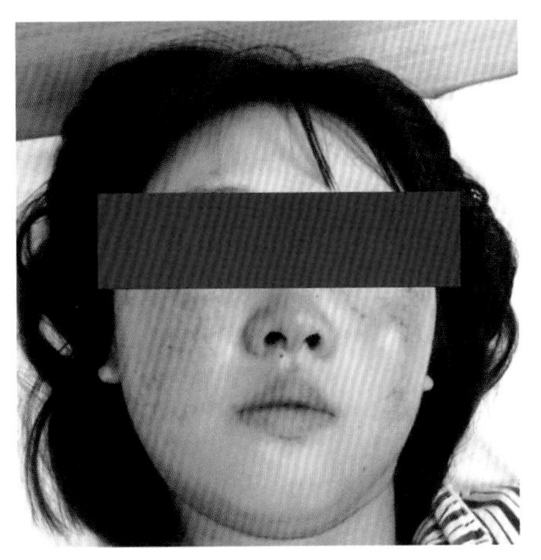

图 71-8　**二尖瓣面容**

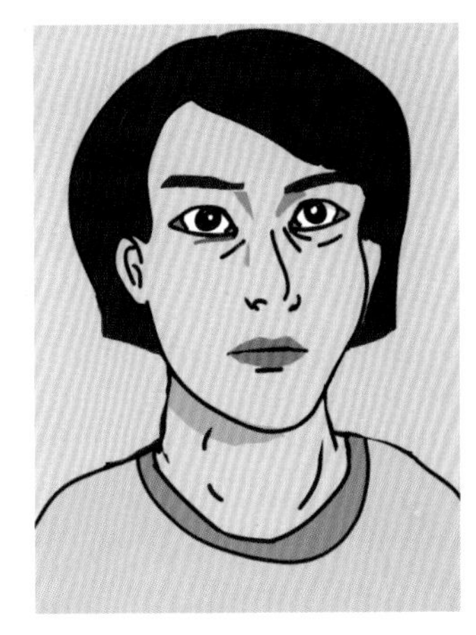

图 71-9　**甲状腺功能亢进面容**

6. 满月面容　患者面容圆如满月、皮肤发红，常伴痤疮和毳毛。见于肾上腺皮质增生和长期应用糖皮质激素的患者，见图 71-10。

7. 肢端肥大症面容　患者头颅增大、面部变长、眉弓及两侧颧部隆起、耳鼻增大、唇舌肥厚、下颌增大向前突出。需要检查的人群：进行体检的人群、就医的人群，见图 71-11。

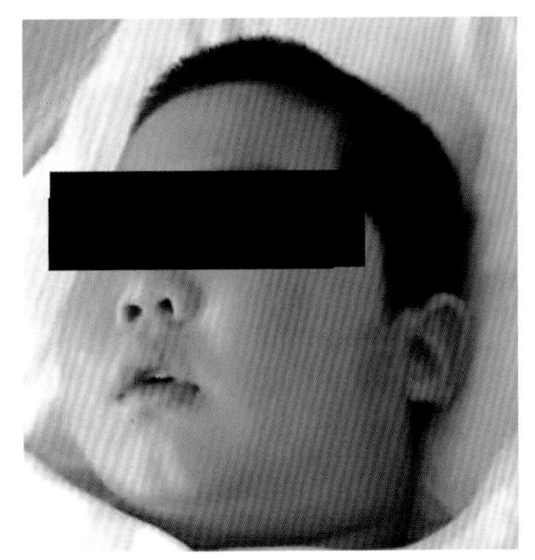

图 71-10　**满月面容**

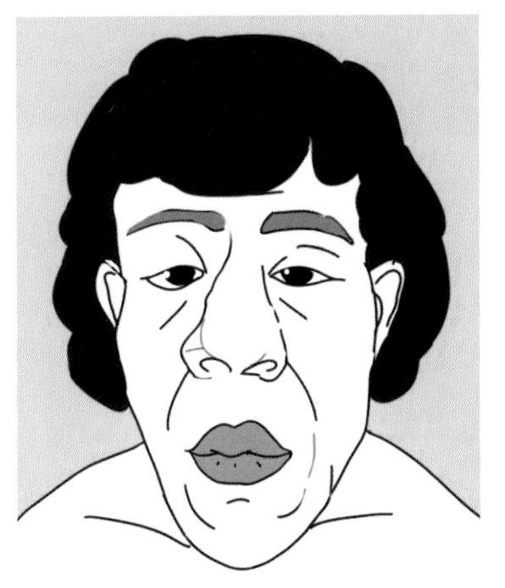

图 71-11　**肢端肥大症面容**

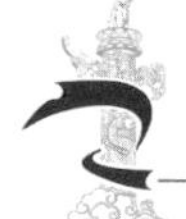

8. 苦笑面容　破伤风的特征性面容，表现为面肌痉挛、牙关紧闭，呈苦笑状。

9. 伤寒面容　患者表情淡漠，反应迟钝的样子。主要见于肠伤寒、脑脊髓膜炎、脑炎等患者的高热期。

10. 面具面容　由于表情肌麻痹，面部毫无表情，如同戴着面具，见于帕金森病、脑炎等，见图71-12。

11. 黏液性水肿面容　黏液性水肿面容主要见于甲状腺功能减退的患者，表现为颜面浮肿、睑厚唇厚、反应迟钝、毛发稀疏、舌头肥大，见图71-13。

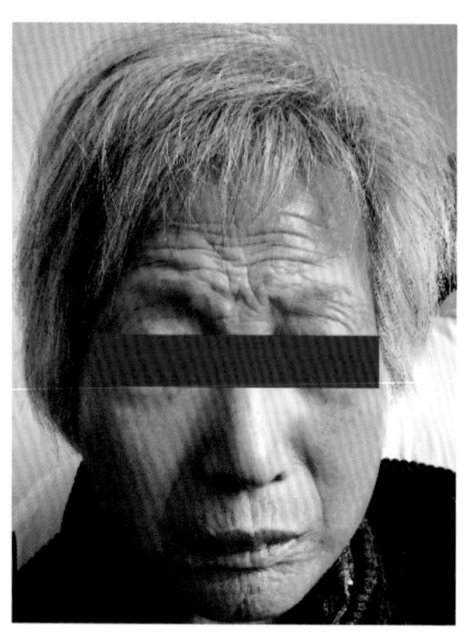

图71-12　**面具面容**

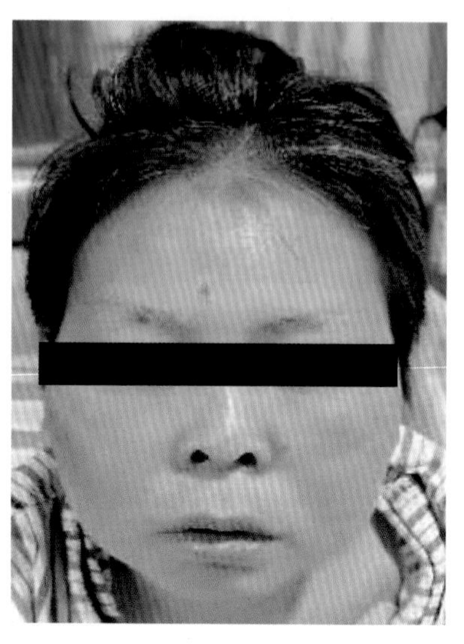

图71-13　**黏液性水肿面容**

12. 贫血面容　贫血面容见于各种贫血，患者面色异于常人的苍白，唇舌色均淡白，手脚指甲均缺乏血色，见图71-14。

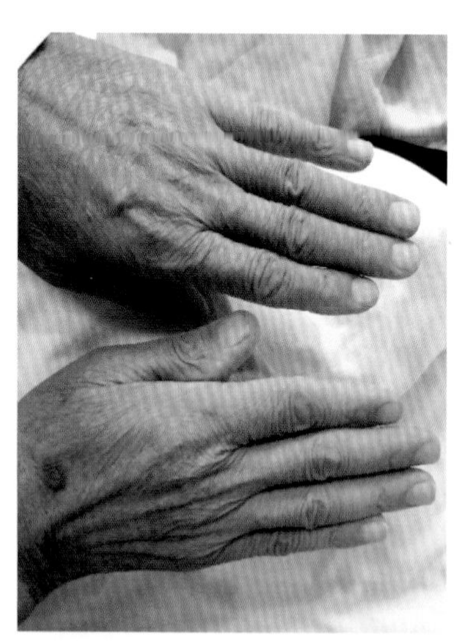

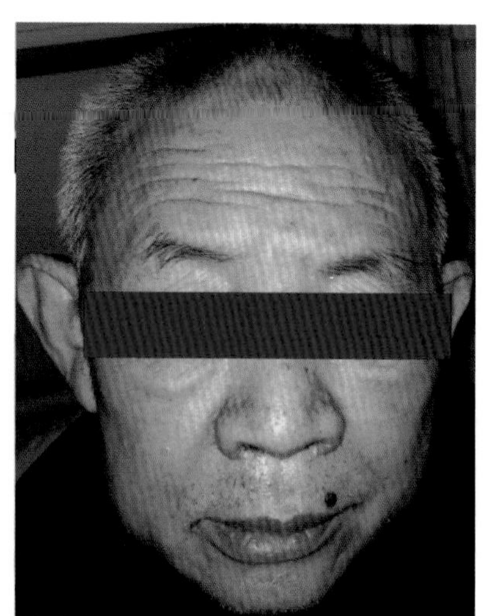

图71-14　**贫血貌**

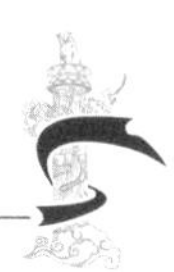

第五节　发育、体型与精神心理状态

一、发育与体型

发育(development)的正常与否通常以年龄与智力、身高、体重、第二性征等是否相匹配来进行综合判断。正常的发育与种族、遗传、营养状态、机体代谢、内分泌系统、生活条件、体育锻炼等因素均有关联。

发育异常临床上常见于内分泌系统疾病,如垂体分泌异常导致的巨人症(gigantism)或垂体性侏儒症(pituitary dwarfism)、甲状腺功能异常形成的呆小病(cretinism)、性腺异常导致男性出现"阉人"(eunuchism)征等。也有营养元素缺乏导致的发育异常,比如幼年缺乏维生素 D 导致的佝偻病。

体型(habitus)是身体各部发育的综合表现,包括脂肪、肌肉的生长和分布状态。临床上可分为以下 3 种类型。

1. 无力型　又称瘦长型,身体瘦长,肌肉瘦削,颈长,肩胛下垂,腹部扁平,腹上角小于 90°。

2. 超力型　又称矮胖型,身体粗壮,颈粗短,面红,肩宽,胸围大,腹上角大于 90°。

3. 正力型　又称均匀型,见于正常人,身体各部分发育均匀适中。

二、精神心理状态

随着社会的发展、生活节奏的加快,竞争压力增大,精神心理状态异常导致的疾病逐渐上升。因此,进行精神心理评估成为临床上非常重要的部分。所谓心理评估(psychological assessment)是指在生物-心理-社会-医学模式原则下,医师采用综合性方法对患者的心理现象进行系统、深入分析的总称。心理评估有广义和狭义之分,广义的心理评估是指对各种心理和行为问题的评估,主要用来评估个体的行为、认知能力、人格特质的判断、预测。可以用于医学、心理学和社会学等领域。狭义的心理评估也叫临床评估,是指运用专业的心理学方法对个体的心理状况、人格特征和心理健康做出相应判断,在此基础上进行全面的分析和鉴定,主要用于心理临床与咨询领域,为心理咨询与治疗提供必要的前提和保证。

精神状态的评估也是临床检查不可缺少的部分,患者随着时间环境的变化,精神状态也会随之改变。因此每个人每时每刻都处在某种精神状态之中,人们常用精神状态表述当时的心境及传递给外界的感觉信息,因此精神状态是人的思想意识的临时定位。临床上常常见到一些精神状态好的患者会比精神状态差的患者预后更好。

关于精神心理的评估方法一般分为 4 种,即标准化测验法、量表评定法、行为观察法和临床访谈法。不管采用何种方法医师不要有倾向性观点或加入个人看法,要力争做到客观可信。

(陈　枫　鄢　洁　张　曦)

参考文献

1　万学红,卢雪峰. 诊断学[M]. 9 版. 北京:人民卫生出版社,2018:89-101.

2　王欣,康熙雄. 诊断学[M]. 北京:北京大学医学出版社,2018:121-145.

3　BICKLEY L S. BATES' guide to physical examination and history taking[M]. 12 th ed. Philadelphia:Lippincott Williams and Wilkins,2016:115-208.

第72章

头面部与颈部检查

第一节　头部检查

一、头　发

检查头发(hair)要注意颜色、疏密度、是否有脱发。头发的颜色、曲直和疏密度可因种族遗传因素和年龄而不同。儿童和老年人头发较稀疏。伤寒、甲状腺功能减退和斑秃等疾病可导致脱发,也可由物理与化学因素引起,如放射治疗和抗癌药物治疗等,检查时应注意脱发部位和头发分布特点。

二、头　皮

检查头皮(scalp)需分开头发观察头皮颜色,头皮屑,有无头癣、疖痈、外伤、凹陷、血肿及瘢痕,有无皮下结节、压痛等。

三、头　颅

检查头颅(skull)主要包括视诊和触诊。视诊注意头颅大小和外形。触诊有无压痛和异常隆起。头颅的大小以头围来衡量,测量时以软尺自眉间绕到颅后通过枕骨粗隆。颅缝骨化过早会影响颅脑的发育。头面部骨性结构见图72-1。

头颅大小异常或畸形为某些疾病的典型体征如下。

1. 小颅　婴幼儿囟门多在12~18个月内闭合,如过早闭合可形成小头畸形,常伴有智力发育障碍。

2. 尖颅　头顶部尖突高起,造成与颜面的比例异常,是由于矢状缝与冠状缝过早闭合所致,见于先天性疾病尖颅并指(趾)畸形(Apert综合征)。尖颅见图72-2。

3. 方颅　前额左右突出,头顶平坦呈方形,见于佝偻病或先天性梅毒。

4. 巨颅　额、顶及枕部突出膨大呈圆形,颜面相对较小,由于颅内压增高,压迫眼球形成双目下视,巩膜外露的特殊表情(落日现象),常见于脑积水。巨颅见图72-3。

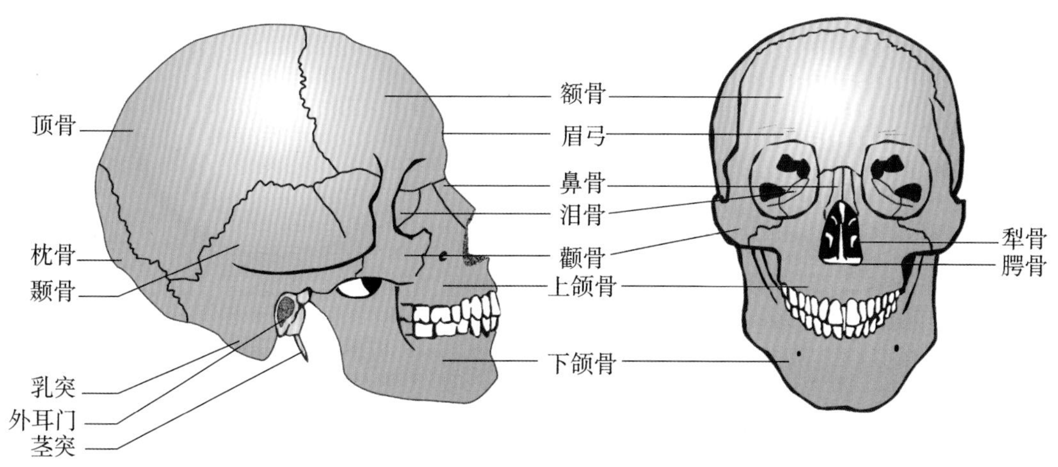

图72-1　头面部骨性结构

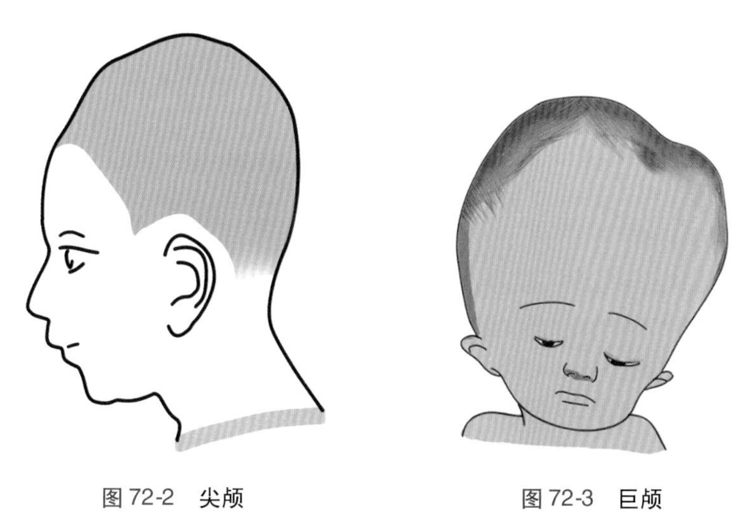

图72-2　尖颅　　　图72-3　巨颅

5. 长颅　自颅顶至下颌部长度增加，见于马方综合征及肢端肥大症。

6. 变形颅　以颅骨增大变形为特征，同时伴有长骨骨质增厚与弯曲，见于变形性骨炎（Paget病）。

四、头部运动

头部活动受限见于颈椎病，不随意颤动见于帕金森病（Parkinson disease），与颈动脉搏动一致的点头运动称为Musset征，见于严重主动脉瓣关闭不全。

第二节　眼部检查

一、眼眉、眼眶与眼睑

（一）眼眉

正常人眉毛疏密度不完全一致，内侧与中间部分常较浓密，外侧略稀疏。垂体前叶功能减退症患者可出现眉毛稀少，黏液性水肿患者可出现眉毛外1/3过于稀疏或脱落。

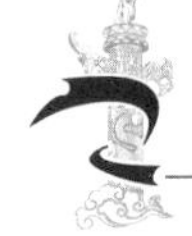

（二）眼眶

观察双侧眼眶形状、大小、对称性等，触诊眶缘、球周有无肿块、压痛和异常搏动等。

（三）眼睑

观察有无眼睑缺损、睑裂狭窄和上睑下垂等，视诊眼睑皮肤、眼睑位置、睑缘、眼睑活动及睫毛有无异常。

1. 睑内翻　眼睑向内翻转称为睑内翻，沙眼由于瘢痕形成可导致睑内翻。

2. 睑外翻　指睑缘离开眼球表面甚至向外翻转，导致睑结膜外露、充血、干燥、肥厚。可见于眼睑皮肤瘢痕挛缩、老年性睑外翻、痉挛性睑外翻等。

3. 上睑下垂　正常人双眼向前平视时，上睑遮盖角膜 1 ~ 2 mm。双侧上睑下垂可见于先天性上睑下垂、重症肌无力等；单侧上睑下垂可见于一侧动眼神经麻痹。

4. 眼睑闭合障碍　双侧眼睑闭合障碍见于甲状腺功能亢进症；单侧眼睑闭合障碍见于面神经麻痹。

5. 眼睑水肿　炎症性水肿多为单侧，可伴有红、肿、热、痛；非炎症性水肿常为双侧，常见于肾炎、慢性肝病、血管神经性水肿等。

6. 其他　注意眼睑有无充血、出血、疱疹、肿块、睑裂增宽或缩小等。

眼的外部结构见图 72-4。

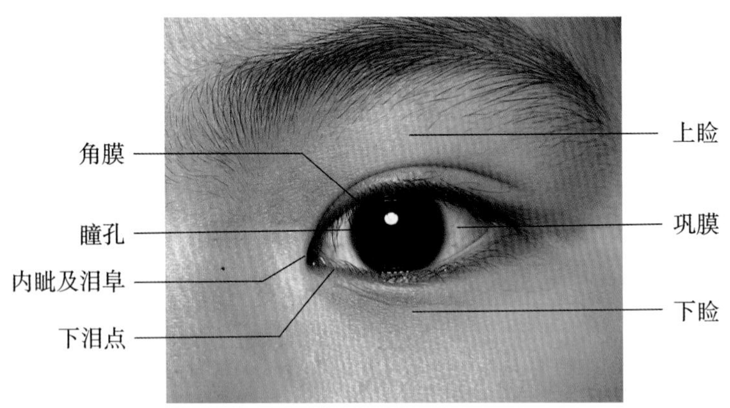

图 72-4　眼的外部结构

二、眼　球

检查眼球的大小、形状、位置与运动，注意有无眼球突出、眼球凹陷等。

1. 眼球突出　正常成年人眼球突出为 12 ~ 14 mm，双眼差值不超过 2 mm。双侧眼球突出见于甲状腺功能亢进症，还可伴有以下眼征。①Stellwag 征：瞬目减少；②Graefe 征：眼球下视时上睑不能相应下垂；③Mobius 征：集合运动减弱；④Joffroy 征：眼球上视时无额纹。单侧眼球突出多见于局部炎症或眶内占位性病变。

2. 眼球下陷　双侧眼球下陷见于严重脱水，单侧眼球下陷见于 Horner 综合征或眼球萎缩。

3. 眼球运动　医师置棉签或手指尖于受检者眼前 30 ~ 40 cm 处，固定受检者头位，嘱受检者眼球跟随目标物移动，一般按左→左上→左下，右→右上→右下 6 个方向进行，若某一方向运动受限提示该对眼外肌功能障碍。

双侧眼球发生一系列有规律的快速往返运动，称为眼球震颤。检查时嘱受检者眼球随医师手指所示方向（水平和垂直）运动数次，观察是否出现眼球震颤。自发性眼球震颤常见于耳源性眩晕等。

4. 眼压　正常眼压值为 10 ~ 21 mmHg，常采用眼压计进行测量。眼压增高见于青光眼，眼压降低可见于低血压、脱水等原因。

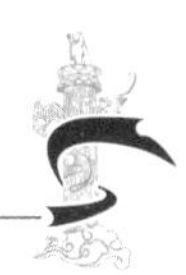

三、结膜与泪器

（一）结膜

结膜包括睑结膜、穹窿部结膜与球结膜 3 部分。检查上睑结膜时需翻转上眼睑。方法为医师用右手检查受检者左眼，左手检查右眼，用示指和拇指捏住上睑中外 1/3 处眼睑皮肤，嘱被检查者向下看，同时向前向下轻轻牵拉，示指与拇指配合将睑缘向上捻转，检查时注意动作轻柔。检查完成后轻轻向前下方牵拉上睑，同时嘱受检者向上看即可使眼睑复位。注意观察结膜有无苍白、充血、出血、水肿、乳头增生、结节、滤泡、瘢痕、溃疡和新生肿块等。

（二）泪器

请受检者向上看，检查者用双手拇指轻压患者双眼内眦下方，观察有无分泌物溢出，若有黏液脓性分泌物溢出则考虑慢性泪囊炎。

四、眼前节与眼后节

（一）眼前节

眼前节包括巩膜、角膜、虹膜、瞳孔、前房、前房角和晶状体，见图 72-5。

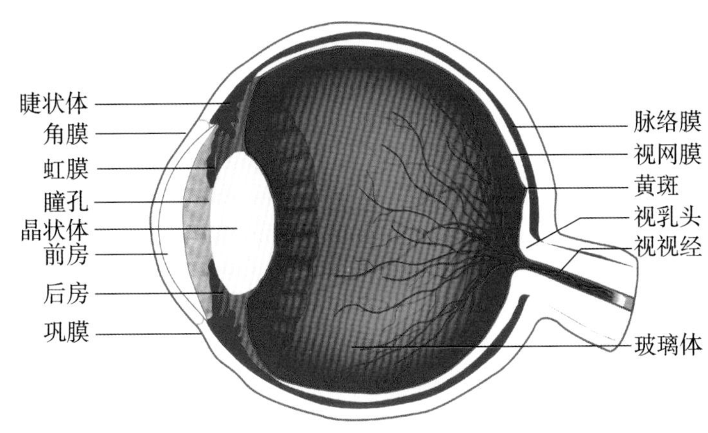

图 72-5　**眼球矢状切面-前房**

1. 角膜　角膜呈圆形，成年男性横径约 11 mm，女性较男性略小，角膜透明无血管，有丰富的神经末梢。检查时注意角膜的大小、透明度，有无云翳、软化、溃疡和新生血管等。角膜软化见于维生素 A 缺乏等。角膜边缘出现黄色或棕褐色外缘清晰、内缘模糊的色素环，见于肝豆状核变性（Wilson 病）。

2. 巩膜　巩膜一般呈白色，儿童因巩膜较成人薄，能透见脉络膜部分颜色而呈蓝白色，老年人由于脂肪沉积可呈淡黄色。黄疸时远离角膜的周边巩膜黄染明显，当血液中其他黄色色素增多时（如胡萝卜素等），角膜周围巩膜黄染最明显。检查时可嘱受检者向内下注视，暴露巩膜外上部分更容易发现黄疸。

3. 虹膜　虹膜是葡萄膜的最前部，介于前房和后房之间，中央圆孔为瞳孔，虹膜内有瞳孔括约肌与开大肌，能调节瞳孔的大小。正常虹膜纹理近瞳孔部分呈放射状排列，周边呈环形排列。

4. 瞳孔　瞳孔是虹膜中央的孔洞，能调节进入眼内光线的数量，检查时应注意瞳孔的形状、大小、位置，双侧是否等圆、等大，对光反射及集合反射等。

（1）瞳孔的形状与大小：正常为圆形，双侧等大，直径为 3 ~ 4 mm。虹膜粘连时形状可不规则。生理情况下在光亮处瞳孔较小，兴奋或暗处瞳孔扩大。病理情况下瞳孔缩小见于中毒（有机磷类农药）、药物反应（毛果芸香碱、吗啡）、Honer 综合征等。瞳孔扩大见于外伤、视神经萎缩、药物影响（阿托品）等。双侧瞳孔散大并伴有对光反射消失为濒死状态表现。

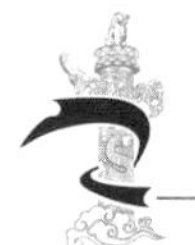

(2)双侧瞳孔大小不等:生理性瞳孔不正见于两眼屈光不等及侧光照明等。病理性瞳孔不等大见于眼部病变和颅内病变。

(3)对光反射:包括直接对光反射和间接对光反射,对光反射途径为视神经→视交叉→视束→上丘臂→上丘和顶盖前区→同侧和对侧第三神经核→睫状神经节→瞳孔括约肌。眼受到光线照射后瞳孔立即缩小,移开光源后瞳孔迅速复原称为直接对光反射。光线照射一侧瞳孔时,另一侧瞳孔立即缩小,移开光源后瞳孔复原称为间接对光反射。直接和间接对光反射都存在说明视觉传导通路正常。

(4)调节和集合反射:嘱受检者注视 1 m 以外的检查者示指尖,然后将示指尖逐渐移近至眼球 15 ~ 20 cm 处为止,当示指尖距眼球 40 cm 处时瞳孔开始缩小,称为调节反射,同时双侧眼球内聚,称为集合反射。

(二)眼后节

需借助检眼镜才能检查眼底,正常眼底视盘略呈椭圆形盘状结构,边界清楚,呈橙红色,中央凹陷区称为视杯,视网膜后极部上下血管弓之间色略黄的区域为黄斑。检查眼底应注意视盘的颜色、边缘、大小、形状,黄斑有无出血、水肿,视网膜有无出血和渗出、动脉有无硬化等。视神经盘水肿常见于颅内压增高所致,视盘色泽苍白可见于视神经萎缩。

五、视功能与眼底

(一)视力

视力(visual acuity)分为中心视力与周边视力,中心视力简称为视力,即视敏度,指的是黄斑中心凹的视觉敏锐度(视功能)。视力可分为远视力和近视力,5 m 或 5 m 以外的视力称为远视力,距离 30 cm 阅读时的视力称为近视力。周边视力又称视野。视力检查包括远视力检查和近视力检查,是最基本的视功能检查方法。世界卫生组织规定,较好眼的最好矫正视力低于 0.3 为低视力,低于 0.05 为盲。一般采用通用国际标准视力表和标准对数视力表进行检查,见图 72-6。

1. 远视力检查　在检查时,视力表挂在光线充足或用灯光照明的地方,被检者距离视力表 5 m,使 1.0 这一行与被检眼同一高度,遮挡一侧眼睛。两眼分别检查,一般先检查右眼,后检查左眼,从上至下指出“E”字行视标开口的方向,把说对的最小视标一行的字号记录下来。受检者能看清的最小一行“E”字形视标开口方向的数字,即为该眼的远视力,同样方法检测另一侧眼睛,能看清 1.0 或更小行视标者为正常视力。如果不能看清 0.1 视标,应嘱受检者逐渐向视力表走近,直至认清为止,视力记录为实测距离(m)/5 m,如在 2 m 处看清,则记录为 0.04。正常视力标准一般定为 1.0。例如 1.0 行只看对 2 个可记作 0.9+2;又例如 1.0 行只有一个视标看不对可记为 1.0-1。

戴眼镜者必须测裸眼视力和戴眼镜的矫正视力。如远视力未达到正常者可用针孔镜,放在被检者前测远视力。由于改变了焦点深度,同时也避免了球面差,屈光不正者能增加视力黄斑病变或者黄斑乳头束受损等,使用针孔镜则视力可能减退。

视力不能辨认 0.1 者,让被检者逐步走近视力表,直至认出 0.1 视标为止。例如 3 m 才能看清 0.1,则视力按下列公式计算其视力,视力=[被检查者所在的距离(m)/5 m(背光而坐)]×0.1,视力为 3/5×0.1=0.06。

指数:走近 1 m 不能辨认 0.1 视标者,则改用数手指。被检查者背光而立或背光而坐,指间距略同指粗。例如在 30 cm 处能说出指数,则视力=指数/30 cm(或 V=FC/30 cm)。

手动:手指近到眼前 5 cm 分不清者,则改为手在被检查者眼前左右摆动。并问其能否看到手动,如能看到,连同距离做记录。例如视力=手动/30 cm(或 V=HM/30 cm)。不能判断手动者,则应在暗室中进一步检查光感及光定位。

光感:不能看到眼前手动者,则改为在暗室内用烛光或者手电筒照射眼睛。如能准确地看到光亮,记录视力为光感(light perception,LP)。不能看到光亮者记录为无光感。

光定位:肯定有光感后,还需分别检查视网膜各个部位的视敏度,即光定位或光投射(light

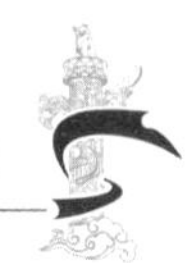

projection),本质上是一种视野或周边视力检查。患者双眼向前方注视不动,灯光在 1 m 远处,检查上、下、左、右、左上、左下、右上、右下等 8 个方向,然后记录各方向有无光感。“+”表示有光感,“-”表示无光感。

2. 近视力检查　近视力检查能了解眼的调节能力,距视力表 33 cm 处,能看清“1.0”行视标者为正常视力。常用的有标准近视力表。在充足的照明下,距眼前 30 cm,分别检查右眼左眼视力,如近视力很差,可改变距离,直到获得最佳测量结果时,纪录视力并标明实测距离。

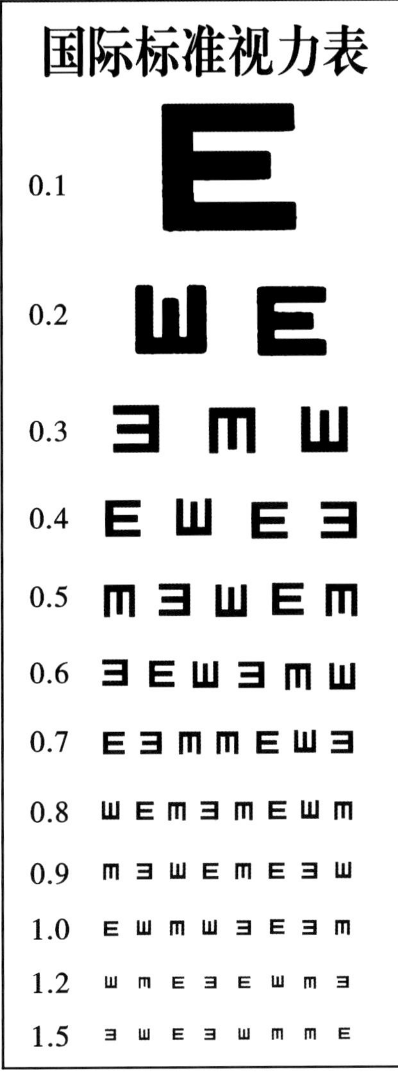

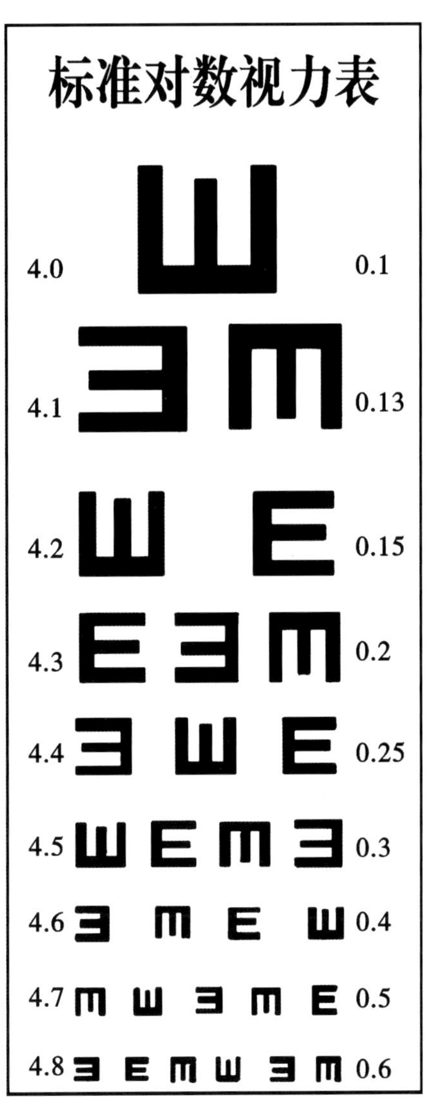

图 72-6　国际标准视力表和标准对数视力表

(二)视野

眼球向正前方固视不动时所见的空间范围,是检查黄斑中心凹以外的视网膜功能。可采用面对面法:与受检者距离约 50 cm 相对而坐,受检者和检查者均遮挡一侧眼睛,检查者将手指置于自己与受检者中间等距离处,分别自不同方位从外向里移动手指,对比受检者视野是否正常。也可利用视野计作精确的视野测定。

(三)色觉

色觉障碍按程度可分为色弱和色盲。对某种颜色的识别能力减低为色弱,对某种颜色的识别能力丧失为色盲,色盲中最常见的为红绿色盲,也有全色盲。可采用色盲表进行筛查。

（四）眼底荧光素血管造影

眼底荧光素血管造影是将具有荧光特性的荧光素钠通过静脉注入人体，利用装有滤光片的眼底照相机拍摄眼底照片。观察荧光素在视网膜血管及脉络膜充盈的时间和形态，是否有渗漏及血管外潴留等现象。

第三节　耳部检查

一、基本检查

耳是听觉和平衡器官，分外耳、中耳和内耳3个部分（图72-7）。

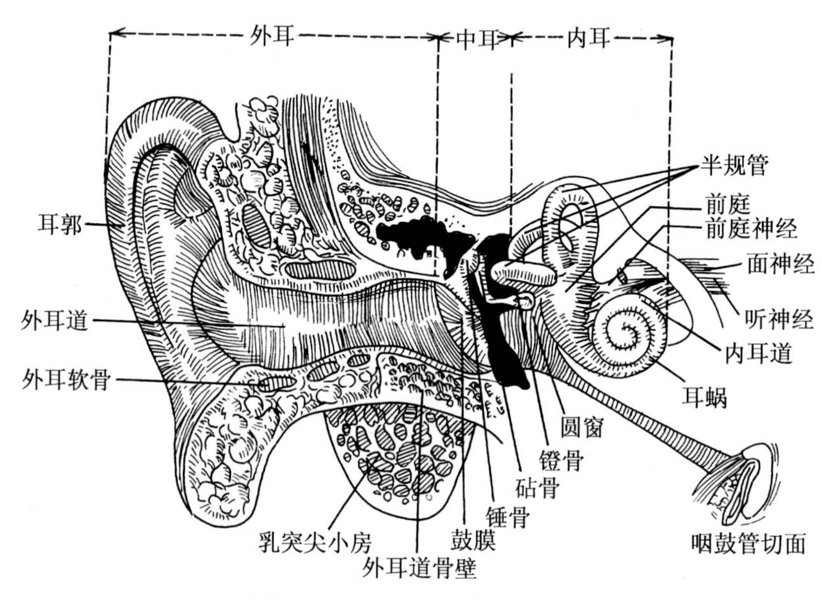

图72-7　**耳部结构**

1. 外耳　①耳郭：注意外形、大小、位置和对称性，是否有畸形、瘢痕、红肿、瘘口、皮下结节等；感染可表现为红肿并有局部发热和疼痛。②外耳：用示指和中指将耳郭向后、外上轻轻牵拉，使外耳道变直，同时可用拇指将耳屏向前推压，以便观察外耳道和鼓膜。外耳道内局部红肿疼痛可能为疖肿；有脓液流出并有全身症状可能为急性中耳炎。

2. 中耳　观察鼓膜是否穿孔。

3. 乳突　检查时注意有无压痛。

4. 听力　粗测法：在安静环境下嘱被检者闭目，并用手指堵塞一侧外耳道，检查者拇指与示指互相摩擦，自1 m外逐渐移近被检查者耳部，直到被检查者听到声音为止，测量距离，同样方法检查另一侧耳朵。粗测听力减退应行精确的听力测试。

二、其他检查

其他检查包括音叉听力检查、纯音听阈测试、声导抗检查、声反射检查和脑干听觉诱发电位检查等。

第四节　鼻与鼻窦检查

一、基本检查

1. 鼻的外形　视诊时注意鼻部皮肤颜色和鼻外形的改变。如鼻梁部皮肤出现高起皮面并向两侧面颊部扩展的水肿性红斑，见于系统性红斑狼疮。如鼻尖和鼻翼皮损表现为红斑、毛细血管扩张和组织肥厚，见于酒渣鼻。鼻腔完全堵塞、外鼻变形、鼻梁宽平如蛙状称为蛙状鼻，见于严重的鼻息肉患者。鞍鼻是由于鼻骨破坏、鼻梁塌陷所致，多由鼻外伤、感染梅毒或结核等疾病导致，也见于先天鼻发育异常。鼻外伤应仔细检查有无鼻骨骨折或移位。鼻腔结构见图 72-8。

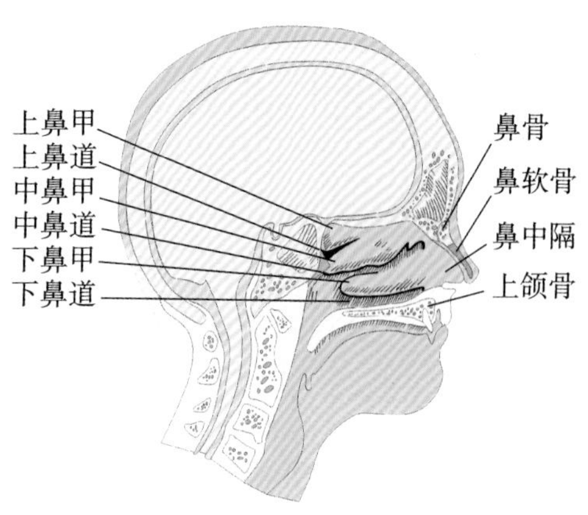

图 72-8　**鼻腔结构（矢状面）**

2. 鼻翼扇动　鼻翼扇动指随呼吸运动而至的鼻孔开大与缩小，见于支气管哮喘、心源性哮喘等疾病发作时呼吸困难明显的患者。

3. 鼻中隔　正常成人鼻中隔多数稍有偏曲，如出现明显偏曲并导致呼吸障碍称为鼻中隔偏曲。鼻腔慢性炎症、外伤等原因可引起鼻中隔穿孔，检查时用手电筒照射一侧鼻孔，对侧可见亮光透入。

4. 鼻腔黏膜　急性鼻炎可导致急性鼻黏膜充血、肿胀，慢性鼻炎可见鼻黏膜肿胀、肥厚。鼻黏膜萎缩、鼻甲缩小、鼻腔增大、分泌物减少，可见于慢性萎缩性鼻炎。

5. 鼻腔分泌物　稀水样分泌物为卡他性炎症，黄绿色黏稠分泌物提示化脓性感染。

6. 鼻窦　共 4 对，当引流不畅时容易发生炎症。鼻窦位置见图 72-9。

各鼻窦区压痛检查法如下。①上颌窦：双手固定于受检者两侧耳后，拇指分别置于双侧颧部向后按压，询问有无明显压痛，对比双侧压痛有无差异。也可用右手中指指腹进行叩诊，检查是否有叩击痛。②额窦：双手固定受检者头部，拇指置于眼眶上缘内侧，向后、向上行按压检查，询问有无明显压痛，对比双侧压痛有无差异。也可用右手中指指腹进行叩诊，检查是否有叩击痛。③筛窦：双手固定于受检者两侧耳后，拇指分别置于双侧鼻根部与眼内眦之间，向后方按压，询问有无明显压痛。④蝶窦：因解剖位置较深，无法行体表检查。

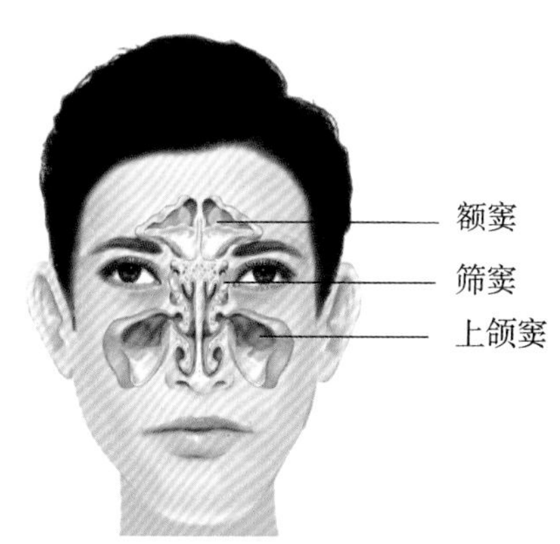

图 72-9　**鼻窦位置**

二、其他检查

（一）鼻通气功能检查

应用鼻测压计、声反射鼻测量计进行检查，判断鼻通气程度、鼻阻力大小、鼻道狭窄部位、鼻腔有效横断面积等，有助于鼻部疾病的诊断和病情评估。

（二）嗅觉检查

1. 嗅瓶试验　将 5 种不同气味的溶液（如香精、醋、樟脑油、煤油、酒精）分别装入 5 个大小形状相同的褐色小瓶中，以水作对照剂。让受检者辨识各瓶气味。能嗅出全部气味者为嗅觉存在，只能辨别 2 种以下者为嗅觉减退。

2. 嗅阈检查　以大多数人能嗅到的最低嗅剂浓度为 1 个嗅觉单位，按 1～10 嗅觉单位配成 10 瓶不同浓度。选出 7 种嗅剂共配成大小形状相同的 70 个褐色小瓶，测出受检嗅阈。也可根据检查结果绘制出嗅阈图谱。

3. 嗅觉诱发电位　采用气味剂或电脉冲刺激嗅黏膜，在头皮特定部位记录特异性脑电位。

（三）鼻内镜检查

鼻内镜检查具有多角度、视野广的特点，可完成对鼻腔内各部位的检查。还可通过鼻内镜引导行组织病理检查，对鼻出血部位行电凝或激光止血治疗。

第五节　口腔检查

一、基本检查

（一）口唇

正常人口唇红润光泽，口唇颜色苍白见于贫血、休克、尿毒症等；口唇颜色深红见于急性发热性疾病；口唇发绀见于心力衰竭或呼吸衰竭等疾病；口唇疱疹常见于单纯疱疹病毒感染；唇裂为先天性发育畸形；口唇有斑片状或小结节状病变，加压后可部分或完全消失，见于遗传性出血性毛细血管扩张症；口角糜烂见于核黄素缺乏症；口唇肥厚见于黏液性水肿等。

（二）口腔黏膜

正常口腔黏膜光滑呈粉红色。如出现棕褐色色素沉着可能为肾上腺皮质功能减退症（Addison 病）；如黏膜下出现大小不等的出血点或瘀斑可能为各种出血性疾病；麻疹黏膜斑（Koplik 斑）位于第二磨牙的颊黏膜处，直径 0.5～1.0 mm 的灰白色小点，周围伴有红晕，是麻疹早期特征性体征；鹅口疮为白念珠菌感染。

（三）牙齿

注意有无缺牙、龋齿、残根和义齿等。患牙位置标注方法见图 72-10。

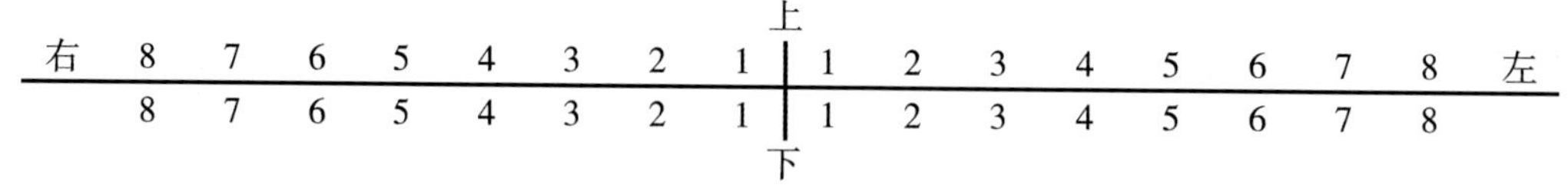

图 72-10　牙位置标注方法

如 2| 为右上侧切牙；5| 为右下第二前磨牙。

牙的色泽和形状也具有临床诊断意义，长期饮用含氟过高的水导致牙齿呈黄褐色，称为斑釉牙；先天性梅毒患者可表现为中切牙切缘呈月牙形凹陷，牙间隙过宽，称为 Hutchinson 齿。

（四）牙龈

正常牙龈呈粉红色，质韧且与牙颈部贴合紧密。牙龈肿胀见于牙周炎，牙龈缘出血可见于口腔局部原因或全身性疾病所致。铅中毒患者牙龈游离缘可出现蓝灰色铅线。

（五）舌

舌的感觉、运动和形态变化常为临床诊断提供重要线索。

1. 干燥舌　明显干燥见于鼻部疾患、严重脱水、阿托品和放射治疗后等。

2. 舌体增大　急性肿大见于舌感染、血肿、血管神经性水肿等。慢性肿大见于黏液性水肿、唐氏综合征、肿瘤等。

3. 地图舌　舌面上黄色上皮细胞堆积隆起，状如地图，发病原因尚不清楚。

4. 裂纹舌　舌面上出现横向裂纹见于唐氏综合征和核黄素缺乏，纵向裂纹见于梅毒性舌炎。

5. 草莓舌　舌乳头充血、发红、肿胀，类似草莓，见于猩红热或长期发热患者。

6. 牛肉舌　舌面绛红如生牛肉状，见于糙皮病（烟酸缺乏）。

7. 镜面舌　舌体较小，舌乳头萎缩，舌面光滑呈粉红色或红色，常见于缺铁性贫血、恶性贫血和慢性萎缩性胃炎。

8. 黑舌　黑舌又称黑毛舌、毛舌，为丝状乳头过度增生，其角化部分不脱落而形成绒毛状苔。常见于免疫功能低下、肿瘤、长期使用广谱抗生素的患者。

9. 舌运动异常　震颤见于甲状腺功能亢进症，偏斜见于舌下神经麻痹。

（六）颞下颌关节

注意关节区有无压痛，双侧是否对称。

（七）口腔气味

糖尿病酮症酸中毒呈烂苹果味，尿毒症可呈尿味，有机磷中毒呈大蒜味，铅中毒呈金属味，肝功能衰竭可出现肝臭味。

（八）唾液腺

唾液腺包括腮腺、下颌下腺和舌下腺，检查各腺体有无肿大、压痛。

二、其他检查

唾液腺分泌功能：正常人每天唾液量为1 000～1 500 ml，90%由腮腺和下颌下腺分泌。

定性检查：以酸性物质（临床上常以2%枸橼酸、维生素C或1%柠檬酸等置于舌背）使腺体反射性分泌增加，根据腺体分泌情况判断分泌功能和导管通畅程度。

定量检查：可采用核素扫描检查。

第六节　咽喉部检查

一、咽部检查

（一）基本检查

1. 鼻咽　鼻咽位于软腭之上、鼻腔后方。腺样体为鼻咽淋巴组织，位于鼻咽部顶部与咽后壁处，青春期前后逐渐萎缩。如出现一侧血性分泌物，伴听力下降，应警惕早期鼻咽癌。

2. 口咽　口咽位于软腭之下、会厌上缘上方。腭扁桃体位于腭舌弓和腭咽弓之间的扁桃体窝中。

咽部的检查方法：受检者取坐位，头略后仰，张口发“啊”音，此时检查者用压舌板在舌中后1/3交界处下压，照明配合下即可见软腭、腭垂、软腭弓、扁桃体、咽后壁等。

咽部黏膜充血、红肿多见于急性咽炎；黏膜充血、淋巴滤泡簇状增生见于慢性咽炎；扁桃体红肿见于急性扁桃体炎。扁桃体肿大分为3度：不超过腭咽弓为Ⅰ度，超过腭咽弓为Ⅱ度，达到或超过咽后壁中线为Ⅲ度。

3. 喉咽　喉咽前通喉腔，下通食管，需用间接或直接喉镜进行检查，咽部结构见图 72-11。

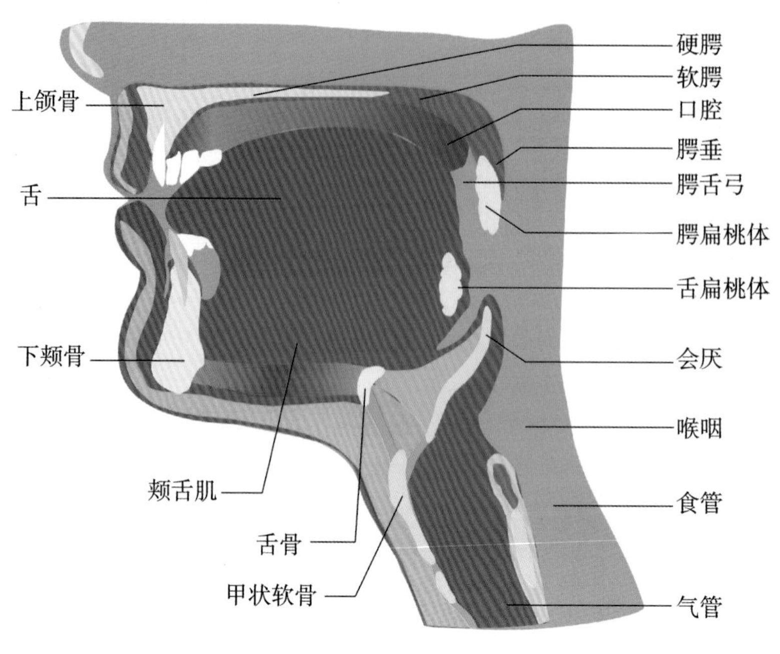

图 72-11　**咽部结构(矢状面)**

(二)其他检查

根据病情可采用电子鼻咽镜检查，也可行鼻咽部活体组织病理检查。

二、喉部检查

(一)基本检查

喉为软骨、肌肉韧带、纤维组织及黏膜组成的管腔结构，是发音的主要器官。急性嘶哑或失音常见于急性炎症，慢性失音要警惕喉癌，喉的神经支配有喉上神经与喉返神经。

1. 视诊　观察受检者有无呼吸困难，喉部有无异常隆起，吞咽动作时喉体运动情况。

2. 触诊　注意喉的位置、外形、动度，有无肿块、异常搏动和触痛。

3. 听诊　注意有无喉鸣音和异物拍击音。

(二)其他检查

咽部异物感、声嘶、咯血、呛咳患者可行喉镜检查。

第七节　颈部检查

颈部上界为下颌骨下缘、乳突、上项线及枕外隆突的连线，下界为胸骨颈静脉切迹、胸锁关节、锁骨、肩峰和第 7 颈椎连线，以胸锁乳突肌前缘和斜方肌前缘为分界，可分为颈前区、颈侧区和颈后区。颈前三角为胸锁乳突肌前缘、下颌骨下缘与前正中线之间的区域。颈后三角为胸锁乳突肌后缘、锁骨上缘与斜方肌前缘之间的区域。

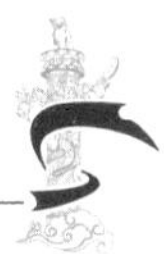

一、基本检查

（一）颈部姿势与运动

正常人坐位时颈部直立，伸屈、活动自如。如头无法抬起，见于重症肌无力、进行性肌萎缩等疾病。头部偏向一侧称为斜颈，见于颈肌外伤、先天性颈肌挛缩等。颈部活动受限伴疼痛，可见于软组织炎症、颈肌扭伤等。颈项强直为脑膜刺激征，见于脑膜炎、蛛网膜下腔出血和颅内压增高等。

（二）颈部皮肤与包块

1. 颈部皮肤检查　注意有无蜘蛛痣、结节、瘢痕等。

2. 颈部包块检查　应注意部位、大小、质地、活动度、与邻近器官关系和有无压痛、有无搏动等特点。如为淋巴结肿大，质地不硬伴轻度压痛，可能为非特异性淋巴结炎；如质地较硬伴活动度差，应警惕恶性肿瘤淋巴结转移；如为全身无痛性淋巴结肿大，多见于血液系统疾病。

（三）颈部血管

正常人立位或坐位时颈外静脉常不显露，平卧时可稍见充盈，但充盈水平仅限于锁骨上缘至下颌角距离下 2/3 以内。在坐位或半坐位（身体呈 45°）时，颈静脉明显充盈、怒张或搏动提示颈静脉压升高，见于右心衰竭、缩窄性心包炎、心包积液、上腔静脉阻塞综合征等情况。安静状态下出现颈动脉明显搏动，多见于主动脉瓣关闭不全、高血压、甲状腺功能亢进及严重贫血患者。

颈部血管听诊应注意是否有血管杂音，记录血管杂音的部位、性质、强度、传播方向等。

（四）甲状腺

甲状腺位于颈前部，由左右两叶、峡部及锥状叶组成，正常为 15 ~ 25 g，表面光滑，柔软不易触及。甲状腺结构见图 72-12。

甲状腺检查法如下。

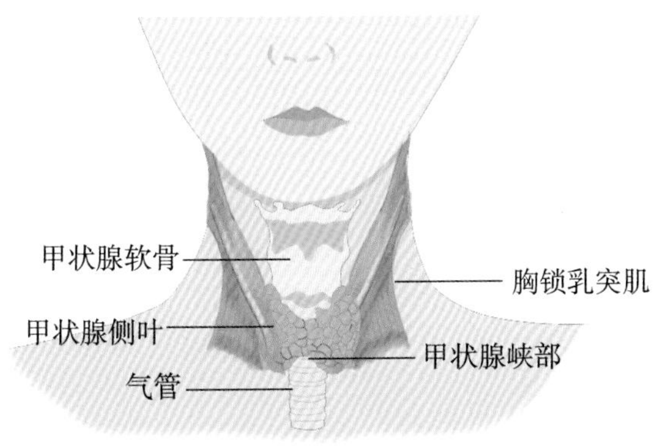

图 72-12　**甲状腺结构**

1. 视诊　观察甲状腺的大小和对称性，检查时嘱被检查者做吞咽动作，可见甲状腺随吞咽动作向上移动。

2. 触诊　包括甲状腺峡部和甲状腺侧叶触诊。

(1) 甲状腺峡部：位于环状软骨下方第 2 ~ 4 气管环前。位于受检者前面用拇指从胸骨上切迹向上触摸，嘱受检者配合吞咽动作，判断有无肿块或增大。也可位于受检者后面用示指采用同样方法检查。

(2) 甲状腺侧叶：位于受检者前面，一手拇指施压于一侧甲状软骨将气管推向对侧，另一手示、中指从对侧胸锁乳突肌后缘向前推甲状腺侧叶，配合吞咽动作，拇指在胸锁乳突肌前缘进行触诊，同样方法检查另一侧甲状腺侧叶。位于受检者后面，一手示、中指施压于一侧甲状软骨将气管推向对侧，另一手拇指从对侧胸锁乳突肌后缘向前推甲状腺，配合吞咽动作，示、中指在胸锁乳突肌前缘触诊甲状腺。

3. 听诊　当触及甲状腺肿大时，可用钟形听诊器听诊甲状腺，甲状腺功能亢进症患者常可闻及低调连续“嗡鸣”音，有助于临床诊断。

甲状腺肿大分Ⅲ度：视诊无肿大但能触及者为Ⅰ度；肿大在胸锁乳突肌以内且能触及者为Ⅱ度；肿大超过胸锁乳突肌外缘者为Ⅲ度。

（五）气管

正常人气管位于颈前正中部，受检者取坐位或仰卧位，检查者示指与环指分别置于两侧胸锁关节上，中指置于气管上，观察中指是否位于中间，或根据两侧胸锁乳突肌间隙判断气管有无偏移。大量胸腔积液、积气、纵隔肿瘤及单侧甲状腺肿大可将气管移向健侧，而肺不张、胸膜粘连时气管偏向患侧。主动脉弓动脉瘤患者随心脏搏动时瘤体膨大向下拽动气管，称为 Oliver 征。

二、其他检查

1. 旋颈试验　受检者端坐位头略后仰，向左、右做旋颈动作，如出现头晕、视力模糊等症状，提示椎动脉型颈椎病。

2. 压头试验　受检者端坐位头后仰并偏向患侧，检查者用手掌在其头顶加压，出现颈部疼痛并向同侧手臂放射，为压头试验阳性，常见于神经根型颈椎病。

3. 引颈试验　受检者端坐位，检查者两手托住受检者下颌，胸或腹部抵住受检者枕部，逐渐向上牵引颈椎，如上肢麻木、疼痛等症状减轻则为阳性，提示神经根型颈椎病。

（陶新曹　任诗雨　肖颖彬）

参考文献

1　成战鹰，王肖龙. 诊断学基础[M]. 2 版. 北京：人民卫生出版社，2016：119-130.
2　潘祥林，王鸿利. 实用诊断学[M]. 2 版. 北京：人民卫生出版社，2017：248-272.
3　柏树令，应大君. 系统解剖学[M]. 3 版. 北京：人民卫生出版社，2015：119-121，145-153，282-293，491-492.
4　葛坚，王宁利. 眼科学[M]. 3 版. 北京：人民卫生出版社，2015：58-123.
5　孔维佳，周梁. 耳鼻咽喉头颈外科学[M]. 3 版. 北京：人民卫生出版社，2015：528-526.
6　潘祥林，王鸿利. 实用诊断学[M]. 2 版. 北京：人民卫生出版社，2017：245-275.
7　万学红，陈红. 临床诊断学[M]. 3 版. 北京：人民卫生出版社，2015：138-164.
8　万学红，卢雪峰. 诊断学[M]. 9 版. 北京：人民卫生出版社，2018：102-116.
9　BICKLEY L S. BATES' guide to physical examination and history taking[M]. 12 th ed. Philadelphia：Lippincott Williams and Wilkins，2016：115-208.

第73章

胸部检查

胸部(chest)是指颈部以下和腹部以上的区域。胸廓(thoracic cage)由12个胸椎、12对肋骨、锁骨及胸骨组成,前部较短,背部稍长,其骨骼结构见图73-1。胸部检查的内容包括胸壁、胸廓的外形、乳房、胸壁血管、纵隔、支气管、肺、胸膜、心脏和淋巴结等。

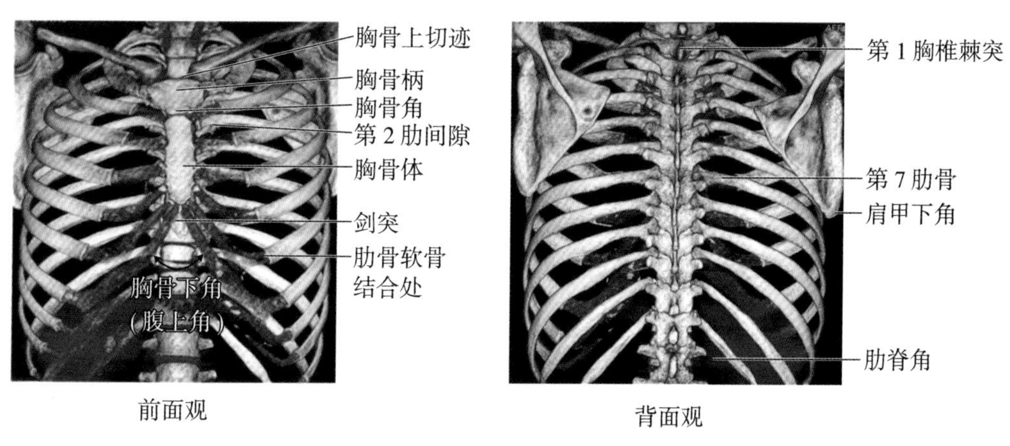

图73-1 胸廓的骨骼结构

胸部物理检查包括视、触、叩、听4个部分。检查应在安静、合适的温度和光线充足的环境中进行,患者视病情或检查需要采取座位或卧位,全面系统地按视、触、叩、听的顺序进行检查,一般先检查前胸部及两侧胸部,再检查背部。

胸部基本的物理检查方法设备条件要求不高,检查方便,能通过观察胸部的形态、运动等发现胸部的异常征象,通过触觉改变、叩诊音的变化、听诊的异常呼吸音和啰音等找到具有重要诊断价值的第一手资料,对胸部疾病的诊断具有十分重要的意义,当然,一个正确的诊断除了基本的物理检查外,还必须结合病史及其他辅助检查进行综合分析判断。

第一节 胸部的体表标志

胸部的体表标志包括胸廓上的骨骼标志、自然陷窝和一些人为的画线及分区,胸廓内含有心、肺等重要脏器,胸部检查的目的就是判断这些脏器的病理生理状态,为了准确地标记胸廓内部脏器的轮廓和位

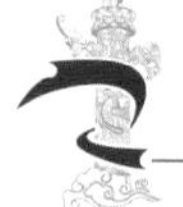

置,以及异常体征的部位和范围,常根据胸部的体表标志予以确定,见图73-2。熟悉这些体表标志具有十分重要的意义。

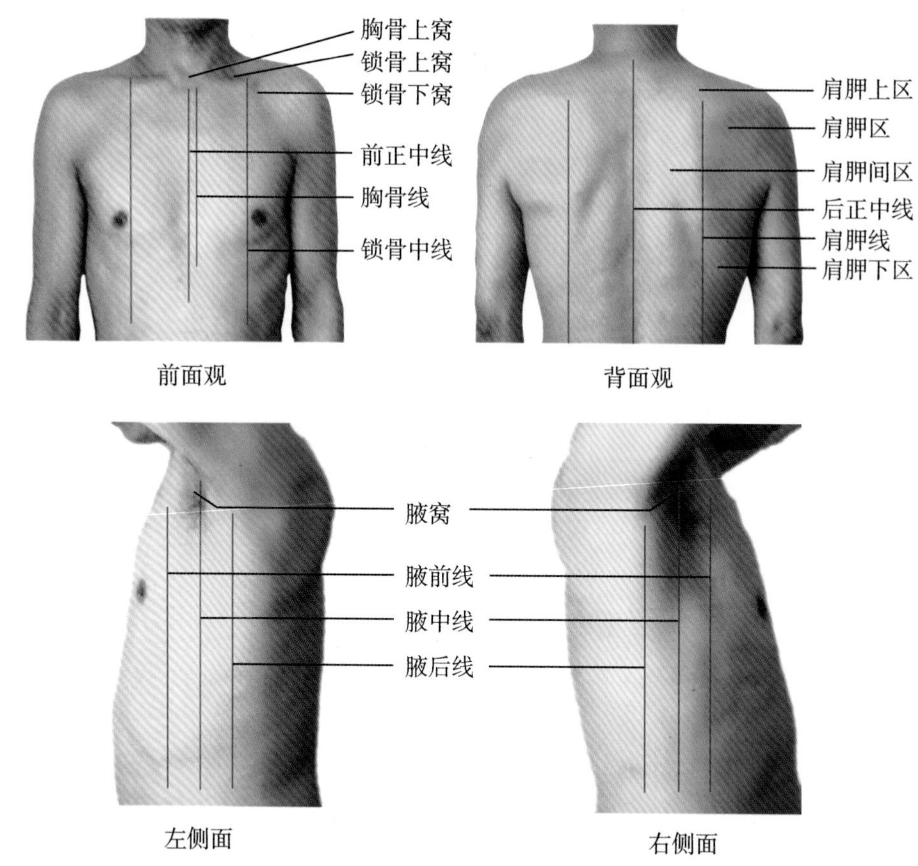

图73-2 胸部的体表标志

一、骨骼标志

1. 胸骨柄　胸骨柄为胸骨上端略呈六角形的骨块。其上部两侧与左、右锁骨的胸骨端相连接,下方则与胸骨体相连。

2. 胸骨上切迹　胸骨上切迹位于胸骨柄的上方。正常情况下气管位于切迹正中。

3. 胸骨角　胸骨角又称Louis角,位于胸骨上切迹下约5 cm处,由胸骨柄与胸骨体的连接处向前突起而成。其两侧分别与左右第2肋软骨连接,为计数肋骨和肋间隙顺序的主要标志。胸骨角还标志支气管分叉、心房上缘和上下纵隔交界及相当于第4或5胸椎的水平。

4. 腹上角　腹上角为左右肋弓(由两侧的第7~10肋软骨相互连接而成)在胸骨下端汇合处所形成的夹角,又称胸骨下角,相当于横膈的穹窿部。正常为70°~110°,体型瘦长者角度较小,矮胖者较大,深吸气时可稍增宽。其后为肝左叶、胃及胰腺的所在区域。

5. 剑突　剑突为胸骨体下端的突出部分,呈三角形,其底部与胸骨体相连。正常人剑突的长短存在很大的差异。

6. 肋骨　肋骨共有12对。于背部与相应的胸椎相连,由后上方向前下方倾斜,其倾斜度上方略小,下方稍大。第1~7肋骨在前胸部与各自的肋软骨连接,第8~10肋骨与3个联合一起的肋软骨连接后,再与胸骨相连,构成胸廓的骨性支架。第11~12肋骨不与胸骨相连,其前端呈游离状,称为浮肋。

7. 肋间隙　肋间隙为两个肋骨之间的空隙。第1肋骨下面的间隙为第1肋间隙,第2肋骨下面的间隙为第2肋间隙,其余以此类推。

8. 肩胛骨　肩胛骨位于后胸壁第2～8肋骨。肩胛冈及其肩峰端均易触及。肩胛骨的最下端称肩胛下角。被检查者取直立位、两上肢自然下垂时，肩胛下角可作为第7或第8肋骨水平的标志，或相当于第8胸椎的水平。

9. 脊柱棘突　脊柱棘突是后正中线的标志。位于颈根部的第7颈椎棘突最为突出，其下即为胸椎的起点。

10. 肋脊角　肋脊角为第12肋骨与脊柱构成的夹角。其前为肾和输尿管上端所在的区域。

二、垂直线标志

1. 前正中线　前正中线又称胸骨中线，为通过胸骨正中的垂直线，即其上端位于胸骨柄上缘的中点，向下通过剑突中央的垂直线。

2. 锁骨中线　锁骨中线为通过锁骨的肩峰端与胸骨端两者中点的垂直线，即通过锁骨中点向下的垂直线。

3. 胸骨线　胸骨线为沿胸骨边缘与前正中线平行的垂直线。

4. 胸骨旁线　胸骨旁线为通过胸骨线和锁骨中线中间的垂直线。

5. 腋前线　腋前线为通过腋窝前皱襞沿前侧胸壁向下的垂直线。

6. 腋后线　腋后线为通过腋窝后皱襞沿后侧胸壁向下的垂直线。

7. 腋中线　腋中线为自腋窝顶端于腋前线和腋后线之间向下的垂直线。

8. 肩胛下角线　肩胛下角线为双臂下垂时通过肩胛下角与后正中线平行的垂直线。

9. 后正中线　后正中线为通过椎骨棘突或沿脊柱正中下行的垂直线。

三、自然陷窝和解剖区域

1. 腋窝　腋窝为上肢内侧与胸壁相连的凹陷部。

2. 胸骨上窝　胸骨上窝为胸骨柄上方的凹陷部，正常气管位于其后。

3. 锁骨上窝　锁骨上窝为锁骨上方的凹陷部，相当于两肺上叶肺尖的上部。

4. 锁骨下窝　锁骨下窝为锁骨下方的凹陷部，下界为第3肋骨下缘。相当于两肺上叶肺尖的下部。

5. 肩胛上区　肩胛上区为肩胛冈以上的区域，其外上界为斜方肌的上缘。相当于两肺上叶肺尖的下部。

6. 肩胛下区　肩胛下区为两肩胛下角的连线与第12胸椎水平线之间的区域。后正中线将此区分为左右两部。

7. 肩胛间区　肩胛间区为两肩胛骨内缘之间的区域。后正中线将此区分为左右两部。

四、肺和胸膜的界限

气管自颈前部正中沿食管前方下行进入胸廓内，在平胸骨角即第4或5胸椎水平处分为左、右主支气管，分别进入左、右肺内。右主支气管分3支，分别进入右肺的上、中、下3个肺叶；左主支气管分为2支，分别进入左肺的上、下2个肺叶。各自再分支形成支气管、细支气管分别进入相应的肺段。每一支呼吸性细支气管终末为一肺泡管，由此再分出许多肺泡囊。每个肺叶在胸壁上的投影有一定的位置，熟悉其投影的位置对肺部疾病的定位诊断有重要意义，见图73-3、图73-4。

1. 肺尖　肺尖突出于锁骨之上，其最高点近锁骨的胸骨端，达第1胸椎的水平，距锁骨上缘约3 cm。

2. 肺上界　肺上界为前胸壁的投影呈一向上凸起的弧线。始于胸锁关节向上至第1胸椎水平，然后转折向下至锁骨中1/3与内1/3交界处。

3. 肺下界　两侧肺下界的位置基本相似。前胸部的肺下界始于第6肋骨，向两侧斜行向下，于锁骨中线处达第6肋间隙，至腋中线处达第8肋间隙。后胸壁的肺下界几乎呈一水平线，于肩胛线处位于第10肋骨水平。

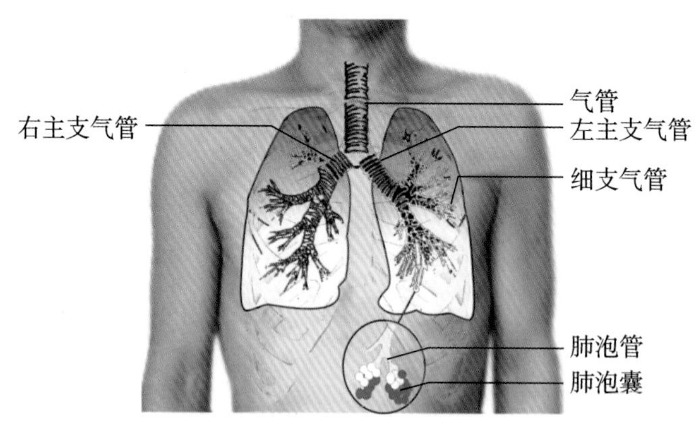

图 73-3　气道系统

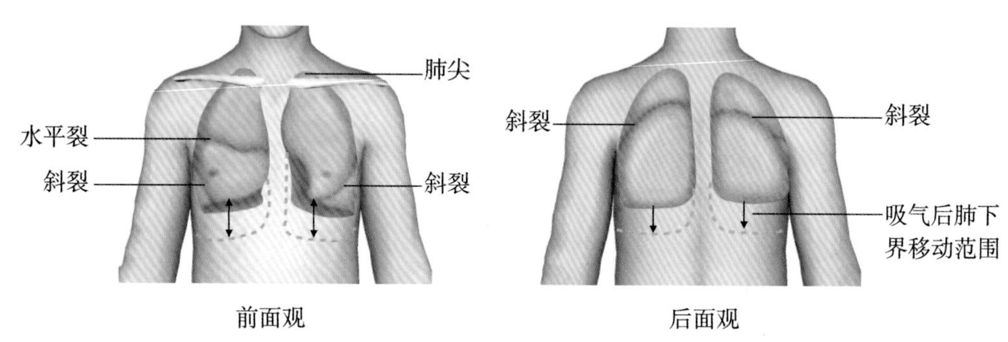

图 73-4　肺叶及叶间裂在胸壁上的投影

第二节　胸壁与胸廓检查

一、胸壁检查

检查胸壁(chest wall)时,除应注意观察营养状况、皮肤、淋巴结和骨骼肌发育的情况外,还应着重检查以下各项。

1. 静脉　正常胸壁无明显静脉可见,当上腔静脉或下腔静脉血流受阻建立侧支循环时,胸壁静脉可充盈或曲张。上腔静脉阻塞时,静脉血流方向自上而下;下腔静脉阻塞时,血流方向则自下而上。

2. 皮下气肿　胸部皮下组织有气体积存时称为皮下气肿(subcutaneous emphysema)。以手按压存在皮下气肿部位的皮肤,引起气体在皮下组织内移动,可出现捻发感或握雪感。用听诊器按压皮下气肿部位时,可听到类似捻动头发的声音。胸部皮下气肿多由于肺、气管、支气管、食管或胸膜受损后,气体自病变部位逸出,积存于皮下所致。亦偶见于局部产气杆菌感染而发生。严重者气体可由胸壁皮下向头颈部、腹部或其他部位的皮下蔓延。

3. 胸壁压痛　正常情况下胸壁无压痛。肋间神经炎、肋软骨炎、胸壁软组织炎及肋骨骨折的患者,胸壁受累的局部可有压痛。骨髓异常增生者,常有胸骨压痛和叩击痛,见于白血病患者。

4. 肋间隙　必须注意肋间隙有无回缩或膨隆。吸气时肋间隙回缩提示呼吸道阻塞使吸气时气体不能自由地进入肺内。肋间隙膨隆见于大量胸腔积液、张力性气胸或严重慢性阻塞性肺疾病患者用力呼气时。

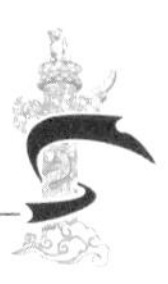

二、胸廓检查

正常胸廓(thoracic cage)的大小和外形,一般两侧大致对称,呈椭圆形,双肩基本在同一水平上,锁骨稍突出,锁骨上、下稍下陷。但个体间有一些差异,惯用右手的人右侧胸大肌常较左侧发达,惯用左手者则相反。成年人胸廓的前后径较左右径短,两者的比例约为1.0∶1.5。小儿和老年人胸廓的前后径略小于左右径或几乎相等,故呈圆柱形。常见的胸廓外形改变见图73-5。

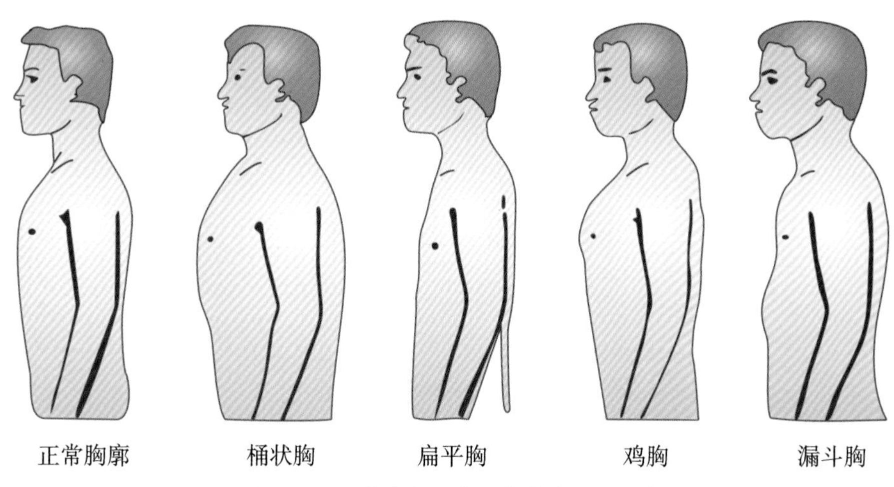

图73-5 正常胸廓及常见的胸廓外形改变

1. 扁平胸　胸廓呈扁平状,其前后径不及左右径的一半。见于瘦长体型者,亦可见于慢性消耗性疾病,如肺结核等。

2. 桶状胸　胸廓前后径增加,有时与左右径几乎相等,甚或超过左右径,故呈圆桶状。肋骨的斜度变小,其与脊柱的夹角常大于45°,肋间隙增宽且饱满。腹上角增大,且呼吸时改变不明显。见于严重慢性阻塞性肺疾病患者,亦可发生于老年或矮胖体型者。

3. 佝偻病胸　佝偻病所致的胸廓改变。沿胸骨两侧各肋软骨与肋骨交界处常隆起,形成串珠状,谓之佝偻病串珠。下胸部前面的肋骨常外翻,沿膈附着的部位其胸壁向内凹陷形成的沟状带,称为肋膈沟。若胸骨剑突处显著内陷,形似漏斗,谓之漏斗胸。胸廓的前后径略长于左右径,其上下距离较短,胸骨下端常前突,胸廓前侧壁肋骨凹陷,称为鸡胸。

4. 胸廓一侧变形　胸廓一侧变形多见于大量胸腔积液、气胸或一侧严重代偿性肺气肿。胸廓一侧平坦或下陷常见于肺不张、肺纤维化、广泛性胸膜增厚和粘连等。

5. 胸廓局部隆起　胸廓局部隆起见于心脏明显肿大、大量心包积液、主动脉瘤及胸内或胸壁肿瘤等。此外,还见于肋软骨炎和肋骨骨折等,前者于肋软骨突起处常有压痛,后者于前后挤压胸廓时,局部常出现剧痛,还可于骨折断端处查到骨擦音。

6. 脊柱畸形　引起的胸廓改变严重者因脊柱前凸、后凸或侧凸,导致胸廓两侧不对称,肋间隙增宽或变窄,见图73-6。胸腔内器官与表面标志的关系发生改变。严重脊柱畸形所致的胸廓外形改变可引起呼吸、循环功能障碍。常见于脊柱结核等。

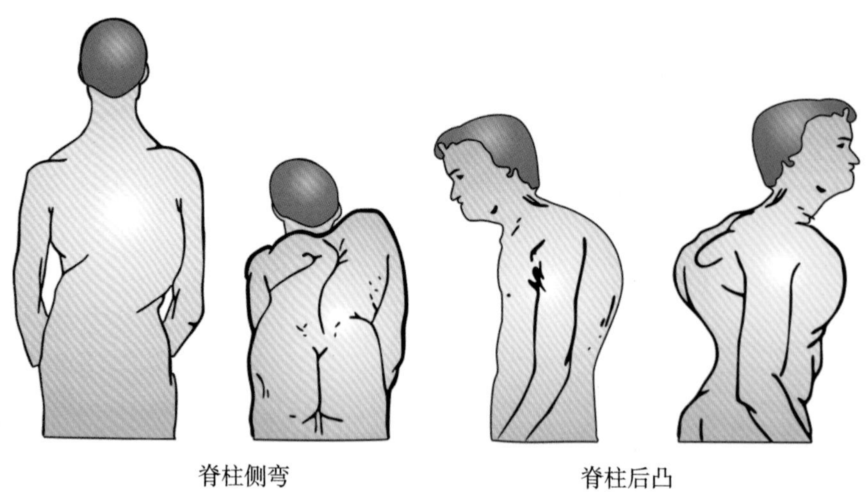

图 73-6　脊柱畸形所致胸廓改变

第三节　乳房检查

一、基本检查

正常儿童及男子乳房一般不明显，乳头位置大约位于锁骨中线第 4 肋间隙。正常女性乳房在青春期逐渐增大，呈半球形，乳头也逐渐长大呈圆柱形。

乳房（breast）的检查应依据正确的程序，先健侧后患侧，除检查乳房外，还应包括引流乳房部位的淋巴结。检查时患者胸部应充分暴露，并有良好的照明。患者采取坐位或仰卧位，丰满和下垂乳房仰卧位检查更佳。一般先做视诊，然后再做触诊。

（一）视诊

1. 对称性　正常女性坐位时两侧乳房基本对称，但亦有轻度不对称者，此系由于两侧乳房发育程度不完全相同的结果。一侧乳房明显增大见于先天畸形、囊肿形成、炎症或肿瘤等；一侧乳房明显缩小则多因发育不全之故。

2. 皮肤改变　乳房皮肤发红提示局部炎症或乳腺癌累及浅表淋巴管引起的癌性淋巴管炎，还应注意乳房皮肤有无溃疡、色素沉着和瘢痕等。乳房水肿，皮肤外观呈“橘皮”或“猪皮”样，见于乳腺癌和炎症。乳房皮肤回缩可由于外伤或炎症，检查时应请患者接受各种能使前胸肌收缩、乳房悬韧带拉紧的上肢动作，如双手上举超过头部，或相互推压双手掌面或双手推压两侧髋部等，均有助于查见乳房皮肤或乳头回缩的征象。

3. 乳头　须注意乳头的位置、大小、两侧是否对称，有无乳头内陷、乳头出现分泌物、出血等。

4. 腋窝和锁骨上窝　腋窝和锁骨上窝有无包块、红肿、溃疡、瘘管和瘢痕等。

（二）触诊

乳房的上界为第 2 或第 3 肋骨，下界为第 6 或第 7 肋骨，内界起于胸骨缘，外界止于腋前线。触诊乳房时，被检查者采取坐位，先两臂下垂，然后双臂高举超过头部或双手叉腰再行检查。当仰卧位检查时，可垫以小枕头抬高肩部使乳房能较对称地位于胸壁上，以便进行详细的检查。以乳头为中心作一垂直线和水平线，可将乳房分为 4 个象限，便于记录病变部位，见图 73-7。

触诊先由健侧乳房开始，后检查患侧。检查者的手指和手掌应平置在乳房上，应用指腹，轻施压力，

以旋转或来回滑动的方式进行触诊。检查左侧乳房时由外上象限开始，然后顺时针方向进行由浅入深触诊直至 4 个象限检查完毕为止，最后触诊乳头。以同样方式检查右侧乳房，但沿逆时针方向进行，触诊乳房时应着重注意有无红、肿、热、痛和包块。乳头有无硬结、弹性消失和分泌物。

触诊乳房时必须注意：硬度和弹性、压痛、包块，还应仔细触诊腋窝、锁骨上窝及颈部的淋巴结有否肿大或其他异常。

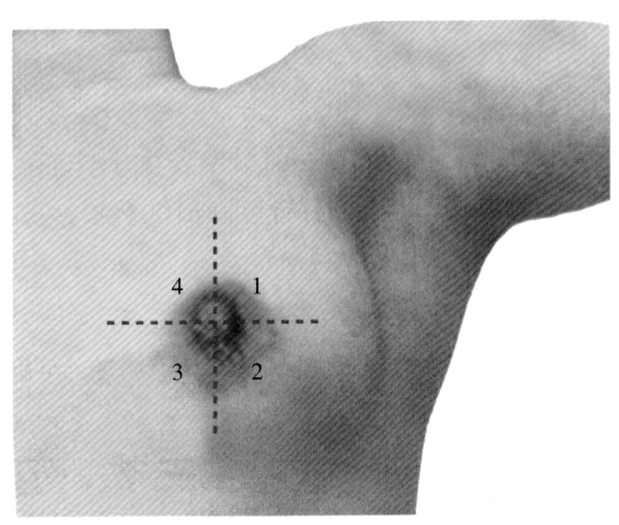

图 73-7　乳房病变的定位及分区

二、乳房的常见病变

1. 急性乳腺炎　乳房红、肿、热、痛，常局限于一侧乳房的某一象限。触诊有硬结包块，伴寒战、发热及出汗等全身中毒症状，常发生于哺乳期妇女，但亦见于青年女性和男子。

2. 乳腺肿瘤　乳腺癌一般无炎症表现，多为单发并与皮下组织粘连，局部皮肤呈橘皮样，乳头常回缩，多见于中年以上的妇女，晚期每伴有腋窝淋巴结转移。良性肿瘤则质较柔韧或中硬，界限清楚并有一定活动度，常见者有乳腺纤维瘤等。

男性乳房增生常见于内分泌紊乱，如使用雌激素、肾上腺皮质功能亢进及肝硬化等。

第四节　肺和胸膜检查

一、基 本 检 查

检查胸部时患者应脱去上衣，使腰部以上的胸部充分暴露。室内环境要舒适温暖，并配合以良好光线。肺和胸膜的检查应包括视、触、叩、听 4 个部分。

（一）视诊

1. 呼吸运动　健康人在静息状态下呼吸运动稳定而有节律。高碳酸血症可使呼吸变浅，低氧血症可使呼吸变快，代谢性酸中毒可使呼吸变深变慢，肺炎或心力衰竭时肺充血，呼吸可变得浅而快。

正常情况下吸气为主动运动，此时胸廓增大，呼气为被动运动，胸廓缩小。吸气时可见胸廓前部肋骨向上外方移动，膈肌收缩使腹部向外隆起，而呼气时则前部肋骨向下内方移动，膈肌松弛，腹部回缩。

正常男性和儿童的呼吸以膈肌运动为主,胸廓下部及上腹部的动度较大,而形成腹式呼吸;女性的呼吸则以肋间肌的运动为主,故形成胸式呼吸。实际上该两种呼吸运动均不同程度地同时存在。

上呼吸道部分阻塞患者,吸气时呼吸肌收缩,造成胸内负压极度增高,从而引起胸骨上窝、锁骨上窝及肋间隙向内凹陷,称为“三凹征”(three depressions sign),吸气时间延长,称为吸气性呼吸困难,常见于气管阻塞,如气管肿瘤、异物等。反之,下呼吸道阻塞患者,因气流呼出不畅,呼气需要用力,从而引起肋间隙膨隆,呼气时间延长,称为呼气性呼吸困难,常见于支气管哮喘和慢性阻塞性肺疾病。

呼吸困难的体位可随引起呼吸困难的病因而不同。常见的有端坐呼吸、转卧或折身呼吸和平卧呼吸3种,其中端坐呼吸见于充血性心力衰竭、二尖瓣狭窄、重症哮喘(少见)、慢性阻塞性肺疾病(少见);转卧或折身呼吸见于神经性疾病(少见)、充血性心力衰竭;平卧呼吸见于肺叶切除术后、神经性疾病、肝硬化(肺内分流)、低血容量。

2. 呼吸频率　正常成人静息状态下,呼吸为12～20次/min,呼吸与脉搏之比为1∶4。新生儿呼吸约44次/min,随着年龄的增长而逐渐减慢。常见的呼吸类型及特点见图73-8。

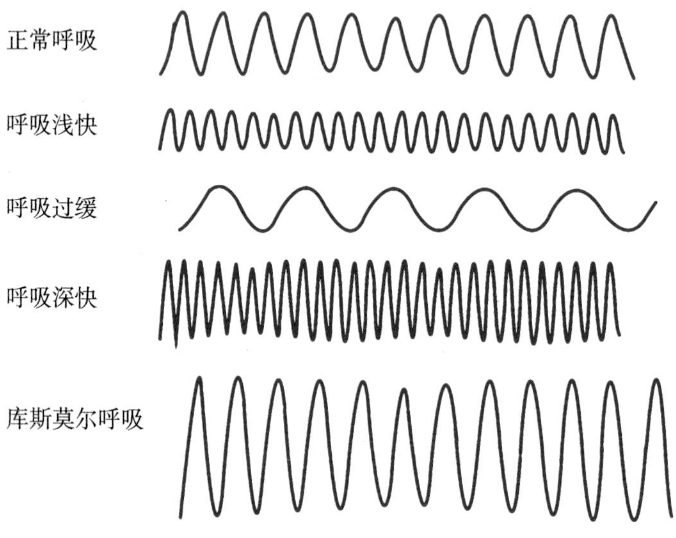

图73-8　**常见的呼吸类型**

(1)呼吸过速:指呼吸频率超过20次/min而言。见于发热、疼痛、贫血、甲状腺功能亢进及心力衰竭等。一般体温升高1 ℃,呼吸大约增加4次/min。

(2)呼吸过缓:指呼吸频率低于12次/min而言。呼吸浅慢见于麻醉剂或镇静剂过量和颅内压增高等。

(3)呼吸深度的变化

1)呼吸浅快:见于呼吸肌麻痹、严重鼓肠、腹腔积液和肥胖等,以及肺部疾病,如肺炎、胸膜炎、胸腔积液和气胸等。

2)呼吸深快:见于剧烈运动时、情绪激动或过度紧张时,可引起呼吸性碱中毒,患者常感口周及肢端发麻,严重者可发生手足搐搦及呼吸暂停。当严重代谢性酸中毒时,亦出现深而快的呼吸,见于糖尿病酮中毒和尿毒症酸中毒等,此种深长的呼吸又称为库斯莫尔(Kussmaul)呼吸。

3. 呼吸节律　正常成人静息状态下,呼吸的节律基本上是均匀而整齐的。在病理状态下,往往会出现各种呼吸节律的变化,常见的呼吸节律改变见图73-9。

(1)潮式呼吸:又称陈-施(Cheyne-Stokes)呼吸。是一种由浅慢逐渐变为深快,然后再由深快转为浅慢,随之出现一段呼吸暂停后,又开始如上变化的周期性呼吸。潮式呼吸周期可长达0.5～2 min,暂停期可持续5～30 s,所以要较长时间仔细观察才能了解周期性节律变化的全过程。

(2)间停呼吸:又称比奥(Biot)呼吸。表现为有规律呼吸几次后,突然停止一段时间,又开始呼吸,即周而复始的间停呼吸。

以上两种周期性呼吸节律变化的机制是由于呼吸中枢的兴奋性降低，使调节呼吸的反馈系统失常，多发生于中枢神经系统疾病，如脑炎、脑膜炎、颅内压增高及某些中毒，如糖尿病酸中毒、巴比妥中毒等。间停呼吸较潮式呼吸更为严重，预后多不良，常在临终前发生。有些老年人深睡时亦可出现潮式呼吸，此为脑动脉硬化，中枢神经供血不足的表现。

（3）抑制性呼吸：为胸部发生剧烈疼痛所致的吸气相突然中断，呼吸运动短暂地突然受到抑制，患者表情痛苦，呼吸较正常浅而快。常见于急性胸膜炎、胸膜恶性肿瘤、肋骨骨折及胸部严重外伤等。

（4）叹气样呼吸：表现在一段正常呼吸节律中插入一次深大呼吸，并常伴有叹息声。此多为功能性改变，见于神经衰弱、精神紧张或抑郁症。

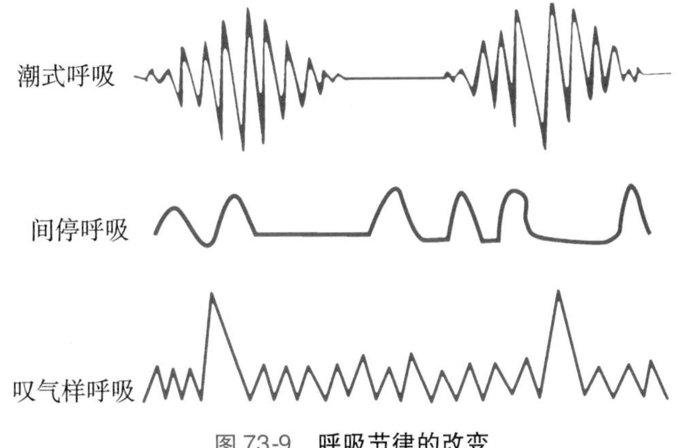

图73-9　**呼吸节律的改变**

（二）触诊

1. 胸廓扩张度　胸廓扩张度（thoracic expansion）即呼吸时的胸廓动度，前胸廓扩张度的测定，检查者两手置于胸廓下面的前侧部，左、右拇指分别沿两侧肋缘指向剑突，拇指尖在前正中线两侧对称部位，手掌和伸展的手指置于前侧胸壁，见图73-10；后胸廓扩张度的测定，则将两手平置于患者背部，约于第10肋骨水平，拇指与中线平行，并将两侧皮肤向中线轻推，见图73-11。嘱患者做深呼吸运动，观察比较两手的动度是否一致。若一侧胸廓扩张受限，见于大量胸腔积液、气胸、胸膜增厚和肺不张等。

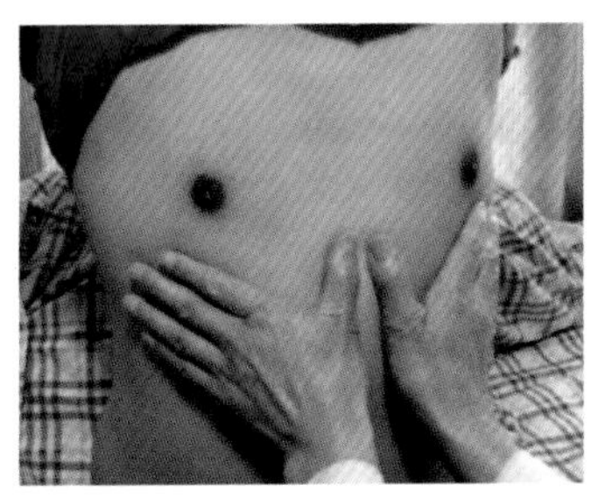

呼吸相

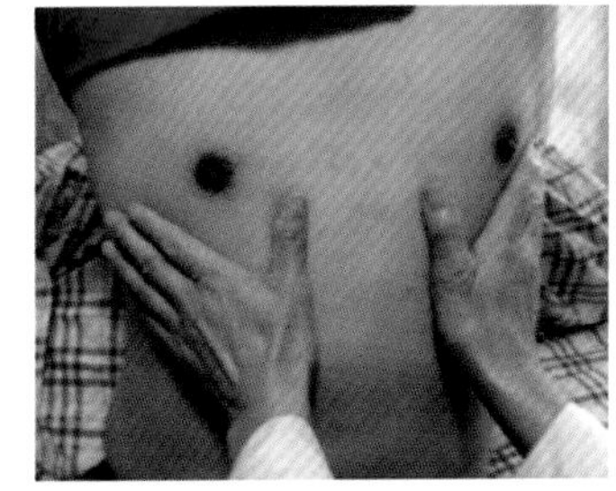

吸气相

图73-10　**前胸部胸廓扩张度的检查方法**

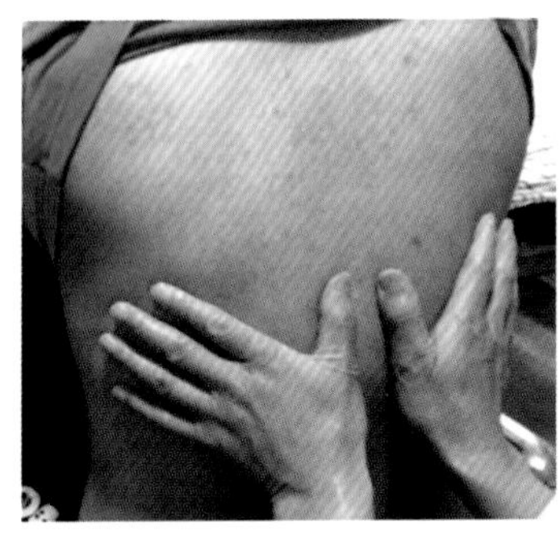

呼吸相

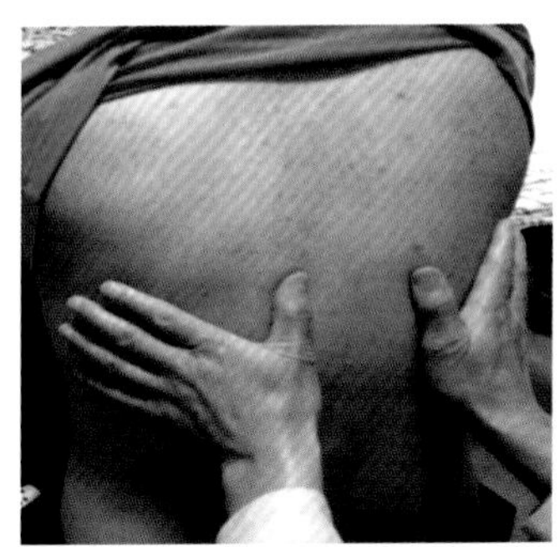

吸气相

图73-11　**后胸部胸廓扩张度的检查方法**

2. 语音震颤　语音震颤为被检查者发出语音时，声波传到胸壁所引起共鸣的振动，可由检查者的手触及，又称触觉震颤（tactile fremitus）。检查者将左、右手掌的掌面（图 73-12A）或尺侧缘（图 73-12B）轻放于两侧胸壁的对称部位，然后嘱被检查者用同等的强度重复发“yi”长音，自上至下，从内到外比较两侧相应部位语音震颤的异同，注意有无增强或减弱。

语音震颤的强弱主要取决于气管、支气管是否通畅，胸壁传导是否良好而定，尤其要注意双侧对比进行。当语音震颤减弱或消失，要考虑：①肺泡内含气量过多，如慢性阻塞性肺疾病；②支气管阻塞，如阻塞性肺不张；③大量胸腔积液或气胸；④胸膜显著增厚粘连；⑤胸壁皮下气肿。当语音震颤增强，要考虑：①肺泡内有炎症浸润，因肺组织实变使语颤传导良好，如大叶性肺炎实变期、大片肺梗死等；②接近胸膜的肺内巨大空腔，声波在空洞内产生共鸣，尤其是当空洞周围有炎性浸润并与胸壁粘连时，则更有利于声波传导，使语音震颤增强，如空洞型肺结核、肺脓肿等。

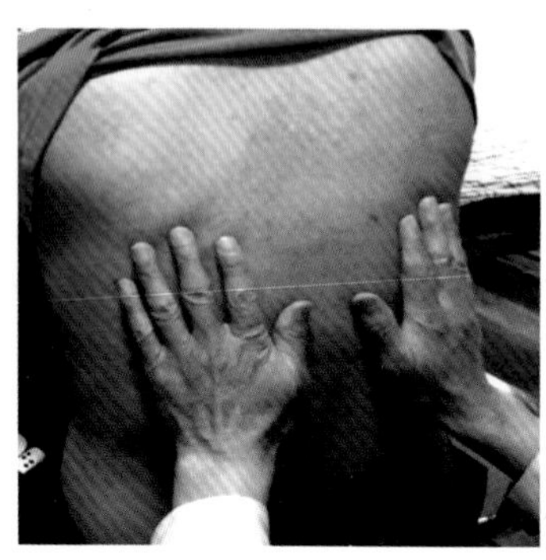

A. 掌面

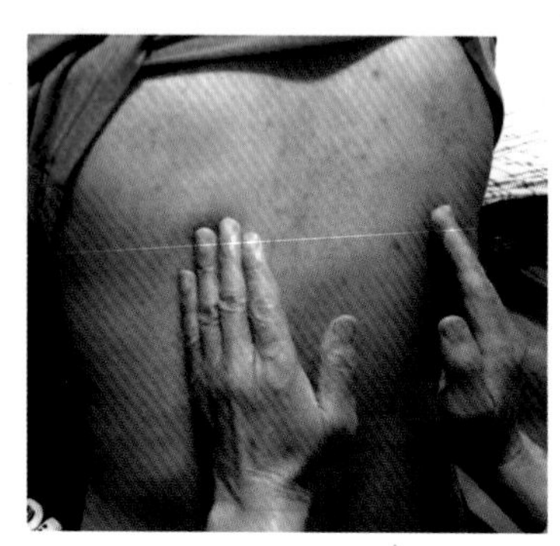

B. 尺侧缘

图 73-12　语音震颤的检查方法

3. 胸膜摩擦感　胸膜摩擦感指当急性胸膜炎时，胸膜表面因炎症而变得粗糙，呼吸时脏、壁两层胸膜相互摩擦，可由检查者的手感觉到，故称为胸膜摩擦感。常于在吸气相末、下前侧胸部触及。

当与气道内分泌物产生的异常呼吸音震颤不易区分时，可于患者咳嗽后复检，咳嗽后消失为前者，而后者则否。

（三）叩诊

1. 叩诊的方法　被检查者取坐位或仰卧位，两臂垂放，呼吸均匀。首先检查前胸，胸部稍向前挺，叩诊由锁骨上窝开始，然后沿锁骨中线、腋前线自第 1 肋间隙从上至下逐一肋间隙进行叩诊。其次检查侧胸壁，嘱被检查者举起上臂置于头部，自腋窝开始沿腋中线、腋后线叩诊，向下检查至肋缘。最后检查背部，被检查者向前稍低头，双手交叉抱肘，尽可能使肩胛骨移向外侧方，上半身略向前倾，叩诊自肺尖开始，沿肩胛线逐一肋间隙向下检查，直至肺底膈活动范围被确定为止。左右、上下、内外进行对比，并注意叩诊音的变化。胸部叩诊音可分为清音、过清音、鼓音、浊音和实音，在强度、音调、时限和性质方面具有各自的特点。

2. 正常叩诊音

（1）正常胸部叩诊音：正常胸部叩诊为清音，右侧腋下部因受肝的影响叩诊音稍浊，而左侧腋前线下方有胃泡的存在，故叩诊呈鼓音，又称 Traube 鼓音区，见图 73-13。

（2）肺界的叩诊

1）肺上界：即肺尖的上界，其内侧为颈肌，外侧为肩胛带。叩诊方法是：自斜方肌前缘中央部开始叩诊为清音，逐渐叩向外侧，当由清音变为浊音时，即为肺上界的外侧终点；然后再由上述中央部叩向内侧，直至清音变为浊音时，即为肺上界的内侧终点。该清音带的宽度即为肺尖的宽度，正常为 4 ~ 6 cm，又称 Kronig 峡，如图 73-14 所示。肺上界变窄或叩诊浊音，常见于肺结核所致的肺尖浸润、纤维性变及萎缩。肺上界变宽，叩诊稍呈过清音，则常见于慢性阻塞性肺疾病。

2）肺前界：正常的肺前界相当于心脏的绝对浊音界。右肺前界相当于胸骨线的位置。左肺前界则相

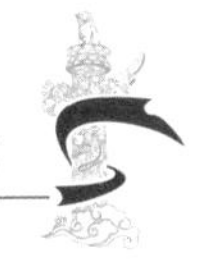

当于胸骨旁线自第4～6肋间隙的位置。当出现心脏扩大、心肌肥厚、心包积液、主动脉瘤或肺门淋巴结明显肿大时，可使左、右两肺前界间的浊音区扩大，反之，慢性阻塞性肺疾病时则可使其缩小。

3）肺下界：两侧肺下界大致相同，平静呼吸时位于锁骨中线第6肋间隙上，腋中线第8肋间隙上，肩胛线第10肋间隙上。病理情况下，肺下界降低见于慢性阻塞性肺疾病、腹腔内脏下垂；肺下界上升见于肺不张、腹腔内压升高使膈上升，如鼓肠、腹腔积液、气腹、肝脾大、腹腔内巨大肿瘤及膈肌麻痹等。

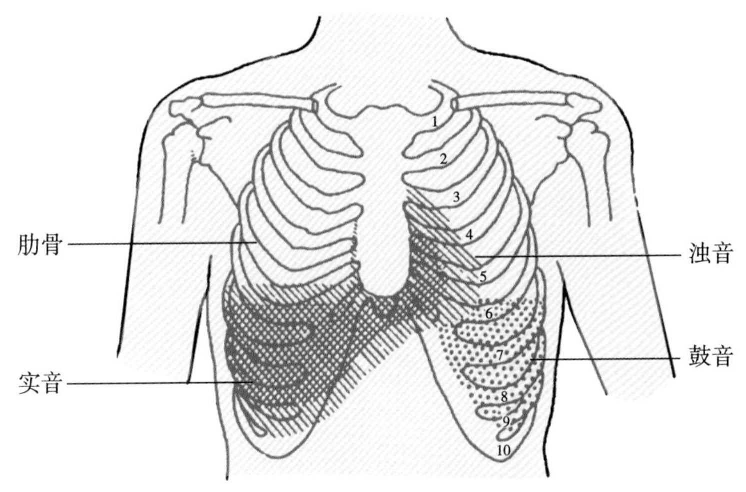

图73-13　**正常胸部叩诊音**

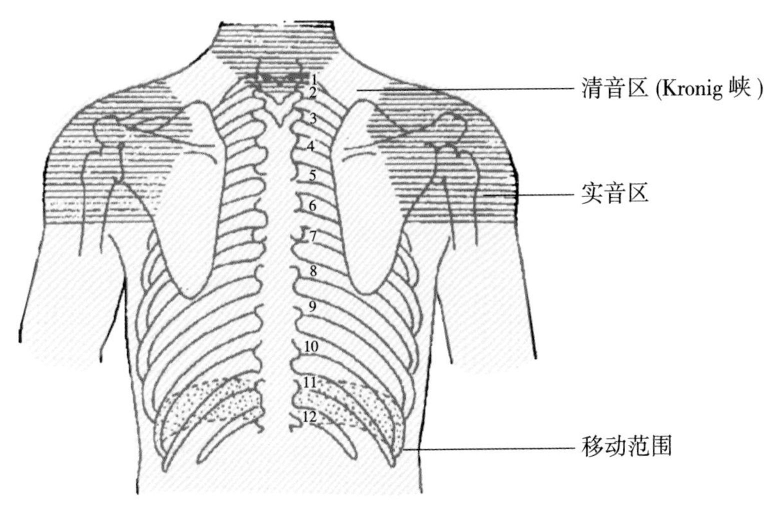

图73-14　**正常肺尖宽度及肺下界的移动范围**

（3）肺下界移动度：即呼吸时膈肌的移动范围。

叩诊方法：首先在平静呼吸时，于肩胛线上叩出肺下界的位置；嘱受检者做深吸气后在屏住呼吸的同时，沿该线继续向下叩诊，当由清音变为浊音时，即为肩胛线上肺下界的最低点；当受检者恢复平静呼吸后，再嘱做深呼气并屏住呼吸，在肩胛线上自上而下叩诊，当清音变为浊音时，为肩胛线上肺下界的最高点。最高至最低两点间的距离即为肺下界的移动范围，见图73-15。双侧锁骨中线和腋中线的肺下界可由同样的方法叩得。正常人肺下界的移动范围为6～8 cm。

肺下界移动度减弱见于肺组织弹性消失，如慢性阻塞性肺疾病等；肺组织萎缩，如肺不张和肺纤维化等；肺组织炎症和水肿。当胸腔大量积液、积气及广泛胸膜增厚粘连时肺下界及其移动度不能叩得。膈神经麻痹患者，肺下界移动度亦消失。

3. 胸部异常叩诊音　正常肺的清音区范围内，如出现浊音、实音、过清音或鼓音时则为异常叩诊音，提示肺、胸膜、膈或胸壁存在病理改变。

(1)叩诊为浊音或实音:见于肺部大面积含气量减少的病变,如肺炎、肺不张、肺结核、肺梗死、肺水肿及肺硬化等;肺内不含气的占位病变,如肺肿瘤、肺棘球蚴病或囊虫病、未液化的肺水肿等,以及胸腔积液、胸膜增厚等病变。

(2)叩诊为过清音:见于肺张力减弱而含气量增多时,如慢性阻塞性肺疾病等。

(3)叩诊为鼓音:见于肺内空腔性病变如其腔径大于3 cm且靠近胸壁时,如空洞型肺结核、液化了的肺脓肿和肺囊肿等;胸膜腔积气,如气胸时。若空洞巨大,位置表浅且腔壁光滑或张力性气胸的患者,叩诊时局部虽呈鼓音,但因具有金属性回响,故又称为空瓮音。当肺泡壁松弛,肺泡含气量减少的情况下,如肺不张、肺炎充血期或消散期和肺水肿等,局部叩诊时可呈现一种兼有浊音和鼓音特点的混合性叩诊音,称为浊鼓音。

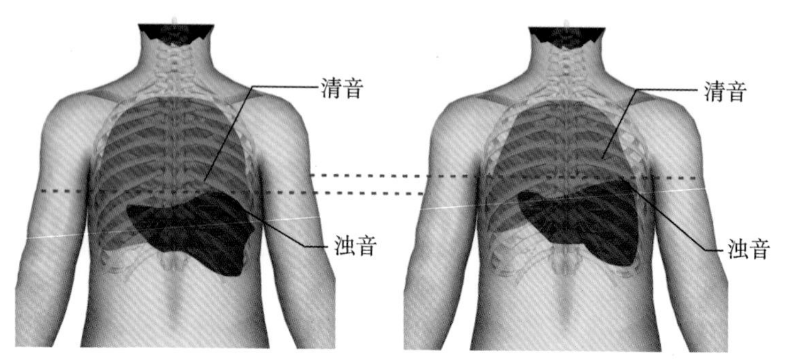

图73-15 肺下界移动度的测定

(四)听诊

肺部听诊时,被检查者取坐位或卧位。听诊顺序:由肺尖开始,自上而下分别检查前胸部、侧胸部和背部,自上至下逐一肋间进行,而且要在上下、左右对称的部位进行对比;听诊前胸部应沿锁骨中线和腋前线;听诊侧胸部应沿腋中线和腋后线;听诊背部应沿肩胛线。

1. 正常呼吸音　正常呼吸音有以下几种。

(1)气管呼吸音:空气进出气管所发出的声音,粗糙、响亮且高调,吸气与呼气相几乎相等。

(2)支气管呼吸音:吸入的空气在声门、气管或主支气管形成湍流所产生的声音,音强而高调,吸气相较呼气相短。正常人于喉部,胸骨上窝,背部第6、7颈椎,第1、2胸椎附近均可听到支气管呼吸音。

(3)支气管肺泡呼吸音:兼有支气管呼吸音和肺泡呼吸音特点的混合性呼吸音。吸气音调较高且较响亮,呼气音调稍低,在吸气和呼气之间有极短暂的间隙。支气管肺泡呼吸音的吸气相与呼气相大致相同。正常人于胸骨两侧第1、2肋间隙,肩胛间区第3、4胸椎水平及肺尖前后部可闻及支气管肺泡呼吸音。当其他部位闻及支气管肺泡呼吸音时,均属异常情况,提示有病变存在。

(4)肺泡呼吸音:由空气在细支气管和肺泡内进出移动而产生,肺泡弹性的变化和气流的振动是肺泡呼吸音形成的主要因素。肺泡呼吸音为一种叹息样的或柔和吹风样的“fu”声,音调相对较低,吸气音响较强、音调较高、时相较长,呼气音响较弱、音调较低、时相较短。常于肺泡组织较多、胸壁肌肉较薄的部位闻及,如乳房下部及肩胛下部最强,其次为腋窝下部,而肺尖及肺下缘区域则较弱。4种正常呼吸音特征的比较见图73-16。

2. 异常呼吸音

(1)异常肺泡呼吸音

1)肺泡呼吸音减弱或消失:与肺泡内的空气流量减少或进入肺内的空气流速减慢及呼吸音传导障碍有关,可在局部、单侧或双肺出现。发生的原因有:①胸廓活动受限;②呼吸肌疾病;③支气管阻塞;④压迫性肺膨胀不全;⑤腹部疾病。

2)肺泡呼吸音增强:双侧肺泡呼吸音增强,与呼吸运动及通气功能增强,使进入肺泡的空气流量增多或进入肺内的空气流速加快有关。发生的原因有:①机体需氧量增加(发热或代谢亢进等);②缺氧兴奋呼吸中枢(贫血等);③血液酸度增高(酸中毒等)。单侧肺泡呼吸音增强,见于患侧肺病变引起肺泡呼吸音减弱,此时健侧肺可发生代偿性肺泡呼吸音增强。

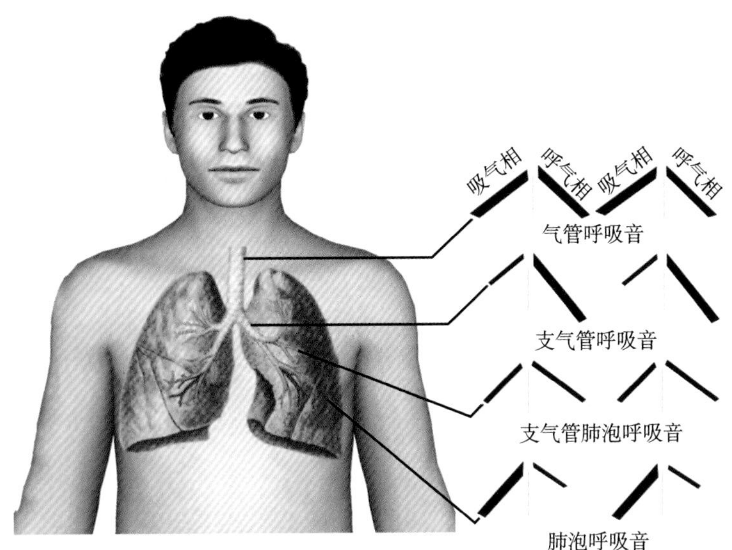

图 73-16　**4 种正常呼吸音的分布及特征**

3)呼气音延长:见于下呼吸道部分阻塞、痉挛或狭窄(支气管炎、支气管哮喘等),或由于肺组织弹性减退(慢性阻塞性肺疾病等)。

4)断续性呼吸音:肺内局部性炎症或支气管狭窄(肺结核和肺炎等),使空气不能均匀地进入肺泡,可引起断续性呼吸音,因伴短促的不规则间歇,故又称齿轮呼吸音。

5)粗糙性呼吸音:为支气管黏膜轻度水肿或炎症浸润造成不光滑或狭窄(支气管或肺部炎症的早期),使气流进出不畅所形成的粗糙呼吸音。

(2)异常支气管呼吸音:在正常肺泡呼吸音部位听到支气管呼吸音,则为异常的支气管呼吸音,或称管样呼吸音,可由下列因素引起,肺组织实变、肺内大空腔、压迫性肺不张。

(3)异常支气管肺泡呼吸音:在正常肺泡呼吸音的区域内听到的支气管肺泡呼吸音。见于支气管肺炎、肺结核、大叶性肺炎初期或在胸腔积液(上方肺膨胀不全的区域)。

3. 啰音　啰音(rales)是呼吸音以外的附加音,该音正常情况下并不存在,故非呼吸音的改变,按性质的不同可分为下列几种。

(1)湿啰音:湿啰音(moist crackles)是由于吸气时气体通过呼吸道内的分泌物如渗出液、痰液、血液、黏液和脓液等,形成的水泡破裂所产生的声音,故又称水泡音;或认为由于小支气管壁因分泌物黏着而陷闭,当吸气时突然张开重新充气所产生的爆裂音。其特点为断续而短暂,一次常连续多个出现,于吸气时或吸气终末较为明显,有时也出现于呼气早期,部位较恒定,性质不易变,中、小湿啰音可同时存在,咳嗽后可减轻或消失。

按呼吸道腔径大小和腔内渗出物的多寡分为粗、中、细湿啰音和捻发音,见图 73-17 ~ 图 73-19。粗湿啰音,又称大水泡音,发生于气管、主支气管或空洞部位,多出现在吸气早期;见于支气管扩张、肺水肿及肺结核或肺脓肿空洞;昏迷或濒死的患者因无力排出呼吸道分泌物,于气管处可闻及粗湿啰音,有时不用听诊器亦可听到,谓之痰鸣。中湿啰音,又称中水泡音,发生于中等大小的支气管,多出现于吸气的中期,见于支气管炎、支气管肺炎等。细湿啰音,又称小水泡音,发生于小支气管,多在吸气后期出现,常见于细支气管炎、支气管肺炎、肺淤血和肺梗死等。Velcro 啰音为细湿啰音的特殊类型,见于弥漫性肺间质纤维化患者,为吸气后期出现的细湿啰音,音调高,近耳颇似撕开尼龙扣带时发出的声音。捻发音是一种极细而均匀一致的湿啰音,多在吸气的终末闻及,颇似在耳边用手指捻搓一束头发时所发出的声音,为细支气管和肺泡壁因分泌物存在而互相黏着陷闭,当吸气时被气流冲开重新充气所发出的高音调、高频率的细小爆裂音,常见于细支气管和肺泡炎症或充血,如肺淤血、肺炎早期和肺泡炎等。但正常老年人或长期卧床的患者,于肺底亦可闻及捻发音,在数次深呼吸或咳嗽后可消失,一般无临床意义。

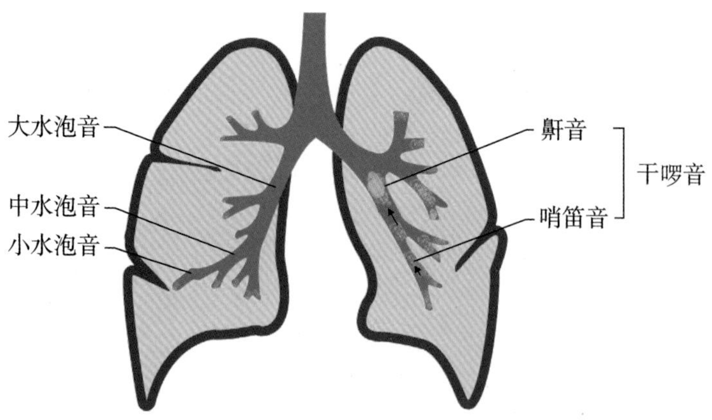

图 73-17　啰音发生的机制示意

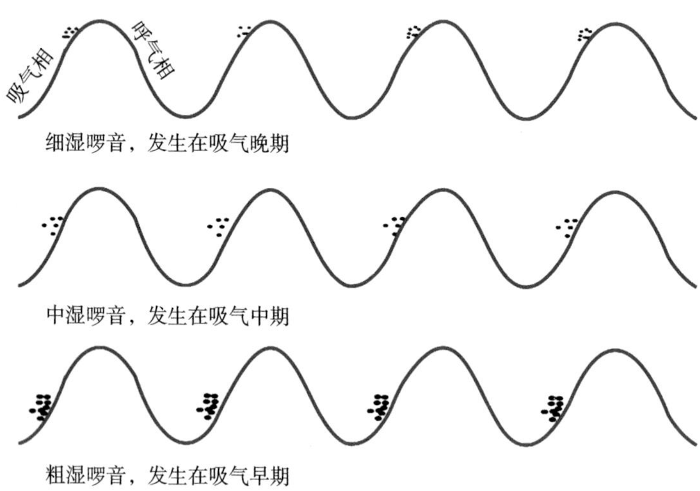

图 73-18　湿啰音示意

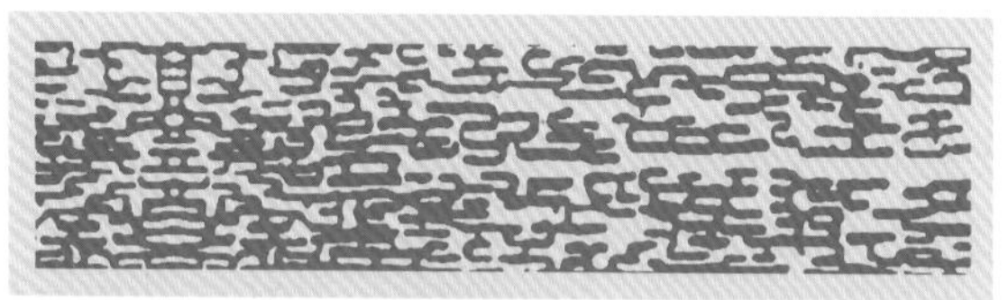

肺泡壁黏合

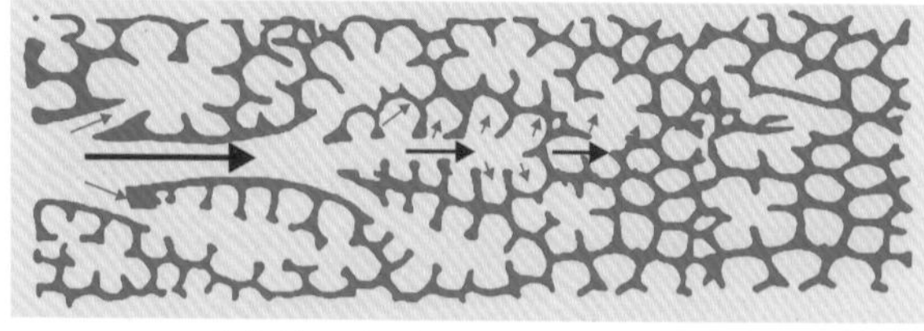

黏合的肺泡壁被吸入的空气冲开

图 73-19　捻发音的发生机制示意

（2）干啰音：干啰音（wheezes，rhonchi）是由于气管、支气管或细支气管狭窄或部分阻塞，空气吸入或呼出时形成湍流所产生的声音，见图 73-20，为一种持续时间较长带乐性的呼吸附加音，音调较高，持续时间较长，吸气及呼气时均可闻及，但以呼气时为明显，干啰音的强度和性质易改变，部位易变换，在瞬间内数量可明显增减。

干啰音根据音调的高低可分为高调和低调两种。高调干啰音，又称哨笛音，音调高，呈短促的“zhi-zhi”声或带音乐性，用力呼气时其音质常呈上升性，多起源于较小的支气管或细支气管。低调干啰音，又称鼾音，音调低，呈呻吟声或鼾声的性质，多发生于气管或主支气管。发生于双侧肺部的干啰音，常见于支气管哮喘、慢性支气管炎、慢性阻塞性肺疾病和心源性哮喘等。局限性干啰音，是由于局部支气管狭窄所致，常见于支气管结核或肿瘤等。

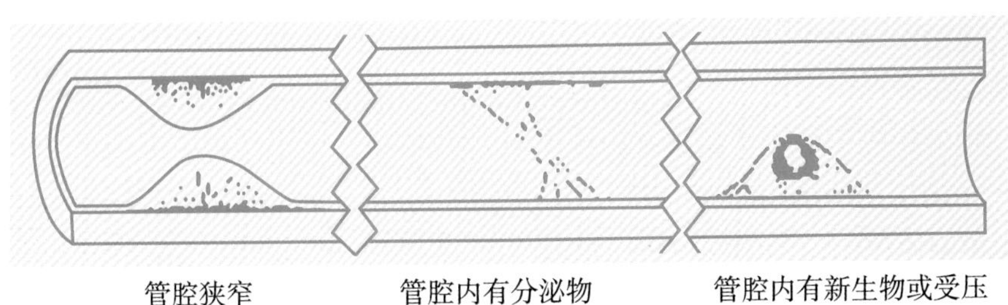

图73-20　干啰音的发生机制示意

4. 语音共振　语音共振的产生原理与语音震颤相同。嘱被检查者用一般的声音强度重复发“yi”长音，喉部发音产生的振动经气道传至胸壁，由听诊器闻及。语音共振减弱见于支气管阻塞、胸腔积液、胸膜增厚、胸壁水肿、肥胖及慢性阻塞性肺疾病等疾病。病理性语音共振分为：支气管语音，为语音共振的强度和清晰度均增加，常同时伴有语音震颤增强，叩诊浊音和闻及病理性支气管呼吸音，见于肺实变的患者；胸语音，是一种更强、更响亮和较近耳的支气管语音，言词清晰可辨，容易闻及，见于大范围的肺实变区域；羊鸣音，不仅语音的强度增加，而且其性质发生改变，带有鼻音性质，颇似“羊叫声”，常在中等量胸腔积液的上方肺受压的区域听到，亦可在肺实变伴有少量胸腔积液的部位闻及；耳语音，嘱被检查者用耳语声调发“yi、yi、yi”音，在胸壁上听诊时，可清楚地听到增强的音调较高的耳语音，对诊断肺实变具有重要的价值。

5. 胸膜摩擦音　胸膜炎症状态下，表面变得粗糙时，则随着呼吸运动，脏壁两层胸膜相互摩擦可导致胸膜摩擦音。最常听到的部位是前下侧胸壁，其特征颇似用一手掩耳，以另一手指在其手背上摩擦时所听到的声音。胸膜摩擦音通常于呼吸两相均可听到，而且十分近耳，一般于吸气末或呼气初较为明显，屏气时即消失。

二、常见体征

（一）大叶性肺炎

大叶性肺炎，是大叶性分布的肺脏炎性病变，病理改变可分为充血期、实变期及消散期。按病期的不同，其临床体征各异。

患者多呈急性热病容，颜面潮红，鼻翼扇动，呼吸困难，发绀，脉率增速，常有口唇及口周疱疹；充血期病变局部呼吸动度减弱，语音震颤稍增强，叩诊浊音，并可闻及湿啰音；实变期，语音震颤和语音共振明显增强，叩诊为浊音或实音，并可听到支气管呼吸音；如病变累及胸膜则可闻及胸膜摩擦音；当病变进入消散期时，病变局部叩诊逐渐变为清音，支气管呼吸音亦逐渐减弱，代之以湿啰音，最后湿啰音亦逐渐消失，呼吸音恢复正常。

（二）慢性阻塞性肺疾病

慢性阻塞性肺疾病是气道、肺实质及肺血管的慢性非特异性炎症，病理生理以气流不可逆性受阻为特点。早期可无明显体征；随病情加重出现明显体征，可见胸廓呈桶状，肋间隙增宽，呼吸动度减弱，语音共振减弱；双肺叩诊呈过清音，肺下界下降，并移动度变小；肺泡呼吸音普遍性减弱，呼气相延长，双肺底可听到湿啰音；心浊音界缩小或消失，肝浊音界下移。

（三）支气管哮喘

支气管哮喘是以变态反应为主的气道慢性炎症，可引起不同程度的广泛的可逆性气道阻塞。缓解期患者无明显体征；发作时出现严重呼气性呼吸困难，患者被迫端坐位，呼吸辅助肌参与呼吸，严重者大汗淋漓并伴发绀，胸廓胀满，呈吸气位，呼吸动度变小，语音共振减弱，叩诊呈过清音，两肺满布干啰音。反复发作病程较长的患者，常可并发慢性阻塞性肺疾病，并出现相应的症状和体征。

（四）胸腔积液

胸腔积液为胸膜毛细血管内静水压增高（如心力衰竭等），胶体渗透压降低（如肝硬化、肾病综合征等所致的低蛋白血症）或胸膜毛细血管壁通透性增加（如结核病、肺炎、肿瘤等）所致的胸膜液体产生增多或吸收减少，使胸膜腔内积聚的液体较正常为多。少量积液者，常无明显体征，或仅见患侧胸廓呼吸动度减弱；中至大量积液时，可见呼吸浅快，患侧呼吸运动受限，肋间隙饱满，心尖搏动及气管移向健侧，语音震颤和语音共振减弱或消失，在积液区可叩得浊音；大量胸腔积液或伴有胸膜增厚粘连的患者，则叩诊为实音；积液区呼吸音和语音共振减弱或消失；积液区上方有时可听到支气管呼吸音；纤维素性胸膜炎的患者常可听到胸膜摩擦音。

（五）气胸

气胸是指胸膜腔内积气。少量胸腔积气者，常无明显体征；积气量多时，患侧胸廓饱满，肋间隙变宽，呼吸动度减弱，语音震颤及语音共振减弱或消失，气管、心脏移向健侧，叩诊患侧呈鼓音，右侧气胸时肝浊音界下移，听诊患侧呼吸音减弱或消失。

第五节　心脏检查

心脏检查是内科医师进行心血管疾病诊断的基本功，即使现代化的诊断手段为诊断提供了大量的分析结果，但检查结果须得要结合病史和体检，进行综合分析，才能对疾病做出综合性的准确正确判断。

一、基本检查

（一）视诊

患者尽可能取卧位，除一般观察胸廓轮廓外，必要时医师也可将视线与胸廓同高，以便更好地了解心前区有无隆起和异常搏动等，见图 73-21。

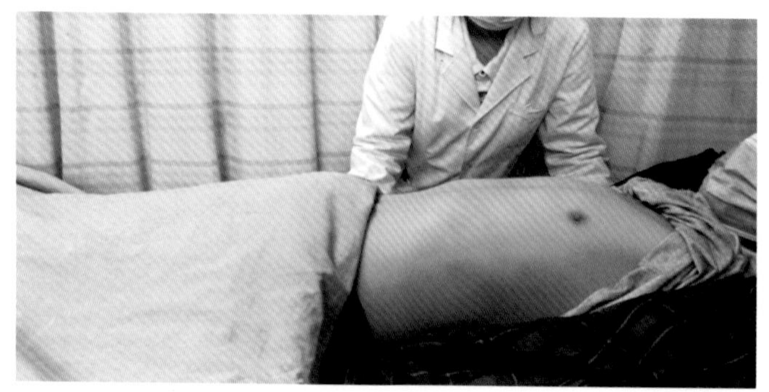

图 73-21　**心脏视诊**

1. 胸廓畸形　参见本章第二节、第三节。
2. 心尖搏动　心尖搏动主要由于心室收缩时心脏摆动，心尖向前冲击前胸壁相应部位而形成。正常

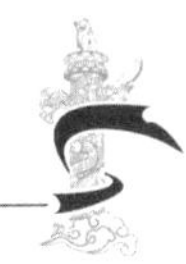

成人心尖搏动位于第5肋间，左锁骨中线内侧0.5～1.0 cm，搏动范围以直径计算为2.0～2.5 cm。

正常仰卧时心尖搏动略上移；左侧卧位，心尖搏动向左移2.0～3.0 cm；右侧卧位可向右移1.0～2.5 cm。如存在病理性因素，如心脏本身因素（如心脏增大）或心脏以外的因素（如纵隔、横膈位置改变）可导致心尖搏动位移；某些病理情况（高热、严重贫血、甲状腺功能亢进或左心室肥厚心功能代偿期等）可使心尖搏动增强，或心尖搏动减弱（扩张型心肌病和急性心肌梗死、心包积液、缩窄性心包炎、肺气肿、左侧大量胸腔积液或气胸等）。

当心脏收缩时，心尖部胸壁搏动内陷，称为负性心尖搏动。见于粘连性心包炎或心包与周围组织广泛粘连。另外，由于重度右室肥厚所致心脏顺钟向转位，而使左心室向后移位也可引起负性心尖搏动。

3. 心前区搏动

（1）胸骨左缘第3～4肋间搏动：为右心室持久的压力负荷增加所致的右心室肥厚征象，多见于先天性心脏病所致的右心室肥厚，如房间隔缺损等。

（2）剑突下搏动：该搏动可由右心室收缩期搏动或由腹主动脉搏动产生，可见于肺源性心脏病右心室肥大、腹主动脉瘤。鉴别搏动来自右心室或腹主动脉的方法有两种：嘱患者深吸气后，搏动增强为右室搏动，减弱为腹主动脉搏动；手指平放从剑突下向上压前胸壁后方，右心室搏动冲击手指末端，而腹主动脉搏动则冲击手指掌面。

（3）心底部搏动：胸骨左缘第2肋间（肺动脉瓣区）收缩期搏动，多见于肺动脉扩张或肺动脉高压，也可见于少数正常青年人（特别是瘦长体形者）在体力活动或情绪激动时。胸骨右缘第2肋间（主动脉瓣区）收缩期搏动，多为主动脉瘤或升主动脉扩张。

（二）触诊

开始触诊时，检查者先用右手全手掌置于心前区，确定需触诊的部位和范围，然后逐渐缩小到用手掌尺侧（小鱼际）或示指、中指及环指指腹并拢同时触诊，必要时也可单指指腹触诊，见图73-22。

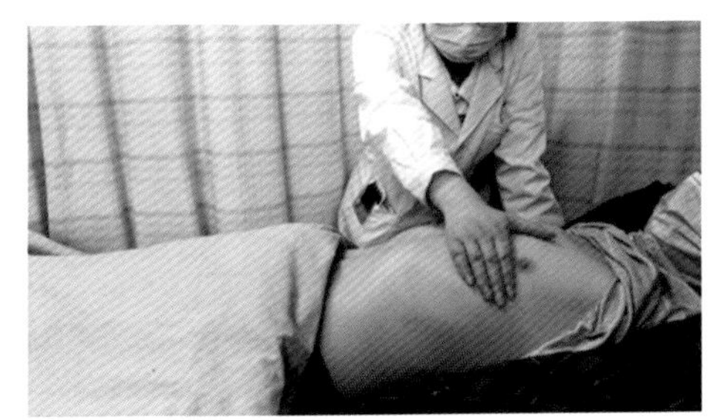

A. 手指触诊

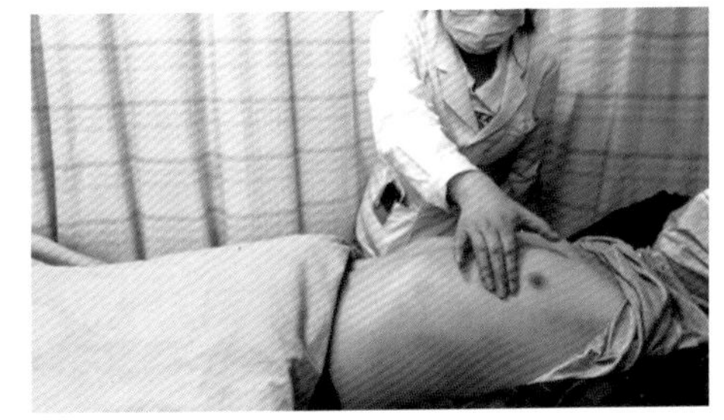

B. 指腹触诊

图73-22 **心脏触诊**

1. 心尖搏动及心前区搏动　触诊除可确定心尖搏动的位置外，尚可判断心尖或心前区的抬举性搏动。心尖区抬举性搏动是指心尖区徐缓、有力的搏动，可使手指尖端抬起且持续至第二心音开始，与此同时心尖搏动范围也增大，为左心室肥厚的体征。而胸骨左下缘收缩期抬举性搏动是右心室肥厚的可靠指征。

2. 震颤　震颤为触诊时手掌尺侧（小鱼际）或手指指腹感到的一种细小震动感。发现震颤后应首先确定部位及来源（瓣膜、大血管或间隔缺损），其次确定其处于心动周期中的时相（收缩期、舒张期或连续性），最后分析其临床意义。

震颤多见于某些先天性心血管病或狭窄性瓣膜病变。其发生机制与心杂音相同，是血液经狭窄的口径或循异常的方向流动形成涡流造成瓣膜、血管壁或心腔壁震动传至胸壁所致。临床上凡触及震颤，均可认为心脏有器质性病变。由于触诊对低频振动较敏感，而听诊对高频振动较敏感，对于某些低音调的舒张期杂音（如二尖瓣狭窄），可能该杂音不响亮或几乎听不到，但触诊时仍可觉察到震颤，需引起注意。

3. 心包摩擦感　可在心前区或胸骨左缘第3、4肋间触及，多呈收缩期和舒张期双相的粗糙摩擦感，以收缩期、前倾体位和呼气末（使心脏靠近胸壁）更为明显。其发生机制为急性心包炎时心包膜纤维素

渗出致表面粗糙,心脏收缩时脏层与壁层心包摩擦产生的振动传至胸壁所致。

(三)叩诊

叩诊可确定心界大小及其形状。心浊音界包括相对及绝对浊音界两部分,心脏被肺遮盖的部分,叩诊呈相对浊音,而不被肺遮盖的部分则叩诊呈绝对浊音,心脏相对浊音界常反映心脏的实际大小。

1. 叩诊方法　心脏叩诊采用间接叩诊法,受检者一般取平卧位,以左手中指作为叩诊板指,板指与肋间平行放置,如果受检者取坐位,板指可与肋间垂直,必要时分别进行坐、卧位叩诊,并注意两种体位时心浊音界的不同改变。叩诊时,板指平置于心前区拟叩诊的部位,以右手中指借右腕关节活动均匀叩击板指,并且由外向内逐渐移动板指,以听到声音由清变浊来确定心浊音界。通常测定左侧的心浊音界用轻叩诊法较为准确,而右侧叩诊宜使用较重的叩诊法。

2. 叩诊顺序　通常的顺序是先叩左界,后叩右界。左侧在心尖搏动外 2～3 cm 处开始,由外向内,逐个肋间向上,直至第 2 肋间。如心尖搏动不清,需从腋前线开始,从外向内叩诊。右界叩诊时,先在右侧锁骨中线上叩出肝上界,然后于其上一肋间由外向内,逐一肋间向上叩诊,直至第 2 肋间。对各肋间叩得的浊音界逐一做出标记,并测量其与胸骨中线间的垂直距离。

3. 正常心浊音界　正常心脏相对浊音界如表 73-1 所示。

表 73-1　**正常成人心脏相对浊音界**

右界/cm	肋间	左界/cm
2～3	2	2～3
2～3	3	3.5～4.5
3～4	4	5～6
	5	7～9

注:左锁骨中线距胸骨中线为 8～10 cm。

4. 心浊音界各部的组成　心脏左界第 2 肋间处相当于肺动脉段,第 3 肋间为左心耳,第 4、5 肋间为左心室,其中血管与心脏左心交接处向内凹陷,称为心腰。右界第 2 肋间相当于升主动脉和上腔静脉,第 3 肋间以下为右心房,见图 73-23。

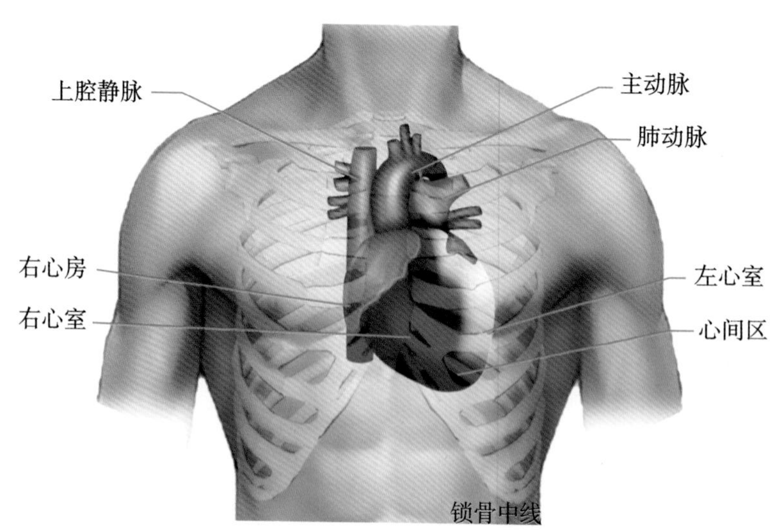

图 73-23　**心脏各个部位在胸壁的投影**

5. 心浊音界改变及其临床意义

（1）心脏以外因素：可以造成心脏移位或心浊音界改变，如一侧大量胸腔积液或气胸可使心界移向健侧；一侧胸膜粘连、增厚与肺不张则使心界移向病侧；大量腹腔积液或腹腔巨大肿瘤可使横膈抬高、心脏横位，以致心浊音界向左增大等；肺气肿时心浊音界变小。

（2）心脏本身病变：包括心房、心室增大和心包积液等。

（四）听诊

1. 心脏瓣膜听诊区　通常有 5 个听诊区。①二尖瓣区：位于心尖搏动最强点，又称心尖区；②肺动脉瓣区：在胸骨左缘第 2 肋间；③主动脉瓣区：位于胸骨右缘第 2 肋间；④主动脉瓣第二听诊区：在胸骨左缘第 3 肋间；⑤三尖瓣区：在胸骨下端左缘，即胸骨左缘第 4、5 肋间。心脏瓣膜听诊区见图 73-24。

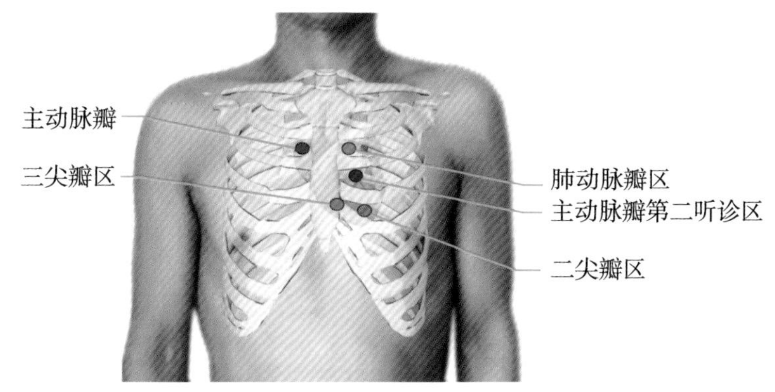

图 73-24　**心脏瓣膜听诊区**

2. 听诊顺序　听诊顺序可以从心尖区开始，逆时针方向依次听诊：先听心尖区再听肺动脉瓣区，然后为主动脉瓣区、主动脉瓣第二听诊区，最后是三尖瓣区。一些临床医师也有从心底部开始依次进行各个瓣膜区的听诊。

3. 听诊内容　包括心率、心律、心音、额外心音、杂音和心包摩擦音。

（1）心率：指每分钟心搏次数。正常成人在安静、清醒的情况下心率范围为 60 ~ 100 次/min，<3 岁的儿童多在 100 次/min 以上。凡成人心率超过 100 次/min，婴幼儿心率超过 150 次/min 称为心动过速。心率低于 60 次/min 称为心动过缓。

（2）心律：指心脏跳动的节律。正常人心律基本规则，部分青少年可出现随呼吸改变的心律，吸气时心率增快，呼气时减慢，称为窦性心律不齐，一般无临床意义。在规则心律基础上，突然提前出现一次心跳，其后有一较长间歇，称为期前收缩；连续每一次窦性搏动后出现一次期前收缩，称为二联律；每两次窦性搏动后出现一次期前收缩则称为三联律，以此类推。心律绝对不规则、第一心音强弱不等和脉率少于心率，即脉搏短绌（pulse dificit），称为心房颤动；心房颤动的常见原因有二尖瓣狭窄、高血压、冠状动脉粥样硬化性心脏病和甲状腺功能亢进症等，少数原因不明称为特发性。

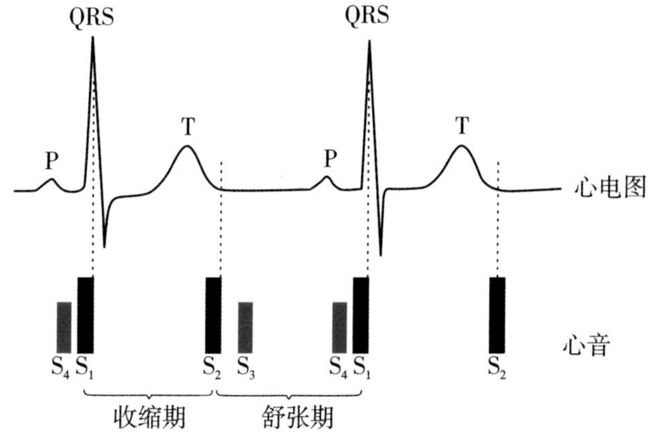

图 73-25　**心动周期和心音示意**

（3）心音：按心动周期中出现的先后次序，依次命名为第一心音（S_1）、第二心音（S_2）、第三心音（S_3）和第四心音（S_4），见图 73-25。通常情况下只能听到第一、第二心音，第三心音可在部分青少年中闻及，第四心音一般听不到，如听到第四心音，属病理性。

（4）心脏杂音：心脏杂音（cardiac murmur）是在正常心音以外出现的具有不同频率、不同强度的夹杂

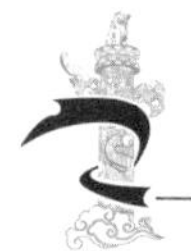

声音，一般持续时间较长，可以与心音分开或连续，甚至完全遮盖心音，主要用于心脏瓣膜病的初步诊断。

心脏杂音的产生机制主要包括血管腔扩大、血流加速、瓣膜口狭窄或变形、瓣膜关闭不全、心脏存在异常通道或心腔内存在异常通道等几个方面，见图 73-26。在听诊中如果听到杂音应描述杂音性质、强度、出现时间、部位、传导方向及其与体位和呼吸运动的关系等。

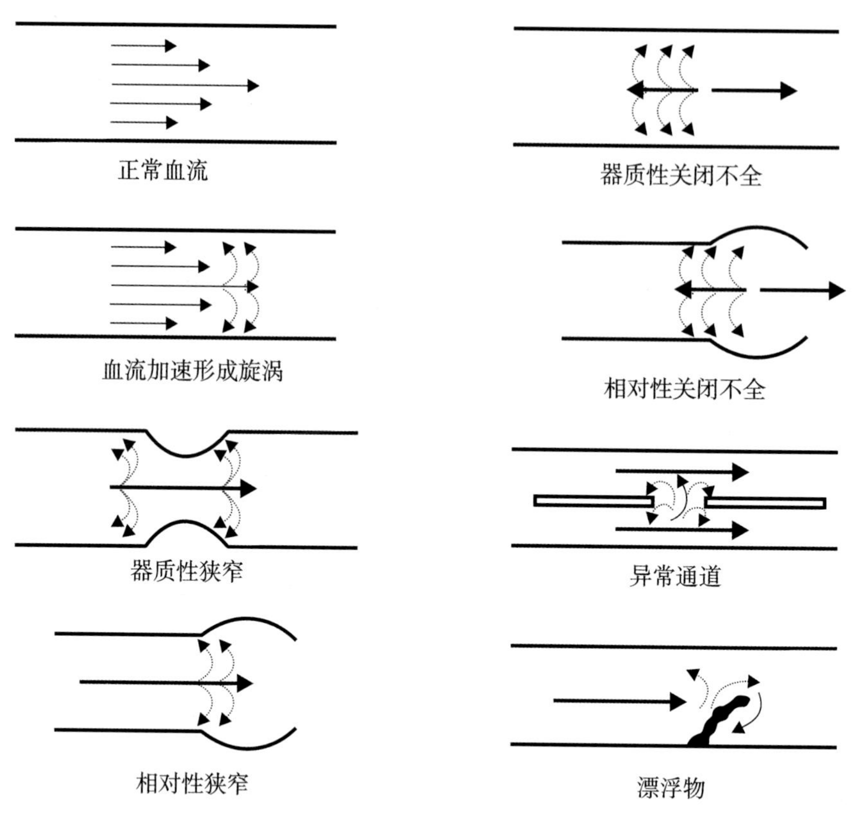

图 73-26　**杂音的产生机制示意**

1）杂音部位：指听诊时杂音最响亮的位置，一般杂音最响亮的位置提示病变的所在，比如在心尖部最响提示二尖瓣病变，在胸骨下端最响提示三尖瓣病变，胸骨左缘第三四肋间的收缩期杂音应考虑到室间隔缺损。

2）杂音出现的时期：杂音根据出现的时间可以进行划分，发生在第一心音和第二心音之间者称为收缩期杂音（systolic murmur，SM）。发生在第二心音和第一心音之间者称为舒张期杂音（diastolic murmur，DM）。贯穿整个收缩期和舒张期的杂音称为连续性杂音（continuous murmur）。根据出现的时间早晚又可以进一步分为早、中、晚期和全期，见图 73-27。临床上舒张期或连续性杂音多为病理性的，生理性的杂音多出现在收缩期。

3）杂音的性质：杂音可根据病变的性质不同而呈现不同的声音，吹风样杂音最常见，还有隆隆样、雷鸣样、叹气样、灌水样、机器声样、乐音样。对于杂音性质的准确描述有助于诊断，比如二尖瓣区的粗糙吹风样收缩期杂音，提示二尖瓣关闭不全，隆隆样杂音见于二尖瓣狭窄；主动脉瓣区的叹气样杂音见于主动脉瓣关闭不全；机器样的连续杂音见于动脉导管未闭。这些都是比较特征性的杂音，临床上应该熟悉掌握。

4）杂音的传导：杂音的传导方向提示是异常血流的流动方向。比如，二尖瓣关闭不全的收缩期杂音在心尖部最响，向左腋下、左肩胛传导；二尖瓣狭窄的杂音为舒张期杂音也在心尖部最明显，但一般不传导。主动脉瓣狭窄的收缩期杂音在主动脉瓣区最明显，向颈部传导；主动脉瓣关闭不全的杂音为舒张期杂音，向胸骨下端或心尖部传导。肺动脉瓣关闭不全为舒张期杂音，在肺动脉瓣区最明显，向胸骨左缘第 3 肋间传导；肺动脉瓣狭窄为收缩期杂音，一般局限于胸骨左缘第 2 肋间隙。

5）杂音强度：杂音的强度一般取决于狭窄程度、狭窄口两侧的压力梯度及通过瓣膜口的血流速度。

根据杂音强度的变化由强减弱者称为递减型杂音（decrescendo），由弱变强者称为递增型杂音（crescendo），有的杂音开始较弱，逐渐增强后又逐渐减弱，称为递增递减型杂音。

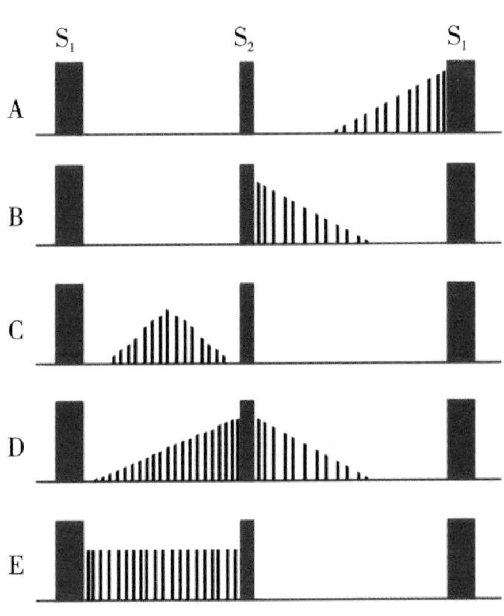

A. 递增型　B. 递减型　C. 递增递减型　D. 连续型　E. 一惯型

图73-27　**心脏各类杂音示意**

杂音的强度分为6级，临床病历书写中杂音强度一般用分数表示，比如“3/6收缩期吹风样杂音”，具体分度方法如下。

1级：杂音微弱、时间短，仔细听才能听到。

2级：杂音较弱，但比较容易听到。

3级：中等强度的杂音。

4级：较响亮的杂音，常常伴有震颤。

5级：非常响亮，震耳，伴有震颤，听诊器胸件离开胸壁听不到。

6级：极为响亮，伴有震颤，听诊器胸件离开胸壁一点距离仍然能够听到。

6）杂音与体位、呼吸和运动的关系：杂音可以根据患者的呼吸运动、体位变化及运动变化的姿势等不同而发生相应的变化。比如二尖瓣狭窄在左侧卧位时更加明显，肺动脉瓣关闭不全的舒张期杂音在仰卧位深吸气时更加清楚，肥厚型心肌病的杂音在蹲位时减弱立位时增强，一般情况下运动后心脏原有杂音均较运动前增强。这些都需要临床医师根据不同疾病进行观察和总结。

（5）心包摩擦音：发生心包炎时由于纤维蛋白的渗出及其后期的吸收使得原本光滑的心脏包膜变得粗糙，在心脏搏动时包膜受到摩擦发出的声音称为心包摩擦音（pericardial frication sound）。特点是与心脏活动一致的粗糙的“莎莎”声，听到这种声音应与胸膜摩擦音相鉴别。胸膜摩擦音与呼吸运动一致，与心脏节律无关，屏住呼吸时胸膜摩擦音消失，心包摩擦音仍然存在。主要见于结核性心包炎、风湿性心包炎或化脓性心包炎等，也可以见于尿毒症中晚期、结缔组织病心包积液等情况。

（五）血管检查

1. 脉搏　检查脉搏主要用触诊，可选择桡动脉、颞动脉、肱动脉、颈动脉及足背动脉等，检查时需两侧脉搏情况对比，如两侧脉搏明显不同，应考虑缩窄性大动脉炎或无脉症等。

（1）脉率：正常成人脉率在安静、清醒的情况下为60～100次/min，<3岁的儿童多在100次/min以上。各种生理、病理情况或药物影响也可使脉率增快或减慢。应观察脉率与心率是否一致，心房颤动或较早出现的期前收缩时，由于部分心脏收缩的搏出量低，不足以引起周围动脉搏动，故脉率可少于心率。

（2）脉律：脉搏的节律可反映心脏的节律。正常人脉律规则，有窦性心律不齐者的脉律可随呼吸改变，吸气时增快，呼气时减慢。心房颤动者脉律绝对不规则、脉搏强弱不等以及脉率少于心率，后者称脉搏短绌；有期前收缩呈二联律或三联律者可形成二联脉、三联脉；二度房室传导阻滞者可有脉搏脱漏，称为脱落脉等。

(3)紧张度与动脉壁状态:脉搏的紧张度与动脉硬化的程度有关。检查时,可将两个手指指腹置于桡动脉上,近心端手指用力按压阻断血流,使远心端手指触不到脉搏,通过施加压力的大小及感觉的血管壁弹性状态判断脉搏紧张度。

(4)强弱:脉搏的强弱与心搏出量、脉压和外周血管阻力相关。

2. 脉波　了解脉波变化有助于心血管疾病的诊断,通过仔细地触诊动脉(如桡动脉、股动脉或股动脉)可发现各种脉波异常的脉搏。

(1)正常脉波:由升支(叩击波)、波峰(潮波)和降支(重搏波)3部分构成。升支发生在左室收缩早期,由左室射血冲击主动脉壁所致。波峰又称潮波,出现在收缩中、晚期,系血液向动脉远端运行的同时,部分逆返,冲击动脉壁引起。降支发生于心室舒张期,在降支上有一切迹称重搏波,来源于主动脉瓣关闭,血液由外周向近端折回后又向前,以及主动脉壁弹性回缩,使血流持续流向外周动脉所致。

(2)水冲脉:脉搏骤起骤落,如潮水涨落。常见于甲状腺功能亢进、严重贫血、脚气病等,后者常见于主动脉瓣关闭不全、先天性心脏病动脉导管未闭、动静脉瘘等。检查者握紧患者手腕掌面,将其前臂高举过头部,可明显感知桡动脉犹如水冲的急促而有力的脉搏冲击。

(3)交替脉:节律规则而强弱交替的脉搏,常由于左室收缩力强弱交替所致,为左室心力衰竭的重要体征之一。常见于高血压性心脏病、急性心肌梗死和主动脉瓣关闭不全导致的心力衰竭等。

(4)奇脉:吸气时脉搏明显减弱或消失,系左心室搏血量减少所致。见于心脏压塞或心包缩窄患者,吸气时脉搏减弱,甚至不能触及,又称“吸停脉”。

(5)无脉:脉搏消失,可见于严重休克及多发性大动脉炎,后者系由于某一部位动脉闭塞而致相应部位脉搏消失。

3. 血管杂音及周围血管征

(1)血管杂音

1)静脉杂音:由于静脉压力低,不易出现涡流,故杂音一般多不明显。

2)动脉杂音:多见于周围动脉、肺动脉和冠状动脉。如甲状腺功能亢进症、多发性大动脉炎、肾动脉狭窄、肺内动静脉瘘、外周动静脉瘘、冠状动静脉瘘等病变时可诊及相应部位动脉杂音。

(2)周围血管征

1)枪击音:在外周较大动脉表面(常选择股动脉),轻放听诊器膜式体件时可闻及与心跳一致短促如射枪的声音。

2)Duroziez 双重杂音:以听诊器钟形体件稍加压力于股动脉,并使体件开口方向稍偏向近心端,可闻及收缩期与舒张期双期吹风样杂音。

(3)毛细血管搏动征:用手指轻压患者指甲末端或以玻片轻压患者口唇黏膜,使局部发白,当心脏收缩和舒张时则发白的局部边缘发生有规律的红、白交替改变即为毛细血管搏动征。

上述体征及水冲脉统称周围血管征阳性,主要见于主动脉瓣重度关闭不全、甲状腺功能亢进和严重贫血等。

(六)血压

1. 测量方法　血压测定有两种方法:①直接测压法,即经皮穿刺将导管送至周围动脉(如桡动脉)内,导管末端接监护测压系统,自动显示血压值。②间接测量法,即袖带加压法,以血压计测量。血压计有汞柱式、弹簧式和电子血压计。

操作规程:被检查者半小时内禁烟、禁咖啡、排空膀胱,安静环境下在有靠背的椅子安静休息至少5 min。取坐位(特殊情况下可以取仰卧位或站立位)测血压,被检查者上肢裸露伸直并轻度外展,肘部置于心脏同一水平,将气袖均匀紧贴皮肤缠于上臂,使其下缘在肘窝以上约2.5 cm,气袖中央位于肱动脉表面。检查者触及肱动脉搏动后,将听诊器体件置于搏动处准备听诊。然后,向袖带内充气,边充气边听诊,待肱动脉搏动声消失,再升高30 mmHg,缓慢放气(2~6 mmHg/s),随汞柱下降,平视汞柱表面,根据听诊结果读出血压值。根据 Korotkoff 5 期法分别记录收缩压与舒张压数值。血压至少应测量2次,间隔

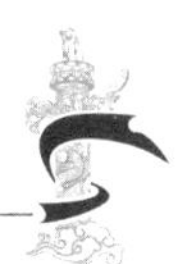

1～2 min，如收缩压或舒张压2次读数相差5 mmHg以上，应再次测量，以3次读数的平均值作为测量结果。收缩压与舒张压之差值为脉压，舒张压加1/3脉压为平均动脉压。

2. 血压标准　正常血压：收缩压<120 mmHg，舒张压<80 mmHg；正常高值：收缩压120～139 mmHg，舒张压80～89 mmHg；高血压：收缩压≥140 mmHg，舒张压≥90 mmHg。

3. 血压变动的临床意义

（1）高血压：血压测量值受多种因素的影响，如情绪激动、紧张、运动等；若在安静、清醒和未使用降压药的条件下采用标准测量方法，至少3次非同日血压值达到高血压诊断标准，即可认为有高血压。

（2）低血压：凡血压低于90/60 mmHg时称低血压。急性的持续（>30 min）低血压状态多见于严重病症，如休克、心肌梗死、急性心脏压塞等。慢性低血压也可有体质的原因，患者自诉一贯血压偏低，一般无症状。另外，如果患者平卧5 min以上后站立1 min和5 min时测定血压，如果其收缩压下降20 mmHg以上，并伴有头晕或晕厥，为体位性低血压。

（3）双侧上肢血压差显著：正常双侧上肢血压差可以达到5～10 mmHg，若超过此范围应考虑多发性大动脉炎或先天性动脉畸形等。

（4）上下肢血压差异常：正常下肢血压高于上肢血压达20～40 mmHg，如下肢血压低于上肢应考虑主动脉缩窄，或胸腹主动脉型大动脉炎等。

（5）脉压改变：脉压明显增大（≥60 mmHg），结合病史，可考虑甲状腺功能亢进、主动脉瓣关闭不全和动脉硬化等。若脉压减小（<30 mmHg），可见于主动脉瓣狭窄、心包积液及严重心力衰竭患者等。

二、常见体征

（一）二尖瓣狭窄

二尖瓣狭窄是风湿性心脏病反复发作后遗留的慢性心脏瓣膜损害。

1. 视诊　两颧绀红色呈二尖瓣面容，口唇轻度发绀，由于右心室增大，心尖搏动可向左移位。若儿童期即有二尖瓣狭窄，因右心室肥大，心前区可有隆起。

2. 触诊　心尖区常有舒张期震颤，患者左侧卧位时较明显。右心室肥大时，心尖搏动左移，且胸骨左下缘或剑突下可触及右心室收缩期抬举样搏动。

3. 叩诊　轻度二尖瓣狭窄者的心浊音界无异常。中度以上狭窄造成肺动脉段、左房增大，胸骨左缘第2、3肋间心浊音界向左扩大，正常心腰消失，心浊音界可呈梨形。

4. 听诊　①局限于心尖区的低调、隆隆样、舒张中晚期递增型杂音，左侧卧位时更明显，这是二尖瓣狭窄最重要而有特征性的体征。②心尖区S_1亢进，为本病听诊之第二个特征。③部分患者于心尖区内侧可闻及一个紧跟S_2后的高调、短促、响亮的二尖瓣开放拍击音（开瓣音），提示瓣膜弹性及活动度尚好。开瓣音在S_2后发生越早，提示左房压高和狭窄严重。如瓣叶钙化僵硬，则S_1减弱和（或）开瓣音消失。④由于肺动脉高压，同时主动脉压力低于正常，两瓣不能同步关闭，所致P_2亢进和分裂。⑤如肺动脉扩张，肺动脉瓣区可有递减型高调叹气样舒张期早期Graham Steell杂音，于吸气末增强。⑥右室扩大伴三尖瓣关闭不全时，胸骨左缘第4、5肋间有收缩期吹风性杂音，于吸气时增强。⑦晚期患者可出现心房颤动，表现为心音强弱不等、心律绝对不规则和脉搏短绌。

（二）二尖瓣关闭不全

1. 视诊　左心室增大时，心尖搏动向左下移位，心尖搏动强，发生心力衰竭后心尖搏动有所减弱。

2. 触诊　心尖搏动有力，可呈抬举样，在重度关闭不全患者可触及收缩期震颤。

3. 叩诊　心浊音界向左下扩大。晚期可向两侧扩大，提示左右心室均增大。

4. 听诊　心尖区可闻及响亮粗糙、音调较高的3/6级及以上全收缩期吹风样杂音，向左腋下和左肩胛下区传导；后叶损害为主时，杂音可传向胸骨左缘和心底部；S_1常减弱，P_2可亢进和分裂。严重反流时心尖区可闻及S_3，以及紧随S_3后的短促舒张期隆隆样杂音。

（三）主动脉瓣狭窄

1. 视诊　心尖搏动增强，位置可稍移向左下。

2. 触诊　心尖搏动有力，呈抬举样。胸骨右缘第 2 肋间可触及收缩期震颤。

3. 叩诊　心浊音界正常或可稍向左下增大。

4. 听诊　在胸骨右缘第 2 肋间可闻及 3/6 级及以上收缩期粗糙喷射性杂音，呈递增递减型，向颈部传导；主动脉瓣区 S_2 减弱，由于左室射血时间延长，可在呼气时闻及 S_2 逆分裂。因左心室显著肥厚致舒张功能减退，顺应性下降而使心房为增加排血而收缩加强，因此，心尖区有时可闻及 S_4。

（四）主动脉瓣关闭不全

1. 视诊　心尖搏动向左下移位，部分重度关闭不全者颈动脉搏动明显，并可有随心搏出现的点头运动（de Musset 征），可见毛细血管搏动。

2. 触诊　心尖搏动移向左下，呈抬举样搏动。有水冲脉。

3. 叩诊　心界向左下增大而心腰不大，因而心浊音界轮廓似靴形。

4. 听诊　主动脉瓣第二听诊区可闻及叹气样、递减型、舒张期杂音，向胸骨左下方和心尖区传导，以前倾坐位最易听清；重度反流者，有相对性二尖瓣狭窄，心尖区出现柔和、低调、递减型舒张中、晚期隆隆样杂音（Austin Flint 杂音），系主动脉瓣关闭不全时回流血液限制二尖瓣开放所致；周围大血管可听到枪击声和 Duroziez 双重杂音。

（五）心包积液

1. 视诊　心尖搏动明显减弱甚至消失，缩窄性心包炎可发现 Kussmaul 征，即因吸气时周围静脉回流增多而缩窄的心包使心室失去适应性扩张的能力，致静脉压增高。患者吸气时颈静脉扩张更明显。

2. 触诊　心尖搏动弱而不易触到，如能明确触及则在心相对浊音界的内侧。

3. 叩诊　心浊音界向两侧扩大，且随体位改变；卧位时心底部浊音界增宽，坐位则心尖部增宽。

4. 听诊　早期由炎症引起的少量心包积液可在心前区闻及心包摩擦音，积液量增多后摩擦音消失；大量心包积液时，心率较快，心音弱而远。偶然可闻心包叩击音。大量积液时，由于静脉回流障碍，可出现颈静脉怒张、肝大和肝-颈静脉回流征阳性。还可由于左肺受压出现 Ewart 征，即左肩胛下区语颤增强、叩诊浊音并闻及支气管呼吸音。脉压减小，并可出现奇脉。

（六）心力衰竭

1. 左心衰竭　主要为肺淤血体征。

（1）视诊：有不同程度的呼吸急促、轻微发绀、高枕卧位或端坐体位。急性肺水肿时可出现自口、鼻涌出大量粉红色泡沫，呼吸窘迫，并大汗淋漓。

（2）触诊：严重者可出现交替脉。

（3）叩诊：除原发性心脏病体征外，通常无特殊发现。

（4）听诊：心率增快，心尖区及其内侧可闻及舒张期奔马律，P_2 亢进。根据心力衰竭程度的轻重，单侧或双侧肺可闻及由肺底往上的不同程度的细小湿啰音，也可伴少量哮鸣音；急性肺水肿时，则双肺满布湿啰音和哮鸣音。

2. 右心衰竭　主要是体循环系统淤血体征。

（1）视诊：颈静脉怒张，可有周围性发绀，水肿。

（2）触诊：可触及不同程度的肝大、压痛及肝-颈静脉回流征阳性。下肢或腰骶部等下垂部位凹陷性水肿，严重者可全身水肿。

（3）叩诊：可有胸腔积液（右侧多见）与腹腔积液体征。

（4）听诊：由于右心室扩大可在三尖瓣区闻及三尖瓣相对关闭不全的收缩期吹风样杂音及右心室舒张期奔马律。

（王宋平　任诗雨　万　钧　肖颖彬　王赤京）

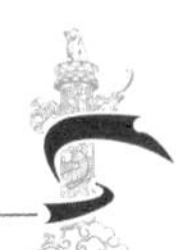

参考文献

1 潘祥林,王鸿利.实用诊断学[M].2版.北京:人民卫生出版社,2017:276-316.

2 王欣,康熙雄.诊断学[M].北京:北京大学医学出版社,2018:166-214.

3 万学红,卢雪峰.诊断学[M].9版.北京:人民卫生出版社,2018:116-166.

4 LI S,RENICK P,SENKOWSKY J,et al. Diagnostics for wound infections[J]. Adv Wound Care (New Rochelle),2021,10(6):317-327.

5 LI S,MOHAMEDI A H,SENKOWSKY J,et al. Imaging in chronic wound diagnostics[J]. Adv Wound Care (New Rochelle),2020,9(5):245-263.

第74章

腹部检查

腹部检查是体格检查中的重要部分，一般采用视、触、叩、听诊的顺序进行，其中触诊尤其重要，腹部检查前要很好地了解患者的病史和主要阳性体征，检查结果要结合实验室检查、X射线检查、内窥镜检查、腹部超声检查及其他检查结果综合判断。

第一节　腹部分区

为了便于描述腹腔内脏的所在位置、记载腹部症状和体征的部位，可将腹部人为地分为若干个区域，常用的是九区划分和四区划分，即将腹部分成9个区或4个区。

一、腹部九区划分法

（一）具体方法

于腹部前面，以两条纵线和两条横线把腹部分成9个区，见图74-1、图74-2。上水平线一般采用肋下平面，即左、右侧第10肋最低点的连线。下水平线各有不同选择，或取左、右侧髂前上棘的连线（棘间平面），或用左、右侧髂嵴结节的连线（结节间平面），一般以选用左、右侧髂前上棘的连线为下水平线者居多，且较为可取。左、右侧纵行线的确定也有分歧。或是称为同侧锁骨中点与腹股沟中点（髂前上棘与耻骨联合上缘连线中点）的连线，或称为锁骨中线、乳线或半月线，即腹直肌外侧缘，或通过腹股沟韧带的中点之垂直线者。半月线有结构基础，以它作为左右侧纵行线更为合理。以上4条线划分成的9个区是：左侧自上而下的左上腹（左季肋区）、左侧腹（左腰区）和左下腹（左腹股沟区、左髂区）；右侧自上而下的右上腹（右季肋区）、右侧腹（右腰区）和右下腹（右腹股沟区、右髂区）；中间位自上而下的上腹、中腹（脐区）和下腹（耻骨区）。

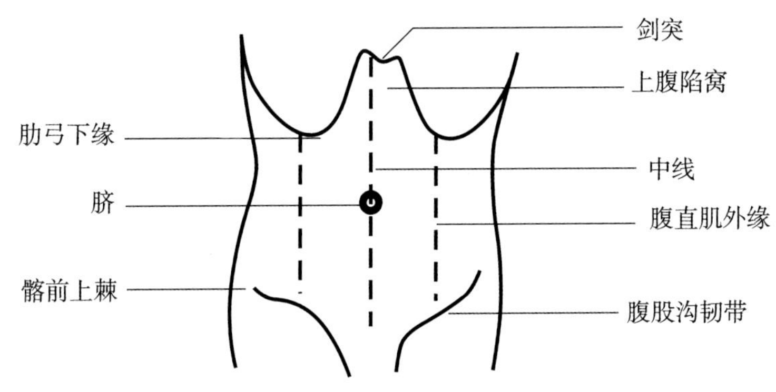

图 74-1　**腹部前面体表标志示意**

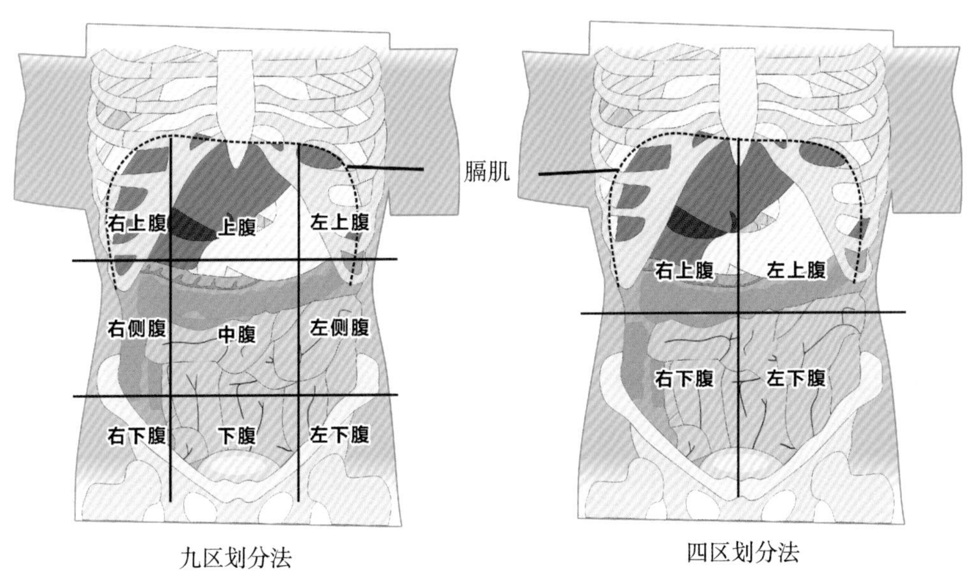

图 74-2　**腹部九区划分与四区划分法示意**

（二）腹腔主要脏器的所在区

1. 右季肋区　肝右半、结肠肝曲、胆囊和右肾的一部分。

2. 腹上区　肝左半大部分、胆囊一部分、胃幽门部和部分胃体、小网膜、胆总管、肝动脉、门静脉、十二指肠上部和降部、十二指肠空肠曲、胰体、左右肾的一部分、肾上腺、部分腹主动脉、下腔静脉、腹腔神经节和腹腔丛。

3. 左季肋区　肝左半小部分、胃贲门、胃底、部分胃体、脾、胰尾、结肠脾曲、左肾的一部分。

4. 右腰区　升结肠、部分回肠袢。

5. 脐区　胃大弯、横结肠、大网膜、十二指肠横部、部分空回肠袢、右肾小部分、双侧输尿管、部分腹主动脉和下腔静脉。

6. 左腰区　降结肠、部分空肠袢、左肾下部。

7. 右腹股沟区　盲肠和阑尾、回肠末段。

8. 腹下区　回肠袢、充盈的膀胱、妊娠子宫、乙状结肠的一部分、部分输尿管。

9. 左腹股沟区　乙状结肠与回肠袢。

以上只是腹腔脏器在腹腔内的大致位置，它们的确切位置可随体型、体位、年龄、器官的生理、病理状态及腹肌张力等多种因素而有变化（腹部脏器位置见图 74-3）。因此，不仅要熟知正常脏器的投影所在，还应了解脏器结构可能呈现的个体差异及其发生学异常。这样才能对腹腔脏器的位置及其投影区有更完整的认识。

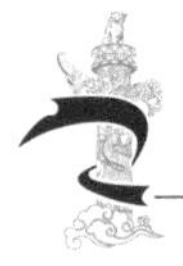

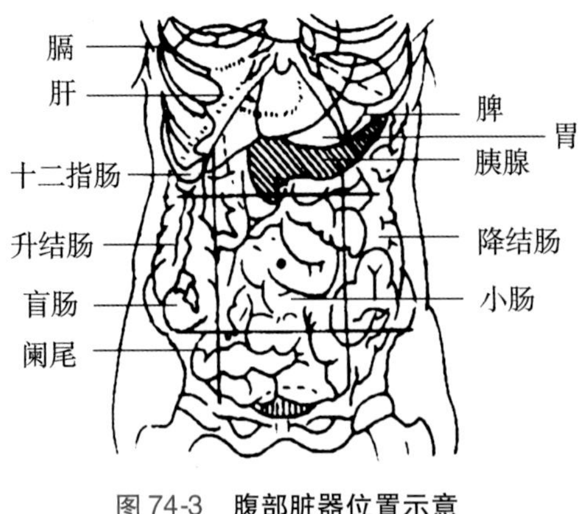

图 74-3 腹部脏器位置示意

二、腹部四区划分法

以前正中线和脐平线将腹部划分为左上腹部、左下腹部、右上腹部、右下腹部 4 个区（图 74-2）。四区划分法分区简单，应用方便，临床叙述中常用，如"左上腹包块""右下腹按压痛"等。

三、腹部两区划分法

按横结肠所在部位，分为上腹部（横结肠上区）和下腹部（横结肠下区）。

四、腹部五区划分法

腹部五区划分法即四区划分法，再将脐周围部分划为脐周部区。

五、腹部七区划分法

腹部体表用 4 条引线划分为 7 个区。即两锁骨中线与两肋弓缘的交点之间的连线，髂棘线、经脐的水平线和垂直线，后者止于上述两条水平线。腹部 7 区为：中上腹部、左上腹部、右上腹部、左下腹部、右下腹部、下腹部、脐周部。

第二节 腹部检查

腹部检查需要在温暖安静且光线充足的环境中进行，患者取仰卧位，充分暴露检查部位，同时注意保护患者隐私。夜间检查的腹部视诊的相关内容，比如肤色、黄疸等需要在光线明亮时再次复查核实。腹部视诊的主要内容为外形、腹壁、脐部情况、蠕动波及有无搏动等。触诊时患者头部枕低枕或不枕枕头，双手置于两侧，双腿微屈稍微分开，张嘴呼吸，腹部放松，检查一些特殊部位时也可选取左侧或右侧卧位。触诊的主要内容有腹壁皮肤弹性、肌肉紧张度、压痛及反跳痛、腹部包块、液波震颤及肝脾边缘等。腹部的叩诊一般是为了证实或补充视诊、触诊的结果，比如叩诊某些肿大脏器的边界、腹腔内有无积气、积液等。腹部听诊的内容主要包括肠鸣音、振水音、血管杂音、摩擦音和搔弹音等。

一、视　诊

（一）腹部外形

正常人腹部外形平坦对称，腹部外形的观察应首先注意对称性，还要观察有无肿胀、凹陷、局部膨隆等。弥漫性全腹膨隆见于腹腔积液、胃肠胀气或巨大卵巢囊肿等，也可以见于妊娠、肥胖症等；局部膨隆见于肿块或肿大的脏器等；腹部整体凹陷如舟状者见于恶病质及严重脱水；局限性凹陷见于手术瘢痕收缩。

（二）腹部呼吸运动

腹壁随呼吸运动上下起伏称为腹式呼吸，男性和小儿以腹式呼吸为主，正常人腹式呼吸运动自如。腹式呼吸运动减弱见于腹膜炎症、腹腔积液、急性腹痛、腹腔内巨大肿物或妊娠，腹式呼吸运动消失见于急性腹膜炎或膈麻痹。

（三）腹壁静脉

正常人一般不显露，消瘦和皮肤较白的人血管隐约可见，腹壁静脉怒张见于肝硬化或上、下腔静脉梗阻，一般可以通过血流方向加以鉴别。血流方向判断见图 74-4，选择一段没有明显分支的曲张静脉，将右手示指和中指并拢放在该段静脉上，一只手指压紧静脉，另一只手指沿着静脉压紧并向外移动，排空一段血管，到达一定距离后放开一指，观察血管充盈速度，交换手指动作重复观察，血流方向是从充盈速度快的一侧流向充盈速度慢的一侧。

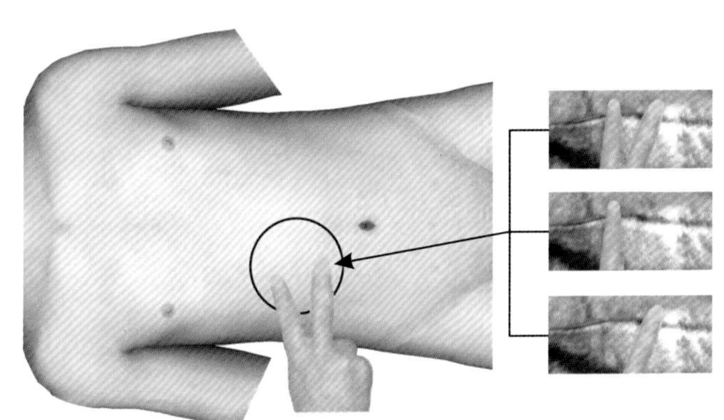

图 74-4　**腹壁静脉曲张血流方向检查示意**

（四）胃肠型和胃肠蠕动波

正常人一般看不到胃肠型或蠕动波，幽门梗阻者上腹部可见胃型或胃蠕动波，肠梗阻可见肠型或肠蠕动波。

（五）上腹部搏动

生理情况下见于正常较瘦弱者，主要是由于腹主动脉搏动传导所致。病理情况见于腹主动脉瘤、右室肥大或肝血管瘤导致肝搏动传导所致。

（六）腹壁其他情况

除了上述情况，腹部视诊还要观察有无皮疹、皮肤颜色或色素异常，有无腹纹、瘢痕、疝气，脐部和腹部体毛情况。

二、触　诊

腹部触诊最为重要，可以补充视诊的不足，为叩诊、听诊提示重点位置，对于有些疾病触诊可以检查到特异性的有诊断价值的压痛点，比如阑尾炎、胆囊炎等。触诊的内容包括腹壁弹性、紧张度、压痛、反跳痛、包块、液波震颤及肝、胆、脾、胰等触诊。

（一）腹壁紧张度

正常腹壁柔软，触诊稍有阻力，属于腹壁紧张度适中，病理情况下紧张度可以增加、减弱或者消失。

1. 腹壁紧张度增加　表现为按压腹壁时阻力较大，有明显的抵抗感，见于腹膜炎、血腹、大量腹腔积液。全腹紧张度增加，触诊犹如触摸面团，称为揉面感（dough kneading sensation），见于结核性腹膜炎。

2. 腹壁紧张度减弱或消失　表现为按压腹壁时松弛无力，见于慢性消耗性疾病或大量腹腔积液短期内放出后、消瘦的老年人或经产妇。全腹紧张度消失见于脊髓损伤、重症肌无力。局部紧张度消失见于腹肌瘫痪、脊髓灰质炎或周期性周围神经损伤。

（二）压痛及反跳痛

正常人无压痛及反跳痛，由浅入深按压腹部出现疼痛称为压痛（tenderness），患者出现压痛后，检查者的手略在该部位停留，稍微适应后立即抬起手，如果患者此时感到疼痛加重或有痛苦表情称为反跳痛（rebound tenderness）。当出现压痛时在排除皮下组织疼痛后多表明所在部位脏器的疾病，压痛部位的脏器可根据腹部分区脏器在体表的投影位置来确定，这里不再重述。当腹腔脏器炎症未累及腹膜壁层时仅有压痛，若累及腹膜壁层即可引起反跳痛，腹膜炎三联征包括压痛、腹肌紧张度增加及反跳痛。

需要重点指出的是几个特殊的压痛点位置：上腹部剑突下偏左或偏右处压痛，多见于消化性溃疡。右侧腹直肌外缘与肋弓交界处压痛，多见于胆囊炎，这个位置称为胆囊点。右侧髂前上棘与脐连线中点的外1/3与内2/3交界处的压痛见于急性阑尾炎，称为阑尾点（McBurney点）。

（三）腹部包块

腹部包块见于肿大异位的脏器、肿瘤、囊肿、炎性组织或肿大的淋巴结等形成。腹部触诊发现包块时应注意其位置、大小、形态、硬度、质地、有无压痛、有无搏动、移动度及其与邻近组织的关系，以便于鉴别肿块性质。

根据肿块的大致位置可以想到它的可能起源，肠系膜或大网膜的肿块容易发生位置改变。肿块较大者可大致测量其上下、左右、前后径，以便于估计肿块大小。巨大肿块多见于卵巢、肝、子宫或腹膜后肿瘤等，胃肠道的肿块一般很少超过其内腔横径，且常常伴有胃肠道的梗阻。肿块表面及边缘如果光滑则囊肿居多，形态不规则且凹凸不平多见于恶性肿瘤、结核或炎性肿块，条索状、管状且形状多变者见于寄生虫或肠套叠。肿块质地较硬见于肿瘤、结核，质地柔软见于囊肿、多囊肾、脓肿等。如果发现明显的搏动，应考虑主动脉腹部或其分支动脉瘤的可能，在肝表面触及搏动多见于三尖瓣关闭不全。如果肿块移动范围较大考虑为带蒂的肿块或游走脾、游走肾等，如果位置固定不易移动，见于炎症和肿瘤。肿块与周围组织的关系可以确定其与周围组织是否存在粘连，有助于判断病灶的性质。

（四）液波震颤

腹部触诊时，如腹腔内有大量游离液体，如用手指叩击腹部，可感到液波震颤（fluid thrill）或称为波动感（fluctuation）。

检查时患者平卧，医师以一手掌面贴于患者一侧腹壁，另一手四指并拢屈曲，用指端叩击对侧腹壁（或以指端冲击式触诊），如有大量的液体存在，则贴于腹壁的手掌有被液体波动冲击的感觉，即波动感。为防止腹壁本身的震动传至对侧，可让另一人将手掌尺侧缘压于脐部腹中线上即可阻止，见图74-5。此法检查腹腔积液，需有3 000～4 000 ml以上液量才能查出，不如移动性浊音敏感。

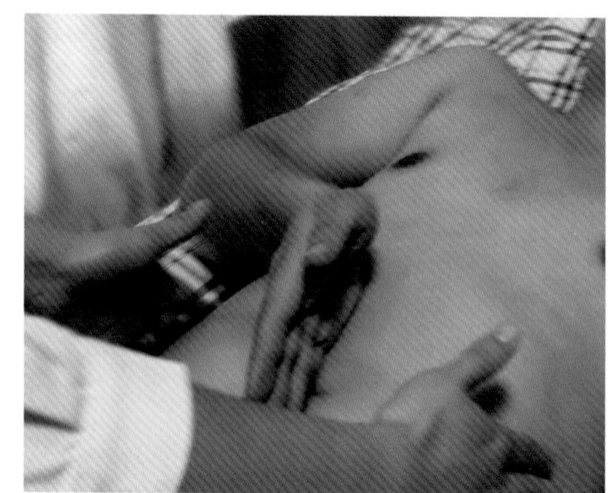

图74-5　液波震颤检查法

（五）肝触诊

1. 肝触诊内容　正常肝表面光滑，边缘整齐，且薄厚一致，无压痛，不伴有搏动。肝触诊一般需要注意大小、质地、表面形态和边缘、压痛、搏动、腹膜摩擦感、有无震颤等几个方面。

正常成人的肝在肋缘下很难触及，但腹壁肌肉松弛或体型瘦长者，在深吸气时可于肋弓下触及肝下缘，但在 1 cm 以内，在剑突下可触及肝下缘，多在 3 cm 以内，有时腹上角为锐角的体型瘦长者剑突根部下可达 5 cm 之多。肝下缘的记录方法通常为在右侧锁骨中线上肝下缘至肋弓下缘，及前正中线上肝下缘至剑突下缘的距离。肝下缘下移常见于内脏下垂、肺气肿、右侧胸腔大量积液。下移还见于弥漫性肿大，原因有肝炎、肝淤血、脂肪肝、早期肝硬化、巴德-基亚里综合征（Budd-Chiari syndromei；也称布-加综合征）、白血病、血吸虫病、华支睾吸虫病等。局限性肝大常可看到或触到局部膨隆，见于肝脓肿、肝肿瘤及肝囊肿、肝包虫病等。

肝的质地可以用软、韧和硬来描述。触之柔软似口唇者为质软，如鼻尖为质韧，如前额为质硬。肝表面如果不光滑有均匀的小结节见于肝硬化，结节粗大不规则见于肝癌，表面呈大块状隆起者见于肝癌、肝脓肿、肝包虫病等。

正常肝无压痛，有压痛见于肝炎、肝淤血、肝脓肿等。当肝大压迫腹主动脉或同时伴有右心室增大时出现肝搏动。因此肝搏动分为两种情况，传导性搏动和扩张性搏动。扩张性搏动见于三尖瓣关闭不全。将右手贴于肝区随着患者的腹式呼吸感触有无摩擦感，当炎症存在时肝表面和腹膜之间有纤维素性渗出而变得粗糙，触摸有摩擦感，用听诊器也能听到，称为肝区摩擦音。

采用浮沉触诊法按压患者肝时如果感觉到一种细微的震颤，称为肝震颤（liver thrill），见于肝包虫病，这种罕见情况具有特殊临床意义。

2. 肝的检查方法　肝触诊比较困难时需要用一些特殊触诊方法，被检查者处于仰卧位，两膝关节屈曲，使腹壁放松，并做较深腹式呼吸以使肝上下移动。检查者立于患者右侧用单手或双手触诊。

（1）单手触诊法：较为常用，检查者将右手四指并拢，掌指关节伸直，与肋缘大致平行地放在右侧腹部估计肝下缘的下方或叩诊肝浊音界的下方，随患者呼气时，手指压向腹壁深部，吸气时，手指缓慢抬起，朝肋缘向上迎触下移的肝缘。如此反复进行，手指逐渐向肋缘移动，直到触及肝缘或肋缘为止。

（2）双手触诊法：医师右手位置同单手法，而用左手放在患者右背部第 12 肋骨与髂嵴之间脊柱旁肌肉的外侧，触诊时左手向上推，使肝下缘紧贴前腹壁，并限制右下胸扩张，以增加膈下移的幅度，这样吸气时下移的肝就更易碰到右手指，提高触诊效果。

（3）钩指触诊法：对于腹壁薄弱者或儿童，还可以采用钩指触诊法，检查者位于被检查者右肩旁，面向其足部，将右手掌搭在其右前胸下部，右手第 2～5 指弯成钩状，嘱被检查者做深呼吸动作，检查者随吸气而更进一步屈曲指关节，这样指腹容易触到下移的肝下缘。此手法亦可将双手第 2～5 指并拢，弯成钩状进行，见图 74-6。

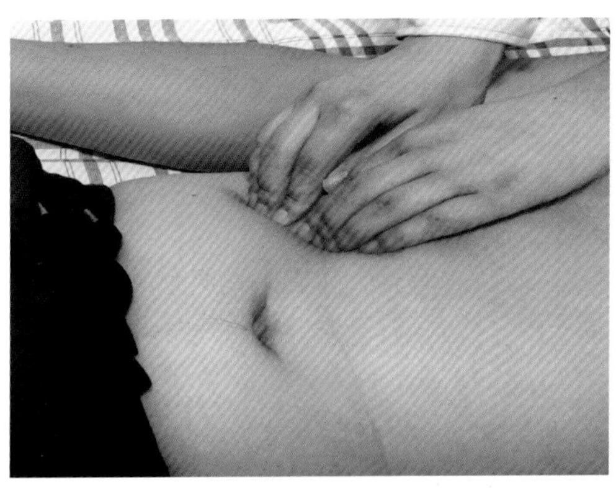

图 74-6　**钩指触诊法示意**

（六）胆囊触诊

胆囊外形呈梨形，长为 8～12 cm，宽为 3～5 cm，容积为 40～60 ml。正常时胆囊隐没于肝之下，不能触及。胆囊触诊检查是用于检查腹部胆囊是否正常的一项辅助检查方法。胆囊增大时方超过肝缘及肋缘，此时可在右肋缘下腹直肌外缘处触及。可用单手滑行触诊法或钩指触诊法进行，触诊方法同肝触诊。

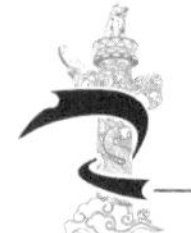

胆囊触诊时除注意胆囊有无肿大、肿大胆囊的质地外,还要探测胆囊有无触痛,胆囊肿大情况随疾病性质而有所不同。有时胆囊有炎症,而并无肿大或未肿大到肋缘以下,触诊不能摸到胆囊,但可探查到胆囊触痛。检查时医师以左手掌平放于患者右胸下部,以拇指指腹勾压于右肋下胆囊点处,然后嘱患者缓慢深吸气。在吸气过程中发炎的胆囊下移时撞及用力按压的拇指,即可引起疼痛,此为胆囊触痛,如深吸气时患者感觉疼痛并终止吸气称为墨菲征(Murphy sign)阳性。

胆囊肿大,有囊性感,并有明显压痛(Murphy 征阳性),常见于急性胆囊炎。胆囊触及有囊性感,但无压痛,见于壶腹周围癌。胆囊有实性感且伴有肿大,见于胆囊结石或胆囊癌。胆囊肿大明显,伴有进行性黄疸,但无压痛者,称为库瓦西耶征(Courvoisier sign)阳性,见于胰头癌进行性压迫胆总管导致胆道阻塞所致。胆总管结石胆道阻塞时,也可发生明显黄疸,但胆囊一般不肿大,是由于胆囊慢性炎症,囊壁纤维化而皱缩或与周围组织粘连而失去移动性所致。

(七)脾触诊

脾触诊检查是用于检查腹部脾是否正常的一项辅助检查方法。正常情况下脾不能触及,只要能触及,就提示脾大,且已达到正常体积的 2~3 倍大小。临床上以双手触诊法应用居多。患者仰卧,两腿稍屈曲,医师左手绕过患者腹前方,手掌置于其左胸下部分第 9~11 肋处,将后胸向前推动并与拇指共同限制胸廓运动。右手掌平放于脐部,自脐平面开始触诊,与左肋弓大致呈垂直方向,如同触诊肝一样,配合呼吸,逐步向上,迎触脾尖,直至左肋缘。在脾轻度增大而仰卧位不易触到时,可嘱患者取右侧卧位,双下肢屈曲,再用双手触诊容易触及。

脾触诊的内容包括大小、表面情况、质地、边缘、有无压痛及摩擦感等。脾大的分度:临床上一般将脾大分为轻度、中度、高度。深吸气时,脾缘不超过肋下 2 cm,为轻度增大;超过 2 cm 至脐水平线以上,为中度增大;超过脐水平线或前正中线则为高度增大,亦称巨脾。

脾大的测量通常用 3 条线来表示:"Ⅰ"线(又称甲乙线)指左锁骨中线左肋缘至脾下缘的距离(以厘米表示);"Ⅱ"线(甲丙线)指左锁骨中线与左肋缘交点至脾最远点的距离(应大于"Ⅰ"线);"Ⅲ"线(丁戊线)指脾右缘与前正中线的距离。如脾高度增大向右越过正中线,则测量脾右缘至正中线的最大距离,以"+"表示;未超过正中线则测量脾右缘与正中线的最短距离,以"-"表示。脾轻度增大时只做第Ⅰ线测量,明显肿大时还要加上"Ⅱ"线和"Ⅲ"线来共同描述,见图 74-7。

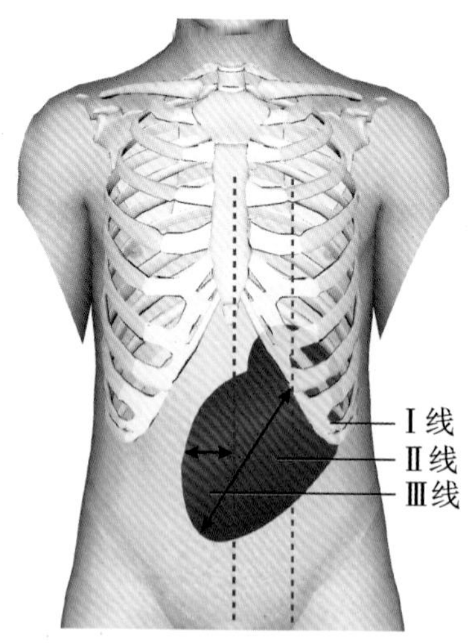

图 74-7 **脾大的测量方法**

(八)胰触诊

胰触诊检查是用于检查腹部胰是否正常的一项辅助检查方法。胰位于腹膜后,位置深,相当于上腹部第 1、2 腰椎处,不易触及。当胰有病变时,可在上腹部触及。此部位出现压痛常见于胰腺钙化、纤维化、胰腺功能不良。

在上腹中部或左上腹触及压痛同时伴有明显肌紧张，并涉及左腰部者，提示胰腺炎症。如起病急同时有左腰部皮下瘀血而发蓝，则提示急性重症胰腺炎[卡伦征(Cullen sign)]。触及坚硬块状，表面不光滑似有结节，则可能为胰腺癌。如在该位置触及质硬而无移动性横行条索状的肿物时，应考虑为慢性胰腺炎。如果触诊包块同时伴有无痛性黄疸及胆囊肿大(即库瓦西耶征阳性)提示胰头癌的可能。触到囊性肿物，表面光滑无压痛，位置相对固定则多为胰腺假性囊肿，但这个部位与胃邻近，故此区触及肿物需与胃部疾病相鉴别。

(九)腹部触诊包块的常规鉴别诊断

腹部触诊摸到包块，即使较硬也不一定就是肿瘤，因此除了对腹部分区所对应的脏器非常了解之外，还要对腹部触诊能摸到的结构有所了解，才能进行有效的鉴别诊断。

1. 腹壁的正常肌肉和肌腱　腹直肌肌肉和肌腱多位于腹壁中上部，肌肉发达者易触及且较硬。

2. 脏器的边缘　瘦弱者或腹壁松弛者右上腹部可触及肝下缘或右肾下缘，但一般质地较软，边缘规则。

3. 腹主动脉　一般较瘦弱者或者儿童在脐周可以扪及腹主动脉，常常伴有搏动。

4. 腰椎椎体　在下腹部前正中线上还经常可以摸到腰椎第3～5椎体，腰椎前凸者更容易摸到。

5. 肠管　乙状结肠、横结肠、盲肠有较多粪便且较干结时在腹部可以摸到相应区域内的硬块，需要与肿瘤相鉴别。

三、叩　诊

腹部叩诊主要用于探知某些脏器的大小及有无叩痛等，以补充视诊和触诊的检查结果，腹腔内有无积气、积液及胃肠充气情况。腹部大多数区域的正常叩诊音为鼓音，肝和脾等实质性脏器表面叩诊呈实音或浊音。

(一)肝叩诊

叩诊可以确定肝的上下界，肝上界叩诊一般由右锁骨中线各肋间从上往下进行，叩诊音由清音转为浊音即肝上界，正常人位于第5肋间，正常肝浊音区(右锁骨中线)为9～11 cm，见图74-8。当触及肝下缘时，应叩诊确定肝上界的位置以明确肝是肿大还是被推移；肝下界与结肠、胃等空腔脏器重叠，叩诊准确性差，触诊相对更准确。肝区叩击痛可见于肝脓肿或肝炎。

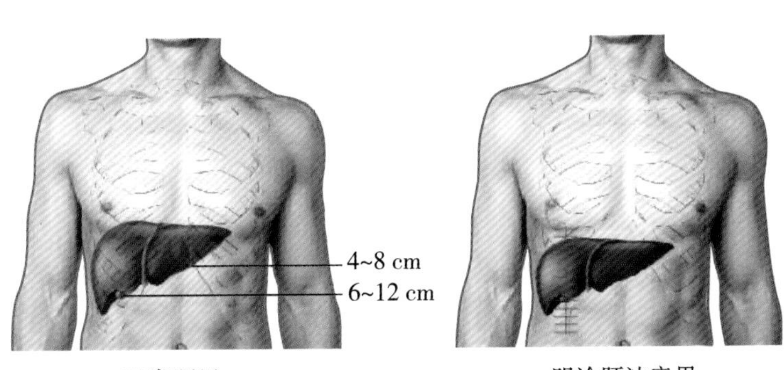

图74-8　**正常肝界及叩诊肝浊音界示意**

(二)胃泡鼓音区叩诊

位于左前胸下部，呈半圆形的鼓音区，为胃内含气所致称为胃泡鼓音区，又称特劳伯鼓音区(Traube tympany area)，其上界为膈及肺下缘，下界为肋弓，左界为脾，右界为肝左缘。缩小或消失见于脾大、左侧胸腔积液、心包积液、肝左叶肿大及急性胃扩张或溺水者，明显扩大见于胃扩张或幽门梗阻。

（三）脾叩诊

正常在左腋中线9～11肋间为脾浊音区，前缘不超过腋前线，宽度为4～7 cm，脾大时该浊音界扩大，气胸、胃扩张、鼓肠时该区消失或变小。

（四）膀胱叩诊

当膀胱触诊不清楚时可采用叩诊，一般在脐下叩至耻骨联合上方的区域进行叩诊，以了解膀胱充盈度。膀胱空虚时无法叩出轮廓，当尿液充盈时可以叩到浊音区，大量腹腔积液时膀胱所在体表投影区域也可以叩诊到浊音，但这种浊音常常随体位改变而改变，且与患者是否排尿无关。

（五）肾叩诊

检查时患者取坐位或侧卧位，医师左手平放在患者一侧肋脊角处，右手握拳以一定力度叩击左手背，观察并询问患者有无疼痛感。正常肾无叩击痛，当肾炎、肾盂肾炎、肾结石、肾结核及肾周围炎时，可有不同程度叩击痛。

（六）腹腔积液叩诊

腹腔内有较多空隙可以容纳积液，一般少量积液时很难叩出移动性浊音，一般在达到1 000 ml以上才能叩出。所谓移动性浊音，是指患者取仰卧位叩诊时，液体因重力作用积聚于腹腔低处，含气的肠管漂浮其上，故叩诊腹中部呈鼓音，腹部两侧呈浊音，当患者取侧卧位时，液体积聚于下部，肠管上浮，下侧腹部转为浊音，上侧腹部则为鼓音。临床上根据游离腹腔积液随体位转换而发生浊音区的改变，用来检查有无腹腔积液的存在。如果移动性浊音阳性说明有腹腔积液。

四、听　诊

腹部听诊内容包括肠鸣音、振水音、血管杂音、摩擦音、搔弹音等。听诊顺序可以按照腹部分区进行或按照医师个人习惯进行。

（一）肠鸣音

肠鸣音简单理解是肠道蠕动所发出的声音，正常人为4～5次/min，是一种持续的咕噜声，为准确采集诊断信息要求听诊至少3～5 min；超过10次/min为肠鸣音活跃，如果同时伴响亮、高亢、金属音为肠鸣音亢进，见于机械性肠梗阻、服用泻药、肠道大出血等情况；肠鸣音减弱时肠鸣音次数明显少于正常，如果持续听诊3～5 min未听到肠鸣音，且刺激腹部仍无肠鸣音，为肠鸣音消失，见于急性腹膜炎、电解质紊乱或肠麻痹。

（二）血管杂音

腹部的血管杂音听诊对一些疾病的诊断非常重要，比如腹主动脉瘤时腹部正中线位置常常可听到收缩期杂音；脐左右处听到收缩期吹风样杂音常常见于肾动脉狭窄；肝癌肿块压迫肝动脉或腹主动脉，可听到收缩期吹风样杂音；听到连续的静脉嗡鸣音可见于腹主动脉狭窄或门静脉高压症患者。

（三）振水音

正常人在餐后或大量饮水后听诊时因胃腔内有大量液体及气体存留时，触动胃部可听到气体和液体撞击的声音，即振水音。但长时间空腹或餐后6～8 h以上听不到此音。检查时患者仰卧，医师用稍弯曲且并拢的四指，连续且迅速地冲击被检查者上腹部，如听到气、液撞击发出的“咣当”声，即为振水音。

长时间空腹或餐后6～8 h以上听诊出现振水音，则提示胃内有液体潴留，应警惕幽门梗阻、胃扩张、胃液分泌过多等胃部疾病，膈下脓肿或气腹也可听到振水音，但比较少见。胸腔大量积液时也可听到振水音，多由液气胸或血气胸所致，胸部X射线有助于诊断。应注意与胃部振水音相鉴别。

（四）摩擦音

在脾梗死、肝脾周围炎、胆囊炎时可在深吸气时于各相应部位听到摩擦音，触诊有摩擦感，多由炎症累及腹膜所致。

（五）搔弹音

搔弹音的听诊可辅助确定肝下缘、微量腹腔积液及胃界扩张等。患者仰卧，医师在其右侧，左手将听诊器体件按压在剑突下肝左叶上，左手拇指按于右锁骨中线与右肋缘的交点作为标志。右手掌向上，无名指与小指屈曲，示、中指半伸，中指稍向上用力，示指则往下紧擦过中指。以示指端弹击腹壁，沿右锁骨中线肋缘下自上而下反复用力均匀地进行。当弹击至下面有肝存在的腹壁表面时，则可听到响亮而近耳的“嘭、嘭”声；当离开肝而弹击到邻近脏器时，则叩诊音迅即转成低、弱而远，且音色不同的“啪、啪”声，此音转变之处，即肝下缘所在。如此沿右季肋缘自上而下弹叩并逐渐移向剑突下区，即可定出整个肝下缘。

微量腹腔积液的测定时，患者取肘膝位数分钟，使腹腔积液积聚于腹内最低处的脐区，用听诊器的膜式体件置于此处，医师用手指轻弹侧腹壁并听其声音。用同样力度重复轻弹同一部位，而体件则向远处移动，当声音突然变响时，体件所在处即为腹腔积液边缘。用此法可查出少至120 ml游离腹腔积液。

（陈汝雪　谢　桃　肖颖彬　李振川）

参考文献

1　柏树令，应大君. 系统解剖学[M]. 3版. 北京：人民卫生出版社，2015：109-116.

2　孔维佳，周梁. 耳鼻咽喉头颈外科学[M]. 3版. 北京：人民卫生出版社，2015：526-528.

3　潘祥林，王鸿利. 实用诊断学[M]. 2版. 北京：人民卫生出版社，2017：245-275.

4　万学红，卢雪峰. 诊断学[M]. 9版. 北京：人民卫生出版社，2018：102-116，167-193.

5　万学红，陈红. 临床诊断学[M]. 3版. 北京：人民卫生出版社，2015：138-164.

6　BICKLEY L S. BATES′ guide to physical examination and history taking[M]. 12 th ed. Philadelphia：Lippincott Williams and Wilkins，2016：111-144.

第75章

生殖器、肛门与直肠检查

生殖器、肛门、直肠检查是全身体格检查的一部分，全面规范的检查对临床诊断和治疗具有重要意义。在临床工作中，对被检者应说明检查的目的、方法、重要性和必要性，解除被检者不必要的顾虑，保护隐私，确认膀胱已排空，使之配合检查。男医师检查女性被检者时，须在女医务人员陪同下或被检者家属陪同下进行。

第一节　生殖器检查

一、男性生殖器检查

男性生殖器检查包括阴茎、阴囊、前列腺和精囊等，见图75-1。检查时须让被检者充分暴露下身，双下肢取外展位，视诊与触诊相结合。先检查男性外生殖器(male external genital organ)(阴茎及阴囊)，后检查男性内生殖器(male internal genital organ)(睾丸、前列腺及精囊等)。

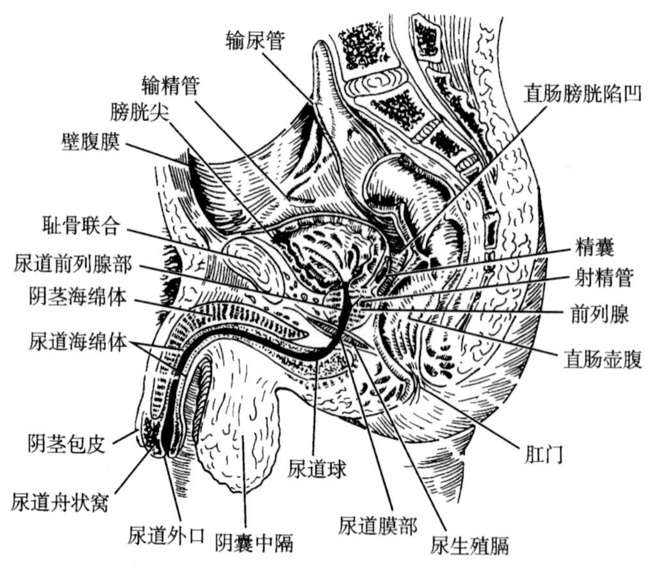

图75-1　男性生殖器

（一）外生殖器检查

1. 阴茎　阴茎（penis）为前端膨大的圆柱体，由 3 个海绵体（2 个阴茎海绵体、1 个尿道海绵体）构成，见图 75-2。正常成年人阴茎长 7～10 cm。检查时应注意有无包皮过长、包茎、阴茎过小或早熟、尿道口炎、阴茎癌、梅毒所致的下疳。其检查顺序如下。

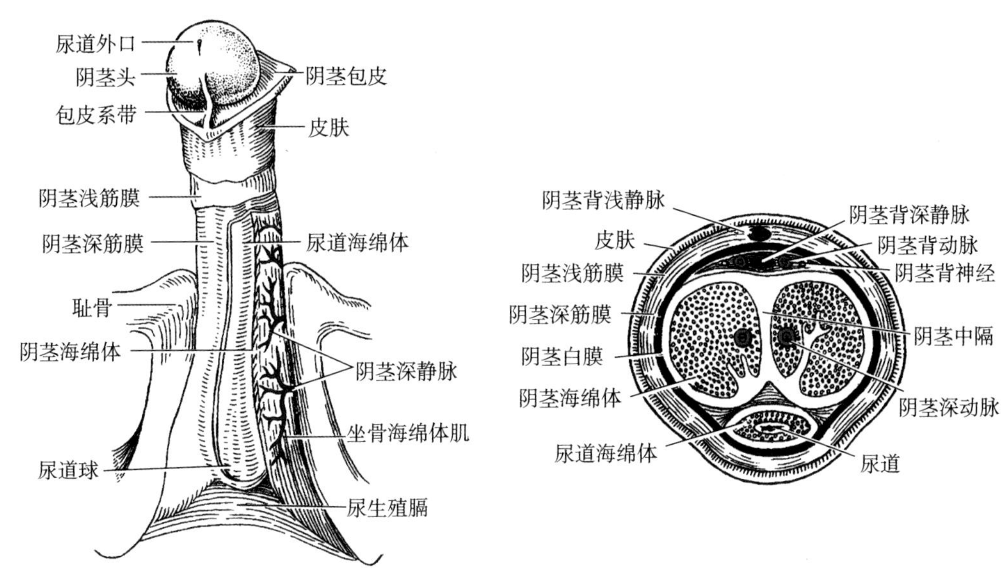

图 75-2　**阴茎**

（1）包皮：包皮（prepuce，foreskin）指阴茎皮肤覆盖在阴茎头处褶成双层的皮肤。在婴幼儿期包皮较长，包绕阴茎使龟头及尿道外口不能显露，成年人包皮不应掩盖尿道口。翻起包皮后应露出阴茎头，若翻起后仍不能露出尿道外口或阴茎头者称为包茎，见于先天性包皮口狭窄或炎症、外伤后粘连。若包皮长度超过阴茎头，但翻起后能露出尿道口或阴茎头，称包皮过长。包皮过长或包茎易引起尿道外口或阴茎头感染、嵌顿，污垢在阴茎颈部易于残留，常被视为阴茎癌的重要致病因素之一。故提倡早期手术处理。

（2）阴茎头与阴茎颈：检查时应将包皮上翻暴露全部阴茎头及阴茎颈，观察其表面的色泽，有无充血、水肿、分泌物及结节等。正常阴茎头红润、光滑，如有硬结并伴有暗红色溃疡、易出血或融合成菜花状，应考虑阴茎癌的可能性。阴茎颈部发现单个椭圆形质硬溃疡称为下疳，愈后留有瘢痕，此征对梅毒的诊断有重要价值。阴茎头部如出现淡红色小丘疹融合成蕈样，呈乳突状突起，应考虑尖锐湿疣。

（3）尿道口：检查尿道口时医师用示指与拇指，轻轻挤压龟头使尿道张开，观察尿道口有无红肿、分泌物及溃疡、外伤及畸形等。观察尿道口是否狭窄，先天性畸形或炎症粘连常可出现尿道口狭窄。并注意有无尿道口异位，尿道下裂时尿道口位于阴茎腹面。如嘱被检者排尿，裂口处常有尿液溢出。

（4）阴茎大小与形态：成年人阴茎过小（婴儿型），见于垂体功能或性腺功能不全者；在儿童期阴茎过大（成人型），见于性早熟，真性性早熟见于促性腺激素过早分泌，假性性早熟见于睾丸间质细胞瘤，后者不产生精子。

2. 阴囊

（1）阴囊检查的内容：被检者取站立位或仰卧位，两腿稍分开。先观察阴囊（scrotum）皮肤及外形，后进行阴囊触诊，方法是医师两只手拇指置于被检者阴囊前面，其余手指放在阴囊后面，起托护作用，拇指做来回滑动触诊，两侧对比。正常阴囊皮肤呈深暗色，多皱褶。注意观察阴囊皮肤有无皮疹、脱屑、溃烂等损害，观察阴囊外形有无肿胀、肿块。阴囊肿大时应分辨是疝、睾丸肿瘤或鞘膜积液。后者用手电筒照射时透光，而前两者都不透明，但疝可使内容物回复腹腔，而肿瘤是不能的。

（2）常见的阴囊体征有以下几种。

1）阴囊水肿：阴囊皮肤常因水肿而紧绷，可为全身性水肿的一部分，如肾病综合征。也可为局部因素如局部炎症或过敏反应、静脉血或淋巴回流受阻等所致。

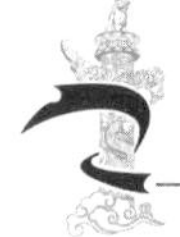

2)阴囊湿疹:阴囊皮肤增厚呈苔藓样,并有小片鳞屑;或皮肤呈暗红色、糜烂,有大量浆液渗出,有时形成软痂,伴有顽固性奇痒。

3)阴囊象皮肿:见于血丝虫病引起的淋巴管炎或淋巴管阻塞,阴囊皮肤水肿粗糙、增厚如象皮样。

4)阴囊疝:阴囊疝是指肠系膜或大网膜经腹股沟管下降至阴囊内使一侧或双侧阴囊肿大,有时可推回腹腔。但被检者用力咳嗽使腹腔内压增高时可再降入阴囊。

5)鞘膜积液:正常情况下鞘膜囊内有少量液体,当鞘膜本身或邻近器官出现病变时,鞘膜液体分泌增多,而形成积液,此时阴囊肿大触之有水囊样感。透光试验有助于鞘膜积液和阴囊疝、睾丸肿瘤等的鉴别。

(二)内生殖器检查

阴囊是腹壁的延续部分,中间有隔膜分为左、右两囊,各有精索、睾丸和附睾。

1. 精索　精索(spermatic cord)由输精管、提睾肌、动脉、静脉、精索神经及淋巴管等组成,位于附睾上方。正常精索呈柔软的索条状,无压痛。检查时医师用拇指和示指触诊精索,从附睾摸到腹股沟环。①若精索有挤压痛及局部皮肤红肿,多为精索的急性炎症;②若呈串珠样肿胀,见于输精管结核;③靠近附睾的精索触及硬结,常由丝虫病所致;④精索有蚯蚓团样感多为精索静脉曲张所致。

2. 睾丸　睾丸(testis)左、右各一,椭圆形,表面光滑柔韧。检查时医师用拇指和示、中指触及睾丸注意其大小、形状、硬度及有无触压痛等,并做两侧对比。①睾丸急性肿痛,压痛明显者,见于急性睾丸炎,多由外伤、流行性腮腺炎、淋病等所致,很少化脓;②睾丸慢性肿痛多由结核引起;③一侧睾丸肿大、质硬并有结节,应考虑睾丸肿瘤或白血病细胞浸润;④睾丸萎缩可为先天异常,或因流行性腮腺炎或外伤后遗症及精索静脉曲张所引起;⑤睾丸过小常为先天性或内分泌异常引起,如肥胖性生殖无能症等;⑥如睾丸未降入阴囊而在腹股沟管内或阴茎根部、会阴部等处触及,或做超声检查腹腔睾丸隐藏在以上部位,称为隐睾症;⑦无睾丸常见于性染色体数目异常所致的先天性无睾症,可为单侧或双侧,双侧无睾症被检者生殖器官及第二性征均发育不良。

3. 附睾　附睾(epididymis)是储存精子和促进精子成熟的器官,位于睾丸后外侧,上端膨大为附睾头,下端细小如囊锥状为附睾尾。检查时医师用拇指和示、中指触诊。触诊时应注意附睾大小,有无结节和压痛。①如发现附睾肿胀而无明显压痛,质硬并有结节感,应考虑附睾结核,附睾结核常伴有输精管增粗,触诊呈串珠状,当结核病灶破溃后,可形成经久不愈的瘘管;②急性炎症时肿痛明显,且常伴有睾丸肿大,附睾与睾丸分界不清。③慢性附睾炎则附睾肿大而压痛轻。

4. 前列腺　前列腺(prostate)位于膀胱下方、耻骨联合后约 2 cm 处,包绕在尿道根部,见图 75-3。其上端宽大,下端窄小,后面较平坦。检查时被检者取肘膝卧位、侧卧位或站立弯腰位。医师示指戴手套或指套,涂以润滑剂,徐徐插入肛门,向腹侧触诊。正常前列腺质韧而有弹性,左、右两叶之间可触及正中沟。①良性前列腺肥大时正中沟消失,表面光滑有韧感,无压痛及粘连,多见于老年人,表现为排尿困难,并有尿频,尤以夜间为甚;②前列腺肿大且有明显压痛,多见于急性前列腺炎;③前列腺肿大、质硬、无压痛、表面有硬结节者多为前列腺癌。前列腺触诊时可同时做前列腺按摩留取前列腺液做化验检查。方法为触诊时示指做向前内方横向按摩数次后,再沿正中沟向尿道外口方向滑行挤压,可见前列腺液从尿道口流出,收集标本立即送检。

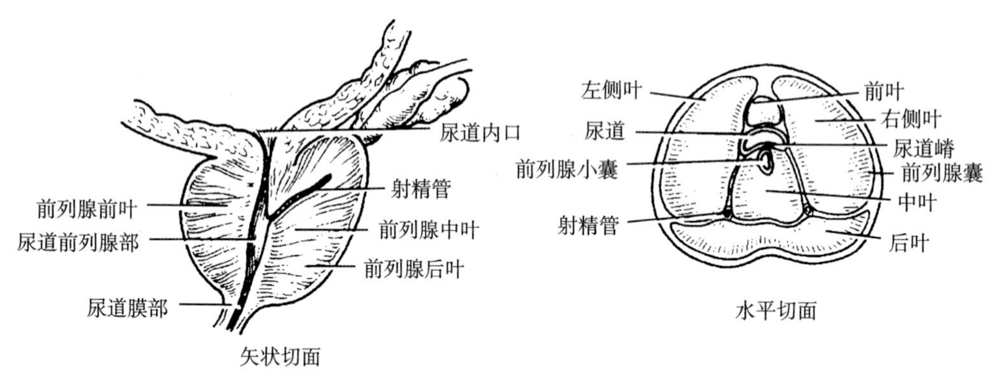

图 75-3　前列腺

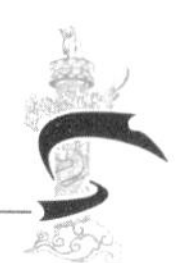

5. 精囊　精囊（seminal vesicle）位于前列腺外上方，为一菱锥形囊状非成对的附属性腺体，质地柔软，正常时肛诊一般不易触及。精囊病变常继发于前列腺，如炎症波及、结核扩散和前列腺癌的侵犯。①精囊呈条索状肿胀并有触压痛多为炎症所致；②精囊表面呈结节状多因结核引起；③质硬、肿大应考虑癌变。

二、女性生殖器检查

女性生殖器检查内容包括内外生殖器官，见图 75-4。女性外生殖器（internal genital organ of female）包括阴阜、大小阴唇、阴蒂和阴道前庭等，见图 75-5；女性内生殖器（female internal genital organ）包括阴道、子宫、输卵管、卵巢。一般情况下女性被检者的生殖器不做常规检查，有适应证须检查时，应在女医护人员或家属陪同下进行。检查时被检者应排空膀胱，暴露下身，仰卧于检查台上，两腿外展、屈膝，医师应戴无菌手套进行检查。视诊与触诊相结合，检查顺序与方法如下。

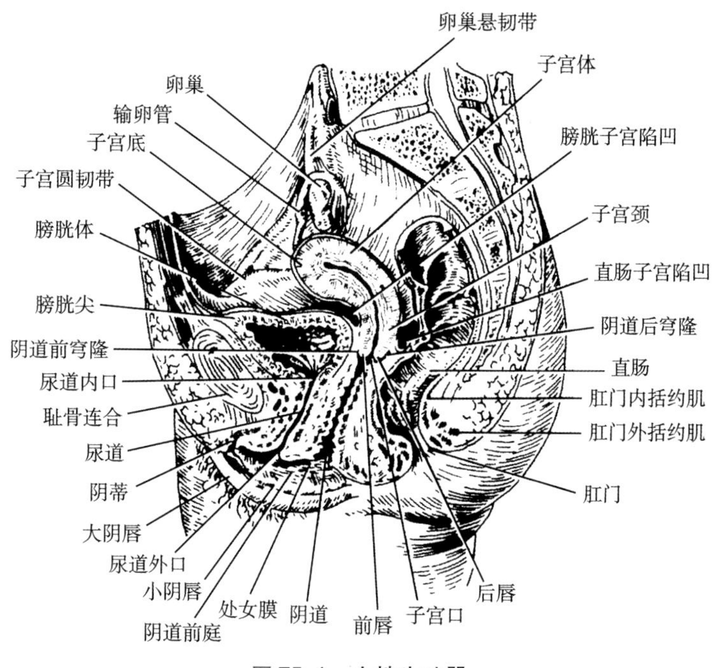

图 75-4　女性生殖器

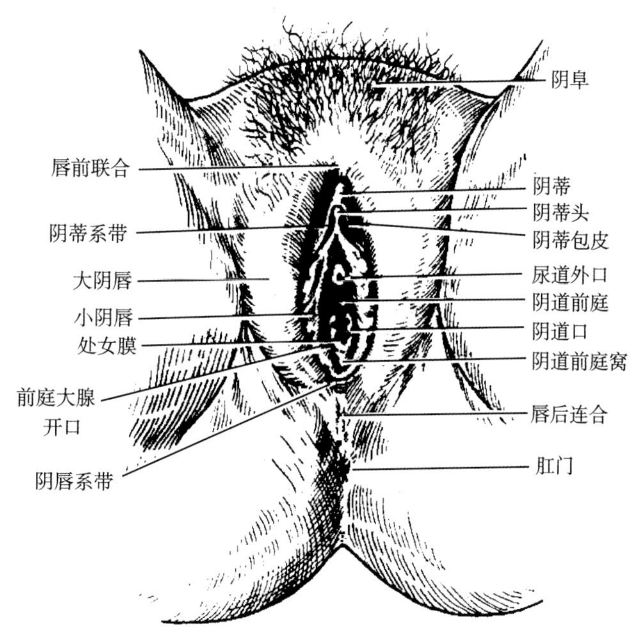

图 75-5　女性外生殖器

（一）外生殖器检查

1. 阴阜　阴阜（mons pubis）位于耻骨联合前面，为皮下脂肪丰富、柔软的脂肪垫。性成熟后皮肤有阴毛，呈倒三角形分布，为女性第二性征。①若阴毛先浓密后脱落而明显稀少或缺如，见于性功能减退症或席汉病等；②阴毛明显增多，呈男性分布，多见于肾上腺皮质功能亢进。

2. 大阴唇　大阴唇（labium majus）为一对纵行长圆形隆起的皮肤皱襞，皮下组织松软，富含脂肪及弹力纤维。①性成熟后表面有阴毛，未生育妇女两侧大阴唇自然合拢遮盖外阴；②经产妇两侧大阴唇常分开；③老年人或绝经后则常萎缩。

3. 小阴唇　小阴唇（labium minus）位于大阴唇内侧，为一对较薄的皮肤皱襞，两侧小阴唇常合拢遮盖阴道外口。小阴唇表面光滑、呈浅红色或褐色，前端融合后包绕阴蒂，后端彼此会合形成阴唇系带。①炎症时常有红肿疼痛；②白斑症可使局部色素脱失；③若有结节、溃烂应考虑癌变可能；④如有乳突状或蕈样突起见于尖锐湿疣。

4. 阴蒂　阴蒂（clitoris）为两侧小阴唇前端会合处与大阴唇前连合之间的隆起部分，外表为阴蒂包皮，其内具有男性阴茎海绵体样组织，性兴奋时能勃起。①阴蒂过小见于性发育不全；②过大应考虑两性畸形；③红肿见于外阴炎症。

5. 阴道前庭　阴道前庭（vaginal vestibule）为两侧小阴唇之间的菱形裂隙，前部有尿道口，后部有阴道口。前庭大腺分居于阴道口两侧，如黄豆粒大，开口于小阴唇与处女膜的沟内。①如有炎症则局部红肿、硬痛并有脓液溢出；②肿大明显而压痛轻，可见于前庭大腺囊肿。

（二）内生殖器检查

1. 阴道　阴道（vagina）为生殖通道，平常前后壁相互贴近，内腔狭窄，但富于收缩和伸展性。检查时医师用拇、示指分开两侧小阴唇，在前庭后部可见阴道外口，其周围有处女膜。处女膜外形有不同类型，未婚女性一般不做阴道检查，但已婚妇女有指征者不能省略该项检查。正常阴道黏膜呈浅红色、柔软、光滑。检查时应注意其紧张度，有无瘢痕、肿块、分泌物、出血等并观察宫颈有无溃烂及新生物形成。

2. 子宫　子宫（uterus）为中空的肌质器官，位于骨盆腔中央，呈倒置梨形，见图75-6。触诊子宫应以双合诊法进行检查。正常宫颈表面光滑，妊娠时质软呈紫色，检查时应注意宫颈有无充血、糜烂、肥大及息肉。正常成年未孕子宫长约7.5 cm，宽4.0 cm，厚约2.5 cm。产后妇女子宫增大，触之较韧，光滑无压痛，子宫体积匀称性增大见于妊娠，非匀称性增大见于各种肿瘤。

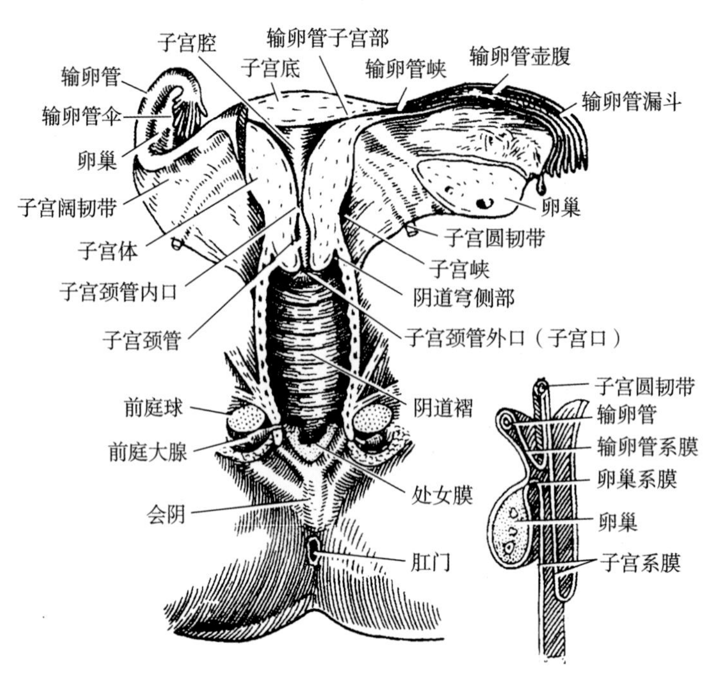

图75-6　女性内生殖器官

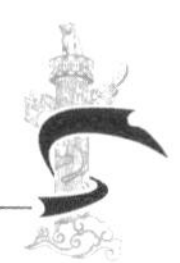

3. 输卵管　正常输卵管(oviduct)表面光滑、质韧无压痛,长 8 ~ 14 cm。①输卵管肿胀、增粗或有结节,弯曲或僵直,且常与周围组织粘连、固定,明显触压痛者,多见于急、慢性炎症或结核;②明显肿大可为输卵管积脓或积水;③双侧输卵管病变,管腔变窄或梗阻,则难以受孕。

4. 卵巢　卵巢(ovary)为一对扁椭圆形性腺,成人女性的卵巢约 4 cm×3 cm×1 cm 大小,表面光滑、质软。①绝经后萎缩变小、变硬;②卵巢触诊多用双合诊,增大常见于卵巢肿瘤或炎症等。

第二节　肛门与直肠检查

肛门(anus)是消化道末端通于体外的开口。平时紧闭呈一前后纵裂,排便时扩张呈圆形,直径为 2 ~ 3 cm。直肠(rectum)位于盆腔内,是自肛缘起向上 15 cm 左右的大肠末段,沿骶骨和尾骨前面下行,穿盆膈,终止肛门,见图 75-7。直肠周围多脂肪、无纵带,位于膀胱和生殖器官的背侧。肛门与直肠的检查方法简便,常能发现许多有重要临床价值的体征,但常因忽视,造成漏诊。检查时视诊和触诊相结合,一般以视诊、触诊(肛门内及直肠)为主,辅以问诊,必要时也可进行内镜检查。

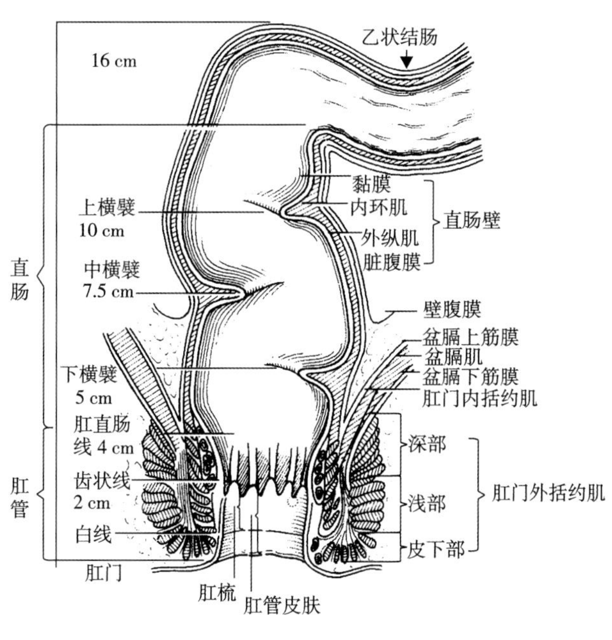

图 75-7　**肛门与直肠**

一、常用的检查体位

1. 肘膝位　肘膝位又称膝胸位(knee-chest position),被检者两肘关节屈曲,置于检查床上,胸部尽量靠近检查床,两膝关节屈曲呈直角跪于检查台上,臀部抬高,见图 75-8。此体位最常用于前列腺、精囊及内镜检查。

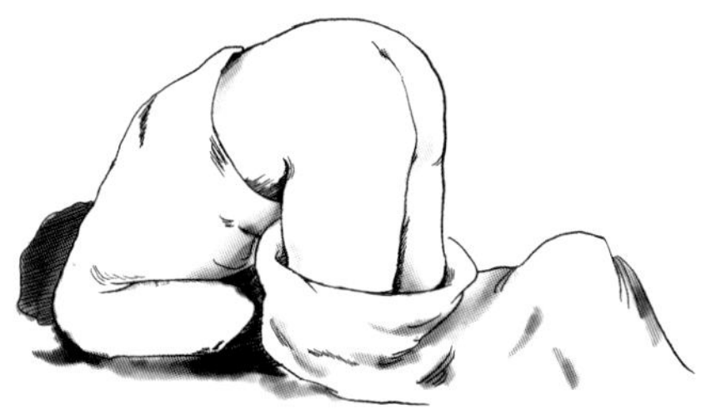

图 75-8　**肘膝位**

2. 左侧卧位　左侧卧位(left lateral decubitus)为被检者身体右侧向上,左侧贴于平放的床面,身体的矢状面平行于床面,冠状面垂直于床面,右腿向腹部屈曲,左腿伸直,臀部靠近检查床右边的姿势,见图 75-9。医师位于被检者背后进行检查。该体位适用于病重、年老体弱或女性被检者。

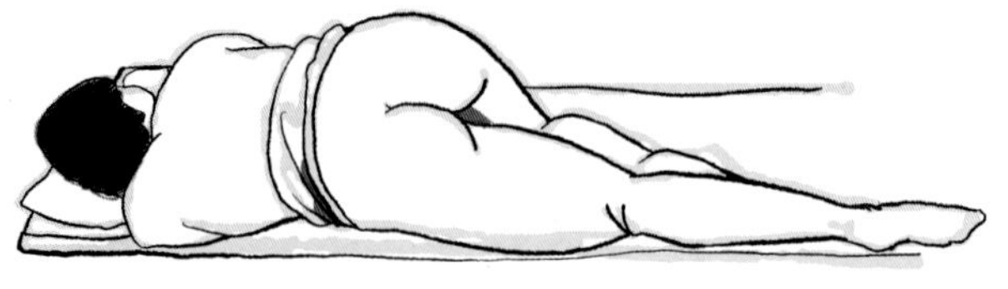

图 75-9　**左侧卧位**

3. 仰卧位　仰卧位(supine position)为被检者腹侧向上,仰卧,头下垫一薄枕,背侧贴于平放的床面,两臂放于身体两侧,两腿自然伸直,身体矢状面垂直于床面,冠状面平行于床面的姿势。多为休息及睡眠的一种体位。在临床医学上,仰卧位为最常用的体位,多数头、颌面、颈、胸、腹、四肢等部位手术皆可用。根据病情及诊疗需要,又可变化为如下体位。①去枕仰卧位:去枕仰卧,头偏向一侧,两臂置于身体两侧,两腿自然伸直,枕头横直于床头,见图 75-10。适用于全身麻醉未清醒或昏迷的患者,可防止呕吐物误吸入气管,引起窒息和肺部并发症;椎管内麻醉或脊髓腔穿刺后的患者,以防止颅内压降低引起头痛。②屈膝仰卧位:被检者仰卧,两臂置于身体两侧,两腿屈起,稍向外分开,见图 75-11。适用于腹部检查的被检者,可使腹肌放松,便于检查;女性导尿,以暴露操作部位。③中凹卧位:被检者头和躯干抬高 10°～20°,下肢抬高 20°～30°,见图 75-12。适用于休克患者,抬高头胸部,保持气道通畅,利于呼吸,增加肺活量,抬高下肢,利于静脉血回流,增加心输出量。

4. 截石位　被检者仰卧于检查床上,臀部垫高,两腿屈曲、抬高并外展。适用于重症体弱被检者或膀胱直肠窝的检查,亦可进行直肠双合诊,即右手示指在直肠内,左手在下腹部,双手配合,以检查盆腔脏器的病变情况,见图 75-13。

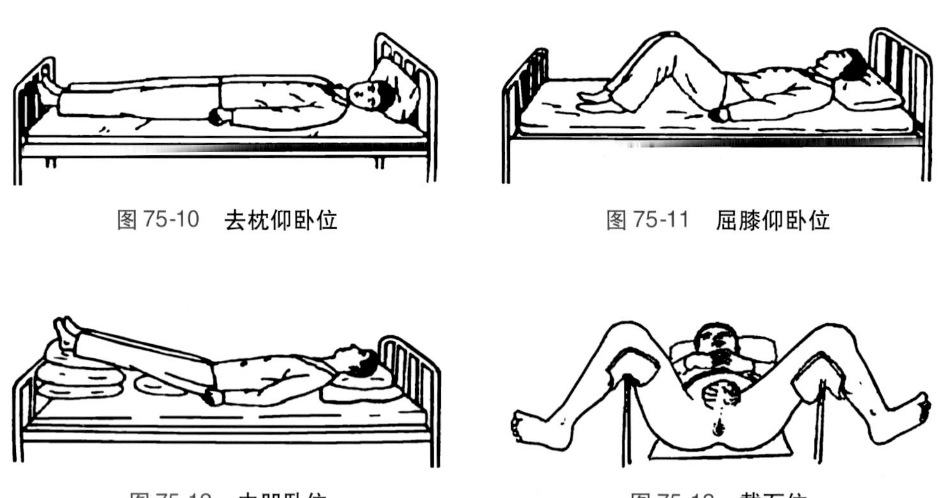

图 75-10　**去枕仰卧位**

图 75-11　**屈膝仰卧位**

图 75-12　**中凹卧位**

图 75-13　**截石位**

5. 蹲位　被检者下蹲呈排大便的姿势,屏气向下用力。适用于检查直肠脱出、内痔及直肠息肉等,见图 75-14。

肛门与直肠检查所发现的病变如肿块、溃疡等应按时针方向进行记录,并注明检查时被检者所取体位。肘膝位时肛门后正中点为 12 点钟位,前正中点为 6 点钟位,而仰卧位的时钟位则与此相反。临床上专科医师大都采用截石位 12 等份标记法来定位记录,见图 75-15。

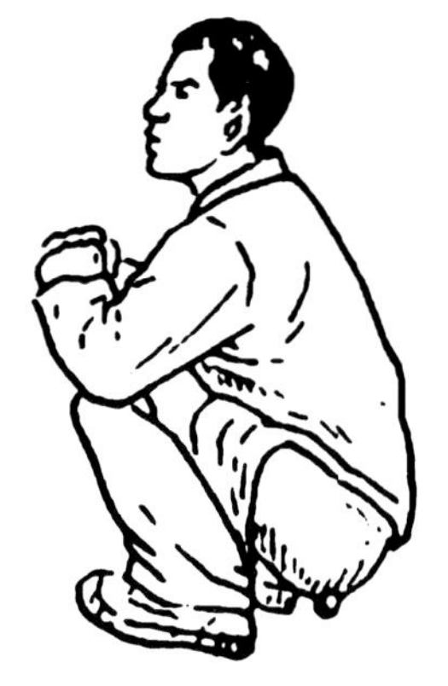

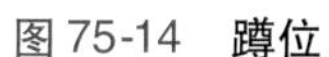

图 75-14　蹲位

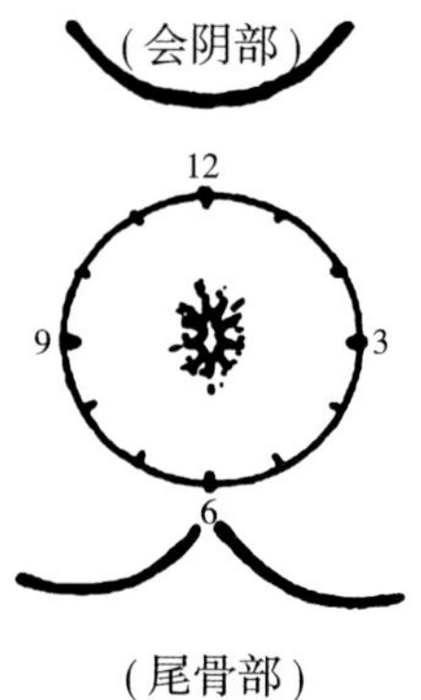

图 75-15　截石位 12 等份标记法示意

二、视　诊

检测时，医师用手分开被检者臀部，观察肛门及其周围皮肤颜色及皱褶，正常颜色较深，皱褶自肛门向外周呈放射状。让被检者提肛收缩肛门时括约肌皱褶更明显，做排便动作时皱褶变浅。还应观察肛门周围有无脓血、黏液、肛裂、外痔、脱肛、肛瘘及瘘管口或脓肿等，其中，痔疮是最常见者。众所周知，内痔出血、外痔痛，辅以问诊即可辨认；混合痔两者兼有。对于内痔，必要时可行触诊。

1. 肛门闭锁与狭窄　新生儿排便障碍时，应检查有无因先天性畸形所致的肛门闭锁或狭窄；因感染、外伤或手术引起的肛门狭窄，常可在肛周发现瘢痕。

2. 肛门瘢痕与红肿　肛门周围瘢痕，多见于外伤或手术后；肛门周围有红肿及压痛，常为肛门周围炎症或脓肿。

3. 肛裂　肛裂是肛管下段（齿状线以下）深达皮肤全层的纵行及梭形裂口或感染性溃疡。被检者自觉排便时疼痛，排出的粪便周围常附有少许鲜血。检查时肛门常可见裂口，触诊时有明显触压痛。

4. 痔　痔是直肠下端黏膜下或肛管边缘皮下的内痔静脉丛或外痔静脉丛扩大和曲张所致的静脉团。多见于成年人，被检者常有大便带血、痔块脱出、疼痛或瘙痒感。临床上可分为内痔、外痔和混合痔。①内痔：位于齿状线以上，表面被直肠下端黏膜所覆盖，在肛门内口可查到柔软的紫红色包块，排便时可突出肛门口外；②外痔：位于齿状线以下，表面被肛管皮肤所覆盖，在肛门外口可见紫红色柔软包块，患者常有明显疼痛；③混合痔：是齿状线上、下均可发现的紫红色包块，上部被直肠黏膜所覆盖，下部被肛管皮肤所覆盖，具有外痔与内痔的特点。

5. 肛门直肠瘘　简称肛瘘，是指肛门周围有瘘管形成，常有脓性分泌物流出，少数为血性分泌物。肛瘘常继发于肛门直肠脓肿和结核。

6. 脱肛　脱肛系指肛管、直肠或乙状结肠下端的肠壁，部分或全层向外翻而脱出于肛门外，又称直肠脱垂。检查时被检者取蹲位，观察肛门外有无突出物。如无突出物或突出不明显，让被检者屏气做排便动作时肛门外可见紫红色球状突出物，且随排便力气加大而突出更为明显。此即直肠部分脱垂（黏膜脱垂），停止排便时突出物常可回复至肛门内；若突出物呈椭圆形块状物，表面有环形皱襞，即为直肠完全脱垂（直肠壁全层脱垂），停止排便时不易回复。

三、触　诊

肛门和直肠触诊通常称为肛诊或直肠指诊。被检者可采取肘膝位、左侧卧位或仰卧位等。触诊时医师右手示指戴指套或手套，并涂以适量的润滑剂，如肥皂液、凡士林、液状石蜡后，将示指置于肛门外口轻轻按摩，等被检者肛门括约肌适应放松后，再徐徐插入肛门、直肠内，仔细触摸肛周及直肠周壁。先检查

肛门及括约肌的紧张度，再查肛管及直肠的内壁。注意有无压痛及黏膜是否光滑、有无肿块及搏动感。男性还可触诊前列腺与精囊，女性则可检查子宫颈、子宫、输卵管等，必要时配用双合诊。对以上器官的疾病诊断有重要价值，此外对盆腔的其他疾病如阑尾炎、髂窝脓肿也有诊断意义。

1. 剧烈疼痛　见于肛裂、肛周疖肿或直肠脓肿。
2. 有波动感　多为肛门或直肠周围脓肿。
3. 表面凸凹不平，质坚硬　多见于直肠癌。
4. 触之柔软光滑或呈分叶状　多为直肠息肉。
5. 指套带有黏液、脓血或鲜血　常提示有炎症、组织坏死或活动性出血，此时应涂片检查。
6. 直肠右侧壁肿块、触痛　应想到急性阑尾炎或髂窝脓肿。

（温皇鼎　马　军　卢　岩　黄　磊　莫琳芳　李　喆）

参考文献

1　柏树令，应大君. 系统解剖学[M]. 3 版. 北京：人民卫生出版社，2015：109-116.
2　潘祥林，王鸿利. 实用诊断学[M]. 2 版. 北京：人民卫生出版社，2017：245-275.
3　万学红，卢雪峰. 诊断学[M]. 9 版. 北京：人民卫生出版社，2018：167-193.
4　万学红，陈红. 临床诊断学[M]. 3 版. 北京：人民卫生出版社，2015：138-164.
5　BICKLEY L S. BATES' guide to physical examination and history taking[M]. 12 th ed. Philadelphia：Lippincott Williams and Wilkins，2016：111-144.

第76章

四肢与脊柱检查

第一节　四肢及关节检查

四肢与关节的检查，首先，应树立全身情况与局部情况并举的观念，切忌只注意局部检查而忽略了整体。其次，应充分暴露被检查部位，必要时对侧也要暴露出来，通常需要视诊与触诊相结合，注意观察软组织的状态，四肢的位置、形态、活动度有无异常。注意进行左右、上下、健侧与患侧的对比。正常人四肢和关节左右对称，形态正常，无肿胀及压痛，活动不受限。建议按照以下顺序检查：形态检查、功能检查、触诊、特殊检查。

一、上肢及关节检查

（一）长度

1. 目测　嘱被检者双上肢向前手掌并拢比较其长度。正常情况下双上肢长度相等，长度不一致见于先天性短肢畸形、骨折重叠和关节脱位等，如肩关节脱位时，患侧上臂长于健侧，肱骨颈骨折患侧短于健侧。

2. 尺测　被检者取坐位或站立位，检查者用带尺测量，从肩峰至尺骨鹰嘴，为上臂的长度；从鹰嘴突至尺骨茎突的距离为前臂长度；肩峰至桡骨茎突或中指指尖距离为全上肢长度。

（二）肩关节检查

1. 形态检查　充分暴露被检部位后，医师观察被检者双肩姿势外形有无倾斜。正常双肩对称，双肩呈弧形。①如肩关节弧形轮廓消失，肩峰突出，呈“方肩”，见于肩关节脱位或三角肌萎缩、腋神经麻痹；②两侧肩关节一高一低，颈短耸肩，见于先天性肩胛高耸症及脊柱侧弯；③锁骨骨折，远端下垂，使该侧肩下垂，肩部突出畸形如戴肩章状，见于外伤性肩锁关节脱位、锁骨外端过度上翘所致，见图76-1；④翼状肩胛提示前锯肌瘫痪。

2. 功能检查　嘱被检者做自主运动，观察有无活动受限，或检查者固定肩胛骨，另一只手持前臂进行多个方向的活动。肩关节外展可达90°，内收45°，前屈90°，后伸35°，旋转45°，见图76-2。肩关节周围炎时，关节各方向的活动均受限，称冻结肩；肩关节外展开始即痛，但仍可外展，见于肩关节炎；轻微外展即感疼痛见于肱骨或锁骨骨折；肩肱关节或肩锁骨关节脱位搭肩试验常为阳性。做法是嘱被检者用患侧手

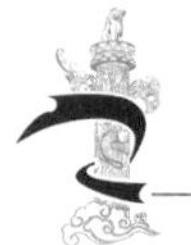

掌平放于对侧肩关节前方,如不能搭上而前臂不能自然贴紧胸壁,提示肩关节脱位。

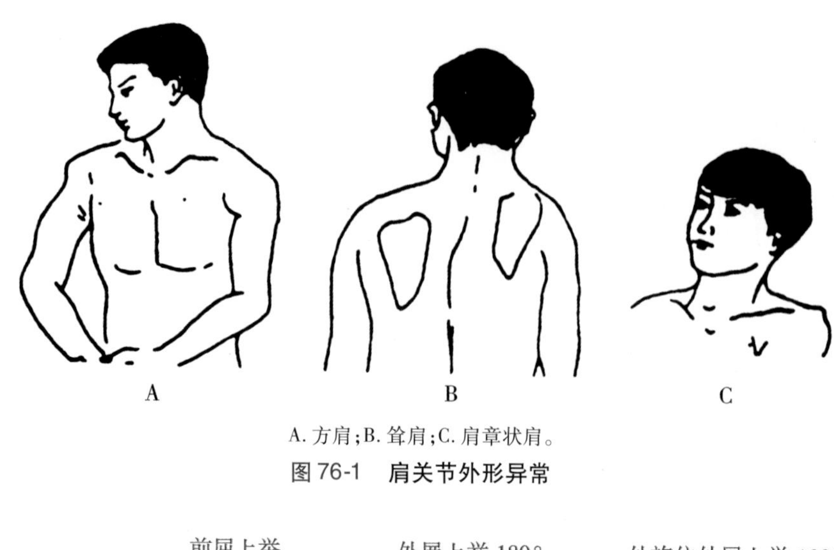

A. 方肩;B. 耸肩;C. 肩章状肩。

图 76-1 肩关节外形异常

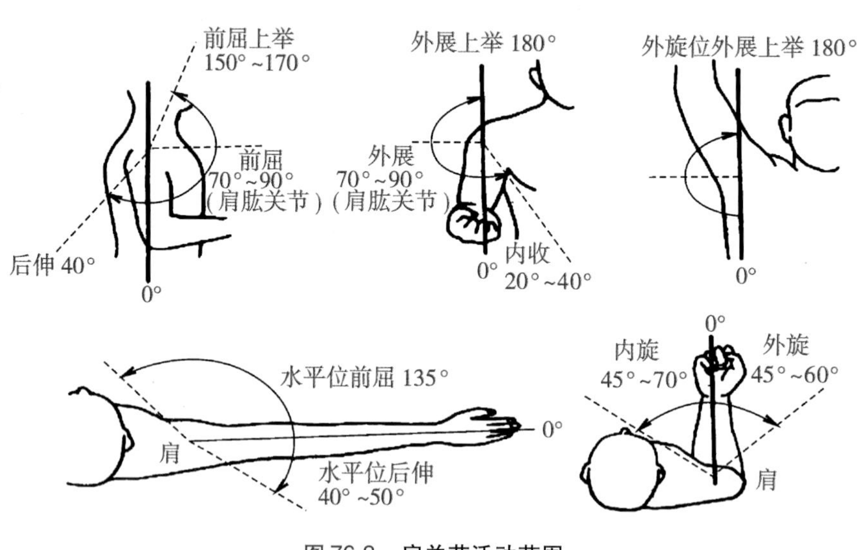

图 76-2 肩关节活动范围

3. 触诊 肩关节周围不同部位的压痛点,对鉴别诊断很有帮助,见图 76-3。①肱骨结节间沟的压痛见于肱二头肌长头腱鞘炎;②肱骨大结节的顶点部压痛可见于冈上肌腱损伤;③肩峰下方稍内侧有触痛,可见于肩峰下滑囊炎;④屈肘位,自肘部沿上肢骨干纵轴向上叩击,若上肢骨干或肩关节痛,则提示上肢骨干或肩关节病变。

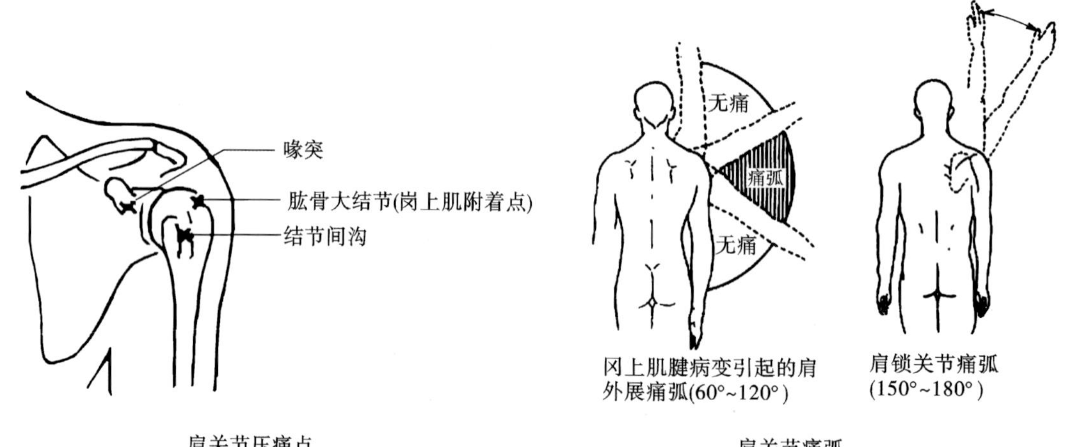

图 76-3 肩关节压痛点与痛弧

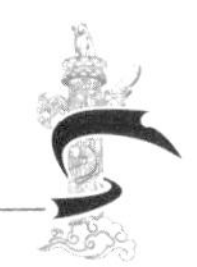

肩锁关节脱位者，按压锁骨外端，可有弹性活动。股二头肌长头腱滑脱，可在结节间沟触及肌腱的弹跳。

4. 特殊检查　常用的检查有以下几种。

(1) 杜加征：患肢肘关节屈曲，手放在对侧肩关节前方，如肘关节不能与胸壁贴紧为阳性，表示肩关节脱位，称为杜加征（Dugas sign），见图 76-4。

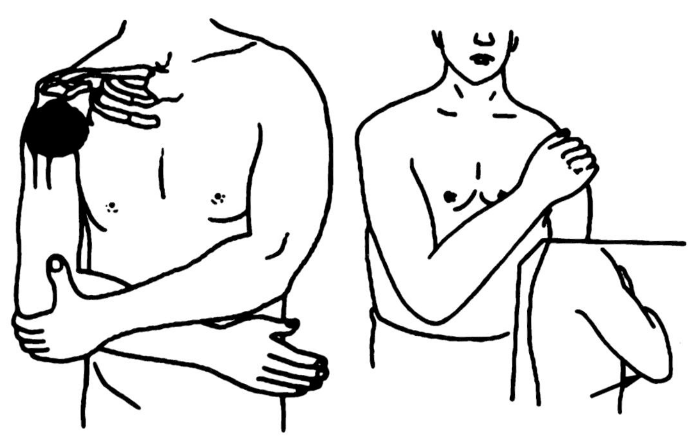

图 76-4　杜加征

(2) 直尺试验：又称汉米尔通征（Hamilton sign），以直尺置于上臂外侧，一端贴紧肱骨外上髁，另一端如能贴及肩峰，则为阳性，提示肩关节脱位。

(3) 肱二头肌长头紧张试验：又称肱二头肌抗阻力试验（耶尔加森征，Yergason sign）被检者屈肘，前臂旋后，检查者给予阻力，当有肱二头肌长头腱炎时，结节间沟区有痛感。

(4) Dawbam 征：患急性肩峰下滑囊炎时，患肢上臂贴在胸壁侧面，肩峰前缘下方可有触痛，如上臂外展，滑囊移位于肩峰下，触痛消失，为阳性。

(三) 肘关节检查

1. 形态检查　检查肘关节时注意有无肘部肿块，有无内、外翻畸形、连枷式关节等。还应注意双侧及肘窝部是否饱满、肿胀。肘关节肿胀有全关节肿胀、关节内侧肿胀及外侧肿胀之分。常见于肘关节积液和滑膜增生。肘部骨折、脱位可引起肘关节外形改变。

2. 功能检查　正常肘关节双侧对称、伸直时肘关节轻度外翻，称为携物角，正常为 5°～15°。检查此角时嘱被检者伸直两上肢，手掌向前，左右对比。此角>15°为肘外翻，<15°为肘内翻。

关节活动正常时，屈曲 135°～150°，超伸 10°，旋前（手背向上转动）80°～90°，旋后（手背向下转动）80°～90°。肘关节活动范围见图 76-5。检查旋转活动时，肘关节必须靠紧胸壁并与对侧比较，以防肩部代偿。

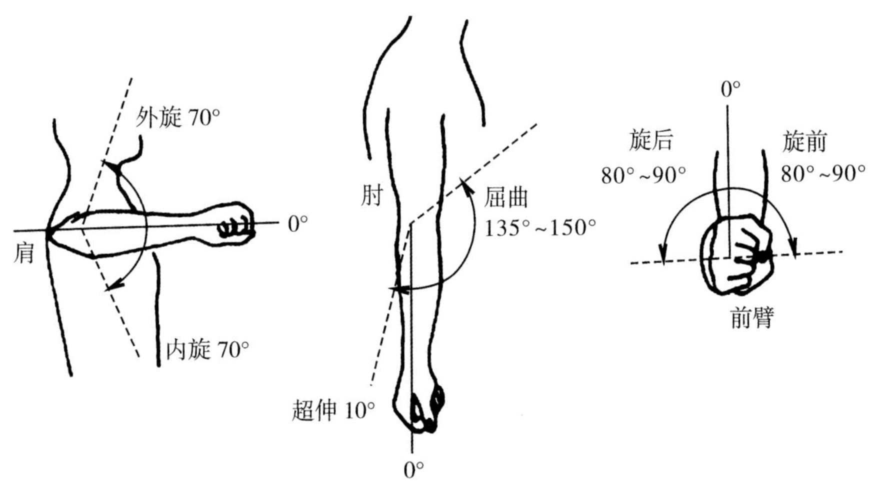

图 76-5　肘关节活动范围

肘关节的屈伸活动障碍是肱尺关节(主要)和肱桡关节的病症。前臂旋转功能障碍是远近尺桡关节(主要)和肱桡关节(次要)的病症。

3. 触诊 除检查关节活动是否正常外还应注意肘关节周围皮肤温度,有无肿块,肱动脉搏动,桡骨小头是否压痛,滑车淋巴结是否肿大。肱骨外上髁压痛常见于肱骨外上髁炎(即网球肘)。

4. 特殊检查

(1)腕伸肌紧张试验(Mill 征):被检者伸直患侧肘关节,前臂旋前,检查者将患侧腕关节屈曲,若被检者肱骨外上髁区疼痛,则为阳性,提示肱骨外上髁炎,见图 76-6。

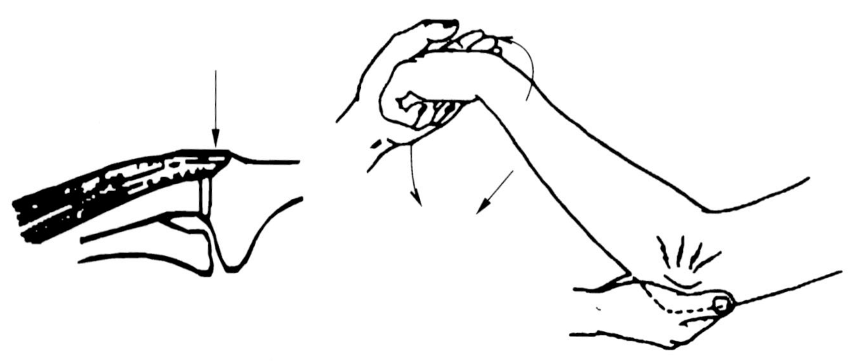

图 76-6 腕伸肌紧张试验

(2)Hüter 线与 Hüter 三角:正常情况下,肘关节伸直时,肱骨外上髁,肱骨内上髁和鹰嘴突在一条直线上,肘关节屈曲时,三者呈一等腰三角形,肱骨髁上骨折时,二者关系不变;肘关节后脱位时,三者关系改变,见图 76-7。

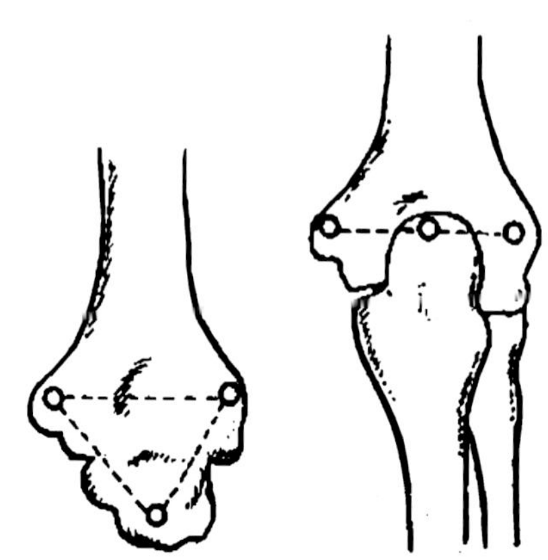

图 76-7 Hüter 线与 Hüter 三角(肘三角)

(四)腕关节及手检查

1. 形态检查 注意手的功能位置,有无包块(大小、性质、活动度、软硬度、与腕和手指的关系),有无畸形,腕关节及手部的皮肤温度,有无压痛等。

(1)手的功能位置:为腕背伸 30°并稍偏尺侧,拇指于外展时掌屈曲位,其余各指屈曲,呈握茶杯姿势。手的自然休息姿势呈半握拳状,腕关节稍背伸约 20°,向尺侧倾斜约 10°,拇指尖靠达示指关节的桡侧,其余四指呈半屈曲状,屈曲程度由示指向小指逐渐增大,且各指尖均指向舟骨结节处。

(2)局部肿胀与隆起:腕关节肿胀可因外伤、关节炎、关节结核而肿胀。①腕关节背侧或旁侧局部隆起见于腱鞘囊肿;②腕背侧肿胀见于腕肌腱腱鞘炎或软组织损伤;③下尺桡关节半脱位可使尺骨小头向腕背侧隆起;④双手指关节出现梭形肿胀见于类风湿性关节炎;⑤骨性关节炎也出现指关节梭形肿胀,但有特征性的赫伯登结节;⑥如单个指关节出现梭形肿胀,可能为指骨结核或内生软骨瘤;⑦手指侧副韧带损伤可使指间关节侧方肿胀;⑧“鼻烟壶”消失提示舟骨骨折。

(3)畸形：腕部手掌的神经、血管、肌腱及骨骼的损伤或先天性因素及外伤等均可引起畸形，常见的有以下几种。①餐叉样畸形，提示科利斯骨折（Colles fracture，即桡骨远端的伸直型骨折），见图 76-8；②猿形手畸形（平手、猿手），提示正中神经损伤，见图 76-9；③垂腕畸形，提示桡神经损伤，见图 76-10；④爪形手畸形，手指呈鸟爪样，提示尺神经损伤、进行性肌萎缩、脊髓空洞症和麻风等，见图 76-11；⑤此外还有并指、多指、锤状指、纽扣指及鹅颈畸形等。

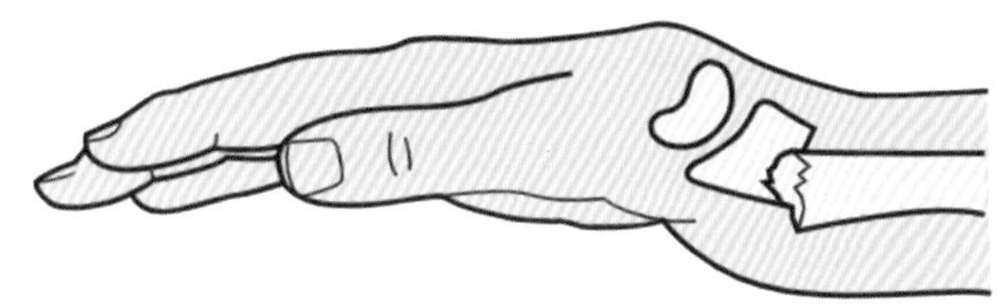

图 76-8　**科利斯骨折**

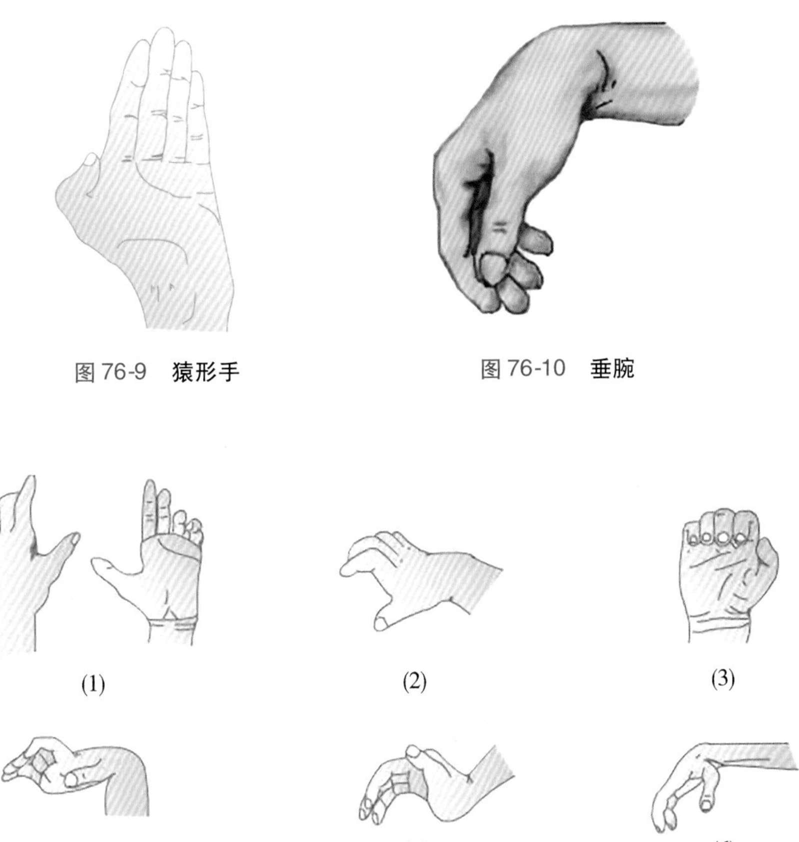

图 76-9　**猿形手**

图 76-10　**垂腕**

(1)尺神经麻痹的爪形手；(2)麻风病的爪形手；(3)脊髓空洞症的爪形手；(4)脊髓灰质炎的爪形手；(5)肥厚性颈脊髓炎的爪形手；(6)前臂缺血性肌痉挛的爪形手。

图 76-11　**爪形手**

杵状指（趾）：手指或足趾末端增生、肥厚、增宽、增厚，指甲从根部到末端拱形隆起呈杵状，见图 76-12。其发生机制可能与肢体末端慢性缺氧、代谢障碍及中毒性损害有关，缺氧时末端肢体毛细血管增生扩张，因血流丰富软组织增生，末端膨大。杵状指（趾）常见于以下几种疾病。①呼吸系统疾病，如慢性肺脓肿、支气管扩张和支气管肺癌；②某些心血管疾病，如发绀型先天性心脏病、亚急性感染性心内膜炎；③营养障碍性疾病，如肝硬化。

匙状甲：又称反甲，特点为指甲中央凹陷，边缘翘起，指甲变薄，表面粗糙有条纹，见图 76-13，常见于缺铁性贫血和高原疾病，偶见于风湿热及甲癣。

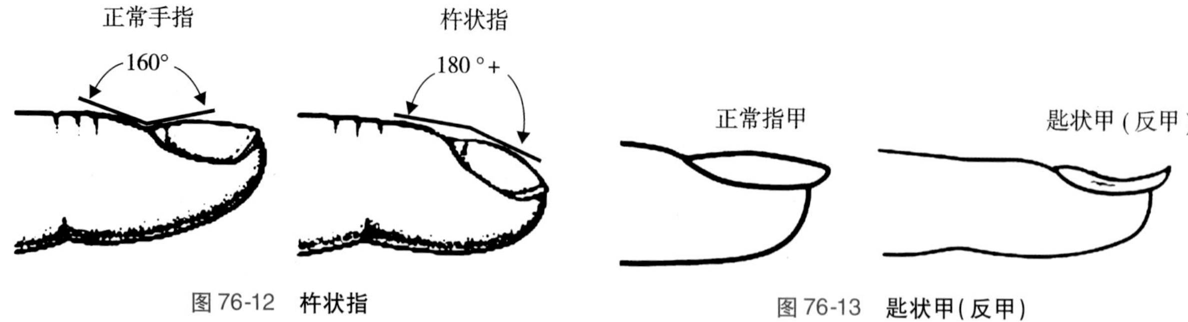

图 76-12 **杵状指**

图 76-13 **匙状甲(反甲)**

2. 功能检查 检查腕关节活动度是否在正常范围,以合掌法检查腕部屈伸活动是否灵活,是否伴有弹响及阻滞感。腕关节活动范围见图 76-14。

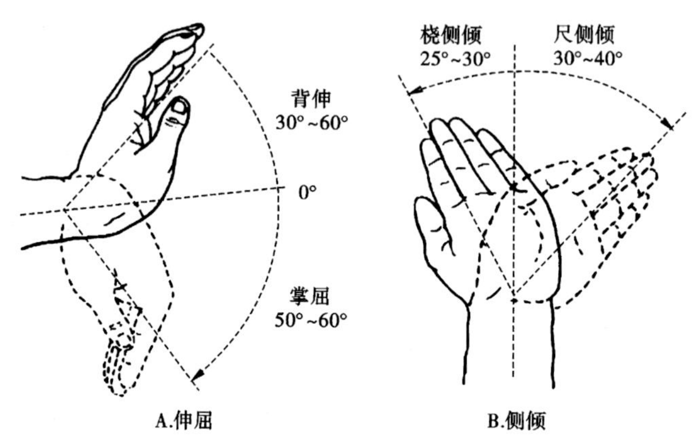

图 76-14 **腕关节活动范围**

腕关节及指关节活动范围见表 76-1。

表 76-1 **腕关节及指关节活动范围**

关节	背伸	掌屈	内收(桡侧)	外展(尺侧)
腕关节	30°~60°	50°~60°	25°~30°	30°~40°
掌指关节	伸 0°	屈 60°~90°	—	—
近端指间关节	0°	90°	—	—
远端指间关节	0°	60°~90°	—	—
拇指掌拇关节	—	20°~50°	可并拢桡侧示指	40°
指间关节	—	90°	可横越手掌	—

3. 触诊 ①手桡偏位,沿掌骨纵轴方向叩击第三掌骨,如有震痛,则提示舟骨骨折,见图 76-15;②手尺偏位,沿掌骨纵轴方向叩击第四掌骨,如有震痛,则提示月状骨骨折;③中指轴向压痛、叩击痛,见图 76-16,提示可能有月状骨坏死。

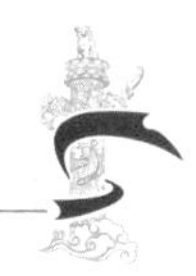

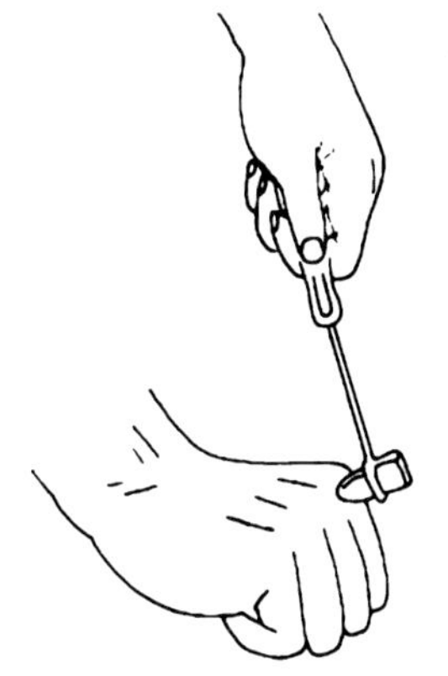

图 76-15　**第三掌骨纵轴方向叩击痛**

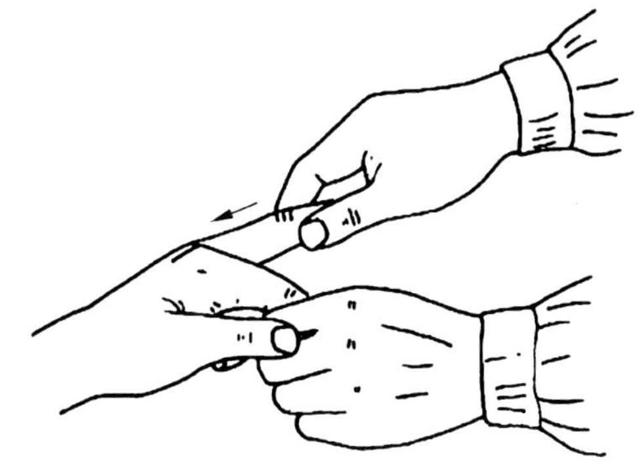

图 76-16　**中指轴向叩击痛**

4. 特殊检查

（1）芬克斯坦试验（Finkelstein test）：被检者握拳（拇指埋于拳内），使腕部尺偏，若桡骨茎突处出现疼痛为阳性，提示桡骨茎突狭窄性腱鞘炎，见图 76-17。

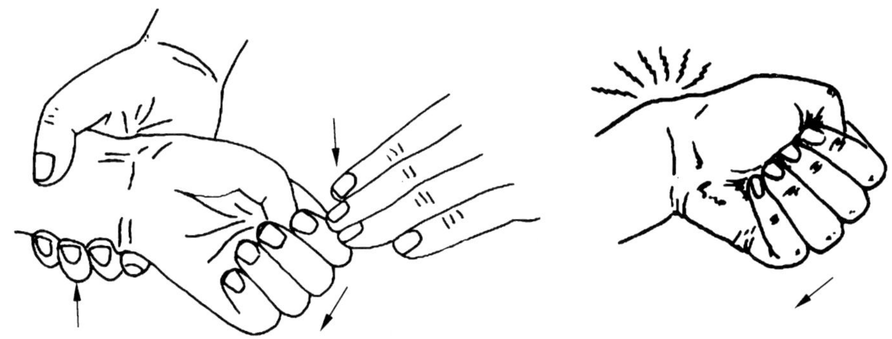

图 76-17　**芬克斯坦试验**

（2）腕关节尺侧挤压试验：被检者腕关节置于中立位，检查者将其尺偏并挤压，若下尺桡关节处疼痛为阳性，提示三角软骨盘损伤、尺骨茎突骨折，见图 76-18。

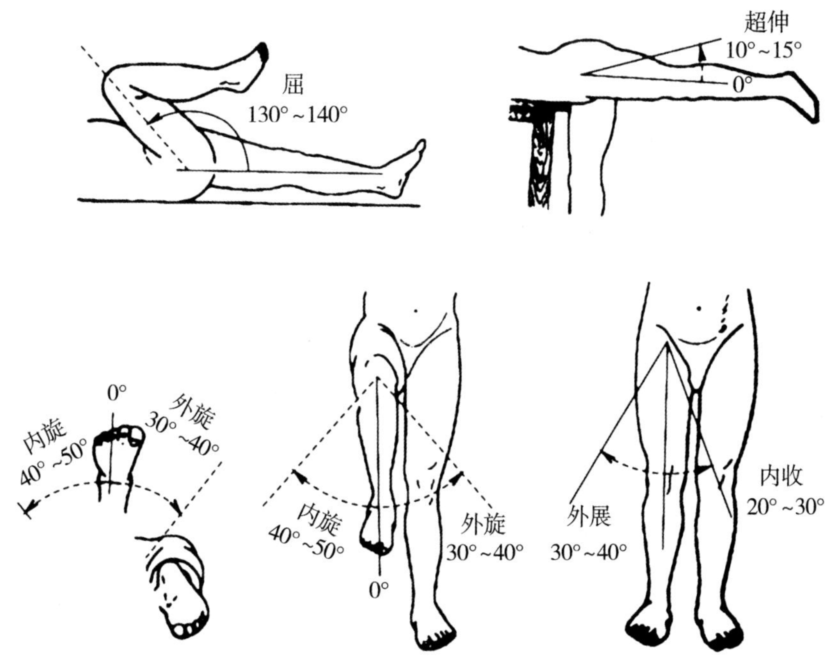

图 76-18　**腕关节尺侧挤压试验**

二、下肢及关节检查

下肢包括臀、大腿、膝、小腿、踝和足。检查下肢及关节时应充分暴露以上部位，双侧对比先做一般外形检查。观察双下肢长度是否一致，外形是否对称，有无静脉曲张、肿胀、皮肤改变等。一侧肢体缩短见于先天性短肢畸形、骨折或关节脱位；一侧肢体肿胀见于深层静脉血栓形成；肿胀并有皮肤灼热、发红肿胀，见于蜂窝织炎或血管炎；观察双下肢皮肤有无出血点、皮肤溃疡及色素沉着，下肢慢性溃疡时常有皮肤色素沉着，然后做下肢各关节的检查。

（一）髋关节检查

1. 形态检查　有无畸形、肿胀、窦道、瘢痕。须检查姿势、步态是否稳定，速度是否均匀等。

（1）异常步态：异常步态主要有以下几种。

1）跛行：跛行常见于下肢骨关节疼痛或缩短。①疼痛性跛行，髋关节疼痛不敢负重行走，患肢膝部微屈，轻轻落下足尖着地，然后迅速改换健肢负重，步态短促不稳，见于髋关节结核、暂时性滑膜炎、股骨头无菌性坏死等；②短肢跛行，以足尖落地或健侧下肢屈膝跳跃状行走，一侧下肢缩短 3 cm 以上则可出现跛行，见于小儿麻痹症后遗症。

2）鸭步：走路时两腿分开的距离宽，左右摇摆，臀部后凸，如鸭子行走，见于先天性双侧髋关节脱位，髋内翻，小儿麻痹症所致的双侧臀中、小肌麻痹，见图 76-19。髋关节脱位者有其独特站立姿势，见图 76-20。

3）呆步：步行时下肢向前甩出，并转动躯干，步态呆板，见于髋关节强直、化脓性髋关节炎。

4）剪刀步：见于脑性瘫痪。

5）足步：见于关节部分或完全强直者。

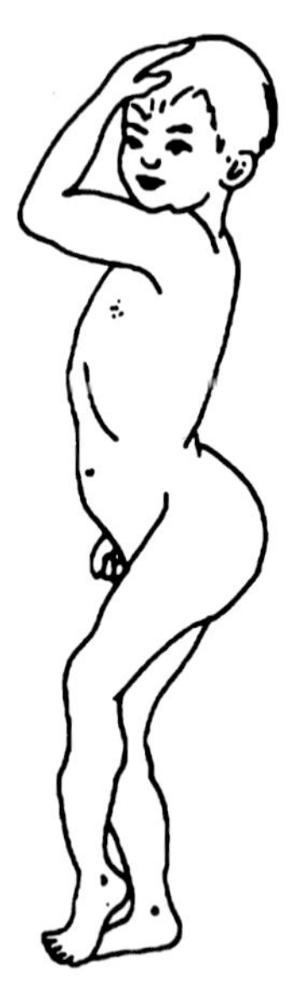

图 76-19　髋关节脱位者鸭步步态

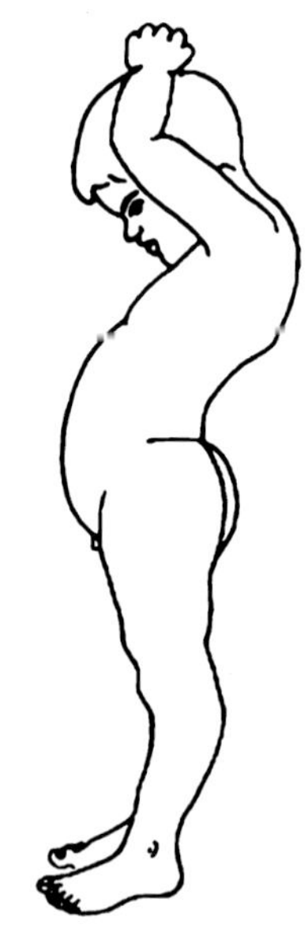

图 76-20　髋关节脱位者站立姿势

（2）畸形：被检者取仰卧位，双下肢伸直，使病侧髂前上棘连线与躯干正中线保持垂直，腰部放松，腰椎放平贴于床面观察关节有无下列畸形，如果有多为髋关节脱位，股骨干及股骨头骨折错位。

1）内收畸形：正常时双下肢可伸直并拢，如一侧下肢超越躯干中线向对侧偏移，而且不能外展为内收畸形。

2）外展畸形：下肢离开中线，向外侧偏移，不能内收，称外展畸形。

3）旋转畸形：仰卧位时，正常髌骨及趾指向上方，若向内、外侧偏斜，为髋关节内、外旋畸形，见图 76-21。

（3）肿胀及皮肤皱褶：腹股沟异常饱满，示髋关节肿胀；臀肌是否丰满，如髋关节病变时臀肌萎缩；臀部皱褶不对称，提示一侧髋关节脱位。

（4）肿块、窦道瘢痕：注意髋关节周围皮肤有无肿块、窦道及瘢痕，髋关节结核时常有以上改变。股三角区应注意有无包块，其性质如何，应注意疝和寒性流注脓肿的区别。

（5）局部隆起：臀部骨隆起可能为髋关节后脱位，耻骨或闭孔部异常骨隆起可能是髋关节前脱位。

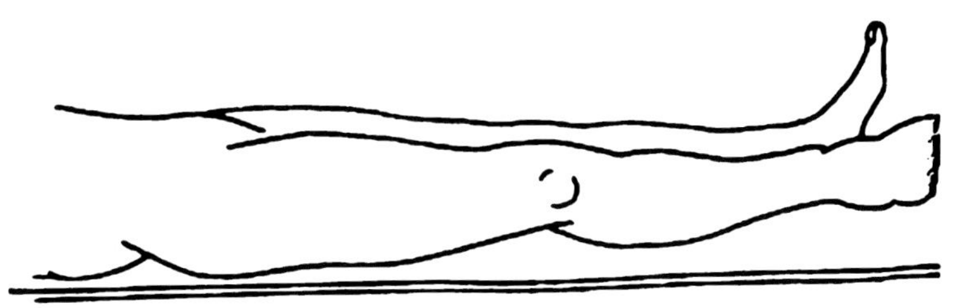

图 76-21　股骨颈骨折者患肢呈外旋畸形

2. 功能检查　注意防止脊椎代偿动作，因此检查时，一侧下肢屈曲，另一侧下肢伸直；一侧下肢外展，另一侧下肢也外展。这样两下肢互做反方向动作，可防止骨盆的伴随动作。检查中一边记录，一边推测活动受限原因。一般明显旋转受限代表关节软骨面的破坏；外展受限可能为软组织病变［压痛点在内侧，或骨组织的病变（障碍在外侧）］；伸直受限可为关节内病变，也可为腰大肌短缩、痉挛所致。髋关节检查方法及活动范围见图 76-22、表 76-2。

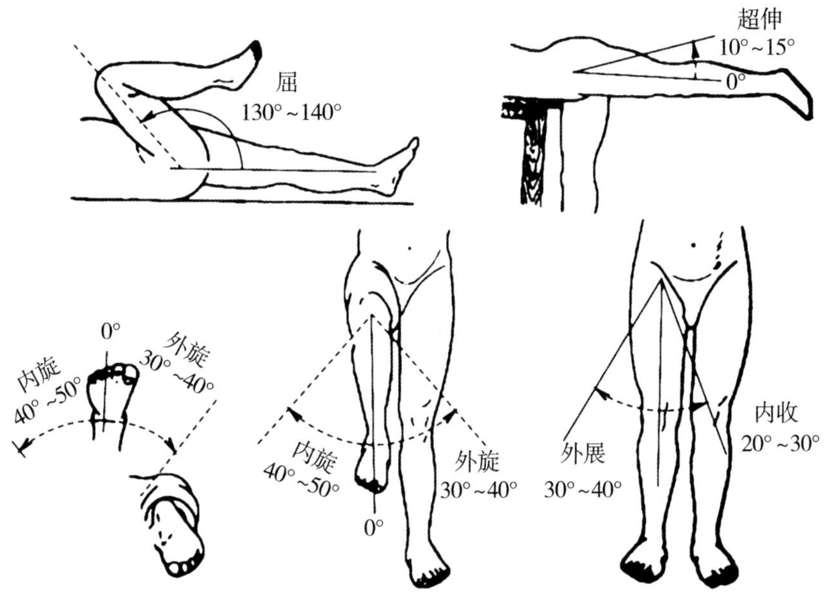

图 76-22　髋关节活动范围

表 76-2　髋关节检查方法及活动范围

检查内容	检查方法	活动度
屈曲	被检者仰卧，医师一只手按压髂嵴，另一只手将屈曲膝关节推向前胸	130°～140°
后伸	被检者俯卧，医师一只手按压臀部，另一只手握小腿下端，屈膝 90°后上提	15°～30°
内收	仰卧，双下肢伸直，固定骨盆，一侧下肢自中立位向对称下肢前面交叉内收	20°～30°
外展	被检者仰卧，双下肢伸直，固定骨盆，使一侧下肢自中立位外展	30°～45°
旋转	被检者仰卧，下肢伸直，髌骨及足尖向上，医师双手放于被检者大腿下部和膝部，旋转大腿，也可让被检者屈髋屈膝 90°，医师一只手扶被检者臀部，另一只手握踝部，向相反方向运动，小腿做外展、内收动作时，髋关节则为外旋、内旋	45°

3. 触诊　髋关节位置深，只能触诊其体表位置。髋关节的压痛也应该一边检查一边分析判断病变部位。①腹股沟中点或臀部压痛提示髋关节可能有病变；②外侧大转子的浅压痛往往是大转子滑囊炎的表现；③一般的轻度旋转痛多由于关节面的不平滑引起，严重旋转痛多由软组织受牵拉所致，可据此结合压痛部位和旋转方向推测病变软组织；④腹股沟韧带中点后下 1 cm，再向外 1 cm，触及此处有无压痛及波动感，髋关节有积液时有波动感，如此处硬韧饱满时，可能为髋关节前脱位，若该处空虚，可能为后脱位；⑤大粗隆部肌腱弹跳感常提示弹响髋，令被检者做屈髋和伸髋动作，可闻及大粗隆上方有明显的“咯噔”声，是紧张肥厚的阔筋膜张肌与股骨大粗隆摩擦声。

4. 特殊检查

(1)足跟叩击试验：被检者下肢伸直，直腿抬高，医师用拳叩击足跟，髋部疼痛为阳性。提示髋关节炎或骨折，或髋关节负重部位关节面破坏，且为晚期。足跟叩击痛不如从外向内叩击转子的疼痛出现早。

(2)屈氏试验(Trendelenburg test)：被检者裸露臀部，两下肢交替持重和抬高，注意骨盆的动作，抬腿侧骨盆不上升反而下降，为阳性，见图 76-23。轻度时只能看出上身摇摆。阳性者提示：①持重侧不稳定，臀中肌、臀小肌麻痹和松弛，如小儿麻痹后遗症或高度髋内翻；②骨盆与股骨之间的支持性不稳，如先天性髋脱位、股骨颈骨折。

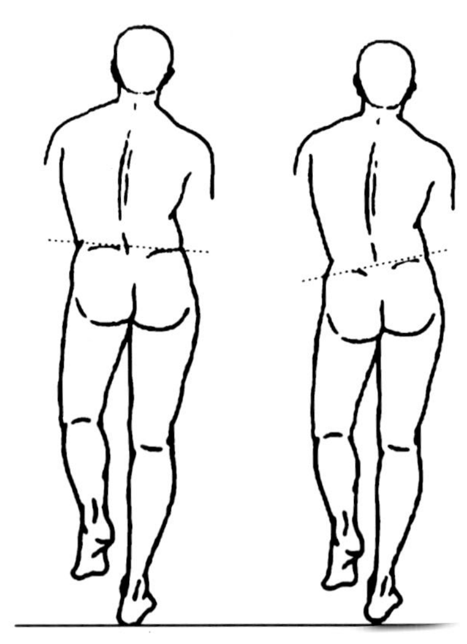

图 76-23　屈氏试验

(3)Allis 征(又称 Galeazzi 征)：被检者仰卧，屈髋屈膝，两足平行置于床面，比较两膝高度。不等高为阳性，提示较低一侧股骨或胫骨短缩，或髋关节后脱位，见图 76-24。

(4)Dupuytren(望远镜)征：被检者仰卧，检查者一手握膝，一手固定骨盆，上下推动股骨干，若觉察有抽动和音响即为阳性，提示小儿先天性髋关节脱位，见图 76-25。

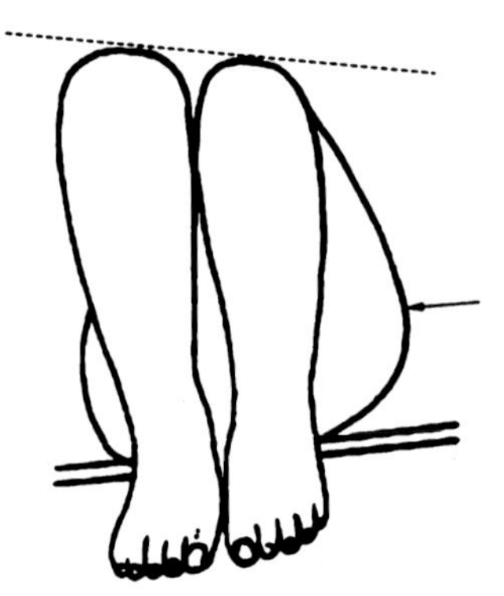

图 76-24　Allis 征

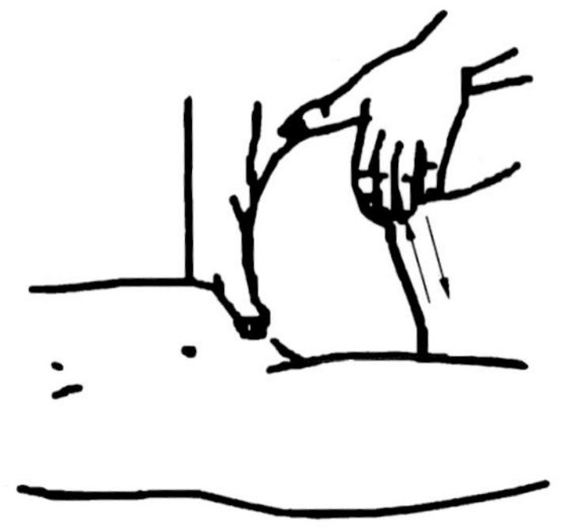

图 76-25　Dupuytren(望远镜)征

（5）髂胫束检查（Ober 征）：被检者健侧卧位，健侧屈髋屈膝，检查者一手固定骨盆，一手握踝，屈患髋膝达 90°后，外展大腿并伸直患膝，大腿不能自然下落，并可于大腿外侧触及条索样物；或患侧主动内收，足尖不能触及床面，则为阳性，提示髂胫束挛缩，见图 76-26。

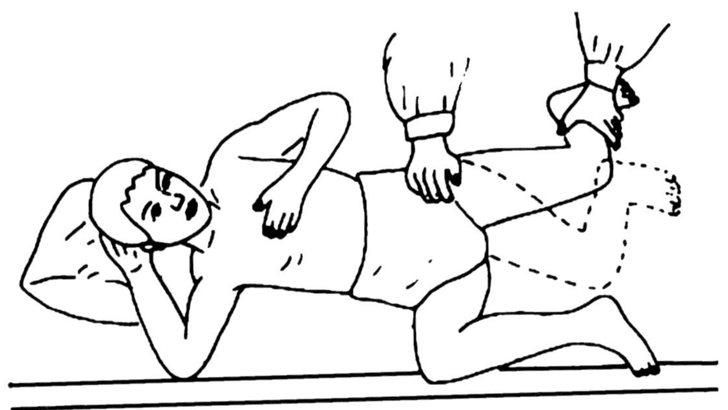

图 76-26　髂胫束检查（Ober 征）

（6）Ortolani 征：见于小儿先天性髋关节脱位。小儿仰卧，双髋外展，两腿分开，患侧膝关节不能接触床面；如能，则先有一滑动声响，此为暂时复位标志。

（7）髂坐线（Nelaton 线）：被检者侧卧，髂前上棘到坐骨结节的连线正通过大转子的最高点。否则为阳性，提示髋关节脱位或股骨颈骨折，见图 76-27。

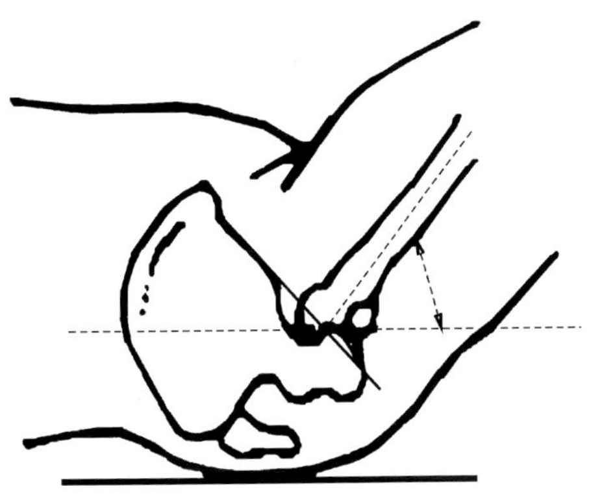

图 76-27　髂坐线（Nelaton 线）

（8）大粗隆髂前上棘连线（Shoemaker 线）：左、右大转子的顶点与同侧的髂前上棘做连线，其延长线相交于腹正中线上。若患侧大转子上移，则两线交于中线旁的健侧，见图 76-28。

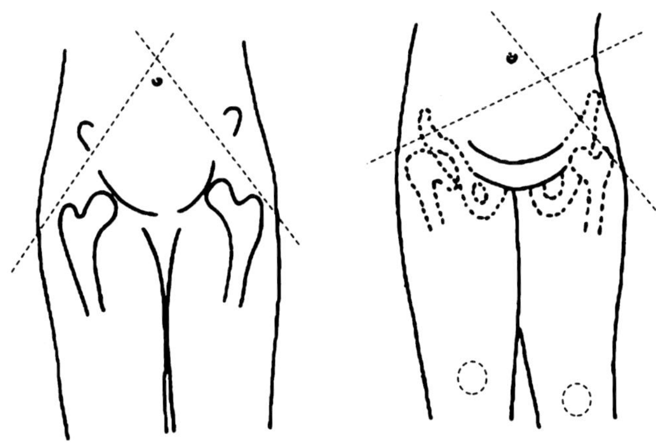

图 76-28　大粗隆髂前上棘连线（Shoemaker 线）

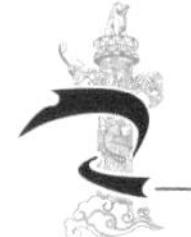

(9)髂股三角(Bryant 三角):被检者仰卧位,自髂前上棘向床面作垂线,测大转子与此垂线的最短距离。比较两侧这一距离,正常时应相等。连接大转子与髂前上棘,构成直角三角形,见图 76-29。

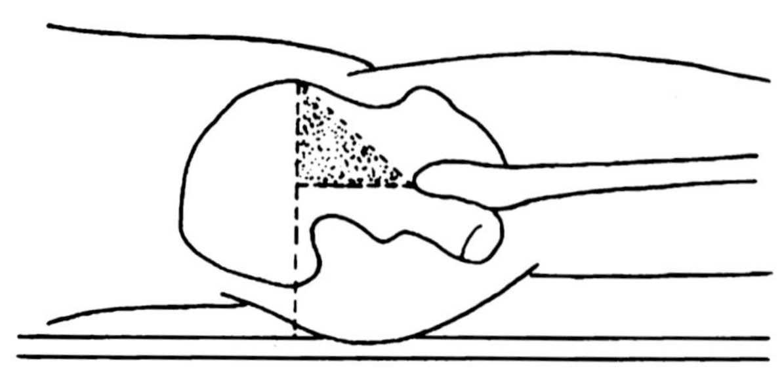

图 76-29 **髂股三角(Bryant 三角)**

(二)膝关节检查

1. 形态检查 注意检查下肢形态,比较股四头肌有无萎缩,这往往是膝关节有无病症的标志。膝关节有无肿胀(屈曲位髌韧带两侧"象眼"消失,提示肿胀);股骨内、外髁一侧肿胀伴浅静脉怒张,提示有肿瘤的可能。皮肤有无色斑、瘢痕、窦道、发热等也须注意。

(1)膝外翻:令被检者暴露双膝关节,处站立位及平卧位进行检查,直立时双腿并拢,二股骨内髁及二胫骨内踝可同时接触,如两踝距离增宽,一小腿向外偏斜,双下肢呈"X"状,称为"X"形腿,见于佝偻病,见图 76-30。

(2)膝内翻:直立时,被检者双股骨内髁间距增大,小腿向内偏斜,膝关节向内形成角度,双下肢形成"O"状,称为"O"形腿,见于小儿佝偻病,见图 76-30。

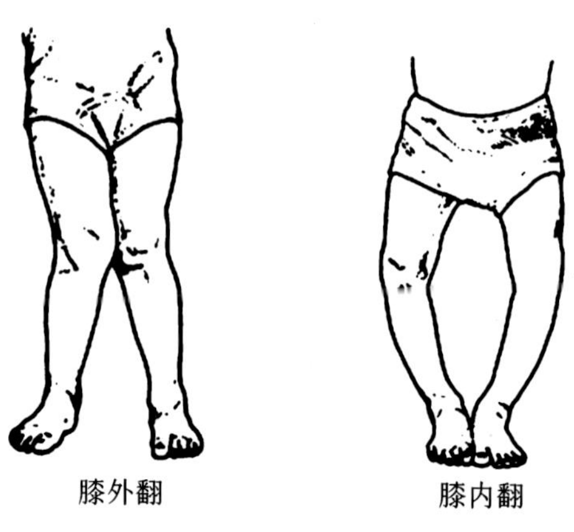

图 76-30 **膝内翻与膝外翻**

(3)膝反张:膝关节过度后伸形成向前的反屈状,称为膝反屈畸形,见于小儿麻痹后遗症、膝关节结核。

(4)肿胀:膝关节匀称性胀大,双侧膝眼消失并突出,见于膝关节积液。髌骨上方明显隆起见于髌上囊内积液;髌骨前面明显隆起见于髌前滑囊炎;膝关节呈梭形膨大,见于膝关节结核;关节间隙附近有突出物常为半月板囊肿。检查关节肿胀的同时应注意关节周围皮肤有无发红、灼热及窦道形成。

(5)肌萎缩:膝关节病变时,因疼痛影响步行,常导致相关肌肉的失用性萎缩,常见为股四头肌及内侧肌萎缩。

2. 功能检查 膝关节只有一个平面的屈伸活动,其活动范围也可用臀距来表示。膝关节屈曲可达 120°~150°,超伸 5°~10°,内旋 10°,外旋 20°。膝关节活动范围见图 76-31。

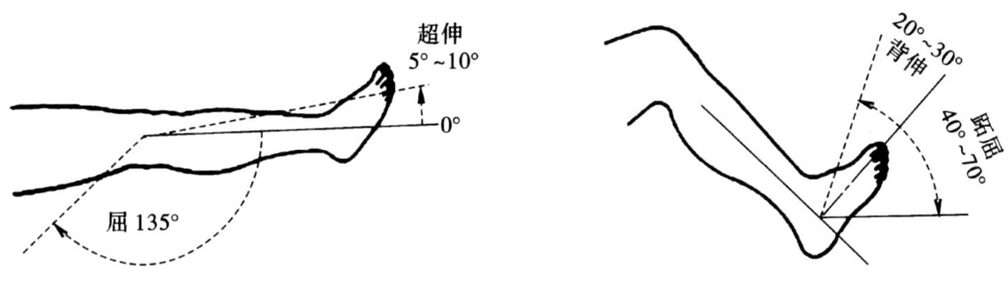

图 76-31　**膝关节活动范围**

3. 触诊

(1)压痛:膝关节表面软组织较少,压痛点的位置往往就是病灶的位置。①股骨内髁结节是内侧副韧带的压痛点;腓骨小头上方是外侧副韧带的压痛点,见图 76-32。②膝关节发炎时,双膝眼处压痛;髌骨软骨炎时髌骨两侧有压痛;膝关节间隙压痛提示半月板损伤;侧副韧带损伤,压痛点多在韧带上下两端的附着处,胫骨结节骨骺炎时,压痛点位于髌韧带在胫骨的止点处。

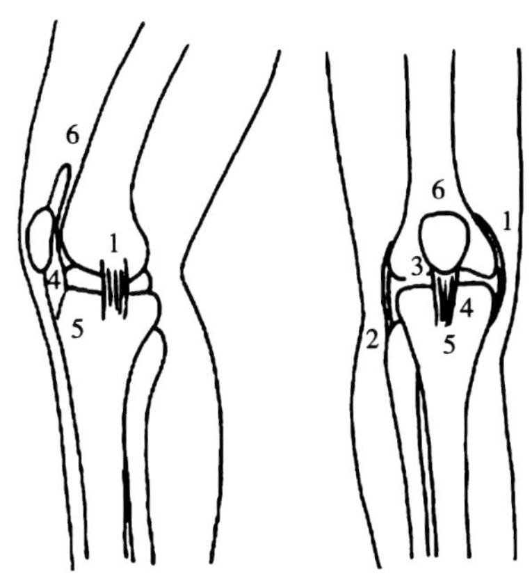

1. 股骨内髁结节,内侧副韧带;2. 腓骨小头上方,外侧副韧带;3. 半月板;4. 髌骨脂肪垫;5. 胫骨结节;6. 髌上囊。

图 76-32　**膝关节压痛点**

(2)肿块:对膝关节周围的肿块,应注意大小、硬度、活动度,有无压痛及波动感。髌骨前方肿块,并可触及囊性感,见于髌前滑囊炎,膝关节间隙处可触及肿块,且伸膝时明显,屈膝后消失,见于半月板囊肿;胫前上端或股骨下端有局限性隆起,无压痛,多为骨软骨瘤;腘窝处出现肿块,有囊状感,多为腘窝囊肿,如伴有与动脉同步的搏动,见于动脉瘤。

(3)摩擦感:医师一只手置于患膝前方,另一只手握住被检者小腿做膝关节的伸屈动作,如膝部有摩擦感,提示膝关节面不光滑,见于炎症后遗症及创伤性关节炎。推动髌骨做上下左右活动,如有摩擦感,提示髌骨表面不光滑,见于炎症及创伤后遗留的病变。

4. 特殊检查

(1)浮髌试验:被检者仰卧,伸膝,放松股四头肌,检查者一手虎口对着髌上囊,压迫膝部,将膝内液体压入髌骨下,一手轻压髌骨后快速松开,可觉察到髌骨浮起,此为阳性。正常膝内液体约 5 ml,当膝内液体达 50 ml 时,方可出现阳性,见图 76-33。

(2)髌骨摩擦试验(Soto-Holl 征):被检者仰卧位,伸膝,检查者一手按压髌骨,使其在股骨髌关节面上下活动,出现摩擦音或疼痛者为阳性。见于髌骨软化症。

(3)McMurray 试验:被检者仰卧,检查者一手拇指及其余四指分别按住膝内外间隙,一手握住足跟部,极度屈膝。在伸屈膝的过程中,当小腿内收、外旋时有弹响或合并疼痛,说明内侧半月板有病变;当小腿外展、内旋时有弹响或合并疼痛,说明外侧半月板有病变,见图 76-34。

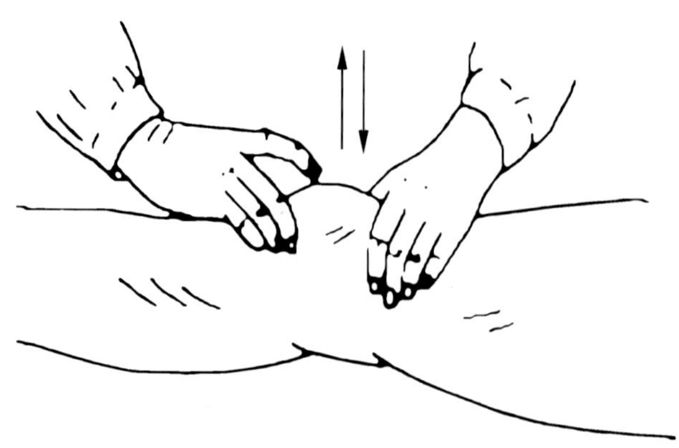

图 76-33　浮髌试验

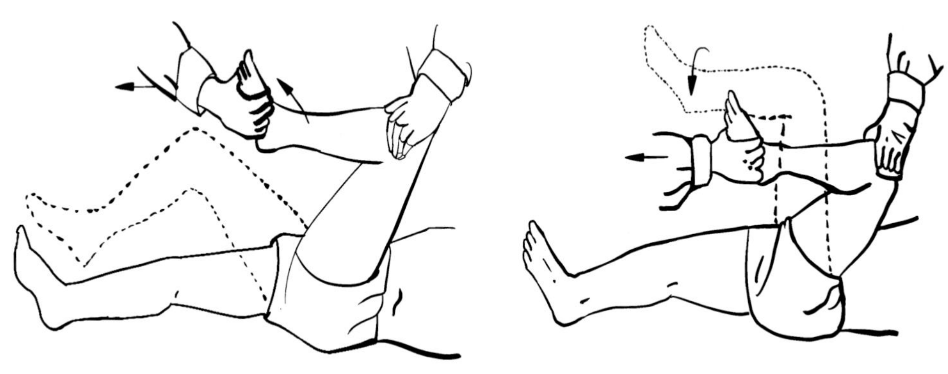

图 76-34　McMurray 试验

（4）伸直受限征（Helfet 征）：当膝关节半月板损伤有绞锁时，关节不能全伸，表现为伸直后胫骨粗隆不外旋，而维持在髌骨中线上。

（5）局部压痛（McGregor 征）：内侧半月板损伤时，内侧副韧带中间的关节面部分有明显的压痛点。

（6）重力试验：用于检查盘状半月板和侧副韧带。被检者健侧卧位，患膝外展，自动伸屈膝，如膝内有响声或疼痛加强，则病变在内侧半月板；若膝外侧痛，则可能是外侧副韧带损伤；如膝内疼痛减轻，则病变在外侧半月板；若膝内侧痛减轻，则可能是内侧副韧带损伤。假如患侧卧位，则相反。

（7）伸膝试验（Pisani 征）：外侧关节间隙包块，在伸膝时消失，屈膝时出现，可能为外侧半月板囊肿。

（8）指压试验（Fimbrill-Fisher 征）：检查者以指尖置于内侧副韧带前方的关节间隙，屈膝，旋转小腿数次，或同时伸膝，若内侧半月板损伤，则可感觉到手指下有物体在移动，并可伴疼痛及摩擦声。可用同法检查外侧半月板损伤，见图 76-35。

（9）研磨试验（Apley 征）：被检者俯卧，屈膝 90°，检查者双手握患肢足部，左腿压住患腿，旋转提起患膝，若出现疼痛，则为侧副韧带损伤；将膝下压，再旋转，若出现疼痛，则为半月板损伤；轻微屈曲时痛，则为半月板前角损伤，见图 76-36。

（10）侧位运动试验（Boehler 征）：被检者伸膝，检查者一手握踝，一手扶膝，做侧位运动，向内侧推时外侧痛，提示有外侧副韧带损伤；向外侧推时内侧痛，提示内侧副韧带损伤。

（11）抽屉试验：被检者仰卧，屈膝，检查者双手握住膝部的胫骨上端，向后施压，胫骨后移，则提示后十字韧带断裂；向前施压，胫骨前移，则提示前十字韧带断裂，见图 76-37。

（12）过伸试验（Jones 试验）：被检者仰卧，伸膝，检查者一手固定膝部，一手托起小腿，使膝过伸，出现疼痛者可能是半月板前角损伤、髌下脂肪垫肥厚或损伤、股骨髁软骨损伤。

（13）拇指指甲滑动试验：医师以拇指指甲背面沿被检者髌骨表面自上而下滑动，如有明显疼痛，可能为髌骨骨折。

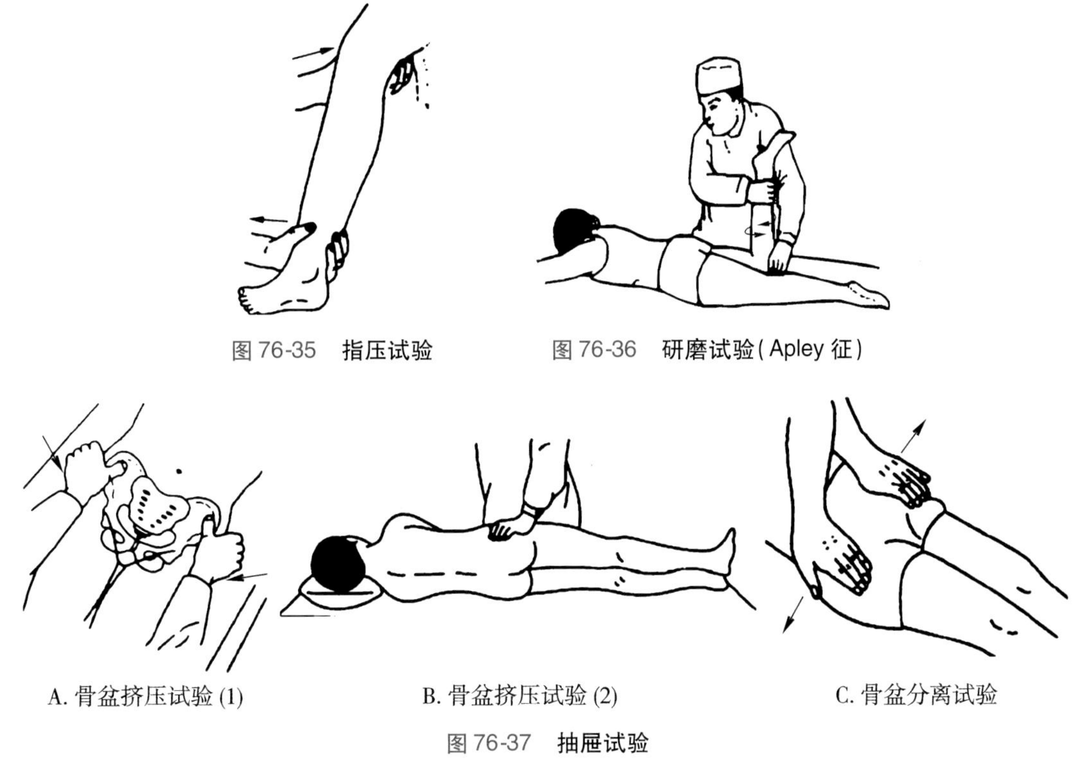

图76-35　指压试验　　图76-36　研磨试验(Apley征)

A. 骨盆挤压试验(1)　　B. 骨盆挤压试验(2)　　C. 骨盆分离试验

图76-37　抽屉试验

(三)踝关节与足检查

1. 形态检查　踝关节与足部检查一般让被检者取站立或坐位时进行,有时需被检者步行,从步态观察正常与否。注意有无畸形(马蹄足、扁平足、内翻足、外翻足、高弓足等),肌肉有无萎缩,有无瘢痕、肿块、瘀斑。跟腱断裂可于皮下触及一横沟。

(1)肿胀:①匀称性肿胀。正常踝关节两侧可见内外踝轮廓,跟腱两侧各有一凹陷区,踝关节背伸时,可见伸肌腱在皮下走行,踝关节肿胀时以上结构消失,见于踝关节扭伤、结核、化脓性关节炎及类风湿性关节炎。②局限性肿胀。足背或内、外踝下方局限肿胀见于腱鞘炎或腱鞘囊肿;跟骨结节处肿胀见于跟腱周围炎,第二、三跖趾关节背侧或跖骨干局限性肿胀,可能为跖骨头无菌性坏死或骨折引起,足趾皮肤温度变冷、肿胀,皮肤呈乌黑色见于缺血性坏死。

(2)局限性隆起:足背部骨性隆起可见于外伤、骨质增生或先天性异常,内外踝明显突出,见于胫腓关节分离,内外踝骨折;踝关节前方隆起,见于距骨头骨质增生。

(3)畸形:足部常见畸形有如下几种,见图76-38。

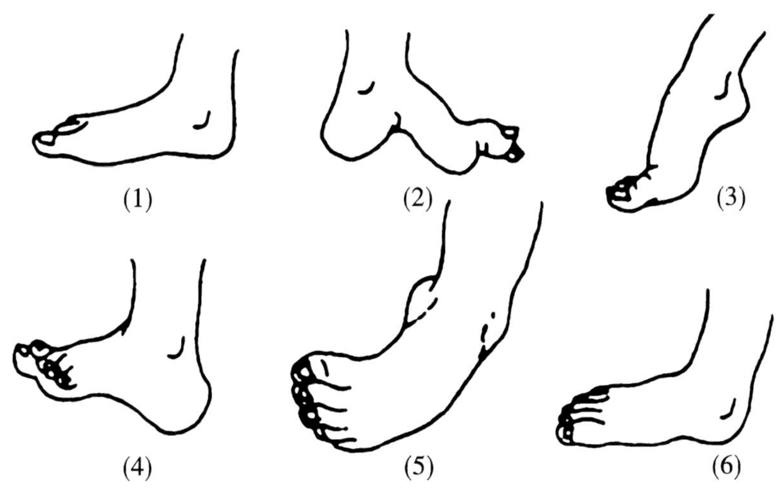

(1)扁平足;(2)弓形足;(3)马蹄足;(4)跟足畸形;(5)足内翻;(6)足外翻。

图76-38　足部常见畸形

1）扁平足：足纵弓塌陷，足跟外翻，前半足外展，形成足旋前畸形，横弓塌陷，前足增宽，足底前部形成胼胝。

2）弓形足：足纵弓高起，横弓下陷，足背隆起，足趾分开。

3）马蹄足：踝关节跖屈，前半足着地，常因跟腱挛缩或腓总神经麻痹引起。

4）跟足畸形：小腿三头肌麻痹，足不能跖屈，伸肌牵拉使踝关节背伸，形成跟足畸形，行走和站立时足跟着地。

5）足内翻：跟骨内旋，前足内收，足纵弓高度增加，站立时足不能踏平，外侧着地，常见于小儿麻痹后遗症。

6）足外翻：跟骨外旋，前足外展，足纵弓塌陷，舟骨突出，扁平状，跟腱延长线落在跟骨内侧，见于胫前胫后肌麻痹。

2. 功能检查　踝与足区关节较多，应仔细分析，测量清楚。可令被检者主动活动或医师检查时做被动活动。踝关节与足的活动范围：①踝关节背伸 20°～30°，跖屈 40°～50°；②跟距关节内、外翻各 30°；③跗骨间关节内收 25°，外展 25°；④跖趾关节跖屈 30°～40°，背伸 45°。踝关节与足活动范围见图 76-39。

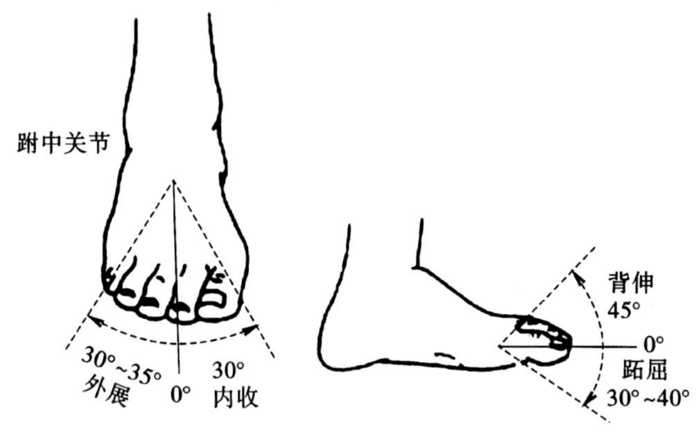

图 76-39　踝关节活动范围

3. 触诊　足部软组织较薄，局部压痛点往往是压痛部位。①压痛在跟腱上，可能是腱本身或腱旁膜的病变；在跟腱止点处，可能是跟腱滑囊炎；在跟部后下方可能是 Sever 病。内外踝骨折、跟骨骨折、韧带损伤局部均可出现压痛。第二、三跖骨头处压痛见于跖骨头无菌性坏死；第二、三跖骨干压痛见于疲劳骨折；跟腱压痛见于跟腱腱鞘炎；足跟内侧压痛见于跟骨骨棘或跖筋膜炎。②踝足部触诊应注意跟腱张力，足底内侧跖筋膜有无挛缩，足背动脉搏动有无减弱。方法是医师将示、中和环指末节指腹并拢，放置于足背 1～2 趾长伸肌腱间触及有无搏动感。

4. 特殊检查

（1）前足横向挤压试验：检查者双手自前足两侧挤压前足引起疼痛，提示跖骨骨折、跖间肌损伤，见图 76-40。Morton 病除了放射痛外，还有足趾麻木。

（2）捏小腿三足肌试验：被检者俯卧，检查者以手捏其三角肌腹，如有足屈曲，为正常；反之，则提示跟腱断裂。

（四）骨盆检查

1. 形态检查　骨盆骨折、脊柱侧弯、下肢短缩、臀肌瘫痪、内收肌痉挛等均可引起骨盆倾斜。皮下有无瘀斑、肿胀。注意会阴、阴囊、阴唇处有无皮下瘀血。

2. 功能检查　骨盆环为一相对固定的整体，活动度很小。当有明显活动并伴有疼痛时，则多有骨折脱位。

3. 触诊　骨盆环的许多结构都可在皮下触及，如果骨盆环有损伤，其压痛点有定位意义。腰骶部压痛可能为劳损、结核、类风湿性关节炎。肛门指检应注意骶部、髂骨、坐骨有无肿块，有无骶前脓肿，骶骨尾骨有无异常活动及触痛，若有则可能为骨折。

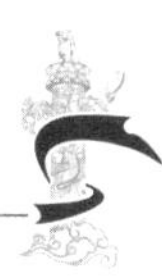

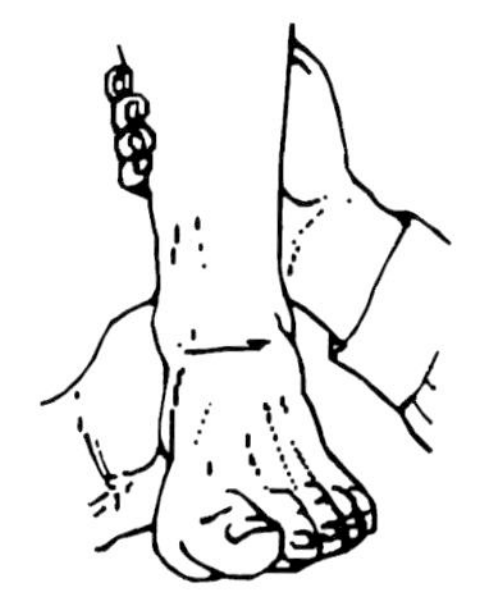

图76-40　前足横向挤压试验

4. 特殊检查

(1)骨盆挤压及分离试验:用于诊断骨盆骨折和骶髂关节病变。①骨盆挤压试验:被检者仰卧位,检查者两手分别放于髂骨翼两侧,两手同时向中线相对挤压,如有骨折则会发生疼痛,称为骨盆挤压试验阳性,见图76-41A。或嘱被检者采取侧卧位,检查者双手放于上侧髂骨翼部,向下按压,后法多用于检查骶髂关节病变,见图76-41B。②骨盆分离试验:被检者仰卧位,检查者两手鱼际分别置于两侧髂前上棘部,两手同时用力向外下方推按髂骨翼,使之向两侧分开。如有骨盆环骨折或骶髂关节病变,则局部发生疼痛反应,称为骨盆分离试验阳性,见图76-41C。

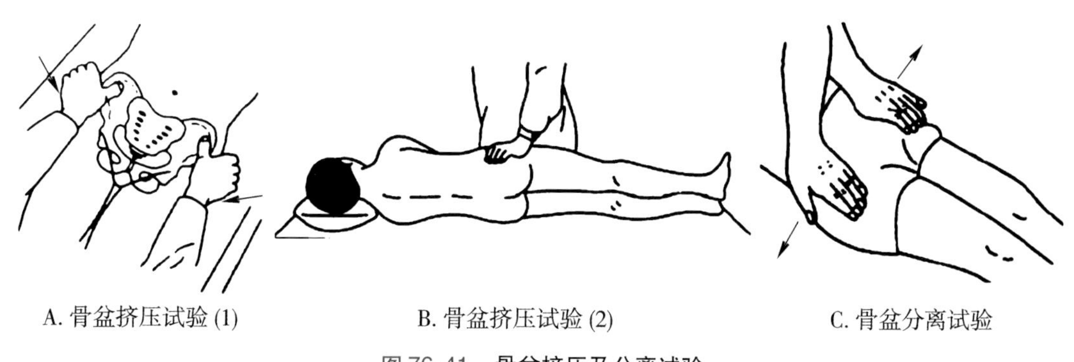

A. 骨盆挤压试验(1)　B. 骨盆挤压试验(2)　C. 骨盆分离试验

图76-41　骨盆挤压及分离试验

(2)“4”字试验(Fabere征、Patrick征):被检者仰卧,患肢屈髋膝,并外展外旋,外踝置于对侧大腿上,两腿相交成“4”字,检查者一手按压对侧髂嵴上固定骨盆,一手于膝内侧,两手同时向下压。若骶髂关节痛,并且或者屈侧膝关节不能触及床面为阳性,见图76-42。阳性者提示骶髂关节病变、腰椎间盘突出症、股骨头坏死、强直性脊柱炎、膝关节疾病(类风湿性关节炎、结核、致密性骨炎)。

(3)伸髋试验(Yeoman试验):被检者俯卧位,屈膝至90°,检查者一手压住患侧骶髂关节,一手向上提起患侧小腿,如能诱发骶髂关节部位疼痛,则为阳性,见图76-43。其意义同“4”字试验。

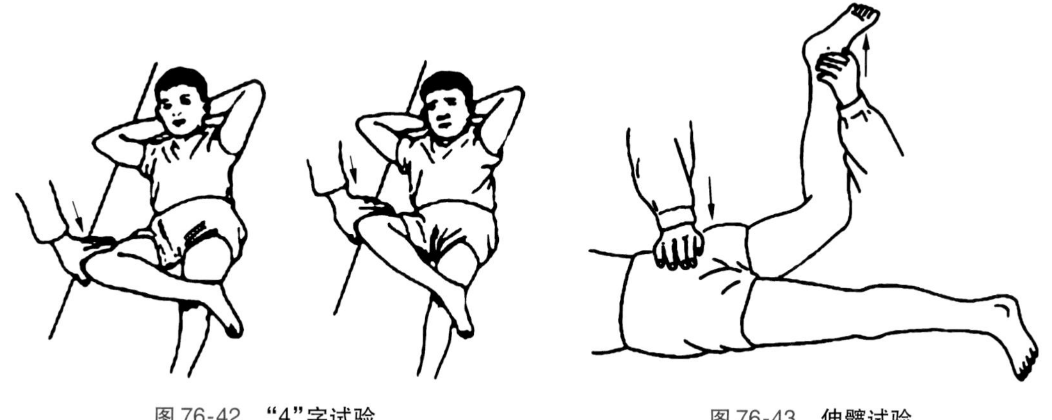

图76-42　“4”字试验　　图76-43　伸髋试验

第二节　脊柱检查

人类脊柱由33块椎骨(颈椎7块,胸椎12块,腰椎5块,骶骨、尾骨共9块)借韧带、关节及椎间盘连接而成,见图76-44。脊柱上端承托颅骨,下连髋骨,中附肋骨,并作为胸廓、腹腔和盆腔的后壁。脊柱具有支持躯干、保护内脏、保护脊髓和进行运动的功能。脊柱内部自上而下形成一条纵行的脊管,内有脊髓。脊柱有病变时表现为局部疼痛、姿势或形态异常及活动度受限等。脊柱检查时被检者可处站立位和坐位,按视诊、触诊、叩诊的顺序进行。

先观察脊柱的生理弧度是否正常。其指标主要有:棘突是否在一条直线上;两侧肩胛下角连线与两侧髂嵴连线是否平行;两肩胛骨距中线是否对称;从枕骨结节向地面做垂线,此线应通过骶骨中线和肛门沟。若有脊柱侧凸,侧凸最大部位多为原发性侧凸,常有一反方向的继发性侧凸。为记录侧凸的程度,从第2颈椎棘突向第1骶椎棘突连一直线,然后注明各段凸出最大的棘突与此连线的距离。

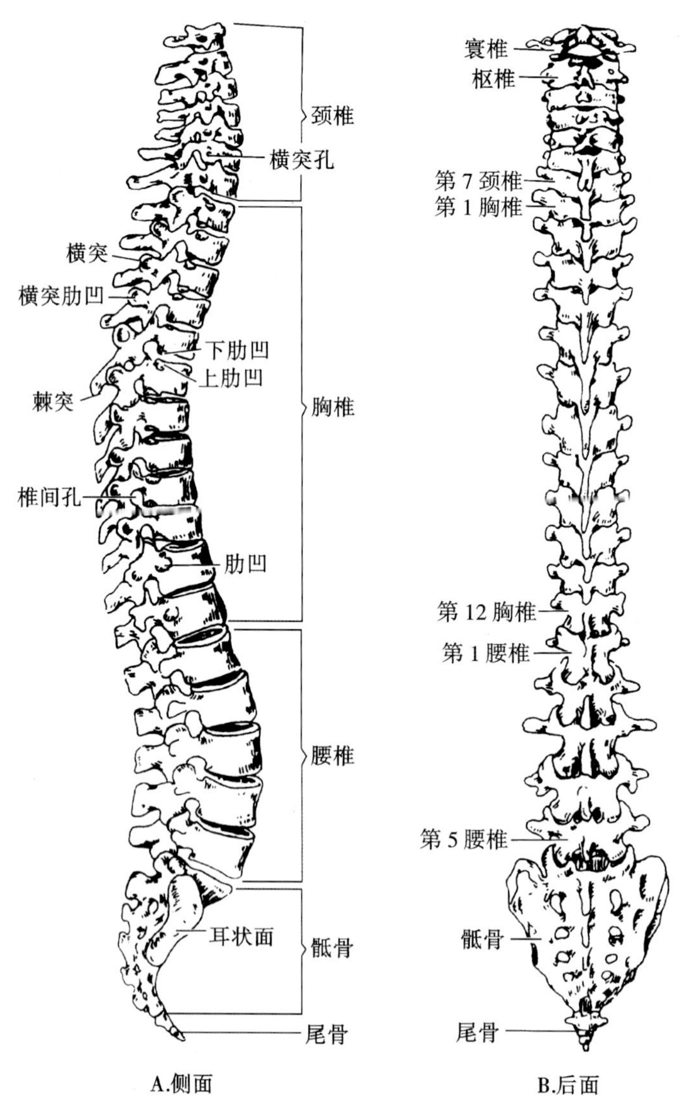

图76-44　脊柱及生理性弯曲

此外，检查时还应注意脊柱的表面标志：从枕骨结节向下，第1个能触到的棘突为第2颈椎；第7颈椎最突出，又称为隆椎；与肩胛冈内缘平行者为第3胸椎棘突；在肩胛下角水平处为第7胸椎棘突；髂嵴连线横过第4腰椎棘突。脊柱疼痛的检查，首先应确定疼痛位置。没有固定压痛点的被检者往往病变不在脊椎。所以确定压痛点是很重要的诊断方法。

一、脊柱的形态检查

（一）生理性弯曲与病理性变形

1. 生理性弯曲　嘱被检者直立，从侧面观察4个生理弯曲是否存在。即颈段稍向前凸，胸段稍向后凸，腰椎明显向前凸，骶椎则明显向后凸。让被检者取站立位或坐位，用示、中指或拇指沿脊椎的棘突以适当的压力往下划压，划压后皮肤出现一条红色充血痕，以此痕为标准，观察脊柱有无侧弯。

2. 病理性变形

（1）脊柱前凸：表现为脊柱过度向前弯曲。多发生在腰椎部位，被检者腹部明显向前突出，臀部明显向后突出，多由于晚期妊娠、大量腹腔积液、腹腔巨大肿瘤、第5腰椎向前滑脱、水平骶椎（腰骶角>34°）、被检者髋关节结核及先天性髋关节后脱位等所致。

（2）脊柱后凸：多发生于胸段，也称为驼背。脊柱胸段后凸的原因甚多，常见于佝偻病、结核、强直性脊柱炎、脊柱退行性变、骨折等。

（3）脊柱侧凸：脊柱离开后正中线向左或右偏曲。侧凸严重时可出现肩部及骨盆畸形。常见于佝偻病、外伤后、慢性胸膜粘连等。

（二）形态检查

1. 颈部形态检查　注意观察颜面、头部有无发育及姿势异常。颈部有无特殊部位的瘢痕和窦道。怀疑有颈椎结核，应检查有无咽后壁脓肿、颈椎生理前凸消失、后凸畸形、颈椎缩短、发际下移和颈部活动有无受限等。短颈者多伴有颅底凹陷症或颈椎畸形；落枕者头颈呈僵硬状体位；胸锁乳突肌挛缩者呈斜颈外观。

2. 胸与背部形态检查　观察脊椎有无侧凸、异常后凸（角状驼背、圆形驼背）、剃刀背畸形等。角状驼背多为椎体破坏所致，常见于结核、陈旧性骨折等；圆形驼背多见于中年以上被检者，多为脊椎退变或类风湿性疾病。

3. 腰骶部形态检查　观察有无脊柱侧弯或腰前凸加大、变平和后凸，体位改变能否纠正走、立、坐、卧位有无姿势改变，有无肌肉痉挛，有无包块、窦道、脓肿。腰骶部如有丛毛、色素沉着、皮肤瘢痕样改变等应考虑隐性脊柱裂及相关疾病。应注意腰椎结核可能会有寒性脓肿流注至椎旁、腰大肌、髂窝、腹股沟内侧，甚至大腿内侧、腘窝。

二、脊柱的功能检查

检查脊柱的活动度时，应让被检者做前屈、后伸、侧弯、旋转等动作，以观察脊柱的活动情况及有无变形。正常脊柱有一定活动范围：颈椎>腰椎>胸椎>骶椎。已有脊柱外伤可疑骨折或关节脱位时，应避免脊柱活动，以防止损伤脊髓。正常人直立、骨盆固定的条件下，脊柱活动范围具体数值参考表76-3。

当被检者活动不能达以上范围，伴有疼痛感，严重时出现僵直，称为脊柱活动受限。脊柱颈椎段活动受限常见于颈椎病、颈部肌纤维组织炎及韧带受损、结核或肿瘤浸润、颈椎外伤、骨折或关节脱位等。脊柱腰椎段活动受限常见于椎间盘突出、腰部肌纤维组织炎及韧带受损、腰椎椎管狭窄、腰椎结核或肿瘤、腰椎骨折或脱位等。

表 76-3 颈、胸、腰椎及全脊椎活动范围

项目	前屈	后伸	左右侧弯	旋转度(一侧)
颈椎	35° ~45°	35° ~45°	45°	60° ~80°
胸椎	30°	20°	20°	35°
腰椎	75° ~90°	30°	20° ~35°	30°
全脊柱	128°	125°	73.5°	115°

注:由于年龄、活动训练及脊柱结构差异等因素,脊柱运动范围存在较大的个体差异。

1. 颈椎活动度　一般让被检者做颈部前屈、后伸、旋转、侧屈活动,见图 76-45、图 76-46。并与正常者做比较。但对严重病例或需要手术和随访观察者,则须采用半圆尺或头颈活动测量器,并做检查记录。

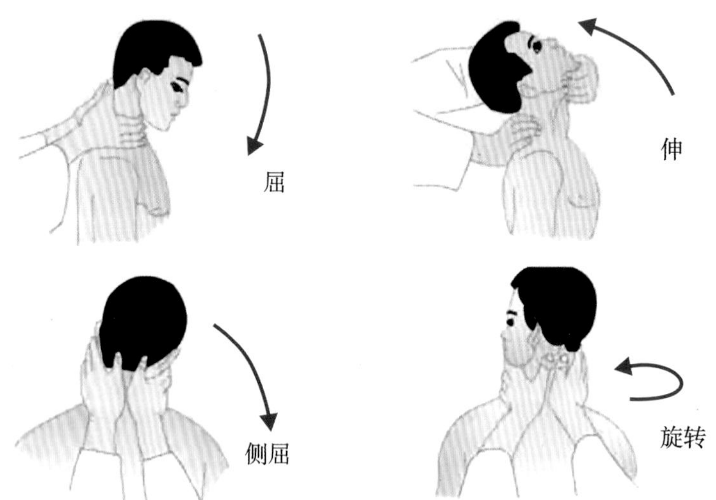

图 76-45　颈椎活动度被动检查法

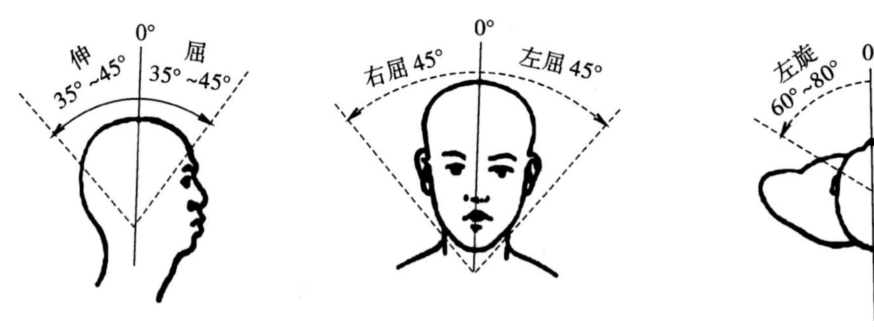

图 76-46　颈椎活动范围

颈的屈曲与伸展活动度,寰枕关节占 50%。旋转度寰枢关节占 50%,上颈椎的病变引起颈椎活动受限。神经根水肿或受压时,颈部出现强迫性姿势,影响颈椎的活动范围。主要针对颈椎的屈曲伸展、测弯旋转进行评定。

2. 胸椎活动度　正常胸椎活动度很小。应注意各段活动度是否一样,可以测量棘突之间距离的改变来比较,以确定疼痛区有无肌防卫性强直。当椎体破坏至一定程度时,这种强直必然出现。

3. 腰骶椎活动度　前屈,90°(弯腰至指尖达到足背);后伸,30°;侧屈,左右各 30°;旋转,30°(骨盆固定,两肩连线与骨盆横径所成角度),见图 76-47。

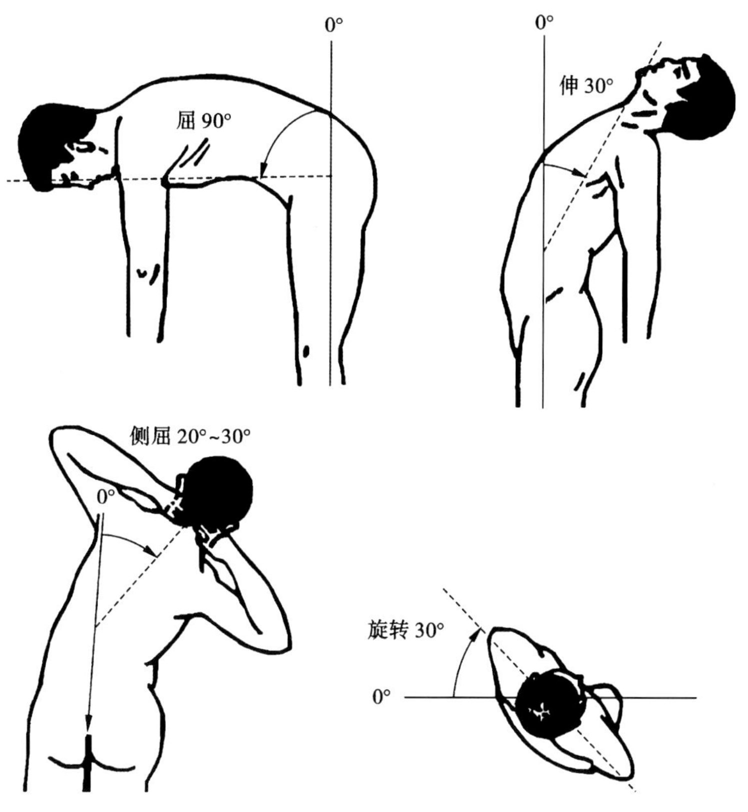

图 76-47　胸椎及腰椎活动范围

三、脊柱的触诊与叩诊

脊柱压痛的检查方法是嘱被检者取端坐位，身体稍向前倾。检查者以右手拇指从枕骨粗隆开始自上而下逐个按压脊椎棘突及椎旁肌肉，并询问被检者是否疼痛。正常时每个棘突及椎旁肌肉均无压痛，如有压痛，提示压痛部位可能有病变，可利用第 7 颈椎作为计算椎体顺序的标志。

（一）触诊

常见的压痛点与伤病的部位及性质有关。颈椎病多于第 5、6、7 颈椎棘突旁有压痛。脊神经受累者，压痛点多位于下颈椎横突、肩胛骨内侧及第 1、2 颈椎旁，基本上沿斜方肌走行。落枕者斜方肌中点有压痛。

检查胸与背部时，应让被检者双手抱肩，以使两肩胛骨分开。绝大多数胸椎结核深压痛和间接压痛比较明显，而浅压痛则比较轻。

腰骶部检查时，骶棘肌外缘压痛常为横突骨折及肌肉、韧带劳损。骶棘肌旁压痛并向患侧下肢放射表示根性损害，多为腰椎间盘突出症。棘突上压痛多为棘上韧带损伤、棘突滑膜炎及骨折。棘间压痛多为棘间韧带劳损。腰部肌纤维组织炎者压痛点比较广泛。腰椎深部病变如结核、椎间盘炎等可有深部叩击痛，而压痛却不明显。

（二）叩诊

1. 直接叩击法　即用叩击指或叩诊锤垂直叩击各椎体的棘突，多用于检查胸椎与腰椎。颈椎疾病，特别是颈椎骨关节损伤时，因颈椎位置深，一般不用此法检查。

2. 间接叩击法　嘱被检者取坐位，医师将左手掌面置于其头顶，右手半握拳以小鱼际肌部位叩击左手背，询问被检者脊柱各部位有无疼痛。如疼痛阳性见于脊柱结核、脊椎骨折及椎间盘突出等。叩击痛的部位多为病变部位。如有颈椎病或颈椎间盘脱出症，间接叩诊时可出现上肢的放射性疼痛。

四、脊柱的特殊检查

（一）颈椎的特殊检查

1. Jackson 压头试验　被检者取端坐位，检查者双手重叠放于其头顶，向下加压，如被检者出现颈痛或上肢放射痛即为阳性，见图 76-48。多见于颈椎病及颈椎间盘突出症。

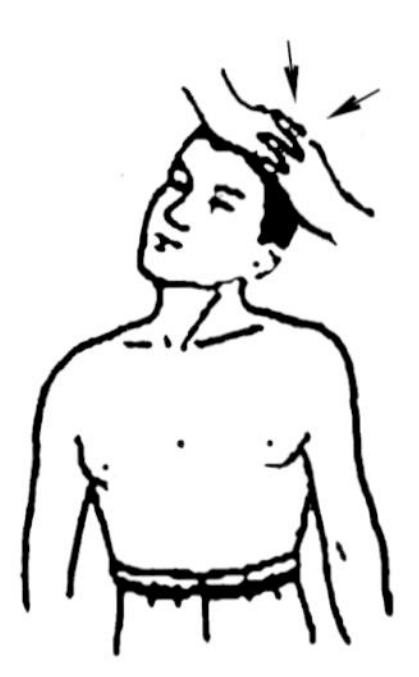
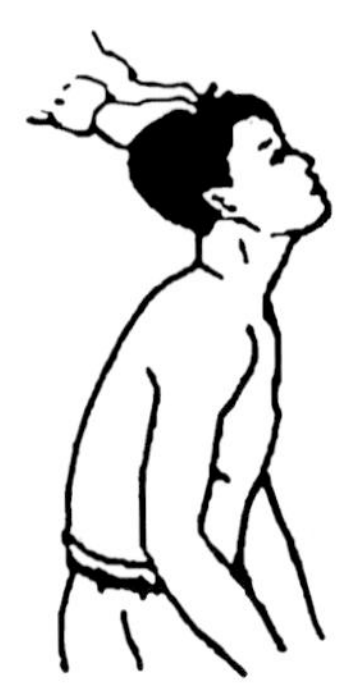

图 76-48　Jackson 压头试验

2. 前屈旋颈试验（Fenz 征）　嘱被检者头颈部前屈，再做左右旋转活动，如果颈椎处感觉疼痛，即为阳性，多提示颈椎小关节的退行性病变。

3. 颈静脉加压试验（压颈试验）　被检者仰卧，检查者以双手指按压被检者两侧颈静脉，如其颈部及上肢疼痛加重，为根性颈椎病，此乃因脑脊液回流不畅致蛛网膜下腔压力增高所致。此试验也常用于下肢坐骨神经痛被检者的检查，颈部加压时若下肢症状加重，则提示其坐骨神经痛症状源于腰椎管内病变，即根性疼痛。

4. 旋颈试验　被检者取坐位，头略后仰，并自动向左、右做旋颈动作。如被检者出现头昏、头痛、视力模糊症状，提示椎动脉型颈椎病。因转动头部时椎动脉受到扭曲，加重了椎基底动脉供血不足，头部停止转动，症状亦随即消失。

5. 椎间孔挤压试验（击顶试验或 Spurling 征）　将被检者头转向患侧并略屈曲，检查者左手掌垫于被检者头顶，右手轻叩击之。当出现肢体放射性疼痛或麻木感时，即为阳性，见图 76-49。阳性者提示有神经根性损害，常见于神经根型颈椎病。

6. 椎间孔分离试验　又称引颈试验，见图 76-50。与挤压试验相反，检查者肚腹顶住被检者枕部，双手托于颌下向上牵引，若被检者原有根性症状减轻，则为阳性，多提示根性损害。

7. 颈脊神经根张力试验　即 Eaten 征，又称 Lasequard 征，见图 76-51。检查者一手推被检者的颈部，一手握住被检者的腕部牵向相反方向，患肢出现麻木或放射痛时为阳性。但应注意，除颈椎病根性压迫外，臂丛损伤、前斜角肌综合征者均可呈阳性。

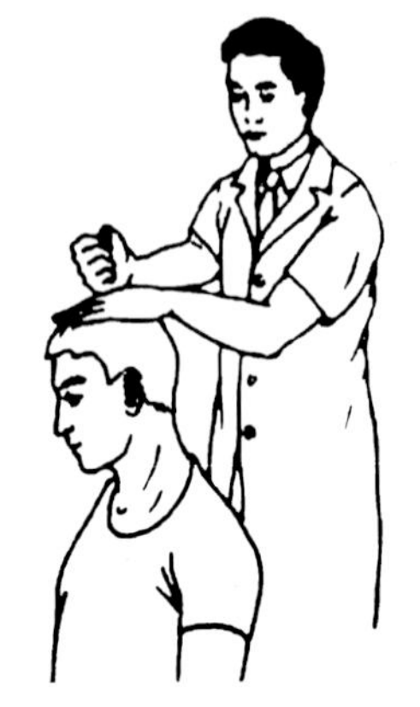

图 76-49　椎间孔挤压试验

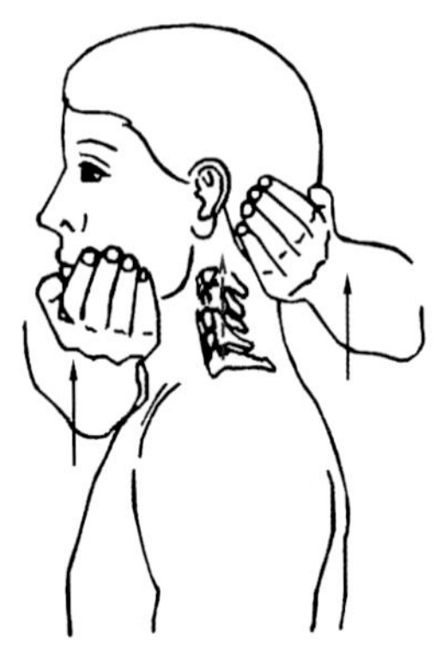

图 76-50　椎间孔分离试验

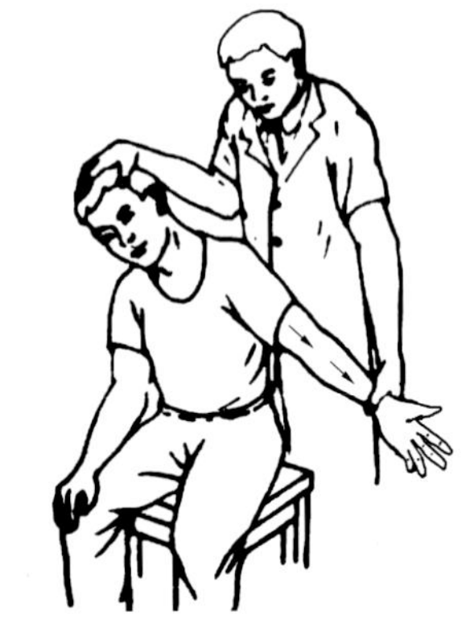

图 76-51　颈脊神经根张力试验

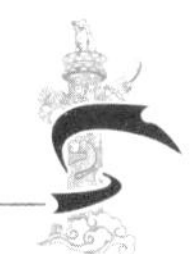

8. Addison 征　被检者坐位，昂首转向患侧，深吸气后屏住呼吸，检查者一手抵患侧下颌，给予阻力，一手摸患侧桡动脉。动脉搏动减弱或消失，则为阳性，表示血管受挤压，常见于前斜角肌综合征等。

（二）胸椎、腰骶椎的特殊检查

1. 拾物试验　脊柱因为病变而僵硬时，不能伸膝位弯腰，拾物时只能蹲位。将一物品放在地上，嘱被检者拾起。胸椎和腰椎正常者可两膝伸直，腰部自然弯曲，俯身将物品拾起。如被检者先以一只手扶膝蹲下，腰部挺直地用手接近物品，此即为拾物试验阳性，见图 76-52。多见于下胸椎及腰椎结核、腰椎间盘脱出、腰肌外伤及炎症。

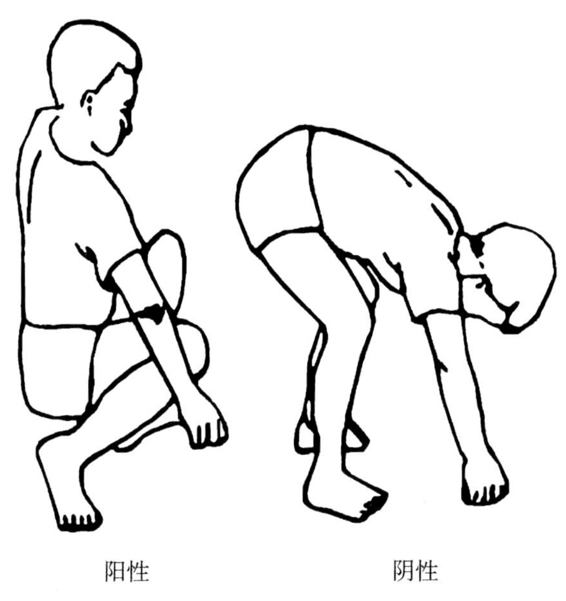

图 76-52　拾物试验

2. 摇摆试验　被检者平卧，屈膝、髋，双手抱于膝前。检查者手扶被检者双膝，左右摇摆，如腰部疼痛为阳性。多见于腰骶部病变。

3. 直腿抬高试验（Lasegue 征）　被检者仰卧，双下肢平伸，检查者一只手握被检者踝部，另一只手置于大腿伸侧，分别做双侧直腿抬高动作，见图 76-53，腰与大腿正常可达 80°～90°。若抬高小于 70°，且伴有下肢后侧的放射性疼痛，则为阳性。见于腰椎间盘突出症，也可见于单纯性坐骨神经痛。

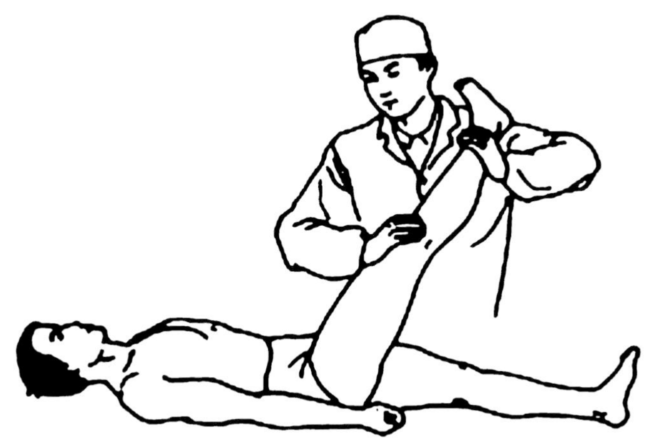

图 76-53　直腿抬高试验（Lasegue 征）

4. 直腿抬高加强试验　又称 Bragard 征，即在操作直腿抬高试验达阳性角度时（以被检者诉说肢体由上而下的放射痛为准），再将患肢踝关节向背侧屈曲以加重对坐骨神经的牵拉强度（直腿抬高至痛时，降低5°左右，再突然使足背伸，可引起大腿后侧剧痛，为神经根受刺激的表现；以同样的方法再检查另一侧），见图76-54。如有椎间盘突出症时，坐骨神经的窜痛将明显加剧，则为阳性。本试验的目的主要是除外肌源性因素对直腿抬高试验的影响，对于因肌肉等因素引起的病变常为阴性，因此对鉴别椎间盘突出引起的神经根压迫特异性高于直腿抬高试验。

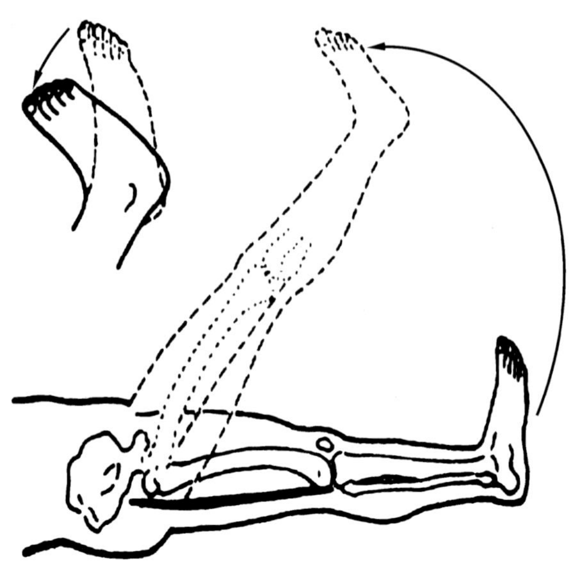

图76-54 **直腿抬高加强试验**

5. 托马斯征（Thomas征） 被检者仰卧位，大腿伸直，双手抱一侧膝关节，并尽力屈曲髋、膝关节，使大腿贴近腹壁，腰部贴于床面。再让被检者伸直另一侧下肢。当被检者双下肢放平到检查台上时，不能将患侧下肢伸直平放于床面，出现腰椎前凸者为阳性。再令被检者双手紧抱住一侧屈膝的下肢（屈曲健侧髋关节，迫使脊椎代偿性前凸消失，则患侧大腿被迫抬起，不能接触床面），此时腰椎可贴到检查台，对侧下肢不能放平者，表示此侧有病变。患侧下肢大腿与床面所成的角度即为髋关节屈曲畸形的角度，见图76-55。阳性者，表示髋关节有屈曲挛缩畸形、腰大肌脓肿、腰大肌挛缩变。常见于：①腰椎疾病，如结核、腰大肌流注脓肿、血源性化脓性髂腰肌炎等；②髋关节疾病，如髋关节结核、增生性关节炎和骨性强直等。

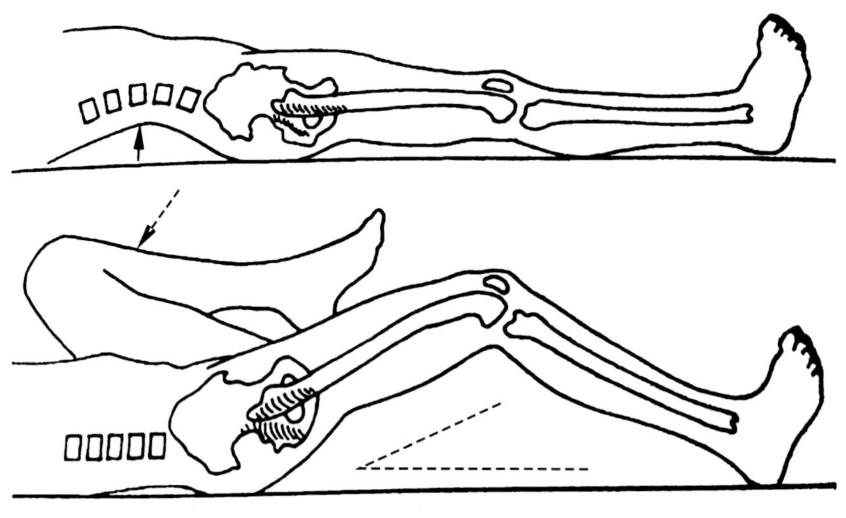

图76-55 **托马斯征（Thomas征）**

患侧髋关节伸直时腰椎有代偿性前凸，健侧髋关节被动屈曲时，患侧大腿自动离开床面。

6. 拉塞格征(Lasegue 征)　被检者仰卧,屈髋、膝,于屈髋位伸膝时,引起患肢痛或肌肉痉挛者为阳性(以同样的方法再检查另一侧),为神经根受刺激的表现,见图 76-56。这也是腰椎间盘突出症的表现之一。有人将此征与前者合为一类,也有人主张分述之。即将髋关节与膝关节均置于屈曲 90°状态下,再将膝关节伸直到 180°,在此过程中如被检者出现下肢后方放射性疼痛,则为阳性。其发生机制主要是由于伸膝时使敏感的坐骨神经遭受刺激、牵拉之故。拉塞格征阳性见于坐骨神经痛、腰椎间盘突出或腰骶神经根炎等。为增加坐骨神经牵拉强度可被动使踝关节背屈,如有椎间盘突出症时,坐骨神经的窜痛将明显加剧。

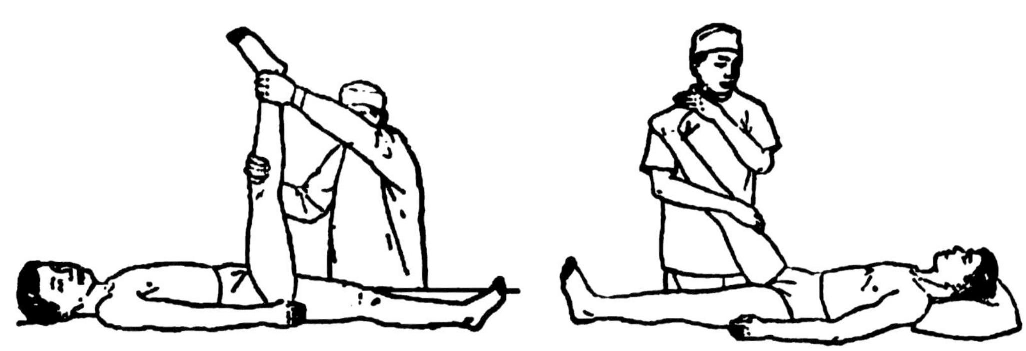

图 76-56　拉塞格征(Lasegue 征)

7. 屈颈试验(Linder 试验)　被检者仰卧,四肢平放,检查者一手按其胸前,一手按其枕后,缓慢屈其颈部,若出现腰部及患肢后侧放射性疼痛则为阳性,提示坐骨神经受压,见图 76-57。此试验原理是:被检者屈颈时,可使脊髓上升 25 ~50 px(1 px=0.04 cm,1 cm=25 px),同时向上被动牵拉神经根及硬膜,在腰骶神经有病变时,加重了突出的椎间盘对神经根的压迫,可因牵拉神经根而产生大腿后放射痛,严重者可引起患侧下肢屈起,此即为阳性。阳性者主要见于腰椎间盘突出症的“根肩型”。

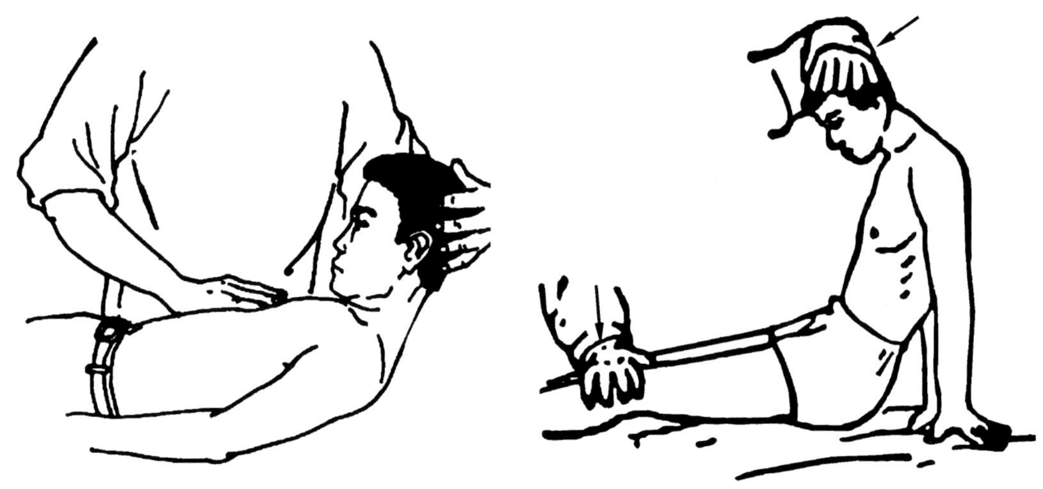

图 76-57　屈颈试验(Linder 试验)

8. 股神经牵拉试验　被检者俯卧、屈膝,检查者将其小腿上提或尽力屈膝,出现大腿前侧放射性疼痛者为阳性,见于股神经受压,多为第 3、4 腰椎间盘突出症,见图 76-58。

9. 骨盆回旋摇摆试验　被检者仰卧,双手抱膝,极度屈髋屈膝。检查者一手扶膝,一手托臀,使臀部离开床面,腰部极度屈曲,摇摆膝部,腰痛者则为阳性,多见于腰部软组织劳损或腰椎结核。

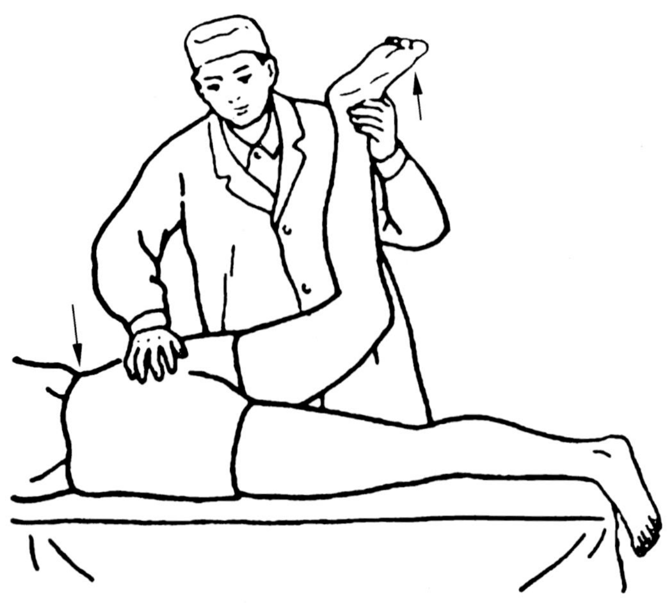

图 76-58 股神经牵拉试验

（马 军 温皇鼎 杜晓锋 李 喆 黄 磊 莫琳芳 李振川 李锡军）

参考文献

1 柏树令,应大君. 系统解剖学[M]. 3 版. 北京:人民卫生出版社,2015:109-116.
2 潘祥林,王鸿利. 实用诊断学[M]. 2 版. 北京:人民卫生出版社,2017:245-275.
3 万学红,卢雪峰. 诊断学[M]. 9 版. 北京:人民卫生出版社,2018:167-193.
4 万学红,陈红. 临床诊断学[M]. 3 版. 北京:人民卫生出版社,2015:138-164.
5 BICKLEY L S. BATES' guide to physical examination and history taking[M]. 12 th ed. Philadelphia:Lippincott Williams and Wilkins,2016:111-144.

第77章

神经系统检查

神经系统(nervous system,NS)检查是全身体格检查中一个重要的组成部分,通过神经系统检查,能获取对疾病的定位与定性诊断信息,主要包括脑神经、运动神经、感觉神经、神经反射和自主神经等方面的检查,此外还要确定被检者的意识状态和精神状态,本章中的许多检查均要在被检者意识清晰状态下完成。完成神经系统检查常需具备一定的检查工具,如叩诊锤、棉签、大头针、音叉、双规仪、试管、电筒、检眼镜,以及嗅觉、味觉、失语测试等物品。

第一节　脑神经检查

脑神经(cranial nerve)共12对,检查脑神经对颅脑病变的定位诊断极为重要。检查时应按序进行,以免遗漏,同时注意双侧对比。

一、嗅神经检查

(一)解剖生理

嗅神经(olfactory nerve)是第Ⅰ对脑神经。嗅神经为特殊内脏感觉纤维,嗅神经纤维起自鼻腔后部(固有鼻腔)上1/3黏膜(即嗅黏膜)的双极细胞,其轴突形成嗅丝,穿过筛板终于嗅球,然后通过嗅束(纹)、嗅三角分为3支:一支达额叶,另两支分别沿胼胝体上、下缘行走,终于两侧颞叶海马回。因此,当一侧嗅觉皮质中枢损害时,不出现明显的嗅觉障碍。

(二)检查方法

检查前先确定被检者是否鼻孔通畅、有无鼻黏膜病变。检查时可用茶叶、烟草、醋、酒、香皂、松香油、薄荷水、樟脑水或香烟等物品,选取一两种分别置于被检者左、右鼻孔下试之(闭目,不试的一侧可令被检者用手按住),要求被检者分辨各物品的气味。

检查前充分与被检者沟通,争取其密切合作;压鼻孔时,一定要将该侧紧闭,否则它仍可嗅到气味,导致检测不准确;遇到嗅觉障碍时,要注意鼻腔是否通畅,鼻塞的被检者嗅觉障碍不一定有临床意义。

(三)临床意义

根据检查结果可判断被检者的一侧或双侧嗅觉状态。嗅觉障碍多由于鼻腔和鼻道疾病所致,一侧嗅觉丧失或减退由于前颅凹病变引起。

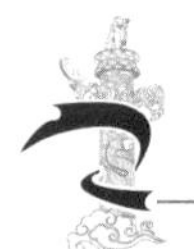

1. 嗅觉减退或丧失　两侧障碍神经定位的意义不大，多是鼻黏膜萎缩或水肿引起；一侧障碍定位意义较大，多见于前颅窝和颅底骨折、嗅沟脑膜瘤、额叶底部肿瘤或颅底部脑膜瘤。

2. 嗅觉过敏　多见于癔症和妊娠恶阻等。

3. 嗅幻觉　多为颞叶海马回受刺激所致，一般为烧焦肉味等难闻的气味。若还有梦样状态者，称为沟回发作。嗅幻觉多见于颞叶海马回附近的肿瘤、癫痫发作的先兆或精神分裂症患者。

二、视神经检查

（一）解剖生理

视神经（optic nerve）是第Ⅱ对脑神经。视神经传导视觉冲动。由视网膜神经细胞（节细胞）之轴突汇集成视神经，通过视神经孔进入颅腔，在蝶鞍上方形成视交叉。来自鼻侧视网膜的神经纤维交叉，其颞侧纤维不交叉。因此，在交叉后的视束中有对侧视网膜鼻侧束的纤维和同侧视网膜颞侧束的纤维。视束绕大脑脚至外侧膝状体（外侧膝状体分内、外两部分。内侧接受双眼视网膜同侧上1/4来的纤维，其上部接受视网膜中心部、下部接受周围部；外侧部接受双眼视网膜下1/4来的纤维，其上部接受视网膜中心部、下部接受周围部）。大部分纤维在此换神经元后再发出纤维经内囊后肢后部构成视放射而终止于枕叶距状裂上、下唇的皮质视觉分析器（17区）。由外侧膝状体内侧来的纤维直接向后行走在顶叶和枕叶之深层至岛叶的上缘，再向下行，止于枕叶内侧距状裂之上部的楔回；由外侧膝状体外侧来的纤维向前进入颞叶，绕侧脑室的下角向后行走于颞叶皮质之下，止于枕叶内侧距状裂下部的舌回。外侧膝状体上部来的纤维止于两脑回的之后部；下部来的纤维止于两脑回的前部。视束有些纤维不在外侧膝状体换神经元而直接止于上丘，与顶盖脑干束、顶盖脊髓束构成联系，形成视反射径路；另有些纤维止于顶盖前区，构成瞳孔对光反射的传入径路[对光反射径路：视网膜→视神经→同侧和对侧视束→中脑顶盖前区和上丘→双侧艾-魏（Edinger-Westphal）核→动眼神经→睫状神经节→瞳孔括约肌]。

应该注意，从视网膜各个区域来的纤维直至皮质视觉分析器的整个径路中有固定的排列顺序：从视网膜上部来的纤维在视神经与视束的上部；从视网膜下部来的纤维在其下；从黄斑来的纤维在其中心部行走。这对于确定病变在视神经或视觉传导径路的位置有重要参考价值。由于鼻侧纤维交叉，颞侧不交叉，因此，视束、外侧膝状体、视放射和视皮质与两眼同名侧（左侧与左侧、右侧与右侧）的半侧视网膜相联系。由于眼的屈光体（晶状体、玻璃体）的折射作用，所以接受两眼对侧半个视野的刺激（即右侧皮质接受两眼左侧半个视野的刺激，左侧接受两眼右侧半个视野的刺激）。楔回、视放射顶叶部分与外侧膝状体的内侧部接受双眼同侧视网膜上1/4来的纤维，舌回、视放射颞叶部分与外侧膝状体的外侧部接受双眼同侧视网膜下1/4来的纤维，同样由于眼的屈光体的折射作用，因此，楔回与舌回分别接受对侧下1/4和上1/4视野的刺激，见图77-1。

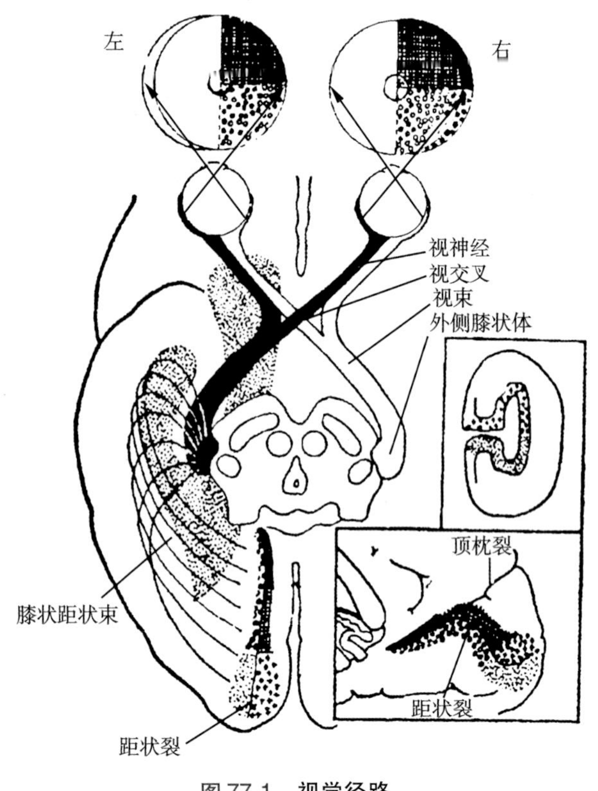

图77-1　视觉径路

视觉皮质[布洛德曼（Brodmann）第17区]在图中似为楔叶和舌状小叶的内侧面，实际上是在距状裂之内的（旁边的附图，表示视觉皮质后1/3的水平）。距状裂的后端最深，因此，如使距状裂在一个水平面上展开，即成约为锥形的底部呈圆形。距状皮质向前伸延至其与顶枕裂交界处，这与Brodman

和 von Economo 与 Koskinas 的记载相符。

（二）检查方法

检查包括视力、视野和眼底检查。当被检者有视物模糊、视力减退、盲点、头痛等症状时，应检查视神经。

1. 视力　询问被检者平时对远近物品能否看清。需要测试最低限度视力和分辨力。检查时一般使用视力表，当视力减退到不能辨认视力表上的字体时，可嘱被检者在一定距离辨认眼前手指数目，或物品的移动，手电的光亮，若不能区分即为完全失明（黑矇）。检查时应注意眼部有无器质性病变，如角膜白斑、白内障、屈光不正等影响视力的因素。

（1）粗试法：在不同距离处阅读印刷品，与检查者视力相比较。正常视力在 1 m 距离能看清报纸上的小字和符号。视力障碍严重者可分别测其对眼前指数的辨认、手指有无活动、有无光感。

（2）视力表检查法：视力表应有充分的光照，被检者距视力表 5 m，遮盖一眼，先后用左眼和右眼辨认表上所指认的符号，以确定每只眼的视力。

2. 视野　视野是指眼向正前方注视时能清晰地看到的范围。检查视野须取得被检者高度合作，并须有适当的照明。眼球注视正前方一个固定的目标不动，分别查左、右眼的视野。视野分周边视野和中心视野。

（1）周边视野（手动法粗测）：受检者与检查者相距 1 m 对面端坐，双方各闭相对的一眼（左眼对右眼，测试左眼时，受试者遮其右眼，左眼注视检查者右眼，检查者遮其左眼），另一眼互相注意对方的鼻尖，检查者以利手示指或视标在两人中间的等距离处平面上分别由上、下、左、右方向自周围向中心移动，并不停地上下摆动示指，至被检者见到手指为度，同时与检查者自己视野相比较，即可知被检者视野有无缺损。若发现有缺损，可再用周边视野计详查，并用绘图记录。

（2）中心视野：被检者遮住一只眼，然后询问是否可以看到整个检查者的脸。若仅能看见一只眼或没看到嘴，则可能存在中心视野缺损。

视野计检查，在正常情况下，白色视野范围最大，颞侧 90°、上侧 60°、鼻侧 60°、下侧 70°；蓝色视野较小，红色视野更小，绿色视野最小。

3. 眼底　应用检眼镜做眼底检查一般不需要扩瞳，亦不需要暗室，但要避强光。检查右眼时，一定要用右手持检眼镜，右眼观察；检查左眼时一定要用左手持检眼镜，左眼观察。观察视神经盘（optic disc）的形状、颜色、生理凹陷和视神经盘是否隆起、边缘是否清晰；动静脉比例、血管走向、反光情况、有无动静脉压迹；视网膜有无水肿、渗出与出血等。正常眼底的视神经盘为圆形或椭圆形，边缘清楚，色呈淡红，动静脉管腔的比例正常为 2∶3。检查时应注意有无视神经盘水肿、视神经炎、视神经萎缩等。

（1）视神经盘：为圆形或卵圆形，桃红色或橘红色，颞侧稍淡，边缘清楚，有的鼻侧稍模糊。视神经盘中央有一生理性凹陷，略呈圆形，清晰、色淡；其中有些暗点似的筛孔，称为筛板。

（2）血管：主要的动、静脉分颞上、下与鼻上、下 4 支。动脉较细，色鲜红；静脉较粗曲，色暗红。动、静脉正常比例为 2∶3。动脉硬化时则变细，严重时观之如铜丝，更甚者如银丝；由于动脉变短，其边缘的静脉出现压迹，其上边的静脉呈拱桥状，这时静脉相对较粗。当静脉淤血时，显示绝对增粗。无论是动脉硬化或静脉淤血，两者的比例都会发生异常变化。

（3）视网膜（retina）：透明，呈棕红色或豹纹状（形似豹子皮毛的花纹，称为豹纹状视网膜，亦属正常），在视网膜颞侧距视神经盘约 2 个视神经盘直径处，色暗，无大血管，中央有一明亮的反光点，即中心窝反射，此区为黄斑部，见图 77-2。

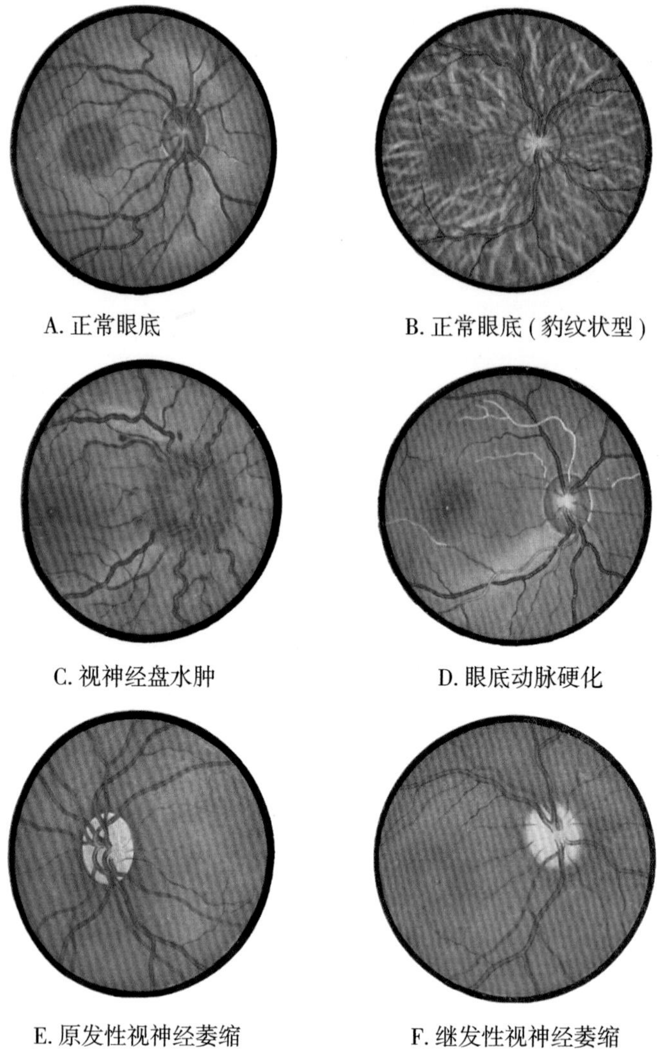
A. 正常眼底　B. 正常眼底(豹纹状型)
C. 视神经盘水肿　D. 眼底动脉硬化
E. 原发性视神经萎缩　F. 继发性视神经萎缩

图77-2　**眼底检查**

(三)注意事项

1. 视力检查　被遮盖的一眼一定要遮严,否则测出的数据不准。不要用手遮盖或捂得太紧。

2. 视野检查　不论手试法或视野计检查,事前必须充分向受检者讲清楚,取得其配合,才能检查准确,受检者配合不好,结果不可靠。

3. 眼底检查　①检查右眼时,要让被检者左眼注视某显眼的固定目标不动;检查左眼时,让右眼注视某显眼的固定目标不动。否则,被检者频繁眨眼,不易窥入眼底,被检者很快就会眼酸、流泪,既浪费了时间,又使被检者不能继续配合检查。检查时,两人的面部要错开,既卫生又便于检查。应格外注意避免接触到被检者的面部。②观察黄斑,当眼底上下左右全看清楚后,因未在暗室,可能看不到黄斑,这时可让被检者注视检眼镜光源,旋转正、负球面透镜转盘,即可立刻看到黄斑区。

(四)临床意义

1. 视力、视野改变

(1)全盲:除眼球本身病变外,多由于视神经病损所致,如球后视神经炎、视神经萎缩等。若为单盲,则直接对光反射消失,间接对光反射存在。

(2)两颞侧偏盲:病变位于视交叉的中央。常见于鞍内或鞍上肿瘤、视交叉蛛网膜炎等。

(3)两鼻侧偏盲:较少见。受损部位在视交叉外。如颈内动脉瘤、视交叉蛛网膜炎。

(4)同向偏盲:病变在视交叉以后的视传导束或中枢,即视束、外侧膝状体、内囊、视放射或枕叶皮质。

1)视束病损时,由于对光反射的传入纤维受损害,故当视网膜盲侧受光刺激时,瞳孔对光反射消失(偏盲性瞳孔强直),保留视野与缺损视野的界限为一直线,缺损侧的黄斑视野同时缺失(黄斑分裂),被检者明显感觉自己有视野缺损。

2)外侧膝状体疾患的视野缺损没有定位诊断的特征。根据病变部位的差异,其视野缺损可能与视束损害者相同(包括偏盲性瞳孔强直的存在);但也可能与视放射前部的损害所致者相同(同向象限性偏盲或同向偏盲,而没有偏盲性瞳孔强直)。用检眼镜可查见的视神经盘苍白是外侧膝状体和视束病损的特征之一。

3)内囊、视放射与枕叶皮质病变时,由于病损位于对光反射弧之后,故盲侧视网膜感光时,可见瞳孔收缩;由于有和两侧半球联系的中心视野存在,所以偏盲范围较小;视野缺损的自觉症状较轻;另外,视皮质、视放射受损范围小时,常出现象限性视野缺损;视皮质、视放射损害的另一特征是中央(黄斑)视力常保存,临床上称为黄斑回避;一般不出现视神经萎缩,也是视皮质与视放射损害的另一特征。

(5)象限性视野缺损(象限盲):见于枕叶皮质楔回、舌回或颞叶与顶叶的局限性病变。如左楔回或左顶叶病变时,发生两眼右下象限视野缺损;左侧舌回或颞叶病变时,出现两眼右上象限视野缺损。右侧上属区域病变时可以此类推。

(6)幻觉:当枕部皮质受刺激时,出现幻觉,如火星、闪光、皮影样景象等。见于癫痫先兆、枕叶肿瘤或血管畸形。

2. 视神经盘水肿　视神经盘水肿时充血,边缘模糊,生理凹陷消失。重度水肿可见视神经盘凸起如蘑菇状,静脉怒张,甚至迂曲隐没。视网膜可见渗出、出血和水肿。视神经盘水肿早期虽然很明显,但视力多无障碍,以此可与视神经炎相鉴别。

3. 视神经萎缩　视神经盘色变浅,呈灰白色或苍白色,血管细小,视力减退甚或失明。发生于使乳头水肿或视神经炎晚期者,称为继发性视神经萎缩,此时,视神经盘边缘模糊、筛板不清;而因球后视神经炎或肿瘤直接压迫引起者,使乳头边缘清晰,生理凹陷扩大,筛板清晰可见,称为原发性视神经萎缩。

4. 福斯特-肯尼迪综合征　福斯特-肯尼迪综合征(Foster-Kennedy syndrome)指一侧视神经原发性萎缩,另一侧视神经盘水肿(或继发性萎缩)。常见于视神经原发性萎缩侧存在的额叶底部肿瘤。

5. 动脉硬化　视网膜动脉变细,反光增强,重时呈铜丝样甚而呈银丝样。动静脉交叉处可见动脉压迹,静脉稍尖、"断裂"或静脉桥拱现象。这时动静脉比可变为 1∶2(源于动脉细,显得静脉相对增粗)。

6. 其他改变　有时眼底可见囊虫结节、结核结节、结节性硬化结节、晶状体瘤和色素沉着等。

三、动眼神经、滑车神经、展神经检查

动眼神经(oculomotor nerve)、滑车神经(trochlear nerve)、展神经(abducent nerve;也称外展神经)分别为第Ⅲ、Ⅳ、Ⅵ对脑神经,共同支配眼球运动,合称眼球运动神经,检查时又有连带关系,可同时检查,故而合在一起叙述。检查时需注意眼裂外观、眼球运动、瞳孔及对光反射、调节反射等。检查中,如发现眼球运动向内、向上及向下活动受限,以及上睑下垂、调节反射消失均提示有动眼神经麻痹。如眼球向下及向外运动减弱,提示滑车神经有损害。眼球向外转动障碍则为展神经受损。瞳孔反射异常可由动眼神经或视神经受损所致。另外,眼球运动神经的麻痹可出现相应眼外肌的功能障碍导致麻痹性斜视,单侧眼球运动神经的麻痹可导致复视等。

(一)解剖生理

1. 动眼神经　动眼神经核位于中脑上丘水平,它是由许多细胞群组成,依次排列成行,位于大脑导水管腹侧,受双侧大脑皮质支配。该核群发出的纤维经过红核,自大脑脚内侧的动眼神经沟走出,在大脑后动脉与小脑上动脉之间穿过后,与后交通动脉取平行方向前进,经过蝶鞍的外侧,穿过海绵窦外侧壁,经眶上裂分为上、下两支进眼眶。上支支配上睑提肌和上直肌;下支支配内直肌、下直肌、下斜肌、瞳孔括约肌与睫状肌。此神经还包括起自艾-魏核的副交感神经纤维,其纤维至睫状神经节换神经元,节后纤维分布于瞳孔括约肌和睫状肌,司瞳孔收缩;此神经还包括由佩利阿(Perlia)核发出的纤维,在睫状神经节换

神经元后，司眼球会聚功能，见图77-3。

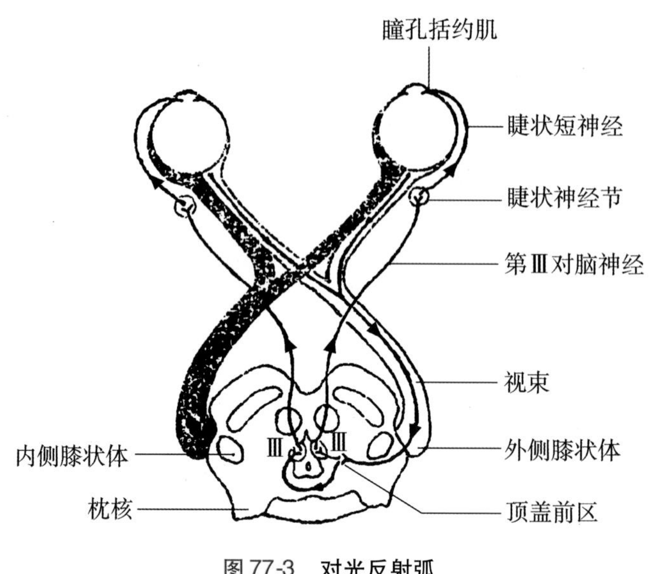

图77-3　对光反射弧

2. 滑车神经　起自中脑下丘平面的动眼神经核下端的滑车神经核，接受双侧大脑皮质支配。其纤维走向背侧顶盖，在顶盖与前髓帆交界处交叉后穿出，再绕向腹面，穿过海绵窦与动眼神经并行，经眶上裂进入眶内，支配上斜肌，司眼球向外下方转动。

3. 外展神经　其核位于脑桥下段第4脑室底深部，接受双侧大脑皮质支配。其纤维由脑桥腹面与延髓交界处穿出，向前上方走行，越过颞骨岩尖部和鞍旁海绵窦之外侧壁，时与颈内动脉、动眼神经、滑车神经和三叉神经第1支相靠近，在颅底经较长的纤维行程后经眶上裂入眶内，支配外直肌，司眼球外展。

眼的交感神经纤维起始于脊髓第8颈椎和第1胸椎节的侧角细胞（睫状体脊髓中枢），与相应丘脑下部中枢和大脑皮质之间保持联系。这些纤维通过前根的交通支进入交感总干，协同上升，到上颈交感神经节交换神经元并发出节后纤维，构成颈内动脉丛随之进入颅腔内，再由此进入眼眶，支配瞳孔扩大肌、米勒（Muller）睑板肌和球后米勒肌，分别司瞳孔扩大、眼睑上提和眼球凸出。

（二）检查方法

1. 眼裂和眼睑　注意眼裂大小，是否对称和有无眼睑下垂。

2. 瞳孔　观察瞳孔大小、形状，两侧是否对称，边缘是否整齐，瞳孔对光反射。

（1）直接对光反射：用手电光照射被检者瞳孔或让被检者自动闭、睁眼睑，利用自然光线刺激的检查。正常瞳孔见光后立即敏捷地缩小，称为直接对光反射灵敏。若反射弧病损轻时，直接对光反射迟钝；病损重时，直接对光反射消失（光照时瞳孔不缩小）。

（2）间接对光反射：用手竖立于被检者两眼之间，先用手电光照射一侧瞳孔，正常情况下，另一侧瞳孔亦很快缩小，称为间接对光反射灵敏。间接对光反射亦因反射弧的病损轻重而出现迟钝（瞳孔缩小得慢，且幅度小）或消失（瞳孔不缩小）。

（3）调节、辐辏反射（会聚反射）：先让被检者正视前方远处（1 m之外）检查者的手指，然后将手指逐渐移近被检者鼻根部（距鼻根部5～10 cm）。正常情况下两眼内聚（即辐辏反射）、瞳孔缩小（即调节反射）。

3. 眼球

（1）眼球位置：注意是否居中，有无斜视、凝视、凸出或凹陷。

（2）眼球震颤：在被检者向前平视时，即可观察有无自发性眼球震颤，然后让被检者向各方向转动眼球，观察有无节律的震颤。若有，应分出是水平性、垂直性、旋转性或混合性。水平性和垂直性眼球震颤应注意其快相方向；旋转性眼球震颤应区分为顺时针或逆时针方向，并以快相命名。

（3）眼球运动：先让被检者注视检查者的示指，并随其上、下、左、右、颞上、颞下转动两眼球，观察眼

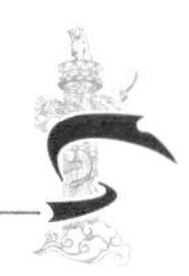

球在这 6 个方向转动是否充分，有无向某处转动不充分，显示有眼肌瘫痪。

（4）复视：让被检者说出检查者在其眼前各方向所伸出的手指数，判定一指旁有无虚像。若有，注意其位置所在。

（三）临床意义

1. 瞳孔改变

（1）瞳孔缩小：两侧瞳孔同时缩小，常见于安眠药中毒、有机磷中毒、脑室与脑桥出血。

（2）阿-罗（Argyll-Robertson）瞳孔：双侧瞳孔缩小，大小不等，边缘不整，对光反射消失而调节反射存在。常见于脊髓结核、瘫痪性痴呆，亦可见于脑炎和多发性硬化。病灶在上丘顶盖前区，因调节反射不经过顶盖前区，而是沿着视神经通路达枕叶距状裂皮质后沿皮质脑干束到中脑艾-魏核、波利亚核，再经双侧动眼神经至瞳孔括约肌。

（3）瞳孔散大：双侧瞳孔一时性散大、对光反射消失是癫痫发作的特征之一；阿托品类药物中毒时瞳孔亦散大；颅内占位性病变、脑出血、脑外伤等颅内压高患者可见一侧瞳孔散大；双侧瞳孔散大、呼吸变慢，是枕骨大孔疝的征象。后两者均应立即抢救。昏迷患者两侧瞳孔散大、对光反射消失，乃是生命垂危的表现。

（4）埃迪（Adie）瞳孔（强直性瞳孔）：多见于中年妇女，多为单侧。强直侧瞳孔一般较大，对光反射迟钝或消失，但辐辏反射稍快，可伴有跟腱反射迟钝或消失；用 2.5% 甲基胆碱（methacholine）可引起散大瞳孔的迅速收缩，但对正常瞳孔无影响。强直性瞳孔本身无神经病学意义，其原因尚不清楚，但在鉴别诊断上有意义。

（5）霍纳征（Horner sign）：患侧瞳孔缩小，上睑轻度下垂，眼裂因而变窄，眼球轻度下陷。此外，可伴有同侧面部无汗或少汗。其病变在丘脑下部至虹膜之间的交感神经径路上，病变的较详细部位和其他结构体征可用可卡因和肾上腺素滴眼法进一步阐明，见表 77-1。

表 77-1　霍纳征瞳孔的药物试验和其他结构体征

项目	4% 可卡因	1% 肾上腺素	其他结构体征
正常瞳孔	扩大	无反应	
第 1 神经元病变（丘脑下部至脊髓）	扩大	无反应	同侧面部无汗或少汗。出现脑干和颈髓其他结构体征
第 2 神经元病变（上颈节）	无反应	无反应	同侧面部无汗或少汗。颈肋、肺尖部炎症和主动脉弓动脉瘤、颈部淋巴结肿大等为常见原因
第 3 神经元病变（上颈节至虹膜）	无反应	扩大	因汗腺神经纤维在颈总动脉分叉处离开而随颈外动脉行走，故不出现面部出汗不对称情况

（6）瞳孔对光反射障碍：一侧瞳孔直接对光反射迟钝或消失，而间接对光反射灵敏，此为视神经受损所致。若直接、间接对光反射均有障碍，而对侧间接对光反射灵敏者，则为该侧动眼神经受损；但对侧间接对光反射亦迟钝或消失者，则为该侧动眼神经、视神经均受损。两者神经受损的具体部位需要借助其他体征综合分析而定。

2. 眼肌瘫痪　临床上分为周围性、核性、核间性与核上性眼肌瘫痪。

（1）周围性眼肌瘫痪

1）动眼神经瘫痪：眼睑下垂，眼球斜向外上方（外直肌和上斜肌的肌力相对增强），不能向上、下和内转，瞳孔散大，对光反射和调节反射消失；应该出现复视，但严重时被下垂的上睑遮盖而被检者不易发现。常见于颅内动脉瘤、结核性脑膜炎和颅底肿瘤等。天幕疝早期常致动眼神经下部的副交感神经纤维首先被压于天幕切迹而受损，因而出现一侧瞳孔散大，早期可无眼外肌瘫痪。

2）滑车神经瘫痪：即上斜肌瘫痪，多合并有动眼神经瘫痪，单独的滑车神经瘫痪很少见。此时眼球活动限制较小，患眼向下向外运动减弱，并有复视，常表现下楼困难。

3)外展神经瘫痪:内斜视,眼球不能向外侧转动,有复视,常表现为下楼困难。

动眼、滑车与外展神经合并瘫痪很多见,此时眼球固定于中间位置,不能向各方向运动,瞳孔散大,对光反射和调节反射均消失。

(2)核性眼肌瘫痪:因动眼神经为核群,病变时常选择性的损害部分眼肌功能。核的上部受损时,上睑提肌瘫痪,特别是眼轮匝肌的轻度瘫痪;核的中部受损时内直肌和上直肌瘫痪;核的下部受损时,下直肌和下斜肌瘫痪,可见不完全的一个或两个眼肌瘫痪。核性眼肌瘫痪多伴有邻近神经组织的损害,外展神经受损害时常累及面神经、三叉神经和锥体束,产生同侧的外展、面和三叉神经瘫痪与对侧偏瘫(交叉性瘫)。典型的交叉性瘫为韦伯综合征,病灶侧动眼神经瘫,对侧面、舌和肢体中枢性瘫。核性眼肌瘫痪常见于脑干的血管瘤、炎症与肿瘤。

(3)核间性眼肌瘫痪:脑干的内侧纵束对于眼球的水平性同向运动是一重要的联系通路,它连接一侧外展神经核与另一侧动眼神经核的内直肌亚核,使眼球向同一侧转动。如有病变波及内侧纵束(像多发性硬化),眼球的水平性同向运动遭受破坏。临床上最多见的是一侧眼外展正常,而另一侧眼球不能同时内收,但两眼内直肌的会聚运动仍正常,这是因为支配会聚的核上通路的位置平面高些,未受到损害之故。孤立的核间性眼肌瘫痪需要排除重症肌无力的可能。核间性眼肌瘫痪细分有3种。

1)前核间性眼肌瘫痪:水平注视时病侧眼球不能内收,对侧眼球可以外展(伴眼球震颤),但双眼球会聚正常,为内侧纵束(medial longitudinal fasciculus,MLF)上行纤维受损。

2)后核间性眼肌瘫痪:水平注视时病侧眼球不能外展,对侧眼球可以内收,为MLF下行纤维受损。

3)一个半综合征:脑桥尾端被盖部病变侵犯脑桥旁正中网状结构(brain bridge reticular formation,BBRF),引起向病灶侧凝视瘫痪(同侧眼球不能外展,对侧眼球不能内收),若同时波及对侧已交叉的MLF上行纤维,使同侧眼球亦不能内收,仅对侧眼球可以外展(伴眼球震颤)。

(4)核上性眼肌瘫痪:产生两眼同向偏瘫。眼球水平性同向运动的皮质中枢(侧视中枢)额中回后部(8区)。该区一侧的刺激性病灶(癫痫等)引起两眼向对侧偏斜;破坏性病灶(中风、肿瘤等)则向同侧偏斜。脑桥的侧视中枢在外展神经核附近,支配两眼向同侧的侧视,它受对侧皮质侧视中枢来的纤维控制,故破坏性病灶引起眼球向健侧(对侧)同向偏斜,其方向关系与皮质中枢相反。

3. 眼球震颤　眼球震颤是中枢神经系统疾病的一个常见症状,亦可见于眼本身疾病和内耳疾病,但亦可在疾病或某些情况下作为正常生理现象出现。此处重点叙述与神经系统疾病有关的眼球震颤。眼球震颤是眼球节律性摆动,它可发生于很多中枢神经系统的病变,而且常有重要的诊断价值。它包括两类:①急动性眼球震颤,慢相后出现反方向快相运动,快相为眼球震颤的方向,向快相注视时眼球震颤幅度增大;②钟摆式眼球震颤,以相同速度向两方摆动,常见于婴儿期。

(1)小脑性眼球震颤:小脑蚓部、半球与小脑脚等处的外伤、炎症、肿瘤、血管病和退行性病变均可引起眼球震颤。患者两眼在静止时不在正中位而向病灶侧的对侧偏斜10°~30°,当患者注意位于眼前中线的物体时,两眼即缓慢地转往静止位,继而快速回到中线;当患者向侧方注视时,快相永向注视方向,慢相向静止位;当患者向患侧看时,眼球震颤更为明显,振幅增大,但速度减慢。

(2)旋转式眼球震颤:是前庭神经4个核皆受损害的征象,按其快相可分为顺时针性和逆时针性。两眼向侧方看时震颤常增强,而震颤方向并不随之而改变。顺时针旋转性眼球震颤表示损害在右侧,两眼向右看时振幅最大,这种情况尤其符合于脑干血管闭塞(如小脑后下动脉血栓形成)。但在肿瘤[如听(蜗)神经瘤],常有例外,需要结合其他体征来确定病变在何侧。

(3)内侧纵束性眼球震颤:内侧纵束的纤维或其附近的网状结构中的纤维受损时,可破坏两眼的协调性共同运动,因而引起分离性眼球震颤。即两眼的震颤不等,一眼弱、一眼强或只有一眼出现震颤,此系脑干眼球震颤的特点。

内侧纵束若恰在外展神经核以上阶段受损时,引起核间性眼肌瘫痪,表现为特殊形式的同向运动轻瘫,即两眼向侧方看时,内收的眼呈现内直肌瘫痪,外展的眼出现粗大的水平震颤,其快相朝向眼球外展的方向。这种损害多数为两侧性的,而且是多发性硬化症的特殊表现。若为单侧性而且起病急促者,很可能为脑干血管的闭塞。这类病例即使是两侧内直肌皆瘫痪,其集合功能仍然保存为其特点。

以上3种均称为中枢性眼球震颤,其他类型的眼球震颤在鉴别诊断上的意义简述如下:在鉴别诊断

时除眼球震颤特点之外，应特别注意其他相应的症状和体征。如在迷路和前庭神经病变时，其特点是伴有听（蜗）神经受刺激时则耳鸣；听（蜗）神经功能丧失时则耳聋，或两者均有。病变完全在小脑内时，则无以上症状。再者，迷路和前庭神经受损时，除有眼球震颤外，常伴有明显的眩晕，平衡障碍程度与损害轻重成正比。虽然迷路、前庭神经、前庭神经核和小脑病变时皆可出现共济失调，但若共济失调发生于眩晕发作之后，则应考虑为小脑病变；若只有严重的眼球震颤而无眩晕时，应首先考虑中枢性病变，因为中脑和脑桥水平的破坏性病变降低了迷路的兴奋性。

（4）迷路性眼球震颤：迷路的刺激病变，引起混合性、水平性或旋转性眼球震颤，其快相朝向病变侧；在前庭神经或前庭神经核的破坏性病变时，则眼球震颤的快相朝向病变的对侧。膜迷路积水［梅尼埃病（Ménières disease）］发作时也出现混合性、水平性或旋转性眼球震颤，但眼球震颤的方向没有重要意义。

（5）位置性眩晕的眼球震颤：突然改变体位时出现短暂的眩晕发作，伴有混合性、旋转性或垂直性眼球震颤，第 1 次发作往往最重，以后经数周或数月反复发作时即逐渐减轻以至于消失。

（6）眼肌轻瘫性眼球震颤：眼外肌有运动障碍可引起节律性眼球震颤，快相朝向运动的方向。当眼向轻瘫肌肉的运动方向看时，为了避免复视，患肌是急动性收缩，继而眼球被拮抗肌向中线位拉回，形成慢相。两眼的震颤常不相等，或仅患眼出现震颤。部分的同向运动瘫痪也可引起这种轻瘫性眼球震颤。

（7）先天性或遗传性眼球震颤：两眼持续不停地有水平性和钟摆样运动，不分快慢相。向前方注视时振幅较小，向两侧看时振幅较大，可摆动 120 次/min。这种眼球震颤与视力障碍者相似，但视力一般良好，为与其鉴别之点。先天性眼球震颤一般是患儿出生后数周至数月常常被其母亲首先发现，终身不愈。部分患者可伴有头部水平性摇动，当情绪激动时最为明显。家族中可有同样患者。

（8）中毒性眼球震颤：许多药物中毒可引起眼球震颤，特别是鸦片、巴比妥类、甲醇和急性传染病。两眼向前看时不出现眼球震颤，向侧方或上、下看时即发生眼球震颤，快相朝向注视方向。

（9）点头痉挛性眼球震颤：见于 4 个月至 2 岁的婴幼儿，多在发病后 1 ~ 2 年内消失。主要症状为眼球和头部颤动，也可伴有斜颈（歪脖）。眼球震颤呈细而快的钟摆式震颤，多为水平性，偶有垂直性，可能为单侧或分离性。头部呈缓慢地点头动作或做旋转样的摆动，入睡后即停止，有时躺下亦消失，坐起或站立时又出现。若将两眼闭合，眼球震颤和点头同时消失。

（10）潜在性眼球震颤：睁眼时无眼球震颤，遮盖一眼即出现两侧性水平性眼球震颤，快相朝向未遮盖的眼外侧，两眼同时遮盖时亦无眼球震颤。可伴有集合性或分离性斜视。自婴儿时发生，终身不变。原因尚不明。

（11）癔症性眼球震颤：主要为水平性，但同时混有旋转成分，并可伴有集合运动或称会聚运动痉挛。振幅小，速度快，当患者无意间固定两眼时眼球震颤即消失，当检查眼球运动时又复出现。

四、三叉神经检查

三叉神经（trigeminal nerve）检查内容主要有面部感觉、角膜反射、运动功能等。

（一）解剖生理

三叉神经是第Ⅴ对脑神经，是混合性神经。感觉神经纤维周围性分布分为三叉神经眼支、三叉神经上颌支、三叉神经下颌支，主要支配面部皮肤、眼、鼻、口腔黏膜的感觉。运动纤维主要支配咀嚼肌、颞肌、翼状内外肌。

1. 感觉纤维　向心纤维分别起自顶前、颜面皮肤，口、鼻腔黏膜和角膜感受器，其纤维分 3 支：第 1 支（眼支或眼神经）起自顶前、额部、上睑与鼻部，经眶上切迹→眶上裂；第 2 支（上颌支或上颌神经）起自下眼睑、上唇和颊部，经眶下孔→眶下裂→圆孔；第 3 支（下颌支或下颌神经）起自下唇和下颌部，来自舌和口腔黏膜的舌神经加入第 3 支，经颏孔→卵圆孔；3 支均入颅腔，至半月神经节（第 1 级神经元），其向心神经纤维入脑桥。触觉纤维止于脑桥中部的三叉神经感觉主核，面部本体感觉纤维止于三叉神经中脑核（相当于上丘水平）。从该两核发出的神经纤维交叉至对侧组成三叉丘系背束上行至丘脑内侧后腹核。痛、温度觉（简称温觉）和角膜反射的传入纤维入脑干后下行，组成三叉神经脊髓束，沿途终止于三叉神经脊束核各部。该核首端与三叉神经感觉主核相连,尾端与第2颈髓节的后角胶状质相连;然后由三叉神经脊束核发出的纤维交叉至对侧组成三叉丘系腹束,上升至丘脑内侧后腹核。三叉神经中脑核、感觉主核和脊束核均为第2级神经元;丘脑内侧后腹核为第3级神经元,由该核发出的纤维止于中央后回的下部,三叉神经脊束核的首端,司口、鼻的感觉;越向尾端越是司面部外周的感觉,形成所谓"剥洋葱"式的分布,见图77-4。

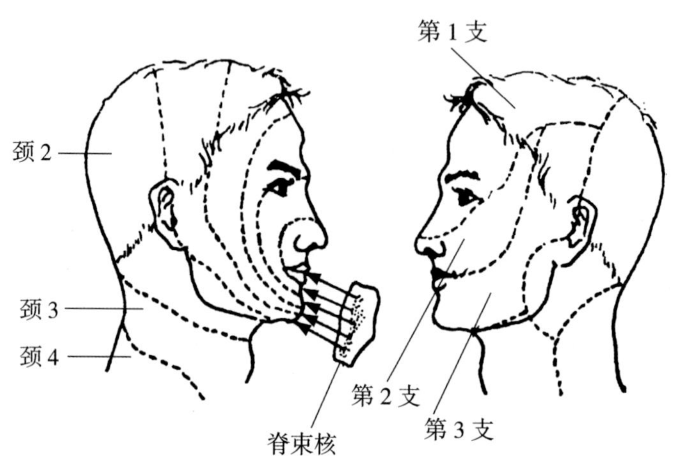

图77-4　三叉神经核性和周围型感觉分布

2. 运动纤维　起自脑桥三叉神经运动核,该核受双侧中央前回下部支配。从运动核发出的纤维在脑桥的外侧出脑,在半月神经节的下方与三叉神经第3支并行穿过卵圆孔出颅,支配颞肌、咬肌和翼内、外肌,司咀嚼运动。翼内、外肌的功能是将下颌骨推向前下,故一侧神经受损,张口时下颌向患侧偏斜。

(二)检查方法

1. 感觉　嘱被检者闭眼,可采用大头针、棉签和冷水(5～15 ℃)、温水(40～45 ℃)(装试管内)分别检查三叉神经分布区域(眼支、上颌支、下颌支)皮肤的痛觉、触觉与温觉。检查时两侧比较,上、中、下比较,内、中、外比较。注意区别核性与周围性的感觉变化。核性要分出是脊束核首端(口鼻部)、中部(面中部)、尾端(面外周)受损;周围性要分出是三叉神经眼支、上颌支、下颌支或3支均受损。

2. 运动　检查时先静态观察两颞部和颊部是否对称、丰满,有无肌肉萎缩和肌纤维震颤;再嘱被检者张口,观察下颌有无偏斜;最后将两手分别接触被检者的两颞与两颊,让被检者做咀嚼动作,注意有无肌张力与收缩力减弱,两侧是否相等。以判断颞肌、咬肌有无瘫痪。嘱被检者张口,以漏齿时上下门齿的中缝线为标准,如下颌偏向一侧,提示该侧翼状肌麻痹、瘫痪,这是因为健侧翼状肌收缩,使下颌推向患侧所致。

3. 角膜反射　嘱被检查者眼向内侧注视,以捻成细束的棉絮纤毛从被检查者视野外接近并轻触被检者外侧角膜,避免触及睫毛,正常反应为被刺激侧迅速闭眼和对侧也出现眼睑闭合反应,前者称为直接角膜反射,后者称为间接角膜反射。注意眼睑闭合是否敏捷或一侧不闭合。直接、间接角膜反射均消失见于三叉神经传入障碍。直接反射消失、间接反射存在见于患侧面神经瘫痪(传出障碍)。

4. 下颌反射　让被检者微张口,检查者用非利手拇指轻压在被检者的下颌颏部,利手持叩诊锤轻叩检查者的拇指甲部,观察被检者下颌有无闭口动作。此反射迟钝或引不出皆为正常;神经衰弱患者可显活跃(正常);两侧锥体束受损时,下颌反射亢进。

(三)临床意义

1. 周围性感觉障碍　三叉神经分布区或某支的分布区痛、温、触觉均减退或消失;而第1支痛、触觉障碍必伴有角膜反射相应的障碍,此为器质性损害的特点,借以区别于功能性感觉障碍。第3支分布区有痛、触觉障碍,可能会伴有运动障碍,初诊与病程中要留意观察。

2. 核性感觉障碍　呈"剥洋葱"样或半侧面部感觉障碍,常为痛、温觉减退或消失而触觉存在,见于延髓空洞症或小脑后下动脉血栓形成等。在延髓空洞症时,口周的感觉多保存,此与神经症性感觉障碍

以中线为界不同。

3. 运动障碍　一侧运动功能受损，张口时则下颌偏向患侧；两侧咀嚼肌瘫痪时，患者半张口，不能咀嚼。一侧上运动神经元损害时，不出现运动障碍；两侧受损时，除张口、咀嚼困难外，下颌反射亢进，并伴有两侧面、舌咽、迷走、舌下神经的上运动神经元瘫痪，因而出现面部表情障碍、舌伸不出、吞咽困难等，此综合征称为假性球瘫痪（假性延髓麻痹）。

4. 角膜反射迟钝或消失　见于三叉神经眼支病变，如海绵窦血栓、眶上裂综合征和面神经瘫痪（但后者角膜触觉存在），亦常为脑桥小脑角肿瘤的早期症状之一。另外，中枢感觉通路，尤其是中央后回下段病变时，亦可引起角膜反射障碍，此时一般只是减弱，不至于完全消失。

五、面神经检查

（一）解剖生理

面神经（facial nerve）是第Ⅶ对脑神经，主要支配面部表情肌和具有舌前 2/3 味觉功能。面神经亦为混合神经，主要为运动纤维，其他还含有味觉纤维、躯体感觉纤维和自主神经纤维。

1. 运动纤维　面神经核分上、下两部，上半部接受两侧皮质脑干束的支配（但可以对侧为主），下半部仅接受对侧皮质脑干束的支配。其皮质中枢位于中央前回的下 1/3。面神经核则位于脑桥下部，发出的纤维向右绕过外展神经核，形成面丘，然后下行从脑桥下缘外侧出脑干，在脑桥小脑角角与前庭蜗神经相邻。先与前庭蜗神神经共同进入内耳道，而面神经再进入颞骨之面神经管，在管内分出镫骨神经（支配镫骨肌）和鼓索神经（分布于舌的前 2/3），然后主支经茎乳孔出颅，穿过腮腺，先后分出“小鹅足”与“大鹅足”，支配面部表情肌和颈阔肌，有分支到耳肌、枕肌、二腹肌后腹与茎突舌骨肌。面神经核上半部来的纤维支配额肌、皱眉肌和眼轮匝肌等面上部肌肉；面神经核下半部来的纤维支配颧肌、颊肌、口轮匝肌与颈阔肌等面下部肌肉。故一侧皮质脑干束受损时，多数情况下只有对侧面下部肌肉瘫痪；而面神经受损时则面上、下部肌肉皆瘫痪，见图 77-5。

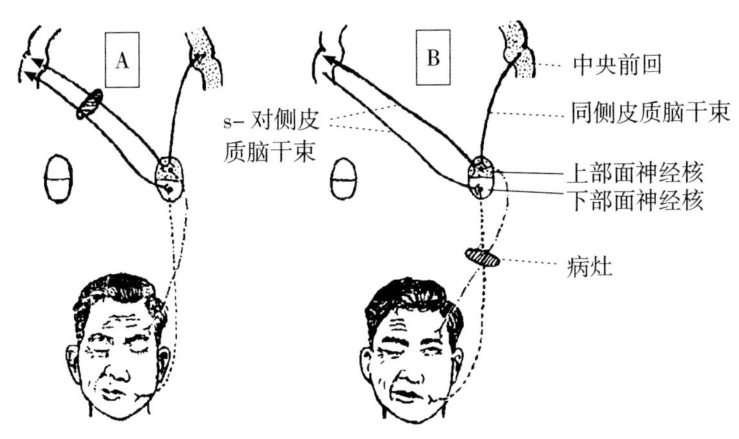

A. 中枢性瘫；B. 周围性瘫。

图 77-5　面神经的中枢性瘫和周围性瘫

2. 味觉纤维　由舌前 2/3 的味蕾起，经舌神经进入鼓索，再经面神经干至膝状神经节，再沿中间神经至延髓孤束核。

3. 感觉神经　有来自外耳道和耳后皮肤的少量感觉纤维与舌咽、迷走神经的同类纤维一同进入膝状神经节。

4. 自主神经纤维　面神经内尚混有从下交感节和下涎核来的自主神经（交感与副交感）纤维，支配腮腺和其他唾液腺。

(二)检查方法

1. 运动　检查面部表情肌时,首先静态观察两侧额纹、眼裂、鼻唇沟与口角是否对称,人中是否居中,然后让被检者蹙额、皱眉、闭目、示齿、微笑、吹口哨与鼓腮等,观看两侧是否对称。若有异常,注意面上、下部运动障碍程度是否相同。

2. 味觉　检查舌前2/3味觉时用棉签分别蘸酸、甜、咸、苦等溶液,涂于被检者伸出的一侧前部舌面上测试味觉,不让被检者讲话、缩舌、吞咽,以免试液扩散至舌后或对侧,让被检者指出事先写好在纸上的酸、甜、咸、苦等字。每检查一种试验就让被检者漱口数次,待口中无相应的味后,再检查另一种试验。检查完一侧,再检查另一侧。

此外,须注意腮腺和其他唾液腺有无异常。

(三)临床意义

1. 中枢性面瘫　为上运动神经元受损所致。表现为病灶对侧面下部瘫痪,即鼻唇沟变浅、口角下垂、示齿无力,但闭目、皱眉、蹙额尚好;或面下部瘫痪重,而面上部仅有轻瘫。凡一侧中央前回下部及其皮质脑干束任何部位的病损,均可出现中枢性面瘫。中枢性面瘫常伴有同侧上、下肢和舌肌的中枢性瘫痪。常见于脑血管病、肿瘤与脑炎。

2. 周围性面瘫　病变在面神经核或核以下周围神经部分。表现为病变侧面上、下部肌肉均等的无力或全瘫痪。

(1)面神经核病变:常同时伴有同侧外展神经瘫痪和对侧肢体上运动神经元受损的症状(交叉性瘫痪)。又分脑桥基底外侧病损[米勒德-古柏勒综合征(Millard-Gubler syndrome)],出现病灶侧外展神经、面神经瘫,对侧肢体上运动神经元瘫与舌瘫;而脑桥基底内侧病损时出现福威尔综合征(Foville syndrome;又称脑桥内侧综合征),病灶侧外展神经瘫、双眼向对侧凝视、对侧偏瘫。见于脑桥肿瘤、血管病和炎症。

(2)脑桥小脑角病变:除周围性面肌瘫痪外,常伴有分布于舌前2/3味觉的中间神经受损、听(蜗)神经受损[若为听(蜗)神经瘤,病侧先出现听(蜗)神经受损症状]、三叉神经受损(若为半月节脑膜瘤则先出现三叉神经受损症状)的症状与体征。病变晚期向上可损及外展神经;向下可波及舌咽、迷走神经。除了常见的肿瘤之外,还见于该处局限性蛛网膜粘连。

(3)膝状神经节病变:常先有耳郭后剧烈疼痛,继而出现周围性面瘫、舌前2/3味觉丧失、外耳道或鼓膜疱疹,并可见泪腺与唾液腺分泌障碍,此称亨特综合征。

(4)面神经管上部病损:病变在镫骨神经分出前,除了周围性面瘫、舌前2/3味觉丧失和唾液腺分泌障碍(口干)外,还伴有听觉过敏。见于面神经炎。

(5)面神经管下部病损:病变在鼓索神经分离前,除周围性面瘫、唾液腺分泌障碍(口干)外,还有舌前2/3味觉丧失。见于面神经炎、乳突炎。

(6)茎乳孔以下病变:表现为周围性面瘫,见于面神经炎、腮腺肿瘤摘除术后和化脓性腮腺炎等茎乳孔外附近的化脓性病变。后者向茎乳孔内扩散损及鼓索神经,即有舌前2/3味觉丧失。

(7)面肌痉挛或异常连带运动:贝尔(Bell)瘫痪恢复期或后遗症,可出现面肌或连带运动,表现为患者鼻唇沟加深、口歪向患侧,当面部活动时更为明显。缺乏临床经验的医师,往往把健侧当患侧,连带运动的表现为当患者闭眼时,患侧口角可不自主地上提、颈阔肌收缩或前额皱起,示齿时患侧眼闭合或者患者活动面部的任何部分时,瘫痪侧每个肌肉皆可收缩。其原因是再生的神经误长入远端施万(Schwann)管与不同功能的纤维相结合,或者误入不应到达的那些肌纤维、腺体中,因而发生支配错误。

由于上述原因可产生进食时眼流泪,称为鳄鱼目征;或咀嚼时耳颞神经区皮肤潮红和大量出汗,称为耳颞综合征。

六、前庭蜗神经检查

（一）解剖生理

前庭蜗神经（vestibulocochlear nerve；又称位听神经，acoustic nerve）是第Ⅷ对脑神经，包括前庭及耳蜗两种感觉神经，即蜗神经和前庭神经。

1. 蜗神经　起自内耳螺旋神经节的双极细胞，周围突起于考尔蒂（Corti）器的毛细胞，其中枢突形成蜗神经，行至脑桥之蜗神经腹核与背核换神经元后，部分纤维经斜方体交叉至对侧上行，形成外侧丘系；部分纤维在本侧形成外侧丘系。外侧丘系的纤维一部分到达四叠体的下丘（下丘核），与顶盖脑干束和顶盖脊髓束相联系，构成听反射；另一部分纤维先到达内侧膝状体，再构成听放射，通过内囊后肢的下部，最后终于颞横回的听觉皮质分析器。因一侧颞叶接受双侧听觉传入纤维，故一侧内囊或颞叶病损时，并不产生听力障碍。

2. 前庭神经　起源于内耳前庭神经节的双极细胞，细胞的周围突终于囊斑（椭圆囊与球状囊中的感觉上皮）和壶腹嵴（3个半规管各一端膨大成壶腹），内含感觉上皮；其中枢突构成前庭神经，止于4个前庭神经核。上核即别赫特列夫（Bechterew）核、外侧核即代特（Deiters）核、内侧核即施瓦尔伯（Schwalbe）核和脊髓核（前庭下行核）。

（1）内侧纵束的纤维：起自前庭神经外侧核和内侧核的纤维行至对侧的内侧纵束，上行纤维与外展旁核，第3、4、6对神经核发生联系；下行纤维经脊髓固有束到达副神经核和颈上部的前角细胞与其联系。

（2）前庭脊髓束：起自前庭外侧核的纤维下行于脊髓前索中（前庭脊髓束）终止于同侧的前角细胞。通过这些纤维和迷路协助维持肌张力（特别是伸肌张力）而影响身体的姿势。前庭脊髓束对于中脑前端横断后所引起的去大脑强直是有直接关系的，因为破坏前庭外侧核和前庭脊髓束核后强直即消失。

（3）前庭丘脑皮质纤维：起自一侧前庭诸核的纤维，在脑干的同侧上行至丘脑；另有些纤维在脑桥交叉至对侧，然后上行至丘脑。传导来自后半规管（垂直半规管）冲动的纤维，行到对侧脑桥小脑角区域，纤维近于表面，因而极易为脑桥小脑角的病变所损伤。前庭皮质区在颞上回、中央后回。

（4）前庭小脑连接：行进于脑干的前庭神经纤维有些是直接进入同侧小脑，有些先在前庭内侧核换神经元后再进入小脑。这些纤维是在小脑下脚（绳状体）的内侧入小脑，终于绒球小结叶、蚓垂、小脑舌和顶核。传出纤维由顶核经第四脑室达前庭外侧核和内侧核。顶核的其他纤维在同侧的前庭诸核附近经过，终止于同侧的两眼同向偏盲中枢和其他有关的运动核。

（5）和脑干的自主神经、网状结构、迷走神经核等的联系：前庭神经的纤维还与脑干的自主神经、网状结构，以及迷走神经核等发生广泛的联系。

迷路的作用是依据头的姿势和运动引起全身肌肉收缩，加强全身的肌肉特别是伸肌的张力；维持平衡姿势。

（二）检查方法

1. 听力检查　可采用对话、耳语、听表声和音叉检查，较精细的检查可用电测听仪器。查听力时，先掩盖病侧耳，用耳语与被检者谈话或用手表放在所测耳旁让其听表声，能准确回答，则听力大致正常；然后如法再查对侧。两侧都正常，可不再用音叉测试。听神经损害出现听力障碍及耳鸣。

2. 听力测试　一般多用C_{128}或C_{256}测试。

（1）瑞内（Rinne）试验：将振动的音叉放于被检者乳突上（测骨导），等其听不到声音时，再移至外耳门旁（测气导），若仍能听到声音，表明气导>骨导，属于正常，称为瑞内试验阳性；若听不到声音，说明气导<骨导，为不正常，称为瑞内试验阴性。

（2）韦伯（Weber）试验：又称骨导偏向试验。将振动着的音叉置于头顶两耳连线的中点，比较两耳音响是否相等或是某一侧声音较重。正常情况下两耳声音相等。

（3）施瓦巴赫（Schwabach）试验：比较被检者和检查者骨导音响持续的时间。以无听力障碍的检查者听到的音响时间为标准。短于检查者为不正常。

3. 前庭功能检查　询问被检者有无眩晕、平衡失调，检查有无自发性眼球震颤。可通过外耳道灌注冷、热水试验或旋转试验与直流电试验等，观察有无前庭功能障碍所致的眼球震颤反应减弱或消失。试验前应注意被检者有无眩晕、眼球震颤、共济失调和宽步基步态。

（三）临床意义

1. 蜗神经损害　蜗神经遭受刺激性病损时，出现耳鸣；遭受抑制性或破坏性损害时，则出现耳聋。小脑脑桥角肿物引起者常为单侧；蛛网膜粘连与链霉素、奎宁等药物中毒引起者多为双侧。应与中耳炎等引起的传导性耳聋相鉴别，见表77-2。

表77-2　传导性耳聋与神经性耳聋的区别

检查法	传音（传导）性耳聋	感音（神经）性耳聋
瑞内试验	气导<骨导	气导>骨导（均缩短）
韦伯试验	偏向患侧	偏向健侧
施瓦巴赫试验	延长	缩短

（1）耳鸣：无外界声音刺激时患者能主观听到持续性或间断性声响为耳鸣，是听觉感受器或传导径路病理性刺激所致。高音调耳鸣提示感受器病变；低音调耳鸣提示传导径路的病变。耳鸣患者多合并听力减退。

（2）耳聋：耳聋是听觉障碍最常见的症状。依据病变部位不同分为传音（传导）性、感音（神经）性和混合性3种；另外，还有功能性耳聋，多见于癔症，客观检查无听力丧失或检查结果与主诉耳聋程度不符。

1）传音（传导）性耳聋：见于外耳道异物或耵聍栓、中耳病变（多见于中耳炎或鼓膜穿孔）。

2）感音（神经）性耳聋：①耳蜗性聋，内耳病变引发，如膜迷路积液、迷路炎、中毒和颈椎病导致的类梅尼埃病。神经性耳聋做重振试验声音强度增高时，患耳听力提高近于正常为阳性（复聪现象）。②神经性耳聋，为听（蜗）神经病变所致。常见有听（蜗）神经瘤、局限性蛛网膜粘连和颅底蛛网膜炎。神经性耳聋时对重振试验无反应，有别于耳蜗性聋。③中枢性耳聋，蜗神经核与核上听觉通路病变引发。见于脑干血管病、肿瘤、炎症与多发性硬化等，常为双侧性。

3）混合性耳聋：传音性和感音性耳聋并存。常见于有动脉硬化的老年性耳聋和慢性化脓性中耳炎。

（3）听觉过敏：是指病理性听觉增强患者听到的声响比实际强。常见于面瘫波及镫骨肌支，微弱的声波使鼓膜振动增强，引起内淋巴强烈震荡所致。还见于一些颈椎病患者，当音乐声强时，会感到不能忍受的噪声而被迫离开娱乐场所。

（4）幻听：外界不存在的音响，患者却听得真真切切，而使患者烦恼。见于精神分裂症和癔症发作时。偶见于精神专注的正常人。

2. 前庭神经损害

（1）眩晕：为前庭神经受刺激的症状，患者对自身平衡觉和空间位象觉的自我感知错乱，感受自身或外界物体的运动性幻觉。患者感到外界景物旋转或自身旋转，或两者同时存在，往往被形容为天旋地转，常伴有恶心、呕吐。临床上须与仅有头重脚轻、站立不稳或走路不稳，而无自身或外界物体运动或旋转感的头晕相鉴别。前庭神经病变引起的眩晕又称系统性眩晕，可伴有眼球震颤、平衡和听力障碍等。以病变部位不同又可分为周围性眩晕和中枢性眩晕。

1）周围性（真性）眩晕：是前庭感受器和前庭神经颅外段（内耳道内）病变所引发。眩晕持续时间短，多与头位或体位变化有关。常伴有水平性或水平加旋转性眼球震颤与眩晕程度一致，小幅度的快相向健侧的眼球震颤，绝无垂直性；站立不稳或左右摇摆的平衡障碍；剧烈呕吐、出冷汗和面色苍白等自主神经症状；还常伴有耳鸣、耳聋等位听（蜗）神经功能障碍。

2）中枢（假性）性眩晕：是前庭神经颅内段、前庭核、核上纤维、内侧纵束、小脑（前庭代表区）和大脑皮质（主要是颞上回后部22区）病变引发。眩晕的特征是程度较轻、旋转性或向一侧倾斜感、持续时间长（数周至数年）、眩晕症状与头位或体位改变无关。平衡障碍多表现为站立不稳或向一侧运动感或行走

时步基较宽；自主神经症状常不明显，多无听力障碍。偶有短暂性眩晕发作则为颞叶癫痫的先兆。

周围性眩晕与中枢性眩晕的鉴别见表 77-3。

表 77-3　周围性眩晕与中枢性眩晕的鉴别

临床特征	周围性眩晕	中枢性眩晕
眩晕特点	突发、持续时间短（数分钟至数天）	少有突发、持续时间长（数周数年），症状较周围性轻
发作与体位关系	头、体位改变可加重，闭目不减轻	与头、体位改变无关，闭目减轻
眼球震颤	水平性或旋转性，无垂直性，向健侧注视时眼球震颤加重	眼球震颤粗大和持续
平衡障碍	站立不稳，左右摇摆	站立不稳，向一侧倾斜，步基宽
自主神经症状	恶心、呕吐、出汗、面色苍白	多不明显
耳鸣和耳聋	有	无
脑损害表现	无	可有头痛、颅内压增高、脑神经损害、瘫痪和痫性发作
病变	前庭器官病变：膜迷路积液、颈椎病、迷路炎、中耳炎、听（蜗）神经瘤	前庭核和中枢联络径路病变：椎基底动脉供血不足、小脑、脑干和第四脑室肿瘤、颅内压增高、癫痫

（2）眼球震颤：前庭器、前庭神经、脑干病变（延髓空洞、多发性硬化、小脑后下动脉血栓形成）、膜迷路积水、椎动脉型颈椎病和交感型颈椎病均可引发眼球震颤，可为垂直性、旋转性或混合性，亦可为小脑性的相同形式。旋转性眼球震颤是前庭 4 个核皆受损的征象，依快相方向分为顺时针性和逆时针性。顺时针性旋转性眼球震颤表示损害在右侧，两眼向右看时振幅最大。

（3）前庭性共济失调：表现为站立不稳，左右摇摆或中枢性的向一侧倾斜，步基宽。

七、舌咽神经与迷走神经检查

（一）解剖生理

舌咽神经（glossopharyngeal nerve）和迷走神经（vagus nerve）分别为第Ⅸ、第Ⅹ对脑神经，两者在解剖与功能上关系密切，常同时受损。

1. 舌咽神经　舌咽神经形成 3 或 4 条纤维束，由延髓上部橄榄与小脑下脚（绳状体）中间之沟出脑，面神经恰在其上，而迷走神经居其下。舌咽神经与迷走神经和副神经伴行，穿过后颅窝，从颈静脉孔之前部出颅后，通过茎突之内侧，向下向前进入颈部，初位于颈内动脉与颈内静脉之间，继而位于颈内动脉与颈外动脉之间，在舌骨上缘向咽部行进。舌咽神经含有感觉、运动和副交感神经纤维。

（1）感觉纤维：舌咽神经司触、压、痛与温觉等普通感觉与味觉。其第 1 级神经元位于颞骨岩部下缘的岩神经节内的细胞，它接受舌后 1/3、软腭、咽后壁、扁桃区、喉门、中耳咽鼓管（欧氏管，Eustachian tube）、中耳、鼓膜后部、外耳道后壁、耳甲之一部、后颅窝硬脑膜和乳突附近之普通感觉（咽部的痛觉由舌咽神经司管，触觉由迷走神经司管）；其中枢突进入延髓的孤束核（痛觉纤维进入三叉神经脊束核）。

味觉纤维的第 1 级神经元亦在岩神经节内，接受舌后 1/3 的味觉，其中枢突在舌咽神经干内入延髓终于孤束核。

孤束核为舌咽神经第 2 级感觉神经元，除司味觉外，亦接受普通的感觉纤维。

核上通路起于孤束的普通感觉纤维，交叉至对侧的内侧丘系上升至丘脑，换神经元后直达中央后回下部的味觉皮质中枢。

（2）运动纤维：核上通路起自双侧大脑皮质，借皮质延髓束（皮质脑干束）止于疑核的最上部。疑核呈柱形与延髓等长，其纤维起于延髓的下缘，在网状结构的外侧部、三叉神经脊束核的腹内侧，支配同侧茎突咽肌，提高咽穹窿。

(3)副交感神经纤维:起于下涎核,借鼓室支进入鼓室腔加入鼓室丛,经岩浅小神经至耳神经,节后纤维至腮腺,司腮腺分泌。

2. 迷走神经

(1)感觉纤维:起自外耳道附近皮肤之感觉纤维经颈静脉神经节至三叉神经脊髓核;起自咽、喉、食管、气管和胸膜脏器的一般内脏感觉纤维,经结状神经节进入延髓的孤束核。

(2)运动纤维:起自延髓的疑核,其纤维从橄榄核之背侧出延髓,经颈静脉孔同舌咽、副神经一同出颅,分布于咽、喉部的横纹肌。

(3)副交感神经纤维:起自迷走神经背核,此核发出的副交感节前神经纤维,止于胸、腹部各脏器内或其附近的副交感神经节内(器官内和器官旁神经节);换神经元后,发出副交感节后神经纤维分布到胸、腹腔的脏器。其功能为抑制心脏跳动和肾上腺、胃腺、胰腺等的分泌功能,而刺激胃肠蠕动。

(二)检查方法

先观察腭垂(悬雍垂)是否居中,两侧软腭是否对称,然后让被检者发“啊”音,注意观察两侧软腭上提是否有力、对称与否,并注意声音有无嘶哑、有无鼻音、吞咽有无发呛,必要时用喉镜检查声带运动情况。

1. 运动　注意被检查者有无发音嘶哑、带鼻音或完全失音,是否呛咳、有无吞咽困难。观察被检查者张口发“啊”音时腭垂是否居中,两侧软腭上抬是否一致。

(1)一侧神经受损时,该侧软腭上抬减弱,腭垂偏向健侧。

(2)双侧神经麻痹时,腭垂虽居中,但双侧软腭上抬受限,甚至不能上抬。

2. 反射

(1)软腭反射:用棉签轻触两侧软腭,观察软腭活动情况。正常者轻触后两侧软腭对称性上提。下运动神经元损害时软腭反射迟钝或消失。

(2)咽反射:用压舌板或棉签分别轻触左侧或右侧咽后壁观察有无呕吐反射动作。正常者出现咽部肌肉收缩和舌后缩,并有恶心反应,有损害者则患侧反射迟钝或消失。

3. 感觉　用棉签轻触两侧软腭和咽后壁,观察感觉。另外,舌后1/3味觉检查,方法与舌前味觉检查基本相同,仅是涂抹测试液必须涂在舌后部靠近舌边缘。舌后1/3味觉减退为舌咽神经损害。

内脏活动,一般不作为常规检查,必要时再进行检查(参阅自主神经检查)。

(三)临床意义

1. 舌咽、迷走神经损害　出现构音障碍(声音嘶哑、说话带鼻音)、吞咽困难、饮水发呛,临床上称为延髓瘫痪或球瘫痪,见于进行性肌萎缩的延髓型、延髓空洞症、吉兰-巴雷综合征(Guillain-Barre syndrome)、白喉性多发性神经炎、肉毒杆菌中毒、瓦伦伯格综合征(Wallenberg syndrome)与鼻咽癌等。其与假性延髓瘫痪的区别见表77-4。舌咽、迷走神经运动核受双侧皮质脑干束支配,所以,当一侧皮质核上性病损时,不出现假性延髓瘫痪;某些急性期病例,仅可出现一时性的吞咽困难,数日后即消失;假性延髓瘫痪常见病因有脑血管病、炎症、脱髓鞘病和变性病。

表77-4　延髓瘫痪与假性延髓瘫痪等疾病的鉴别

鉴别要点	延髓瘫痪	假性延髓瘫痪	肌源性延髓瘫痪
病变部位	延髓(下运动神经元)	双侧皮质脑干束(上运动神经元)	随意运动肌肉本身
下颌反射	消失	亢进	正常
软腭反射	消失或迟钝	存在	多迟钝
掌颏反射	阴性	阳性	阴性
咽反射	消失	存在	多迟钝
强哭、强笑	无	有	无
舌肌萎缩和肌纤维震颤	常有	无	多无
感觉障碍	可有耳后、咽、腭、舌感觉障碍	可能有束性感觉障碍	无感觉障碍

2. 舌咽神经痛　是舌咽神经受刺激所致，为尖锐的刺痛。起于舌根或咽扁桃体区域，吞咽或讲话常可诱发，可放射至鼻咽或耳部。舌咽神经的鼓膜神经痛为颈部或耳部的突然剧痛，其爆发点可在中耳咽鼓管（欧氏管）。

3. 颈静脉孔综合征　为舌咽、迷走、副神经同时受损，见于血管病、肿瘤、梅毒、中耳化脓性病变或颅底骨折等。

4. 喉返神经瘫痪　表现为声带呈外展性瘫痪，声音嘶哑。左侧喉返神经行程长，因而比右侧受累约多 2 倍。左侧喉返神经瘫痪最常见的原因为主动脉弓的动脉瘤，其次为纵隔肿瘤。凡是能引起左心房扩大的疾患，如二尖瓣狭窄、心包炎和左肺门淋巴结增大等均可累及左侧喉返神经。右侧胸膜顶之结核瘤、锁骨下动脉与无名动脉的动脉瘤易累及右侧喉返神经。甲状腺肿大与肿瘤、颈深部淋巴结肿大、脊柱结核、纵隔内淋巴结肿大或肿瘤、霍奇金病（Hodgkin disease，HD）与食管肿瘤等均可引起两侧喉返神经受损。甲状腺手术可导致一侧或双侧喉返神经瘫痪。

5. 一侧咽反射迟钝或消失　两侧咽反射迟钝或消失，而软腭反射灵敏，则见于癔症。迷走神经支配的肌肉（如咽缩肌）痉挛，多为心因性的（癔症性咽下瘫痪）。癔症性失音亦较常见，若用喉镜检查可见试图发音时双侧声带不动，但呼吸时运动正常，若此时让其用力发“啊”音，可获得立竿见影的效果；治疗前先做暗示，效果更好。

6. 肌源性延髓瘫痪　由延髓神经支配的肌肉病变引发，为双侧性，无感觉障碍。常见于重症肌无力、多发性肌炎和周期性瘫痪（既往习惯性误称为周期性麻痹）。

八、副神经检查

（一）解剖生理

副神经（accessory nerve）是第Ⅺ对脑神经，副神经由延髓和脊髓两部分组成。延髓部分起于疑核和迷走神经背核两个神经核：起于疑核者通过副神经内支和迷走神经联合，支配咽喉部的横纹肌；起于迷走神经背核者，亦通过副神经内支和迷走神经联合，止于胸腹部内脏的自主神经丛，支配胸、腹部内脏。脊髓部分起自第 1 ~ 5 颈椎节前角，其纤维在副神经脊髓根中上升，经枕大孔入颅，和延髓根合成一束，经颈静脉孔出颅，通过副神经外侧支支配斜方肌和胸锁乳突肌。

（二）检查方法

检查时注意观察两侧胸锁乳突肌、斜方肌是否对称、丰满，有无肌纤维震颤和萎缩，注意有无斜颈和垂肩。然后让被检者做耸肩及转头运动时，检查者给予一定的阻力，比较两侧肌力。副神经受损时，向对侧转头及同侧耸肩无力或不能，同侧胸锁乳突肌及斜方肌萎缩，注意有无轻瘫或重瘫。

（三）临床意义

副神经在颈静脉孔与舌咽、迷走神经并行出颅，若在此处病损，必然合并有舌咽、迷走神经受损的症状（颈静脉孔综合征），故有肯定的定位诊断价值。

九、舌下神经检查

（一）解剖生理

舌下神经（hypoglossal nerve）是第Ⅻ对脑神经，只受对侧皮质脑干束支配的舌下神经核位于延髓第四脑室底舌下三角深处，它发出轴突在橄榄与锥体之间的前外侧沟出延髓，经舌下神经管出颅，分布于同侧所有舌肌（包括颏舌肌）。舌向外伸出主要是颏舌肌的作用；舌向内缩回主要是舌骨舌肌的作用。

（二）检查方法

检查时嘱被检者伸舌，注意观察伸出是否充分，有无伸舌偏斜、舌肌萎缩及肌束颤动。单侧舌下神经麻痹时伸舌舌尖偏向病侧，双侧麻痹者则不能伸舌。

（三）临床意义

1. 周围性舌瘫　核性和核下性病变均产生周围性舌瘫。可以是一侧，亦可以是双侧。一侧病变者，伸舌偏向病灶侧，瘫侧舌肌萎缩，并可有肌纤维震颤。所不同的是核性常有病灶对侧肢体瘫，而核下性者伴有锥体束征的概率较低。周围性舌瘫见于肌萎缩侧索硬化、延髓空洞症、颅底肿瘤与颅底脑膜炎。一侧舌瘫舌伸出不充分，有的虽可伸出到切齿外，但伸不到下唇外，舌尖歪向患侧不明显，不易判断。此时，可借舌尖或舌中间沟与人中、上切齿中缝的关系加以判断。正常情况下，三者是在一条垂直线上。若伴有面瘫，由于口角向一侧歪，会认为是居中的舌向面瘫侧歪，此时须把面瘫侧口角向外拉，使其人中与切齿中缝在一条垂线上，便于鉴别舌尖是否居中。双侧舌肌周围性瘫，往往舌伸不到下唇外，常见舌面高低不平，伴有肌纤维震颤、言语不清、吞咽困难，甚至呼吸困难。

2. 中枢性舌瘫　一侧皮质脑干束病损时，伸舌偏向病灶对侧，无舌肌萎缩和肌纤维震颤，常伴有偏瘫。见于脑桥至皮质的许多病变，如脑血管病、炎症和肿瘤等。两侧中枢性瘫，舌伸不出、吞咽困难、言语不清，见于假性球瘫痪。一侧中枢性瘫者常见，舌尖与其他中枢瘫的征象（中枢性面瘫或中枢性肢体瘫）相一致，容易看出。双侧性中枢性舌瘫，舌尖多不能充分伸出，若一侧瘫痪轻、一侧瘫痪重，舌尖会偏向病灶重的对侧，而忽视瘫痪轻的一侧，此时可借助下颌反射亢进来判定双侧舌肌中枢性瘫的存在。

第二节　感觉功能检查

一、感觉的解剖生理

感觉（sensation）是物质世界在人类意识中最简单、最初级的反映形式，它是神经活动的基础。在生理学上巴甫洛夫（Павлов）把产生感觉所必需的整个解剖生理器官称为分析器。

分析器由周围感受器、中间传导束和大脑皮质的感受细胞组成。以上这些部分构成一个统一的功能系统，皮质部分具有高敏的分析和综合功能，是分析器的最高级部分。

周围装置（神经末梢）是一种专门的（对每一种感觉）变换站。每个变换站把某一刺激的“能”变成神经传导过程。每一种刺激都有其专门的神经末梢、专门的传导束与专门的大脑皮质感受细胞。

（一）各种感觉的传导径路

各种感觉的传导径路皆有3个向心性的感觉神经元互相连接组成，其中第2个神经元发出的纤维都是交叉的，所以感觉中枢与外周的关系同样是对侧性的司理。这和运动系统对侧性的支配是一样的。感觉的中间传导束可分为以下3种。

1. 痛觉、温觉的传导径路　第1级神经元在脊髓后根节，其突起以“T”形分叉，周围支至皮肤和黏膜；中枢支经后根进入脊髓后，先在背外侧索上行2～3节，然后终止于后角细胞。起于后角胶状质的第2级神经元的轴突纤维，经脊髓前联合交叉至对侧侧索，形成脊髓丘脑束上行，终止于丘脑外侧核，再由此处的第3级神经元发出的纤维经内囊后肢丘脑辐射上升，至大脑皮质中央后回的感觉区。

2. 触觉传导径路　第1级神经元在脊髓后根节，周围支至皮肤；中枢支经后根进入脊髓后，传导识别性触觉部分的纤维即在后索内上升，与深部感觉径路薄束、楔束同行。而传导一般轻触觉（粗触觉）部分的纤维终止于后角细胞，由此处第2级神经元发出的纤维交叉至对侧前索形成脊髓丘脑前束上行，终止于丘脑外侧核。由此第3级神经元发出的纤维经内囊后肢终于中央后回皮质，见图77-6、图77-7。

痛觉、温觉和粗触觉合称为浅感觉，它组成脊髓丘脑束（包括侧束和前束），在脊髓内有一定的排列顺序，由外向内依次为骶（sacral，S）、腰（lumbar，L）、胸（thoracic，T）、颈（cervical，C），这个次序一直保留到脑干。因此，当髓外病变压迫或向内发展时，则下肢、骶部先有感觉障碍，然后依病变发展程度，痛觉、温觉障碍逐渐向上发展至L、T或C；当髓内病变由灰质向外扩展时，则痛、温觉障碍与髓外病变相反，即

自病变水平逐渐向下肢方向发展。此外痛觉、温觉、触觉也是分层的，触觉排在前、痛觉居中、温觉在后。痛觉、触觉分离性感觉障碍是由于病变局限地损害了上述排列纤维的功能所引起，见图 77-8、图 77-9。牢记这些排列情况对脊髓病变的定位诊断有一定的意义。

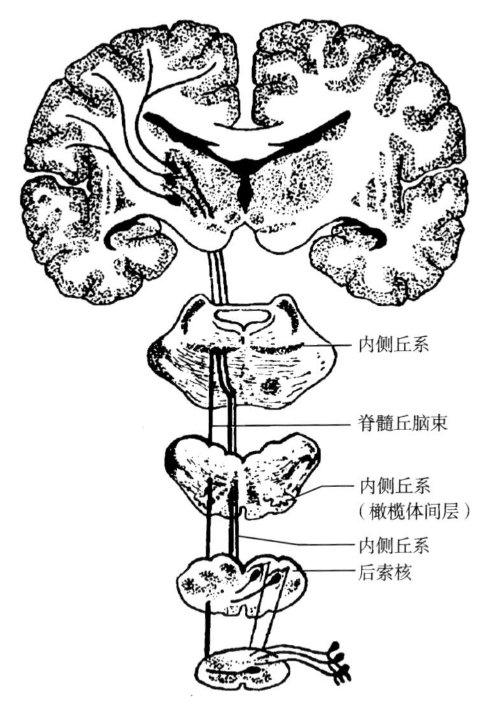

图 77-6　感觉径路

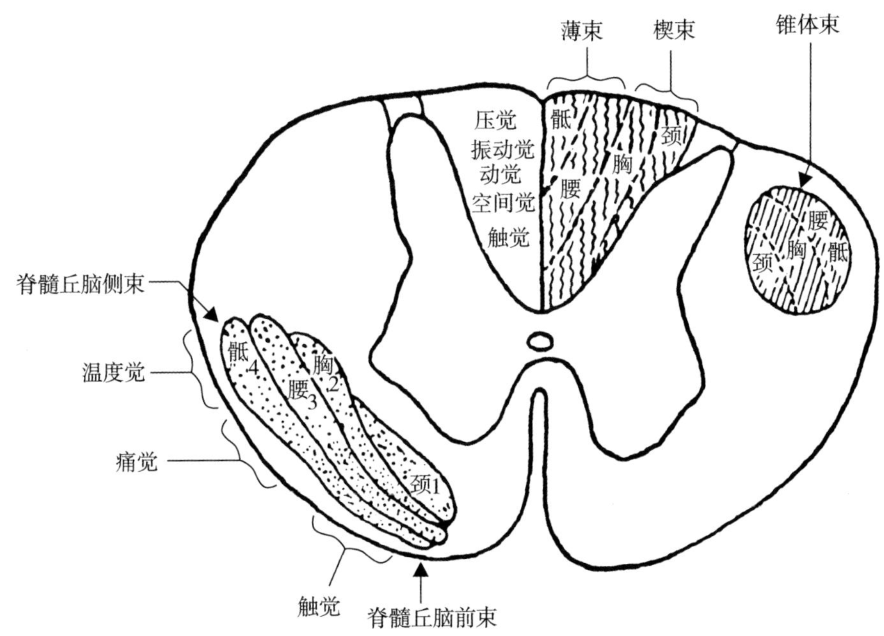

图 77-7　脊髓传导束纤维排列顺序

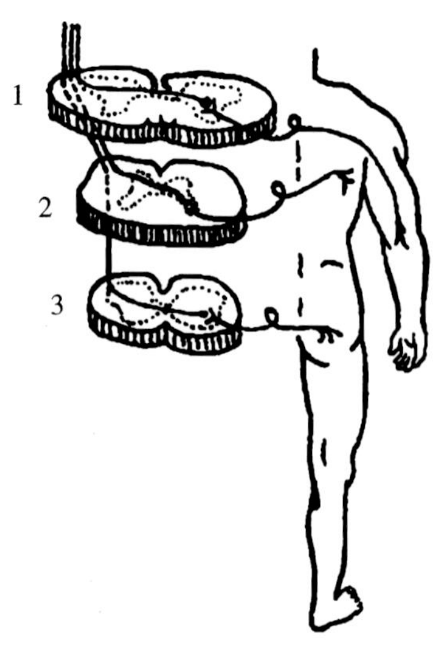

1. 颈髓;2. 胸髓;3. 腰髓。
图 77-8　**脊髓丘脑束的纤维排列顺序**

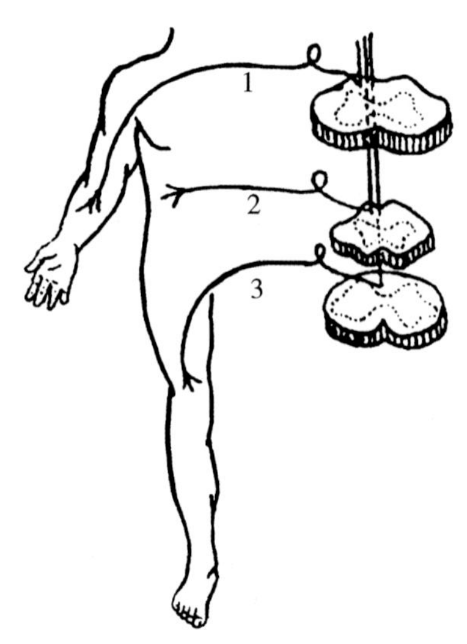

1. 颈髓;2. 胸髓;3. 腰髓。
图 77-9　**后索纤维排列顺序**

另外,由脊神经节的中央支到后角换神经元后,其中部分纤维直接到前角与前角的运动细胞发生突轴联系,形成简单的反射弧,见图 77-10。如针刺患者无感觉、运动障碍的下肢时,可见立即屈腿反射。

3. 深感觉传导径路　第 1 神经元在脊髓后根节内,周围支分布于肌肉、关节与肌腱;中枢突经后根入脊髓后索,上升形成薄束和楔束。薄束在后内侧,传导下肢和躯干下部深感觉;楔束在其外侧,传导上肢和上部躯干的深感觉。两者分别终止延髓的薄束核和楔束核。由此处第 2 神经元发出的纤维交叉至对侧形成内侧丘系上行,终止于丘脑外侧核。再由此第 3 神经元发出的纤维经内囊后肢,终于皮质中央后回和顶上小叶。

深感觉纤维在脊髓后索亦为有序的排列:来自下肢和躯干下部的纤维居于内侧,来自头、颈、上肢和躯干上部的纤维居于外侧,其排列次序与脊髓丘脑束相反,即 C、T、L、S 节段由外向内排列,见图 77-11。

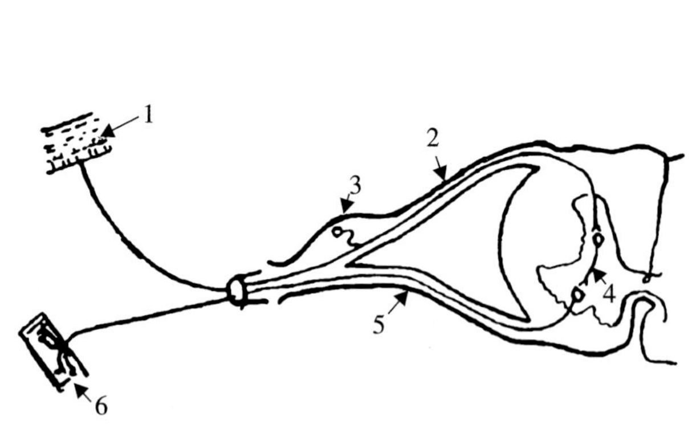

1. 感受器;2. 后根;3. 脊神经节;4. 接通神经元;5. 前根;6. 肌肉。
图 77-10　**简单的反射弧**

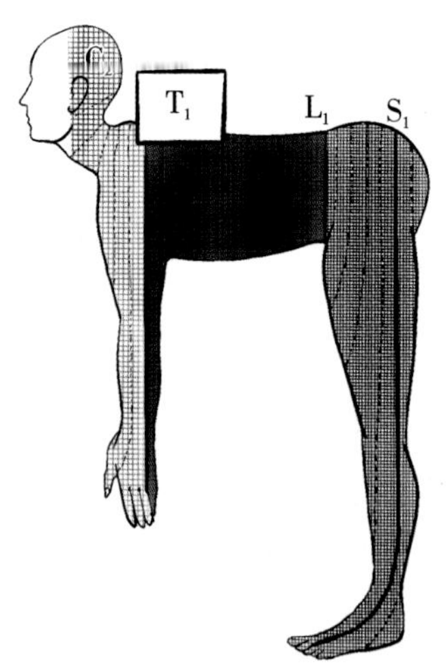

图 77-11　**体表节段性感觉分布**

(二)节段性感觉分布

每一脊神经后根的周围支有一定的皮肤区域,此种阶段性分布现象在胸段最为明显:平乳头为 T_4,平剑突下为 T_6,平脐为 T_{10},平腹股沟为 T_{12} 和 L_1 分布区。由于向上、下肢的肢芽向外侧伸出,所以上、下肢的节段性感觉分布比较复杂,但从人类的发展角度审视,尤其是让四肢垂地时,仍然可以看出其节段性

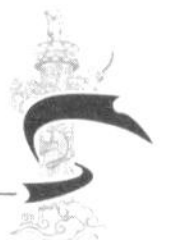

分布的规律：上肢的桡侧为 $C_{5\sim7}$，前臂和手的尺侧为 $C_8\sim T_1$，上臂内侧为 T_2；下肢股前为 $L_{1\sim3}$，小腿前面为 $L_{4\sim5}$，足底、小腿后部和股后部为 $S_{1\sim2}$，肛周鞍区由外向内为 $S_{3\sim5}$，见图 77-11。熟记这些节段性分布关系非常重要，它有助于定位诊断。

脊神经的前支在颈部形成臂丛，在腰、骶部形成腰丛与骶丛。在这些神经丛里有多个相邻的脊神经前支参加，通过神经纤维的重新分配与组合，再从神经丛发出若干周围神经，每个周围神经里包含多个节段的脊神经纤维。因此，周围神经在体表的分布与脊髓的节段性感觉分布不同，见图 77-12。

每个感觉根或脊髓节段接纳一片皮肤的感觉，称为皮节。绝大多数皮节是由 2～3 个后根或节段重叠分布，因此，在确定脊神经损害的真实上、下界时，必须从体检所得知的感觉丧失平面，上高 1～2 节段、下低 1～2 节段来计算；或计算感觉丧失区时应加上、下减退区。

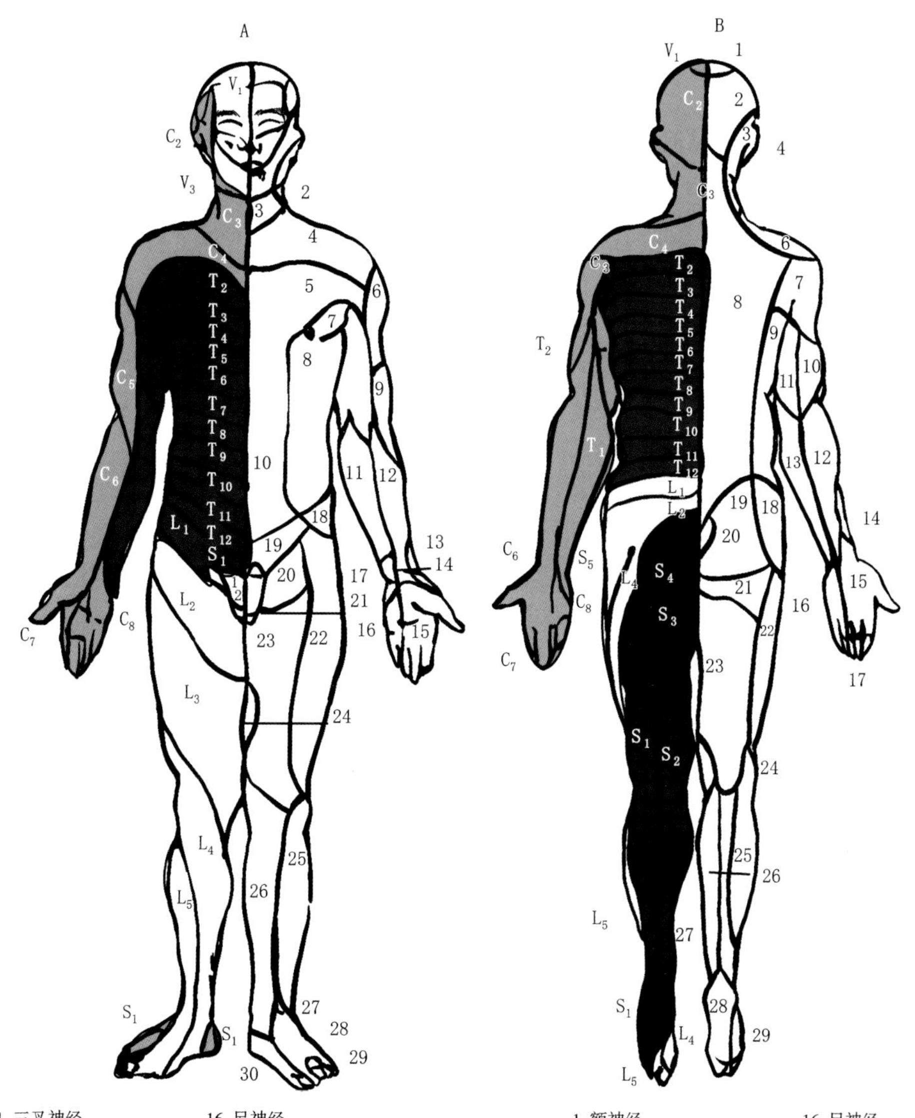

A		B	
1. 三叉神经	16. 尺神经	1. 额神经	16. 尺神经
2. 耳大神经	17. 尺神经掌支	2. 枕大神经	17. 正中神经
3. 颈皮神经	18. 髂腹下神经外侧皮支	3. 枕小神经	18. 髂腹下神经
4. 锁骨上神经	19. 髂腹下神经前皮支	4. 耳大神经	19. 臀上神经
5. 胸神经前皮支	20. 生殖股神经股支	5. 颈神经后支	20. 臀中神经
6. 腋神经	21. 髂腹股沟神经	6. 锁骨上神经	21. 臀下神经
7. 臂内侧皮神经	22. 股外侧皮神经	7. 臂内侧皮神经	22. 股外侧皮神经
8. 胸神经外侧皮支	23. 股神经前皮支	8. 胸神经后皮支	23. 股后侧皮神经
9. 臂外侧皮神经	24. 闭孔神经皮支	9. 胸神经外侧皮支	24. 闭孔神经皮支
10. 胸神经前皮支	25. 小腿外侧皮神经	10. 臂后侧皮神经	25. 小腿外侧皮神经
11. 前臂内侧皮神经	26. 隐神经	11. 臂内侧皮神经	26. 腓肠神经
12. 前臂外侧皮神经	27. 腓浅神经	12. 前臂后侧皮神经	27. 隐神经
13. 桡神经浅支	28. 腓肠神经	13. 前臂内侧皮神经	28. 足底内侧皮神经
14. 正中神经浅支	29. 腓深神经	14. 前臂外侧皮神经	29. 足底外侧皮神经
15. 正中神经	30. 胫神经跟支	15. 桡神经浅支	

图 77-12　体表节段性（左侧）和周围性（右侧）感觉分布

二、感觉功能的检查方法

常规检查时被检者必须意识清晰，检查前让被检者了解检查的目的与方法，以取得充分合作。检查时要注意左右侧和远近端部位对比。检查时必须注意嘱被检者闭目，以避免主观或暗示作用。如果被检者无神经系统疾病的临床症状或其他体征，感觉功能的检查可以简要地分析远端指、趾的正常感觉是否存在，检查仅仅选择触觉、痛觉和振动觉。否则，被检者需依次进行下列的感觉功能检查。

（一）浅感觉检查

1. 痛觉　用别针或大头针的针尖均匀地轻刺被检者皮肤，让被检者回答痛或不痛、微痛或剧痛。从肢体远端向近端查或围绕肢体一周一周地查（用于查节段性感觉障碍）。为避免被检者将触觉与痛觉混淆，应交替使用针尖和针帽进行检查比较。注意两侧对称比较，同时记录痛感障碍类型（正常、过敏、减退或消失）与范围。痛觉障碍见于脊髓丘脑侧束损害。

2. 温觉　以试管分别盛以冷水（5～10 ℃）、温水（40～45 ℃）的玻璃试管交替接触被检者皮肤，接触被检者皮肤，嘱被检者辨别冷、热感。温度觉障碍见于脊髓丘脑侧束损害。

3. 触觉　让被检者闭目，用棉签的棉花纤维轻触其皮肤或黏膜，询问有无感觉，被检者感觉到时即说“有”或数“1、2、3…”触觉障碍见于脊髓丘脑前束和后索病损。

（二）深感觉检查

1. 位置觉　以利手的拇、示指捏着被检者的中指或踇趾，轻轻伸屈（3°～5°）问被检者活动的指、趾是向上或向下；若被检者不能感知，可加大活动度后再问；若还不能感知，可依次检查腕、踝关节。检查者将被检者的肢体摆成某一姿势，请被检者描述该姿势或用对侧肢体模仿。位置觉障碍见于后索病损。

2. 运动觉　检查者轻轻夹住被检者的手指或足趾两侧，上或下移动，令被检者根据感觉说出“向上”或“向下”。运动觉障碍见于后索病损。

3. 振动觉　将振动的音叉（C_{128}或C_{256}）柄分别放置在趾、指、踝、腕、膝、肘、髋、肩等骨质突出部，让被检者回答是否感到振动；若有，再做两侧比较，亦可和检查者比较，以判明被检者有无震动觉减退和减退的范围。若感觉不到振动，说明深感觉消失。

（三）复合感觉检查

复合感觉是大脑综合分析的结果，也称皮质感觉，细分有实体觉、皮肤定位觉、体表图形觉与两点辨别觉。

1. 实体觉　实体觉是靠触摸来测验被检者辨别熟悉的物体（如圆珠笔、筷子、勺子、硬币或钥匙）并说出物体名称的能力。被检者闭目，需要利用触、温和压觉，经顶叶皮质加以综合，辨别物体的形状、大小、硬度、重量与质料，然后形成物体的概念。因此，当浅感觉有障碍时，实体觉检查已无意义。实体觉丧失时，被检者虽能说出物体的个别属性，如“硬的”“冷的”等，但不能辨别是何物体。先测功能差的一只手，再测另一只手。功能障碍见于皮质病变。

2. 皮肤定位觉　被检者闭目，检查者用手指或针头或棉签棒轻点被检者皮肤某处，让其指出点的部位，如有差异，则以厘米表示，正常的误差在 1 cm 以内。该功能障碍见于皮质病变。

3. 体表图形觉　亦称二元空间觉。让被检者闭目，用棉签柄在其皮肤上画简单的图形（如○、△、+、×等）或写简单的字（如一、二、十等），让其辨认。观察其能否识别，须双侧对照。如有障碍，常为丘脑水平以上病变。

4. 两点辨别觉　以钝脚分规或金属叩诊锤两股的末端，轻轻刺激皮肤上的两点（小心不要造成疼痛），检测被检者辨别两点的能力，再逐渐缩小双脚间距，直到被检者感觉为一点时，测其实际间距，两侧比较。检查时应注意个体差异，必须两侧对照。当触觉正常而两点辨别觉障碍时则为额叶病变。

临床上比较简便的是用两个大头针检查两点辨别觉。检查者两手一手捏一个，将针尖轻点被检者皮肤，问被检者感觉到几点。如被检者感到是两点，再缩小两针的距离，直至被检者感到为一点为止。将此距离与对侧或正常人相比，即可知有无障碍或障碍的程度，见表 77-5。

表77-5　两点辨别觉的正常值

部位	正常值/mm	部位	正常值/mm
舌	1	唇	4.5
手掌	8～12	手背	31.5
手指尖	2.2	上臂、股	67.7
前臂、小腿	40.5	脚趾	3～8
后背	40～60		

三、感觉检查的临床意义及感觉障碍的临床表现

（一）感觉检查的临床意义

1. 感觉障碍损害的程度　临床分为感觉减退（迟钝）、感觉消失（缺失）和感觉过敏。感觉减退与感觉消失是抑制性或破坏性，其中感觉减退是不完全的抑制或破坏，感觉消失是指完全的抑制或破坏；感觉过敏是刺激性病变引起，多见于药物中毒性多发性神经病与脊髓炎损害平面上部的过敏带等。

2. 感觉障碍的性质　可分为感觉分离、感觉异常、感觉过度、感觉倒错和自发性疼痛5种。后者又分为灼性神经痛、投射性痛、放射性痛（或扩散性痛）与牵涉痛。单从疼痛的性质又有剧烈性痛、炸裂性痛、穿钻性痛、跳痛、窜痛、胀痛、隐痛与幻肢痛等的区别。

3. 感觉障碍的类型　有末梢型、神经干型、神经丛型、后根型、后角型、前白连合型、脊髓传导束型（包括前侧索型、后索型、半侧损伤型与脊髓横贯型）、圆锥型与马尾型、脑干型（包括延髓背外侧综合征、橄榄核后综合征、脑桥基底内侧综合征、桥盖综合征和红核区综合征）、丘脑型、内囊型与皮质型。熟记此有关类型的症状、体征（等于学会了有关部位病损的定位诊断），以及其常见病因，是神经内、外科和全科医师应必备的知识。

（二）感觉障碍的临床表现

1. 刺激性感觉症状　感觉径路受到刺激或兴奋性过高时出现感觉过敏、感觉倒错、感觉过度、感觉异常或疼痛。其中感觉过敏属于感觉“量”的改变；感觉倒错、感觉过度与感觉异常属于感觉“质”的改变。

（1）感觉过敏：是指轻微刺激而引起强烈的感觉，如用大头针轻点皮肤会引起强烈的疼痛感，为检查时的刺激与传导径路上兴奋性病灶所产生的刺激总和引起。

（2）感觉倒错：是指非疼痛性刺激而诱发出疼痛感觉，如用棉签检查触觉而出现疼痛感；或冷刺激而当作热觉刺激。

（3）感觉过度：各种轻刺激都会引起强烈的难受感觉。疼痛的“闸门”学说认为，感觉过度是由于C纤维（直径最细、传导痛觉）受到连续的过度刺激，使得“闸门”持续开放，或由于A纤维（直径最粗的传导触觉和深感觉，能使闸门关闭、抑制疼痛）的选择性损害，失去了对疼痛的抑制作用所致。

（4）感觉异常：有痒感、麻感、发重感、针刺感、蚁走感、肿胀感、电击感、束带感、冷或热感等，总称为感觉异常。其出现的范围同样具有定位价值。

（5）疼痛：当探索疼痛的来源时，必须注意疼痛的部位、时间、性质、程度、频度、发作性（间断性、持续性）、加重或缓解的诱发因素。临床细分有以下6种。

1）局部痛：为病变部位的局限性疼痛。

2）全身痛：为病变弥散或功能失调所致。

3）放射性痛：神经根、神经干或中枢神经遭受病变刺激时，疼痛不仅发生于受刺激的局部，而且放射到受累感觉神经远端分布区域。如不少颈椎病患者，当压臂丛时，疼痛向肩、肘、手部放射，而且部分患者压痛还放射到下肢甚至足趾部（交感性放射）。

4)扩散性痛:是刺激由一个神经分支扩散到另一个神经分支而产生的疼痛。如手指远端挫伤时,疼痛会扩散到整个上肢,甚至枕、颈部。枕大神经痛会扩散到眼眶、鼻梁等(枕大-三叉神经综合征)。

5)灼性痛:是一种烧灼样剧烈疼痛,迫使患者用冷水浸泡患肢。常见于红斑性肢痛症,以及富含交感神经纤维的正中神经与坐骨神经受损的患者。

6)牵涉性痛:内脏疾患时,在同罹患内脏相当的脊髓节段所分布的体表部位时常出现感觉过敏区、压痛或自发性疼痛,见图 77-13 和表 77-6。这是由于内脏和皮肤的传入神经纤维都是会聚到脊髓后角的神经元,当内脏有病变时,内脏的疼痛性冲动牵涉相应节段的体表。临床常见的心绞痛时引起左上肢内侧痛;肝胆病变时引起右肩痛;肾脏病变时引起腰痛;小肠病变时引起脐周皮肤痛;五官疾患时引起头痛。发生这种疼痛的区域称为扎哈林-海特(Zakharin-Head)区。

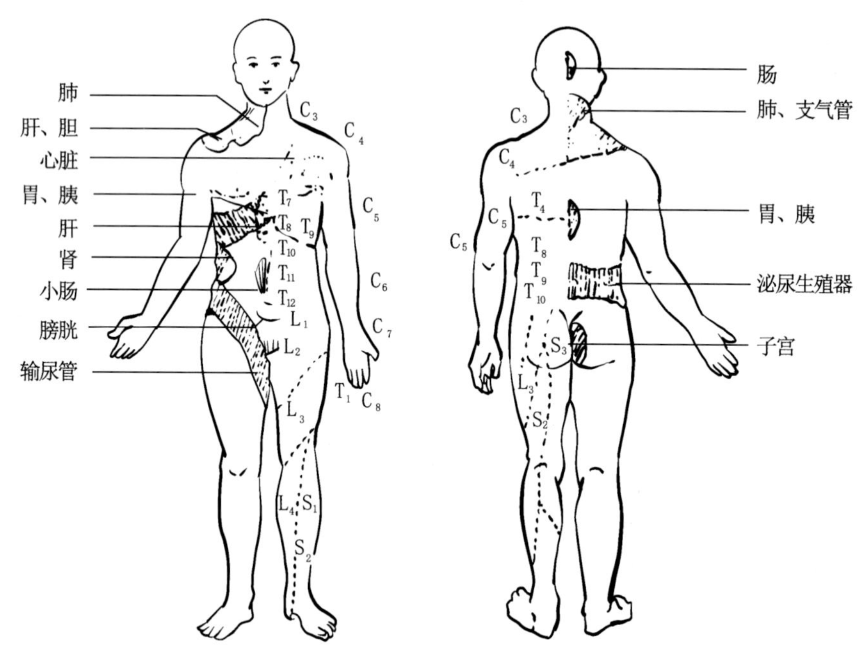

图 77-13　内脏疾病时的牵涉痛

表 77-6　内脏疾病牵涉在皮肤上的节段型疼痛与感觉过敏区

器官	疼痛和感觉过敏的节段		
	交感神经支配	膈神经	迷走神经
心脏	$T_{1\sim3}(T_{4\sim6})$	$C_{3\sim4}(C_5)$	C_1、面部
升动脉、主动脉弓	$T_{1\sim3}$	$C_{3\sim4}(C_5)$	C_2、面部
支气管、肺	$(T_1)T_{2\sim3}(T_{4\sim6})$	$C_{3\sim4}(C_5)$	C_2、面部
食管	$(T_5)T_{7\sim8}$	—	—
胃	$(T_6)T_{7\sim9}$	$C_{3\sim4}(C_5)$	C_2、面部
肠	$T_{9\sim12}$	—	C_2、面部
直肠	$S_{2\sim4}$	—	—
肝、胆囊	$T_7(T_{8\sim10})$	—	C_2、面部
肾、输尿管	$T_{10\sim12}, L_{1\sim2}$	—	—
膀胱壁	$T_{11}\sim L_1$	—	—

续表 77-6

器官	疼痛和感觉过敏的节段		
	交感神经支配	膈神经	迷走神经
膀胱颈	$(S_1)S_{2\sim4}$	—	—
前列腺	$T_{10\sim11}(T_{12}),L_5(S_{1\sim4})$	—	C_2
睾丸或卵巢	$T_{10}\sim L_1(L_2)$	—	C_2
子宫体部	$T_{10}\sim L_1(L_2)$	—	—
子宫颈部	$(S_1)S_{2\sim4}$	—	—
乳腺	$T_{4\sim5}(T_6)$		—

2. 抑制与破坏性症状　抑制与破坏性症状是感觉径路被破坏或功能受到抑制时，出现感觉减退或感觉消失。其中，有痛觉、温觉、触觉和深感觉的减退、迟钝与消失。在同一部位各种感觉均消失（缺失），称为完全性感觉消失；若在同一部位内只有某种感觉障碍（如痛觉消失）而其他感觉保存时，则称为分离性感觉障碍。

3. 感觉障碍的类型

（1）神经末梢型：上肢呈手套形、下肢呈袜套型的各种感觉均有障碍，两侧对称，越远端越重。常见于多发性神经病，见图 77-14。

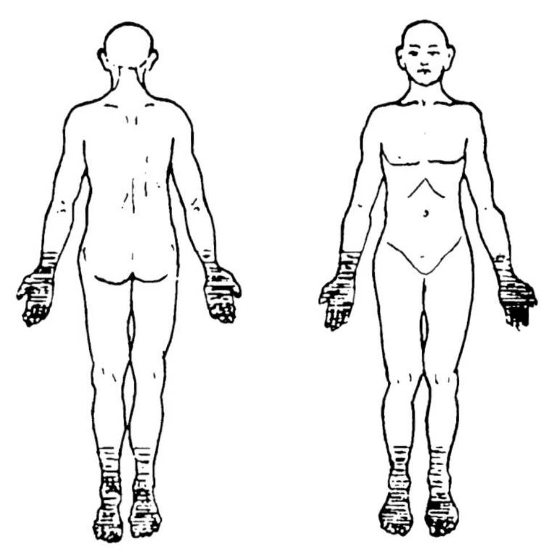

图 77-14　**末梢型感觉障碍的分布**

（2）神经干型：受损害的某一神经分布区内，各种感觉均减退或消失，中心部较周边部重。如股外侧皮神经炎（病），其感觉障碍在股的前外侧；尺神经损害的感觉障碍在小指和环指（图 77-15）。

（3）神经丛型：臂丛、腰丛或骶丛损害时，则在该丛神经干发出的感觉纤维所分布的区域内发生各种感觉的消失或减退，自发性疼痛亦为其特征。

（4）后根型：感觉障碍的范围与神经根分布相一致（图 77-15），常伴有剧烈疼痛。多见于椎间盘突出、髓外肿瘤与脊髓蛛网膜粘连等。后根受损常伴有自发性痛（根性痛），若神经节同时受累时（如肋间神经痛等），则在相应节段的皮肤上可发生带状疱疹。

（5）后角型：脊髓后角损害时产生节段性痛、温觉障碍（图 77-15A），而触觉、深感觉仍保存（分离性感觉障碍），亦可伴有自发性疼痛，但多无后根型明显，偶尔也有剧烈者。见于一侧性脊髓空洞症与肿瘤。

（6）前联合型：脊髓前联合主要是两侧脊髓丘脑束的交叉纤维受损时，即发生双侧对称的节段性痛、温觉障碍，而触觉仍保存的分离性感觉障碍（图 77-15B）。见于中央管性脊髓空洞症和肿瘤。

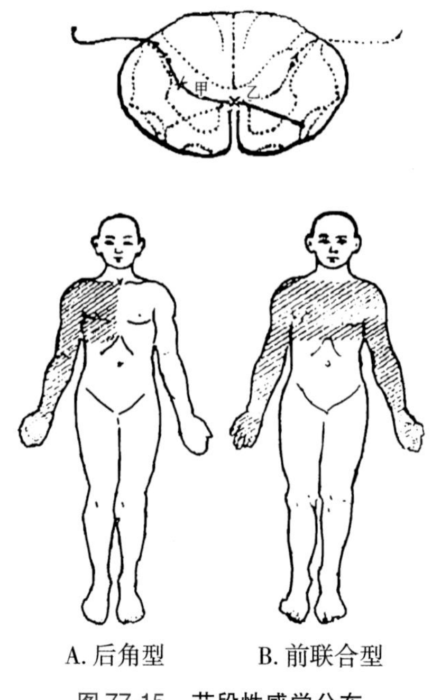

A. 后角型　　B. 前联合型

图 77-15　**节段性感觉分布**

(7)脊髓传导束型:脊髓感觉传导束损害后所产生的感觉障碍是受损节段以下的感觉消失或减退,与后根、后角、前联合的节段性分布不同。

1)前侧索型:见于脊髓肿瘤。髓外肿瘤早期由脊髓外部向内压迫,先侵及脊髓丘脑束前外侧,因此,下肢先出现感觉障碍,以后依次向上扩延直至病变水平。髓内肿瘤则是由内向外压迫,先影响脊髓丘脑束的内侧,感觉障碍由上向下扩延到两下肢,但肛周的感觉仍保存。

2)后索型:主要为深感觉障碍,表现为感觉性共济失调,多见于糖尿病、脊髓结核、亚急性联合变性和弗里德赖希(Friedreich)共济失调。

3)脊髓半侧损伤型:又称布朗-塞卡综合征(Brown-Sequard syndrome)、脊髓半切综合征。病变侧深感觉障碍和锥体束征阳性;病变对侧痛、温觉障碍。多见于髓外肿瘤早期、脊髓外伤、脊髓血管瘤或较轻的炎症,见图 77-16。

4)脊髓横贯型:病变水平以下各种感觉均发生障碍,病变水平面上可有感觉过敏带或束带感,同时伴有截瘫和大小便障碍,见图 77-17。多见于脊髓炎、硬膜外脓肿、脊柱结核、脊髓肿瘤、脊髓蛛网膜粘连、脊髓血管瘤与脊髓外伤等。

(8)圆锥马尾型:主要为肛门、肛周和会阴部的感觉障碍,形如鞍状,并有大小便失禁,见图 77-18。单纯的圆锥损伤较少见(先天性圆锥低位、腰穿误伤),因解剖关系,圆锥损伤往往会伴有马尾损伤,故临床上所见多为圆锥马尾综合征或马尾综合征。两者的区别见表 77-7。肿瘤、血管病、外伤(腰骶椎骨折)与脊髓蛛网膜粘连等为其常见病因。

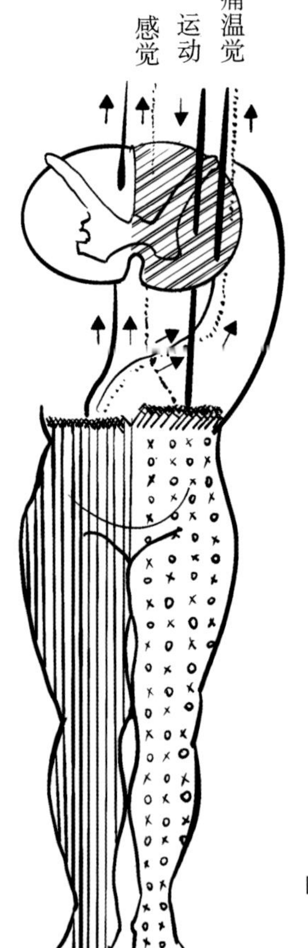

图 77-16　**脊髓半侧损伤功能障碍**

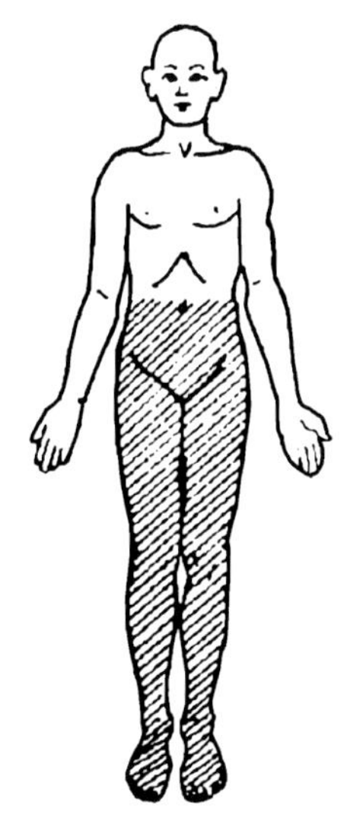

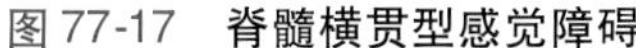

图 77-17　**脊髓横贯型感觉障碍**

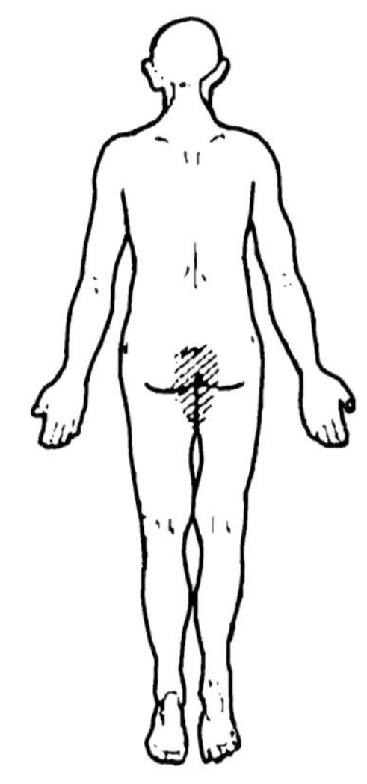

图 77-18　**圆锥马尾型感觉障碍**

表 77-7　**圆锥与马尾病变的鉴别诊断**

症状与体征	圆锥($S_{3\sim5}$和尾节)病变	马尾(L_3 至尾根)病变
自发性疼痛	很轻	严重,早期在会阴、骶部、膀胱部。沿一侧或双侧坐骨神经痛
感觉障碍	可能为感觉分离	各种感觉均有障碍
肌肉抽动	可见	极少见
膀胱、直肠障碍	出现早	出现晚
感觉障碍的分布	对称	一侧性或不对称
运动障碍	下肢无瘫痪,反射正常	一侧或双下肢轻瘫,反射障碍

(9)脑干型:其特征为交叉性(病灶侧的面部和对侧肢体)感觉障碍,或伴有运动障碍,依其损伤的部位不同,又分以下数种。

1)延髓背外侧综合征:即瓦伦伯格综合征。可见于小脑后下动脉血栓形成,更常见于椎动脉血栓形成。可引起延髓后、上、外侧部三角区软化,见图 77-19。其临床典型表现:①交叉性半身感觉异常(同侧面部和对侧半身痛、温觉障碍);②同侧软腭、咽、喉肌瘫痪;③前庭功能障碍(眩晕、眼球震颤);④同侧共济失调;⑤同侧霍纳征。

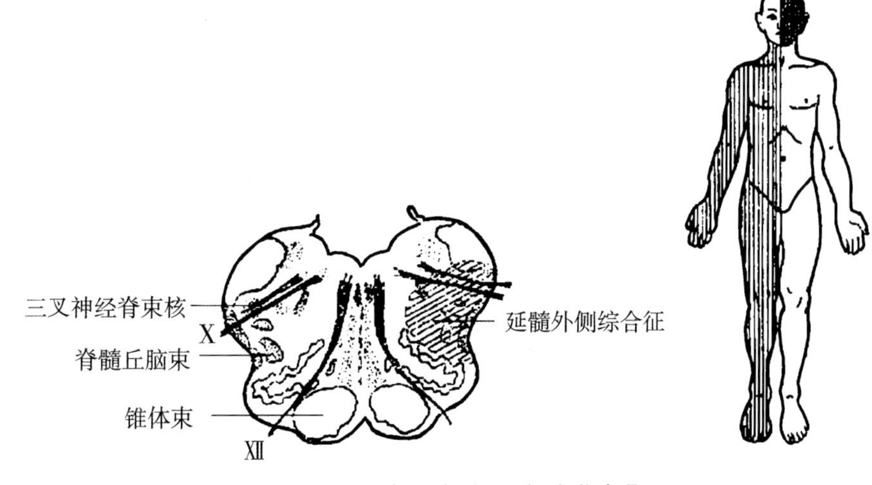

图 77-19　**脑干型(交叉型)感觉障碍**

由于病灶波及范围不同，临床上出现一些不典型改变：①当病灶向上波及了三叉丘系，则对侧面部亦出现痛、温觉障碍，即典型的偏身痛、温觉感觉障碍，病灶侧面部仍有痛、温觉感觉障碍；②若病灶靠上，未伤及三叉神经脊束核，而仅累及脊髓丘脑束和三叉丘系，则除了其他项表现外，主要表现为对侧半身感觉障碍，而无同侧面部痛、温觉障碍；③若病灶大，波及脑桥下部时，亦可出现面神经和外展神经瘫痪；④病灶向腹侧伸延，还可引起病灶侧舌和对侧上、下肢的交叉性瘫。

2）橄榄核后综合征：详见运动检查的临床意义。

3）脑桥基底内侧综合征：详见运动检查的临床意义。

4）脑桥被盖综合征：又称雷蒙-塞斯唐综合征（Raymond-Cestan syndrome）。病变在桥盖部，外展神经和面神经之上，出现对侧半身感觉障碍，见图 77-20。病变水平稍靠下端时，可有同侧面部感觉障碍、共济失调与外展神经瘫痪，且小脑性共济失调比较明显。见于小脑上动脉闭塞和肿瘤[压迫小脑上脚（结合臂）]。

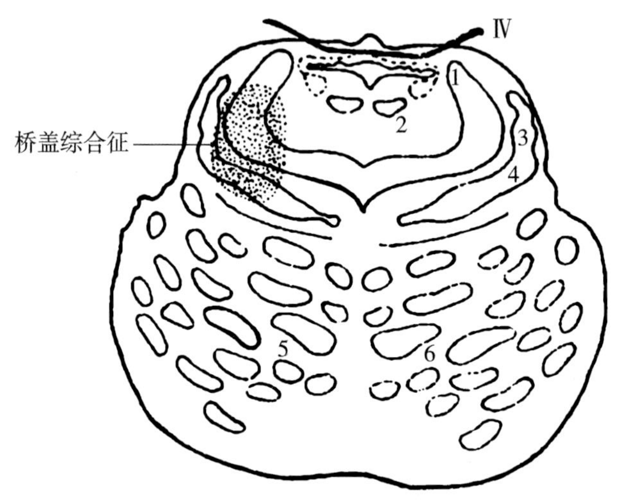

1. 小脑上角；2. 内侧纵束；3. 外侧丘系；4. 内侧丘系；5、6. 锥体束。

图 77-20　**脑桥上 1/3 切面**

5）红核区病变综合征：即克洛德综合征（Claude syndrome），详见锥体外系临床意义。

（10）丘脑型：丘脑是各种感觉的汇集地，受损后病灶对侧各种感觉均障碍，半身感觉障碍的分布并不完全均匀一致，一般是上肢较下肢明显，肢体远端较近端明显，深感觉和精细触觉较痛、温觉障碍明显。自发性疼痛和感觉过度是丘脑受损的显著特点，同时还可有感觉倒错。丘脑与内囊、纹状体苍白球系统有密切联系，病变时多易同时受损，故丘脑病变可产生手足徐动样或舞蹈样的不随意运动。丘脑病损除产生偏身感觉缺失和感觉性共济失调外，若外侧膝状体亦受累，还可产生对侧偏盲，构成“三偏症状群”。

（11）内囊型：内囊后肢的后 1/3 的部分通过丘脑皮质束，遭受病损时产生对侧半身感觉缺失。如同时伤及后肢的视觉纤维，亦产生上述的“三偏症状群”。当内囊后肢的锥体束一同受损时则产生另一种“三偏症状群”，即偏瘫、偏盲和偏身感觉障碍（此时偏瘫掩盖了偏身感觉性共济失调），见图 77-21。

（12）皮质型：其特点是感觉障碍的范围极不一致，最多见的是半身感觉减退。感觉障碍在肢体的远端部位，上肢的尺侧和下肢的腓侧较明显，上肢障碍较下肢明显，躯干的感觉可保存。

由于皮质中的分析器非常分散，所以，感觉障碍往往局限于身体某一部分，出现所谓的单肢感觉障碍（图 77-22）。

皮质型感觉障碍的特征有：①浅感觉障碍在半身感觉障碍的基础上出现手套、袜套样的加重；②可以出现单肢（上肢或下肢）感觉障碍（或感觉过度）；③深感觉障碍比浅感觉障碍重；④出现复合感觉障碍（皮质感觉障碍），即实体觉、皮肤定位觉、图形觉和两点辨别觉障碍；⑤可伴发杰克逊（Jackson）感觉性癫痫或感觉异常为先兆的运动性癫痫。

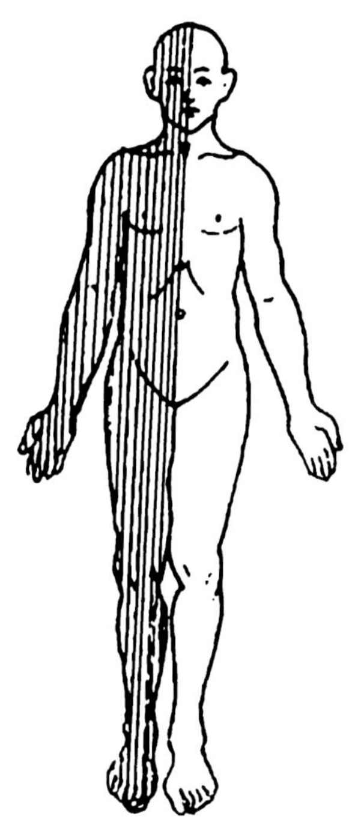

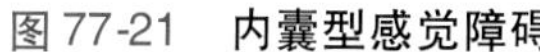
图 77-21　内囊型感觉障碍

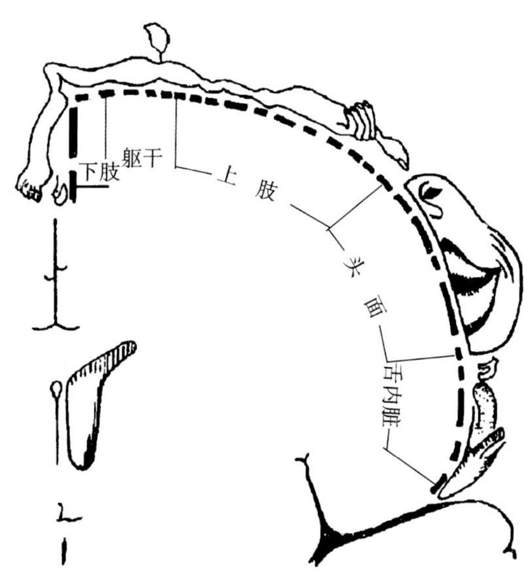

图 77-22　人体各部位在大脑皮质感觉分析器的排列

第三节　运动功能检查

运动系统包括锥体系（pyramidal system）、锥体外系（extrapyramidal system）、小脑（cerebellum）系统和周围神经（peripheral nerve）4 个部分。前三者都经脊髓前角细胞及其轴突而达效应器，发挥其应有的作用。运动包括随意和不随意运动，随意运动由锥体束支配，锥体外系与小脑支配不随意运动（不自主运动），保持机体正常姿势的活动，维持身体的平衡。

一、运动系统的解剖生理

（一）锥体系

锥体系的上运动神经元构成锥体系，而锥体束为单神经元结构，是大脑皮质运动分析器。由中央前回和旁中央小叶的大锥体细胞即贝茨（Betz）细胞发出的轴突纤维所组成，把运动冲动传递到脑神经诸运动核和脊髓前角细胞，再由它们发出纤维到达运动器官，完成随意运动，见图 77-23。运动分析器是左侧支配右侧半身，右侧支配左侧半身。身体各部分相应区域的排列，犹如“倒人形”之投影，见图 77-24。支配下肢运动的细胞在中央前回的最上部，其中足趾的运动中枢位于最高部；支配头部面肌、下颌、软腭、咽、喉和舌的部位的运动细胞在最下部。从运动区大锥体细胞（贝茨细胞）走入半球白质，组成放射冠的一部分，形成两个传导束，即皮质脑干束（从中央前回下部发出）和皮质脊髓束（从中央前回上部 2/3 发出）行至内囊。皮质脑干束在内囊膝部经过，终止于脑干诸脑神经运动核；皮质脊髓束在内囊后肢的前 2/3 通过，其中支配上肢的纤维在内囊后肢的前 1/3，支配下肢的纤维在内囊后肢的中 1/3 通过，见图 77-25。锥体束纤维走出内囊后，进入大脑脚的中部 3/5 区，皮质脑干束纤维居于锥体束的内侧（大脑脚的最内侧 1/5 是额桥束），支配下肢的皮质脊髓束纤维居于锥体束的外侧（大脑脚最外 1/5 是枕颞桥束），支配上肢的皮质脊髓束纤维居于中间。在脑桥底部锥体束分散成许多小束，在脑桥本身的横行纤维

之间通过。皮质脑干束纤维在进入脑神经运动核之前多进行交叉(交叉的纤维支配对侧、不交叉的支配同侧脑神经运动核),眼运动肌(动眼神经核、外展神经核与滑车神经核)、咀嚼肌(三叉神经运动核)、上部面肌(面神经核上部)、腭、喉部肌和胸锁乳突肌与斜方肌(舌咽、迷走神经与副神经疑核)均受双侧皮质内脑干束支配;而下部面肌(面神经核下部)和舌肌(舌下神经核)仅受对侧皮质脑干束支配。

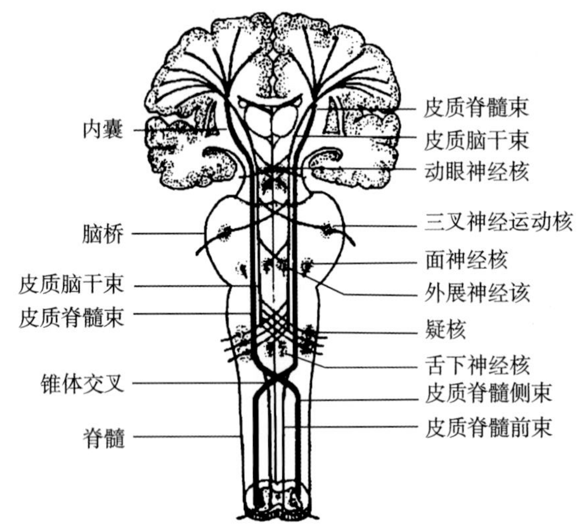

图 77-23　**运动系统传导径路**

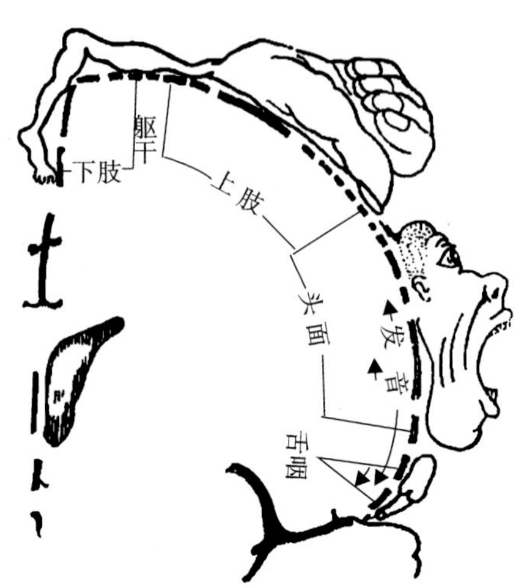

图 77-24　**人体各部位在大脑皮质运动分析器的排列**

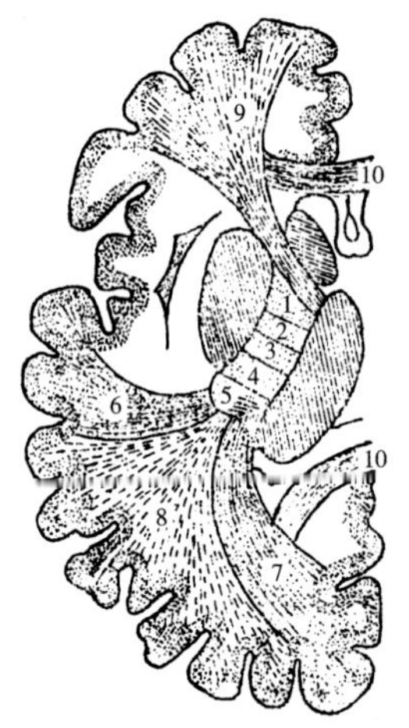

1. 皮质脑干束;2. 皮质脊髓束;3. 丘脑皮质束;4. 枕额桥束;5. 中央听束及中央视束;6. 由内束向颞上回行的听辐射线;7. 由内囊向纹状区而行的视放射线;8. 由皮质向内囊而行的枕颞桥束;9. 额桥束;10. 胼胝体。

图 77-25　**内囊与放射冠**

因此,一侧皮质脑干束病损,只出现下部面肌肉和舌肌瘫痪,而其他脑神经支配的肌肉不瘫。锥体束在延髓腹侧最下部形成两个突起,称为锥体;在延髓和脊髓交界处,锥体束进行不完全的交叉称为锥体交叉。

1. 皮质脊髓侧束　大部分纤维(约 90%)交叉后转入对侧脊髓侧索,称为皮质脊髓侧束,支配同侧前角细胞。

2. 皮质脊髓前束　不交叉的纤维进入脊髓前索者,称为皮质脊髓前束,位于前正中裂的两侧、前角细胞的内侧,终止前陆续在白质前连合处交叉,终于对侧中胸节以上的前角细胞,主要支配上肢和颈肌。

3. 前外侧皮质脊髓束　有人把永不交叉的纤维称为前外侧皮质脊髓束,下行于外侧索的前方,终于同侧前角细胞。

约占锥体束 8% 的纤维与脊髓前角运动神经元有单突触的联系。根据测算，锥体束纤维终于颈髓者占 55%，终于胸髓者占 20%，终于腰、骶髓者占 25%。以上统计说明，锥体束控制上肢的纤维远较下肢者为多。锥体束的功能是控制骨骼肌的随意运动。从生理上证明，锥体束的作用是易化屈肌、控制伸肌，对脊髓前角中的 α 和 γ 运动神经元均有影响。

（二）锥体外系

锥体束以外的所有运动纤维通路，均称为锥体外系。锥体外系是多神经元结构，纹状体苍白球系统是其主要部分；小脑也包括在内，不过习惯上将小脑系统独立出去，所以，一般称的锥体外系不包括小脑系统。锥体外系的纤维联合见图 77-26。将冲动传导到纹状体苍白球的是来自大脑皮质 4、6 区和丘脑的纤维，纹状体和苍白球之间具有多种内部联系。从苍白球发出的纤维集合于豆状核的腹侧面，形成豆状丘系，终止于黑质、红核、内侧纵束核、四叠体、丘脑下部、丘脑底部和延髓网状结构等，经过上述结构和前庭核，冲动即由下列传导束到达脊髓前角细胞。

1. 红核脊髓束　由红核发出的纤维，立即转至对侧形成福莱尔（Forel）交叉，然后，通过脑桥、延髓进入脊髓侧索。

2. 内侧纵束　由内侧纵束核发出纤维，通过脑干后进入脊髓前索。

3. 顶盖脊髓束　从四叠体经脑干进入脊髓前索。

4. 前庭脊髓束　纤维从前庭外侧核即代特（Deiters）核发出，进入脊髓前索。

5. 网状脊髓束　起自脑桥的网状结构，分网状脊髓侧束和网状脊髓前束。侧束交叉后向下伸展至延髓和脊髓侧索；前束不交叉，在延髓和脊髓前索中下行。

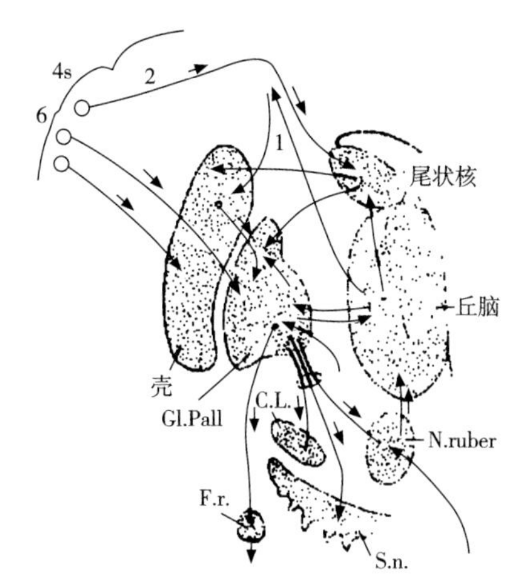

6 和 4s：大脑皮质运动前区和运动区；1. 由丘脑上行至大脑皮质的纤维；2. 由第四区的“抑制区”发出而至尾状核（N. caud.）的神经束；Gl. Pall 为苍白球，C. L. 为 Luys 氏体，N. ruber 为红核，S. n. 为黑质；F. r. 为延髓的网状结构。箭头表示冲动的方向和“停歇站”。

图 77-26　纹状体苍白球系统和锥体外系的联系

以上各传导束在脊髓中的位置见图 77-27。

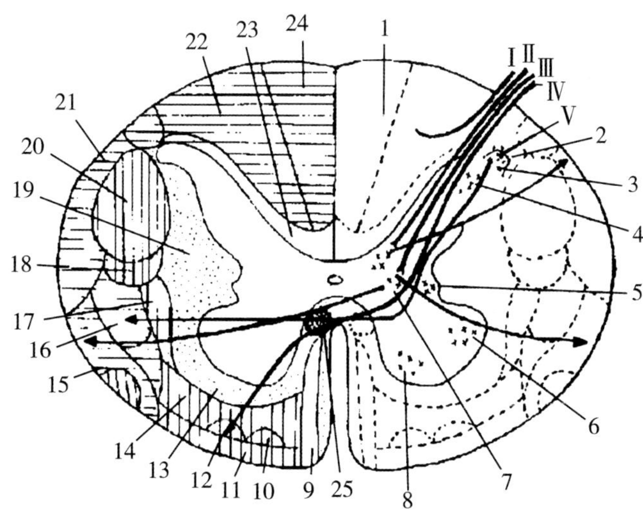

1. 背核；2. 后边缘核；3. 胶状质；4. 后角固有核；5. 中间外侧核；6. 外侧运动核；7. 中间内侧核；8. 内侧运动核；9. 皮质脊髓前束；10. 顶盖脊髓束；11. 前庭脊髓前束；12. 脊髓丘脑腹束；13. 腹侧固有束；14. 网状脊髓束；15. 脊髓小脑前束；16. 脊髓丘脑侧束；17. 前庭脊髓侧束；18. 红核脊髓束；19. 外侧固有束；20. 皮质脊髓侧束；21. 脊髓小脑后束；22. 楔束；23. 背侧固有束；24. 薄束；25. 内侧纵束。

Ⅰ. 深感觉和触觉纤维；Ⅱ、Ⅲ. 非意识性本体刺激感觉纤维；Ⅳ. 触觉纤维；Ⅴ. 痛觉和温度觉纤维。

图 77-27　脊髓的主要神经核和传导束

(三)小脑系统

小脑系统是由小脑和其他部分联系的结构组成。小脑位于后颅窝内,在脑桥和延髓的背面,由中间的蚓部和两侧的半球构成。蚓部是小脑较原始的部分,称为旧小脑,主要与脑桥和脊髓相联系;小脑半球与大脑皮质是同时发展起来的,系新的部分,故称新小脑。蚓部的背侧呈矮嵴状,不显著地移行于小脑半球,其腹侧位于半球间沟(小脑谷)中,明显与小脑半球分开。蚓部和半球上有很多平行的沟,将小脑分成许多回;而较深的沟将小脑表面分成若干小叶。其中二腹叶由侧面包围着呈马蹄形,称为小脑扁桃体。小脑两半球与蚓部都由外表的灰质和深部的白质组成,在白质中有4对小脑核,即位于侧部的齿状核、栓状核和位于中部的球状核与顶核,其中齿状核与顶核较重要。小脑借上脚(结合臂)、中(桥)脚、下脚(绳状体)3脚与中脑、脑桥和延髓相联结。小脑的上方是小脑幕,其下方的小脑延髓池为蛛网膜下腔的一个扩大部分,把小脑从延髓的后侧面与罩在枕寰韧带上面的硬膜、蛛网膜隔开。小脑的联系有传入和传出两组,见图77-28。

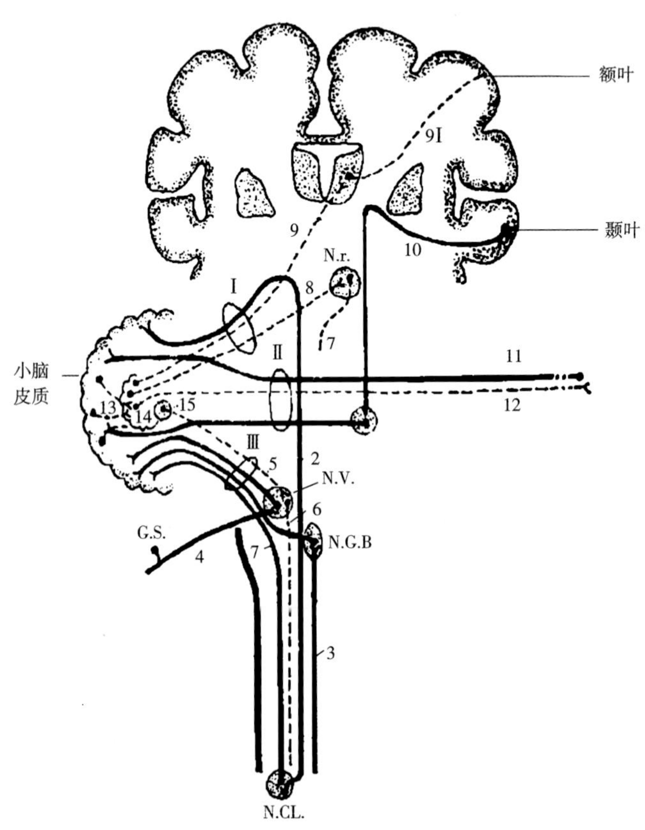

传导冲动进入小脑的神经纤维以实线表示:1、2、3来自脊髓,10来自大脑皮质的颞叶,11来自对侧小脑半球。由小脑传出冲动的神经纤维以点线表示:9和91经丘脑至大脑皮质的神经束,8为至红核(N. r.)的神经束,并由红核沿莫纳科夫神经束(7)至脊髓,5为小脑至前庭核(N. V.)的神经束,并由前庭核沿前庭脊髓束(G)至脊髓,12为对侧小脑半球的神经束,13为由小脑皮质至小脑各神经核的纤维,14为齿状核,15为顶核。

Ⅰ、Ⅱ、Ⅲ为上、中、下小脑脚。N. V. 为前庭核,N. G. B为哥耳氏和布耳达赫氏神经核,N. GL. 为克拉克氏柱神经核(来自横纹肌和肌腱的感受器的传入纤维进入此神经核的细胞),4为前庭神经纤维,G. S. 为螺旋神经节。

图77-28 小脑的纤维联系

1. 传入纤维

(1)脊髓小脑束:将肌肉、肌腱和关节的小脑本体感受器的刺激,经周围神经作用便能调节眼肌、四肢肌和躯干肌的神经支配,因而能连续并协调地维持平衡(小脑半球主司肢体的共济运动,蚓部主司躯干的平衡),于是在行走或站立时肌张力皆能获得协调。

(2)前庭小脑束:由前庭核细胞的轴突经小脑下脚进入小脑绒球、小结和顶核。

(3)橄榄小脑束:起自下橄榄核经小脑下脚进入小脑半球。

(4)皮质纤维:额上回和额中回的前部,经内囊前肢、大脑脚内侧部终止于脑桥核,脑桥核的细胞轴突在脑桥构成浅桥纤维和深桥纤维,在基底部交叉后(桥臂交叉)经小脑中脚(桥臂)进入对侧小脑半球皮质。

小脑半球的皮质细胞轴突终止于齿状核。因此,使小脑半球与对侧大脑半球发生联系。

2. 传出纤维

(1)齿状核-红核-脊髓束:由齿状核发出的纤维,经小脑上脚(结合臂)交叉后终止于对侧红核[结合臂交叉或魏尼金克(Wernekinck)交叉],红核脊髓束走出红核后立即再交叉[红核交叉或福莱尔(Forel)交叉],沿脑干和脊髓侧索下行,终止于脊髓前角细胞,通过周围运动神经元与躯体肌肉相联系。

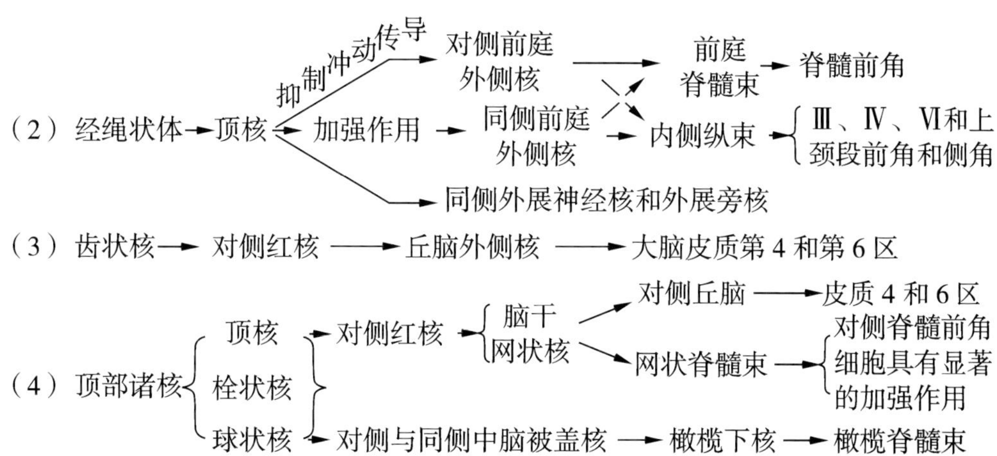

总之,小脑通过脊髓小脑束、皮质-脑桥-小脑束、橄榄小脑束和起自前庭外侧核的径路而能获得关于躯干、肢体、头和眼的位置的冲动;而且通过前庭脊髓束、红核脊髓束、网状脊髓束、小脑丘脑皮质束和内侧纵束与橄榄脊髓束,小脑的抑制作用和加强作用既能调节眼肌、四肢肌与躯干肌的神经支配,因而能连续并协调地维持平衡(半球主司肢体的共济运动,蚓部主司躯体的平衡),于是在行走和站立时,肌张力皆能获得协调。

(四)周围运动神经元

周围运动神经元(即下运动神经元)的细胞体在脑干脑神经运动核与脊髓前角,其轴突经前根或脑神经走出,通过相应的脑神经和脊神经到达所支配的肌肉。脊神经的前根和后根在椎旁神经节的外侧立即汇合,形成混合神经。脊神经在走出椎间孔之后即分为前、后两支。前支共形成 5 个神经丛:颈丛($C_{1\sim4}$)、臂丛($C_5\sim T_1$)、腰丛($L_{1\sim4}$)、骶丛($L_5\sim S_4$)和尾丛(S_5~尾)。从这些神经丛再形成周围神经干。神经纤维在神经丛中发生复杂的再分配现象,发自一个根的纤维进入不同的几个神经干内。所以,每一个根都参加几个肌肉的神经支配;每个肌肉所获得的神经纤维是来自几个神经根,见图 77-29。因此,就形成了肌肉的节段型(根型)的运动神经支配,是不同于肌肉的周围型神经支配。

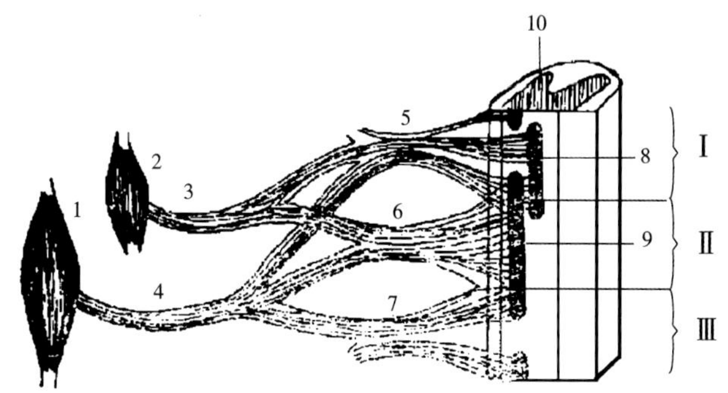

肌 2 受第一和第二脊髓段的支配,肌 1 受Ⅰ、Ⅱ、Ⅲ脊髓段的支配。3、4 为周围神经,5、6、7 为根,8、9 为前角,10 为髓内的细胞群。

图 77-29　肌肉的节段型神经支配和周围型神经支配

二、运动功能的检查方法

在顺序检查方面应养成习惯,以免遗漏。一般顺序,多自头部至足,然而检查项目繁多,最好应该一次查完,勿使被检者反复脱衣、再三翻转肢体。先从上肢开始向下顺序检查。

(一)形态检查

形态(肌容积)检查应注意全身皮肤和肌肉的营养状况,有无皮肤萎缩、菲薄而发光,或表面粗糙、脱屑或增厚,汗毛增多或减少,出汗情况如何(过多或减少),血管舒缩变化,有无营养性溃疡、指甲变脆起嵴等(如有异常,记录在以后自主神经检查项目),肌肉有无萎缩或肥大、其分布是否两侧对称,可用卷尺测量肢体的周径,并做记录,留以后复查作参考。测量时应选择生理的骨隆起为标准,如上肢的肩峰、肘部的鹰嘴骨与尺骨的茎突至一定距离水平上测量肢体的周径。此外,亦应注意因运动障碍而引起的肢体姿势改变与挛缩改变。

(二)不自主运动检查

不自主运动是指被检者在意识清楚的情况下,随意肌不自主收缩所产生的一些无目的的异常动作,多为锥体外系损害的表现。

1. 震颤　震颤为两组拮抗肌交替收缩引起的不自主动作,可有以下几种类型。①静止性震颤:静止时表现明显,而在运动时减轻,睡眠时消失,常伴肌张力增高,见于震颤麻痹;②意向性震颤:又称动作性震颤。震颤在休息时消失,动作时发生,愈近目的物体愈明显,见于小脑疾患。

2. 舞蹈样运动　为面部肌肉及肢体的快速、不规则、无目的、不对称的不自主运动,表现为做鬼脸、转颈、耸肩、手指间断性伸曲、摆手和伸臂等舞蹈样动作,睡眠时可减轻或消失,多见于儿童期脑风湿性病变。

3. 手足徐动　为手指或足趾的一种缓慢持续的伸展扭曲动作,见于脑性瘫痪、肝豆状核变性和脑基底节变性。

(三)肌张力检查

肌张力是指静息状态下的肌肉紧张度和被动运动时遇到的阻力,其实质是一种牵张反射,即骨骼肌受到外力牵拉时产生的收缩反应,这种收缩是通过反射中枢控制的。

检查时嘱被检者肌肉放松,将已放松的肢体做被动运动时,检查者根据触摸肌肉的硬度及伸屈其肢体时感知肌肉对被动伸屈的阻力做判断。

1. 肌张力增高　肌张力增强时触摸肌肉有坚实感,做伸屈肢体被动运动时阻力加大,甚至于难以施行伸屈或旋转。①痉挛状态:在被动伸屈其肢体时,起始阻力大,终末突然阻力减弱,也称折刀现象,为锥体束损害现象;②铅管样强直:即伸肌和屈肌的肌张力均增高,做被动运动时各个方向的阻力增加是均匀一致的,为锥体外系损害现象。

2. 肌张力降低　肌张力降低时,肌肉弛缓松软,做伸屈肢体被动运动时阻力减弱或消失,关节运动松弛而运动的范围扩大,见于下运动神经元病变(如周围神经炎、脊髓前角灰质炎等)、小脑病变和肌源性病变等。

(四)肌力检查

肌力是指肌肉运动时的最大收缩力。检查时被检者做肢体伸屈主动运动动作,检查者从相反方向给予阻力,测试被检者对阻力的克服力量,要测幅度、力量和速度。应了解其平时善用何手(利手),并进行两侧对比,注意在生理范围内的差别。利手侧常比非利手侧肌肉有力。

1. 肌力的分级　采用0~5级的六级分级法(亦称6级5度计分法)。

0级:完全瘫痪,测不到肌肉收缩。

1级:仅测到肌肉收缩,但肢体不能产生运动(动作)。

2级:远离地心引力后可做主动运动,肢体在床面上能水平移动,但不能抵抗自身重力,即不能抬离

床面。检查者用双手托起被查肢体后，可见肢体在水平面上有主动伸、屈。

3 级：能克服地心引力做主动运动，肢体能抬离床面，但不能克服阻力。

4 级：能克服阻力，能做抗阻力动作，但不完全，不能克服较大的阻力。

5 级：正常肌力。

2. 肌力的常用检查方法　有两种：一种是被检者用力抵抗检查者移动其受检查部位的位置，如将被检者肘部屈曲的上肢拉直（被动法或静力检查）；另一种是让被检者用力移动其受检部分的位置，以克服检查者所加的阻力，如将被伸直的上肢在肘部屈曲（主动法或动力检查）。

（1）上肢肌力检查：检查上肢肌力时，嘱被检者做各手指的外展、内收与拇指对各指；握拳、伸掌；屈腕、伸腕；手掌旋前、旋后；伸、屈前臂；上臂的外展、内收、前举、上举、前后旋转；肩向前缩、后展和耸肩等动作以测得指、腕、肘、肩部诸肌力量。运动幅度用运动所能达到的角度来衡量。

此外，亦可用握力计测量手的握力。轻微的上肢瘫痪不易发现，检查时可使被检者双上肢上举或平举伸直不动，如一侧迅速疲劳逐渐下落，则为该侧轻瘫（轻瘫试验阳性），见图 77-30。此法若在闭目时进行，尚可发现由深感觉障碍所引起的假性徐动样动作；如果轻拍伸直的上肢而使其上、下摆动时，亦可测知其动作的幅度和振荡度，观察有无小脑功能障碍。

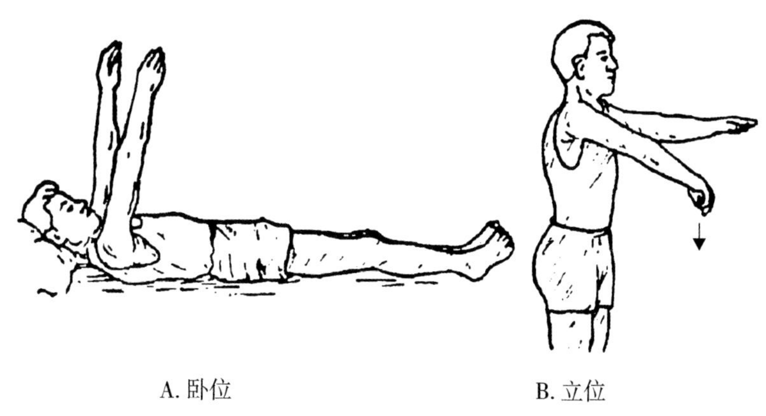

A. 卧位　　B. 立位

图 77-30　**上肢轻瘫试验**

（2）下肢肌力检查：嘱被检者趾、踝、膝、髋关节向各方向活动，注意其活动幅度，测定其肌力。记录方法与上肢相同。检查下肢轻瘫时，可让被检者仰卧，抬起伸直的下肢，或髋、膝屈曲 90°，两小腿呈水平位，轻瘫侧不能较久地维持此位置；或让被检者俯卧，将下肢在膝关节处屈曲或呈直角，可见轻瘫侧的小腿屈肌明显紧张、迅速下垂或摇摆不定，见图 77-31。

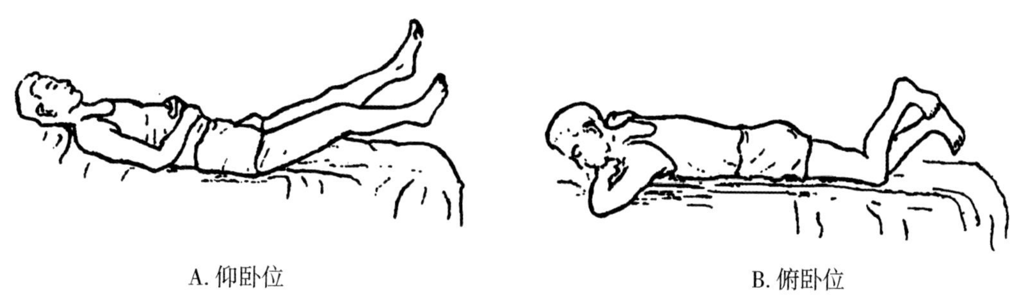

A. 仰卧位　　B. 俯卧位

图 77-31　**下肢轻瘫的检查法**

3. 周围神经的肌肉支配和运动功能　参考表 77-8。

表 77-8 **周围神经的肌肉支配和运动功能**

神经丛	周围神经	肌肉	脊髓节段	检查的动作
颈丛	颈神经	颈部深肌（胸锁乳突肌和斜方肌亦参与）	$C_{1\sim4}$	屈颈 伸颈 转颈 侧屈颈
		斜角肌	$C_{4\sim8}$	上升胸廓上部
	膈神经	膈肌	$C_{3\sim4}$	吸入（上升腹部）
臂丛	胸前神经来自臂丛的内侧和外侧次级干	胸大肌和胸小肌	$C_5\sim T_1$	上臂自后向前内收
	胸长神经	前锯肌	$C_{5\sim7}$	肩部前推
	肩胛背神经	肩胛提肌	$C_{5(3\sim4)}$	肩胛上举
		菱形肌	$C_{4\sim5}$	肩胛内收和上举
	肩胛上神经	冈上肌	C_5	上臂内收
		冈下肌	$C_{5\sim6}$	上臂外旋
	肩胛下神经（来自臂丛的后侧次级干）	背阔肌、大圆肌和肩胛下肌	$C_{5\sim8}$	上臂内旋
				上臂自前向后内收
	腋神经（来自臂丛的后侧次级干）	三角肌	$C_{5\sim6}$	上臂外展
		小圆肌	C_5	上臂外旋
	肌皮神经（来自臂丛的外侧次级干）	肱二头肌	C_5	前臂屈曲 前臂旋后
		喙肱肌	$C_{5\sim6}$	上臂内收 前臂屈曲
		肱肌	$C_{5\sim7}$	前臂屈曲
	正中神经（$C_{6\sim7}$来自臂丛外侧次级干，$C_8\sim T_1$来自内侧次级干）	旋前圆肌	$C_{6\sim7}$	前臂旋前
		桡侧腕屈肌	$C_{6\sim7}$	手向桡侧屈曲
		掌长肌	$C_7\sim T_1$	屈手
		指浅屈肌	$C_7\sim T_1$	示指、中指、环指、小指的中节屈曲
				屈手
		拇长屈肌	$C_{6\sim7}$	拇指末节屈曲
		指深屈肌（桡侧部）	$C_7\sim T_1$	示指、中指的末节屈曲
				屈手
		拇短展肌	$C_{6\sim7}$	拇指掌骨外展
		屈拇短肌	$C_{6\sim7}$	拇指根节屈曲
		拇指对掌肌	$C_{6\sim7}$	拇指掌骨对掌
		手蚓状肌（内侧第 1、第 2）	$C_{6\sim7}$	示指、中指、环指、小指根节屈曲与中节末节伸直
		手蚓状肌（内侧第 3、第 4）	颈胸	
		尺侧腕屈肌	$C_7\sim T_1$	向尺侧屈曲

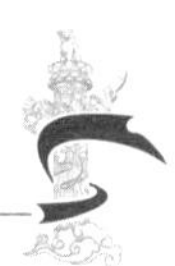

续表 77-8

神经丛	周围神经	肌肉	脊髓节段	检查的动作
臂丛	尺神经	指深屈肌(尺侧部)	$C_8 \sim T_1$	示指、中指、屈手的末节屈曲
		拇内收肌	$C_8 \sim T_1$	拇指掌骨内收
		小指展肌	$C_8 \sim T_1$	小指外展
		小指对掌肌	$C_8 \sim T_1$	小指屈曲
		骨间肌	$C_8 \sim T_1$	手指根节屈曲与中节末节伸直
				手指内收和外展
	桡神经(来自臂丛的后侧次级干)	肱三头肌和肘后肌	$C_{6\sim8}$	前臂伸直
		肱桡肌	$C_{5\sim6}$	前臂屈曲
		桡侧腕伸肌	$C_{5\sim7}$	手向桡侧伸直
		伸指总肌	$C_{6\sim8}$	示指、中指、环指、小指的指节伸直
				手的伸直
		小指伸肌	$C_{6\sim8}$	小指指节的伸直
				手的伸直
		尺侧腕伸肌	$C_{6\sim8}$	手向尺侧伸直
		旋后肌	$C_{5\sim7}$	前臂旋后
		拇长展肌	$C_{6\sim7}$	拇指掌骨外展
				手向桡侧伸直
		拇短伸肌和指长伸肌	$C_{6\sim7}$	拇指伸直
			$C_{6\sim8}$	手向桡侧伸直
		示指伸肌	$C_{6\sim8}$	示指伸直
				手的伸直
	胸神经和腰骶神经的后支	胸廓、腹壁和背肌		肋骨上举 肋骨下降 腹壁收缩 躯干前屈 躯干侧屈 躯干背屈
腰丛	股神经	髂腰肌	$T_{12} \sim L_3$	髋关节屈曲
		缝匠肌	$L_{2\sim3}$	髋关节屈曲(与大腿外翻)
		股四头肌	$L_{2\sim4}$	小腿伸直
	闭孔神经	耻骨肌	$L_{2\sim3}$	大腿内收
		内收长肌	$L_{2\sim3}$	
		内收短肌	$L_{2\sim4}$	
		内收大肌	$L_{3\sim4}$	
		股薄肌	$L_{2\sim4}$	
		闭孔外肌	$L_{3\sim4}$	大腿内收
				大腿外展
	臀上神经	臀中肌和臀小肌	$L_{4\sim5}$	大腿外展
			S_1	大腿内旋
		阔筋膜张肌	$L_{4\sim5}$	大腿屈曲
		梨状肌	$S_{1\sim2}$	大腿外旋
	臀下神经	臀大肌	$L_4 \sim S_1$	大腿外展

续表 77-8

神经丛	周围神经	肌肉	脊髓节段	检查的动作
骶丛	骶丛肌支	闭孔内肌	$L_5 \sim S_2$	大腿外旋
		孖肌	$L_4 \sim S_2$	
		股方肌	$L_4 \sim S_1$	
	坐骨神经(总干)	股二头肌	$L_4 \sim S_2$	小腿屈曲(协助大腿伸直)
		半腱肌	$L_4 \sim S_1$	
		半膜肌	$L_4 \sim S_1$	
	腓深神经	胫骨前肌	$L_{4\sim5}$	足的背伸
				足的旋后
		踇趾长伸肌	$L_4 \sim S_1$	踇趾伸直
				足的背伸
		趾短伸肌	$L_4 \sim S_1$	踇趾和内侧三趾的伸直
	腓浅神经	腓骨肌	$L_5 \sim S_1$	在旋前时足的跖屈
	胫神经	胫骨后肌和小腿三头肌(腓肠肌、比目鱼肌)	$L_5 \sim S_2$	在旋后时足的跖屈
		趾长屈肌	$L_5 \sim S_2$	在旋后时足的跖屈 第 2 ~ 5 趾的末节屈曲
		踇趾长屈肌	$L_5 \sim S_2$	在旋后时足的跖屈 踇趾的末节屈曲
		趾短屈肌	$L_5 \sim S_1$	第 2 ~ 5 趾的中节屈曲
		踇趾短屈肌	$L_5 \sim S_2$	踇趾根节屈曲
		跖肌	$S_{1\sim2}$	散开和并拢足趾
				足趾根节屈曲
	阴部神经	会阴肌和括约肌	$S_{2\sim4}$	骨盆底的自主控制

(五)共济运动检查

机体任一动作的完成均依赖于某组肌群协调一致的运动,称共济运动。这种协调主要靠小脑的功能以协调肌肉活动、维持平衡和帮助控制姿势;也需要运动系统的正常肌力,前庭神经系统的平衡功能,眼睛、头、身体动作的协调,以及感觉系统对位置的感觉共同参与作用,其动作是协调平衡的。这些部位的任何损伤均可出现共济运动失调,简称共济失调。

1. 指鼻试验　令被检者将伸直的示指尖触其鼻尖,先睁眼检查,后闭眼时检查。有共济失调时则动作笨拙、摇摆、急促、震颤和触不准鼻尖等。睁眼时发生共济障碍,则为小脑性;睁眼时指鼻尚准,而闭眼时发生共济障碍,则为感觉性的共济失调。

2. 对指试验　让被检者将其伸直的两示指尖互相对触,若出现对不准时为阳性。在两侧性轻微的共济失调,指鼻时不甚明显而对指时则表现比较明显。

3. 快复轮替试验　嘱被检者做前臂快速重复的旋前和旋后动作,或一手用手掌、手背连续交替拍打对侧手掌,或反复握拳和伸指,以及用足趾反复快速叩击地面等。小脑性共济失调的肢体,其动作快慢不一、不协调、笨拙、缓慢。

4. 指误试验　检查者将示指伸至被检者面前,嘱其用伸直的示指举起、落下时或水平移动时碰触检查者的示指,先睁眼、后闭眼碰触,若落下或水平移动时有偏斜不能触到检查者的示指,而偏移大于 2° ~ 5°者,为指误试验阳性。睁眼时阳性表示小脑性功能;闭眼时阳性为前庭功能障碍(两者的臂均偏向病侧)。

5. 反跳试验　嘱被检者屈肘,检查者握其腕部使其伸直,后突然松手,正常人可立即制止前臂屈曲;小脑病变时,前臂屈曲,手可反击到他自己的身体(因缺少对抗肌的拮抗作用)。

6. 跟-膝-胫试验　在被检者仰卧时依次做以下 3 个动作:下肢抬高,将足跟放在对侧膝盖上,足跟沿

胫骨向下推移直至足踝,见图 77-32。小脑损害在抬腿触膝时,出现辨距不良和意向性震颤,下移时摇晃不稳;感觉性共济失调闭眼时,足跟难寻到膝盖。

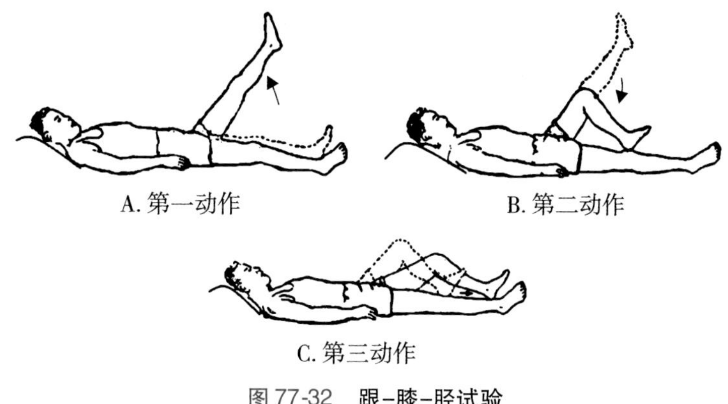

A. 第一动作　B. 第二动作

C. 第三动作

图 77-32　**跟-膝-胫试验**

7. 联合屈曲症状　被检者仰卧,让其两手胸前交叉而坐起。共济失调时可见下肢上抬,因为不能协调地收缩髂腰肌和臀肌而产生,称为臀部和躯干联合屈曲的症状,见图 77-33。

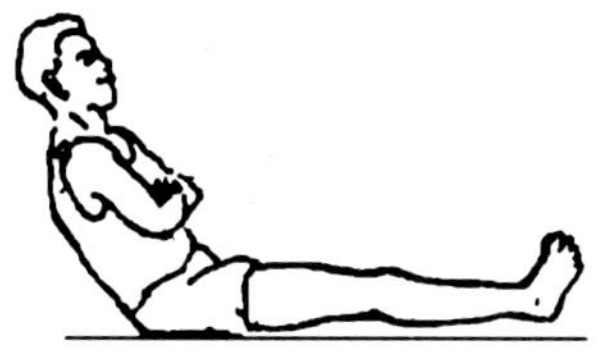

A. 起身时的协调作用(正常)

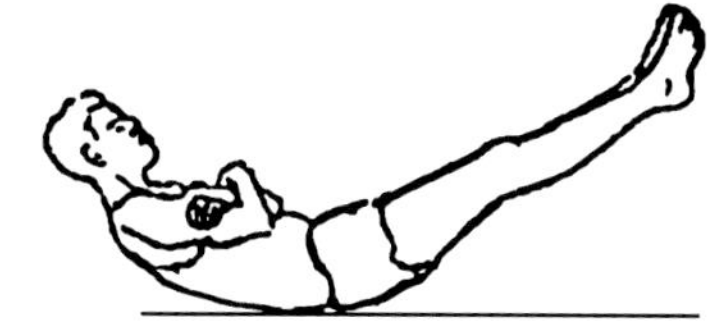

B. 小脑性协调不能(臀部和躯干联合屈曲症状)

图 77-33　**联合屈曲症状**

8. 昂伯征(Romberg sign)　被检者将两足并拢站立时,若有摇摆不稳或倾跌,即为阳性。在此应注意睁眼与闭眼的区别。感觉性共济失调(深感觉障碍如脊髓结核、脊髓亚急性联合变性)在睁眼时,虽然可有摇摆不稳,但不会倾跌;在闭眼时即明显不稳而倾跌。小脑性共济失调在睁眼和闭眼时差别不大。

三、运动功能检查的临床意义及异常的临床表现

(一)步态

1. 偏瘫步态　又称划圈步态。多见于中风患者的恢复期与后遗症。以前将后遗症定得过早,实际上 2 年内多有康复的希望,1 年内康复的希望更大(必须早做、正规做、系统做康复治疗)。亦见于脑外伤、肿瘤术后和以偏瘫为主的脊髓型颈椎病。

2. 剪刀步态　又称痉挛性截瘫步态。见于脑性瘫痪和脊髓病变恢复不全者。

3. 共济失调步态

(1)深感觉障碍性共济失调:多见于脊髓亚急性联合变性与脊髓结核患者。

(2)前庭性共济失调:见于前庭神经元炎等。

(3)小脑性共济失调:见于各种小脑病变和急性酒精中毒。

4. 慌张步态　见于帕金森病、帕金森综合征、多系统变性的黑质苍白球变性的亚型。

5. 跨阈步态　又称涉水步态或公鸡步态。见于腓总神经麻痹和重症多发性神经病的患者。

6. 摇摆步态　又称鸭步。多见于进行性肌营养不良,亦见于吉兰-巴雷综合征的四肢近端型(节段性瘫痪)恢复期和腰肌发育不良的女性。

7. 癔症步态　见于暗示性强的癔症发作者。

（二）不随意运动

在正常情况下，人的一切动作都是随意运动，然而，在病理情况下可出现各种各样的不随意运动。

1. 痉挛　痉挛又称抽搐、惊厥、抽风，虽定义各不相同，但临床上往往混用。如面肌痉挛，若死搬其定义应列为抽搐范畴，然其命名又称为半侧面肌痉挛。故而认为痉挛、抽搐、惊厥、抽风此4个名词可视为同义词，不需要细分。

2. 舞蹈样动作　舞蹈样动作是无目的、无规律、不自主地乱动（运动幅度大小不等的急促动作），可发生于四肢与面部，多见于舞蹈症。

3. 手足徐动或指划动作　手足徐动或指划动作是手指或足趾有规律的、重复的、缓慢的扭曲和伸展动作，可呈现各种奇怪的姿势，多见于手足徐动症，亦可见于肝豆状核变性、氟哌啶醇中毒；偏侧手足徐动多见于脑卒中。

4. 扭转痉挛　扭转痉挛是身体以躯干为纵轴向一侧方向的过度扭动，它和手足徐动性质相同，仅发生的部位不同。见于扭转痉挛患者。

5. 静止性震颤　静止性震颤是主动肌和拮抗肌交替收缩引起的节律性震颤。手指常表现为每秒4～6次的搓丸样动作；下肢呈连续地节律性足跟踏地动作；亦可见于颌、唇等处。静止时出现，紧张时加重，随意运动时减轻甚至消失，入睡后消失。多见于帕金森病、帕金森综合征和多系统变性的苍白球黑质萎缩的亚型。

6. 意向性震颤　意向性震颤是伴随着随意运动出现的中等度的震颤，特别是随意运动将达目的时更明显，静止时消失。多见于小脑病变、多发性硬化和癔症发作。癔症的震颤在发作注意时加重、不注意时减轻为其特点。

7. 其他震颤　多表现为在手指、舌尖和眼睑等处的细小、快速的颤动。这类细微震颤见于神经衰弱、甲状腺功能亢进、过于疲劳、精神过于紧张、酒精慢性中毒、脑动脉硬化和老年变性病。

8. 肌纤维震颤　肌纤维震颤是由脑神经运动核或脊髓前角细胞受到刺激引起个别肌纤维的急速颤动、前者见于舌肌，后者见于躯干与四肢肌，呈波纹样的颤动。多发生于进行性延髓瘫痪、进行性肌萎缩和脊髓空洞症。

9. 肌束震颤　肌束震颤是由于前根受刺激，引起整个肌束颤动，其颤动的范围较肌纤维震颤的范围大。见于脊神经根肿瘤、脊神经根炎等。

（三）共济运动

前面在检查项目中已提及，关键是分清是感觉性、小脑性、额叶性和前庭性。

1. 感觉性（脊髓性）共济失调　感觉性（脊髓性）共济失调是由于脊髓后根、后索病损导致深感觉障碍引起。视觉可以代偿，患者行走时常常目不转睛地注视地面，故又称其为注视步态。昂伯征闭目阳征，跟-膝-胫试验不稳准，同时下肢位置觉、震动觉等深感觉障碍明显。临床见于脊髓亚急性联合变性、多发性周围神经病、弗里德赖希共济失调与脊髓结核等。

2. 前庭性共济失调　严格说，前庭性共济失调亦属感觉性，但它不是深感觉，而是自身平衡觉和空间位置觉。共济失调的表现是以躯干为主，眼球震颤明显，常伴眩晕，转动头部和体位变动时，眩晕和失调症状加重。肢体症状相对较轻，但患者步行困难，常向病灶侧倾倒，因此，患者行走时步基宽，不敢弯腰低头捡拾地面物品，而是保持头部不变，靠屈膝下蹲以手能触物，指误试验阳性。多见于前庭神经元炎、膜迷路积水、链霉素中毒、小脑脑桥角和脑干病变。

3. 小脑性共济失调　小脑蚓部病变主要表现为躯干平衡障碍，呈醉汉步态。小脑半球病损时，则协同动作和言语障碍明显（呈咏诗样、喇叭样或暴发性言语），轮替不能，睁眼指鼻不准，跟-膝-胫试验不稳。

小脑性共济失调，若不伴深感觉障碍，视觉不能代偿，闭目时失调症状并不加重；病灶侧肌张力降低，反跳现象明显；步行或站立时向病侧倾倒。也就是说，一侧小脑病变，症状主要表现在同侧。

4. 额叶性共济失调　额叶病损侵及了皮质小脑间的联系纤维时，出现与小脑病变相类似的共济失调。但症状较轻，且表现在病灶的对侧，常伴有精神症状和强握反射等额叶病损的基本症状，肌张力增

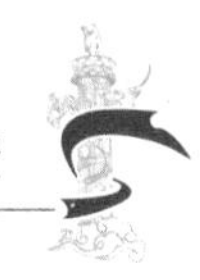

高、病理反射阳性等，有别于小脑性共济失调。

5. 顶叶性共济失调　对侧肢体出现不同程度的共济失调，闭眼时明显，深感觉障碍不明显，呈一过性。而常有两点辨别觉、实体觉等精细感觉障碍。两侧旁中央小叶后部受损则出现两下肢感觉性共济失调和大、小便障碍。

6. 颞叶性共济失调　颞叶病变损及颞上回皮质22区前庭中枢时，可出现较轻的眩晕和一过性平衡障碍。

（四）肌张力

1. 肌张力降低　肌张力降低见于多发性周围神经病、脊髓神经根炎等下运动神经元的病损；亦多见于肌病、小脑病变和锥体外系的纹状体病损（风湿性舞蹈症等）；另外，还见于急性脑血管病和急性脊髓炎的急性期（休克期）。

2. 肌张力增高

（1）折刀样肌张力增高：锥体束病损时上肢的屈肌比伸肌张力增高明显，下肢的伸肌比屈肌张力增高明显。因此，当患肢被动伸屈时，初开始抵抗力较强，活动到一定角度时虽肌张力还高，但有突然降低的感觉，有如小刀折合。见于锥体束（上运动神经元）病变。

（2）屈铅管样肌张力增高：锥体外系病变时，屈肌、伸肌张力均增高，当被动活动其肢体时，有如弯曲铅管样均匀一致的阻力增强，故称屈铅管样肌张力增高。见于无震颤的帕金森病、帕金森综合征、肝豆状核变性和氟哌啶醇的不良反应。

（3）齿轮样肌张力增高：当被动活动其肢体时，有如转动齿轮的顿挫感。见于有震颤的帕金森病与帕金森综合征。

（4）去大脑强直：中脑红核下端水平病损时，一切抗地心引力的肌肉（伸肌）均处于紧张状态，表现为角弓反张、头后仰、四肢伸直僵硬、上臂内旋、手指屈曲等，称为去大脑强直。见于重症脑出血和颅内占位病变所引起的天幕疝的晚期。

（5）去皮质僵直：上肢屈曲僵硬，双下肢伸直僵硬并稍内旋。病变在大脑脚以上的双侧内囊或皮质。见于严重的脑炎、脑缺氧等症。

（五）瘫痪

骨骼肌的肌力减弱至丧失，均称为瘫痪。按照0～5度6级分法：5度肌力为正常，1～4度为不完全性瘫，0度或零级为完全性瘫；其中，3～4度习惯上称为轻瘫，而1～2度称为重度瘫痪。按瘫痪的性质分为上运动神经元瘫、下运动神经元瘫和肌源性瘫；依病变部位分，比较复杂。

1. 单瘫　一个肢体的瘫痪称为单瘫，损害部位可在周围神经（如臂丛神经病）、脊髓前角（如脊髓灰质炎）；亦可在对侧大脑半球，如脑肿瘤、脑梗死（较小动脉闭塞与局限性脑炎）。前者为下运动神经元（周围性）损伤；后者为上运动神经元（中枢性）损伤所致。中枢性单瘫不典型时，往往表现为以单瘫为主的偏瘫。

2. 偏瘫　一侧半身（上、下肢和舌、面的上运动神经元性）瘫痪称为偏瘫。病变多在内囊（多见于脑中风）或对侧半球的广泛损伤（如脑炎、颈内动脉或大脑中动脉的起始部或者主干闭塞等）。

3. 交叉瘫　是脑干病变的特征，表现为病灶侧脑神经周围性瘫和病灶对侧肢体中枢性瘫。由于病变在脑干上、下、前、后的位置不同，故可出现以下不同的综合征。

（1）韦伯综合征（Weber syndrome）：病灶侧动眼神经瘫痪和对侧偏瘫（图77-34），一般书上常认为系大脑脚病变所致，但是，此综合征往往是某些复杂病变的一个短暂过程，并不一定都是由于大脑脚的局限病变所致。对其定位价值不可估计过高。亦可因外部压迫

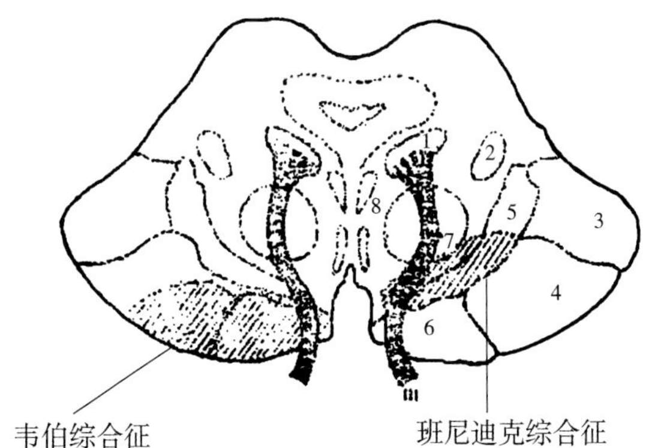

图77-34　中脑和四叠体上丘脑水平切面

引起，特别多见于半球病变，颅内压过高，导致颞叶海马沟回疝时。

（2）班尼迪克综合征（Benedikt syndrome）：病灶侧动眼神经瘫痪，因病变同时累及同侧黑质而出现病灶对侧半身锥体外系综合征，多为半身舞蹈症，有时为半身徐动症或一侧震颤、肌张力增高，类似半身帕金森综合征，见图77-34。

（3）克洛德综合征（Claude syndrome）：即红核区病变综合征。动眼神经瘫痪较少见，主要表现为对侧半身共济失调。病变在红核下区，见图77-35。如病变向外、后方扩延，还可出现对侧半身感觉障碍。

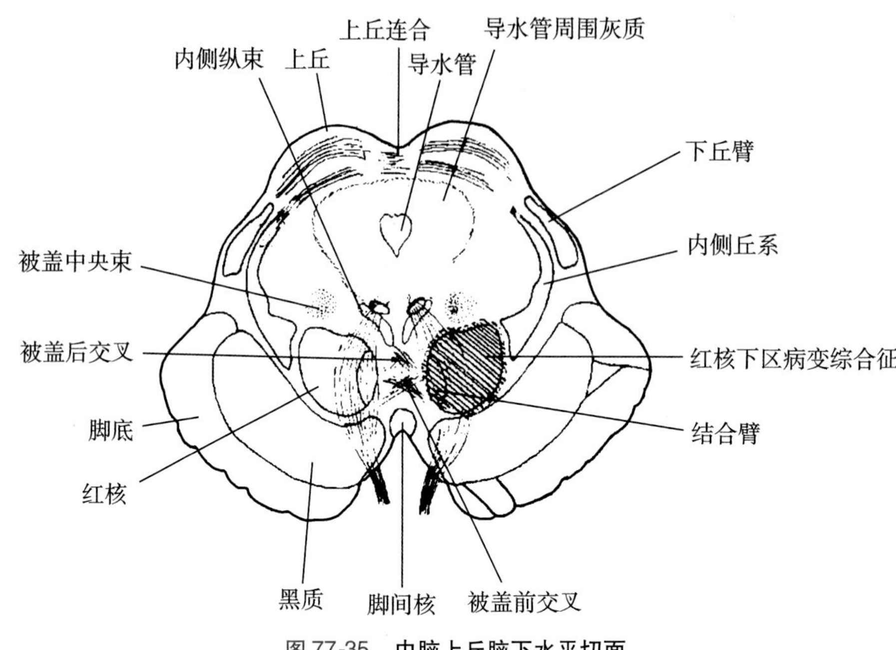

图77-35 **中脑上丘脑下水平切面**

（4）雷蒙-塞斯唐综合征（Raymond-Cestan syndrome）：即桥盖综合征，详见感觉障碍的类型一节。

（5）福威尔综合征（Foville syndrome）：即脑桥基底内侧综合征。病灶侧外展神经瘫痪，对侧偏瘫。因病灶侧眼球不能外展，头常稍向病侧扭转；对侧半身感觉可受累，但一般较轻。若轻度外展神经瘫痪，只能在前庭功能试验时方能发现，常见于血管病，见图77-36。

（6）米勒德-古柏勒综合征（Millard-Gubler syndrome）：即脑桥基底外侧综合征。病灶侧外展、面神经周围性瘫痪，对侧偏瘫。常见于脑炎、胶质瘤、结节硬化斑，血管病时少见，见图77-36。

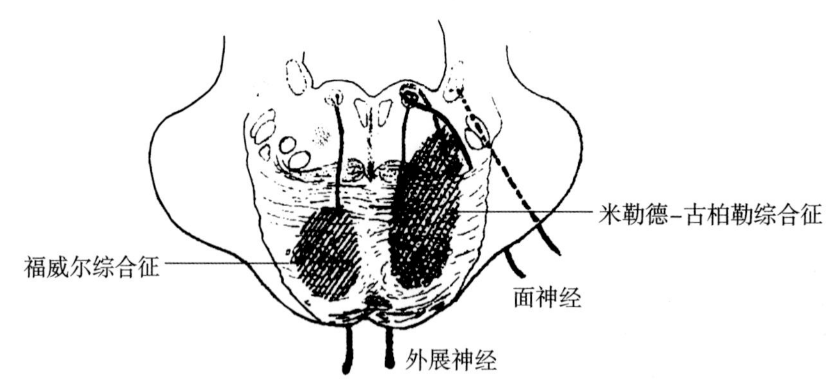

图77-36 **脑桥与延髓交界处的切面**

（7）瓦伦伯格综合征（Wallenberg syndrome）：即延髓背外侧综合征。详见感觉障碍的类型一节。

（8）橄榄核前综合征：病灶侧周围性舌肌瘫痪，对侧偏瘫，若病变是因脊髓前动脉血栓形成，还伴有除面部外的对侧半身感觉障碍。

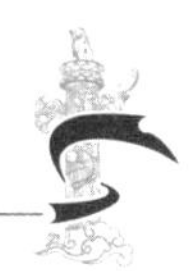

(9)橄榄核后综合征:病灶位于舌咽、迷走、副神经与舌下神经核区,锥体束常幸免,有时侵及脊髓丘脑束。因各脑神经瘫痪结合的形式不同,故构成不同的综合征。①舌咽、迷走、副神经综合征;②舌咽、迷走、舌下神经综合征;③舌咽、迷走、副、舌下神经综合征。总之,它是病灶侧有若干脑神经瘫痪,合并或不合并对侧除面部外的半身感觉障碍;偶伴有对侧偏瘫。此综合征如因小肿瘤(结节)或血管病(短旋动脉阻塞)引起,舌下神经可不受损,因为它的核和根由脊髓前动脉供血。本征因舌下神经根损伤所致者较多,故病灶真正位于核区者罕见,见图77-37。

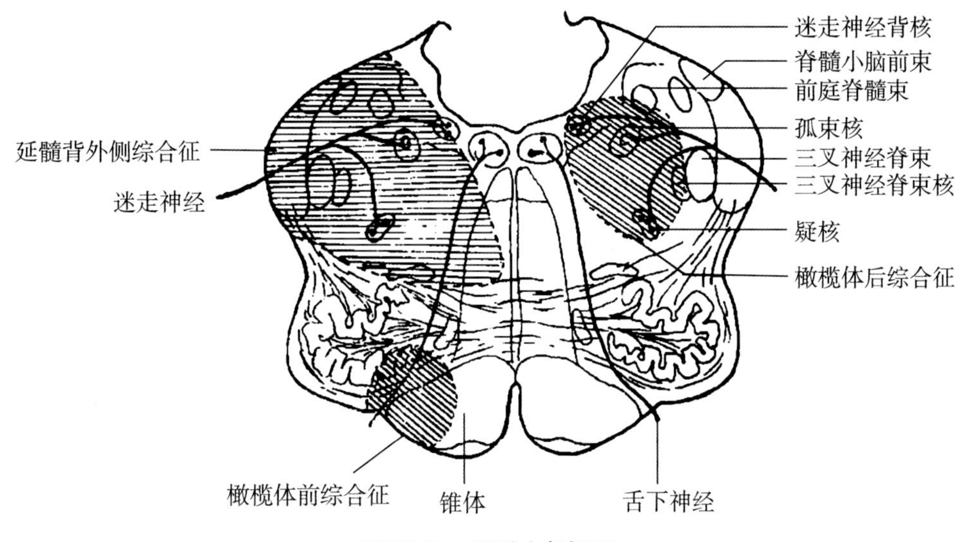

图77-37　**延髓上部切面**

(10)锥体交叉外侧综合征:即上、下肢的交叉性瘫,见图77-38。

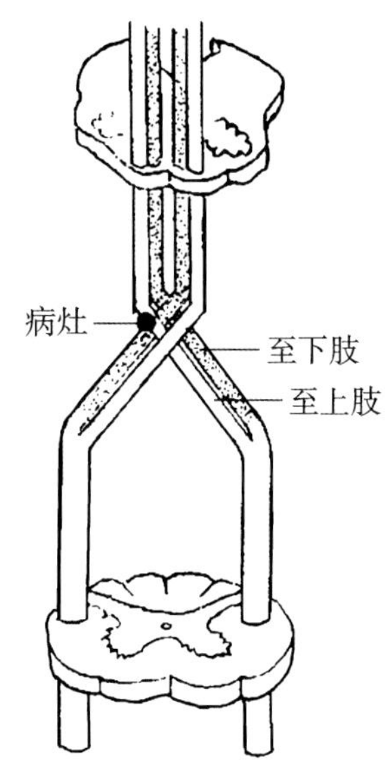

图77-38　**锥体交叉处病变(黑点)**

脑干的组织结构异常复杂且彼此密切邻近,因此,该部某一处病变必然会波及邻近结构,故其症状复杂。为明了其组织结构和彼此关系,特附上脑干背、侧面图(图77-39、图77-40),可作为物理诊断时的参考。

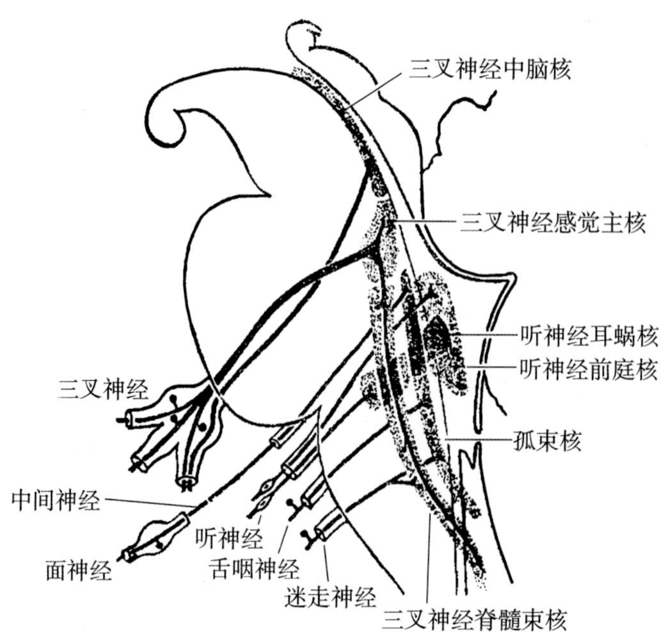

图 77-39　脑干的感觉神经和核示意(外侧所见)

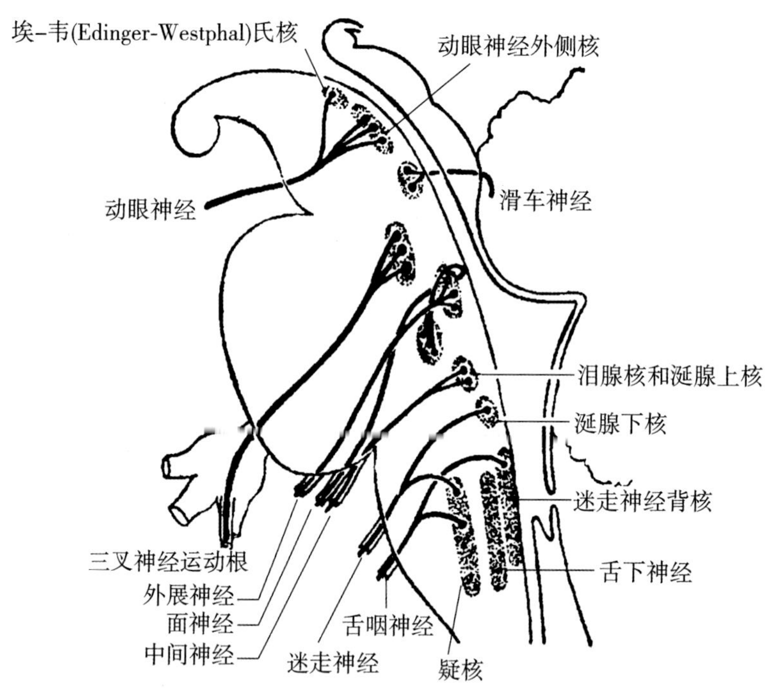

图 77-40　脑干的运动神经和核示意(外侧所见)

4. **截瘫**　两下肢中枢性瘫痪称为截瘫,除运动障碍外,同时伴有病变水平以下的传导束性感觉障碍和大小便功能障碍。如高级中枢(锥体外系)尚有部分冲动下传时,则两下肢的伸肌张力较屈肌张力为佳,而呈伸直性截瘫;若一切运动冲动均阻断时,则两瘫痪下肢的屈肌张力较伸肌张力强,而是呈屈曲性截瘫。截瘫另有 3 种特殊情况。

(1)病变部位高至第 1～4 颈椎:导致四肢中枢性瘫,称为高位截瘫。

(2)病变部位在颈下部:即第 5～8 颈椎,引起上肢下运动神经元性瘫,下肢上运动神经元(中枢性)瘫,亦称高位截瘫,见表 77-9。高位截瘫除了运动、感觉、自主神经功能障碍,因呼吸肌瘫痪,往往影响呼吸功能,若不及时纠正,常增加病死率。

(3)双下肢软瘫:病变部位低至腰骶髓,虽然亦表现为截瘫,但两下肢呈下运动神经元瘫痪、肌张力低下,呈软瘫。

5. 脊髓半侧损伤　产生布朗-塞卡综合征(Brown-Sequard syndrome),亦称脊髓半切综合征,即病灶侧肢体的中枢性瘫痪、深感觉障碍和对侧肢体的痛、温觉障碍。见于椎间盘突出、髓内、外肿瘤早期和脊髓血管病。

6. 四肢瘫　除前述高位截瘫与肌萎缩侧索硬化之外,绝大多数四肢瘫是下运动神经元瘫痪,表现为运动、感觉、自主神经均为周围性损害。早期即有肌萎缩,由于肌张力低下,故又称软瘫;另外还见于肌病,虽亦是软瘫,早期有肌萎缩,但无感觉障碍,借以和下运动神经元瘫痪相鉴别,见表 77-9。

表 77-9　上运动神经元瘫痪、下运动神经元瘫痪和肌源性瘫的鉴别

项目	上运动神经元瘫痪	下运动神经元瘫痪	肌源性瘫
肌萎缩	早期无,晚期为失用性萎缩	明显萎缩	萎缩明显,可伴假性肥大
肌张力	增高,呈痉挛性(硬瘫)	降低,呈弛缓性(软瘫)	多为软瘫
腱反射	亢进	减弱或消失	减弱或消失
感觉障碍	传导束性感觉障碍	节段性或末梢型感觉障碍	无客观性感觉障碍
病理反射	阳性	阴性	阴性或跖反射中性*

注:* 示划跖反射时无反应。

第四节　神经反射检查

反射(reflex)是神经活动的基础,神经反射(nerve reflex)是通过反射弧完成的(图 77-41),反射弧(reflex arc)包括感受器(receptor)、传入神经元(afferent neuron;又称感觉神经元,sensory neuron)、中枢(center)、传出神经元(efferent neuron;又称运动神经元,motor neuron)和效应器(effector)等。反射弧中任一环节有病变都可影响反射,使其减弱或消失。反射弧中断时,不论发生在何处,均能使反射消失。反射弧未中断时,可因高级中枢的抑制或释放而反射增强(中枢性瘫痪时反射亢进)或因超限抑制而反射消失(如脊髓休克)。反射又受高级神经中枢控制,如锥体束以上病变,可使反射活动失去抑制而出现反射亢进。反射包括生理反射和病理反射,根据刺激的部位,又可将生理反射分为浅反射和深反射两部分。

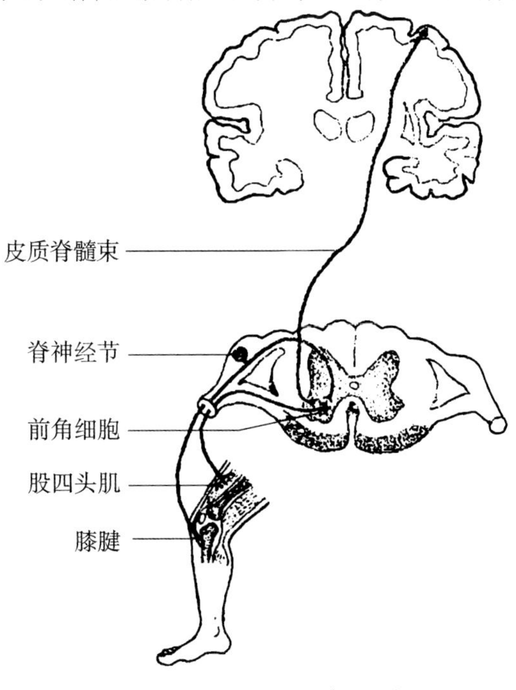

图 77-41　深反射弧与高级中枢联系

一、浅反射检查方法及临床意义

浅反射是刺激皮肤、黏膜或角膜等引起的反应。脊髓反射弧及锥体束损害时腹壁及提睾反射减弱或消失。急腹症、妊娠后期、膀胱过度胀满、肥胖及腹壁松弛者也可减弱或消失。此检查有神经损害定位诊断意义。

（一）角膜反射

1. 检查方法　检查时，嘱被检查者眼向内侧注视，以捻成细束的棉絮纤维从被检查者视野外接近并轻触外侧角膜，避免触及睫毛，正常反应为被刺激侧迅速闭眼和对侧也出现眼睑闭合反应，前者称为直接角膜反射，后者称为间接角膜反射，见图77-42。

2. 临床意义　直接、间接角膜反射均消失见于三叉神经传入障碍。直接反射消失、间接反射存在见于患侧面神经瘫痪（传出障碍）。

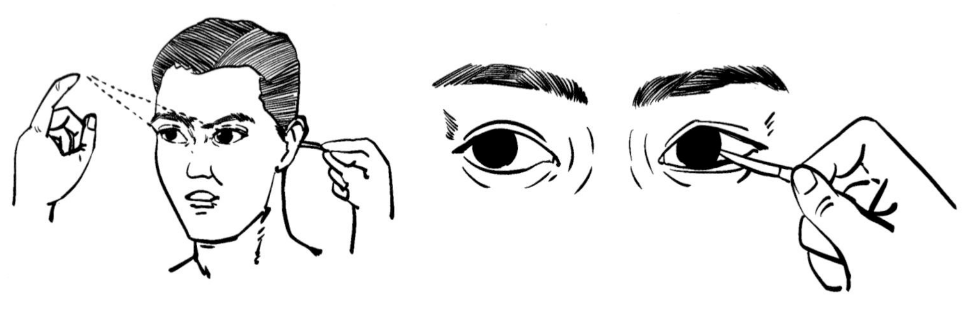

图77-42　角膜反射

（二）腹壁反射

1. 检查方法　检查时，被检者仰卧，下肢稍屈曲，使腹壁松弛，然后用钝头竹签分别沿肋缘下（胸髓$_{7\sim8}$）、脐平（胸髓$_{9\sim10}$）及腹股沟上（胸髓$_{11\sim12}$）的方向，由外向内轻划两侧腹壁皮肤，分别称为上、中、下腹壁反射，见图77-43。正常反应是上、中或下部局部腹肌收缩。肥胖、老年及经产妇由于腹壁过于松弛也会出现腹壁反射减弱或消失，在查腹壁反射时应予以注意。被检者肥胖或是经产妇腹壁松弛不能检查时，检查右侧时可用非利手掌由中线将腹壁向左侧拉紧，再以利手持竹签从外侧向内侧划，同法再检查左侧。虽引出的较弱，但两侧对称与否，就有可比性（手法必须相同）。

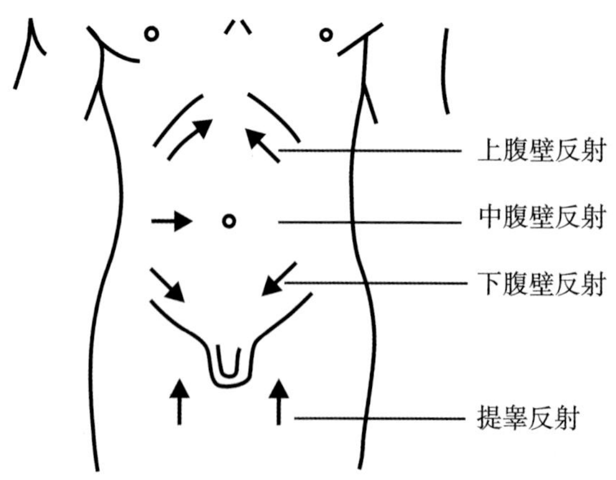

图77-43　腹壁反射与提睾反射

2. 临床意义　反射消失分别见于上述不同平面的胸髓病损。双侧上、中、下部反射均消失也见于昏迷和急性腹膜炎被检者。一侧上、中、下部腹壁反射均消失见于同侧锥体束病损。

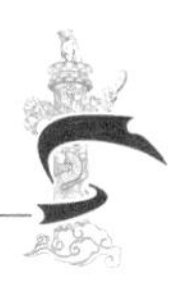

（三）提睾反射

1. 检查方法　检查时，用钝头竹签由下而上轻划股内侧上方皮肤，可引起同侧提睾肌收缩，睾丸上提，见图77-43。

2. 临床意义　双侧反射消失为腰髓1～2节病损。一侧反射减弱或消失见于锥体束损害。局部病变如腹股沟疝、阴囊水肿等也可影响提睾反射。

（四）跖反射

1. 检查方法　检查时，被检者仰卧，下肢伸直，检查者手持被检者踝部，用钝头竹签划足底外侧，由足跟向前至近小趾跖关节处转向趾侧，正常反应为足跖屈曲（即Babinski征阴性），见图77-44。

2. 临床意义　反射消失为骶髓$_{1～2}$节病损。

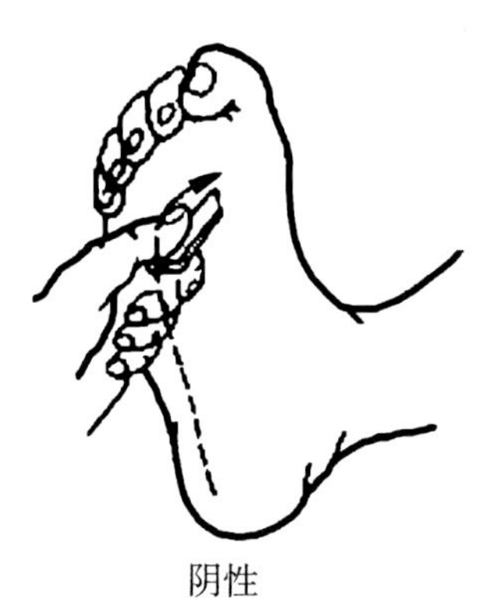

阴性

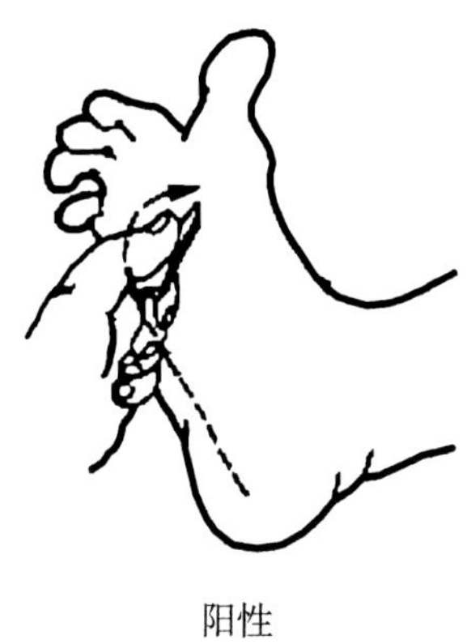

阳性

图77-44　跖反射

（五）肛门反射

1. 检查方法　检查时，用大头针轻划肛门周围皮肤，可引起肛门外括约肌收缩。

2. 临床意义　反射障碍为骶髓$_{4～5}$节或肛尾神经病损。

检查浅反射种类、方法和节段定位可参阅表77-10。

表77-10　浅反射种类、方法和节段定位

反射	检查方法	反应	肌肉	神经	节段定位
上腹壁反射	沿肋弓下划腹壁两侧皮肤	上腹壁收缩	腹横肌	肋间神经	$T_{7～8}$
中腹壁反射	平脐划腹壁两侧皮肤	中腹壁收缩	腹斜肌	肋间神经	$T_{9～10}$
下腹壁反射	沿腹股沟划腹壁两侧皮肤	下腹壁收缩	腹直肌	肋间神经	$T_{11～12}$
提睾反射	在大腿内侧划皮肤	睾丸上提	提睾肌	生殖股神经	$L_{1～2}$
肛门反射	刺激肛门周围	外括约肌收缩	肛门括约肌	肛尾神经	$S_{4～5}$

二、深反射检查方法及临床意义

深反射是刺激肌腱、骨膜和关节通过本体感受器而引起的反射。临床意义：①反射减弱或消失，见于脊髓反射弧任何部位的损伤，如周围神经炎、脊髓前角细胞病变（灰白质炎），脑或脊髓急性病变出现脑或脊髓休克时（急性损伤）。此外骨、关节、肌肉病变也可引起的反射减弱或消失。②反射亢进，见于上神经元损害，椎体束病变（如脑出血、脑栓塞及脑瘤等）。脊髓反射弧失去高级神经元制约而呈现释放现象。此外神经系统兴奋性普遍增高时，如神经官能症、甲状腺功能亢进等，也可出现双侧对称性反射亢进。

反射强弱符号及文字记录如下:(-)为反射消失,(+)为反射迟钝或反射减弱,(++)为反射活跃或反射正常,(+++)为反射亢进,(++++)为短时阵挛,(+++++)为持续阵挛。

(一)桡骨膜反射

1. 检查方法　检查时,被检者前臂置于半屈半旋前位,检查者以左手托住其前臂,并使腕关节自然下垂,随即以叩诊锤叩桡骨茎突,可引起肱桡肌收缩,发生屈肘和前臂旋前动作,见图77-45。反射中枢在颈髓$_{5\sim6}$。

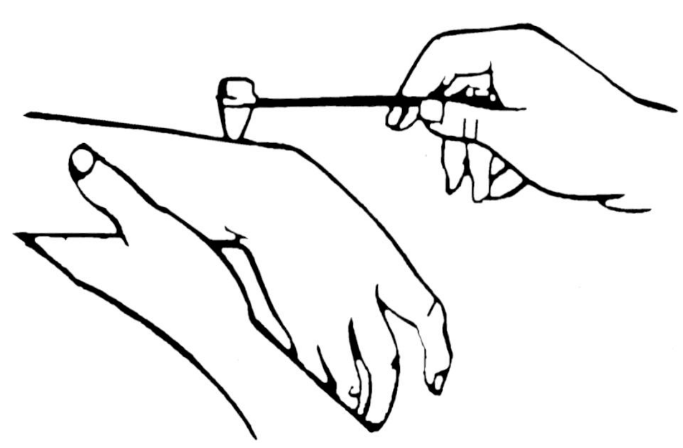

图77-45　桡骨膜反射检查法

2. 临床意义　桡骨膜反射倒错是特殊的反射表现。由于主动肌瘫痪收缩力变小,刺激传入脊髓前角后发生扩散,同时引起拮抗肌的收缩;或由于主动肌的瘫痪,引起拮抗肌的牵张反射所致。见于颈髓$_{5\sim6}$的病变。

(二)肱二头肌反射

1. 检查方法　检查时,被检者前臂屈曲,检查者以左拇指置于被检者肘部肱二头肌腱上,然后右手持叩诊锤叩击左拇指,可使肱二头肌收缩,前臂快速屈曲,见图77-46。反射中枢为颈髓$_{5\sim6}$。

2. 临床意义　肱二头肌反射正常,深反射是由肌皮神经传入,经颈髓$_{5\sim6}$节,仍由肌皮神经传出。肱二头肌反射异常,提示上述反射弧有损害。肱二头肌反射亢进,减弱或者丧失,都是异常的表现,提示锥体束、肌皮神经受损引起,可能是吉兰-巴雷综合征,或者是脊髓炎、臂丛神经损伤,或者是颈椎病等原因导致的。

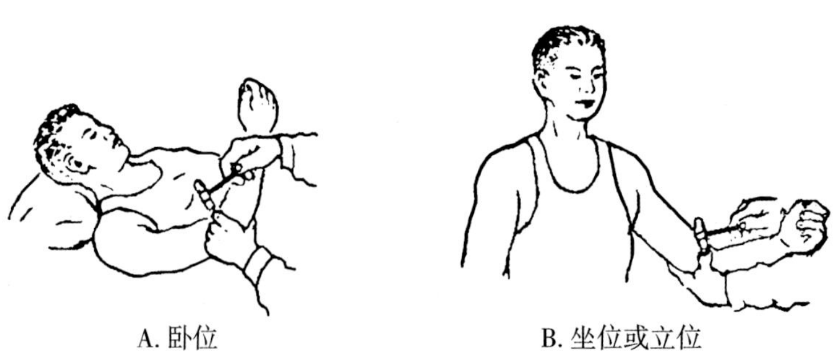

A. 卧位　　B. 坐位或立位

图77-46　肱二头肌反射检查法

(三)肱三头肌反射

1. 检查方法　检查时,被检者外展前臂,半屈肘关节,检查者用左手托住其前臂,右手用叩诊锤直接叩击鹰嘴上方的肱三头肌腱,可使肱三头肌收缩,引起前臂伸展,见图77-47。反射中枢为颈髓$_{6\sim7}$。

2. 临床意义　肱三头肌反射的反射弧的反射中心在颈髓$_{6\sim7}$,由桡神经传导。肱三头肌反射异常,提示上述反射弧有损害。见于桡神经、臂丛神经等损伤。

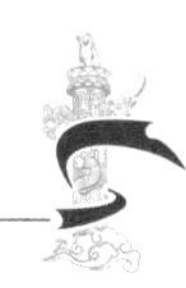

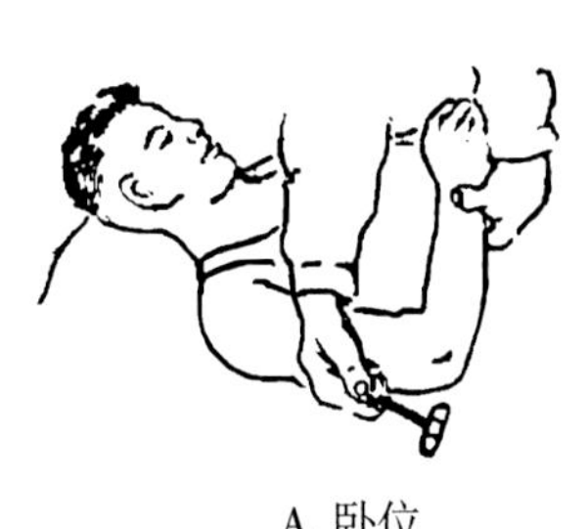

A. 卧位

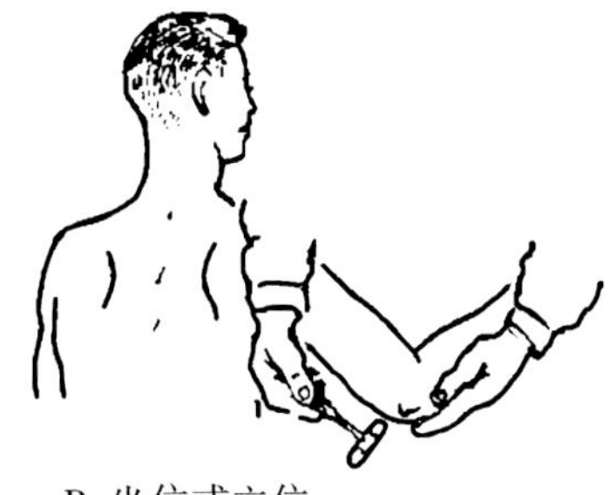

B. 坐位或立位

图77-47 肱三头肌反射检查法

(四)膝腱反射

1. 检查方法 检查时,被检者仰卧时,检查者用非利手前臂置于被检查者膝部稍微屈曲的腘窝;或被检者取坐位,让其小腿稍向前伸,非利手扶股部,使髋、膝关节稍屈曲,呈120°,被检查者用叩诊锤叩击髌骨下方股四头肌肌腱,正常反射为股四头肌收缩,小腿呈伸展动作,见图77-48。反射中枢在腰髓$_{2\sim4}$。

2. 临床意义 腱反射其实是指快速牵拉肌腱时发生的不自主的肌肉收缩,是体内唯一的单突触反射。①反射消失伴有其他下运动神经元损害的表现,如无力、萎缩、束颤;②反射增高伴有其他的上运动神经元损害的表现,如瘫痪、痉挛、巴宾斯基征(Babinski sign)阳性;③反射的幅度不对称,反射低的一侧下运动神经元损害,或高的一侧有上运动神经元损害;④与稍高脊髓水平的反射相比反射异常增高,提示在反射减退的脊髓水平和反射增高的脊髓水平之间有损害。

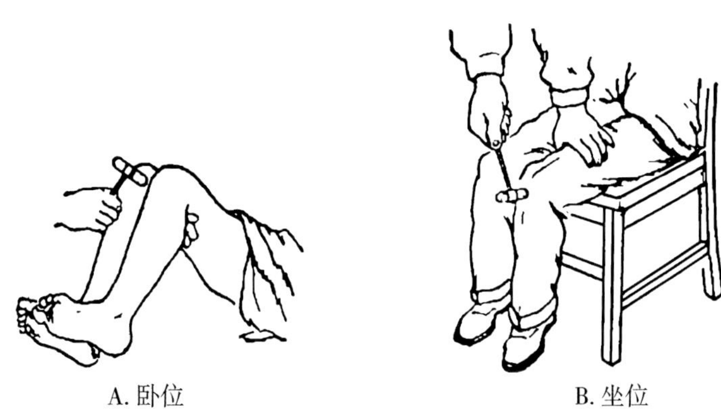

A. 卧位　　B. 坐位

图77-48 膝腱反射检查法

(五)跟腱反射

1. 检查方法 跟腱反射又称踝反射。检查时,被检者仰卧时,髋及膝关节屈曲,下肢取外旋外展位,以非利手握着被检者足部背屈呈直角(90°),用利手持叩诊锤叩击跟腱,反应为腓肠肌收缩,足向跖面屈曲;若反应不明显,可让其跪在椅子上或床沿上,再叩跟腱,经加强后反射多变明显,见图77-49。反射中枢为骶髓$_{1\sim2}$。

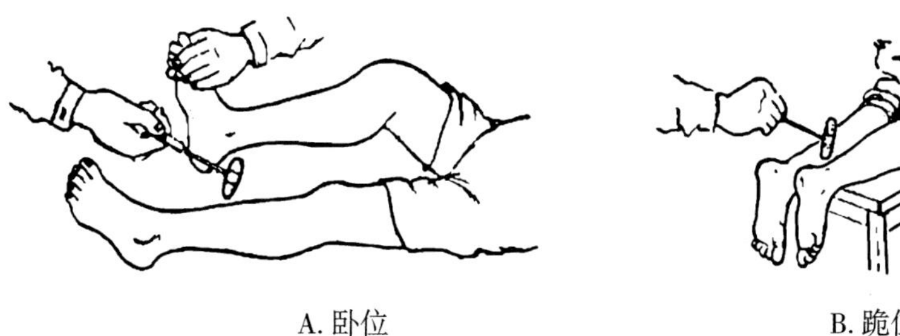

A. 卧位　　B. 跪位

图77-49 跟腱反射检查法

2. 临床意义　跟腱反射减弱、消失或增强，说明有 $S_{1\sim2}$ 神经及坐骨神经损伤、受压，或有脊髓的损伤。L_5 与 S_1 椎间盘突出压迫 S_1 神经根时跟腱反射减弱或消失。

（六）阵挛

在锥体束以上病变，深反射亢进时，用力使相关肌肉处于持续性紧张状态，该组肌肉发生节律性收缩，称为阵挛（clonus），常见的有髌阵挛与踝阵挛。

1. 检查方法

（1）髌阵挛：检查时，被检者仰卧，下肢伸直，检查者以利手拇指与示指控住其髌骨上缘，用力向远端快速连续推动数次后维持推力。阳性反应为股四头肌发生节律性收缩使髌骨上下移动，见图 77-50。阵 3 ~4 次即停，称为短时阵挛；手不松，持续者称为持续阵挛。

（2）踝阵挛：检查时，被检者仰卧，髋与膝关节稍屈，检查者一只手持被检者小腿，另一只手持被检者足掌前端，突然用力使踝关节背屈并维持之。阳性表现为腓肠肌与比目鱼肌发生连续性节律性收缩，而致足部呈现交替性屈伸动作，为腱反射极度亢进，见图 77-50。当踝部出现阵挛，同样需要区分是短时阵挛或持续阵挛。当握足的手持续给予力量，而阵挛 3 ~4 次即停止，则称为短时阵挛；用力保持不变，阵挛持续不停，则为持续阵挛，表明踝反射亢进到极点。

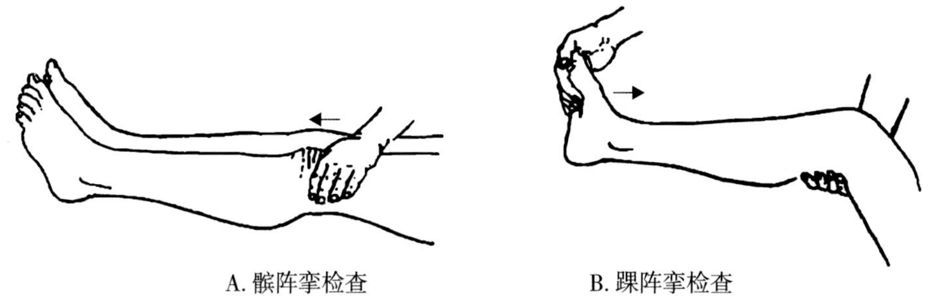

A. 髌阵挛检查　　B. 踝阵挛检查

图 77-50　**阵挛检查法**

2. 临床意义　髌阵挛与踝阵挛是腱反射高度增强的指征，一般见于锥体束损伤，也可见于中枢神经系统兴奋性亢进和神经官能症。可发生在任何有腱反射增强的场合，也包括神经系统无器质性病变时。在神经官能症和全身生理反射亢进时的阵挛和器质性病变的阵挛不同，前者通常不恒定，两侧表现程度一般相等，不伴有器质性症状。两侧反射不对称，则表示有器质性疾病。在神经根或脊髓灰质中的反射弧损坏，或者一侧反射增强，说明锥体束损害。

检查深反射的种类、方法和节段定位可参阅表 77-11。

表 77-11　**深反射种类、方法和节段定位**

反射	检查方法	反应	肌肉	神经	节段定位
桡骨膜反射	叩击桡骨茎突上 0.5 ~1 cm 处	肘关节屈曲、旋前和手指屈曲	肱桡肌、肱二头肌、肱三头肌、旋前肌	正中神经、桡神经、肌皮神经	$C_{5\sim8}$
二头肌反射	叩击置于二头肌腱上检查者的拇指或示指	肘关节屈曲	肱二头肌	肌皮神经	$C_{5\sim6}$
三头肌反射	叩击鹰嘴上方的肱三头肌腱	肘关节伸直	肱三头肌	桡神经	$C_{6\sim7}$
膝腱反射	仰卧时，检查者用非利手前臂置于被检查者膝部稍微屈曲的腘窝；或被检者取坐位，让其小腿稍向前伸，非利手扶股部，使髋、膝关节稍屈曲，呈 120°	股四头肌收缩，小腿伸展	股四头肌	股神经	$L_{2\sim4}$

续表 77-11

反射	检查方法	反应	肌肉	神经	节段定位
跟腱反射	仰卧时，髋及膝关节屈曲，下肢取外旋外展位，以非利手握着被检者足部背屈呈直角(90°)，用利手持叩诊锤叩击跟腱，若反应不明显，可让其跪在椅子上或床沿上，再叩跟腱反射中枢位	腓肠肌收缩，足向跖面屈曲	腓肠肌	胫神经	$S_{1\sim2}$

三、病理反射检查方法及临床意义

病理反射(pathological reflex)指锥体束病损时，大脑失去了对脑干和脊髓的抑制作用而出现的异常反射。但在 1 岁半以内的婴幼儿由于神经系统发育未完善，也可出现这种反射，不属于病理性，而是正常的原始保护反射。以后随着神经系统的发育成熟，锥体束和锥体外逐渐完善起来形成髓鞘，使这些反射被锥体束所抑制。当锥体束受损，抑制作用解除，病理反射即出现。巴宾斯基征(Babinski sign)、奥本海姆征(Oppenheim sign)和戈登征(Gordon sign)临床意义相同，其中巴宾斯基征是最典型的病理反射。

1. 巴宾斯基征　检查时，被检者取位与检查跖反射一样，以竹签沿足底外侧缘，由后向前划至小趾跟部，再转向踇趾基节下，正常反应为足趾向跖面屈曲(屈性跖反射)；当锥体束受损时，则踇趾背伸，其他各趾呈扇形展开，即称巴宾斯基征阳性(或伸性跖反射)，见图 77-51A、B；周围神经病损或上运动神经急性损伤的休克期，则做跖反射时无反应，即足趾既不伸亦不屈，称为中性跖反射。

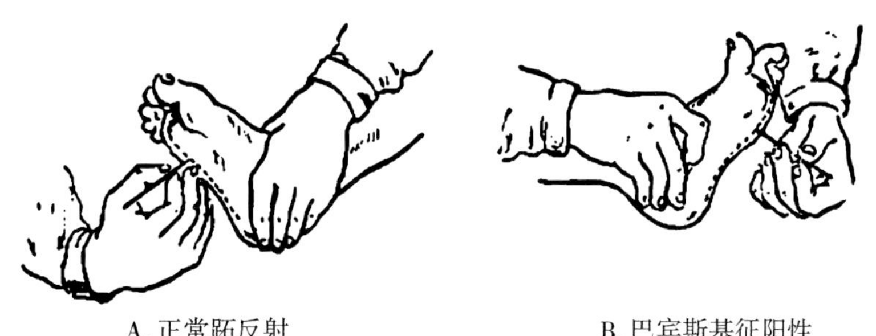

A. 正常跖反射　　B. 巴宾斯基征阳性

图 77-51　正常跖反射与巴宾斯基征

足部的病理反射参阅表 77-12。

表 77-12　锥体束受损后足部的病理反射

名称	检查法	反应
巴宾斯基征(Babinski sign)	划足底外缘，由后向前，再向内	踇趾背伸，其余各趾呈扇形展开
夏道克征(Chaddock sign)	竹签从外踝向前划向足背	踇趾背伸，其余各趾亦可散开
奥本海姆征(Oppenheim sign)	以示指用力沿小腿胫骨向下推移	踇趾背伸，其余各趾亦可散开
戈登征(Gordon sign)	以拇指对其他 4 指捏压腓肠肌	踇趾背伸，其余各趾亦可散开
普赛普征(puusepp sign)	轻划足背外侧缘至小趾根节	小趾外展，亦可伴有踇趾背伸
罗索里摩征(Rossolimo sign)	利手 2～5 指急速弹击足趾跖面	诸足趾同时跖屈
舍费尔征(Schäeffer sign)	用利手挤压跟腱	足和趾屈曲

2. 霍夫曼征 通常认为霍夫曼征(Hoffmann sign)是病理反射,但也有认为是深反射亢进的表现,反射中枢为颈髓$_7$至胸髓$_1$。检查时,检查者以非利手握住被检者一手腕部,拇指尖抵住其掌心,用利手示指、中指夹住被检者中指并稍向上提,使腕部处于轻度过伸位,以拇指迅速弹刮被检者的中指指甲,见图 77-52。如被检者拇指末节或伴有其他指末节屈曲,即为阳性。一侧阳性,提示锥体束病变;两侧阳性亦可能有意义,但正常人虽亦可出现,但不显著,且必须为两侧性。

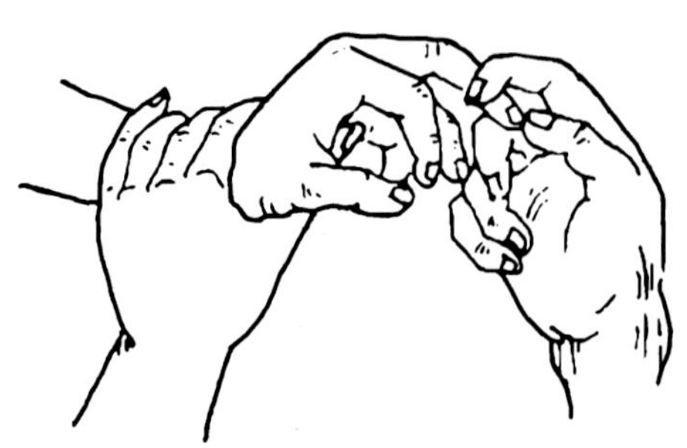

图 77-52 **霍夫曼征检查法**

3. 特勒姆内征 检查时,检查者用利手的中指端弹击被检者的中指尖掌面;或以非利手拇指与拼拢的四指抓着被检者 2 ~ 5 掌指部,用利手的 2 ~ 5 指端对被检者微屈的 2 ~ 5 指尖从掌面急速弹动,见图 77-53。各指屈曲为特勒姆内征(Trömner sign)阳性。两侧弱阳性可见于正常人,而一侧阳性或两侧强阳性则提示锥体束病损。

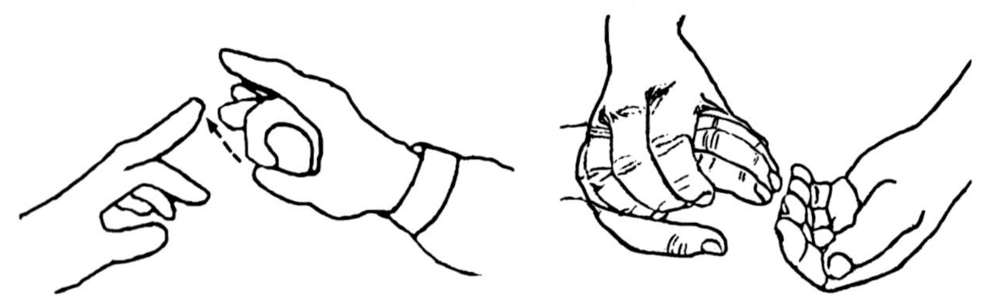

图 77-53 **特勒姆内征检查法**

4. 梅耶征 梅耶征(Mayer sign)亦称拇内收反射。强烈屈曲被检者中指根节可见拇指内收,同时根节屈曲,末节伸直,此为正常反应;锥体病变时,拇指不出现内收。

四、脑膜刺激征与神经干牵拉征检查方法及临床意义

脑膜刺激征(meningeal irritation)为脑膜受激惹的体征表现,脑膜病变导致脊髓膜受到刺激并影响到脊神经根,当牵拉刺激时引起相应肌群反射性痉挛的一种病理反射。见于脑膜炎、蛛网膜下腔出血和颅内压增高等。脑膜刺激征主要表现为不同程度的颈强直,尤其是伸肌。颈强直也可见于颈椎疾病和颈部炎症,引起一系列症状,如头痛、呕吐、颈强直、克尼格征(Kernig sign)、布鲁津斯基征等。

(一)脑膜刺激征

1. 颈强直

(1)检查方法:检查时,被检者仰卧,检查者以一只手托被检者枕部,另一只手置于胸前做屈颈动作,见图 77-54。如这一被动屈颈检查时感觉到抵抗力增强,即为颈部阻力增高或颈强直。在排除颈椎或颈部肌肉局部病变后,即可认为有脑膜刺激征。

(2)临床意义:颈强直(cervical rigidity)是指由于支配颈部肌群的神经受到刺激后,引起颈部肌肉发生痉挛性收缩和疼痛,颈部僵直,活动受限,被动屈曲颈部时有阻抗感,下颌不能贴近胸部。颈项强直是脑膜刺激征中重要的客观体征,主要表现为不同程度的肌强直,尤其是伸肌,头前屈明显受限,即被动屈

颈遇到阻力，头侧弯也受到一定的限制，头旋转运动受限较轻，头后仰无强直表现。由于颅后窝处的脑膜受到刺激，进而累及颈髓$_{1\sim4}$及相应的颈神经根，使其支配的颈部深层肌肉、斜方肌和胸锁乳突肌过度紧张挛缩。多见于各种脑膜炎或脑膜刺激性病变，如脑膜炎、蛛网膜下腔出血等。还可见于颅内压增高、颅后窝病变、破伤风、颈部疾患，如颈椎病、结核、外伤、畸形等。

当检查颈部有抵抗时，须与颈椎病相鉴别。鉴别方法，即进行颈椎 7 个棘突（第 1 颈椎为棘突迹）、双侧臂丛与枕大神经压痛点压痛试验，有 2 处或 2 点以上有压痛者，拍颈椎正、侧、双斜和张口位 X 射线片，可以证实或排除颈椎病。

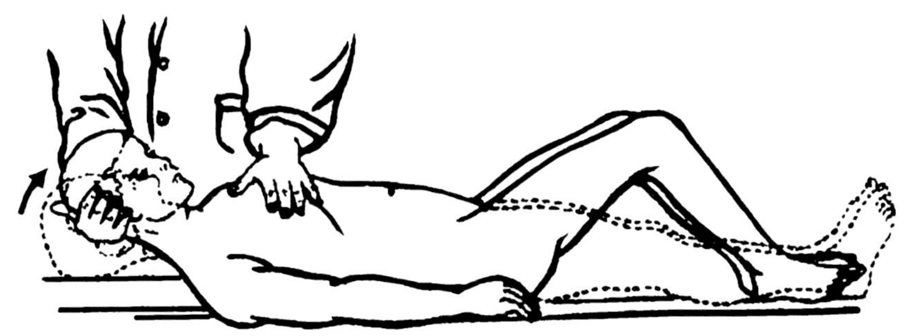

图 77-54　**颈强直检查法**

2. 克尼格征

（1）检查方法：检查时，被检者仰卧，一侧下肢髋、膝关节屈曲呈直角，检查者将被检者小腿抬高伸膝。正常人膝关节可伸达 135°以上，见图 77-55。如伸膝受阻且伴疼痛与屈肌痉挛，则为克尼格征阳性。

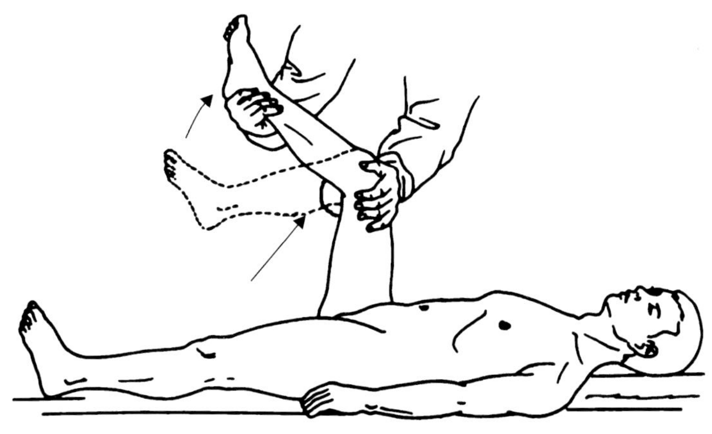

图 77-55　**克尼格征检查法**

（2）临床意义：克尼格征亦称神经根刺激征，是由腰骶节段脊神经后根因炎症波及或受压所导致，当屈髋伸膝试验时，坐骨神经受到牵拉而引起疼痛，和布鲁津斯基征、颈强直统称脑膜刺激征。见于各种脑膜炎症、蛛网膜下腔出血、脑脊液压力增高等。但它和颈强直是有区别的，颈强直是颈神经根受刺激所致，而克尼格征是腰骶神经受刺激所致；当脑膜炎或蛛网膜下腔出血时，两者均受刺激，因此，两者都是均等的阳性。而颈椎病时，颈神经根受刺激出现颈部抵抗，但除非伴有腰、骶部的腰椎间盘突出或局限性脊髓蛛网膜粘连可伴有克尼格征阳性外，一般情况下，克尼格征多为阴性。

3. 布鲁津斯基征

（1）检查方法：检查时，被检者仰卧，下肢伸直，检查者一只手托起被检者枕部，另一只手按于其胸前。当头部前屈时，双髋与膝关节同时屈曲则为布鲁津斯基征（Brudzinski sign）阳性，见图 77-56。

（2）临床意义：布鲁津斯基征阳性多见于急性（化脓性）软脑膜炎、结核性脑膜炎等。

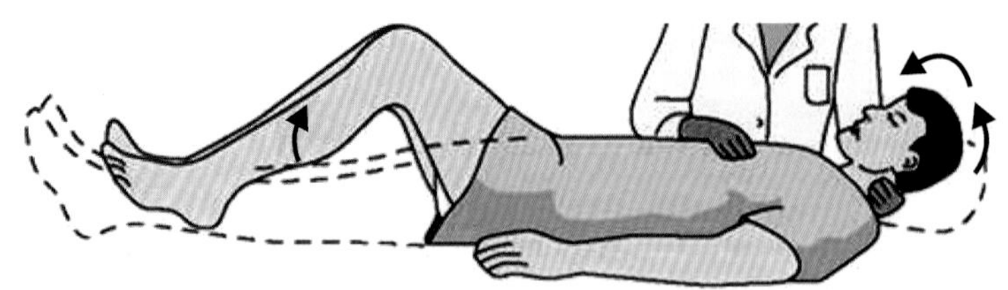

图 77-56　布鲁津斯基征检查法

（二）神经干牵拉征（拉塞格征）

1. 检查方法　检查神经干牵拉征即拉塞格征（Lasègue sign；又称直腿抬高试验）时，嘱被检者仰卧，两下肢伸直，检查者一手置于膝关节上，使下肢保持伸直，另一手将下肢抬起。正常人可抬高70°以上，如抬高不到30°，即出现由上而下的放射性疼痛，为拉塞格征阳性，见图 77-57。以同样的方法再检查另一侧。下肢本身损伤、畸形者不宜做此项检查。检查前几天不要做过度剧烈的运动，以防因腿部肌肉酸痛而影响检查结果。检查时，下肢抬起若出现由上而下的放射性疼痛要及时告知，以便检查者做出正确的判断。

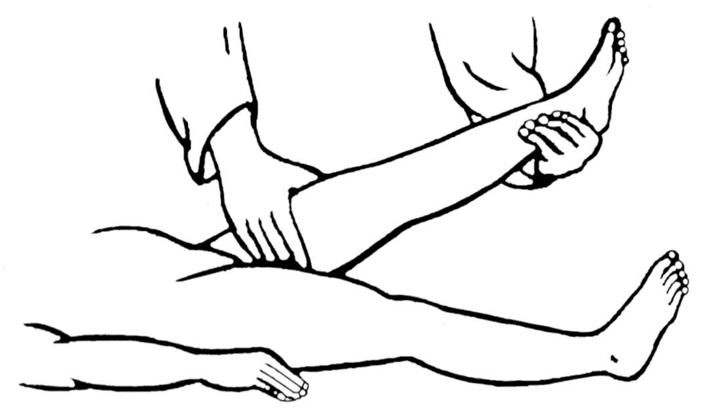

图 77-57　拉塞格征检查法

2. 临床意义　拉塞格征阳性见于坐骨神经痛、腰椎间盘突出或腰骶神经根炎等。为增加坐骨神经牵拉强度可被动使踝关节背屈，如有椎间盘突出症时，坐骨神经的串痛将明显加剧。

第五节　自主神经检查

自主神经系统（autonomic nervous system，ANS）是外周传出神经系统的一部分，能调节内脏和血管平滑肌、心肌和腺体的活动。又称植物神经系统、不随意神经系统。由于内脏反射通常是不能随意控制，故名自主神经系统。自主神经（autonomic nerve）是由交感神经系统和副交感神经系统两部分组成，主要功能是支配和调节机体各内脏器官、血管、平滑肌和腺体的活动和分泌，并参与内分泌调节葡萄糖、脂肪、水和电解质代谢，以及体温、睡眠和血压等。大部分内脏接受交感和副交感神经纤维的双重支配，两个分系统会在大脑皮质及下丘脑的支配下，既拮抗又协调的调节器官的生理活动，保持整个机体内、外环境的平衡。自主神经系统结构又可分为中枢部分和周围部分。自主神经系统主要分布到内脏、心血管和腺体，它们的中枢部也在脑和脊髓内，周围部包括内脏运动（传出）纤维和内脏感觉（传入）纤维，分别构成内脏运动神经和内脏感觉神经。

心身疾病的发病，一般说来，与自主神经的不稳定性有关，且大多数心身疾病均发生在自主神经支配

的器官上。因此，自主神经功能检查对心身疾病的诊断有一定的帮助。常用的检查方法有一般检查，竖毛反射、皮肤划痕试验、卧立位试验、发汗试验、眼心反射、颈动脉窦反射、三位血压检测、瓦尔萨尔瓦动作、组胺试验等。

一、自主神经一般检查

1. 视诊　一般由视诊即可观察到皮肤和黏膜的色泽、质地、水肿、溃疡和压疮、毛发与指(趾)甲情况，出汗状况。实际上与内科检查有重复，不过，内科是为一般检查提及的，神经科是作为自主神经功能方面而提及的，一次检查清楚，可酌情分开记述，不必反复记述。

2. 触诊　检查皮肤温度，需要靠触诊来辨别，必要时可借助温度计来判断。

3. 内脏与括约肌　注意胃肠功能和大小便情况。需要视诊与问诊结合，只要不疏忽即可。

二、自主神经反射(试验)检查

(一)竖毛反射

1. 检查方法　搔划或以冰块刺激被检者的颈、胸等部位的皮肤，正常人于4～5 s后出现竖毛反应(可见竖毛肌收缩，毛囊处隆起如鸡皮状)，刺激后7～10 s时最明显，15～20 s消失。

2. 临床意义　皮肤受寒冷或搔划刺激引起由交感神经支配的竖毛肌收缩，局部出现竖毛反应，毛囊隆起，状如鸡皮，逐渐扩散，至脊髓横贯性损害平面停止。竖毛反射受交感神经节段性支配，即C_8～T_3支配面部和颈部，$T_{4\sim7}$支配上肢，$T_{8\sim9}$支配躯干，T_{10}～S_2支配下肢。根据反应的部位可协助交感神经功能障碍的定位诊断。

(二)皮肤划痕试验

1. 检查方法　用钝竹签在两侧胸、腹壁皮肤上划痕，数秒后出现白色反应，稍后变为红色，为正常。

2. 临床意义　若划痕后白色持续时间较久，为交感神经兴奋性增高；红色反应持续较久且明显增宽或隆起，为副交感神经兴奋性增高或交感神经瘫痪。

(三)卧立位试验

1. 检查方法　又称体位变换试验。平卧位计数1 min脉率，然后起立站直，再计数1 min脉率。或按以下方法检查。

(1)卧立反射：被检者平卧休息20 min，每3～5 min测量上臂血压与脉搏1次，或用多导记录仪同步记录血压、心率、心电图。待血压、心率稳定后，令被检者突然站立，继续监测上述参数，直至血压恢复到原水平。站立后收缩压下降5～20 mmHg，或心率增加10～12次/min为阳性；低于上述值为阴性。站立后收缩压下降>20 mmHg，或心率增加>24次/min，或有晕厥发作为强阳性。

(2)立卧反射：被检者直立，监测参数与方法同上，待稳定后突然平卧，继续监测上述参数，直至血压稳定或恢复到立位水平。卧倒后脉搏减少10～12次/min为阳性，>12次/min为强阳性。

检查过程中要心身放松，防止因过度紧张而血压增高、脉率加快，影响检查结果。严重迷走神经功能亢进者，立卧试验时可出现心脏传导阻滞，但发生率很少，且能自行恢复。卧立反射试验时如被检者发生晕厥，应立即恢复平卧位，并采取适当治疗措施。

2. 临床意义　正常人由卧位到立位脉率增加及不超过10～12次/min。

(1)交感神经兴奋性增强或亢进：由卧位到立位(卧立反射)心率增加及超过10～12次/min，或心率达100～120次/min及以上。

(2)迷走神经兴奋性增强或亢进：由立位到卧位(立卧反射)，脉率减慢及超过10～12次/min。

(四)发汗试验

1. 检查方法　碘淀粉法是将碘1.5 g、蓖麻油10.0 g与96%酒精90 ml配制成碘溶液涂满全身，待干后再涂淀粉，皮下注射毛果芸香碱 10 mg 使全身出汗，汗液使淀粉与碘发生反应，出汗处皮肤变蓝，而无汗处皮色不变。须注意：①含碘溶液不宜涂于眼睑、口及外阴部。②对年老体弱及幼儿，阿司匹林及毛果芸香碱应酌情减量。加热不可过高，不超过 15 min。重病患者不宜做此试验。③注射毛果芸香碱后，若出现恶心、呕吐、尿频等不良反应，可皮下注射阿托品 0.5 mg 以缓解。

2. 临床意义　本试验可指示交感神经功能障碍的范围。头、颈、上肢由 C_8 ~ T_9 交感神经支配；T_4 ~ L_1 支配躯干，T_{10} ~ L_3 支配下肢。出汗是交感神经的功能，其传出神经元位于脊髓胸腰段侧柱中，节前纤维到达交感神经链，节后纤维经周围神经到达汗腺。体温调节出汗法（加“热”法）有临床应用价值、可协助诊断髓内病变及脊髓部分或横贯损害（“出汗平面”对脊髓病变的定位价值不如感觉平面准确）。此外，也有助于脑干下部、交感神经传出通路及周围神经病变的诊断。药物诱发出汗法不如加“热”法可靠，其反应多不规律，引起的出汗不规则或呈斑点状，诊断价值有限。

（五）眼心反射

1. 检查方法　压迫眼球可引起心率轻度减慢，称为眼心反射。被检者仰卧，双眼自然闭合，计数脉率。试前先数 1 min 脉搏数，检查者再用用右手中指、示指分别置于被检者眼球两侧，逐渐加压，以被检者不痛为限，加压两侧眼球 20 ~ 30 s 后再计数 1 min 脉搏，眼心反射正常每分钟脉搏可减少 10 ~ 20 次/min。

2. 临床意义　减少 12 次/min 以上提示迷走神经功能增强，减少 18 ~ 24 次/min 提示迷走神经功能明显亢进，迷走神经瘫痪时无此反应。如压迫后脉率非但不减慢反而加速，称为倒错反应，提示交感神经功能亢进。

（六）颈动脉窦反射

1. 检查方法　用利手压迫被检者单侧或双侧颈动脉窦（胸锁乳突肌前上 1/3 处），直至感到颈动脉搏动为止，可反射地刺激迷走神经中枢。正常人脉搏减慢 6 ~ 8 次/min。

2. 临床意义　迷走神经兴奋者减少>8 次/min；交感神经兴奋者无此反应。病理情况下，还可以血压下降为主要反应（抑制型）；也可以以晕厥为主要表现（脑型）。对颈动脉窦过敏者，压迫宜轻，且只可压一侧，重视血压、脉搏的监测。

（七）三位血压测量

1. 检查方法　三位血压测量指的是卧、坐、立 3 种体位的血压测量方法，先让被检者卧床休息至少 10 min，保持周围环境安静。选择袖带电子血压计或台式汞柱式血压计都可以，将袖带缠绕右侧肘部上 2 cm 处，将听诊器胸件放在肱动脉处开始测量血压。测量完毕后，袖带不要解开，让被检者取坐位，保持袖带跟心脏水平继续测量血压，测量完毕后，袖带不要解开，让被检者取站立姿势，保持袖带与心脏在同一水平，继续血压测量，进行数据比较。

2. 临床意义　这个检查是心内科常用来判断体位性低血压的方法。当怀疑被检者有体位性低血压，必须测卧、坐、立三位血压。由卧位到坐位，再达直立位时，血压逐渐下降，收缩压下降 30 mmHg 以上者，高度怀疑体位性低血压，如收缩压下降≥40 mmHg 即可诊断。对于疑似病例应定期复查。

直立性低血压：卧立反射阳性。①直立时收缩压与舒张压均下降，心率变化较轻，提示由中枢调节功能异常所致；②直立时收缩压下降，舒张压上升，提示末梢血管扩张，回心血量减少，心排血量下降所致；③心力衰竭，试验结果同①。

（八）瓦尔萨尔瓦动作

1. 检查方法　被检者深吸气后，在屏气状态下用力做呼气动作 10 ~ 15 s。计算此期间最长心搏间期与最短心搏间期的比值，正常人大于或等于 1.4。如小于 1.4 则提示压力感受器功能不灵敏或其反射弧的传入纤维或传出纤维损害。

2. 临床意义　被检者用中等力度的呼气动作以克服闭嘴、捏鼻、屏气时的气道关闭阻力，像吹气球一样用力，以增加腹压和静脉回流阻力，可用于检查心和外周血管疾病等。瓦尔萨尔瓦动作（Valsalva maneuver）是根据 17 世纪意大利医生瓦尔萨尔瓦（Valsalva）的姓氏命名。在泌尿外科可用于检查精索静

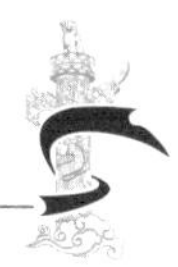

脉曲张及压力性尿失禁，增加腹腔压力来提高膀胱压力并使膀胱颈开放而引起排尿的方法。尿流动力学检查排尿期膀胱压力超过安全值，有上尿路反流者禁用。如比值小于 1.4 则提示压力感受器功能不灵敏或其反射弧的传入纤维或传出纤维损害。

（九）组胺试验

1. 检查方法　①试验前被检者停用降压药、镇静剂、麻醉剂及麻醉性镇痛剂 2 ~ 3 d；②检查时，被检者安静平卧至血压稳定，或于冷压试验后待血压恢复到基础水平时进行本试验，记录稳定后的血压作为对照；③先静脉滴注生理盐水保持输液径路通畅，然后取组胺基质 0.025 ~ 0.050 mg（磷酸组胺 0.07 ~ 0.14 mg），溶于 0.5 ml 生理盐水中从输液管快速注入；④注入组胺后，于对侧上臂测量血压，每 30 s 测 1 次，连续测 5 min，以后改为每分钟测 1 次，再测 10 min，共测 1 次，或血压恢复到基础水平为止；⑤收集注射组胺前后各 1 h 的尿，测儿茶酚胺含量。

2. 临床意义　①注射组胺后血压较基础值升高>60/40 mmHg，持续时间>5 min；②注射组胺后血压较冷压试验的最高值升高>20/10 mmHg，持续时间>5 min；③出现典型症状。正常时只出现其中 1 项或 3 项都不出现。具备上述①、③两项或②、③两项为试验阳性。

正常人组胺试验阴性。嗜铬细胞瘤，多呈阳性反应，阳性率可达 50% ~80%。注入组胺后先有短暂的血压轻度下降，然后迅速上升，多于 2 min 达到高峰，并出现临床症状。此时如注射苄胺唑啉，血压又迅速下降，对诊断更有帮助。注射组胺后尿儿茶酚胺含量较注射前明显增加。部分嗜铬细胞瘤被检者本试验可反复多次阴性，可能与使用降压药有关。

3. 注意事项

（1）不合宜人群：①体质特别虚弱者，严重脏器功能衰竭者；②对老年人心率缓慢者、高度近视、青光眼或其他眼病者均禁忌眼心反射此项检查；③老年人、冠心病、脑血管病，血压>170/100 mmHg 者禁止做组胺试验。

（2）检查注意：①检查前不要做剧烈运动；②组胺试验前停用降压药、镇静剂、麻醉剂及麻醉性镇痛剂 2 ~ 3 d；③组胺试验由于血压短时间内骤升，有诱发脑血管病、心肌梗死的危险，故试验时应准备好抢救药品、器械，并密切观察；④组胺试验前应先做冷压试验，以资对照；⑤组胺试验中可出现不良反应，如头痛、面红、血压下降、心率加快，此为正常现象，不必过分恐慌。

（李　喆　李　佳　李梓倩　莫琳芳　王赤京）

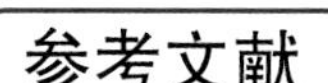

参考文献

1　柏树令，应大君. 系统解剖学[M]. 3 版. 北京：人民卫生出版社，2015：109-116.

2　潘祥林，王鸿利. 实用诊断学[M]. 2 版. 北京：人民卫生出版社，2017：245-275.

3　万学红，卢雪峰. 诊断学[M]. 9 版. 北京：人民卫生出版社，2018：167-193.

4　万学红，陈红. 临床诊断学[M]. 3 版. 北京：人民卫生出版社，2015：138-164.

5　BICKLEY L S. BATES′ guide to physical examination and history taking[M]. 12 th ed. Philadelphia：Lippincott Williams and Wilkins，2016：111-144.

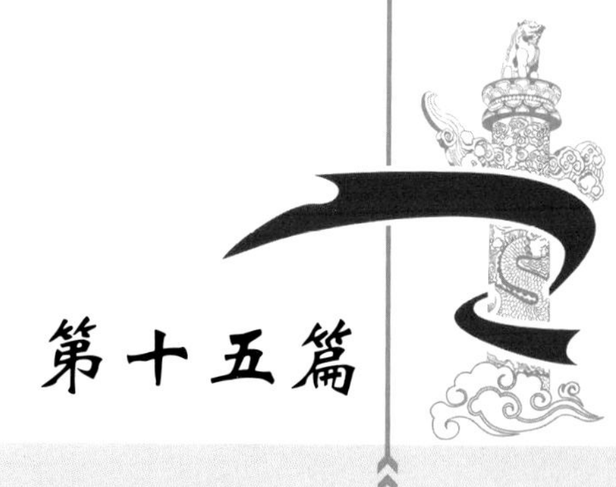

第十五篇

电生理学检查及其临床意义

内容概览

第78章

心电图检查及其临床意义

第一节　正常心电图

心电图(electrocardiogram,ECG)在临床中普遍运用,同时其他方法的确难以替代,通过心电的改变,为我们了解心脏病变及心电活动异常提供有力依据。而学习好正常心电图至关重要,只有认清正常心电图才能分辨心电图的异常。

一、心电图各波段的命名

心脏的传导系统与每一心动周期顺序出现的心电变化密切相关(图78-1)。

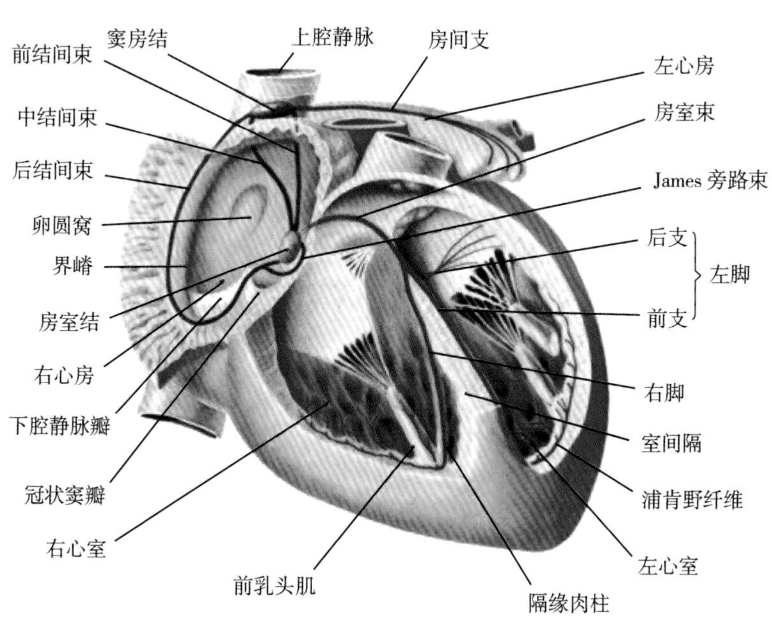

图78-1　**心脏特殊传导系统**

正常心电活动始于窦房结，兴奋心房的同时经结间束传导至房室结(激动传导在此处延迟 0.05～0.07 s)，然后循房室束(希氏束，His bundle)→左、右束支→浦肯野纤维(Purkinje fiber)顺序传导，最后兴奋心室。这种先后有序的电激动传播，引起一系列电位改变，形成了心电图上相应的波段(图 78-2)。

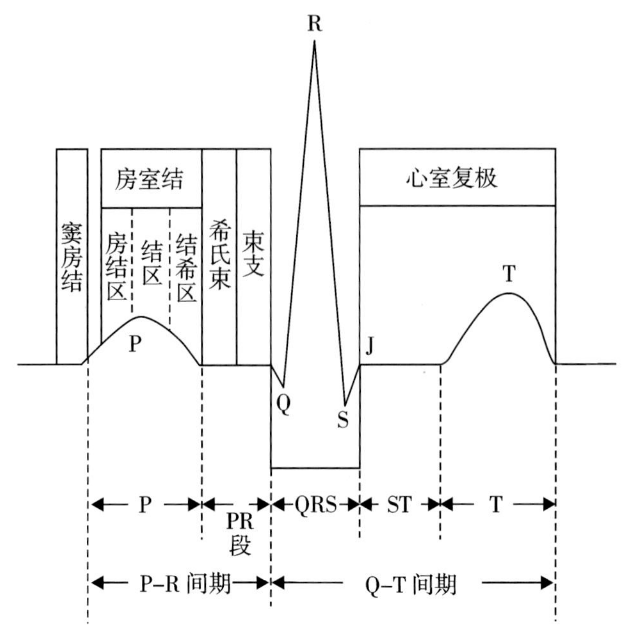

图 78-2 心脏除极、复极与心电图的关系

(一)P 波

P 波为心房除极波，最早出现的幅度较小的 P 波，代表左右心房除极的电位变化。窦房结发放的激动，经 3 条结间束下传到房室结，在这同时激动沿上房间束[巴赫曼束(Bachmann bundle，BB)]传播至左心房。

(二)P-R 间期(P-Q 间期)

P 波起始至 QRS 波起始的时间，代表自心房开始除极至心室开始除极的时间。也就是心房开始除极，激动沿结间束、房室结、希氏束、束支及其分支到达心室肌开始除极的时间。

(三)P-R 段

P 波终点自 QRS 波起点的一段时间。代表心房复极及房室结、希氏束、束支的电活动。

(四)QRS 波群—心室除极波

QRS 波群—心室除极波是幅度最大的波，代表左右心室除极电位变化。QRS 波群可因检测电极的位置不同而呈多种形态，已统一命名如下第一个在参考水平线以上的 QRS 波成分称为 R 波；R 波之前向下的波称为 Q 波；S 波是继 R 波之后第一个向下的波；R′波是继 S 波之后向上的波；如 R′波后又发生一个向下的波称为 S′波；依次类推 R″波、S″波等。如 QRS 波只有向下的波，则称为 QS 波。QRS 波结束点称为 J 点或"ST 连接点"。字母大小写依振幅大小(0.5 mV)或正/负比值而定(图 78-3)。

(五)ST 段

ST 段是 QRS 波群终点(J 点)至 T 波起点间一个线段，代表心室复极的缓慢期。ST 段常呈水平或平缓倾斜，并逐渐过渡为 T 波，因此在大多数情况，不可能将 ST 段与 T 波截然分开。

(六)T 波

ST 段之后的圆钝波，为心室复极波，代表心室复极的快速期。T 波形态可以为单向(正向或负向)、双向(正负双向或负正双向)，其定义同 P 波。

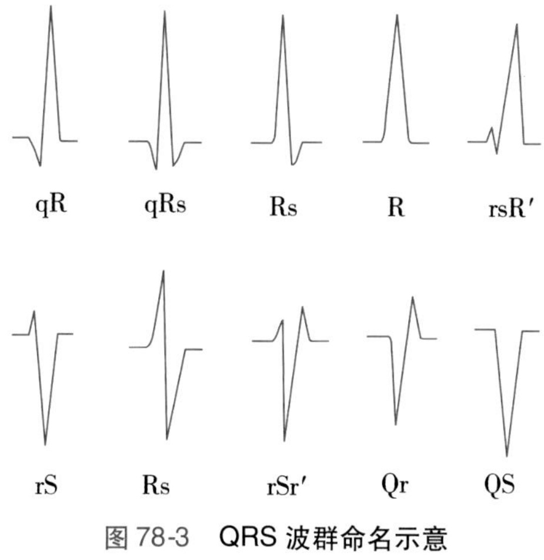

图 78-3　QRS 波群命名示意

（七）Q-T 间期

Q-T 间期为心室开始除极至复极完毕全过程的时间。QRS 波起点至 T 波终点。包括心室除极和复极全过程。

（八）U 波

U 波紧随 T 波之后出现，下一次心动周期的 P 波之前。正常 U 波极性常与 T 波相同，以 V_2、V_3、V_4 导联 U 波较显著。U 波振幅无论大小，都应大写 U。

二、心电图各波段的测量

心电图多描记在特殊的记录纸上。心电图记录纸由纵线和横线划分成各为 1 mm^2 的小方格。当走纸速度为 25 mm/s 时，每两条纵线间（1 mm）表示 0.04 s（即 40 ms），当标准电压 1 mV = 10 mm 时，两条横线间（1 mm）表示 0.1 mV。在横线测波、段、间期的宽窄（时限），从纵线测波、段、间期高低（电压）（图 78-4）。

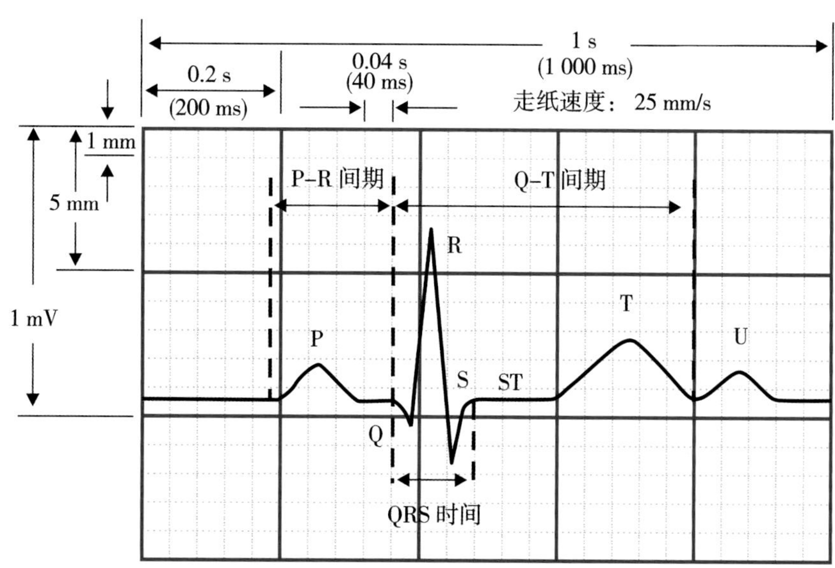

图 78-4　心电图各波段的测量

（一）心率的测量

测量心率时，只需测量一个 R-R（或 P-P）间期的秒数，然后被 60 除即可求出。例如 RR 间距为 0.8 s（0.9 s），则心率为 60/0.9 = 67 次/min，也就是 1 500/小格子个数。还可采用查表法或使用专门的心率尺直接读出相应的心率数。心律明显不齐时,一般采取求数个心动周期的平均值来进行测算(图 78-5)。

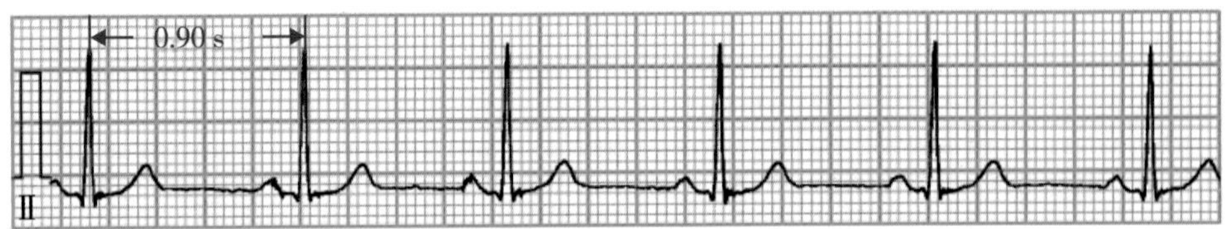

图中 R-R=0.90 s,相应心率即为:60/0.90=67 次/min。

图 78-5 **心率的测量**

(二)各波段振幅的测量

各波段振幅的测量方法通常以 TP 段作为参考基线,但由于许多干扰因素可导致基线漂移,因此目前多采用以两个相邻的 QRS 波群的 R 波起始点作为水平基线(等电线)(图 78-6)。

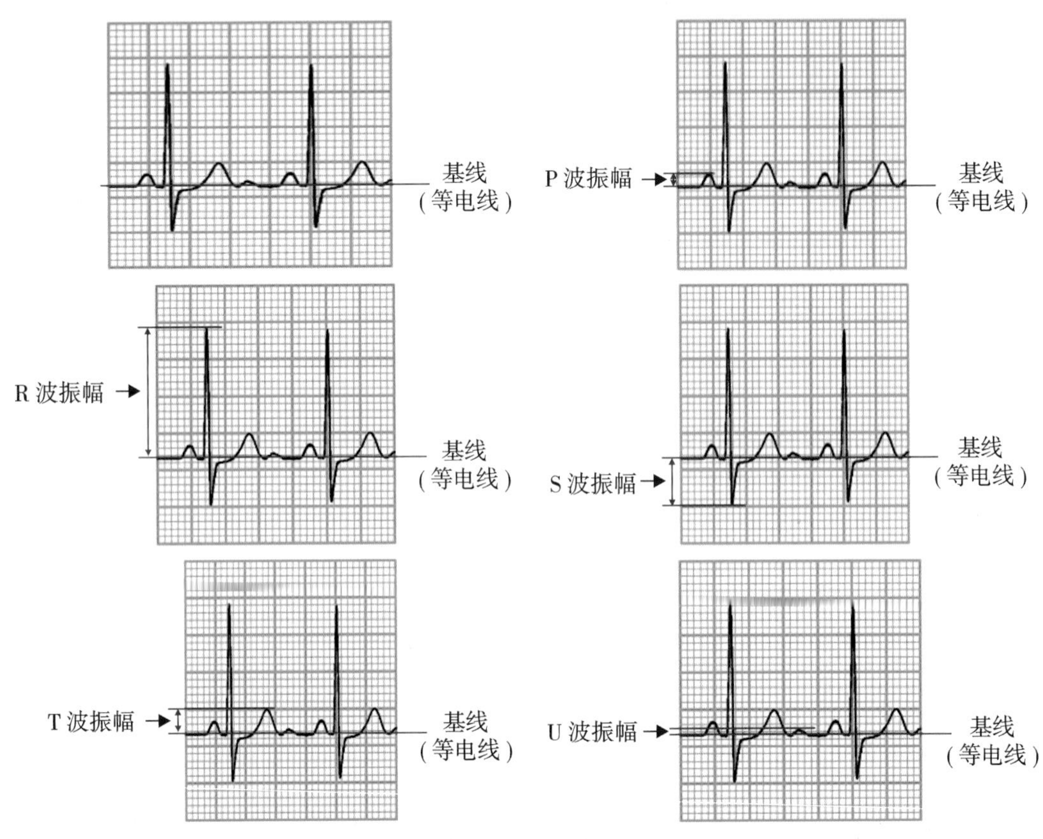

图 78-6 **心电图各波段振幅测量**

1. P 波振幅测量　P 波振幅测量的参考水平线以 P 波起始前的水平线为准。正向振幅自 P 波起始水平线上缘垂直地测量到波的顶端,负向振幅自 P 波起始水平线下缘垂直地测量到波的底端。

2. QRS、ST-T 测量　测量 QRS 波群、J 点、ST 段、T 波和 U 波振幅统一采用 QRS 起始部水平线作为参考水平。如果 QRS 起始部为一斜段(例如受心房复极影响、预激综合征等情况),应以 QRS 波起点作为测量参考点。

向上的 QRS 波成分(R、R′等)自 QRS 起始部上缘垂直地测量到波的顶端,向下的波(Q、S 等)自 QRS 起始部下缘垂直地测量到波的底端。

ST 段偏移的测量点目前尚无统一标准。ST 段呈水平型压低时,测量 ST 段水平部与 QRS 起始部的垂直距离。ST 段呈非水平型压低时,ST 段偏移在 J 点后 60 ms 或 80 ms 处测量。建议在报告 ST 段测量结果时,应说明 ST 段测量点及 ST 段移位类型(水平型、下斜型、上斜型)。测量应在 QRS 起始部与 ST 段

描记同一缘(上缘或下缘)之间进行。

3. T 波振幅测量 除应以 QRS 起始部作为参考水平外,其测量方法与 P 波相同。

(三)各波段时间的测量

近年来已开始广泛使用 12 导联同步心电图仪记录心电图,各波、段时间测量定义已有新的规定(图 78-7)。

1. P 波时限 P 波时限在不同导联可有不同,推荐采用多导联同步心电图测量较为准确。应从 12 导联同步心电图记录中最早的 P 波起点测量至最晚的 P 波终点。鉴于绝大多数情况下,额面 P 环向量投影与肢导电轴平行,可采用同步记录的肢导联中最早的 P 波起点至最晚的 P 波终点的间距作为 P 波时限。

2. P-R(P-Q)间期 各导联的 P-R 间期不相同,正确的 P-R 间期测量应是 12 导联同步心电图记录中最早的 P 波起点至最早的 QRS 起点的间距。

3. QRS 时限 正确的测量应在 12 导联同步心电图记录中进行,以 12 导联中最早的 QRS 起点至最晚的 QRS 终点的间距作为 QRS 波时限。

4. Q-T 间期 Q-T 间期指 12 导联同步心电图记录中最早的 QRS 起点至最晚的 T 波终点的间距。在临床实践中为了降低测量的变异性,建议测量 V_1、V_2 或 V_3 导联,取其中最长的间距为 Q-T 间期。测量 Q-T 间期应排除 U 波。

5. R 峰时间 旧称类本位曲折时间或室壁激动时间,建议采用术语 R 峰时间更为确切。正确的测量应是 12 导联同步心电图记录中最早的 QRS 起点至特定导联 R 波顶端垂直线的间距。如使用单导联心电图记录,则直接从各导联 QRS 起点测量至 R 峰。如有 R′峰。则测量至 R′峰,如 R 波呈切迹,应测量至切迹第二个峰。一般测量 V_1、V_2 与 V_5、V_6 导联。

如果采用单导联心电图仪记录,仍应采用既往的测量方法:P 波及 QRS 波时间应选择 12 个导联中最宽的 P 波及 QRS 波进行测量;P-R 间期应选择 12 个导联中 P 波宽大且有 Q 波的导联进行测量;Q-T 间期测量应取 12 个导联中最长的 Q-T 间期。一般规定,测量各波时间应自波形起点的内缘测量至波形终点的内缘。

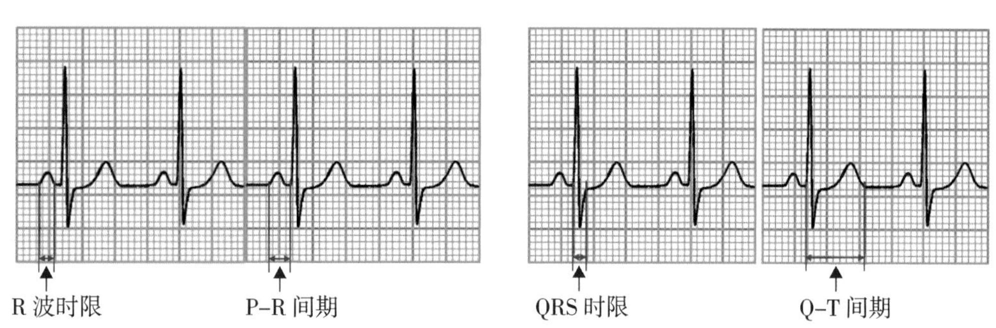

图 78-7 **心电图各波段时限测量**

(四)ST 段移位测量

ST 段抬高及压低的测量方法(图 78-8)。

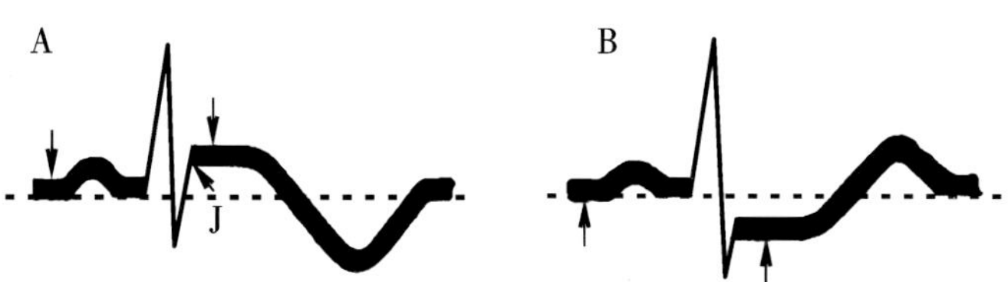

ST 段抬高:上缘量到上缘(A);压低:下缘量到下缘(B)。

图 78-8 **ST 段移位测量方法示意**

三、平均心电轴

（一）心电轴概念

心电轴一般指的是平均 QRS 电轴（mean QRS axis），它是心室除极过程中全部瞬间向量的综合（平均 QRS 向量）在额面的投影，借以说明心室在除极过程这一总时间内的平均电势方向和强度。它具有空间性，有上下、左右、前后之分，通常可用任何两个肢体导联的 QRS 波群的电压或面积计算出心电轴。一般采用心电轴与Ⅰ导联正（左）侧段之间的角度来表示平均心电轴的偏移方向。除测定 QRS 波群电轴外，还可用同样方法测定 P 波和 T 波电轴。

（二）测定方法

理论上应用求积仪测定任何两个肢体导联中的 QRS 波面积来计算心电轴更为精确，但实际中多采用 QRS 的振幅（电压）来测定电轴。

1. 目测法　最简单的方法是目测Ⅰ和Ⅲ导联 QRS 波群的主波方向，估测电轴是否发生偏移。电轴目测法采用顺口溜形式加深印象，帮助记忆：口对口，向左走；尖对尖，朝右偏（图 78-9 ~ 图 78-11）。①Ⅰ导联 QRS 波振幅代数为正，Ⅲ导联为正，电轴正常；②Ⅰ导联 QRS 波振幅代数为正，Ⅲ导联为负，电轴左偏；③Ⅰ导联 QRS 波振幅代数为负，Ⅲ导联为正，电轴右偏；④Ⅰ导联 QRS 波振幅代数为负，Ⅲ导联为负，电轴极右偏。

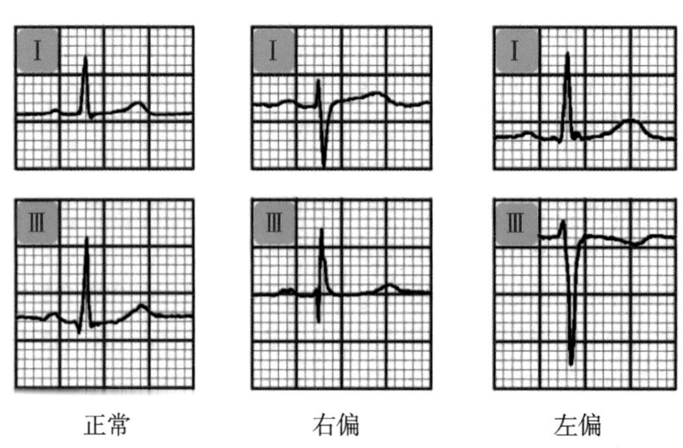

图 78-9　**平均 QRS 电轴目测方法**

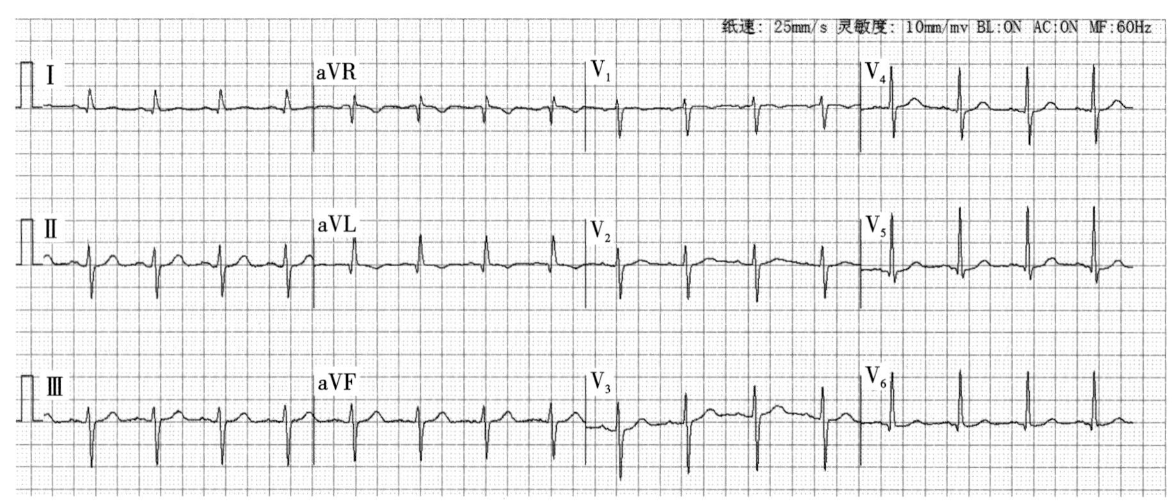

图 78-10　**电轴左偏心电图**

患者男，46 岁，腰背部疼痛 2 年余。临床诊断：腰椎间盘突出症。心电图特点：窦性心律，心律规整，心率 98 次/min，心电轴左偏（-57°），QRS 波群形态、时限正常，ST-T 正常。

心电图诊断：①窦性心律；②电轴左偏。

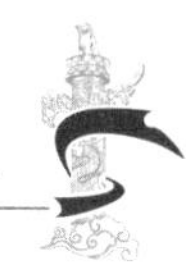

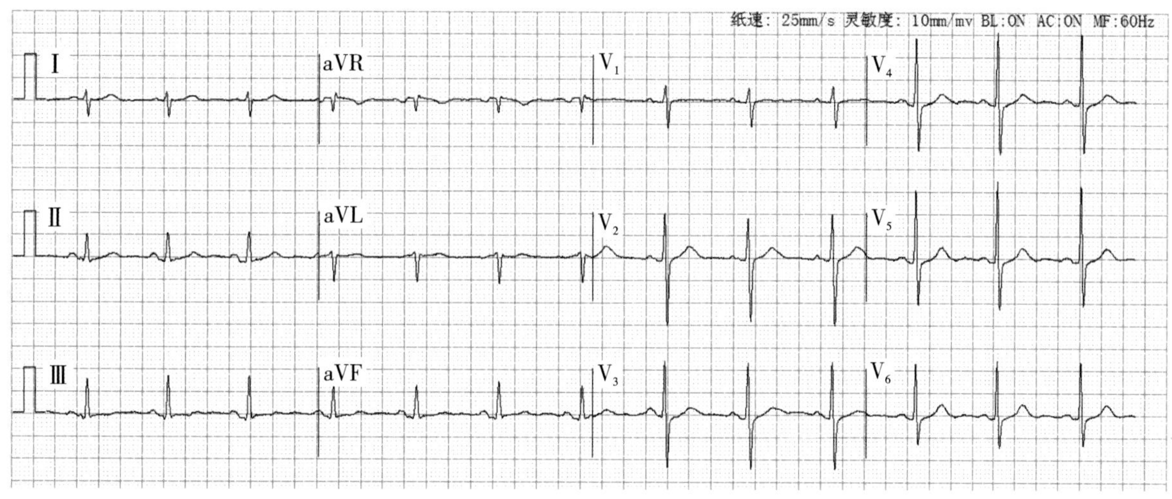

图 78-11　**电轴右偏心电图**

患者女，26 岁。临床诊断：早孕。心电图特征：窦性心律，心律规整，心率 81 次/min，心电轴右偏（+103°），QRS 波群形态、时限正常，ST-T 正常。

心电图诊断：①窦性心律；②电轴右偏。

2. **查表法**　心电专业书上皆有电轴计算表，用于查阅额面 QRS 电轴，测出 Ⅰ 和 Ⅲ 导联 QRS 电压代数和，然后在电轴计算表上分别找出 Ⅰ 和 Ⅲ 导联 QRS 波电压的代数和数值，两者垂直相交的数字即为平均电轴。若 Ⅰ、Ⅲ 导联电压数值超过表内数值，可折半后再查表（表 78-1）。

表 78-1　**标准肢体导联心电轴表**

Ⅲ \ Ⅰ	-10	-9	-8	-7	-6	-5	-4	-3	-2	-1	0	1	2	3	4	5	6	7	8	9	10
-10	240	242	244	246	248	251	254	257	261	265	-90	-84	-78	-72	-66	-60	-53	-47	-41	-35	-30
-9	238	240	242	244	247	249	252	256	260	264	-90	-83	-77	-70	-63	-56	-49	-42	-36	-30	-25
-8	236	238	240	242	245	247	251	256	259	263	-90	-82	-75	-68	-59	-51	-43	-37	-30	-24	-19
-7	234	236	238	240	243	245	249	253	257	262	-90	-81	-73	-64	-55	-54	-37	-30	-23	-18	-13
-6	232	234	235	237	240	243	246	251	256	261	-90	-80	-70	-60	-49	-39	-30	-22	-16	-11	-7
-5	229	230	231	235	237	240	244	248	254	260	-90	-77	-65	-53	-41	-30	-19	-14	-9	-4	0
-4	226	228	230	234	235	236	240	244	251	258	-90	-74	-58	-43	-30	-19	11	-5	-1	3	6
-3	223	225	226	230	231	232	235	240	246	255	-90	-68	-50	-30	-15	-7	-1	4	8	11	13
-2	220	221	222	223	224	227	230	234	240	250	-90	-54	-30	-10	-1	6	11	13	16	18	19
-1	215	216	217	218	219	220	222	225	230	240	-90	-30	-2	8	14	18	20	21	22	23	24
0	210	210	210	210	210	210	210	210	210	210	0	30	30	30	30	30	30	30	30	30	30
1	206	206	203	201	200	198	194	187	178	150	90	60	50	44	42	40	39	38	37	36	35
2	199	197	195	193	190	185	179	168	150	124	90	70	60	52	50	47	45	43	42	41	40
3	192	190	188	184	180	173	163	150	132	112	90	75	66	60	56	52	50	48	46	44	43
4	186	184	179	175	169	167	150	137	130	106	90	78	70	65	60	56	54	52	50	48	47
5	180	176	172	166	159	150	139	127	114	103	90	80	74	68	64	60	51	55	53	51	49
6	173	169	164	158	150	147	130	120	114	100	90	82	76	71	67	63	60	58	56	54	52
7	167	162	157	150	143	134	125	116	110	90	90	83	77	73	69	66	63	60	58	56	54
8	161	152	150	144	136	129	120	112	107	98	90	83	79	75	71	68	65	62	60	58	56
9	155	150	145	138	131	125	116	110	105	97	90	84	80	76	73	70	67	64	62	60	58
10	150	145	140	135	127	120	114	108	107	96	90	85	81	77	74	71	68	66	64	62	60

3. 六轴系统坐标法　按六轴系统画出Ⅰ、Ⅱ、Ⅲ导联轴，相交点为“0”点，每两个导联相交成60°。计算Ⅰ、Ⅲ导联QRS振幅代数和，并在各自导联轴上找到相应数值，在有此点做垂直线，“0”点与这两条垂线角度的连线，即为QRS电轴的方向。

（三）临床意义

1. 世界卫生组织推荐标准　-30°～+90°：电轴无偏移；-90°～-30°：电轴左偏；+90°～+180°：电轴右偏；-90°～+180°：电轴不确定。

2. 常用标准　+30°～+90°：电轴无偏移；+30°～0°：电轴轻度左偏；-30°～0°：电轴轻中度左偏；-90°～-30°：电轴重度（显著）左偏；+90°～+120°：电轴轻度右偏；+120°～+180°：电轴中度右偏；+180°～-90°：电轴重度（显著）右偏（图78-12）。

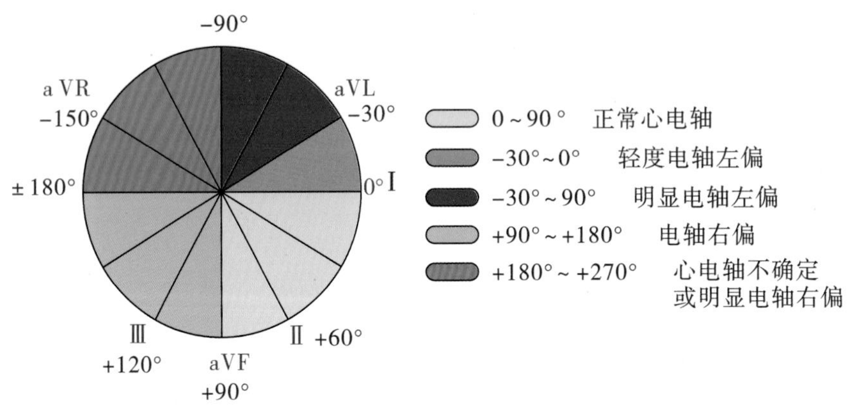

图78-12　**心电轴正常范围与偏移示意**

3. 心电轴偏移的临床意义　心电轴的偏移，一般受心脏在胸腔内的解剖位置、两侧心室的质量比例、心室内传导系统的功能、激动在室内传导状态以及年龄、体型等因素影响。

（1）正常额面QRS心电轴：在0°～+90°，少数正常人可有轻度左偏，但一般不超过-30°。故可认为QRS心电轴在-30°～+90°为大致正常。

（2）电轴右偏见于：①垂位心及6个月以下的婴儿；②心脏右移；③右心室肥厚；④右束支传导阻滞；⑤左后分支阻滞；⑥左心室肌萎缩或梗死等。

（3）电轴左偏见于：①横位心或横膈高位；②心脏左移；③左心室肥厚；④左束支传导阻滞；⑤左前分支阻滞；⑥右心室肌萎缩或梗死等。

（4）其他：心脏的钟向转位常有心电轴偏移；预激综合征亦可引起心电轴偏移。心电轴不能确定者见于严重的右心室肥厚，SⅠSⅡSⅢ综合征，右心室肥厚并束支传导阻滞等。心电轴的不同表现，可用以解释Ⅰ、Ⅱ、Ⅲ导联及aVR、aVL、aVF导联中波形变化的原因。

四、心脏转位

自心尖部朝心底部方向观察，设想心脏可循其本身长轴做顺钟向或逆钟向转位。单极概念认为V_1、V_2反映右心室壁的电位变化，呈rs型；V_3、V_4位于右心室和左心室图形之间的过渡区，多呈RS型；V_5、V_6反映左心室壁的电位变化，呈qR、qRs及Rs型。心脏沿其长轴转位V_1～V_6图形将出现以下改变（图78-13、图78-14）。

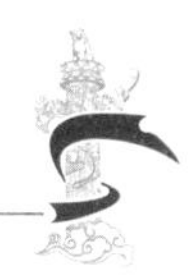

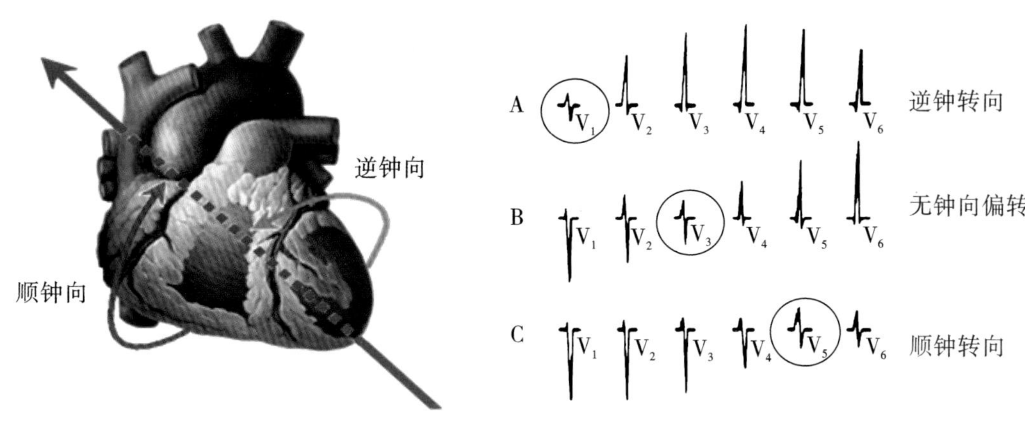

图 78-13　**心脏转位示意**

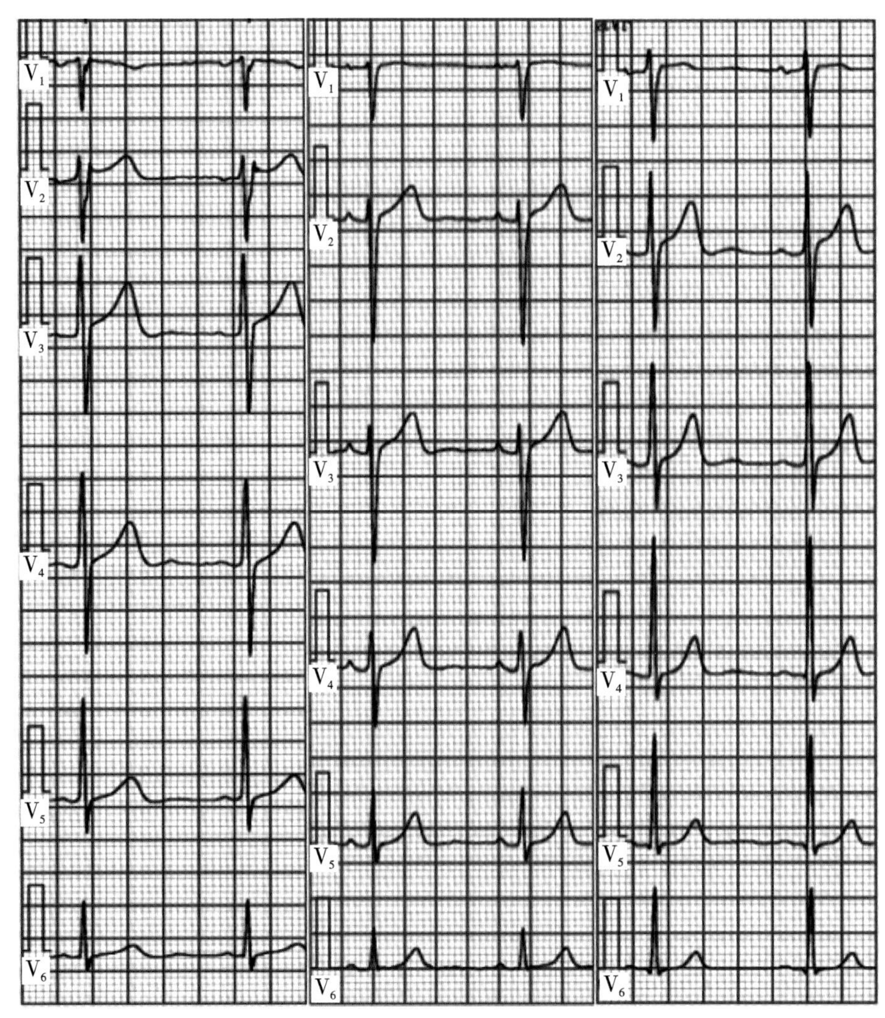

图 78-14　**心脏转位心电图**

1. 顺钟向转位时　右心室除向上移外，同时也向左移，正常在 V_3 或 V_4 导联出现的波形转向左心室方向，即出现在 V_5、V_6 导联上。从 V_1 ~ V_4 甚至 V_5，都出现右心室外膜的 rs 图形(图 78-15)。

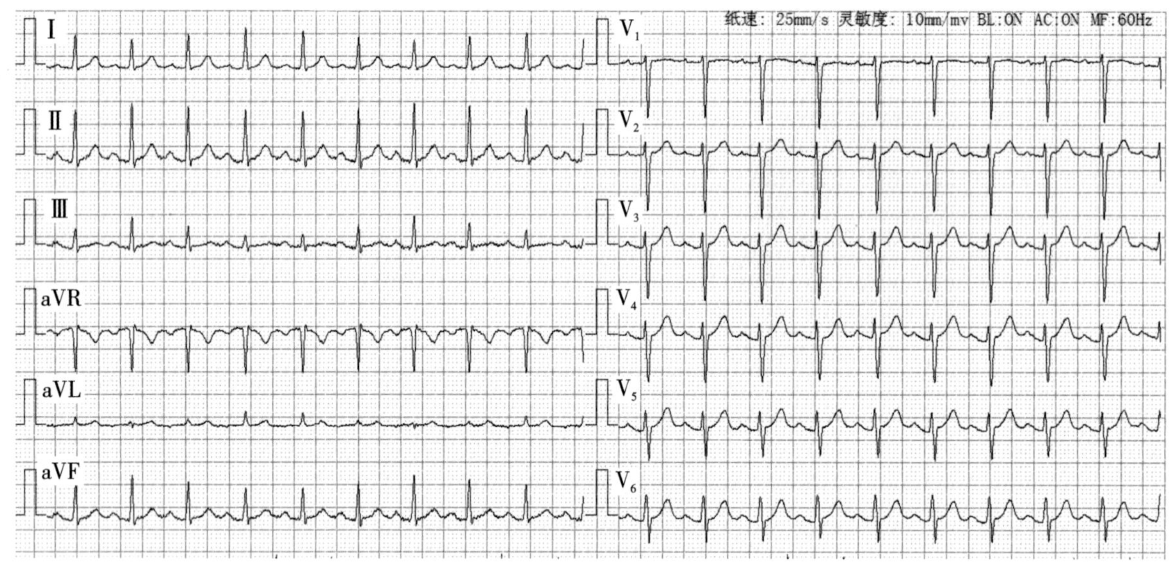

图 78-15 心脏顺钟向转位心电图

患者女,52 岁,发作性胸闷 20 d。临床诊断:①冠心病;②高血压 3 级很高危。超声心动图提示:①心脏各腔室大小正常;②左心室舒张功能减退。心电图特征:窦性心动过速,频率 110 次/min;QRS 波群形态在 V_1 ~ V_5 导联呈 rS 型,V_6 导联呈 rs 型,为心脏顺钟向转位。

心电图诊断:窦性心动过速。解析:此图结合患者临床资料,心脏顺钟向转位为正常变异,不作为诊断。

2. 逆钟向转位时　左心室除向上移外,同时也向右移,正常 V_3 或 V_4 导联出现的波形转向右心室方向,即出现在 V_1、V_2 导联上。从 V_4 ~ V_6 甚至 V_3,都出现左心室外膜 qR 或 Rs 图形(图 78-16)。

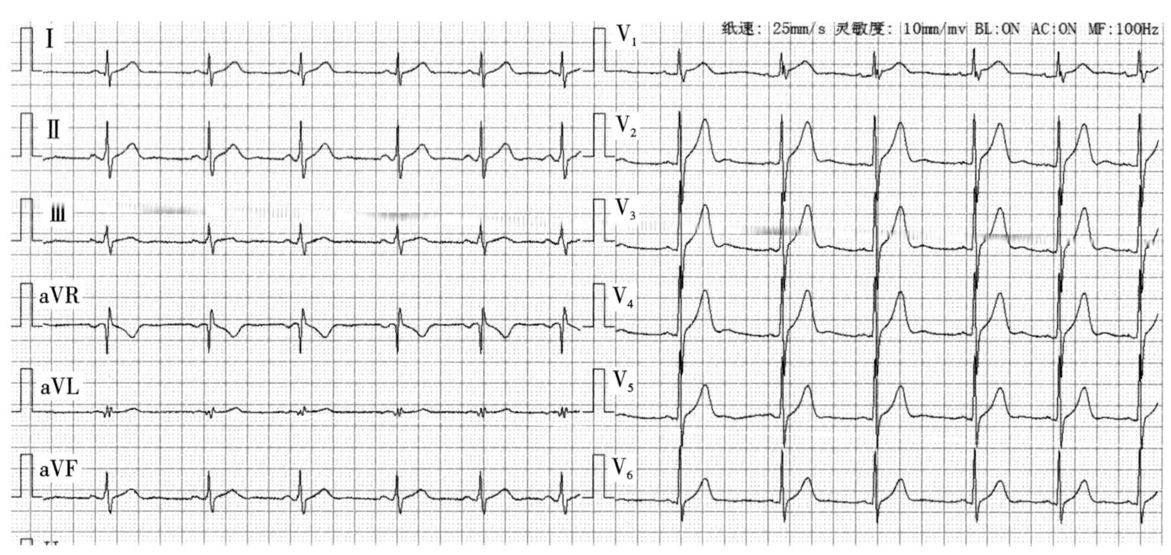

图 78-16 心脏逆钟向转位心电图

患者女,63 岁,上腹部不适、打嗝、反酸、恶心伴腹部胀痛 1 年。临床诊断:慢性非萎缩性胃窦炎。心电图特征:窦性心律,心律规整,心率 61 次/min,QRS 波群在 V_1 ~ V_6 导联呈 Rs 型,为心脏逆钟向转位。

心电图诊断:正常心电图。解析:此图结合患者临床资料,心脏逆钟向转位为正常变异,不作为诊断。

顺钟向转位可见于右心室肥厚,中、重度逆钟向转位见于左心室肥厚、A 型预激综合征、后壁心肌梗死、中隔支阻滞。但需要指出,心电图上的这种转位图形在正常人亦常可见到。

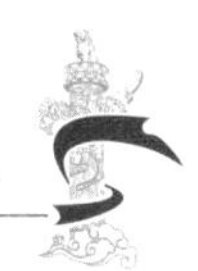

五、正常心电图的波形特点和正常值

(一)P 波

1. 正常 P 波 正常 P 波(normal P wave)是由心房除极产生的,也称心房除极波。心房除极波起源于窦房结,窦房结的电动力十分微弱,体表心电图无法测出它的活动,只有当其激动传至心房并使其除极时,心电图才出现一个小波即 P 波,亦称窦性 P 波(图 78-17)。

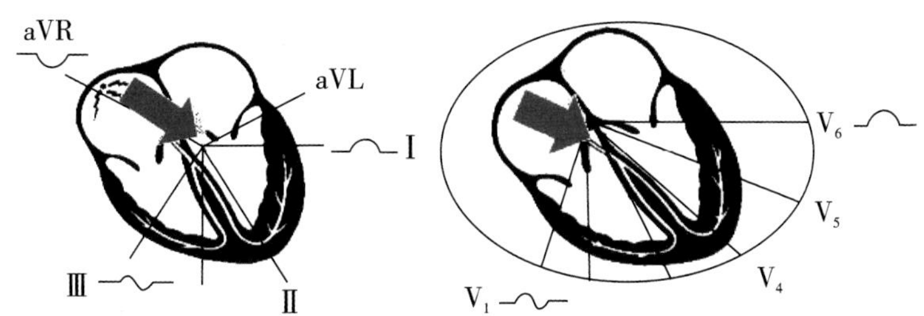

图 78-17 **心房除极向量与正常心电图窦性 P 波形态相对应示意**

(1)发生机制:正常心脏的激动来源于窦房结。窦房结的激动沿房间、结间传导束分别传至左、右心房及房室交接区。窦房结位于右心房上腔静脉入口处,故激动首先传至右心房,稍后传至左心房,心房除极方向由右向左、由上向下,先向前再转向后,总的除极方向朝向左下偏后。

在正常心电图中 P 波是左右心房除极的混合波。P 波的前部系右心房除极形成,中间部为左右心房的除极混合波,后部为左心房除极形成。在不同导联上可呈直立、低平、切迹、正负双向、负正双向或倒置等。因 P 波电轴(平)行于Ⅱ导联,所以Ⅱ导联 P 波最清楚,应选择Ⅱ导联进行测量。

(2)心电图特点

1)P 波方向与电轴:窦性 P 波的电轴在额面上指向左下,与激动在心房内的传播方向一致。在肢体导联上 P 波电轴在 0°~+75°,大多数在+45°~+60°。因此,正常 P 波在Ⅰ、Ⅱ导联总是直立的,在 aVR 导联倒置,在Ⅲ导联可以为直立、双相或倒置,如系双相,则为正负双相;在 aVL 导联亦可直立、倒置或双相,如为双相则是负正双相,在 aVL 导联 P 波倒置较常见。

P 波的形态在大部分导联上一般呈钝圆形,有时可能有轻度切迹。在水平面上,心房除极自右向左。所以在胸前导联上 V_1 和 V_2 导联 P 波常为正负双相,前半部代表右心房,后半部代表左心房。V_1 导联 P 波也可全为直立或倒置,但在 V_2 导联则很少为全部负相波。在 V_3~V_6 导联上,P 波总是直立的。

2)P 波振幅与时间:①P 波振幅,代表心房激动产生电势的大小,正常成人肢体导联 P 波振幅在 0.25 mV 以下,多为 0.05~0.15 mV;在胸前导联,多为 0.05~0.20 s,P 波正性部分振幅小于 0.15 mV。V_1 导联上 P 波负性部分小于 0.1 mV,其振幅和时间的乘积(Ptf)的绝对值小于 0.03,超过此值即为异常。采用常规纸速(25 mm/s)记录,V_1 导联 P 波的负性部分面积等于或超过心电图纸一个小方格即为异常。②P 波时间,反映激动在心房内的传导时间,正常成人 P 波时间为 0.08~0.11 s。一般<0.12 s,但有一组大样本资料显示,个别正常人 P 波时间可达到 0.12~0.13 s。在临床上仍以超过 0.11 s 为异常。P 波出现切迹或双峰时,双峰时距<0.04 s。

2. 异常 P 波 如有 P 波为窦性心律,没有 P 波提示交界性或室性逸搏心律、心房扑动、心房颤动;多个 P 波提示房性期前收缩未下传、室上性心动过速伴房室传导阻滞、部分或完全性房室传导阻滞;P 波增宽伴切迹,提示二尖瓣 P 波、房内传导阻滞、房内差异性传导;P 波高尖提示肺性 P 波、为右心房肥大。

(二)Ta 波(Tp 波或 PT 波)

Ta 波为心房复极波,紧随窦性 P 波之后出现。a 为心房(atrium)的缩写,Ta 原意为心房的"T"波,故又称 PT 波。心房的 Pta 段相当于心室的 ST 段。

1. 发生机制 心房复极的顺序是:先除极的心房肌先复极,后除极的心房肌后复极。复极时产生的一系列电偶为:电穴在前,电源在后,与除极时相反。因此,在同一导联上的 Ta 波,其方向与 P 波相反。

2.心电图特点　心房的 Pta 段相当于心室的 ST 段。由于 Ta 波较小,其方向与 P 波相反,而多数被掩盖在 P-R 段或 QRS 波群中,不易确认。Ta 波方向多与 P 波相反,为 0.05 ~ 0.10 mV,时间为 0.22 ~ 0.26 s。但在出现二度或三度房室传导阻滞中,可在 P 波高大导联上观察到与 P 波方向相反的 Ta 波。在心动过速时,偶可落在 ST 段而致其移位。正常人做负荷运动试验时,其亦可显露。

(三)P-R 间期

1. P-R 间期　从 P 波的起点至 QRS 波群的起点,代表激动从窦房结通过心房、交接区到心室肌开始除极的时间,是保证房室顺序收缩的重要时间差,P-R 间期(P-R interval)正常范围为 0.12 ~ 0.20 s,少数为 0.11 ~ 0.21 s。通常以有最宽 P 波及有 q 波的导联所测值为准。P-R 间期因受年龄、心率、迷走神经张力的影响而发生变化。在幼儿及心动过速的情况下,P-R 间期相应缩短。在老年人及心动过缓的情况下,PR 间期可略延长,但一般不超过 0.22 s(图 78-18)。

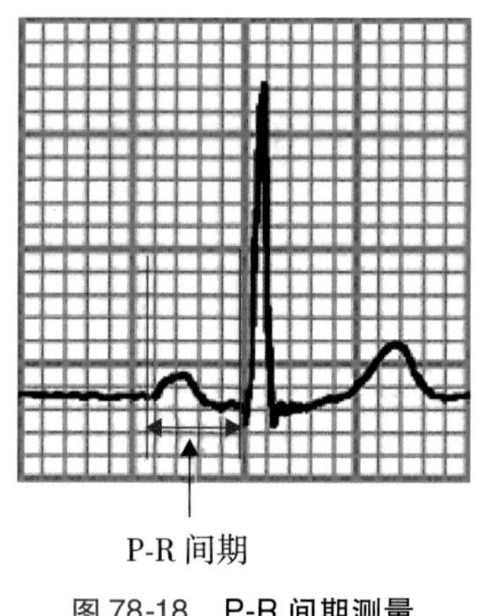

图 78-18　P-R 间期测量

P-R 间期<0.11 s 见于短 P-R 间期综合征、预激综合征、交界性期前收缩或心律;P-R 间期>0.21 s 见于一度房室传导阻滞、P-R 间期过度延长综合征。

2. PR 段　代表 P 波终点至 QRS 波群起点的时间,常表现为一水平线。正常时 P 波时间/PR 段时间为 1.0 ~ 1.6 s。

(四)QRS 波群

代表左、右心室及室间隔除极的波群,它包括 3 个紧密相连的波,第一个向下的波称为 Q 波,在其之后狭窄而高耸向上的波称为 R 波,在 R 波之后向下的波称为 S 波。QRS 波群简称 QRS 波。

1.心电图特点

(1)时间:正常成年人 QRS 时间小于 0.12 s,多数在 0.06 ~ 0.10 s。>0.11 s 者见于心室肥厚、束支传导阻滞、预激综合征、差异性传导、高钾血症、急性损伤阻滞及药物毒性反应等。

(2)形态和振幅:在胸导联,正常人 V_1、V_2 导联多呈 rS 型,V_1 的 R 波一般不超过 1.0 mV。V_5、V_6 导联 QRS 波群可呈 qR、qRs、Rs 或 R 型,且 R 波一般不超过 2.5 mV。正常人胸导联的 R 波自 V_1 ~ V_6 逐渐增高,S 波逐渐变小,V_1 的 R/S 小于 1,V_5 的 R/S 大于 1。在 V_3 或 V_4 导联,R 波和 S 波的振幅大体相等。在肢体导联,Ⅰ、Ⅱ导联的 QRS 波群主波一般向上,Ⅲ导联的 QRS 波群主波方向多变。aVR 导联的 QRS 波群主波向下,可呈 QS、rS、rSr′或 Qr 型。aVL 与 aVF 导联的 QRS 波群可呈 qR、Rs 或 R 型,也可呈 rS 型。

R 波在各导联中的最高值:RⅠ<1.5 mV、RⅡ<2.5 mV、RⅢ<1.5 mV、RaVR<0.5 mV、RaVL<1.2 mV、RaVF<2.0 mV、V_1<1.0 mV、RV_5、V_6<2.5 mV。RV_1+RV_5 综合电压<1.2 mV,RV_5+SV_1<4.0 mV(女性 3.5 mV)。

6 个肢体导联的 QRS 波群振幅(正向波与负向波振幅的绝对值相加)一般不应都小于 0.5 mV,6 个胸导联的 QRS 波群振幅(正向波与负向波振幅的绝对值相加)一般不应都小于 0.8 mV,否则称为低电压。

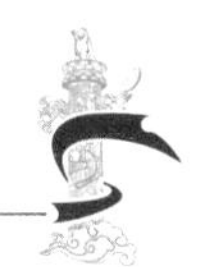

2. Q 波

（1）正常 Q 波：当 QRS 波群的初始向量背离某个导联的探查电极时，在心电图上就可以记录到一个 Q 波。

1）定义：在心电学中，Q 波是指位于 QRS 波群起始部的第一个向下的波形，而且它的前面没有任何向上的波形成分。根据 Q 波振幅的大小分别用大写的“Q”和小写的“q”来表示。正常 Q 波的标准是：振幅小于自身 R 波的 1/4，时间<40 ms。

2）心电图特点

ⅰ. 肢体导联：当 QRS 波群的电轴呈垂直位时，下壁导联常可出现 Q 波，若 QRS 波群的电轴呈水平位时，Ⅰ、aVL 导联可以出现 Q 波。正常情况时，半数以上的成人至少在一个以上的下壁导联心电图（Ⅱ、Ⅲ、aVF）上可以出现 Q 波，少数人（不足半数）Ⅰ、aVL 导联可以出现 Q 波。aVR 导联起始的负向波是 QS 波的一部分（图 78-19A）。

ⅱ. 胸导联：75% 以上的正常人在左胸导联可以出现小 Q 波，V_6 导联最常见，V_5 和 V_4 导联相对少见，V_3 导联罕见。与 40 岁以上的人相比，年轻人多见。当移行区移至右胸导联时，出现 Q 波的导联更多。Q 波宽度一般<0.03 s。尽管有时 Q 波的振幅可以高达 0.3 mV 甚至 0.4 mV，但正常情况下一般不超过 0.2 mV。较深的 Q 波在年轻人更多见。十几岁的儿童其 Q 波的振幅可深达 0.4 mV 或更高。

（2）病理性 Q 波：所谓病理性 Q 波或异常 Q 波是指心电图某些导联上出现起始负向波，传统的心电图标准为时间>40 ms，振幅>自身 R 波的 1/4。目前心电图的标准变为时间≥30 ms，振幅≥1 mm，而且需要在相邻的两个导联出现。病理性 Q 波的标准不适合用在Ⅲ和 aVR 导联，因为正常时这两个导联可出现“病理性 Q 波”（图 78-19B）。

1）发生机制：病理性 Q 波的发生机制因不同性质的心肌损害而有所不同。即使是相同性质的心肌损害其产生机制也有可能不尽相同。①急性心肌梗死时，病理性 Q 波的产生机制主要是由于心肌坏死产生的梗死向量投影在某些组合的导联轴的负侧而形成的。②肥厚型心肌病（hypertrophic cardiomyopathy，HCM）病理性 Q 波的产生机制可能是由于室间隔增厚，自左向右的初始 QRS 波群向量增大；或心室正常激动顺序发生了改变。③单独的室内传导阻滞所引起的 Q 波往往是由于室内的传导顺序异常所致。

2）心电图诊断：病理性 Q 波可以由各种不同类型的病理解剖学异常引起，也可以由其他一些异常电生理变化引起。在临床上病理性 Q 波最常见于急性心肌梗死，也可见于肥厚型心肌病，其特点亦有所不同。

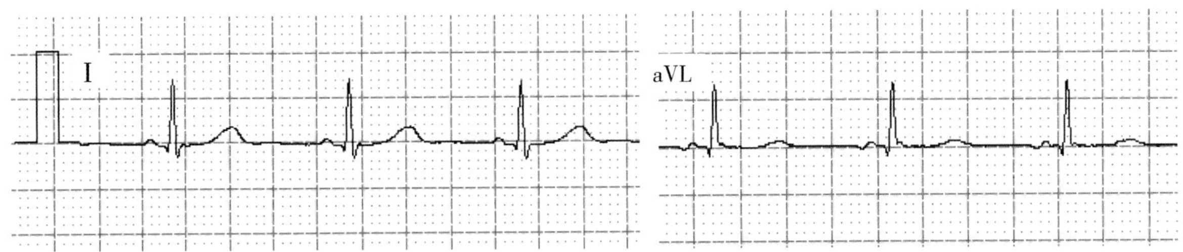

正常 Q 波示意：图示Ⅰ导联呈 qRs 型，aVL 导联呈 qR 型，q 波时间、电压正常。

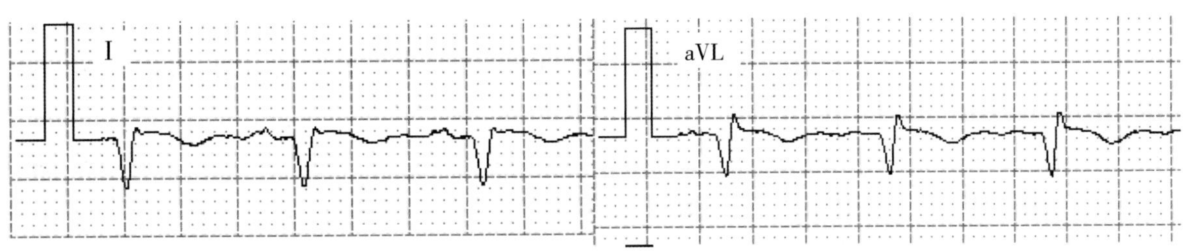

异常 Q 波示意：Ⅰ、aVL 导联呈 Qr 型，Q 波时间、电压均超过正常范围，伴 ST 段抬高及 T 波倒置。

图 78-19　Q 波示意

3. 正常 R 波　心电图特点如下。

(1)肢体导联:当 QRS 波群的电轴与导联轴平行且 QRS 最大向量与极性一致时,该导联的 R 波振幅最高。Ⅰ导联 R 波振幅的上限为 1.5 mV,而Ⅱ、Ⅲ、aVF 导联则为 1.9 mV。aVR 导联 R 波振幅≤0.5 mV。少数年轻人有高大的 R 波。

(2)胸导联:从右胸导联到左胸导联、R 被的振幅逐渐递增。V_1 导联的 R 波可以缺如,以 QS 波形代之。但在 V_2 导联出现 QS 波形则比较罕见。虽然在年轻人小 R 波的振幅可以更高,但在 V_1 导联 R 波振幅的上限为 0.6 mV。V_4 导联的 R 振幅通常最高,其次为 V_5 导联。一般情况下,V_6 导联 R 波的振幅比 V_5 导联要低。超声心动图的研究提示,在正常人中,靠近胸壁的左心室是 V_5 和 V_6 导联 R 波振幅大小的主要决定因素。如 V_5 振幅>2.5 mV,为左心室高电压。

4. 正常 S 波

(1)肢体导联:aVR 导联的 S 波最明显。年轻人 aVR 导联的 QRS 波群呈 rS 型时,其 S 波可深达 1.6 mV。有时在Ⅲ、aVL 导联也可见到相对较深的 S 波(取决于 QRS 波群的电轴)。S 波的深度一般不超过 0.9 mV。正常情况下,在Ⅰ、Ⅱ及 aVF 导联 S 波的振幅应小于 0.5 mV。如果肢体导联的 QRS 波群振幅均小于 0.5 mV 时,则应考虑存在肢体导联低电压。

(2)胸导联:右胸导联的 S 波较深,常在 V_2 导联最深。越靠近左胸导联 S 波的振幅也越低。尽管 V_1、V_2 及 V_3 导联 S 波的最高深度分别为 1.8 mV、2.6 mV 及 2.1 mV。但个别情况时,健康人中也可深达 3.0 mV。V_3 及 V_6 导联通常没有 S 波。当 V_1 导联 S 波小于 0.3 mV,则认为轻度异常。如果所有胸导联 QRS 波群的波幅均低于 1.0 mV 时,则视为异常。

(五)J 点与 J 波

1. J 点　它是心室除极 QRS 波群终末突在然变化为 ST 段的转折点,标志着心室除极结束,复极开始。一般 J 点位于基线上,J 点可随 ST 段移位而发生上下偏移,一般不大于 0.1 mV(图 78-20、图 78-21)。

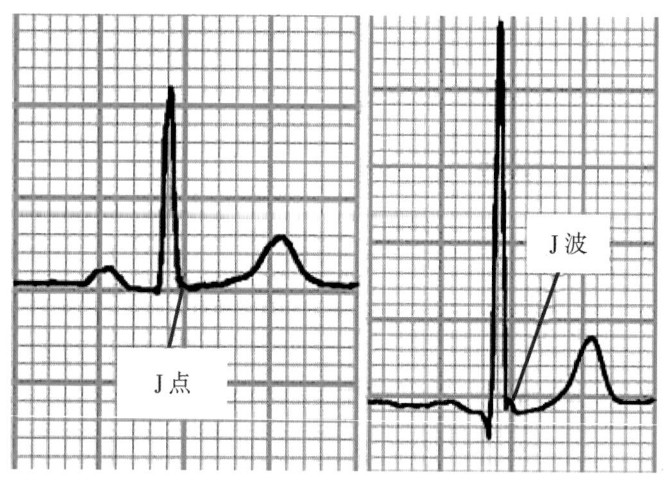

图 78-20　J 点和 J 波示意

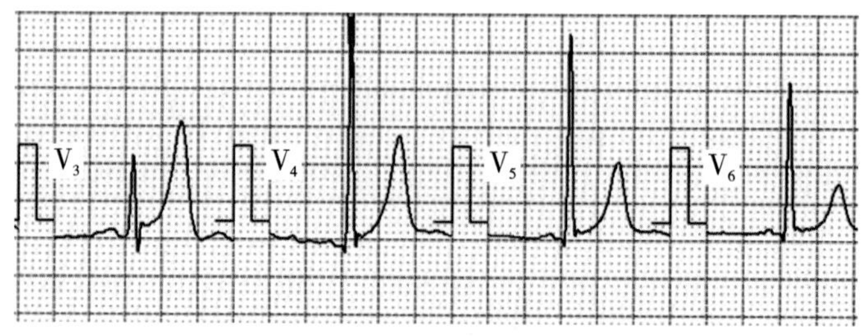

V_3 ~ V_6 导联有正常 J 波伴 ST 段抬高,为早复极改变。

图 78-21　早复极波示意

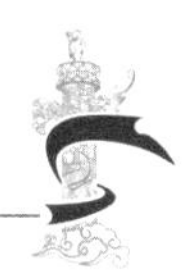

J 点大多在等电位线上，通常随 ST 段的偏移而发生移位。有时可因心室除极尚未完全结束，部分心肌已开始复极致使 J 点上移。还可由于心动过速等原因，使心室除极与心房复极并存，导致心房复极波（Ta 波）重叠于 QRS 波群的后段，从而发生 J 点下移。

2. J 波　当 J 点从基线明显偏移后，形成一定幅度，持续一定时间，并呈圆顶状或驼峰状的波。当出现特发性 J 波时，可伴有原因不明的室性心动过速、心室颤动甚至猝死（图 78-22）。

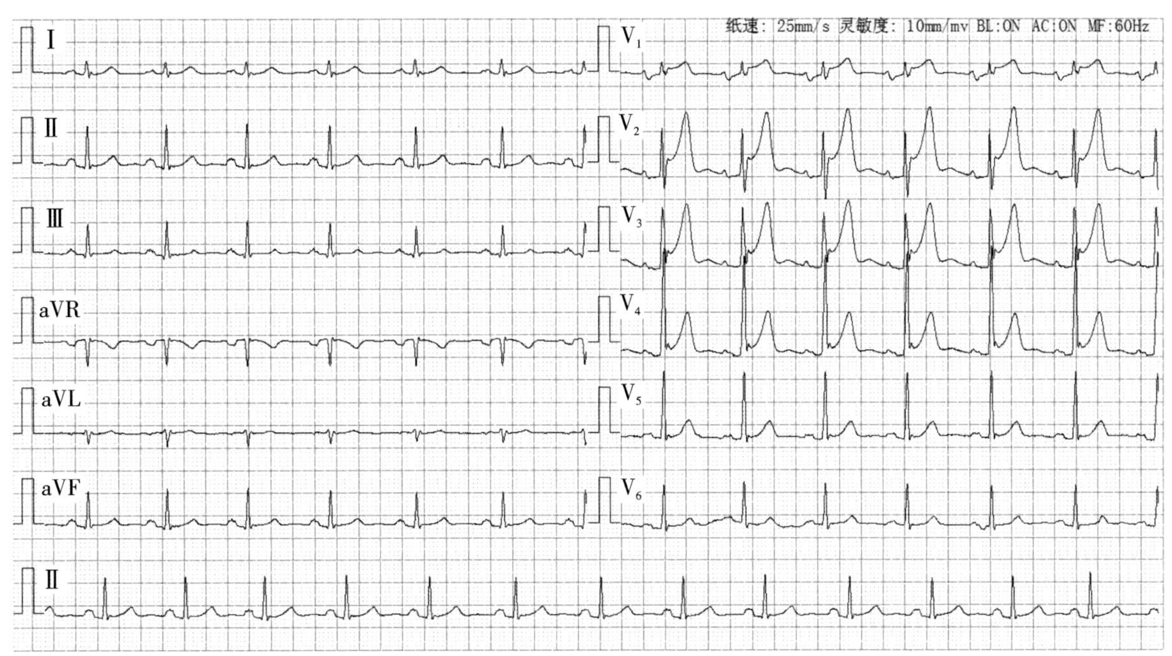

图 78-22　**早复极波心电图**

患者男，37 岁，反复中上腹痛数月。临床诊断：慢性胃炎。心电图特征：窦性心律，心律规整，心率 79 次/min，胸导联见 ST 段 J 点抬高，$V_2 \sim V_4$ 导联形成的"J 波"为早复极波。

心电图诊断：正常心电图。解析：根据患者临床资料及心电图特征，此图为正常变异早复极波图形。

（六）ST 段

代表 QRS 波群的终点（J 点）至 T 波起点的时间，它反映心室肌除极终点至复极开始时的无极性变化状态，或是心室肌除极已毕和复极起始的重叠和抵消状态（图 78-23）。

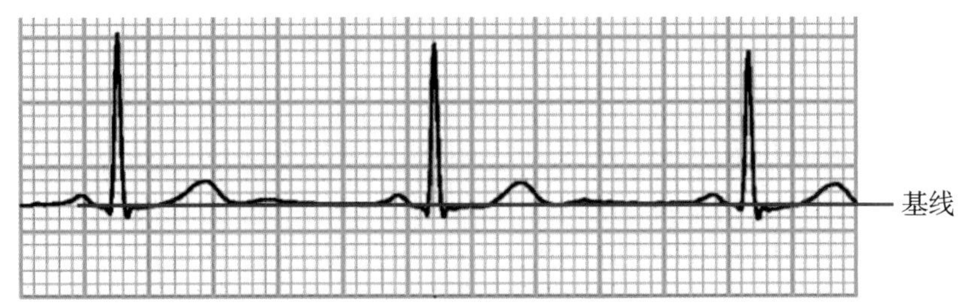

图 78-23　**ST 段无偏移示意**

1. ST 段时间　一般为 0.05 ~ 0.15 s。ST 段的形态（呈水平型、下斜型、弓背型）及时间改变（缩短或延长）都有病理意义。

2. ST 段幅度　一般位于等电位线上，但可能较等电位线略低或稍高，任一导联 ST 段压低都不应低于 0.5 mV，Ⅲ导联偶可达 0.1 mV；ST 段抬高稍常见，在肢体导联与胸导联 $V_4 \sim V_5$ 不应大于 0.1 mV，V_1、V_2 不大于 0.3 mV，V_3 不大于 0.5 mV。

若ST段抬高，见于急性心肌梗死、变异型心绞痛、心包炎、心室壁瘤、早期复极综合征、高钾血症；若ST段压低，常见于心肌缺血、心肌病、束支传导阻滞等。

（七）T波

T波为ST段之后的圆钝波，是心室复极产生的电位变化，代表心室复极的快速期。在不同导联呈直立、倒置、双相或低平等多种形态。

1.形态　T波可有多种不同的形态，它主要取决于T向量环在各导联轴上的投影，在正常情况下，T波形态圆钝，占时较长，从基线缓慢上升，然后较快下降，两支不对称，正向T波，升支长于降支；负向T波，降支长于升支。

2.方向　多与QRS主波方向一致，且振幅大小亦与后者呈平行关系。若V_1向上，则V_2 ~ V_6不应向下。一般成人Ⅰ、Ⅱ、V_4 ~ V_6直立、双相、平坦或倒置；但V_3、V_4以左不应有T波低平、切迹或倒置，V_4是反映T波改变最敏感导联。若TV_4倒置时，TV_1、TV_2不应有直立的T波；TV_1、V_2>TV_5、V_6综合征为不正常现象。心室的复极波主要由左心室产生（这是就心室壁内外侧而言，右心室复极对T波影响小）。就整个心脏而言，还是先除极处先复极，室间隔先除极则先复极，因复极由两侧同时开始，电动力抵消，故对T波影响不大。

3.时间　0.05 ~ 0.25 s。一般而言，T波振幅愈大，T波时间愈长，反之亦然。

4.振幅　除Ⅲ、aVF、aVL、V_1 ~ V_3外，不低于同导联R波的1/10。在胸导联有时高度可达1.2 ~ 1.5 mV尚属正常。肢体导联直立T波平均值为0.2 ~ 0.4 mV；倒置T波不应大于0.25 mV，TaVR可深达0.6 mV；胸导联V_1、V_2直立T波平均值为0.5 ~ 0.7 mV，V_5、V_6的T波各为1.4 mV、1.6 mV，倒置的T波不大于0.4 mV。

5.异常T波　若T波高尖，提示急性心肌梗死的超急性期、高钾血症；若T波倒置，提示心肌缺血、心内膜下心肌梗死、心包炎、低钙血症。

（八）Q-T间期

代表心室肌除极到复极过程的总时间。V_2、V_3导联是测量Q-T间期最佳导联，从QRS波群的起点测量至T波终点，亦称心室的电收缩时间。Q-T间期与心率有关，随心率的增快而缩短，随心率变慢而延长，因此，心律不齐时则应测3 ~ 4个心动周期的Q-T平均值为主；并有随年龄的增加而有延长的趋势（图78-24）。

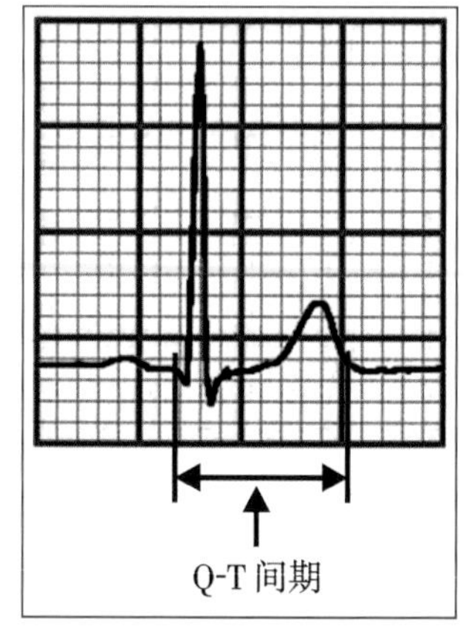

图78-24　Q-T间期测量

心率在60 ~ 100次/min时，Q-T间期的正常范围为0.32 ~ 0.44 s。由于Q-T间期受心率的影响很大，所以常用校正的Q-T间期（Q-Tc），通常采用Bazett公式计算：Q-Tc = Q-T。Q-Tc就是RR间期为1 s（心率60次/min）时的Q-T间期。传统的Q-Tc的正常上限值设定为0.44 s，超过此时限即认为Q-T间期延长。一般女性的Q-T间期较男性略长。

Q-T间期另一个特点是不同导联之间Q-T间期存在一定的差异，正常人不同导联间Q-T间期差异最大可达50 ms，以V_2、V_3导联Q-T间期最长。

Q-T间期的变化见表78-2。

表78-2　根据心率换算Q-T间期(s)

心率	Q-T间期	心率	Q-T间期	心率	Q-T间期
35	0.460 ~ 0.475	58	0.332 ~ 0.453	85	0.285 ~ 0.380
36	0.445 ~ 0.480	59	0.330 ~ 0.449	90	0.280 ~ 0.371
37	0.460 ~ 0.482	60	0.329 ~ 0.444	95	0.270 ~ 0.360
38	0.440 ~ 0.490	61	0.328 ~ 0.442	100	0.269 ~ 0.352
39	0.435 ~ 0.49	62	0.325 ~ 0.440	105	0.265 ~ 0.350

续表 78-2

心率	Q-T 间期	心率	Q-T 间期	心率	Q-T 间期
40	0.418 ~ 0.489	63	0.320 ~ 0.440	110	0.260 ~ 0.339
41	0.410 ~ 0.501	64	0.320 ~ 0.438	115	0.225 ~ 0.330
42	0.395 ~ 0.505	65	0.316 ~ 0.430	120	0.250 ~ 0.320
43	0.389 ~ 0.506	66	0.314 ~ 0.425	125	0.245 ~ 0.315
44	0.380 ~ 0.506	67	0.313 ~ 0.423	130	0.240 ~ 0.300
45	0.375 ~ 0.506	68	0.311 ~ 0.421	135	0.240 ~ 0.295
46	0.370 ~ 0.504	69	0.310 ~ 0.420	140	0.235 ~ 0.290
47	0.370 ~ 0.501	70	0.309 ~ 0.412	145	0.230 ~ 0.280
48	0.369 ~ 0.500	71	0.307 ~ 0.410	150	0.229 ~ 0.275
49	0.363 ~ 0.495	72	0.305 ~ 0.408	155	0.225 ~ 0.272
50	0.360 ~ 0.490	73	0.302 ~ 0.405	160	0.222 ~ 0.270
51	0.358 ~ 0.489	74	0.300 ~ 0.403	165	0.220 ~ 0.263
52	0.350 ~ 0.481	75	0.300 ~ 0.402	170	0.220 ~ 0.260
53	0.490 ~ 0.478	76	0.298 ~ 0.400	175	0.220 ~ 0.250
54	0.345 ~ 0.470	77	0.296 ~ 0.399	180	0.220 ~ 0.2455
55	0.343 ~ 0.470	78	0.294 ~ 0.397	185	0.225 ~ 0.240
56	0.342 ~ 0.468	79	0.292 ~ 0.394	190	<0.240
57	0.227 ~ 0.456	80	0.290 ~ 0.390		

若 Q-T 间期延长，常见于长 Q-T 间期综合征、缺血性心肌病、低血钾、低血钙、低血镁；若 Q-T 间期缩短，见于短 Q-T 间期综合征、高钙血症、洋地黄作用。

（九）U 波

U 波是一个低幅、低频的波。通常出现在心室开始舒张时（即第 2 心音后）和 T 波终点之后。T-U 交界点位于或靠近等电位线，但可轻度压低或抬高。当 R-R 间期增大时，Q-U 间期可以延长。

紧随 T 波之后出现，下一次心动周期的 P 波之前的小波，称为 U 波。

1. 发生机制　关于 U 波产生的机制至今尚有争议，有几种学说：①心室肌某部位动作电位时限较长所致；②心室肌动作电位的后电位造成；③舒张期快速充盈期心室肌的伸张后电位所致；④动脉圆锥部某组织激动过程中的复极波。

2. 心电图特点　U 波在 T 波 0.02 ~ 0.04 s 后出现，胸导联易见（以 V_3 导联明显）。

（1）形态：呈单向的正向或负向波，有时也可以表现为双向波（如先正后负或先负后正）。与正常 T 波不同的是，U 波的升支较陡、降支较缓（升支的长度短于或等于降支）。

（2）方向：与 T 波方向一致。U 波向量的方向与 T 波向量相似，即 U 波在Ⅲ导联及 aVF 导联可以倒置，而在Ⅰ、aVR 及 aVL 导联则多为等电位线。

（3）时间：0.1 ~ 0.3 s。当心率在正常范围内时（如 50 ~ 100 次/min），从 T 波终点到 U 波顶点的间期（aU）为 90 ~ 110 ms。心动周期突然延长时（如心房颤动时或期前收缩之后，可以使 T 波落在 U 波上），aU 间期并无变化。当心率在 50 ~ 100 次/min 时，从 T 波终点到 U 波终点的间期为 160 ~ 230 ms。

（4）振幅：0.05～0.2 mV（平均 0.1 mV），<同导联 T 波 1/2。胸导联高于肢导联，又以 V_3 导联最高。其中男性振幅较女性高，青年较壮年高。一般情况下，U 波振幅的大小随 T 波振幅的变化而改变，而与 QRS 波群振幅的变化无关（图 78-25、图 78-26）。

（5）异常 U 波：U 波增高多见于低钾血症，倒置多见于高钾血症、冠心病和心肌梗死等。

（6）Ta-Ua 间期：指 T 波顶峰与 U 波顶峰的距离为 0.15～0.24 s。此特征在与 T 波切迹或双向 T 波的鉴别时有重要价值。

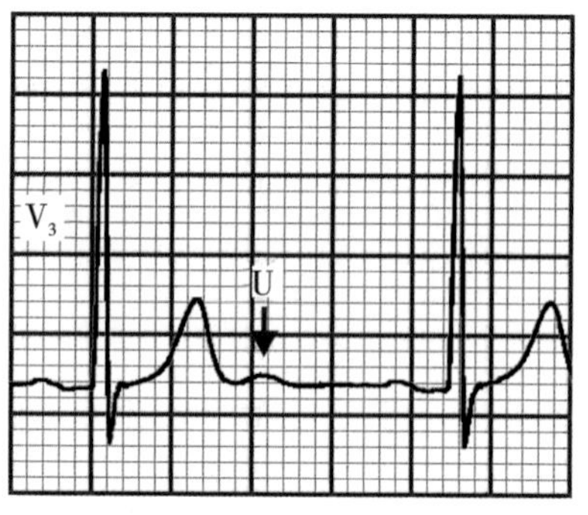

图 78-25　**正常 U 波（箭头处）**

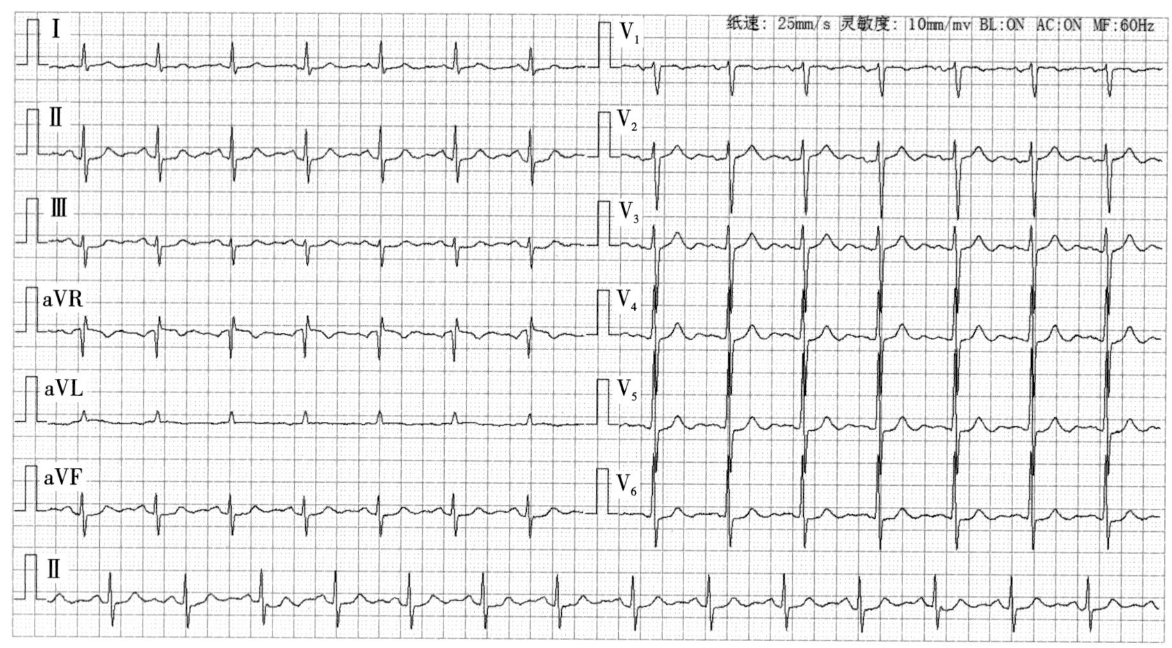

图 78-26　**正常 U 波心电图**

患者男，44 岁，腹部疼痛 1 月余。临床诊断：糜烂性胃炎。心电图特征：窦性心律，频率 88 次/min，多导联见 T 波后出现时限、振幅正常的 U 波。

心电图诊断：正常心电图。

（钟杭美　谭　虎　刘春燕　徐　瑞　李　丽　杜春丽　王赤京）

第二节　房室肥大的心电图特征

临床心电图的重要作用之一就是检出和评估心腔肥厚。近年来临床医师逐渐认识到心肌肥厚可以通过治疗逆转，并且随着心肌肥厚的逆转，其带来的不良临床预后可得到有效的预防和推延。基于上述原因，心电图在诊断房室肥厚方面的作用也愈来愈重要。

应该承认，目前心电图诊断房室肥大的特异性依然不高，假阳性、假阴性的结果仍时有发生，这是因为房室肥大的心电图诊断受到年龄、性别、种族、体型等诸多因素的影响。但经心电学界的共同努力，房室肥大的心电图诊断标准在不断更新，心电图诊断房室肥大的准确性有望得到进一步的提高。虽然新的成像技术能够更加精准地评估心室肥厚，但却不能替代心电图在临床的应用。

一、心房肥大

左右心房的解剖或生理异常，均可引起心电图 P 波异常。过去应用的"冠状 P 波""先天性 P 波""肺性 P 波"等术语已被"左心房肥大"和"右心房肥大"所取代。P 波电压增高，时间增宽，电轴偏移和复极改变，不仅见于心房肥大，也可见于心房负荷、压力、容量增加、房内阻滞等。因此，更为模糊的术语如"左心房异常"和"右心房异常"更适合用于描述心房的异常。

心房肥大的病理改变多因心房腔体扩张所致，很少伴有心房壁增厚。P 波是心房的除极波，前半部分代表右心房除极，后半部分代表左心房除极，中间 2/3 的部分为左右心房共同除极。当左右心房等大、传导速度相等时，P 波呈半圆形，当左右心房不等大或传导速度不相等时，P 波形态就会发生改变，因此，心房肥大的心电图表现以 P 波改变为主，右心房肥大的 P 波以高尖为主，左心房肥大的 P 波以增宽为主。

（一）左心房肥大

因左心房电活动的起始与结束均晚于右心房，故左心房异常通常有总的心房电活动时限的延长。其心电图表现为 P 波双峰或切迹。与右心房相比，左心房电活动有一个偏向左后方的心电向量。P 波终末电势、P 波时限的延长及 P 波双峰是诊断左心房肥大最常用的指标，其临床诊断价值基本相同。其他的辅助诊断标准，包括终末 P 波的电轴左偏和 P 波的面积等，对诊断左心房肥大也十分有用。V_1 导联完全的负向 P 波也提示左心房异常，可不伴 P 波终末电势的增大。

1. 心电图特点　①Ⅰ、Ⅱ、aVL、aVF 导联的 P 波时间增宽 >0.11 s。②P 波形态双峰伴切迹，在Ⅰ、Ⅱ、aVL、aVF 导联最明显，后峰大于前峰，峰距 ≥0.04 s。③$PtfV_1$ 绝对值 >0.03 mm · s，左心房肥大的程度与此值成正比；$PtfV_1$ 是 V_1 导联的 P 波终末电势，其计算方法为负向 P 波的宽度×深度，单位为 mm · s。④P/PR 段比值（Macruz 指数）增大>1.60。此指标仅有参考价值。⑤有引起左心房肥大的病因和证据，该 P 波曾被称为"二尖瓣 P 波"（图 78-27、图 78-28）。

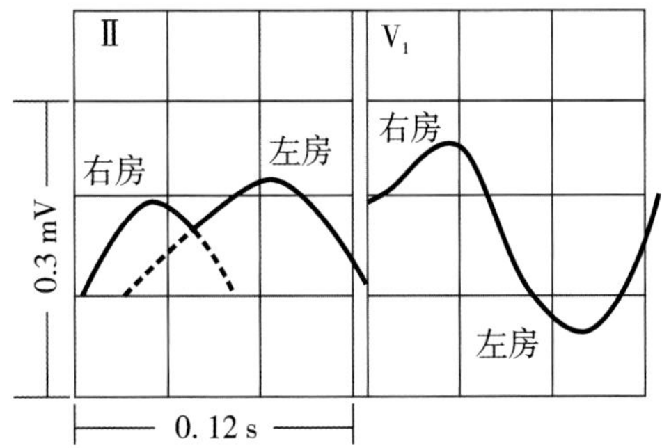

图 78-27　左心房肥大示意

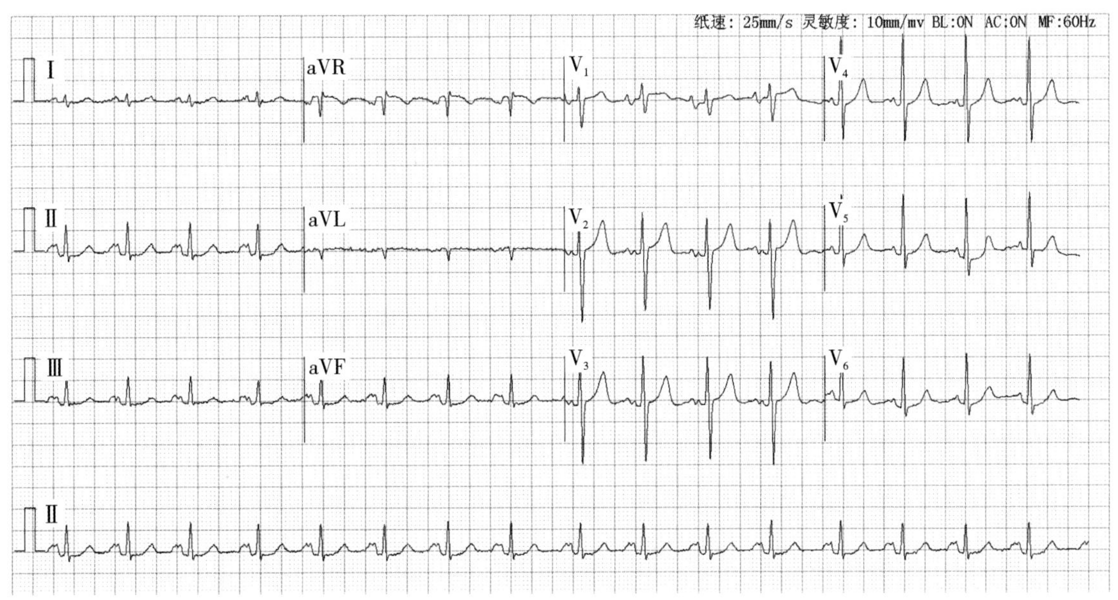

图 78-28　左心房肥大心电图

患者男，55 岁，因"心悸、气促加重"入院。临床诊断：①风湿性心脏病。②肾功能不全。超声心动图提示：左心房前后径 49.3 mm，左心室前后径 46.4 mm，右心房横径 37.2 mm，右心室前后径 20.6 mm，右心室横径 35.8 mm；提示：①左心房增大；②二尖瓣中度反流；③三尖瓣局限性反流。基本心律为窦性心律，心率 98 次/min，P 波时限 0.13 s，P 波形态在Ⅰ、Ⅱ、V_2 ~ V_6 呈双峰，峰距>0.04 s，$PtfV_1$ 绝对值>0.04 mm · s，为左心房肥大；P-R 间期，QRS 波群形态、时限及 ST-T 正常。

心电图诊断：①窦性心律；②左心房肥大。

2. 心电图的鉴别诊断　①与左心房负荷过重的鉴别：由于左心房压力和容量增加，原发性高血压、主动脉瓣疾患、急性心肌梗死，特别是左心衰和肺水肿容易出现"二尖瓣型P波"。②与不完全性左心房内阻滞的鉴别：左心房内Bachman束发生断裂、变性或纤维化可导致左心房不完全阻滞，可见于冠心病、心肌梗死、高血压病等。有时可出现间歇性不完全性阻滞。

3. 临床意义　左心房肥大的临床意义要结合临床疾病，合并右心室肥厚，高度提示二尖瓣狭窄；同时出现左侧心脏疾患提示左心房负荷增加，左心室舒张末压增加和左心功能不全；由于缺血、梗死和纤维化引起心房肌损害，导致房内结间束传导异常也可引起；出现"二尖瓣型P波"者，均属非正常现象。

（二）右心房肥大

右心房肥大一般表现为P波振幅的增高，P波的心电向量偏向右侧，Ⅱ导联的P波高尖是右心房肥大的特征性表现。右心房异常一般引起P波起始部分的振幅增高，V_1、V_2导联的P波初起部分显著正向（P波振幅≥1.5 mm）也提示右心房肥大。P波电轴右偏、P波高尖，但未达到2.5 mm，也是右心房肥大的辅助诊断指标。右心房异常的P波时限通常在正常范围内。

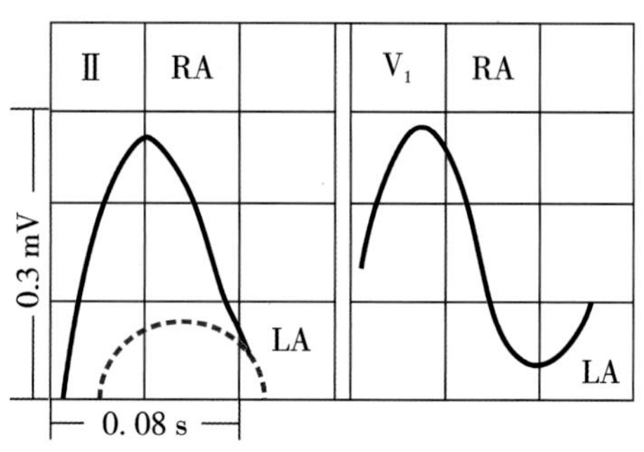

图78-29　右心房肥大示意

1. 心电图特点　①P波高尖，Ⅱ、Ⅲ、aVF导联振幅≥0.25 mV，V_1、V_2导联≥0.15 mV。PⅠ>PⅡ、Ⅲ，V_1或V_2导联P波正向>0.15 mV（又称肺性P波）。②肢体导联低电压时，P波电压≥1/2R波。③V_1导联R/S>1（无右束支传导阻滞），增加特异性。④有引起右心房肥大的病因和证据（图78-29、图78-30）。

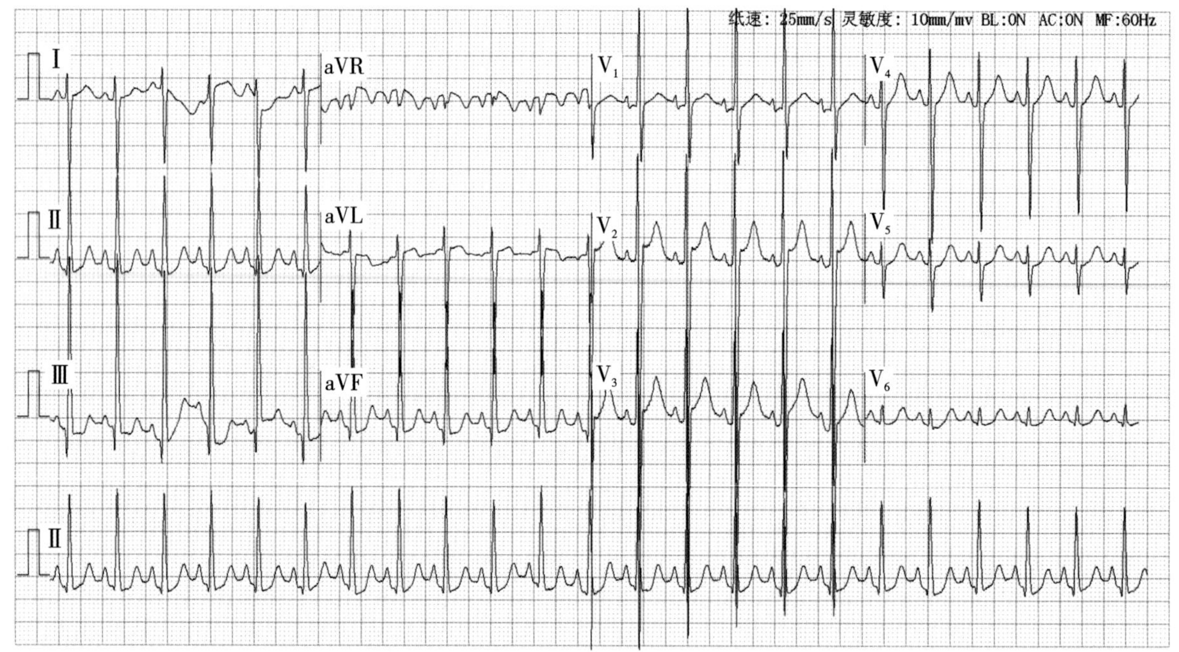

图78-30　右心房肥大、右心室肥厚

患者男，8岁，因"7年前感冒发现心脏杂音"入院。临床诊断：①先天性心脏病；②室间隔缺损（膜部型）；③右心室流出道狭窄；④先天性聋哑；⑤卵圆孔未闭。超声心动图：左心房前后径22 mm；左心室前后径32 mm；右心房横径30 mm；右心室横径28.6 mm；超声心动图可见：膜部室间隔呈瘤样向右心室侧膨出，基底部宽6.1 mm，深度6.4 mm，顶部可见多股分流束，分流束直接进入右心房，左向右分流。超声心动图提示：①右心房、右心室增大，右心室壁增厚；②膜部室间隔瘤样缺损，左向右分流，分流束直接进入右心房；③右心室流出道隔壁束增厚，重度狭窄；④二尖瓣局限性反流。心电图特点：窦性心律，心率137次/min，心电轴右偏109°，P波形态尖锐，P波电压在Ⅱ导联>0.25 mV，在V_1、V_2导联>0.2 mV，为右心房肥大；QRS波群时限正常，V_1导联QRS波群形态呈Rs型，R波电压达2.1 mV。ST-T正常。

心电图诊断：①窦性心律；②电轴右偏；③右心房肥大；④右心室肥厚。

2. 心电图鉴别诊断　①一过性“肺性P波”：心动过速、交感神经兴奋、深吸气可使胸腔压力增高及急性右心室梗死、肺栓塞等可出现P波电压一过性升高。结合临床可鉴别。②假性“肺性P波”：左心房异常时Ⅱ、Ⅲ、aVF导联P波高尖，似“肺性P波”，但P波第一峰并无增大，而是第二峰增大，$PtfV_1$ 绝对值>0.04 mm·s，多数有高血压、左心室肥厚。

3. 临床意义　①生理性P波高尖：新生儿P波振幅可达3.0 mm以上，正常人运动后、交感神经兴奋等使心率增快，深吸气和屏气时也可出现P波电压增高。②病理性P波高尖：先天性心脏病（房间隔缺损、法洛四联症、肺动脉狭窄）、慢性阻塞性肺气肿（图78-31）、肺心病多提示右心房肥大和（或）右心房负荷增加；突然胸痛、呼吸困难多提示肺栓塞、右心室梗死；甲状腺功能亢进等。

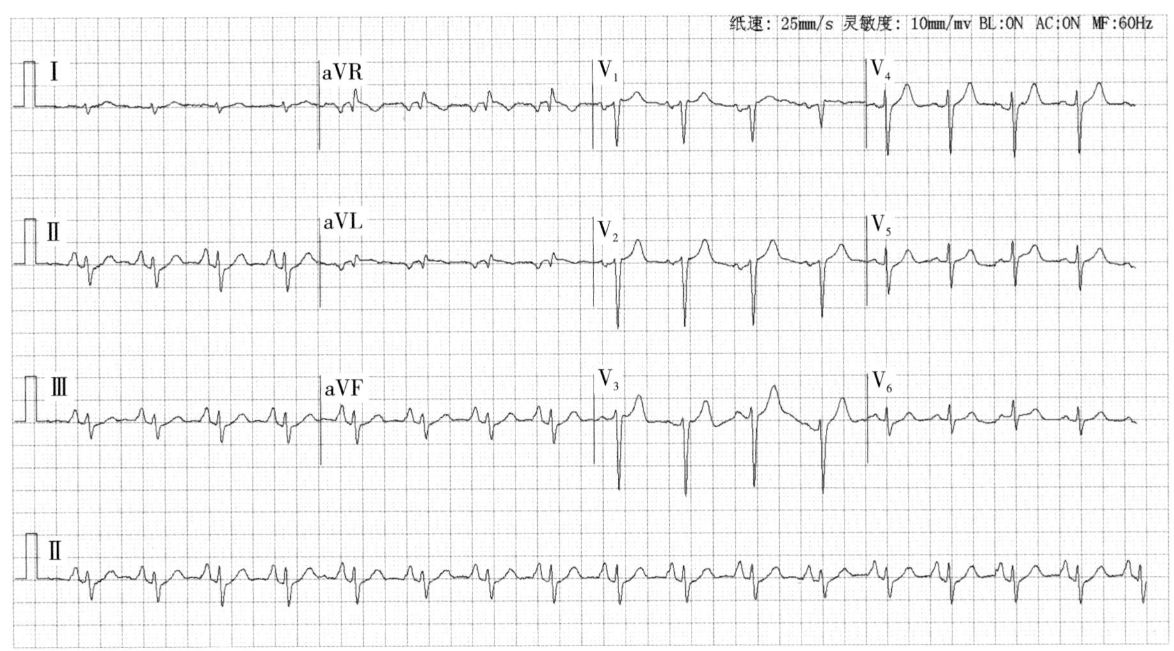

图78-31　肺性P波

患者男，61岁，临床诊断：①肺心病；②低蛋白血症。超声心动图提示：①心脏各腔室大小正常；②左心室舒张功能减退。基本心律为窦性心律，心率99次/min，心电轴显著右偏，P波形态尖锐，电压≥0.25 mV，结合临床资料考虑为肺性P波；QRS波群形态正常，V_1 ~ V_5 导联R/S<1。

心电图诊断：①窦性心动过速；②肺性P波；③右心室肥大。

（三）双侧心房肥大

1. 心电图特点　双侧心房肥大通常会表现为左、右心房异常的共同特点。然而目前对于双侧心房肥大的心电图诊断标准的准确性验证的研究甚少。①P波振幅增大：Ⅱ、Ⅲ、aVF导联P波振幅≥2.5 mm，P波时间≥110 ms。②V_1 导联P波呈双向，起始部分高尖≥1.5 mm，终末部分宽而深，$PtfV_1$ 绝对值≥0.04 mm·s。③有引起双侧心房肥大的病因和证据（图78-32）。

2. 心电图的鉴别诊断　应与显著右心房肥大鉴别：如先天性心脏病、严重肺动脉高压等，右心房除极时间延长至左心房除极结束，心电图表现：P波振幅增高，P波时间延长。借助超声心动图及临床资料可鉴别诊断。

3. 临床意义　双侧心房肥大常见于严重的先天性心脏病，如先天性心脏病并发肺动脉高压、风湿性心脏病合并瓣膜病、扩张型心肌病等引起的双侧心房负荷过重。双侧心房肥大易引起各种快速性心律失常。

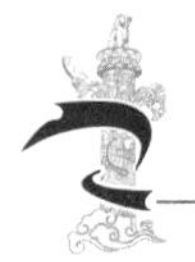

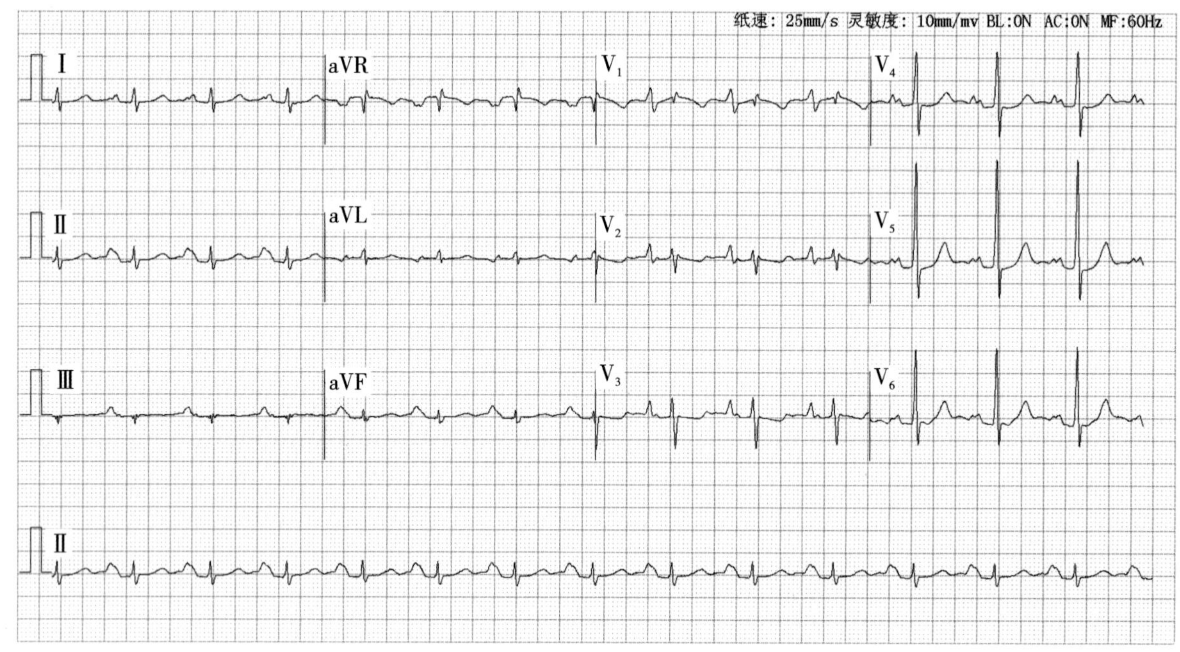

图 78-32 **双侧心房肥大**

患者男,44 岁。临床诊断:风湿性心脏病。超声心动图:左心房前后径 45.9 mm,左心室前后径 48.9 mm,右心房横径 57 mm,右心室前后径 28.7 mm,右心室横径 40.4 mm;提示:①左心房、右心房、右心室增大,室间隔增厚,右心室流出道稍增宽;②二尖瓣重度狭窄并钙化,前瓣略脱垂,局限性反流;③主动脉瓣增厚并钙化,多普勒提示中度狭窄,中度反流;④三尖瓣轻中度狭窄,中度反流,估测右心室压差略增高,考虑继发轻度肺动脉高压。基本心律为窦性心律,心率 88 次/min,V_1 导联 P 波电压 0.5 mV,时限 0.14 s,P 波形态呈双峰,峰距达 0.04 s,考虑为双心房肥大;QRS 波群肢体导联低电压,V_1 导联呈 qr 型考虑右心室肥大,时限正常;ST-T 正常。

心电图诊断:①窦性心律;②提示双心房肥大;③提示右心室肥厚。

二、心室肥厚

心室肌的肥厚和(或)扩张统称为心室肥厚。心室肥厚可分为单侧或双侧,心电图改变的机制为心肌纤维增粗、截面积增大,使心肌除极产生的心电电压增高;心室壁增厚、心室腔扩张、心肌病变导致传导功能低下,使心肌激动的总时间延长;心室壁肥厚、劳损及相对供血不足,引起心肌复极顺序改变,出现 ST-T 改变。

(一)左心室肥厚

1. 心电图的特点　QRS 波群的电压值是最常用的指标,常用的电压标准为:

(1)QRS 波群电压增高:QRS 波群的电压值是最常用的指标,常用的电压标准为:①RV_5+SV_1,男>4.0 mV,女>3.5 mV;②RⅠ+SⅢ>2.5 mV;③$RaVL+SV_3$>2.8 mV(男)或>2.0 mV(女),这是 Comell 标准;④RaVL>1.2 mV;⑤RaVF>2.0 mV;⑥RV_5 或 RV_6>2.5 mV,如果 $RV_6>RV_5$ 时诊断左心室肥厚可靠性更大;⑦RⅠ>1.5 mV。

(2)心电轴左偏:轻度左偏<-30°,仅有辅助诊断价值。如有明显的电轴左偏,常合并有传导阻滞。

(3)QRS 波群时限延长:可延长至 100~110 ms;V_5 导联 R 峰时间延长>50 ms,但此指标诊断价值有限。

(4)继发性 ST-T 改变:以 R 波为主的导联 ST 段压低>0.5 mm,T 波低平、双向或倒置。

(5)其他心电图改变:①胸前导联 R 波递增不良,V_1、V_2 甚至 V_3 均可见 QS 波。②左胸前导联 Q 波缩小或消失,室间隔纤维化或不完全左束支传导阻滞。③U 波倒置,Ⅰ、V_5、V_6 导联 U 波倒置,多为舒张期负荷过重(图 78-33)。

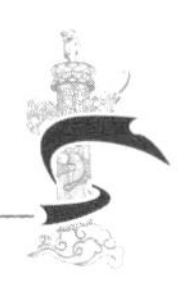

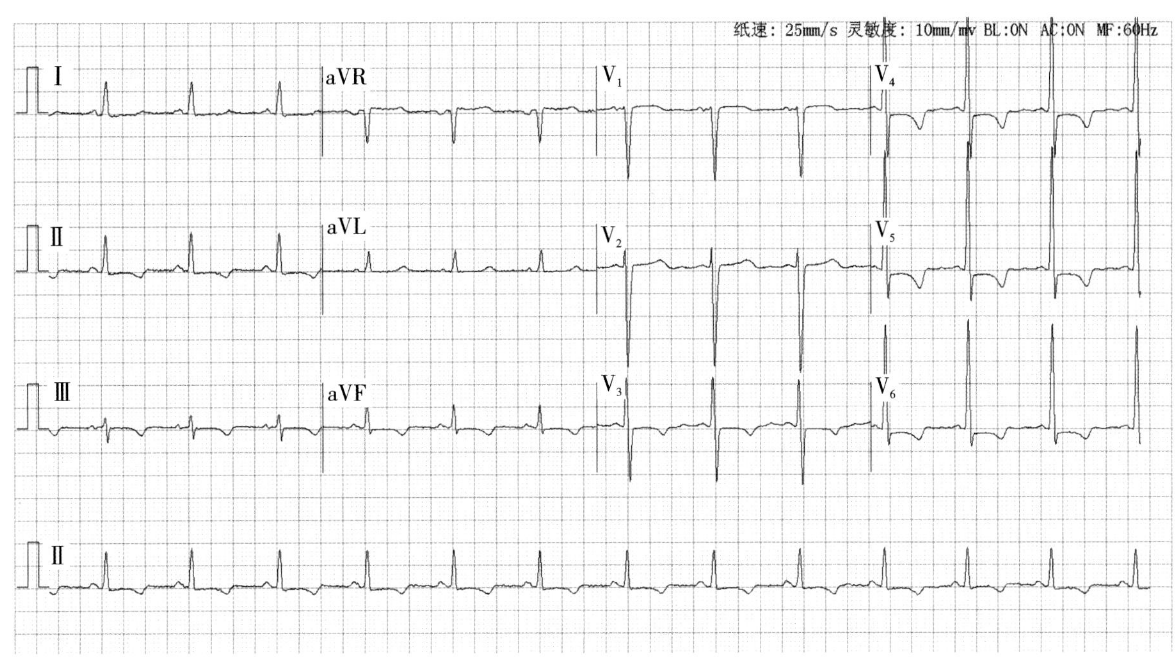

图78-33　**左心室肥厚**

患者男,55岁,反复腰痛6年,维持血液透析2年,加重伴腹痛2个月。临床诊断:慢性肾功能衰竭。超声心动图:左心房前后径45 mm,左心室前后径56 mm,右心房横径41 mm,右心室前后径24 mm,右心室横径39 mm;提示:①左心房、左心室、右心房增大;②左心室前壁、前间壁、后间壁动度降低;③三尖瓣中度反流,反流压差增高,考虑有肺动脉高压;④二尖瓣重度反流;⑤左心室收缩功能降低、舒张功能减退。基本心律为窦性心律,心率75次/min,P波时限100 ms,P形态呈双峰伴切迹,QRS电压:RV_5 = 2.66 mV,RV_5+SV_1 = 4.17 mV,多导联ST段水平压低0.05~0.1 mV,T波倒置。

心电图诊断:①窦性心律;②左心室肥大;③ST-T改变。

2. 儿童的左心室肥厚的诊断　儿童心室肥厚的心电图也主要根据QRS波群电压标准。10岁以上的儿童,QRS波群电压同样受到性别和种族的影响。心电图诊断儿童左心室肥厚的敏感性较低。建议在儿童中应用心电图作为筛查工具,并联合其他诊断方法评价左心室肥厚。

3. 心电图鉴别诊断

(1)与左心室高电压的鉴别:瘦长型胸壁薄的年轻人仅有RV_5>2.5 mV,其他检查正常。

(2)与前间壁心肌梗死的鉴别:两者V_1~V_3导联QRS波群形态呈QS型,但左心室肥厚V_4、Ⅰ、aVL导联ST-T改变无动态变化,降低一肋描记可见rS波。

(3)与预激综合征的鉴别:两者左胸导联可见R波电压增高,继发性ST-T改变。但B型预激有P-R间期缩短和δ波。

(4)左心室肥厚的继发性ST-T改变与心肌缺血ST-T改变鉴别:心肌缺血患者有心绞痛症状,ST段降低>1 mV,T波呈典型"冠状T波",且有动态变化。

(5)与左束支传导阻滞的鉴别:两者都有QRS波群时限增宽,但左束支传导阻滞V_5、V_6导联无q波,只有粗顿的R波。

4. 临床意义　左心室肥厚主要见于高血压、冠心病、肥厚型心肌病、室间隔缺损、动脉导管未闭,主动脉瓣关闭不全等。心电图诊断左心室肥厚的敏感性较差,特异性较好;左心室肥厚高度提示器质性心脏病。

左心室肥厚是常见难以预防的心脏病,如急性心肌梗死、充血性心力衰竭、猝死等重要的独立危险因素,也是某些心脏病发生的先兆,一旦发生左心室肥厚,其猝死率较无左心室肥厚者增加4倍或更高。经研究证实,积极有效地治疗原发疾病,可使肥厚的心肌消退,改善冠状动脉循环,防止心肌缺血、心力衰竭的发生。

（二）右心室肥厚

右心室肥厚可引起 QRS 波群向量偏向右前方，使右心导联 R 波峰值延迟。当右心室肥厚达到一定程度时，才能引起心电向量发生失平衡改变，所以心电图诊断右心室肥厚的敏感性也不高。

1.心电图特点　①QRS 波群电压改变：RV_1>1.0 mV，或 $R'V_1$>1.5 mV，V_1 的 R/S>1；RV_1+SV_5>1.2 mV，V_5 的 R/S<1；aVR 导联 R/S 或 R/q>1，RaVR>0.5 mV；显著顺钟向转位，V_1～V_6 导联均为 rS 型。②QRS 波形的改变：V_1 导联呈 Rs、rsR′、R、qR、qRs 型。③心电轴右偏≥90°，重症者>+110°，有较大的诊断意义。④ V_1 导联 VAT>30 ms。⑤继发性 ST-T 改变：V_1～V_3 或 V_3R 导联 ST 段压低，T 波倒置或双向。⑥出现右心室肥大的 P 波改变（图 78-30）。

尽管心电图诊断右心室肥厚的敏感性很低，但一些特异性较高的标准可用于诊断。心电图诊断在先天性心脏病中最高，在成人后天性心脏病和原发性肺动脉高压中的准确性中等，慢性肺疾病的诊断中最低。值得一提的是，右心室肥厚的诊断应当结合临床诊断的信息或提示，如先天性心脏病、瓣膜性心脏病或慢性肺病的病史等。

慢性肺源性心脏病引起特征性的心电图改变包括肢体导联低电压；额面向右、向上，或不确定性 QRS 电轴；P 波电轴右偏；所有心前导联持续的 S 波；V_6 导联 R 波振幅减低。

2.心电图鉴别诊断

（1）与左后分支阻滞的鉴别：两者都有电轴右偏，左后分支阻滞电轴>+120°，Ⅱ、Ⅲ、aVF 导联呈 qR 型，Ⅰ、aVL 导联呈 rS 型，V_1 导联呈 rS，有时不易鉴别，若有“肺性 P 波”则为右心室肥厚，若有下壁和（或）后壁心肌梗死，则为左后分支阻滞。

（2）与后壁心肌梗死的鉴别：两者都有 V_1～V_2 导联 R 波增高，但后壁心肌梗死 T 波高耸，V_7～V_9 导联出现病理性 Q 波。

3.临床意义　房间隔缺损、三尖瓣关闭不全引起右心室肥厚呈舒张期负荷过重型，V_1 导联呈 rsR′；肺动脉狭窄、法洛四联症引起收缩期负荷过重，V_1 导联呈 R 型、qR 型；慢性肺源性心脏病 V_1～V_6 呈 rS 型并 QRS 波群低电压等；心电图的改变对右心室肥厚病因的诊断有一定参考价值。

（三）双心室肥厚

双心室肥厚由于增大的 QRS 波群向量方向相反，可以相互抵消，因此，通过心电图诊断双心室肥厚的敏感性很差。双心室肥厚心电图常出现无心室肥厚改变，或有一侧心室肥厚的图形，仅少数有双侧心室肥厚改变的图形。

1.心电图特点

（1）在诊断左心室肥厚的同时，伴有下列 1 项或几项：①心电轴右偏；②几个导联出现罕见的双向 R/S 复合波；③V_5 或 V_6 导联出现显著的 S 波；④aVR 导联 R/Q>1；R>5 mm；⑤右心房肥大。

（2）有右心室肥厚的典型心电图表现或先天性心脏病史，同时伴有下列 1 项或几项：①心电轴左偏；②V_5、V_6 导联电压增高或伴 T 波倒置；③V_5、V_6 导联出现 q 波；④QRS 波群时间延长，但<120 ms。

（3）Katz-Wachtel 征：V_3～V_4 导联或两个肢体导联 QRS 波群呈 RS，振幅之和>60 mm，称为 K-W 征，为诊断双室肥大重要指标，但敏感性很差。

2.临床意义　临床上常见于重症肺心病、先心病和风心病二尖瓣狭窄患者（图 78-34）。

（四）对心电图诊断房、室肥大的评价

对心电图诊断心房肥大、心室肥厚的评价：①敏感性不高，尤其是双侧心室肥厚；②特异性差，容易出现假阳性；③难以单独做出诊断结论。

总之，符合阳性指标越多，超出正常范围越多，则假阳性越低，诊断的可靠性越大。

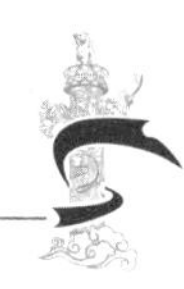

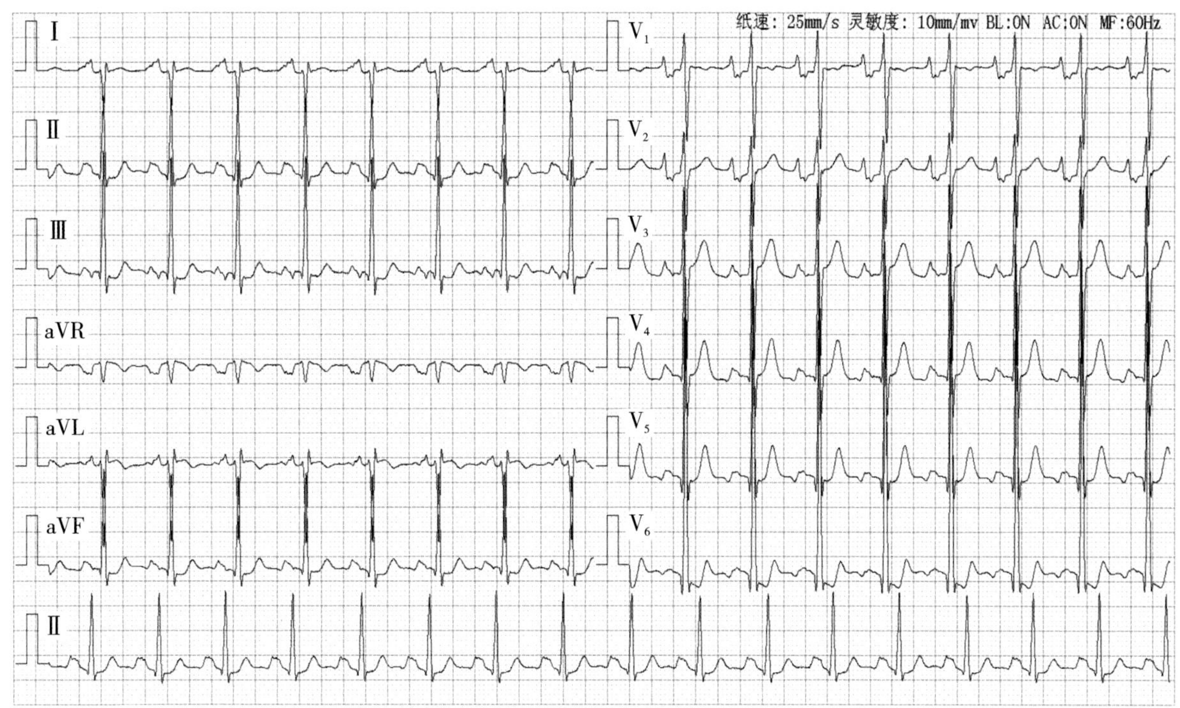

图 78-34　**双心房肥大、双心室肥厚**

患者女,14岁。劳力性气促3年,加重2个月。临床诊断:风湿性心脏病,全心扩大,风湿性二尖瓣关闭不全伴重度反流。超声心动图提示:①全心增大,肺动脉增宽;②二尖瓣增厚并钙化,明显关闭不全,大量反流;③三尖瓣重度反流,反流压差增高,考虑有肺动脉高压。基本心律为窦性心律,心率99次/min,心电轴右偏+110°,P波形态在V_1、V_2导联呈正负双向,正向波形态尖锐,电压≥0.2 mV,负向波增宽伴切迹,PtfV_1绝对值≥0.04 mm·s,其余导联P波增宽,时限≥0.12 s,为双心房肥大;QRS波群电压:V_3导联R+S达3.0 mV以上,V_5导联4.09 mV,为双心室肥厚,有ST-T改变。

心电图诊断:①窦性心律;②提示双心房肥大;③双心室肥厚;④ST-T改变。

（李高森　杜春丽　于世勇　钟杭美　王赤京）

第三节　常见心脏疾病的心电图特征

一、先天性心脏病

先天性心脏病是指心脏及大血管在胎儿期发育异常引起的、在出身时病变即已存在的疾病,简称先心病。在我国,先天性心血管病的发病率为0.7%~0.8%。据估计,我国每年新出生的先天性心血管病患儿为12万~15万。本节仅对常见的先天性心脏病心电图做简要介绍。

(一)房间隔缺损

房间隔缺损心电图的特点和缺损大小有关系。小型缺损心电图可正常或电轴右偏;大型缺损时,可先表现为右心室肥大、右束支传导阻滞,当进一步发展时,可出现双心房及双心室心电图肥大表现(详见第二节),也可发生各种心律失常,尤其是心房扑动、心房颤动最为常见。

(二)室间隔缺损

室间隔缺损心电图特点亦和缺损大小有关系。小型缺损心电图可正常或电轴左偏;大型缺损时,可

先表现为左心室肥厚或双心室肥厚,继之发展为双心房及双室心电图肥厚表现(详见本章第二节)。

(三)法洛四联症

法洛四联症是联合的先天性心血管畸形,包括肺动脉狭窄、心室间隔缺损、主动脉右位和右心室肥大四种异常。心电图特点:主要为右心室肥厚表现,也可为双心房及双室肥厚心电图表现(详见本章第二节)。

(四)动脉导管未闭

轻者可无明显变化,典型表现为电轴左偏、左心室高电压或左心室肥大。肺动脉高压明显者,可表现为左右心室均肥大。晚期则以右心室肥大为主,并有心肌损害表现。

二、常见心脏疾病

心电图作为临床上重要的辅助检查,对常见心脏疾病有重要的参考价值。以下介绍右位心、风湿性心脏病及心肌病在心电图上的异常表现。

(一)右位心

右位心是指出生后心脏的大部分或全部位于胸腔的右侧,或由于先天性心脏及大动脉发育异常:如镜像右位心、右旋心;胸部疾病(如肺不张、张力性气胸、胸廓畸形等)将心脏推移或牵拉至右侧,如右移心。镜像右位心是真正意义上的右位心,心脏位于右侧胸腔,仿佛正常的镜像,因此心电图涉及左、右关系的图形都要"颠倒"过来,在进行心电图检查时应记录一份常规心电图,再记录一份左右手反接心电图,同时加做右胸导联(V_3R、V_4R、V_5R)。心电图特点如下。

1. 心电图正常连接　①P 波在Ⅰ和 aVL 导联倒置;②QRS 波群在Ⅱ、Ⅲ、aVF 导联为正向直立,在Ⅰ和 aVL 导联可为负向;③R 波在 V_1 导联为高振幅,且在 V_1 ~ V_6 导联上逐渐减低,因为 V_1 对应左心室,而 V_6 对应右心室;④aVL 导联的 P 波、QRS 波群和 T 波类似于正常 aVR 导联,反之亦然;⑤QRS 电轴与正常 QRS 电轴(+60°)呈镜像关系,即+120°(图 78-35A)。

2. 心电图左右手反接及右胸导联　①肢导联转为正常窦性心律图形。②V_4R 和 V_5R 导联的 P-QRS-T 波群与正常心电图 V_4、V_5 导联相似(图 78-35B)。

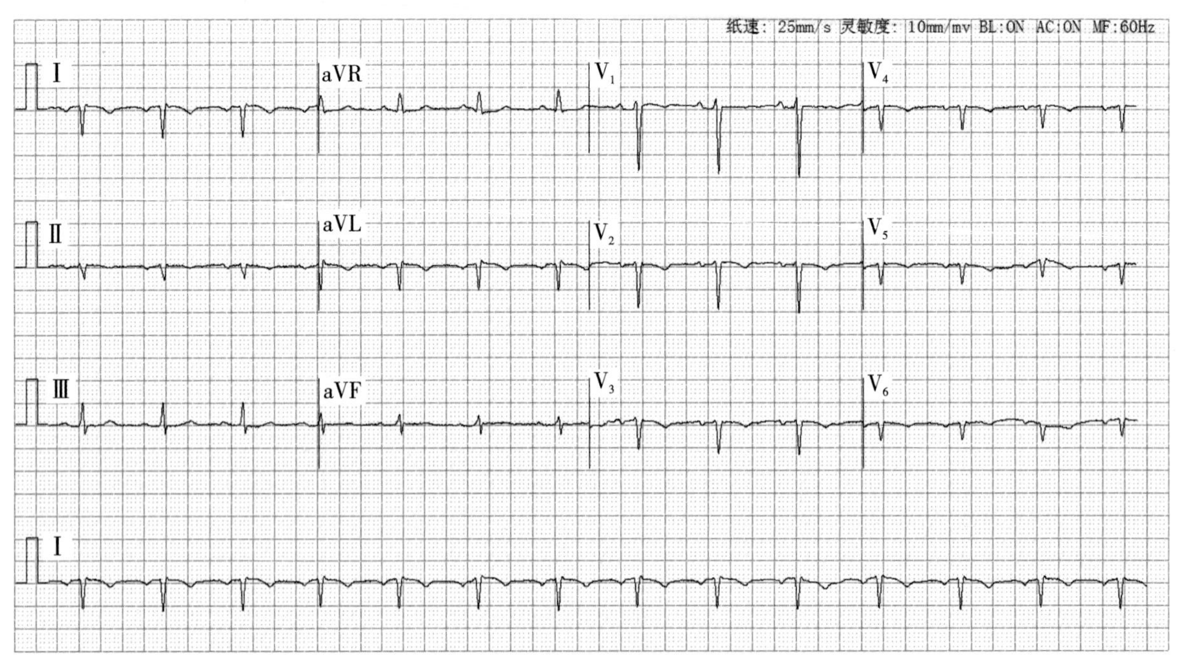

正常连接导联

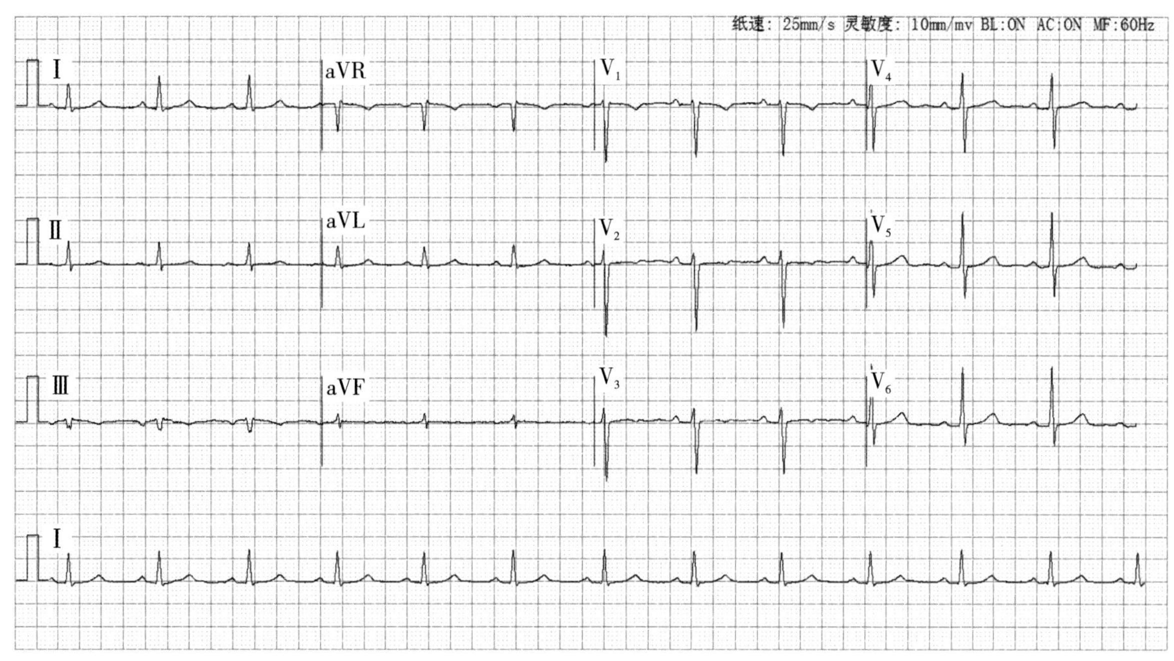

左、右手及胸导联反接

图 78-35　右位心

患者女，67 岁，体检发现右位心。临床诊断：右位心。超声心动图提示：右位心。心电图特征：A 图为正常连接心电图：窦性心律，P 波在 I 和 aVL 导联倒置；aVL 导联 QRS 波群呈负向，aVR 导联 QRS 波群正向；$V_1 \sim V_6$ 导联 R 波振幅逐渐降低。B 图为左右手反接心电图：胸导联 $V_1=V_2$、$V_2=V_1$、$V_3=V_3R$、$V_4=V_4R$、$V_5=V_5R$、$V_6=V_6R$，可见转为正常心电图图形。

心电图诊断：①窦性心律；②右位心。

（二）风湿性心脏病

风湿性心脏病简称风心病，是指由于风湿热活动所致心脏瓣膜病变。表现为心脏瓣叶纤维化、僵硬、钙化、粘连及挛缩，腱索或乳头肌融合和缩短，使瓣膜口狭窄或（和）关闭不全，心脏泵血功能异常，结构发生改变，进一步引起心功能不全。其中二尖瓣最常受累，其次是主动脉瓣，可单独出现，亦可合并受累。

1. 二尖瓣狭窄　几乎占风湿性心脏病大部分。当二尖瓣狭窄时血液从左心房到左心室受阻，左心房压力升高，左心房扩大，同时左心房和肺静脉之间无瓣膜，肺静脉和肺毛细血管压也同时升高，发生扩张和瘀血，引起慢性肺组织充血。肺毛细血管压升高，肺动脉压升高，引起右心室扩大。

（1）心电图特点：①左心房肥大，P 波宽度伴切迹，时间>0.12 s；②电轴右偏和右心室肥厚，往往在中后期出现；③频发房性期前收缩往往是心房颤动的先兆（图 78-36）。

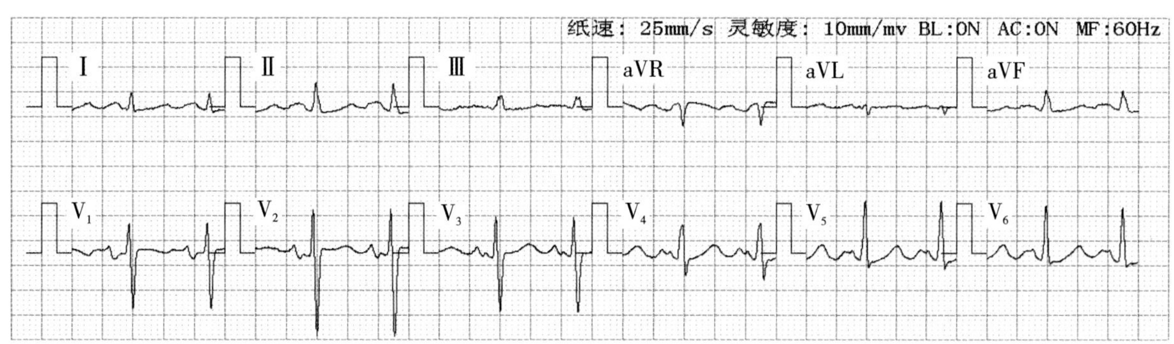

图 78-36　左心房肥大

患者女，66 岁。心悸、气促 5 年。超声心动图提示：风湿性心脏病：左心房增大；二尖瓣重度狭窄。基本心律为窦性心律，心率 116 次/min，P-R 间期，QRS 波群形态、时限及 ST-T 正常；P 波增宽时限 0.134 s，在 $V_3 \sim V_5$ 呈双峰，峰距≥0.04 s，P 波在 V_1 导联呈正负双向，$PtfV_1$ 绝对值≥0.04 mm·s，为左心房肥大；肢导联除 II 导联外 QRS 波群电压绝对值<0.5 mV。

心电图诊断：①窦性心动过速；②左心房肥大；③肢导联低电压趋势。

（2）病因：二尖瓣狭窄常见于风湿热，少见于老年性二尖瓣环或环下钙化以及婴儿或儿童的先天性畸形。

2. 二尖瓣关闭不全　二尖瓣关闭不全约1/3的患者是风湿热所致，且半数患者合并二尖瓣狭窄。

（1）心电图特点：①心电图可正常，在代偿早期左心室舒张末容量和压力可不增加，此时可无症状。②左心房、左心室肥大，随着病程延长，左心房接受左心室反流血液，持续过度的容量负荷导致左心房压、左心室舒张末压上升，左心室内径扩大。左心房明显增大，可伴有心房颤动。③右心室肥大：晚期可出现肺动脉高压，导致右心室肥厚（图78-37）。

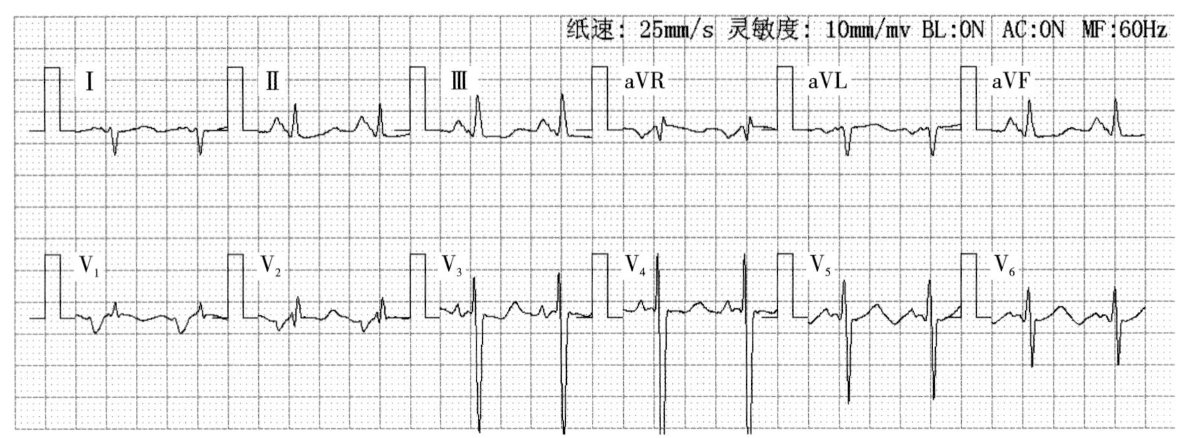

图78-37　双心房肥大、右心室肥厚

患者女，51岁。劳累性心悸、气促1年。超声心动图提示：风湿性心脏病，左心房、右心房、右心室增大，肺动脉主干增宽；二尖瓣增厚并钙化，重度狭窄；三尖瓣重度反流，反流压差增高，考虑继发肺动脉高压。基本心律为窦性心律，心率106次/min；P波在Ⅱ导联高尖、增宽，振幅≥0.25 mV、时限0.14 s，V_1导联P波呈正负双向，PtfV_1绝对值≥0.04 mm·s，为右心房、左心房肥大；电轴右偏121°（重度右偏），QRS波群形态在V_1导联呈R型，V_2呈m型，V_3～V_6导联呈RS型，R/S<1，为右心室肥厚。

心电图诊断：①窦性心动过速；②双心房肥大；③右心室肥厚。

（2）病因：过去认为二尖瓣关闭不全的原因主要为风湿热，目前许多研究认为，非风湿性单纯性二尖瓣关闭不全的病因，以腱索断裂最常见，其次是感染性心内膜炎、二尖瓣黏液样变性、缺血性心脏病等。

3. 主动脉瓣关闭不全　约2/3主动脉瓣关闭不全由风湿热所致，且多合并主动脉瓣狭窄和二尖瓣病变。

（1）心电图特点：①左心室肥大，可伴有ST-T改变。舒张期主动脉血流反流至左心室，使左心室舒张末容量增加，代偿反应为左心室肥厚扩张。②心室内传导阻滞、心律失常：多发生于心肌损害时。③左心房、心房颤动、右心室肥大。当合并二尖瓣病变时可出现（图78-38）。

（2）病因：主要由主动脉瓣膜本身病变、主动脉根部疾病所致。可分为急性与慢性两种，急性主动脉瓣关闭不全的危险性高于慢性主动脉瓣关闭不全，心电图常表现为窦性心动过速和非特异性ST-T改变。

4. 风湿性主动脉瓣狭窄　极少单独出现，常伴关闭不全和二尖瓣病变。轻度心电图正常，中度狭窄者可出现电压增高，严重者可出现左心室肥厚、左心房肥大。

5. 临床意义　风湿性心脏病的心电图表现主要是房室肥大及心脏结构改变导致的心律失常如房性期前收缩、心房颤动。正确识别心电图，可了解病程发展，指导临床治疗，预防血栓等事件的发生。

（三）心肌病

1. 扩张型心肌病　扩张型心肌病（dilated cardiomyopathy，DCM）是以心腔扩大伴射血分数下降，进行性心力衰竭为主要特征的心脏疾病。心电图表现非常复杂，不但有结构异常、传导紊乱，也有复杂心律失常。

（1）心电图特点：①P波异常，P波增宽增高，提示心房肥大（见本章第二节）。②QRS波群电压，明显增高，提示心室肥大（详见本章第二节）。③异常Q波，见于Ⅰ、aVL、Ⅱ、Ⅲ、aVF、V_4～V_6导联，部分病例

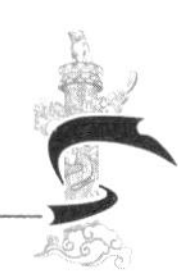

$V_1 \sim V_2$ 出现 QS 波。④束支传导阻滞发生率高达 30%。常表现为特宽型左束支或右束支传导阻滞，也可见非特异性室内阻滞。其中左束支传导阻滞伴电轴右偏多数学者认为是扩张性心肌病的特征（图 78-39、图 78-40）。⑤其他心律失常如房性期前收缩、房性心动过速、房扑及房颤仍常见（图 78-41）。

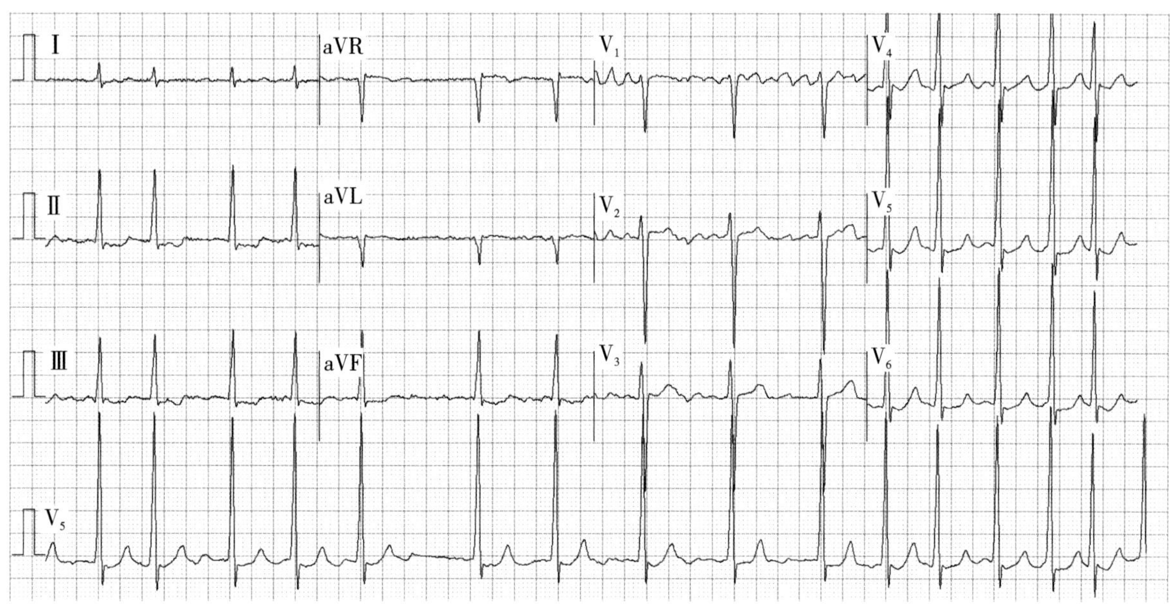

图 78-38　**心房颤动、左心室肥厚**

患者女，57 岁。胸闷痛、气促 4 年。超声心动图提示：风湿性心脏病，左心房、左心室、右心房增大；二尖瓣重度狭窄并钙化，重度关闭不全；主动脉瓣轻度狭窄并钙化，重度关闭不全；三尖瓣中度关闭不全，反流压差增高，考虑有肺动脉高压；主动脉升部增宽。基本心律为心房颤动，窦性 P 波消失，代之以大小不等，形态各异的 f 波，R-R 间期绝对不规则；RV_5>2.5 mV，RV_5+SV_1>3.5 mV，为左心室肥厚；有 ST-T 改变。

心电图诊断：①心房颤动；②左心室肥厚；③ST-T 改变。

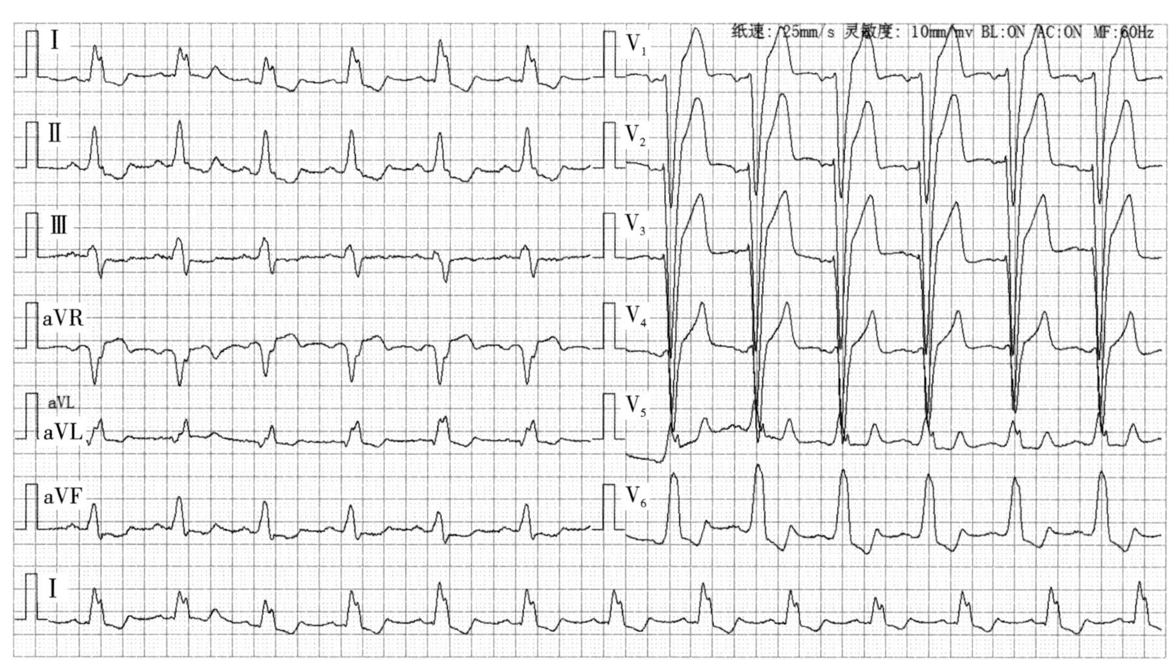

图 78-39　**扩张型心肌病患者的完全性左束支传导阻滞**

患者女，发作性劳累、气促 8 年，加重 7 d。临床诊断：冠心病，扩张型心肌病。超声心动图提示：左心房、左心室增大。基本心律为窦性心律；QRS 波群形态在Ⅰ、aVL、V_5 导联呈平顶、宽钝、切迹的 R 波，时限 0.14 s，为完全性左束支传导阻滞；有 ST-T 改变。

心电图诊断：①窦性心律；②完全性左束支传导阻滞；③ST-T 改变。

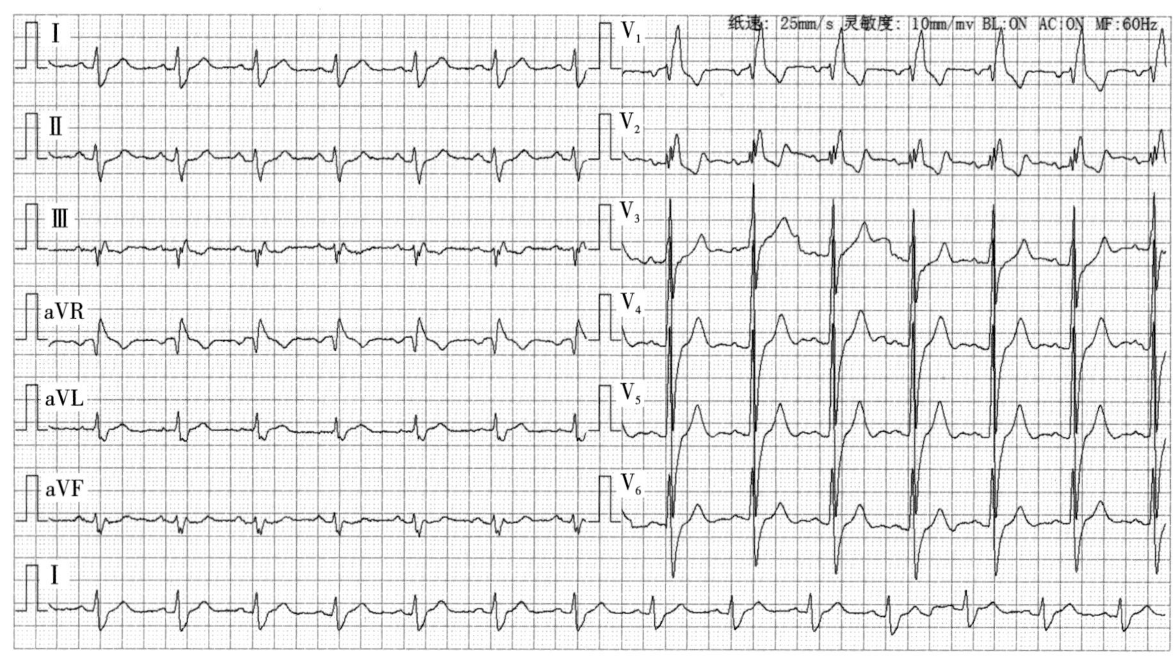

图 78-40　**扩张型心肌病患者的完全性右束支传导阻滞**

患者男,70 岁。活动后心悸、气促 10 个月。临床诊断:扩张型心肌病,全心扩大,心力衰竭,心功能Ⅲ级,慢性阻塞性肺疾病。超声心动图提示:全心增大。基本心律为窦性心律,心率为 98 次/min;心电轴右偏,QRS 波群时限 0.14 s,QRS 波群形态在 V_1 导联呈 rsR′型,多导联 S 波宽钝,为完全性右束支传导阻滞;有 ST-T 改变。

心电图诊断:①窦性心律;②完全性右束支传导阻滞;③ST-T 改变。

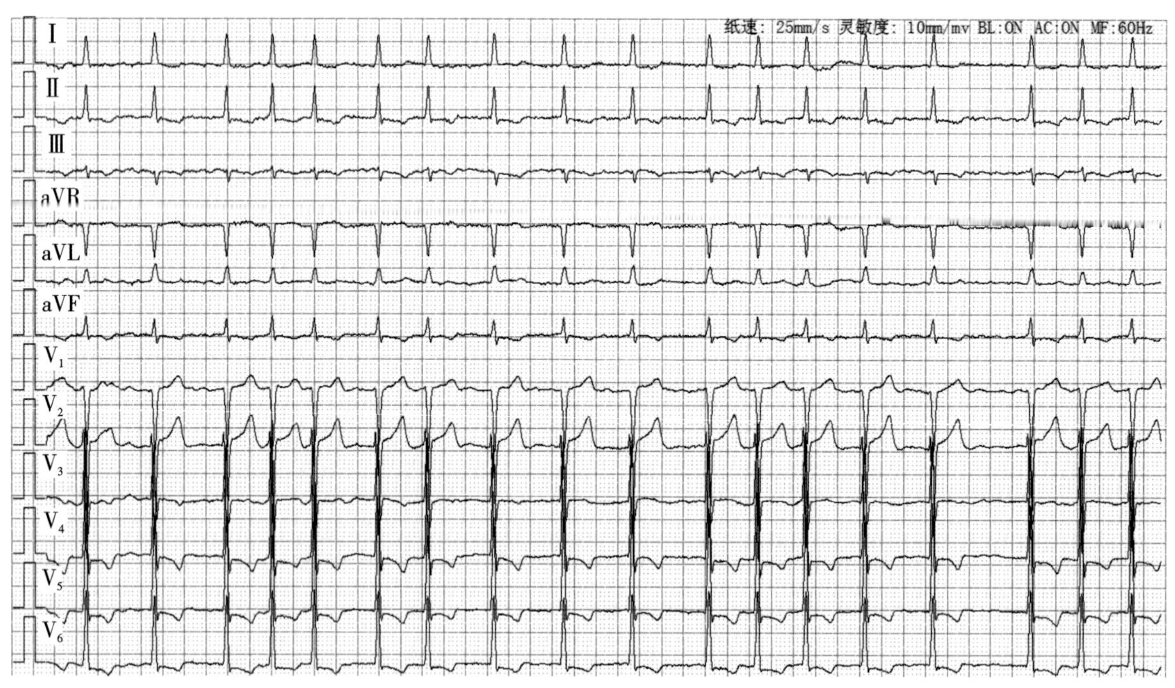

图 78-41　**扩张型心肌病患者的心房颤动**

患者男,51 岁。劳力性胸闷、气促 2 年,加重 1 个月。临床诊断:扩张型心肌病。超声心动图提示:①全心增大;②二尖瓣增厚,后瓣脱垂并腱索断裂可能性大,关闭不全,大量反流。心电图示:P 波消失,代之以 f 波,R-R 间期绝对不相等,为心房颤动;多导联 ST-T 改变。

心电图诊断:①心房颤动;②ST-T 改变。

（2）临床意义：多数 DCM 病例的原因不清楚，部分患者有家族遗传性。可能的病因包括感染、非感染的炎症、中毒（包括酒精等）、内分泌和代谢紊乱、遗传、精神创伤。心电图具有多种表现，诊断时应注意与其他疾病相鉴别。

2. 肥厚型心肌病　肥厚型心肌病（hypertrophic cardiomyopathy，HCM）的病理改变以心室肌肥厚为主，是一种由心肌肌小节基因突变所致的心肌病。组织学改变的特点是心肌细胞显著肥大，心肌排列紊乱。主要累及左心室和室间隔，以室间隔中上部肥厚最常见，亦有心尖肥厚型、均匀性肥厚型、左心室前侧壁、后壁、右心室等部位肥厚。

（1）肥厚型心肌病分类：①梗阻性，安静时左心室流出道压力阶差>30 mmHg。②隐匿梗阻性，负荷运动时压力阶差>30 mmHg。③非梗阻性，安静和负荷时压力阶差均<30 mmHg（图 78-42）。绝大多数肥厚型心肌病患者心电图有异常表现。

（2）心电图特点：①心房或心室肥大心电图特点（详见本章第二节）。②病理性 Q 波，异常 Q 波多出现在Ⅱ、Ⅲ、aVF、Ⅰ、aVL、V_4 ~ V_6 导联，常伴胸前导联以及左心室前壁巨大倒置 T 波（心尖肥厚型）最具有诊断意义（图 78-43）。Q 波形态呈 QS、QR、Qr、qR 或 W 型。Q 波呈窄而深（振幅≥R/4，时限常<0.03 s）且伴同导联 T 波直立，即 Q 波与 T 波常出现分离现象。在 HCM 发展过程中，病理性 Q 波可表现为从无到有，由浅到深的变化，也可从大逐渐变小甚至消失（图 78-44）。③ST 段改变，多导联 ST 段可压低（但无明显特异性）。④T 波改变，T 波异常是肥厚型心肌病最常见心电图改变之一，在异常 T 波中，T 波倒置约占 3/4，常为对称性倒置，貌似"冠状 T 波"，而且多数同时伴 ST 段压低。⑤可伴发各种心律失常，窦性心动过缓、心房扑动、心房颤动、房室传导阻滞、频发房性期前收缩、频发室性期前收缩、非持续性室性心动过速、心室颤动，以心房颤动发生率最高。

（3）临床意义：肥厚型心肌病常为常染色体显性遗传，具有遗传异质性。心电图表现常误诊为冠心病，特别是心尖肥厚型心肌病，酷似急性冠脉综合征，在诊断时应注意鉴别，如为年轻患者，无冠心病因素，长时间存在，应考虑为肥厚型心肌病。

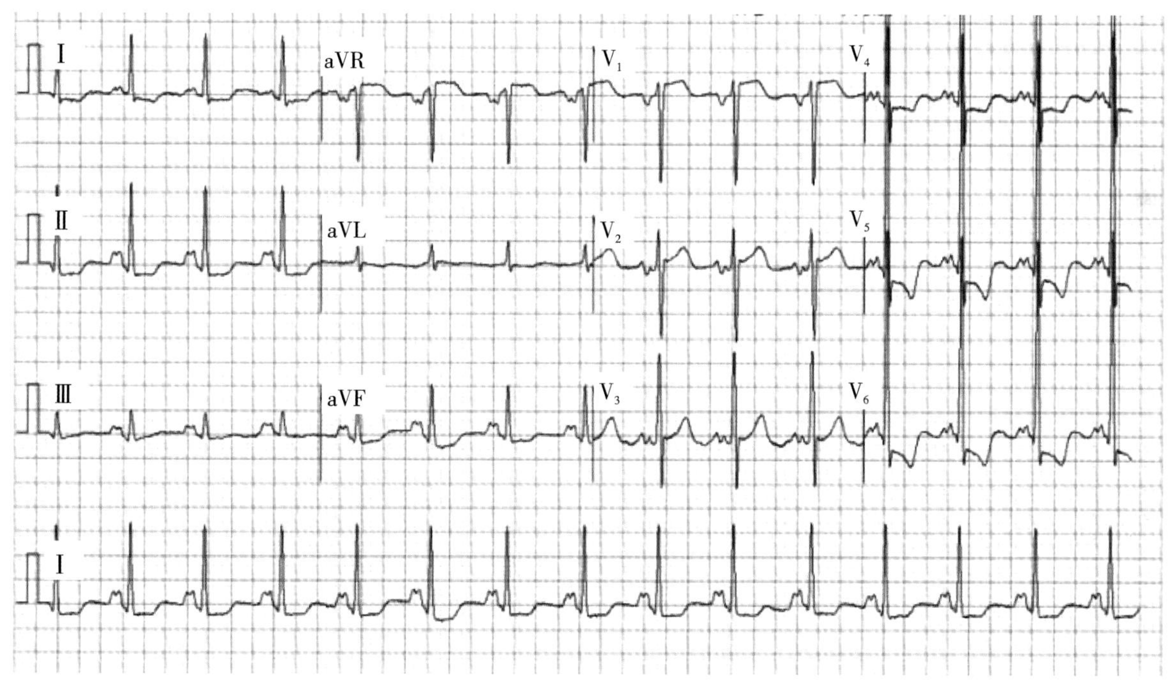

图 78-42　**肥厚型心肌病患者心电图**

患者男，54 岁，因"活动时气促 1 年，加重 1 个月"入院。临床诊断：梗阻性肥厚型心肌病，经皮冠状动脉内化学心肌消融术及心脏复律除颤器植入术后，心功能Ⅲ级。超声心动图提示：①左心房增大、主动脉窦及升部增厚；②室间隔明显增厚、左心室后壁增厚。心电图特征：窦性心律，多导联 P 波呈双峰，时限≥0.12 s，为左心房肥大；$RV_5+SV_1>4.0$ mV，为左心室肥厚；多导联 ST 段压低，T 波低平及倒置。

心电图诊断：①窦性心律；②提示左心房肥大；③提示左心室肥厚；④ST-T 改变。

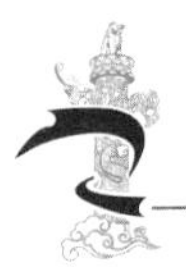

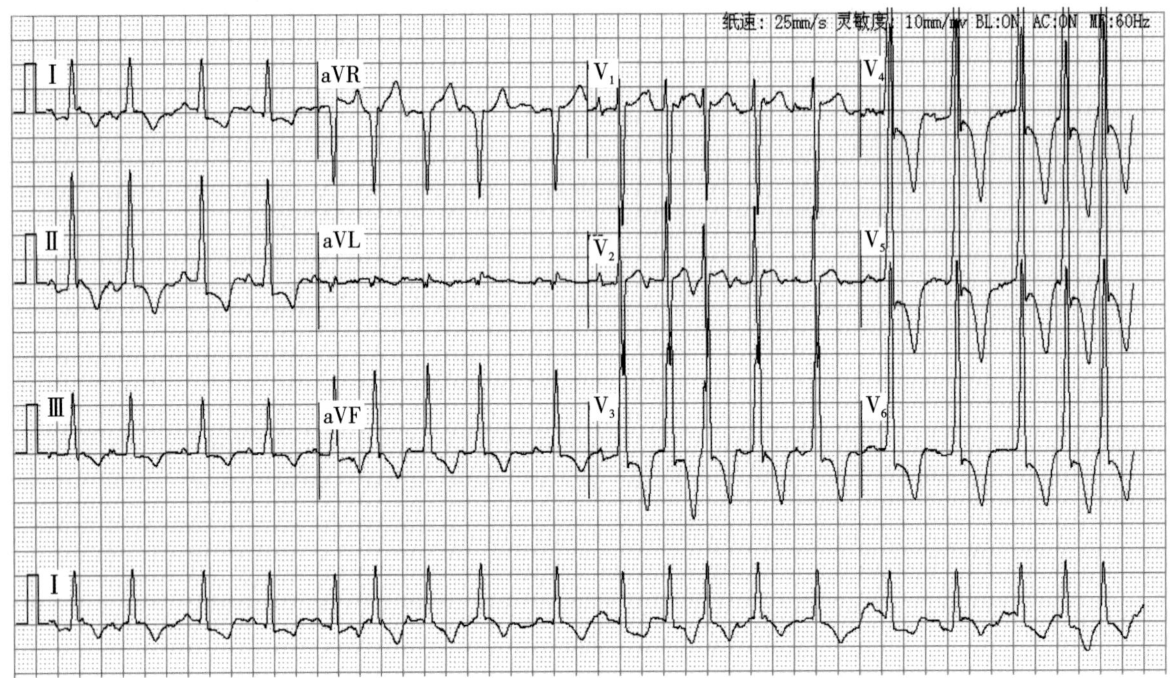

图 78-43 心尖肥厚型心肌病患者心电图

患者男,65 岁。临床诊断:肥厚型心肌病。超声心动图提示:①左心房增大,主动脉窦部增宽,心尖部左心室内径偏小;②室间隔及左心室后壁非对称性肥厚,以心尖段及中间段明显(中间段 25 mm,心尖段 28 mm)。心电图特征:窦性心律,QRS 波群电压 $RV_5+SV_1>4.0$ mV,为左心室肥厚;在长 I 导联可见提前出现的 P′-QRS-T 波群,部分呈连续 3 次,为房性期前收缩,短阵性房性心动过速;多导联 ST 段压低,T 波倒置,以 $V_3\sim V_6$ 导联最为明显呈巨大倒置 T 波。

心电图诊断:①窦性心律;②提示左心室肥厚;③房性期前收缩、短阵房性心动过速;④ST-T 改变。

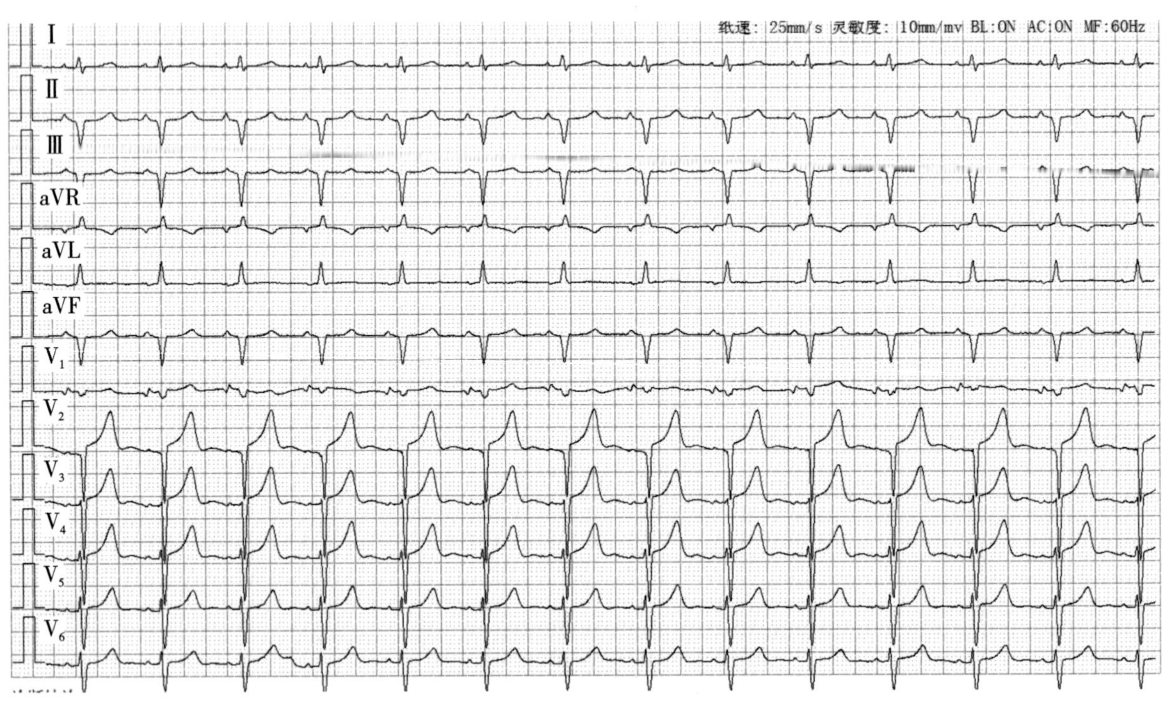

图 78-44 肥厚型心肌病患者的异常 Q 波

患者男,52 岁。活动后气促、乏力 9 余年。临床诊断:肥厚型心肌病,心功能Ⅲ级。超声心动图提示:①全心增大;②右心室壁增厚、室间隔、左心室后壁明显增厚。基本心律为窦性心律,心率 82 次/min;QRS 波群时限正常,形态在Ⅱ、Ⅲ、aVF、$V_1\sim V_3$ 导联呈 QS 及 rS 型,为异常 Q 波;多导联 ST-T 改变。

心电图诊断:①窦性心律;②异常 Q 波;③ST-T 改变。

3. 右心室心肌病　致心律失常性右心室心肌病(arrhythmogenic right ventricular cardiomyopathy，ARVC)是主要以右心室心肌组织逐渐被脂肪和纤维组织替代，而以继发性室性心律失常为主要特征的遗传性心肌病。值得提醒的是：ARVC 与原发性遗传性心律失常疾病发生的机制不同(由于离子通道基因突变所致)。该病好发于年轻人，20～40 岁患者突然发生因为持续性室性心动过速或心室颤动导致的心脏停搏要考虑 ARVC，当室性心动过速时心电图呈类完全性左束支传导阻滞形态，在右胸导联可出现 T 波倒置等除极或复极异常(仅有 30% 患者记录到 Epsilon 波)。ARVC 严重者可导致右心衰竭和心源性猝死。

(1)心电图特点：①右心室肥厚特征(见本章第二节)；②右胸导联 QRS 波结束部和 ST 段起始部的连接处特有的小棘样波；③QRS 波群低电压(图 78-45)；④T 波倒置或低平；⑤除以上特征外，仍常可见各种心律失常。

(2)鉴别诊断：ARVC 在患者发作室早、室速时应与右心室流出道室性心律失常(RVOT-VA)的鉴别。RVOT-VA 是一种临床常见的特发性心律失常，患者的心脏结构正常，预后通常良好，且射频消融根治成功率大于 90%。因此，要注意鉴别两种疾病在发作室性心律失常时都可呈现左束支传导阻滞型及心电轴向下(V_1 类似左束支传导阻滞型，下壁导联主波向上)的心电图特点。在临床上右心室心肌病可行超声心动图、心脏磁共振或心肌活检进一步确认。

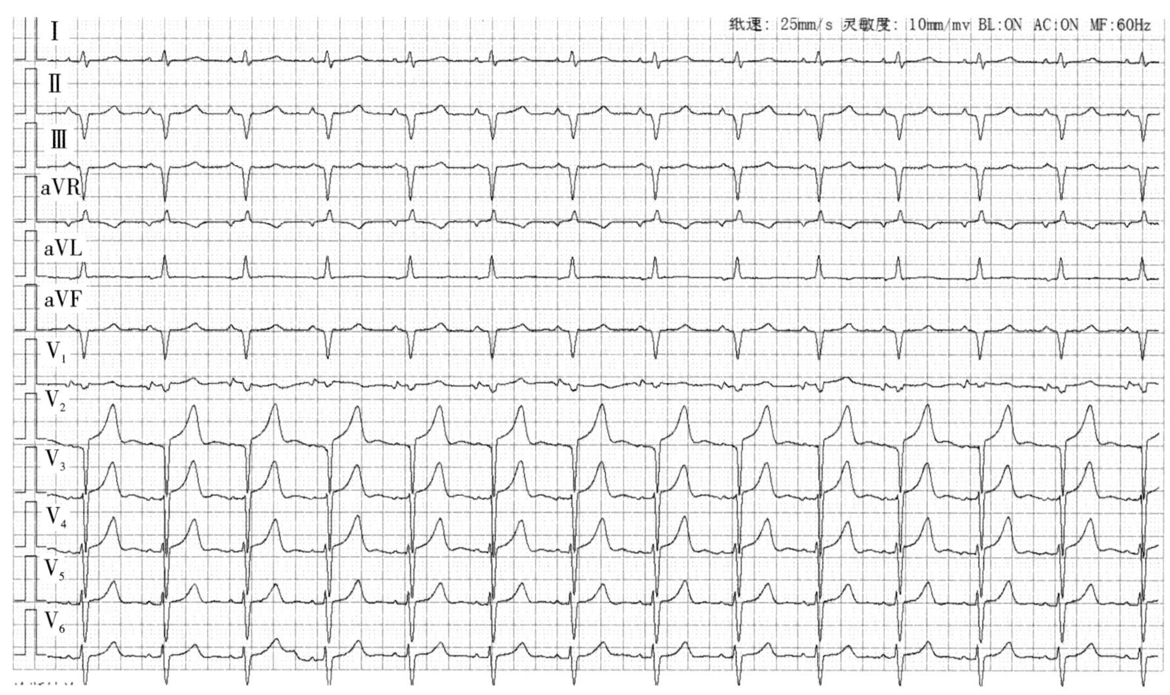

图 78-45　右心室心肌病 Epslion 波心电图

患者男，74 岁，反复心悸、气促、胸闷伴双下肢水肿。临床诊断：致心律失常右心室心肌病、冠心病。超声心动图提示：二尖瓣成形术+三尖瓣成形环置入术后：①右心房、右心室增大；②右心室收缩功能减低，左心室舒张功能减退。心电图特征：窦性心律；电轴右偏；V_1 导联可见 R/S>1；胸导联 QRS 波群振幅<0.8 mV；V_1～V_3 导联 QRS 波群终末部见小棘样波，提示 Epslion 波；全导联可见 T 波低平或倒置。

心电图诊断：①窦性心律；②电轴右偏；③提示右心室肥厚；④提示 Epslion 波(请结合临床及超声心动图检查)；⑤T 波改变。

(杜春丽　钟杭美　王　江　赵茂宇　王赤京)

第四节　心肌缺血与 ST-T 改变的心电图特征

心肌缺血(myocardial ischemia)通常发生在冠状动脉粥样硬化基础上。当心肌某一部分发生缺血时,将影响心室复极的正常进行,并可使缺血区相关导联上发生 ST-T 异常改变。冠状动脉缺血心电图图形取决于缺血程度、持续时间以及发生部位。

一、心肌缺血的心电图类型

(一)缺血型心电图改变(T 波改变)

正常情况下,心室的复极过程可以看作是从心外膜开始向心内膜方向推进,当心肌缺血时,复极过程发生改变,心电图出现 T 波改变。根据心室壁受累的层次,可大致出现两种类型的心电图改变。

1. 心内膜下心肌缺血

(1)发生机制:这部分心肌复极较正常更为推迟,使原来存在的与心外膜复极向量相抗衡的心内膜复极向量减小或消失,致使 T 向量增加而方向不变(复极顺序正常)。

(2)心电图特点:出现与 QRS 主波方向一致的高大 T 波。如下壁心内膜下心肌缺血时,Ⅱ、Ⅲ、aVF 出现高大正向 T 波,如前间壁心内膜下心肌缺血时 V_2、V_3 可出现高大正向 T 波(图 78-46)。

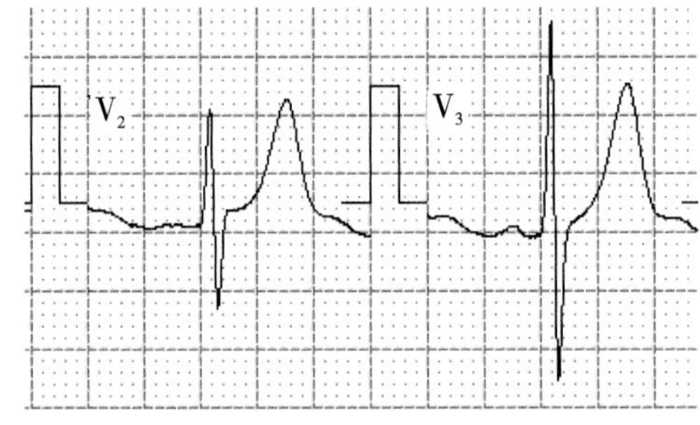

图 78-46　心内膜下心肌缺血示意

一例心肌梗死患者的 V_2、V_3 导联,图示 T 波高尖、对称。

2. 心外膜下心肌缺血(包括透壁性心肌缺血)

(1)发生机制:心外膜动作电位时程比正常时明显延长,从而引起心肌复极顺序逆转,即心内膜复极在先心外膜复极在后而导致 T 波异常。

(2)心电图特点:出现与正常方向相反的 T 波。如下壁心外膜下心肌缺血时,Ⅱ、Ⅲ、aVF 导联出现深倒置的 T 波(图 78-47)。

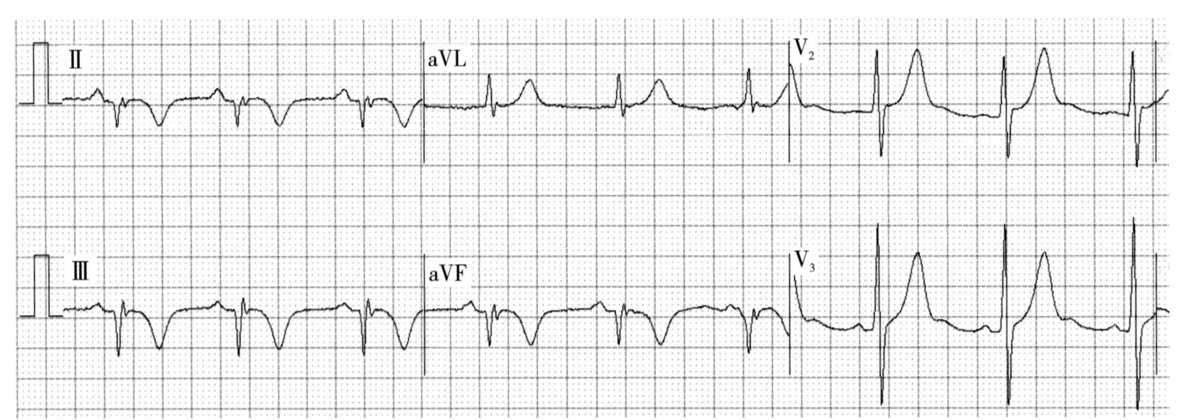

图 78-47　急性下壁心肌梗死(心外膜下心肌缺血)心电图

患者男,68 岁。胸痛待查。心电图示在Ⅱ、Ⅲ、aVF 导联出现异常 Q 波(呈 Qr 型)伴 T 波深倒置且对称,为急性下壁心肌梗死。冠状动脉造影示:前降支近段、中段弥漫性狭窄,最窄处狭窄约 90%,远段狭窄约 30%,前降支以远可见右冠状动脉远端延迟显影,第一对角支开口及近段狭窄,最窄处狭窄约 80%。回旋支中段狭窄约 50%。右冠状动脉显影见右冠状动脉近段狭窄约 40%,右冠状动脉中段锐缘支开口以远完全闭塞。

（二）损伤型心电图改变（ST 段改变）

损伤型 ST 段偏移可表现为 ST 段压低和抬高两种类型，但至少出现在两个导联以上，很少局限在一个导联。

1. ST 段压低

（1）诊断标准：典型缺血型压低：≥0.1 mV 才有诊断意义。

（2）发生机制：心肌损伤时，ST 向量从正常心肌指向损伤心肌。心内膜下的心肌损伤时，ST 向量背离心外膜面指向心内膜，使心外膜面的导联出现 ST 段压低。

（3）心电图特点：①水平型，R 波顶点垂线与 S-T 夹角等于 90°，水平持续至少 0.08 s；②下斜型，上述夹角>90°；③弓背型，上述夹角>90°；④上斜型，J 点压低，成角 80°～89°，下移>0.075 mV，持续 0.08 s（图 78-48）。

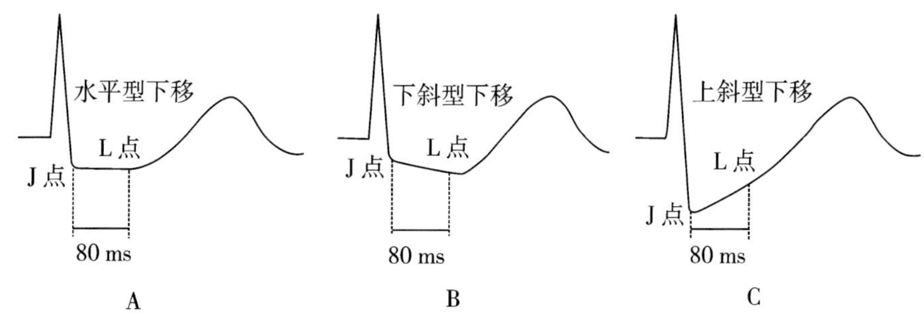

A. 水平型 ST 段压低；B. 下斜型 ST 段压低；C. 上斜型 ST 段压低。心电图上有几种类型，水平型：R 波顶点垂线与 S-T 夹角等于 90°，水平持续至少 0.08 s；下垂型：上述夹角>90°；弓背型：上述夹角>90°。

图 78-48　ST 段压低的不同形态示意

2. ST 段抬高

（1）发生机制：心外膜下的心肌损伤时（包括透壁心肌缺血），ST 向量指向心外膜面导联，引起 ST 段抬高。不过发生损伤型 ST 段改变时，对侧部位的导联常可记录到相反的 ST 段改变。

（2）心电图特点：ST 段抬高的形态可呈上斜型、弓背型（图 78-49）。

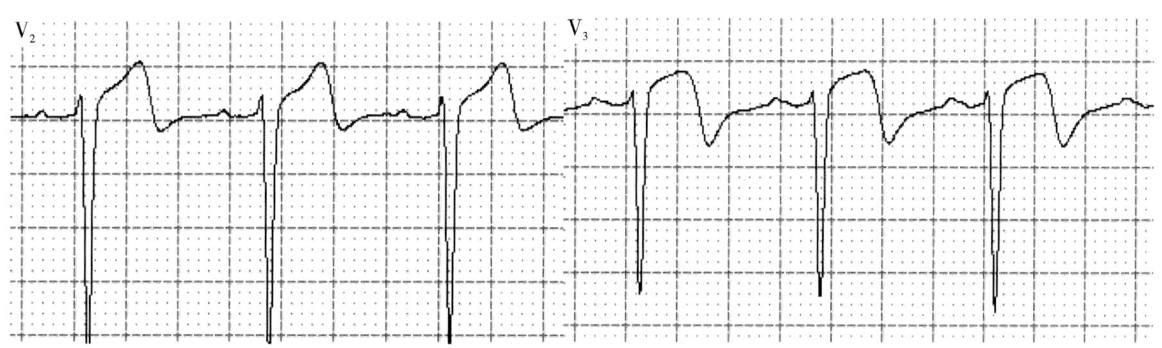

V_2 导联呈上斜型抬高，V_3 导联呈弓背型抬高。

图 78-49　ST 段抬高不同形态示意

二、ST-T 改变的临床意义

ST-T 改变只是非特异性心肌复极异常的共同表现。临床判断心电图 ST-T 是否异常，不能单靠一次心电图做出诊断，应全面结合临床表现及观察有无动态变化，对比以往心电图来做出诊断，决不可以仅根据心电图结果而做出心肌缺血诊断，初学者可以笼统诊断为“ST-T 改变，请结合临床”。ST-T 改变临床可见于多种疾病，常见如下。

(一)冠状动脉粥样硬化性心脏病

1. 急性心肌缺血　心电图特征可表现为一过性的 ST 段压低(水平型或下斜型≥0.1 mV),T 波低平、双向或倒置,很少局限在一个导联(图 78-50)。

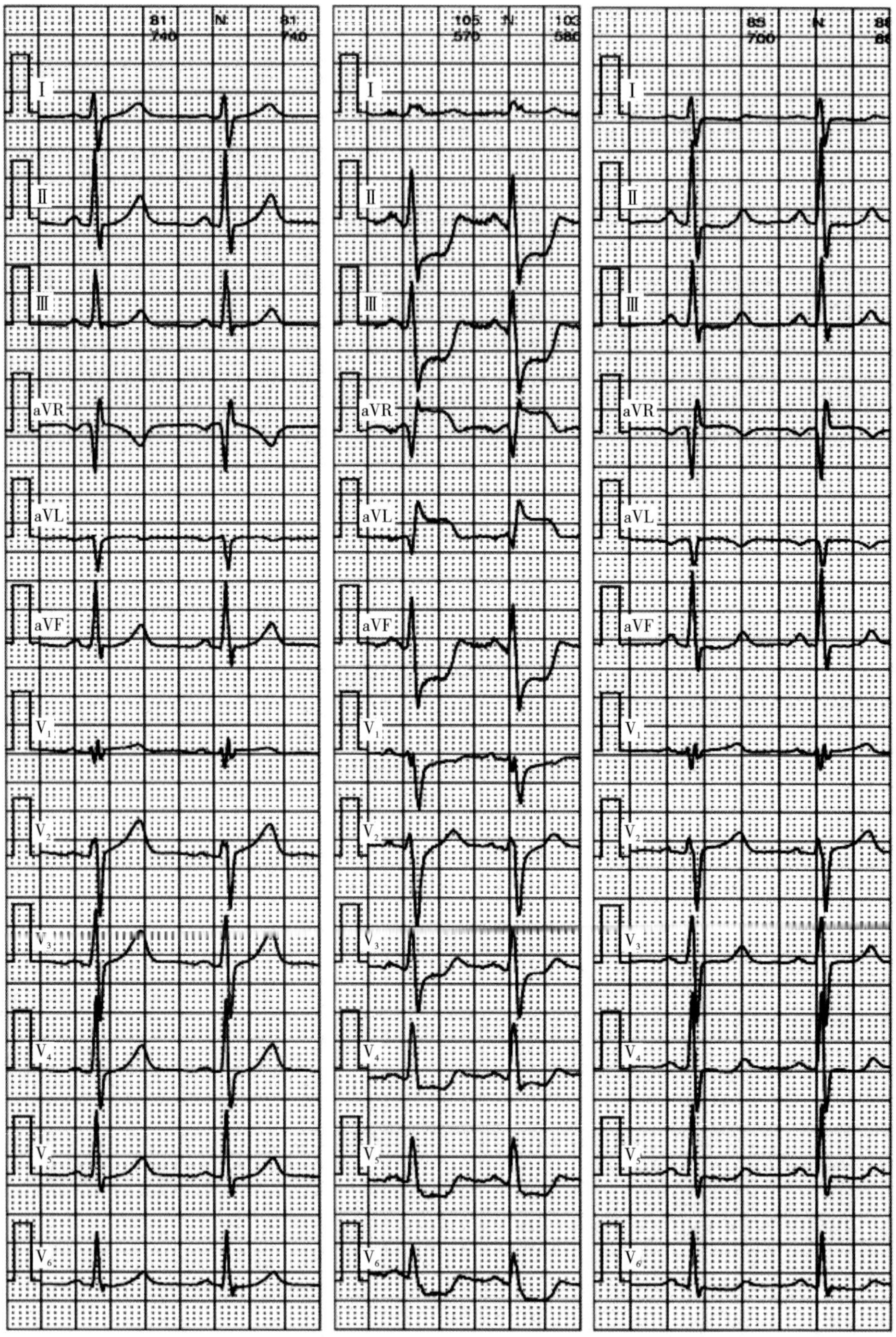

A　　B　　C

图 78-50　急性心肌缺血 ST-T 改变动态心电图

患者男,51 岁。因"反复心前区疼痛、心悸1 个月,加重2 d"入院。临床诊断:冠心病,不稳定型心绞痛,心功能Ⅱ级。图 A、B、C 为不同时间记录的动态心电图。A 为患者夜间睡眠时,心电图正常(ST-T 正常);B 为患者夜间上洗手间后床上休息,突感心前区疼痛、呼吸困难、大汗淋漓,心电图示 ST 段在Ⅰ、Ⅱ、Ⅲ、aVF、V_3 ~ V_6 导联呈水平及下斜型压低,伴 T 波倒置及负正双向(注意 TⅠ倒置),ST 段在 aVR、aVL 呈近似弓背型抬高 0.1 ~ 0.20 mV;C 为患者心绞痛缓解后,心电图示 ST V_5、V_6 呈水平型压低≥0.05 mV,TⅠ、V_6 低平。患者于 2 d 后行冠状动脉造影示:左主干开口重度狭窄。

动态心电图诊断:①窦性心律;②ST-T 明显改变(有动态演变)。

2. 变异型心绞痛　心电图特征为 ST 段抬高，T 波高耸，对应导联可出现相反变化（图 78-51）。

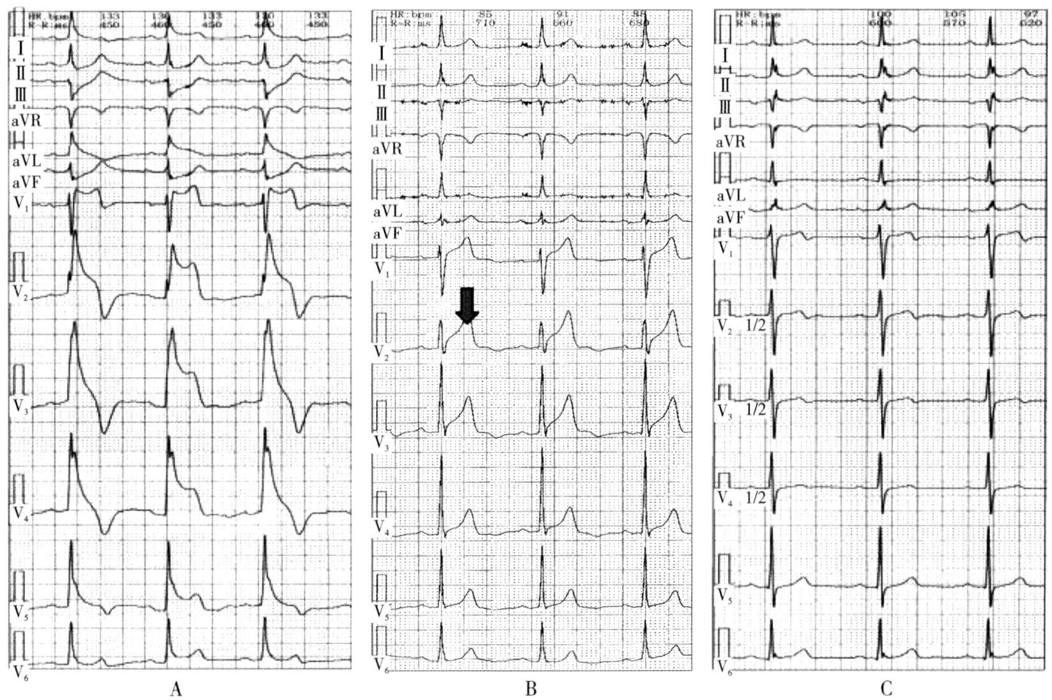

图 78-51　变异型心绞痛 ST-T 及 U 波改变心电图

患者男，58 岁。因中上腹疼痛 3 个月；临床诊断：腹痛待查。心电图特征：A. 心绞痛发作时，多导联 ST 段抬高及 T 波改变并伴电交替及巨大 J 波；B. 发作 2 min 后，ST-T 基本正常，伴 U 波倒置（箭头示意处）；C. 发作后第 2 天复查，可见 T 波改变。

心电图诊断：①窦性心律；②ST-T 改变及电交替；③异常 J 波；④U 波改变。

3. 慢性心肌缺血　心电图特征：ST 段呈水平型下移≥0.05 mV（0.05～0.15 mV），伴 T 波低平、双向或倒置，常见于除 aVR 外的多数导联。可伴有传导阻滞、期前收缩及心房颤动等（图 78-52）。

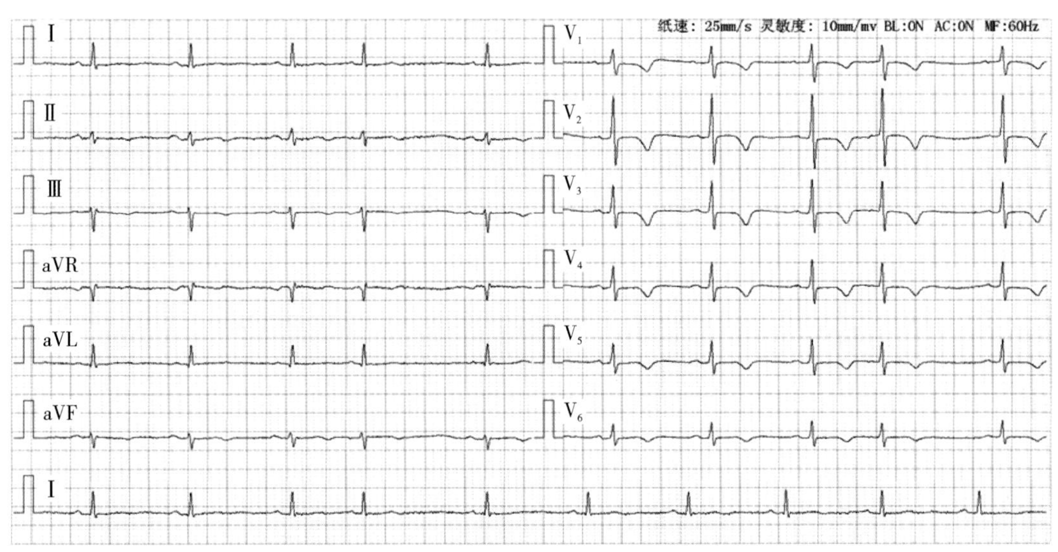

图 78-52　慢性心肌缺血 ST-T 改变心电图

患者男，女，77 岁。发作性胸痛胸闷 10 年余，加重 1 周。TNI-I 肌钙蛋白 I 0.05 ng/ml。临床诊断：冠心病，不稳定型心绞痛，心功能Ⅲ级。冠状动脉造影示：左主干未见明显狭窄，前降支近段未见明显狭窄，中远段弥漫性狭窄约 50%；回旋支近段可见斑块影，全程未见明显狭窄；右冠状动脉显影近段未见明显狭窄，中远段弥漫性狭窄，最重处约 60%。基本心律为窦性心律，心率 60 次/min，第 4 个心搏为提早的 P′-QRS-T 波群，P′波形态与窦性 P 波不同，P′-R 间期 0.16 s，QRS 形态呈室上性，为房性期前收缩；ST 在 V_1～V_6 导联轻度水平型压低伴 T 波倒置，结合患者症状及冠状动脉造影考虑为广泛前壁心肌缺血。

心电图诊断：①窦性心律；②偶发房性期前收缩；③ST-T 改变。

4. 心电图诊断依据

(1)T 波低平:以 R 波为主的导联上 T 波振幅<1/10R 波者。

(2)T 波双向:T 波先直立后倒置者为正负双相(+-);先负后正者为负正双相(-+),常伴有 ST 段下斜型压低。

(3)T 波倒置:倒置的 T 波两肢对称,基底部变窄,波底变尖,呈所谓的“冠状 T 波”。可有动态变化,T 波倒置时深时浅(图 78-53)。

值得强调的是,在平时有 T 波持续倒置的患者,急性心肌缺血发作时,T 波可变为直立,即所谓“假性正常化”。

(4)ST 段延长:部分患者仅表现为 ST 段平直延长(>0.15 s),多伴 T 波低平或平坦。

(5)U 波倒置:较少见,主要出现在 $V_2 \sim V_6$ 导联上。

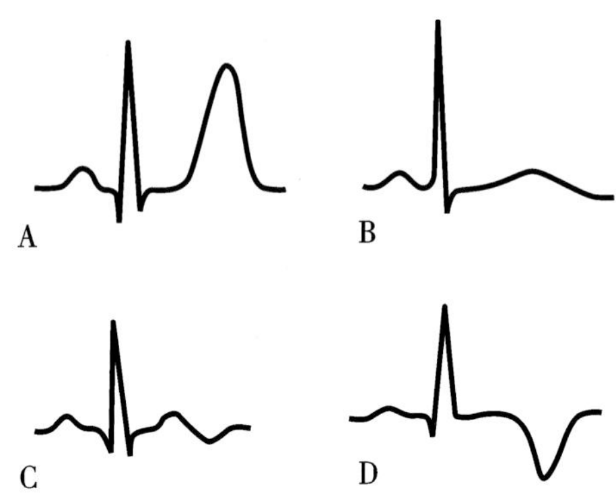

A. T 波高耸;B. T 波低平;C. T 波正负双向;
D. T 波深倒置(冠状 T 波)。

图 78-53　常见异常 T 波形态示意

(二)非冠状动脉缺血性 ST-T 改变

1. 常见情况

(1)生理性因素:年龄、体型、呼吸、运动、饮食、妊娠、早期复极等。

(2)其他因素:心室肥大、心肌病、室内传导异常、心包炎、心肌炎、电解质紊乱、蛛网膜下腔出血/颅内出血、药物影响等。

2. 心电图特点

(1)心室肥厚:ST 段多为下斜型凸面向上压低,T 波较窄,不对称,无动态改变,多伴有胸导联 QRS 波群电压增高及形态异常。

(2)肥厚型心肌病:ST 段呈水平型、下垂型压低,巨大倒置 T 波,T 波倒置的深度可大于 1.0 mV。

(3)心尖部肥厚型心肌病:$V_4 \sim V_6$ 导联呈深尖倒置的 T 波,QRS 波群时限大多正常,伴有 V_1 导联 QRS 波群振幅异常增高可达 4.0 mV 以上(详见本章第二节)。

(4)急性心包炎:除 aVR 和 V_1 导联外,广泛性 ST 段呈凹面向下型抬高,无缺血对应区域,无病理性 Q 波,常伴有 QRS 波群低电压,临床心肌标记物正常。

(5)蛛网膜下腔出血/颅内出血:左胸导联出现深倒置 T 波,可与 U 波融合成巨大倒置的 T 波,称为 Niagara 波。

(6)电解质紊乱:低钾及高钾血症心电图表现;低钙血症的 ST-T 呈水平延长(致 Q-T 延长),见于所有导联,无 T 波倒置。

(7)药物影响:洋地黄作用可表现为 ST 段呈直线下移与倒置的 T 波融合呈“鱼钩状”。胺碘酮药物可表现为 T 波增宽伴有切迹,U 波增大,可伴 Q-T 间期延长。

(三)诊断与鉴别要点

由于 ST-T 改变可出现于多种情况,有生理性也有病理性,在诊断时务必充分考虑各种鉴别诊断,如

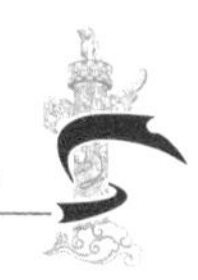

冠心病、高血压病、心肌病、电解质紊乱及药物影响等，不要轻易诊断为“急性或慢性心肌缺血”，需结合临床资料进行分析，综合判断。此外，在现场上遇到有 ST-T 改变的伤员，要注意伤员的伤情及全身情况仔细判断，避免误诊。

（雷香梅　钟杭美　赵晓辉　王赤京）

第五节　心肌梗死的心电图特征

绝大多数心肌梗死（myocardial infarction，MI）是在冠状动脉粥样硬化基础上，发生完全性或不完全性闭塞所致，属于冠状动脉粥样硬化性心脏病（简称冠心病）的严重类型。急性心肌梗死的病死率及并发症的发病率较高，是全球范围内的重大公共卫生问题。当急性心肌梗死发生时，多数患者心电图会出现明显特征性改变和动态演变规律，而心电图技术对急性心肌梗死的定性、定位、分类及预后评估等均具有重要作用，可为这类患者争取更多的治疗时间，以挽救患者的生命。

一、心肌梗死的基本图形

急性心肌梗死（acute myocardial infarction，AMI）最主要的病理变化是在梗死中心区出现心肌坏死，坏死区的周围为严重的心肌损伤带，最外围为心肌缺血带。心肌严重而持久的急性缺血可产生一系列特征性的心电图改变，其基本图形有三大类型：缺血型改变（缺血型 T 波改变）；损伤型改变（损伤型 ST 段抬高）；坏死型改变（坏死型 Q 波）（图 78-54）。

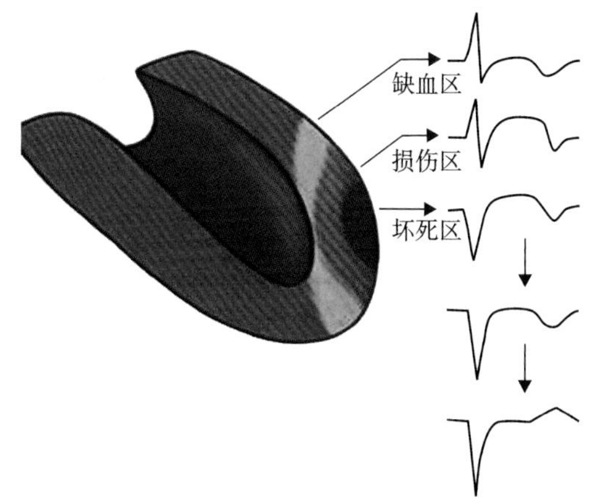

梗死中心区为心肌坏死，坏死区的周围为严重的心肌损伤带，最外围为心肌缺血带。

图 78-54　心肌梗死的病理变化示意

（一）缺血型改变

冠状动脉急性闭塞后，缺血型 T 波改变最早出现。心电图上可分为两种类型，其特点如下。

1. 心内膜下心肌缺血　心内膜下心肌缺血指缺血发生在心内膜下肌层，使面向缺血区的导联出现 T 波直立高大，升支与降支对称，基底部变窄，波顶变尖。

2. 心外膜下心肌缺血　心外膜下心肌缺血指缺血发生在心外膜下肌层，使面向缺血区的导联出现对称性 T 波倒置。

（二）损伤型改变

由于心肌缺血时间延长，缺血程度进一步加重，心电图出现损伤性 ST 段抬高，特点是当面向损伤心肌的导联时出现 ST 段抬高，可形成单相曲线。心肌损伤持续时间不久，要么恢复，要么进一步坏死（图 78-55）。

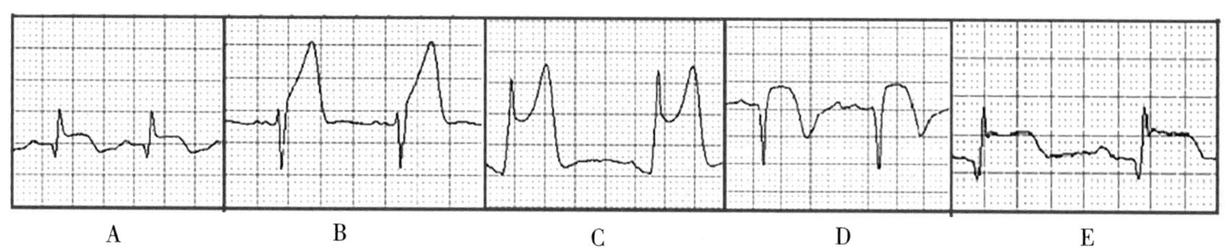

A. 平台型；B. 上斜型；C. 凹面向上型；D. 弓背型；E. 单向曲线型。

图 78-55　常见“损伤型”ST 段抬高的形态

（三）坏死型改变

心肌缺血更进一步加重将会导致细胞变性、坏死，从而出现QRS波群形态的改变。

1. 发生机制　由于坏死的心肌细胞丧失了电活动，该部位心肌不再产生心电向量，但健康心肌仍照常除极，致使产生一个与梗死部位相反的综合向量。因为心肌梗死主要发生于室间隔及左心室壁心肌，往往造成起始0.03 s除极向量背离坏死区，因此“坏死型”图形改变主要是在心电图上出现异常Q波。

2. 心电图特点　表现在面向坏死区的导联Q波形成，R波丢失。

（1）异常Q波（也称病理性Q波）：Q波宽而深，形态可呈QS型（多见于R向量偏小的$V_1 \sim V_3$导联），也可呈QR、Qr型，在原有q波的导联，Q波时限（≥0.03 s），Q波增深（电压≥1/4），R波电压降低（图78-56）。

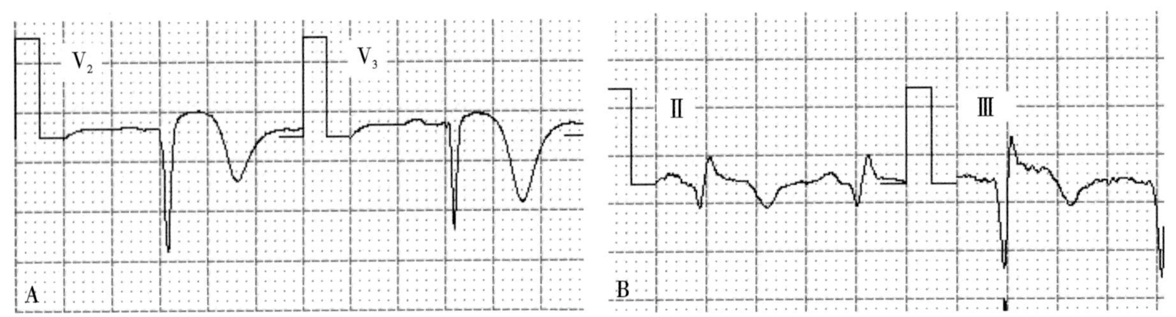

A. $V_2 \sim V_3$导联呈QS型伴ST段呈弓背型抬高及T波倒置；B. Ⅱ导联呈qr型、Ⅲ导联呈QR型伴ST段呈弓背型抬高及T波倒置。

图78-56　病理性Q波形态示意

（2）正常q波消失：正常q波是心室除极初始25 ms内，室间隔（左侧室间隔先除极，初始心室除极向量从左指向右）除极向量在Ⅰ、V_5、V_6导联上的投影呈qR波，V_1、V_2导联呈rS波。如果V_5、V_6导联原有q波消失，代表室间隔心肌坏死。

（3）R波增高：如心肌梗死出现在对侧心室壁（如正后壁），可见胸前导联R波增高而无异常Q波。

（4）QRS波群振幅演变的正常顺序异常：正常情况下$V_1 \sim V_4$导联，R波电压依次自r→R逐渐升高。如果患者的RV_4反而比RV_3低（称为R波递增不良），或V_4导联的Q波反而比V_5导联Q波要深，需考虑前壁心肌梗死。

二、心肌梗死的心电图波形演变及分期

急性心肌梗死发生后，心电图除具有典型特征外，其图形变化随着心肌缺血、损伤、坏死的发展和恢复而有一定的演变规律性。传统分期主要有超急性期、急性期、近期（亚急性期）和陈旧期（愈合期）的图形演变。

（一）超急性期

超急性期也称超急性损伤期，心肌梗死发病后即刻出现，持续数分钟或数小时，首先出现心内膜下的心肌缺血。

1. 心电图特点　①T波高耸，最早出现，能定位诊断。②ST段呈上斜型或弓背向上型抬高，出现在T波高耸的导联，而且抬高的程度不断增加且变化剧烈。③急性损伤性阻滞，与损伤区域的心肌组织出现传导延缓有关，表现为QRS波群轻度增宽（心室兴奋时间延长），QRS波群振幅有所增加，但未出现异常Q波。④可出现各种心律失常：如下壁心肌梗死常出现房室传导阻滞。

2. 临床意义　早期持续时间短暂，心肌遭到了严重损伤，但仍处于可逆阶段，如能及时干预和治疗，可避免发展为心肌梗死或发生梗死部位缩小。此期易伴发严重室性心律失常引起猝死。

（二）急性期

急性期也称充分发展期，始于心肌梗死后数小时或数日，可持续数周。心电图特点：①出现坏死型 q、Q 波或 QS 波形；②ST 段起始部呈弓背向上抬高，抬高显著者可形成单身曲线，逐渐下降至基线或接近基线；③直立的 T 波开始降低，T 波可演变为后支开始（向下）倒置，并逐渐加深；④坏死性 Q 波、损伤性 ST 段抬高、缺血型 T 波倒置可在此期同时并存（图 78-57）。

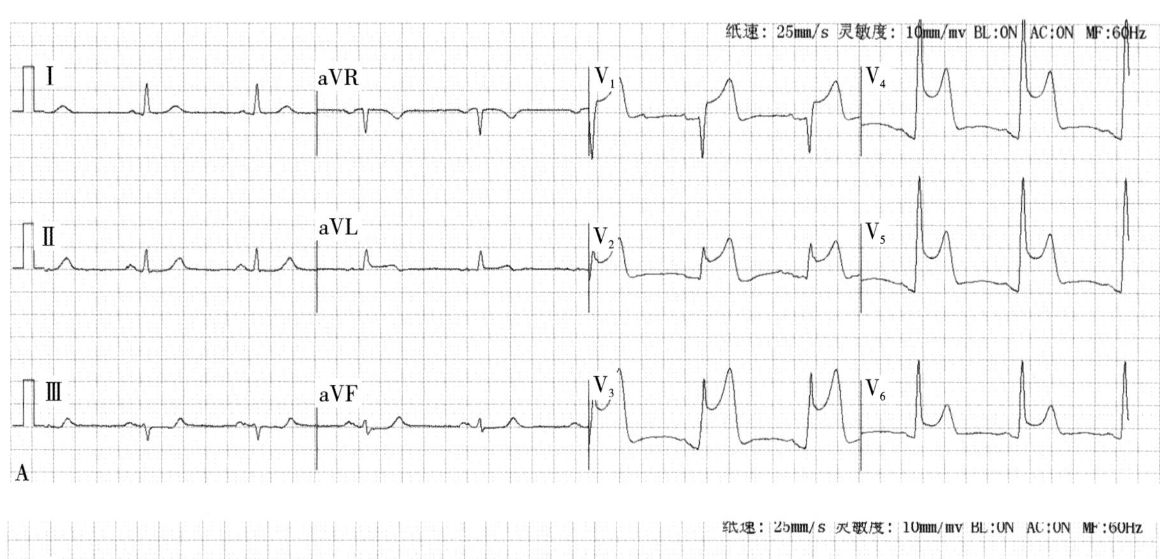

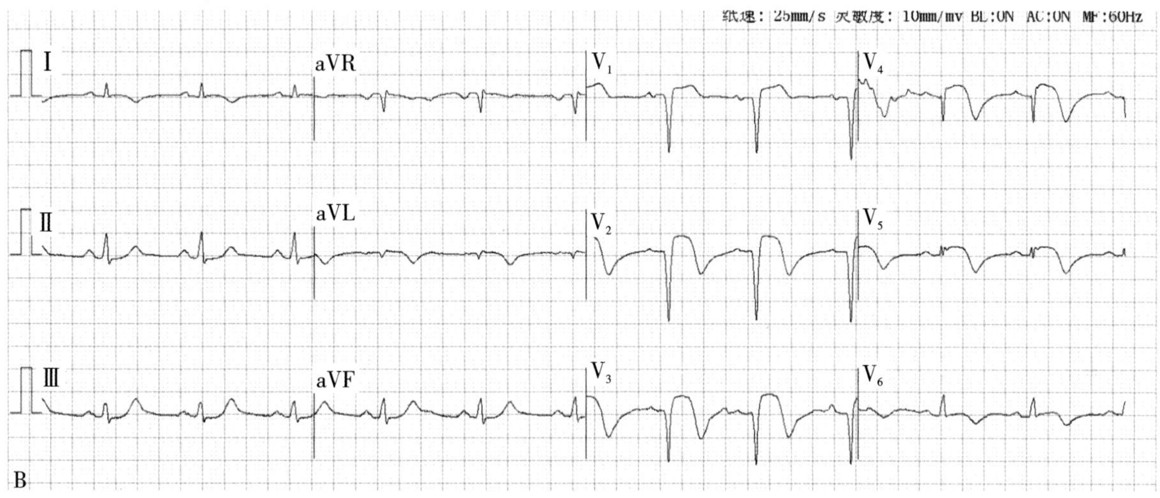

图 78-57　**广泛前壁、高侧壁心肌梗死（超急性期、急性期）**

患者男，64 岁。冠状动脉造影示：三支病变（前降支近段以远完全闭塞，回旋支近段中段狭窄 60% ~75%，右冠状动脉近段狭窄，中段弥漫性狭窄 20% ~30%）。A. 记录于患者入院时，基本心律为窦性心律，ST 段在 V_1 ~ V_6 导联呈上斜型及凹面向上型抬高伴 T 波高耸，Ⅰ、aVL 导联轻度抬高，为超急性期广泛前壁、高侧壁心肌梗死。B. 记录于患者 PCI 术后第 2 天，aVL 导联及胸导联出现异常 Q 波、ST 段弓背型抬高伴 T 波倒置，为急性期改变。

心电图诊断：①窦性心律；②广泛前壁、高侧壁心肌梗死（超急性期、急性期）；③ST-T 明显改变。

（三）近期

近期也称亚急性期，出现在心肌梗死后数周至数月（可长达 3 ~6 个月）。心电图特点：①抬高的 ST 段恢复至基线；②坏死性 Q 波持续存在；③缺血型 T 波由倒置较深逐渐变浅，恢复正常或趋于恒定不变。

（四）陈旧期

陈旧期也称愈合期，常出现在心肌梗死后 3 ~6 个月或更久。心电图特点：①坏死性 Q 波保留或变得不典型，呈 QS 型或 Q 波转为 QR、Qr 型或 q 波，部分导联甚至消失。②ST 段和 T 波恢复正常或 T 波持续倒置、低平，趋于恒定不再变化，如持续抬高达 3 ~6 个月以上者，提示有室壁瘤形成。ST 再次抬高者提示再次心肌梗死。③梗死范围小的图形改变有可能不典型，异常 Q 波甚至消失（图 78-58）。

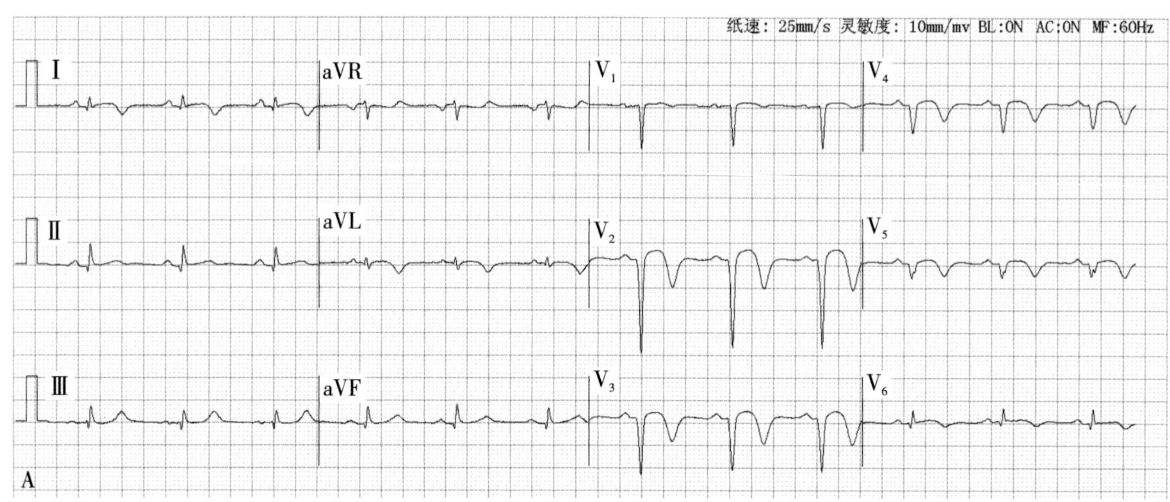

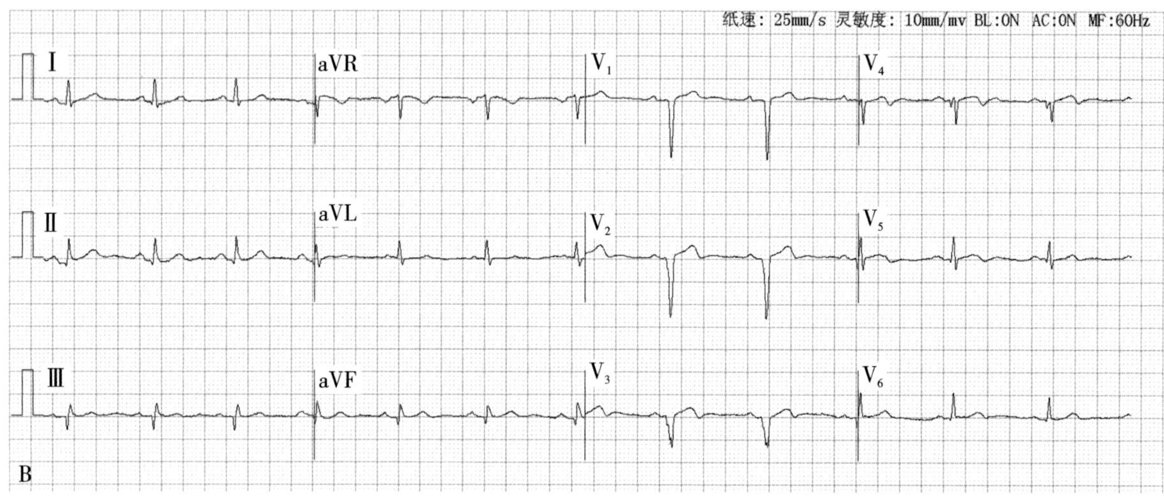

图 78-58 亚急性、陈旧性广泛前壁及侧壁心肌梗死

患者男,60 岁。阵发性胸痛 24 d 余。临床诊断:冠心病,亚急性心肌梗死,心功能 I 级。超声心动图提示:①左心室增大,主动脉窦部稍增宽;②左心室前壁前间壁略变薄,局部运动明显减弱,考虑心肌缺血性改变。冠状动脉造影示:前降支及回旋支病变。实验室检查:肌酸激酶同工酶 11.20 ng/L,肌钙蛋白 I 7.680 ng/L。A. 记录于患者入院时:基本心律为窦性心律,心率 72 次/min,P-R 间期、QRS 波群时限正常,QRS 波群形态在Ⅰ、aVL 导联呈 qrs 型,Ⅱ、Ⅲ、aVF、V_6 导联呈 qr 型,V_1 ~ V_5 导联呈 QS 型,ST 段在 V_1 ~ V_6 导联呈弓背型抬高,多导联 T 波倒置,为亚急性广泛前壁及侧壁心肌梗死。B. 记录于患者 PCI 术后 1 年余:与 A 图比较,QRS 波群时限及形态与 A 图相近,V_3、V_4 导联有碎裂波,抬高的 ST 段明显回落,T 波由倒置转为直立,为陈旧性广泛前壁及侧壁心肌梗死。

心电图诊断:①窦性心律;②亚急性、陈旧性广泛前壁及侧壁心肌梗死;③ST-T 改变。

三、心肌梗死的分类与定位

(一)心肌梗死的分类

1. 非 Q 波型心肌梗死　非 Q 波型心肌梗死也称非透壁性心肌梗死或心内膜下心肌梗死。发生部位在心内膜下≤1/2 心室肌。心电图特点:部分患者发生急性心肌梗死后,心电图可只表现为 ST 段抬高或压低及 T 波倒置,ST-T 改变可呈规律性演变,但不出现异常 Q 波,需要根据临床表现及其他检查指标明确诊断。

2. ST 段抬高和非 ST 段抬高心肌梗死　许多研究表明:ST 段抬高心肌梗死(ST segment elevation myocardial infarction,STEMI)可以不出现 Q 波,而非 ST 段抬高心肌梗死(non-ST segment elevation myocardial infarction,NSTEMI)亦可出现 Q 波。现代的研究提出:将心肌梗死分类为:ST 段抬高、非 ST 段抬高心肌梗死及不稳定型心绞痛,统称为急性冠脉综合征(acute coronary syndrome,ACS)。心电图

特点如下。

（1）ST 段抬高心肌梗死：是指 2 个或 2 个以上相邻导联出现 ST 段抬高，ST 段抬高的标准为：在 V_2～V_3 导联男性 J 点抬高≥0.2 mV，女性抬高≥0.15 mV，在其他导联男、女性 J 点抬高≥0.1 mV。

（2）非 ST 段抬高心肌梗死：是指患者有典型的心肌缺血临床表现，胸痛持续时间多在 30 min 以上，血清心肌损伤标志物增高或者增高后降低，至少有一次数值超过正常值范围，心电图特点：①ST 段的压低（典型的非透壁性心肌梗死），可出现在多个导联（图 78-59）。②部分单纯表现为 T 波倒置，倒置的 T 波多体现为深宽对称，有动态演变过程。③新出现的各种心律失常：例如各种传导阻滞、再灌注性心律失常、心室颤动等。④心电图表现大致正常。

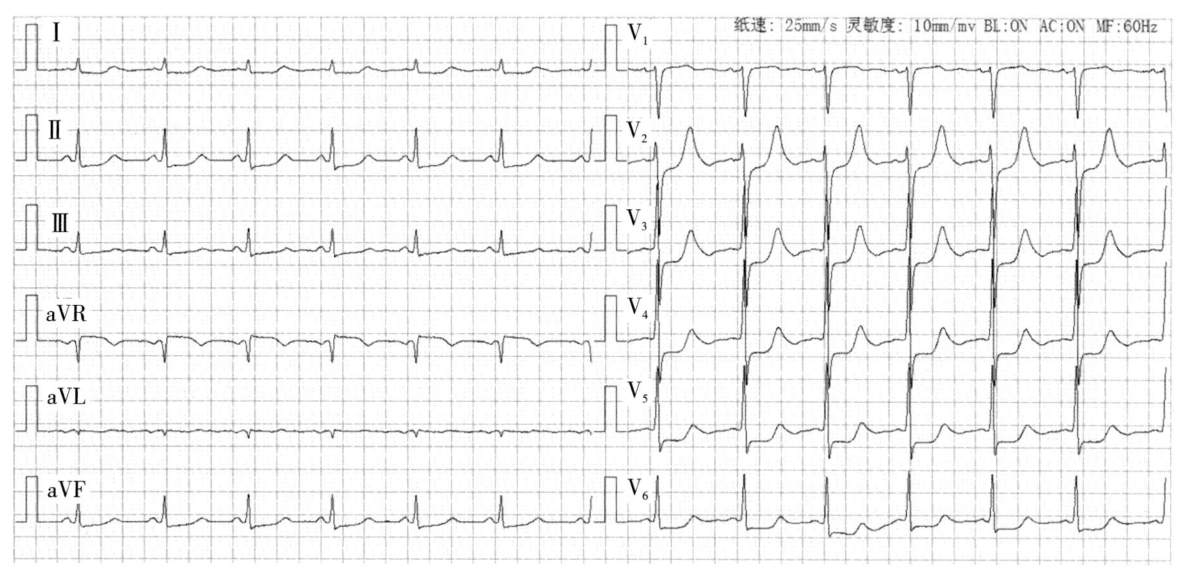

图 78-59　**急性非 ST 段抬高心肌梗死**

患者男，59 岁。阵发性胸闷 1 年余，加重伴胸前区疼痛、黑便 3 d。临床诊断：冠心病，急性冠脉综合征，急性非 ST 段抬高心肌梗死。实验室检查：肌钙蛋白 I 3.15 ng/ml。冠状动脉造影示：左主干近端次全闭塞，左前降支近中段弥漫性狭窄，最重处次全闭塞伴瘤样扩张，回旋支近段狭窄约 70%，右冠状动脉近中段、中段弥漫性狭窄，最重处约 80。基本心律为窦性心律，心率 77 次/min，P-R 间期、QRS 波群时限、形态正常，ST 段在 Ⅰ、Ⅱ、Ⅲ、aVF、V_2～V_6 导联呈水平型压低伴 T 波低平或高耸；aVR、V_1 导联呈水平型抬高，符合急性非 ST 段抬高心肌梗死（左主干病变）的心电图表现。

心电图诊断：①窦性心律；②ST-T 明显改变。

3. 临床意义　以 ST 段改变进行分类体现了对急性心肌梗死早期诊断、早期干预的重要。在坏死性 Q 波出现之前及时进行干预（溶栓、抗栓、介入治疗等），可挽救濒临坏死的心肌或减小梗死面积。此外，STEMI 和 NSTEMI 患者临床表现及病因病理机制不尽相同，因此治疗亦不相同，而心电图的正确诊断，可以为临床治疗提供重要依据。

（二）心肌梗死的定位

心肌梗死定位主要根据心电图坏死型图形（异常 Q 波或 QS 波）出现于哪些导联而做出判断。发生心肌梗死部位与冠状动脉分支的供血区域有关，而且以左前降支发生的机会最多。

1. 左心室心肌梗死部位的定位　见表 78-3，图 78-60，图 78-61。

表 78-3　**梗死部位与心电图导联及冠状动脉供血区域的关系**

梗死部位	异常 Q 波或 QS 波出现的导联	相关表现	供血的冠状动脉
前间壁	V_1、V_2、V_3		左前降支
前　壁	V_3、V_4、V_5		左前降支
下　壁	Ⅱ、Ⅲ、aVF		右冠状动脉或左回旋支

续表 78-3

梗死部位	异常 Q 波或 QS 波出现的导联	相关表现	供血的冠状动脉
侧　壁	Ⅰ、aVL、V_5 ~ V_6		左前降支或左回旋支
前侧壁	V_5 ~ V_6		左回旋支或左前降支
正后壁	V_7、V_8、V_9		左回旋支或右冠状动脉
广泛前壁	V_1 ~ V_5	V_1、V_2 导联出现 R 波增高	左前降支

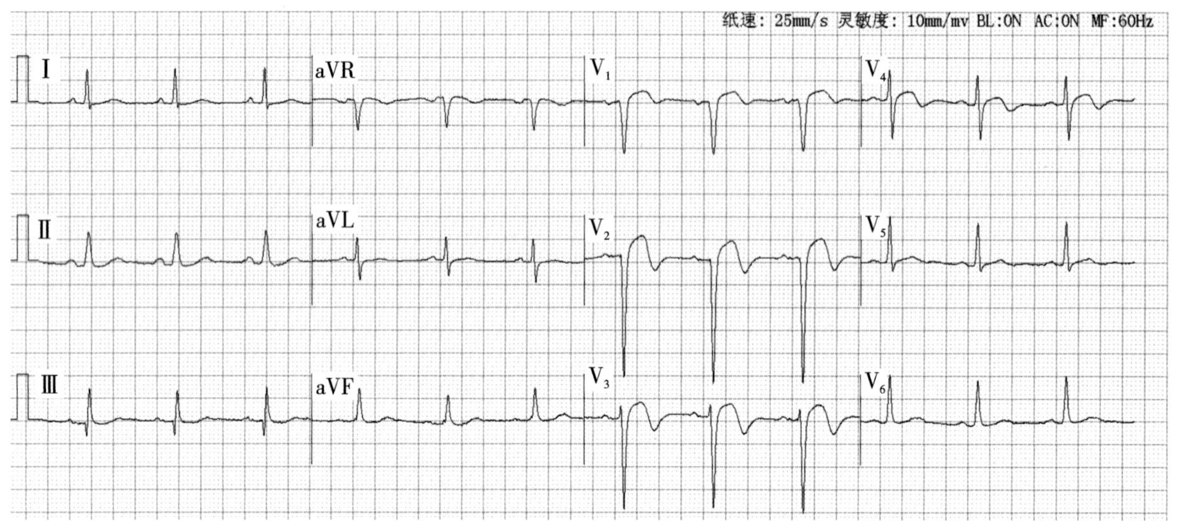

图 78-60　急性前间壁心肌梗死

患者男，43 岁。胸痛、胸闷 8 d。临床诊断：冠心病，急性 ST 段抬高心肌梗死，心功能Ⅰ级。实验室检查：肌酸激酶同工酶 6.505 ng/ml。冠状动脉造影示：前降支近段中段局限性狭窄约 90%，冠状动脉显影见近段局限性狭窄 40% ~50%。基本心律为窦性心律，心率 74 次/min，P-R 间期、QRS 波群时限正常，QRS 波群形态在 V_1 ~ V_3 导联呈 QS 及 rS 型，ST 段在 V_1 ~ V_4 导联呈弓背型抬高，T 波在 V_2 ~ V_4 导联倒置，为急性前间壁心肌梗死。

心电图诊断：①窦性心律；②急性前间壁心肌梗死；③ST-T 改变。

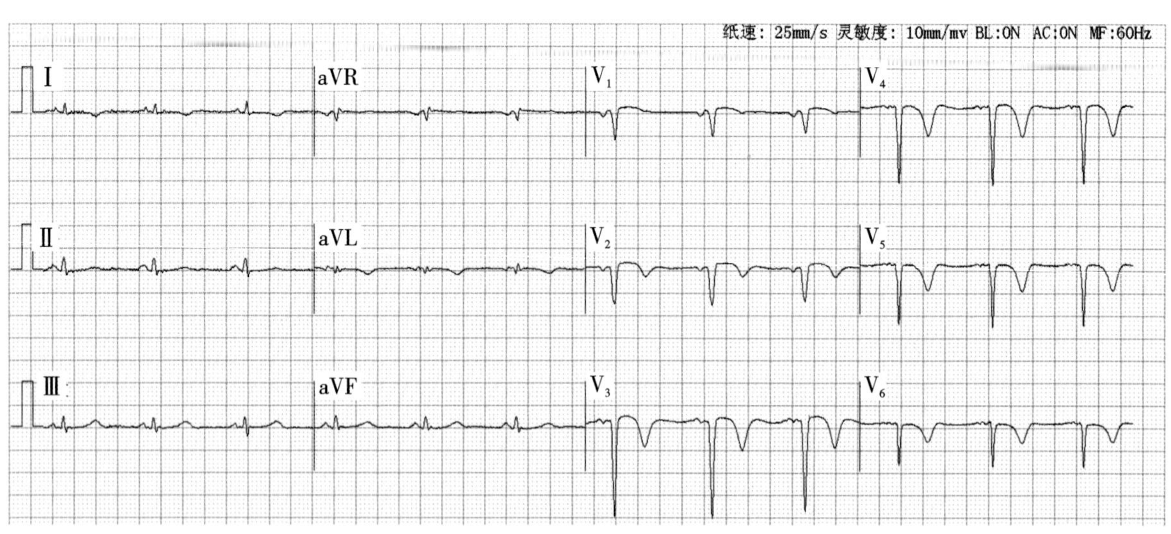

图 78-61　急性广泛前壁心肌梗死

患者男，67 岁。因突发胸痛 4 h。临床诊断：冠心病，急性 ST 段抬高广泛前壁心肌梗死，心功能Ⅱ级。冠状动脉造影示：左主干远段狭窄 50% ~60%，回旋支及中间支开口重度狭窄约 90%，前降支近中段以远次全闭塞，右冠状动脉近中远段血管多处局限性狭窄。基本心律为窦性心律，心率 72 次/min，P-R 间期、QRS 波群时限正常，肢导联 QRS 波群电压绝对值<0.5 mV，QRS 波群形态在 V_1 ~ V_6 导联呈 rS 型及 QS 型，但 r 波极小；ST 段在 V_1 ~ V_3 导联呈弓背型抬高，T 波在 V_1 ~ V_6 导联倒置，为急性广泛前壁心肌梗死；T 波在Ⅰ、aVL 导联倒置，为高侧壁心肌缺血。

心电图诊断：①窦性心律；②急性广泛前壁心肌梗死；③肢导联低电压；④ST-T 改变。

2. 右心室心肌梗死　右心室心肌梗死在临床上并非少见，约占心肌梗死的 12% ~43%。过去认识不足，近年来，随着冠状动脉造影及介入治疗、超声心动图学和心电图等检查技术的快速发展，大大提高了右心室心肌梗死的检出率。右心室前壁的一部分血液供应来自前降支的右心室分支。左冠状动脉前降支阻塞可引起左心室前间壁、前壁及右心室前壁心肌梗死。

(1)单纯右心室心肌梗死：发生率约为 2%。主要表现为右胸壁导联出现坏死型 Q 波或 QS 波，伴有心肌梗死特征性 ST-T 衍变规律。单纯右心室心肌梗死很少见，常伴发其他部位的左心室心肌梗死。

(2)左心室下壁心肌梗死合并右心室心肌梗死心电图特点：①右胸壁导联(V_3R、V_4R、V_5R、V_6R)出现 Q 波或 QS 波：以 V_4R 呈 QS 型者，敏感性和特异性最高。②右胸壁导联 ST 段抬高：只要有心肌损伤，就可出现损伤型 ST 段抬高。以 V_4R 导联抬高≥0.10 mV 最具诊断价值。③Ⅲ导联 ST 段抬高的程度大于Ⅱ导联，诊断的特异性及敏感性大于 80% 以上(图 78-62)。

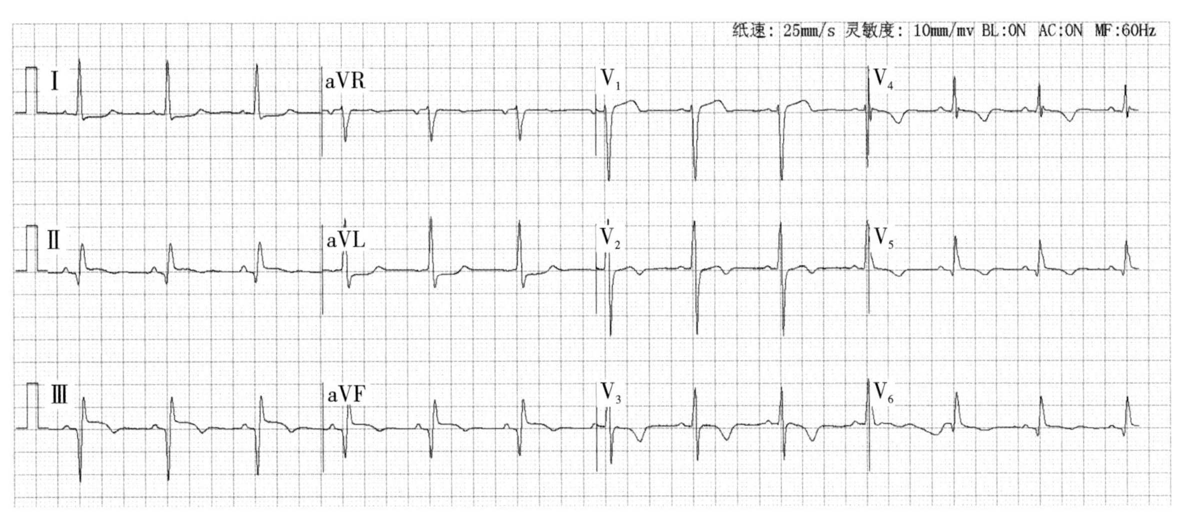

图 78-62　**急性下壁、右心室及侧壁心肌梗死**

患者男，51 岁。胸痛 2 年，再发 3 d，加重 6 h。临床诊断：冠心病，急性 ST 段抬高下壁、右心室侧壁心肌梗死。冠状动脉造影示：前降支中段以远完全闭塞，右冠状动脉近段以远完全闭塞。基本心律为窦性心律，心率 76 次/min，P-R 间、QRS 波群时限正常，QRS 波群形态在Ⅱ、Ⅲ、aVF 导联呈 qR 及 QR 型，ST 段在Ⅱ、Ⅲ、aVF 导联呈弓背型抬高伴 T 波倒置，为急性下壁心肌梗死；可见 STⅢ>STⅡ，结合冠状动脉造影考虑为急性右心室心肌梗死；V_5、V_6 导联呈 qR 型伴 ST 段轻度抬高及 T 波倒置，为前侧壁心肌梗死；ST 段在Ⅰ、aVL 导联呈水平型压低伴 T 波低平，为高侧壁心肌缺血。

心电图诊断：①窦性心律；②提示急性下壁、右心室及前侧壁心肌梗死；③ST-T 改变。

心肌梗死常发生于左心室前壁、下壁、侧壁、正后壁和前间壁，通常与供应该区域血液的冠状动脉分支血管病变相对应，如前降支闭塞可引起左心室前壁、前间隔、前内乳头肌及左心室下侧壁心肌梗死；回旋支闭塞则引起左心室高侧壁、左心室隔面及左心房梗死；左冠状动脉主干闭塞则引起左心室广泛前壁梗死；右冠状动脉闭塞则发生左心室隔面、后间隔及右心室梗死。

四、心肌梗死合并其他病变

1. 心肌梗死合并右束支传导阻滞　QRS 波初始向量表现出心肌梗死特征，终末向量表现出右束支传导阻滞特点。如前间壁心肌梗死合并右束支传导阻滞(完全性右束支传导阻滞不会掩盖前壁心肌梗死)。心电图特点：①QRS 时限>120 ms。②V_1、V_2 导联起始 r 波消失，呈 QR 或 qR 型，Q 波时限>0.04 s。③V_1 导联终末 R 波电压升高 V_5、V_6、Ⅰ、aVL 有宽而浅的 S 波(即典型完全性右束支传导阻滞)(图 78-63)。

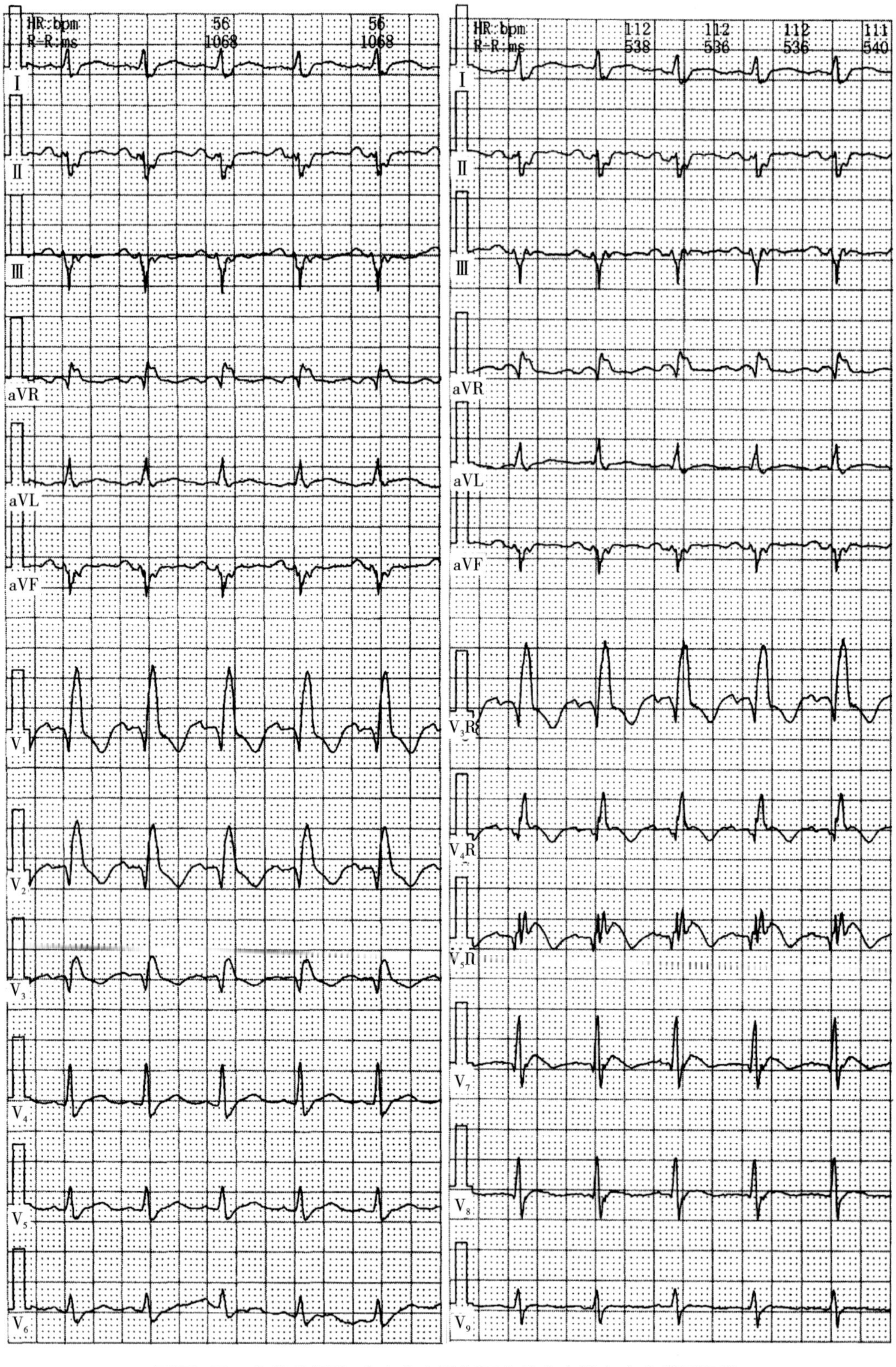

图 78-63　**急性前间壁、右心室心肌梗死合并完全性右束支传导阻滞**

患者男，62 岁。突发心前区闷痛、心悸 21 h。临床诊断：冠心病，急性心肌梗死。冠状动脉造影示：前降支自近段以远完全闭塞，右冠状动脉近中段中度狭窄、中段中重度狭窄，后行 PCI 术。A、B 图为入院当日 18 导联记录。基本心律为窦性心律，心率 112 次/min，P-R 间期 0.17 s，QRS 波群时间增宽 0.12 s，QRS 波群形态在 V_1 ~ V_3、V_3R ~ V_5R 导联呈 qR 型，多导联 S 波粗钝伴切迹，为完全性右束支传导阻滞；Q 波时间 0.06 s，振幅>1/4R，ST 段在 V_4R、V_5R 导联呈弓背型抬高，T 波在 V_1 ~ V_3、V_3R ~ V_5R 导联倒置，为急性前间壁、右心室心肌梗死。

心电图诊断：①窦性心动过速；②急性前间壁、右心室心肌梗死；③完全性右束支传导阻滞；④ST-T 改变。

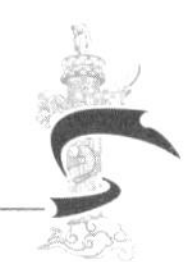

2.心肌梗死合并左束支传导阻滞　由于完全性左束支传导阻滞会掩盖心肌梗死图形，而使得诊断较为困难，心电图特点：①V_5、V_6导联R波振幅降低，出现伴有切迹的S波，呈RS、rS型等。②Ⅰ、aVL导联呈典型的左束支传导阻滞型。③V_1～V_6导联r波逐渐减低。④ST段：在QRS波群为正向（R波为主）的导联出现抬高，电压≥0.1 mV，在V_1～V_3导联出现ST段压低≥0.1 mV；在QRS波群为负向（S波为主）的导联出现抬高，电压≥0.05 mV，均提示左束支传导阻滞可能合并急性心肌缺血或心肌梗死。

3.心肌梗死后合并心室壁瘤　多发生于左心室前壁，抬高的ST段持续存在达半年以上（ST段≥0.2 mV），同时伴有坏死型Q波或QS波。

4.心肌梗死合并预激综合征　在出现高R波的导联上出现ST段弓背型抬高，同时具有预激综合征心电图典型特点。

五、心肌梗死的鉴别诊断

1.与ST段抬高的鉴别　可与ST段抬高的早期复极、急性心包炎、变异型心绞痛、急性肺栓塞、主动脉夹层、急性心肌炎等鉴别。

2.与其他异常Q波鉴别　如位置性Q波（Ⅲ、aVL、aVF、V_1、V_2导联可因心脏位置变化而呈Qr、QR或QS型），其他如左心室肥大、左束支传导阻滞、预激综合征及心肌病等可出现Q波或QS波。其中肥厚型心肌病异常Q波较为常见（见本章第三节）；肺心病、肺气肿患者在右胸导联可呈rS型，r波极小或呈QS型，左胸导联R波振幅减少，R/S可<1（心脏顺钟向转位）。严重肺心病可在心电图上任何导联出现Q波，勿误认为陈旧性心肌梗死。在判断此类心电图时，应密切结合临床、心肌酶学变化、QRS波形及ST-T规律性演变，可以鉴别。

3.与其他因素ST-T改变的鉴别　电解质紊乱、药物影响、脑血管出血性疾病、酒精性心肌病等。

总之，心电图诊断心肌梗死注意要点：①对照以往心电图，注意心电图动态演变；②对患者要主动询问其症状和病史，并结合临床相关资料（症状、心肌标记物、临床诊断等）；③注意心电图ST-T改变的变化，及早诊断与治疗，以改善患者预后。

（钟杭美　晋　军　雷香梅　王赤京）

第六节　窦性心律失常的心电图特征

由窦房结激动形成的心律称为窦性心律（sinus rhythm）。包括正常窦性心律和窦性心律失常两大类。窦性心律失常包括窦性心动过速（sinus tachycardia）、窦性心动过缓（sinus bradycardia）、窦性心律不齐（sinus arrhythmia）、窦性期前收缩（sinus premature beat）、窦性停搏（sinus arrest）及窦房传导阻滞（sinoatrial block）等。

只要窦性P波有规律地连续出现3次以上，即可诊断为窦性心律，不论是否合并有异位激动或传导障碍如期前收缩、房室脱节、逸搏、传导阻滞等，不论这些P波下传心室与否，仍然是窦性心律。小于3次的只能算窦性心搏。无论生理性还是病理性原因都可导致窦性心律发生改变而形成窦性心律失常。窦房结的起搏频率成人为70～80次/min，平均75次/min，亦可低于60次/min；小儿心率较成人为快，老年人较慢。

一、正常窦性心律

窦房结具有最高的固有发放冲动频率和自律性的特征。故在正常情况下，心脏的激动由窦房结发出后，经结间束传至心房，心房激动产生P波，然后经房室结，房室交界传至心室，心室除极产生QRS波群，心室复极产生T波。

心电图特点:①P 波有规律地发生,Ⅰ、Ⅱ、aVF 及 $V_4 \sim V_6$ 导联直立,aVR 导联倒置;②频率 60 ~ 100 次/min;③P-P 间距相差<120 ms;④P-R 间期 120 ~ 200 ms(图 78-64)。

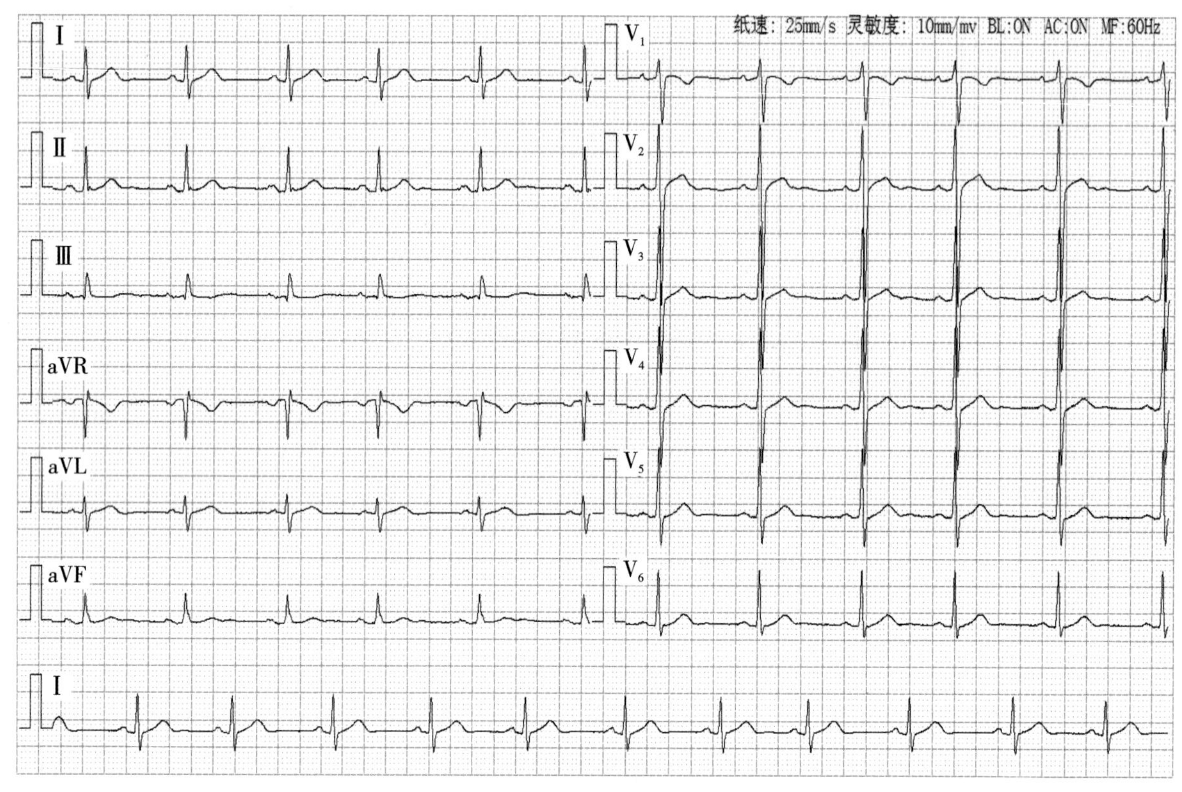

图 78-64 **正常心电图**

患者男,30 岁,发现肾功能不全 4 个月。临床诊断:慢性肾功能不全衰竭(代偿期,慢性肾脏病 2 期)。心电图特点:窦性心律,频率 66 次/min,P 波在Ⅰ、Ⅱ导联直立,aVR 导联倒置,P-R 间期、QRS 波群、ST-T 正常。

心电图诊断:正常心电图。

二、窦性心律不齐

由窦房结不规则发放冲动而产生节律不匀齐,称为窦性心律不齐(sinus arrhythmia)。

1. 主要分类 ①呼吸性窦性心律不齐:吸气时快,呼气时慢,心律不齐随呼吸呈周期性变化,屏住呼吸可使心律不齐消失或不明显。P 波形态及 P-R 间距可略有变化。②非呼吸性窦性心律不齐:与呼吸无关,常为病理现象。多见于冠心病、颅内压增高、脑血管意外、洋地黄、吗啡等药物作用,老年人也常出现。

2. 心电图特点 ①P 波为窦性。②同一导联最长与最短 P-P 间期互差>0.12 s 或 0.16 s(图 78-65)。

3. 心电图鉴别诊断 主要与二度Ⅰ型窦房传导阻滞的鉴别 P-P 间期逐渐缩短,直至脱落 1 次 P 波,产生较长的 P-P 间期,呈渐短突长规律性变化,而窦性心律不齐无此特点。

4. 临床意义 呼吸性窦性心律不齐多见于健康青少年。非呼吸性窦性心律不齐可见于健康人,但多见于洋地黄中毒和心脏病患者。窦性心律不齐多与窦性心动过缓同时存在,一般无须治疗。显著的窦性心律不齐可有心悸或头昏,可用阿托品等治疗以增加窦性频率。

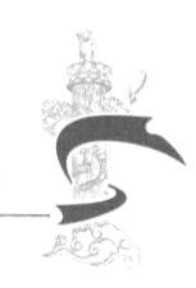

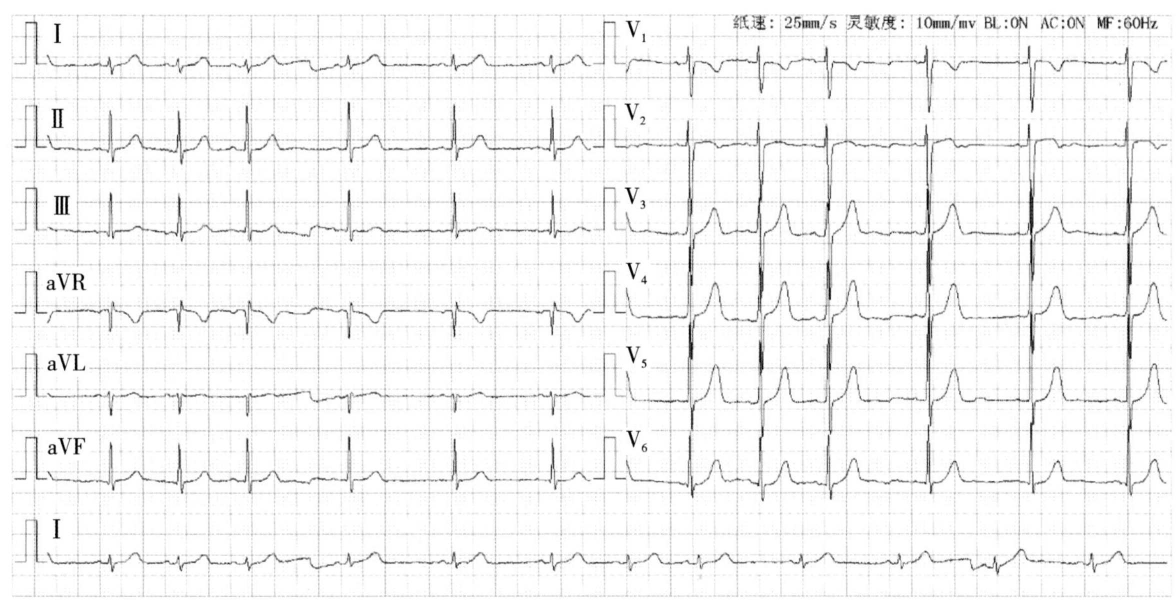

图 78-65　**窦性心律不齐**

患者女,5 岁,间断发热 4 个月余,临床诊断:急性淋巴细胞性白血病。心电图特征:窦性心律,频率 73 次/min,P 波在Ⅰ、Ⅱ导联直立,aVR 导联倒置,同一导联最长与最短 P-P 间期互差>0.12 s 或 0.16 s,QRS 波群、ST-T 正常。

心电图诊断:窦性心律不齐。

三、窦性期前收缩

窦性期前收缩(sinus premature beat)起源于窦房结内或正常窦性起搏点附近的期前收缩称为窦性期前收缩。有人把它等同于舒张晚期的房性期前收缩。临床上非常罕见。

1. 心电图特点　①提前出现的 P 波形态、振幅、方向和时间与同导联窦性 P 波相同;②P-R 间期正常或延长,下传的 QRS-T 波群与窦性激动相同,亦可因室内差异传导或束支传导阻滞而有异型性改变;③联律间期大多固定;④代偿间期等于一个正常的窦律周期,为等周期代偿,是一种特殊类型的不完全代偿间歇。

2. 心电图鉴别诊断　主要与窦性心律不齐的鉴别,两者的 P 波形态相同。窦性心律不齐的 R-R 间期大部分不相等,常与呼吸有关。如果存在明显的窦性心律不齐,要诊断窦性期前收缩几乎不可能。因此,窦性期前收缩应在窦性周期相对固定时才好诊断,这也许就是它少见的原因之一。

3. 临床意义　窦性期前收缩罕见。其临床意义在于,使传统的“期前收缩”概念有所改变,即期前收缩也可以起源于窦房结。

四、窦性心动过速

窦性心动过速(sinus tachycardia)是指窦房结起搏细胞自律性增强,发出的激动超过了其固有的起搏频率(>100 次/min),或激动发生折返及触发形成的快频率心脏搏动。心动过速可分为自律性窦性心动过速和窦房结内折返性心动过速。

自律性窦性心动过速(automaticity sinus tachycardia)由窦房结起搏细胞自律性增强引起,又称一般性窦性心动过速。凡能影响窦房结起搏细胞的电生理因素均可引起窦性心动过速。多见于正常儿童、剧烈活动、兴奋及烟、酒过量、自主神经功能失调和发热、疼痛等,一般预后良好。

1. 心电图特点　①窦性 P 波；②P 波频率多为 100～150 次/min，小儿超过不同年龄段的最大值；③P-R 间期 120～200 ms；④可伴有继发性 ST-T 改变；⑤可合并传导障碍或异位搏动；⑥压迫眼球或按摩颈动脉窦可使窦性心律减慢，但不能转为正常（图 78-66）。

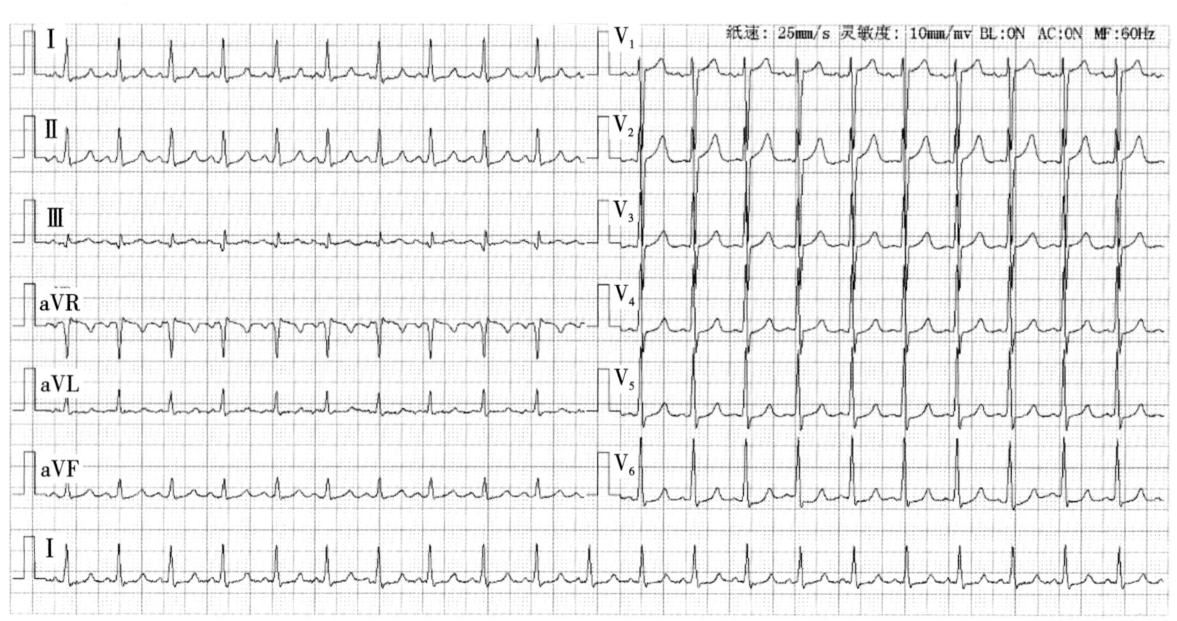

图 78-66　**窦性心动过速**

患者男，24 岁，气促、咳嗽 2 个月，肌酐升高 2 个月，腹部彩超提示右肾积水、左肾萎缩，临床诊断：慢性肾功能衰竭（尿毒症期，慢性肾脏病 5 期）。心电图特征：窦性心律，频率 125 次/min；P 波在 Ⅰ、Ⅱ 导联直立，aVR 导联倒置，P-R 间期、QRS 波群、ST-T 正常。

心电图诊断：窦性心动过速。

五、窦性心动过缓

窦性心动过缓（sinus bradycardia）指由窦房结自律性强度降低，所致心率低于 60 次/min 的窦性心律。

1. 心电图特点　①窦性 P 波；②成人窦性频率<60 次/min，1 岁内小儿<100 次/min，1～6 岁<80 次/min，10 岁以上同成人；③P-R 间期>0. 12 s；④常伴有窦性心律不齐或逸搏、干扰性房室脱节（图 78-67）。

2. 临床意义　窦性心动过缓可见于睡眠中的正常人、长期体育锻炼或强体力劳动的人。也见于使用洋地黄、β 受体阻滞剂、胺碘酮、可乐定、西咪替丁等刺激迷走神经药物。还见于窦房结病变、急性心肌梗死尤其下壁心肌梗死等心脏疾患和甲状腺功能减退、颅内高压、脑膜炎、梗阻性黄疸、黏液性水肿、呕吐反射、纵隔肿瘤、精神抑郁，低温等非心脏疾患。

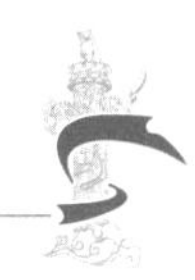

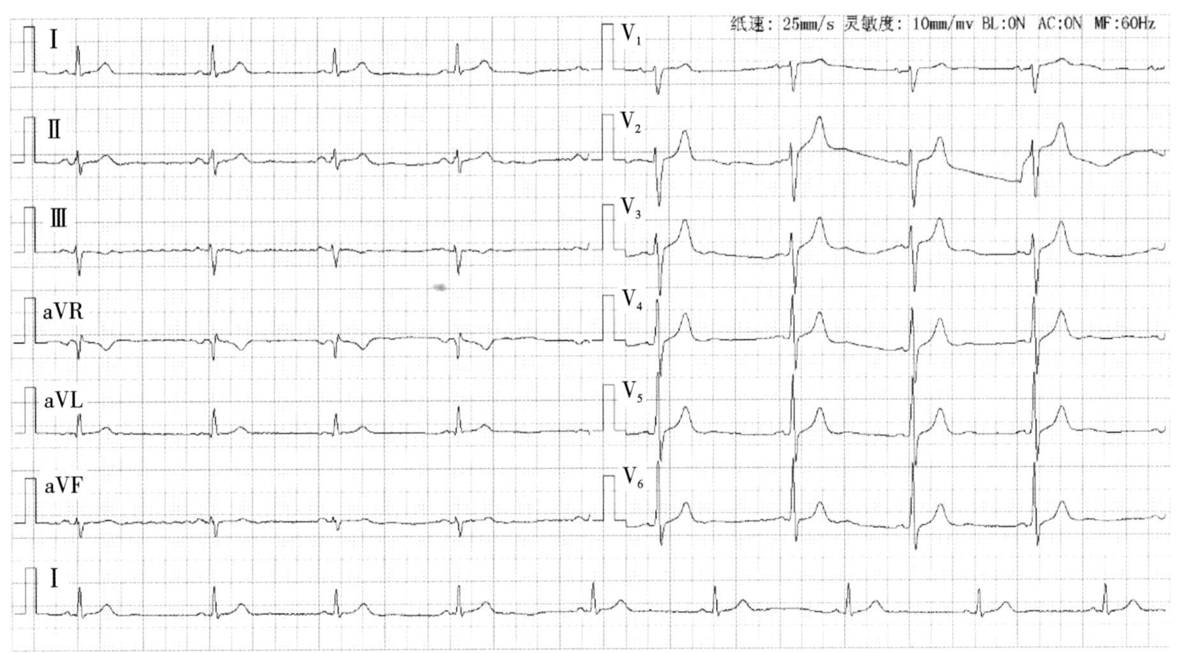

图 78-67　**窦性心动过缓**

患者男,56 岁,头昏、视物模糊,临床诊断头昏待查,心电图特点:窦性心律,频率 52 次/min;P 波在Ⅰ、Ⅱ导联直立,aVR 导联倒置,P-R 间期、QRS 波群、ST-T 正常。

心电图诊断:窦性心动过缓。

六、窦房传导阻滞

窦房传导阻滞(sinoatrial block)是由于窦性激动不能通过窦房结和心房交界区所致一段时间的 P-QRS-T 波群脱落现象。窦房传导阻滞实际上是一种传出阻滞,阻滞部位多数发生在窦房结内。按阻滞部位窦房传导阻滞也可分为一、二、三度,但心电图上一、三度都无法诊断,只能诊断二度和高度窦房传导阻滞。

(一)心电图特点

1. 二度窦房传导阻滞　可分为二度Ⅰ型(文氏型)和二度Ⅱ型两种类型。

(1)二度Ⅰ型窦房传导阻滞:窦房传导时间逐步延长直至一次窦性激动完全被阻滞不能传入心房。①P-P 间期逐渐缩短,直至一次 P 波脱落(渐短突长);②P 波脱落前的 P-P 间期最短;③长 P-P 间期小于最短 P-P 间期的 2 倍;④P 波脱落后的 P-P 间期长于脱落前的 P-P 间期;⑤不典型二度Ⅰ型窦房传导阻滞为窦房传导的增量并非逐渐减少而是逐渐增加,因此 P-P 间期逐渐延长,继而突然明显延长成一个无窦性 P 波的长间期,长间期稍短于 2 个窦性周期(渐长突长)(图 78-68)。

(2)二度Ⅱ型窦房传导阻滞:窦性激动突然不能下传,使规律的 P-P 间期中出现一长间期,此间期恰为基础窦性心动周期的整倍数。①P-P 间期基本规整,突然出现一个长 P-P 间期;②长 P-P 间期是基本 P-P 间期的整倍数(图 78-69)。

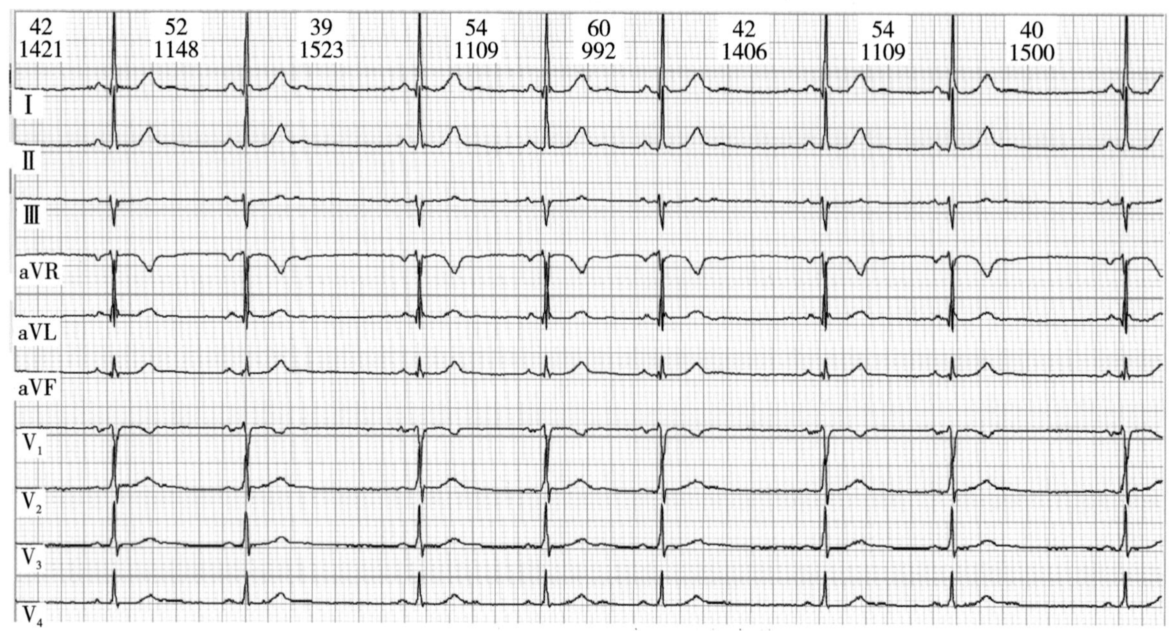

图 78-68　二度Ⅰ型窦房传导阻滞

患者女,73 岁,反复晕厥 2 年,临床诊断:①病态窦房结综合征;②高血压 3 级,很高危。心电图特点:窦性心律,频率 50 次/min;P 波在Ⅰ、Ⅱ导联直立,aVR 导联倒置,P-P 间期逐渐缩短或渐短突长,直至一次 P 波脱落,P 波脱落前的 P-P 间期最短,长 P-P 间期小于最短 P-P 间期的2 倍,P 波脱落后的 P-P 间期长于脱落前的 P-P 间期,窦房传导[比例(4∶3)~(3∶2)],P-R 间期、QRS 波群、ST-T 正常。

心电图诊断:①窦性心动过缓;②二度Ⅰ型窦房传导阻滞。

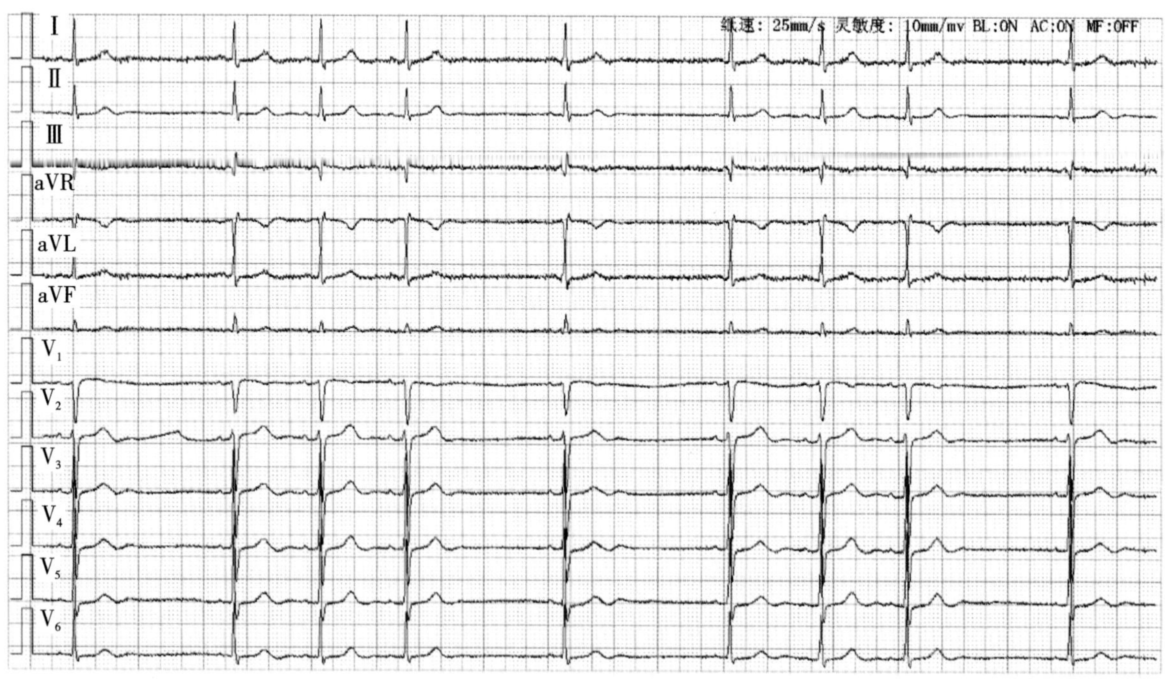

图 78-69　二度Ⅱ型窦房传导阻滞

患者女,70 岁,头昏 2 年,加重半个月。临床诊断:病态窦房结综合征。心电图特点:窦性心律,P 波在Ⅰ、Ⅱ导联直立,aVR 导联倒置,P-P 间期不规整,可见多个长 P-P 间期,长 P-P 间期为基本 P-P 间期的 2 倍,频率 42 ~ 80 次/min,P-R 间期、QRS 波群形态、ST-T 正常。

心电图诊断:①Ⅰ型窦性心动过缓;②二度Ⅱ型窦房传导阻滞。

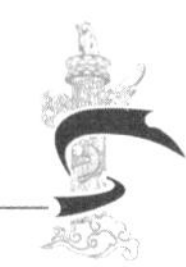

2. 高度窦房传导阻滞　因阻滞半数以上的窦性激动不能传入心房称为高度窦房传导阻滞。①规则的 P-P 间期中，突然出现一次长的 P-P 间期；②长 P-P 间期是短 P-P 间期的 3 倍或以上；③可出现逸搏（图 78-70）。

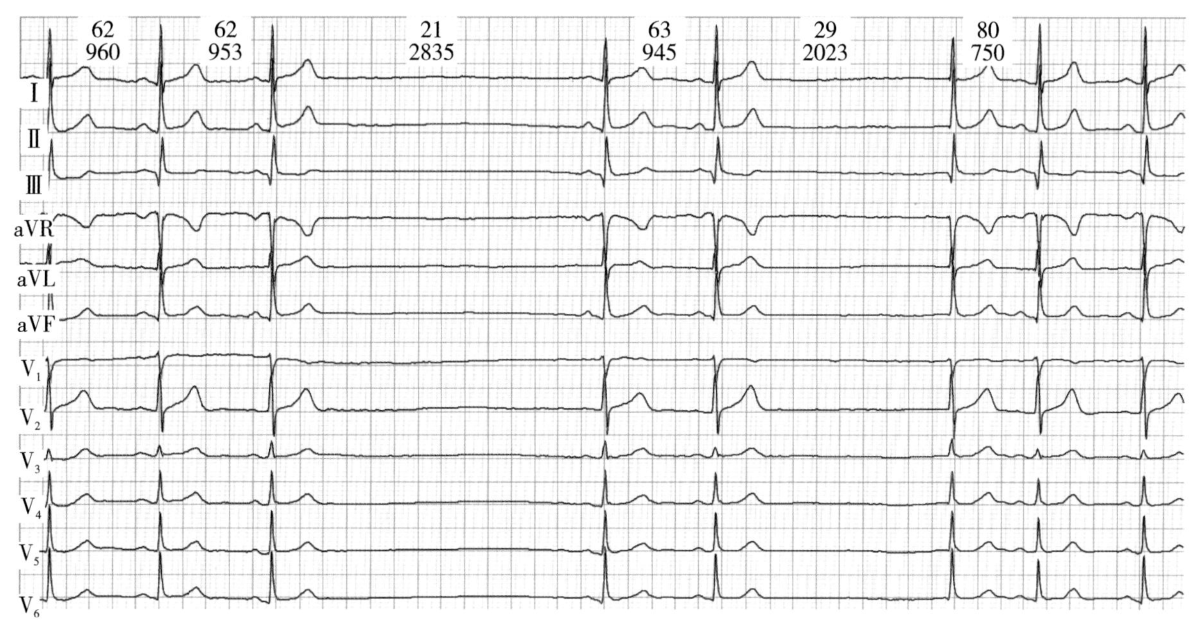

图 78-70　**高度窦房传导阻滞心电图**

患者女，75 岁。因冠心病史 3 年，头晕伴心悸 2 个月。临床诊断：①冠心病；②病态窦房结综合征；③高血压 2 级很高危。心电图特征：第 1～3、4～5、7～8 个心搏为窦性心律，P-P 间期基本规整，0.95 s 左右，心率 62 次/min；第 3、5 个心搏后突然出现分别 2.84 s、2.76 s 的长 P-P 间期，长 P-P 间期等于基本窦性周期的 3 倍，为高度窦房传导阻滞；第 6 个心搏为延迟出现的交界性逸搏。

心电图诊断：①窦性心律；②高度窦房传导阻滞；③交界性逸搏。

（二）心电图鉴别诊断

1. 与呼吸性窦性心律不齐的鉴别　显著的呼吸性窦性心律不齐可似二度Ⅰ型窦房传导阻滞，但它往往是连续数个长 P-P 周期。屏住呼吸时，心律转为规则。而二度Ⅰ型窦房传导阻滞，一个文氏周期只有一次长 P-P 周期，屏住呼吸时，心律不齐仍存在。

2. 与窦性心动过缓的鉴别　2∶1 窦房传导阻滞容易误诊为窦性心动过缓。窦性频率的突然减半或加倍，意味着窦房传导阻滞的突然出现或消失。无此规律则为窦性心动过缓。

3. 房性期前收缩二联律与 3∶2 窦房传导阻滞鉴别　窦性二联律常为 3∶2 窦房传导阻滞的间接征象，其 P 波与窦性 P 波相同；而房性期前收缩为异常形态的 P 波。

4. 二度Ⅰ型窦房传导阻滞与窦性停搏的鉴别　短暂窦性停搏酷似二度Ⅰ型窦房传导阻滞，窦性停搏产生的长 P-P 间期不是短 P-P 间期的整倍数。而二度Ⅰ型窦房传导阻滞产生的长 P-P 间期是短 P-P 间期的整倍数。

（三）临床意义

二度Ⅰ型窦房传导阻滞见于少数迷走神经亢进或颈动脉窦过敏的健康人。多数和二度Ⅱ型以上窦房传导阻滞见于各种原因引起的心肌炎和心肌病、高血压、冠心病、急性心肌梗死、药物中毒及低钾血症等。

七、病态窦房结综合征

病态窦房结综合征（sick sinus syndrome，SSS）简称病窦综合征，是由于窦房结或其周围组织（包括心房、房室交界区等）的功能减退，导致窦房结起搏或（和）传导功能异常而产生的心律失常，心电图表现主要以窦性心动过缓、窦房传导阻滞、窦性停搏为主，也可伴心动过缓-心动过速综合征，同时产生多种血流动力学障碍的一种症候群，严重者可发生晕厥甚至猝死。

1.心电图特点 ①非药物引起的持续而显著的窦性心动过缓(频率多<50次/min以下,尤其是<40次/min)。②窦性停搏>2.0 s或频发的窦房传导阻滞(图78-71)。③窦房传导阻滞与房室传导阻滞可同时并存。④心动过缓-心动过速综合征(简称慢快综合征),在显著窦性心动过缓的基础上常出现房性快速心律失常(心房扑动、心房颤动或房性心动过速)(图78-72)。⑤双结病变:表现为窦房结和房室结同时受累,为延迟出现过缓的交界区逸搏(逸搏周期>1.5 s)和房室传导阻滞,偶可合并束支传导阻滞。⑥全传导系统障碍:是病窦综合征的特殊类型,其病变涉及整个传导系统。如窦房传导阻滞合并心房、房室、心室内阻滞,下级起搏点功能低下引发的全心停搏。

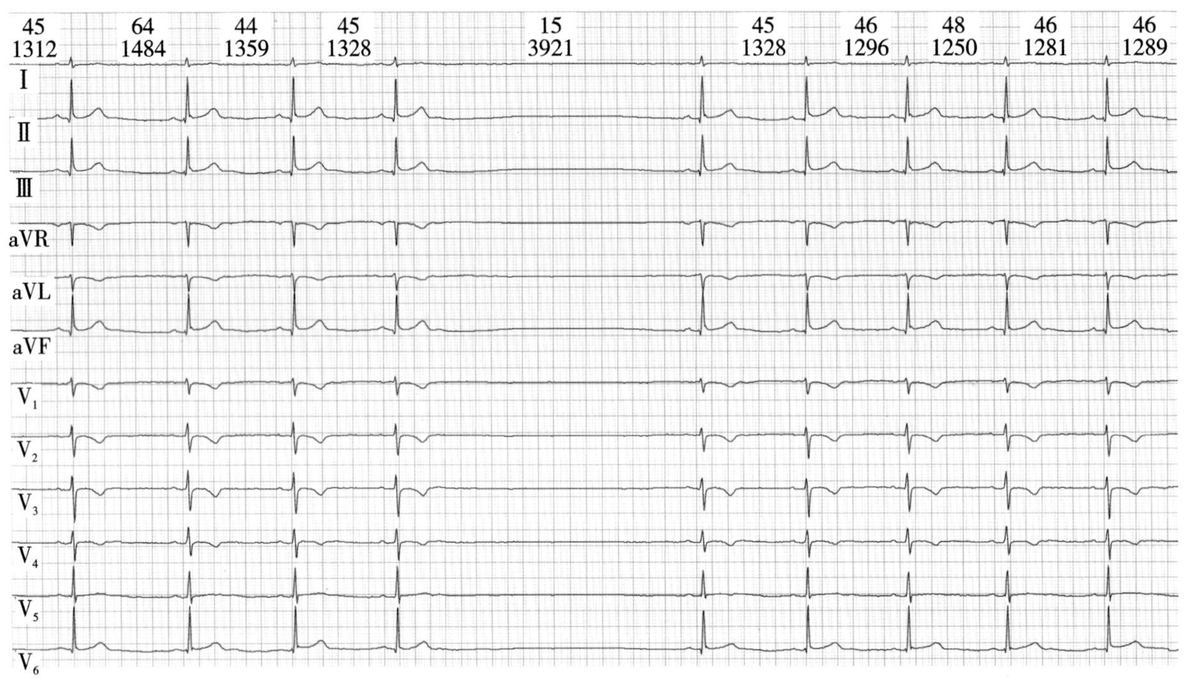

图78-71 **窦性心动过缓、高度窦房传导阻滞、短暂性心室停搏**

患者女,80岁。心悸,伴头昏、黑矇2 h。临床诊断:病态窦房结综合征。超声心动图提示:心脏各腔室大小正常、室间隔稍厚、二尖瓣轻度反流、左心室舒张功能减退。基本心律为窦性心律,心房率40~46次/min,P-R间期、QRS波群及ST段正常,T波在V_1~V_5导联倒置及低平。第4个心搏后出现长达3.93 s的P-P间期,长P-P间期恰为短P-P间期的3倍,为高度窦房传导阻滞、短暂性心室停搏。

心电图诊断:①窦性心动过缓;②高度窦房传导阻滞;③短暂性心室停搏;④T波改变。

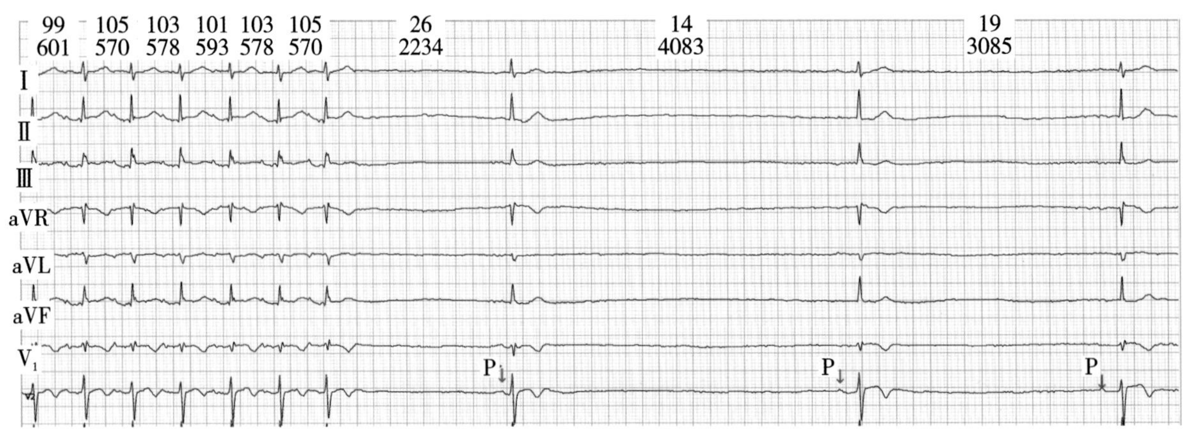

图78-72 **房性心动过速、房性逸搏、较久性窦性停搏及全心停搏**

患者女,86岁。劳力性气促3年余,头昏半月。临床诊断:病态窦房结综合征。第1~7个心搏为房性心动过速,频率约103次/min;终止后延迟出现的第8个心搏为房性逸搏,逸搏间期2.23 s;第8与第9个心搏的R-R间期为4.09 s,而P′-P间期(箭头示意处)为4.0 s,第9~10个心搏为窦性心律,P-P间期3.086 s,为显著窦性心动过缓、较久性窦性停搏及短暂性全心停搏。

心电图诊断:①显著窦性心动过缓;②房性心动过速;③房性逸搏;④较久性窦性停搏及全心停搏。

2. 窦房结功能检测方法　有以下表现之一者，可提示窦房结功能低下。①心电图：最长R-R间期或P-P间期≥3.0 s。②阿托品试验：静脉注射1～2 mg或0.02 mg/kg，若窦性最快频率<90次/min，则为阳性。③窦房结恢复时间>2.0 s，校正的窦房结恢复时间>0.55 s。

3. 临床意义　病窦综合征发病多具有隐匿性，大多数为慢性发病，急性起病多见于急性心肌梗死、炎症性、心脏外科手术损伤、电解质紊乱。临床诊断应与药物、迷走神经张力增高所致的窦性心动过缓、窦性停搏、窦房传导阻滞等鉴别；此类疾病所致心律失常经停用药物或降低迷走神经张力，过缓心律失常常可消失。而病窦综合征患者往往需要服用提高心率药物，甚至起搏器植入术治疗。及时诊断并针对病因治疗，能显著改善症状、提高生活质量、降低死亡率。

（杜春丽　余　睿　王　江　王赤京）

第七节　房性心律失常的心电图特征

房性心律失常（atrial arrhythmia）起源于心房的异位起搏点。其主要特征为P波与正常窦性P波形态不同，P波形态可为高尖、切迹或倒置等。如果心房率明显加快，则P波常不易辨认，可能重叠于前一周期的T波之中。心房波也可呈锯齿状（扑动波）或波浪形（颤动波）。

房性心律失常主要分为6种类型，起源于心房不同异位起搏点：①房性期前收缩；②阵发性房性心动过速；③心房扑动；④心房颤动；⑤加速性房性自主心律；⑥房性逸搏及房性自主心律。

一、房性期前收缩

房性期前收缩（atrial premature contraction）是指在正常窦性起搏前，来自心房的异位起搏点发放冲动并下传，扰乱正常节律。期前收缩起源于心房肌（而非窦房结），波峰循异常路径在心房传导，从而产生异常、畸形的P′波。P′波可重叠于其前的T波中，并导致T波形态发生改变，QRS波群形态正常。冲动可起源于两心房的任意部位。

1. 心电图特点　①提前出现的异位P′波，其形态与窦性不同，可呈直立、倒置、双向、低平。如果连续出现两次P′波，称为成对房性期前收缩。②P′波后的QRS波群多正常，P′-R≥0.12 s，QRS波群也可因伴心室内差异传导而畸形。P′波可因发生过早而不能下传至心室，称为房性期前收缩未下传。③代偿间期多不完全。④多源性房性期前收缩的P′波可呈多种形态（图78-73～图78-76）。

2. 临床意义　房性期前收缩在临床上主要表现为心悸，有些患者有胸闷、乏力症状，自觉有停跳感，有些患者可能无任何症状，多为功能性。正常成人进行24 h心电图检测，大约60%有房性期前收缩发生。而且在各种器质性心脏病如冠心病、肺心病、心肌病等患者中，房性期前收缩的发生率明显增加，并常可引发其他快速性房性心律失常。

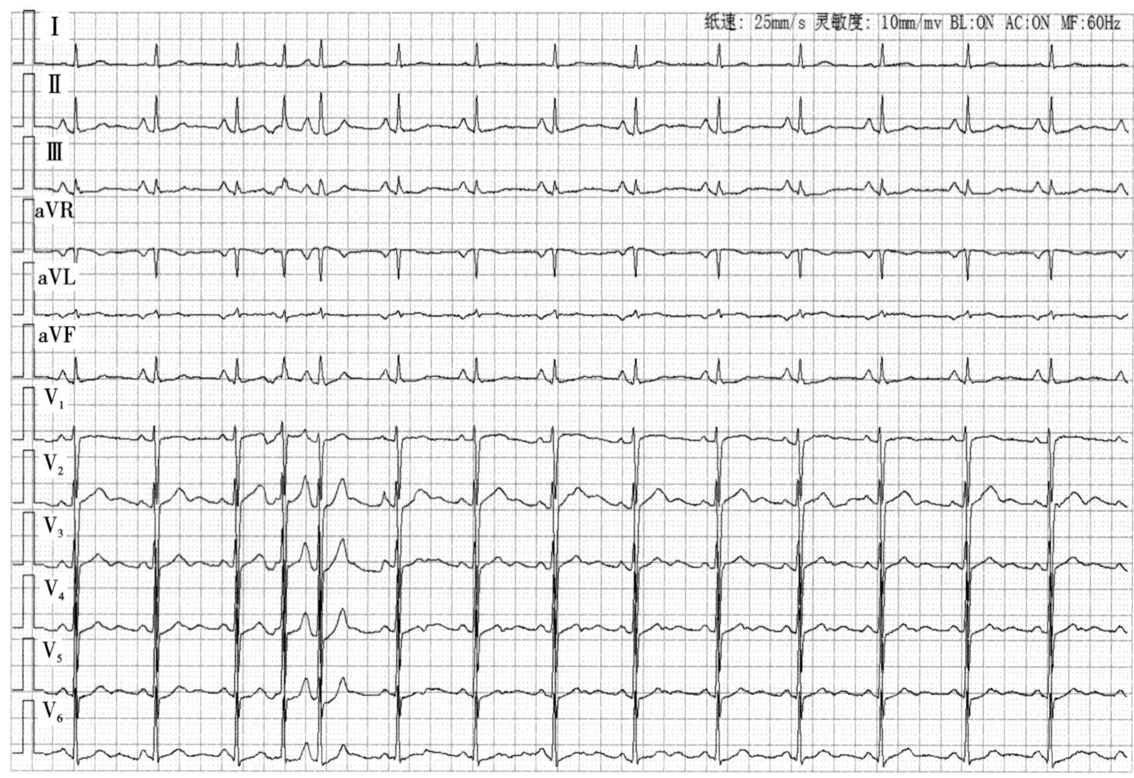

图 78-73 **成对房性期前收缩**

患者女,65 岁。临床诊断:双眼白内障。超声心动图提示:①心脏各腔室大小正常;②左心室舒张功能减退。基本心律为窦性心律,心率 79 次/min,QRS 波群形态、ST 段正常,多导联 T 波低平伴切迹。第 4、5 个心搏为提前出现的 P′-QRS-T 波群,P′-R 间期>0.12 s,QRS 波群形态与窦性相同,为成对房性期前收缩。

心电图诊断:①窦性心律;②成对房性期前收缩;③T 波改变。

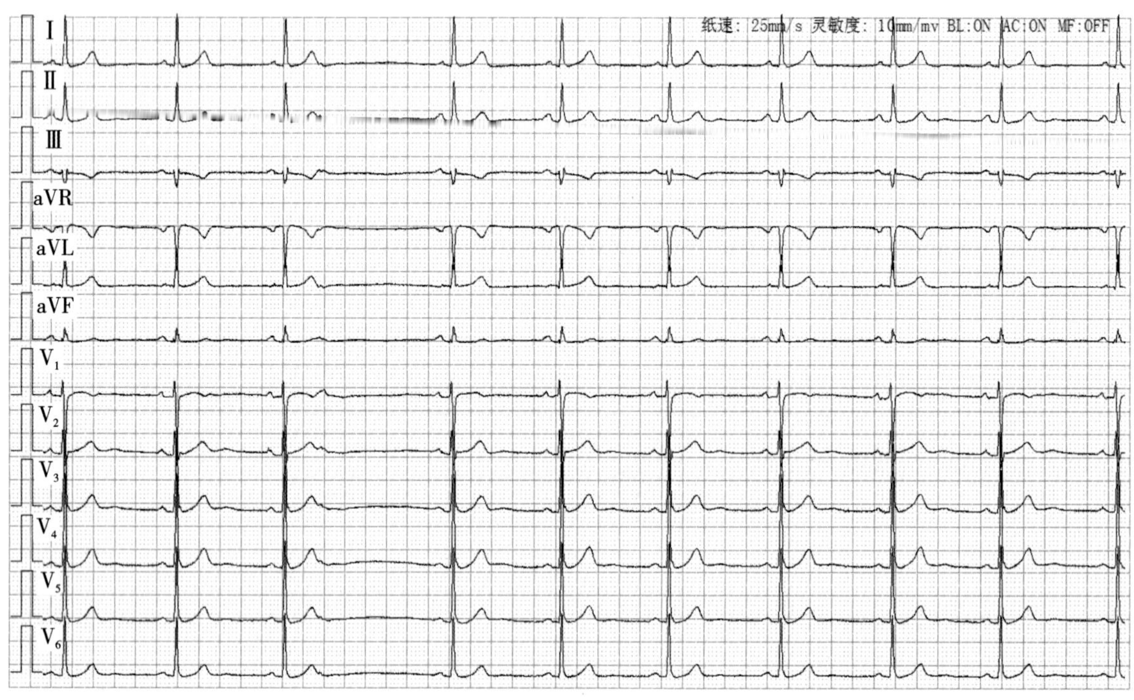

图 78-74 **房性期前收缩未下传**

患者女,59 岁。反复腹胀、食欲缺乏 1 个月。临床诊断:慢性非萎缩性胃炎。基本心律为窦性心律,心率 59 次/min,P-R 间期及 QRS 波群形态、ST-T 正常。可见第 4 个 P′波提前出现,并重叠于前位 T 波上,其后无继 QRS-T 波群,为房性期前收缩未下传;ST-T 未见异常。

心电图诊断:①窦性心动过缓;②房性期前收缩未下传。

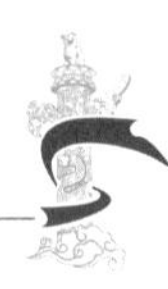

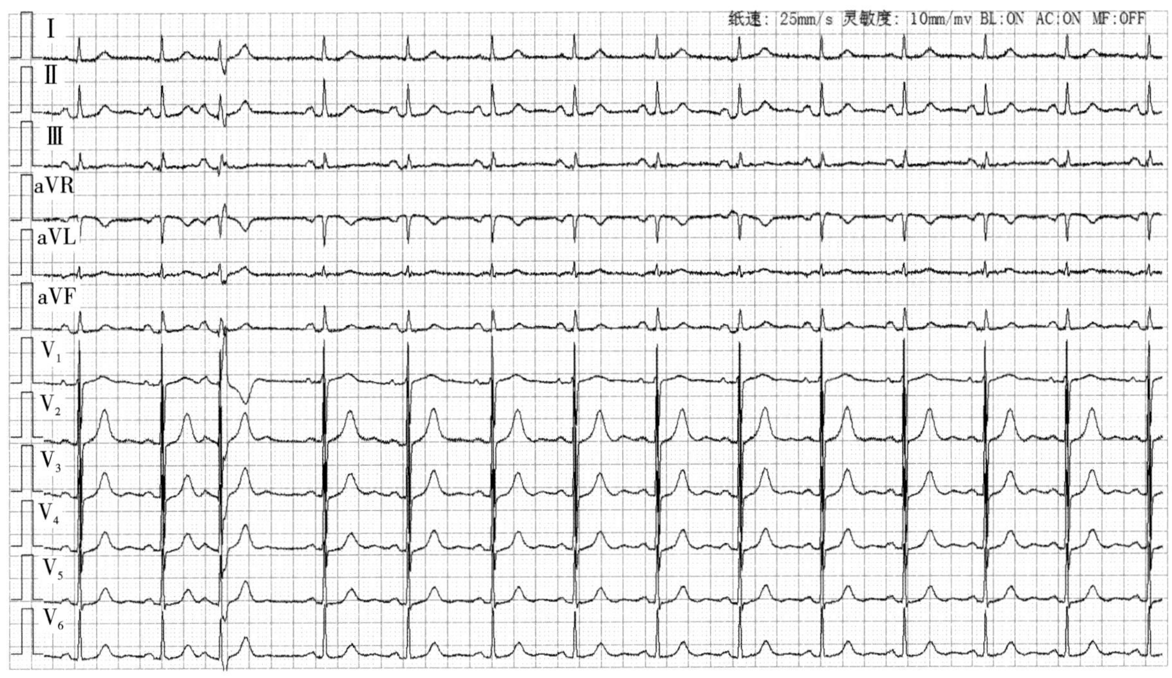

图 78-75　**房性期前收缩伴心室内差异性传导**

患者女，76 岁。劳力性胸闷气短心悸 5 年。临床诊断：高血压。超声心动图提示：①左心房、右心房增大；②左心室舒张功能减退。基本心律为窦性心律，P-R 间期、QRS 波群形态、ST-T 正常。第 3 个心搏的 P′波提前出现，P′落于前位 T 波上，P′-R 间期>0.12 s，其后 QRS 波群形态呈完全性右束支传导阻滞型，考虑为房性期前收缩伴心室内差异性传导。

心电图诊断：①窦性心律；②房性期前收缩伴心室内差异性传导。

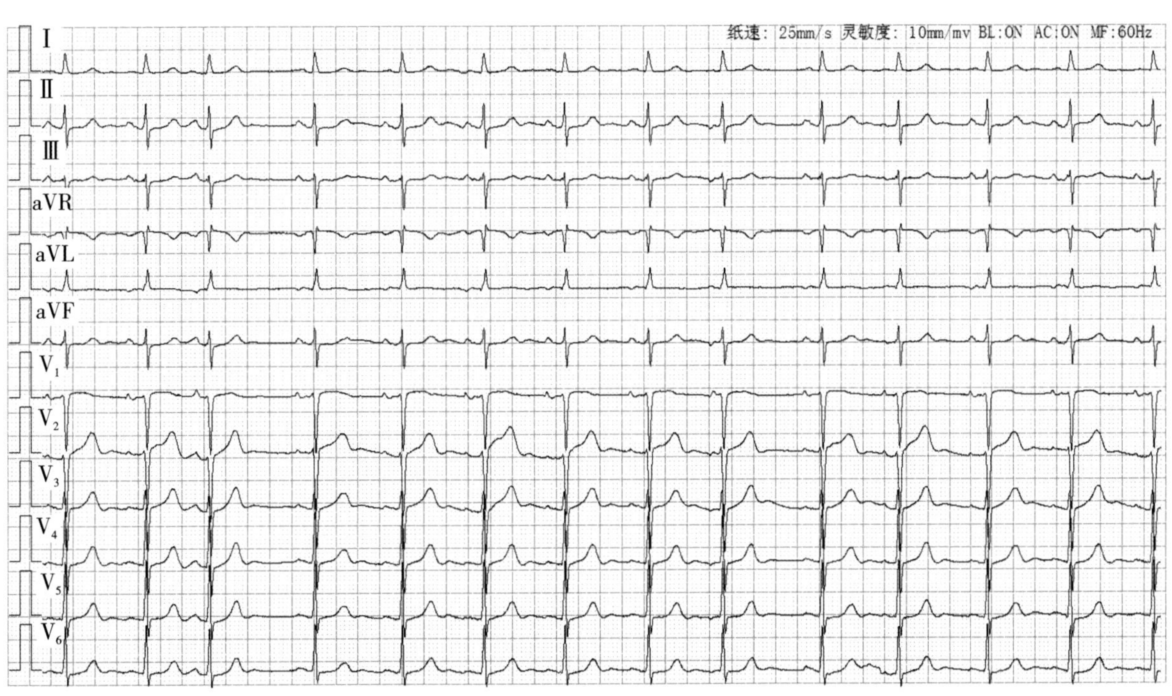

图 78-76　**多源性房性期前收缩**

患者女，83 岁。临床诊断：高血压。超声心动图提示：①心脏各腔室大小正常；②室间隔基底部增厚。基本心律为窦性心律，心率 75 次/min，QRS 波群形态、ST-T 正常。第 3、9、11 个心搏为提前出现的 P′-QRS-T 波群，同导联 P′波形态各异，QRS 波群形态与窦性相同，为多源性房性期前收缩。

心电图诊断：①窦性心律；②多源性房性期前收缩。

二、阵发性房性心动过速

阵发性房性心动过速(paroxysmal atrial tachycardia, PAT)是指3个或者3个以上的房性期前收缩以160~230次/min的规则频率出现,亦被称为阵发性室上性心动过速。

1. 心电图特点　①突发突止;②QRS波群形态正常或接近正常,若合并室内传导阻滞时亦可增宽,P波可因重叠于前位T波中故难以辨认(图78-77)。

2. 临床意义　阵发性房性心动过速常见于无明确心脏疾病的人群,通常并发于预激综合征,在传导旁路、冠心病、二尖瓣脱垂、地高辛中毒等患者中更为常见。PAT持续时间可为数秒至数天不等,患者通常主诉心悸,注意首先需排除严重心脏疾病。

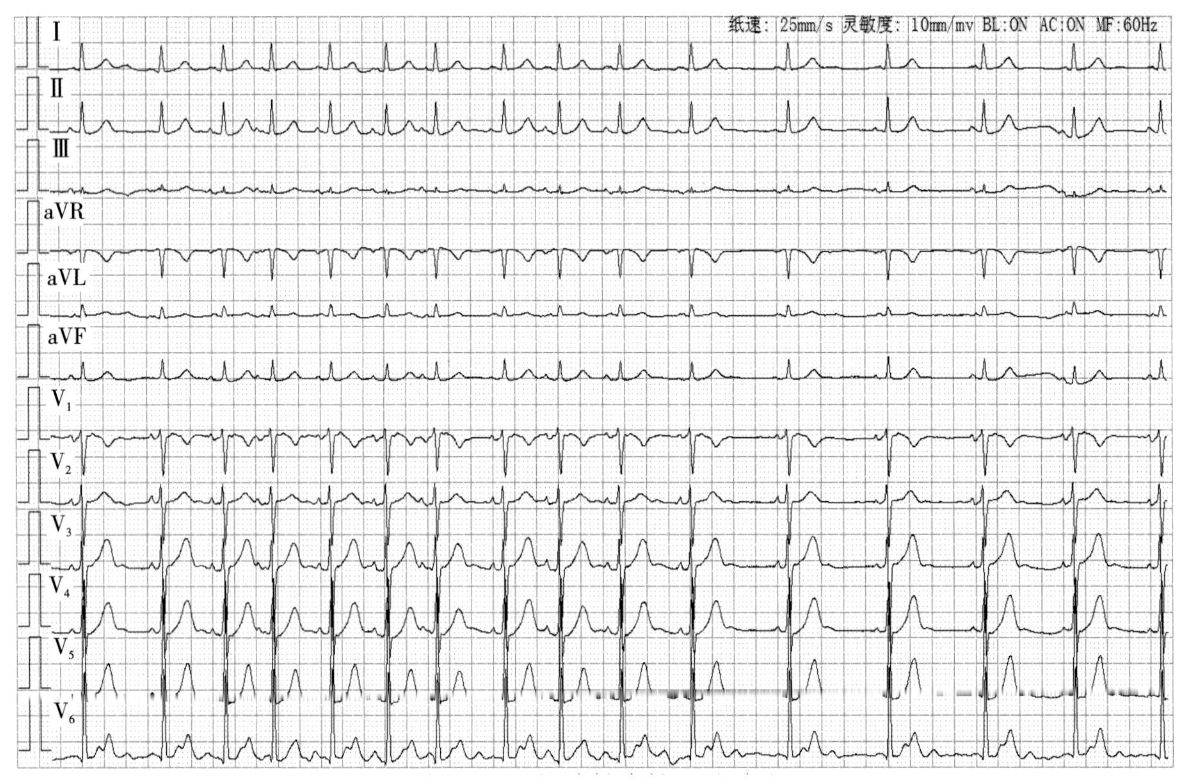

图78-77　**短阵性房性心动过速**

患者男,73岁。发现意识障碍1h余入院。临床诊断:右侧创伤性硬脑膜外血肿;脑出血。超声心动图提示:①心脏各腔室大小正常;②左心室舒张功能减退。基本心律为窦性心律,心率75次/min,QRS波群形态、ST-T正常,第3~12心搏提前出现P′-QRS-T波群,QRS波群形态与窦性相同,为短阵性房性心动过速。

心电图诊断:①窦性心律;②短阵性房性心动过速。

三、加速的房性自主心律

加速的房性自主心律由异位起搏点自律性增高所致,临床上多见于器质性心脏病。

1. 心电图特点　①P′波为房性,其形态与窦性不同,可呈直立、倒置、双向、低平,如P′波倒置,P′-R≥0.12 s;②频率快于逸搏心律,但慢于阵发性心动过速,频率70~140次/min;③心动过速发作时多渐起渐止;④可发生房性融合波(图78-78)。

2. 临床意义　加速的房性自主心律多见于心肌炎、急性心肌梗死、洋地黄中毒及心脏手术等。

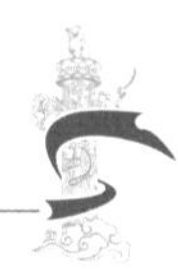

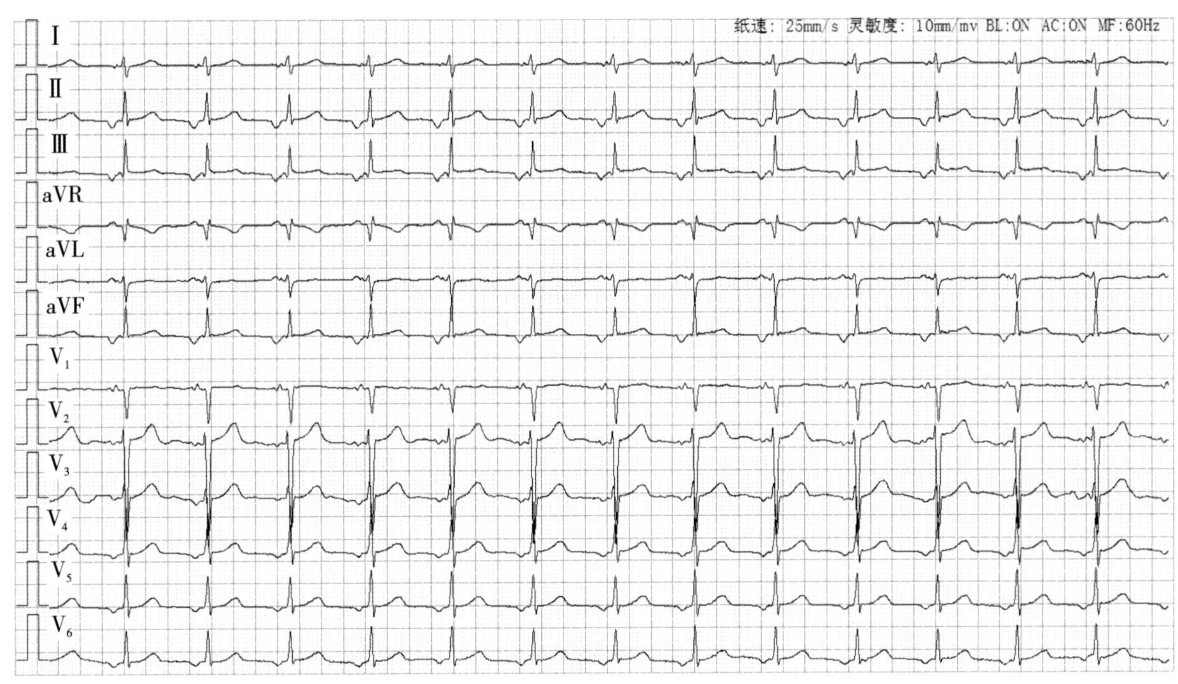

图 78-78　**加速的房性自主心律**

患者女,30 岁。临床诊断:双胎妊娠,风湿性心脏病术后。超声心动图提示:①左心房增大、左心室稍大;②人工二尖瓣位置及功能正常。可见连续出现的 P′-QRS-T 波群,P′波在Ⅱ、Ⅲ、aVF 导联倒置,P′波在 aVL、aVR 导联直立,P′-R 期间>0.12 s,QRS 波群形态呈室上性,频率 81 次/min,为加速的房性自主心律。

心电图诊断:加速的房性自主心律。

四、心房扑动

心房扑动(atrial flutter,AF;简称房扑)起源于心房异位起搏点,异位起搏点以 250~350 次/min 快速而规律的频率发放冲动。

1. 心电图特点　① P 波消失,代之以连续的锯齿状扑动波(F 波),F 波间无等电线,F 波形态大小一致,间隔规则,通常在Ⅱ、Ⅲ导联最为明显。②F 波频率为 250~350 次/min。③F 波可按固定的比例下传心室(R-R 间期规则,多呈 2∶1),也可呈不固定比例下传[R-R 间期不规则,呈(2∶1)~(4∶1)],心室率小于心房率,极少数可呈 1∶1 下传心室。④QRS 波群形态多数正常,个别 QRS 波群可伴心室内差异性传导而宽大畸形。⑤若 F 波的形态和间距稍有差异,且频率在房扑的范围内,称为不纯性心房扑动(图 78-79,图 78-80)。

2. 临床意义　心房扑动在临床上通常见于器质性心脏疾病的患者。如冠心病、风湿性心脏病、肺气肿、肺栓塞、甲状腺功能亢进等。亦也可见于少数正常人。

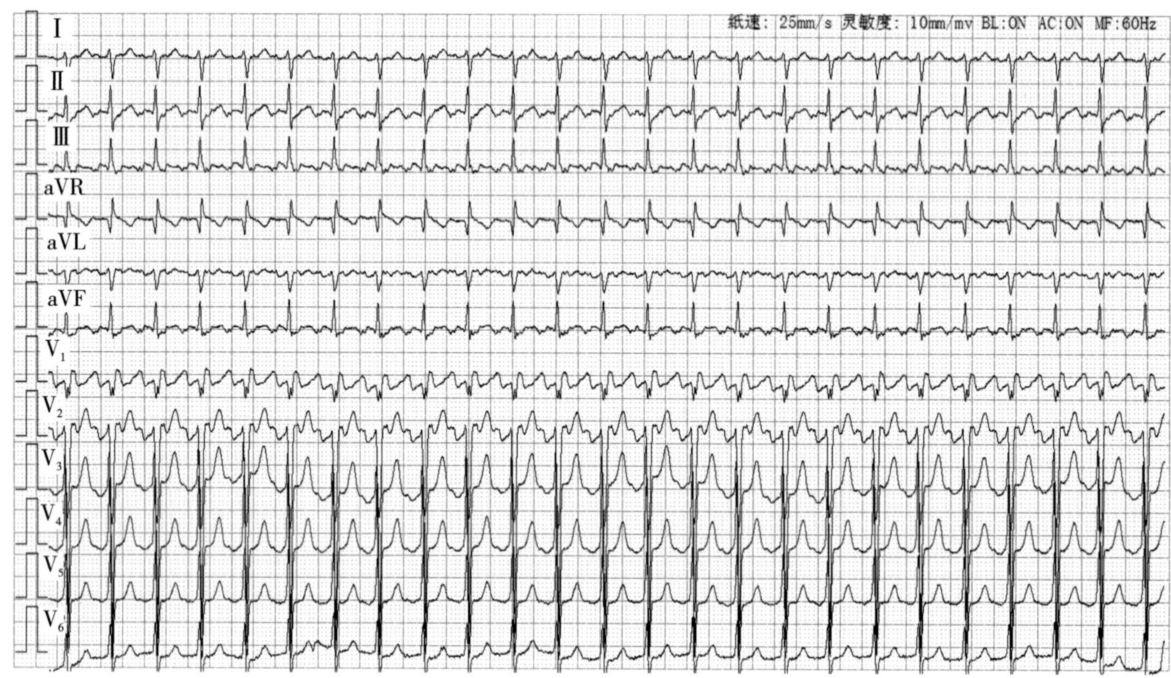

图 78-79 **心房扑动（房室传导比例呈 2：1）**

患者男，52 岁。临床诊断：心脏瓣膜术后。P 波消失，代之以大小、形态相同、规整出现的 F 波，F 波在 Ⅱ、Ⅲ、aVF 导联呈负相，心房率 300 次/min，为典型（Ⅰ型）心房扑动；R-R 间期规整，QRS 波群形态、时间正常，心室率 150 次/min，房室传导比例呈 2：1。

心电图诊断：心房扑动（房室传导比例呈 2：1）。

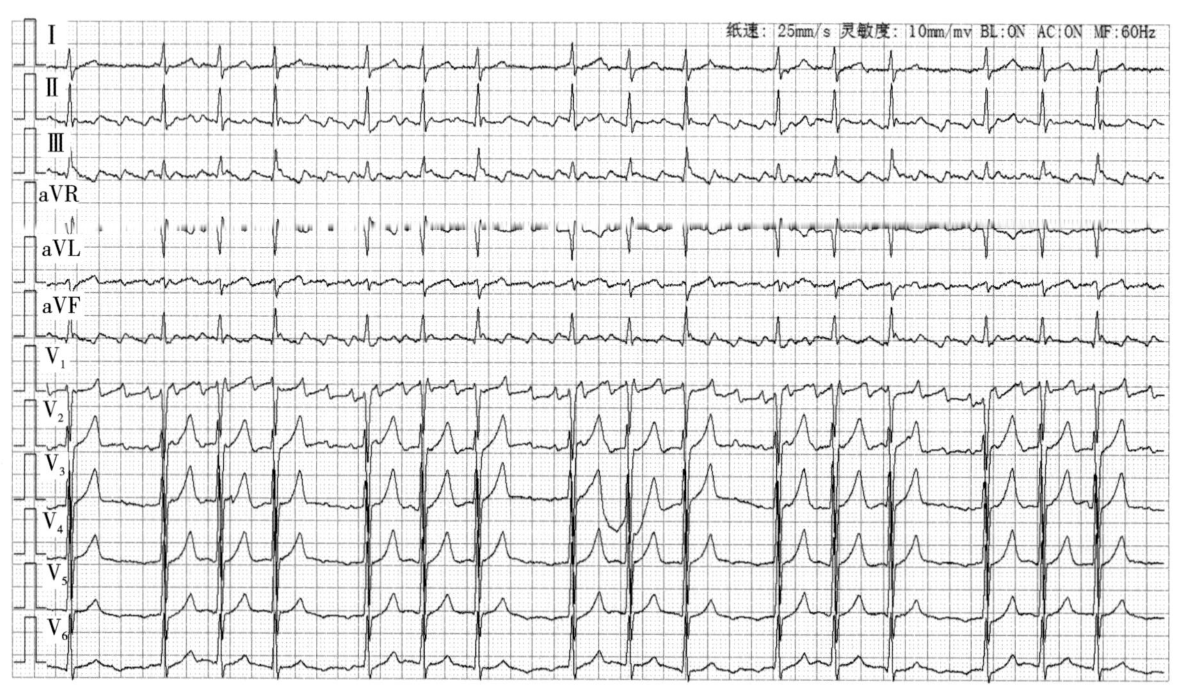

图 78-80 **心房扑动（房室传导比例不恒定）**

患者男，56 岁。临床诊断：风湿性心脏病。超声心动图提示：①左心房增大；②左心室壁增厚；③人工二尖瓣位置及功能正常。基本心律为心房扑动，心房率 300 次/min，QRS 波群形态、时间正常，房室传导比例呈（2：1）~（4：1），R-R 间期不规整，平均心室率 106 次/min。

心电图诊断：心房扑动［房室传导比例呈（2：1）~（4：1）］。

五、心房颤动

心房颤动(atrial fibrillation,AF;简称房颤)可由多个心房异位起搏点(或折返机制)引起,其发放冲动的频率为 350 ~ 600 次/min。房颤的房性节律绝对不齐。

1. 心电图特点　①P 波消失,代之以大小不等、形态各异的房颤波(f 波),f 波在 V_1 导联最为明显。②f 波频率为 350 ~ 600 次/min。③R-R 间期绝对不规则。心房颤动时,如果出现 RR 间期绝对规则,且心室率缓慢,常提示发生完全性房室传导阻滞;如果心室率快速规则,则提示存在交界性(QRS 波群形态正常)或室性(QRS 波群形态宽大畸形)心动过速。④QRS 波群形态正常,当心室率过快时,个别 QRS 波群可伴心室内差异性传导而宽大畸形(图 78-81 ~ 图 78-83)。

但是心房颤动伴心室内差异性传导应注意与心房颤动伴室性期前收缩鉴别。在房颤时室性期前收缩联律间期常恒定,而 Ashman 现象存在时常为室内差异性传导。

2. 临床意义　房颤在临床上多见于冠心病、风湿性心脏病、肺心病、甲状腺功能亢进、病态窦房结综合征、心肌病等,亦可见于少数正常人。

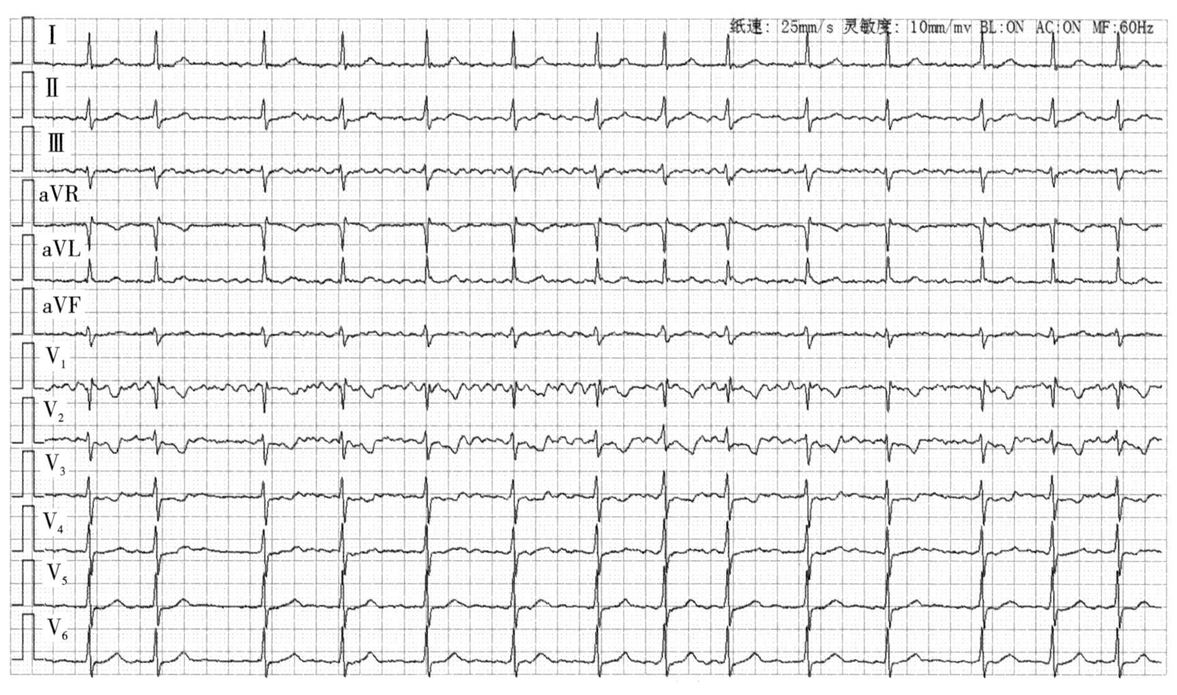

图 78-81　**心房颤动**

患者女,57 岁。临床诊断:风湿性心脏病。超声心动图提示:①左心房增大;②人工二尖瓣位置及功能正常。窦性 P 波消失,代之以大小不等,形态各异的 f 波,R-R 间期绝对不等,平均心室率 78 次/min,为心房颤动。

心电图诊断:心房颤动。

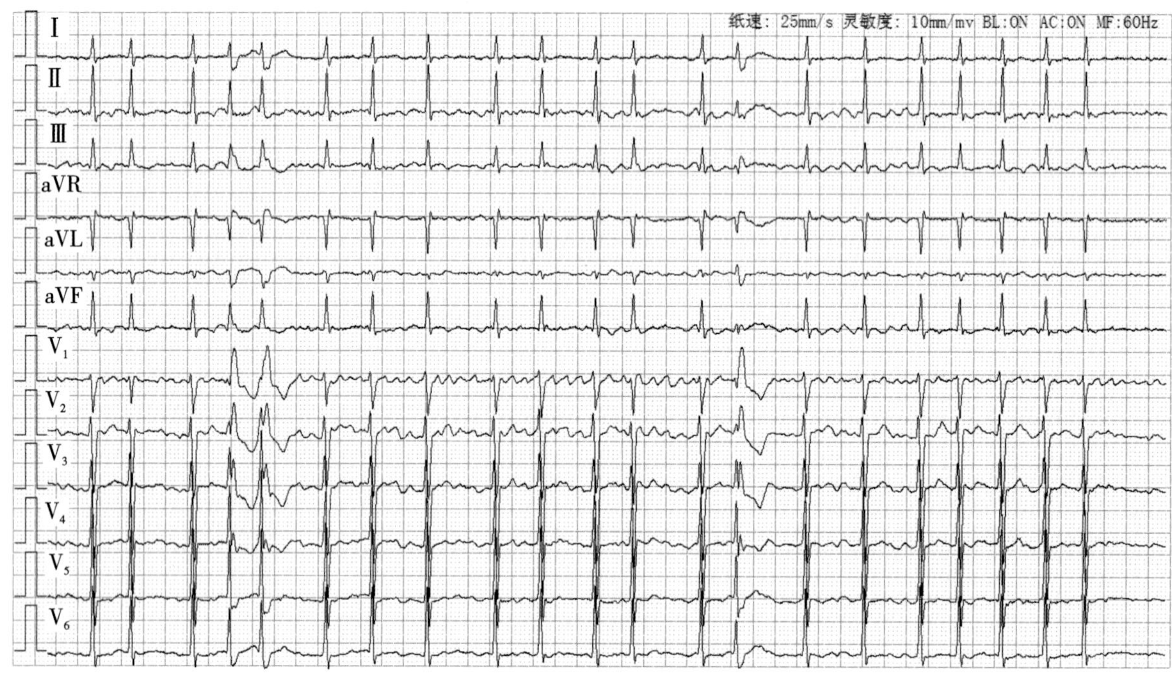

图 78-82 **心房颤动伴心室内差异性传导**

患者女，66 岁。劳力性心悸、气促 3 年余，加重 20 d。临床诊断：高血压心脏病。超声心动图提示：①左心房、右心房增大；②室间隔增厚；③左心室舒张功能减退。基本心律为心房颤动，平均心室率 142 次/min。可见第 4、5、14 个心搏均出现于较长的 R-R 间期后，QRS 波群形态呈完全性右束支传导阻滞型，其后无类代偿间歇，为心房颤动伴心室内差异性传导；ST 段正常，多导联 T 波低平。

心电图诊断：①心房颤动少数伴心室内差异性传导；②T 波改变。

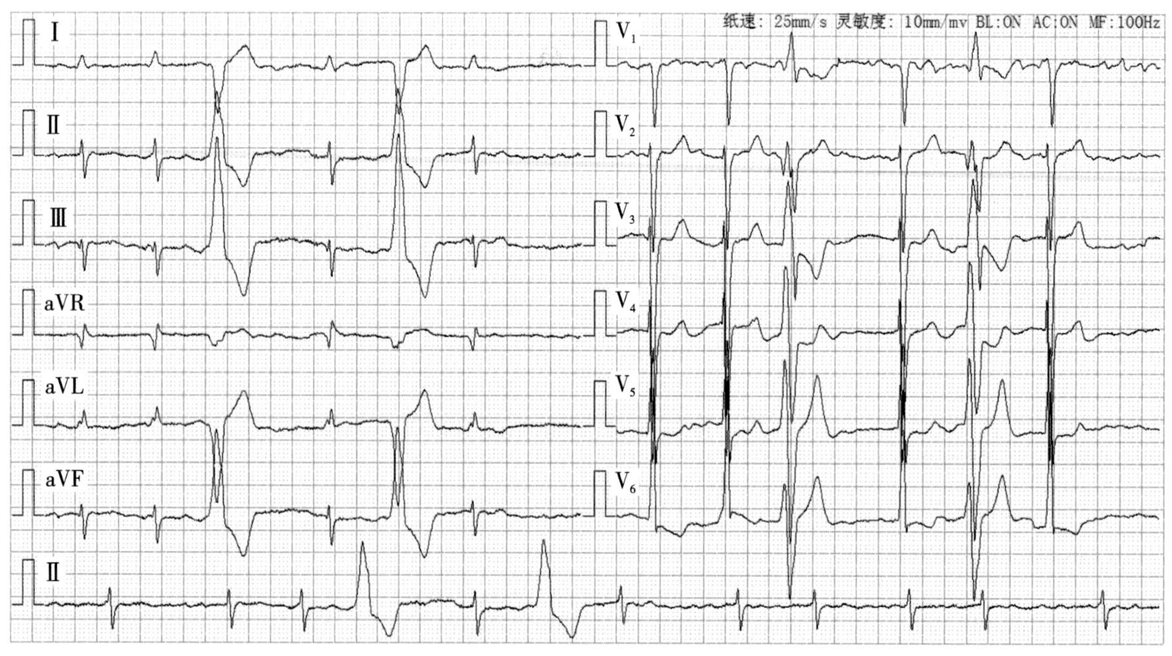

图 78-83 **心房颤动、室性期前收缩**

患者男，50 岁。劳力性心悸气促、活动耐量明显下降。临床诊断：扩张型心肌病。超声心动图提示：①全心增大，肺动脉主干增宽；②左心室壁动度普遍降低；左心室、右心室收缩功能降低、左心室舒张功能减退。基本心律为心房颤动，电轴左偏，QRS 波群形态呈室上性，平均心室率 90 次/min。可见长Ⅱ导联第 4、6 个心搏提前出现，QRS 波群形态呈宽大畸形，T 波与主波方向相反，其后有类代偿间歇，为室性期前收缩，多导联 ST 段压低伴 T 波低平及倒置。

心电图诊断：①心房颤动；②电轴左偏；③室性期前收缩；④ST-T 改变。

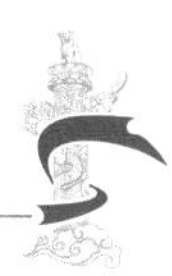

六、房性逸搏与房性自主心律

低一级的异位起搏点被动发放冲动，激动心室，称为逸搏（escape beat；仅 1～2 个）或逸搏心律（连续 3 个以上）。按发生的部位分为房性、交界性和室性逸搏。其 QRS 波群的形态特点与各相应的期前收缩相似，二者的差别是期前收缩属提前发生，为主动节律，而逸搏则在长间歇后出现，属被动节律。临床上以交界性逸搏最为多见，室性逸搏次之，房性逸搏较少见。

房性逸搏是指房性起搏点被动性发放了 1 次或连续 2 次激动，其逸搏间期为 50～60 次/min，当频率 <50 次/min 时称为过缓性房性逸搏，当上一级主导节律点发生病变或受到抑制而出现停搏、频率明显减慢或冲动不能下传时，可出现 3 次以上房性逸搏，称为房性自主心律。

1. 心电图特点　①延迟出现的房性 P′波（1～2 次或连续 3 次以上），其形态异于窦性，在同导联中 P′波形态一致为单源性，也可不同为多源性。②其频率常为 50～60 次/min。③P-R 间期>0.12 s。④P′波后通常有相继的 QRS 波群，有时与其他逸搏并存时可相互干扰（图 78-84，图 78-85）。

2. 临床意义　房性自主心律可见于部分正常人，也可见于部分器质性心脏病，如病态窦房结综合征、高血压病、心肌梗死、风湿性心脏病等。治疗上主要是针对病因治疗。

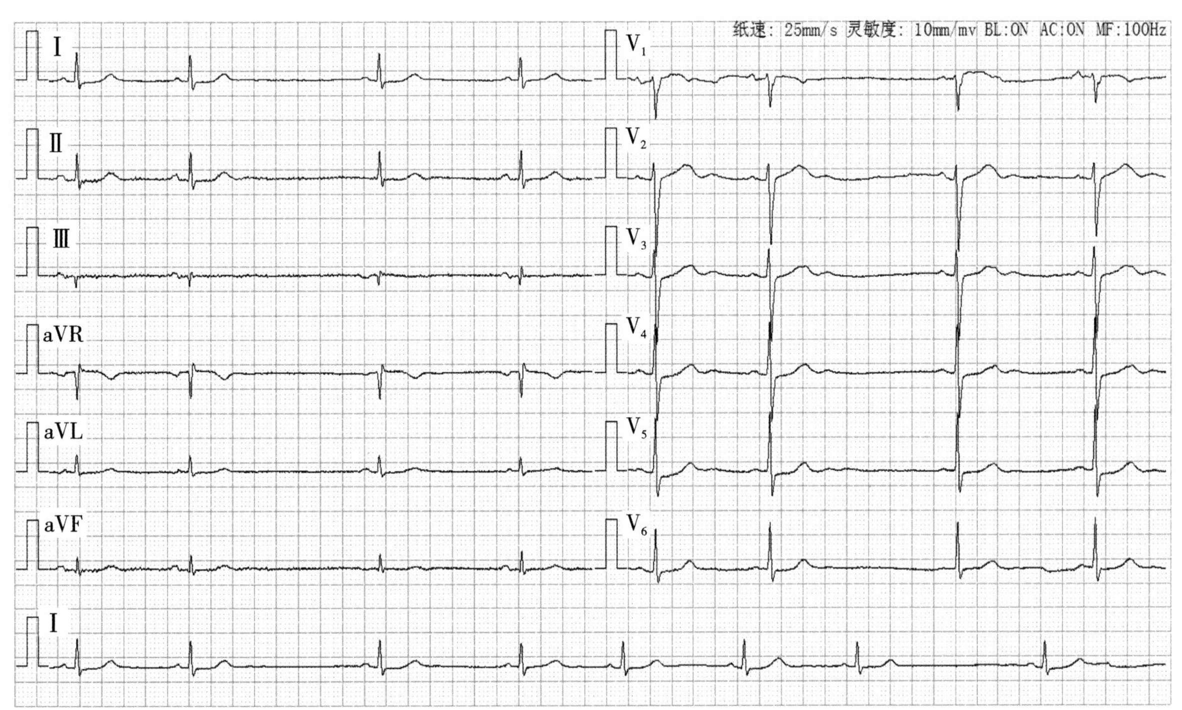

图 78-84　**房性逸搏**

患者女，62 岁。临床诊断：直肠炎性肉芽组织增生；肛管直肠癌术后。基本心律为窦性心律，心率 60 次/min，QRS 波群形态、ST-T 正常；可见长 Ⅰ 导联第 3、8 个心搏为延迟出现，其 P′波形态与窦性不同，QRS 波群形态与窦性相同，P′-R 间期 0.12 s，频率 35 次/min，为过缓性房性逸搏；可见第 2 与第 4 个心搏的长 P-P 间期≥3.0 s，为短暂性窦性停搏。

心电图诊断：①窦性心律；②过缓性房性逸搏；③提示短暂性窦性停搏（建议临床结合患者症状，进一步检查）。

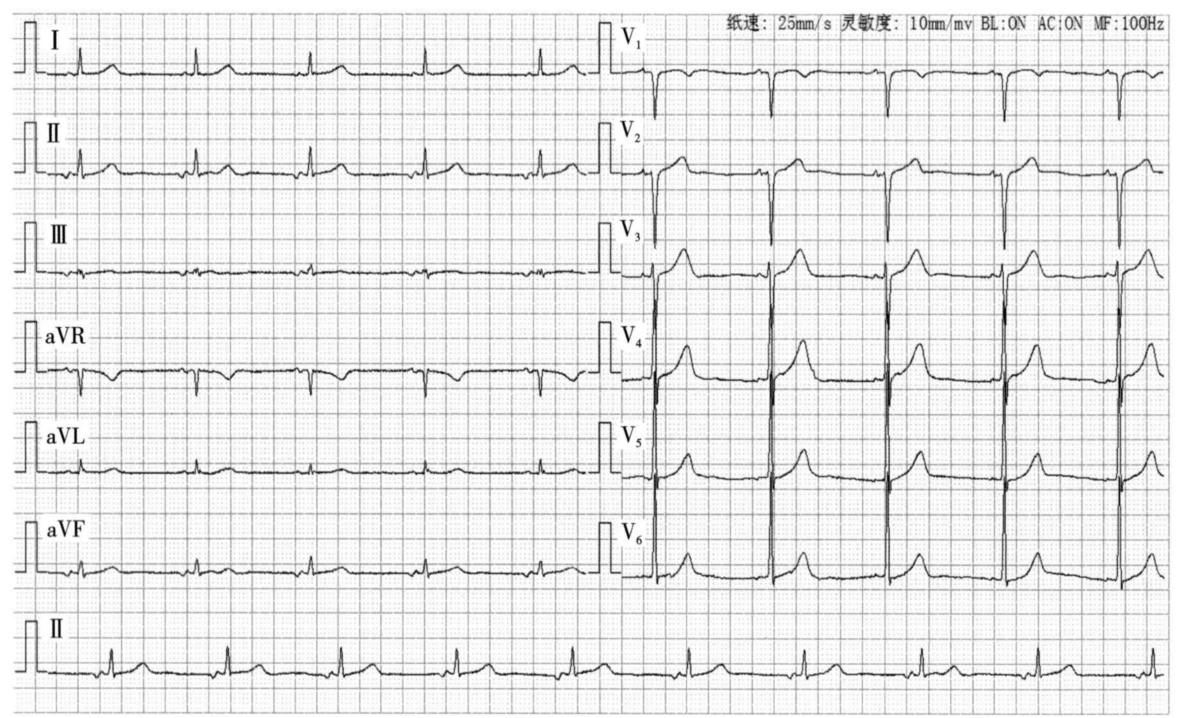

图 78-85 **房性自主心律**

患者男，65 岁。劳累性心悸、气促 5 个月入院。临床诊断：心房黏液瘤；肺气肿。超声心动图提示：①左心房、左心室增大；②左心房内瘤体样结构，倾向于黏液瘤，瘤体致二尖瓣机械性狭窄。可见连续出现的 P′-QRS-T 波群，P′-R 期间>0.12 s，P′波在Ⅱ、Ⅲ、aVF 导联倒置，P′波在 aVL、aVR 导联直立，频率 56 次/min；QRS 波群时间形态正常，为房性自主心律；因长时间内未见窦性 P 波出现，为窦性停搏。

心电图诊断：①房性自主心律；②提示窦性停搏（建议结合患者临床症状，进一步检查）。

（刘 莉 晋 军 钟杭美 王赤京）

第八节 交界性心律失常的心电图特征

交界性心律失常（junctional arrhythmia）是指起源于房室交界区的异位激动（心律）及其在传导过程中所引起的心律失常。包括交界性期前收缩、交界性心动过速等。

一、交界性期前收缩

房室交界区提早发出的异位激动为交界性期前收缩。交界区位于心房与心室的交界处，心脏传导系统在该处具有“双向传导”特性，由交界区兴奋点发出的激动向下可传导到心室，向上可逆传激动心房，其传导速度可相等或不等。

（一）心电图特点

1. 波形特点 可见提前出现的逆行 P^{-}波，P^{-}波在Ⅱ、Ⅲ、aVF 常倒置、aVR 直立；下传产生的 QRS-T 波群与窦性的相同。

2. P^{-}波与 QRS 波群的关系 不仅与异位兴奋点所处位置（交界区上、中、下部）有关，还与前传、逆传的速度有关。当上传速度快于下传时，逆 P^{-}在 QRS 波之前；上传速度慢于下传时，逆 P^{-}在 QRS 波之后；当上传速度与下传相等，逆 P^{-}在 QRS 波之中不易被发现。①P^{-}波位于 QRS 之前，P^{-}-R 间期<0.12 s。

②P^-波位于 QRS 之中，提前的 QRS 波群前后均无 P^-波。③P^-波位于 QRS 之后，$R-P^- < 0.20$ s（图 78-86）。

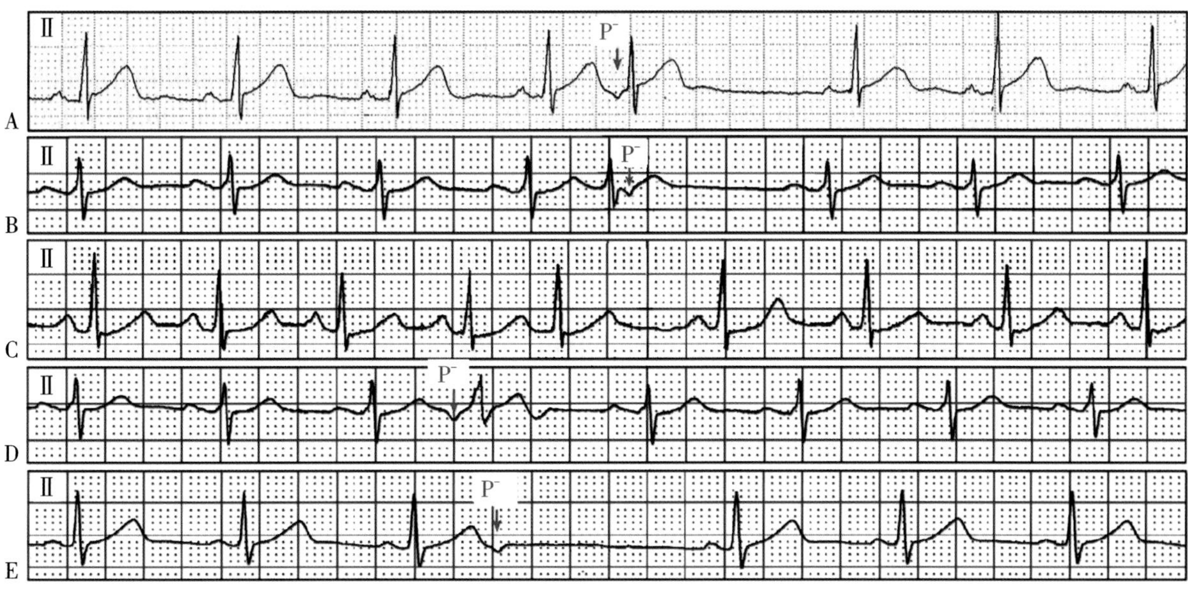

图 78-86　**交界性期前收缩**

A. P^-波位于 QRS 之前，P^--R 间期<0.12 s；B. P^-波位于 QRS 之后，$R-P^-<0.20$ s；C. P^-波位于 QRS 之中，提前的 QRS 波群前后均无 P^-波；D. P^-波位于 QRS 之前，下传心室的 QRS 波群与窦性下传的 QRS 波群形态不同；E. P^-波位于前一 T 波后，P^-波在Ⅱ导联倒置，为交界性期前收缩，其后无继 QRS-T 波群，为交界性期前收缩未下传。

3. QRS 波群　通常正常，可因伴心室内差传而畸形。

4. 交界性激动也可只逆传心房　而不下传心室，为交界性期前收缩未下传心室。

5. 交界性期前收缩的代偿间期　多为完全性。如因逆传心房干扰窦房结可发生节律重整（顺延），可出现不完全性代偿间歇；如 P^-波出现较迟或伴有 $R-P^-$间期延长，P^-波遇到绝对干扰不能侵入窦房结，或同时伴有窦性抑制，可产生超完全代偿间歇（图 78-87～图 78-89）。

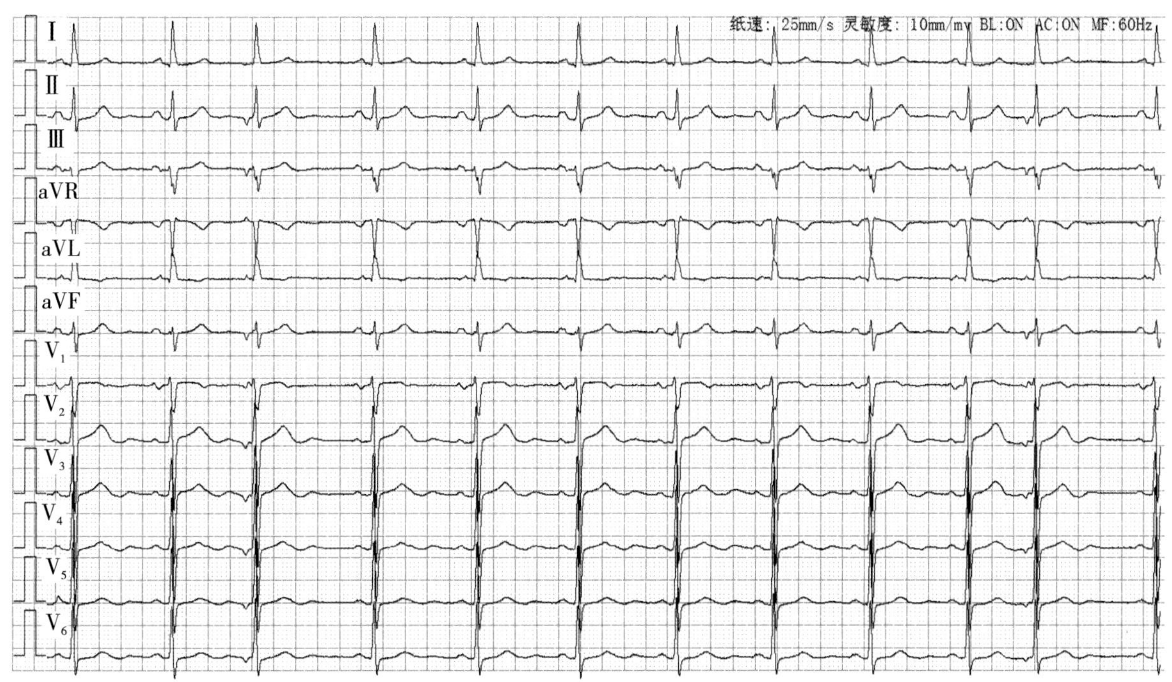

图 78-87　**交界性期前收缩（P^-波位于 QRS 之前）**

患者女，59 岁。临床诊断：高血压肾损害，高血压 3 级，很高危。基本心律为窦性心律，P-R 间期、QRS 波群形态、ST-T 正常；第 3、11 个心搏的 P^-波提前出现，P^-波在Ⅱ、Ⅲ、aVF 导联倒置，P^-波在 aVL、aVR 导联直立，P^--R 间期<0.12 s，其后 QRS 波群形态与窦性相同，为交界性期前收缩。

心电图诊断：①窦性心律；②交界性期前收缩。

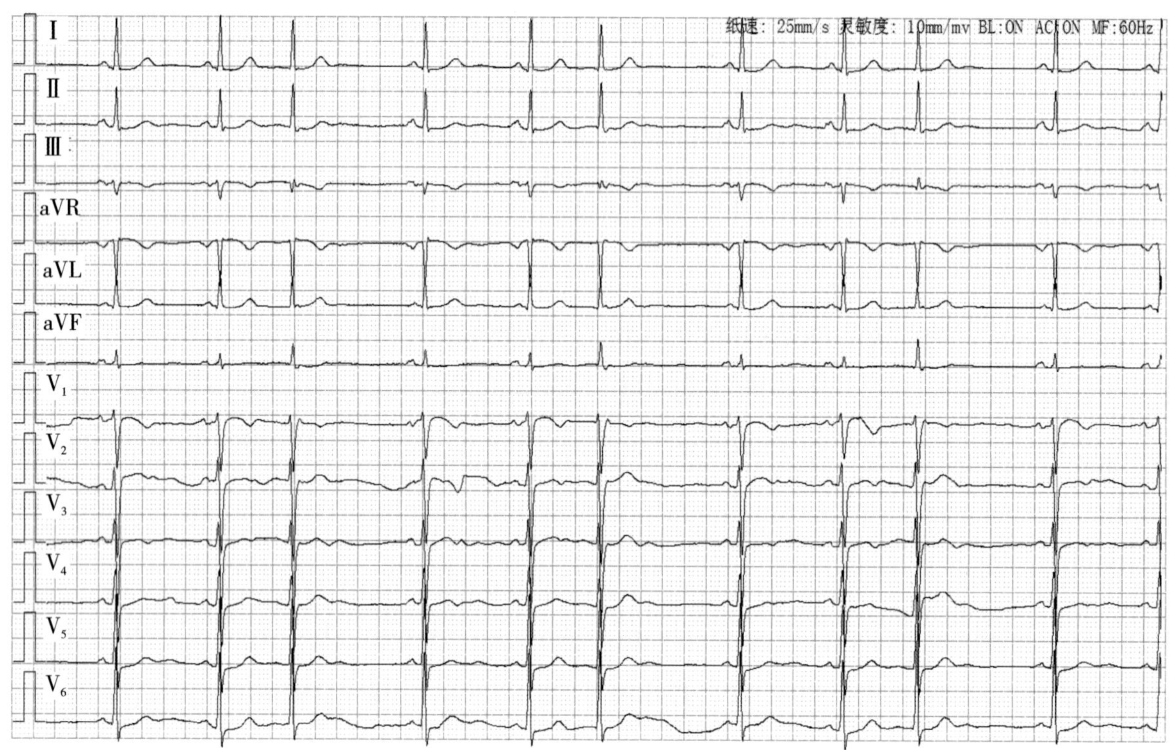

图 78-88　交界性期前收缩(P^-波位于 QRS 之后)

患者女,62 岁,活动后气促、压迫感。临床诊断:高血压。超声心动图提示:①左心房增大;②左心室舒张功能减退。基本心律为窦性心律,心律规整,心率 62 次/min,QRS 波群形态、时限正常,ST-T 正常;第 3、6、9 个 QRS-T 波群心搏提前出现,形态、时限正常,其后可见逆行P^-波,在Ⅱ、Ⅲ、aVF 导联上倒置,在 aVR、aVL 导联直立,R-P^-间期<0.12 s,考虑为交界性期前收缩(呈三联律)。

心电图诊断:①窦性心律;②频发交界性期前收缩(呈三联律)。

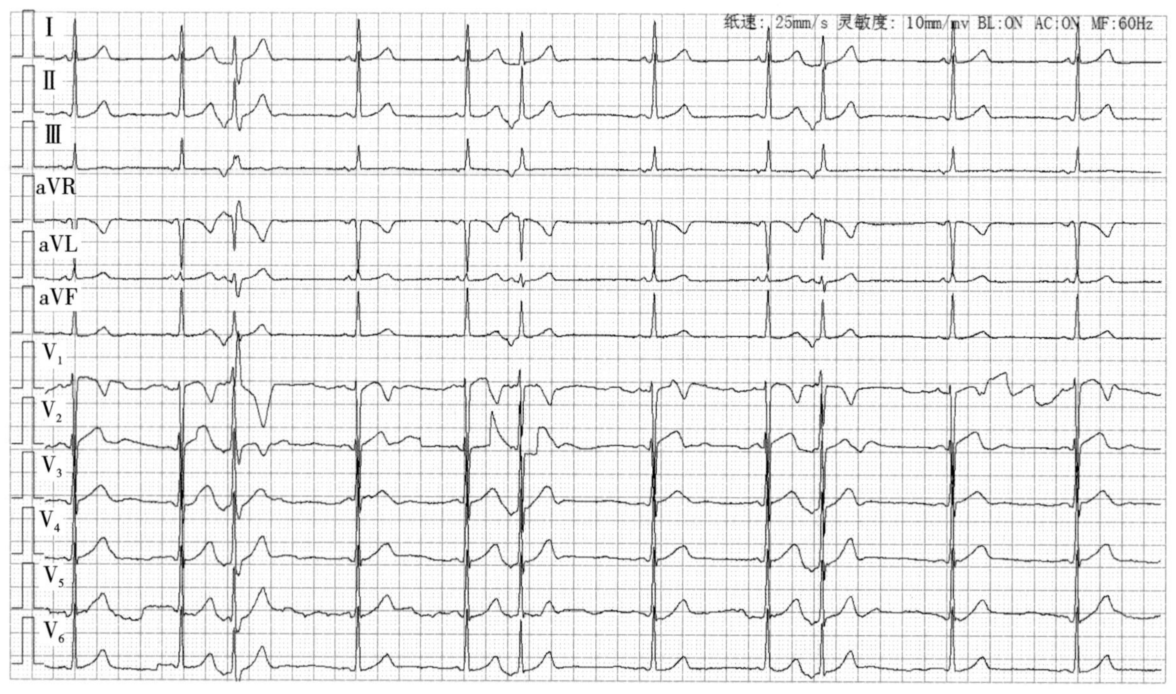

图 78-89　交界性期前收缩伴心室内差异性传导

患者女,13 岁,间断心悸 3 年,活动时气促。临床诊断:心悸待查。超声心动图提示:心脏各腔室大小正常。基本为窦性心律,心律规整,心率 60 次/min,QRS 波群形态、ST-T 正常;第 3、6、9 个P^-波提前出现,在Ⅱ、Ⅲ、aVF 导联上P^-波倒置,在 aVR、aVL 上直立,P^--R 间期 0.10 s,第 6、9 个心搏的P^-波后 QRS 波群与窦性相同,为交界性期前收缩;第 3 个P^-波后 QRS 波群形态畸形呈完全性右束支传导阻滞型,为交界性期前收缩伴心室内差异性传导。

心电图诊断:①窦性心律;②频发交界性期前收缩偶伴心室内差异性传导。

（二）心电图鉴别诊断

1. 交界性期前收缩与房早性期前收缩鉴别　房早 P′波直立，当左心房下部出现期前收缩 P′可倒置，交界性期前收缩 P′波倒置，但左心房下部 P′-R>0.12 s。

2. 交界性期前收缩伴心室内差异性传导时应与室性期前收缩鉴别　室性期前收缩无提前的相关 P 波（见本章第九节室性期前收缩）。

（三）临床意义

交界性期前收缩，可见于健康人和器质性心脏病患者，但是频发性交界性期前收缩多见于病理性，特别是冠心病、风湿性心脏病、心肌炎、心肌病等，洋地黄药物均可引起的交界性期前收缩。

二、交界性心动过速

交界区细胞具有自律功能，它本身的节律多在 40 ~ 55 次/min。超过这一频率称为交界性心动过速。交界性心动过速包括短阵交界性心动过速、阵发性交界性心动过速及非阵发性交界性心动过速。

（一）心电图特点

1. 短阵交界性心动过速　短阵交界性心动过速是连续出现 3 次及 3 次以上的交界性期前收缩，心电图可见窦性心律，其交界性频率大于窦性频率（图 78-90）。

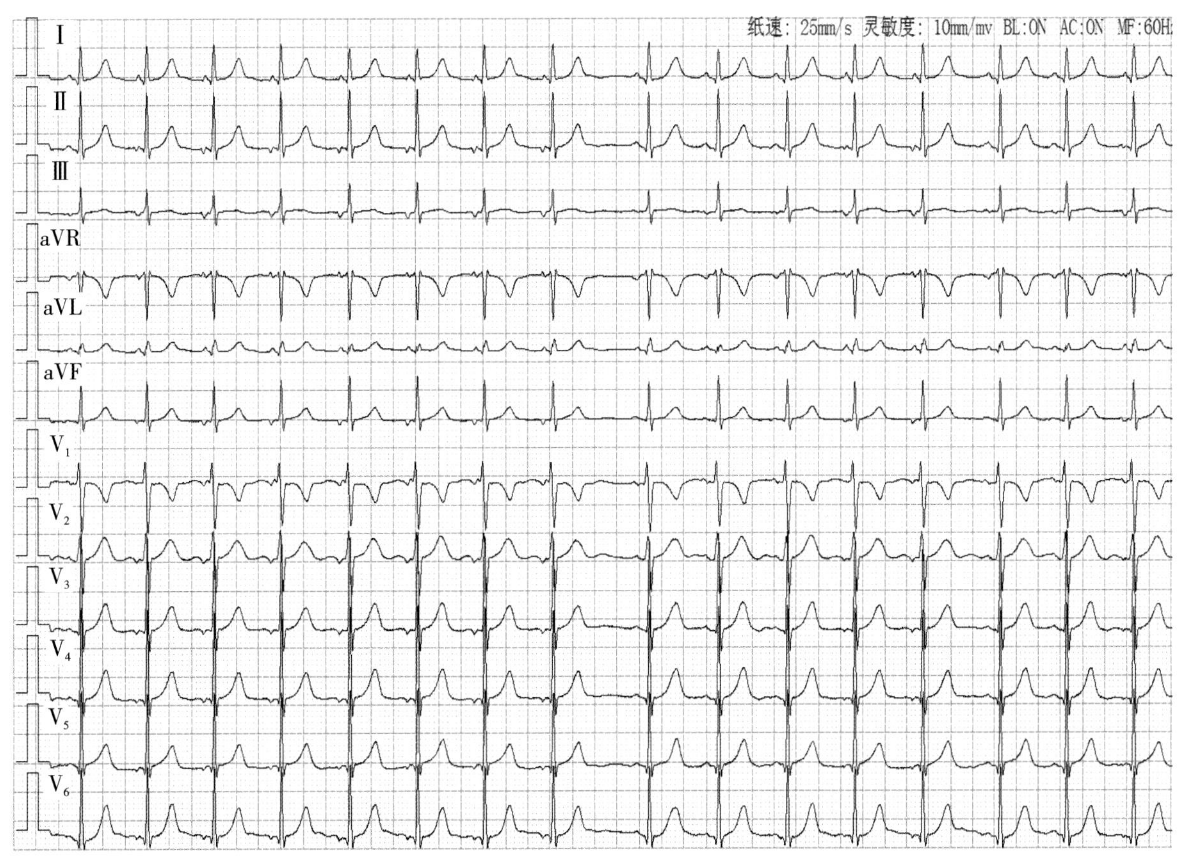

图 78-90　交界性期前收缩伴短阵交界性心动过速

患者女，22 岁，停经 36 周，发现蛋白尿 8 d。超声心动图提示：心脏各腔室大小正常。临床诊断：妊娠相关性肾病。第 1、9 ~ 11、14、15 个心搏为窦性心律，QRS 波群形态、ST-T 正常；第 2 ~ 8、12、13、16 个心搏提前出现的 QRS-T 波群，其前可见逆行 P^- 波，P^--R 间期<0.12 s，QRS 波群形态与窦性相同，为交界性期前收缩伴短阵交界性心动过速。

心电图诊断：①窦性心律；②交界性期前收缩伴短阵交界性心动过速（成对 1 次）。

2. 阵发性交界性心动过速　阵发性房室交界性心动过速属于比较常见的阵发性室上性心动过速(详见本节相关内容)。这种心动过速发作时的心电图特征与加速交界性心律不同之处在于发作时频率更快。

3. 加速交界性心律　加速交界性心律又称为加速交界性心律,是由于交界区内传导功能或激动形成异常而引起的一种短阵心律失常。洋地黄制剂用量过大、风湿热、急性心肌梗死、心外科手术后、病毒性心肌炎是这种心律最为常见的病因,导管射频术后以及无明显疾病也偶尔发生这种心律失常。其特点为:①发作是由于交界区异位节奏点自律性增加所致,交界区的激动控制心室(因而心室的 QRS 波群基本与窦性心律时相同),心房却根据该节奏点能否逆传入心房而决定为窦性 P 波或逆行性 P^- 波。②心率在 70 ~ 130 次/min,多数在 70 ~ 100 次/min,其节律与窦房结节律无关。③当窦性心律与加速性交界性心律的频率接近时,心室的激动时而受窦房结控制,时而又受交界区心律控制。这样一种逐渐出现交界区节奏点控制心室的节律,又逐渐转为由窦房结控制心室心律的现象,是“加速交界性心律”很重要的一个特征(图 78-91)。

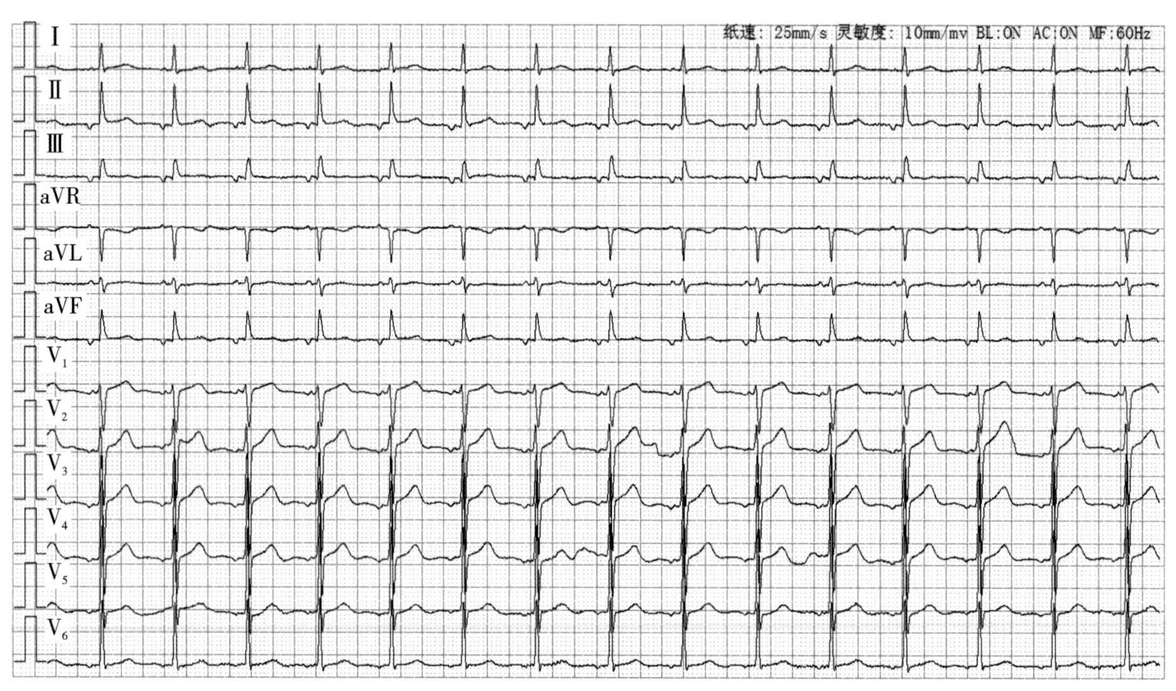

图 78-91　加速交界性心律

患者男,64 岁。间断性腹痛 3 年,咽喉部异物感 3 个月。临床诊断:慢性萎缩性胃炎。超声心动图提示:①左心房增大,主动脉窦部稍增宽;②左心室舒张功能减退。可见连续出现的 P-QRS-T 波群,P^- 波在Ⅱ、Ⅲ、aVF 导联倒置,P^- 波在 aVL、aVR 导联直立,P^--R 期间 <0.12 s,QRS 波群呈室上性,频率 89 次/min,为加速交界性心律。

心电图诊断:加速交界性心律。

(二)临床意义

加速交界性心律的发生机制与自律性增高或触发活动有关。最常见的病因为洋地黄中毒。其他为下壁心肌梗死、心肌炎、急性风湿热或心瓣膜手术后,亦偶见于正常人。

三、房室结内折返性心动过速

阵发性室上性心动过速(paroxysmal supraventricular tachycardia, PSVT;简称室上速)分为房性以及与房室交界区相关的心动过速,但常因体表心电图 P 波不易辨别,故统称为室上性心动过速。房室结内折返性心动过速(A-V nodal reentry tachycardia, AVNRT)是阵发性室上性心动过速常见的一种形式,约占 50%。AVNRT 的心率变化相当大,其心率范围在 100 ~ 280 次/min,平均约为 170 次/min。

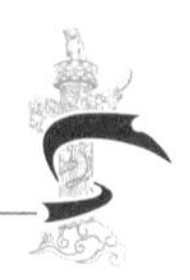

（一）发生机制

房室结内折返性心动过速的发生机制即房室结传导系统有双重径路，一个不应期短、传导缓慢的慢径路和一个不应期长、传导快的快径路。窦性心律时，心房激动通过快径路传导，产生一个 QRS 波；心房激动同时也在通过慢径路传导，在希氏束除极后不久抵达希氏束，埋没在快径路下传的激动所产生的不应期内。当一个适时的房性期前收缩发生时，由于快径路不应期长，激动在快径路被阻滞，慢径路不应期短，激动沿慢径路缓慢下传至心室，从而产生一个较长的 P-R 间期；如果激动在慢径路内传导足够慢，快径路从不应期恢复传导，这样激动就可沿快径路逆行至心房产生 P′波，同时再沿慢径路下传心室，如此循环便形成了房室结内折返性心动过速（图 78-92，图 78-93）。

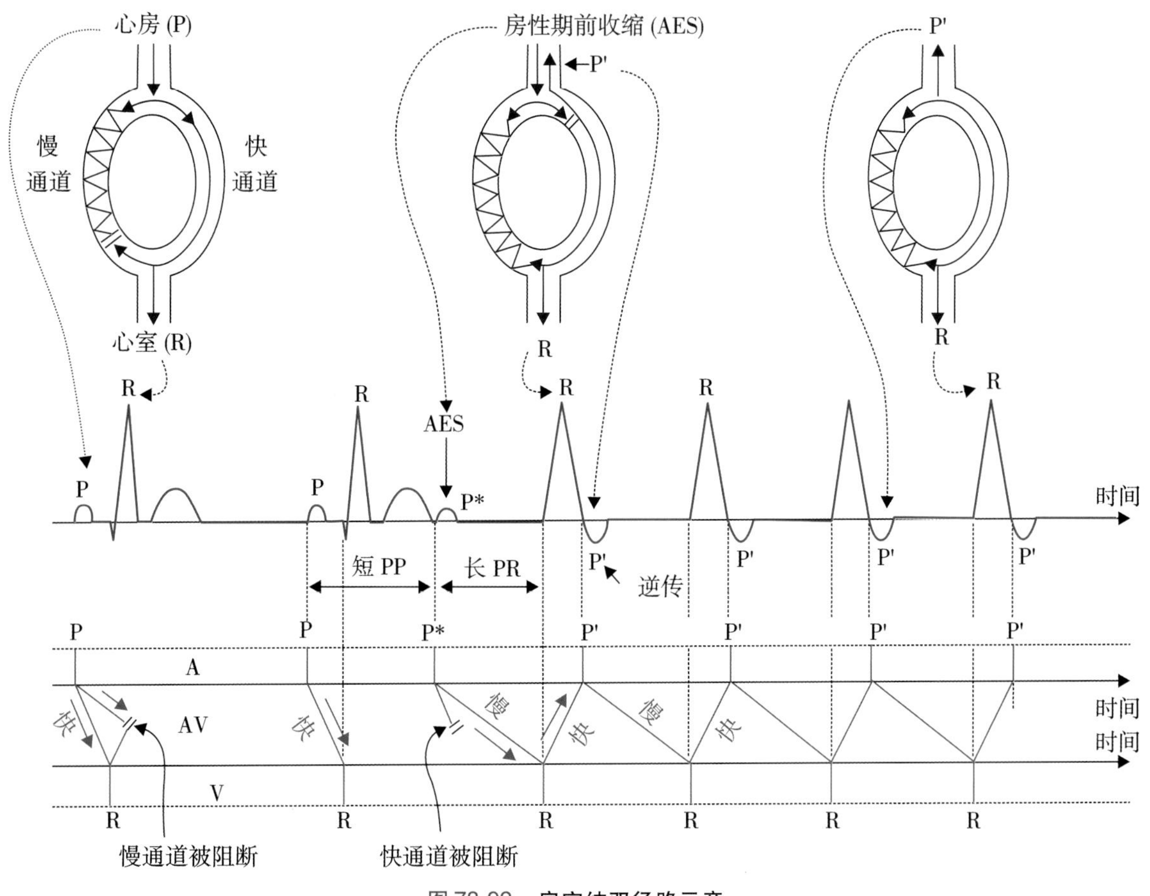

图 78-92 **房室结双径路示意**

（二）心电图特点

AVNRT 有 3 种不同的临床心电图类型。

1. 慢-快型 AVNRT 的心电图特点　慢-快型 AVNRT 又称典型 AVNRT，成年人最常见，约占 AVNRT 的 90%，系慢径路前传，快径路逆传。心电图特点：①突然发作，突然终止。②P 波呈逆行性，心动过速时，心房与心室几乎同时激动。多数患者因 P′波埋在 QRS 波群中而见不到，约 30% 的患者 P′波紧随 QRS 波之后，R-P′间期≤70 ms，R-P′间期/P′-R 间期<1，P′波在Ⅱ、Ⅲ、aVF 导联倒置．在 aVR 导联直立。部分病例在 V_1 导联 QRS 波终末部有小 r 波，实为 P′波的一部分。③QRS 波形正常，频率多为 160～250 次/min，节律规则。④诱发心动过速发作起始的房性期前收缩是经慢径路下传，所以 AVNRT 的第 1 个心搏的 P-R 间期延长，即显示有双径路特征。⑤适时的房性期前收缩电刺激可诱发及终止 AVNRT 发作，窦性期前收缩、交接区性期前收缩、室性期前收缩也可诱发（少数情况下）。⑥颈动脉窦按压刺激迷走神经方法，可使部分患者终止发作；或仅使心动过速频率有所减慢。

2. 快-慢型 AVNRT 的心电图特点　快-慢型 AVNRT 又称非典型 AVNRT 或罕见型 AVNRT。特点是快径路前传、慢径路逆传，即慢径路不应期反而比快径路更长。心电图特点 R-P′间期大于 70 ms，R-P′间期/P′-R 间期>1,体表心电图对此型 AVNRT 不能确诊,需与阵发性房性心动过速鉴别。

3. 慢-慢型 AVNRT　更少见。

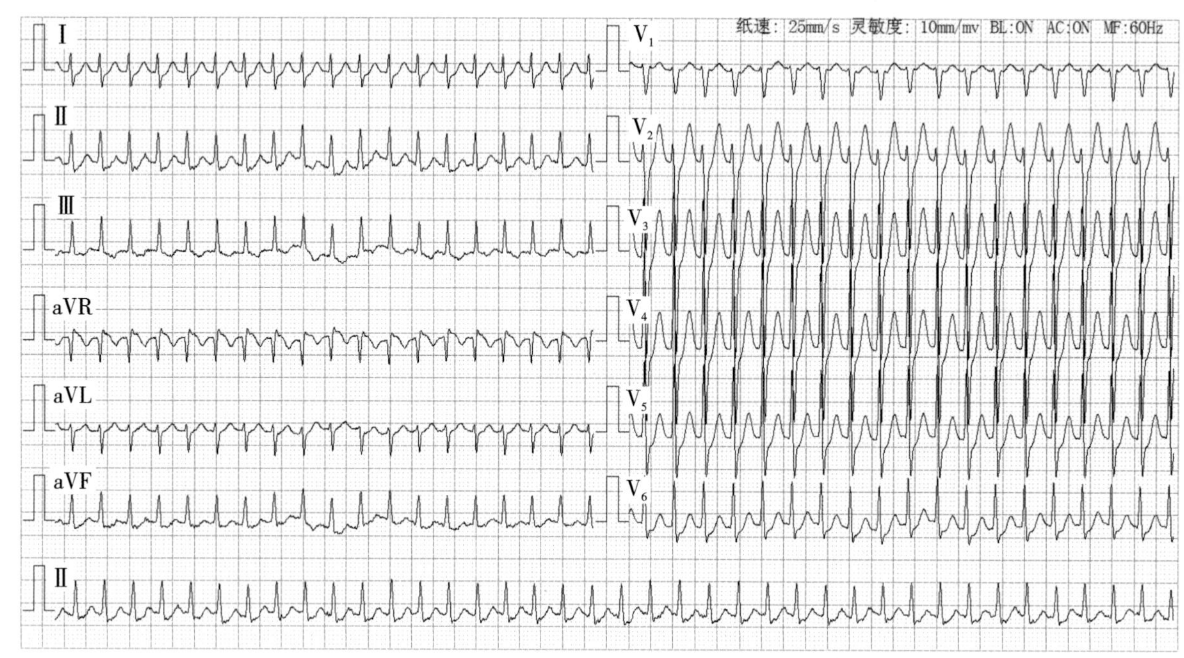

图 78-93　**阵发性室上性心动过速**

患者男,30 岁。发作性心悸 4 年,加重 3 个月。临床诊断:阵发性室上性心动过速。超声心动图提示:①心脏各腔室大小正常;②二尖瓣局限性反流。心内电生理诊断:房室结双径路伴阵发性房室结内折返性心动过速。所有导联见连续出现快速、规整的 QRS-T 波群,QRS 波群形态呈室上性,其前后未见窦性 P 波,但在 V_1 导联 QRS 波群终末部可见小 r 波,实为逆传 P 波,R-P′<70 ms,频率 225 次/min,为阵发性室上性心动过速,Ⅱ、Ⅲ、aVF,V_5 ~ V_6 导联 ST 段上斜型压低 0.05 ~ 0.1 mV,T 波正常。

心电图诊断:①阵发性室上性心动过速;②ST 段改变。

(三)鉴别诊断

房室结内折返性心动过速需与房室折返性心动过速,阵发性房性心动过速等其他室上性心动过速鉴别。

四、交界性逸搏及交界性心律

(一)交界性逸搏

1. 基本概念　当房室交界区以上的起搏点发放频率过慢、停搏或发生阻滞或期前收缩后出现较长代偿间歇时,房室交界区起搏点被动性发放激动,称为交界性逸搏。若仅延迟出现 1 ~ 2 次搏动,则称为逸搏;若连续出现 3 次或 3 次以上搏动,则称为交界性心律。

2. 心电图特点　①延迟出现的 QRS 波群,形态与窦性 QRS 波群相同或稍有不同。②其逆行 P′波可位于 QRS 波群之前、中或后,也可在 QRS 波前后见有无相关的窦性 P 波。③频率多为 40 ~ 60 次/min,如逸搏间期>1.5 s,频率<40 次/min,称为过缓性交界性逸搏。

交界性逸搏多发生于期前收缩后、窦性停搏、房室传导阻滞、心房扑动或心房颤动所致的心室长间歇后(图 78-94)。

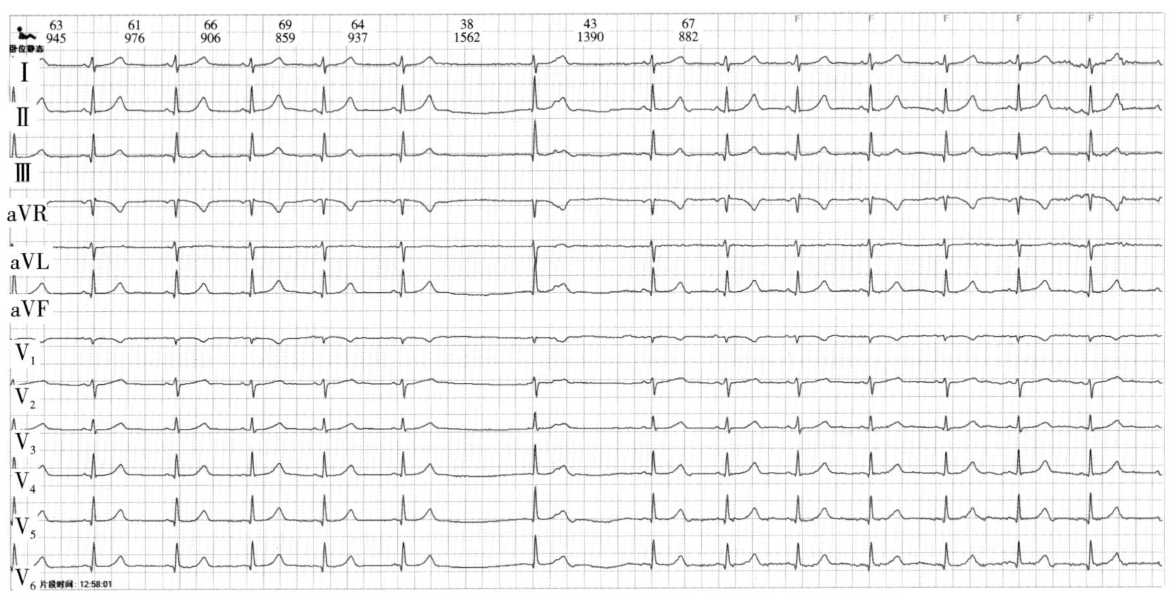

图 78-94　**交界性逸搏**

(二)交界性心律

1. 心电图特征　①QRS 波群呈交界性逸搏特征，P⁻波可位于 QRS 波群前、中、后。②频率慢而规整，频率一般为 40～60 次/min(图 78-95)。

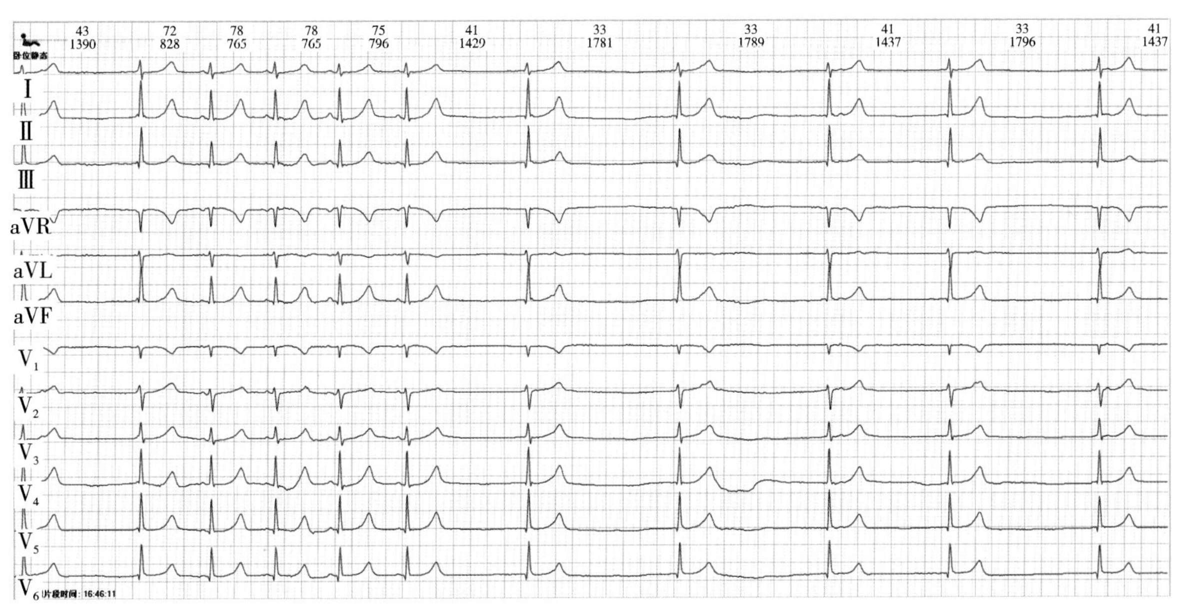

图 78-95　**交界性心律**

患者男，51 岁。因"头晕、乏力"入院。临床诊断：病窦综合征。心电图特点：图 78-94 基本心律为窦性心律，频率 61～69 次/min，QRS 波群形态正常，可见第 7 个心搏延迟出现(长 R-R 间期为 1.56 s)，延迟出现的 QRS 波群形态与窦性 P 波下传 QRS 波群形态相同，QRS 波群前无相关 P 波，在 T 波升支可见被干扰未下传的窦性 P 波，为交界性逸搏伴干扰性房室脱节。图 78-95 可见窦性心律(75～78 次/min)后出现一阵较慢心律(该图第 7～11 个心搏)，其 QRS 波群形态与窦性心搏相同，频率 33～41 次/min，QRS 波群前无相关 P 波，其后在 ST 段及 T 波可见被干扰未下传的窦性 P 波，为交界性逸搏心律伴干扰性房室脱节。

心电图诊断：①窦性心律；②提示窦性停搏；③交界性逸搏及心律。

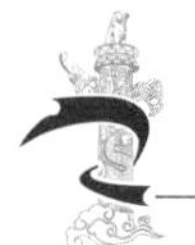

2. 临床意义　逸搏节律的预后取决于形成逸搏的基本病因。偶发交界性逸搏对患者无重大影响；持续性发作多提示器质性心脏病、房室传导阻滞或窦房结功能低下。如二、三度阻滞中逸搏的预后较窦性心动过缓中差。

（刘　莉　于世勇　李高森　王赤京）

第九节　室性心律失常的心电图特征

室性心律失常(ventricular arrhythmia)是起源于心室的心律失常，是一种常见的心律失常。心室传导组织(束支、分支、浦肯野纤维)为心脏最低起搏点，激动发放的频率为20～40次/min。若自律性轻度增高，为加速的室性逸搏或逸搏心律；中度增高，为室性期前收缩或室性心动过速；自律性重度或极重度增高，则为心室扑动或心室颤动。

连续出现3次或3次以上的室性心律，根据频率的高低，诊断分别为：①室性逸搏心律(20～40次/min)。②加速性室性自主心律(也称非阵发性室性心动过速)(60～110次/min)。③室性心动过速(>100次/min)。④心室扑动(180～250次/min)。⑤心室颤动(250～250次/min)。

一、室性期前收缩

室性期前收缩(premature ventricular beat；亦称室性早搏)，是起源于希氏束分叉以下心室肌的异位兴奋灶提前除极而产生的异常电激动。

(一)心电图特点

心电图特点如下。①提前出现宽大畸形的QRS-T波群，时限通常≥0.12 s，T波与主波方向相反。起搏点位置越低，畸形越明显。室性期前收缩起源于束支分叉附近或室间隔，QRS波群时限可<0.12 s；起源于阻滞侧束支，如发生较迟，QRS波群可变窄甚至趋于正常。②其前后无相关P波。③代偿间歇多完全。如室性期前收缩侵入窦房结使之重建周期，则代偿间歇也可不完全；插入性室性期前收缩无代偿间歇。期前收缩之后的窦性搏动并不能激动心室，因心室处于不应期中，下一个窦性搏动可激动心室，由此所导致的间歇，被称为完全性代偿间歇。

(二)分类

1. 按形态分类

(1)单源性室性期前收缩：起源于同一异位起搏点的室性期前收缩，提前出现的QRS波群形态固定，是最常见的一种期前收缩(图78-96)。

(2)多源性室性期前收缩：指两种以上不同形态的且联律间期不相等的室性期前收缩(图78-97)。

(3)多形性室性期前收缩：指联律间期相等但QRS波群形态不同的室性期前收缩。

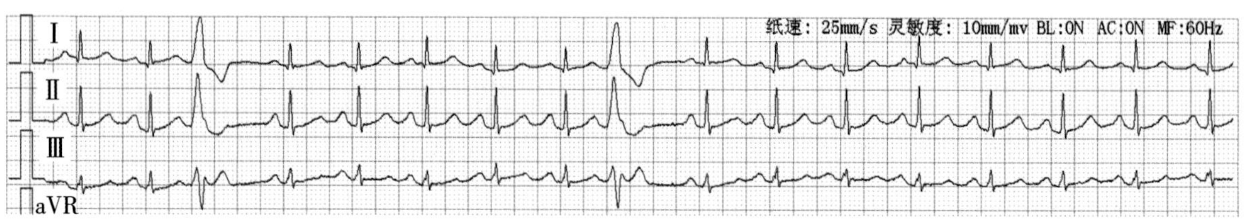

图78-96　单源性室性期前收缩

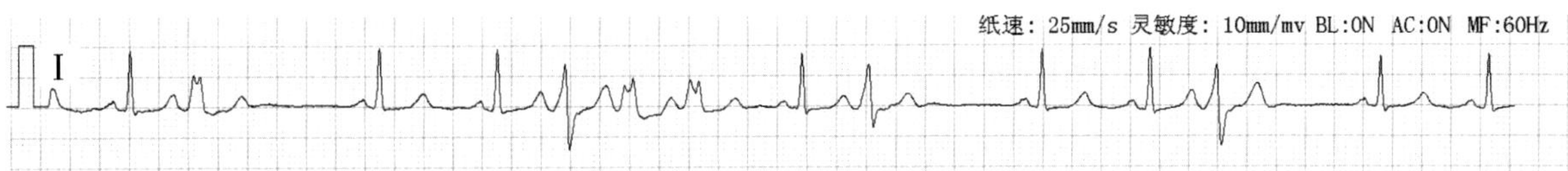

图 78-97　**频发多源性室性期前收缩**

患者女,50 岁。劳力性气促、心悸 3 年。临床诊断:扩张型心肌病。基本心律为窦性心律,P-R 间期、QRS 波群及 ST-T 正常;第 2、5 ~ 7、9、12 个心搏提前出现,QRS 波群宽大畸形,其形态、时限各异,第 5 ~ 7 个心搏为室性期前收缩连续出现,且形态不同,为短阵多源性室性心动过速。

心电图诊断:①窦性心律;②频发多源性室性期前收缩;③短阵多源性室性心动过速。

2. 按联律间期分类

(1)室性期前收缩二联律:指窦性心搏与室性期前收缩交替出现(图 78-98)。

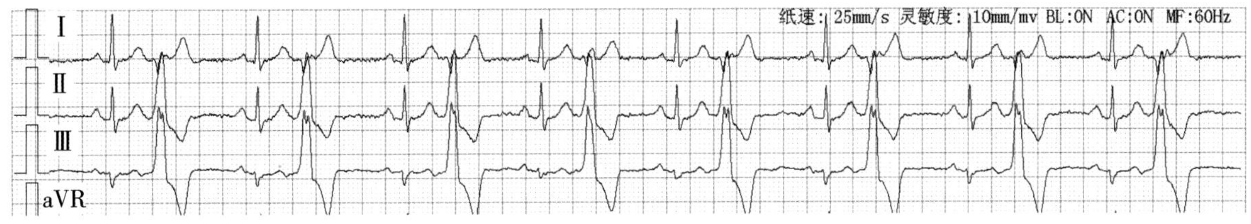

图 78-98　**室性期前收缩二联律**

(2)室性期前收缩三联律:指每个基本心搏后出现一对室性期前收缩或每两个基本心搏后出现一个室性期前收缩。前者称为真三联律,后者称为假三联律。真三联律表明心室内异位起搏点的自律性增高,容易发展为室性心动过速(图 78-99)。

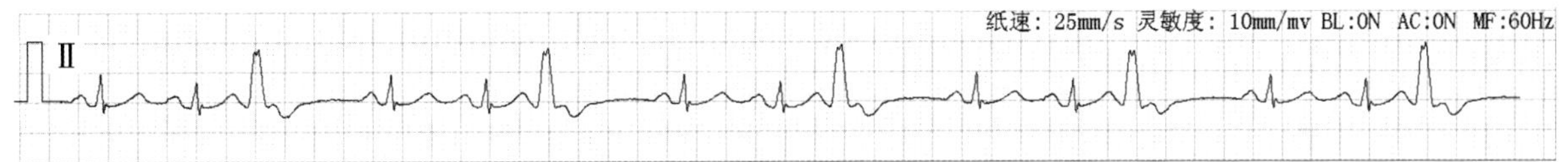

图 78-99　**室性期前收缩三联律**

(3)插入性室性期前收缩:宽大畸形的 QRS-T 波群插入于一个窦性周期之中,无代偿间歇(图 78-100)。

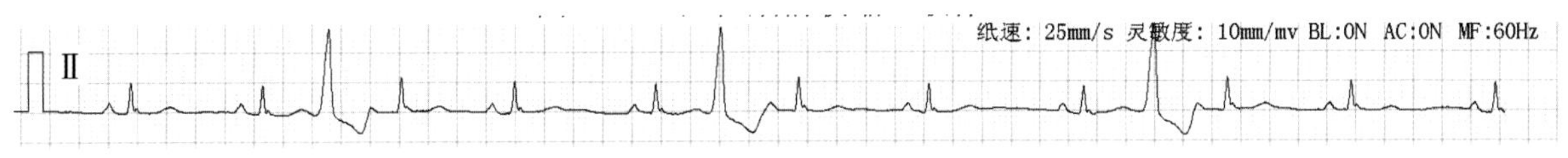

图 78-100　**插入性室性期前收缩**

(4)成对室性期前收缩:窦性搏动后连续出现两个室性期前收缩。成对室性期前收缩是诱发室性心动过速的重要因素之一,多为病理性(图 78-101)。

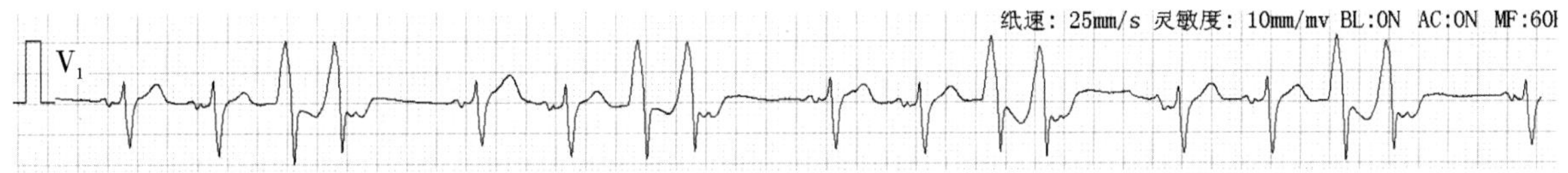

图 78-101　**频发成对室性期前收缩**

(5)舒张晚期室性期前收缩:室性期前收缩的联律间期较长,接近窦性周期;宽大畸形的 QRS 波群之前可见窦性P波,但P-R间期较正常短;室性期前收缩可落于后一个窦性P波上或紧跟窦性P波后(图78-102)。

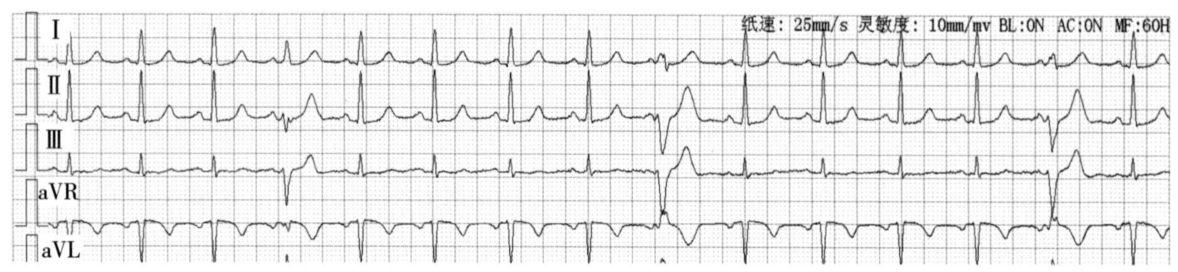

图78-102 舒张晚期室性期前收缩

患者女,50岁。劳力性气促4年。临床诊断:二尖瓣脱垂综合征。基本心律为窦性心律,P-R间期、QRS波群形态及ST-T正常。第4、9、14个心搏略提前出现,其前可见被干扰未下传的窦性P波,QRS波群呈宽大畸形,为舒张晚期室性期前收缩,其中第4个QRS波群形态介于窦性与室性心搏之间,为室性融合波。

心电图诊断:①窦性心律;②舒张晚期室性期前收缩。

(6)室性并行心律:心室内异位起搏点具有单向性传入阻滞保护,不受基础心律(如窦性心律、心房扑动)及其他异位节律的影响而改变其周期。当周围心肌脱离不应期,它的冲动便能引起心室激动形成QRS波群。它和基础心律并行地发出冲动控制心室,称为室性并行心律。心电图特点如下:①室早的联律间期不固定,互差>0.08 s,可以期前收缩、逸搏或加速性逸搏的形式出现。②室性异位搏动的节律规则,它们之间的间距相等(互差≤±5%)或成倍数关系。③常可见室性融合波(图78-103)。

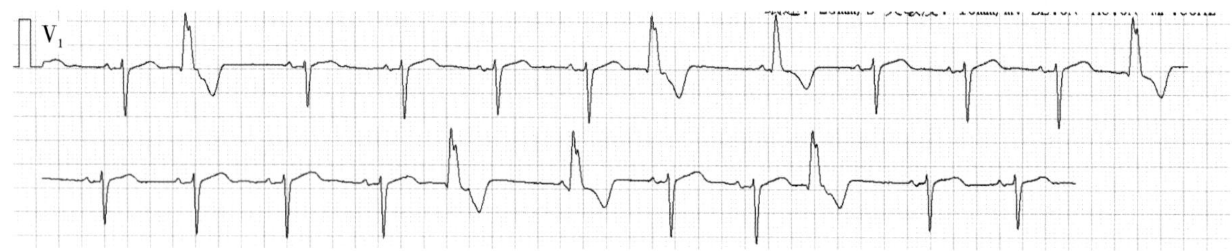

图78-103 室性并行心律

患者女,60岁。反复胸闷、心悸2年。V_1导联上下两条为连续记录;基本心律为窦性心律,P-R间期、QRS波群形态及ST-T正常。第2、7、12、17、18、21个心搏提前或延迟出现,QRS波群形态不同,联律间期明显不等,室性异位搏动之间的长短间期基本为整倍数关系,差别<0.16 s,第8个QRS波群形态介于窦性QRS波群与室性异位搏动之间,为室性融合波。

心电图诊断:①窦性心律;②室性并行心律。

3. 室性期前收缩的Lown分级　1971年,美国医生Lown和Wolf通过总结220例急性心肌梗死,推测不同级别室性期前收缩与患者预后之间的关系,认为室性期前收缩级别越高猝死风险性越大,3~5级易发生严重的室性心律失常(表78-4)。

表78-4 室性期前收缩的Lown分级

分级	特点
0级	无室性期前收缩
Ⅰ级	偶发,<5次/min
Ⅱ级	频发,>5次/min
Ⅲ级	频发、多源性室性期前收缩
ⅣA级	连续成对出现的室性期前收缩,反复出现
ⅣB级	≥3次连续出现的室性期前收缩(短阵室性心动过速)
Ⅴ级	室性期前收缩呈Ron-T现象(期前收缩QRS波群落在前一搏动的T波上可引发严重心律失常)

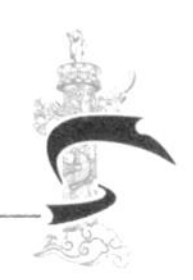

（三）临床意义

室性期前收缩是最常见的室性心律失常，可发生于健康人，但也常见于有器质性心脏病的患者，可伴有心悸、期前收缩后心搏增强感等症状。高风险的室性期前收缩风险性大，如严重器质性心脏病、严重电解质紊乱、离子通道疾病、T 波电交替、药物过量或中毒所致室性期前收缩，以及早期室性期前收缩 Ron-T 现象，临床需引起足够重视，否则可能引起严重的心律失常而危及生命。

二、室性心动过速

室性心动过速（ventricular tachycardia，VT；简称室速），是指起源于希氏束分叉以下的连续 3 个或 3 个以上、频率>100 次/min 的心动过速。

室速具有重要临床意义，常发生于各种器质性心脏病患者。如冠心病（尤其是心肌梗死的患者）、心肌病、瓣膜病、心力衰竭、电解质紊乱、长 Q-T 综合征等。持续性室速既可自行终止，也可恶化蜕变为心室扑动和（或）心室颤动而导致猝死。是一种严重的心律失常。

（一）心电图特点

1. 次数　连续 3 次及 3 次以上的室性期前收缩。

2. 频率　通常为 100～250 次/min，R′-R′间期规整或不规整。

3. 有时可见到室房分离　P 波与 QRS 波之间无固定关系。

4. QRS 波群形态多呈宽大畸形　时限≥0.12 s；少部分 QRS 波形、时间均正常，如起源于希氏束分叉部附近、左前分支、左后分支部位。

5. 有时可见到心室夺获与室性融合波　在室速发作时少数室上性冲动可下传心室，产生心室夺获，表现为 P 波之后，发生一次正常的 QRS-T 波群。室性融合波的 QRS 波群形态介于窦性与室性心搏之间，其意义为部分夺获心室。心室夺获与室性融合波是诊断室速的重要依据（图 78-104）。

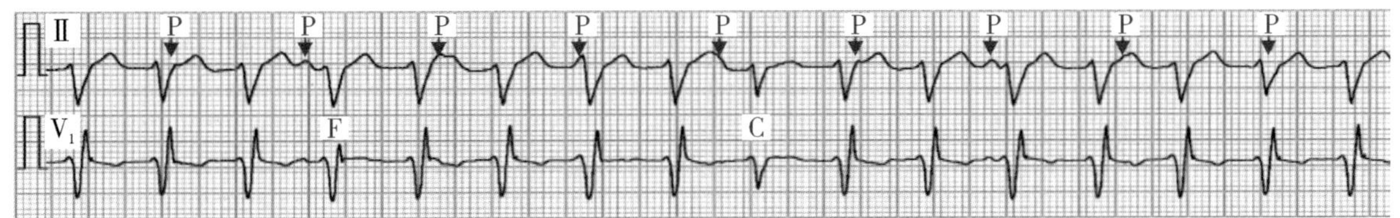

图 78-104　室性心动过速伴不完全性干扰性房室脱节

Ⅱ、V_1 导联为同步记录。窦性 P 波规律出现，P-P 间期基本规整，心房率 83 次/min，多数 P 波与 QRS 波群无固定关系，QRS 波群形态呈宽大畸形，R-R 间期基本规整，心室率 125 次/min，为室性心动过速；可见第 9 个心搏略提前出现，提前 P 波重叠与前位 T 波中，QRS 波群形态、时限正常，为心室夺获；亦可见第 4 个心搏前有相关 P 波，P-R 间期>0.12 s，QRS 波的形态介于窦性与异位心室搏动之间，为室性融合波。

心电图诊断：①窦性心律；②室性心动过速伴不完全性干扰性房室脱节。

（二）分类

目前，室性心动过速的分类方法很多，一般按照持续时间的长短、QRS 波形特征、发病机制等进行分类。

1. 根据发作的持续时间和血流动力学改变分类

（1）非持续性室速：每次发作在 30 s 之内自行终止者。

（2）持续性室速：每次发作持续 30 s 以上；或虽未达到 30 s，但伴有明显的血流动力学障碍，危害性大，致死率高，应立即进行电复律。

（3）无休止性室速：室速不间断反复发作，其间可有窦性心律，但大部分时间为室性心动过速。

2. 根据 QRS 波群特征分类

（1）单形性室性心动过速：QRS 波群形态一致且与单个室性期前收缩 QRS 波形相同。

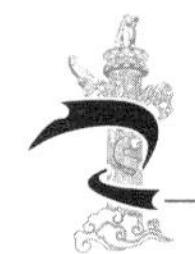

(2)多源性室性心动过速:QRS 波群呈两种或两种以上形态。

(3)多形性室性心动过速:Q-T 间期正常时,其 QRS 波群呈连续多种不同形态,频率多>250 次/min(图 78-105)。

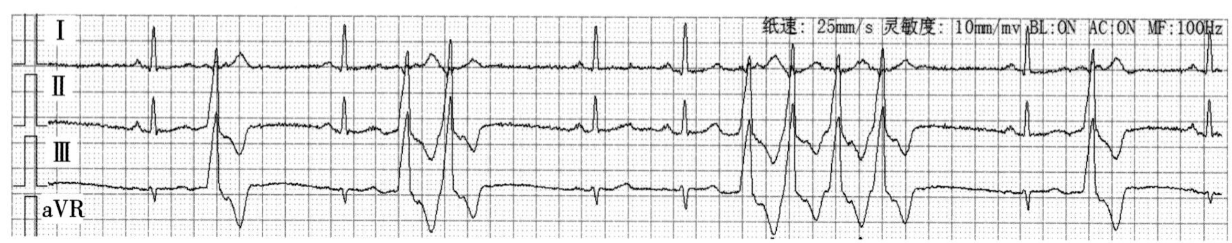

图 78-105　室性期前收缩、非持续性室性心动过速

患者女,44 岁。阵发性心悸 1 年余。第 2、4~5、8~11、13 个心搏提前出现,QRS-T 波群形态呈宽大畸形,T 波与主波方向相反,同导联形态、方向、时限相同,为单源室性期前收缩。其中第 2、13 个室性期前收缩单发出现,第 4、5 个心搏连续出现为成对室性期前收缩,第 8~11 个心搏连续出现 4 次为短阵室性心动过速。

心电图诊断:①窦性心律;②频发室性期前收缩,个别成对出现,短阵室性心动过速。

(4)双向性室性心动过速:表现为 QRS 波群形态和方向呈两种形态交替出现,肢体导联 QRS 波群主波方向正负交替变化,或胸前导联常呈左右束支传导阻滞图形交替变化,或电压交替改变。此类心动过速是一种少见的心律失常,除见于洋地黄中毒外,还可见于儿茶酚胺敏感性室性心动过速(遗传性心律失常的一种类型)(图 78-106)。

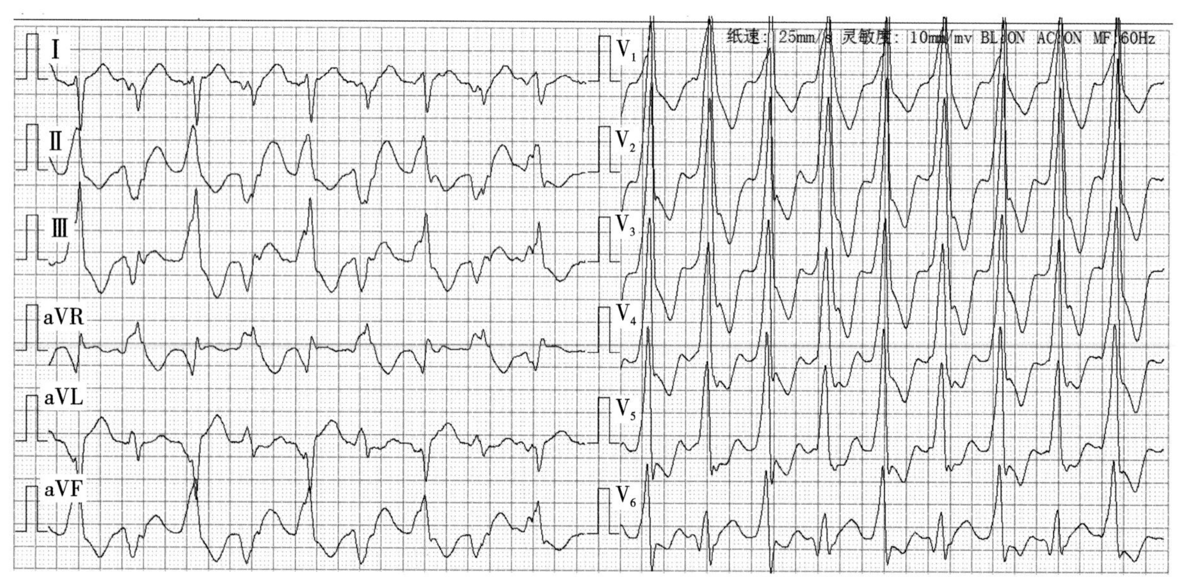

图 78-106　双向性室性心动过速心电图

患者女,22 岁。心悸、晕厥待查。心电图特征:快速、宽大畸形的 QRS 波在肢体导联主波方向上下交替,在胸导联呈电压交替改变,R-R 间期长短交替,平均心室率>110 次/min,为双向性室性心动过速。

心电图诊断:双向性室性心动过速。

(5)尖端扭转型室性心动过速:尖端扭转型室性心动过速(torsade de pointes,TdP)常发生在 Q-T 间期延长的基础上。①为心室率多≥200 次/min;②QRS 波群宽大畸形、振幅不一,围绕基线不断扭转其主波方向,每连续出现 3~10 个同类的 QRS 波群之后就发生扭转,翻向对侧;③每次发作持续数秒到数十秒而自行终止,但极易反复发作或转为心室颤动;④TdP 常由 Ron-T 型室性期前收缩诱发;⑤患者基础心律时 Q-T 间期延长,T 波宽大、U 波明显、TU 融合。临床常见原因为电解质紊乱(低钾及低镁血症)、严重的房室传导阻滞、逸搏心律伴巨大的 T 波,先天性长 Q-T 综合征等,如不及时治疗,可导致猝死(图 78-107)。

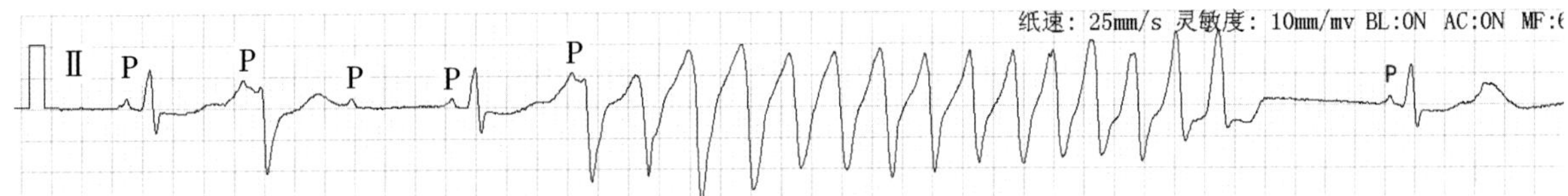

图 78-107　**尖端扭转室性心动过速**

患者女，62 岁。反复心悸伴黑朦 1 年，复发加重 1 个月。第 1～5 个 P 波规律出现，P-P 间期 0.70 s，心房率 86 次/min，第 1、4 及最后 1 个 P 波正常下传心室，P-R 间期正常，QRS 波群时限>0.12 s，QRS 波群形态呈完全性左束支传导阻滞型；有明显的 ST-T 改变，U 波电压增高，Q-T(U)间期延长达 0.74 s；其中第 3 个 P 波后脱落一次 QRS 波群，为二度房室传导阻滞；第 2 个心搏提前出现，为室性期前收缩；第 4～18 个心搏提前并连续出现，QRS 波群形态呈宽大畸形，且形态多样，其尖端沿着基线轴发生上下扭转，频率 240 次/min，为尖端扭转室性心动过速。

心电图诊断：①窦性心律；②二度房室传导阻滞；③完全性左束支传导阻滞；④室性期前收缩。

(6)其他：ST-T 及 U 波改变，Q-T(U)间期显著延长。

3. 根据室速患者有无器质性心脏病分类

(1)特发性室速：指发生于无器质性心脏病，心脏“结构正常”，临床仅表现为室速者。如右心室流出道室速、左心室流出道室速、右心室流入道室速、分支型室速等。临床预后良好，可行射频消融治疗。少数特发性室速可合并多形性室速、心室颤动等恶性心律失常，此类患者有猝死的风险（图 78-108，图 78-109）。

(2)病理性室性心动过速：由器质性心脏病（如冠心病、心肌梗死、心肌病等）导致的室速。如多形性室速、双向型室速、尖端扭转型室速。

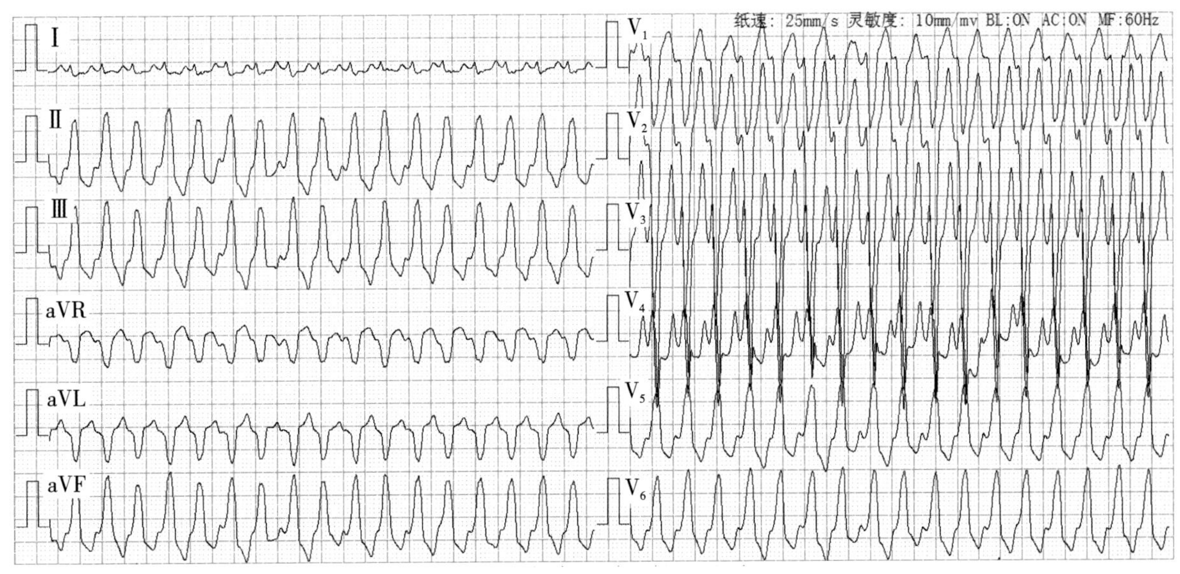

图 78-108　**右心室流出道室性心动过速**

患者男，10 岁。发作性心悸 2 年余，加重 1 d。超声心动图提示：心脏各腔室大小正常。所有 QRS 波群形态呈宽大畸形，其前后可见被干扰未下传的窦性 P 波，心房率 100 次/min，R-R 间期快速而规整，心室率 214 次/min，为室性心动过速；QRS 波群在 V_1～V_3 呈负向，V_5～V_6 呈正向，Ⅰ、Ⅱ、Ⅲ、aVF 呈正向，aVL 呈负向，起源于右心室流出道。

心电图诊断：①窦性心律；②右心室流出道室性心动过速。

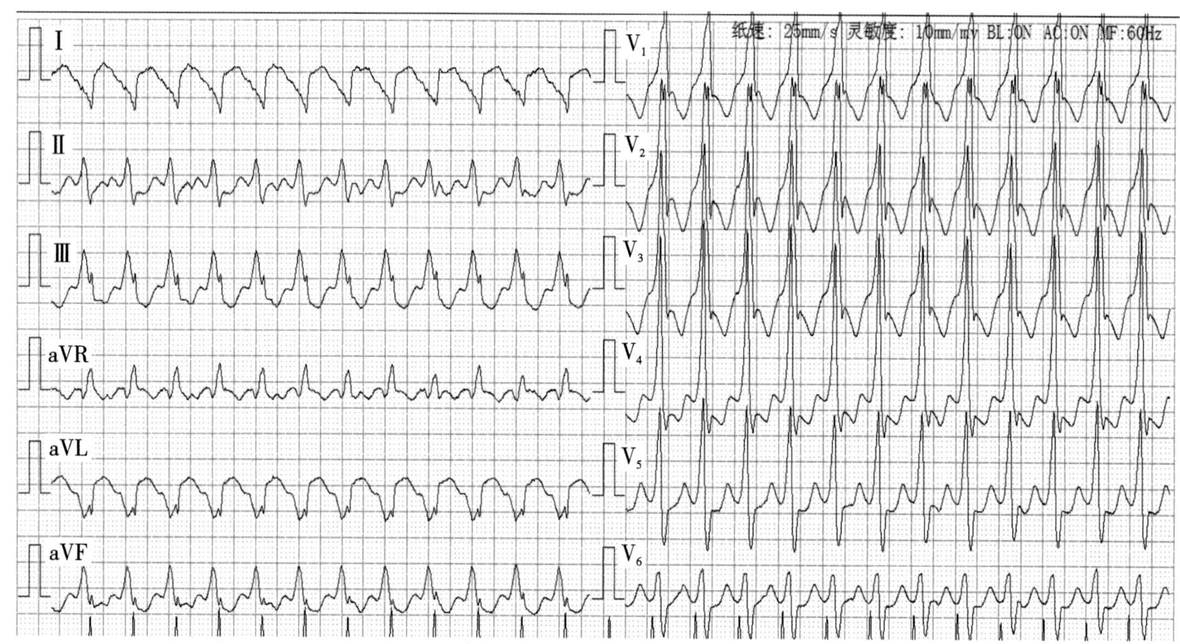

图 78-109 **左心室流出道室性心动过速**

患者女,58 岁。阵发性心悸 2 年,加重 1 个月。所有 QRS 波群形态呈宽大畸形,其前后可见被干扰未下传的窦性 P 波,R-R 间期快速而规整,心室率 152 次/min,为室性心动过速;V_1 呈 R 型,V_5 ~ V_6 呈 Rs 型,Ⅰ、aVL 呈 QS 型,Ⅱ导联呈 Rs 型,Ⅲ、aVF 呈 R 型,起源于左心室流出道。

心电图诊断:①窦性心律;②左心室流出道室性心动过速。

4. 根据室性心动过速的频率分类

(1)阵发性室性心动过速:又称期前收缩性室性心动过速,频率多在 140 ~ 200 次/min,最快可达 250 次/min。

(2)加速性室性自主心律(又称为非阵发性室性心动过速):起源于心室异位起搏点,频率比室性逸搏频率快,又比室速慢,频率多为 60 ~ 100 次/min。心电图特点有:提前出现连续 3 次或 3 次以上的宽大畸形的 QRS 波群;其前后无相关 P 波;频率 60 ~ 100 次/min;室速频率与窦性频率接近,易发生干扰性房室脱节,并出现各种融合波或夺获心搏。当基础频率快于室性频率,可抑制加速性自主心律。临床常见于心肌梗死后、心肌炎、洋地黄中毒等器质性心脏病患者(图 78-110)。

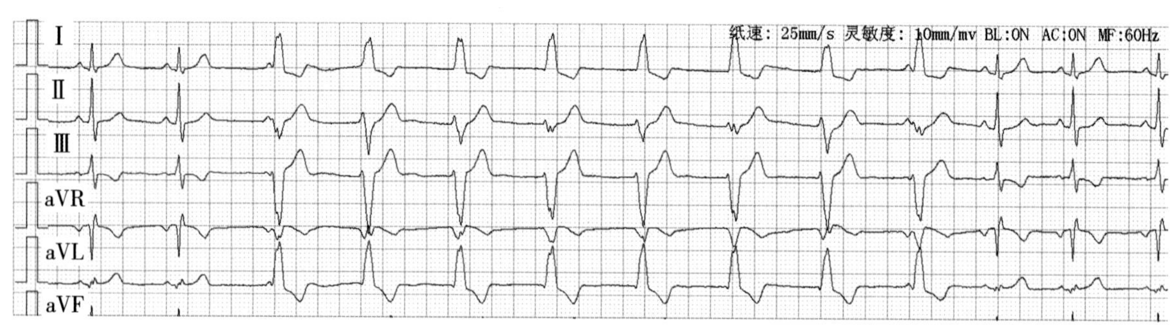

图 78-110 **加速性室性自主心律**

患者男,7 岁。临床诊断:先天性二尖瓣双孔畸形、先天性降主动脉缩窄。第 1 ~ 2、11 ~ 13 个心搏为窦性心律,窦性 P 波规律出现,P-P 间期规整,心房率 75 次/min,P-R 间期、QRS 波群、ST-T 正常;第 3 ~ 10 个心搏的 QRS 波群形态宽大畸形,其前后可见被干扰未下传的窦性 P 波,R-R 间期规整,心室率 74 ~ 75 次/min,与窦性频率相近,为加速性室性自主心律伴不完全性干扰性房室脱节;第 6 个 QRS 波群在Ⅱ导联相对变窄,为室性融合波。

心电图诊断:①窦性心律;②加速性室性自主心律;③T 波改变。

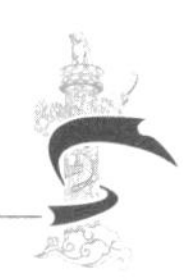

（三）诊断时应注意的问题

室性心动过速诊断时应注意的问题：①主要与室上性心动过速合并束支传导阻滞、心室内差异性传导、心室预激相鉴别（图78-111A、B）。②确定室性心动过速类型、起源部位及发生机制。③尽量判定引发室性心动过速的病因及诱因。

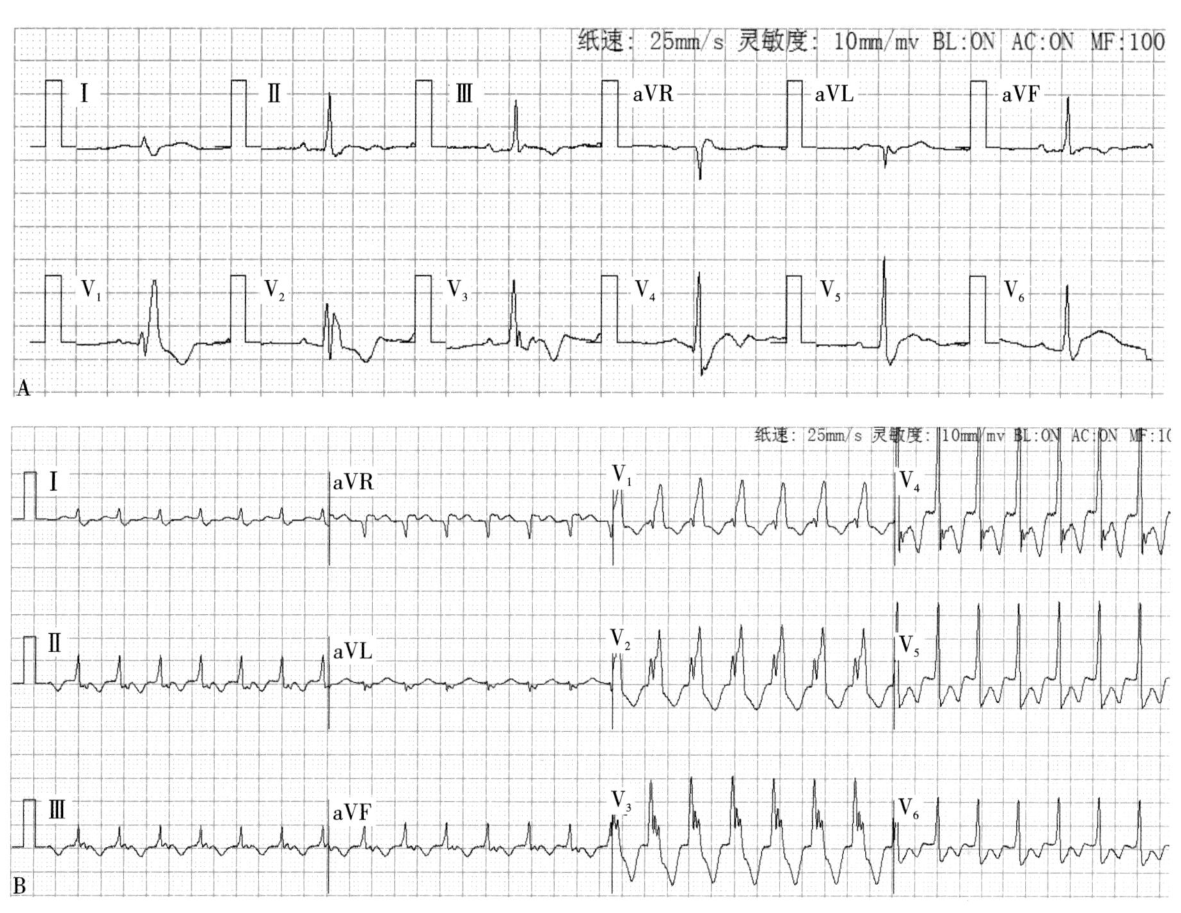

图78-111　**室上性心动过速伴室内差异性传导**

患者男，77岁。阵发性心悸1年余。A、B图为不同时段记录。A. 窦性心律，P-R间期正常，QRS波群呈完全性右束支传导阻滞，有ST-T改变。B. 患者心悸发作时，可见各导联快速而规整出现的QRS-T波群，前后未见相关P波，R-R间期规整，频率157次/min，QRS波群形态呈完全性右束支传导阻滞图形，与A图窦性心律时QRS波群形态相近，考虑阵发性室上性心动过速。

心电图诊断：①阵发性室上性心动过速伴右束支心室内差异传导；②ST-T改变。

三、心室扑动与心室颤动

（一）心室扑动

多数人认为心室扑动（ventricular flutter，VF；简称室扑）是心室肌产生环形激动的结果。一般是由于心肌明显受损、缺氧、代谢失常、室性期前收缩落在易颤期所致。心室扑动常常是一个短时间的过渡阶段，极少数可发作终止而恢复原来的自身心律，大部分迅速蜕变为心室颤动。

心电图特点：①QRS-T波群的基本形态消失，QRS波与T波相连，无法分辨；②心室波为连续、匀齐、振幅高大的"正弦曲线样"大扑动波，频率为180～250次/min；③常不能持久，如不能恢复或终止，将会转为心室颤动导致死亡（图78-112）。

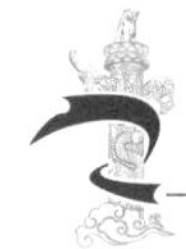

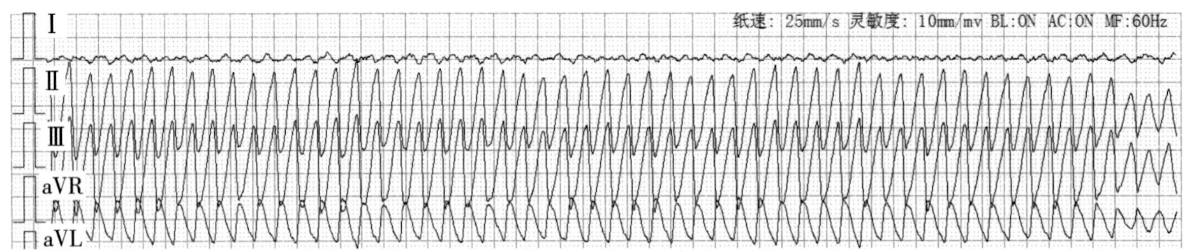

图 78-112 **心室扑动**

患者女,81 岁。反复上腹痛 1 年余,加重伴皮肤、巩膜黄染 5 d。临床诊断:梗阻性黄疸;胆总管扩张。患者入院后突然意识丧失而记录床旁心电图。正常 P-QRS-T 波群消失,QRS 波群与 T 波相连,难以区分;呈有规律的、连续的宽大幅度的扑动波,类似"正弦曲线"的波形,为心室扑动。

心电图诊断:心室扑动。

(二)心室颤动

心室颤动(ventricle fibrillation,VF;简称室颤)是由于心脏出现多灶性局部兴奋,心脏呈蠕动状态,此时心脏完全失去排血功能,它往往是心搏骤停前的短暂征象,也是心搏骤停最常见的直接原因。

心电图特点:①P-QRS-T 波群消失,代之以快慢不一、间隔极不匀齐、振幅和形态不一的细小颤动波(<0.2 mV),f 波频率为 250~500 次/min。②室颤常由 Ron-T 室性期前收缩诱发,多形性室性心动过速蜕变为心室扑动、心室颤动(图 78-113)。

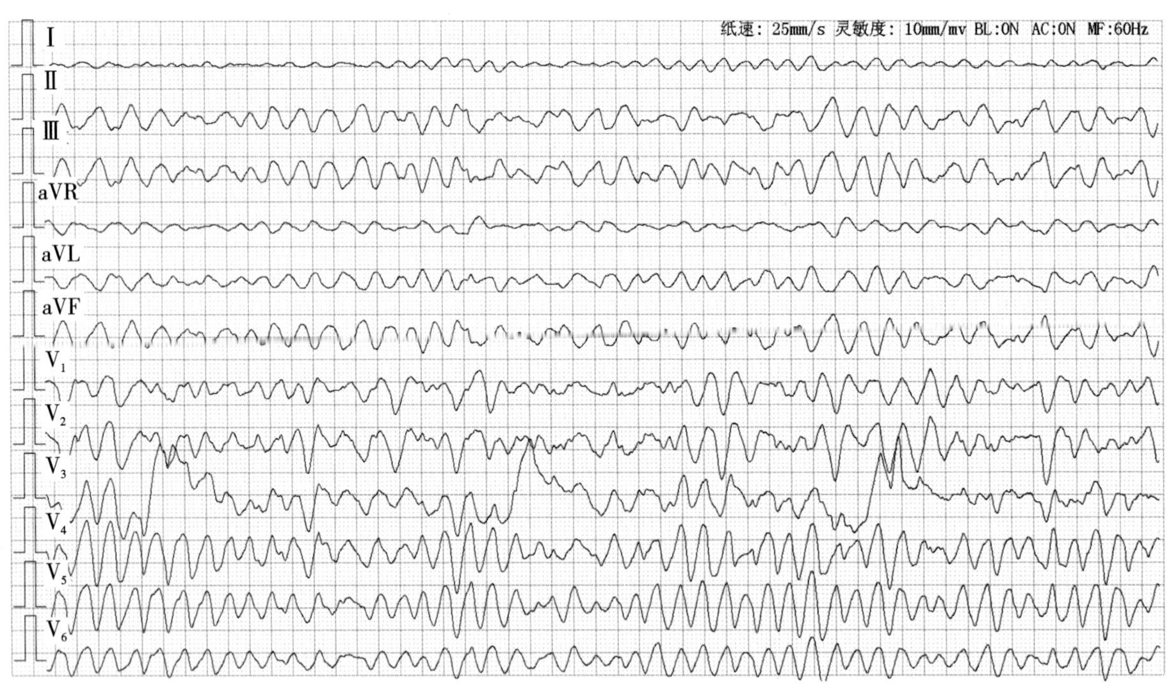

图 78-113 **心室颤动**

患者男,71 岁。临床诊断:冠状动脉粥样硬化性心脏病。心电图记录于患者抢救中。P-QRS-T 波群完全消失,代之以大小不一,形状不同、极不匀齐的颤动波;频率为 250~500 次/min,为心室颤动。

心电图诊断:心室颤动。

(三)临床意义

心室扑动、心室颤动是最严重的致命性心律失常,发作时心室失去有效收缩,临床表现为意识丧失、抽搐,如不及时抢救,继而呼吸停止甚至死亡。准确识别心室扑动和心室颤动心电图,及时做出诊断、治疗,实施心肺复苏术,可降低患者死亡率。

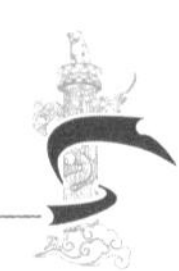

四、室性逸搏及逸搏心律

室性逸搏及逸搏心律(escape rhythm),来源于心室,当室上性激动频率慢于室性异位激动的频率时,室性逸搏便会发生。一旦消失,心室将面临停搏的风险,是临床需要严密观察的节律。

1. 室性逸搏心电图特点　①延迟出现的宽大畸形的QRS-T波群。②其前无相关P波,部分室性逸搏可见逆传的P′波。③通常室性逸搏的频率在20～40次/min。④单次或连续出现两次为室性逸搏(图78-114)。

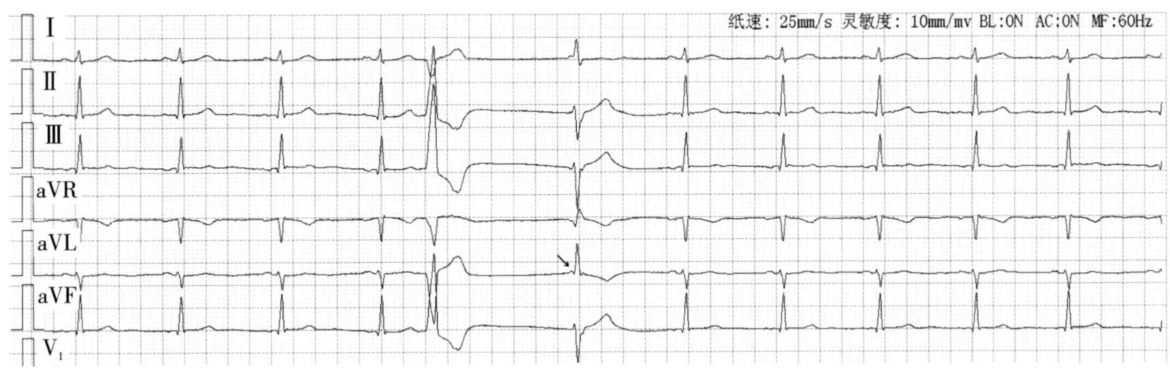

图78-114　**室性逸搏**

患者女,46岁。临床诊断:双侧输尿管结石伴双肾积水;双肾结石;低钾血症。基本心律为窦性心律,P-R间期、QRS波群形态及ST-T正常;第5个心搏提前出现,QRS波群形态宽大畸形,其前无P波,T波与主波方向相反,为室性期前收缩;第6个心搏延迟出现,QRS波群形态呈宽大畸形,其前可见被干扰未下传的窦性P波(箭头示意处),逸搏间期1.36 s,频率44次/min,为室性逸搏。

心电图诊断:①窦性心律;②室性期前收缩;③偶发室性逸搏。

2. 室性逸搏心律(心室自主心律)心电图特点　室性逸搏连续出现3次或3次以上者(图78-115)。

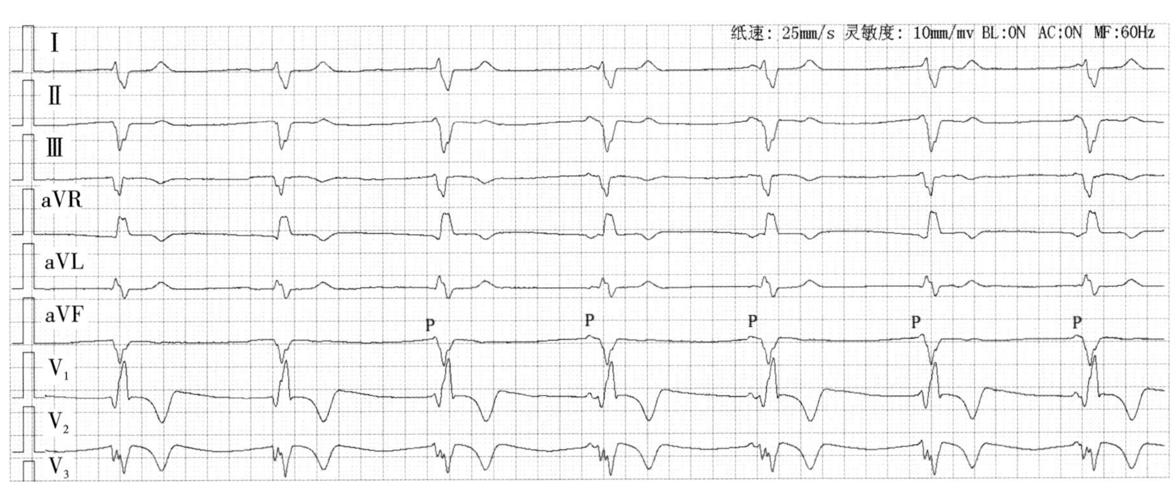

图78-115　**室性逸搏心律伴干扰性房室脱节**

患者男,48岁。临床诊断:扩张型心肌病。各导联P波规律出现,心房率42次/min,为窦性心动过缓,P-R间期不固定,P波与QRS波群无传导关系,所有QRS波群形态呈宽大畸形,其前可见被干扰未下传的窦性P波,R-R间期慢而规整,心室率40次/min,为室性逸搏节律伴干扰性房室脱节。

心电图诊断:①窦性心动过缓(心房率42次/min);②室性逸搏心律伴干扰性房室脱节。

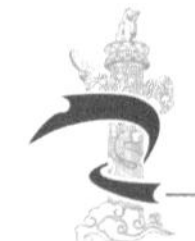

五、心 室 停 搏

心室停搏(ventricular arrest)指室性起搏点在一定时间内不能发出激动,房室交界区停搏合并室性停搏,此时心房有收缩,两心室的机械性收缩全部停止,心室停搏时间通常为3.0 s以上。

1.心电图特点　①心电图上有心房电活动,可为窦性心律、房性心律,不见任何逸搏心律。②出现>3.0 s的心室长间歇。③窦性心律伴三度房室传导阻滞或高度房室传导阻滞时,不见任何逸搏心律,仅见一系列窦性P波,不见任何交界性和室性QRS波群。④房性心律伴三度房室传导阻滞或高度房室传导阻滞时,仅见一系列房波(如P′、F和f波),不见任何交界性和室性QRS波群,如心房颤动时,不见任何逸搏心律(图78-116)。

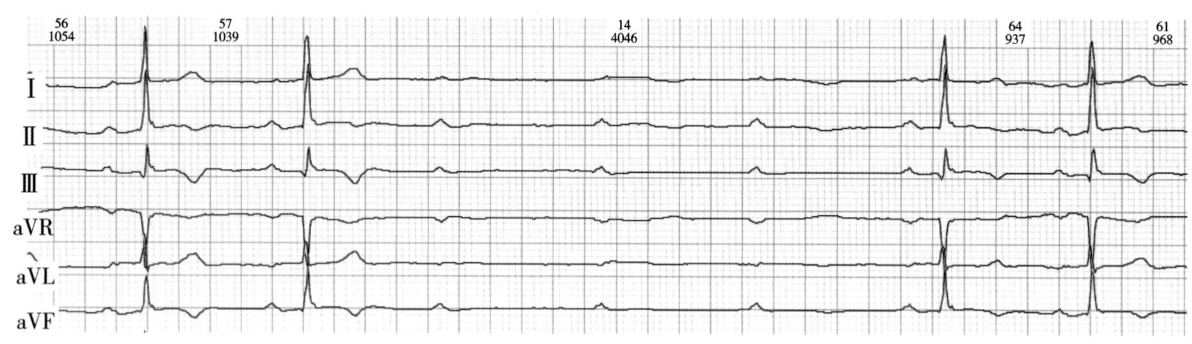

图78-116　**阵发性高度房室传导阻滞,短暂性心室停搏**

患者男,75岁。反复晕厥6 d。临床诊断:病态窦房结综合征。基本心律为窦性心律,P波规律出现,P-P间期规整,心房率61次/min,第1、2、6~7个P波下传心室,P-R间期0.21 s,为一度房室传导阻滞;QRS波群时限及形态正常;多导联T波低平、倒置;第3~5个P波后无QRS-T波群,考虑为阵发性三度房室传导阻滞,R-R间期4.05 s,提示短暂性心室停搏。

心电图诊断:①窦性心律;②一度房室传导阻滞;③阵发性三度房室传导阻滞;④短暂性心室停搏。

2.临床意义　心室停搏是严重的心律失常,短暂者可引起心悸,稍长者可诱发晕厥或心绞痛,更长时间可导致阿-斯综合征或猝死;持久者将死亡。

(杜春丽　钟杭美　赵晓辉　于世勇　王赤京)

第十节　心脏传导阻滞的心电图特征

一、房 内 阻 滞

心房内有前、中、后3条结间束连接窦房结与房室结,同时也激动心房。连接右心房与左心房主要为上房间束(系前结间束的房间支,又称Bachmann束)和下房间束。发生于心房传导束或结间束的传导障碍改变称为房内阻滞(又称房内传导阻滞)。房内阻滞一般不产生心律不齐,以不完全性房内阻滞多见,主要是上房间束传导障碍。

(一)不完全性房内阻滞

1.心电图特点　P波增宽≥0.12 s,出现双峰,切迹间距≥0.04 s,与左心房肥大的心电图表现相类似(图78-117)。

2.临床意义　临床上常见于冠心病、高血压等疾病,常容易伴发房性快速心律失常(房性期前收缩、

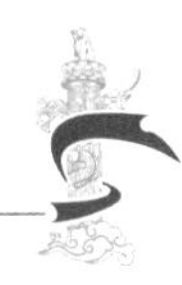

房性心动过速、心房扑动及心房颤动等)。

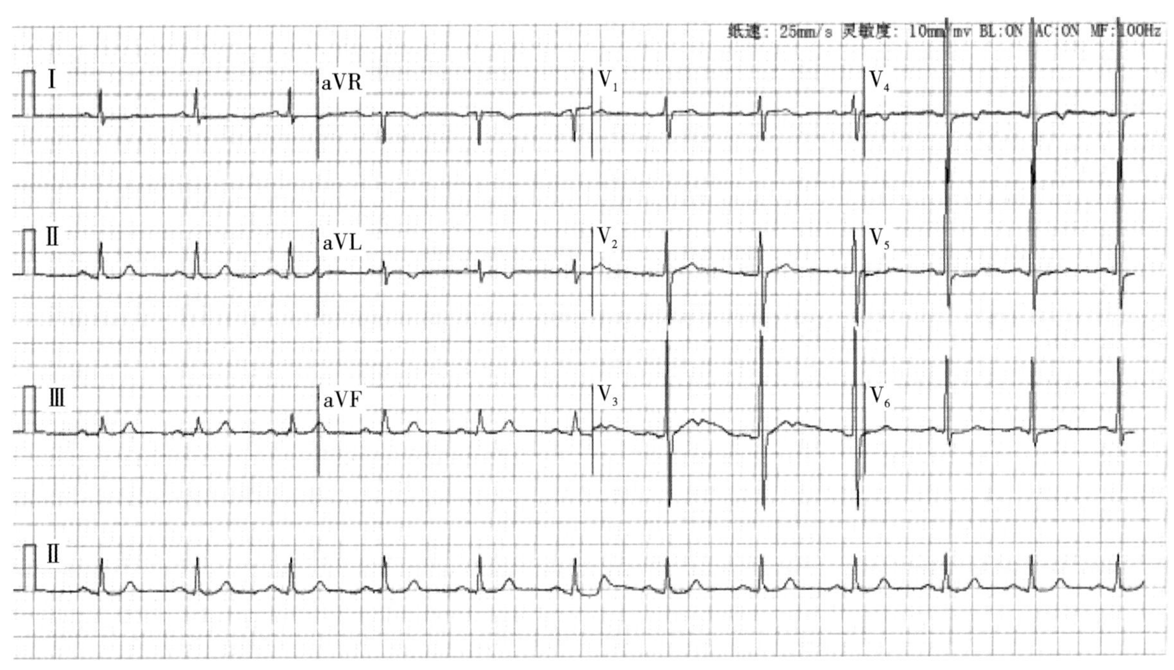

图 78-117　**不完全性房内阻滞**

患者男,72 岁。临床诊断:高血压,冠心病。超声心动图提示:①心脏各腔室大小正常,主动脉窦部及升部增宽;②室间隔肌部增厚。基本心律为窦性心律,心率 69 次/min,P-R 间期 0.18 s。P 波形态在Ⅱ、Ⅲ、aVF、V_4 ~ V_6 导联呈双峰,两峰间距≥0.04 s,时限达 0.12 s,结合患者超声心动图及临床诊断考虑为不完全性房内阻滞,有 T 波改变。

心电图诊断:①窦性心律;②不完全性房内阻滞;③T 波改变。

(二)完全性房内阻滞

完全性房内阻滞主要表现为左右心房或心房的一部分与其余部分分别由两个独立的起搏点所激动,互不干扰。是非常少见的心律失常,其产生原因是局部心房肌周围形成传入、传出阻滞,引起心房分离。

1. 心电图特点　①心电图出现互不相关的两组 P 波,一组为窦性 P 波,频率较快,其后有 QRS 波群,另一组为房性 P′波,振幅低矮,频率缓慢,其后无 QRS 波群。②两种 P 波可以重叠,而无心房融合波。同一导联有窦性 P 波又有房颤或房扑波,但所有 QRS-T 波群均与窦性 P 波相关,也与房颤或房扑波无关。

2. 临床意义　局限性区域的异位 P′波,由于对血流动力学部产生影响,因此并不产生明显症状,但由于这类情况常出现在心肌梗死或其他危重、临终患者的心电图中,故是否为心房心肌梗死的一种表现,尚有待进一步研究观察。

二、室 内 阻 滞

室内阻滞(又称室内传导阻滞)是指室上性的激动在心室内(希氏束分叉以下)传导过程中发生异常,从而导致 QRS 波群时限延长及形态发生改变。这种心室内传导异常可以长期恒定不变、可以为暂时性,亦可呈频率依赖性(仅在快频率或慢频率情况下发生)。室内阻滞主要表现为束支传导阻滞及分支阻滞。根据 QRS 波群的时限是否≥0.12 s 而分为完全性与不完全性束支传导阻滞(图 78-118)。

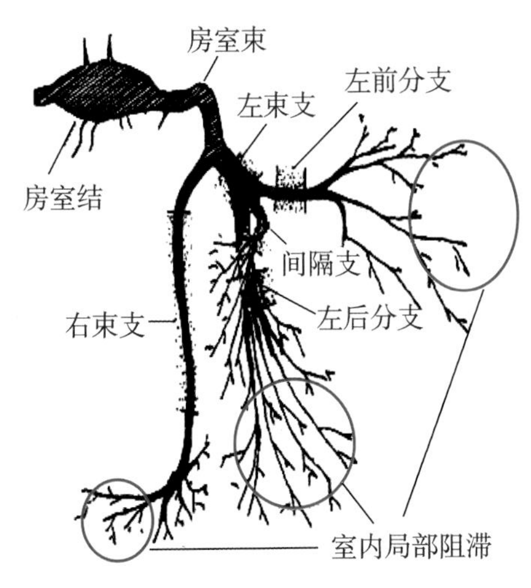

图 78-118　**心脏传导示意**

室内阻滞的分类主要根据心电图特点将室内阻滞分为束支传导阻滞、不定型室内阻滞和末梢纤维型阻滞。前者按其阻滞部位可分为单支阻滞和多分支阻滞。心室内单支阻滞包括

左束支传导阻滞、右束支传导阻滞、左前分支阻滞、左后分支阻滞、中隔支阻滞,室内多分支阻滞包括室内双分支阻滞和室内多分支阻滞;按阻滞程度可分为不完全性和完全性束支传导阻滞。所谓完全性束支传导阻滞并不意味着该束支绝对不能传导,只要两侧束支的传导时间差别超过 40 ms 以上,延迟传导一侧的心室就会被对侧传导过来的激动所激动,从而表现出完全性束支传导阻滞的图形改变。左、右束支及左束支分支不同程度的传导障碍,还可分别构成不同组合的双支阻滞和三支阻滞。还可分为完全性和不完全性,持续性和暂时性,间歇性和交替性。

(一)右束支传导阻滞

室上性激动的传导完全受阻于右束支或右束支传导与左束支传导时间差别大于 40 ms 时,即产生完全性右束支传导阻滞。由于右束支细长,由单侧冠状动脉分支供血,其不应期比左束支长,故阻滞常见。右束支传导阻滞可以见于各种器质性心脏病患者,也可见于健康人群,故其单独出现时并不提示任何疾病。

1. 心电图特点　①QRS 波群时间:≥0.12 s,多在 120~140 ms,大于 160 ms 者,提示有严重的心肌病变。②QRS 波群形态:V_1 或 V_2 导联 QRS 波群呈 rsR′型或“M”型,此为最具特征性的改变。Ⅰ、aVL、V_5、V_6 导联 S 波增宽伴切迹,其时限≥0.04 s。③V_1 导联 R 峰时间>0.05 s。④ST-T 改变:V_1、V_2 导联 ST 段轻度压低,T 波倒置,Ⅰ、V_5、V_6 导联 T 波方向与终末 S 波方向相反,T 波直立(图 78-119,图 78-120)。⑤心电轴:右束支传导阻滞时在不合并左前分支阻滞或左后分支阻滞的情况下,QRS 心电轴一般仍在正常范围。⑥不完全性右束支传导阻滞:是指 QRS 波群形态和完全性右束支传导阻滞相似,但 QRS 波群时间<0.12 s,激动在右束支内的阻滞性传导延缓引起特征性的 QRS-T 波形改变(图 78-121)。⑦右束支传导阻滞合并右心室肥大:在存在右束支传导阻滞的情况下,若出现心电轴明显右偏(>+110°);V_1 导联 R′波振幅明显增高(>1.5 mV);V_5、V_6 导联的 S 波明显加深(>0.5 mV),提示可能合并右心室肥厚。

2. 鉴别诊断　右束支传导阻滞主要与右心室肥厚、A 型预激综合征相鉴别,应注意结合临床、病史及相关检查。

3. 临床意义　儿童发生的右束支传导阻滞,应结合超声心动图除外先心病。急性冠脉综合征并发右束支传导阻滞,第一穿膈支水平闭塞,心肌缺血、损伤、梗死面积大,预后严重。各种大手术后突然发生的右束支传导阻滞,应高度警惕急性肺栓塞。法洛四联症根治术后发生的右束支传导阻滞是常见的并发症。

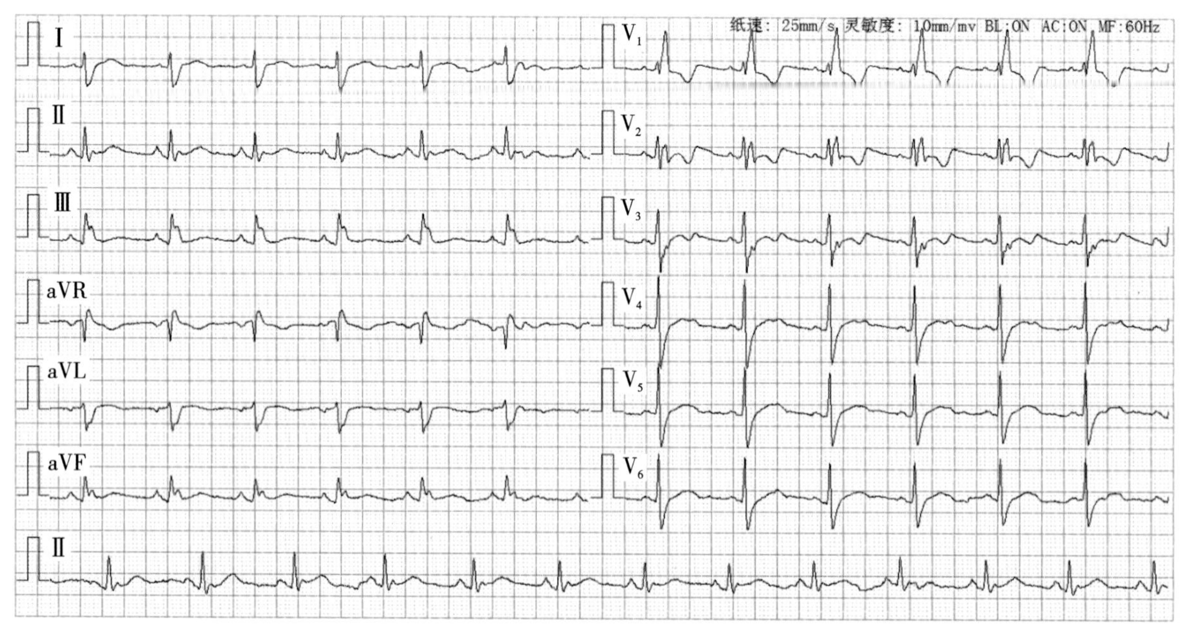

图 78-119　**完全性右束支传导阻滞**

患者男,59 岁。临床诊断:直肠癌术后。超声心动图提示:心脏各腔室大小正常。基本心律为窦性心律,心率 72 次/min,P-R 间期 0.14 s,QRS 波群形态在 V_1 导联呈 rsR′型,Ⅰ、aVL、V_3~V_6 导联 S 波增宽伴切迹,QRS 波群时限>120 ms,考虑为完全性右束支传导阻滞,有 ST-T 改变。

心电图诊断:①窦性心律;②电轴右偏;③完全性右束支传导阻滞;④ST-T 改变。

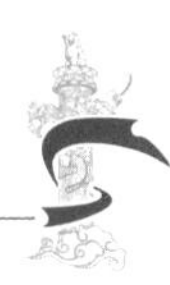

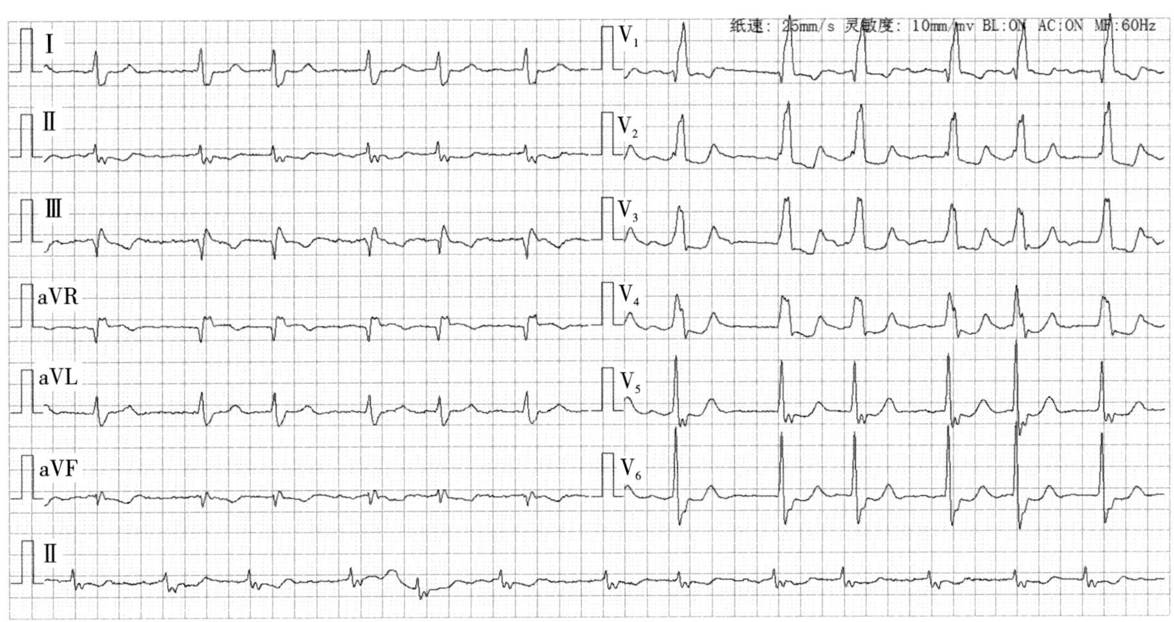

图 78-120　**心房颤动、完全性右束支传导阻滞**

患者男，74 岁，反复胸闷、气短 10 年余，加重 10 d。临床诊断：心脏瓣膜病；全心扩大。超声心动图提示：①全心增大；②二尖瓣稍增厚，后瓣脱垂，腱索断裂可能性大，关闭不全，重度反流。基本心律为心房颤动，P 波消失，代之以大小不等的 f 波，f 波频率 350 次/min 以上，R-R 间期不相等，平均心室率 94 次/min；QRS 波群在 V_1 导联 rsR′型，V_2 ~ V_4 导联 R 波增宽伴切迹，Ⅰ、Ⅱ、aVL、V_5、V_6 导联 S 波增宽伴切迹，QRS 波群时限>0.12 s，考虑为完全性右束支传导阻滞；有 ST-T 改变。

心电图诊断：①心房颤动；②电轴左偏；③完全性右束支传导阻滞；④ST-T 改变。

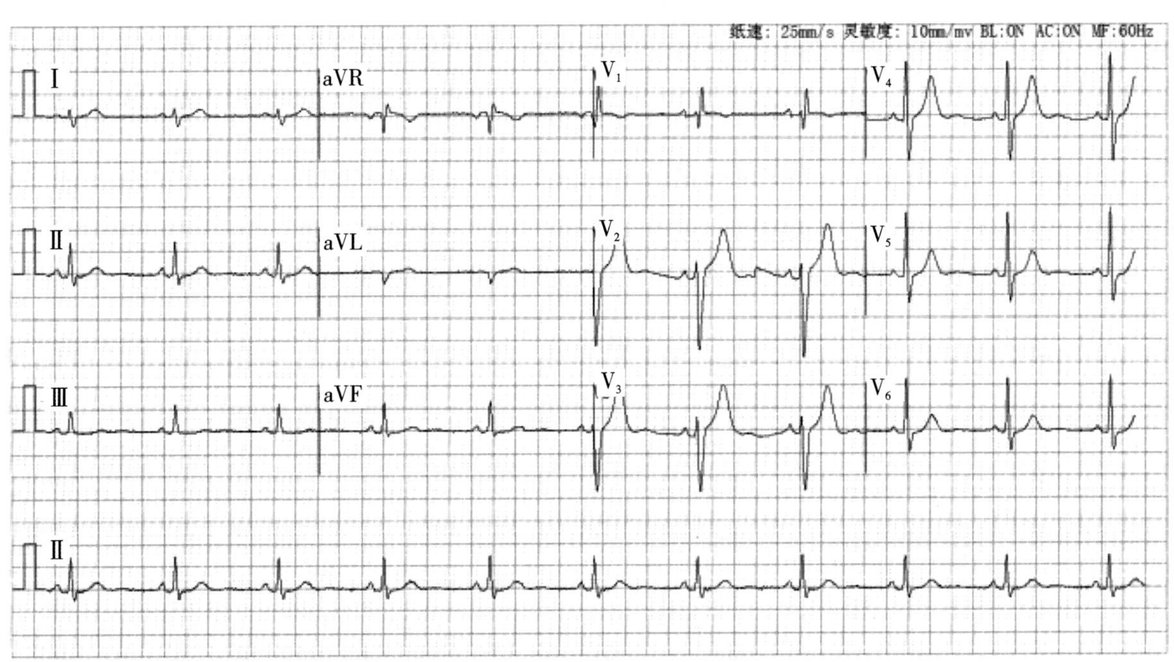

图 78-121　**不完全性右束支传导阻滞**

患者男，71 岁，临床诊断：十二指肠球部溃疡。基本心律为窦性心律，心率 64 次/min，P-R 间期 0.14 s，QRS 波群形态在 V_1 导联呈 rsR′型，多导联 S 波稍增宽；QRS 波群时限 110 ms，为不完全性右束支传导阻滞，ST-T 正常。

心电图诊断：①窦性心律；②不完全性右束支传导阻滞。

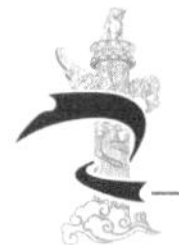

（二）左束支传导阻滞

全部室上性激动受阻于左束支传导系统而不能下传心室或左束支传导时间比右束支延迟 40 ms 以上者，称为完全性左束支传导阻滞。

1. 心电图特点　①QRS 波群时间：QRS 波群时间≥0.12 s。②V_5、V_6 导联 R 峰时间>0.06 s，室壁激动时间≥50 ms。③QRS 波群形态：V_1、V_2 导联呈 rS 波（其 r 波极小，S 波明显加深增宽）或呈宽而深的 QS 波，Ⅰ、aVL、V_5、V_6 导联 R 波增宽、顶峰粗钝或伴切迹，Ⅰ、V_5、V_6 导联 q 波一般消失。④ST-T 改变：ST-T 方向多与 QRS 波群主波方向相反，有时在 QRS 波群为正向（R 波为主）的导联上亦可表现为直立的 T 波。⑤心电轴可以在正常范围或向左上偏移，也可出现电轴右偏（图 78-122）。

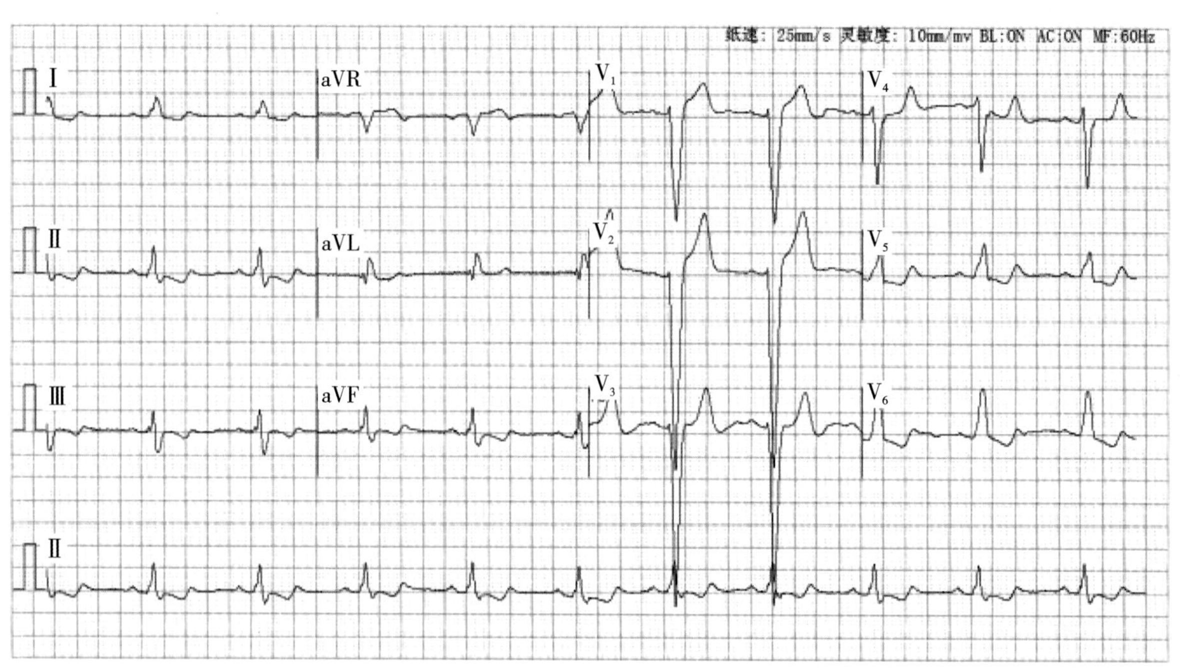

图 78-122　**完全性左束支传导阻滞**

患者男，52 岁。临床诊断：扩张型心肌病。超声心动图提示：①左心房、左心室增大；②二尖瓣、三尖瓣微量反流。基本心律为窦性心律，心率 62 次/min，P-R 间期 0.16 s，QRS 波群时限 0.16 s，QRS 波群形态在 V_1、V_2 导联呈 rS 型，在Ⅰ、aVL、V_5、V_6 导联呈增宽伴切迹的单向 R 波，为完全性左束支传导阻滞，有 ST-T 改变。

心电图诊断：①窦性心律；②完全性左束支传导阻滞；③ST-T 改变。

2. 心电图鉴别诊断　如果 QRS 波群时间<0.12 s，则诊断为不完全性左束支传导阻滞，其图形与左心室肥厚的心电图特征相近，二者鉴别有时较为困难。此外左束支传导阻滞可以掩盖心肌梗死、心肌缺血、左心室肥大的心电图特点，诊断时也应该注意鉴别。

3. 临床意义　由于左束支粗而短，由双侧冠状动脉分支供血，不易发生阻滞。如发生阻滞，多伴有器质性心脏病，常见于冠心病、高血压、扩张型心肌病等。

（三）左前分支阻滞

发生于左前分支的阻滞性传导延缓或阻滞性传导中断，称为左前分支阻滞。左前分支细长，支配左心室左前上方，主要由左前降支供血，易发生传导障碍。

1. 心电图特点　①心电轴：显著左偏-90°～-45°。②QRS 波群形态：在Ⅱ、Ⅲ、aVF 导联呈 rS 型，Ⅰ、aVL 导联呈 qR 型，但 q 波时间不超过 0.02 s。③aVL 导联 R 峰时间≥0.045 s。④QRS 波群时间：可轻度延长，但<0.12 s（图 78-123）。

2. 心电图鉴别诊断　左前分支阻滞可引起胸导联 R 波递增不良，表现为：V_5、V_6 导联 S 波加深（受 QRS 波群终末朝上向量的影响），易误认为合并右心室肥厚；偶尔 V_1 导联呈 QS 型（受 QRS 波群初始朝下向量的影响），易误认为合并前间壁心肌梗死。因此在诊断时要注意鉴别。

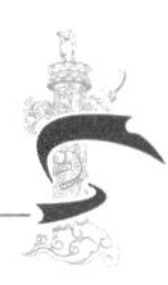

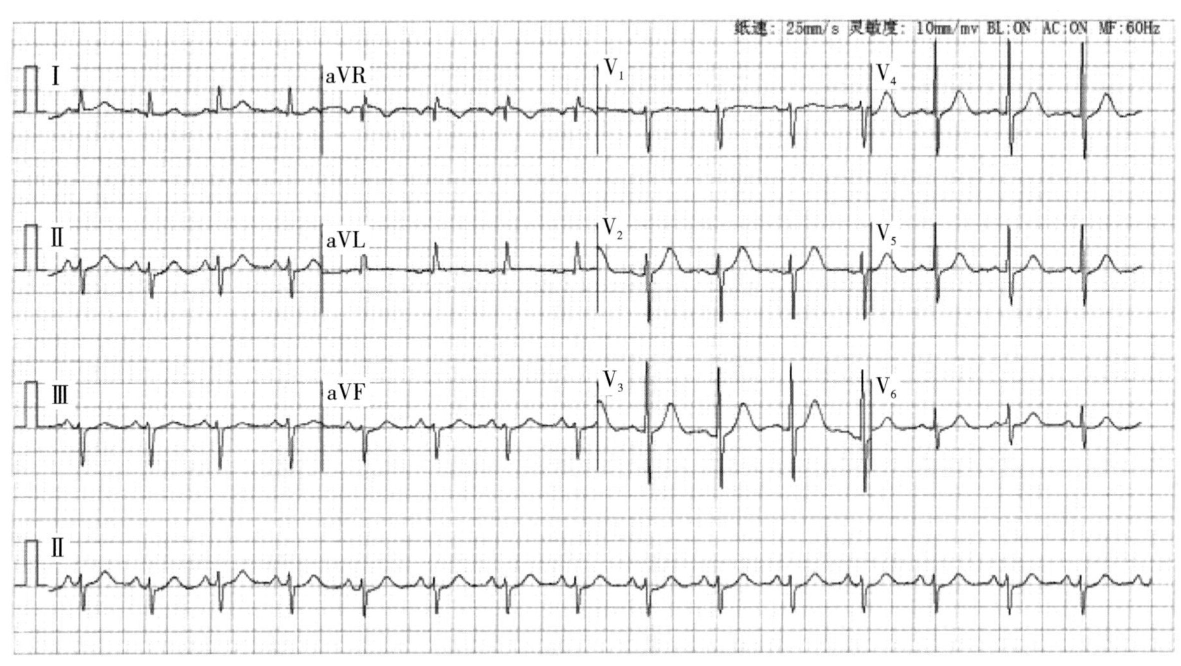

图 78-123　**左前分支阻滞**

患者男,60 岁。临床诊断:高胆固醇血症。超声心动图提示:①心脏各腔室大小正常;②三尖瓣微量反流。基本心律为窦性心律,心率 94 次/min,P-R 间期 0.14 s,电轴显著左偏-55°,QRS 波群时限正常,QRS 波群形态在Ⅱ、Ⅲ、aVF 导联呈 rS 型,SⅢ>SⅡ,Ⅰ、aVL 导联呈 R 型,考虑为左前分支阻滞,ST-T 正常。

心电图诊断:①窦性心律;②电轴左偏;③左前分支阻滞。

(四)左后分支阻滞

发生于左后分支系统的阻滞性传导延缓或阻滞性传导中断,称为左后分支阻滞。左后分支较粗,向下向后散开分布于左心室的隔面,具有双重血液供应,故左后分支阻滞比较少见。

1.心电图特点　①心电轴:右偏+90°~+180°。②QRS 波群形态:Ⅰ、aVL 导联 QRS 波呈 rS 型,Ⅱ、Ⅲ、aVF 导联呈 qR 型。③QRS 波群时间:轻度延长,但<0.12 s。④单纯的左后分支阻滞,胸前导联 QRS 波群无明显改变。

2.心电图鉴别诊断　临床上诊断左后分支阻滞时应首先排除引起心电轴右偏的其他原因,特别是右心室肥大。

(五)非特异性室内传导障碍

1.心电图特点　非特异性室内传导障碍是指心电图各 QRS 波群时限≥110 ms,但不呈左束支传导阻滞或右束支传导阻滞或分支阻滞图形,QRS 波通常伴切迹、钝挫(图 78-124)。

2.临床意义　非特异性室内传导障碍的阻滞层面在浦肯野纤维或心室肌细胞水平,多提示心肌存在弥漫性严重病变。抗心律失常药物过量引起心肌显著的传导异常,也会出现非特异性室内传导障碍。另一个特殊的例子是高钾血症时引起的宽 QRS 波群,亦呈非特异性室内阻滞或伪装性束支传导阻滞的表现,诊断时也应注意鉴别。

(六)右束支传导阻滞合并左前分支阻滞

右束支传导阻滞伴左前分支阻滞时,两种阻滞图形共存。

1.心电图特点　①V_1 导联呈 rsR′型,Ⅰ、Ⅱ、aVL、V_5 导联有宽钝 S 波。②QRS 波群时间≥0.12 s。③心电轴显著左偏-90°~-45°。④Ⅰ、aVL 导联呈 qR 型,Ⅱ、Ⅲ、aVF 导联呈 rS 型,SⅢ>SⅡ。⑤常伴继发性 ST-T 改变(图 78-125)。

2.临床意义　右束支传导阻滞合并左前分支阻滞常见,其病因包括冠心病、高血压性心脏病、主动脉瓣病变、心肌病、先天性心脏病等,其中以冠心病发生率最高(40%~60%),其次为高血压心脏病(20%~25%)。先天性心脏病中,右束支传导阻滞合并左前分支阻滞主要见于心内膜垫缺损、室间隔缺损、法洛四联症术后以及二尖瓣心脏病换瓣术后等。

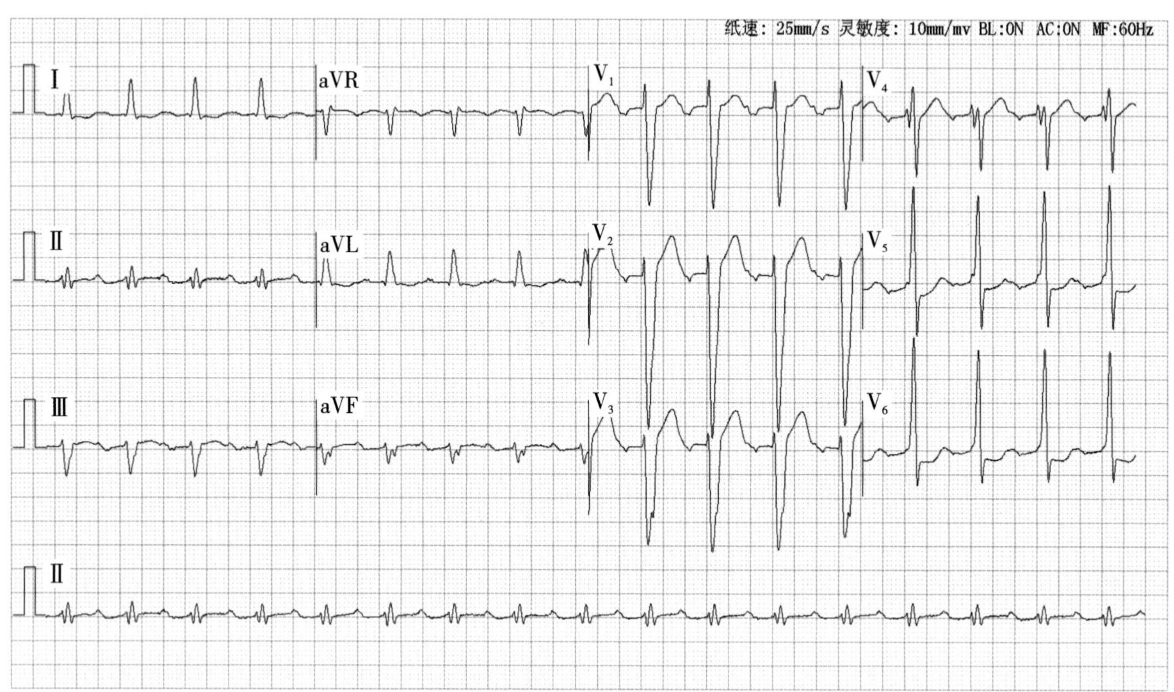

图 78-124 **非特异性室内阻滞**

患者男,71 岁。临床诊断:扩张型心肌病;糖尿病。超声心动图提示:①左心房、左心室增大;②左心室壁运动普遍降低,左心室收缩功能降低、舒张功能减退。基本心律为窦性心律,心率 100 次/min,P-R 间期 0.28 s,P 波时限 0.12 s,P 波形态在多导联呈双峰,符合左心房肥大心电图表现,QRS 波群在 V_5、V_6 导联呈 Rs 型,V_5 导联 R 波+V_1 导联 S 波振幅>4.0 mV,考虑为左心室肥厚,QRS 波群时限增宽至 0.12 s,考虑非特异性室内阻滞,有 ST-T 改变。

心电图诊断:①窦性心律;②一度房室传导阻滞;③左心房、左心室肥厚;④非特异性室内阻滞;⑤ST-T 改变。

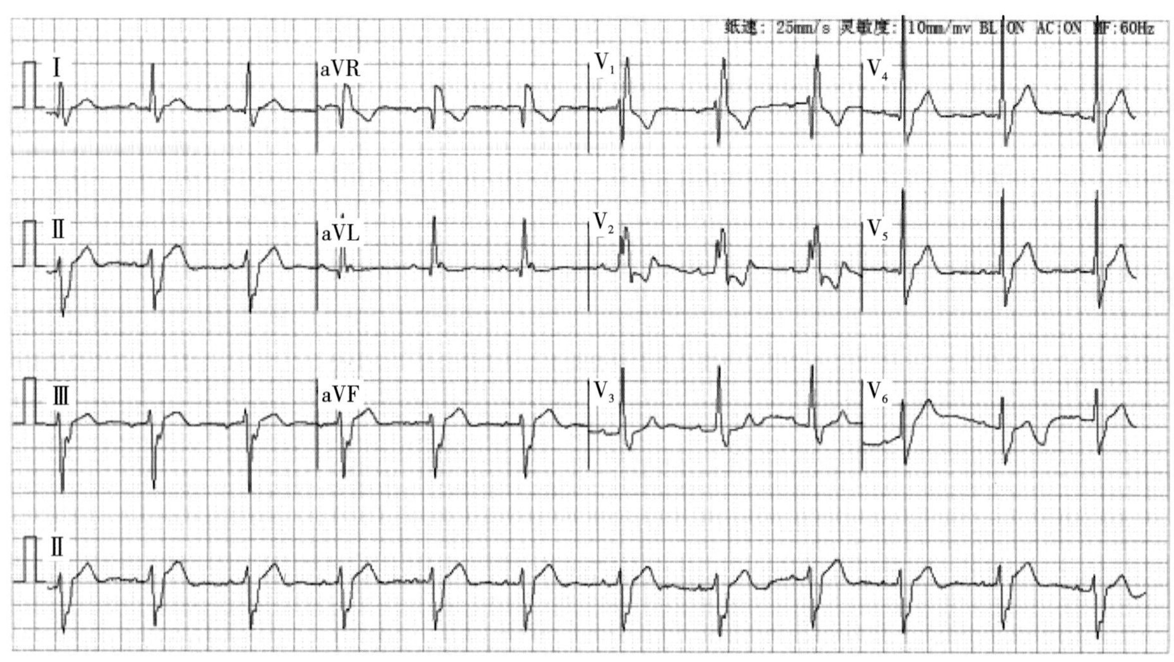

图 78-125 **完全性右束支传导阻滞合并左前分支阻滞**

患者男,22 岁。临床诊断:房间隔缺损修补及二尖瓣裂修补、三尖瓣成形环植入术后。超声心动图提示:①心脏各腔室大小正常;②心内分流消失。基本心律为窦性心律,心率 70 次/min,P-R 间期 0.16 s,电轴显著左偏-53°,QRS 波群时限>0.12 s,QRS 波群形态在Ⅰ导联呈 Rs 型,aVL 导联呈 qR 型,Ⅱ、Ⅲ、aVF 导联呈 rS 型,SⅢ>SⅡ,在 V_1 导联呈 rsR′型,Ⅰ、aVL、V_3 ~ V_6 导联 S 波增宽伴切迹,考虑为完全性右束支传导阻滞合并左前分支阻滞,有 ST-T 改变。

心电图诊断:①窦性心律;②电轴左偏;③完全性右束支传导阻滞合并左前分支阻滞;④ST-T 改变。

（七）右束支传导阻滞合并左后分支阻滞

右束支传导阻滞合并左后分支阻滞时，两种阻滞图形共存。

1. 心电图特点　①QRS 波群时间≥0.12 s。②心电轴显著右偏+110°～+180°。③QRS 波群形态：在 V_1 导联呈 rsR′型，Ⅰ、Ⅱ、aVL、V_5 导联有宽钝 S 波；Ⅰ、aVL 导联呈 rS 型，SaVL>SⅠ；Ⅱ、Ⅲ、aVF 导联呈 qR 型，RⅢ>RⅡ；有继发性 ST-T 改变（图 78-126）。

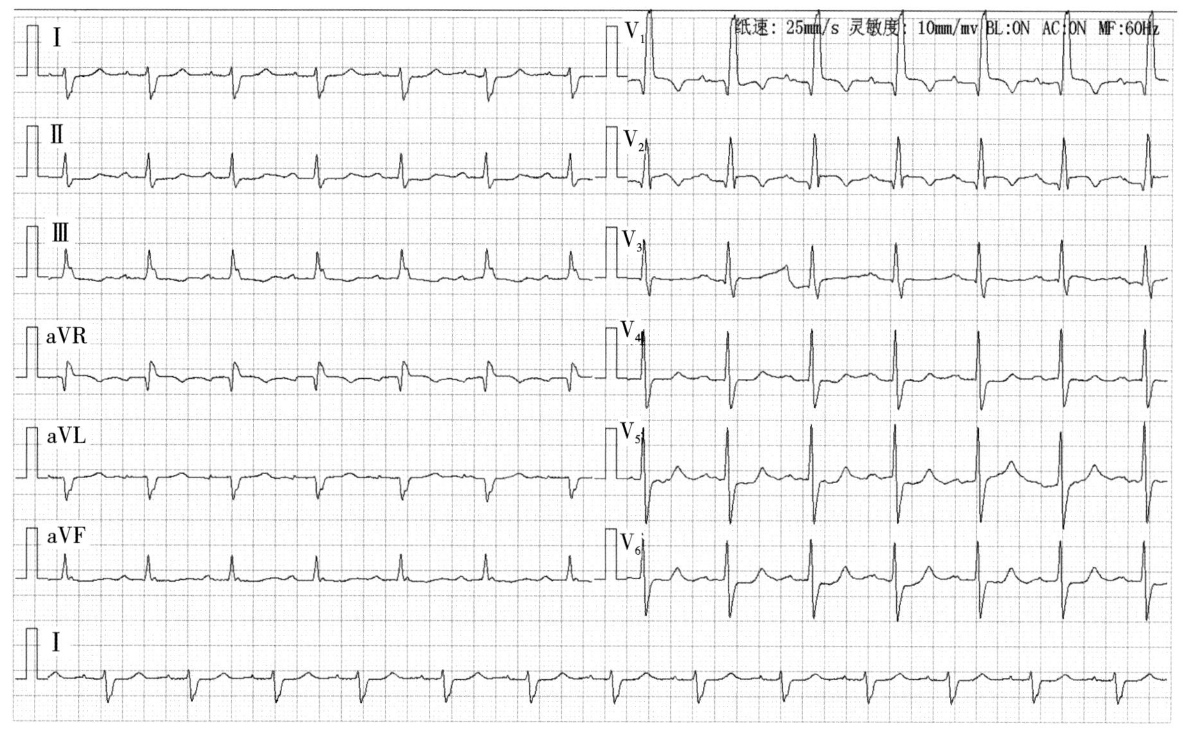

图 78-126　**完全性右束支传导阻滞合并左后分支阻滞**

患者男，88 岁。临床诊断：冠心病。超声心动图提示：心脏各腔室大小正常。基本心律为窦性心律，心率 78 次/min，P-R 间期 0.22 s，心电轴右偏+124°，QRS 波群时限>0.12 s，QRS 波群形态在 V_1 导联呈 qR 型，在Ⅰ、aVL 导联呈 rS 型，在Ⅱ、Ⅲ、aVF 导联呈 RS 或 R 型，在Ⅰ、Ⅱ、V_3～V_6 导联 S 波增宽伴切迹，在 aVR 导联 R 波粗钝，有 ST-T 改变。结合临床及超声心动图考虑为完全性右束支传导阻滞合并左后分支阻滞。

心电图诊断：①窦性心律；②电轴右偏；③一度房室传导阻滞；④完全性右束支传导阻滞合并左后分支阻滞；⑤ST-T 改变。

2. 临床意义　右束支传导阻滞合并左后分支阻滞，其病因与右束支传导阻滞合并左前分支阻滞相同，最常见于冠心病、高血压心脏病。由于其发展为完全性房室传导阻滞的机会比右束支传导阻滞合并左前分支阻滞的机会大得多，故预后差。急性心肌梗死时右束支传导阻滞合并左后分支阻滞多为多支血管病变，较容易发展为完全性房室传导阻滞，应安装心脏起搏器。

三、房室传导阻滞

激动从心房传至心室的过程中发生阻滞性传导延缓或传导中断，称为房室传导阻滞（atrioventricular conduction block，AVB）。阻滞部位可位于心房、房室结、希氏束、束支等房室传导系统各个平面上，其中房室结和希氏束最常发生。阻滞部位越低，低位节律点的稳定性越差，出现致命性室性心律失常的危险性越大。确切的阻滞部位需要借助希氏束电图诊断，传统根据阻滞程度将房室传导阻滞分为一度、二度、高度和三度（完全性）房室传导阻滞。

（一）一度房室传导阻滞

房室传导系统相对不应期病理性延长占据整个心动周期，室上性激动下传时，遇到延长的相对不应期，发生阻滞性传导延缓，但每一次激动均能下传心室。阻滞部位可位于房室传导系统的各个平面上，以

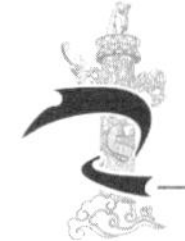

房室结多见。

心电图特点:①成人 P-R 间期延长>0.20 s(老年人可达 0.22 s)或儿童>0.18 s(图 78-127)。②P-R 间期超过相应心率的 P-R 间期最高值(表 78-5)。③心率无明显变化,相邻 P-R 间期变化大于 0.04 s,即或 P-R 间期仍在正常范围内,亦被认为是一度房室传导阻滞。

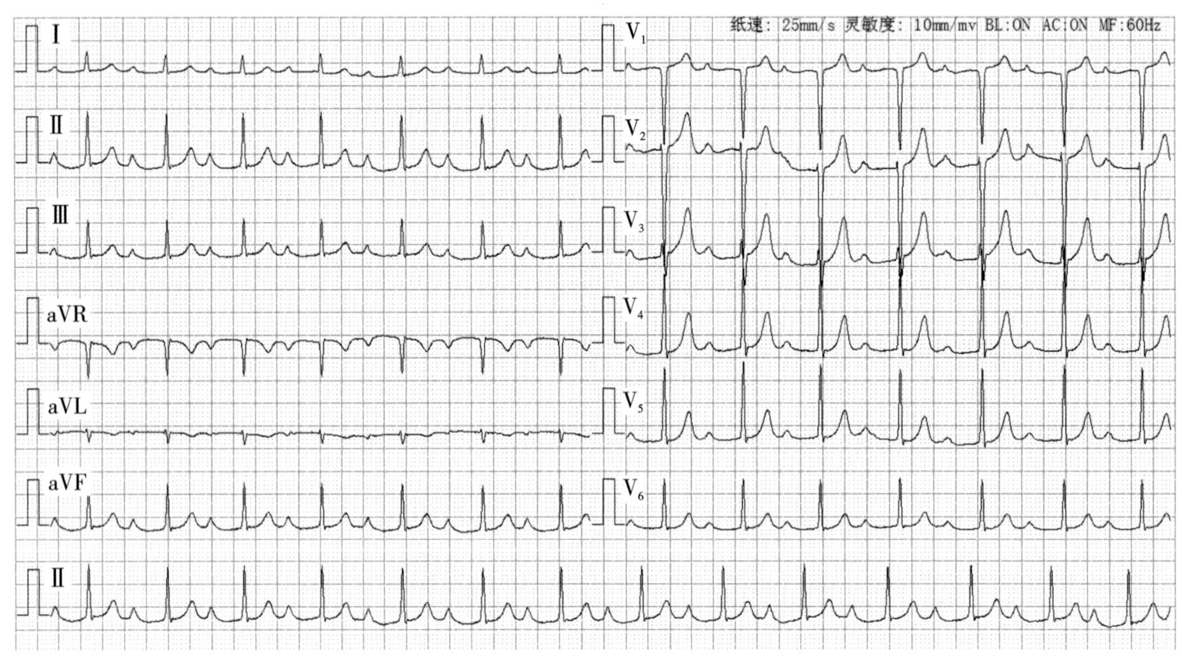

图 78-127 **一度房室传导阻滞**

患者男,18 岁。体检心电图发现一度房室传导阻滞。超声心动图提示:心脏各腔室大小正常,二尖瓣、三尖瓣微量反流,心内未见分流。临床诊断:一度房室传导阻滞。

心电图特点:窦性心律,心率 82 次/min,P-P 间期规整,P-R 间期延长且固定为 0.32 s,QRS 波群形态、时间正常,为一度房室传导阻滞。

心电图诊断:①窦性心律;②一度房室传导阻滞。

表 78-5 正常 P-R 间期最高限度表

心率/(次/min)	年龄				
	>18 岁	14~17 岁	7~13 岁	1~6 岁	<1 岁
≤70	0.20	0.19	0.18	0.17	0.16
71~90	0.19	0.18	0.17	0.16	0.15
91~110	0.18	0.17	0.16	0.15	0.14
111~130	0.17	0.16	0.15	0.145	0.135

(二)二度房室传导阻滞

少部分室上性激动因阻滞而发生 QRS 波群漏搏为二度房室传导阻滞,通常以 P 波数与 P 波下传数的比例来表示房室传导阻滞程度,例如:3∶2 传导表示 3 个 P 波中有 2 个 P 波下传心室,而只有一个 P 波不能下传。根据漏搏前 P-R 间期变化规律的不同分为二度Ⅰ型(莫氏Ⅰ型,又称文氏型)和二度Ⅱ型(莫氏Ⅱ型)。

1. 二度Ⅰ型房室传导阻滞　此型较常见,阻滞部位多数位于房室结,少数位于希氏束及束支水平,可由迷走神经张力增高所致。是由于房室传导系统相对不应期和有效不应期病理性延长,以相对不应期延长为主所致。其特点为 P-R 间期逐渐延长直至出现一次 QRS 波群脱落,漏搏后阻滞得到一定改善,P-R 间期又趋于缩短,之后又逐渐延长,周而复始发生,亦称文氏现象(图 78-128)。

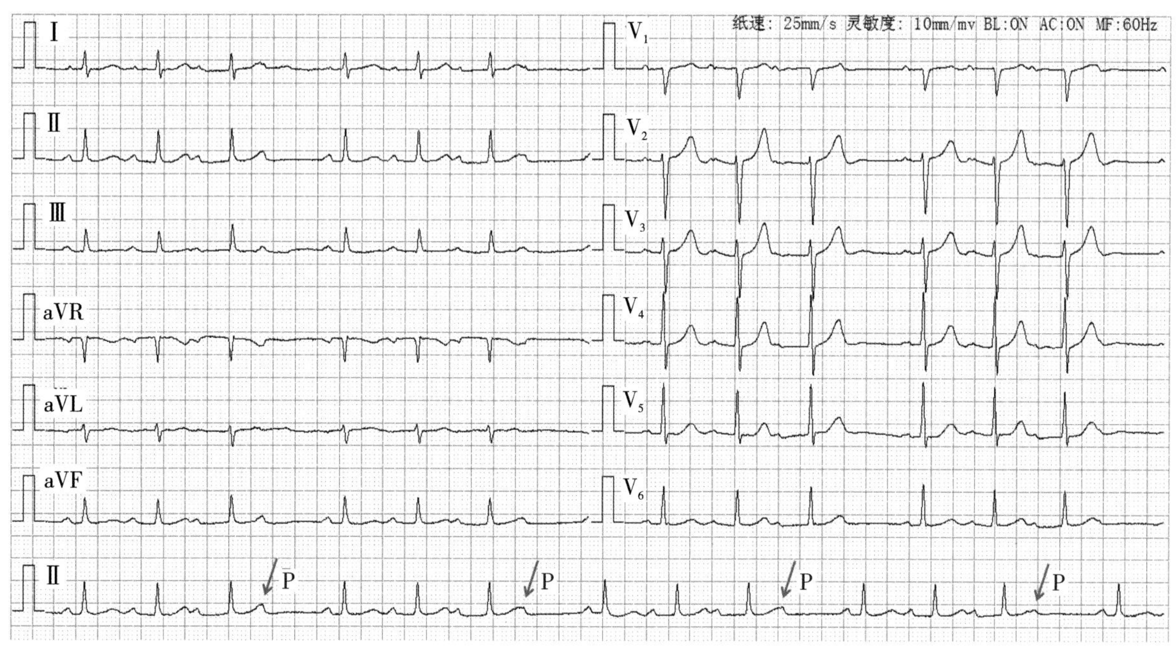

图 78-128　**二度Ⅰ型房室传导阻滞**

患者男，57 岁。超声心动图提示：左心房增大；左心室壁增厚；三尖瓣微量反流。临床诊断：慢性肾功能衰竭，2 型糖尿病。心电图特点：窦性心律，P 波规律出现，长Ⅱ导联 P-P 间期规整（部分 P 波落于 T 波之上，箭头所示处），心房率 100 次/min，第 1～3 个心搏 P-R 间期逐渐延长，P-R 间期分别为 0.16 s、0.26 s、0.32 s，第 4 个 P 波（箭头所示）后 QRS-T 波群脱落（呈 4∶3 传导）引起长 R-R 间期，终止一次文氏周期，第 5～8、9～12、13～16 个窦性 P 波又重复前一周期规律，为二度Ⅰ型房室传导阻滞。

心电图诊断：①窦性心律；②二度Ⅰ型房室传导阻滞。

2. 二度Ⅱ型房室传导阻滞　二度Ⅱ型房室传导阻滞是由于房室传导系统有效不应期病理性延长所致。此型多为器质性损害，阻滞部位几乎均在希浦系统，预后差。①P 波规律出现，有间歇的 P 波受阻。②下传 P 波的 P-R 间期恒定，突然出现 1 次 QRS 波群脱漏。③含漏搏的长 R-R 等于短 R-R 间期的两倍（图 78-129）。

值得强调的是：2∶1 房室传导阻滞是一种特殊形式的二度房室传导阻滞，可以是二度Ⅰ型、亦可为二度Ⅱ型房室传导阻滞。P 波规律出现，每 2 个 P 波下传一次 QRS 波群，房室传导比例为 2∶1（图 78-130）。

3. 高度房室传导阻滞　在合适的心房率（一般≤135 次/min）时，连续 2 次或 2 次以上 P 波因阻滞未下传心室，称为高度房室传导阻滞。阻滞部位多位于希氏束及束支水平。反映传导系统的病变较重，易发展为三度房室传导阻滞（图 78-131）。①P 波规律出现，半数以上的 P 波不能下传心室，即房室传导比例≥3∶1；②可伴有交界性或室性逸搏心律。

4. 三度房室传导阻滞　三度房室传导阻滞又称完全性房室传导阻滞。所有的心房激动完全受阻于房室传导系统，均不能下传心室。阻滞部位可位于房室结、希氏束及束支水平。①P 波规律出现，P 波与 QRS 波完全无关。②P-P 之间和 R-R 之间各有其固有的规律，通常心房率快于心室率，即 P-P 间期短于 R-R 间期。③出现交界性或室性逸搏心律（图 78-132，图 78-133）。

房室传导阻滞常见于器质性心脏病及洋地黄中毒、电解质紊乱等，亦可由迷走神经张力增高所致。一度房室传导阻滞可见于正常人，尤其是在 60 岁以上的老年人中，一度房室传导阻滞较常见。

二度Ⅰ型房室传导阻滞可见于迷走神经张力增高的正常人，多发生于夜间及卧位。病理性的二度Ⅰ型房室传导阻滞可见于心肌炎、急性下壁心肌梗死等。二度Ⅱ型房室传导阻滞发生在希氏束、束支部位，均见于各种病理状态，预后较差，而且易发展为高度及三度房室传导阻滞。严重者需安装人工心脏起搏器。

高度及三度房室传导阻滞均见于器质性心脏病，较多见于冠心病心肌梗死、重症心肌炎、心脏手术等，亦可见先天性的三度房室传导阻滞。心室率缓慢者血流动力学明显改变，患者易发生晕厥。经药物治疗不能恢复的高度及三度房室传导阻滞患者需安装永久性人工心脏起搏器。

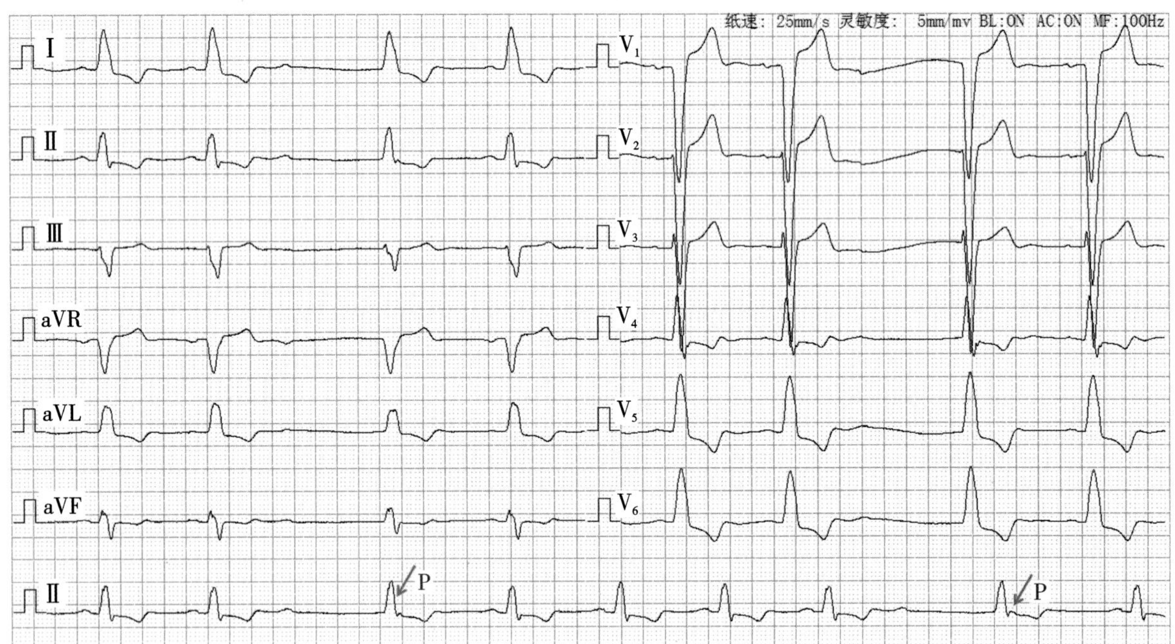

图 78-129 **二度Ⅱ型房室传导阻滞**

患者女,64 岁。因活动后心悸、胸闷、气促 2 年。超声心动图提示:左心房、左心室增大,室间隔及左心室后壁增厚;主动脉瓣重度狭窄并重度钙化,局限性反流;二尖瓣前瓣增厚,重度反流。临床诊断:风湿性心脏瓣膜病,2 型糖尿病。心电图特点:窦性心律,长Ⅱ导联可见 P 波规律出现(第 4、10 个 P 波分别落于 QRS 之中及 QRS 终末部,箭头所示处),P 波增宽时限 0.12 s,提示左心房肥大;P-P 间期基本规则,心房率 62 次/min 左右,第 1～2、5～8、11 个P 波下传心室继以相关的 QRS-T 波群,P-R 间期固定 0.20 s,QRS 波群呈完全性左束支传导阻滞型且符合左心室肥大心电图改变;第 3、9 个 P 波后 QRS-T 波群脱落引起长 R-R 间期,第 3、8 个心搏延迟出现,其前无相关 P 波,QRS 波群形态与窦性下传相同,频率 38 次/min,为过缓性交界性逸搏,第 4、10 个 P 波落于逸搏 QRS 中或终末部,发生干扰性房室脱节未下传心室,构成(6∶5)～(3∶2)的房室传导。

心电图诊断:①窦性心律;②左心房、左心室肥大;③二度Ⅱ型房室传导阻滞;④过缓性交界性逸搏;⑤完全性左束支传导阻滞;⑥ST-T 异常。

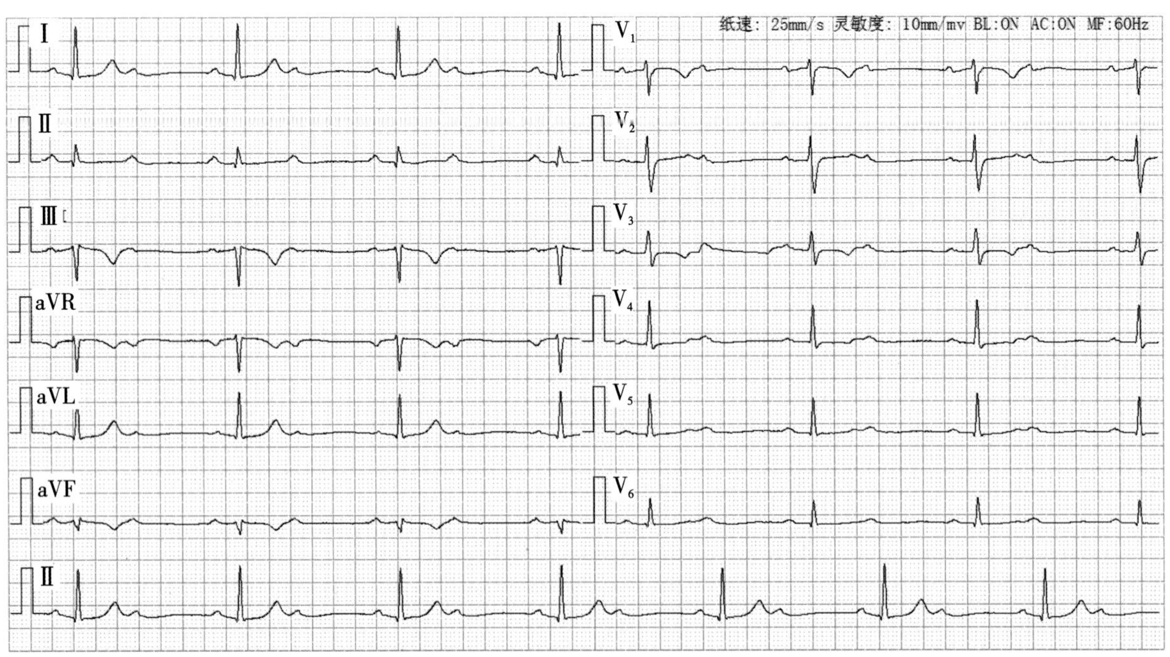

图 78-130 **2∶1 房室传导阻滞**

患者男,59 岁。因颈部紧缩感及胸闷伴大汗、恶心,外院诊断急性心肌梗死,三度房室传导阻滞,并行右冠状动脉支架植入术后 2 周。心电图特点:窦性心律,P 波规律出现,P-P 间期规整,心房率 80 次/min。长Ⅱ导联见第 1、3、5、7、9、11、13 个 P 波后继以相关的 QRS-T 波群,QRS 波群形态及 ST-T 符合下壁心肌梗死改变。P-R 间期固定为 0.20 s,第 2、4、6、8、10、12、14 个 P 波后 QRS-T 波群脱落,形成每 2 个 P 波下传 1 次 QRS 波群,为 2∶1 房室传导阻滞。

心电图诊断:①窦性心律;②急性下壁心肌梗死;③ 2∶1 房室传导阻滞。

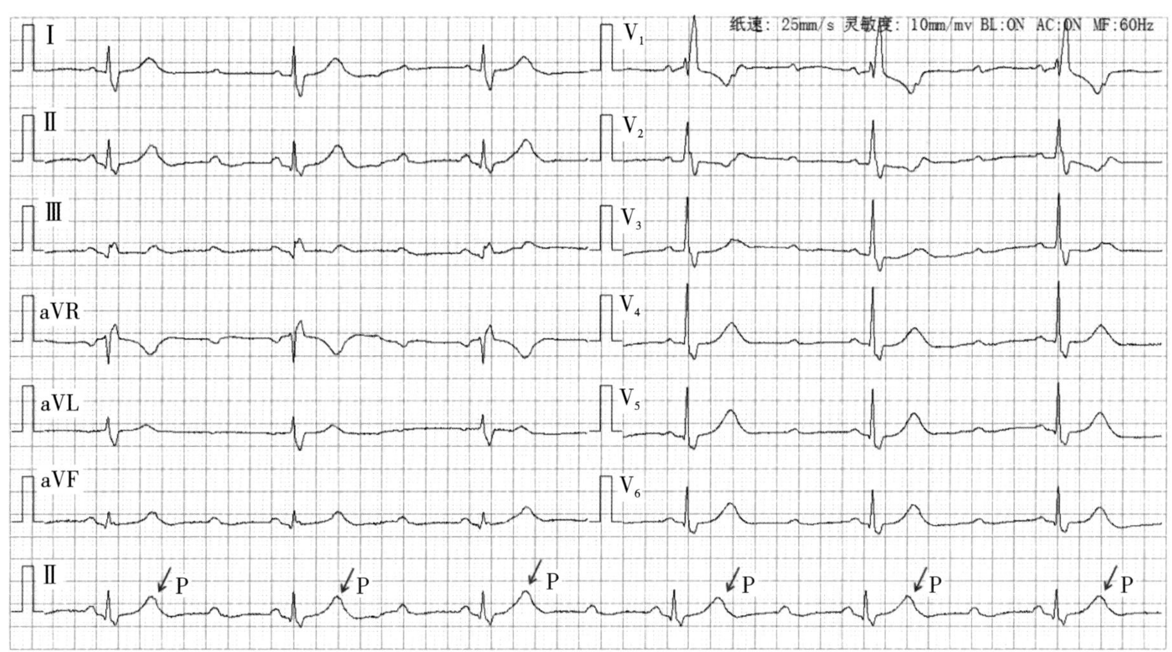

图 78-131　**高度房室传导阻滞**

患者男,58 岁。因 3 年前饮酒后晕厥 1 次,活动后气促 3 个月,发现心跳慢 14 d。临床诊断:高度房室传导阻滞,高血压 2 级(很高危),冠状动脉粥样硬化症。心电图特点:窦性心律,P 波规律出现(部分 P 波重叠在 T 波上,图中箭头所示处),心房率 102 次/min。第 1、4、7、10、13、16 个 P 波下传心室继以相关的 QRS-T 波群,P-R 间期固定为 0.18 s,QRS 波群呈完全性右束支传导阻滞型。第 2～3、5～6、8～9、11～12、14～15 个 P 波后 QRS-T 波群脱落,呈 3∶1 房室传导,为高度房室传导阻滞。

心电图诊断:①窦性心律;②高度房室传导阻滞;③完全性右束支传导阻滞。

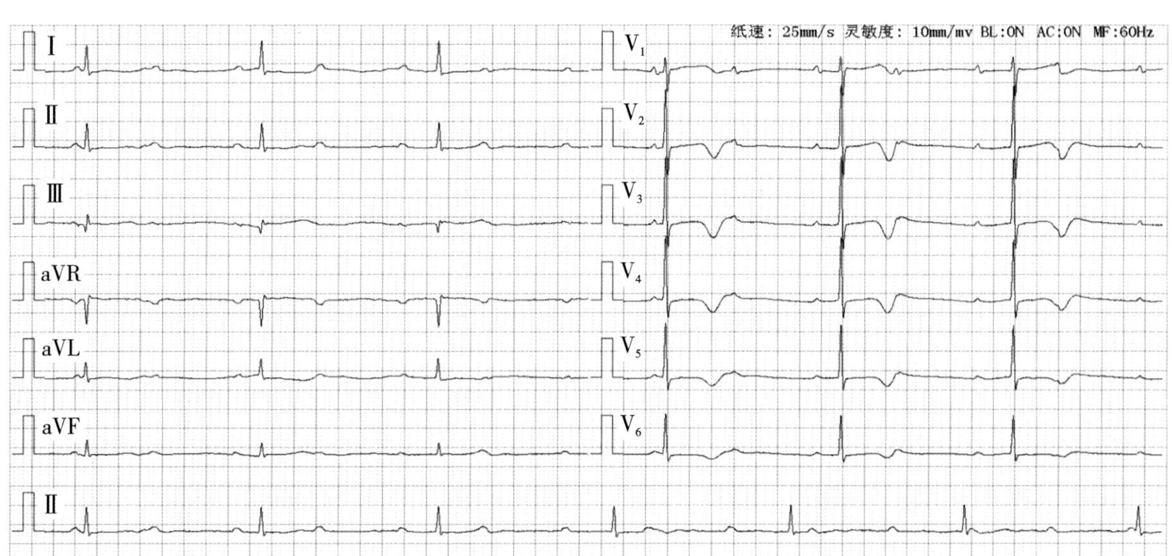

图 78-132　**三度房室传导阻滞、交界性逸搏心律**

患者女,65 岁。劳力性气促 1 年。超声心动图提示:左心房增大,室间隔增厚。临床诊断:高血压性心脏病,三度房室传导阻滞。心电图特点:窦性心律,P 波规律出现,P-P 间期规则,心房率 78 次/min,QRS 波群形态、时间正常,R-R 间期规整,频率 37 次/min,P-R 间期不固定,P 波与 QRS 波群无传导关系,为三度房室传导阻滞,过缓性交界性逸搏心律,有 ST-T 异常及 Q-T 间期延长。

心电图诊断:①窦性心律;②三度房室传导阻滞;③过缓性交界性逸搏心律;④ST-T 改变及 Q-T 间期延长。

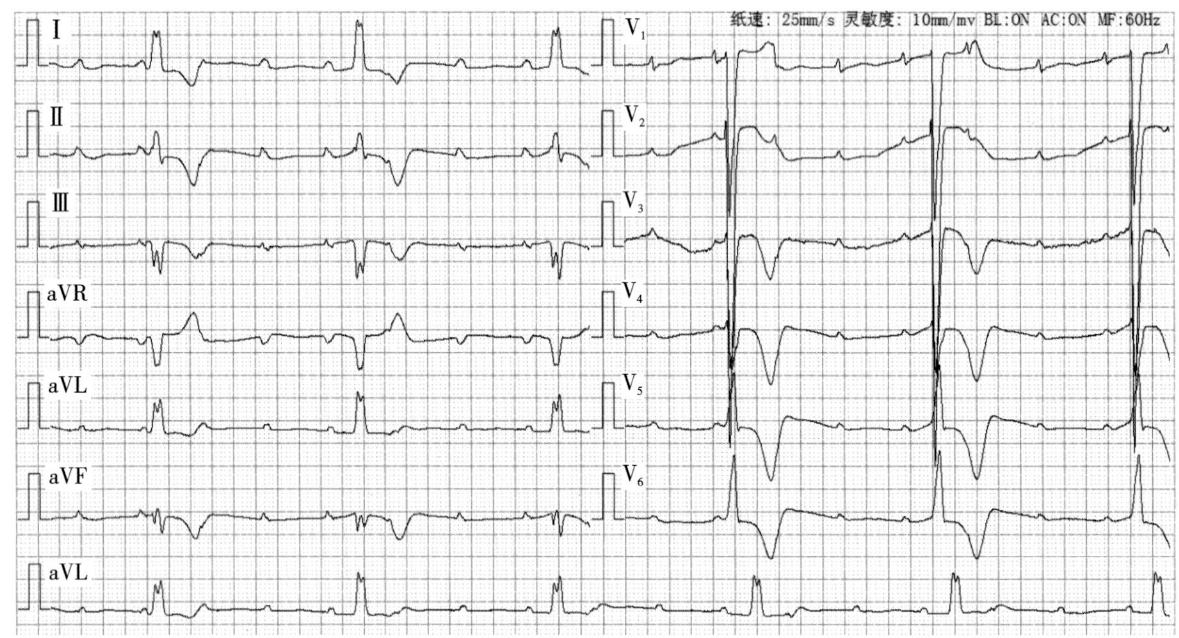

图 78-133　三度房室传导阻滞、室性逸搏心律

患者女，10 岁。因发热 7 d，晕厥 7 次。超声心动图提示：心脏各腔室大小正常。心肌损伤标志物：脑利钠肽前体>235 000 pg/ml；肌酸磷酸激酶同工酶 5.91 ng/ml。临床诊断：急性重症心肌炎，三度房室传导阻滞，阿-斯综合征。心电图特点：窦性心律，P 波规律出现，P-P 间期规整，心房率 100 次/min，QRS 波群形态宽大畸形，呈类左束支传导阻滞型，R-R 间期缓慢、规整，频率 32 次/min，P-R 间期不固定，P 波与 QRS 波群无传导关系，为三度房室传导阻滞，室性逸搏心律。

心电图诊断：①窦性心律；②三度房室传导阻滞；③室性逸搏心律。

（刘春燕　晋　军　周　银　钟杭美　王赤京）

第十　节　预激综合征及其并发的心律失常的心电图特征

预激综合征（preexcitation syndrome）又称 WPW 综合征（Wolff-Parkinson-While syndrome），是指起源于窦房结或心房的激动除沿正常的房室系统下传心室外，同时快速通过异常的旁路提前激动部分或全部心室肌，并且极易伴发快速心律失常的一种临床综合征（图 78-134）。

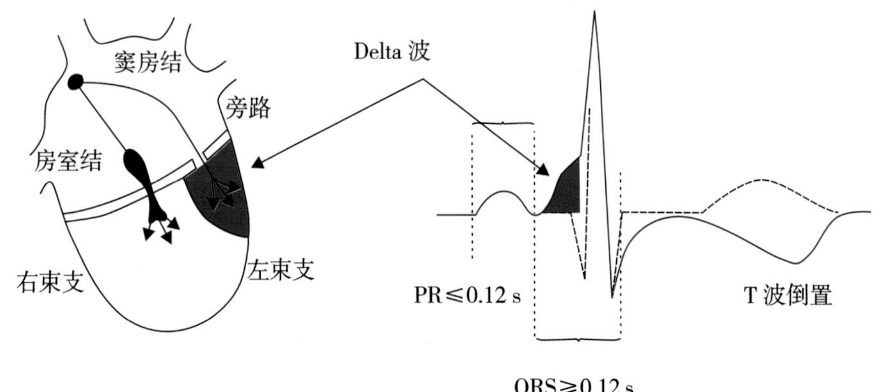

图 78-134　WPW 综合征特殊的心电图特征

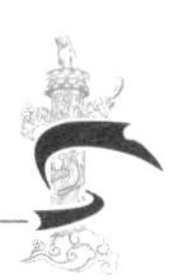

一、预激综合征

预激综合征分为经典预激综合征、LGL 综合征(Lown-Ganong-Levine syndrome;即短 P-R 间期综合征)和 Mahaim 型综合征。

(一)经典预激综合征

经典预激综合征属显性房室旁路。其解剖学基础为房室环存在直接连接心房与心室的一束纤维(Kent 束)。窦房结激动或心房激动可经传导很快的旁路纤维下传预先激动部分心室肌,同时经正常房室结途径下传激动其他部分心室肌,形成特殊的心电图特征。

1. 心电图特点 ①P-R<0.12 s。②QRS 起始部粗钝,称预激波(delta 波)。③QRS 增宽,>0.11 s,但 P-J 间期正常,约 0.27 s。④可伴有继发性 ST-T 改变。⑤定位:与 delta 波大小,QRS 波群时间及 ST-T 改变程度与预激成分的多少有关。根据 QRS 波形及 delta 波方向,经典预激综合征主要分为左侧旁道(V_1 ~ V_6 导联 QRS 主波及 delta 波均向上)及右侧旁道(V_1 ~ V_2 导联 QRS 主波向下,V_4 ~ V_6 导联主波向上)(图 78-135,图 78-136)。⑥隐匿性旁路:部分患者房室旁路没有前传功能仅有逆传功能,心电图 P-R 间期正常,QRS 起始部无 delta 波,但可反复发作房室折返性心动过速。⑦间歇性预激:指心电图有时出现 delta 波,有时 delta 波消失的一种现象。delta 波时有时无的原因是激动经旁道和正常传导通路的时间关系发生改变,而导致旁路的传导速度和传导概率不断发生动态变化,并不均表示旁道的前传功能时有时无(图 78-137)。

2. 诊断 有些经典预激综合征患者的 delta 波呈负向,应注意与前间壁、下壁心肌梗死相鉴别。

3. 临床意义 旁路与正常的房室传导通路可构成一个折返途径,易发生阵发性室上性心动过速。特别是间歇性预激旁道具有前向传导功能,只是暂时被掩盖,当其发生心房颤动时,如伴有短不应期,易发生快速的心室反应,有蜕变为心室颤动的危险。

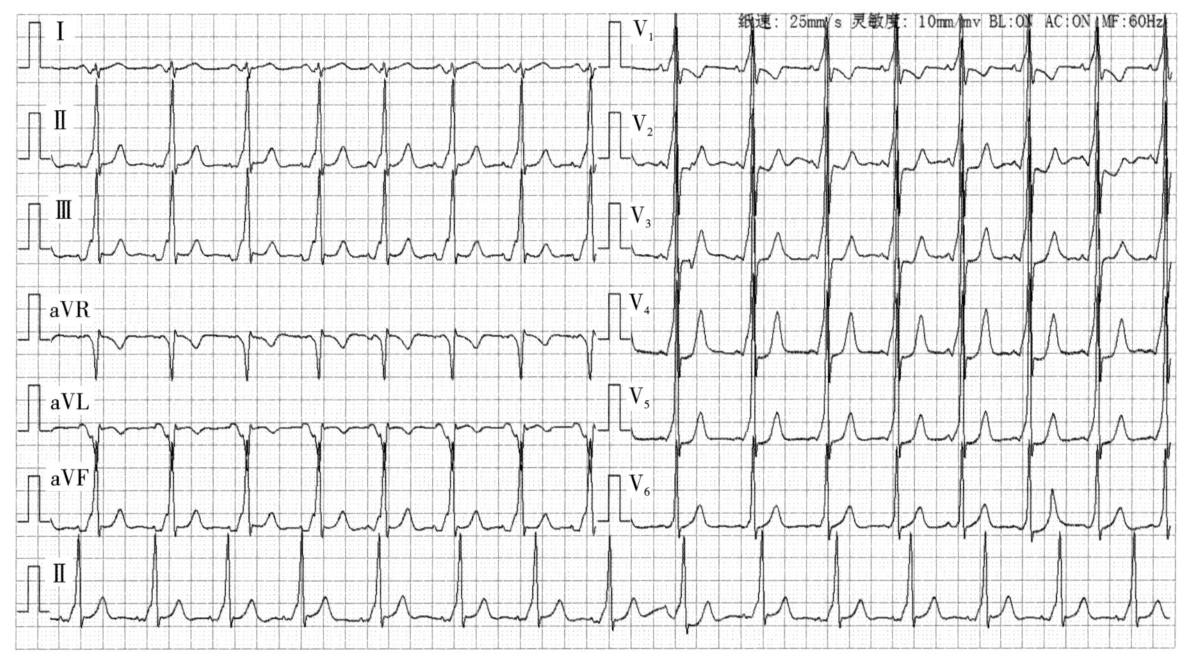

图 78-135 预激综合征(A 型)

患者男,17 岁。发作性心悸 2 年余,加重 2 周。临床诊断:预激综合征(A 型)电生理诊断:左侧壁显性旁道伴阵发性房室折返性心动过速。基本心律为窦性心律,P-R 间期<0.12 s,QRS 波增宽起始部有预激波,V_1 ~ V_6 导联主波向上,为预激综合征(A 型)。

心电图诊断:窦性心律、预激综合征(A 型)。

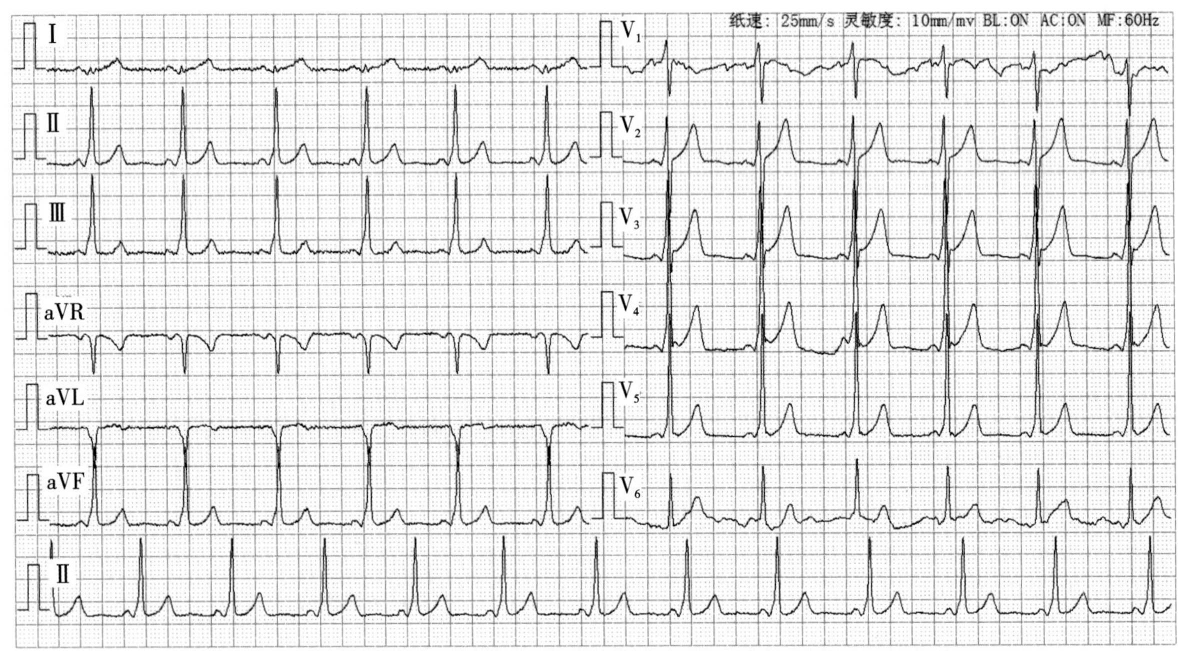

图 78-136 **预激综合征(B 型)**

患者男,43 岁。突发性心悸 5 年。临床诊断:预激综合征(B 型)。电生理诊断:右侧壁显性旁道伴阵发性房室折返性心动过速。基本心律为窦性心律,P-R 间期<0.12 s,QRS 波增宽起始部有预激波,V_1、V_2 导联主波向下,V_5、V_6 导联主波向上,为预激综合征(B 型)。

心电图诊断:窦性心律、预激综合征(B 型)。

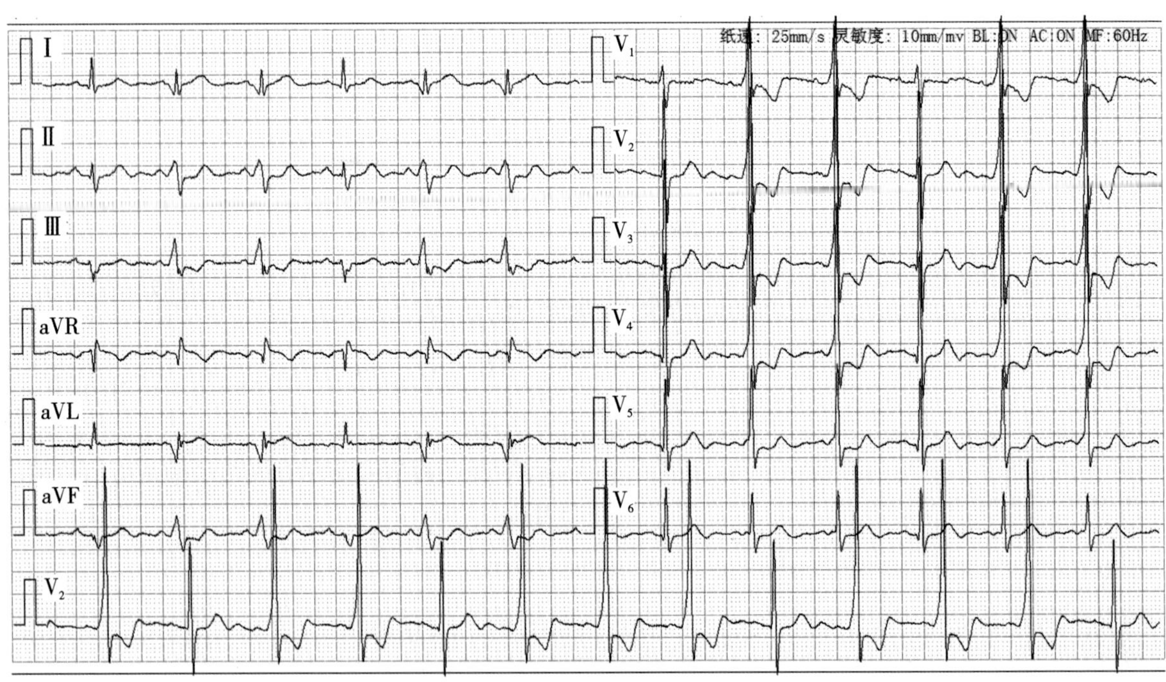

图 78-137 **间歇性预激综合征(A 型)**

患者男性,48 岁。反复发作性心悸 2 年,胸闷 4 个月。临床诊断:阵发性室上性心动过速。电生理诊断:左侧壁间歇性显性旁道伴阵发性房室折返性心动过速。基本心律为窦性心律长 V_2 导联第 2、5、9、13 个心搏的 P-R 间期 0.16 s,QRS 形态呈室上性,第 1、3、4、6、7、8、10、11、12 个心搏的 P-R 间期<0.12 s,QRS 波群增宽起始部有预激波,V_1 ~ V_6 导联主波向上,为间歇性预激综合征(A 型)。

心电图诊断:①窦性心律;②间歇性预激综合征(A 型)。

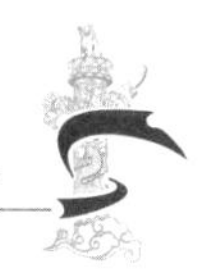

（二）LGL 综合征

目前 LGL 综合征的解剖生理有两种观点：①存在绕过房室结传导的旁路纤维 James 束；②房室结较小发育不全，或房室结内存在一条传导异常快的通道引起房室结加速传导。

1. 心电图特点　①P-R 间期<0.10 s。②QRS 波群时限正常。③QRS 波起始部无预激波。

2. 临床意义　有研究报道，短 P-R 间期尚见于高血压病、甲状腺功能亢进、精神病、心肌病、慢性肺部疾病、急性心肌梗死特别是下壁心肌梗死的最初几天也可出现。对 LGL 综合征的诊断，应排除其他一切引起 P-R 间期缩短的因素，需结合临床，必要时做电生理检查加以鉴别。

（三）Mahaim 型预激综合征

Mahaim 纤维具有类房室结样特征，传导缓慢，呈递减性传导，是一种特殊的房室旁路。此类旁路只有前传功能，没有逆传功能。心电图上表现为 P-R 间期正常或长于正常值，QRS 波起始部可见预激波。Mahaim 型旁路可以引发宽 QRS 波心动过速并呈左束支传导阻滞图形。

1. 心电图特点　①P-R 间期正常。②QRS 波群时限>0.11 s。③QRS 波起始部有 delta 波。④可伴有继发性 ST-T 改变。

2. 鉴别诊断　应与右侧 Kent 束参与的房室折返性心动过速及束支折返性心动过速鉴别。

二、预激综合征并发的心律失常

WPW 综合征患者绝大多数是因快速心律失常来院就诊，如不伴有快速心律失常多无须治疗。其中以阵发性室上性心动过速（房室折返性心动过速，AVRT）最为常见，其次为心房颤动，严重者可因心室颤动或快慢综合征引起猝死。

（一）房室折返性心动过速

AVRT 按前传心室的径路分为顺向型房室折返性心动过速（ortho-dromic atrioventricular reentrant tachycardia，OAVRT）和逆向型房室折返性心动过速（anti-dromic atrioventricular reentrant tach-ycardia，AAVRT）。其中 OAVRT 占 95%（因在常规心率下旁路有效不应期多长于正路），AAVRT 仅占 5%。

1. 心电图特点

（1）顺向型房室折返性心动过速：是经正路前传心室，旁路逆传心房，组成心房—正路—心室—心房顺序的折返环路。典型心电图特征：①节律规整的窄 QRS 波群心动过速；②可辨认逆行 P 波，$RP^-<P^-R$ 且 $RP^->70$ ms；③如出现功能性束支传导阻滞时 R-R 间期延长≥35 ms，是束支传导阻滞侧旁路参与折返的 OAVRT 的有力证据；④P 波与 QRS 波群必须是 1∶1 传导关系。因心房和心室均是折返环路的必需组成部分，如有房室传导阻滞或房室脱节是排除 AVRT 的有力证据（图 78-138）。

（2）逆向型房室折返性心动过速：心电图示宽 QRS 波群心动过速，其特点：①宽 QRS 波群为完全心室预激波，初始向量与 delta 波方向相同（此型仅见于显性或间歇性 WPW 综合征）；②P 波不易辨认，如能辨认逆行 P^- 波，则 $RP^->P^-R$，P^- 与 QRS 波群保持 1∶1 传导关系。其折返环路为：心房—旁路—心室—正路—心房；多旁路者可经一条旁路前传心室，经另一条旁路逆传心房，组成心房—旁路—心室—旁路—心房的折返环路。

2. 鉴别诊断　顺向型房室折返性心动过速主要应与慢-快型房室结内折返性心动过速相鉴别；而逆向型房室折返性心动过速主要与室性心动过速相鉴别。

（二）WPW 综合征伴心房颤动

WPW 综合征伴心房颤动发生率为 11% ~39%（明显高于普通人群 0.5% ~2%）。显性多于隐匿性；多旁路多于单旁路；且观察到旁路成功消融后，心房颤动发生率可下降 91%，说明 WPW 综合征心房颤动高发生率与旁路存在有关。

1. 心电图特点　①心房颤动多呈阵发性，反复发作。②心室率多呈极快速型，因旁路能较正路更快速地将激动下传心室（旁路无递减传导，且有效不应期随心率加快而缩短）。③QRS 波群宽大畸形，具有

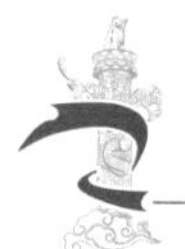

多变性，其初始向量与向 delta 量方向相同。WPW 综合征伴心房颤动时激动经旁路下传心室所以 QRS 波群增宽，由于旁路下传与正路下传形成不同程度的心室融合波，致 QRS 波群增宽的程度具有多变性，但初始向量与 delta 向量相同。心室率越快，旁路下传比重越大，QRS 波群增宽越明显（图 78-139）。④发作前、后窦性心律有典型预激表现。⑤药物作用：控制心室率应选用抑制旁路传导药物，如胺碘酮、普鲁卡因胺等。禁用洋地黄、维拉帕米等可能促进旁路传导的药物。

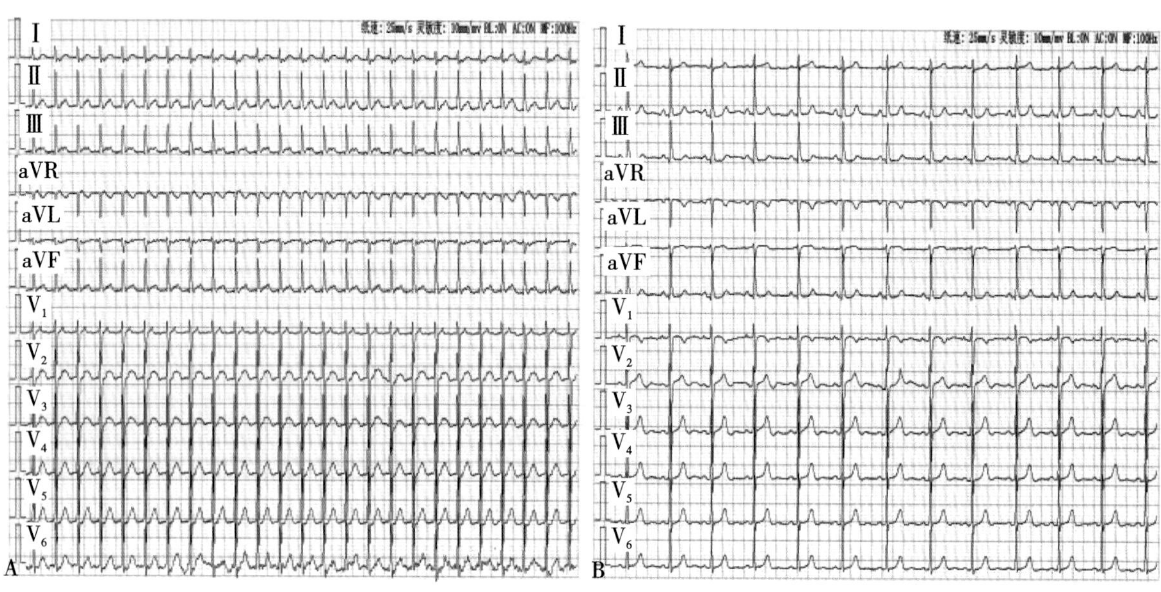

图 78-138　阵发性室上性心动过速、射频消融术后正常心电图

患者女，34 岁。反复心悸半年，加重 3 个月。临床诊断：阵发性室上性心动过速。电生理诊断：左侧壁隐匿性旁道伴阵发性房室折返性心动过速。A. 可见各导联出现快速规整的 QRS-T 波群，频率 144 次/min，QRS 波群形态、时间正常，QRS 波群 ST 段上可见逆行 P^- 波，P^- 波在 Ⅰ、aVL 导联倒置，V_1 导联直立，R-P^- 间期<P^--R 间期，R-P^- 间期>70 ms，提示左侧壁隐匿性旁道伴阵发性房室折返性心动过速；B. 为射频消融术后 8 个月余，为正常心电图。

心电图诊断：①图 A 为阵发性室上性心动过速（左侧壁隐匿性旁道伴 AVRT）；②图 B 为正常心电图。

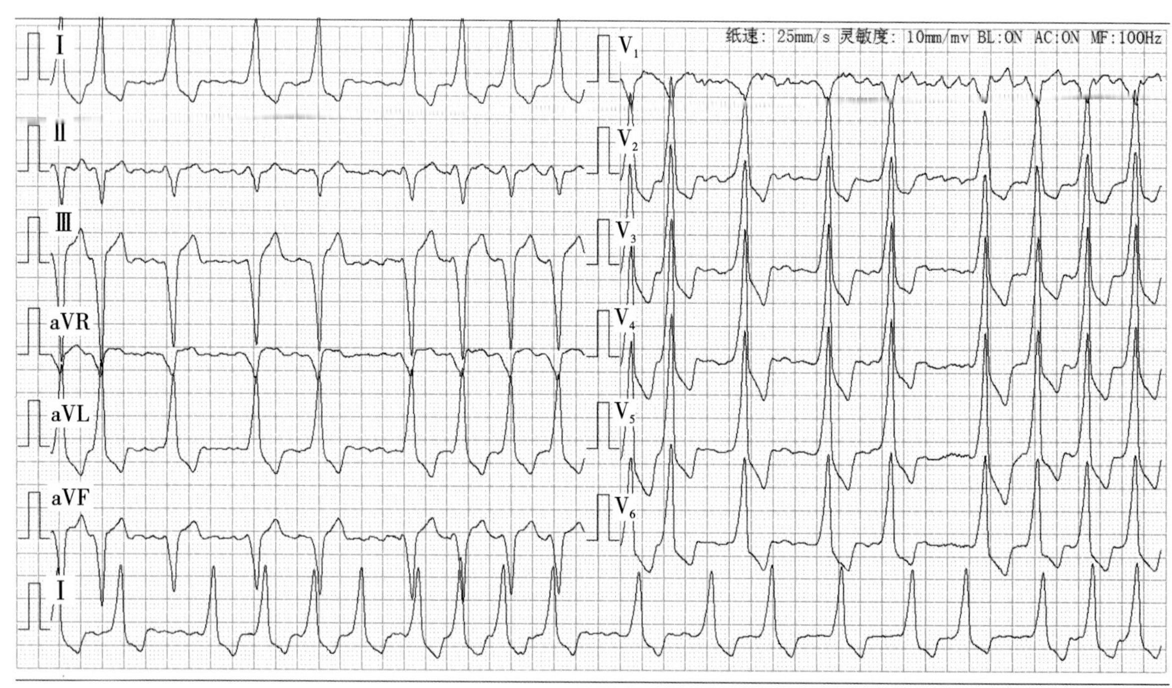

图 78-139　心房颤动伴预激综合征心电图

患者男，59 岁。发作性胸闷、气促 4 年，加重 2 d。临床诊断：风湿性心脏病，预激综合征（B 型）。基本心律为心房颤动，QRS 波增宽起始部有预激波，V_1 导联主波向下，V_1～V_6 导联主波向上，为预激综合征（B 型）；RV_5>2.5 mV，为左心室高电压，有 ST-T 改变。

心电图诊断：①心房颤动；②预激综合征（B 型）；③左心室高电压；④ST-T 改变。

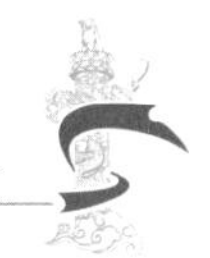

2. 临床意义　预激综合征合并心房颤动的患者，虽大多数无器质性心脏病，但心室率过快时，或心房激动从旁道前传时往往有明显症状，影响生活质量，甚至有猝死的危险，故还应紧急处理。

预激综合征是一种临床综合征，诊断上应包括上述心电图特点及阵发性心动过速的病史，如只有心室预激的心电图表现，没有阵发性室上性心动过速病史，应称为心室预激心电现象。

预激综合征多见于健康人，但文献报道20%～30%可以合并心脏病或其他疾病，如冠心病、高血压心脏病、特发性心肌病、风湿热、甲状腺功能亢进、进行性肌肉萎缩等。其主要危害是常可引发房室折返性心动过速。WPW综合征如合并心房颤动，还可引起快速的心室率，甚至发生室颤，属一种严重心律失常类型。近年采用射频导管消融术已可对预激综合征进行根治。

（李　丽　钟杭美　谭　虎　王赤京）

第十二节　心电图分析步骤与临床应用

心电图的百年发展史，涵盖了导联系统的建立、心肌特殊传导系统的发现、众多心电图现象和法则的认识、心电图概念和理论的建立与发展。

心电图在临床中的应用有：①心电图对心律失常有肯定诊断价值。②其他检查无法替代。心电图对心肌梗死的诊断、分期、演变、定位是确诊心肌梗死的依据。③心电图对诊断房室肥大、冠心病心肌缺血、心肌病、心包疾病、电解质紊乱提供参考依据。

虽然第3点特异性较前面1、2两点差一些，但仍然是临床医师，诊断和治疗疾病的有力佐证和重要的参考资料。

心电图在各级医院及战场救治上可广泛应用于：重症患者或伤者的心电监护、危重患者或伤者的抢救过程、手术前的心脏常规检查、手术中的麻醉、手术中的心脏监护、临床观察各种药物对心脏产生的影响等。

心电图及心电监测除医疗之外，还可用于航天、登山、飞行员、运动员等特殊职业的检测与监护过程。

随着科学技术飞跃发展，心电图技术在长期的临床应用中，历经数代心电学大师不断探索与创新。当前，由于临床心脏电生理学的广泛应用，揭示了心电图波形的许多奥秘，使得心电学诊断技术获得突破性进展，心电图的各种波形成为一门有丰富内涵的新学科。因此，了解心电图波形特点，掌握心电图波形诊断要点，才能为临床提供更有价值的心电信息。

一、伪差的识别

心电图机是灵敏的电流机，记录的图形容易受到各方面的影响，例如受检者的情况、记录环境、操作者错误操作等。凡不是由于心脏电激动而发生的心电图改变，称为伪差，会干扰心电图的判读。因此，初学者要学会区分伪差和真正的心电图图形。

（一）非心电的电学干扰

1. 交流电干扰　心电图机具有很高的灵敏性，极易受外界电流干扰而造成的心电图上的伪差，心电图出现一种有规律的每秒50～60次的纤细波形，干扰严重时甚至掩盖心电图图形，特别是细节。

2. 肌电干扰　当患者的肌肉活动加强时，心电图会采集到肌电信号。肌肉震颤干扰的频率多在10～300次/min，表现为一系列快速不规则的细小芒刺样波，使心电图波形失真，甚至无法辨识，有时易误诊为心房颤动波。如果受检者并非病理性抽搐和颤动，嘱其放松四肢肌肉即可采集合格心电图。

（二）基线不稳

心电图基线不在水平线上，而是上下摆动或突然升降，影响心电图各波，尤其是ST段的正确判断。临床上，急性心力衰竭、慢性阻塞性肺疾病急性发作、烦躁不安的患者，因呼吸急促，容易造成胸导联基线不稳，此时采集心电图不用勉强，只要验证有无心律失常和ST段抬高即可，不要因采集心电图而延误患者的救治（图78-140，图78-141）。

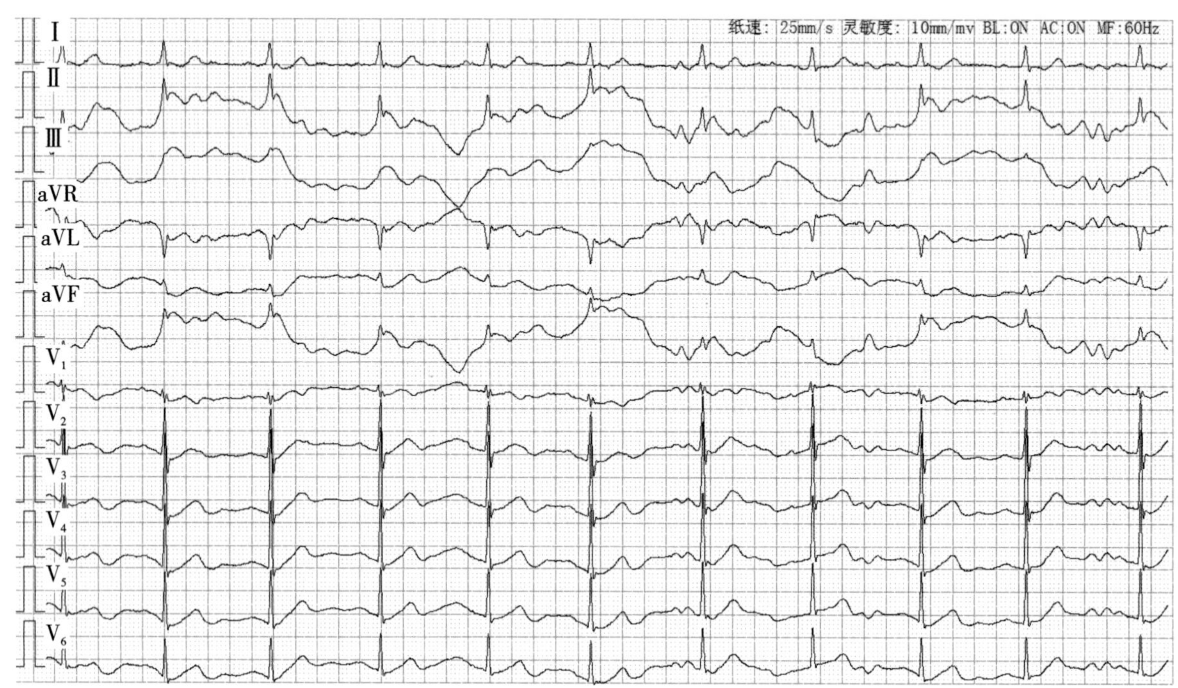

图78-140　**基线漂移致假性ST-T改变心电图**

患者女，78岁，胸闷、气促、烦躁7 d。临床诊断：哮喘；支气管扩张。心电图特征：窦性心律，心率62次/min，可见肢体导联基线上下漂移，导致图形失真酷似ST段抬高，可结合同步胸导联心电图判断。

心电图诊断：正常心电图。

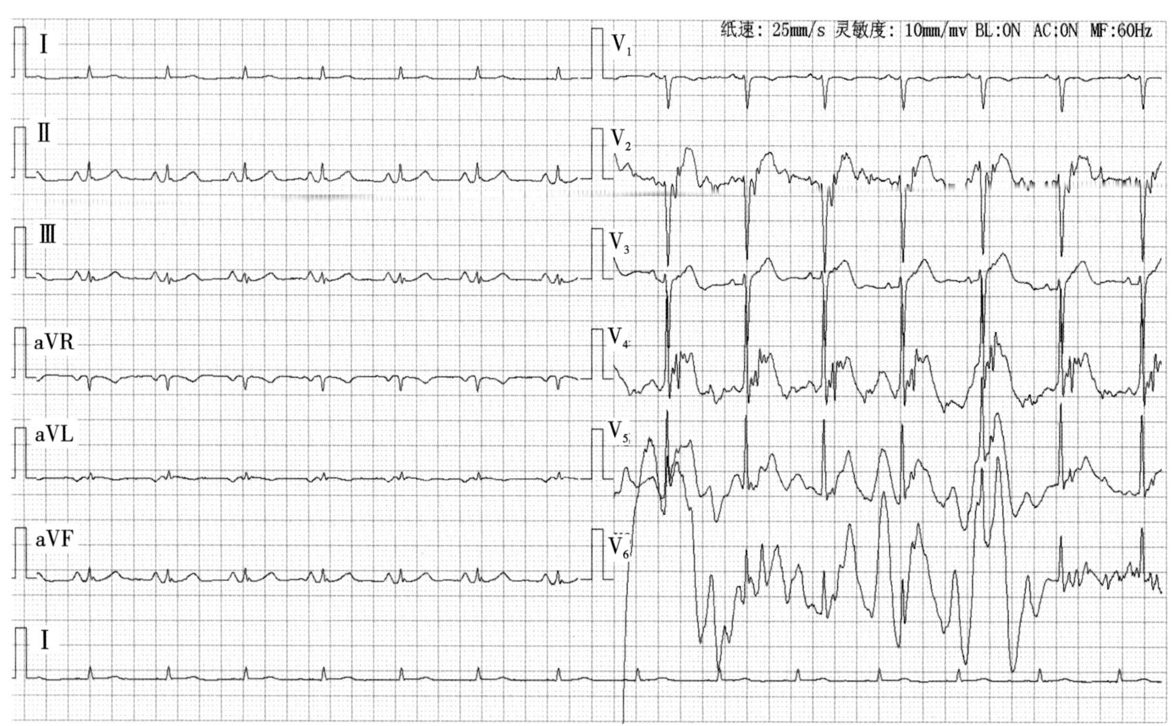

图78-141　**过度呼吸致QRS波形干扰呈假性心室颤动心电图**

患者男，67岁，反复咳嗽1年余，加重伴胸闷、乏力5 d。临床诊断：原发性支气管肺癌；左肺鳞癌。心电图特征：窦性心律，心率83次/min，V_5、V_6导联基线不稳，由于患者过度呼吸导致胸导联QRS波形（尤其是V_4～V_6导联）干扰，无法辨认，酷似心室颤动，结合同步肢导联心电图可以判断为假性室颤。

心电图诊断：①窦性心律；②肢体导联低电压。

有时基线不稳，可以导致某些导联的波形变形，容易误诊某些异常心电图现象，此时对比其他基线稳定的导联，前后对比，即可排除或肯定诊断。这是初学者需要注意掌握的方法，在心电图分析中，如果对诊断存疑，可以对比 12 导联每个导联图形，还可以对比患者此次采集和之前采集的心电图。

重症监护病房的患者，通常采用电极片贴附胸部皮肤，时间稍长，汗水、皮脂等导致电极片贴附不稳，心电波突然消失，酷似心脏停搏，但患者并无晕厥出现，听诊心音存在即可判断。

（三）伪差性心律失常

伪差性心律失常是指心电图在描记过程中，因各种干扰因素所产生的貌似心律失常的图形。如果未能及时识别这种特殊类型的假性心律失常，有时可导致对患者进行不必要的药物治疗、心血管系统检测和起搏器植入。除常规心电图外，伪差性心律失常广泛见于监护心电图、动态心电图、运动平板心电图。

基线不稳是伪差性心律失常产生的一个重要原因，肢体细微震颤可以出现酷似心房扑动、房性心动过速。对比同时记录的其他导联，可以明确诊断（图 78-142）。

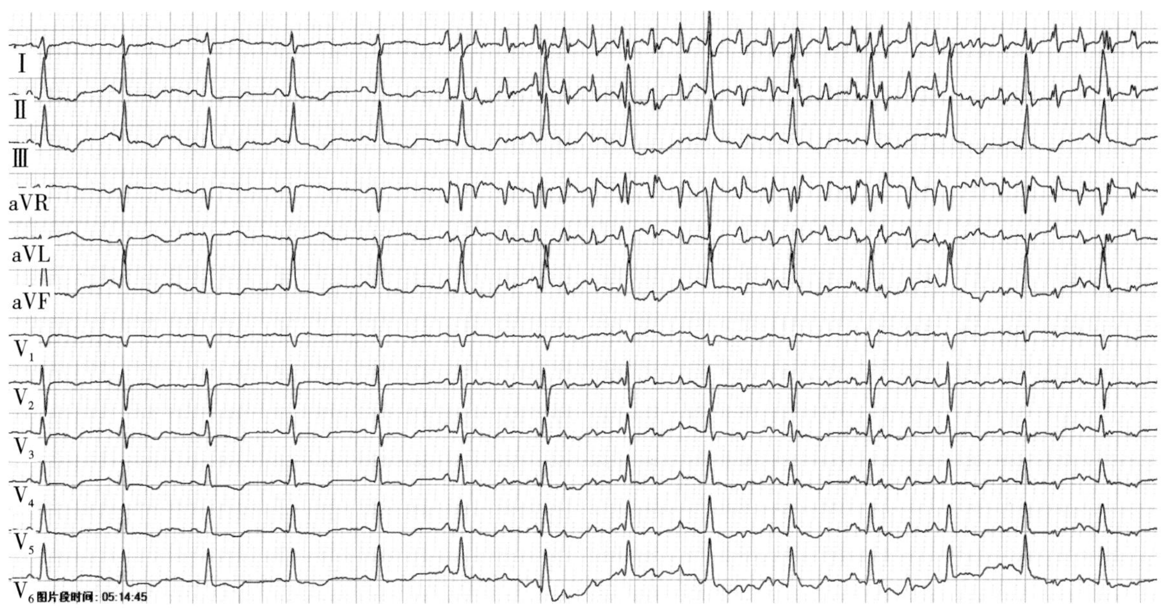

图 78-142　**伪差性房性心动过速**

患者女，45 岁，头晕胸闷 1 个月余。临床诊断：高血压。心电图特征：可见各导联出现连续规整的小 P′波，酷似房性心动过速，但 P′波与 QRS 波群无关，R-R 间期规整，观察前后心电图无此图形。可见其前段记录，呈窦性心律，心律规整，故考虑为伪差性房性心动过速。

心电图诊断：①窦性心律；②ST-T 改变。

有时在检查心电图时，患者肢体意外抖动，会造成基线意外漂移，酷似室性期前收缩或室性心动过速（图 78-143，图 78-144）。

医用电器可对心电图机产生电磁干扰，出现酷似心房扑动、心房颤动的伪差性心律失常。一些医用电器涉及患者安危，不要为了采集完美心电图而随意关闭电源，这将使患者处于生命危险中，例如呼吸机。移动电话、固定电话的电磁也会对心电图机的记录产生干扰（图 78-145）。

动态心电图的电极片有时贴附不稳或脱落时，可以出现各种心律不齐、心脏阻滞和心脏停搏的伪心律失常（图 78-146）。

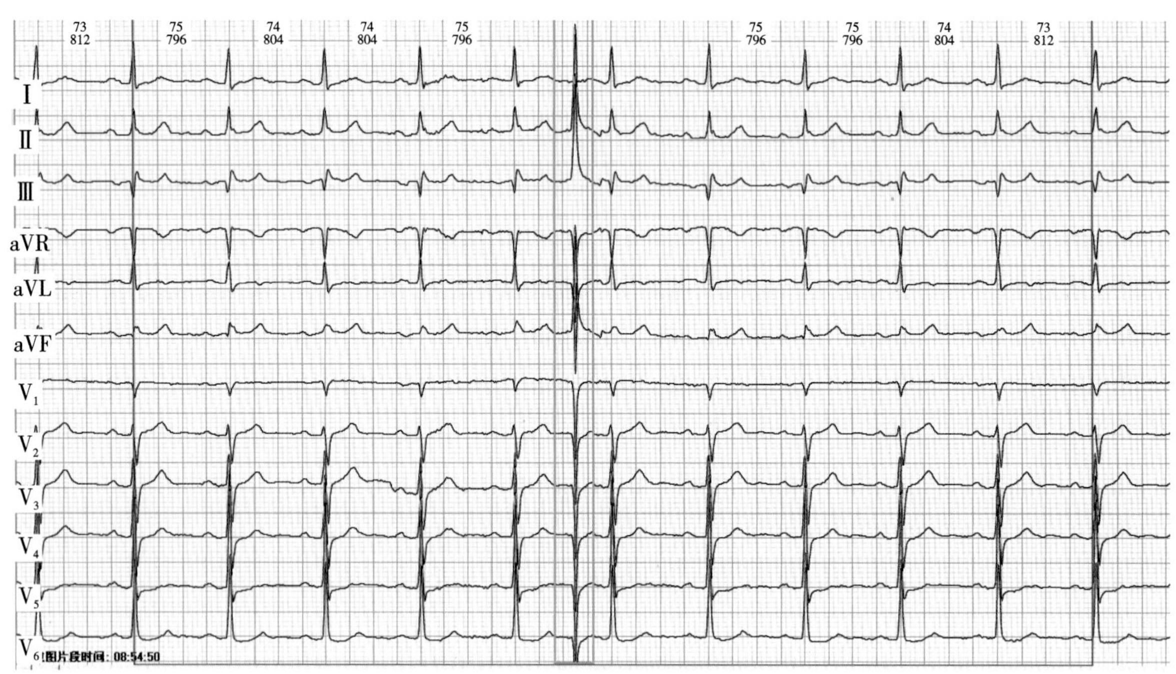

图 78-143　**伪差性室性期前收缩**

患者男,45 岁,左侧口眼歪斜伴面部麻木 4 个月。临床诊断:面瘫病;左侧面神经麻痹。心电图特征:窦性心律,心率 75 次/min,可见第 7 个心搏提前出现,QRS 波群略畸形,酷似插入性室性期前收缩,但此心搏无相应的 ST 段和 T 波,故考虑为伪差性室性期前收缩。

心电图诊断:正常心电图。

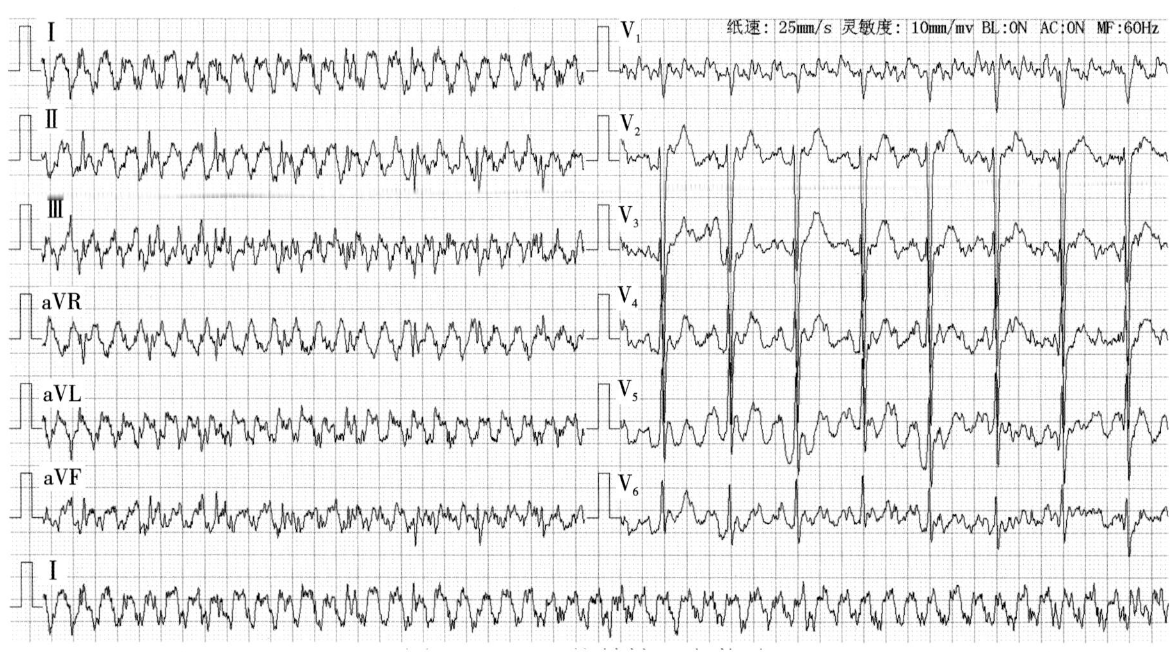

图 78-144　**伪差性心室扑动**

患者男,35 岁,双耳听力差 1 个月。临床诊断:神经性耳聋。心电图特征:可见各导联出现近似正弦样波,频率快,酷似心室扑动,但仔细观察可见多导联 QRS 波群规律出现,R-R 间期规整,频率约94 次/min,特别是 V_2 导联有明显的 P-QRS-T 波群,故考虑伪差性心室扑动。

心电图诊断:正常心电图。

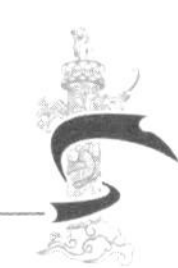

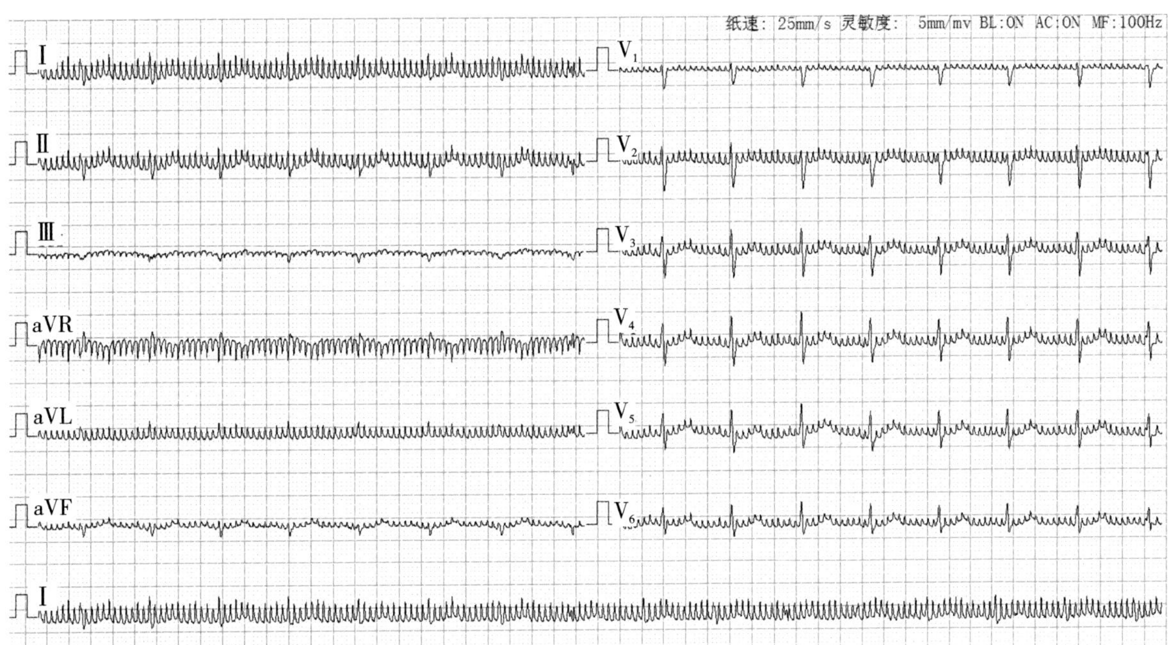

图 78-145　**伪差性心房颤动**

患者女,55岁,进行性行动迟缓、四肢震颤5年。临床诊断:帕金森病DBS置入术后。心电图特征:可见各导联P波不清,代之大小形态各异的近似房颤波,但可见QRS波群规律出现,心律基本规整,结合患者安置脑起搏器病史,检查时四肢震颤,考虑是伪差性心房颤动。

心电图诊断:正常心电图。

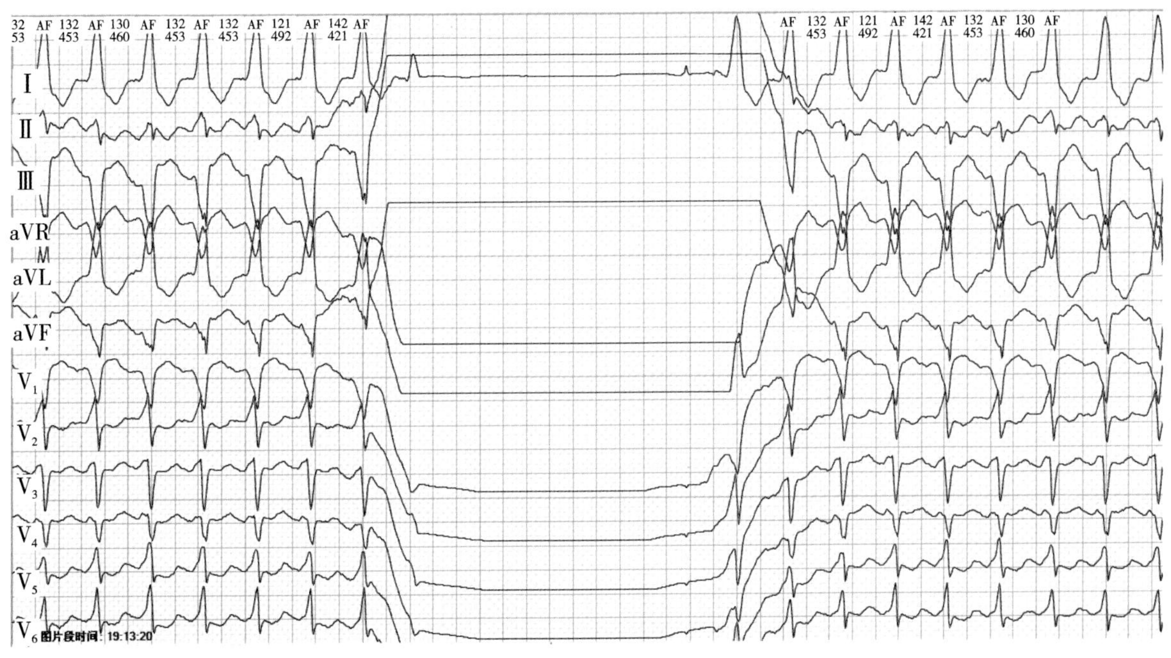

图 78-146　**伪差性心脏停搏**

患者女,55岁,气促8年,加重2个月。临床诊断:风湿性心脏病。心电图特征:此图为动态心电图记录,基本心律为心房扑动(房室传导呈2:1),QRS波群起始部有"△"波,V_1~V_4导联QRS波群主波向下,为B型心室预激,有ST-T改变。可见第7个心搏后出现一长R-R间期,且基线漂移,酷似窦性停搏,结合患者生活日志,并无晕厥发作记录,而在全程监测中心律基本规整,故考虑是伪差性心脏停搏,是由于电极片贴附不稳导致心电波突然消失。

心电图诊断:①心房扑动;②心室预激(B型);③ST-T改变。

(四)心电图导联安放错误

这是初学者最易犯的心电图采集的操作错误。如左右手导联接反，记录的心电图肢体导联图形就像右位心一样，Ⅱ和Ⅲ导联相反，aVL和aVR导联相反，但胸导联图形正常，另一个鉴别要点是正常心脏Ⅰ导联记录到直立P波，但左右手反接后，Ⅰ导联记录到全倒置P-QRS-T波(图78-147)。

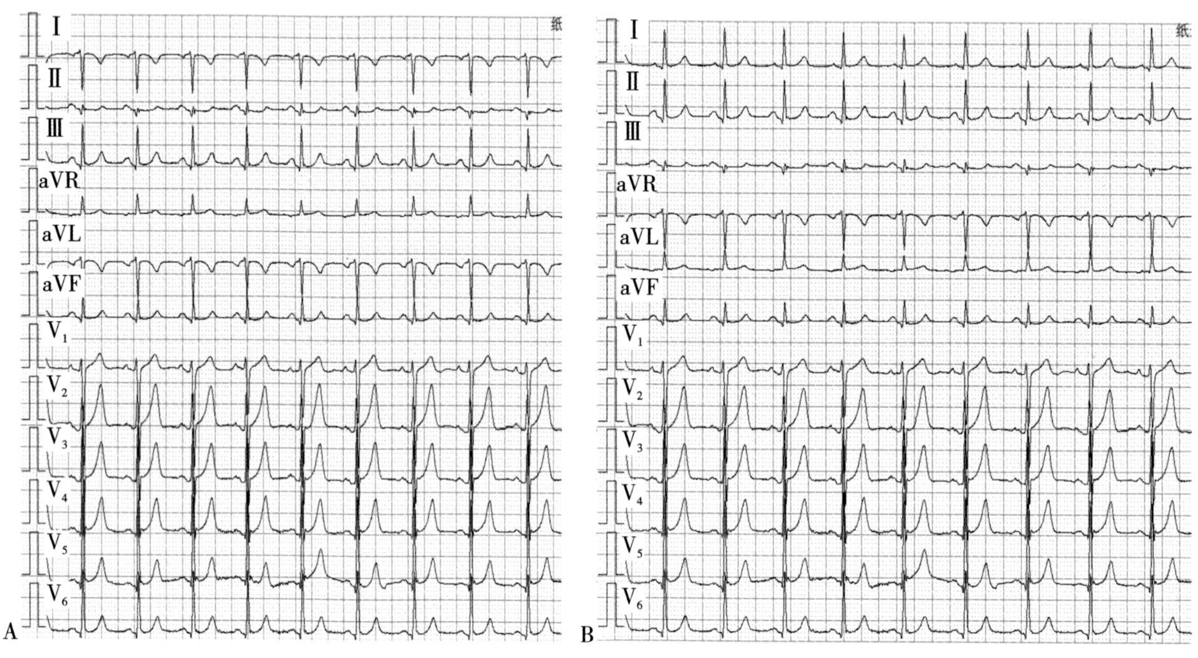

图78-147 **左右手反接心电图**

患者男，63岁，腹痛腹泻5 d。临床诊断：溃疡性结肠炎；结肠息肉。心电图特征：A.窦性心律，心率87次/min，可见Ⅰ导联P-QRS-T波全部倒置，Ⅱ、Ⅲ导联及aVR、aVL导联图形互换，但aVF导联及胸导联图形正常，考虑为左右手反接。B.左右手正常连接后，肢导联转为正常图形，胸导联与A图相同。

心电图诊断：正常心电图。

二、心电图的分析步骤

对心电图的分析与诊断，应注意结合患者的临床表现及资料。这些临床信息可以为心电图解读提供很多线索。特别是对初学者尤为重要。此外在心电图的诊断过程中应考虑到以下几点。

1. 心率　计算心率，判断心动过缓或心动过速。

2. 心律　首先判断心律。观察心律是否规整非常重要。如果规整，需要进一步判断各波形是起源于窦房结(窦性心律)，还是其他室上性或室性起搏点。如果不规整，首先需除外窦性心律不齐，然后再考虑室上性或室性心律失常，P波与QRS波群之间的相互关系需要特别注意，如果存在异常，则需要记录下来并与临床表现相对照。在分析时判断心律经常需要通过Ⅱ导联或V_1导联确定。

3. P-R间期　分析P-R间期需要采用P波容易识别的导联(如Ⅱ导联)。P-R间期延长提示一度房室传导阻滞。P-R间期缩短并伴有delta波，则提示预激综合征。

4. P波　观察12导联的P波形态，尤其是Ⅱ导联和V_1导联的P波，用来作为判断是否有左心房或右心房肥大的重要依据。aVR导联的P波通常倒置，而V_1导联的P波则可为双相。如果aVR导联P波直立，则提示右位心。Ⅱ、Ⅲ、aVF导联的P波倒置，多为交界性心律。

5. QRS波群　分析QRS波群需要依靠全部12导联，判断其是否为正常波形。以下几点需要在分析QRS波群时注意：①时限；②心室激动时间(VAT)；③正常Q波或病理性Q波；④R波、S波的振幅(以判断是否有心室肥大)；⑤QRS波群电轴，除外电轴左偏或右偏。

6. T波　判断T波是低平、高尖、双向还是倒置。正常T波在aVR导联中为倒置，低平T波、高尖T

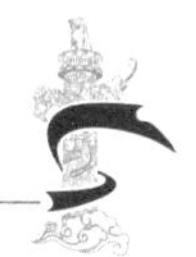

波提示电解质紊乱，对称而较深的倒置 T 波是一种心肌缺血的征象。不对称的倒置 T 波可能是与左/右心室肥厚相关的特征表现。

7. U 波　需要注意 U 波是否存在。如果 U 波存在且振幅高或则超过 T 波则可能是低钾血症的一个表现。

8. ST 段　需要仔细分析各导联 ST 段，以除外抬高或者压低的情况。ST 段抬高可能提示心肌梗死、心包炎或者室壁瘤，ST 段压低可能提示心肌缺血。ST 段下斜型压低后突然上升，或者为鱼钩型表现，提示为洋地黄效应。

9. 传导障碍　注意是否存在传导障碍，例如一度、二度、三度阻滞、束支传导阻滞等特点。

三、心电图的临床应用

心电图在临床上应用十分广泛，可以归纳为以下几个主要方面。①分析与鉴别各种心律失常。②诊断心肌梗死和心肌缺血。③判定有无心房、心室肥大（如先心病、肺心病、风湿性心脏病、高血压心脏病等）。④观察某些药物对心肌的影响（如洋地黄药物、奎尼丁、胺碘酮等其他药物）。⑤对某些电解质紊乱的诊断（如钾、钙、镁等）。

心电图作为临床上简便、快速、可靠的辅助检查，除上述几点外还应用于危重患者或伤者的抢救、手术麻醉、用药观察、航天、登山运动的心电监测，为准确诊断和及时治疗提供重要参考依据。在目前甚至未来数百年是没有其他任何检查方法可以替代心电图所具有的临床应用价值。

（赵茂宇　徐　瑞　钟杭美　于世勇　王赤京）

参考文献

1　葛均波，徐永健. 内科学［M］. 9 版. 北京：人民卫生出版社，2018：184-185，272-273，315.

2　吕聪敏. 汤建民. 临床实用心电图学［M］. 北京：科学出版社，2016：73-75，826-828，835-838.

3　万学红，卢雪峰. 诊断学［M］. 9 版. 北京：人民卫生出版社，2018：508，517-519.

4　钟杭美，张开滋，黄岚，等. 临床 12 导联同步静态心电图［M］. 北京：中国医药科技出版社，2013：420-428.

5　郭继鸿. 房室传导阻滞部位的心电图诊断（上）［J］. 临床心电学杂志，2017，26（5）：380-393.

6　梁峰，胡大一，方全，等. 心肌梗死定义的全球统一和更新完善［J］. 中国循证心血管医学杂志，2018，10（9）：1025-1047.

7　谭琛.《2018 ACC/AHA/HRS 心动过缓和心脏传导延迟评估和管理指南》解读［J］. 中国循证心血管医学杂志，2019，11（5）：513-515.

8　钟杭美. 其他危急值解读［J］. 临床心电学杂志，2017，26（6）：413-418.

第79章

脑电图检查及其临床意义

脑电图(electroencephalography,EEG)是用于了解和评估脑功能状态的神经电生理检查技术,通过精密的电子仪器,利用各种电极从头皮或大脑皮质记录脑细胞群的自发性、节律性电活动,并加以放大而获得的图形。

第一节　脑电图检查适应证与禁忌证及准备

一、脑电图检查的适应证

EEG 是临床常用的检查方法,广泛应用于对患者各种病理或生理状态下脑功能的评估。主要适应证:①鉴别脑器质性疾病和功能性疾病;②多种脑部疾病辅助诊断、鉴别诊断及定位;③了解全身疾病疑有脑受累;④随访了解脑部疾病的变化、疗效;⑤辅助了解脑发育状况;⑥用于脑衰老及脑死亡的判定。

二、脑电图检查的禁忌证

EEG 属于无创检查,理论上无绝对禁忌证,但下列情况一般不建议进行常规 EEG 检查:①头皮外伤严重,广泛或开放性颅脑外伤,无法安放电极或因此检查造成感染者;②不宜搬动的病情危重患者,而脑电图机又非便携式不能移至床旁检查者;③患者极度烦躁不安、无法使其镇静配合检查者。

三、脑电图检查前的准备

(一)患者准备

检查前一般需要头皮清洗,减少头皮油脂造成的皮肤电阻增加,要求受检者进食 3 h 之内检查,避免因饥饿造成低血糖而影响检查结果。常规受检者需避免服用镇静催眠药和中枢兴奋药,正在服用抗癫痫药的患者,除特殊诊断需要,一般不需停药。检查前向患者说明检查目的和检查的无创性,减少患者紧张和恐惧心理。检查室应安静、光线柔和,温度适宜,避免过热出汗或过冷寒战。详细了解患者病情,视情况可以增添电极及加做诱发试验。

（二）仪器准备

接通电源，打开仪器，安放电极，常规采用国际 10～20 系统电极安置法。具体操作步骤如下：①记录并测量方波校准电压方波定标时，推荐尝试不同滤波设定状态下记录并测量校准电压，必要时进行生物校准；②调整仪器参数，灵敏度（7～10 μV/mm）、高频滤波（70 Hz）、低频滤波（0.3 Hz 或 0.5 Hz）；③电极与头皮的电阻不超过 5 KΩ，电阻过高时，随时修正电极，选择导连；④开始 EEG 记录。

第二节　正常脑电图

一、正常觉醒时脑电图

（一）正常成人脑电图

在清醒闭目安静状态下，正常成人脑电图可记录到 α 波、β 波和少量 θ 波（图 79-1）。α 波是大多数正常成年人清醒状态脑电图的基本节律，频率 8～13 Hz，波幅可变动，一般为 20～100 μV，主要分布在枕部与顶部，枕区电压最高，α 节律在闭目精神放松状态下容易出现，视觉注意、外界刺激和积极的精神活动可使其阻滞，睁眼则消失，取而代之以 β 活动。α 节律是分析 EEG 背景活动最重要的指标，和脑功能状态及发育水平密切相关，但 α 节律与智力水平、人格或个性无相关性，智力水平低的患者也可能有良好的 α 节律。

β 活动指频率为 14～40 Hz 的快波活动，波幅通常较低，一般为 5～20 μV，β 活动是正常成人清醒 EEG 的主要成分，分布广泛，额区和中央区多见，精神活动和睁眼时增多。不同部位的 β 活动具有不同的特征：①额区 β 活动最常见，频率在 20～30 Hz，睡眠期可达 35～40 Hz，比催眠药引起的 β 活动频率更快，但不形成纺锤形节律；②额、中央区频率 14～16 Hz；③后头部 β 活动频率多为 14～16 Hz，也可达 20 Hz，反应性与 α 节律相同，可被睁眼阻滞，属于快 α 波变异型；④弥漫性 β 活动，与上述部位生理性节律均无关；⑤缺口节律，指在有颅骨缺损的患者，因为没有颅骨衰减，可见局部 β 活动增多，波幅增高。

θ 波频率为 6～7 Hz，正常成年人清醒状态时仅有少量（约 5%）散在的低波幅 θ 波，主要分布在额、中央区，额、顶区少量分布，一般不形成节律。青少年和成年人嗜睡时，可出现 5～7 Hz 中-高波幅阵发性 θ 活动，额、中央区为主，可扩散为广泛分布，持续 1～3 s，多见于 α 节律间断解体至顶尖波出现之前的思睡期。δ 波，频率小于 4 Hz，低波幅，少量分布，偶见于双额区（图 79-1）。

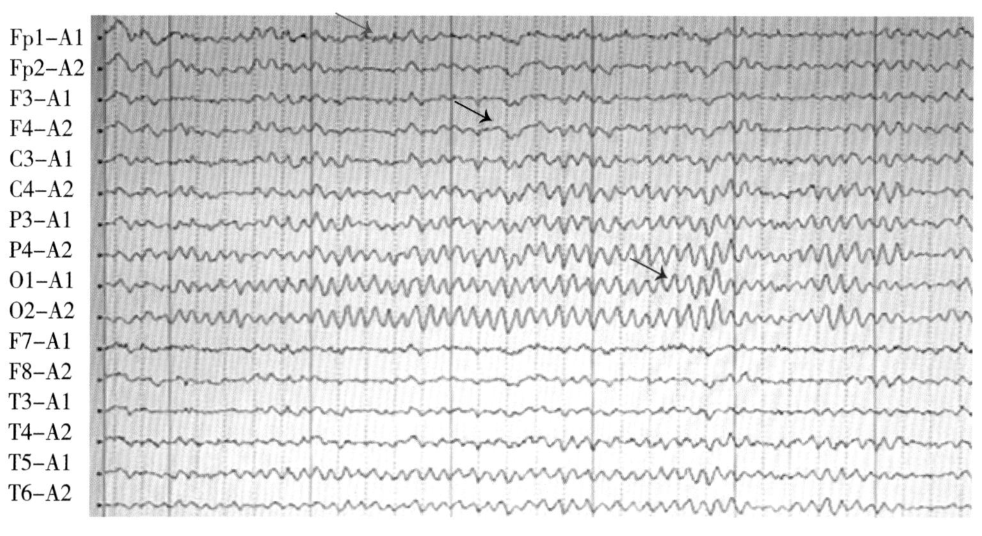

图 79-1　清醒闭眼正常脑电图（α 波→，β 波→，θ 波→）

（二）不同年龄脑电图

不同年龄脑电图波形有所不同，正常儿童随年龄增长，大脑不断发育完善，脑电波活动逐渐趋于成人化，波幅由低到高，形态由不对称、不规则变得对称规则，频率也由慢变快，稳定性越来越高。而正常老年人的脑电图随衰老向相反方向变化，α 波逐渐变低变慢，波形变差，慢波增多。

二、正常睡眠时脑电图

根据眼球运动、脑电图形式和肌电图，睡眠可分为非快速眼动（non-rapid eye movement，NREM）睡眠和快速眼动（rapid eye movement，REM）睡眠。根据睡眠深度，分为以下几期。①思睡期，α 节律解体、散在，低波幅、阵发 θ 波；②NREM Ⅰ期（N1 期，入睡期），阵发性 4～7 Hz θ 节律，脑顶区顶尖波；③NREM Ⅱ（N2 期，浅睡期），出现 1 个或以上非觉醒相关的 K-综合波，或睡眠纺锤波；④NREM Ⅲ（N3 期，中睡期），有纺锤波和 20%～50% 的高波幅 δ 慢波；⑤ NREM Ⅳ（深睡期），广泛超过 50% 的高波幅 δ 慢波；⑥REM 睡眠期属于深度睡眠，一般出现在进入睡眠后 90 min，脑电图可见低波幅快波、θ 波和间歇性低波幅 α 波，同时伴有阵发性快速眼球运动（图 79-2）。

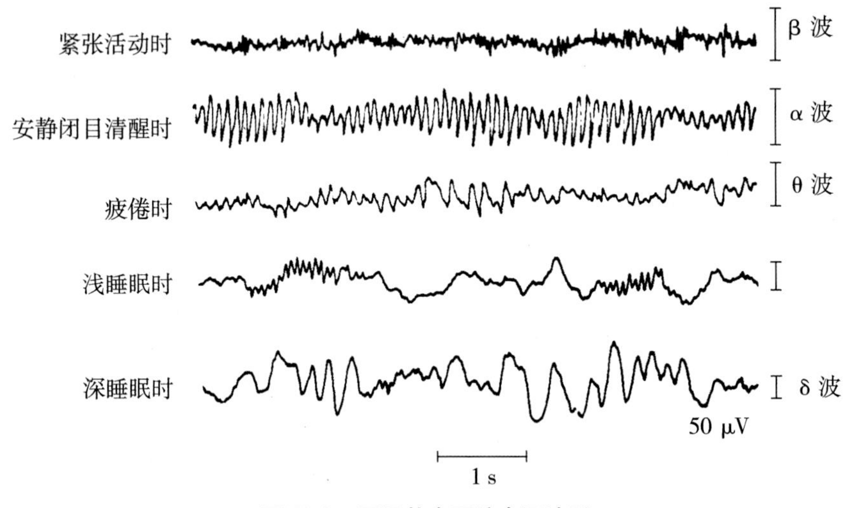

图 79-2　不同状态下脑电图波形

第三节　异常脑电图

异常脑电图主要表现背景活动异常及阵发性异常。按范围分为广泛性异常和局限性异常；按程度分为界线性改变或边缘性脑电图、轻度、中度和重度异常。

一、背景活动异常

背景活动指受试者处于正常或病理性基础状态下记录到的脑电活动。一般情况下，应在清醒放松闭目状态下判断背景活动；对于意识障碍和不能记录到清醒期图形的新生儿及小婴儿，昏迷状态或睡眠状态的图形作为基本背景活动。背景活动异常包括正常脑波活动减少或消失、脑电活动频率的改变（慢波增多或快波增多）、节律的改变（正常节律消失或出现异常节律性活动）、波幅的改变（明显增高或降低）、波形明显畸变（如多形性慢波）、脑电活动空间分布和时间分布异常等。

二、阵发性异常

常见的异常脑电波，包括棘波、尖波、棘慢复合波、尖慢复合波、多棘慢复合波、三相波或周期性慢波

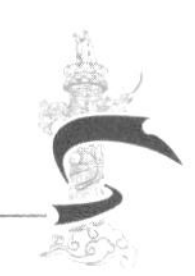

阵发性出现。常将棘波、尖波、棘慢复合波、尖慢复合波、多棘慢复合波等阵发性异常称为癫痫样放电（图 79-3）。棘波或尖波由兴奋性突触后电位形成，由一组神经元快速超同步去极化引起，反映神经元的兴奋性异常增高，其后的慢波则由抑制性突触后电位形成。

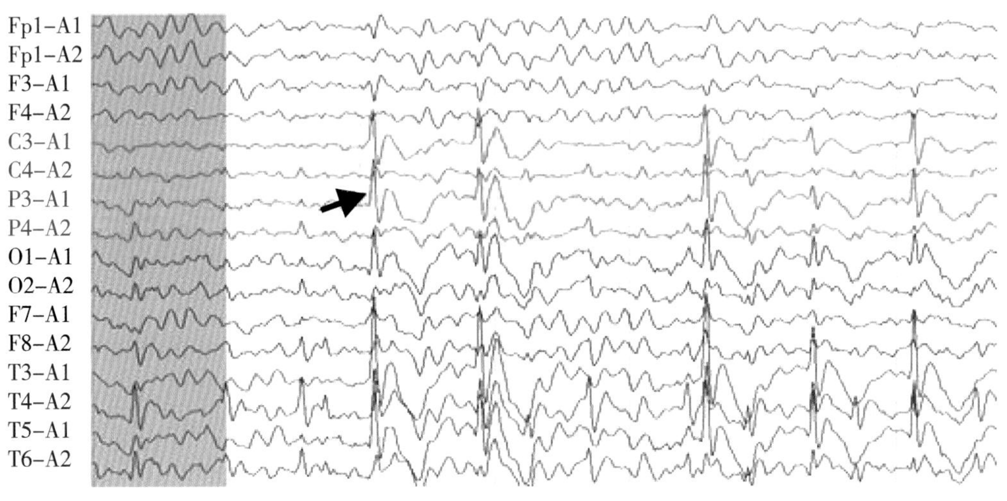

图 79-3　癫痫样放电（箭头所示）

第四节　脑电图的临床应用及其意义

一、癫　痫

EEG 是诊断癫痫最常用的一种辅助检查方法，对癫痫的诊断具有重要的、不可取代的作用，是研究癫痫发作特征的重要工具。将动态录像和动态脑电技术结合的视频脑电图技术可反映患者临床发作时的表现，并有同步脑电记录对癫痫的诊断价值更大，不但能提高脑电图的阳性率和癫痫的确诊率，对癫痫发作类型判断、痫性病灶部位病因确定及指导抗癫痫药物选用上均有较大实用价值。EEG 在癫痫的诊断治疗方面可提供有用的信息：①确定发作性事件的性质是癫痫发作还是由其他原因所致的非癫痫性事件；②是什么类型的癫痫发作；③符合哪一种癫痫综合征；④寻找癫痫患者突然认知功能减退的原因；⑤判断发作起源的部位；⑥评估患者有无癫痫外科手术治疗的适应证；⑦估计首次癫痫发作后再发的风险；⑧估计停用抗癫痫药物后癫痫复发的风险。

脑电图显示癫痫样放电（图 79-2）包括广泛性、局灶性或多灶性棘波、尖波、棘慢复合波、尖慢复合波、多棘慢复合波、周期性和一侧性癫痫样放电。癫痫患者首次 EEG 发现发作间歇期阳性率为 12% ~ 50%，非特异性异常 6% ~45%，正常 43% ~74%，EEG 记录到的各种癫痫样放电的阳性率随着记录次数的增加而增加，首次无诱因发作患者第 1 次记录到第 4 次时，阳性率从 39.4% 增加到 87.6%。癫痫患者阳性率明显受年龄及发作类型的影响，到第 3 ~4 次记录时，1 ~19 岁年龄段阳性率可达 82% ~95%，全面性发作阳性率可达 90% ~97%。对癫痫首次发作后的首次 EEG 记录到发作间期癫痫样放电，预示癫痫复发风险很高，但这一结论并不适合仅有癫痫样放电，而从无癫痫发作的人群。癫痫是一种临床诊断，仅有癫痫样放电而无临床发作者不能作为癫痫的诊断依据。

局部棘波、尖波或快节律反复或类周期样持续发放提示局部有致癫痫性损伤，散发多灶性癫痫样放电提示致癫痫网络涉及双侧皮质及皮质下网络，高度失律及爆发-抑制多见于癫痫性脑病；一侧性或广泛性周期性放电与少数特殊病因（脑卒中急性期、单纯疱疹病毒脑炎、克-雅病、亚急性硬化性全脑炎等）或 ICU 重症昏迷状态有关。背景活动正常，广泛性 3 Hz 多棘波或多棘慢复合波提示肌阵挛发作；广泛性高波幅 3 Hz 棘慢复合波提示失神发作，过度换气可诱发。

二、睡眠障碍

睡眠障碍是一类和睡眠有密切关系的病理现象，包括睡眠周期和睡眠结构异常，入睡或觉醒障碍，睡眠中异常行为，以及精神、神经和其他躯体疾病伴发的睡眠障碍等。

（一）发作性睡病

发作性睡病临床主要表现为日间过度睡眠、猝倒、睡眠麻痹和入睡前幻觉，常合称"发作性睡病四联征"；首发症状通常是白天不可抗拒的睡眠发作，在不恰当的时间和地点进入睡眠，小睡可以暂时缓解嗜睡。临床分为伴有猝倒的发作性睡病和不伴有猝倒的发作性睡病，后者占10%～50%。猝倒发作与嗜睡同时起病，也可在睡眠发作症状后数年起病，其特征是在有激动、大笑、惊吓、恐惧、愤怒等情绪时全身肌肉突发无力而跌倒。反射消失，但意识清楚，持续数秒到数分钟。猝倒发作也见于局部肌群，表现头部下垂、言语含糊和眼睑下垂等。睡眠麻痹见于50%～80%的伴有猝倒的发作性睡病患者，发生在将入睡或刚入睡时，表现为意识清醒状态下，出现除眼外肌和呼吸肌以外的全身躯体活动不能和言语不能持续数秒到数分钟，患者可能极为恐惧，随后完全觉醒或再入睡。入睡前幻觉见于70%的伴有猝倒的发作性睡病患者，在清醒至睡眠的移行过程中或觉醒时，出现鲜明的梦境样幻觉。睡眠监测有助于发作性睡病的确诊，多次小睡潜伏期实验的5次小睡中出现2次或2次以上以REM期起始的睡眠，即快速眼动（rapid eye movement，REM）睡眠期在睡眠开始15 min内出现，同时平均入睡潜伏期小于或等于8 min。多导睡眠图显示睡眠周期紊乱和睡眠结构改变，睡眠潜伏期缩短（<10 min），40%～50%的患者可见以REM期起始的睡眠，NREM Ⅰ期延长，NREM Ⅲ期缩短，觉醒增多。

（二）快速眼动睡眠行为障碍

快速眼动睡眠行为障碍（rapid eye movement sleep behavior disorder，RBD）是以REM睡眠期肌肉弛缓现象消失并出现与梦境相关的异常运动行为为特征的发作性疾病，行为多猛烈粗暴，如拳打、脚踢、翻滚、呼喊、打人、从床上跌下等，可导致自伤或伤及同床者。根据病因不同可分为特发性RBD和继发性RBD。特发性RBD可能是突触核蛋白病的一个前期症状，可能是神经系统变性疾病的早期预警症状。继发性RBD的病因包括：①药源性RBD，抗精神病药、苯二氮䓬类镇静催眠药、酒精、咖啡等；②症状性RBD，调控REM睡眠期肌张力性相关的脑干相应部位损害均可导致症状性RBD；③与神经系统变性疾病相关的RBD，α-突触核蛋白异常沉积可导致多种神经系统变性疾病，如帕金森病、路易体痴呆、多系统萎缩等，RBD常为其发病的前期或早期症状及发病后的伴随临床表现。多导睡眠脑电图显示REM睡眠期肌张力增高，多发短暂性肌电活动，视频多导睡眠脑电图记录到REM睡眠出现睡眠梦境相关的异常行为。

（三）周期性肢体运动障碍

周期性肢体运动障碍（periodic limb movement disorder，PLMD）主要表现为睡眠中周期性出现以胫前肌收缩为主的抽动，一侧或双侧足趾和脚踝突发背曲抽动，有时表现为膝关节或髋关节屈曲。见于80%～90%的不宁腿综合征患者，70%的RBD和45%～65%的发作性睡眠患者。还可见有神经系统病变、其他躯体疾病、精神疾病、药物影响、睡眠障碍等，偶见于正常人。视频多导睡眠脑电图或视频动态脑电图可见检查者进入NREM Ⅰ期或NREM Ⅱ期睡眠时立刻出现周期性运动，但在NREM Ⅲ期、NREM Ⅳ期时减少，通常不出现在REM期。典型表现为间隔5～90 s的重复性肌肉收缩，每次持续0.5～10 s，胫前肌肌电图电压水平较静息状态增加8 μV以上，至少连续4次。肢体运动时，EEG无明显变化，出现顶尖波或K-综合波，有时伴有脑电觉醒反应，睡眠趋于片段化。

三、中枢神经系统感染

EEG在中枢神经系统感染及炎症性疾病诊断与治疗中发挥重要作用，但其表现多种多样，并不具有特异性，可以完全正常或轻度到重度异常；既可以有局灶性异常，也可表现为广泛性异常。EEG在中枢神经系统感染诊治中的作用主要包括：①辅助确定中枢神经系统受累的范围和程度；②少数情况下，特异性

EEG 表现可对病因诊断提供重要信息，如单纯疱疹病毒性脑炎、克-雅病、亚急性硬化性全脑炎等；③提示存在局灶性病变；④通过系列 EEG 检查，动态监测疾病演变，评估疗效及疾病预后。

（一）化脓性脑膜炎

成人化脓性脑膜炎典型 EEG 表现为中-重度非特异性、弥漫性慢波，双额区明显。儿童化脓性脑膜炎的慢波活动常常更严重，顶、枕区突出。病变累及局部皮质时，临床可能伴有癫痫发作，EEG 可见癫痫样放电，少数患者临床和 EEG 表现为癫痫持续状态，提示患者预后较差。脑脓肿或硬膜下积脓 EEG 表现为局限性、多形性 δ 慢波活动，局部脑电活动抑制。

（二）结核性脑膜炎

结核性脑膜炎 EEG 的异常程度取决于炎症累及的部位和范围。病变位于颅底，EEG 可以正常或轻度非特异性异常。病变累及半球可见中-重度弥漫性慢波，严重程度与皮质受累情况、病变进展速度、意识水平及是否有全身性病变相关。经过积极抗结核治疗后，异常 EEG 可逐渐恢复正常。

（三）病毒性脑炎

中枢神经系统病毒感染以侵犯脑实质为主，多数病毒性脑炎 EEG 一般均有不同程度异常，但多数为非特异性异常，缺乏病因及病原学诊断特异性。在病毒性脑炎急性期均有明显异常，多为弥漫性高波幅慢波，节律或非节律性 δ 波，当白质受累时慢波活动更明显，慢波活动的加重常伴有意识障碍，表明损伤严重。部分患者有局灶性、多灶性癫痫样放电，并可合并癫痫发作。

（四）单纯疱疹病毒性脑炎

单纯疱疹病毒性脑炎由单纯疱疹病毒 1 型引起，多累及额、颞叶，引起出血坏死性改变。典型临床表现为发热、精神症状及癫痫发作，优势半球受累时，可出现意识模糊及言语障碍。脑脊液显示淋巴细胞增多和病毒 PCR 阳性反应，MRI 可见额、颞区早期肿胀或伴出血，以后逐渐萎缩软化。疾病初期，EEG 表现为多形性 δ 慢波活动，最常见于颞区，也可见于局灶性尖波群，并很快演变为特征性的周期性或类周期性一侧性癫痫样放电（periodic lateralizing epileptiform discharges，PLED），或者演变为 0.3～1 Hz 的双向或三相巨大尖波。PLED 的特征为 100～500 μV 的尖形慢波或不典型棘波，间隔 1.5～3 s 周期性出现，也可有更慢或更快的周期，常出现在症状发生后 1～12 d，偶可延至 24～30 d 出现；严重患者，可出现爆发-抑制图形，提示预后较差。

（五）克-雅病

克-雅病（Creutzfeldt-Jakob disease，CJD），又称可传播性海绵样脑病，为中枢神经系统弥漫性病变。临床特征为快速进展的痴呆、运动障碍（小脑、锥体系和椎体外系）及肌阵挛抽搐。CJD 最初的 EEG 改变为背景活动解体，进行性慢波活动增多，广泛性慢波异常，额区或顶、枕区明显。早期的 EEG 改变没有病因诊断特异性。随着病情进展，通常在数周或数月后出现三相或双相慢波，开始为散发间断出现，不对称或在某一局部突出，以后逐渐变为双侧广泛同步的周期性三相波或尖波，以 0.5～2 s 的时间间隔重复出现。多数患者在起病 12 周左右发展为这种具有周期性的图形。周期性波发放时，伴或不伴肌阵挛，提示肌阵挛为皮质或皮质下起源。在睡眠期或病程晚期，肌阵挛减弱或消失，但周期性波持续存在。

四、缺氧、代谢和中毒性脑病

神经元电活动的稳定性取决于代谢过程的动态平衡。氧和能量代谢障碍可导致急性或亚急性中枢神经系统功能障碍，各种外源性及内源性毒素也可造成脑损伤。各种缺氧、代谢紊乱和中毒性脑病均可引起 EEG 改变，常为弥漫性异常，缺乏病因特异性，但可反应脑功能损伤程度。

五、昏迷和脑死亡的电生理评估

急性缺氧、脑血管病、颅脑外伤、脑肿瘤、颅内炎症、中毒代谢性疾病等多种病因均可引起昏迷。神经影像学检查对确定昏迷病因、病变部位及性质有重要诊断价值。而脑电图可反应昏迷的深度及脑功能损伤程度，且 EEG 的变化早于临床症状的改善或恶化，对昏迷患者判断预后有一定价值。昏迷患者异常 EEG 模式包括：持续性非节律性 δ 活动、间断节律性 δ 活动、交替图形、爆发-抑制、癫痫样放电、周期性波、纺锤形昏迷、α 昏迷、低电压、和电静息等。最常见为持续性非节律性 δ 活动（persisted nonrhythmic delta activity，PNDA），见于广泛性脑损伤或痴呆状态，病变主要累及皮质及皮质下白质结构。昏迷早期，EEG 可表现为间断节律性 δ 活动活动（intermittent rhythmic delta activity，IRDA），为间断出现中高波幅 2～3 Hz 节律性 δ 活动，双侧同步可不对称。IRDA 见于皮质下深部损伤，包括幕上损伤、中线损伤、第三脑室附件或中线深部病变，出现在额区则称为额区间断节律性 δ 活动（frontal intermittent rhythmic delta activity，FIRDA）。局灶性异常 IRDA 提示幕上占位性或其他局部病变。对各种病因的昏迷，EEG 的反应性是判断昏迷程度和预后的重要敏感指标。当对昏迷患者给予唤醒刺激，EEG 出现广泛性 1～2 Hz 双侧高波幅 δ 活动阵发，这一反应实际上是一种觉醒反应，提示预后相对较好。持续 α 昏迷、广泛周期性复合波、爆发-抑制、持续低电压和电静息图形多属于预后不良“恶性”图形；有睡眠纺锤和睡眠结构、FIRDA 或额区非节律性 δ 活动、唤醒刺激 EEG 有反应性多属于预后相对较好“良性”图形。

脑死亡是包括脑干在内的脑功能不可逆性的丧失。脑死亡需要通过全面的临床评价和特殊的实验室检查确定。确认实验标准包括：①EEG 显示电静息；②经颅多普勒超声显示颅内前循环和后循环血流呈振荡波、尖小收缩波或血流信号消失；③正中神经短潜伏期体感诱发电位显示双侧 N9 和（或）N13 存在，P14、N18 和 N20 消失。以上 3 项确认试验需至少 2 项符合。脑电图电静息是指自发的或生理刺激引起的所有脑电活动完全消失。无脑电活动表明大脑皮质功能丧失，80% 临床脑死亡患者 EEG 显示持续电静息。脑电静息状态是指记录电极间距大于 10 cm 时，持续不能记录到超过 2 μV 的脑电活动（图 79-4）。

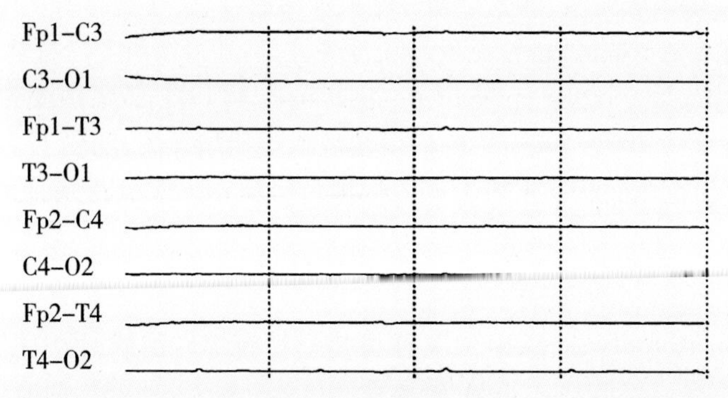

图 79-4 **电静息脑电图**

（陈莉发　刘　勇）

参考文献

1 刘晓燕. 临床脑电图学[M]. 2 版. 北京：人民卫生出版社，2017：77-94.

2 KANG X G, YANG F, LI W, et al. Predictive value of EEG-awakening for behavioral awakening from coma [J]. Ann Intensive Care, 2015, 5(1): 52.

3 SZURHAIJ W, LAMBLIN M D, KAMINSKA A, et al. EEG guidelines in the diagnosis of brain death[J]. Neurophysiol Clin, 2015, 45(1): 97-104.

第 80 章 肌电图和神经传导速度检查及其临床意义

第一节 肌电图检查

肌电图(electromyogram,EMG)是指用肌电仪记录下来的肌肉生物电图形。它是用同心圆针电极插入肌肉以后,记录的肌肉安静状态下、不同程度随意收缩状态下以及周围神经受刺激时,各种电生理特性的电活动的一种技术。对评价人在人机系统中的活动具有重要意义。可以采用专用的肌电图仪或多导生理仪进行测量。静态肌肉工作时测得的该图呈现出单纯相、混合相和干扰相 3 种典型的波形(图 80-1),它们与肌肉负荷强度有十分密切的关系。①当肌肉轻度负荷时,图上出现孤立的、有一定间隔和一定频率的单个低幅运动单位电位,即单纯相;②当肌肉中度负荷时,图上虽然有些区域仍可见到单个运动单位电位,但另一些区域的电位十分密集不能区分,即混合相;③当肌肉重度负荷时,图上出现不同频率、不同波幅且参差重叠难以区分的高幅电位,即干扰相。该图的定量分析比较复杂,必须借助计算机完成。常用的指标有积分肌电图、均方振幅、幅谱、功率谱密度函数及由功率谱密度函数派生的平均功率频率和中心频率等。

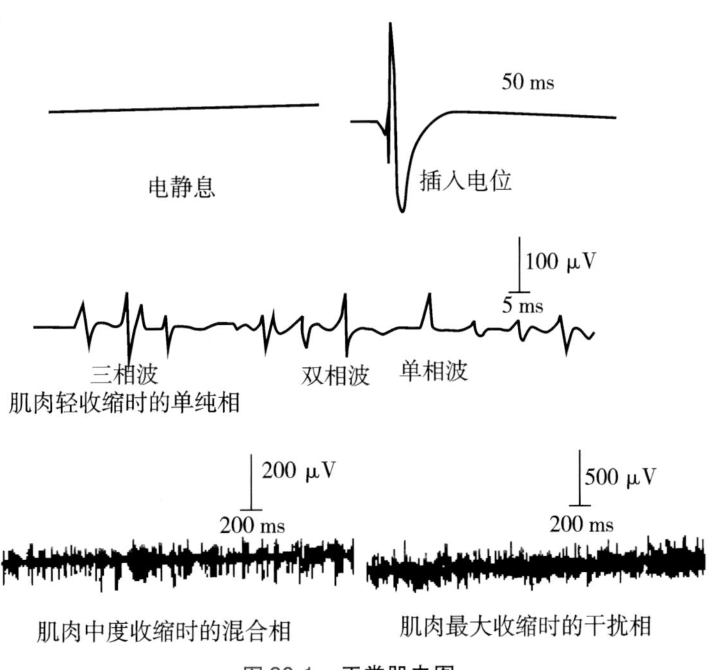

图 80-1 正常肌电图

广义的肌电图包括常规肌电图、神经传导测定、重复神经电刺激、运动单位技术、单纤维肌电图和巨肌电图等，常规肌电图检查临床意义除了诊断和鉴别神经源性和肌源性损害以外，还可用于发现临床下病灶和容易被忽略的一些病变，与神经传导速度相结合，可以补充临床上的疾病定位诊断。

一、肌电图的原理

肌肉收缩时会产生微弱电流，在皮肤的适当位置附着电极可以测定身体表面肌肉的电流。电流强度随时间变化的曲线叫肌电图。肌电图应用电子仪器记录肌肉在静止或收缩时的生物电信号，在医学中常用来检查神经、肌肉兴奋及传导功能等，以此确定周围神经、神经元、神经肌肉接头及肌肉本身的功能状态。1985 年，托恩伯格(Tornberg)首次将肌电图用于食品科学领域。自此，肌电图技术开始用于食品质地的测量。该方法是一种相对简单的测量肌肉活动的方法，因为将电极贴在皮肤上，就可以测定接近皮肤表面的肌肉电位变化，也不干扰正常的咀嚼活动。

肌纤维(细胞)与神经细胞一样，具有很高的兴奋性，属于可兴奋细胞。它们在兴奋时最先出现的反应就是动作电位，即发生兴奋处的细胞膜两侧出现的可传导性电位。肌肉的收缩活动就是细胞兴奋的动作电位沿着细胞膜传导向细胞深部(通过兴奋-收缩机制)进一步引起的。

肌纤维安静时只有静息电位，即在未受刺激时细胞膜内外两侧存在的电位差，也称为跨膜静息电位，或膜电位。静息电位表现为膜内较膜外为负。常规以膜外电位为零，则膜内电位约为-90 mV。

肌肉或神经细胞受刺激而产生兴奋，在兴奋部位的静息膜电位发生迅速改变，首先是膜电位减小，达某一临界水平时，突然从负变成正的膜电位，然后以几乎同样迅速的变化，又回到负电位而恢复正常负的静息膜电位水平。这种兴奋时膜电位的一次短促、快速而可逆的倒转变化，便形成动作电位。它总是伴随着兴奋的产生和扩布，是细胞兴奋活动的特征性表现，也是神经冲动的标志。

一般情况下，肌纤维总是在神经系统控制下产生兴奋而发生收缩活动的。这个过程就是支配肌纤维的运动神经元产生兴奋，发放神经冲动(动作电位)并沿轴突传导到末梢，释放乙酰胆碱作为递质，实现运动神经—肌肉接头处的兴奋传递而后引起的。总之，肌纤维及其运动神经元在兴奋过程中发生的生物电现象正是其功能活动的表现。

肌电图测量正是基于以上生物电现象，采用细胞外记录电极将体内肌肉兴奋活动的复合动作电位引导到肌电图仪上，经过适当的滤波和放大，电位变化的振幅、频率和波形可在记录仪上显示，也可在示波器上显示。

二、肌电图检查仪器及分析方法

(一)肌电图检查仪器

肌电图仪通常由放大器、示波器、记录仪、监听器、刺激器和平均器等组成。平均器是现代肌电图机不可缺少的部分，其主要功能是从噪声中提取所需的电信号。另外，肌电图仪还有多种附件，如各式电极、示波器照相机等，有的还配有专用计算机以及电子记忆系统。利用计算机技术，可做肌电图的自动分析。

肌电图测量时可用电极大体有两类：一是皮肤表面电极，它是置于皮肤表面用以记录整块肌肉的电活动，以此来记录神经传导速度、脊髓的反射、肌肉的不自主运动等；二是同轴单心或双心针电极，它是插入肌腹用以检测运动单位电位。医学上常用针电极，插入受检的肌肉会引起疼痛，因此在测量食品质地时不可滥用。在相同的条件下，使用电极面积小者比面积大者记录的电位更大。因此，在食品质地分析时，使用较多的是皮肤表面电极。它的优点是不引起疼痛，也常在测定神经传导速度时用于记录诱发的 EMG 反应。表面电极通常为两个小圆盘(直径约 8 mm)或长方形(12 mm×6 mm)的不锈钢、锡或银板构成，安放在被检测 EMG 的肌肉覆盖皮肤表面，电极间距离视肌肉大小及检测范围而定。据报道，用表面电极测定咀嚼肌 EMG 时，若两极间的距离在 3.5～40 mm，则 EMG 平均电压随两极间距离的增大而增

高;如两极间距达 50 mm,平均电压不再增高,反而有下降的趋势。在咀嚼肌 EMG 测量时一般两极间距可采用 15 ~ 20 mm。电极应与清洁的皮肤表面良好接触,在皮肤表面可涂以导电膏或生理盐水,皮肤电阻应小于 10 kΩ。接触不良或皮肤电阻太大时会发生干扰。表面电极不能用于引导深部肌肉的电活动,即使对表浅的小肌肉也不能用它来引导单个运动单位电位和 EMG 的高频成分。

(二)肌电图分析方法

肌电图分析方法通常有两种,即数量分析和模拟分析。数量分析需测量 EMG 波形和波幅等,获得表示肌电活动特征性质的某些参数,如平均电压、放电次数、放电期时间、咀嚼周期、静息期时间等,可在不同食品或不同受试者之间进行 EMG 参数比较。此种分析方法的优点是较为准确,但测量计算过程较为复杂。模拟分析是直接观察比较不同受试者或不同食品间的 EMG,从中发现某些 EMG 性质上的改变,可以进行经验性推断。此法比较简单易行,但是需要反复试验进行验证。

三、肌电图检查应用及临床意义

在医学上通过此检查可以确定周围神经、神经元、神经肌肉接头及肌肉本身的功能状态。

通过测定运动单位电位的时限、波幅,安静情况下有无自发的电活动,以及肌肉大力收缩的波形及波幅,可区别神经源性损害和肌源性损害,诊断脊髓前角急、慢性损害(如脊髓前灰质炎、运动神经元疾病),神经根及周围神经病变(例如肌电图检查可以协助确定神经损伤的部位、程度、范围和预后)。另外对神经嵌压性病变、神经炎、遗传代谢障碍神经病、各种肌肉病也有诊断价值。此外,肌电图还用于在各种疾病的治疗过程中追踪疾病的恢复过程及疗效。

其临床意义如下:①发现亚临床病灶或易被忽略的病变,如运动神经元病的早期诊断。②诊断和鉴别诊断神经源性损害和肌源性损害:神经源性损害的典型表现为运动单位动作电位(motor unit action potential,MUAP)时限长,波幅增高(图 80-2)。肌源性损害的典型表现为运动单位动作电位时限短,波幅低。③补充确认临床定位诊断。④辅助判断病情及预后评价。⑤帮助评估临床疗效。

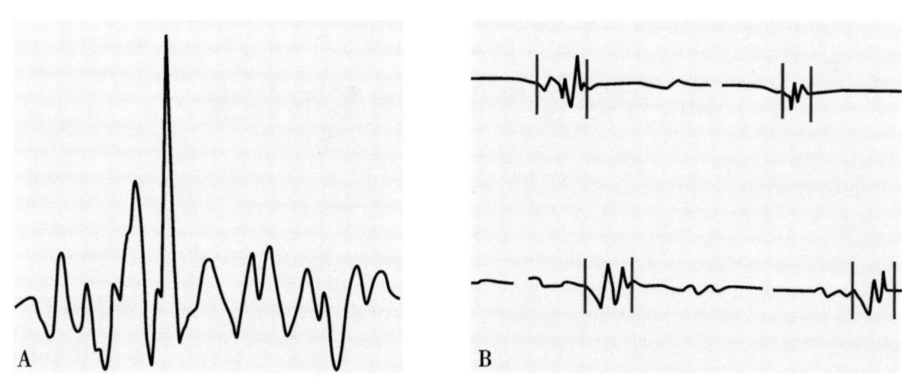

A. 神经源性损害 MUAP 改变;B. 肌源性损害 MUAP 改变。

图 80-2　神经源性损肌源性损害 MUAP 改变

第二节　神经传导速度检查

神经传导速度(nerve conduction velocity,NCV)是用于评定周围神经传导功能的一项诊断技术,广义的神经传导速度包括运动神经传导速度、感觉神经传导速度、F 波、H 反射以及重复神经电刺激。通常意义的神经传导速度主要指运动神经传导速度和感觉神经传导速度。

一、运动神经传导速度

分别给予神经干上远端和近端两点超强刺激，在神经支配的远端肌肉记录到各自诱发出的复合肌肉动作电位(compound muscle action potential,CMAP)，分别分析其潜伏期、波形、波幅、时程，测定两个刺激点之间的距离除以两点间潜伏期时差，即为运动神经传导速度(motor never conduction,MCV)。

二、感觉神经传导速度

感觉神经传导速度(sensory nerve conduction,SCV)是在被测感觉神经一端刺激，刺激冲动沿神经干传导，另一端记录产生的感觉神经动作电位(sensory nerve action potential,SNAP)。由于无神经肌肉接头影响，SCV 可直接由刺激点到记录点之间的距离除以潜伏期计算。通常反映有髓传入神经纤维的状况，不能反映无髓痛觉神经纤维和自主神经的病变。

神经传导速度异常表现为潜伏期延长、传导速度减慢和波幅降低。脱髓鞘病变时，潜伏期延长、传导速度明减慢甚至传导阻滞，肌肉动作电位波幅降低，出现波形离散。轴索性损害，潜伏期基本正常或稍微延长，传导速度正常或轻度减慢，CMAP 波幅明显下降。

三、F 波与 H 反射

F 波是以超强电刺激神经干在 M 波(CMAP)后的一个晚出现的小的肌肉动作电位，有助于周围神经病的早期诊断和病变部位的确定，临床常用于吉兰-巴雷综合征、遗传性运动感觉神经病和神经根型颈椎病等的辅助诊断。

H 反射是利用较小电量刺激神经，冲动经感觉神经纤维向上传导至脊髓，再经单一突触连接传入下运动神经元而引发 CMAP;H 反射相对稳定地出现于正常成人 S_1 根所支配的肌肉，其他部位则少见，临床应用于吉兰-巴雷综合征、腰椎病和腰骶神经根病变等的诊断。

四、神经传导速度的影响因素

1. 年龄　正常足月新生儿神经传导速度约为成人的一半，3 ~ 5 岁接近成人，十几岁达到成人水平，60 岁以后显著下降。

2. 不同神经及节段　近端比远端神经传导快，上肢神经传导速度比下肢快。

3. 身高　越高传导速度越慢，波幅越低，对感觉、运动传导速度影响不明显，主要影响 H 反射和 F 波。

4. 温度　温度下降传导速度减慢，但对波幅影响较小，检查过程中，保证测定肢体表面温度 32 ℃以上避免温度的影响。

第三节　重复神经电刺激

重复神经电刺激(repeating nerve electric stimulation,RNES)指采用不同频率脉冲波(低频、高频)连续刺激神经干，观察神经干支配肌肉的 CMAP 波幅增减情况来评价神经肌肉接头功能状态。主要用于神经肌肉传递障碍疾病诊断与鉴别诊断。

一、结 果 分 析

1. 重复神经电刺激正常　不同频段刺激，肌肉动作电位波幅无明显变化(图 80-3A)。

2. 重复神经电刺激异常　第5波与第1波相比，低频（≤5 Hz）、高频（10～30 Hz）刺激波幅均递减（波幅下降超过15%），低频更明显，见于重症肌无力（图80-3B）；第5波与第1波相比，低频刺激递减，高频刺激递增，见于Lambert-Eaton综合征。

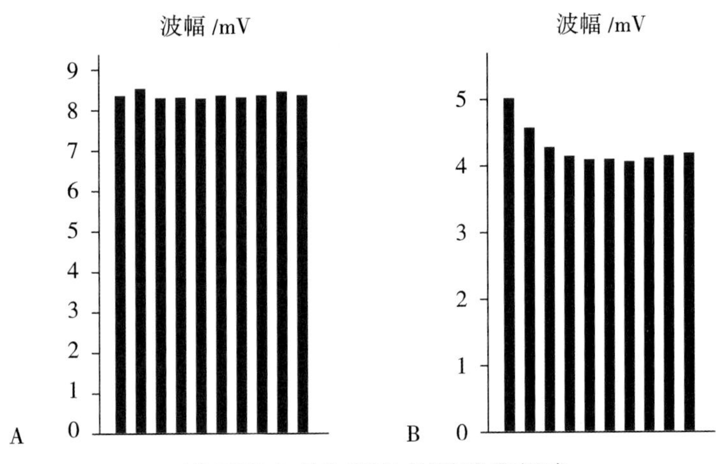

A. 正常RNES；B. 异常RNES：低频刺激递减现象。

图80-3　**重复神经电刺激**

二、检查注意事项

1. 温度　皮肤温度低时，轻症患者低频刺激可不出现递减反应。检查中，可用温水浸泡或使用红外线热灯，将皮肤温度控制在32～36 ℃。

2. 胆碱酯酶抑制剂　对检测结果有直接的影响，在检测前12～18 h停用胆碱酯酶抑制剂，避免药物对检查结果的影响。

3. 刺激强度　刺激强度，必须是超强刺激，否则影响结果的判断。

4. 记录电极的位置　记录电极应置于肌肉的肌腹位置上，参考电极置于肌腱上。结果判读时应选择时限相同和波形相同的一串动作电位来比较波幅的变化。

5. 动作引起的伪差　重复电刺激时，肌肉收缩可使电极离开肌腹或刺激电极的位置离开神经，可能造成人为的肌肉动作电位波幅下降伪差；肌肉动作电位不规则、波幅不稳定时，可重复测定以便准确判断。

（陈莉发　刘　勇）

参考文献

1　崔丽英. 中国临床神经电生理肌电图70年梳理[J]. 中华神经科杂志，2019，52（10）：837-840.

2　GENTILE F，SCARLINO S，FALZONE Y M，et al. The peripheral nervous system in amyotrophic lateral sclerosis：opportunities for translational research[J]. Front Neurosci，2019，13：601.

3　HATANAKA Y，HIGASHIHARA M，CHIBA T，et al. Utility of repetitive nerve stimulation test for ALS diagnosis[J]. Clin Neurophysiol，2017，128（5）：823-829.

4　FU L L，YIN H X，LIU M S，et al. Study on variation trend of repetitive nerve stimulation waveform in amyotrophic lateral sclerosis[J]. Chin Med J（Engl），2019，132（5）：542-55.

5　ZHENG C，JIN X，ZHU Y，et al. Repetitive nerve stimulation as a diagnostic aid for distinguishing cervical spondylotic amyotrophy from amyotrophic lateral sclerosis[J]. Eur Spine J，2017，26（7）：1929-1936.

6　ZHENG C，ZHU D，LU F，et al. Compound muscle action potential decrement to repetitive nerve stimulation between Hirayama disease and amyotrophic lateral sclerosis[J]. J Clin Neurophysiol，2017，34（2）：119-125.

第81章

诱发电位检查及其临床意义

第一节　躯体感觉诱发电位

躯体感觉诱发电位(somatosensory evoked potential,SEP)是指电刺激肢体末端感觉神经(上肢正中神经或下肢胫神经),在躯体感觉上行通路不同部位记录的电位。主要评估周围神经、神经根、脊髓后索、脑干、丘脑和感觉皮质区的功能状态,包括上肢体感诱发电位和下肢体感诱发电位。

一、波形及正常值

电刺激上肢正中神经或下肢胫神经,兴奋有髓传入神经纤维产生冲动,沿感觉传导通路上行,在通路的不同平面记录电活动(图81-1,图81-2),SEP各波命名原则是极性加正常平均潜伏期(波峰向下为P,向上为N),例如潜伏期为21 ms,波峰向上称为N21。上肢包括Erb点(N9),第7颈椎棘突(N13)和中枢感觉皮质区(N20),下肢包括腘窝(P15)、第12胸椎棘突(N20)、感觉皮质区(P40),从而评价相应部位的功能状态。

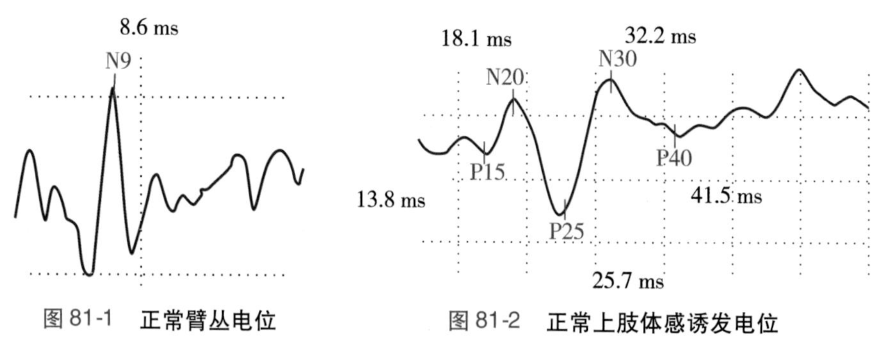

图81-1　**正常臂丛电位**　　图81-2　**正常上肢体感诱发电位**

二、临床应用

上肢N9波潜伏期代表上肢感觉神经自外周到臂丛传导时间,N9～N13波间潜伏期代表臂丛、脊神经根至脊髓后索传导时间,N13～N20波间期代表延髓楔束核到皮质的传导时间(中枢感觉传导时间),

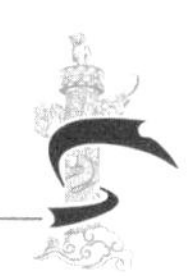

异常表现主要为波峰成分消失或波幅明显下降,波峰间潜伏期延长或左右不对称,差值增大。临床主要用于评估周围神经近端臂丛和颈神经根病变、脊髓病变、中枢躯体感觉通路的完整性,以及脊髓和脑干手术术中监测。

第二节　视觉诱发电位

一、波形及正常值

视觉诱发电位(visual evoked potential,VEP)是对视神经进行光刺激时,经头皮记录到的枕叶皮质产生的电活动。有闪光刺激和模式翻转刺激两种检测方法,常规检查多采用全视野模式翻转单眼刺激,正常情况下,枕叶皮质区可记录到三相复合波(N75、P100、N145,图 81-3),其中 P100 波最明显、稳定。

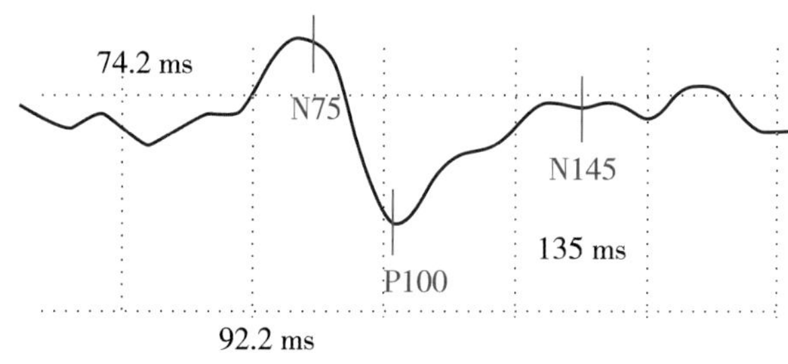

图 81-3　正常视觉诱发电位

二、临 床 应 用

VEP 主要观察 P100 波的潜伏期、稳定性及形态。VEP 异常表现为潜伏期延长、双侧波形稳定、不对称甚至未引出波形等。VEP 异常提示视觉通路异常,见于视网膜、视神经、视交叉、视束、视辐射及枕叶视觉中枢病变。临床多用于多发性硬化,急性视神经炎等的诊断和鉴别诊断。

第三节　脑干听觉诱发电位

一、波形及正常值

脑干听觉诱发电位(brainstem auditory evoked potential,BAEP)是声音刺激听神经,经头皮记录的电位。采用短声刺激受检侧耳,对侧耳用白噪声,在头顶部和乳突或耳垂间进行记录。正常 BAEP 由 5 个波组成,依次以罗马数字命名为Ⅰ波、Ⅱ波、Ⅲ波、Ⅳ波、Ⅴ波(图 81-4),Ⅰ波起源听神经,Ⅱ波起源延髓脑桥交界处耳蜗核,Ⅲ波起源脑桥下部上橄榄核,Ⅳ波起源脑桥上部外侧丘系及其核团,Ⅴ波起源于中脑下丘,其中Ⅰ波、Ⅲ波、Ⅴ波临床分析价值最大。

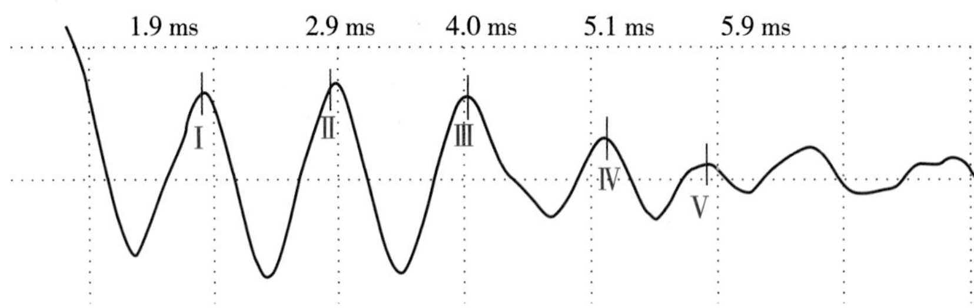

图 81-4　正常脑干听觉诱发电位

二、临 床 应 用

BAEP 主要是观察各波是否存在、潜伏期长短及波间差值，异常主要表现为波形消失，潜伏期或波间期延长，双侧不对称、波间期差值显著超过 0.4 ms，Ⅴ波/Ⅰ波波幅比值<0.5，Ⅰ～Ⅲ/Ⅲ～Ⅴ波间期比值<1 等。BAEP 主要用于客观评价听觉检查不合作者、婴幼儿和癔症患者听觉障碍，多发性硬化辅助诊断，脑干病变疗效判断及预后评估，意识障碍患者转归判断，桥小脑角肿瘤手术术中监测等。

第四节　事件相关电位

一、波形及正常值

事件相关电位（event-related potential，ERP）是人脑对某一刺激信息进行认知加工时（注意、记忆和思维），运用叠加和平均技术在头颅表面记录到的电位变化。其中第三个正相波是 P300，其正常潜伏期在 300 ms 左右（图 81-5），不同年龄阶段参考值不一样，异常主要表现为 P300 潜伏期延长或波幅降低甚至无法引出。

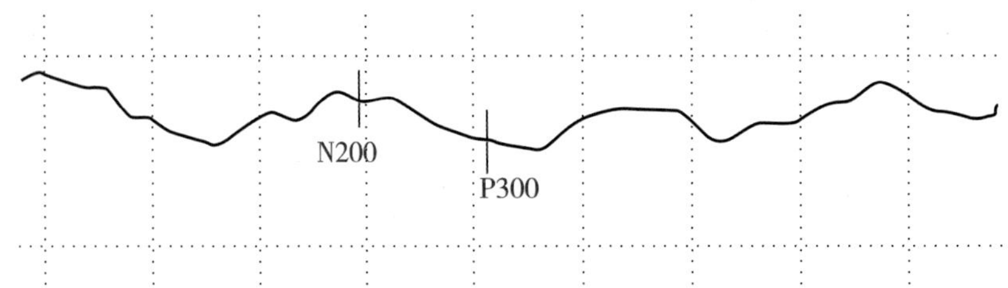

图 81-5　正常事件相关电位

二、临 床 应 用

ERP 是应用最为广泛的内源性相关事件，反映大脑认知功能的重要指标。临床上常用于判断痴呆患者大脑认知功能障碍及严重程度的客观指标，与假性痴呆和精神分裂症相鉴别，后两者 P300 一般正常。对其他原因引起的认知障碍也有一定的诊断评估价值。

第五节　运动诱发电位

一、波形及正常值

运动诱发电位(motor evoked potential,MEP)是指用电刺激或磁刺激大脑皮质运动区或脊神经根及周围神经运动通路,在相应肌肉上记录到的 CMAP。磁刺激具有穿透性强、无衰减、无疼痛、操作简单等优势,克服了电刺激的不足,目前已在临床广泛应用。

主要测量指标有各段潜伏期和中枢运动传导时间,即分别在运动皮质区和颈段(或腰段)两点经颅磁刺激产生的 MEP 潜伏期之差,用于评价皮质脊髓束的传导通路的整体同步性和完整性,广泛应用于运动通路病变的诊断。

二、临床应用

MEP 异常表现为中枢神经传导时间延长、波幅降低、波形离散或波形未引出、静息时间延长。常用于多发性硬化、肌萎缩侧索硬化、脊髓型颈椎病和脑血管病等疾病诊断和研究,也可术中用于中枢运动通路完整性监测。

(陈莉发　刘　勇)

参考文献

1　贾建平,陈生第. 神经病学[M]. 8 版. 北京:人民卫生出版社,2018:122-155.

2　IWAI Y,SHIBUYA K,MISAWA S,et al. Axonal dysfunction precedes motor neuronal death in amyotrophic lateral sclerosis [J]. PLoS One,2016,11(7):85-96.

第82章

经颅多普勒超声检查及其临床意义

经颅多普勒超声(transcranial doppler,TCD)是将低频超声技术与脉冲多普勒技术相结合,用来测定颅内大血管及其分支,包括颅底 Willis 环及颅外颈部大血管血流动力学的一种简便、快捷、可重复、无创性的检查手段。

TCD 一般利用颅骨薄弱部位作为检查声窗,颅内动脉探测使用 2 MHz 探头,颅外颈动脉探测则采用 4 MHz 探头。TCD 频谱分析的重要参数有检查深度、血流速度、血流方向、搏动指数、阻抗指数、血流频谱形态。

第一节　经颅多普勒超声频谱分析的重要参数及诊断标准

一、经颅多普勒超声频谱分析的重要参数

(一)检查深度

检查深度指被检血管与探头之间的距离,深度对于识别颅内血管非常重要,同侧大脑中动脉深度为 35 ~ 65 mm,同侧大脑前动脉深度为 55 ~ 70 mm。

(二)血流速度

血流速度指红细胞在血管中流动的速度,单位 cm/s,是 TCD 最重要技术参数,受管径大小、远端阻力和近端流入压力的影响。血流速度包括收缩期峰值血流速度(systolic velocity,Vs)、舒张期血流速度(diastolic velocity,Vd)和平均血流速度(mean velocity,Vm)。

(三)血流方向

血流方向指被检测到血管血流相对于探头的方向,当血流朝向探头时,接受频率大于发射频率,血流频谱为基线上方的正向值称为正向频移;当血流方向背离探头时,接受频率小于发射频率,血流频谱为基线下方的负向值称为负向频移。血流方向是识别正常颅内血管和病理性异常通道的重要参数。当血流方向发生改变,提示有血管狭窄或闭塞,侧支循环或颅内盗血现象的存在。

(四)搏动指数和阻力指数

搏动指数(pulsatility index,PI)和阻力指数(resistance index,RI)是评价颅内血管顺应性(血管弹性和血管阻力)和脑血流灌注高低的技术参数。计算公式:$PI=(Vs-Vd)/Vm$;$RI=(Vs-Vd)/Vs$。当外周血管阻力增大,动脉弹性减低,血流量灌注减少时 PI 值和 RI 值增高。

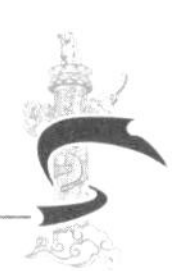

（五）血流频谱形态

频谱形态是反应血液在血管里流动的状态，TCD 频谱上的纵坐标是血流速度，TCD 频谱内的每一点的颜色代表的在该心动周期内某一时刻处于该血流速度时红细胞的数量。红细胞多的地方反射信号呈强红色，红细胞少信号弱的地方呈蓝色。TCD 频谱信号用颜色表示，信号颜色由弱到强为蓝色、黄色、红色。正常情况下，血液在血管内流动呈规律的层流状态，TCD 频谱表现为红色集中在周边，并有蓝色“频窗”的规律层流频谱（图 82-1）。血管出现严重狭窄时，狭窄段 TCD 频谱完全失去了正常层流时的形态，表现典型血管狭窄的涡流或湍流血流频谱（图 82-2）。

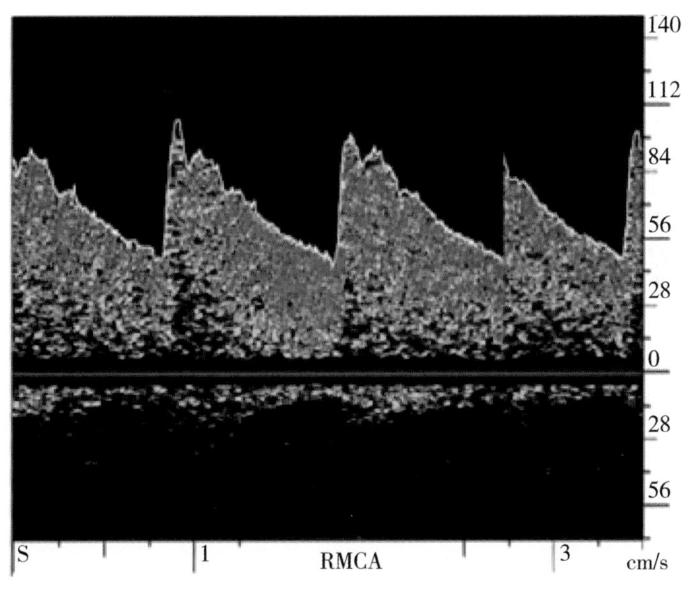

图 82-1　正常 TCD 血流频谱

252
210
168
126
84
42
0
42
1
LMCA
3
cm/s

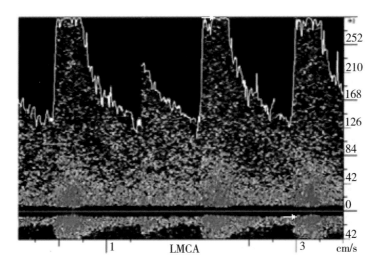

图 82-2　狭窄处 TCD 血流频谱

二、正常经颅多普勒超声的诊断标准

TCD 检测的颅内动脉包括：大脑中动脉（middle cerebral artery，MCA），颈内动脉（internal carotid artery，ICA），大脑前动脉（anterior cerebral artery，ACA），大脑后动脉（posterior cerebral artery，PCA），眼动脉（ophthalmic artery，OA），椎动脉颅内段（vertebral artery，VA），基底动脉（basilar artery，BA）。

正常经颅多普勒图的诊断标准如下:①脑内动脉血流速度参数、搏动指数及其他检测参数,在相应的年龄正常范围内;②两侧相应动脉血流速度基本对称,不超过正常成人两侧非对称指数的上限值;③符合颅内血管正常生理血流速度高低,顺序为 MCA>ICA>ACA>BA>PCA>VA>OA;④同一血管主干上,不应有节段性显著流速增减;⑤血流音频信号正常,正常音频呈微风样,不应闻及乐音性杂音或噪声性杂音;⑥血流方向正常,血流方向朝向探头时呈正向频移,血流方向背离探头时呈负相频移。

第二节 经颅多普勒图检查异常结果及其临床意义

TCD 检查异常结果主要表现在血流信号消失、血流速度改变、两侧血流速度不对称、PI 和 RI 异常、血流方向异常、音频信号异常、频谱图形异常等方面。

一、血流信号消失

颅内动脉血流信号测得率不可能达到 100%,特别是 ACA 和 PCA,约有 30% ACA 和 20% PCA 不能被检出。一般来说,经颞窗 MCA 检出率几乎达 100%(颞窗缺如者除外),如果探测到 ACA、PCA 信号,而未测到 MCA,应高度怀疑 MCA 闭塞,可以做脑血管成像检查明确诊断。

二、血流速度增快

血流速度增快见于以下情况:①心输出量增高;②颅内动脉血管狭窄,血流速度能较敏感地反映出动脉狭窄程度,高流速多见于一支或几支血管,为不可逆性使用药物治疗无明显改善,可与其他原因引起的高流速相区别;③脑血管痉挛,其高流速是可逆的,药物治疗后往往恢复正常;④动静脉畸形;⑤侧支循环代偿血流。

三、血流速度减慢

血流速度减慢见于以下情况:①心输出量减少;②颈内动脉颅外段严重狭窄和闭塞;③颅内动脉狭窄或闭塞,颅内某支动脉狭窄时,狭窄段血流速度增高,而狭窄远端的多普勒信号减弱,血流速度减慢;④脑小动脉及毛细血管收缩;⑤颅内动脉扩张。

四、两侧血流速度不对称

一侧正常,一侧异常高流速;一侧正常,一侧异常低流速;两侧都正常,但两侧流速差明显增大,超过非对称指数上限值。

五、搏动指数、阻力指数值增高或减低

PI、RI 值增高:分生理性和病理性,病理性 PI、RI 值增高多伴有血流速度减低,见于脑动脉硬化、高血压、低碳酸血症、颅内压增高、红细胞增多症等。PI、RI 值减低见于脑动静脉畸形。

六、血流方向异常

ACA 血流方向逆转见于颈内动脉颅外段严重狭窄或闭塞。正常情况下,BA 和 VA 血流方向均背离

探头，呈负向频移；如果 BA 远端闭塞，可出现盗血现象，BA 血流方向逆转；若存在锁骨下盗血，同侧 VA 血流方向逆转。

七、音频信号异常

分为乐音性杂音和噪声性杂音，前者见于血管狭窄、痉挛和动静脉畸形，后者多见于血管狭窄和偏头痛等。

八、频谱图形异常

异常频谱有两种（图 82-3）：一是伴有频谱紊乱的频谱充填，反映了湍流血流的无规律运动与具有不同流速的红细胞的分布；二是杂音频谱，表现为在接近基线两侧对称分布的簇状或线条状的高声强或较高声强信号，提示血管狭窄或血管痉挛造成的血流异常增高，血流撞击血管壁导致高调杂音。

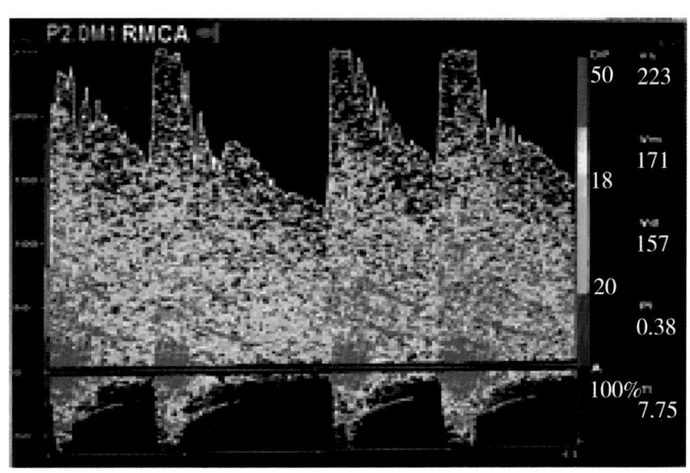

图 82-3　**异常频谱图形（伴鸥鸣样杂音）**

九、特殊经颅多普勒超声异常图形

高阻力图形，舒张期血流信号消失，收缩峰高尖，舒张峰极低，见于颅内压增高；极小的收缩峰图形，波形尖、棘状，舒张期逆行血流图，收缩期血流为正向，波形尖，舒张期血流方向逆转，见于颅内压增高和脑死亡。

第三节　经颅多普勒超声的临床应用

一、高 血 压

高血压是以血压升高为主要临床表现伴或不伴有多种心血管危险因素的综合征，是多种心、脑血管疾病的重要病因和危险因素。高血压在不同时期，TCD 表现不一样。高血压 1 期，血流速度、频谱形态、PI 值基本正常；高血压 2 期，血管血流速度略增快，频谱形态异常，PI 值轻度增高；高血压 3 期，血管血流速度减慢或明显减慢，频谱形态异常改变，PI 值明显增高。高血压是最重要的脑卒中危险因素，对高血压患者早期行 TCD 监测,估计损伤程度,跟踪观察高血压对脑血流动力学影响具有重要意义。

二、偏 头 痛

偏头痛是一种反复或周期性发作的一侧或两侧血管性头痛,TCD 检查可见颅内动脉平均血流速度增快,头痛侧血管血流速度增快明显,尤其是大脑前动脉增快明显,TCD 能准确反映脑血管的收缩舒张状态。为临床治疗提供了客观指标,并且动态跟踪随访,以便观察治疗血管性头痛的药物疗效。因此,TCD 在头痛的诊断治疗中为临床医师提供了很好的参考价值。

三、脑动脉狭窄

脑动脉狭窄是指各种原因引起的颅内动脉管径缩小,血流通过该部位的阻力增加但未造成血流中断。脑动脉狭窄在 TCD 检查中主要表现为血流频谱紊乱(频窗消失、涡流伴杂音);血流速度增快,尤其是局限性血流速度增快。

1. 血流速度增快　血流速度增快是动脉狭窄部位最直接最重要的改变,是诊断血管狭窄最重要指标,但只有当管径狭窄程度超过 50% 时,TCD 才检测到狭窄部位血流速度增快。若动脉狭窄程度在 50% ~95% 范围时,狭窄程度越严重,血流速度越快。当极度狭窄时,由于高流速血流成分明显减少,TCD 不易检测到极少数红细胞反射回来的信号,检测到的只是大量低流速红细胞信号,血流速度反而不增高。局限性血流速度增快对脑动脉狭窄有非常重要的诊断价值,典型表现为狭窄段血流速度增快,狭窄近端和远端血流速度正常或相对减低。而任何其他原因如血管痉挛、代偿性血流增快、动静脉畸形供血动脉都不会出现局限性血流速度增快。

2. 血流频谱紊乱　血流频谱紊乱的 3 种常见表现如下。①狭窄段红细胞血流速度增快,狭窄后段血管内径正常或代偿性扩张,处于边缘的红细胞处于一种涡漩的反流状态,TCD 表现为血流速度增快,蓝色频窗不明显或消失。基线两侧出现低频对称的局限性高强度红色信号。涡流出现在收缩期,有时延长至舒张早期,在基线两侧对称出现,并可听到低调粗糙的“嚓嚓嚓”的杂音。②狭窄段红细胞血流速度增快但处于高流速红细胞数量减少,血流混杂呈现频谱紊乱的湍流状态,TCD 表现为狭窄处血流速度增快,蓝色频窗消失代之以高强度红色湍流频谱,湍流仅出现于与高速血流方向一致的收缩期,常与分布于基线两侧的低频涡流同时存在,但湍流频率更高,伴响亮低调粗糙杂音。③伴特殊乐音样(欧鸣样)或机械样高调杂音的血流紊乱频谱。

四、脑动脉硬化症

脑脉粥样硬化的特点是动脉管壁增厚变硬、失去弹性和管腔缩小,在 TCD 检查中主要表现为搏动指数增高,频谱图形异常。

五、急性脑血管疾病

脑血管疾病是指有脑血管病变导致脑部功能障碍的一类疾病的总称。缺血性脑血管疾病占 70% ~80%,出血性脑血管疾病占 10% ~30%,TCD 在不同性质脑血管疾病急性期有不同的特点。短暂性脑缺血发作是颈动脉或椎基底动脉系统一过性供血不足,导致供血区突然出现短暂局灶性神经功能障碍,症状一般不超过 24 h,趋向于反复发作,行 TCD 检查可了解有无血管狭窄及动脉硬化程度。脑梗死是指脑病血液供应障碍导致脑组织发生缺血缺氧性变性或死亡,出现相应的神经功能受损表现,神经功能缺损症状持续在 24 h 以上,TCD 检查通过观察血流速度及频谱改变,了解颅内外血管狭窄或闭塞、血管痉挛、侧支循环建立等情况。蛛网膜下腔出血的常见严重并发症为血管痉挛,TCD 作为一种非侵入性技术,可以连续随访监测脑血管痉挛状况,其判断数值如下:M1 段(深度 50 ~65 mm)平均血流速度在 120 ~140

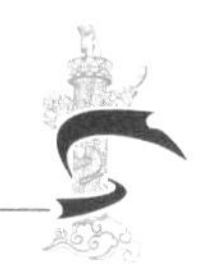

cm/s 以上时诊断血管痉挛，≥200 cm/s 为严重脑血管痉挛。

（陈莉发　刘　勇）

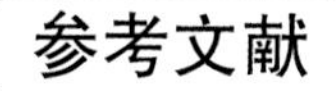

参考文献

1 贾建平，陈生第. 神经病学[M]. 8 版. 北京：人民卫生出版社，2018：122-155.

2 何建丽，宋志彬，曹欣，等. 大脑中动脉狭窄后局部脑血流量变化的经颅多普勒超声评估[J]. 广东医学，2016，37(2)：269-272.

3 BANKSTAHL M，BREUER H，LEITER I，et al. Blood-brain barrier leakage during early epileptogenesis is asso-ciated with rapid remodeling of the neurovascularunit[J]. eNeuro，2018，5(3)：1-18.